HANDBUCH DER ZAHNHEILKUNDE

UNTER MITWIRKUNG VON FACHGENOSSEN

HERAUSGEGEBEN VON

CHRISTIAN BRUHN
O. PROFESSOR DER KIEFER- UND ZAHNHEILKUNDE AN DER MEDIZINISCHEN
AKADEMIE, DIREKTOR DER WESTDEUTSCHEN KIEFERKLINIK IN DÜSSELDORF

A. KANTOROWICZ
PROFESSOR, DIREKTOR DES ZAHNÄRZTLICHEN
INSTITUTS DER UNIVERSITÄT BONN A. RH.

CARL PARTSCH
GEH. MED.-RAT, PROFESSOR AN
DER UNIVERSITÄT IN BRESLAU

DRITTER BAND

ZAHNÄRZTLICHE PROTHETIK

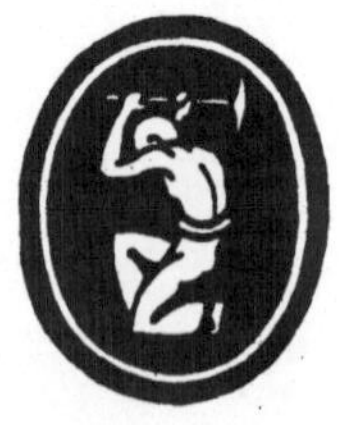

MÜNCHEN

VERLAG VON J. F. BERGMANN

1930

ZAHNÄRZTLICHE PROTHETIK

BEARBEITET VON

CHR. BRUHN, DÜSSELDORF, F. GUTOWSKI, SCHWÄB.-GMÜND,
ALFR. GYSI, ZÜRICH, FRIEDR. HAUPTMEYER, ESSEN, STEPHAN
LOEWE, BRESLAU, KARL KUKULIES, DÜSSELDORF, PAUL
WUSTROW, WÜRZBURG

HERAUSGEGEBEN VON

CHRISTIAN BRUHN

DRITTE UMGEARBEITETE AUFLAGE

MIT 1461 ABBILDUNGEN IM TEXT

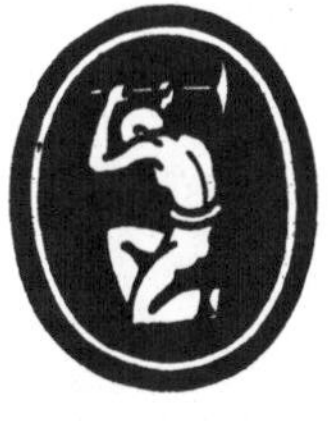

MÜNCHEN

VERLAG VON J. F. BERGMANN

1930

ISBN-13: 978-3-642-98767-0   e-ISBN-13: 10.1007/978-3-642-99582-8
DOI: 10.1007/978-3-642-99582-8

Druck der Universitätsdruckerei H. Stürtz A. G., Würzburg.

Vorwort zur ersten und zweiten Auflage.

Dieselben Ursachen, die das Erscheinen manchen größeren Werkes, das vor dem Kriege begonnen war, hinauszögerten, haben auch das rechtzeitige Erscheinen des III. Bandes unseres Handbuches, das die zahnärztliche Prothetik zur Darstellung bringt, gehindert. Insbesondere waren es die starke Inanspruchnahme durch eine große Kriegs- und Nachkriegsarbeit und die durch das Ausscheiden einiger Mitarbeiter gegebenen Verzögerungen, die die Vollendung des III. Bandes aufhielten.

Wenn wir heute bei Erscheinen des Werkes auf den Weg seiner Entstehung zurückschauen, so haben wir zunächst eines Freundes zu gedenken, den der Tod aus unserer Arbeitsgemeinschaft herausführte: Eugen Wünsche, ein hervorragender Prothetiker, der die Verwendung keramischer Produkte und Methoden für Zahnersatzarbeiten wissenschaftlich und praktisch wie nur einer beherrschte, starb im Jahre 1922. Wir gedenken seiner in dankbarer Verehrung. In Dr. Ferdinand Gutowski, dem Sohne des bekannten schwäbischen Meisters der Keramik, fanden wir zur Fortführung und zum Ausbau der von Wünsche geschaffenen Arbeit einen guten Ersatz.

Es waren, bis für die Bearbeitung des ganzen Stoffes alle Kräfte zielsicher eingesetzt, bis alle Fehler des Gesamtgebietes bestellt waren, sehr viele Schwierigkeiten zu überwinden. Wir haben für einzelne Abschnitte, trotz unserer in manchen Punkten hinsichtlich der Form und des Inhaltes abweichenden Anschauungen dem Bearbeiter die von ihm gewünschte Freiheit gelassen, um das Erscheinen des Bandes nicht aufzuhalten, wenngleich es vielleicht für die Einheitlichkeit des gesamten Werkes erwünscht gewesen wäre, wenn dies nicht geschah.

Unsere Darstellung der zahnärztlichen Prothetik ist von dem Bestreben geleitet, dem Zahnarzt und Studierenden die Auffassung jeglicher prothetischen Aufgabe als einer Heilaufgabe im Sinne der Wiederherstellung der Organfunktion nahezubringen, ihn auf die bei der Erfüllung der Aufgabe zu berücksichtigenden biologischen und physikalischen Gesetze hinzuweisen und ihm alle gangbaren Methoden und technischen Einzelheiten des Prothesenbaues zu zeigen. Wir sind uns bewußt, daß die Durchgeistigung der prothetischen Arbeit des Zahnarztes in diesem Sinne noch einer starken Entwicklung bedarf. Durch die Weiterarbeit unserer Forscher, durch die Vermittlung der von ihnen gewonnenen Erkenntnisse und durch eine Vertiefung der Arbeitsauffassung des Praktikers wird diese Entwicklung möglich werden. Auf ihrem Wege fällt einem Lehrbuche eine wichtige Aufgabe zu, eine Aufgabe, die heute, wo sich die zahnärztliche Prothetik zweifellos noch in einem Übergangsstadium befindet, schwer zu erfüllen ist. Das Handbuch wird sich in kommenden Auflagen immer mehr auf dieses Ziel einstellen. Eine Ergänzung und Verbreiterung des zur Darstellung kommenden Gebietes wird dadurch erfolgen, daß in der nächsten Auflage auch noch die prothetische Deckung der angeborenen und erworbenen Defekte der Kiefer, die zu den Aufgaben der zahnärztlichen Prothetik gehört, hier ihre Darstellung finden wird.

Wir sind für eine freundliche Unterstützung bei unserer Arbeit zahlreichen Kollegen zu Dank verpflichtet. Besonderen Dank schulden wir Herrn Dr. Otto Riechelmann, der uns ein reiches Material instruktiver Fälle zur Verfügung stellte und uns in freundlicher Weise beriet und unterstützte. In gleicher Weise haben wir Herrn Dr. Rumpel zu danken. Um die Durchsicht des Textes, um die Überwachung der Klischeeherstellung und Einordnung der Abbildungen hat sich Herr Dr. Werner Salzmann verdient gemacht, auch ihm sprechen wir an dieser Stelle unseren Dank aus. Vor allem aber danken wir dem Verleger, der alle Schwierigkeiten mit Geduld und Takt überwinden half und hinsichtlich der Ausstattung des Werkes ein großzügiges Entgegenkommen zeigte.

Düsseldorf, im April 1926.

Christian Bruhn.

Vorwort zur dritten Auflage.

In der nunmehr vorliegenden dritten Auflage des III. Bandes des Handbuches der Zahnheilkunde, der die „Zahnärztliche Prothetik" zur Darstellung bringt, haben alle bedeutsamen Fortschritte der Zahnersatzkunde, die seit dem Erscheinen der letzten Auflage zu verzeichnen sind, Berücksichtigung gefunden.

Für diese Erweiterung blieben dieselben Gesichtspunkte maßgebend, die der Bearbeitung und Darstellung des Stoffes in der ersten und zweiten Auflage die Richtung gaben. Das Werk will dem Praktiker wie dem Studierenden in gleicher Weise dienen; es für diesen Zweck auf der Höhe der Zeit zu halten, wird weiter das Bestreben des Herausgebers und seiner Mitarbeiter sein. Leider ließ sich die Ergänzung durch einen besonderen Abschnitt „Kieferprothetik" noch nicht durchführen. Es wird dieses Gebiet in der nächsten Auflage eine umfassende Bearbeitung finden und dabei durch eine Teilung des Bandes dafür Sorge getragen werden, daß die Überfülle des Stoffes den Band nicht zu umfangreich und unhandlich werden läßt.

Für die gewissenhafte Mitarbeit bei der Redaktion dieser Neuauflage bin ich meinem Assistenten Herrn Dr. med. Hans Alfred Koblin verbunden.

Düsseldorf, im November 1929.

Christian Bruhn.

Inhaltsverzeichnis.

Einleitung. Von Prof. Dr. Christian Bruhn

Erster Abschnitt.
Technologische Grundlagen.
Laboratoriums- und Materialkunde.

Von Prof. Dr. med. et med. dent. Paul Wustrow, Würzburg.

Die Herstellung des Arbeitsmodells.

Von Dr. Stephan Loewe, Breslau.

Die künstlichen Zähne und ihre Bearbeitung.

Von Dr. Stephan Loewe, Breslau.

Zweiter Abschnitt.

Artikulation.

Von Dr. med. et Dr. med. dent. h. c. Alfred Gysi, D. D. S., Zürich.

Dritter Abschnitt.

Die Platten-Prothese.

Von Professor Dr. med. et med. dent. Paul Wustrow, Würzburg.

Die Kronenarbeit.

Von Prof. Dr. Christian Bruhn, Düsseldorf.

Die Brückenarbeit.

Von Prof. Dr. Christian Bruhn, Düsseldorf.

Einleitung:

Allgemeiner Teil.

Spezieller Teil.

Die Befestigungsarbeit.

Von Prof. Dr. Christian Bruhn, Düsseldorf.

Allgemeiner Teil.

Ursachen der Lockerung; Geschichtliches; Zeitpunkt für die Stützung; Indikation
der Stützung; Allgemeine Grundsätze für die Konstruktion der Stützapparate; Einteilung der Stützverfahren; die Frage der Devitalisation der zu stützenden Zähne;
Vorarbeiten.

Spezieller Teil.

Die Herstellung der Obturatoren für angeborene und erworbene Defekte.

Die Keramik in ihrer Anwendung auf dem Gebiet des künstlichen Zahnersatzes.

Von Dr. med. dent. Ferdinand Gutowski, Schwäb. Gmünd.

Allgemeiner Teil.

Spezieller Teil.

Die prothetische Deckung von Gesichtsdefekten.

Von Dr. Karl Kukulies, Düsseldorf.

Einleitung.

Das Gebiet der prothetischen Aufgaben des Zahnarztes wurde bis vor noch nicht langer Zeit und wird vielfach heute noch in einem gewissen Gegensatz zur konservierenden Zahnheilkunde, zur zahnärztlichen Chirurgie und Orthopädie als die „Technik" bezeichnet. Der Sinn des Wortes „Technik" ist im allgemeinen Sprachgebrauch keineswegs scharf umrissen und eindeutig festgelegt, das Wort läßt sich ebensowohl gebrauchen, um das hand- oder maschinenwerkliche eines Arbeitsvorganges zu charakterisieren, wie es als eine Bezeichnung für angewandte, mit den Naturwissenschaften und der Mathematik eng verbundene Wissenschaft verstanden werden kann. So war dem prothetischen Wirken mit diesem Worte ein höchst unklarer Name gegeben, der die Frage offen ließ, ob diese Arbeit des Zahnarztes als ärztliches Handeln, die Zahnersatzkunde als eine wissenschaftliche Disziplin aufgefaßt werden dürfe.

Wenn wir heute sämtliche prothetischen Aufgaben des Zahnarztes und die Lehre von ihrer Erfüllung unter dem erweiterten Begriff „zahnärztliche Prothetik" zusammenfassen, brauchen wir nicht mehr danach zu fragen, ob dieses Gebiet eine wissenschaftliche Grundlage habe. Durch die Arbeit unserer Forscher und durch die Entwicklung, die die Zahnheilkunde in den letzten Jahrzehnten genommen hat, ist eine Grundlage geschaffen, auf der sich die Prothetik in Ausübung und Lehre durchaus wissenschaftlich aufbauen läßt. Trotzdem verharrte diese Disziplin unseres Sonderfaches noch sehr auf dem Boden einer Technik im handwerklichen Sinne, und die Frage blieb offen, ob sie in der Tat als ein wissenschaftliches Fach oder als eine Kunstfertigkeit anzusehen sei.

Tritt man in eine Prüfung der Frage ein, so wird man bald erkennen, daß sie sich nicht schlechthin bejahen oder verneinen läßt, daß die Prothetik an sich weder das eine noch das andere ist, sondern erst durch die Auffassung und durch die Art ihrer Durchführung zu einem Gebiete der Wissenschaft oder zu einer Technik im Sinne handwerksmäßigen Erlernens und Ausübens wird. Da eine Reihe von Voraussetzungen erfüllt sein müssen, um eine wissenschaftliche Auffassung der Prothetik zu ermöglichen, erscheint es am Eingange einer umfassenden Darstellung geboten, die Gebiete zu überschauen, die heute zur Prothetik gehören, und zu untersuchen, wie sich dieselben im Rahmen ihres Muttergebietes, der Zahn- und Kieferheilkunde, in Anschauung und Ausübung wissenschaftlich erfassen lassen.

Die gesamte zahnärztliche Fürsorge, die das menschliche Gebiß von seiner Entwicklung im Kindesalter bis zum senilen Endzustand erfordert, bildet im Grunde eine einheitliche Aufgabe, die in den verschiedenen Lebensaltern und nach den individuellen Verhältnissen des Einzelfalles sehr variiert und durch mannigfaltige, auf das Arbeitsgebiet einwirkende physiologische und pathologische Vorgänge lokaler und allgemeiner Natur stark beeinflußt wird, die daher nach den im jeweiligen Augenblick vorliegenden Notwendigkeiten die Anwendung sehr verschiedenartiger Mittel erfordert, die aber in allen Abschnitten und Formen ihrer Durchführung einen inneren Zusammenhang bewahrt. Innerhalb dieser Aufgabe wirken alle Disziplinen der Zahnheilkunde ineinandergreifend und einander vorbereitend auf dasselbe Ziel hin. Selbst die zahnärztliche Chirurgie bereitet da, wo sie Lücken schafft, zugleich die Schließung der Lücken, die Wiederherstellung vor. Und von demselben Gedanken geleitet reihen sich die Aufgaben der zahnärztlichen Prothetik in logischer Folge teils an diejenigen der konservierenden Zahnheilkunde an, teils ergeben sie sich aus den Eingriffen der Mund- und Kieferchirurgie. Die Art ihrer Mittel ist dabei dem Sinne ihrer Anwendung gegenüber ohne Belang.

Der innere Zusammenhang der verschiedenen Disziplinen der Zahnheilkunde macht es erforderlich, daß der Prothetiker das ganze Gebiet der Zahnheilkunde beherrscht und sich aller zwischen ihren Fächern waltenden Beziehungen bewußt ist, ebenso wie er ein klares Verständnis für das Wesen der einzelnen Zweige der Prothetik besitzen muß, um bei der Indikationsstellung für ihre Anwendung von wissenschaftlichen Erwägungen ausgehen zu können.

Die zahnärztliche Prothetik lehrt den künstlichen Ersatz fehlender Teile der Kiefer und ihrer Bezahnung in einer den ursprünglichen anatomischen und physiologischen Verhältnissen möglichst nahekommenden Weise. Innerhalb dieses Arbeitsgebietes, das von dem Wiederaufbau der Krone des einzelnen Zahnes bis zur Deckung ausgedehnter Kieferdefekte reicht, nimmt die eigentliche Zahnprothese den weitesten Raum ein. Ihre einfachste Form ist der Ersatz der zugrunde gegangenen natürlichen Zahnkrone durch ein ihr gleichendes, der Wurzel aufgefügtes Kunstprodukt. Diese Arbeit, „Kronenarbeit" genannt, bildet im eigentlichen Sinne eine Fortsetzung der Maßnahmen der konservierenden Zahnheilkunde. Ist es doch nur ein kleiner Schritt von der Schließung eines umfassenden Kronendefektes durch eine die Kronenform wiederherstellende große Füllung bis zu ihrem Wiederaufbau durch eine künstliche Krone. Die Kronenarbeit ersetzt die zugrunde gegangene Krone in ihrer natürlichen Form und überträgt den auf ihr ruhenden Druck in einer den ursprünglichen normalen Verhältnissen entsprechenden Weise auf die Wurzel; sie bleibt also innerhalb der Grenzen der physiologischen Norm, im Gegensatz zu jeder anderen Prothesenart, die sowohl für die Befestigung wie für die Druckübertragung andere als die ursprünglich von der Natur dafür bestimmten Teile in Anspruch nehmen bzw. belasten muß. Die Kronenarbeit hat zur Voraussetzung, daß die Wurzel der zu ersetzenden Krone als Prothesenträger tauglich ist; ist dies nicht der Fall, so können die Wurzeln anderer Zähne als Träger bzw. Mitträger benutzt werden. Es entsteht damit die zweite Prothesenart, die sogenannte „Brückenarbeit". Das dritte System schließlich, die „Plattenprothese", ist diejenige Zahnersatzform, die sich ihrem Wesen nach am weitesten von den natürlichen Verhältnissen entfernt. Eine der Kieferoberfläche angepaßte Platte dient als Trägerin der Ersatzzähne und gibt den auf sie wirkenden Druck unmittelbar auf den Kiefer weiter. Die Plattenprothese kann vorhandene Zähne zu ihrer Befestigung in Anspruch nehmen, sie ist aber von dem Vorhandensein geeigneter Zähne dadurch unabhängig, daß sie auch ohne solche, entweder durch ihre Saugkraft oder durch ihr Eigengewicht den erforderlichen Halt zu gewinnen vermag. Aus der Plattenprothese, in ihrer Anwendung vielfach kombiniert mit der Kronen- und Brückenarbeit, entwickelt sich die „Kieferprothese". Dieselbe dient dem Ersatz fehlender Teile der Kiefer, zumeist gleichzeitig dem Ersatz der von ihnen getragenen Zähne.

Die prothetischen Aufgaben des Zahnarztes sind somit einzuteilen in:
1. Zahnprothetische Aufgaben, die durch reine Zahnverluste bedingt sind. (Ihre Mittel sind die Kronenarbeit, die Brückenarbeit und die Plattenprothese.)

2. Kieferprothetische Aufgaben.
   a) Die prothetische Schließung der angeborenen Gaumenspalten.
   b) Die prothetische Deckung der erworbenen, durch Gewebsverlust, Resektion oder Trauma entstandenen Defekte der Kiefer.

Die kieferprothetischen Aufgaben des Zahnarztes fanden seither zumeist in den kieferchirurgischen Abschnitten der Lehr- und Handbücher ihre Darstellung. Den früheren Anschauungen entsprechend, ist dies auch in dem vorliegenden Werk geschehen, doch werden wir in einer späteren Auflage der „Kieferprothese" einen besonderen Abschnitt einräumen.

Ein Arbeitsfeld, das nicht durch innere Beziehungen mit der zahnärztlichen Prothetik zusammenhängt, vom Zahnarzte aber aus technischen Gründen mit bewirtschaftet wird, ist die Herstellung der „Gesichtsprothesen". Die Arbeit auf diesem Gebiete ist insbesondere nach dem Kriege für zahlreiche Kriegsbeschädigte, bei denen sich die Wiederherstellung der zerstörten Gesichtsform auf chirurgisch-plastischem Wege nicht durchführen ließ, von großem Segen gewesen. Die dabei gewonnenen Erfahrungen verdienen daher die Weitergabe in einem prothetischen Werke.

Schließlich ist noch die sogenannte „Befestigungsarbeit" als ein der Prothetik benachbartes Gebiet zu nennen, das nach dem auf die Erhaltung der natürlichen Zähne gerichteten Arbeitsziel zwar der konservierenden Zahnheilkunde zuzuzählen ist, das aber nach der Art der Arbeitsvorgänge und durch die häufige Kombination mit Zahnersatzarbeiten so eng mit der Prothetik verbunden erscheint, daß es sich rechtfertigt, sie als Lehrgegenstand im Abschnitt „Prothetik" zu behandeln.

Die prothetische Wirksamkeit des Zahnarztes muß, um als ärztliches Handeln im Sinne der Erfüllung einer Heilaufgabe gelten zu können, auf derselben allgemein-medizinisch-naturwissenschaftlichen Grundlage ruhen wie jede andere wissenschaftliche Betätigung auf dem Gebiete der Heilkunde. Zu dem allgemeinen Wissen muß die spezielle Kenntnis des Baues der Kiefer, des Kiefergelenkes, des Bewegungsapparates, der Zahnreihen und der einzelnen Zähne, ihrer normalen Funktion und der dieselbe beherrschenden Gesetze hinzukommen. Es gehört dazu die Auffassung des Kiefergebietes als eines in sich geschlossenen Organkomplexes, den zu konservieren bzw. wiederherzustellen und in normalen Beziehungen zum Gesamtorganismus zu erhalten, die Behandlungsaufgabe ist. Nur mit Hilfe eines Wissens, das die Zusammenhänge verstehen läßt und die Brücke zu den anderen Gebieten der Heilkunde zu schlagen vermag, ist es möglich, dieser Grundanforderung zu entsprechen, die Schädigung der Kiefer bzw. Zahnreihen in ihrer Auswirkung auf die übrigen Organe zu verfolgen und die Bedeutung einer Wiederherstellung richtig zu bewerten. Die Betrachtung der Veränderungen, welche die prothetischen Aufgaben ursächlich bedingen, muß sich mit großer Gründlichkeit auf die allgemein oder lokal gegebenen ätiologischen Momente richten und stets die Frage prüfen, ob ein Fortschreiten der schädigenden Prozesse und damit weitere Veränderungen des Fundamentes oder der Umgebung der Prothese zu erwarten stehen und ob bzw. welche vorbeugenden Maßnahmen gegen eine weitere Schädigung zu treffen sind.

Die prothetische Aufgabe als solche liegt erst dann fest umrissen vor, wenn alle auf die Erhaltung bzw. Ergänzung der natürlichen Gewebe gerichteten konservierenden und chirurgischen Maßnahmen durchgeführt und in ihrem Enderfolg zu übersehen sind. Es gilt dies für jede Vorbereitung des Mundes zur Aufnahme von Zahnersatz, insbesondere aber für die chirurgische Wiederherstellung des Fundamentes für die Kieferprothese, der heute durch die Knochenplastik weit größere Möglichkeiten gegeben sind wie früher.

Erst nach abgeschlossener Vorarbeit läßt sich die prothetische Aufgabe ganz erfassen, der Behandlungsplan unter voller Berücksichtigung der Eigenart des gegebenen Falles aufstellen. Der wissenschaftlich denkende Zahnarzt vertieft sich dabei völlig in die Aufgabe und geht allen für die Indikationsstellung, sowie für die besondere Anlage und Gestaltung der Prothese wichtigen Momenten nach, um dadurch zu einem in statischer, funktioneller, hygienischer und kosmetischer Hinsicht möglichst vollkommenen Resultat zu gelangen. Zur Erleichterung und Sicherung des dahin führenden Weges wird es zu den bedeutsamen Aufgaben der wissenschaftlichen Prothetik gehören, die Ergründung und mathematische Formulierung der für sie in Betracht kommenden Maße und Kräfte weiter zu entwickeln. Schließlich gehört ein gründliches Verständnis aller Arbeitsvorgänge vom Standpunkte der allgemeinen und speziellen mechanischen und chemischen Technologie zum Rüstzeug des wissenschaftlich arbeitenden Prothetikers.

Wenn wir in folgendem dasjenige, was dem Studierenden und Zahnarzt auf technologischem Gebiet zu wissen notwendig ist, den übrigen Abhandlungen vorausschicken, so geschieht dies, um dadurch grundlegende Begriffe zu geben. die in allen weiteren Abschnitten als bekannt vorausgesetzt werden müssen.

Erster Abschnitt.

Technologische Grundlagen.

Laboratoriums- und Materialkunde.

Von

Professor Dr. med. et med. dent. **Paul Wustrow**, Würzburg.

Mit 104 Abbildungen im Text.

I. Laboratoriumskunde.

A. Der Raum, seine Beleuchtung und Ausstattung.

Ein Arbeitsraum für Prothetik soll luftig und hell liegen. Die in ihm vorgenommenen Arbeiten, der dabei entwickelte Staub und die Entstehung giftiger Gase verlangen Vorsicht in bezug auf das Wohlbefinden der darin Arbeitenden. Es sollte in jedem solchen Laboratorium eine gute Ventilation vorhanden sein und sich ein Abzug befinden, unter dem die Blei- oder Porzellanschalen mit den Säuren zum Absäuern, der Tiegel für Spence-Metall usw. ihren Platz haben. Der Vulkanisationsapparat sollte unter einem besonderen Abzug stehen.

Fußboden. Der Fußboden des Laboratoriums muß aus einem Material bestehen, das sich einwandfrei sauber halten läßt. Vor allen Dingen muß es abwaschbar sein. Nicht nur der Arbeitsplatz, sondern auch der Fußboden muß makellos rein sein. Nur dann ist ein gedeihliches Arbeiten möglich. Daher besteht der Fußboden am besten aus einfarbigem, dunkelgrünem Linoleum. Auf ihm sind alle beim Arbeiten etwa wegspringenden oder herunterfallenden Gegenstände (besonders Goldspäne und Porzellanzähne) am schnellsten wiederzufinden. Ein Asphalt-Fußboden, der sich im allgemeinen ebenfalls eignet, ist im Winter schwer warm zu halten. Daher ist er nicht überall angebracht, wenngleich auch auf ihm alle wegspringenden und herunterfallenden Gegenstände leicht wiederzufinden sind, und er vor dem Linoleum-Fußboden sogar den Vorteil besitzt, daß sich nichts in ihn hineintritt. Fliesen-Fußböden haben den Nachteil, daß sich herunterfallende Zähne, Metallstückchen usw. leicht in den Fugen zwischen den einzelnen Steinplatten verkriechen. Natürlich sind auch diese Fußböden leicht fußkalt. Bohlen-Fußböden und Parkett-Fußböden sind ebenfalls nicht zu empfehlen. Erstere bieten in ihren Fugen Schmutzfänger und Verstecke für heruntergefallene kleinere Arbeitsgegenstände, letztere lassen sich nicht abwaschen. Bestehen die Fußböden aus buntem Linoleum, Kunststein oder Holzasphalt, so lassen sich auf ihnen sehr schwer heruntergefallene kleinere Arbeitsgegenstände wiederfinden.

Beleuchtung. Auf die Beleuchtung des Laboratoriums und noch mehr auf die des Arbeitsplatzes ist große Sorgfalt zu legen. Am besten erfüllen herabziehbare elektrische Lampen (Pendelgewichtslampen) die an die Beleuchtung des Arbeitsplatzes zu stellenden Forderungen. Diese Lampen müssen nicht nur nach oben und unten verstellbar sein, sondern sie müssen

sich auch seitwärts hin und her verschieben lassen. Wenn das mit einfachsten
Mitteln erreicht werden soll, so bringt man etwa 50 cm über dem Arbeitstisch
und etwa ebensoweit von seiner vorderen Kante entfernt eine von rechts nach
links verlaufende Stange an. Auf dem Lampenkabel wird ein Klammerhaken
angebracht, wie er in Abb. 1 in x in Benutzung und in Ruhe gezeigt ist. Der
Lampenschirm wird am Rande durchlocht. Von diesem Loch aus werden zwei
mit Gewichten beschwerte Schnüre über die Stange gelegt. Mittels dieser
Schnüre wird die Neigung der Lampe geregelt. Die Gewichte sind so schwer,
daß sie die Lampe in der ihr gegebenen Neigung festhalten. Abb. 1 zeigt, wie
auf der Stange St die Lage der Lampe durch den Klammerhaken x, die Neigung durch die mit Gewichten beschwerten Schnüre bestimmt wird. Die allgemeine Beleuchtung des Arbeitsraumes erfolgt am besten durch eine Decken-
beleuchtung, bei der das Licht von der Decke reflektiert wird.

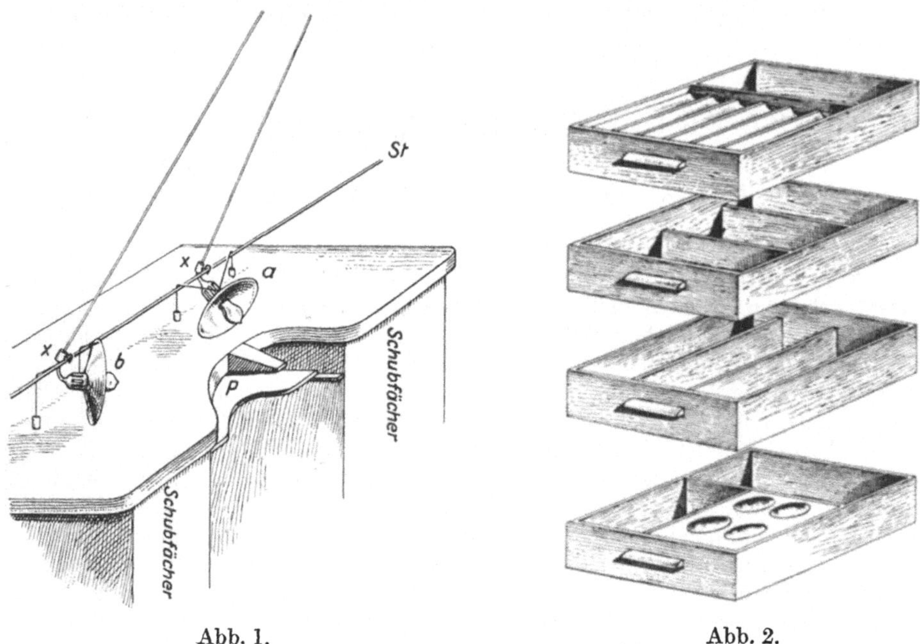

Abb. 1.   Abb. 2.

Arbeitsplatz. Als Arbeitsplatz wird ein Tisch mit bogenförmigem Ausschnitt benutzt, so daß der Arbeitende seine Instrumente rings um sich möglichst bequem verteilen kann. In der Mitte des Ausschnittes befindet sich an
der Tischplatte, die am besten aus einer 5 cm dicken Hartholzplatte besteht,
der Feilnagel, ein aus Hartholz oder Gummi hergestellter Keil. Unter ihm
muß eine herausziehbare Platte P (Abb. 1) mit Ausschnitt angebracht sein,
die dicht an den Arbeitenden herangezogen werden kann und so geeignet ist,
die Feilung aufzufangen. Dieses Brett muß blank poliert sein und sich leicht
ganz herausziehen lassen, damit es abgeschüttet werden kann. Zum Auffangen
von Feilung werden auch gerne Schafleder benutzt, die unter dem Feilnagel
ausgespannt werden. Das herausziehbare Brett aber ist bequemer und gibt
die Feilung restlos wieder, während sich in den genannten Fellen Feilstaub
verkriechen kann. Zu beiden Seiten des Tischausschnittes sind Schubfächer
angebracht, in denen die kleineren technischen Instrumente aufbewahrt werden.
Eine zweckmäßige Einteilung der Schubfächer zeigt Abb. 2. Um eine möglichst

große Bewegungsfreiheit beim Arbeiten zu haben, wird ein runder, dreibeiniger, einem Klaviersessel ähnlicher Schemel einem Stuhl mit Lehne vorgezogen. Auf dem Tisch befinden sich am besten mehrere Gasanschlüsse, damit zugleich ein oder zwei Bunsenbrenner, der Lötapparat usw. gebraucht werden können. Auch ist auf dem Tisch ein mittelgroßer Schraubstock anzubringen.

Nicht fern vom Arbeitstisch befindet sich ein Aufbewahrungsort für Säureflaschen, Öl, Seifenspiritus, Alkohol, Probierstein, Muffeln (Cuvetten), Gußzylinder, Gußkegel, leichtflüssiges Metall und andere für den täglichen Gebrauch bestimmte Dinge. Im einfachsten Fall besteht dieser Aufbewahrungsort aus einem Regal. Am besten benutzt man dazu einen länglichen mit zwei Etagen versehenen Schrankkasten, der durch eine hochschiebbare oder aufklappbare Glastür staubsicher geschlossen werden kann.

Abzüge. Damit die beim Absäuern, Vulkanisieren, Erwärmen von Spencemetall u. a. sich entwickelnden Gase und der besonders dem Gips außerordentlich schädliche Wasserdampf nicht in den Arbeitsraum gelangen können, sind zwei Abzüge anzubringen. Einer davon wird zum Aufstellen der Vulkanisationsapparate benutzt, der andere dient als Platz für die Säureschalen, den Wasserkessel, den Schmelztopf, den Sterilisierapparat für Abdruckmasse u. a.

Wasserleitung. Diesen Abzügen und zugleich dem Arbeitstisch möglichst nahe muß sich eine Wasserleitung am besten mit Warm- und Kaltwasserversorgung befinden. Der unter der Leitung angebrachte Ausguß wird durch einen Gipsauffänger geschützt. Er besteht am besten aus einem verzinnten mit zwei Griffen versehenen Blechkasten, der unter die Leitungshähne in den Ausguß hineingestellt wird. Der Blechkasten steht auf vier niedrigen Füßen. Seine vier Wände sind etwa 5 cm unterhalb des Randes ringsherum durchlocht. Der in den Blechkasten fallende Gips sinkt zu Boden. Das Wasser fließt durch die Löcher unterm Rand ab. Ab und zu wird der Blechkasten aus dem Ausguß herausgehoben und von den seinen Boden bedeckenden Gipsresten gereinigt.

Gipstisch. Um den Arbeitstisch von jeglicher Verschmutzung rein zu halten, müssen alle Arbeiten, die gröbere Verunreinigungen verursachen könnten, am Gipstisch erledigt werden. Er besteht in seiner einfachsten Form aus einer Tischplatte, durch die ein etwa 10—20 cm Durchmesser fassendes Loch geschnitten ist. Unter diesem Loch steht ein Eimer so, daß alle durch das Tischloch fallenden Gegenstände in den Eimer treffen. Der Gipstisch kann auch weniger einfach ausgestattet sein. So kann z. B. der Raum zwischen den Tischfüßen verkleidet werden, so daß der Eimer nicht sichtbar ist. Dadurch darf natürlich der bequeme Zutritt zum Tisch nicht gestört sein. Um der Gefahr einer Verstaubung vorzubeugen, kann das Tischloch einen Deckel erhalten, der sich, wenn irgendwelche Abfälle darauf gelegt werden, selbsttätig nach unten öffnet. Der Gipstisch kann der besseren Reinigung wegen einen verzinnten Blechbeschlag erhalten und einen Rand bekommen. In größeren Laboratorien haben sich Gipstische aus Stein gut bewährt.

Über dem Gipstisch ist ein Bretterbord anzubringen, auf dem die zum Anrühren des Gipses nötigen Utensilien ihren Platz finden, wie z. B. die Gipsnäpfe, Gipslöffel. In der Nähe des Gipstisches hat sich auch aus Zweckmäßigkeitsgründen der Aufbewahrungsort für das Gipspulver zu befinden. Es genügen dazu einige verzinnte Blechkästen mit gut schließenden und leicht aufklappbaren Deckeln. Diese Behälter stehen auf dem Gipstische selbst oder auf einem darüber angebrachten Bretterbord. In jedem dieser Kästen muß ein besonderer Entnahmelöffel vorhanden sein. Gipsaufbewahrungsorte, die auch während der Entnahme nicht geöffnet zu werden brauchen, sind die Gipsmühlen. Sie bestehen ihrem Grundzug nach aus einem Blechkasten, dessen

Boden trichterförmig zugespitzt ist und in einen Blechzylinder mündet. Im Kasten selbst befindet sich eine Vorrichtung, die den Gips durch Rühren und Schütteln bewegt, wodurch er dem Trichterloch entgegengebracht wird. Wenn man das an einer solchen Gipsmühle angebrachte Rad dreht, so wird das im Kasten befindliche Getriebe in Bewegung gesetzt. Der Gips streut sachte aus dem Trichter heraus.

Schränke. In jedem Laboratorium ist ein Schrank nötig, in dem alle kleineren Werkzeuge und Arbeitsstoffe in mindestens doppelter Zahl als Reserve aufbewahrt werden für den Fall, daß durch unvorhergesehene Beschädigung eines im Gebrauch befindlichen Gegenstandes unmittelbarer Ersatz desselben nötig ist. Ein solcher Schrank besteht aus Holz und hat hinter verschließbaren Türen eine Reihe Fächer, in denen die einzelnen Dinge aufbewahrt werden.

Ein weiterer Schrank soll der Aufbewahrung von Musterarbeiten dienen. Er soll ähnlich den Vitrinen gebaut sein, so daß also sein Inhalt gut von außen zu übersehen ist, ohne daß man den Schrank zu öffnen braucht. Er hat am besten drei Glaswände und sein Raum wird durch Glasplatten in mehrere Abteilungen geteilt. Auf diesen Glasplatten stehen die Gegenstände, wie z. B. die einzelnen, auf einer Platte befestigten Modelle der verschiedenen Phasen in der Herstellung einer Krone, einer Metall-, einer Kautschukprothese usw.

B. Die für allgemeine Vorbereitungen nötigen Apparate und Werkzeuge.

Die Flamme. Man unterscheidet leuchtende und nicht leuchtende Flammen. Beim Leuchtgas, bei der Kerzen- und der Lampenflamme glüht Kohlenstoff, der durch Zersetzen von Kohlenwasserstoffen entstanden ist. Hält man über eine solche Flamme eine Porzellanschale, so kann man beobachten, daß sich an ihr der Kohlenstoff als Ruß niederschlägt, er ist also nicht verbrannt. Beim Gasglühlicht, wie es das Auerlicht ist, glüht ein Zylinder aus Ceroxyd (das Thoroxyd spielt nur die Rolle eines Isolators). Bei 50% Gasersparnis gibt das Gasglühlicht etwa viermal so viel Leuchtkraft wie ein gewöhnlicher Leuchtgasschnittbrenner.

In einer nicht leuchtenden Flamme verbrennt der Kohlenstoff. Eine leuchtende Flamme wird in eine nicht leuchtende verwandelt durch erhöhte Sauerstoffzufuhr, wie sie z. B. der Bunsenbrenner hat.

Bunsenbrenner. In das Rohr R (Abb. 3) des Brenners sind verschließbare oder nicht verschließbare Öffnungen L geschnitten. Durch das Rohr G fließt das Gas dem Brenner zu, an der Stelle O geht es in das Brennerrohr R über. Werden die Öffnungen L geschlossen, so brennt das entzündete Gas am Brennerrohr-Ausgang mit leuchtender Flamme. Werden die Öffnungen L geöffnet, so brennt am Brennerrohr-Ausgang eine nicht leuchtende Flamme. Im ersten Falle brennt ein nicht verändertes Leuchtgas, in dessen Flamme viele Kohleteilchen (Kohlenstoff) glühen. Im zweiten Fall rauscht Luft durch die Öffnung L in das Brennerrohr hinein dem von O aus kommenden Gasstrom nach. Der mit der atmosphärischen Luft in das Brennerrohr eindringende Sauerstoff oxydiert den im Leuchtgas vorhandenen Kohlenstoff. Daher leuchtet er nicht mehr wie bei geschlossenen Öffnungen L. Die Verbrennung der vielen Kohleteilchen bei geöffneten Luftklappen L erklärt die hohe Wärme der nicht leuchtenden Flammen. An jeder leuchtenden Gasflamme sind zu unterscheiden: 1. der dunkle Kern K (Abb. 4), 2. der leuchtende Mantel M, in dem ein Teil der Gase verbrennt, der Kohlenstoff aber glüht, 3. der wenig leuchtende schmale

Saum S, in dem die Verbrennung der Gase und des Kohlenstoffs stattfinden. Dieser Teil ist am heißesten.

Lötrohr. Leitet man in die Flamme des Bunsenbrenners unter Druck Luft (Abb. 4 B), so erzielt man hohe Hitzegrade. Auf diesem Prinzip beruhen das einfache und das von Fletscher oder Melotte konstruierte Lötrohr, Abb. 5. Das einfache Lötrohr findet sich nach Feldhaus schon in der ägyptischen Zivilisation. „Es gibt mehrere Darstellungen, die ägyptische Metall-

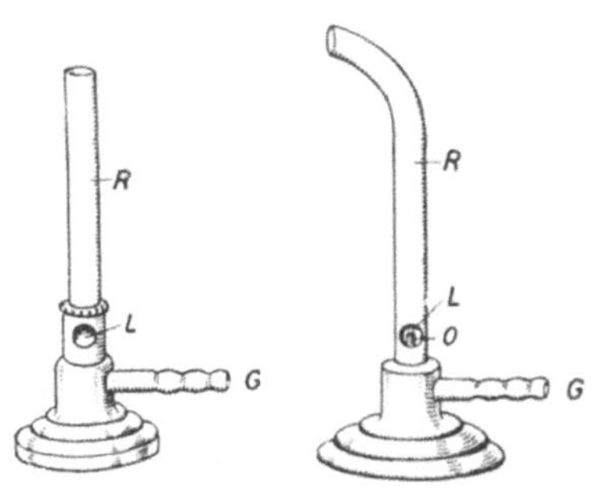

Abb. 3.

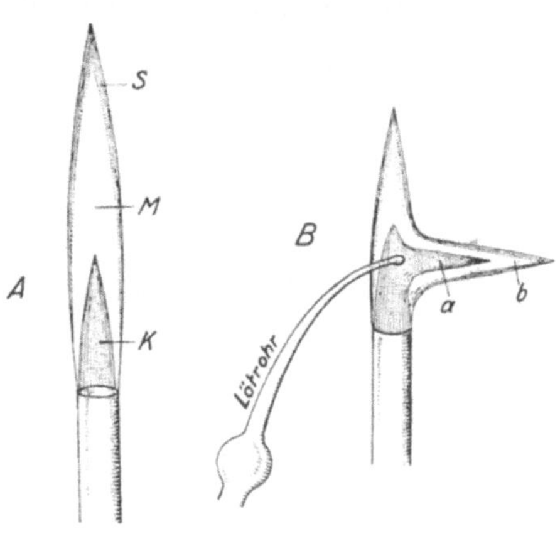

Abb. 4.

arbeiter mit langen Blasrohren am Feuer zeigen." Die Handhabung des einfachen, des Mundlötrohres (Abb. 5 A), veranschaulicht Abb. 4 B. Es wird mit dem Mundstück M (Abb. 5 A) an die Lippen gesetzt. Die Wangen werden aufgebläht und, wie Abb. 4 B zeigt, in die Flamme Luft gepreßt. Damit der Luftstrom gleichmäßig bleibt, wird während der durch die Nase erfolgenden Einatmung die Luft, die mit den aufgeblähten Wangen gehalten wird, durch das Lötrohr gepreßt. Das erst in neuerer Zeit von Fletscher konstruierte Lötrohr (Abb. 5 B) besteht aus zwei ineinanderliegenden Röhren. In das innere Rohr wird Luft oder Sauerstoff gepreßt, in das äußere Gas, so daß am Ausgang (Ende) des Lötrohres aus dem Zwischenraum zwischen innerem und äußerem Zuleitungsrohr Gas, aus dem inneren Rohr Luft strömt. Die Luft wird also, wenn das Gas entzündet wird, in einen Flammenzylinder hineingepreßt. An solchen Flammen

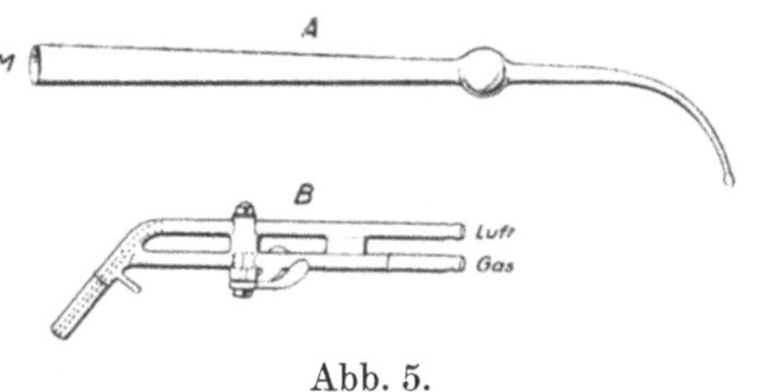

Abb. 5.

(Gebläseflammen) unterscheidet man eine Reduktions- (a Abb. 4) und eine Oxydationsflamme (b Abb. 4).

Um in das Fletscherlötrohr Luft hineinpressen zu können, benutzt man einen Blasebalg.

Blasebalg. Der Blasebalg gehört zur Gruppe der Balg- oder Schlauchgebläse. Die ursprüngliche Form dieser Gebläse ist der Tierbalg gewesen. Drei Beine des Balges wurden zugebunden, das vierte diente als Ausführungsrohr. Der Hohlraum wurde nach dem Zusammenpressen durch Spreizung von Hölzern wieder erzeugt. Die Heimat dieses Gebläses ist wahrscheinlich Indien. Zigeuner und einige afrikanische Stämme sollen es noch heute benutzen. Außer der in Abb. 6 dargestellten Form eines solchen gibt es noch andere. Sie sind alle auf dem gleichen Grundgedanken aufgebaut: Wird in Abb. 6 F heruntergedrückt, so wird der durch das Leder L begrenzte Raum verkleinert. Der Boden dieses

Raumes besitzt einen Ausschnitt, den von innen z. B. ein nur einseitig befestigtes
Lederstück abschließt. Beim Herunterdrücken des Teiles F wird das Leder
gegen das Bodenloch gedrückt, so daß keine Luft aus dem Hohlraum L entweichen kann. Die Gummimembran a, welche durch die Zinkhaube H geschützt ist, wird nach oben ausgewölbt, bis alle Luft durch das Ausführungsrohr R entwichen ist. Durch eine Federwirkung hebt sich F wieder. Dabei
erlaubt das über dem Bodenloch liegende
Leder erneuten Zufluß an Luft in den
Raum L. Statt des Lederstückes über

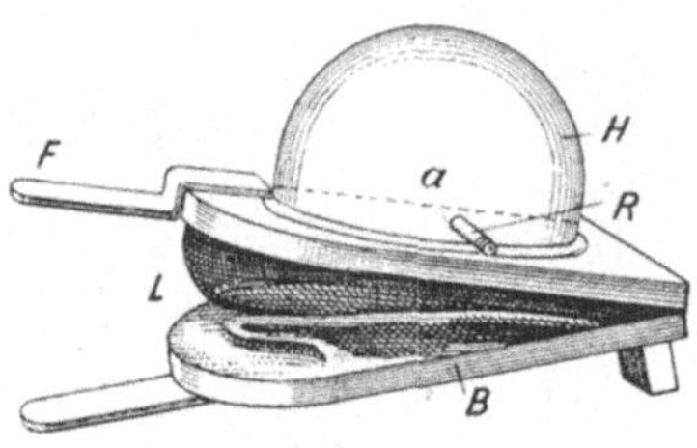

Abb. 6.

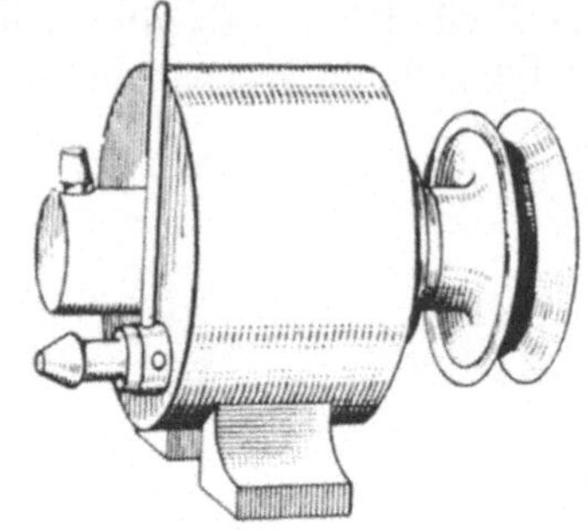

Abb. 7.

dem Bodenloch kann auch eine andere Ventileinrichtung den Zufluß der Luft
in den Raum L regeln.

Preßluftanlage. In größeren Laboratorien, wo ständig Preßluft zum
Erhöhen von Flammentemperaturen gebraucht wird, befinden sich Preßluft-
anlagen. Das sind mehr oder weniger große Windkessel, in denen durch
maschinell betriebene Schraubengebläse die Luft unter Druck gehalten wird. Von
diesen Windkesseln aus wird die komprimierte Luft durch Röhren hindurch
dorthin geleitet, wo man sie gebraucht. Solche Apparate zum Erzeugen von
Preßluft sind jedoch auch in kleineren
Ausmaßen konstruiert worden. In

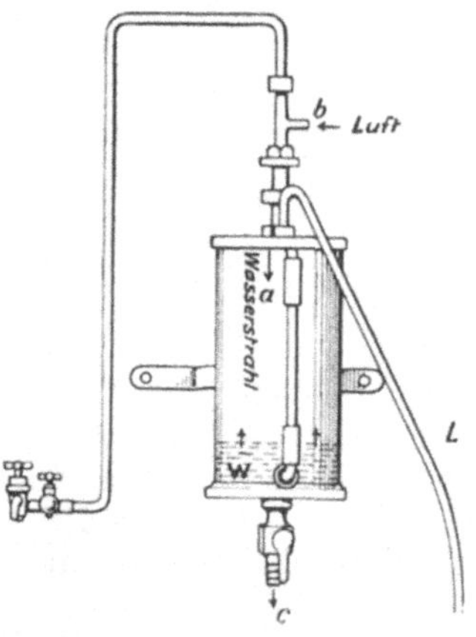

Abb. 8.

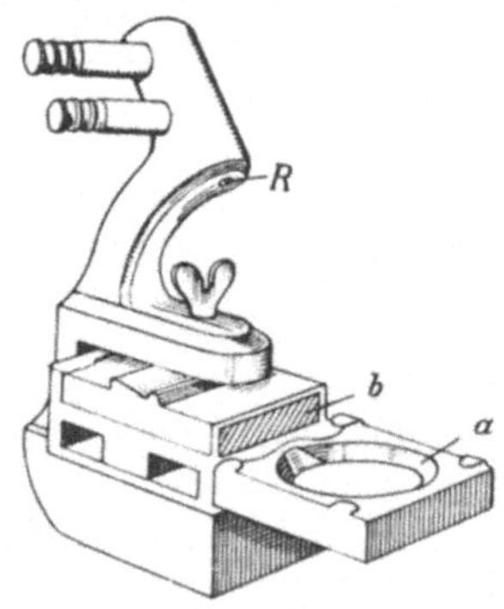

Abb. 9.

Abb. 7 ist z. B. ein Luftpreßapparat abgebildet, der mittels Triebschnur mit
dem elektrischen Schleifmotor verbunden wird. Auch er besteht aus Schraube
(ähnlich den Propellern) und Windkessel.

Wasserstrahlgebläse. Eine andere Vorrichtung zum Erzeugen von
gleichmäßig starkem Luftstrom ist das Wasserstrahlgebläse, das wir in unseren
Arbeitsräumen für Prothetik gerne benutzen. Das Wasserstrahlgebläse oder

Wassertrommelgebläse ist eine Erfindung, die im Ausgang des 16. Jahrhunderts gemacht worden ist. Sie beruht im Prinzip darauf, daß der aus der Höhe fallende Wasserstrahl Luft mit sich reißt.

Abb. 8 zeigt ein solches Wasserstrahlgebläse. Bei a fällt der Wasserstrahl, der von b aus Luft mit sich reißt, in die Trommel, an deren Boden das Abflußloch c fürs Wasser angebracht ist, während durch die Leitung L die zusammengepreßte Luft abgeführt wird.

Mittels solcher Vorrichtungen kann man durch das Fletscher- oder Melotte-Lötrohr so hohe Temperaturen erzeugen, daß sie ausreichen zum Schmelzen der von uns benutzten schwerflüssigen Metalle.

Um solche Metalle aus der rohen in Blech- oder Drahtform bringen zu können, müssen sie zuerst in Barren gegossen werden.

Schmelzapparat. Man benutzt dazu z. B. den von Fletscher angegebenen Schmelzapparat, den Abb. 9 darstellt. Er besteht im Prinzip aus einer Schale aus schlecht wärmeleitendem Stoff, z. B. aus Schamotte. Auf diese Schale wird das zu schmelzende Metall gelegt, z. B. Gold. Über ihr liegt die Ausmündung eines Fletscherrohres R, von dem aus die Brause- oder Stichflamme über das zu schmelzende Metall spielen kann. Zuerst bringt man

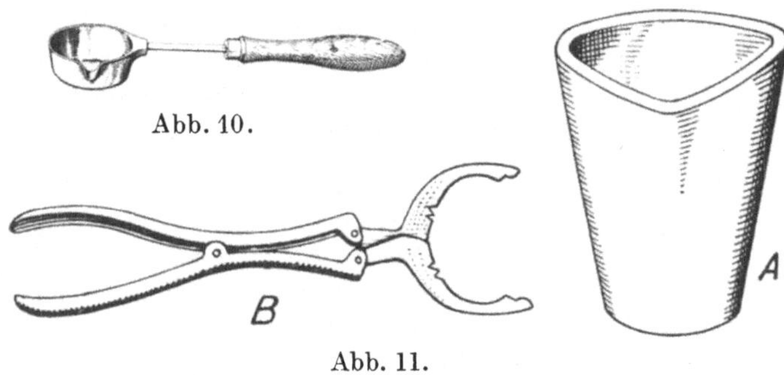

Abb. 11.

das Metall zur Rotglut, dann zur Weißglut. Danach zerfließt das Metall, um sehr bald eine Kugelform anzunehmen, die — wenn es sich um Gold handelt — bei genügendem Bestreuen mit Borax hell spiegelt (Reinigung siehe unter Borax). Bei Randolf-, Kosmosmetall usw. erlangt man das Spiegeln nur für Augenblicke. Bei diesen Metallen genügt das Vorhandensein einer kugelnden Gestalt als Zeichen dafür, daß der Guß beginnen kann. Am Schmelzapparat (Abb. 9) ist die Tonschale a so angeordnet, daß sie zugleich mit der Form aufgekippt werden kann, so daß das in ihr befindliche flüssige Metall in einer von der Schmelzschale abführenden Rinne zur Blech- oder Drahtgußform b abfließen kann. Hier erhält es die Gestalt eines sehr dicken und auch ungleichmäßigen Bleches oder Drahtes.

Schmelztiegel. Zum Schmelzen von größeren Metallmengen, auch zum Schmelzen von Aluminium benutzt man Schmelztiegel, sog. hessische Tiegel, Abb. 11 A. Sie bestehen aus einem Teil feuerfestem Ton und 4 Teilen Graphit. Diese Tiegel werden mit besonderen Zangen, den sog. Arbeitszangen, Abb. 11 B, gehalten und getragen. Schmelztiegel sind schon wahrscheinlich in der ältesten Bronzezeit benutzt worden. Auf ägyptischen Wandmalereien aus dem zweiten Jahrtausend v. Chr. finden sich schon Darstellungen von Schmelztiegeln und ihrer Verwendung.

Will man nicht den in Abb. 9 skizzierten Schmelzapparat oder einen ähnlichen gebrauchen, so kann man auch einzelne Eingüsse benutzen, in die das geschmolzene Metall hineingegossen wird.

Schmelzlöffel. Für das Schmelzen leichtflüssiger Metalle, Zinn, Zink, Blei benutzt man Eisentiegel oder auch Schmelzlöffel (Abb. 10), die am besten aus einem metallenen Löffel mit abschraubbarem Holzstiel bestehen.

Beim Gießen größerer Mengen der leichtflüssigen Metalle, Zinn, Blei usw. kugelt das geschmolzene Metall natürlich nicht. Es zeigt aber einen deutlichen Spiegel, wenn die obere Oxydschicht leicht zur Seite geschoben wird. Diese Metalle werden alle erst dann gegossen, wenn sie so weit abgekühlt sind, daß sie beim Hin- und Herkippen des Schmelzgefäßes Neigung zeigen, an den Wänden hängen zu bleiben. Man muß mit dem Gießen dieser Metalle bis zu diesem Zeitpunkt warten, wenn sie auf Gipsflächen oder Flächen leichtfließender Metalle gegossen werden sollen. Wird das Metall zu heiß gegossen, so entwickelt sich aus Gipsflächen, ehe das Gußmetall erstarrt ist, Wasserdampf. Der Guß wird blasig. Wird das Metall auf andere Metallflächen, wie z. B. bei der Herstellung von Stanze und Gegenstanze gegossen, so genügen bei zu heiß erfolgendem Guß die aus dem gegossenen Metall freiwerdenden Wärmecalorien, um die Metallfläche, auf die gegossen wird, zum Schmelzen zu bringen.

Walzwerke. Wenn das Metall in Barren gegossen worden ist, so wird ihm die für die weitere Benutzung notwendige Blech- oder Drahtgestalt durch die Anwendung

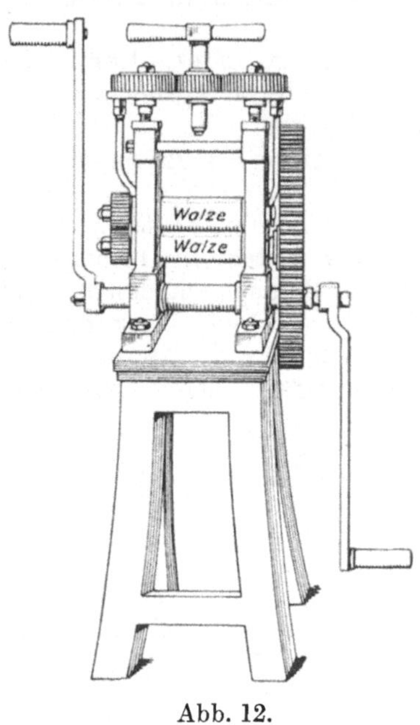

Abb. 12.

von Blechwalzen, Drahtwalzen, Drahtzieheisen gegeben.

Als erster scheint Leonardo da Vinci ein Walzwerk gebraucht und beschrieben zu haben.

Eine Blechwalze (Abb. 12) besteht aus gegeneinander laufenden Walzen, deren Entfernung voneinander in beliebiger Art in Bruchteilen von Millimetern verstellt werden kann. Das Schwierige bei der Konstruktion solcher Blechwalzen besteht darin, das Stellwerk der mit Stahlmänteln versehenen Walzen so einzurichten, daß eine absolut sichere Feststellung der Walzen in den verschiedenen, nach Bruchteilen von Millimetern zu bemessenden Entfernungen möglich ist. Wenn nämlich diese Entfernung keine durchaus feste ist, so wird beim Walzen des Bleches eine unkontrollierbare Veränderung im Walzenabstand erfolgen, d. h. das Blech wird eine andere Stärke erhalten

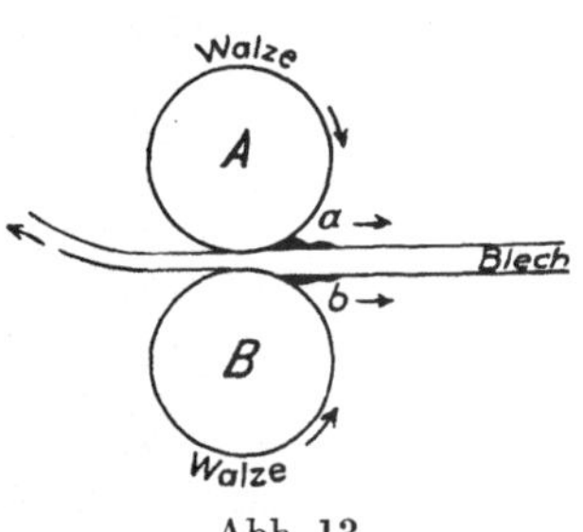

Abb. 13.

als beabsichtigt worden ist. In Abb. 13 ist der Vorgang des Walzens skizziert. Die beiden Walzen A und B werden in eine festbleibende Entfernung zueinander eingestellt. Wenn sie gegeneinander rotieren, so ziehen sie das Blech zwischen sich hindurch. Bei a und b wird das durch Quetschung des zwischen die Walzen eintretenden Bleches überschüssige Material angehäuft und in der Pfeilrichtung a und b verstrichen. Durch das Walzen wird also das, was das Blech an Stärke verliert, zur Vergrößerung seiner Fläche benützt. Über Drahtwalzwerke s. S. 10.

Will man aus den gegossenen Metallbarren Draht herstellen, so benützt man dazu die Drahtwalze und das Zieheisen, gegebenenfalls auf einer Ziehbank. Man wird gewöhnlich Drähte und Bleche vorrätig haben, aber sie werden doch hie und da einmal nicht gerade in der Stärke zur Hand sein, die man gebraucht. Zur Herstellung von Draht in einer beliebig gewünschten Stärke dient das Zieheisen.

Zieheisen. Leonardo da Vinci hat es als erster beschrieben. Es ist ein etwa 5—10 mm starkes Stahlblech, das entweder runde oder halbrunde Löcher hat, je nachdem man einen runden oder einen halbrunden Draht herstellen will. Die Löcher sind auf dem Zieheisen so angeordnet, daß sie allmählich vom kleinsten Durchmesser bis zu größtem anwachsen und auf der einen Fläche des Zieheisens größeren Durchmesser haben als auf der anderen. Will man einen Draht ziehen, so spitzt man ihn ein wenig an. Man führt ihn immer von der Fläche des Zieheisens aus ins Loch, wo das Loch den größeren Durchmesser zeigt. Der zu ziehende Draht muß so weit aus der Fläche, wo das Loch seinen kleineren Durchmesser hat, herausragen, daß er mit der Ziehzange (Abb. 15) zu fassen

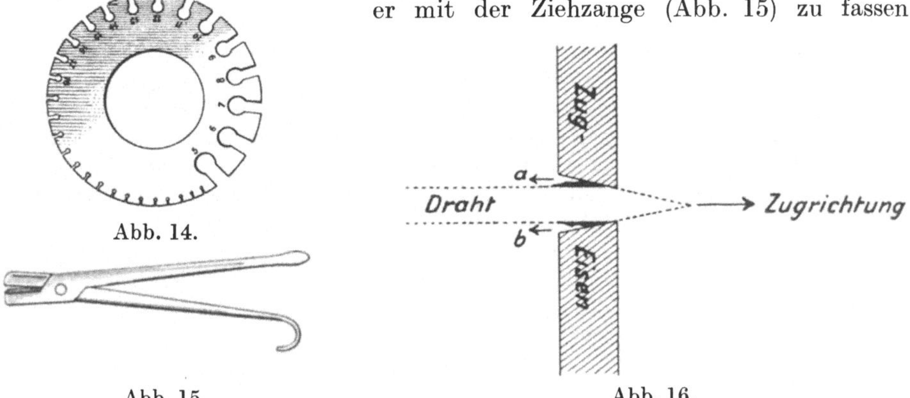

Abb. 14.

Abb. 15.   Abb. 16.

ist. Ist das geschehen, so wird der Draht mit der Ziehzange durchaus gleichmäßig ohne Ruck durch das Loch hindurchgezogen. Darauf führt man den Draht in das nächst kleinere Loch des Eisens ebenso ein, und schreitet von Loch zu Loch so fort, bis man den Draht durch das Loch gezogen hat, welches den Durchmesser besitzt, den der Draht haben soll. Jedesmal, bevor der Draht durch ein neues Loch gezogen wird, muß er geglüht werden. Den Vorgang des Ziehens und die Forderung, daß der Draht ohne Ruck gleichmäßig durchs Eisen gezogen werden muß, möge Abb. 16 erklären. Der Draht ist stärker als die nach der Zugrichtung gelegene Lochöffnung. An dem zugespitzten Drahtende packt die Ziehzange an. Sobald nun der Zug einsetzt, wird an den Stellen a und b, Abb. 16, der Draht ringsherum zusammengequetscht. Die Masse des Drahtes, um die er dabei in seinem Durchmesser verringert wird, wird bei a und b in der Pfeilrichtung vor sich her — oder je nach dem Betrachtungsort — hinter sich zurückgeschoben, d. h. der Draht wird verlängert, je mehr sein Durchmesser verringert wird. Wenn ruckweise gezogen wird, so findet, wenn der Ruck erfolgt, bei a und b eine plötzlich sehr starke Stauung durch die zurückgequetschten Drahtmassen statt, d. h. der Widerstand, den das Stückchen Draht, das gerade das Loch im Locheisen passiert hat, zu ertragen hat, um dem ziehenden Ruck standzuhalten, ist größer als sonst. An dieser Stelle wird der Draht also mehr gestreckt, d. h. dünner als an anderen Stellen. Ein ungleichmäßig gezogener Draht zeigt daher eine wellenförmige Oberfläche.

Aus der Schilderung dieses Vorganges folgt, daß die Ziehzange stark sein und Maulbacken haben muß, die auf der Innenfläche rauh sind und genau aneinanderliegen, damit die Zange auch wirklich einwandfrei festhalten kann. Abb. 15 bildet eine solche Zange ab.

Da das Drahtziehen dann, wenn der Draht aus mehr oder weniger kantigem, noch nicht gezogenem Material hergestellt werden soll, sehr schwierig sein kann, besonders die Forderung des gleichmäßigen Ziehens manchmal schwer zu erfüllen ist, so hat man Ziehbänke und Drahtwalzen konstruiert. Die Kraft des Ziehens kann auf der Ziehbank deshalb gleichmäßiger wirken, weil die Kraft des Arbeitenden durch Übertragung auf Hebel und Rolle um ein Vielfaches gesteigert wird. Dadurch ist der Arbeitende nicht genötigt, seine höchste Kraft anzuwenden, die naturgemäß nur über kurze Zeitspannen auf ihrer Höhe gehalten werden kann, um dann sehr schnell abzusinken, und erst nach einer Ruhezeit wieder auf den alten oder einen ihm nahe gelegenen Höhepunkt gebracht zu werden vermag. Dadurch ist das oben als schädlich bezeichnete, ruckmäßige Arbeiten bedingt, das bei der Verwendung der Ziehbank weit seltener vorkommt.

Auf der Ziehbank wird der Draht mittels Zug durch das Zieheisen gebracht, wie es auch bei der Benutzung von Zieheisen und Ziehstange geschieht. Auf

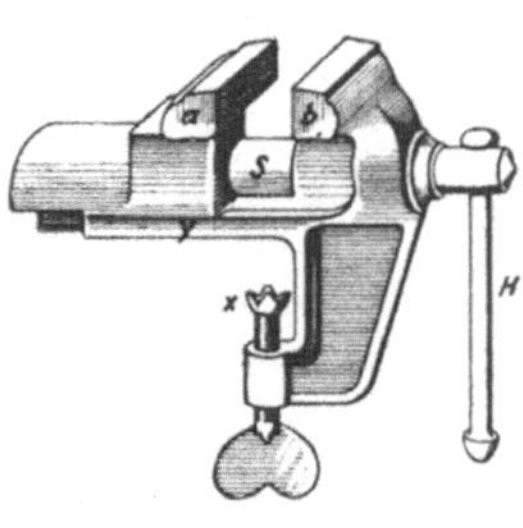

Abb. 17.

demselben Prinzip ist die Drahtwalze aufgebaut. Sie besteht ihrer Hauptsache nach aus zwei gegeneinander laufenden Walzen, wie sie die Blechwalze Abb. 12 zeigt. In diese Walzen sind halbrunde Rinnen geschnitten, die genau einander gegenüber liegen, d. h. dort, wo diese Walzen einander berühren, bilden die halbrunden Rinnen jeder Walze mit denen der Gegenwalze runde Löcher, die wieder wie beim Zieheisen von kleinstem Durchmesser bis zu größerem in Stufenfolge nebeneinander liegen. Wenn nun ein mehr oder weniger rohes, kantiges Metall dort zwischen die Walzen gedreht wird, wo Rillen mit großem Durchmesser liegen, so entsteht ein Draht mit großem Durchmesser, der noch nicht rund ist, sondern nur erst einige abgerundete Kanten zeigt. Er wird nach kräftigem Glühen in die Rille mit dem nächst kleineren Durchmesser gelegt und wieder durch die Walze gedreht und unter stetem Durchglühen so fort, bis er nicht nur genau rund ist, sondern auch den Durchmesser erhalten hat, der gerade gewünscht wird. Der Vorgang des Drahtwalzens ist ähnlich wie ihn Abb. 16 und 13 skizzieren. Die beiden gegeneinander rotierenden Walzen fassen den Draht zwischen sich und ziehen ihn zwischen sich hindurch. Dabei wird er wieder wie in Abb. 16 und 13 bei a und b gequetscht. Wenn die Walzen nicht gleichmäßig gedreht werden, so entstehen auf ähnlicher Grundlage wie bei ungleichmäßigem, ruckweisem Ziehen durch Zieheisen Drähte mit wellenförmiger Oberfläche.

Schraubstock. Um das Zieheisen für die Vornahme des Drahtziehens sicher genug feststellen zu können, spannt man es in einen Schraubstock, der am Arbeitstisch oder an einem dazu besonders bestimmten Tisch festgeschraubt ist.

Der Schraubstock ist offenbar weder im Altertum noch im Mittelalter gebraucht worden. Theophilus erwähnt ihn um 1100 noch nicht. Aus der Zeit 1568 stammt eine Zeichnung dieses Werkzeuges, das auch heute noch nicht von den Orientalen verwendet wird. Den ersten Schraubstock mit parallel geführten Greifbacken hat Hulot um 1763 konstruiert.

Ein Schraubstock ist in seinem Grundzug eine Zange, deren Maulbacken (Branchen) unter Benutzung der Schraubkraft zusammengepreßt werden können. Infolgedessen kann eine solche Zange das zwischen ihre Maulbacken gelegte Metall quetschen, auch zerquetschen, auf jeden Fall viel sicherer und fester halten als eine gewöhnliche, mit der Hand bediente Zange. Weil beim Schraubstock die Zugkraft von Gewinden zum Zusammenpressen der Maulbacken benutzt wird, braucht kein Wert auf die Ausbildung von Hebelarmen gelegt zu werden, wie es bei der Konstruktion von Zangen nötig ist, die mit der Hand bedient werden. Beim gewöhnlichen Schraubstock fallen diese Hebelarme weg. Die Maulbacke a, Abb. 17, läuft auf einem Schlitten und wird an die feststehende Backe b mittels der Schraube S herangezogen. Der Hebel H ist lang auszubilden, um das Schrauben möglichst zu erleichtern. Zwischen die Schraube x und die Ebene y wird die Tischplatte geklemmt. Natürlich kann ein Schraubstock auch so gebaut sein, daß er mittels Holzschrauben auf die Tischplatte geschraubt werden kann.

Wird das Zieheisen zwischen den Maulbacken a und b gut festgeklemmt, so liegt es gegen die beim Drahtziehen aufgewendete Kraft durchaus sicher verankert.

Mikrometer und Blechlehre. Um nach dem Walzen und Ziehen von Blechen und Drähten festzustellen, ob die gewollte Stärke erreicht worden ist, benutzt man das Mikrometer, den Nonius oder die Blechlehre. Der Nonius ist ein so bekanntes physikalisches Instrument und wird so selten von uns benützt, daß ich glaube, seine Beschreibung übergehen zu können. Die Blechlehre, von der ein erstes Modell aus der Zeit um 1570 stammt, ist ein Blech mit Einschlitzungen (Abb. 14). Diese Schlitze haben nach Millimeterbruchteilen verschiedene Breite. Das seiner Stärke nach zu bestimmende Blech wird in die verschiedenen nebeneinander liegenden Schlitze geschoben, bis es genau in einen Schlitz hineinpaßt, dessen Breite mit der Blechstärke übereinstimmt. Da man die Breite jedes Schlitzes ablesen kann, so hat man damit auch die Stärke des Bleches bestimmt.

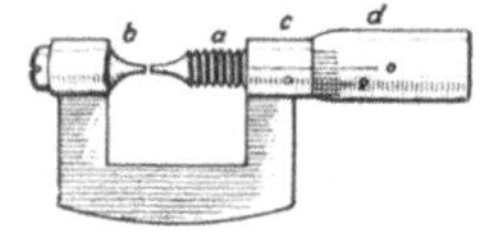

Abb. 18.

Ein anderes Instrument, mit dem man sowohl Blech- als auch Drahtstärken genau bestimmen kann, ist das Mikrometer. Es ist offenbar zum ersten Male dem Prinzip nach von Matthias Heintz in Zwickau an einem Bussolendiopter benutzt worden. Abb. 18 zeigt die von uns heute verwendete Form des Mikrometers.

Es besteht aus einem mit einem Schraubengewinde versehenen Bolzen a, der einem anderen b genau gegenübersteht. Beide sind plan geschliffen, so daß a genau auf b paßt. Der Bolzen a läuft in einer mit Gewinde versehenen Führung c. Wird der Schaft des Bolzens a einmal herumgedreht, so entfernt sich a von b genau um 1 mm. Der Schaft d des Bolzens a ist mit einer Gradeinteilung versehen. Je nach der Anzahl der Gradstriche, die den Umfang des Schaftes d in gleiche Teile teilen, kann man den Bruchteil eines Millimeters bestimmen, um den sich der Bolzen a vom Bolzen b durch Drehung entfernt hat. Dadurch, daß man zwischen beide Bolzen das zu messende Blech oder den zu messenden Draht führt und dann a so lange dreht, bis beide Bolzen das Blech oder den Draht innig berühren, kann man die Blechstärke oder Drahtstärke ablesen, und zwar mit einer Genauigkeit von $^1\!/_{20}$ bis $^1\!/_{100}$ mm, je nach der Anzahl der Gradstriche auf dem Bolzenschaft d.

Der allgemeinen Vorbereitung, ehe die besondere Arbeit beginnen kann, dienen auch noch die zum Anrühren und Verarbeiten des Gipses nötigen Werkzeuge, der Gipsnapf, Gipsmischer und das Gipsmesser.

Gipsnapf. Der Gipsnapf besteht aus Gummi, Porzellan, Steingut oder Glas. Der Gipsnapf aus Gummi hat den Vorteil der Unzerbrechlichkeit. Die Entfernung des erhärteten Gipses gelingt aus den harten Näpfen ebenso leicht wie aus den Gumminäpfen, wenn man den Napf mit dem erhärteten Gips voll Wasser gießt. Nach kurzer Zeit löst sich der erhärtete Gips, da er sich voll Wasser saugt, leicht von den Napfwänden, besonders dann, wenn durch den Gips vor seinem Erstarren auf dem Boden des Napfes eine Rinne gezogen worden ist. Durch Anwendung einer ganz schwachen Salzsäurelösung kann man diesen Vorgang noch beschleunigen.

Gipsmischer und Gipsmesser. Der Gipsmischer ist nichts anderes als ein derber Spatel. Man kann dazu aber auch einen einfachen Löffel benutzen. Abb. 19 zeigt einen Gipsmischer. Das Gipsmesser, mit dem überschüssige Gipsteile abgeschnitten und Gipsflächen geglättet werden, ist ein derbes, mit Holzheft versehenes Messer.

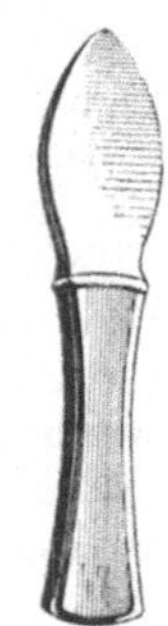

Abb. 19.

C. Die für Metallarbeiten nötigen Apparate und Werkzeuge.

1. Apparate und Werkzeuge für Stanzverfahren.

Allgemeines. Zum Stanzen werden Patrize und Matrize gebraucht. Zwischen ihnen erhält der zu stanzende Körper seine Gestalt. Die ursprünglichste Form der Stanze ist das in der Bronzezeit benutzte Buckeleisen. Im Gegensatz zum Stanzen bedarf es zum Prägen nicht einer Patrize, die der Matrize entspricht. Revers und Avers eines geprägten Stückes sind also verschieden gestaltet. Das Pressen ist ein Vorgang, der im Gegensatz zum Stanzen nicht plötzlich wirkende Druckkräfte wie den Hammerschlag benutzt, sondern Gewichts-, Keil-, Hebel- oder Schraubenwirkung gebraucht, durch die ein ruhiger, allmählich steigender Druck erzeugt wird.

Will man ein planes Blech in bestimmte Formen, z. B. in die Form einer Gaumenplatte mittels des Stanzverfahrens bringen, so hat man dazu Stanzen nötig, die das Blech zwischen sich nehmen und je mehr sie durch Hammerschlag oder Preßgewalt einander genähert werden, um so mehr dem Blech die gewollte Form geben. Diese Stanzen müssen also zwei Forderungen erfüllen: Sie müssen 1. in bestimmte Formen zu bringen sein und 2. der auf sie einwirkenden Gewalt Widerstand leisten können.

Das Stanzverfahren ist schon in der späteren Bronzezeit zur Herstellung von Massenerzeugnissen bei Verwendung der Buckeleisen benutzt worden.

Zink- und Bleistanzen. Zur Herstellung von Stanzen werden Zink, Blei oder sog. leichtflüssige Metallegierungen (s. Materialkunde) benutzt.

Zink und Blei benutzt man, wenn man, wie die Gelbgießer, die aus dem Blech zu stanzende Form in Formsand abdrückt, um diesen Abdruck dann mit Zink auszugießen und so die Patrize zu gewinnen. Das Gipsmodell wird in Formsand abgedrückt und der Abdruck nach der Entfernung des Gipsmodells mit Zink ausgegossen (Näheres s. Plattenprothese). Das Verfahren ist aber schon als ein veraltetes zu bezeichnen.

Formsand besteht aus Sandstein, gebranntem Lehm und Eisenoxyd. Wir benutzen für unsere Zwecke am besten den in Gelbgießereien gebrauchten Formsand.

Auf der Patrize aus Zink stellt man die Matrize aus Blei her (s. Plattenprothese S. 324).

Jakobsberg- und Spence-Muffeln. Ebenso stellt man Patrize und Matrize aus der leichtflüssigen Metallegierung von Jakobsberg her. Während man für den Abdruck des Gipsmodells in Formsand einen Metallring gebraucht, damit der Formsand zusammengehalten wird, muß man bei der Benutzung des Jakobsbergs eine besondere Muffel (Cuvette) verwenden. Diese Muffel zeigt Abb. 20. In Abb. 21 ist eine andere Muffel gezeigt, wie man sie z. B. beim Preßvorgang mit Spence-Metall benutzen muß. Die Formen der Muffeln haben sich aus der Besonderheit der Metalle und aus der Art des Verfahrens ergeben.

Beim Stanzen nach Jakobsberg muß man widerstandsfähige Muffelformen für die Stanzen benutzen, weil sich diese sonst unter der Gewalt des Hammers breitschlagen und daher unbrauchbar werden würden. Die Jakobsberg-Muffeln haben, weil beim Stanzen nach Jakobsberg die Gewalt des Hammers benutzt wird, eine Führung für einen Holzkegelstumpf (Abb. 20 H), auf den der geschwungene Hammer trifft, und der die Hammergewalt auf die Stanzen weiterleitet. Beim Verfahren nach Spence (s. „Plattenprothese" S. 325) benutzt man Muffeln, weil das sehr spröde Metall sonst beim Pressen leicht zerspringen würde.

Beim Stanzverfahren mit den Zink-Blei-Stanzen benutzt man einen großen Schmiedehammer und einen Amboß. Die Matrize wird auf den Amboß gestellt. Die Patrize wird, nachdem das zu stanzende Blech zwischen beide gelegt ist, über das Blech hinüber auf die Matrize niedergeschlagen. Um eine große Kraft entfalten zu können, benutzt man einen mittelschweren Schmiedehammer. Beim Stanzverfahren nach Jakobsberg benutzt man einen Holzhammer, dessen Gewicht durch einen Eisenring, der das Holz umfaßt, und so zugleich gegen die Einwirkung der Schlagkraft sichert, vergrößert ist.

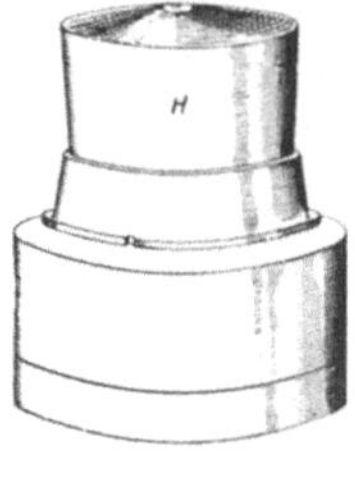

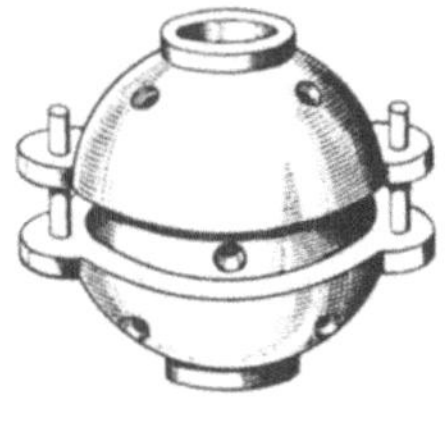

Abb. 20.   Abb. 21.

Pressen. Um auch beim Preßvorgang, wie ihn Spence angegeben hat, hohe Kräfte entwickeln zu können, benutzt man die verschiedensten Arten von Schraubenpressen. Die modernsten und jüngsten unter den Pressen sind die hydraulischen Pressen.

Die einfachste Art von Pressen sind die schon im alten Ägypten zum Traubenauspressen benutzten Tücher, welche mittels langer Hebel an beiden Enden gespannt wurden. Verwandt mit dieser Art von Pressen sind die Sackpressen. Hebelpressen beschreibt Cato der Ältere 190 v. Chr. Vitruvius erwähnt 24 v. Chr. eine Weinpresse, deren langer Preßhebel durch eine Schraube abwärtsgezogen wird. Schraubenpressen, wie wir sie benutzen, sind aus dem Mittelalter her bekannt. Das Prinzip dieser Pressen findet sich auch in einer 1755 zu Civita in Italien gefundenen römischen Wandmalerei. Leonardo da Vinci hat uns Zeichnungen von Buchdruckpressen aus der Zeit um 1500 hinterlassen, die ebenfalls im Grundgedanken unseren Pressen vergleichbar sind. Dagegen darf Leonardo wohl nicht als Erfinder der hydraulischen Presse genannt werden. Sie ist jüngeren Ursprungs, wie Feldhaus ausdrücklich im Gegensatz zu Grothe, Gerland und Traumüller ausführt. Joseph Bramah verwertete 1795 das Pascalsche Gesetz über die Gleichmäßigkeit der Fortpflanzung eines Druckes durch eine Flüssigkeit zur Herstellung einer hydraulischen Presse.

In unseren Laboratorien werden Pressen gebraucht wie die von Kahnd, Igel, Eugen Müller, Eichentopf u. a. Abb. 22 zeigt die von Kahnd angegebene Presse. Diese Presse ist für Kautschukarbeiten sicher stabil genug. Dort aber, wo das Pressen von Metallblechen erfolgen soll, reicht sie manchmal nicht aus. Die Presse von Kahnd besteht aus einem Gußeisenbügel mit Fuß. Sie ist nicht immer imstande, einen großen Kraftaufwand auszuhalten. Sie zerreißt dann in zwei Teile. Der gußeiserne Bügel trennt sich vom Fuß.

Um diesem Übelstande abzuhelfen, hat Igel eine Presse so konstruiert, daß die beiden vertikalen Streben zwischen gußeisernem Fuß und Bügel aus Stahlsäulen bestehen. Abb. 23 zeigt eine solche Presse. Die vertikalen Stahlstreben a sind mit dem oberen Querbalken und dem Fuß der Presse verschraubt. Diese Presse nutzt aber ebensowenig wie die von Kahnd alle Kräfte aus. Die Hebelarme der Presse sind zwar ziemlich lang und schwer, aber es kann sich daran doch nur Muskelkraft in horizontaler Ebene betätigen. Dazu kommt, daß beim Nachlassen der Muskelkraft ein beschränktes Aufdrehen der Presse möglich ist, besonders wenn unter der Presse Gummi liegt, wie es beim Pressen mit Gummikissen der Fall ist.

Eine Presse, welche die Kraft des sie Bedienenden weit mehr ausnutzt, ist die von Eugen Müller angegebene. Abb. 24 zeigt diese Presse. Sie benutzt

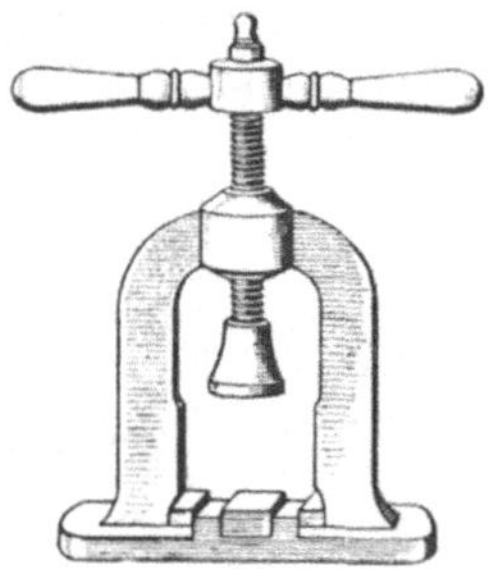

Abb. 22.

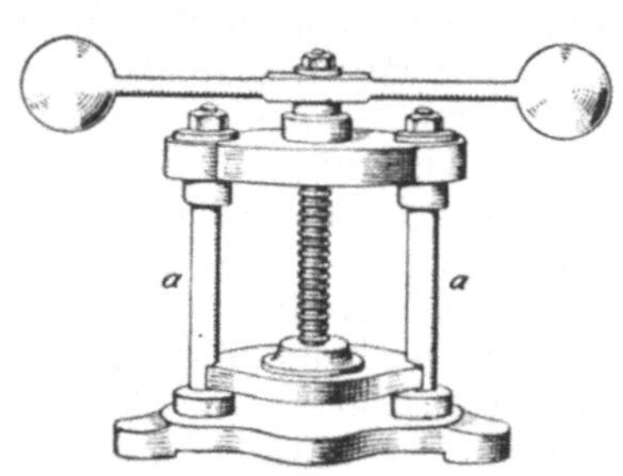

Abb. 23.

nicht allein die Muskelkraft dessen, der sie betätigt, wie die von Kahnd und Igel, sondern sie nutzt auch noch das Gewicht des sie Bedienenden aus. Durch den langen, nach abwärts zu bewegenden Hebelarm ist dieses Gewicht mit einer ganz bedeutenden Zahl zu multiplizieren, so daß mit dieser Schaltwerkpresse nach Müllers eigenen Angaben Kräfte von etwa 25 000 kg entwickelt werden können. Dazu kommt, daß diese Presse zugleich automatisch die einmal entwickelte Kraft sicherer festhält, ohne durch allmähliches Aufdrehen davon zu verlieren, als es die von Kahnd oder Igel angegebenen Pressen können. Daher läßt sich mit dieser Presse bereits das Gummipreßverfahren vornehmen (s. „Plattenprothese" S. 326).

Eine noch vollkommenere Möglichkeit bietet die Presse mit Differential-Hebelpreßwerk nach Duchscher. Sie ist außerordentlich stabil gebaut. Abb. 25 zeigt sie. Diese Presse kann wie diejenige von Kahnd und Igel zugeschraubt werden. Wenn die Kraftwirkung der Presse durch einfaches Zuschrauben nicht mehr erhöht werden kann, dann wird das Differential-Hebelwerk in Bewegung gesetzt. Der Hebel a wird nach hinten gedrückt. Dadurch bewegt sich die Scheibe b im Sinne des Uhrzeigers. Die Zapfen c gleiten während der Bewegung der Scheibe b über eine Raste so, daß sie beim Aufhören der die Scheibe b bewegenden Kraft dieselbe automatisch feststellen, wodurch natürlich die Presse an jedem Aufdrehen verhindert ist. Diese Presse nutzt also nicht nur die Muskelkraft und das Gewicht des sie Bedienenden durch den langen Hebelarm a sehr günstig aus, sondern sie stellt auch die jedesmal

durch höchsten Kraftaufwand erzielte Stellung der Presse selbständig fest.
Da bei jedem Beginn einer neuen Preßbewegung die höchste Kraft entfaltet
wird, so stellt diese Presse die in den ersten Anläufen der Preßbewegungen
erzielten Kraftgrößen sofort fest. Sie nutzt also die Kraft des sie Bedienenden
in einer außerordentlich günstigen Art aus.

Auf dem hydraulischen Prinzip ist die Presse von Eichentopf aufgebaut.

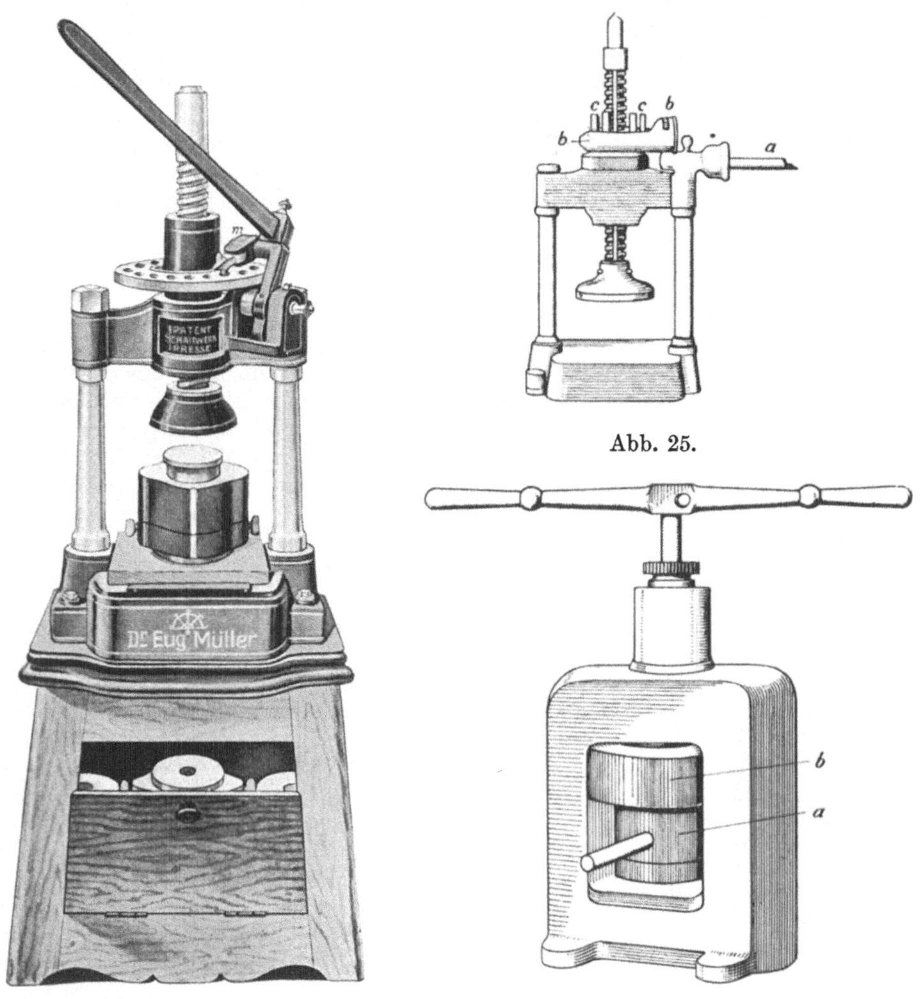

Abb. 25.

Abb. 24. (Nach Eugen Müller.)   Abb. 26.

Abb. 26 zeigt sie. a ist die Muffel, in der sich das Spence-Metall-Modell befindet, auf dem die Platte geprägt werden soll. Im Hohlzylinder b befindet
sich Öl. Die Grundfläche des Hohlzylinders b ist eine dicke Gummimembran.
Das Öl steht unter dem Druck eines Stempels, der unter dem Preßschrauben-
druck steht, so daß mit dem Anziehen der Preßschraube das Öl nach unten
gegen die Membran und von ihr aus weiter wirkt. Zwischen Gummimembran
und dem vorgestanzten Blech — das Vorstanzen ist hier unbedingt nötig —
über dem Spence-Metall-Modell liegt plastische Abdruckmasse. Der Grund-
gedanke dieser Presse besteht darin, daß ähnlich wie bei unseren Ölpump-

stühlen eine Ölsäule unter Druck gestellt wird. Der durch die Ölsäule sich allseitig fortpflanzende Druck treibt die Gummimembran, die plastische Abdruckmasse und das Blech vor sich her fest auf das Spence-Metall-Modell, so daß die Prägung eine sehr genaue wird.

Andere Stanzapparate. Das Ziehen nahtloser Kronen, das eine Zeit hindurch sehr viel Beachtung gefunden hat, ist ein Stanzen, wie es bisher beschrieben worden ist. Als Grundlage für das Ziehen von Kronen dienen kreisrunde Metallscheiben, deren Radiusgröße mit der zu ziehenden Kronengröße steigt und fällt.

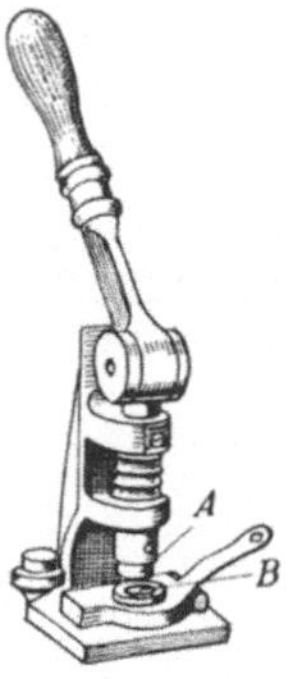

Scheibenschneider. Es muß also ein Apparat vorhanden sein, mit dem solche Scheiben aus dem Metall, aus dem die Krone hergestellt werden soll, herausgeschnitten werden können. Ein solcher Scheibenschneider (Abb. 27) ist wie eine Lochzange gebaut. Ein scharfrandiger Zylinder A schneidet zwischen sich und dem scharfrandigen Loch B die Metallscheibe aus dem zwischen ihn und das Loch gelegten Metall heraus. In das Metallblech selbst wird also ein kreisrundes Loch gestanzt.

Hülsenziehapparat. Aus der so gewonnenen kreisrunden Metallscheibe wird eine Hülse gezogen, wie sie uns z. B. als Zündhütchen bekannt ist. Dazu gebraucht man einen Hülsenziehapparat, wie ihn z. B. Abb. 28 zeigt. Dieser Apparat arbeitet genau so wie die Apparate, mit denen Kochtöpfe aus planen Blechscheiben herausgestanzt werden. Das kreisrunde Blech liegt dabei über einem Loch, in das ein Stahlzylinder so hineinpaßt, daß er ringsherum gleich weit vom Lochrand entfernt liegt, und die Entfernung zwischen ihm und der Lochwand gleich der Blechstärke ist. Wird dieser Stahlzylinder, nachdem das kreisrunde Blechstück über das Loch gelegt ist, in das Loch hineingetrieben, so zieht er das Blech zu einer Hülse aus, die genau auf ihm festsitzt. Sie ist ja zwischen Stahlzylinder- und Lochrand gestanzt worden. Da man verschieden große Hülsen braucht, je nach der Größe der herzustellenden Krone, so hat man die Stahlzylinder und die dazu genau gegenübergestellten passenden Löcher in den verschiedensten Größen, vom kleinsten zum größten langsam ansteigend, nebeneinander angeordnet, wie es z. B. Abb. 28 zeigt. Dieser Apparat ist ein Hülsenzieher oder -stanzer. Die ihm gegebene Bezeichnung Kronenziehpresse umschreibt daher nicht sein Wesen. Es ist verständlich, wie leicht ein solcher Apparat beschädigt werden kann, wenn er nicht sehr stabil gebaut ist. Die Stahlstäbe müssen zu den Löchern genau zentriert stehen. Werden sie auch nur um eine geringste Größe aus dieser Stellung herausgebracht, so wird der Zwischenraum an der einen oder anderen Stelle zwischen ihnen und den Löchern kleiner als der Dickenmesser des zu stanzenden Bleches ist, d. h. die Bleche reißen an dieser Stelle. Der Apparat zieht in diesem Fall ungenau.

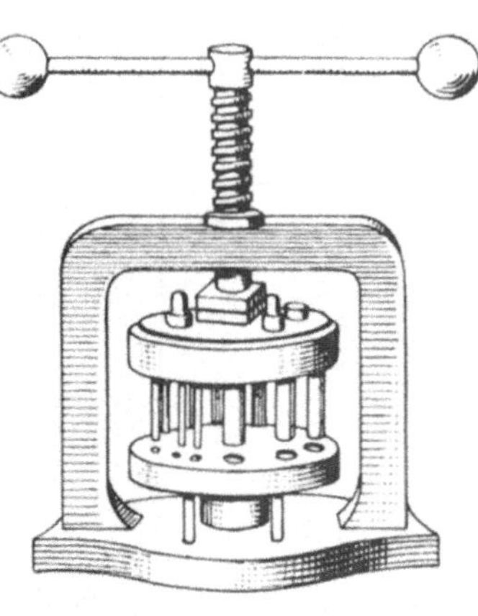

Abb. 27.

Abb. 28.

Kronenstanzapparate. Aus der im Hülsenzieher gewonnenen Hülse wird die Krone mittels eines Kronenstanzapparates hergestellt. Ein solcher Apparat, wie Zundel ihn angegeben hat, ist in Abb. 29 skizziert. Die Abb. 29 zeigt in A einen Querschnitt eines arbeitenden Kronenstanzapparates. a ist die aus leichtflüssigem Metall hergestellte Kronenform, b ist die darüber gestanzte Metallhülse, c ist Abdruckmasse, die zwischen dem Stempel d und dem zu stanzenden Metall b liegt. Sie leitet also den auf den Stempel d geführten Schlag so weiter, daß er allseitig über das zu stanzende Blech verteilt wird.

Neben den Nachteilen gestanzter Kronen an sich hat diese Art des Kronenprägens noch den Nachteil, daß immer eine zu große Krone entsteht. In Abb. 29 A zeigt a die gewünschte Kronenform. Diese ist so modelliert, daß sie eine genaue Artikulation besitzt. Wird darüber nun die Hülse b gezogen, so muß ihre Form in allen Teilen Durchmesser zeigen, die um die Blechstärke größer sind als die gewünschte Kronenform. Die Krone hat also nicht nur am Zahnhalse einen um die Blechstärke zu großen Durchmesser, sondern auch alle ihre Kauflächenteile zeigen zu große Krümmungsradien. Die Artikulation ist also gestört.

Ein besseres Ergebnis läßt sich mit dem in Abb. 30 dargestellten Kronenstanzapparat erreichen. Auch hier wieder werden Hülsen benutzt, um aus

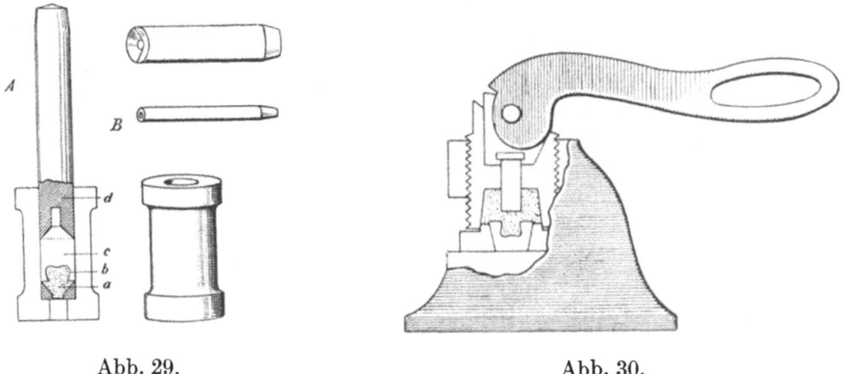

<table>
<tr><td>Abb. 29.</td><td>Abb. 30.</td></tr>
</table>

ihnen Kronen zu prägen. Während aber bei dem bisher geschilderten Apparat die Hülsen über die aus leichtflüssigem Metall hergestellte Kronenform gepreßt wurden, wird mittels der in Abb. 30 gezeigten Kronenpresse die Hülse in das Negativ der Kronenform gepreßt. Dadurch wird tatsächlich erreicht, daß die aus der Hülse geprägte Kronenform in ihren Ausmaßen genau die modellierte, gewünschte Kronenform wiedergibt. Natürlich haften aber im übrigen auch dieser Kronenform alle Nachteile einer gestanzten Form an, wie sie im folgenden näher bezeichnet werden.

Eine andere Stanzvorrichtung hat Melotte angegeben, die ebenfalls zum Pressen kleinerer Metallarbeiten erdacht worden ist. Sie besteht aus einem etwa 5 cm hohen Gummiring und einem besonderen leichtflüssigen Metall, dem Melotte-Metall. Die zu pressende Form wird in Gips eingedrückt, der in breiigem Zustand in den Gummiring gefüllt worden ist. Nach der Erhärtung wird das Modell aus dem Gips entfernt, in dem nun das Negativ der zu stanzenden Form zutage tritt. Der Gummiring wird so darüber gesetzt, daß er mit seiner oberen Hälfte dies Negativ wie ein Kragen umgibt. Unter Benutzung des Melotte-Metalls wird nun Matrize und Patrize der zu stanzenden Form hergestellt, zwischen denen das Blech gepreßt werden kann.

Dazu benutzt man eine Presse. Sollten sich während des Stanzvorganges im Blech irgendwelche Falten bilden, so werden sie mit dem Hornhammer beseitigt. Dieser Hammer erlaubt infolge seines geringen Gewichtes und seines federnden Materials, außerordentlich zarte Schläge auszuführen (s. auch unter Hämmer).

Trotz der fraglos beachtenswerten technischen Entwicklungsstufe, die das Stanz-, Preß- und Prägeverfahren gemäß den bisher gemachten Ausführungen zeigt, ist man doch immer mehr von ihm abgekommen. Man kann heute wohl sagen, daß das Stanzverfahren in den Hintergrund gedrängt worden ist zugunsten des Gußverfahrens.

Theorie des Stanzens, Pressens und Prägens. Mit dem Gußverfahren sind weit bessere Erfolge zu erzielen, als mit dem Stanz-, Preß- und Prägevorgang. An der Hand von sehr einfachen Versuchen hat Grawinkel den Beweis dafür erbracht. Er hat Metalldrähte in bestimmte Winkel gebogen und daran den Einfluß von Temperaturen gezeigt. Das Ergebnis seiner Versuche faßt Grawinkel in zwei Sätzen zusammen, die ich hier wiederholen möchte: „In den Ergebnissen unserer Versuche liegt die Begründung dafür, daß alle unsere Stanzarbeiten bereits während ihrer Herstellung mindestens zweimal einer Ausdehnung unterworfen sind. Das erstemal durch Auffederung nach dem Stanzen und das zweitemal durch Aufdehnung bei dem durch die Weiterverarbeitung bedingten Ausglühen [1]". . . . „Untersucht man den Guß auf Spannungsdifferenzen, so kann man an einem gegossenen Winkel feststellen, daß die Spannung des gegossenen Metalles ... gleich Null ist, wenn der Guß langsam ohne Zutritt von kalter Luft oder Wasser" abgekühlt worden ist.

„In diesem Satz liegt die Begründung für die große Überlegenheit, die alle Gußarbeiten vor den gestanzten überall dort haben, wo es auf Unveränderlichkeit der Form ankommt [2]".

Damit ist die Unzulänglichkeit des Stanzverfahrens unleugbar dargetan. Das Gußverfahren verdient nach solcher Erkenntnis um so eingehendere Beachtung, da ja in ihm die Möglichkeit gegeben ist, die Mängel des Präge-, Stanz- und Preßverfahrens auszuschalten.

2. Apparate und Werkzeuge für das Gießen.

Man gießt nicht nur Einlagen, Gußfüllungen für Zähne, sondern auch Kronen, Brücken und Basisplatten für Plattenprothesen. Das, was gegossen werden soll, wird vorher in Wachs geformt. Diese Wachsformen werden eingebettet in sog. Einbettungsmassen, aus denen sie nach der Erhärtung derselben durch Hitze herausgeschmolzen werden. Es bleibt dadurch in der Einbettungsmasse eine Hohlform zurück, die genau der zu gießenden Form entspricht. Sie wird mit Metall ausgegossen.

Zur Herstellung der Wachsformen gebraucht man Modellierinstrumente der verschiedensten Formen, Spatel, Messer und Kugelinstrumente. Im Laboratorium wendet man hauptsächlich Wachsmesser oder -spatel an, von denen es große und kleine verschiedenartige Formen gibt.

Messer sind „Schneidewerkzeuge". Die Gestalt der Klingen, ihr Material und ihre Schneidenschärfe wird bestimmt durch ihren Zweck. Ein Messer, mit dem z. B. sehr grobes Material geschnitten werden soll, muß eine andere Schneide, eine andere Klinge haben und auch aus einem anderen Material bestehen als ein Messer, mit dem nur weiches Material geschnitten wird. Ich erinnere an die verschiedene Gestalt der in der Chirurgie gebrauchten Messer, der Holz- und Schnitzmesser, der Rasiermesser usw. Die Messer gehören in dieselbe Gruppe wie die Meißel, Keile. Von diesen unterscheiden sie sich nur

---

[1] Grawinkel: Die Technik des Goldgusses. Berlin: Meußer 1921. S. 57.
[2] Grawinkel: S. 58.

dadurch, daß sie einen Griff besitzen, der es möglich macht, sie mit der Handkraft so zu gebrauchen, daß sie über das zu zertrennende Material bei gleichzeitiger Druckanwendung herübergezogen werden können. Ein Messer hat daher
gewöhnlich eine Schneiderichtung, die mit der Längsachse des Griffes parallel
verläuft, während sie beim Keil und Meißel, der unter Hammerschlag, und
ohne ziehende Bewegungen auszuführen, in das
Objekt getrieben wird, gewöhnlich senkrecht dazu
gestellt ist. Meißel und Messer, schon im Wortstamm
gleich, dienen zum Zertrennen.

Spatel sind stumpfe Messer, deren Klingen
überall gleiche Stärke besitzen. Sie werden nicht zum
Zertrennen (Schneiden) verwendet, sondern zum
Glätten. Bei ihnen wird also nicht die Klingenkante
wie bei Messer und Meißel, sondern die Klingen-
fläche benutzt.

Wachsmesser. Mit dem von uns gebrauchten
Wachsmesser oder -spatel haben wir mehr zu modellieren als zu schneiden. Wenn wir damit schneiden,
so haben wir Wachs, also ein sehr weiches Material,
vor uns. Daraus folgt, daß man für Wachsmesser
keinen hervorragenden Stahl zu verwenden hat.
Dasselbe läßt sich vom Gipsmesser sagen. Gips hat
ja ebenfalls eine geringe Härte (Grad 2 nach der
Moßschen Skala).

Weil wir mit dem Wachsmesser (Abb. 31) mehr
modellieren (streichen, kneten) als schneiden, so hat
dieses Messer häufig eine Spatelform, mindestens ist
auf dem Ende seines Griffes noch ein Spatel angebracht. Wenn das Wachs mit dem Messer oder

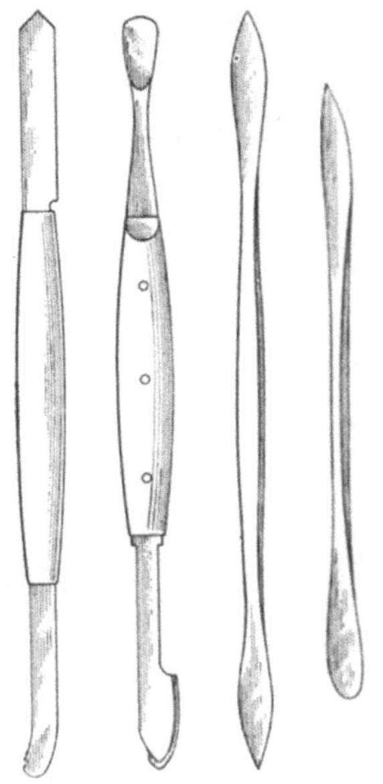

Abb. 31.

Spatel bearbeitet werden soll, so muß erst eine Anwärmung desselben vorausgehen. Eine Erwärmung von Messer oder Spatel hat nur dann zu unterbleiben,
wenn mit denselben nicht geschnitten, gestrichen oder geknetet, sondern
geschabt werden soll. Ein erweichtes Wachs
würde sich nicht schaben lassen, weil das
Messer oder der Spatel dabei zu tief in die
Wachsschicht einsinken würde.

Wachssauger. Um den zu gießenden,
aus Wachs modellierten Formen eine beliebige
Wandstärke verleihen zu können, hat Roach
einen sog. Wachssauger konstruiert. Er

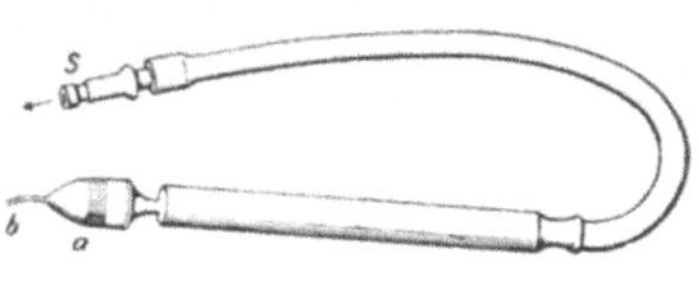

Abb. 32.

besteht, wie Abb. 32 zeigt, aus einer feinen Kanüle, die aus einer starken
Metallbeere a hervorkommt. Diese hat starke Wände, damit sie möglichst
lange Wärme behält, die sie der Kanüle mitteilt; sie ist hohl, damit sie Watte
aufnehmen kann. Mit ihrem Hohlraum, der öfter mit Watte neu ausgelegt
werden muß, steht die Kanüle b in Verbindung. Wird b auf eine Wachsfläche gesetzt, so schmilzt das Wachs in ihrer Umgebung, weil die Kanüle
durch die erhitzte Metallbeere a erwärmt wird. Wird an dem Mundstück S
zugleich gesaugt, so wird das geschmolzene Wachs vor der Kanüle b in die
in der Metallbeere a liegende Watte hineingesaugt, wo es aufgefangen wird.
Deshalb muß diese Watte des öfteren erneuert werden.

Gußapparate. Die Entwicklung der Gußmethode hat vier verschiedene
Apparatgruppen geschaffen:

2*

1. Apparate, deren Wirksamkeit auf dem Schwergewicht der gegossenen Metalle beruht.

2. Apparate, deren Wirksamkeit auf dem Gasdruck beruht.

3. Apparate, deren Wirksamkeit auf der Zentrifugalkraft beruht.

4. Apparate, deren Wirksamkeit auf der Saugkraft des Vakuums beruht.

Die ersten Apparate sind die einfachsten. Sie bestehen gewöhnlich nur aus Muffeln, Formen, welche den Formsand, Gips oder die Einbettungsmasse umgrenzen, in welcher sich die mit Metall auszugießende Hohlform befindet. Diese Apparate werden in der Gelbgießerei benutzt, von uns z. B., wenn wir Zinnbasisflächen herstellen wollen. Hier muß auch der höchst originelle Apparat

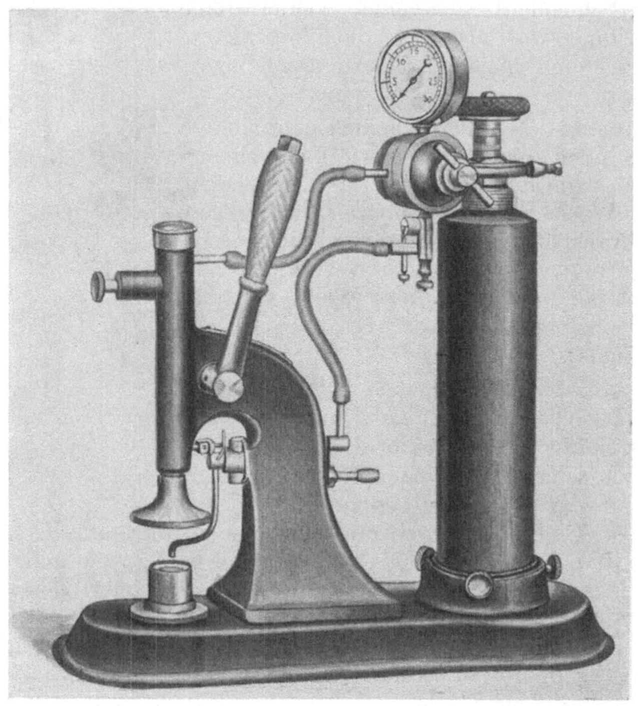

Abb. 33. (Nach Smreker.)

von Simpson (1908) genannt werden, den Smreker wie folgt beschreibt: „Einen komischen Organismus hat Simpson (1908) erdacht. Ein Draht ist zwischen Decke und Boden straff gespannt. An diesem schleift ein Schlitten, der mit einer acht Zoll langen Kette an einem elastischen von der Decke kommenden Bande hängt. Nachdem das Gold geschmolzen ist, läßt man das gespannte elastische Band los, wodurch der im Schlitten befindliche Einbettungszylinder blitzschnell gegen die Decke fliegt. Ehe er dort aufgefangen wird, ist das Gold in die Form geflossen und erkaltet.‟

Zum zweiten Typus gehören Apparate, wie der Stickstoffoxyduldruckapparat nach Taggart (Abb. 33), die Solbrigzange (Abb. 34/35), der Dampfdruckapparat von Silbermann, der Luftdruckapparat von Kitz, Steinberg, Jähn, Niebühr, der Kohlensäureapparat von Stössel, der Asbeststempel, der Moldinestempel nach Masur, Biber.

Stössel. Einen Kohlensäureapparat nach Stössels Angaben zeigt die Abb. 36. Er beruht auf demselben Prinzip, durch Gasdruck das flüssige Metall in die Form zu treiben, wie die von Solbrig angegebene Zange und Presse (Abb. 34 und 35). Im Apparat von Stössel ist auf dem einen Arm einer Zange das Tischchen für den Zylinder Z mit der Gußform angebracht. Am anderen Arm hängt ein Deckel, der mit Asbestmasse gefüllt ist (Abb. 36). Wenn der Gußzylinder (s. Abschnitt Gußzylinder) mit der auszugießenden Hohlform genügend vorgewärmt ist, und das Metall flüssig gemacht ist, so wird der Hebel mit dem mit Asbest gefüllten Deckel a fest auf den

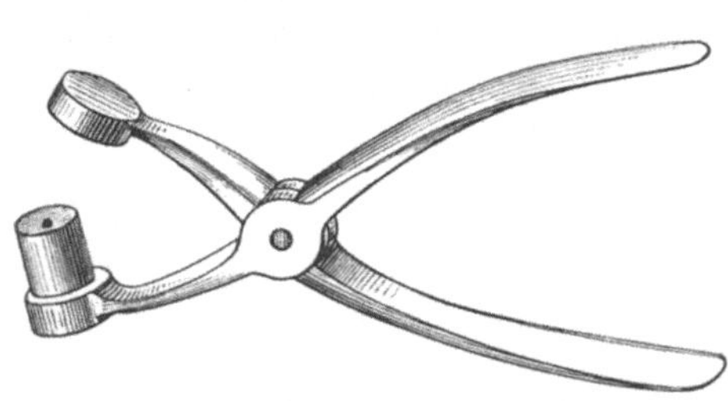

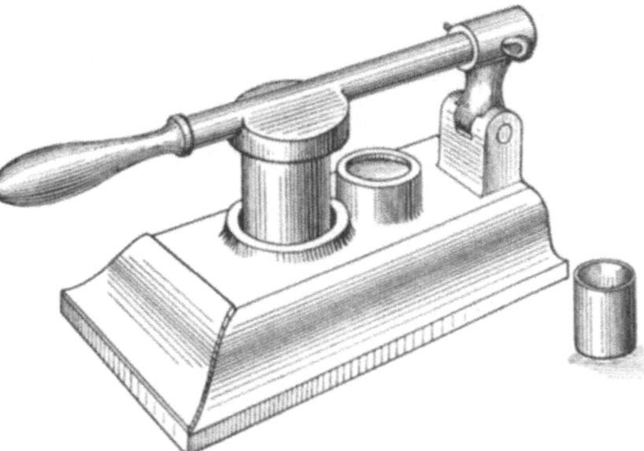

Abb. 34. (Nach Smreker.)   Abb. 35. (Nach Smreker.)

Gußzylinder niedergedrückt. Es öffnet sich während dieser Bewegung automatisch eine Kohlensäurebombe. Die Kohlensäure jagt dadurch mit großem Druck durch das Zuleitungsrohr durch eine im niedergedrückten Deckel gelassene Öffnung auf das flüssige Metall. Hier im Raum des Eingußkegels (s. später) erfährt die Kohlensäure durch die vorhandene hohe Temperatur eine große Ausdehnung und treibt, weil sie sonst nirgends Raum findet, das flüssige Metall vor sich her in die Gußform.

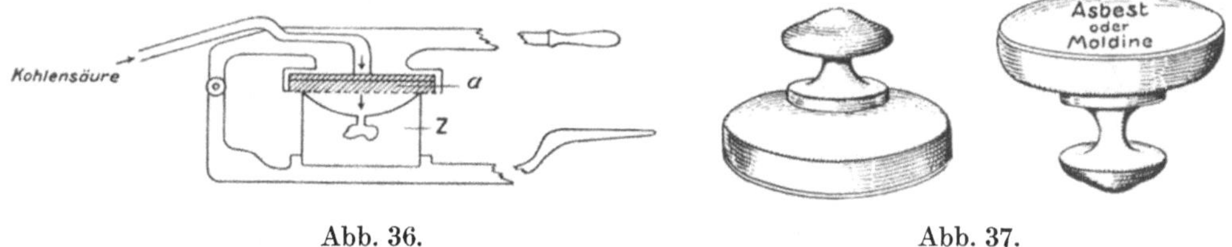

Abb. 36.   Abb. 37.

Dieser Apparat Stössels unterscheidet sich von dem Solbrigs durch die Zufuhr der Kohlensäure.

Solbrig. Solbrig entwickelt den zum Guß nötigen Dampfdruck dadurch, daß er den auf den Gußzylinder niederzudrückenden, mit Asbest gefüllten Deckel gut anfeuchtet. Ist das Gußmetall einwandfrei geschmolzen, so daß es deutliche Kugelform zeigt (Gold spiegelt), so wird der Arm der Zange, der den mit Asbest gefüllten, dem Gußzylinder genau gegenüberhängenden Deckel trägt, niedergedrückt, so daß er sich stramm auf den heißen Gußzylinder legt. In diesem Augenblick wird das im Asbest vorhandene Wasser durch die im Eingußkegel um das kugelnde Metall herum befindliche Hitze in Wasserdampf verwandelt. Das kugelnde Metall selbst darf vom Asbest nicht berührt werden. Der Wasserdampf im Eingußkegelraum ist stark überhitzt und befindet sich im Zustand hoher Kompression. Daher preßt er, für seine Ausdehnung Raum suchend, das flüssige Metall vor sich her in die Gußform. Auf diesem Prinzip beruht auch der Asbest-Stempel, der ebenso wie der Moldine-Stempel (Abb. 37) aus einem Deckel besteht, der an einem Handgriff befestigt ist. Dieser Deckel ist entweder mit angefeuchtetem Asbest oder mit Moldine gefüllt, die gut mit Glycerin durchgeknetet sein muß. Wird der so vorbereitete Stempel auf den erhitzten Gußzylinder mit dem geschmolzenen Metall gepreßt, so entwickeln sich ebenso wie es bei Beschreibung des Solbrig-Apparates dargelegt ist, Wasserdämpfe, die das flüssige Metall vor sich her durch den Gußkanal in die Gußform treiben. Bei Benutzung des Moldinestempels entwickeln sich statt des Wasserdampfes Glycerindämpfe, die ebenfalls das Metall vor sich her in die Gußform pressen. Kommen die Glyceringase mit dem glühenden Gußzylinder in Berührung, so entzünden sie sich unter Verbreitung häßlichen Geruches. Es ist dies eine so unerfreuliche Erscheinung, daß man die Verwendung von Moldinestempeln gerne unterläßt. Weder der feuchte Asbest, noch die Moldine dürfen das flüssige, kugelnde Metall selbst berühren. Da in dem Augenblick, wo der Stempel auf den Zylinder gedrückt wird, sich sofort sehr heftig

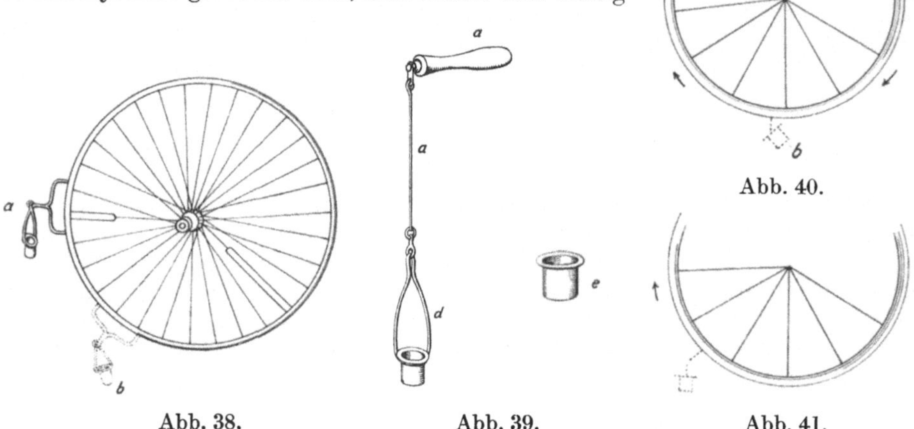

Abb. 38.   Abb. 39.   Abb. 40.   Abb. 41.

Gas entwickelt, so wird selbst bei starkem Herabdrücken des Stempels auf den Gußzylinder wohl immer eine Gasschicht zwischen Asbest- oder Moldineoberfläche vorhanden sein, die auf das flüssige Metall preßt.

Schleuderapparate. Zum dritten Typus der Gußapparate gehören alle sog. Schleuderapparate. Diese Apparate haben vor den bisher beschriebenen viele Vorzüge. Es ist klar, daß zur Entwicklung von Wasserdampf oder Glycerindampf, wie ihn die mit Asbest- oder Moldinestempel arbeitenden Apparate gebrauchen, viele Calorien Wärme des geschmolzenen, kugelnden Metalles verbraucht werden. Dadurch kann das flüssige Metall derart abgekühlt werden, daß es nicht mehr genügend flüssig in die auszugießende Hohlform in der Einbettungsmasse im Zylinder einströmt. Es gibt dann unscharfe oder unvollständige Güsse.

Bei den Schleuderapparaten ist diese Gefahr nicht vorhanden. Bei diesen wird die Erhitzung des Gußmetalles und Gußzylinders nicht zugleich zur Erzeugung der Kraft benutzt, die das geschmolzene Metall in die Gußform treiben soll, sondern hier wirkt eine andere Kraft, die Antriebskraft des Schleuderapparates, die als Zentrifugalkraft das flüssige Metall in die Gußform treibt. Die bekanntesten dieser Apparate sind das Schleuderrad nach Wauer und die Handschleuder von Bardet (Abb. 38 und 39).

Bardet. An den Handgriff a (Abb. 39) wird ein Bügel d gehängt und in diesen ein Gußzylinder mit der zu gießenden Form. Die Gußzylinder für die Schleuderapparate haben Ränder, wie Abb. 39e es zeigt, damit sie in dem Bügel d hängen können. Um die nötige Zentrifugalkraft zu entwickeln, wird der im Bügel hängende Gußzylinder kräftig in kreisende Bewegung um den Handgriff gesetzt. Dabei stellt er sich so ein, daß seine Längsachse die Fortsetzung der rechtwinklig zum Holzhandgriff hängenden Stange a bildet. Die erzeugte Zentrifugalkraft treibt das flüssige Metall in die im Zylinder vorhandene Hohlform.

Wauer. Beim Wauerschen Schleuderrad tritt genau dasselbe ein (Abb. 38). Vor der Handschleuder hat das Rad den Vorzug, daß man die Gußform sehr stark erhitzen kann, ohne Gefahr zu laufen, sich dabei zu verbrennen. Man hat als Nachteil dieses Schleuderrades immer wieder angeführt, daß beim Schleudern leicht flüssiges Metall verspritzt werden kann.

Man kann dies Verspritzen mit Sicherheit vermeiden, wenn man beim Schleudern auf folgendes achtet: Die Stellung, aus der der Gußzylinder in

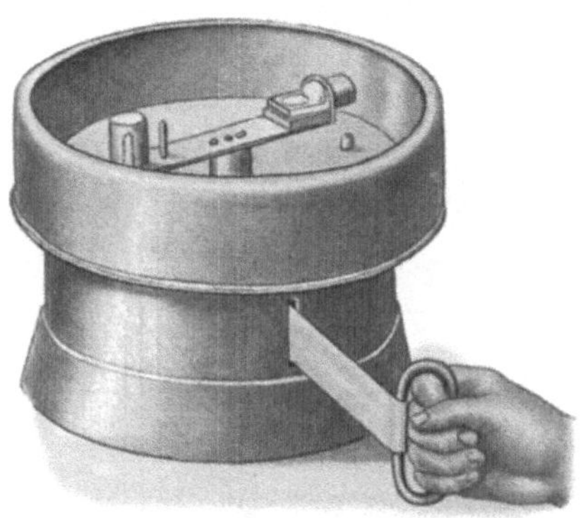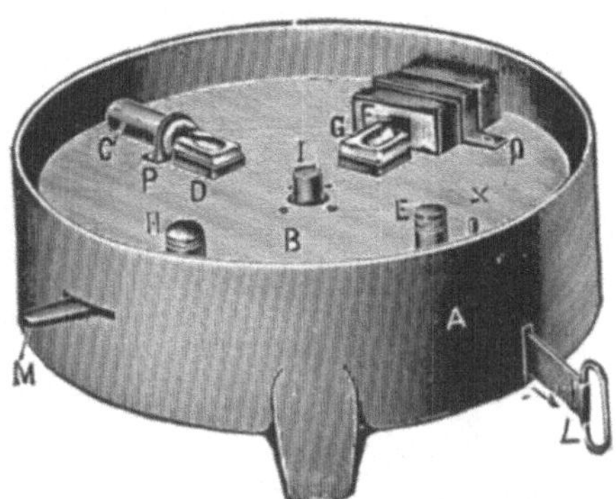

Abb. 42. (Nach Smreker.)

kreisende Bewegung versetzt wird, soll zwar ein wenig tiefer liegen, als sie auf Abb. 38a zu sehen ist. Beginnt man aber aus einer Lage heraus das Schleudern, wie es Abb. 40b zeigt, so gibt man im ersten Augenblick dem Zylinder eine zu stark geneigte Stellung, in der das flüssige Metall, seinem Schwergewicht folgend, recht gut teilweise über den Zylinderrand stürzen kann. Ist das geschehen, so reißt dieser Teil infolge der Kohäsion bei der nun folgenden Bewegung leicht weiteres Metall mit. Dies geschieht so lange, bis die nach den ersten Augenblicken des Schleuderns einsetzende Zentrifugalkraft Metall in den Gußkanal hineingetrieben hat. Dies Metall reißt dann den nicht über den Rand gestürzten Rest mit sich in die Gußform.

Gibt man aber dem Gußzylinder vor dem Beginn des Schleuderns eine Lage, wie sie Abb. 41 und 38b zeigen, so wird das Metall nicht verspritzt, weil bei Beginn des Schleuderns der Gußzylinder einen vertikal gerichteten Weg zurücklegt. Dieser Weg ist entgegengesetzt der Richtung, die das Metall infolge seiner Schwerkraft einschlägt. Auf Grund des Beharrungsbestrebens schießt ein Teil des Metalls in den Gußkanal. Diese Menge ist groß genug, um das Herausfließen des Metalls über den Gußzylinderrand zu verhindern in dem Augenblick, wo sich der Gußzylinder umlegt, so daß seine Längsachse in der Speichenrichtung steht.

Gegen alle durch Federn usw. getriebenen Zentrifugalapparate läßt sich einwenden, daß der langsame Beginn der Rotation hindernd wirkt insofern,

als bis zur Entfaltung der beabsichtigten Zentrifugalkraft das Metall sich abkühlen kann, so daß es evtl. nicht mehr in genügender Menge in die Hohlform
getrieben wird. Einen durch Handzug angetriebenen Apparat von J. Weiß,
mit dem der von Jameson konstruierte Rotax-Apparat das Prinzip teilt, stellt
die Abb. 42 dar[1]. Bei mißlungenem Guß muß die Arbeit von neuem begonnen
werden. Der Versuch, ohne Herausnehmen der Gußform, ohne neues Modellieren
in Wachs, ohne Einbettung usw. lediglich durch erneutes Erhitzen des Gußzylinders und nachfolgendes Schleudern den
mißlungenen Guß zu verbessern, gelingt nicht.

Vakuumapparate. Die jüngsten Gußapparate sind die Vakuumapparate. Ihre Wirkung beruht auf der Ausnutzung des negativen
Luftdruckes. Abb. 43 und 44 zeigen einen
solchen Apparat, wie ihn Real angegeben hat.

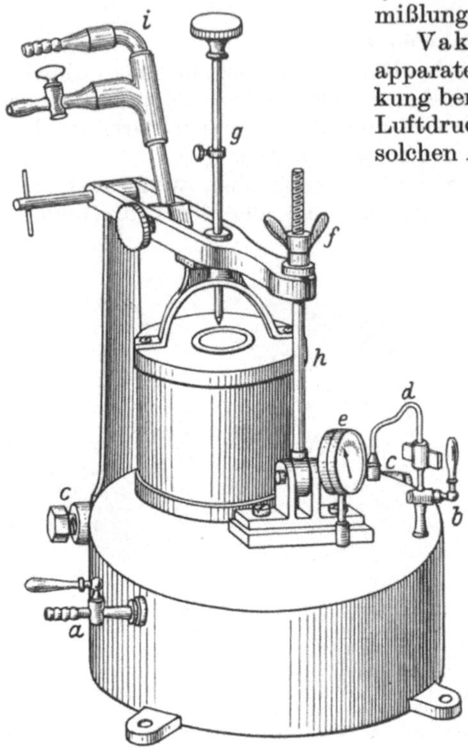

Abb. 43. (Nach Smreker.)

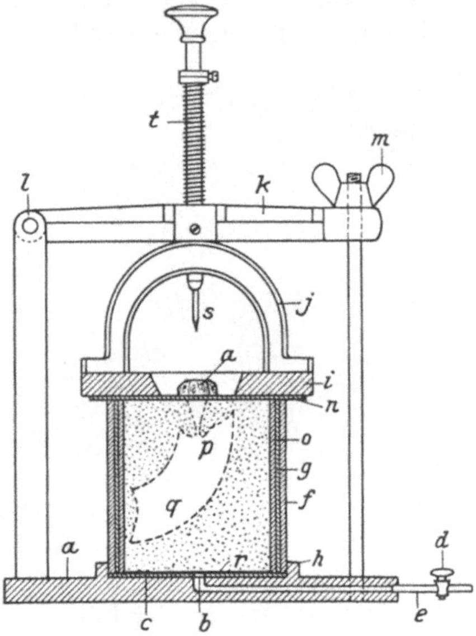

Abb. 44. (Nach Smreker.)

In Abb. 44 ist das Schema eines solchen Apparates, dessen Wirksamkeit auf der
Saugkraft des Vakuums beruht, dargestellt. Der Vorgang des Gießens mit solchen
Apparaten läßt sich folgendermaßen skizzieren: Man macht den Kessel möglichst luftleer[2]. Wenn Kessel und Einbettungszylinder miteinander in Verbindung stehen, so ist auch die poröse Einbettungsmasse stark luftverdünnt
gemacht. Das Metall auf einer Schamotteschale, die den Gußzylinder nach
außen hermetisch abschließt, wird geschmolzen. Kugelt das Metall, so wird
der Boden der Schamotteschale mit einem Stilett durchstoßen. Das Metall
fließt in die Gußform hinein infolge des negativen Druckes im Gußzylinder.

---

[1] Die horizontal gerichtete Zentrifugalkraft wird ebenfalls ausgenutzt durch die
Sirius-Schleuder, herausgebracht von den Sirius-Werken (Nördlingen). Sie erlaubt die
Benutzung aller Gußzylinderarten. Sie besteht aus zwei an einem drehbaren Querbalken
aufgehängten Schalen, die sich in der Drehbewegung wie mit Wasser gefüllte Eimer
einstellen, die man um sich herumschwingt.

[2] Öhrlein hat zur Herstellung der Luftverdünnung im Kessel das Prinzip der Wasserstrahlpumpe benutzt (s. Wasserstrahlpumpe).

Die Vorteile dieser Gußapparate sind: 1. Es werden beim Guß keine Wärme-calorien des geschmolzenen Metalles verbraucht, 2. ein Verspritzen des flüssigen Metalles beim Gießen ist unmöglich, 3. die Bedienung des Apparates ist eine einfache und durchaus ungefährliche.

Als Nachteile dieses Apparates sind nur wirtschaftliche zu nennen. Er ist nicht billig und benötigt ganz bestimmte für den Apparat zugeschnittene Guß-zylinder. Der von Kaiser für Porzellangüsse konstruierte Vakuumapparat ist ähnlich. Er besitzt jedoch nicht das Stilett und auch nicht die über dem Zylinder liegende Schamotteschale. Bei ihm liegt das Porzellan, so wie wir es von dem Gold bei unseren Goldgüssen her kennen, in der Eingußöffnung über den Gußkanälen. Die Einwirkung des luftleeren Kesselraumes auf den Gußzylinder und das geschmolzene Porzellan oder Metall wird hier durch Öffnen eines Hahnes am Zufuhrrohr erzielt. Dadurch ist der Apparat dem von Real gegenüber sicher vereinfacht.

Wie aus den Ausführungen über die verschiedenen Gußapparate hervorgeht,

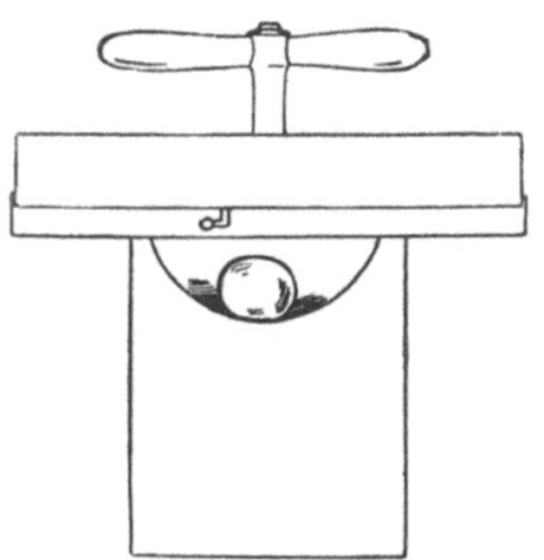

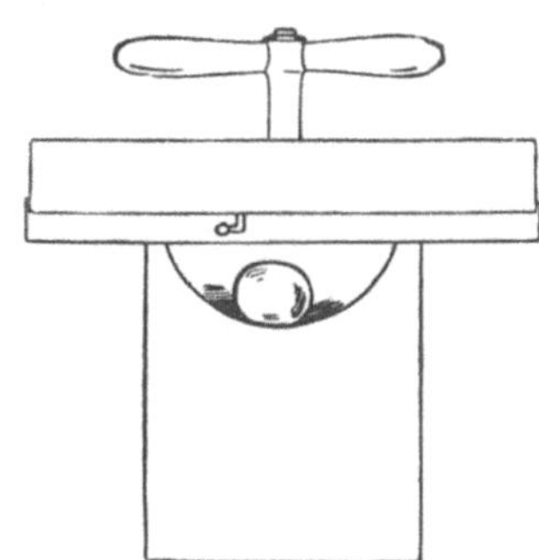

Abb. 45. (Nach Grawinkel.)   Abb. 46. (Nach Grawinkel.)

werden zum Einbetten des zu gießenden, in Wachs vorgeformten Objektes Gußzylinder benutzt.

Gußzylinder. Der Gußzylinder ist ein Eisenrohr mit Rand für Schleuder-apparate, ohne Rand für Dampfdruckapparate, ohne oder mit Rand für die Siriusschleuder. Er wird mit Einbettungsmasse, die breiartig angerührt ist, so daß sie noch tropft, gefüllt. Das in Wachs vorgeformte, zu gießende Objekt ist durch einen oder mehrere Stäbe (Gußkanäle) je nach der Größe des Guß-objektes mit einem Metall- oder Holzkegel verbunden, dessen Grundfläche etwas größer ist als das Lumen des Eisenrohres. Diese vom Gußkegel zum Gußobjekt führenden Stäbe (Gußkanäle) sind so angeordnet, daß sie an der Spitze des Kegels zusammenlaufen. Sie werden dort zusammengewachst und durch Wachs mit dem Kegel verbunden. Wird das Objekt mit den Stäben und dem Kegel in die Einbettungsmasse im Gußzylinder gedrückt, und ent-fernt man nach dem Erstarren der Einbettungsmasse Stäbe und Kegel aus ihr, so haben die Stäbe die Gußkanäle, der Kegel die Eingußform in der Ein-bettungsmasse im Gußzylinder gebildet.

Gußkegel. Über die Gestalt der Eingußöffnung und also des sie formen-den Kegels sagt Grawinkel, daß sie am besten der einer Halbkugel gleichen solle. In den Abb. 45 und 46 ist gezeigt, weshalb die Halbkugelform besser als die Kegelform ist. Es soll — wie bereits oben ausgeführt worden ist — das geschmolzene Metall mit dem Asbest u. a. nicht in Berührung kommen, wenn der Stempel auf den Gußzylinder niedergedrückt wird. Wenn die Einguß-form eine Kegelgestalt zeigt, so würde bei genügender Tiefe des Kegels das geschmolzene, kugelnde Metall ebenfalls nicht mit der Asbestfläche in Berührung zu treten brauchen, es würde in solchem Falle aber ein leerer Raum unter dem kugelnden Metall liegen, der eine nicht nur unnötige, sondern auch gefährliche Verlängerung des Gußkanales darstellt. Denn ein Gußkanal soll bei kleinen Güssen nicht dicker sein als eine Stecknadel, auch bei größten Güssen nicht 1,5 mm Durchmessergröße überschreiten und muß möglichst kurz sein. Es ist wohl ohne weiteres verständlich, daß ein langer Gußkanal dem flüssigen Metall auf dem Wege zur Gußform unnötige Abkühlung bringen kann, wodurch das Gelingen des Gusses natürlich in Gefahr gebracht ist. Eine Kegelstumpfform kommt für die Eingußöffnung nicht in Frage, weil sie keinen tiefsten Punkt haben würde, von dem aus das kugelnde Metall durch die Gußkanäle vor dem Druck des Gases in die Gußform hinein sicher ausweichen würde.

Ist das Wachsmodell des zu gießenden Objektes auf dem „Gußkegel" befestigt, so wird es in dem Gußzylinder eingebettet. Das Einbetten der Wachsform muß sehr sorgfältig geschehen, damit keine Luftblasenbildung das Gelingen des Gusses fraglich machen kann. Man rührt dazu die Einbettungsmasse am besten tropfend dünn an und bepinselt sehr sorgfältig damit das Wachsmodell und die Gußkanäle. Den Gußzylinder füllt man mit derselben Einbettungsmasse und beklopft ihn ringsherum, damit alle etwa in der Einbettungsmasse vorhandenen Luftblasen an die Oberfläche steigen, ehe das Wachsmodell in die Einbettungsmasse hineingesenkt wird. Das mit Einbettungsmasse gut und reichlich bepinselte Wachsmodell wird in den mit Einbettungsmasse gefüllten Gußzylinder gesenkt. Er darf nicht mehr beklopft werden, da sich sonst etwa noch aufsteigende Luftblasen am Wachsmodell festsetzen und so den Gußerfolg fraglich machen könnten (Abb. 47).

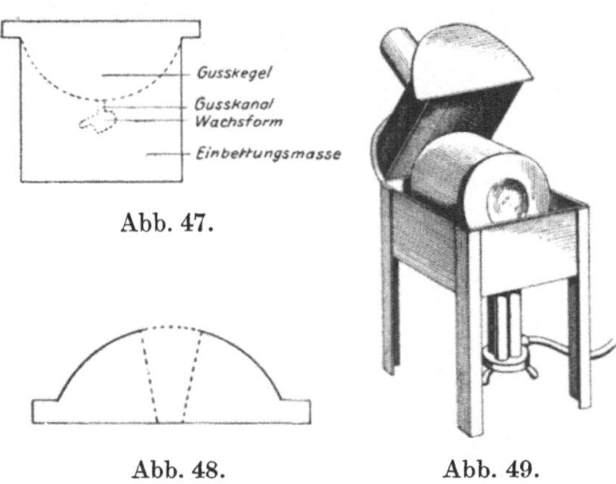

Abb. 47.

Abb. 48.   Abb. 49.

Das eingebettete Wachsmodell wird mit dem Gußzylinder ruhig stehen gelassen, bis nach einer viertel Stunde etwa die Einbettungsmasse erhärtet ist. Am besten beginnt man sogleich danach die Vorbereitung des Gußzylinders zum Guß, indem man mit dem Vorwärmen des Zylinders anfängt, was natürlich allmählich zu geschehen hat.

Das Vorwärmen des Gußzylinders bezweckt zuerst ein Schmelzen des in der Einbettungsmasse befindlichen Wachses. Über eine Bunsenflamme auf ein Drahtnetz wird der Gußzylinder so gelegt, daß seine Eingußöffnung, die noch vom Gußkegel verschlossen ist, leise nach unten geneigt ist. Ist die Erwärmung des Gußzylinders weit genug vorgeschritten, so schmilzt das Wachs, und man kann den Gußkegel leicht aus dem Gußzylinder herausziehen.

Diese Maßnahmen erleichtern außerordentlich Gußkegel, die in ihrer Mitte von einem trichterförmigen Schacht durchsetzt sind, wie es Abb. 48 zeigt. Dieses trichterförmige Loch wird mit Wachs ausgefüllt. Wenn man es weich macht, so ist es sehr leicht, die Gußkanalstifte, auf welchen das Wachsmodell sitzt, darin und somit auf dem Gußkegel zu befestigen. Ebenso einfach gestaltet sich die Entfernung des Gußkegels aus dem Gußzylinder nach dem Vorwärmen.

Vorwärmer. Ist der Gußkegel entfernt, so werden nacheinander die Gußkanalstifte aus der Einbettungsmasse im Gußzylinder herausgezogen. Das Wachs der zu gießenden Form fließt heraus. Die Form wird weiter erwärmt, bis kein Wasserdampf mehr aus ihr heraussteigt. Danach kommt der Gußzylinder in einen sog. Vorwärmer oder Vorwärmofen, wie ihn Abb. 49 zeigt, einen mit Schamottewänden versehenen unten für den Zutritt der Flammen offenen Hohlraum mit einer Rast, auf die der vorzuwärmende Zylinder gelegt wird[1].

Wenn der Gußkanal im Zylinder rotglühend und danach weißglühend geworden ist, so kann das Metall in den Gußzylinder gelegt, geschmolzen und gegossen werden. Hat man jedoch in den Gußzylinder Metall eingebettet, auf das gleiches Metall gegossen werden soll, wie es z. B. bei der Herstellung von Kronen- und Brückenarbeiten geschieht, so darf die Form nur bis zur Rotglut des Kanals erhitzt werden, weil sonst das im Zylinder eingebettete Metall sehr leicht „verschmort".

Auf diese Art wird der Gußzylinder mit der darin eingebetteten Wachsform stets vor dem Guß behandelt, ganz gleich, welchen Gußapparat man benutzt.

3. Abkochschalen.

Sind Edelmetallgüsse aus dem Gußzylinder herausgenommen und unter der Wasserleitung durch Bürsten von der ihnen anhaftenden Einbettungsmasse befreit worden, so werden sie abgesäuert. Man erhitzt dazu den Metallguß am besten bis zur Rotglut und taucht ihn danach in Alkohol oder Schwefelsäure. Hierdurch werden die letzten Verunreinigungen von der Oberfläche des Gußstückes entfernt. Die Reduktionsmittel, Alkohol oder Schwefelsäure, werden z. B. in einem mit eingeschliffenem Deckel versehenen Glas aufbewahrt.

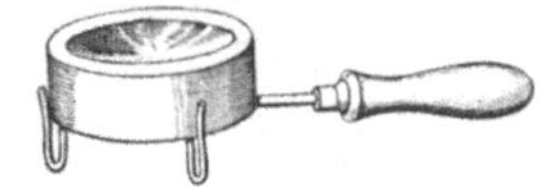

Abb. 50.

4. Die zum Löten nötigen Instrumente.

Einer solchen Absäuerung werden auch alle Metalle, die einen Lötprozeß durchgemacht haben, unterzogen.

Zum Löten gebraucht man eine Bunsenbrennerflamme, das Mundlötrohr oder das Fletscher- oder Melotte-Lötrohr, wie sie oben beschrieben worden sind. Der zum Löten benutzte Borax wird in einer Boraxschale aufbewahrt. Sie besteht aus Glas. Ihr Boden ist angeätzt, damit auf ihm Boraxkrystalle mit Wasser zu Boraxmilch verrieben werden können.

Das zu lötende Objekt wird frei oder eingebettet gelötet.

Das eingebettete Objekt wird auf eine die Wärme schlecht leitende Unterlage gelegt.

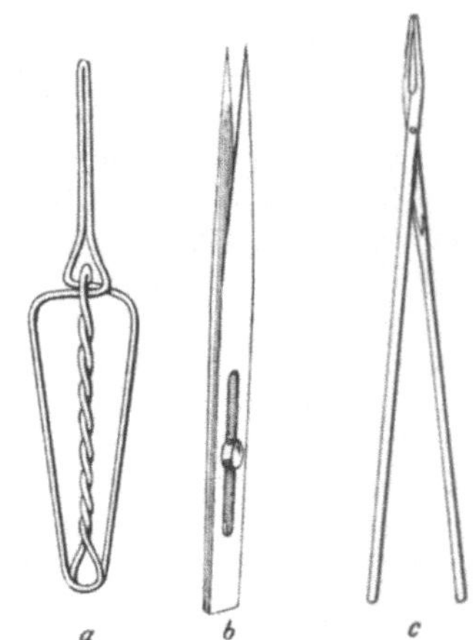

Abb. 51.

Als solche benutzt man einen Blumentopf, der mit Lindenholzkohle gefüllt ist, oder einen Asbestblock, wie ihn z. B. Abb. 50 zeigt. Das Objekt wird

---

[1] Ausgezeichnete Vorwärmeöfen hat in der letzten Zeit Gunzert, Stuttgart, Kronenstraße 35, in den Handel gebracht. Der Vorwärmeofen besteht aus einem zylindrischen, großporigen Stein, in dessen rohrförmigem Hohlraum ein Rost angebracht ist. Diese Vorwärmeöfen halten die Hitze weit besser als die bisher bekannten und sind billiger. Gunzert stellt solche Vorwärmeöfen auch in dem Ausmaß her, wie es das Vorwärmen von großen Gußzylindern (z. B. für Basisflächen) erfordert.

so in die Lindenholzkohle oder den Asbestblock gelegt, daß die mittels des Lötrohres darauf gebrachte Wärme möglichst lange festgehalten wird. Der schlechte Wärmeleiter muß also das Lötobjekt möglichst allseitig umgeben. Deshalb sind die Asbestblöcke auch immer mit muldenförmiger Oberfläche versehen (Abb. 50).

Um das Lot an bestimmte Stellen bringen zu können, neigt man das zu lötende Objekt entweder passend, oder nimmt einen Griffel (Schieferstift) zu Hilfe, mit dem man das flüssig gemachte Lot an die beabsichtigte Stelle schiebt.

Wenn man freihändig, d. h. ohne Benutzung von Einbettungsmasse löten will, so gebraucht man Lötpinzetten, wie sie z. B. in Abb. 51a, b, c gezeigt sind. Sie haben alle einen langen Schaft, so daß die sie haltende Hand ausreichend weit von der Flamme entfernt ist. Die in Abb. 51a, b skizzierten Werkzeuge nennt man Lötpinzetten, das in Abb. 51c dargestellte Instrument Lötzange.

5. Werkzeuge zur Ausarbeitung von Metallarbeiten.

Zangen. Das Wesen jeder Zange besteht darin, daß zwei lange Hebelarme (Zangengriffe) benutzt werden, um zwischen zwei verhältnismäßig kurzen Hebelarmen (Zangenmaul) eine möglichst große Kraft ausüben zu können. Die Gestaltung des Zangenmaules entscheidet über die Anwendungsmöglichkeit der Zange. Eine Zange, bei der die Backen des Maules mit breiter Fläche aneinanderliegen, eignet sich nicht zum Durchkneifen von Draht oder zum Biegen von Krümmungen in Draht oder Blech. Eine Zange, deren Maul schmale Backen hat, die z. B. in einer Spitze auslaufen, eignet sich nicht zum Strecken und Geradflächigmachen gebogener Drähte oder Bleche. Eine Zange, deren Maulbacken mit scharfer Schneide aufeinanderliegen, eignet sich zum Schneiden und Quetschen von Draht und Blech, aber nicht zum Biegen derselben. Eine Zange, deren eine Maulbacke ein scharfrandiges Loch hat, in das ein zylindrischer Stift, der auf der anderen Backe sitzt, genau eingreift, ist eine Lochzange, die man aber nicht zum Biegen oder Durchkneifen von Draht oder Blech benutzen kann.

Als die älteste Form der Zange muß wahrscheinlich die Pinzette angesehen werden. Schon im 2. Jahrtausend haben die Ägypter solche Instrumente abgebildet. Als Bart- oder Haarzangen sind sie offenbar schon in der Bronzezeit verwendet worden. Von Aristoteles wird die mechanische Grundlage der Zange besprochen (330 v. Chr.). Schmiedezangen sind seit Homer, Spezialzangen seit dem Mittelalter bekannt: z. B. Beißzangen, Drahtzieherzangen.

Die Benutzung der Flachzangen, Abb. 52, und der Spitzzangen, Abb. 53, ergibt sich wohl aus den Figuren. Man benutzt diese Zangen zum Festhalten, Greifen und Biegen von Draht und Blech. Die Flächen der Maulbacken, welche im geschlossenen Zustand der Zangen genau aneinanderliegen, sind entweder gerieft, wenn die Zange hauptsächlich zum Festhalten und Greifen benutzt werden soll, oder sie sind glatt, wenn mit der Zange in der Hauptsache gebogen werden soll, oder wenn mit ihr Draht oder Blech festgehalten werden soll, auf dem unter keinen Umständen Griffmale hinterbleiben dürfen.

Unter einer „Konturen-Zange", „Buckel-Zange" versteht man eine Zange, deren Maulbacken in einer bestimmten Art so gekrümmt sind, daß ein dazwischen gelegtes Blech einen bestimmt gebogenen Verlauf erhält, wenn das Zangenmaul geschlossen wird. In Abb. 54 ist das Maul zweier solcher Zangen abgebildet. Diese Art Zangen, von denen A von Johnsohn, B von Reynold angegeben ist, werden besonders beim Biegen von Klammern und Kronenringen gebraucht. In beiden Fällen soll die Blechoberfläche (der Klammer und des Kronenringes) den Verlauf der Zahnoberflächen zeigen, der ein mehr oder weniger stark gekrümmter ist. Es gibt noch andere Formen dieser Zangenart, z. B. Abb. 55, die eine von Lane angegebene Form der Konturenzange zeigt. Diese Zangen vollbringen eine Stanzarbeit, die zu vergleichen ist mit dem Stanzvorgang, der in der Bronzezeit mit dem „Buckeleisen" ausgeführt wurde.

Zum Herrichten von Kronenringen gebraucht man als weitere Zange die Quetsch- oder Streckzange. Erweist sich der Ring irgendwie beim Aufpassen auf den Kronenstumpf als zu eng, so benutzt man die Peesozange, um ihn zu erweitern, Abb. 56. Diese Zange besteht aus kräftigen Griffen und einer schmalflächigen und einer breitflächigen Maulbacke. Die schmalflächige ist etwas kürzer als die breitflächige Backe. Die schmale Maulbacke läßt man auf der

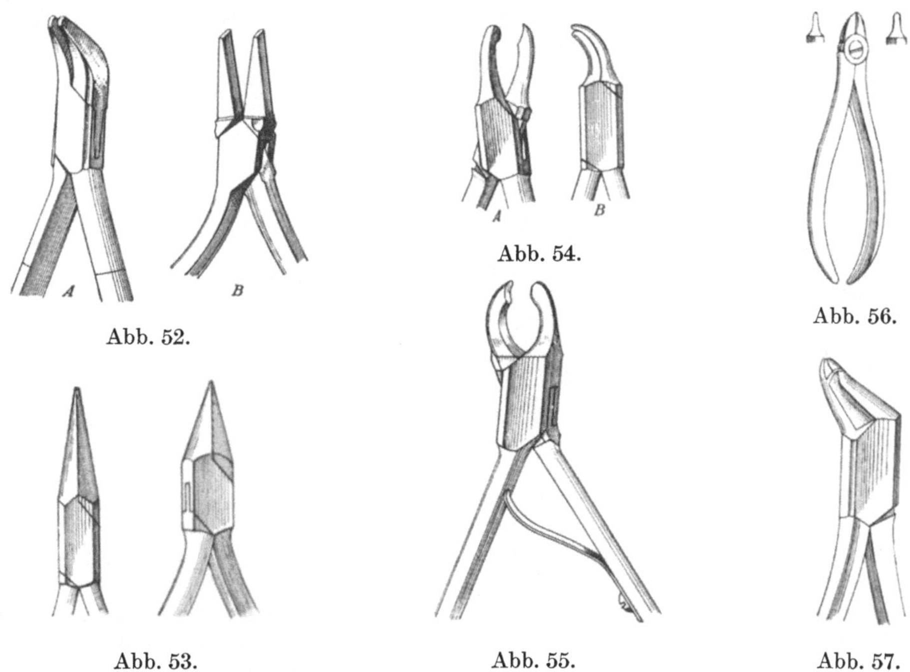

Abb. 52.

Abb. 53.

Abb. 54.

Abb. 55.

Abb. 56.

Abb. 57.

Innenseite des Ringes liegen, die breite außen. Schließt man das Zangenmaul mit kurzen, schlagartigen Bewegungen, so wird der Ring zwischen beiden Backen dünn gehämmert (gequetscht). Das, was der Ring an Wandstärke auf solche Art verliert, kommt der Vergrößerung seines Umfanges zugute. Wenn ein Metallstreifen durch Hämmern oder Walzen in seiner Stärke vermindert wird, so nimmt er dadurch an Länge und Breite zu. Die im Metallstreifen enthaltene Metallmenge (Quantität) bleibt vor und nach dem Hämmern oder Walzen dieselbe, da die durch den Walz- oder Hämmervorgang erreichte Änderung in der Dichte des Metalles praktisch nicht ins Gewicht fällt. Es muß also die Metallmenge, welche durch Verminderung der Blechstärke an einer Stelle des Metalles verschwindet, an der anderen hinzukommen. Daher wird durch Verminderung der Stärke eines Metalles eine Verlängerung oder Verbreiterung desselben erzielt.

Aus dieser Überlegung ist auch die „Drahtstreckzange" (Abb. 57) entstanden. Der zu verlängernde (streckende) Draht wird zwischen den Gabelteilen der Zange dünner gequetscht. Was er auf diese Art an der Stärke seines Durchmessers verliert, das gewinnt er an Länge. Es ist daraus verständlich, daß der

Draht um so länger wird, an je mehr Stellen seine Stärke durch Quetschen oder Hämmern vermindert wird.

Um einen Draht zu verkürzen, benutzt man die „Beiß- oder Zwickzange". Ihre Maulbacken sind so geformt, daß sie mit scharfer Schneide genau aufeinanderpassen, Abb. 58. Diese Schneide der Maulbacken kann zur Längsachse der Zange in verschiedenen Winkeln liegen. Abb. 58 A zeigt eine Beißzange, deren Maulschneiden im rechten Winkel zur Zangenlängsachse liegen, während Abb. 58 B eine solche zeigt, deren Maulschneiden im spitzen Winkel zur Zangenlängsachse gestellt sind.

Eine Vereinigung von Flach- und Beißzange zeigt die sog. Kramponzange, Abb. 59. Man benutzt sie, um mit ihr die Krampons der Zähne (die aus dem Porzellankörper des Zahnes herausragenden Stifte), mit welchen der Porzellanzahn im Kautschuk oder Metall befestigt wird, so zu biegen, daß sie den künstlichen Zahn einwandfrei verankern. Weil man hie und da einmal (wenn auch sehr selten) in die Lage versetzt wird, die Länge der Zahnstifte kürzen zu müssen, so hat die „Kramponzange" in a (Abb. 59) eine Vorrichtung erhalten, wie sie die Beißzangen haben. Eine andere Form der Kramponzange zeigt Abb. 60.

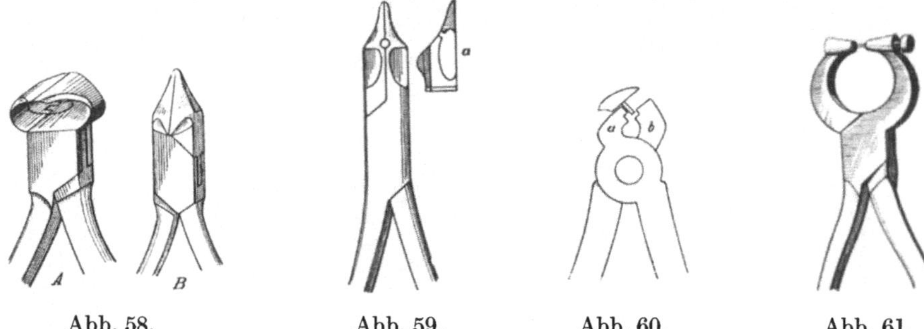

<table>
<tr><td>Abb. 58.</td><td>Abb. 59.</td><td>Abb. 60.</td><td>Abb. 61.</td></tr>
</table>

Sie dient nur zum Biegen der Zahnstifte und hat den Vorteil, daß mit ihr die Zahnstifte gebogen werden können, ohne daß man Gefahr läuft, den Zahnkörper dabei zu zerbrechen. Er zerspringt sicher, sobald die beim Biegen der Zahnstifte aufgewendete Kraft nicht allein auf die Stifte beschränkt bleibt, sondern auf den Zahnkörper wirkt. Beim Gebrauch der in Abb. 59 skizzierten „Kramponzange" bedarf es also mehr der Übung, ehe man sie sicher so verwenden kann, daß die Porzellankörper der Zähne nicht beschädigt werden, als bei Anwendung der in Abb. 60 gezeigten „Kramponzange".

Während das Arbeiten mit der Kramponzange, Abb. 59, ein Biegen darstellt, ist die Benutzung der in Abb. 60 skizzierten Kramponzange als ein Stanzvorgang aufzufassen. Die Maulbacke a ist die Matrize, die Maulbacke b die Patrize. Zwischen beiden werden durch die an den Zangengriffen entwickelte Kraft die Zahnstifte gestanzt.

Die „Lochzange", Abb. 61, wie oben erwähnt, wird benutzt, um Bleche mit Löchern zu versehen. Ihre eine Maulbacke trägt ein Loch, in das, auf der anderen Maulbacke befestigt, ein zylindrischer Stift genau hineinpaßt. Die Grundfläche dieses zylindrischen Stiftes ist ebenso scharfrandig wie das Loch. Wird ein Blech zwischen Stift und Loch gelegt, und die Zange geschlossen, so stanzt der scharfrandige, zylindrische Stift aus dem Blech eine Scheibe heraus und hinein in das scharfrandige Loch der anderen Maulbacke der Zange. Daraus ergibt sich, daß die Durchmesser von Loch und Stift über die Größe des zu stanzenden Loches entscheiden. Es gibt daher auch Lochzangen, die z. B. ähnlich wie unsere Spanngummizange auswechselbare Löcher und auch Zylinder haben.

Reibahle. Will man ein Loch, das in ein Blech gestanzt ist, nachträglich vergrößern, so benutzt man dazu die Reibahle (Abb. 62). Sie ist ein 7—8 oder 10 cm langes dreikantiges Stilett, das sich vom Heft an allmählich verjüngt und in einer Spitze ausläuft. Die Kanten sind scharf. Diese Ahle führt man mit der Spitze in das zu vergrößernde Loch ein. Sie läßt sich ohne Widerstand so weit einführen, bis ihr Durchmesser gleich dem des Loches ist. Beginnt man nun die Reibahle sachte um ihre Längsachse zu drehen, so schaben ihre scharfen Kanten von den Lochwänden je nach der Stärke, mit der die Reibahle in das Loch gedrückt wird, mehr oder weniger vom Lochrand ab. Das Loch wird also größer. Es gibt Reibahlen mit festem und auswechselbarem Heft verschiedenster Größe. Abb. 62 zeigt eine Reibahle mit auswechselbarem Halter.

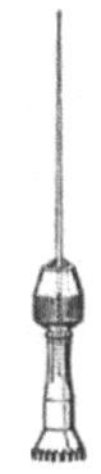

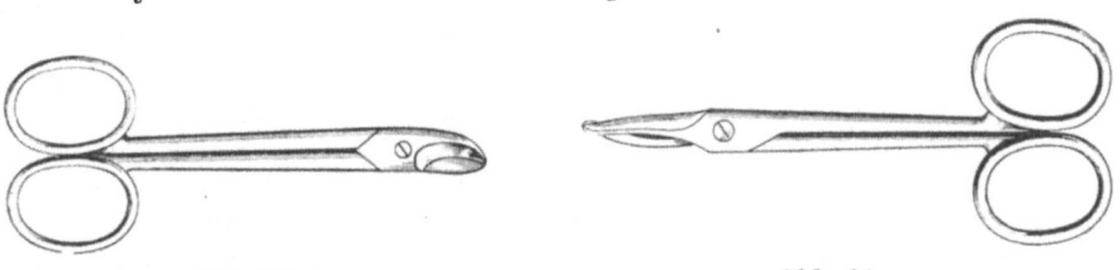

Scheren. Gebraucht man zur Verkürzung von Drähten eine Beiß- oder Zwickzange, so hat man eine „Blechschere" nötig, wenn man Bleche verkleinern oder im Verlauf ihres Umfanges verändern will.

Abb. 62.

Eine Schere ist eine Zange, deren Maulbacken zwei mit ihren Schneiden gegeneinander gerichtete Messer sind, die in der Griffrichtung verlaufen. So wie die Grundform der Zange die Pinzette ist (ich erinnere an die Haar- und Bartzangen der Ägypter), so ist die Grundform der heute gebrauchten Scheren die federnde Schere, wie sie etwa um 300 v. Chr. zum erstenmal gebraucht sein dürfte. Die früheste Abbildung einer Scharnierschere stammt aus der Zeit um 1395. 1618 erfand Clement Dawbeney ein Schneidewerk für Eisenplatten zur Nagelfabrikation. Der

Abb. 63.

Abb. 64.

Mechaniker Memmersdörfer konstruierte 1717 etwa 30 Zentner schwere Scheren zum Schneiden von Metalltafeln. Sie wurden durch Wasserräder getrieben. Das Material, aus dem die Schere besteht, muß härter sein als das mit ihr zu schneidende. Unsere Blechscheren sind gerade oder gebogen, damit wir mit ihnen Bleche sowohl gerade als auch gekrümmt beschneiden können. Eine gebogene Blechschere, die sich zum Beschneiden von Bändern und Kronenringen sehr gut eignet, ist in Abb. 63 wiedergegeben. Abb. 64 zeigt eine Schere, die sich nicht nur zum Beschneiden von Blechen in gerader, sondern auch in gebogener Richtung sehr gut eignet.

Der Verlauf ihrer Schneiden ist nicht über die Fläche der Scherenarme gebogen, sondern über die Kanten. Die Scherenarme

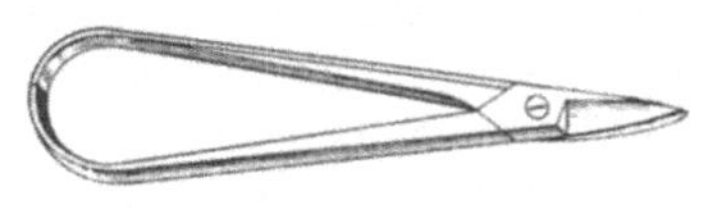

Abb. 65.

sind dreikantig geformt, eine der Kanten ist die Scherenschneide, die in dem oben genannten Sinne gebogen verläuft. Dadurch ist es möglich, mit dieser Schere sehr kleine Bögen zu schneiden.

Während die beiden bisher genannten Blechscherenformen hauptsächlich zum Beschneiden von Kronenringen benutzt werden, wird die in Abb. 65 skizzierte Blechschere hauptsächlich zum Beschneiden größerer Bleche gebraucht.

Sie unterscheidet sich von den anderen nur durch die Größe. Es gibt solche
Scheren in gerader und gebogener Form.

Außer den geschilderten Zangenformen gibt es noch einige andere Zangen-
typen, die aber den Rang eines Sonderwerkzeuges (Spezialinstrumentes) einnehmen, z. B. wird in der Orthopädie gerne eine besondere Bandformzange
verwendet. Das Maul dieser Zange ist so gebildet, daß man mit ihr leicht und
sicher einen Blechstreifen um einen Zahn herumziehen kann. Im Laboratorium
wird diese Zange kaum benutzt. Auch die Kramponnietzange nach Kaiser
wird meistens am Patienten gebraucht.

Hammer und Amboß. Kann man Schere und Zange miteinander ver-
gleichen, so kann man den Grundgedanken der Zangenform in einer anderen
Instrumentengruppe wiederfinden, die entwicklungsgeschichtlich als Ahne der
Zange anzusehen ist, Hammer und Amboß, beide schon in der paläolithischen
Zeit gebraucht. Die von uns im Laboratorium benutzten Hämmer sind verschiedenartig. Der Hornhammer und Schmiedehammer haben schon auf früheren
Seiten Erwähnung gefunden. Ein anderer oft gebrauchter Hammer ist der
Niethammer. Er besteht aus Metall. Abb. 66 skizziert ihn. Mit ihm wird genietet, woher er seinen Namen hat, oder er
wird benutzt, um Bleche dünner zu hämmern. Er kann also beim Gebrauch eines
passenden Ambosses auch zur Erweiterung
von Kronenringen gebraucht werden, wofür
oben auch die Peesozange beschrieben worden
ist. Der Amboß ist in diesem Falle die
schmale, der Hammer die breite Maulbacke
der Peesozange. Mit dem Niethammer werden

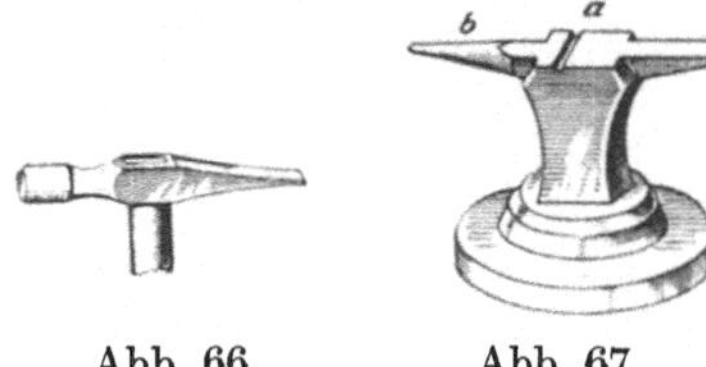

Abb. 66.   Abb. 67.

auch runde Drähte breit geschlagen, gebogene gerade gehämmert. Zu all diesen
Maßnahmen gehören weniger starke als häufige Hammerschläge.

Ein Amboß (Abb. 67) ist — wenn man bei dem Vergleich mit der Zange
bleiben will — eine der beiden Maulbacken. Das zu bearbeitende Objekt wird
darauf gelegt. Der Hammer stellt die andere Maulbacke dar, mit der das Objekt
mit mehr oder weniger großer und plötzlicher Krafteinwirkung gegen seine
Unterlage (die eine Maulbacke) gepreßt wird. Dadurch wird diesem Objekt
nicht nur die Form der Amboßoberfläche mitgeteilt, sondern es wird auch
gequetscht, d. h. also in seiner Oberfläche vergrößert, genau so wie es bei der
Verwendung der Zange skizziert werden konnte. Ist die Amboßoberfläche
plan, so wird man durch leises Hämmern gebogene Drähte oder Bleche gerade gestalten können. Sobald beim Hämmern auf dem Amboß größere Kraft
aufgewendet wird als gerade nötig ist, um eine Ebnung (Planierung) der gebogenen Blech- oder Drahtform zu erlangen, tritt eine Quetschung des Drahtes
oder Bleches hinzu, die einen runden Draht an der gehämmerten Stelle abflachen, ein Blech in seiner Stärke vermindern wird. Um beim Hämmern runder
Drähte solche unbequemen Nebenwirkungen möglichst ausschalten zu können,
zeigt der von uns verwendete Amboß gewöhnlich eine halbrunde Rinne bei a,
die dazu dienen soll, gekrümmte Drähte gerade zu hämmern, ohne sie zugleich
abzuflachen. Es kann das allerdings auch trotz dieser Drahtrinne vorkommen,
wenn die aufgewendete Schlagkraft eine allzu große ist. Die Abflachung geschieht dann durch die plane Hammerfläche. Die eine Seite des Ambosses
ist zu einem Kegel gestaltet, b Abb. 67. Will man Ringflächen ausbeulen
oder dünner quetschen oder hämmern, so wird der betreffende Ring auf diesen
Kegel b heraufgeschoben und dort mit dem Hammer bearbeitet. Die andere
Seite des Ambosses, welche plan gestaltet ist, zeigt bei c ein Loch. Wird hierauf
ein Blech gelegt und ein in das Amboßloch passender Stift durch das Blech

mittels Hammerschlages hindurchgetrieben, so findet dasselbe statt, was mit einer Lochzange ausgeführt werden kann. Es sind also mit Hammer und Amboß dieselben Ziele zu erreichen, wie sie Zangen ermöglichen. Die Zangen erleichtern den Weg zu diesen Zielen. Sie sind zivilisatorische Errungenschaften, Entwicklungen. Ihre Ahnen sind Hammer und Amboß.

Beide, Hammer und Amboß, sind nicht voneinander zu trennen. Man muß sich nur erinnern, daß der Amboß natürlich keine bestimmte Gestalt zu haben und aus keinem bestimmten Material zu bestehen braucht, wie der in Abb. 67 skizzierte von uns gerne gebrauchte Amboß aus Stahl. Besteht der Amboß, die beim Hämmern benutzte Unterlage, aus weicherem Material als das zu hämmernde Objekt, so wird dieses bei genügender Kraftanwendung durch die Hammergewalt in den Amboß hineingetrieben. Z. B. tritt das ein, wenn in ein dünnes Blech die Form einer Hartmetallpuntze, z. B. eine aus Messing oder Stahl hergestellte Kaufläche, geprägt werden soll. Es wird das Blech dazu auf eine Bleifläche, einen Bleiamboß, gelegt, die Puntze darauf gesetzt und mit ein paar kräftigen Hammerschlägen bearbeitet. Dadurch wird Blech und Puntze in den Bleiblock, d. h. das Blech durch das Blei fest über die harte Puntze getrieben. Es erhält also die Gestalt der Puntzenoberfläche. Ein anderes Beispiel ist der durch Blech, Stoff, Papier usw. in Holz hineingetriebene Nagel. Hier ist das Holz der Amboß. Es lassen sich leicht noch andere Beispiele aus dem Stanzverfahren finden.

Feilen. Die Feile ist ein offenbar sehr altes Instrument. Eine weiche, aus Fischhaut bestehende Feile ist wahrscheinlich schon vor der Metallzeit benutzt worden. Einige Südseevölker fertigen sich heute noch solche Feilen an.

Zur Bearbeitung von Metallen gebrauchen wir Feilen mit feinerem Hieb. Unter „Hieb" versteht man die Art der auf der Feilenoberfläche angebrachten Rauhigkeiten.

Die Art des Gebrauches der Feilen ergibt sich, sobald man sich die Wirkungsweise der Feilen überlegt. Eine Feile wirkt wie viele hinter- und nebeneinander gestellte winzige Hobel. Ein Hobel besteht in seinem wirksamen Teil aus einem Eisen, das, wie ein Pflug durch Erdreich, in bestimmter feststellbarer Tiefe durch z. B. Holz oder Metall gezogen wird. Es ist daher selbstverständlich, daß die Führung des Hobels wie die des Pfluges gleichmäßig, besonders mit gleichmäßigem Druck ,zu erfolgen hat, weil sonst Absätze und Risse in die behobelte Fläche gebracht werden. Auch das Feilen hat demzufolge gleichmäßig und mit gleichstarkem Druck zu erfolgen. In der zahnärztlichen Mechanik, wo das Befeilen ebenso wie in der allgemeinen Mechanik eine Maßnahme des Glättens und der Einebnung von Flächen ist, feilt man mit geringer, geschmeidiger Kraftanwendung. Der Feilenstrich muß weich geführt werden. Deshalb feilen wir in unserem Laboratorium aus dem Handgelenk im Gegensatz zum Schmied und Schlosser, die aus der Schulter feilen, weil sie größere Kräfte anwenden müssen als wir es dürfen.

Aus dem obengenannten Vergleich aber ergibt sich, wann eine Feile als Metall- und wann sie als Holz-, Horn-, Kautschukfeile anzusprechen ist. Zwar kann man Metallflächen ähnlich behobeln wie Holzflächen. Wer sich in Metallwerkstätten umgetan hat, wird wahrgenommen haben, wie dort große Metallblöcke ebenso behobelt werden wie in Schreinerwerkstätten Holzbretter. Aber dieses Behobeln von Metall ist nur mit maschinellen Vorrichtungen möglich. Menschliche Arm- und Handkraft würde nicht ausreichen, den Hobel gleichmäßig und mit gleichbleibendem Druck über die zu bearbeitende Fläche so zu führen, daß Späne abgetrennt würden, während das Behobeln von Holz mittels der Arm- und Handkraft gut gelingt. Mit der Arm- und Handkraft lassen sich jedoch die meisten Metalle beschaben. Daraus ergibt sich, daß bei

Metallfeilen, deren Stahl härter sein muß als der von Holz- oder Kautschukfeilen, der Hieb, d. h. die Ausbildung der vielen neben- und hintereinander liegenden Hobel, fein zu sein hat, so daß weniger von Hobeln als von Schaben zu sprechen ist, während der Hieb bei Holz-, Horn-, Kautschukfeilen grob sein darf. Der „Hieb" der Feile wird vom „Feilenhauer" hergestellt. Das in die Form der beabsichtigten Feile gebrachte glatte Metallstück wird mit kleinen Stemmeisen (Meißeln) und Hammerschlag bearbeitet. Die Art des Hammerschlags bestimmt die Feinheit des „Hiebes", den man seit dem Ende des 17. Jahrhunderts auch auf maschinellem Wege zu erzeugen gelernt hat. In Abb. 68 seien einige Metallfeilen skizziert. A zeigt Metallfeilen ohne, B mit Heft. Es gibt die verschiedensten Formen. b stellt eine sog. Nadelfeile dar. Die

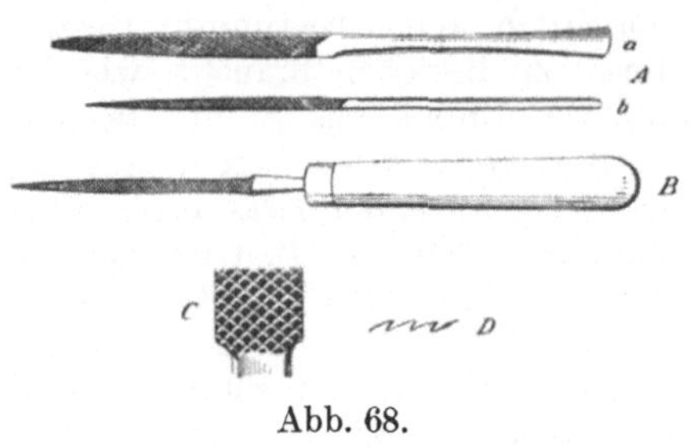
Abb. 68.

Anordnung des Hiebes soll C und D veranschaulichen. C stellt eine Aufsicht auf einen Hieb, D den Längsschnitt durch drei einzelne Hiebe dar. Die Güte der Feile hängt nicht nur vom Stahl, sondern auch von der Gleichmäßigkeit des Hiebes ab.

Der Hieb bei den Metallfeilen ist im Vergleich zu dem der Kautschuk- und Holzfeilen nur durch die Feinheit verschieden, nicht durch die Anordnung.

Feilnagel. Die Benutzung der Feilen geschieht am besten so, daß das zu befeilende Stück auf einem oder mehreren Fingern der linken Hand, die auf den „Feilnagel" gelegt sind, gestützt wird. Ein Feilnagel aus Hartholz ist an den Arbeitstisch mittels Holzschrauben angeschraubt. Besteht er aus Gummi, so ist ein Metallrahmen am Arbeitstisch festgeschraubt, in dem der Gummikeil, der Feilnagel, liegt. Bei sehr vielen Feilungen wird es nötig, die Feile zugleich über den Feilnagel und das zu befeilende Objekt zu führen. Daraus erklärt es sich,

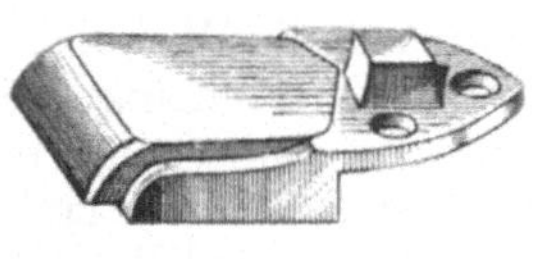
Abb. 69.

daß der Feilnagel allmählich abgenutzt wird. Hat er aus Hartholz bestanden, so wird sein Rest von der Tischplatte abgeschraubt und ein neuer Feilnagel an seiner Stelle angeschraubt. Hat er aus Gummi bestanden, so braucht der im Rahmen liegende Feilnagelrest nur aus dem Rahmen herausgenommen und durch eine andere Gummieinlage ersetzt zu werden. Einen solchen auswechselbaren Feilnagel oder Feilblock aus Gummi zeigt Abb. 69. Es wird

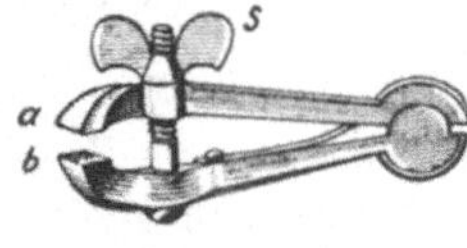
Abb. 70.

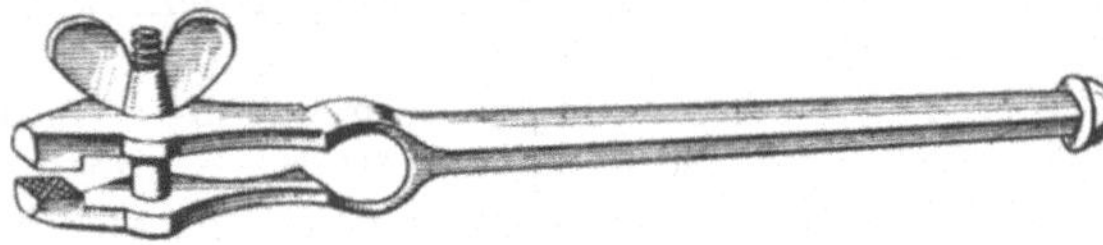
Abb. 71.

ein Feilnagel aus Holz einem solchen aus Gummi vorgezogen. Der aus Gummi hat zwar das angenehme, der Hand eine gute Auflage zu bieten und zu federn, was besonders beim Bearbeiten von Kautschukprothesen von Vorteil ist, aber andererseits kann ein Feilnagel aus Gummi manchen Arbeiten recht hinderlich werden, z. B. der Absicht, einen Draht im Stielkloben einwandfrei rund zu feilen.

Stielkloben. Ein Stielkloben, Abb. 70, ist ein mit der Hand gehaltener Schraubstock. Er wird benutzt, um kleinere Draht- oder Blechstücke, die befeilt werden sollen, festhalten zu können. Mittels der Schraube S werden die Maulbacken a und b gegeneinander gepreßt, so daß sie den zwischen sie gelegten Gegenstand festhalten. Der Stielkloben zeigt also deutliche Zangenform ebenso wie der in Abb. 71 skizzierte Feilkloben und der in Abb. 17 dargestellte Schraubstock.

6. Wage und Gewichte.

Der Ursprung von Wage und Gewicht liegt im Dunkeln. Man kann aus Gewichtfunden bei Ausgrabungen annehmen, daß schon um 2650 v. Chr. bei den Südbabyloniern die Wage — wenn auch in einfachster Form — bekannt gewesen ist. Man hat 9 verschiedene Wagenarten zu unterscheiden: 1. die gleicharmige Balkenwage, die sich zuerst in Ägypten als sog. Totenwage nachweisen läßt. Auf ihr werden von den Göttern die guten gegen die schlechten Toten abgewogen. 2. Die ungleicharmige Laufgewichtswage, auch Schnellwage geannnt, ist ebenfalls schon in Ägypten nachweisbar um 1400 v. Chr. 3. Die Tafelwage, 1670 von Giles Persone de Roberval in Paris erfunden. 4. Die Neigungs- oder Pendelwage, erfunden von Dumont 1816. Hierher gehört auch die Briefwage, die 1839 von Riddle in London angegeben wird. 5. Die Fuhrwerkswage. 6. Die Dezimalwage, von Schwilgué 1822 in Schlettstadt erfunden. 7. Die Federwage, von Leupold 1726 entworfen. 8. Die Personenwage. 9. Die Kranwage, beide ebenfalls von Leupold angegeben.

Die Bedeutung der Wage ist eine außerordentlich große nicht nur im Wirtschaftsleben der Völker, sondern auch für die Entwicklung der Naturwissenschaften. Ich erinnere hier z. B. an den außerordentlichen Umschwung, den die Chemie erlebt hat, als man in ihr zu wiegen begann.

Zum Wiegen der Metallarbeiten gebrauchen wir chemische Wagen, die mindestens noch 0,1 g sicher zu wiegen imstande sein müssen. Am besten benutzt man fest montierte, zweiarmige Wagen.

7. Vergoldungsapparate.

Die beste Vergoldung ist die galvanische. Hat man aber keine galvanische Einrichtung, so läßt sich auch auf andere Art eine zwar nicht starke, aber in manchen Fällen ausreichende Vergoldung erzielen. Es kommen hierfür in Frage:

1. Die Sudvergoldung.

2. Die Anreibevergoldung (wird nicht im zahnärztlichen Laboratorium benutzt).

3. Die Kontaktvergoldung.

4. Die Feuervergoldung.

Sie (4.) bestand darin, daß der zu vergoldende Gegenstand mit Goldamalgam bestrichen und das Quecksilber verdampft wurde. Wegen der mit ihr verknüpften Gesundheitsschädigungen wird sie heute in der Industrie nur noch wenig angewandt.

Vor jeder Vergoldung muß das Objekt von allen fettigen Verunreinigungen befreit und gut poliert werden. Um es von allem Fett zu befreien, kocht man es in Kali- oder Natronlauge, in Soda- oder Salmiaklösung und wäscht es in Wasser nach, ohne es mit den Fingern zu berühren. Nach Herber werden die zu vergoldenden Objekte in $1^{0}/_{0}$iger Schwefelsäure gekocht oder kalt $^{1}/_{2}$ Stunde lang behandelt. Dadurch löst sich der vom Lötprozeß auf dem Objekt vorhandene Glühspan und glasierte Borax. Nun wird sorgfältig mit

Bimssteinwasser poliert, daran schließt sich der bekannte Poliervorgang, bei dem das Stück durch Anwendung von Bürsten oder Schlämmkreidewasser (besser ein Schlämmkreide-Spiritusgemisch) auf Hochglanz poliert wird. Unter fließendem Wasser bürstet man die etwa noch auf der Oberfläche vorhandene Schlämmkreide ab. Jede Berührung mit den Händen vermeidend, bringt man das Objekt mindestens 10 Minuten lang in denaturierten Spiritus, den man mehrmals umrührt. Dann kommt der Gegenstand, mit entfetteten Pinzetten angefaßt, ins Goldbad. Eine einfache Art der Vergoldung ist die Sudvergoldung. Ein Bad für diese Vergoldung besteht aus

<pre>
Aqua destillata . . . . 100,0 g
Natrium phosphoricum . . . .   6,0 g
Natrium causticum . . . .   1,0 g
Natrium sulfurosum neutrale . . . . .   3,0 g
Cyankali 98% . . . . 10,0 g
Aurum chloratum . . . .   0,6 g (Herber).
</pre>

Die Lösung wird gekocht, das Objekt wird eingetaucht, bis eine allseitige Vergoldung eingetreten ist. Ein längeres Verweilen in der Lösung ist zwecklos, die Vergoldung wird dadurch nicht stärker.

Eine andere Art der Vergoldung ist die Kontaktvergoldung. Ein Bad besteht aus folgenden Bestandteilen:

<pre>
Aqua destillata . . . . 100 g
Natrium phosphoricum . . . . .   50 g
Natrium sulfurosum neutrale . .   15 g
Cyankali 98% . . . .   6 g
Aurum chloratum . . . .   1,5 g (Herber)
</pre>

oder aus

<pre>
Blutlaugensalz . . . .   10 g
Kochsalz . . . .   5 g
Pottasche . . . .   10 g
Dest. Wasser . . . . 1250 g
Aur. chlorat. von . . . .   1 g Feingold (Grawinkel).
</pre>

Das zu vergoldende Objekt wird mit blankem Zink oder Aluminium (Draht oder Blech) durch Umwickeln oder Einklemmen in innige Berührung gebracht und im genannten Bad langsam auf 60° erhitzt. Das Kochen des Bades soll vermieden werden. Sobald der Gegenstand vergoldet ist, muß er aus dem Bad entfernt werden. Die Vergoldung wird durch längeres Verweilen im Bad nicht stärker.

Eine beliebige Stärke der Vergoldung erzielt man nur mit dem galvanischen Strom. Man kann dabei ein warmes oder kaltes Bad benutzen. Im warmen Bad geht die Vergoldung schneller vor sich. Die Vorbereitungen sind aber umständlicher und langwieriger als bei der kalten Galvanoplastik.

Ein kaltes Bad, d. h. eines, das bei einer Temperatur zwischen 15 und 20° wirksam ist, hat nach Herber folgende Zusammensetzung:

<pre>
Aqua destillata . . . . 1000 g
Natrium carbonicum calc. . . . . 10 g
Cyankali 100% . . . .   7 g
Ammoniakgold . . . .   2 g.
</pre>

Bei 15 cm Elektrodenentfernung ist die Badspannung 2,85 Volt. Jede Veränderung um 5 cm verlangt 0,18 Volt mehr. 0,1 Ampere bei 15—20° C ergeben eine Niederschlagsstärke in 1 Stunde von 0,00184 mm (nach Herber).

Ein Bad, das etwa bei 50° gute Wirksamkeit zeigt, ist nach Herber:

<pre>
Aqua destillata . . . . 700 g
Natrium phosphoricum . . . . .   35 g
Cyankali 100% . . . . 0,7 g
Aurum chloratum . . . .   1 g.
</pre>

Bei 15 cm Elektrodenentfernung beträgt die Badspannung 1,8 Volt, je
5 cm Änderung bedingen 0,12 Volt. 0,1 Ampere bei 50° C ergeben eine Niederschlagsstärke von 0,00184 mm in der Stunde.

Andere Goldbäder, die zur galvanischen Vergoldung geeignet sind, gibt
Grawinkel an.

1. 1 g Feingold gelöst als Goldchlorid,
18 g Cyankalium,
10 g phosphorsaures Natron,
1 Liter destilliertes Wasser.

Das Goldbad erfordert 2 Volt Spannung.

Als ein Goldbad, mit dem verschiedene Tönungen zu erzielen seien, gibt
Grawinkel folgendes an:

Goldchloridlösung von . $^1/_2$ g Feingold
Cyankalium . . . . . 20 g
Destilliertes Wasser . .1000 g

Das fertige Bad wird eine halbe
Stunde gekocht und dann filtriert.
Von der mit diesem Bad zu erzielenden Tönung sagt Grawinkel: „Je
stärker der Strom, um so tiefer rot
die Goldfarbe und je schwächer der
Strom, um so blasser die Goldfarbe.“
Auch durch Zusätze zum Bad
können verschiedene Goldtönungen
erzielt werden, z. B. Zusatz von

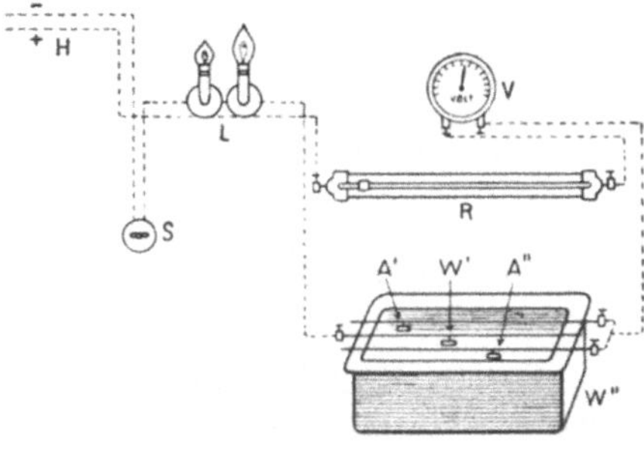

Abb. 72.

Cyankupfer,	gelöst in Cyankalium, ergibt	Rotvergoldung,
Cyansilber,	„ „ „	„	Grünvergoldung,
beidem gemischt,	„ „ „	„	Rosavergoldung.

Abb. 72 zeigt einen galvanischen Vergoldungsapparat.

8. Gewindeschneiden.

Das Gewindeschneiden ist eine so schwierige Arbeit, „die Ansprüche an die
Genauigkeit des Gewindes . . . sind so vielseitig und so hoch, daß es bis heute
unmöglich ist, wirklich genau passende Gewinde herzustellen, so daß sich die
Werkstatt darauf beschränken muß, ein befriedigendes Passen der Gewinde
zu erzielen“[1].

Die großen Werkstätten unserer industriellen Unternehmungen arbeiten
mit sog. Gewindestählen. Es sind das Stähle, die mehr oder weniger ausgeprägte
Meißelform haben. Abb. 73 zeigt zwei Arten solcher Gewindestähle. Abb. 74
und Abb. 75 zeigt sie in Tätigkeit. Es ist selbstverständlich, daß der Winkel,
unter dem solche Gewindestähle angreifen, der sog. Anstellungswinkel, verschieden sein kann. Die Abnutzung solcher Gewindestähle wird durch Beschleifen der „Brustfläche“ ausgeglichen. Für jede Gewindeart gebraucht
man besondere Gewindestähle.

Von den verschiedenen Gewindearten nenne ich hier nur die bekanntesten:
das Löwenherz-Gewinde, das Whitworth-Gewinde, das S.-J.-Gewinde. Es gibt
Spitz-, Flach- und Trapez-Gewinde.

An jedem Gewinde unterscheidet man:

1. den Außendurchmesser in Millimeter, 2. den Kerndurchmesser in Millimeter, 3. die Neigung in Millimeter, 4. den Neigungswinkel in Grad, 5. den

---

[1] Hippler, s. Literaturverzeichnis.

Flankendurchmesser in Millimeter, 6. den Flankenwinkel in Grad, 7. den Flankenabstand in Millimeter.

Der Flankendurchmesser und der Flankenabstand sind so wichtige Größen, daß Hippler ausführt, „. . . es kann ein Gewinde richtige Kern- und Außendurchmesser und auch richtigen Flankenwinkel haben und doch falsch sein, wenn der Flankendurchmesser und der Flankenabstand nicht richtig ausgeführt

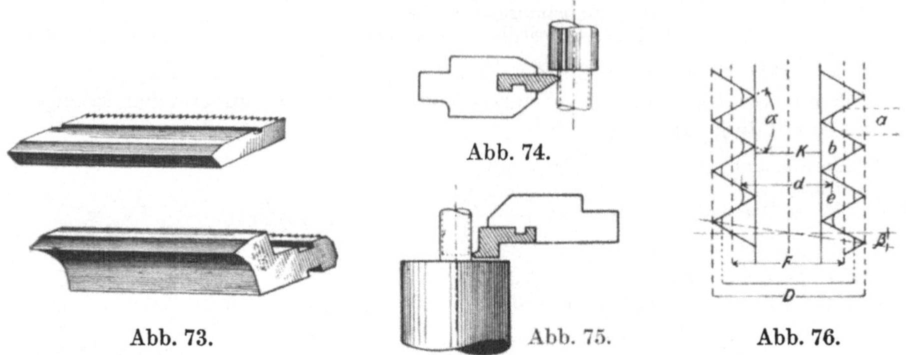

Abb. 74.

Abb. 73.   Abb. 75.   Abb. 76.

sind. Für die Kraftübertragung kommt nur die Flanke in Betracht, sie ist der tragende Teil am Gewinde".

In Abb. 76 findet sich die Erklärung der einzelnen Teile: K ist der Kerndurchmesser, D der Außendurchmesser, e die Steigung, β der Neigungswinkel, b der Flankendurchmesser, α der Flankenwinkel, a der Flankenabstand.

Legt man keinen besonderen Wert auf fehlerfreie Gewinde, so verwendet man besonders zum Schneiden von Spitzgewinden sehr gut sog. Strehler. Das Schneiden der Gewinde mit einem Gewindestahl, wie ihn z. B. die Abb. 73, 74 und 75 zeigen, erfordert weit mehr Zeit als das Schneiden mit dem Strehler.

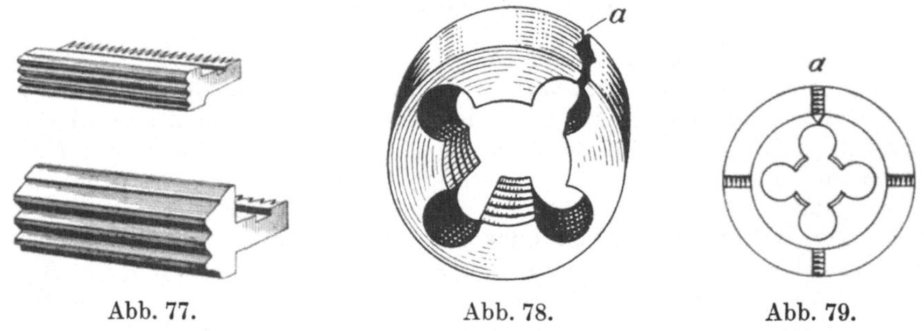

Abb. 77.   Abb. 78.   Abb. 79.

Der Unterschied zwischen Strehler und Stahl beruht darin, daß letzterer — sagen wir — aus einem Meißel besteht, ersterer aus einer Reihe zueinander parallel gestellter Meißel.

Abb. 77 zeigt zwei Strehler. Eine andere Form des Strehlers zeigt Abb. 78. Diese Art Strehler wird hauptsächlich auf der Revolverbank, weniger auf der Drehbank benutzt. Wir gebrauchen diese Form gerne zum Schneiden der in der Zahnheilkunde verwendeten Gewinde. Solche runden Strehler liegen gewöhnlich in einem Rahmen, einer „Schneidkluppe" (Abb. 81), in dem sich Bohrungen zur Aufnahme von Schrauben befinden. Mit ihrer Spitze greift immer eine dieser Schrauben in den im Strehler gelassenen Schlitz (s. Abb. 78,

79, 80, 81 bei a). Es ist auf diese Art eine gewisse Regulierung des Gewinde-
durchmesser in geringen Grenzen möglich.

Um den Unterschied zwischen den einzelnen Gewindetypen zu charakterisieren, setze ich hierher ein Tabellenstück über Whitworth- und S-.J.-Gewinde:

Whitworth-Gewinde			S.-J.-Gewinde		
Bolzen	Neigung	Neigungs-winkel	Bolzen	Neigung	Neigungs-winkel
mm	mm	Grad	mm	mm	Grad
3,175	0,635	$4^1/_4$	6	1	$3^1/_2$
3,969	0,795	$4^1/_4$	7	1	$2^3/_4$
4,762	1,058	$4^3/_4$	8	1,25	$3^1/_4$
5,556	1,058	4	9	1,25	$2^3/_4$
6,350	1,27	$4^1/_4$	10	1,5	3
12,7	2,12	$3^1/_2$	12	1,75	3
19,05	2,54	$2^3/_4$	20	2,5	$2^1/_2$
25,4	3,175	$2^1/_2$	27	3	$2^1/_4$
38,099	4,23	$2^1/_4$	39	4	2

Solche Tabellen gibt es natürlich auch für die anderen genannten Gewindearten,

Beim Schneiden der Gewinde muß man ohne Kraftanstrengung arbeiten.
Wenn man z. B. beim Drehen des Gewindestrehlers irgendein Hindernis bemerkt.
so muß man den Strehler vorsichtig zu-
rückdrehen. Ein Hindernis bildet meist
ein Span, der nicht richtig ins Spanloch
ausgewichen ist.

Dreht man mit Gewalt weiter, so
reißt man die Gewindegänge aus, macht
also das Gewinde unbrauchbar. Während des Schneidens soll der Draht, in
den das Gewinde geschnitten wird, sorgfältig geölt werden. Läuft der Strehler
trocken, so können sich sehr leicht
Späne festklemmen, die Gewindegänge
ausreißen oder unregelmäßig in ihrer
Größe werden. Man muß streng darauf
achten, daß der Strehler zum Draht
senkrecht läuft, weil sonst die einzelnen
Gewindegänge verzerrt werden.

Schwieriger als die Herstellung eines
Gewindes auf einem Draht ist es, in

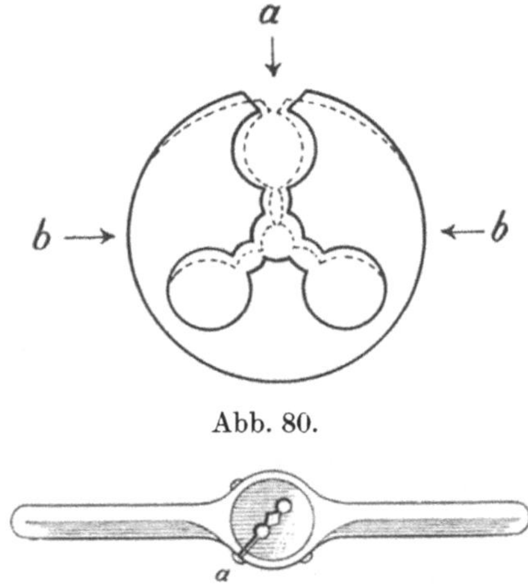

Abb. 80.

Abb. 81.

eine Kanüle ein Gewinde hineinzuschneiden. Die hierzu nötigen Gewindeschneider, gehärtete kantige Stahlstangen, die auf den Kanten die Einschnitte
der Gewindegänge tragen, brechen außerordentlich leicht. Wählt man das
Lumen der Kanülen richtig, d. h. so, daß sein Durchmesser gleich ist dem Kerndurchmesser der Gewindespindel, so geht der Gewindeschneider sehr schwer
in die Kanüle hinein und zerbricht leicht. Wählt man aber das Lumen der
Kanülen größer, so geht zwar der Gewindeschneider leicht in die Kanülen
hincin, das Gewinde schneidet sich leicht, aber die so erhaltene Mutter schlottert
auf der Spindel und dreht sich leicht toll.

Aus diesem Grunde kauft man die Muttern am besten fertig und schneidet
auf die Drähte jedesmal das passende Gewinde. Leider erhalten die Zahnärzte
bisher außerordentlich schwer Muttern mit dazu passenden Gewindestrehlern
zur Herstellung von Gewinden auf Spindeln.

D. Die ausschließlich für Kautschukarbeiten nötigen Apparate und Werkzeuge.

Die künstlichen Zähne, Porzellanzähne, werden entweder durch Löcher mit unter sich gehenden Wänden oder durch Zahnstifte (Krampons) im Kautschuk befestigt. Diese Zahnstifte sind entweder Langstifte oder Knopfstifte. Die letzteren finden durch die am Ende der Stifte vorhandene knopfförmige Verdickung ihre Verankerung im Kautschuk. Bei den Langstiften aber muß erst durch Biegen eine solche Verankerungsmöglichkeit geschaffen werden. Man biegt die Langstifte mittels der Kramponzange, wie sie auf früheren Seiten beschrieben worden ist, in ihrem Endteil so nach untenaußen ab, daß dadurch der Zahn im Kautschuk sicher verankert werden kann.

Kautschukmuffeln. Die (s. S. 416) aus Wachs geformte Prothese wird in Muffeln (Cuvetten) in Gips eingebettet. Dort befindet sich nach dem Ausbrühen des Wachses mittels heißen Sodawassers ein Hohlraum, der mit Kautschuk auszufüllen ist. Man muß Muffeln oder Cuvetten, wie sie z. B.

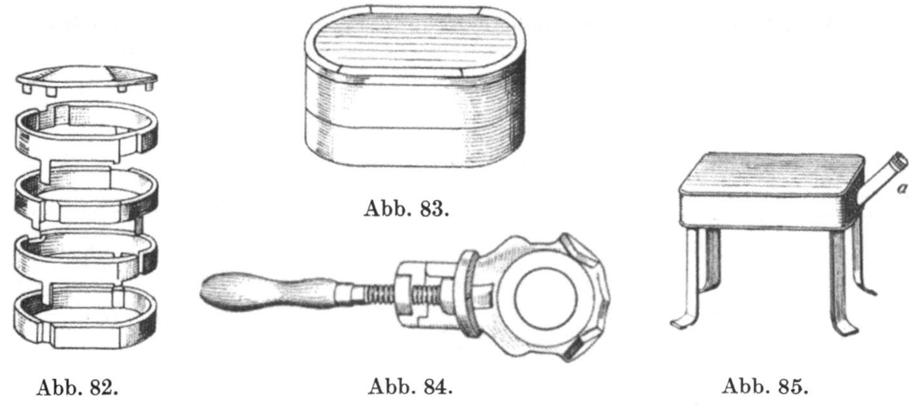

Abb. 83.

Abb. 82.   Abb. 84.   Abb. 85.

Abb. 82 und 83 zeigt, benutzen, weil der Gips sonst während des Vulkanisationsprozesses aufgelöst und der mit Kautschuk ausgestopfte Hohlraum, der die Prothesenform darstellt, verändert werden würde.

Diese Muffeln oder Cuvetten sind drei- oder mehrteilige Bronze-, Messing- oder Eisenkapseln (Abb. 82 und 83). Um sich beim Anfassen der Muffeln nach ihrer Erwärmung nicht zu verbrennen, benutzt man einen Cuvettenhalter (Abb. 84). Mit ihm kann man die Muffeln, ohne Gefahr sich zu verbrennen, in das heiße Wasserbad oder besser in erhitzten Wasserdampf stellen und sie nach genügender Erwärmung bequem mit Kautschuk versehen.

Um Kautschuk so stopfen zu können, daß er in möglichst alle Ecken und Nischen des durch das Ausbrühen des Wachses entstandenen Hohlraumes in den Cuvetten hineindringt, muß er vorgewärmt werden. Erhitzt man Kautschuk auf etwa 50°, so wird er geschmeidig und kommt in einen Zustand, in dem man ihn leicht stopfen kann. Man zerschneidet die Kautschukplatten in 1—2 cm breite Streifen von 1—6 cm Länge. Alle diese Stücke werden auf den sog. Kautschukvorwärmer gelegt, dessen einfachste Form aus einem mit heißem, aber nicht siedendem Wasser halb gefüllten Topf besteht, auf den ein weißer Porzellanteller gesetzt ist. Auf die Fläche des Tellers werden, am besten solange er noch kalt ist, die Kautschukstückchen sauber nebeneinander gelegt. Der Teller wird dann auf den Topf gesetzt. Mit dem Stopfen kann begonnen werden, wenn der Teller warm geworden ist. Die Muffeln sind inzwischen durch Hineinsetzen in kochendes Wasser gut vorgewärmt. Eine andere besondere Form des Kautschukwärmers besteht aus einer mit Leinwand überspannten Blechschale, die auf vier so hohen Füßen steht, daß bequem ein Bunsenbrenner darunter gestellt werden kann (Abb. 85). In den flachen Blechtopf (Blechschale) wird durch die Leinwand hindurch oder durch einen seitlich angebrachten Einguß a Wasser gegossen, das durch den unter den Vorwärmer gestellten Bunsenbrenner erhitzt werden kann. Da der Wasserdampf durch den Leinwandüberzug emporsteigt, so hat dieser Vormärmer vor anderen das voraus, daß der auf ihm liegende Kautschuk nicht an seiner Fläche festklebt. Bei der Erhitzung über dem Wasserbad wird der Kautschuk sehr klebrig, so daß sehr leicht Restchen der einzelnen Stücke an den Vorwärmerflächen kleben bleiben, die aus Porzellan oder Blech usw. bestehen, wodurch sie natürlich sehr leicht verschmutzen. Bei einer anderen Art von Kautschukvorwärmern ist die Blechtrommel (Blechschale) mit seitlicher Eingußöffnung (Abb. 85a) versehen, die zugeschraubt werden kann, sonst aber rings herum verlötet. In größeren zahnärztlichen Laboratorien gibt es auch in Tische fest eingebaute Vorwärmapparate. Von einem größeren Wasserbad aus, das mit der Warmwasserheizung des Raumes verbunden sein kann, werden zugleich mehrere in Kupfer- oder Gelbblech-Gehäusen angebrachte Porzellan- oder Emailleflächen erhitzt. Über dem die Mitte des Tisches entlang laufenden Wasserbade sind Siebe angebracht, auf denen die vollzustopfenden Cuvetten vorgewärmt werden können. Sowohl

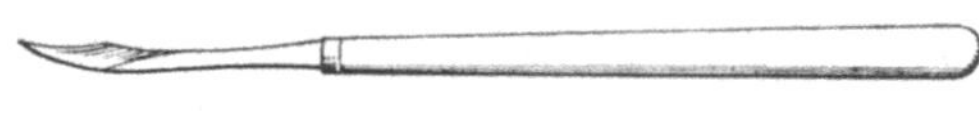

Abb. 86.

für anzuwärmende Cuvetten als auch die Blechgehäuse mit den Porzellanoder Emailleflächen sind durch Deckel verschließbar. Dadurch ist Schutz vor Verstaubung und zugleich die Möglichkeit hoher Vorwärmung gegeben.

Kautschukstopfer. Die zum Stopfen benutzten Kautschukstopfer haben verschiedenste Formen. Man kann sehr gut dazu abgebrochene, an der Bruchstelle glattgeschliffene Instrumente verwenden. Eine Form, die sich ebenfalls sehr gut eignet, skizziert Abb. 86.

Vulkanisator. Sind die Cuvetten gut mit Kautschuk vollgepreßt, so werden sie geschlossen in einen Vulkanisierapparat gestellt, damit der weiche Kautschuk in harten Kautschuk umgewandelt wird. Es gibt die verschiedensten Formen von Vulkanisierapparaten. In Abb. 87 ist ein solcher nach Davis dargestellt.

Ein Vulkanisierapparat ist ein Papinscher Topf. In einem eisernen Zylinder hängt der aus Kupfer oder Eisen bestehende Kessel (gestrichelt gezeichnet). Wegen der Explosionsgefahr ist es besser, wenn der Kessel aus Bronze oder Kupfer besteht, weil solche Kessel bei stattfindender Explosion nur aufzureißen pflegen, während eiserne Kessel in vielen Teilen auseinanderspringen, deren jeder wie ein Geschoß wirken kann. Der Kessel trägt einen Deckel, in den ein Bleiring eingelassen ist, der luftdichten Abschluß sichert. Mittels einer Schraube b am Bügel c, der quer über den Deckel verläuft, wird der Deckel d so fest auf den Kesselrand niedergedrückt, daß sich das Blei hermetisch abschließend dicht dem Kesselrand anschmiegt. Jeder Vulkanisierapparat ist auf eine bestimmte Anzahl von Atmosphären geeicht, die gewöhnlich doppelt so groß ist wie die bei der Kautschukvulkanisation gebrauchte Atmosphärenzahl (4—7 Atmosphären). Bei Besprechung der Vorgänge, die bei der Vulkanisation im Kautschuk stattfinden, ist das Verhältnis zwischen Temperatur und Druck erklärt worden (s. Materialkunde S. 69). Damit jederzeit die im Kessel vorhandene Temperatur und der dort herrschende Druck beobachtet werden können, befindet sich auf dem Deckel des Vulkanisators ein Röhrchen, in das ein Thermometer gestellt werden kann (t in Abb. 87). Es ist dieses Röhrchen, bevor das Thermometer hineingestellt wird, mit Öl zu füllen, damit die Temperatur des Kessels möglichst gleichmäßig auf das Quecksilber im Thermometer einwirkt. Außer dem Thermometer muß noch ein Manometer vorhanden sein, von dem man den im Kessel herrschenden Druck abliest. Es sollten immer beide Apparate vorhanden sein, weil es so möglich ist, den einen durch den anderen zu kontrollieren. Das Manometer ist ein geschlossenes, das ähnlich einem Anaeroidbarometer den Druck durch die Größe der Volumverminderung eines abgeschlossenen Luftquantums mißt. Es hat einen schwarzen und einen roten Zeiger. Der rote Zeiger wird auf die Atmosphärenzahl der Skala des Manometers gestellt, bei der man zu vulkanisieren gedenkt. Erreicht der schwarze Zeiger, der den im Kessel herrschenden Druck anzeigt, den roten, so schaltet sich automatisch die zur Erhitzung des Kessels benutzte Gaszufuhr so niedrig, daß sie gerade noch genügt, um Druck und Temperatur konstant zu erhalten. Von diesem Zeitpunkt an muß die Vulkanisation noch 70, 120 bis 240 Minuten lang dauern, je nach der gewählten Atmosphärenzahl (s. Materialkunde). Damit diese Zeit auch bei nicht genügender Überwachung nicht überschritten wird, kann mit dem Manometer und Gashahn noch ein Wecker verbunden werden. Die Uhrzeiger des kleinen Zifferblattes werden auf die Zeit gestellt, wo die Vulkanisation beendet ist. Sobald die Zeiger des großen Zifferblattes dieselbe Zeit anzeigen wie die des kleinen, wird automatisch die Gaszufuhr aufgehoben, die Vulkanisation hört also auf, die Temperatur und der Druck im Kessel sinken allmählich. Um die Gefahr der Explosion noch mehr zu verringern, befindet sich auf dem Deckel des Vulkanisators außer den genannten Einrichtungen ein Sicherheitsventil (e Abb. 87). Dies ist so eingerichtet, daß beim Überschreiten der für die Vulkanisation beabsichtigten Atmosphärenzahl der Dampf durch den Gang des Ventils aus dem Kessel entweichen kann, so daß also die Spannung im Kessel erniedrigt wird. Trotz all dieser Einrichtungen ist eine Explosion möglich, wenn nicht beim Vulkanisieren weitere Vorsicht geübt wird.

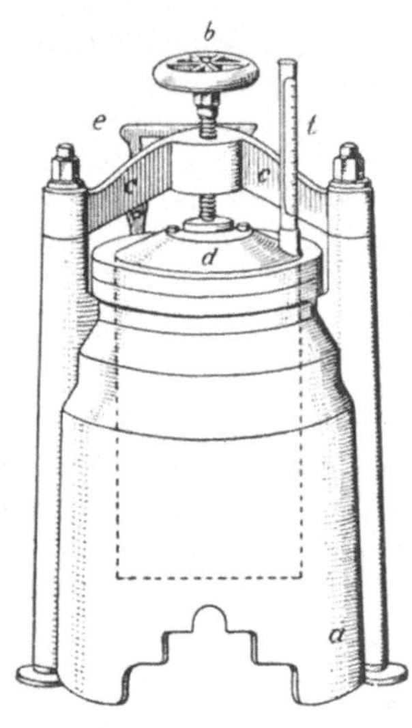

Abb. 87.

Ehe die Muffeln in den Vulkanisator gebracht werden, sind sie in einen Bügel zu bringen, der durch eine von der oberen Querleiste kommende Schraube die Muffeln gegen die untere preßt und sie so fest verschließt. Mit diesem Bügel werden die Muffeln so in den Vulkanisierkessel gebracht, daß sie gerade von Wasser bedeckt sind. Der Kessel wird dann zugeschraubt, der Ventilhahn aufgedreht und mit dem Anheizen begonnen. Erst wenn aus dem Ventil Wasserdampf strömt, soll es geschlossen werden, weil erst dann alle Luft aus dem Kessel entwichen ist. Der Kessel muß regelmäßig geprüft werden auf etwa vorhandene schwache Stellen. Ferner bildet der Kesselstein eine Gefahr. Enthält das bei dem Vulkanisieren benutzte Wasser sauren, kohlensauren oder schwefelsauren Kalk, so scheiden sich die im Wasser schwer löslichen Salze am Boden und an den Wänden des Kessels als „Kesselstein" ab, Calcium-Carbonat. Beim Erhitzen bilden diese Abscheidungen wegen ihrer schlechten Wärmeleitfähigkeit Stellen großer Wärmeaufspeicherung. Die Kesselwände sind an solchen Stellen sehr stark, bis zur Rotglut erhitzt, während das jenseits des Kesselsteins im Kessel befindliche Wasser nur erst verhältnismäßig wenig erwärmt ist. Diese ungleichmäßige Erwärmung von Kesselwand und Kesselinnerm bringt den Kesselstein zum Abplatzen von den Wänden. Das verhältnismäßig wenig erhitzte Wasser kommt nach dem Abspringen des Kesselsteins plötzlich mit den bis zur Glut erhitzten Kesselwänden in Berührung. Es erfolgt dasselbe, was von dem Leydenfrostschen Phänomen her bekannt ist. Zwischen der Kesselwand und dem darauf treffenden Wasser bildet sich eine Wasserdampfschicht. Im Kessel, wo vor dem Abspringen des Kesselsteins normale Spannung geherrscht hat, tritt also plötzlich Überdruck auf. Die zwischen Kesselwand und Wasser sich bildende Gasschicht behält aber nur bis zu einem ganz bestimmten Abkühlungsgrad Kraft genug, dem Druck der Wassersäule im Kessel zu widerstehen. Plötzlich gibt sie nach. Das Wasser des Kessels kommt in großer Fläche mit den überhitzten Kesselwänden in Berührung. Es verwandelt sich von dem flüssigen in den gasförmigen Zustand. Der Dampfdruck im Kessel steigert sich dadurch derart, daß die Wände dem Druck nicht zu widerstehen vermögen. Es erfolgt die Explosion.

Es muß also auch für eine regelmäßige Entfernung des Kesselsteins aus

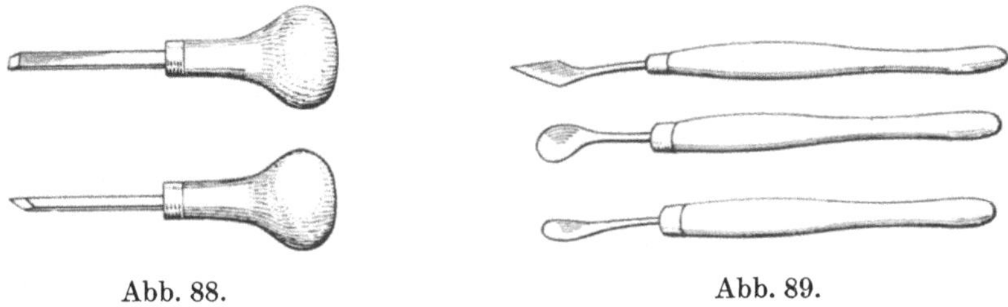

Abb. 88.   Abb. 89.

dem Vulkanisierapparat gesorgt werden, wobei natürlich jede Beschädigung der Kesselwände vermieden werden muß.

(Weiteres über die Vulkanisation ist nachzulesen unter dem Abschnitt „Kautschuk" in der „Materialkunde".)

Die bei der Ausarbeitung der Kautschukprothesen benutzten Feilen zeigen einen gröberen Hieb als die zur Ausarbeitung von Metallarbeiten benutzten Feilen. Eine andere Verschiedenheit als die in der Grobheit des Hiebes besteht nicht zwischen Metall- und Kautschukfeilen (s. Feilen S. 33). Außer den Feilen werden zum Ausarbeiten von Kautschukprothesen Stichel (Abb. 88) und Schaber (Abb. 89) benutzt.

Die Stichel, kleine Meißel mit verschiedenster Gestalt der Schneide (Abb. 88), dienen dazu, den Kautschuk in der nächsten Umgebung der künstlichen Zähne und Klammern bis auf sein beabsichtigtes Maß wegzuräumen und glatt zu schneiden. Das Stichelheft wird in die hohle Hand genommen und bei manchen Bewegungen der Zeigefinger auf die Stichelklinge (Schreibfederhaltung), bei anderen der Daumen darauf gesetzt. Besonders zwischen den künstlichen Zähnen muß der Stichel vorsichtig, mit innerer Abbremsung, geführt werden, weil die Zähne sonst außerordentlich leicht zerspringen oder Ecken abplatzen können. Ein geschickter Mechaniker muß mit dem Stichel arbeiten können, wenngleich man auch manche Maßnahme mit dem Bohrer ausführen kann. Da man mit dem Stichel eine „Meißelung ohne Hammer" vornimmt, so hat man zum „Sticheln" eine gewisse Kraft nötig. Andererseits muß diese Kraftanwendung aus den genannten Gründen mit einer gewissen

Weichheit erfolgen. Deshalb hat man dem Heft (Griff) der Stichel eine möglichst bequeme Gestalt zu geben versucht. Die Form des Stichelgriffes muß so sein, daß sie ebenso bequem in der hohlen Hand ruht, wenn auf die Stichelklinge als Führung der Daumen gesetzt wird, wie sie bequem zwischen Mittel-, Zeigefinger und Daumen liegen muß, wenn der Stichel federhalterartig geführt wird.

Bei der Benutzung des Schabers hat man an das zu denken, was über das Hobeln gesagt worden ist. Das, was der Schaber ausführt, ist auch eine Art Hobeln, ein Hobeln nämlich, bei dem die Stärke des Spanes nicht durch das hobelnde Instrument bestimmt ist. Beim Hobeln wird durch die Größe, um die das Hobeleisen über die Hobelfläche hinausragt, die Stärke des Hobelspans bestimmt, wie die Tiefe des Hiebes der Feilen bei gleicher Kraftanwendung die Stärke der Feilspäne bestimmt. Beim Schaber (Abb. 89) ist eine solche automatisch die Spanstärke bestimmende Vorrichtung (Bremsfläche) nicht vorhanden. Von ihm gilt also doppelt, was von den Feilen gesagt worden ist. Er muß sehr gleichmäßig und mit gleichstarkem Druck über die zu beschabende Oberfläche geführt werden, weil sonst Absätze und Risse in die beschabte Fläche gebracht werden.

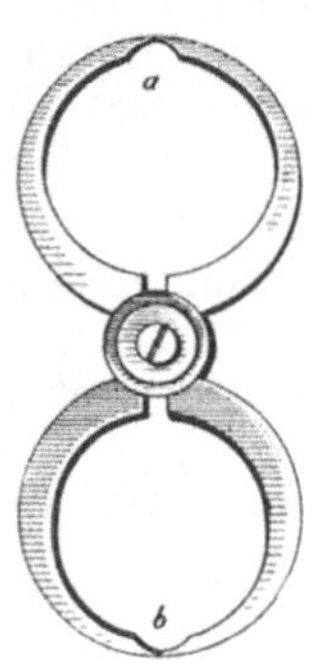

Abb. 90.

Stichel und Schaber müssen des öfteren angeschärft werden. Das Anschärfen geht in der Art vor sich, daß die Schneide schräg auf den gut eingeölten Arkansasstein gesetzt wird und von der Schneidekante weggezogen wird. Das wiederholt man solange, bis der Stichel oder Schaber, mit seiner Schneide auf den Daumennagel gesetzt, in den Fingernagel ein wenig hineinschneidet, sozusagen darauf steht.

Zum Messen der innerhalb der verschiedenen Abschnitte der Ausarbeitung erreichten Plattenstärke benutzt man den Tasterzirkel (Abb. 90). Setzt man den zu messenden Gegenstand zwischen die Zirkelenden a, so zeigt die Entfernung der Zirkelenden b die Stärke des zwischen a liegenden Gegenstandes an, weil a und b gleich weit vom Zentrum des Zirkels entfernt sind.

E. Der Ausarbeitung sowohl von Metall- als auch Kautschukprothesen dienende Apparate und Instrumente.

Artikulatoren und Kaubahnträger sollen dazu verhelfen, die künstlichen Zahnreihen oder Zahnreihenabschnitte so aufzubauen, daß sie eine einwandfreie Artikulation zeigen. Demgemäß soll die Berührung der Schneiden und Kauflächen der künstlichen Zähne bei ihrer Bewegung mit den ihnen gegenüberliegenden Zahnflächen eine möglichst vollkommene sein. Bei der sagittalen Unterkieferbewegung sollen die Frontzähne mit ihren Schneidekanten in demselben Augenblick aufeinandertreffen, wo die Molaren sich mit ihren Höckerspitzen berühren. Bei den Seitbißbewegungen des Unterkiefers sollen die palatinalen Höckerspitzen der oberen Molaren von den buccalen der unteren in demselben Augenblick erreicht werden, wo auf der anderen Seite die buccalen Höckerspitzen der unteren die buccalen der oberen Molaren treffen.

Eine derartige Forderung kann nur erfüllt werden, wenn man im Laboratorium, wo die Herstellung der Prothesen erfolgt, die Möglichkeit hat, die am Patienten vorhandenen Kieferbewegungen bei der Aufstellung der künstlichen Zahnreihen zu benützen.

Eine außerordentlich große Anzahl von Apparaten, die diesem Zwecke dienen sollen, ist konstruiert worden. Eine solche Vielzahl mußte aus der Tatsache resultieren, daß man einerseits erst jetzt allmählich die Unterkieferbewegungen in all der Fülle ihrer Freiheit und zugleich individuellen Gebundenheit kennen lernte, und daß andererseits mit dem sie nachahmen sollenden Apparat eine Unzahl von technischen Forderungen erfüllt werden müssen, wie sie sich aus seiner Benutzung im Laboratorium ergeben und durch wirtschaftliche Bedingungen gegeben sind.

Übersieht man die Menge der vorhandenen Apparate, so kann man sie wohl einteilen in 1. Okkludatoren, 2. Artikulatoren, 3. Kaubahnträger.

Die Okkludatoren erlauben nur die Ausführung von Scharnierbewegungen. Die Artikulatoren wollen sämtliche Unterkieferbewegungen, die Kaubahnträger nur diejenigen, die für den Kauakt in Frage kommen, nachahmen.

Die Okkludatoren kann man einteilen in solche
1. ohne Einstellung der Kauebenenhöhe,
2. mit Einstellung der Kauebenenhöhe.

Die Artikulatoren lassen sich einteilen in solche:
1. mit anatomisch ungefährer Einstellung,
2.   ,,   ,,   mittlerer Einstellung,
3.   ,,   ,,   individueller Einstellung.
    a) Der Kondylenbahnneigung,
    b)   ,,   ,,   und Länge,
    c)   ,,   ,,   und Schneidezahnüberbißneigung,
    d)   ,,   ,,   und der Seitbißbahnen des Symphysenpunktes mit und ohne Schneidezahnüberbißneigung,
    e) Der Kondylenbahnneigung und -form mit Seitbiß- und Schneidezahnüberbißneigung.

Die Kaubahnträger lassen sich einteilen in solche:
1. für bestimmte Modelleinstellung,
    a) mit Dreipunktführung,
    b) mit Vierpunktführung,
2. für beliebige Modelleinstellung,
    a) mit Führung für die Seitenzähne,
    b) mit Führung für die Seitenzähne und Frontzähne,
        a) mit Dreipunktführung,
        b) mit Vierpunktführung,
        c) mit Vielpunktführung (s. auch S. 334 und 335, Plattenprothetik).

Laubsäge. Um die großen Kautschuküberschüsse von der vulkanisierten, aus den Muffeln herausgenommenen und vom Gips befreiten Prothese zu entfernen oder Gußkanäle von gegossenen Metallplatten zu trennen, benutzt man die Laubsäge. Abb. 91 zeigt sie. Sie besteht aus einem Metallbügel mit Holzgriff. Zwischen den Teil a des Laubsägebogens, der gegen den Teil b verschieblich ist, und den Teil b wird das Laubsägeblatt c gespannt. Der Teil a wird gegen den Teil b mittels der Schraube s so festgestellt, daß das Sägeblatt c sich in straff gespanntem Zustand befindet. Der Stoff, den man zu sägen hat, bestimmt die Härte und die Art der Bezahnung des Sägeblattes. Will man Kautschuk sägen, so kann man weniger harte Blätter verwenden, als wenn Metall gesägt werden soll. Außerdem müssen die Kautschuk-, Horn- und Holz-Sägeblätter längere und weiter auseinanderstehende Zähne besitzen als die Blätter der Metallsägen. Zu unseren Zwecken werden sich Metall-Sägeblätter, bei denen 125—128 Zähne auf 10 cm kommen, am besten eignen. Dort, wo Stahlstangen, Messingstangen von Mittelstärke aufwärts geschnitten werden sollen, wird eine Bezahnung von 96—100 Zähnen auf 10 cm, für das Schneiden von weichem Stahl oder Schmiedeeisen eine solche mit 56—64 Zähnen geeignet sein. Für den „allgemeinen Gebrauch" nimmt man Blätter mit etwa 80 Zähnen auf 10 cm Blattlänge. Abb. 91 A zeigt das Stück eines Sägeblattes für Kautschuk. Abb. 91 B skizziert ein Stück eines Metallsägeblattes [1]. Da die Sägeblätter verhältnismäßig schmal sind, so kann man mit der Laubsäge sehr kleine Bögen schneiden, zumal der Metallbogen ziemlich weit vom Blatt entfernt liegt, so daß der zu sägende Gegenstand zwischen Sägeblatt und Metallbogen reichlich Raum findet.

Ehe man daran denken kann, den prothetischen Arbeiten Politur zu geben, muß man sie mit grobem und danach mit feinem Sandpapier bearbeiten.

Schleifmaschinen. Sowohl Metall- als auch Kautschukprothesen müssen, ehe sie in den Mund des Patienten gegeben werden können, an der Schleifmaschine geglättet und poliert worden sein. Die Forderung des Polierens entspricht nicht nur ästhetischen Gründen, sondern hauptsächlich hygienischen Absichten. An ein rauhes, nicht poliertes Ersatzstück setzen sich Nahrungsreste und auch Bakterien leichter an als an ein poliertes; die Säuberung des polierten ist viel leichter. Die Schleifmaschine wird entweder mit dem Fuß oder mit elektrischer Kraft angetrieben.

Ihr älteres Modell ist die ähnlich einer Nähmaschine mit der Fußkraft betriebene Schleifmaschine, Abb. 92. Sie besteht aus einem Tisch mit Schwungrad und Tretvorrichtung und dem auf den Tisch geschraubten Schleifkopf. Ein solcher Schleifkopf sei in Abb. 93 dargestellt. Es gibt verschiedene

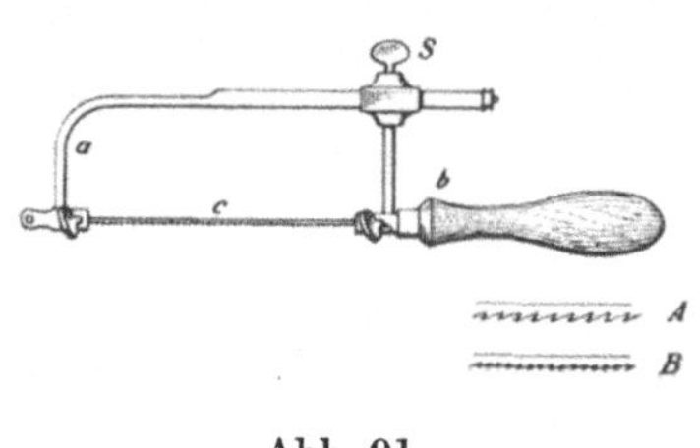

Abb. 91.

Modelle solcher Schleifköpfe, die beliebig ausgewechselt werden können. Sie bestehen aus einem gußeisernen U-förmigen Träger, auf dessen Gabelenden eine Stahlwelle liegt. Ihre Mitte trägt ein Rad für die Triebschnur. Die Enden zeigen Vorrichtungen für die Aufnahme von Schleifbürsten, Filzkegeln und Schleifrädern.

Schleifbürste. In einem runden, in seiner Mitte mit einem Loch versehenen Holz, stehen in strahliger Anordnung die Borsten. Da sie alle gleich lang sind, so ist der Umfang der ganzen Bürste kreisrund. Je nachdem die Borsten hart und schwarz oder weich und weiß sind, spricht man von harten und weichen Polierbürsten. Die schwarzen, harten Bürsten benutzt man zum Glätten, die weichen, weißen zur Erzeugung der Politur. Das in der Mitte des Bürstenholzes befindliche Loch dient dazu, die Bürste auf dem Schleifkopf zu befestigen. Sie wird auf das gewindetragende Ende des Schleifkopfes aufgeschraubt. Solche Schleifbürsten oder Bürstenräder (Radbürsten) können auch aus Filz (Abb. 94 B) oder Baumwolle (C) bestehen.

Schleifräder. Die Schleifräder, welche auf das andere Ende der Stahlwelle des Schleifkopfes geschraubt werden, bestehen aus Carborund. Sie sind ebenfalls kreisrund und tragen in ihrer Mitte ein Loch. Sie haben verschieden große Durchmesser, entweder scharfe oder abgerundete Kanten. Sie werden hauptsächlich zum Beschleifen der künstlichen Zähne benutzt. Während das Schleifrad auf der Schleifmaschinenwelle gewöhnlich fest angebracht ist und auf dem ihm gegebenen Platz solange bleibt, bis es verbraucht ist, werden die Bürsten-, Filz- und Wollräder und -kegel jedesmal zum Gebrauch auf die Schleifmaschinenwelle aufgedreht (Abb. 95).

---

[1] „Die Werkzeugmaschine". Z. prakt. Fabrikbetr. 18, H. 23—24.

Die zum Betrieb der Schleifmaschine erforderliche Fußkraft wird durch Schwungkraft und Triebschnur auf die Welle des Schleifkopfes übertragen. Die dazu dienende Anordnung zeigt Abb. 92.

Bequemer als die Benutzung einer Fußtretmaschine ist die Verwendung einer elektrischen Schleifmaschine, zu ihrem Betrieb dient ein Motor.

Motor. Ein solcher Motor ist eine umgekehrte Dynamomaschine. Wie bekannt, besteht das Wesen des Dynamo darin, daß durch Bewegung von magnetischen Feldern um Drahtwindungen, welche um Eisenkerne gelegt sind, in diesen Drahtwindungen elektrische Ströme entstehen. Natürlich ist dasselbe ebensogut dadurch zu erzeugen, daß nicht die magnetischen Felder um die Drahtwindungen, sondern die Drahtwindungen durch die magnetischen Felder bewegt werden. Die so entstehenden Ströme sind Induktionsströme, deren Charakteristicum ihr ständiger Wechsel ist. Sie wechseln so oft wie die magnetischen Felder wechseln. Aus diesen Wechselströmen erhält man Gleichströme dadurch, daß die auf dem Kommutator oder Kollektor schleifenden Bürsten so eingerichtet sind, daß sie nur gleichgerichtete Stromwellen abnehmen.

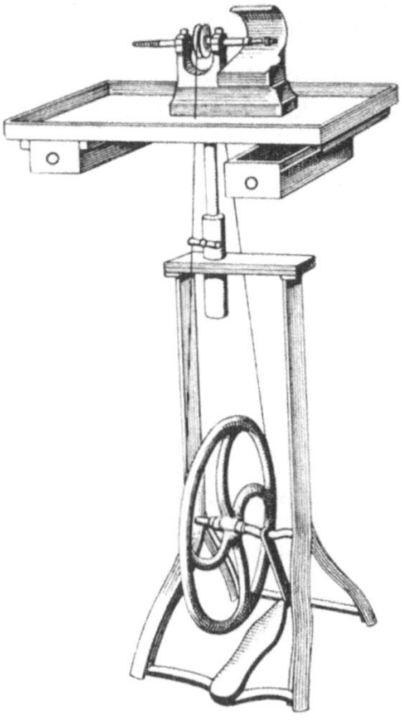

Jeder Dynamo besteht aus dem Magneten — man benutzt zur Erzeugung möglichst starker magnetischer Kraftfelder am liebsten Elektromagnete — den um Eisenkerne gelegten Drahtspulen und dem Kommutator, Kollektor, Stromsammler.

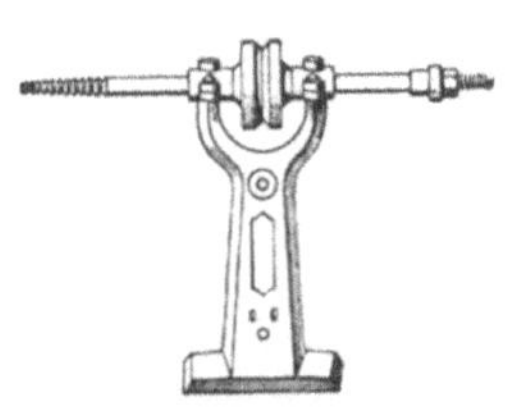

Abb. 92.

Genau so, wie man in der Dynamomaschine eine Vorrichtung hat, bei der die zur Bewegung der Spulen durch die magnetischen Felder aufgewendete mechanische Kraft in elektrische verwandelt wird, kann man mit derselben Vorrichtung auch den Zustand umkehren, d. h. elektrische Kraft zur Erzeugung mechanischer Kraft benutzen.

Dazu dient der Motor, der wie eine Dynamomaschine gebaut ist. Während aber beim Dynamo der Strom vom Kommutator durch die Bürsten abgenommen und von ihnen aus weitergeleitet wird dorthin, wo er Verwendung finden soll, wird beim Motor umgekehrt der Strom durch die Bürsten in den Kommutator und von da aus in die Drahtspulen geleitet, wo er durch die zwischen ihm über den magnetischen Feldern entstehende Wechselwirkung die Rotation des Motors, d. h. des mit Draht umwickelten Eisenkerns zwischen den Feldmagneten hervorbringt.

Die von uns verwendeten Motore für die Bohrmaschinen sowohl als auch für die Schleifmaschinen

Abb. 93.

sind Gleichstrommotore, wenn das versorgende Stromnetz Gleichstrom liefert. Es gibt auch Wechselstrommotore, die in den Städten mit Wechselstrom benutzt werden. Da der Strom des beliefernden Stromnetzes gewöhnlich eine Spannung von 110 oder 220 Volt besitzt, aber nur eine etwa 20 Volt große Spannung gebraucht wird, so muß der Strom vom allgemeinen Netz erst durch Widerstände auf eine geringere Spannung gebracht werden, ehe er in die elektrischen Apparate, zu denen auch der Motor gehört, geleitet werden kann.

Wird der Strom so vorbereitet dem Motor zugeleitet, d. h. mit dem Motor geschlossen, so durchläuft er von den Schleifbürsten aus den Kommutator oder Kollektor, von da aus die Drahtspulen des Ringankers, Grammschen Ringes, wodurch dieser, von zwei halbmondförmigen Magnetpolen (Feldmagneten) umgeben, in kreisende Bewegung gesetzt wird. Abb. 96 zeigt einen solchen Motor.

Ist die Achse des Motors seitwärts so verlängert und gestaltet, wie die Welle des Schleifkopfes (Abb. 92), so drehen sich darauf geschraubte Radbürsten

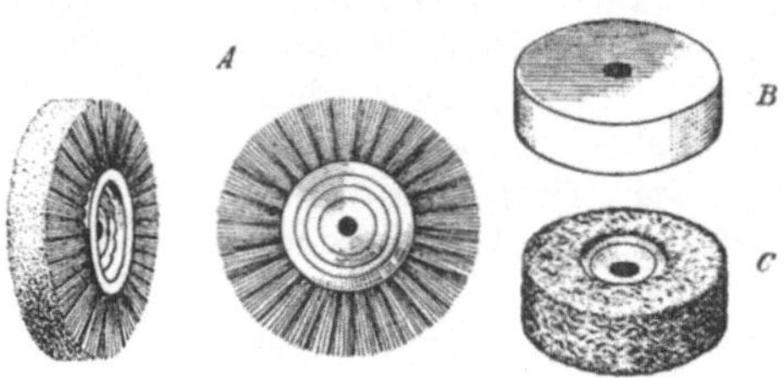

Abb. 94.

oder Schleifräder usw. mit dem Motor und können also zum Polieren und Schleifen benutzt werden.

Es ist nötig, den Motor mit einer Hülle, wie sie z. B. Abb. 95 zeigt, zu umgeben, um ihn vor dem Verschmutzen zu schützen. Über den Schleif- und Poliervorgang s. Materialkunde.

Die Bohrmaschine. Zum Ausarbeiten der Prothesen gebraucht man manchmal die Bohrmaschine, da viele Arbeiten mit dem Bohrer leichter und

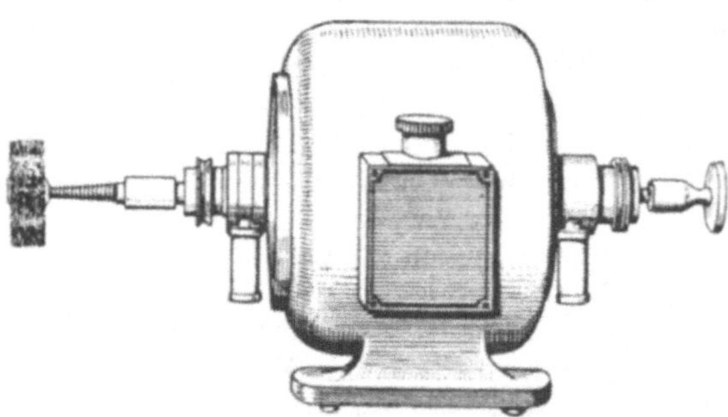

Abb. 95.

sicherer auszuführen sind als mit Feile und Stichel. Im Laboratorium wird man kaum eine andere als die Fußtret-Bohrmaschine benutzen[1]. Die zu ihrem Antrieb notwendige Fußkraft wird durch das Schwungrad und eine Triebschnur auf die Spirale des Bohrschlauches übertragen. Diese wird dadurch in Umdrehung versetzt und damit auch der mit ihr verbundene Bohrer.

Da die elektrische Bohrmaschine bei der Beschreibung des Instrumentariums für konservierende Zahnheilkunde in ihrer geschichtlichen Entwicklung usw.

---

[1] In neuester Zeit stellt die Firma Siemens-Reiniger-Veifa, Nürnberg, für das Laboratorium eine elektrische Bohrmaschine her, die sich bei uns ausgezeichnet bewährt hat.

genauer beschrieben werden wird, so soll hier nur auf das verwiesen werden, was bereits über den elektrischen Schleifmotor gesagt ist. Beide Maschinen sind in ihren Grundzügen gleich. Bei der elektrischen Bohrmaschine wird die drehende Bewegung des Motors benutzt, um den Bohrer in Drehlauf zu setzen. Die Übertragung der Drehung des Motors auf den Bohrer wird durch eine Spirale erreicht.

Über diese Spirale oder biegsame Welle, eine geniale Erfindung, ist in bezug auf ihre Herkunft wenig bekannt. Man nahm eine Zeit hindurch an, daß Leonardo da Vinci sie schon gekannt habe, was sich jedoch als Irrtum erwiesen hat. Sie ist wohl zuerst um 1870 in Philadelphia von dem Zahnarzt Flagg für seine Bohrmaschine benutzt worden (nach Feldhaus). In Deutschland ist sie zum erstenmal 1835 in dem D.R.P. Nr. 36 547 erwähnt worden.

Der Wert der Spirale liegt darin, daß sie erlaubt, den Bohrer in die verschiedensten Lagen zu bringen, ohne deshalb seinen Drehlauf zu beeinträchtigen. Wegen der hohen Anforderungen, die an eine solche Spirale gestellt werden, muß sie aus bestem Material auf

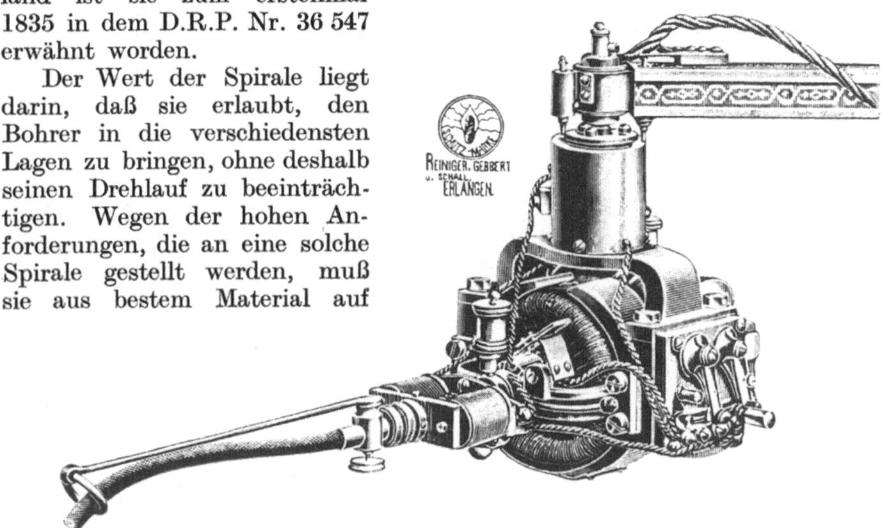

Abb. 96. (Nach Dorn.)

das sorgfältigste gearbeitet sein. Am meisten hat der Teil der Spirale zu leisten, der in der Nähe des den Bohrer tragenden Handstückes die kleinsten Krümmungen je nach der Haltung des Bohrers machen muß. Dieser Teil ist am leichtesten der Bruchgefahr ausgesetzt und so eingerichtet, daß er ausgewechselt werden kann. Der Nachteil der Übertragung der Motorbewegung auf den Bohrer durch die Spirale wird darin gesehen, daß bei unsorgfältiger Aufbewahrung (z. B. wenn der Bohrschlauch, d. h. die Spirale, während des Ruhezustandes gekrümmt bleibt) die Spirale leicht zu schlagen beginnt, d. h. beim Bohren Nebenbewegungen ausführt. Außerdem ist beim Anlauf ein theoretischer Nachteil darin zu sehen, daß die Spirale immer erst ihre stärkste Zusammenwicklung erreicht haben muß, ehe der Bohrer mit voller Kraft arbeitet. Das trifft natürlich auch für den Übergang aus einer Bohrergangart in die andere und aus dem Bohren eines weichen in das Bohren eines härteren Stoffes zu. Man hat diese Nachteile mittels der Triebschnurübertragung zu überwinden versucht, dadurch aber eine Reihe anderer mindestens ebenso großer Nachteile geschaffen. Die Vorteile, die in der Spiralenübertragung liegen, sind so außerordentlich große, daß die geschilderten Nachteile verschwindend klein werden.

Die Arbeitsweise von Bohrern und Fräsen wird verständlich, wenn man sich eine Anzahl Hobeleisen so aufgestellt denkt, daß sie eine Kugeloberfläche bilden. Man spricht daher auch durchaus berechtigt von Bohrspänen. Die Arbeit des Bohrers ist mit der der Feile zu vergleichen. Auch beim Bohrer entscheidet neben der Härte des Stoffes die Grobheit oder Feinheit des Hiebes über die Größe der Bohrspäne. Um harte Körper glatt zu bohren, gebraucht man Bohrer mit feinem Hieb. Ein Beispiel dafür sind die für das Glätten des Schmelzes benutzten „Finierer".

Bohrer sind uralte Werkzeuge. Sie wurden schon im Palaeolithicum benutzt. In der neolithischen Zeit verwandte man sogar schon Kernbohrer, eine erst Jahrtausende später wiedererfundene Verbesserung der Bohrtechnik. In der jüngeren Eisenzeit fertigte man den Spitzbohrer an. Seine Form beherrscht das ganze Mittelalter. Löffelbohrer finden sich am Ende des 16., Anfang des 17. Jahrhunderts. Die Entwicklung des neueren Bohrers nahm von England her ihren Ausgang. 1770 erfand Cook dort den Spiralbohrer, den man seit 1820 auch zum Bohren von Metallen zu verwenden gelernt hat. Trotz einer früheren Veröffentlichung von Dingler ist der Spiralbohrer für Metall, der ein ganz glattes cylindrisches Loch liefert, bei uns erst um 1863 eingeführt worden.

Fräsen sind Werkzeuge, die die Eigenschaften der Feile mit denen der Säge zu vereinen streben. Leonardo de Vinci scheint als erster um 1500 einige Fräsen entworfen zu haben. 1724 verwandte J. Leupold als erster eine Radfräse, wie wir sie auch heute noch benutzen zum Einschneiden der Zähne in Uhrräder. 1829 entwarf James Milne in Edinburgh eine Stein-fräsmaschine, bei der die Schneidewerkzeuge durch schnelle Drehbewegung wirkten. Die in dieser Maschine geleistete Arbeitsart dürfte mit der unserer Bohrer zu vergleichen sein.

II. Materialkunde.

A. Abdruckmaterialien.

1. Gips.

Geschichtliches. Der Gips gelangt entweder rein oder mit Bimsstein, Infusorienerde, Schlämmkreide, Stärke, Kieselsäureverbindungen usw. vermengt zur Verwendung. Nicht erst die jüngste Zeit hat es verstanden, sich den Gips dienstbar zu machen. Herodot weiß von ihm und seiner Verwendung zu erzählen. Die Äthiopier verwandten ihn beim Totenkult, die Ägypter zu Bau-zwecken. Auch Plinius und Vitrus erwähnen den Gips als Baumaterial. Sysistratus aus Sykion soll der erste gewesen sein, der mit Hilfe des Gipses einen Abdruck vom menschlichen Gesicht hergestellt hat. In der Zeit der Christenverfolgungen kam in Rom für den durchsichtigen, farblosen, krystallinen Gips der symbolisch gebrauchte Name Marienglas auf. Die Kunst der Gips-verarbeitung ist dann lange Zeit hindurch vergessen gewesen. Der Italiener Margaritone wird als ihr Wiederentdecker bezeichnet.

Geologisches. Daß die Gipsverarbeitung so lange vergessen war, muß sonderbar genannt werden, denn die Verbreitung des Gipses auf der Erde ist außerordentlich groß. Ganze Gebirge sind in ihren Grundstöcken, ihren Kernen, aus ihm gebildet. Er kommt als Sediment vergesellschaftet mit Steinsalz vor und findet sich in jenen Erdformationen, die wir unter den Namen Bunt-sandstein-, Muschelkalk-, Keuper-, Zechsteinformation kennen. Auch in vul-kanischen Gegenden ist der Gips zu finden. In Deutschland ist wohl der Harz die bekannteste Fundstätte des Gipses.

Er kommt in recht verschiedenen Formen vor, z. B. als Gipskrystall, Gipsspat, Selenit, Lapis specularia, Marienglas oder Fraueneis, als seidig glänzender Fasergips, körniger Gips oder Alabaster, porphyrartiger Gips, Schaumgips, Gipserde und Gipsblüte, Gipsstein.

Der Gips bildet Krystalle, und zwar recht schöne durchsichtige. Durch Spaltung dieser Krystalle erhält man glasartige Scheiben. Es ist teilweise angenommen worden, daß sie für Lampencylinder, Laternenscheiben usw. zu gebrauchen seien. Wegen seiner Unbeständigkeit gegen hohe Wärmegrade ist Gips jedoch für die genannte Verwendung nicht geeignet.

Man kann unter dem Mikroskop beobachten, daß Gips Krystalle bildet, wenn man eine Lösung von Chlorcalcium mit konzentrierter Natriumsulfatlösung versetzt. Der dabei nach der Gleichung

$$CaCl_2 + Na_2SO_4 + 2\,H_2O = CaSO_4 + 2\,H_2O + 2\,NaCl$$

entstehende Gips zeigt die typischen Krystallformen.

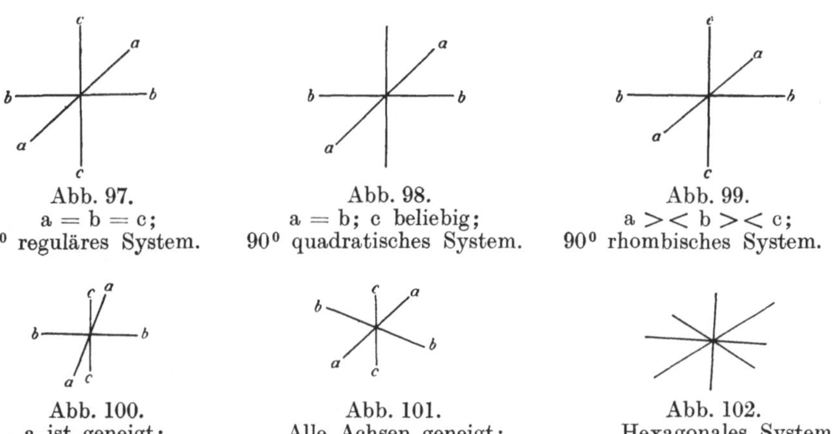

Abb. 97.	Abb. 98.	Abb. 99.
a = b = c;	a = b; c beliebig;	a >< b >< c;
90° reguläres System.	90° quadratisches System.	90° rhombisches System.

Abb. 100.	Abb. 101.	Abb. 102.
a ist geneigt;	Alle Achsen geneigt;	Hexagonales System.
monoklines System.	triklines System.	

Krystallographisches. Alle Krystalle suchen wir einzuordnen in Krystallsysteme. Ebenso wie Tiere und Pflanzen in bestimmte Stämme und Klassen eingeteilt werden, so hat man das Reich der Krystalle an Hand einer bestimmten Anzahl von Krystallsystemen zu ordnen gesucht. Diese Systeme sind gegründet auf das Verhalten der Achsen zueinander, die gleichsam das Skelett des Krystalles sind. Die Zahl der Achsen, ihr Längenverhältnis untereinander und die Winkel, die sie bilden, sind die bestimmenden Größen, nach denen die Krystalle geordnet werden. Man unterscheidet ein reguläres, quadratisches, rhombisches, monoklines, triklines und hexagonales System.

Ein Krystall mit drei gleichen, aufeinander senkrecht stehenden Achsen gehört dem regulären System an. Auch im quadratischen System stehen die drei Achsen, deren zwei gleich lang sind, senkrecht aufeinander. Jeder Krystall mit drei ungleichen, zueinander senkrecht stehenden Achsen gehört dem rhombischen System an. Im monoklinen System schneiden sich zwei von den drei ungleichen Achsen unter schiefem Winkel, im triklinen System alle drei. Im hexagonalen System finden sich drei Achsen in einer Ebene, die zueinander unter 60° Neigung verlaufen. Eine vierte Achse steht senkrecht dazu.

Chemisches und Physikalisches. Der wasserhelle Gips gehört zur monoklinen Gruppe. Durch Zwillingsbildungen und Bildung von Gradendflächnern (bei denen die Achse c gleich 0 ist) zeigen die Gipskrystalle häufig große Kompliziertheit. Das in der Natur vorkommende Anhydrit des Gipses krystallisiert in rhombischer Form. Chemisch versteht man unter Gips das schwefelsaure Salz des Calciums, Calciumsulfat, das mit Krystallwasser krystallisiert, $CaSO_4 + 2\,H_2O$. Es kommt in der Natur auch wasserfrei vor als Anhydrit. Durch stufenweise Entwässerung erhält man aus dem Gips das Hydrat $CaSO_4 \cdot H_2O$, das Halbhydrat $2\,CaSO_4 \cdot H_2O$, gebrannten Gips, und Anhydrit $CaSO_4$. Das Halbhydrat (Gipspulver) und das Dihydrat $CaSO_4 + 2\,H_2O$ sind diejenigen Formen des Gipses, die uns Zahnärzte hauptsächlich angehen.

Es gibt einen leichtlöslichen und einen schwer löslichen Anhydrit. Bei Erhitzen des Halbhydrates auf eine Temperatur über 140° geht das Halbhydrat langsam, bei Erhitzen bis auf 200° schnell in leicht löslichen Anhydrit über. Bei längerem Erhitzen über 200° wird das Halbhydrat totgebrannt zu schwer löslichem Anhydrit.

Der Anhydrit hat eine größere Dichte und Härte als das Dihydrat Gips. Nach der Moßschen Härteskala hat er die Härte 3. Die Härte eines Körpers wird mittels dieses Maßsystemes derart bestimmt, daß man mit dem zu untersuchenden Körper die einzelnen Stoffe der Härteskala zu ritzen versucht. Man beginnt dabei mit dem letzten Stoff der von Moß aufgestellten Reihe. Zur Prüfung dienen folgende Stoffe: 1. Talk, 2. Steinsalz, 3. Kalkspat, 4. Flußspat, 5. Apatit, 6. Feldspat, 7. Quarz, 8. Topas, 9. Korund, 10. Diamant.

Das spezifische Gewicht des Gipses ist 2,2—2,4. Das spezifische Gewicht ist gleich dem Gewicht der Volumeneinheit eines Körpers. Auf Zähigkeit, Sprödigkeit usw. läßt es jedoch keinen Schluß zu. Der Gipskrystall ist farblos wasserhell, weiß oder gelbrot. Daneben sind andere Färbungen des natürlich vorkommenden Gipses zu sehen, die durch Beimengungen von Ton, Eisenoxyd usw. zu erklären sind.

Gewinnung. Der Gips, der im zahnärztlichen Laboratorium verwendet wird, wird in Gipsbrüchen gewonnen. Er wird in faustgroße Stücke geschlagen und in besonderen Öfen bei etwa 150° gebrannt. Je reiner und freier von fremden Bestandteilen der Gipsstein gewesen ist, desto weißer ist das nach dem Brennen erhaltene Produkt. Ist der Gipsstein gar gebrannt, so wird er zerkleinert und gemahlen. Dies geschieht zwischen Walzen mit auswechselbaren Hartgußmänteln, in Kollergängen und Kugelmühlen. Siebvorrichtungen sorgen dafür, daß der gebrannte Gips als ein gleichmäßiges, feines, lockeres Pulver in den Handel kommt. Je nach der beim Brennprozeß angewandten Temperatur erhält man verschiedene Gipssorten. Erhöht man die Temperatur über 200°, so erhält man totgebrannten Gips. Er ist schwer löslich, der aus ihm durch Anrühren mit Wasser gewonnene Gipsbrei hat die Fähigkeit zu erstarren verloren. Der technisch wichtige Estrichgips, der bei einer Temperatur über 400° gebrannt wird, ist löslich und liefert nach Verlauf von mehreren Tagen recht harte Erstarrungsprodukte. Wie man annimmt, kommt ihre Härte durch den geringen Wassergehalt zustande. Die Möglichkeit, daß bei so hoher Temperatur gebrannter Gips wieder Erstarrungsprodukte liefert, ist noch nicht einwandfrei erklärt. Da die Abbindung des Estrichgipses lange Zeit dauert, so kann er in der Zahnheilkunde nicht benutzt werden. Der für zahnärztliche Zwecke gebrauchte Gips wird bei etwa 130—150° gebrannt.

Löslichkeit. Der Zahnarzt benutzt den Gips in der Art, daß er das Gipspulver (Halbhydrat) zu Brei anrührt. Mit diesem gießt er Hohlformen aus, um sich Modelle zu schaffen, an denen er arbeiten kann, oder die ihm ermöglichen, diagnostische und therapeutische Bestimmungen zu treffen, oder er benutzt den Gips beim „Abdrucknehmen", um solche Negative zu gewinnen, mit deren Hilfe er seine Arbeits- und Sammlungsmodelle herstellen kann. Bei diesen Maßnahmen sind die Löslichkeit des Gipspulvers und die Erstarrung des hergestellten Gipsbreies bestimmende Faktoren. Die Löslichkeit des Gipses ist von der Temperatur abhängig, bei der er gebrannt ist, also von der Menge des Wassers, das er enthält. Ferner beeinflussen noch andere Faktoren seine Löslichkeit, z. B. die Temperatur des Lösungswassers. Nach Schoenbeck erreicht die Löslichkeit bei im übrigen gleicher Versuchsanordnung ihr Maximum bei einer Wassertemperatur von 35^0. Nach Hofmann lösen sich in 1000 g Wasser bei verschiedener Temperatur folgende Mol Gips (Mol = Molekulargewicht des Gipses in Gramm angegeben).

Bei einer Temperatur von
$$\begin{array}{r l}
0^0 & - \ 0{,}0143 \\
18^0 & - \ 0{,}0155 \\
24^0 & - \ 0{,}0159 \\
38^0 & - \ 0{,}0163 \\
53^0 & - \ 0{,}0160 \\
72^0 & - \ 0{,}0153 \\
99^0 & - \ 0{,}0133
\end{array}$$

In Alkohol ist Gips unlöslich. Der Zusatz von Salz- oder Salpetersäure zum Lösungswasser erhöhen die Löslichkeit, auch Kochsalz beeinflußt sie. Nach Hulett wird bei Zusatz bis zu $6^0/_0$ Kochsalz eine Erhöhung der Löslichkeit erreicht. Ein größerer Zusatz von Kochsalz dagegen setzt die Löslichkeit wieder herab. Dieser Vorgang wird ganz verschieden von den einzelnen Autoren erklärt, z. B. durch Bildung von komplexen Ionen oder durch die Beeinflussung des Dissoziationsvermögens der Ionen des Gipses infolge der Anwesenheit von Kochsalzionen.

Abbindung. Weit wichtiger aber als die Löslichkeit ist für den Zahnarzt der Erstarrungsvorgang oder die Abbindung des Gipsbreies. Der Zahnarzt verlangt, daß der Gipsbrei in ungefähr 2—10 Minuten erstarre, und daß er beim Erstarren die Form, die er abbilden soll, ganz genau wiedergibt. Die Abbindungzeit ist abhängig von der Anrührzeit, und zwar erzeugt ein längeres Rühren eine schnellere Abbindung. Man beeinflusse jedoch in der Praxis die Abbindungsdauer nicht durch langes Rühren, da es schädliche Nebenerscheinungen erzeugt. Es bedingt während des Erhärtens eine größere Erhöhung der Temperatur und eine größere Ausdehnung des Gipses als für den Zahnarzt praktisch ist. Nach Grünberg, und ähnliche Resultate ergaben auch Versuche von Parreidt, Spence und Bennstein, tritt die Abbindung des Gipses unter sonst gleicher Versuchsanordnung um $^1/_3$ schneller ein, wenn man statt 10 Sekunden 60 Sekunden lang rührt. Aber bei dieser Verlängerung der Anrührzeit verdoppelt sich auch die Ausdehnungsgröße beim Erstarren. Diese Ausdehnungsgrößen sind zwar gering, aber nicht ohne praktische Bedeutung.

Außer der Anrührzeit beeinflussen Beimengungen einiger Chemikalien die Dauer des Erstarrungsprozesses. Im zahnärztlichen Laboratorium ist man es gewohnt, Kochsalz in den Gipsbrei zu tun, damit er schnell abbindet. Nach Schoenbeck geht die Abbindung am schnellsten vor sich, wenn $2{,}5^0/_0$ Kochsalz dem Gips beigemengt sind, während kleinere oder größere Kochsalzmengen die Dauer der Abbindung weniger verkürzen. Je mehr Kochsalz man dem Gips beifügt, desto größer ist aber die Temperatursteigerung, die der Abbindungsvorgang auslöst.

Eine noch größere Wirkung als das Kochsalz hat nach Port, Rohland und Parreidt das Kaliumsulfat K_2SO_4. Bei einer Beimengung von ungefähr $2^0/_0$ Kaliumsulfat erstarrt nach Port der Gipsbrei in einer Zeit, die für zahnärztliche Zwecke geeignet ist, dagegen bei einer Beimengung von $6^0/_0$ Kaliumsulfat fast augenblicklich. Außerdem behauptet Lohmann, der Gips habe bei Zusatz von Kaliumsulfat Volumbeständigkeit. Wie wichtig diese aber ist, beweisen die Untersuchungen Gysis. Würden wir durch Kaliumsulfatzusatz eine Volumbeständigkeit wirklich erzielen können, so hätten wir dadurch die Möglichkeit, die Veränderung zu vermeiden, die Gipsabdrücke beim Erstarren erleiden können. Gips ist bei weitem nicht so unveränderlich, wie man gewöhnlich annimmt, z. B. weist Gysi auf Größenveränderung der Gipsmodelle selbst noch beim Vulkanisieren hin. Boraxhärtung soll die Ausdehnung der Gipsmodelle beim Vulkanisieren und den dadurch bedingten schlechten Sitz der Prothesen verhüten.

Außer dem Kochsalz und dem Kaliumsulfat verkürzen noch Kaliumbichromat $K_2Cr_2O_7$ und Alaun $KAl(SO_4)_2 + 12 H_2O$ die Abbindungsdauer. Die Wirkung aller genannten Salze ist noch nicht einwandfrei erklärt, die einzelnen Autoren geben verschiedene Gründe an. Man führt ähnliche Gründe an, wie sie schon für die Beeinflussung der Löslichkeit des Gipses durch Kochsalz genannt worden sind, oder begründet die geschilderten Tatsachen mit dem Auftreten kolloidaler Zustände (Cavazzi) und der Einwirkung von Metallionen auf die Kolloide (Traube) während des Abbindungsprozesses.

Es gibt aber auch Stoffe, deren Zusatz zum Gipsbrei eine Verlängerung der Abbindungszeit verursacht, z. B. Borax $Na_2B_4O_7 + 10 H_2O$, Leimlösung, $4-8^0/_0$ Altheawurzelpulver. Genauere Forschungsergebnisse fehlen hierüber noch. Es kommt ja die Anwendung solcher Mittel für den Zahnarzt nur in Frage, wenn er irgendeiner fertig gekauften Gipsmischung eine längere Erhärtungszeit geben will, als der Hersteller es beabsichtigt hat. Über die Anwendung des Altheawurzelpulvers berichtet Hoffendahl, daß sie nach langsamer Abbindung ein sehr hartes Produkt liefere.

Härtung von Gipsmodellen. Im zahnärztlichen Laboratorium und auch da, wo es sich um die Gewinnung von Sammlungsmodellen handelt, müssen wir versuchen, möglichst harte und haltbare Modelle zu bekommen. Man hat daher nach Methoden gesucht, mit denen man fertige Gipsmodelle härten kann, bisher jedoch ohne befriedigenden Erfolg. Besonders harte Modelle kann man nur durch Beimengungen zum Gipsbrei erhalten, z. B. Leim, Dextrin. Mischt man Alaun zum Gipsbrei und brennt den erhaltenen erstarrten Gips erneut im Estrichofen, so erhält man die im Handel als Marmorzement bekannte Gipsart. Außer der Beimischung von Alaun zum Gipspulver soll nach Bach ein Zusatz von saurer Milch und Molken zum Gipsbrei einen sehr harten Gips erzeugen, der aber erst nach 24 Stunden vollständig abbindet.

Um Gipsmodelle nachträglich zu härten, kann man verschiedene Mittel anwenden:

1. Man trocknet das Gipsmodell über offener Flamme, bis kein Wasserdampf mehr entweicht und setzt dann das Modell in geschmolzenes Stearin, welches in das Modell hineindringt.

2. Mit einer Lösung von etwa 20 g Sandarak in 100 g Alkohol wird das Modell bestrichen, nachdem es gut getrocknet ist. Die Sandaraklösung dringt in die oberflächlichen Gipsschichten und härtet so das Modell. Sandarak ist das Harz des Sandarakbaumes, eines in Nordafrika vorkommenden Baumes aus der Gattung der Nadelhölzer (Callitris quodrivalcis cupressineae).

3. Legt man Gipsmodelle in Sodalösung, so sollen sie dadurch gehärtet werden, daß sich die Gipsschichten an der Oberfläche unter Einwirkung der Soda in kohlensauren Kalk verwandeln, welcher härter ist als Gips.

$$CaSO_4 + Na_2CO_3 = Na_2SO_4 + CaCO_3.$$

4. Durch Bestreichen mit stearinsaurem Kalium soll ebenfalls eine Härtung des Gipsmodelles zu erzielen sein.

Man benutzt dazu z. B. eine Lösung von 2 Teilen Ätzkali in 36 Teilen heißem Wasser. Dieser Lösung sind 9 Teile Stearinsäure zuzusetzen. Nachdem die Stearinsäure geschmolzen ist, wird kräftig umgerührt und dem so erhaltenen dicken, klaren Schleim eine gleiche Gewichtsmenge 90 $^0/_0$ Alkohol hinzugesetzt. Mit dieser wasserhellen, dünnen Flüssigkeit wird das zu härtende, vorgewärmte Modell mehrmals überpinselt; diese Härtungsmethode wird im Kunstgewerbe benutzt.

5. Durch Bepinseln mit Barytlösung härtet man das Modell in der Art, daß man es auf etwa 75° erwärmt und dann heiße Barytlösung aufträgt. Die Barytlösung besteht aus einem Teil Baryt und 20 Teilen kalkarmen Wassers (Regenwasser). Das Modell muß mehrmals mit der Lösung bestrichen werden.

Aufbewahrung. Um den Gips für die genannten Zwecke stets gebrauchsfertig zur Hand zu haben, hat der Zahnarzt Sorgfalt auf die Aufbewahrung des Gipspulvers zu verwenden. Es soll in trockenem Raum in gut schließenden Gefäßen aufbewahrt werden.

Zur Herstellung von Gipsabdrücken benutzt man gefärbtes Gipspulver. Die Färbung kann während des Anrührens geschehen, z. B. durch Zusatz von Pariser Rot oder Tinten, sie kann aber auch schon vorher durch Beimischung von Farben zum Gipspulver erfolgen, z. B. ist das als „Kühnscher Abdruckgips" gekaufte Gipspulver so gefärbt. Die Färbung des Abdruckgipses erfolgt deshalb, damit das gewonnene Negativ später im Laboratorium gut vom Positiv, dem Arbeitsmodell, bei der Trennung zu unterscheiden ist. Zu diesem Zwecke verwendet man außer der Farbe auch Geruchsmittel, die aber nicht so sicher führen wie die Farbe.

Beeinflussung der Brüchigkeit. Um die Entfernung des (negativen) Gipsabdrucks vom (positiven) Gipsmodell und auch schon die Herausnahme des Abdrucks aus der Mundhöhle leicht vornehmen zu können, muß der Abdruckgips gut brechen. Man entfernt ja das Gipsnegativ vom Gipspositiv dadurch, daß man es von ihm in Stücken herunterbricht. Damit der Gips gut bricht, hat man ihm Schlämmkreide, Bimsstein, Infusorienerde, Kieselsäureverbindungen hinzugefügt. Beimengungen von Holzmehl haben auch ein günstiges Ergebnis in bezug auf die Brüchigkeit gezeigt. Die Wirkung dieser Beimischungen beruht wohl darauf, daß die Kohäsion des Gipses gestört wird.

Da das Zusammensetzen des aus der Mundhöhle herausgebrochenen Gipsnegativs mehr oder weniger große Schwierigkeiten bereiten kann, so hat man vorgeschlagen, dem Gipspulver Wattefasern beizumengen (Bean). Das Zerbrechen des Abdrucks wird aber dadurch nicht behindert, das Zusammensetzen durch die Wattefasern dagegen stark erschwert, ganz abgesehen davon, daß der Abdruck leicht ungenau wird.

Nielsin[1]. Ein unter dem Namen „Nielsin" gehandeltes Produkt versucht, diese Schwierigkeiten zu vermeiden. Es handelt sich um ein Gemisch von Gips, Stärke und Dextrin. Hat man aus diesem Gemisch einen Abdruck wie jeden anderen Gipsabdruck hergestellt und das Negativ mit Gips ausgegossen, so soll man das Nielsinnegativ einfach dadurch entfernen können, daß man es in warmes Wasser setzt. Durch die Quellung der Dextrin- und Stärkebeimengungen soll sich das Nielsinnegativ gut vom Gipspositiv ablösen. Es ist dies sicher ein Vorzug dieses Abdruckgemisches, nur weiß man vorläufig nicht, ob durch diese Beimischung von Dextrin und Stärke der Gipsbrei in

---

[1] Ein ähnliches Mittel ist jetzt unter den Namen „Lösab" in den Handel gebracht worden. Die Höchster Farbwerke bereiten ebenfalls ein derartiges Abdruckmaterial vor.

seinem übrigen Verhalten verändert ist. Zu dieser Annahme scheint aber bis jetzt kein Grund vorzuliegen.

Teichmann gab 1909 eine Abdruckmasse an, die von Külle so zusammengesetzt ist, daß sie sich unmittelbar mit Zink zwecks Herstellung von Zinkstanzen ausgießen läßt. Will man eine Zink-Metallstanze unmittelbar durch Ausgießen des Abdrucks mit Metall erhalten, so empfiehlt White ein Abdruckmittel, das aus zwei Teilen Gips und einem Teil feinem Sand oder Marmorstaub, Talkum oder Quarzpulver besteht.

Separationsmittel. Um die Trennung des Gipsnegativs vom Positiv möglichst bequem vornehmen zu können, muß man das Negativ (den Abdruck also) sorgfältig mit einer Separationsschicht überziehen, ehe man ihn mit Gips ausgießt. Solche Separationsmittel sind Öle, Wasserglas, Seifenlösungen, z. B. Seifenspiritus (es genügt auch wässrige, starke Seifenlösung), Schellacklösungen. Man bestreicht hiermit den Abdruck möglichst dünn. Dadurch beseitigt man die zum Teil mikroskopisch feinen Unebenheiten auf der Oberfläche des Abdrucks und macht es so unmöglich, daß sich der zur Herstellung des Modells verwendete Gips auf dem Abdruck verankern kann.

Hier muß noch zweier Separationsmittel gedacht werden, die bei der Anwendung der allerdings schon veralteten Anwendung der Zink-Blei-Stanzen Verwendung finden. Um die Gipsmodelle leicht aus dem Formsand entfernen zu können, werden sie entweder mit Lycopodium oder nach Parreidt auch mit Seifensteinpulver überpudert.

Lycopodium ist der Same von Lycopodium claratum, dem gemeinen Bärlapp. Abb. 103 möge ihn zeigen. Die Gestalt der Lykopodien ist moosartig. „Die Sporophylle sind bei vielen Arten am Sproßgipfel zu ährenförmigen Fruchtstauden vereinigt. Jedes derselben trägt auf seiner Basis ein einziges nierenförmiges Sporangium, welches sich bei der Reife durch einen Querriß öffnet . . . Die tetraedrischen Sporen werden eingesammelt und sind unter dem Namen Bärlappsamen — Lycopodium — offizinell" [1].

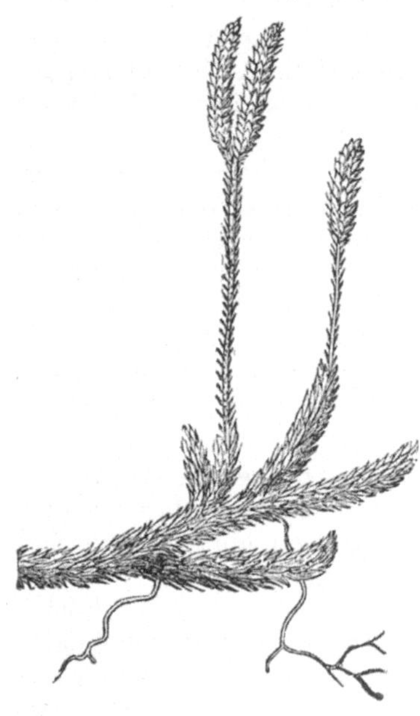

Abb. 103. (Nach Giesenhagen.)

Ätzkali, Seifenstein, Ätznatron. Das von Parreidt zur Separation von Gipsmodell und Formsand angegebene Seifensteinpulver ist chemisch Ätznatron bzw. Ätzkali. Beide Mittel haben ähnliche Eigenschaften und werden ausgiebig in der Seifenfabrikation benutzt.

Die hauptsächlichste Gewinnungsart ist heute die Elektrolyse von konzentrierter Kochsalzlösung:

$$NaCl = Na + Cl.$$
$$Na + H_2O = NaOH + H.$$

Da jedoch das entstehende Ätznatron sofort in neue chemische Prozesse eintritt, so bereitet das Verfahren Schwierigkeiten. In großem Maßstab wird das Ätznatron heute nach dem Griesheimer Verfahren gewonnen, das nach seinem

---

[1] Giesenhagen (s. Literaturverzeichnis).

Charakteristicum auch „Diaphrag-Verfahren" genannt wird. Ätznatron und Ätzkali sind Ätzmittel und sehr hygroskopisch. Schon deshalb ist wohl sicher die Verwendung des Lycopodium mehr als die des Seifensteinpulvers als Separationsmittel anzuraten.

2. Plastische Abdruckmassen.

Zum Abdrucknehmen verwendet man außer dem Gips die plastischen Abdruckmassen. Die älteste von ihnen ist das Wachs. Wir benutzen es heute nur noch hie und da, um das Lageverhältnis von einander gegenüberstehenden Zähnen festzuhalten. Zum Abdruck größerer Teile der Zahnreihen oder gar ganzer Zahnreihen benutzt man, wenn nicht Gips genommen werden soll, die sog. Stentsmassen. Es sind die verschiedensten solcher Abdruckmassen im Handel, z. B. Kerr-, Globe-, Trilby-, Helios-, Talatta-, Zenit-, Harvard-, Biber-, Jakobsen-, usw. Abdruckmasse. So exakte Negative aber wie mit Gips, erhält man mit keiner der plastischen Abdruckmassen, weil sie aus der Mundhöhle entfernt werden müssen, ehe sie ganz erstarrt sind. Dadurch gehen die sich jenseits der Kauflächen verjüngenden Teile des Gebisses im Abdruck verloren. Wenn man diesen Mangel bei einiger Geschicklichkeit auch dadurch ausgleichen kann, daß man mit Instrumentenstielen die in der Abdruckmasse aufgeworfenen Zahnhalsränder leise in eine angenähert richtige Lage bringt, so läßt doch die Kontraktion oder Expansion, die jede Abdruckmasse nach der Entfernung aus der Mundhöhle noch durchmacht, mehr oder weniger ungenaue Negative zustande kommen. Wenn man ein solches Negativ, nachdem es mit Gips ausgegossen ist, in heißes Wasser stellt, so wird die Abdruckmasse weich, so daß man sie leicht vom Positiv abheben kann.

Die Abdruckmassen bestehen aus Harzen (Kopale, Kolophonium), die in gepulverter Form mit Stearinsäure, Wachs, Ceresin, Terpentin, Paraffin zusammengeschmolzen werden. Auch Guttapercha befindet sich als Beimischung in plastischen Abdruckmassen. Zu dem Gemisch wird ein Füllkörper (meistens Talkum, Bolus, Kreide), der der Masse die durch die Harze bedingte Klebrigkeit nimmt, hinzugetan, bis die gesuchte Konsistenz erreicht ist. In den Abdruckmassen sind außer den genannten Stoffen auch häufig Carnauba-Wachs und Japanwachs nachzuweisen. Auch Ozokerit oder Erdwachs findet Verwendung. Die Rezepte der Massen werden von den Fabrikanten geheim gehalten.

Kolophonium bildet sich als Rückstand bei der Destillation des Terpentins. Es besitzt sehr hohe Klebkraft. Es ist weit bekannt durch seine Benutzung beim Geigenspiel. Chemisch gehört es in die Gruppe der Harze. Es besteht hauptsächlich aus Abietinsäure $C_{20}H_{30}O_2$. Schmelzpunkt bei 137°.

Stearinsäure kommt in den Talgarten vor und wird aus Hammeltalg hergestellt. Unsere gewöhnlichen Stearinkerzen bestehen hauptsächlich aus einem Gemisch von Stearin- und Palmitinsäure, dem etwas Paraffin zugesetzt wird. Wird Gips mit flüssiger Stearinsäure getränkt, so bildet sich die sog. Elfenbeinmasse. Chemisch gehört die Stearinsäure zu den höheren Fettsäuren. Sie hat die Formel $C_{18}H_{36}O_2$.

Paraffin, ein Gemisch von Kohlenwasserstoffen, wird bei der Destillation der Braunkohlenöle und des rohen Petroleums gewonnen.

Ozokerit oder Erdwachs ist ein natürliches Produkt von grüner, brauner oder roter Farbe. Es kommt in Galizien in großen Mengen vor. Nachdem es gebleicht ist, bringt man es in den Handel unter dem Namen „Ceresin".

Ceresin wird oft als Ersatz für Bienenwachs verwendet.

Talkum ist Magnesiumsilicat.

Bienenwachs, schon bei den Ägyptern, Griechen und Römern bekannt und verwendet, diente im Ausgang des Mittelalters viel zur Kerzenherstellung. Es ist ein Absonderungsprodukt der Honigbiene, Apis mellifica. Nach dem Ausschleudern des Honigs aus den Waben wird das Wachs der Waben von seinen Beimengungen (z. B. Honigresten, Pollenkörnern) befreit durch Auskochen mit Wasser, durch Schmelzen und Filtrieren. Als gelbes Wachs kommt es in ungebleichtem Zustand in den Handel, gebleicht als weißes. Das Bleichen geschieht durch Sonnenlicht, Wasserstoffsuperoxyd oder Chlorkalk. Dieser verlangt nach seiner Anwendung ein recht kräftiges Auswaschen, da das Wachs sonst brüchig und spröde wird.

Die für den Zahnarzt wichtigste Eigenschaft des Wachses besteht in seiner Knetbarkeit schon bei Handwärme und seinem niedrigen Schmelzpunkt. Es wird infolge dieser beiden Eigenschaften zum Modellieren verwandt. Der Schmelzpunkt des gelben Wachses liegt zwischen $63,5^0$ und $64,5^0$. Das gebleichte Wachs soll etwas höher schmelzen. Das spez. Gewicht des gelben Wachses wird mit 0,960—0,970 angegeben. Das gebleichte Bienenwachs hat schwach ranzigen, das gelbe erfrischenden Honiggeruch. Es ist in heißem Alkohol, Benzol, ätherischen Ölen, Chloroform löslich. Seiner chemischen Zusammensetzung nach ist das Bienenwachs ein Gemenge von Cerotinsäure $C_{26}H_{52}O_2$ und Palmitinsäuremelissylesther $C_{15}H_{31}CO_2C_{30}H_{61}$.

Fälschungen des Bienenwachses kommen wegen seines hohen Preises häufig vor. Man kann sie z. B. mit dem Pyknometer durch Bestimmung des spezifischen Gewichtes nachweisen. Das D.A.B. gibt folgende Art der Nachprüfung an: 2 Teile Weingeist werden mit 7 Teilen Wasser gemischt. Nachdem alle Luftbläschen aus der Flüssigkeit verschwunden sind, werden Wachskügelchen hineingebracht. Die Kügelchen müssen schweben oder zum Schweben gelangen, da die Flüssigkeit das spezifische Gewicht des reinen Bienenwachses besitzt. Sollte sich ergeben, daß die Flüssigkeit ein anderes spezifisches Gewicht besitzt, so kann sie durch Hinzufügen von Wasser auf 0,96—0,97 gebracht werden. Die Wachskügelchen werden nach dem D.A.B. in der Weise hergestellt, daß man das Wachs bei möglichst niedriger Temperatur schmilzt und mit Hilfe eines Glasstabes in ein Becherglas mit Weingeist dicht über dessen Oberfläche eintropfen läßt. Bevor die so erhaltenen allseitig abgerundeten Wachsstückchen zur Bestimmung des spezifischen Gewichtes benutzt werden, müssen sie 24 Stunden an der Luft gelegen haben. Für den Zahnarzt kommen allerdings solche Bestimmungen selten in Frage, weil er heute kaum reines Bienenwachs verwendet. Wir benutzen Wachs gewöhnlich in Form von rosafarbenem Modellierwachs. Dies Modellierwachs besteht aus Bienenwachs, dem man Terpentin, Karnaubawachs, Paraffin, Fett, Talkum, Bolus, Sesamöl, Zinnober, Cochenille beigemengt hat.

Wachsgemische. Haper gibt folgende Vorschriften zur Herstellung von Modellwachs an:

Gelbes Wachs	1000	Weißes Wachs	20
Lärchenterpentin	130	Gereinigtes Terpentin	6
Schweineschmalz	65	Sesamöl	2
Bolus	725	Zinnober	2
(kontrahiert stark und schmiert)		(kontrahiert stark)	

Ein Gemisch von:

Weißem Wachs	20
Terpentin	4
Sesamöl	1
Zinnober	2

ergibt ein Modellwachs, das härter und widerstandsfähiger als die anderen

Wachsarten sein soll (kontrahiert stark). Ein sehr widerstandsfähiges Modellwachs erhält man auch durch folgendes Gemisch:

Karnaubawachs 25
Bienenwachs 75

Nach Parreidt ist ein gutes Modellwachs auch nach folgendem Rezept zu gewinnen:

Gelbes Wachs 2
Burgunderharz 1
(kontrahiert stark).

Zur Herstellung der Form für Gußfüllungen wird ein Modellwachs von folgender Zusammensetzung genannt:

Gelbes Wachs . . . . 1 Teil
Paraffin . . . . 1 „

Nach meinen Versuchen kontrahiert auch dieses Gemisch stark.

Die leider immer häufiger vorkommende Unzulänglichkeit der vorhandenen Modellwachsarten hat mich veranlaßt, die bekannteren oben angegebenen Wachsrezepte auf ihre Brauchbarkeit nachzuprüfen. Bei dieser Nachprüfung habe ich besonderen Wert auf das Auffinden einer Wachsart gelegt, die keine Kontraktion während des Erstarrens erleidet. Gerade die „Tropf-Methode" (s. Plattenprothese S. 385) bei der Herstellung von Kautschukprothesen hat die Forderung nach einem nicht schrumpfenden Modellwachs besonders wichtig gemacht. Keines der verbreiteten Rezepte hat der Nachprüfung standgehalten. Das günstigste Resultat ergab das von Haper genannte Rezept:

Weißes Wachs 20
Gereinigtes Terpentin 6
Sesamöl 2
Zinnober 2,

jedoch kontrahiert auch dieses Wachs noch stark.

Die Zusammensetzung eines wenig kontrahierenden Modellwachses ist nach meinen Versuchen folgende:

Weißes Wachs . . . . 20 g
Gereinigtes Terpentin . . . . . . 2 g
Sesamöl . . . . 1 g
Zinnober . . . . 1 g

In diesem Zusammenhange möchte ich mit besonderem Nachdruck auf die sehr interessanten Veröffentlichungen Solbrigs [1] über Volumveränderungen der von uns benutzten Modellwachse hinweisen.

Klebwachs. Das im Laboratorium verwendete Klebewachs erhält seine Klebefähigkeit durch Beimengungen von Kolophonium, Mastix oder Dammarharz, Paraffin zum Bienenwachs. Eine Mischung von 4 Teilen Bienenwachs und 1 Teil Kolophonium liefert ein brauchbares Klebewachs.

Preiswerk gibt folgende Zusammensetzung von Klebewachs an:

Dammarharz 7
Weißes Wachs . . . . 4.

Einige andere Zusammenstellungen erwähnt Bach:

Gebleichtes Bienenwachs . . . . 24 g
Pulv. reines Kolophonium . . . . 24 g

Gelbes Bienenwachs . . . . 48 g
Reines Harz . . . . 84 g
Dammargummi . . . . 12 g

Gebleichtes Bienenwachs . . . . 27 g
Reines Fichtenharz . . . . 42 g
Dammarharz . . . . 3 g.

---

[1] Solbrig, Vjschr. Zahnheilk. **1922**, H. 1.

Desinfektion der Abdruckmassen. Bei der Verwendung des plastischen Abdruckmaterials bereitet die Desinfektion der benutzten Abdruckmasse eine große Schwierigkeit. Will man die Masse nicht kochen, wie Zielinski es vorschlägt, so muß man den Abdruck vor dem Ausgießen sterilisieren. Man legt ihn zu diesem Zweck in Sublimatlösung 2 : 1000, und versucht durch leises Klopfen die Lösung in möglichst alle Nischen und Kanten zu bringen. Allerdings lassen die Fettbestandteile der Abdruckmasse das Sublimat nicht recht zur Wirkung kommen. Vielleicht gelingt das einer wässerigen Thymollösung 1 : 1100 besser. Genaue Versuche sind darüber noch nicht gemacht. Es gibt neuerdings einige Abdruckmassen, die sich recht gut durch Erhitzen auf 130° ohne Wasseranwendung sterilisieren lassen. Die in solcher Temperatur sterilisierten Massen werden nach dem Sterilisieren wieder in ihre alte Form zurückgegossen.

3. Guttapercha.

Die Kohlenwasserstoffe der Guttapercha sind die gleichen wie die des Kautschuks, also $C_{10}H_{16}$. Wie der Kautschuk, so ist auch die Guttapercha ein pflanzliches Erzeugnis aus der Familie der Sapotaceen.

Sie wird aus dem Saft der Pelagium- und Isonandraarten gewonnen. Die Isonandra gutta ist ein Baum, der etwa 20 m Höhe und 2 m Durchmesser erreicht. Er findet sich hauptsächlich auf Borneo, Sumatra, Java, in Ostindien.

Ursprünglich benutzten die Eingeborenen die Guttapercha zur Herstellung von Waffengriffen und Instrumenten, bis die Europäer den Wert der Guttapercha erkannten. Es wurde zuerst Raubbau mit der Isonandra gutta getrieben, bis man dazu überging, den Saft des Baumes aus Schnitten, die man in seine Rinde legte, aufzufangen. Der nach kurzer Zeit geronnene Saft wird kräftig durchgeknetet, um die ihm vergesellschafteten Flüssigkeiten zu beseitigen.

Immer noch durch Sand und Holzstücke verunreinigt, kommt die Guttapercha in Stücken von etwa 3—4 kg in den Handel. Die Reinigung dieser Guttapercha geschieht durch Zerschneiden der Masse in Späne, Erweichen in Dampf und Kneten. In einem Wolf, der aus 2 gegeneinander kreisenden Trommeln besteht, deren Oberflächen mit Zähnen besetzt sind, wird die Masse vollständig zerrissen. Dann wird sie in Dampf erweicht und solange geknetet, bis sie vollkommen homogen ist.

Eigenschaften. Die Guttapercha ist von grauer bis weißer Farbe und hat das spezifische Gewicht 0,97. Je reiner die Masse ist, desto niedriger ist ihr spezifisches Gewicht. Die Guttapercha hat wegen ihrer schlechten Leitfähigkeit für Elektrizität eine weitgehende Verwendung in der Elektrotechnik gefunden. Bei gewöhnlicher Temperatur ist die Guttapercha hart, die Biegsamkeit ist schlecht. Erst bei langsamer Erwärmung auf 20—30° C tritt eine größere Biegsamkeit ein. Bei 48° wird Guttapercha weich und knetbar. Bei einer Temperatur von 110—120° schmilzt sie zu einer dünnen Flüssigkeit. Oberhalb 150° destilliert Guttapercha und liefert dieselben Destillationsprodukte wie der Kautschuk. Alkalien und verdünnte Säuren greifen Guttapercha nicht an, wohl aber konzentrierte Schwefel- und Salpetersäure. In Chloroform, Äther, Schwefelkohlenstoff und Terpentin löst sich Guttapercha. An der Luft erleidet die Guttapercha Oxydationsvorgänge, wodurch sie brüchig wird. Durch solche Vorgänge wird das spezifische Gewicht der Guttapercha erhöht. Damit die Guttapercha nicht oxydiert, bewahrt man sie unter abgekochtem Wasser auf. Die Guttapercha hat im Gegensatz zum Kautschuk eine faserige Struktur. In der Richtung der Fasern läßt sich die Guttapercha gut dehnen, aber nicht in der Querrichtung dazu. Eine Vulkanisation der Guttapercha ist ebenso wie die des Kautschuks möglich, wobei ebenfalls wie beim Kautschuk eine Addition von Schwefel an das Guttaperchamolekül stattfindet.

Die Anwendung der Guttapercha in der zahnärztlichen Prothetik ist nicht mehr so häufig wie früher. Als Abdruckmittel benutzt man die durch Farbstoffe gefärbte schwarze Guttapercha nur noch bei der Herstellung von Obturatoren. Sie gelangt ferner zur Anwendung bei Narbendehnung und bei Behandlung von Subluxationen des Unterkiefers. Da sich die Guttapercha stark zusammenzieht, so benutzt man sie nicht wie die gewöhnlichen Abdruckmittel. Aus diesem Grunde und auch wegen des Klebens sind den Abdruckmassen, die Guttapercha enthalten, nur geringe Mengen davon zugesetzt. Mit Zinkoxyd, Schlämmkreide, Feldspat, Quarz, Karbolsäure, Thymol u. a. vermischt, wird Guttapercha in der konservierenden Zahnheilkunde als Material für provisorische Füllungen benutzt.

B. Materialien der Kautschukverarbeitung.

1. Kautschuk.

a) Allgemeines.

Geschichtliches. Die Eingeborenen der Länder, in denen die Euphorbiaceen, Artocapeen und Apocynaceen, ganz besonders die Gattung der Hevea brasiliensis zu finden sind, haben schon seit vielen Jahrhunderten den Kautschuk gekannt. 1536 findet sich der Kautschuk zum ersten Mal bei Gonzalo Fernandez d'Oriedo Valdos in „Histoire general des Indes" (Madrid 1536, Bd. V, Kap. III, S. 165) erwähnt, wo über das Batosspiel der Inder berichtet wird. De Herrera, der 1601 ein Eingeborenenspiel mit Kautschukbällen erwähnt, sagt in der Schilderung der Eroberung Mexikos, daß es Bäume gäbe, die, wenn sie angebohrt würden, eine Milch ausfließen lassen, aus der Kautschuk gewonnen werden kann. Inan de Torquemada gibt schon 1615 in seiner Schrift „De la monarquia indiana" den Ulaquahuil oder Ulebaum als den Baum an, aus dem die Eingeborenen den Stoff für ihre Bälle gewännen. Es sind das die vulgären Namen für Castilloa elastica in Mexiko. 1736 erhielt die Akademie in Paris von Ch. M. de la Condamine, der sich auf einer Expedition zur Messung eines Meridians in der Äquatorgegend befand, aus Quito in Südamerika eine schwärzliche, klebrige Masse zugeschickt, die in ihrem Ursprungsland den Namen caoutschouc trug. Erst etwa 20 Jahre später wurde eine Abhandlung Condamines veröffentlicht, in der die von ihm und dem Ingenieur Fresneau in Guayana gemachten Beobachtungen über den Kautschuk und seine Verwendung bei den Eingeborenen mitgeteilt wurden. Der von Fresneau als Kautschuk liefernde Pflanze bezeichnete Baum wurde 1762 von Fuset Aublet als Hevea guayanensis beschrieben. Roxburgh fand 1810 in Ostindien einen Kautschukbaum, Ficus elastica, den die Eingeborenen schon lange zu kennen schienen. Immer mehr kautschukliefernde Pflanzen wurden entdeckt. Heute sind uns als Hauptarten der Kautschuk liefernden Pflanzen bekannt: 1. Euphorbiaceen, 2. Moraceen, 3. Loranthaceen, 4. Apocynaceen, 5. Ascepidiaceen, 6. Campanulaceen, 7. Kompositen.

Der botanische Garten zu Kew gab zum erstenmal Anregung zur Kautschukkultur. Allerdings ließen die ersten von hier aus unternommenen Versuche klägliche Ergebnisse zustande kommen. 1876 wurden 70 000 Samen der Hevea brasiliensis im Garten von Kew ausgesetzt. Sie waren von H. A. Wickham am Amazonenstrom gesammelt worden. $3^3/_4 \%$ davon keimten. Die Keimlinge wurden nach Ceylon transportiert. Im Jahre 1882 wurden die ersten 42 Bäume davon angezapft. Die erbeutete Latex belief sich auf 12 englische

Pfund, ein Ertrag, der mit den entstandenen Kosten gar nicht zu vergleichen war. Aber obgleich es lange nicht gelingen wollte, zu besseren Resultaten zu kommen, ist besonders von Deutschland und England unentwegt an der Kultivierung der kautschukliefernden Bäume gearbeitet worden. Das Ergebnis des Weltkrieges mit dem Verlust der deutschen Kolonien hat vorläufig für Deutschland die Betätigung auf diesem Gebiete unterbrochen. Bis in allerletzter Zeit vor dem Kriege ist gerade von Deutschen der Kampf um die Erkenntnis günstiger Kulturmethoden auf das heftigste geführt worden. Ich verweise auf einen Vortrag Markwalds [1]. Er stellt die wichtigsten Kulturmethoden zusammen. Die Veranlassung für eine so eingehende Beschäftigung der europäischen Zivilisation mit der Kautschukkultivierung ist in den außerordentlichen Eigenschaften des Kautschuks, der Elastizität und der hohen Widerstandskraft zu suchen. Schon diese Eigenschaften machten den Kautschuk für die Zivilisation sehr wertvoll. Außerordentlich aber steigerte sich der Kautschukverbrauch, nachdem Goodyear 1839 die Entdeckung der Vulkanisation des Kautschuks veröffentlichte. Goodyear entdeckte auch die Herstellung des Hartgummis (1853). Von Jahr zu Jahr stieg nun der Kautschukbedarf in der Welt. Kurz vor dem Kriege betrug die Kautschukproduktion der Welt nach Statistiken 100 000 Tonnen jährlich.

Gemäß der vielen Arten von kautschukliefernden Pflanzen kann man auch sehr viele Kautschuksorten unterscheiden. Man kennt gegenwärtig etwa 125 verschiedene Kautschukarten.

Das Hauptgewinnungsgebiet ist die Gegend des Amazonenstromes. Die kautschukliefernden Bäume sind im Alter von 15 Jahren anzapfbar. In Amerika sind es hauptsächlich Euphorbiaceen, Heveaarten (Hevea brasiliensis). In Asien und Afrika liefern die dort gedeihenden Landolfia- und Ficusarten, die Apocyanceen und Artocapeen Kautschuk.

Gewinnung der Latex. Auch der nutzbringendsten Gewinnungsart des Kautschuks sucht man auf wissenschaftlich experimenteller Basis näher zu kommen. Wie man bei uns besonders in den Kriegsjahren die harzliefernden Bäume (Kiefern, Fichten) angezapft hat, um ihr Harz auffangen zu können, so zapft man auch die Kautschukbäume an. Die Zapfmethoden sind sehr verschieden. Nach Robert Groß werden etwa 2 m lange schiefe, nach oben verlaufende, ziemlich tiefgehende Einschnitte gemacht, wovon jeder vom nächsten etwa 10—12 cm entfernt ist. Am Ende jedes Schnittes wird ein Becher angebracht zum Auffangen der Latex. Dr. F. Moock [2] berichtet über eine andere Schnittführung, den sog. Heringsgrätenschnitt, der auch bei uns in den Forsten öfter angewandt worden ist beim Anzapfen der harzliefernden Kiefern.

Über die Art der Gewinnung der Kautschukmilch berichtet O. Sperber [3]: „Mit Beendigung der Regenzeit stellen sich die Zapfer ein und präparieren sich ihre von den Besitzern größerer Kautschukwälder zugewiesenen Estradas, ein Terrain, auf dem etwa 100—150 Bäume stehen, wovon gewöhnlich jeder Zapfer zwei zur Bearbeitung erhält. Mit einem Beilchen wird der einzelne Baum in erreichbarer Höhe so oft angeschlagen, wie er es nach der Meinung des Zapfers ertragen kann. Diese Arbeit wiederholt sich an den ersten drei Tagen, ohne daß die ausfließende Milch gesammelt wird. Es ist also aus der Erfahrung heraus die Notwendigkeit des Reizschnittes bekannt. Nunmehr erst beginnt das eigentliche Zapfen. In handbreiten Abständen schlägt der Zapfer täglich einen schräggeführten Schnitt in die einzelnen Pflanzen und schiebt unter die

---

[1] Gummiwelt **1912**, 440.
[2] Gummiwelt **1913**, 154.
[3] Gummiwelt **1912**, 38.

Schnittwunden ein kleines Blechnäpfchen, das leicht an der Baumborke hängen bleibt. Der geöffnete Milchkanal fließt etwa 2 Stunden. Dann versiegt die Quelle. Auf dem Rückwege sammelt der Zapfer den Latex aus den kleinen Blechnäpfen in einer mitgeführten Kanne".

Zum Teil ist früher Raubbau getrieben worden. Man fällte Kautschuk-bäume oder zerschlug Kautschuklianen in Stücke, um auf solche Art die Latex zu gewinnen. Dieser Art der Kautschukgewinnung, wie sie z. B. von den Ein-geborenen Kongos betrieben worden ist, haben Verfügungen der europäischen Regierungen ein Ende gemacht.

Die Zapfwerkzeuge der Eingeborenen sind primitiv gewesen. R. Ditmar bildet in seiner „Technologie des Kautschuks" eine Anzahl Zapfmesser alter und neuer Form ab. In den großen Gummiplantagen hat man auch hierin einen Wandel zu schaffen versucht. Man suchte nach maschinellen Anzapf-vorrichtungen, die vieler hundert Zapfer Arbeit zu leisten imstande seien. Eine solche maschinelle Vorrichtung zum Anzapfen der Gummibäume hat z. B. M. v. Hassel[1] erfunden; sie entspricht aber noch nicht allen Anforderungen.

Die Latex. Die gesammelte Latex muß zur Gerinnung gebracht werden, damit der darin enthaltene Kautschuk gefällt wird.

Über die Zusammensetzung der Latex ist auch heute noch nichts Bestimmtes auszusagen, obgleich man schon seit 1791 (Fourcroy) Analysen der Kautschuk-latex vorgenommen hat. Daß die Verschiedenheiten der gummiliefernden Pflanzen einen Einfluß auf die Zusammensetzung der Latex haben, ist wohl sicher.

Um ein Beispiel für die Zusammensetzung der Latex zu geben, sei eine Analyse von Clouth über die Latex von Hevea brasiliensis angeführt:

Elastische Bestandteile 32,00%
Organische N-haltige Bestandteile. . . . 2,30%
Mineralische Salze 9,70%
Harzige Bestandteile . . . . Spuren
Leicht alkalisches H_2O. . . . . .55—56%

Von anderen, z. B. Kerbosch[2] sind an derselben Latexart Cyanwasserstoff und auch Acetaldehyd nachgewiesen worden.

Auch über den Kautschukgehalt der Latex und seine Bestimmung ist man sich nicht einig. Zur Bestimmung benutzt man drei Methoden:

1. Messung mit Hilfe eines Aräometers.
2. Probekoagulation.
3. Verdampfen eines bestimmten Volumens Latex, Feststellung des Trocken-gewichtes und Subtraktion eines bestimmten Prozentsatzes für die Bestand-teile außer Kautschuk, nach Kerbosch.

Gewinnung des Kautschuks. Über den Vorgang der Abscheidung des Kautschuks aus der Latex ist man sich noch recht unklar. Man bezeichnet auch heute noch diesen Vorgang kurz mit Koagulation, ist sich aber zugleich sehr wenig klar darüber, ob dieses Wort den Vorgang wirklich umgreift. Man überläßt es nicht der Zeit, aus der Latex den Kautschuk zur Abscheidung zu bringen, sondern verwendet dazu künstliche Mittel. Nach Herbst kann man folgende Koagulationsmethoden unterscheiden:

I. Koagulation durch Hitze.

   1. Durch künstliche Wärme.

     a) Räucherung (am Amazonas in Brasilien, Neukaledonien).

     b) Kochprozeß (Mexiko, Westafrika).

[1] Ditmar, Die Technologie des Kautschuks.
[2] Kolloidchem. Beih. **10**, H. 1—2.

2. Durch natürliche Wärme.
  a) Abscheidung des Kautschuks in Erdgruben durch Verdunstung oder Versickerung der Flüssigkeit (in Angola).
  b) Abscheiden auf dem menschlichen Körper (Kongo).
  c) Verdunsten auf dem flachen Boden (Ceara, Angola).
II. Koagulation durch Rahmbildung.
  1. Rahmbildung nach der Verdünnung mit Wasser, Filtrieren und Pressen (Bahia, Kongo).
  2. Rahmbildung durch mechanische Mittel. Zentrifugieren, in Verbindung mit Koagulation durch Säuren.
III. Koagulation durch chemische Agenzien.
  a) Mineralische Säuren und Agenzien (Gambia, Senegal, Mozambique, Matto Grosso, Pernambuco, Maranhao).
  b) Organische Säuren und Pflanzenextrakte (Ceylon, Peru, Guatemala, Gambia, Madagaskar, Ober-Kongo, Deutsch-Ostafrika usw.).
IV. Koagulation durch Dreschen und Einweichen.
  (Kongo, Westafrika, Mexiko, Deutsch-Ostafrika.)
V. Koagulation durch chemische Behandlung mit nachfolgender Extraktion des Kautschuks durch Lösungsmittel (Mexiko).

In den verschiedenen kautschukerzeugenden Ländern wird die Abscheidung des Kautschuks aus der Latex also auf verschiedenen Wegen erreicht. Einer sei im nachfolgenden beschrieben:

Am Amazonenstrom wird die Koagulation durch die Eingeborenen mittels Räucherung erzielt.

Die Eingeborenen zünden ein großes Räucherfeuer aus den Früchten der Urikapalme an. In die Kautschukmilch werden keulenartige Holzstäbe getaucht. Mit der daran haftenden Kautschukmilch werden diese Hölzer unter ständigem Drehen in den Rauch der entzündeten Palmenfrüchte gehalten. Dadurch gerinnt die den Holzstab überziehende Kautschukmilch. Nun wird der Stab erneut in die Kautschukmilch getaucht, wobei wieder ein Überzug von Kautschukmilch an ihm haften bleibt, der ebenfalls durch Räuchern erhärtet. So wird die Kautschukmilch schichtweise um den Holzstab zur Erhärtung gebracht, bis der auf diese Art gewonnene Klumpen am Holzstab groß genug ist, um entfernt werden zu können. Solche Klumpen haben gewöhnlich ein Gewicht von 12 kg. Bei diesem Verfahren tropft manchmal vom Holzstab etwas Kautschukmilch herab. Diese abgetropften Reste werden zu Ballen von Kopfgröße zusammengepreßt und sind durch Sand und Rindenstücke verunreinigt. Im Handel bezeichnet man sie als Negerköpfe. Außer der Raucheinwirkung, die auf den Kautschuk zugleich konservierende Wirkung hat, rufen auch erhöhter Druck und Temperatur die Gerinnung der Kautschukmilch hervor. Je nach der Sorte zeigt der Rohkautschuk schwarzes, helles oder dunkelbraunes Aussehen. Seinen Handelsnamen erhält der Kautschuk gewöhnlich nach seiner Heimat, z. B. Para-Kautschuk, Ceara-Kautschuk, Peru-Kautschuk, Guagalquil-Kautschuk, Kolumbia-Kautschuk, Nicaragua-Kautschuk; als der beste gilt bisher der Para-Kautschuk.

Chemie des Kautschukmoleküls. Es ist hier nötig, kurz auf die Chemie des Kautschukmoleküls einzugehen. Auch heute ist man sich darüber noch nicht einig. Jedoch haben die letzten Jahre einige Erkenntnis gebracht. Wie viele andere hochmolekulare, kolloidale Stoffe, so reagiert auch der Kautschuk chemisch sehr träge. Es sind wenig Derivate von ihm bekannt. Sie sind sehr schwer rein zu erhalten, niemals aber krystallisierbar. Das Verhalten des Kautschukmoleküls hat man besonders gegenüber Halogenen, Stickstoffsäuren usw. studiert. Von ganz besonderer Bedeutung sind auf diesem Gebiete die

Arbeiten von Harries [1] und Ditmar [2] geworden. Das Kautschukmolekül geht mit den genannten Säuren und Halogenen Verkettungen ein, die mehr oder weniger weit vom ursprünglichen Kautschuk entfernte Produkte ergeben. Harries fand, daß bei der Einwirkung von salpetriger Säure auf Kautschuk verschiedenartige Produkte entstanden, die er als Nitrosat a, b, c bezeichnete. Durch Einwirkung des Tageslichtes entstehen aus ursprünglich erhaltenen Verbindungen neue (z. B. Jodverbindungen). Kaliumpermanganat hat scheinbar eine depolymerisierende Wirkung auf den Kautschuk. Konzentrierte Schwefelsäure erreicht allmähliche Verkohlung. Schweflige Säure, in eine benzolische Kautschuklösung eingeleitet, ergibt eine unlösliche Gallerte. Durch seine Arbeiten über die Ozonide des Kautschuks hat Harries besonders aufklärende Ergebnisse über die Zusammensetzung des Kautschukmoleküls erhalten. Es gelang ihm, durch diese Arbeiten, in denen er Anlagerungsmöglichkeiten des Ozons an Kautschukverbindungen und ihren späteren Zerfall in Lävulinaldehyd und Diacetylpropan nachweisen konnte, auf das Vorhandensein eines Kohlenstoffringes und nicht — wie bis dahin angenommen worden war — einer offenen Kette hinzuweisen. Später kam dann Harries durch weitere Versuche dahin, zu entdecken, daß zwar ein Ring bestünde, aber nicht mit acht, sondern weit mehr, vielleicht zwanzig ringförmig gebundenen Kohlenstoffatomen. Auf solchen Wegen hat man versucht, der Zusammensetzung und der Regenerierbarkeit des Kautschuks näher zu kommen. Es wird später noch näher auf die Regeneration eingegangen werden. Es sei vorläufig nur darauf hingewiesen, daß die auf dem Wege der Regeneration gewonnenen Kautschukarten andere Beschaffenheit zeigen als der ursprüngliche Kautschuk.

Verarbeitung des Rohkautschuks. Die Verarbeitung des Rohkautschuks stellt recht erhebliche Anforderungen an die Industrie. Es hat eine Reinigung des Rohkautschuks zu erfolgen, um die Beimengungen an Wasser, Sand, Rinde usw. zu beseitigen. Die Rohkautschukklumpen werden unter ständigem Wasserzutritt zerschnitten, in Zerkleinerungsmaschinen gleichfalls unter Wasserzutritt ausgelaugt und zu einer gleichförmigen Masse verarbeitet. In Waschwalzwerken wird die Masse zu dünnen Bändern, Fellen genannt, ausgerollt, die längere Zeit in Schuppen getrocknet werden. Wegen der dabei bestehenden Oxydationsgefahr ist große Aufmerksamkeit nötig. Man ist in manchen Fabriken auch schon zur Vakuumtrocknung übergegangen. In die getrockneten Felle werden die Zusätze hineingewalzt, die den Kautschuk zur weiteren Verarbeitung, zur Vulkanisation geeignet machen. Solche Zusätze sind Schwefel, Färbemittel, Beschwerungsmittel, z. B. Amalgam beim Amalgamkautschuk. Als Pulver auf die auf Walzen laufenden Felle aufgestäubt, werden diese Mittel in die Gummifelle so lange hineingewalzt, bis eine homogene Masse entsteht, die für ihre weitere Verarbeitung in Platten ausgerollt wird.

b) Prothesen-Kautschuk.

Nur sorgfältige Auswahl der Kautschuksorte und der Zusätze geben die Gewähr für die Erzielung eines für zahnärztliche Maßnahmen wirklich brauchbaren Erzeugnisses. Es ist auch nötig, daß für eine reiche Farbenauswahl in den für die zahnärztliche Verarbeitung bestimmten Kautschuksorten gesorgt wird. Diese Farben müssen so ausgewählt sein, daß sie nicht der Güte des Kautschuks schaden, daß sie beständig gegen die Vulkanisationstemperatur und die in der Mundhöhle auf sie wirkenden Einflüsse sind, und daß sie keinerlei schädigende Eigenschaften für den Träger der aus Kautschuk hergestellten Prothesen haben.

---

[1] Ber. dtsch. chem. Ges. **34**, 2991 (1901); **35**, 1947, 2158, 3205, 4429 (1902); **36**, 1937 (1903); **38**, 87, 1196, 1201 (1905); **45**, 943 (1912); **46**, 733 (1913). — Liebigs Ann. **406**, 173.
[2] Ber. dtsch. chem. Ges. **35**, 1401 (1902).

Kautschuk wird in orange, rosarot, dunkelbraun, rotbraun, schwarz, schwarz mit Goldstaub (gold dust), weiß geliefert. Als Rezepte für die Färbung werden von Preiswerk angegeben:

Schwarzer Kautschuk		Weißer Kautschuk		Rosa Kautschuk	
Kautschuk	. . . 48 Teile	Kautschuk	. . 48 Teile	Kautschuk	. . 48 Teile
Schwefel	. . . . 24 „	Schwefel	. . . 23 „	Schwefel	. . . 24 „
Gebr. Elfenbein	. 24 „	Zinkoxyd	. . . 48 „	Zinkoxyd	. . . 30 „
				Zinnober	. . . 10 „

Roter Kautschuk		Gelber bis brauner Kautschuk	
Kautschuk	. . . . 48 Teile	Kautschuk	. . . . 48 Teile
Schwefel	. . . . 24 „	Schwefel	. . . . 24 „ [1]
Zinnober	. . . . 36 „		

Aus diesen Rezepten ersieht man, daß zum Färben des Prothesenkautschuks recht beträchtliche Mengen von färbenden Bestandteilen gehören. Daß durch Zusatz solcher fremden Bestandteile zum Kautschuk seine Güte besonders in bezug auf Elastizität nicht verbessert wird, ist natürlich. Deshalb ergibt nach dieser Richtung hin der gelbe bis braungefärbte Kautschuk die besten Prothesen. Der zur Färbung von rosa und rotem Prothesenkautschuk benutzte Zinnober ist, obgleich so gefärbter Kautschuk schon lange in der Zahnheilkunde benutzt wird, noch immer nicht ganz frei von dem Vorwurf, durch seinen Quecksilbergehalt schädlich wirken zu können.

Woodmann hat wohl die energischsten Angriffe gegen den mit Zinnober gefärbten Kautschuk unternommen. Er behauptete, nach Verwendung von so gefärbtem Kautschuk Stomatitiden und andere pathologische Zeichen der Quecksilbervergiftung beobachtet zu haben. Auch Bruhat behauptete, daß aus dem mit Zinnober gefärbten Kautschuk giftige Quecksilbersalze in der Mundhöhle frei werden könnten. Den Ansichten Woodmanns trat die Odontologische Gesellschaft Großbritanniens und ganz besonders Charles S. Tomes entgegen. Der letztere machte z. B. darauf aufmerksam, daß in einer Zinnoberfabrik seit 30 Jahren kein Vergiftungsfall bei den Arbeitern vorgekommen sei, obgleich dieselben von Kopf bis zu Fuß rot gefärbt seien. Die durch den Kauakt von der Prothese abgeriebene Kautschukmenge sei außerordentlich gering usw. Attfield gibt Berichte über angestellte Experimente, deren Ergebnisse denen Woodmanns entgegengesetzt sind.

Wenn nun auch die Giftigkeit des zur Färbung verwendeten Quecksilbersulfids kaum mehr Bedenken erregen kann, so ist doch sein hohes spezifisches Gewicht ein Fehler bei seiner Verwendung in der Prothetik. Man sucht daher nach neuen Färbemitteln, die gegen eine längere Einwirkung hoher Temperaturen beständig sind. Ditmar hat als solche Farbstoffe die Küpenfarbstoffe genannt. Auch den Farbenfabriken vorm. Friedrich Bayer & Co. in Leverkusen soll es nach Schoenbeck gelungen sein, solche vulkanisierechten Farbstoffe gefunden zu haben. Der für den zahnärztlichen Gebrauch bestimmte Kautschuk kommt in Form von Platten von etwa $^{1}/_{2}$—2 mm Stärke und einer Größe von etwa 15×6 cm in den Handel. Jede Platte liegt zwischen Pausleinen, das einerseits ein Zusammenkleben der Platten verhindert, andererseits die Oxydationsgefahr herabsetzt.

Während der sonst industriell oder technisch verwendete Hartkautschuk gewöhnlich fertig von den Fabriken bezogen wird, erhält der Zahnarzt von den Kautschukfabriken ein Erzeugnis geliefert, das er erst selbst in Hartgummi verwandelt. Der Zahnarzt hat also, wie Schoenbeck sagt, seine eigene Gummifabrik, wenigstens eine Abteilung einer solchen, nämlich die, in der die Vulkanisation des Kautschuks stattfindet.

---

[1] Nach Preiswerk.

Vulkanisation. Der erste, der eine Mischung von Kautschuk und Schwefel vorgenommen hat, ist Lüdersdorf[1] gewesen. 1832 erschien seine Schrift darüber: „Das Auflösen und Wiederherstellen des Federharzes". Der Engländer Charles Goodyear[2] nahm die Idee auf und verfolgte sie weiter. Er ist als der Entdecker der Kautschukvulkanisation oft genannt worden. Während Goodyear sein Verfahren, das eine Heißvulkanisation vorstellte, sich nicht schützen ließ, ließ sich Hancock in Newington als erster ein Vulkanisationspatent geben. Bald nachher, im Jahre 1846, gelang es Alexander Parkes[2], die Kalt-Vulkanisation zu finden. Noch eine Reihe von Vulkanisationsverfahren wurden nach ihm entdeckt. Es soll hier noch Gustav Bernstein[3] genannt werden, der in neuester Zeit (1913) eine Lichtvulkanisation entdeckt hat. Er hat ein Vulkanisationsverfahren ausgearbeitet, das ultraviolette Strahlen benutzt.

So ist gewiß manches Verfahren bekannt und ausgearbeitet worden, das erlaubt, den Rohkautschuk in vulkanisierten überzuführen. Aber die Erklärung dieses Vorgangs hat man lange nicht geben können. Und auch heute ist der Streit darum noch nicht verstummt.

Höhn, Minder, Seligmann können wohl als diejenigen genannt werden, die als erste die Erforschung des Vulkanisationsvorganges in Angriff genommen haben. Sie kamen zu rein physikalischen Deutungen.

1906 gelang es C. O. Weber bereits, eine gesetzmäßige Umschreibung der sog. Vulkanisationsmittel zu finden. Er erklärt als solche auf Grund seiner eingehenden wissenschaftlichen Arbeiten alle die, welche imstande sind, pektinisierte[4] Kautschukderivate zu liefern. Weber war der erste, der sog. Vulkanisationskurven zusammenstellte, deren eigenartigen Verlauf er zwar nicht erklären konnte, die aber Anlaß gaben zu weiteren Forschungen. Von den Ergebnissen der Arbeiten Webers sei hier angeführt, daß er u. a. zu dem Schluß kam, daß der Kautschukkohlenwasserstoff, das Polypren, sich mit Schwefel ohne Entwicklung von Schwefelwasserstoff verbindet. Den Vorgang der Vulkanisation erklärt Weber als einen Additionsvorgang.

Schon Weber spricht von der Vulkanisation als einem chemischen Vorgang. Nach ihm sehen Markwald, Frank, Ditmar, Erdmann die Schwefelaufnahme durchaus vom gemischten Standpunkt aus an. Z. B. sagt Ditmar[5]: „Die Schwefeladdition läßt sich ganz ungezwungen in allen ihren Phasen auf die Weise erklären, daß durch den Eintritt des Schwefels an Stelle der doppelten Bindungen ein fester Zusammenschluß der beiden Reste des Moleküls erfolgt. . . ." Die physikalischen Bindungen der Dimethyloktadiene im Rohkautschuk gehen durch die Vulkanisation in feste chemische Bindungen über. Auch Wo. Ostwald[6], der ganz neue Gesichtspunkte in die Betrachtung der Vulkanisation gebracht hat, spricht von der Vulkanisation als einem additiven Vorgang. Als weitere Forscher seien hier noch Hinrichsen, Windscher, Spence, Young, Bernstein, Kirchof genannt.

Eine Arbeit Gysis[7] ist für uns noch von besonderem Interesse, weil sie Beobachtungen während der Vulkanisation veröffentlicht, die auch für die praktische Prothetik Beachtung verdienen.

---

[1] Mussprats theor. prakt. analyt. Chem.
[2] Ditmar, Die Technologie des Kautschuks. Wien-Leipzig 1915.
[3] Bernstein, D.R.P. Anmeldung B. 68287 IV — 3 B.
[4] „Der Vorgang der Gelbildung wird Pektisation oder Koagulation, auch Ausfällung, Ausflockung, Gerinnung und Zementation oder schlechtweg Flockung genannt." Einführung in die Kolloidchemie. Dresden: Pöschl 1923.
[5] Kolloid-Z. 1, H. 6.
[6] Kolloid-Z. 6, 136.
[7] Festschr. zum 25. Jubiläum d. zahnärztl. Univ.-Inst. Zürich 1921.

Sowohl Gysi als auch die vorher erschienene Arbeit Snows [1] über dasselbe Gebiet befaßt sich hauptsächlich mit den während der Vulkanisation stattfindenden Schrumpfungsvorgängen. Es ist Gysi auf Anregung H. Meiers hin gelungen, eine Vulkanisation in vitro vermittels der Anwendung von Glycerin vorzunehmen. So hat er die während der Vulkanisation stattfindenden Vorgänge genauestens studieren können. Er ist nun der Ansicht, daß mittels solcher Beobachtungen während der Vulkanisation in vitro die Frage darüber, ob der Vulkanisationsvorgang ein Additions- oder Substitutionsvorgang sei, gelöst werden könne. Nach Gysis Angaben steigen, solange eine Temperatur von 150° nicht überschritten wird, im Steigrohr des Versuchskessels keine Schwefelwasserstoffblasen auf. Erst bei höherer Temperatur tritt das ein. Bei 160° steigt etwa alle drei Minuten eine Blase von ungefähr 1 ccm empor. Gysi schließt daraus, daß zwischen 140—150° Vulkanisationstemperatur ein reiner Additionsvorgang, zwischen 150—170° ein Substitutionsvorgang oder beides zugleich stattfinde. Für die zahnärztliche Vulkanisation muß daraus natürlich die Forderung abgeleitet werden, die Temperatur von 150° nicht zu übersteigen.

Die im zahnärztlichen Laboratorium vorgenommene Vulkanisation ist eine Heißvulkanisation. Sie wird im sog. Vulkanisator vorgenommen (Beschreibung s. Laboratoriumskunde). Die mit Kautschuk vollgestopften Muffeln werden, nachdem sie fest geschlossen sind, in den Kessel des Vulkanisators gebracht. Es muß so viel Wasser im Kessel sein, daß es gerade noch die Cuvetten bedeckt. Nachdem der Kessel langsam angeheizt ist, zeigt das Thermometer die im Kessel vorhandene Temperatur und das Manometer den dort herrschenden Druck an. Wenn Thermometer und Manometer in Ordnung sind, so muß das Manometer eine Atmosphärenzahl zeigen, die zu der vom Thermometer gezeigten Temperatur in einem ganz bestimmten Verhältnis steht.

Über den Zusammenhang von Volumen und Temperatur hat Gay-Lussac folgendes Gesetz aufgestellt:

$$v_t = v_0 (1 + \alpha t),$$

d. h. bei Erwärmung eines Gases unter Beibehaltung des auf ihm lastenden Drucks ist die Zunahme seines Volumens von Grad zu Grad ein gleichbleibender Bruchteil des bei 0° gemessenen Anfangsvolumens. Wird nun das Gesetz in der Art formuliert, daß das Volumen konstant bleibt während der Erwärmung des Gases, so ergibt sich eine proportional der Erwärmung zunehmende Spannung,

$$P_t = P_0 (1 + \alpha t),$$

wobei α ebenso wie in der ersten Formel den kubischen Ausdehnungskoeffizienten des Gases bezeichnet. Er ist für alle Gase gleich, $\alpha = 0{,}00367$.

Die letztgenannte Gestalt des Gay-Lussacschen Gesetzes hat für uns Bedeutung, denn sie erklärt den am Vulkanisator zu beobachtenden Zusammenhang zwischen Temperatur und Druckhöhe. Das Volumen ist in seiner Größe ein für allemal bestimmt durch die Größe des Vulkanisierkessels. Nur Temperatur und Druck des im Kessel befindlichen Wasserdampfes ändern sich. Sind Thermometer und Manometer an einem mit Wasserdampf gefüllten Kessel in Ordnung, so müssen sie folgende Übereinstimmung bei stattfindender Temperaturerhöhung zeigen.

Auf dem am Vulkanisierkessel angebrachten Manometer befindet sich ein roter und ein schwarzer Zeiger. Den roten Zeiger stellt man auf die Atmosphärenzahl, bei der man zu vulkanisieren gedenkt. Bisher vulkanisierte man gerne bei 7 Atmosphären. Wenn der schwarze Zeiger diesen Skalenstrich am Manometer, wohin der rote Zeiger gestellt worden ist, erreicht hat, so hört

---

[1] Dental Cosmos. Sept. 1918.

Temp.	Druck (in Quecksilber)	Thermometrische Höhe	Manometrische Höhe	An dem Manometer des Vulkanisationskessels findet sich folgende Gegenüberstellung	
0	mm	0	Atmosphäre	0	Atmosphäre
100	760,00	100	1	100	1
120	1491,28	120,6	2	133,2	2
140	2717,63	133,9	3	143,8	3
160	4651,62	144	4	151,3	4
180	7546,39	152,2	5	158,3	5
200	11688,96	159,2	6	164,2	6
230	20926,40	165,3	7	169,6	7
	nach Lecher	170,8	8	174,5	8
		175,8	9	178,0	9
		180,3	10	183,1	10
		213,0	20	187	11
		236,2	30	190,6	12
		usw.	nach Poske	194,1	13
				197,4	14
				200,6	15

eine weitere Temperatursteigerung des im Kessel befindlichen Wassers auf. Das geschieht entweder durch eine automatisch die Flamme verkleinernde Vorrichtung oder so, daß man von diesem Zeitpunkt an die Erwärmung des Vulkanisators durch Überwachen der Flamme reguliert. Das Thermometer muß von dem Zeitpunkt an, wo die 7. Atmosphäre erreicht ist, etwa 70 Minuten lang zwischen 165° und 169° bleiben, wenn der Kautschuk gut vulkanisiert sein soll.

Die Dauer der Vulkanisation richtet sich nach der gewählten Atmosphärengröße und nach der Kautschuksorte. Der uns gewöhnlich für Neuanfertigungen zur Verfügung stehende Kautschuk verlangt eine Vulkanisationsdauer von etwa 70 Minuten bei 7 Atmosphären Druck. Es gibt aber auch Kautschukarten, die eine kürzere Vulkanisationszeit gebrauchen, z. B. 50—60 Minuten. Je tiefer der Druck gehalten wird, desto längere Zeit nimmt die Vulkanisation in Anspruch. Nach beendeter Vulkanisation läßt man den geschlossenen Kessel erkalten, öffnet ihn, setzt die im eisernen Bügel befindlichen Cuvetten in kaltes Wasser, läßt sie gut abkühlen und nimmt dann erst nach vollkommener Erkaltung das vulkanisierte Stück heraus. Andernfalls läuft man Gefahr, daß sich das Kautschukstück verzieht und wirft.

Diese bisher über den Vulkanisationsvorgang geltenden Anschauungen sind durch jüngere Arbeiten von Snow und Gysi über Kautschukvulkanisation revidiert worden. Beide Autoren weisen darauf hin, daß der Kautschuk bei der Vulkanisation eine Schrumpfung erleidet. Außer auf diese Schrumpfung ist aber nach beiden Autoren noch auf die weiteren Volumenverluste des Kautschuks durch seine Kontraktion bei der Abkühlung von der Vulkanisationstemperatur auf 15° C acht zu geben, die natürlich ebenso wie die Größe der Schrumpfung abhängig ist von der betreffenden Kauschuksorte.

Nach Snow ist z. B. der Gesamtverlust, den die Kautschuksorte „Ash dark elastic" beim Vulkanisieren erleidet, 11,68%. Die Kautschuksorte „S. S. W. rot Nr. 1" erleidet hingegen nur 8,14%; die Kautschuksorte „Mc. Cormic rosa" 6,2% Gesamtverlust beim Vulkanisieren.

Gysi hat die Ergebnisse Snows nachgeprüft und ist zu ungünstigeren Resultaten gekommen. Nach Gysi besteht der Fehler in den Experimenten Snows darin, daß Snow den zu prüfenden Kautschuk bei 100° in die Formen preßt, in denen er vulkanisiert wird. Gysi preßt den zu prüfenden Kautschuk bei 15° C in die Form. Snow verwendet also ein bereits durch Erhitzen auf 100° ausgedehntes Präparat, während das von Gysi bei 15° sich noch gewissermaßen im Kontraktionszustand befindet. Dadurch sind auch Gysis Ergebnisse ungünstiger.

Nach Gysi beträgt z. B. der Gesamtverlust, den die Kautschuksorte „de Trey schwarz Solila" beim Vulkanisieren erleidet, 13,78%. Die Kautschuksorte „de Trey rot Solila" verliert nach Gysi 12,36%, die Kautschuksorte „de Trey rosa Solila" 8,53% ihres Volumens. Das sind schon recht beträchtliche Größen.

Mir will scheinen, daß die von Snow und Gysi gewählten Versuchsanordnungen nicht eindeutige Werte ergeben. Für den Volumverlust liefern meines Erachtens allein die Zahlen Anhalt, die die Schrumpfung des Kautschuks beim Übergang vom unvulkanisierten in den vulkanisierten Zustand bezeichnen. Besonders deutlich treten diese Werte in dem geistvollen Experiment Gysi-Meiers, der „Vulkanisation im Glycerinbad" hervor. So lange bis die Ausdehnungsgrößen von Muffeln und Gips nicht in Durchschnittswerten ermittelt sind, geben wohl allein die Schrumpfungszahlen Aufschluß über den Volumverlust beim Vulkanisieren.

Als Schrumpfungszahlen gibt Gysi folgende Werte an:

De Trey schwarz Solila — 4,15%,
„ „ rot „ — 4,15%,
„ „ rosa „ — 2,34%.

Zwei von Gysi mitgeteilte sehr auffällige Eigenschaften des Kautschuks müssen noch Erwähnung finden, weil sie für die Art, wie Prothesen vulkanisiert werden sollten, ausschlaggebend sind.

1. Der Kautschuk hat im Schrumpfungsaugenblick immer das Bestreben, an der rauhen, ungeglätteten Gipsoberfläche anliegend zu bleiben, von den mit Stanniol bedeckten oder sonst (Wasserglas) glattgemachten Gipswänden der Hohlform sich abzuziehen. Das ermöglicht es, den durch den Schrumpfungsvorgang bedingten Volumverlust an bestimmte Stellen der Platte zu legen.

2. Bis zu einer Temperatur von 150° entwickelt sich beim Vulkanisieren kein Schwefelwasserstoffgas. „Sobald aber die Temperatur 154—156° C erreichte, stiegen immer Blasen auf im Steigrohr und wenn 160° C erreicht waren, stieg etwa alle 3 Minuten eine Blase von etwa 1 ccm auf. Daß diese Blasen reiner Schwefelwasserstoff sind und nicht etwa Glycerindampfblasen, konnte ich dadurch ermitteln, daß ich dieselben durch eine Lösung von Kupfervitriol gehen ließ. Der dabei sehr reichlich sich bildende Niederschlag von CuS war der Beweis. Man sollte also beim Vulkanisieren keine höhere Temperatur als 150° anwenden, muß dann allerdings 2 Stunden vulkanisieren" (Gysi).

Dicke Kautschukplatten. Die im zahnärztlichen Laboratorium zu vulkanisierenden Kautschukplatten haben gewöhnlich eine Stärke von $1\frac{1}{2}$ bis $2\frac{1}{2}$ mm. Will man dickere Platten vulkanisieren, so darf der Kessel nur ganz allmählich angeheizt werden und nur ein geringer Dampfdruck einwirken. Von den Kautschukwerken Dr. Heinrich Traun & Söhne, Hamburg, wird z. B. für die Vulkanisation einer 10 mm dicken Platte folgende Anweisung gegeben: In 45 Minuten steigert man allmählich den Druck bis 2 Atmosphären, hält dann 30 Minuten auf 2 Atmosphären, steigert dann innerhalb 45 Minuten bis 3 Atmosphären und hält 30 Minuten auf 3 Atmosphären. Hierauf steigert man in 45 Minuten auf $4\frac{1}{2}$ Atmosphären und hält schließlich 2 Stunden auf $4\frac{1}{2}$ Atmosphären. Man benutzt hier also einen geringeren Dampfdruck als bei der Vulkanisation dünner Stücke.

Poröswerden der Platten. Nicht nur bei dicken Kautschukplatten besteht die Gefahr des Poröswerdens, sondern auch bei dünnen. Die Gründe hierfür sind jedoch verschieden. Dünne Kautschukplatten werden meistens porös, wenn die Gipsform nicht rein ist, sondern durch Abdruckmasse, Wachs, Vaseline verunreinigt ist. Diese Stoffe entwickeln während der höheren Temperatur beim Vulkanisieren mit dem im Kautschuk reichlich vorhandenen Schwefel Schwefelwasserstoff, der die Porenbildung erzeugt. Die auf solche Verunreinigungen der Gipsform zurückzuführenden Poren befinden sich gewöhnlich an der Oberfläche des vulkanisierten Stückes. Hat die Porenbildung im Inneren der Kautschukplatte stattgefunden, so ist sie durch eine falsch geleitete Vulkanisation hervorgerufen, durch eine zu schnelle und zu starke Erhitzung des Kessels.

Wie schon erwähnt, ist die Vulkanisation eine Addition oder Substitution des in den Kautschuk hineinpräparierten Schwefels zum Kautschukmolekül. Man sollte darauf achten, daß die Vulkanisation eine Addition darstellt und nicht zur Substitution wird. Bei dieser Addition wird Reaktionswärme erzeugt. Findet eine zu plötzliche starke Erwärmung des Vulkanisationskessels statt, so werden in ihm die Reaktionsvorgänge zwischen dem Schwefel und Kautschuk sehr heftig. Dadurch tritt eine derartige Erwärmung des Kautschuks ein, daß seine Temperatur weit über die des ihn umgebenden Wassers hinaus sich steigert bis zu einem Punkte, wo die Addition verwandelt wird in eine Substitution unter Abspaltung von Schwefelwasserstoff. Dieser Schwefelwasserstoff will an die Oberfläche des vulkanisierten Kautschuks steigen. Beim Abkühlen des Kautschuks aber erkalten zuerst die äußeren Schichten. Sie lassen die Gasbläschen nicht mehr hindurch. Das Stück wird porös.

Hieraus ist erklärlich, weshalb die Gefahr des Poröswerdens bei dicken Kautschukstücken größer ist als bei dünnen. Die größeren Mengen Kautschuk und Schwefel einer dicken Platte erzeugen bei ihrer Addition eine größere Reaktionswärme als die kleinen Mengen dünner Flächen. Dazu kommt, daß bei den dünnen Platten eine Ableitung der Reaktionswärme durch das die Muffeln (Cuvetten) umgebende Wasser leichter erfolgen kann als bei dicken Platten. Das Wasser im Vulkanisationskessel hat also dem Kautschuk als Kühler zu dienen. Aus den geschilderten Vorgängen geht hervor, daß es bei dicken Abschnitten wichtig ist, den Kessel langsam und vorsichtig anzuheizen und für eine nicht zu hohe Vulkanisationstemperatur zu sorgen. So erklärt sich auch, daß farbige Platten weniger dazu neigen, porös zu werden als ungefärbte oder schwarze. In den farbigen sind Metallverbindungen (Zinkoxyd, Quecksilbersulfid) enthalten. Sie erhöhen die Wärmeleitfähigkeit. Die bei der Vulkanisation entstehende Reaktionswärme kann also schneller abgeleitet werden als bei ungefärbtem oder mit Ruß oder gebranntem Elfenbein gefärbtem Kautschuk.

Sollen die Vulkanisationserzeugnisse gute sein, so ist dafür Sorge zu tragen, daß

1. größte Sauberkeit in den Muffeln (Cuvetten) herrscht; der Gips muß frei von allen fremden Bestandteilen, Wachs, Vaseline usw. sein,

2. das Erhitzen der Muffeln nur durch Wasser geschieht, niemals direkt, weil die Ableitung der Reaktionswärme dann nur schlecht erfolgen kann,

3. der Vulkanisationskessel nur allmählich erhitzt wird,

4. schwarze Platten ebenso wie ungefärbte besonders vorsichtig zu vulkanisieren sind.

Das Ergebnis der Vulkanisation kann entweder Hartgummi oder Weichgummi sein. Es richtet sich das nach der Menge des in den Kautschuk verarbeiteten Schwefels.

Weichgummi. Im allgemeinen kann man sagen, daß das Vulkanisationsprodukt Weichgummi ist, wenn weniger als 20 v. H. Schwefel in den Kautschuk hineingearbeitet worden sind. Gewöhnlich werden 5—15 v. H. Schwefel dem Kautschuk zugesetzt. Nach Hoffer kann dieser Zusatz auf drei verschiedene Arten erfolgen:

1. durch Eintauchen des Kautschuks in geschmolzenen Schwefel,
2. durch Eintauchen in eine Lösung von Schwefelchlorür S_2Cl_2 in Schwefelkohlenstoff CS_2,
3. durch Einkneten von Schwefel in Kautschuk.

Die letzte Methode ist die weitest verbreitete und diejenige, die in allen Fällen homogene Resultate zu liefern imstande ist.

Die Färbung des Weichgummis erfolgt, ähnlich wie die des Hartgummis, durch Zusatz von Zinkoxyd, Zinnober, oder auch durch Eisenoxyd, Ultramarin, Ruß, Asphalt u. a.

Bei dünnen Weichgummistücken kann auch die sog. Kaltvulkanisation vorgenommen werden. Im zahnärztlichen Laboratorium werden jedoch nur Heißvulkanisationen ausgeführt, auch dann, wenn es sich um die Gewinnung von Weichgummiteilen handelt.

Eigenschaften des Weichgummis. Der Weichgummi läßt sich zwar besser schneiden, bohren, schaben als der Rohkautschuk, aber doch weit schlechter als der Hartgummi. Die Kohäsion des Weichgummis, d. h. die Energie, mit der seine kleinsten Teilchen aneinander geheftet sind, ist größer als die des Hartgummis, aber kleiner als die des Rohkautschuks. Die Erklärung hierfür ist in der Verschiedenheit der Schwefelmenge in Roh-, Weich- und Hartgummi zu suchen.

Über die Elastizität des Weichgummis hat wohl als erster wichtige Arbeiten Emilio Villari[1] geliefert. Er hat unter anderem gezeigt, daß der Kautschuk drei verschiedene Elastizitätskoeffizienten erkennen lasse. Er unterscheidet einen „großen, mittleren und kleinen Elastizitätskoeffizienten". Der große Elastizitätskoeffizient sei vorhanden, wenn der Kautschuk das Doppelte, der mittlere Koeffizient, wenn er das Vierfache, der kleine Elastizitätskoeffizient, wenn er mehr als das Vierfache der ursprünglichen Länge bei gleicher Belastung erreiche. Besondere Aufmerksamkeit verdient auch noch die Arbeit von Goughs[2]. Er hat auf die Beeinflussung der Elastizität des Kautschuks durch die Temperatur aufmerksam gemacht. Hier sind auch die Arbeiten von Joule, Gori, Pierre zu nennen. Villari[3] machte dann noch die Beobachtung, daß beim Ausdehnen sowohl als beim Zusammenziehen des Kautschuks Wärme entwickelt würde. Die bei der Ausdehnung erzeugte Temperatur aber sei größer als die bei der Zusammenziehung entwickelte. Wie groß der Einfluß der Temperatur auf die Elastizität des Kautschuks ist, das geht auch daraus hervor, daß man Weichgummi bei Temperaturen unter 0^0 pulverisieren kann. Über die Zugfestigkeit (Bruchfestigkeit) des Kautschuks hat van Heurn[4] bemerkenswerte Arbeiten mitgeteilt. Er hat eine enge Abhängigkeit zwischen der Zugfestigkeit bei unvulkanisiertem Kautschuk und der Viscosität desselben festgestellt. Auch für vulkanisierten Kautschuk hat van Heurn ein solches Verhältnis zwischen der Bruchfestigkeit und der Viscosität angegeben.

Hartgummi. Mehr als der Weichgummi bedeutet für uns natürlich der Hartgummi. Er entsteht, wenn mehr als $20^0/_0$ Schwefel in das Rohprodukt

[1] Ann. Physik u. Chem. 143, 88 (1871).
[2] Ann. Physik u. Chem. 43, 533, N. F.
[3] Ann. Physik u. Chem. 144, 274 (1872).
[4] Kolloidchem. Beih. 10.

hineingearbeitet wird. Die Grenze des Schwefelzusatzes für Hartgummi wird mit 50% angegeben. Zum Hartgummi gehört auch das von uns Zahnärzten gebrauchte Vulkanisationsprodukt. Dieses Erzeugnis hat eine hornartige Konsistenz. Es läßt sich bohren, schaben, schneiden und auf Hochglanz polieren. Die durch den Vulkanisationsvorgang erzielte Dichte und Porenfreiheit hat dem Erzeugnis im Handel den Namen Ebonit verschafft.

Eigenschaften des Hartgummis. Die Leitfähigkeit des Hartgummis für Temperaturen ist sehr gering. In bezug auf Elektrizität dient Hartgummi als Isolationsmaterial. Die Oxydationsgefahr ist bei Hartgummi geringer als bei Weichgummi.

Außerordentlich wichtig für die Verwendung in der Zahnheilkunde ist die auch dem vulkanisierten Kautschuk noch innewohnende Elastizität. Es ist bekannt, daß die verschiedenen Kautschukarten Vulkanisationserzeugnisse verschiedener Bruchfestigkeit liefern. Es ist aber sehr schwer, diese verschiedenen Bruchfestigkeiten zahlenmäßig zu erfassen, da der Kautschuk zu den Kolloiden gerechnet werden muß. Für Kolloide aber gibt es keine Konstanten für mechanische Prüfungen, wie Fröhlich, Hinrichsen, Ditmar [1] nachgewiesen haben.

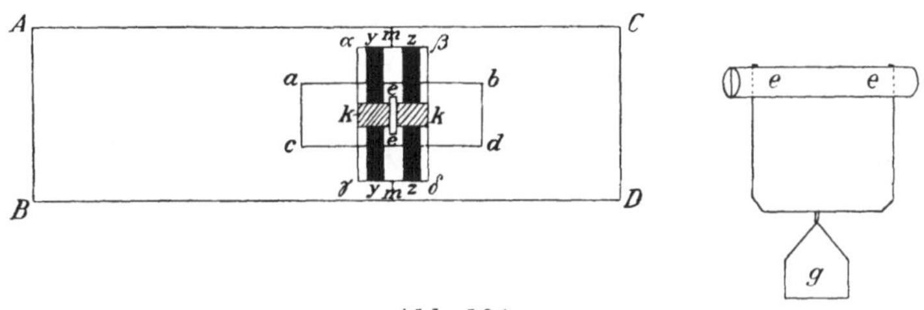

Abb. 104.

Das Kautschukkolloid besitzt eine „Lebenskurve“. In den verschiedenen Zeitabschnitten seiner Lagerung wird also auch die mechanische Prüfung desselben Kautschukerzeugnisses verschiedene Ergebnisse liefern. W. Ostwald, der an eine mechanische Prüfungsmöglichkeit glaubt, verlangt deshalb für jedes Prüfungsergebnis mechanischer Natur die Angabe einer Zeitkurve, welche erlauben würde, zwischen den Verschiedenheiten der mechanischen Prüfungsergebnisse und der Dauer der Lagerung des geprüften Körpers Vergleiche anzustellen.

Trotz dieser Schwierigkeiten hat Frör [2] auf meine Veranlassung Untersuchungen über die Bruchfestigkeit der in der Zahnheilkunde gebräuchlichen verschiedenfarbigen Kautschuksorten angestellt. Diese Versuche sind so gemacht, daß sie bei den verschiedenen geprüften Kautschuken nach Ablauf derselben Zeit nach der Herausnahme aus dem Vulkanisationskessel und bei Stubentemperatur vorgenommen worden sind. Dadurch erlangten die Versuchsergebnisse wohl eine für die Beurteilung in der Praxis genügende Sicherheit zum Vergleich. In den Versuchen sind 1 mm dicke und 10 mm breite, gleich lange, auf Hochglanz polierte Kautschukstreifen benutzt worden.

Der für die Versuche benutzte Apparat (Abb. 104) hat aus dem Grundbrett A, B, C, D bestanden, das einen rechtwinkligen Ausschnitt a, b, c, d trägt. Über diesen Ausschnitt ist der Messingrahmen α, β, γ, δ gelegt, in den die beiden auf Hochglanz polierten Rundstäbe y und z von 5 mm Durchmesser im Abstand von 24 mm zueinander gelötet sind. Auf den Schmalseiten des Rahmens α, β, γ, δ befindet sich je eine Marke genau in der Mitte der schmalen Rahmenseite.

---

[1] Z. f. Chem. u. Industrie d. Kolloide 9, H. 5.
[2] Die Geschichte des Kautschuks. Dissertation Erlangen 1922.

Der zu prüfende Kautschukstreifen wird über die beiden Rundstäbe y, z gelegt (K). Dieser Kautschukstreifen K wird belastet durch einen Eisenrundstab e, der ein Hohlgefäß trägt. Der Eisenstab liegt genau in der Richtung der Marken m, also in der Mitte auf dem Kautschukstreifen. In das Hohlgefäß läuft so lange feingesiebter Flußsand, bis der Bruch erfolgt.

Es wurden Streifen von rotem und rosa Kautschuk der Firma Traun & Söhne, Hamburg, benutzt. Es sind Kautschukstreifen dieser beiden Farben untersucht worden, die bei 150° C 2 Stunden und 4 Stunden, bei 164° C 1 Stunde 10 Minuten und 2 Stunden 20 Minuten, bei 170° C 1 Stunde und 2 Stunden vulkanisiert worden sind. Die Steigungszeiten der Temperaturen im Vulkanisationskessel sind ebenfalls sorgfältigst gebucht worden.

Es hat sich ergeben:

Rosa Kautschuk			Roter Kautschuk		
Vulkan. Temp.	Vulkan. Zeit	Belastung in g	Vulkan. Temp.	Vulkan. Zeit	Belastung in g
150°	2 h	1022,5	150°	2 h	2390,0
150°	4 h	1024,0	150°	4 h	2819,5
164°	1 h 10 min	881,5	164°	1 h 10 min	2631,0
164°	2 h 20 min	940,0	164°	2 h 20 min	2506,5
170°	1 h	972,0	170°	1 h	2772,0
170°	2 h	872,5	170°	2 h	2505,0

Interessant ist an diesen Ergebnissen fraglos die Tatsache, daß durchaus nicht die Länge der Vulkanisationszeit umgekehrt proportional zur Bruchfestigkeit ist. Ebenso ist bemerkenswert, daß bei 150°, also der Vulkanisationstemperatur, die Gysi als die günstigste bezeichnet, bei 4 Stunden Vulkanisationszeit sowohl beim rosa als auch beim roten Kautschuk die günstigsten Vulkanisationsergebnisse in bezug auf Bruchfestigkeit gezeitigt worden sind.

Hier sei auch auf die Mitteilungen Schoenbecks im „Nachtrag zum I. Teil" seines Werkes „Materialkunde" hingewiesen.

Ähnliche Schwierigkeiten wie die der Prüfung des Kautschuks auf seine Bruchfestigkeit stellen sich der Prüfung des Kautschuks auf seine Porosität und Permeabilität entgegen.

Graham[1] hat dünne Kautschukmembranen auf ihre Durchdringbarkeit durch Gase untersucht. Auch hier stellte sich heraus, daß die Temperatur und Zeitdauer von Einfluß sind, was auch die von Hüfner angestellten Versuche zeigen.

Über die Durchdringbarkeit des vulkanisierten Kautschuks, wie wir ihn in der Zahnheilkunde gebrauchen, hat Frör[2] auf meine Veranlassung einige Versuche angestellt, deren Ergebnisse wohl nicht uninteressant sind. Es sind zu den Nachprüfungen ebensolche Kautschukstreifen verwendet worden, wie sie bei der Nachprüfung der Bruchfestigkeit gebraucht worden sind, nur wurde die Dicke der Kautschukstreifen auf 0,15—0,2 mm verringert.

Auf eine Glasplatte wurden mit Aq. dest. angefeuchtete Lackmuspapierstreifen gelegt. Auf diese wurden die 0,15—0,2 mm dicken Kautschukstreifen (rosa und rote) gebracht. Von diesen wurden je zwei mit Tropfen von Phosphorsäure, verdünnter Schwefelsäure und Essigsäure benetzt. Täglich wurden die Lackmuspapierstreifen erneut befeuchtet und die Säuretropfen erneuert. Der Versuch wurde auf 14 Tage ausgedehnt. Es ist keinerlei Verfärbung der Lackmuspapiere zu beobachten gewesen.

---

[1] Ann. Physik u. Chem. **79**, 548.
[2] Geschichte des Kautschuks. Inaug.-Diss. Erlangen 1922.

Daraus darf wohl der Schluß gezogen werden, daß unser vulkanisierter Kautschuk für Flüssigkeiten undurchdringbar ist.

Physikalische Eigenschaften des Rohkautschuks. Für das spezifische Gewicht des Kautschuks finden sich bei den verschiedenen Forschern Angaben von 0,90—0,97. Es wird das verständlich, wenn man sich überlegt, daß auch das spezifische Gewicht des Kautschuks nicht nur von der Kautschuksorte, sondern auch von der Temperatur, vielleicht auch von der Lagerdauer abhängig ist. Adriam (1850) fand für sog. Speckgummi als spezifisches Gewicht bei 20⁰ 0,9628, für Flaschengummi 0,9454 bei 20⁰. Faraday und Payen [1] fanden für Parakautschuk 0,925, Soubeyran 0,935 als spezifisches Gewicht. Für den reinen Kohlenwasserstoff gibt Ditmar als spezifisches Gewicht 0,9000 an.

Ebenso sind auch Forschungen über die Viscosität und die Quellbarkeit des Kautschuks gemacht worden. Thomas Graham, einer der Begründer der Kolloidchemie, erkannte die Bedeutung der Viscositätsmessungen für das Studium der kolloidalen Lösungen. Die von Axelrod [2] ausgeführten Untersuchungen hatten den Zweck, die Brauchbarkeit der einzelnen Kautschuksorten für die Bereitung von Kautschuklösungen in Benzin zu prüfen. Auch Axelrod findet wieder den schon oben berührten Zusammenhang zwischen Viscosität und mechanischen Eigenschaften. Andere Arbeiten bestätigen dies.

Zwischen der Quellbarkeit bei Rohkautschuk und vulkanisiertem Kautschuk hat Kirchhof [3] einen bedeutenden Unterschied festgestellt. Bei ersterem läßt sich keine scharfe Grenze zwischen Quellungsmaximum und Lösung ziehen. Bei letzterem kann nach Kirchhof überhaupt nicht von Lösung gesprochen werden. Nach Ditmar hängt die Quellungsfähigkeit des Kautschuks in hohem Grade von seiner chemischen und physikalischen Beschaffenheit ab.

Wenn man von Lösungen des Kautschuks und seinen Lösungsmitteln spricht, so muß man sich vergegenwärtigen, daß nach Ansicht von Ditmar z. B. überhaupt nicht von Lösung, sondern immer nur von Quellung gesprochen werden kann. Als Lösungs-, Dispersions- oder Quellmittel seien genannt: Benzol und seine höheren Homologen, Petroläther, Paraffin und andere Kohlenwasserstoffe, Chloroform, Tetrachlorkohlenstoff, Schwefelkohlenstoff, Chinolin. In Wasser ist Kautschuk unlöslich. Bei längerem Liegen unter Wasser nimmt er jedoch beträchtliche Mengen auf. In Alkohol und Aceton ist er nur in Spuren löslich. Beide Mittel werden daher auch benutzt, um damit Kautschuk aus seinen Lösungen zu fällen.

c) Synthetischer Kautschuk.

Der erste, der an eine Synthese des Kautschuks gedacht hat, ist wohl Bouchardet [4] gewesen. Nach ihm sind Tilden und Wallach zu nennen. In ein brauchbares Stadium aber trat das Verfahren zur synthetischen Gewinnung erst, als die Farbenfabriken vorm. Fr. Bayer & Co. ihr Patent F 28390 IV/39 bl. vom 11. September 1909 niedergelegt hatten. Das Verfahren wurde von den beiden Chemikern Fritz Hofmann und Karl Contelles [5] gefunden. Der Patentanspruch lautete: „Verfahren zur Herstellung von künstlichem Kautschuk darin bestehend, daß man synthetisches Isopren mit oder ohne Zusatz von die Polymerisation befördernden Mitteln auf Temperaturen unter 250⁰ C erwärmt". Es ist dann noch eine lange Reihe von Patenten erteilt worden. Harries, der anfangs die Darstellungsmöglichkeit des Kaut-

[1] Wiesner, Die Rohstoffe des Pflanzenreiches. Berlin 1914.
[2] Gummizeitung **19**, 1053 (1905).
[3] Kolloidchem. Beihefte **6**, H. 1.
[4] Ber. dtsch. chem. Ges. **8**, 904 (1875); **12**, 577 (1879).
[5] Liebigs Ann. Chem. **385** (1911).

schuks aus Isopren bestritten hatte, entwickelte später eine neue Synthese aus Isopren. Er erhitzte Isopren mit Eisessig bei etwas über 100°. Harries entdeckte dann später die Natriumkautschuke, welche von den Farbwerken vorm. Fr. Bayer & Co. ebenfalls zum Patent angemeldet wurden. Diese Art der Herstellung besteht nach dem Patentanspruch darin, daß „man Butadien, seine Homologen und Analogen der Einwirkung der Metalle der Alkali- oder Erdalkalireihe, ihrer Mischungen, Legierungen oder Amalgame aussetzt". Diese letzteren Kautschuke sind sehr zähe, nervige Produkte von hoher Zerreißfestigkeit. Wissenschaftlich einwandfrei gelang es bisher aus folgenden Stoffen Kautschuk herzustellen: „Erythren, Isopren, Piperylen, Dicsoprenyl, α-α-Dimethylbutadien, $\alpha\alpha$-$\delta\delta$-Tetramethylerythren, Phenylerythren und anderen Derivaten des Butadiens."

Synthetischer Zahnkautschuk ist mit organischen Farbstoffen gefärbt und deshalb leichter als der natürliche. Seine Verarbeitung für zahnärztliche Zwecke ist ähnlich der des vegetabilischen Kautschuks.

d) Regenerierter Kautschuk.

Die Regenerate des Kautschuks erreichen nicht den Wert des ursprünglichen Produkts. Sie sind Erzeugnisse aus Vorgängen, die eine Verwertung des Altkautschuks zum Ziel haben. Bei dieser Aufarbeitung des Kautschuks werden, um den Schwefel vom Kautschukmolekül zu trennen, meist starke Chemikalien und hohe Temperaturen angewandt. Die Verarbeitung im zahnärztlichen Laboratorium ist recht schwierig, besonders das Stopfen. Die aus regeneriertem Kautschuk hergestellten Prothesen besitzen keine große Bruchfestigkeit.

2. Ersatzstoffe für Kautschuk.

Der hohe Preis des Kautschuks und manche Mängel haben es verursacht, daß man nach Ersatzstoffen für Kautschuk suchte. Als solche wurden genannt:

1. Bakelit, 2. Resinit, 3. Galalith, 4. Ernolith, 5. Celluloid, 6. Cellon, 7. Cellit.

Bakelit und Resinit sind synthetische Harze, die wegen ihres intensiven Phenolgeruches von Schröder als ungeeignet bezeichnet worden sind [1].

Galalith, das aus dem Eiweißstoff der Milch hergestellt wird, kann nicht verwendet werden, weil ihm wichtige physikalische Eigenschaften fehlen.

Ernolith hat stark fischigen Geruch und ist daher ungeeignet für die Verwendung im Munde.

Celluloid ist ebenso wie Cellon und Cellit ein kolloidaler Körper. Es ist eine Lösung von Campher in Nitrocellulose. Wird Baumwolle (Zellstoff, Cellulose) mit einem Gemisch von Salpeter- und Schwefelsäure behandelt, so erhält man je nach den Herstellungsbedingungen zwei verschiedene Stoffe: Kollodiumwolle und Schießbaumwolle. Mischt man Kollodiumwolle mit Campher, so erhält man das Celluloid. Es wurde 1870 von den Schriftsetzern J. S. und J. W. Hyatt in Amerika erfunden. Wie weit verbreitet seine Anwendung ist, ist bekannt. Es ist entweder durchsichtig, glashell oder gefärbt. In der Zahnheilkunde ist das Celluloid besonders in den Jahren 1879 und 1880 viel zu Plattenprothesen verwendet worden. Zur Herstellung von Ersatzstücken wird es heute nur sehr selten benutzt. Häufiger gebraucht man es zur Befestigung von Jodoformgazetampons auf frischen Wundflächen im Munde.

Verarbeitung des Celluloids. Es gibt zwei verschiedene Methoden

---

[1] Das von Wieland in seinem Äterno-Verfahren benutzte bakelitähnliche synthetische Harz besitzt diesen Geruch nicht.

für seine Verarbeitung, das Preßverfahren und das Spritzverfahren. Die hauptsächlich angewandte Verarbeitungsart ist die des Pressens, für die Emanes zuerst eine Vorschrift gab, um deren Ausbau sich Avellan besonders verdient gemacht hat. Avellan benutzt die Tatsache, daß gesättigte Kochsalzlösung erst bei 109,5° siedet, bei welcher Temperatur das Celluloid gut schmiegsam ist. Der Preßvorgang findet in einem mit gesättigter Kochsalzlösung gefüllten Topf statt. Das Modell, auf dem die Celluloidplatte gepreßt wird, ist aus Metall gegossen und befindet sich in unmittelbarer Berührung mit dem Cuvettenboden. Es muß aus Metall hergestellt sein, weil der Gips als schlechter Wärmeleiter in schwer kontrollierbarer Art sich erwärmt und also eine große Unsicherheit bei der Feststellung der Temperatur veranlaßt. Avellan hat gezeigt, daß bei 150° Außentemperatur nur 92° in der mit Gips gefüllten Muffel nach 18 Minuten Temperatureinwirkung herrschen. Ferner wies er nach, daß die Temperatur, die nötig ist, um das Celluloid nur ganz unwesentlich zu beeinflussen, höchstens 110° während einer Zeit von 10 Minuten sein darf. Schon bei dieser Temperatur fängt die Farbe an, sich zu verändern. 110° während 20 Minuten und 115° sind Wärmegrade, die man nicht gebrauchen darf, ohne das Celluloid zu verderben. Celluloid läßt sich pressen, wenn man etwa 10 Minuten lang eine Temperatur von 100—105° einwirken läßt.

Die zweite Art der Herstellung von Celluloidprothesen, das Spritzverfahren, haben Winderling und Moriland 1879 veröffentlicht. In dickflüssigem Zustand wurde die Celluloidmasse mit einem von Winderling konstruierten Apparat in den für die Prothese freigebliebenen Raum der Cuvette gespritzt. Man ist jetzt fast ganz von der Herstellung von Dauerprothesen aus Celluloid abgekommen, weil es sich in vielen Mundhöhlen nur schlecht hält, in anderen, vielleicht durch seinen Camphergehalt, Entzündungen der Schleimhaut hervorruft.

Cellon ist ein dem Celluloid ähnliches Präparat. Es ist ein Celluloseacetat und schon seit mehr als 15 Jahren in der Patentliteratur bekannt. Man hat etwa 2 Jahre zur Ausarbeitung des technischen Verfahrens seiner Herstellung gebraucht. Es fängt nicht Feuer wie Celluloid. In Wasser von 70—80° erweicht es (Eichgrün). Man hat die verschiedensten Verfahren ausgearbeitet, um es für die zahnärztliche Prothese nutzbar zu machen. Es ist in der Art verarbeitet worden, daß man die einzelnen Stücke in Aceton tauchte und dann aufeinanderpreßte, nachdem die Cuvetten durch trockene Erhitzung vorbereitet waren. Man versuchte ferner, seine Anwendung zu ermöglichen durch das Spritzverfahren (R. Hesse). Da Cellon in der Mundflüssigkeit gewissen Veränderungen ausgesetzt ist, überzog man die Stücke nach Abschluß der Politur mit einem Lack, der sie konservieren sollte. Man hat auch versucht, dadurch brauchbare Ersatzstücke zu erzielen, daß man das Cellon in gefeiltem Zustand ohne Aceton auf die Cuvetten tat und so preßte (Wustrow). Reparaturen können unter Zuhilfenahme von 50⁰/₀ Essigsäure ausgeführt werden. Das Cellon ist rot, glashell und schwarz. Mit Cellon hat man im allgemeinen keine befriedigenden Erfolge erzielt. Mit den bisher geübten Verarbeitungsmethoden wird sich das Cellon in der zahnärztlichen Prothetik nicht einbürgern. Es sei noch hinzugefügt, daß das Cellon eine ausgedehnte Verwendung bei der Herstellung der Gasmaskenfenster gefunden hat.

3. Schleif- und Poliermittel.

Zum Schleifen gebrauchen wir Körper, die härter sind als die zu bearbeitenden Stoffe. Während das Schleifen als ein Schneide- oder Schabevorgang anzusehen ist, bei dem je nach der Korngröße des Schleifmittels größere oder feinere Rillen, Einsenkungen in die Oberfläche des Objekts entstehen, ist das

Polieren ein Vorgang, der eine Einebnung der Oberfläche des zu polierenden Gegenstandes erzeugt. Als Poliermittel können im Gegensatz zu den Schleifmitteln solche gebraucht werden, die eine geringere Härte haben als der zu bearbeitende Gegenstand. Über den Poliervorgang hat Cecil H. Desch genauere Studien angestellt. Die Einebnung der zu polierenden Gegenstände findet entweder dadurch statt, daß eine Verflüssigung an den obersten Schichten der Oberfläche erzeugt wird (z. B. durch die bei der Rotation der Poliermittel erzeugte Wärme) oder durch Druck (z. B. mit einem Polierstahl). Unter den Mitteln, die wir zum Schleifen und Polieren, und zwar gewöhnlich mit Wasser- oder Ölzusatz — zwecks Herabminderung der entstehenden Wärme — verwenden, sind besonders zu nennen:

1. Carborund. Es ist ein Siliciumcarbid SiC. Der Carborund wird aus einer durch den elektrischen Strom geschmolzenen Masse gewonnen, die aus Quarzsand und gemahlenem Koks besteht. Die entstehenden Carborundkrystalle besitzen eine recht hohe Härte (9,5). Unter hohem Druck und unter Benutzung eines hitzebeständigen Bindemittels werden die Carborundkrystalle zu Rädchen, Spitzen usw. zusammengepreßt und gebrannt. Auf Stahlscheiben und Streifen ist dies Mittel gleichmäßig als Pulver verteilt und mit einem Klebemittel befestigt. Solche Carborundräder, -scheiben und -streifen sind wichtige Hilfsmittel in der prothetischen und konservierenden Zahnheilkunde.

2. Corund besitzt nach der Moßschen Härteskala die Härte 9. Es ist krystallisierte Tonerde, Aluminiumoxyd Al_2O_3. Seine Krystallform gehört dem hexagonalen System an. Der edle Corund ist farblos und durchsichtig. Blaugefärbt kommt er als Saphir, rot als Rubin vor. Corund mit unreinen Beimischungen, z. B. Eisenoxyd, ist Schmirgel. Als solcher wird er in verschiedenen Feinheitsgraden verwendet.

3. Diamantstaub, befestigt auf Kupferscheiben, -Kegeln, -Zylindern, -Spitzen, -Rädern usw. wird ebenfalls zum Schleifen benutzt, da er sehr hart ist, z. B. bei Kronen- und Brückenarbeiten.

4. Bimsstein ist eine poröse graue oder weißliche Masse. Er ist ein vulkanisches Glas, zählt also zu den Ergußgesteinen. Wir verwenden den Bimsstein hauptsächlich in gepulverter Form.

5. Schlämmkreide, durch Schlämmen von kohlensaurem Kalk erhalten, ist ein Poliermittel. Ist mit ihrer Hilfe die Oberfläche der Prothese schon spiegelglatt gemacht, dann erhöht den Glanz noch die Anwendung von

6. Pariserrot oder Englischrot, welches Eisenoxyd (Ferrioxyd) ist. Es entsteht beim Glühen von Ferrosulfat

$$2\,FeSO_4 = Fe_2O_3 + SO_3 + SO_2.$$

Im Handel ist es auch unter dem Namen Kolkothar als Farbmittel bekannt.

C. Materialien der Metallverarbeitung.

1. Die Metalle.

Außer den bisher genannten Stoffen finden in der zahnärztlichen Prothetik die Metalle ausgedehnte Anwendung.

Die Metalle denkt man sich aus Krystallen zusammengesetzt. Diese ordnet man den oben erwähnten 6 Krystallsystemen ein. Die Krystalle denkt man sich aufgebaut aus kleineren Einheiten, die man Krystalliten nennen kann. Die meisten Metalle krystallisieren nach dem regulären System. Ausnahmen sind jedoch z. B. Wismut und Zink, die nach dem hexagonalen, Zinn, das nach dem quadratischen System auskrystallisieren.

Die Energie, die die Krystalliten zum Krystall, die Krystalle zum Metall aneinanderkettet, heißt Kohäsion. Sie ist bestimmend für die Dehnbarkeit, Zähigkeit, Elastizität, Schlagfestigkeit, Ziehbarkeit, Hämmerbarkeit, Schmiedbarkeit.

Als Adhäsion bezeichnet man die Energie, die zwei sich berührende Körper der Absicht, sie zu trennen, als Widerstand entgegen setzen.

Die Härte der Metalle wird nach der Moßschen Härteskala gemessen.

Härteskala [1].

Blei 1,5	Kupfer . . . . 2,5—3
Zinn. 1,5	Platin 4,3
Wismut 2,5	Eisen . . . . . 4—5
Gold . . . . . 2,5—3	Stahl . . . . . 5—8,5
Silber . . . . . 2,5—3	Palladium . . . 4,8
Aluminium . . . 2	Iridium 6

Biegsam wird ein Metall, wenn die seinen Verband bildenden Krystalle sich gegeneinander verschieben lassen. Dies kann man z. B. durch Wärmezufuhr erreichen. Wird die Wärmezufuhr erhöht, so wird das Metall flüssig. Es lassen sich zuerst die Krystalliten und dann die Moleküle, aus denen die Krystalliten bestehen, gegeneinander verschieben.

Die Schmelztemperatur ist der Wärmegrad, bei dem eine solche Verschiebung der einzelnen Teilchen gegeneinander einzutreten vermag ohne Anwendung anderer Energien. Eine solche Verschiebung der Moleküle eines Metalles nennt man Fließen, Fluß des Metalls.

Tabelle über Schmelz- und Siedetemperaturen [2].

	Schmelztemperaturen		Siedepunkte	
Quecksilber	38,87°		356,95°	
Kalium	62,5°	(63,5°)	757,5°	(762,2°)
Natrium.	97,6°	(97,5°)	877,5°	(882,9°)
Zinn	231,92°	(231,83°)	2275°	(2200°)
Wismut	270,95°	(271°)	1435°	(1506°)
Cadmium	321,01°	(320,92°)	767,3°	
Blei.	326,9°	(327,43°)	1525°	
Zink	419,4°	(419,2°)	905,7°	
Aluminium	658°	(658,7°)	1800°	(2200°)
Silber.	961,5°	(960,2°)	1955°	(2050°)
Kupfer	1084,1°	(1082,6°)	2310°	(2292°)
Gold	1064°	(1062,4°)	2200°	2610°)
Eisen				
Reines Eisen	909°			
Kruppsches Flußeisen . .	1532°			
Elektrolyteisen	1527°			
Nickel	1452,3°			
Platin	1764°	bei 3804° im Lichtbogenofen destillierbar.		

Tabelle über spezifische Gewichte.

Kalium 0,86	Kupfer 8,93
Natrium. 0,97	Nickel 8,8
Aluminium . . . 2,7	Silber. 10,5
Zink 7,1	Blei. 11,34
Zinn 7,28	Quecksilber . . . 13,69
Eisen 7,86	Gold 19,3
Cadmium 8,64	Platin 21,4
Wismut 9,8	

Die absolute Festigkeit ist die Zerreißbarkeit eines Metalles. Man mißt sie an einem 100 mm langen Stab von 1 qmm Querschnitt durch die Anzahl von Kilogramm, die nötig sind, einen solchen Stab aus dem zu untersuchenden Metall zu zerreißen.

[1] Nach Landolt-Börnstein, „Physikalische Tabellen". Berlin: Julius Springer 1923.
[2] Ebenda.

Tabelle über die Festigkeit einiger Stoffe gegen Zug (Z.) kg/mm^2 [1].

Aluminium	10—40	Nickel	50
Blei	2,1	Platin	34
Flußeisen	34—50	Silber	29
Gold	27	Zink	13—20
Kupfer	—50	Zinn	2,5
Messing	30—50		

Tabelle über die Zerreißfestigkeit.

	Wüst	Ebeling
Zinn	3,5—4	1
Blei	1,2	1
Gold	7,8	11
Zink	15—25	13
Aluminium	12—24	14
Magnesium	21,5	14
Silber	10	17
Platin	28	22
Kupfer	20—24	24
Nickel		48
Stahl		80

Als Elastizität bezeichnen wir die Erscheinung, daß Stoffe nach Belastung und dadurch erfolgtem Zusammendrücken, Dehnen oder Abbiegen ihre ursprüngliche Gestalt wieder zu erlangen streben.

Schlagfestigkeit, Schmiedbarkeit, Hämmerbarkeit, Ziehbarkeit bezeichnen die Eigenschaften der Metalle, unter Druck, Zug, Schlag und Stoß Gestaltsveränderungen annehmen zu können, ohne dadurch ihren Zusammenhang zu verlieren.

Tabelle [2] über

Walzbarkeit [3]	Hämmerbarkeit [3]	Ziehbarkeit [3]
Nickel	Eisen	Blei
Eisen	Platin	Zinn
Zink	Kupfer	Zink
Blei	Aluminium	Nickel
Platin	Silber	Aluminium
Zinn	Gold	Gold
Kupfer	Zinn	Kupfer
Aluminium	Blei	Eisen
Silber		Silber
Gold		Platin

Während man die Schlagfestigkeit in Kilogramm für den Quadratzentimeter messen kann, lassen sich Schmiedbarkeit, Hämmerbarkeit, Ziehbarkeit nicht mit bestimmten Zahlen angeben.

Unter Schweißbarkeit versteht man die Eigenschaft einiger Metalle, zusammenfließen zu können. Dieses Zusammenfließen erfolgt meistens unter Druck nach einer Erhitzung bis in die Höhe des Schmelzpunktes. Gold allein läßt sich nach Durchglühen kalt schweißen. Das „kohäsive Stopfen" des Goldes beruht auf dieser Eigenart. Unedle Metalle, die leicht oxydieren, müssen an den Stellen, wo sie zusammengeschweißt werden sollen, von ihren Oxyden befreit werden, da die Oxyde das Schweißen verhindern.

Unter edlen Metallen versteht man im Gegensatz zu unedlen Metallen solche, die schwer oxydieren. Man formuliert diesen Unterschied auch so, daß man sagt, die edlen Metalle werden durch die weniger edlen aus ihren Lösungen ausgefällt.

---

[1] Nach Landolt-Börnstein, „Physikalische Tabellen". Berlin: Julius Springer 1923.
[2] Nach Ebeling.
[3] Die walz-, hämmer- und ziehbarsten stehen je an letzter Stelle.

Unter Oxydation versteht man die Eigenschaft der Metalle, sich mehr oder weniger leicht mit Sauerstoff zu verbinden. Diese Oxydation erfolgt entweder nur oberflächlich (Aluminium) oder sie wandelt das ganze Metall um (Eisen). Durch Lösung der Oxyde im geschlossenen Metall können schwerwiegende Veränderungen im Metall in bezug auf die Leistungsfähigkeit desselben stattfinden. Die Oxydation kann man verhindern, wenn man den Luftsauerstoff von den Metallen durch Überstreuen mit Kohlenpulver abhält, wobei der Kohlenstoff den Sauerstoff bindet, oder durch Verwendung von entwässertem Borax, der auf das geschmolzene Metall gestreut wird. Der Borax muß entwässert, d. h. von seinem Krystallwasser befreit sein, da er sonst durch sein Aufblähen stört. Die Entwässerung erreicht man durch langsames Erwärmen. Borax verhindert nicht nur die Bildung von Oxyden, er löst auch die etwa schon vom Metall mit Sauerstoff eingegangenen Verbindungen auf. Der Borax gehört also zu den Reinigungsmitteln für Metalle.

a) Gold.

Das Gold gehört neben dem Platin zu den Stoffen, die am geeignetsten sind, bei der Herstellung zahnärztlicher Prothesen verwendet zu werden. Stellt man an ein Prothesenmaterial folgende 8 Forderungen, daß es:

1. Beständigkeit gegen Mundwässer und Säuren habe,
2. elastisch, nicht brüchig,
3. homogen, undurchdringbar für Flüssigkeiten sei,
4. ein gutes Leitungsvermögen für Wärme besitze,
5. unmittelbar oder mittelbar verbindungsfähig mit künstlichen Zähnen sei,
6. leicht an Gewicht,
7. reizlos für die Mundschleimhaut,
8. gut zu verarbeiten, polierfähig sei,

so muß man zugeben, daß das Gold von diesen Forderungen alle bis auf eine erfüllt. Das spezifische Gewicht des Goldes ist 19,32, so daß das Gold zu den schwersten Metallen gehört.

Das Gold wird schon seit langer Zeit für prothetische Arbeiten im Munde benutzt dank seiner hervorragenden Eigenschaften. Trotz vieler Versuche, das Gold durch andere Stoffe zu ersetzen, ist es bis jetzt nicht gelungen, dies Metall von seinem Platz zu verdrängen.

Vorkommen. Das Gold ist sehr weit verbreitet auf der Erde, es findet sich jedoch selten in großen Mengen. Entweder wird es als sog. Berggold oder auf sekundären Lagerstätten in den Alluvionen als Wasch- oder Seifengold gefunden. Als solches ist es staubkorngroß, doch werden auch Klumpen im Gewicht von mehreren Kilogrammen gefunden.

Geschichtliches. In Nubien und Äthiopien soll schon 1600 Jahre vor Christi Geburt Gold gewonnen sein. Zu Herodots Zeit wurde es in Gallien, am Ural und Altai sowie am Indus gefunden. Die Römer besaßen reiche Goldfelder. In den Zwölf-Tafel-Gesetzen wird erwähnt, daß das zum Zahnersatz verwendete Gold mit dem Toten begraben werden dürfe. Die Entdeckung Amerikas, die Durchforschung Australiens und Afrikas brachten neue Goldfundstätten. Auch in Europa findet sich Gold an primären und sekundären Lagerstätten. Es krystallisiert in Würfeln, Oktaedern, Tetraedern, Rhombendodekaedern. Es kommt auch als draht-, haar- und moosförmiger Überzug von Gesteinen vor.

Gewinnung. Die goldführenden Gesteine werden gepulvert und dann ebenso wie goldhaltiger Sand geschlämmt. Das fließende Wasser führt hierbei die leichteren Beimengungen fort. Das schwere Gold bleibt zurück. Diesen

Vorgang bezeichnet man als Goldwäscherei. Bei einem solchen Waschen des Goldes gehen fein verteilte Mengen Gold verloren. Dies in den Abwässern der Goldwäschereien und in den goldärmeren Erzen Transvaals enthaltene Gold wird auf verschiedene Art gewonnen:

1. Nach dem **Amalgamationsverfahren** (Transvaal). Der goldhaltige Schlamm wird über amalgamierte Kupferplatten geleitet. Dadurch bildet sich zwischen dem Gold aus den Abwässern und Erzen und dem Quecksilber der Kupferplatten Goldamalgam. Bei der Destillation dieses Amalgams bleibt das Gold zurück. Der im Schlamm noch zurückbleibende Goldrest (etwa $0,0025\%$) wird mittels der Chlorination oder des Cyanidverfahrens gewonnen.

2. **Chlorination.** Zunächst wird der im Schlamm (Tailings) befindliche goldhaltige Pyrit von der noch vorhandenen Gangart befreit, danach werden die zurückbleibenden „concentrates" geröstet, die Kiesabbrände mit Wasser angerührt und in die Mischung Chlor geleitet. Goldchlorit ($Au\,Cl_3$) löst sich im Wasser, woraus Gold (Au) durch Ferrosulfat abgeschieden wird.

$$AuCl_3 + 3\,FeSO_4 = Au + FeCl_3 + Fe_2(SO_4)_3.$$

3. **Cyanidverfahren.** Dies Verfahren ist ganz besonders rationell geworden nach der Einführung der elektrischen Entgoldung durch Siemens und Halske. In Transvaal, wo die goldhaltigen Quarzkonglomerate und Pyrite auf 1000 kg Erz etwa 20 g Gold enthalten, sind in den Abgängen aus dem Amalgamationsprozeß durchschnittlich 8—12 g Gold pro Tonne enthalten. Diese Abgänge behandelt man etwa 3 Wochen hindurch, um das Gold aus ihnen zu gewinnen, mit Cyankaliumlösung, in der sich das Gold zu Kaliumgoldcyanid löst:

$$2\,Au + 4\,KCy + H_2O + O = 2\,(AuCy.KCy) + 2\,KOH.$$

Aus der Kaliumgoldcyanidlauge wird das Gold mit Hilfe des von Siemens und Halske angegebenen elektrischen Verfahrens zwischen Stahlanoden und Bleikathoden ausgeschieden. Diese werden dann im Flammenofen auf Rohgold verschmolzen. Ein älteres Verfahren fällt das Gold dadurch, daß es das gelöste Cyandoppelsalz über Zinkspäne fließen läßt, auf denen sich das Gold als schwarzes Pulver niederschlägt:

$$2\,(Au\,Cy.KCy) + Zn = ZnCy_2 \cdot 2\,KCy + 2\,Au.$$

Das auf die genannte und andere Art erzeugte Gold enthält immer noch Beimengungen, z, B. von Silber. Auch das Feingold des Handels ist nicht frei davon. Von den Methoden, das Gold von diesen Beimengungen zu trennen, sind die wichtigsten die folgenden:

1. **Verschmelzung mit Schwefel.** Beim Schmelzen mit Schwefel verbindet sich das Silber des silberhaltigen Goldes mit dem Schwefel zu Schwefelsilber, während sich das Gold als der schwere Körper am Boden sammelt.

Aus dem Schwefelsilber wird das Silber gewonnen durch Verschmelzung mit Blei und Eisen zu sog. Werkblei. Aus diesem wird das Silber durch verschiedene später zu nennende Methoden gefällt.

2. **Verschmelzung mit Schwefelantimon.** Bei diesem Vorgang bilden sich Schwefelsilber und Goldantimon, aus dem durch Rösten Gold gewonnen wird. Das Schwefelsilber wird auf die oben genannte Art auf Silber verarbeitet.

3. **Das Verfahren nach Miller** befreit das Gold von geringem Silber-, Kupfer- usw. Gehalt dadurch, daß Chlorgas in die Schmelze geleitet wird. Dadurch entstehen die Chloride von Silber, Kupfer usw., die oben schwimmen, während das schwere Gold zu Boden sinkt.

4. **Affination.** Mit diesem Verfahren werden Silber, Platin und Kupfer vom Gold getrennt. Man wendet es da an, wo es sich um $0,3—60\%$ goldhaltige

Legierungen handelt, die nicht mehr als $10\,\%$ Kupfer enthalten. Kocht man dünn ausgewalzte Bleche so verunreinigten Goldes mit Schwefelsäure, so bilden sich aus den Kupfer- und Silberverunreinigungen Sulfate:

$$2\,Ag + 2\,H_2SO_4 = Ag_2SO_4 + 2\,H_2O + SO_2,$$
$$Cu + 2\,H_2SO_4 = CuSO_4 + 2\,H_2O + SO_2.$$

Das nach Abguß der Sulfatlaugen zurückbleibende Gold wird ausgewaschen, und mit Natriumbisulfat oder Salpeter geschmolzen, um ihm letzte Spuren von Silber zu nehmen. Falls man Salpeter nimmt, geht auch das Platin mit dem Silber in die Schlacke.

5. Die Fällung aus gelöstem Goldchlorid ergibt chemisch reines Gold. Bei diesem Verfahren wird ein Gewichtsteil Gold (z. B. Bruchgold) in 3—4 Gewichtsteilen Königswasser (3 Teile Salzsäure, 1 Teil Salpetersäure) gelöst und erhitzt. Aus der rubinroten Flüssigkeit krystallisiert nach dem Abkühlen das Goldchlorid aus. Es ist im Wasser löslich. Durch Zusatz von Salzsäure scheidet man das etwa noch vorhandene Silber ab als weißen Niederschlag von AgCl. Aus der Lösung von Goldchlorid wird reines Gold gefällt durch Oxalsäure ($H_2C_2O_4$), schweflige Säure (H_2SO_3), Eisenvitriol ($FeSO_4$) und Wasserstoffsuperoxyd (H_2O_2) (Reduktionsmittel). Während die Ausscheidung durch Oxalsäure, die in der Wärme erfolgt, sehr fest an den Gefäßwänden anhaftendes Gold liefert, erhält man durch die Ausscheidung mit Wasserstoffsuperoxyd flockige, leicht filtrierbare Niederschläge, durch Fällung mit schwefliger Säure und Eisenvitriol ein braunes Pulver von Gold. Die Fällung durch Wasserstoffsuperoxyd geht in der Art vor sich, daß man nach Zusatz von H_2O_2 zur wässerigen Lösung von Goldchlorid Natron- oder Kalilauge tut. Dadurch fällt Gold aus. Durch erneuten Zusatz von H_2O_2 fällt man den Rest des Goldes aus der Lösung. Reibt man das braune Goldpulver, das beim Einwirken von schwefliger Säure und Eisenvitriol auf Goldchloridlösung entsteht, mit dem Polierstahl, so erhält es Farbe und Glanz des Goldes.

Physikalische Eigenschaften. Gold hat das spezifische Gewicht 19,265—19,32. Es kann auf 19,41 erhöht werden, durch Ausglühen erhält es wieder das spezifische Gewicht 19,32. Sein Schmelzpunkt liegt bei 1064^0 ($1062,4^0$) nach Landolt - Börnstein. Die Farbe ist als goldgelb bekannt. Gold ist sehr weich, unlegiert kaum elastisch. An Dehnbarkeit übertrifft es alle übrigen Metalle. Es läßt sich zu Goldblättern von $^1/_{9000}$ mm Stärke ausschlagen. 1 g Gold kann man zu einem Draht von 2000 m Länge ausziehen. Die Zerreißfestigkeit des Goldes beträgt nach Wüst 7—8 kg bei einem im Querschnitt 1 qmm messenden ausgeglühten Draht. Wird derselbe Draht kalt gehärtet, so beträgt die absolute Festigkeit nach dem genannten Autor 28 kg. Die Härte des Goldes ist 2,5. Es hat den sehr hohen Ausdehnungskoeffizienten 0,000014. Das Leitvermögen für Wärme beträgt 52,3 auf Silber (100) bezogen.

Chemische Eigenschaften. Gold ist chemisch ein- und dreiwertig, bildet also Auro- und Auriverbindungen. Weder in der Wärme noch in der Feuchtigkeit an der Luft geht es eine Verbindung mit Sauerstoff ein. Es ist chemisch außerordentlich widerstandsfähig. Auch beim Schmelzen verbindet es sich nicht mit dem Sauerstoff der Luft. Mit Chlor bei etwa 250^0 verbindet es sich zu Aurichlorid $AuCl_3$, auch in Königwasser ist es löslich. Aus dieser Lösung kann es durch viele Reduktionsmittel gefällt werden (Eisenvitriol, Zink). Auch mit Cyankalium verbindet sich das Gold zu KCyAuCy und $KCy \cdot AuCy_3$. Dies Doppelsalz erhält man auch beim Mischen von Aurichlorid mit Cyankalium.

Nachweis. Der Nachweis von Gold geschieht durch Schmelzen mit Soda auf Kohle in der Reduktionsflamme. Wenn Gold vorhanden ist, entsteht ein hellglänzendes Metallkorn. In Lösung weist man Gold nach durch Zusatz von Schwefelwasserstoff, wodurch ein dunkelbrauner Niederschlag von

Goldsulfid entsteht. Dieser ist in Salz- und Salpetersäure unlöslich, während ihn Schwefelammon $(NH_4)_2S$ löst. Mit Stannochlorid $SnCl_2$, dem etwas Stannichlorid $(SnCl)$ zugefügt ist, erhält man aus erwärmten, verdünnten Lösungen bei Gegenwart von Gold einen roten Niederschlag von Goldpurpur.

Auf einen für uns wohl besonders interessanten Nachweis macht Treadwell aufmerksam. Er schreibt: „Wasserstoffsuperoxyd in alkalischer Lösung fällt das Gold augenblicklich als feinverteiltes Metall aus:

$$2\,AuCl_3 + 3\,H_2O_2 + 6\,KOH = 6\,KCl + 6\,H_2O + 3\,O_2 + 2\,Au.$$

Bei auffallendem Lichte erscheint das gefällte Metall braun, bei durch gehendem Lichte aber blaugrün gefärbt". Siehe auch S. 83 (s. Literaturverzeichnis).

a) *Gold-Legierungen.*

In der zahnärztlichen Prothetik wird das Gold gewöhnlich in Legierungen benutzt, und zwar mit Platin, Kupfer, Silber und Cadmium legiert.

Die Elastizität des reinen Goldes ist sehr gering. Erst durch die Beimengungen, besonders von Silber und Kupfer, gibt man dem Gold diese wichtige Eigenschaft. Von Maranka und Frohn sind Versuche gemacht worden über die Elastizität der Gold-Kupfer- und der Gold-Silber-Legierungen. Die höchste Elastizität der Gold-Silberlegierungen liegt danach bei einer Blechstärke von 0,5 mm bei 600/1000. Bei abnehmender Stärke verschiebt sich die Elastizitätsgrenze ständig nach der Goldseite. Bei 0,2 mm liegt sie bei 800/000, so daß wir als Mittel für die günstigste Elastizität 700/000 annehmen können. Für Goldkupferlegierungen von 600/000 und 800/000 haben sich die besten Resultate in bezug auf die Elastizität ergeben. Es hat sich gezeigt, daß auch die Vorbehandlung der Metalle (die Art des Walzens, Hämmerns, Glühens oder Nichtglühens) einen Einfluß auf die Elastizität ausübt.

Schmelzpunkt. Durch das Legieren zweier oder mehrerer Metalle miteinander erhält man ein Metallgefüge, dessen Schmelzpunkt nicht etwa im Mittel der Schmelzpunkte der verwendeten Metalle liegt, sondern eine vorläufig noch nicht rechnerisch festzustellende Höhe hat. Man kann über den Schmelzpunkt einer Legierung nur folgendes sagen: Sind 2 Metalle in flüssigem Zustand mischbar, d. h. lösen sie einander, und unmischbar in krystallisiertem, so wird der Schmelzpunkt jedes dieser Metalle durch Zusatz des andern erniedrigt (Fenchel). Wie weit diese Erniedrigung geht, können wir im voraus nicht berechnen. Wenn Metalle so miteinander legiert sind, daß es nicht möglich ist, durch eine andere Mengenverteilung derselben einen tieferen Schmelzpunkt zu erreichen, so haben die Legierungen ihr Eutektikum erreicht [1].

Es ist für die Verarbeitung wichtig, daß die Legierungen homogen sind, d. h. aus Metallen zusammengestellt sind, die sich möglichst vollkommen gegenseitig zu lösen vermögen. Es gibt auch völlig unmischbare Metalle. Das Legieren nimmt man am besten in der Art vor, daß man zuerst die Metalle mit hohem Schmelzpunkt, danach die mit niedrigem hinzutut.

Karathöhe. Goldlegierungen werden je nach der Höhe ihres Feingoldgehaltes als verschieden karätig bezeichnet. Das Feingold, das 1000 Teile Gold enthält, ist 24 karätig. Die Karathöhe der Goldlegierungen folgt daraus auf rechnerischer Grundlage. Enthält z. B. eine Goldlegierung 800 Teile Feingold, während die restlichen 200 Teile aus anderen Metallen, z. B. Silber und Kupfer oder Platin und Kupfer bestehen, so ist die Karathöhe folgendermaßen zu berechnen:

---

[1] Eutektische Legierungen zeigen ein besonders inniges Gefüge. Sie stellen gesättigte Metallösungen dar.

$$800 : 1000 = x : 24$$
$$1000\, x = 800 \cdot 24$$
$$x = 19{,}2 \text{ Karat.}$$

Das Münzgold ist eine Legierung, die 900 Teile Feingold enthält. Es hat 21,6 Karat.

$$\left(900 : 1000 = x : 24; \quad x = \frac{900 \cdot 24}{1000}.\right)$$

In der zahnärztlichen Prothetik wird hauptsächlich Gold gebraucht, das 14—22 Karat zählt. Man hat immer gern das Münzgold verwendet, ist aber dann gezwungen, Silber oder Kupfer oder beides hinzuzufügen, wenn man nicht 21,6 karätiges, wie es das Münzgold ist, sondern Gold mit geringerem Feingehalt verwenden will. Die Berechnung der hinzuzufügenden Metallmengen ist etwa folgende:

Ein Zwanzigmarkstück wiegt 8 g. Es enthält auf 1000 Teile 900 Teile Feingold, in jedem Gramm also 0,9 g Feingold. Insgesamt enthält ein 20 Mark-Stück also 7,2 g Feingold. Wir nehmen als Beispiel an, daß wir aus dem Münzgold 20 karätiges Gold herstellen wollen, wir müssen also berechnen, wieviel Zusätze nötig sind, um aus 7,2 g Feingold 20 karätiges Gold zu machen. Zu dieser Berechnung müssen wir zuerst ermitteln, wie viel Gramm 20 karätiges Gold 7,2 g Feingold ergeben. Das geschieht nach der Proportion:

$$\frac{20}{24} = \frac{7{,}2}{x} \qquad 20\, x = 7{,}2 \cdot 24$$
$$x = \frac{7{,}2 \cdot 24}{20} \qquad x = 8{,}6.$$

Aus 7,2 g Feingold erhält man dennach 8,6 g 20 karätiges Gold. Also sind bei der Umwandlung von 7,2 g Feingold in 20 karätiges Gold 8,6—7,2 g = 1,4 g Zusätze (Platin, Kupfer, Silber) zu verwenden. Von diesen 1,4 g sind schon 0,8 g in der Münze enthalten, denn diese beteht ja aus 7,2 g Feingold und 0,8 g Zusätzen. Es müssen also zu einem 20 Mk.-Stück 0,6 g Platin, Kupfer oder Silber hinzugesetzt werden, damit man 20 karätiges Gold erhält.

Im folgenden seien einige Zusammensetzungen von 18,20 und 22 karätigem Golde angeführt nach Preiswerk:

18 karätiges Gold:

Gold . . .	18 Teile	— oder	18 Teile	— oder	18 Teile
Kupfer . .	4 ,,	— ,,	3 ,,	— ,,	2 ,,
Silber . .	2 ,,	— ,,	3 ,,	— ,,	4 ,,

20 karätiges Gold:

Gold . . .	20 Teile	— oder	20 Teile	— oder	20 Teile,
Kupfer . .	2 ,,	— ,,	$2^2/_3$,,	— ,,	2 ,,
Silber . .	2 ,,	— ,,	$1^1/_3$ Teil	— ,,	1 Teil,
Platin . .					1 ,,

Die platinhaltige 20 karätige Goldlegierung soll nach Polscher ganz besonders elastisch sein und sich für Klammern, Schutzplatten eignen.

22 karätiges Gold:

Gold	22	Teile,
Kupfer	1	Teil,
Silber	$^3/_4$	,,
Platin	$^1/_4$	,,

β) *Gold-Silber-Legierungen.*

Aus neuesten Versuchen hat sich ergeben, daß man als Basis für zahnärztliche Arbeiten am besten Gold-Silberlegierungen verwendet (Fenchel). Die

Lötarbeiten daran lassen sich sehr sicher vornehmen. Im Gegensatz zu den Gold-Kupferlegierungen haben die Gold-Silberlegierungen einen hohen Schmelzpunkt. Eine $45^0/_0$ Kupfer enthaltende Goldlegierung schmilzt bei 910^0; Gold-Silberlegierungen bei einem Silbergehalt bis $60^0/_0$ schmelzen bei 1050^0, also etwa 12^0 niedriger als Feingold. Für das Gelingen des Lötens ist eine solches Verhalten der zu lötenden Goldlegierung von hoher Bedeutung. Die helle Farbe, die Gold-Silberlegierungen auszeichnet, kann nach Fenchel durch Kochen in Salpetersäure etwas dunkler gemacht werden, da hierbei das Silber an der Oberfläche ausgelaugt wird. Ein kleiner Platinzusatz (bis $4^0/_0$) macht solche Legierungen zäher. Nach diesen Erfahrungen scheint es wohl richtig zu sein, an Stelle des bisher viel verwendeten Münzgoldes ein Gold mit größerem Silbergehalt zu gebrauchen.

Bestimmung des Goldgehaltes einer Legierung.

Um den Goldgehalt einer Legierung annähernd bestimmen zu können, bedient man sich des „Probiersteins", eines dunkeln Steins. Die zu untersuchende Legierung wird darauf einmal hin- und hergerieben. Der hierbei auf dem Stein zurückbleibende Strich wird mit Scheidewasser (Salpetersäure vom spez. Gewicht 1,3) betupft. Je weniger diese den Strich auf dem Probierstein angreift, desto goldreicher ist die Legierung. Ein Vergleich mit Strichen, die von Probiernadeln mit bekannter Karathöhe herrühren, läßt eine Schätzung des Goldgehaltes des zu untersuchenden Stückes zu.

γ) *Goldlote.*

Zum Löten von Goldlegierungen benutzt man Goldlote, das sind Legierungen, deren Schmelzpunkt tiefer liegt als der des zu lötenden Goldes. Ein Goldlot soll neben gleicher Festigkeit, Zähigkeit, Farbe und Unverfärbbarkeit im Munde möglichst denselben Feingehalt besitzen wie das zu lötende Gold.

Gold, Kupfer und Silber sind die Basis der Goldlote. Um den Schmelzpunkt möglichst zu erniedrigen, werden Zusätze von folgenden Metallen gewählt:

			Schmelzpunkt		Siedepunkt	
Sb Antimon,	Schmelzpunkt	630^0,		Siedepunkt	1437^0,	
Cd Cadmium,	„	316^0,		„	763^0,	
Bi Wismut	„	268^0,		„	1100^0,	
Zn Zink,	„	419^0,		„	920^0,	
Sn Zinn,	„	232^0,		„	1450^0.	

Die Schmelzpunkte sind für Gold . . . 1062^0,
Kupfer . . 1084^0,
Silber . . . 960^0.

Goldlote mit Cadmiumzusatz. Den in der zahnärztlichen Prothetik benutzten Goldloten hat man lange Zeit hindurch einen tiefen Schmelzpunkt durch Zusatz von Cadmium gegeben. Wenn man eine homogene Legierung erzielen will, so muß immer der Schmelzpunkt des am schwersten schmelzenden Metalles überschritten werden. Da das Cadmium nun die sehr niedrige Siedetemperatur 763^0 hat, es aber in eine geschmolzene Masse von bedeutend höherer Temperatur kommt, so muß es bei der Herstellung von Goldloten im Überschuß zugesetzt werden, um die verdampfende Menge auszugleichen. Um das Verdampfen des Cadmiums beim Legieren möglichst einzuschränken, wickelt man das der Metallschmelze hinzuzufügende Cadmium in Seidenpapier und wirft es dann in die Schmelze.

Goldlote mit Zinnzusatz. Neuerdings wird nach dem Vorschlag von Fenchel zur Schmelzpunkterniedrigung von Gold Zinn benutzt. Die Leichtflüssigkeit wird durch Zink erzielt. Da man durch Kupferzusatz eine dunkle Farbe erreicht, so wird Messing zur Schmelze hinzugesetzt.

Die Herstellung von Goldlot mit einem Feingehalt von 800/1000, also 19,2 karätig, geschieht etwa folgendermaßen (Fenchel):

80 Teile Gold werden mit 4 Teilen Zinn zusammengeschmolzen. Der Schmelzpunkt dieser Legierung liegt bei 550°. Danach werden 12 Teile Messing und 4 Teile Kupfer hinzugefügt. Statt der 4 Teile Zinn und 4 Teile Kupfer kann man auch 8 Teile einer Bronze mit einem 50%igen Zinngehalt verwenden. Je mehr Messing und je weniger Zinn man gebraucht, um so höher steigt der Schmelzpunkt. Durch nachträgliches Auskochen in Salpetersäure, Abbürsten und Auskochen in Salzsäure wird die Farbe verdunkelt. Das so erhaltene 19,2 karätige Goldlot schmilzt bei 650°, also recht tief.

18 karätiges Goldlot, also ein Lot mit einem Feingehalt von 750/1000, erhält man durch Zusammenschmelzen von

> Gold . . . . 75 Teile,
> Zinn . . . . 3,5 „
> Messing . . . . 21,5 „

13,44 karätiges Goldlot, also ein Lot mit einem Feingehalt von 560/1000, das bei 500° schmilzt, erhält man durch Zusammenschmelzen von

> Gold . . . . 56 Teile,
> Zinn . . . . 3 „
> Silber . . . . 5 „
> Messing . . . . 36 „

Reparaturgoldlot. Muß man mehrere Lötungen am gleichen Stück nacheinander ausführen, so beginnt man am besten mit hochschmelzendem Lot und wählt dann tiefer schmelzendes. Bei Reparaturen weiß man gewöhnlich nicht, welchen Schmelzpunkt die am auszubessernden Stück verwendeten Lote haben. Um nicht in die Gefahr zu kommen, vorhandene Lötstellen wieder aufzulöten, verwendet man am besten leichtflüssiges, tiefschmelzendes Reparaturlot. Ein solches Reparaturlot von 18 Karat mit einem Schmelzpunkt bei 500° nennt Fenchel:

> Gold . . . . 75 Teile,
> Zinn . . . . 7,5 „
> Messing . . . . 17,5 „

Schon bei 400° fließt folgendes 18 karätiges Goldlot:

> Gold . . . . 75 Teile,
> Zinn . . . . 14 „
> Messing . . . . 11 „

Diese Goldlote mit Zinnzusatz bedürfen jedoch wohl noch genauerer Nachprüfung in bezug auf ihre einwandfreie Verwendbarkeit.

Goldlote ohne Zinnzusatz. Es seien der Vollständigkeit halber noch einige Zusammensetzungen von Goldloten genannt:

Polscher nennt folgendes 20 karätiges Goldlot:

> Gold . . . . 5 Teile,
> Kupfer . . . . 0,25 „
> Silber . . . . 0,50 „
> Zinklot . . . . 0,25 „

Zinklot besteht aus Kupfer und Zink zu gleichen Teilen. Ein anderes 20 karätiges Goldlot hat nach Herbst folgende Zusammensetzung:

> Gold . . . . 10 Teile,
> Kupfer . . . . 0,5 „
> Cadmium . . . . 1,5 „

18 karätiges Goldlot nach Herbst:

> Gold . . . . 14,4 Teile,
> Kupfer . . . . 2,4 „
> Silber . . . . 0,8 „
> Cadmium . . . . 1,7 „

16 karätiges Goldlot:

		Nach Polscher	Nach Polscher
Gold	6 Teile	11 Teile	$11^1/_2$ Teile
Kupfer	2 „	$2^1/_4$ „	$1^1/_2$ „
Silber	1 Teil	$3^1/_4$ „	3 „
Zink	—	—	$^1/_2$ Teil.

Beim Lötprozeß benutzt man sog. Lötmittel, z. B. Borax, Salpeter (näheres siehe unter Lötvorgang).

δ) *Andere Goldlegierungen.*

Gold - Aluminium wird mit verschiedenem Feingehalt hergestellt. Als „Nürnberger Gold" wird eine solche Legierung in der Metallindustrie gebraucht. Diese Legierung enthält $90^0/_0$ Kupfer und $10^0/_0$ Gold-Aluminium. Fenchel weist darauf hin, daß man wegen des je nach der Menge des verwendeten Aluminiums hohen oder niedrigen Schmelzpunktes die Verwendbarkeit für zahnärztliche Zwecke nachprüfen sollte. Eine von Bock unternommene Nachprüfung hat ein negatives Resultat ergeben.

Gold - Nickel schmilzt bei 950°. Es eignet sich vielleicht für zahnärztliche Zwecke.

Gold - Blei-Legierungen sind sehr spröde.

Gold - Palladium-Legierungen sind schon bei 10 Teilen Pd. auf 100 fast weiß.

Gold und Platin können in den verschiedensten Verhältnissen miteinander legiert werden. Die Härte dieser Legierungen nimmt nach Bornemann bei Verwendung bis zu 50 Gewichtsteilen Platin auf 100 der Legierung zu, um dann wieder zu fallen. Diese Legierungen werden in der Zahnheilkunde verwendet, um Gold elastischer und zäher zu machen für die Verwendung von orthodontischen Dehnbögen, Klammern, Verankerungsstiften. Auch als Füllgold wird diese Legierung verwendet.

Gold - Antimon-Legierungen sind hart und spröde.

Gold - Zinn-Legierungen haben infolge ihres Zinngehaltes einen sehr niedrigen Schmelzpunkt (s. oben). Eine 7 karätige Legierung schmilzt bei 290°.

Gold - Zink-Legierungen werden zur Herstellung von Goldlot verwendet. Der Schmelzpunkt einer solchen Legierung mit $36,5^0/_0$ Zink liegt bei 651°; eine Gold-Zinklegierung mit $74^0/_0$ Zink schmilzt bei 490°.

Stahlgold: Die wertvolle Eigenschaft dieses von Roach angegebenen Goldes ist die Bewahrung der Elastizitätskraft auch nachdem es gegossen ist. Seine Zusammensetzung wird geheim gehalten. Ein sehr kleiner Nickelzusatz scheint ihm die für die Prothetik so wichtige Eigenart zu verleihen.

b) Silber.

Silber ist schon sehr lange bekannt, es wurde schon vor Christi Geburt zur Herstellung von Münzen gebraucht.

Vorkommen. Das Silber kommt gediegen vor in platten-, haar- und drahtähnlicher Form mit verzerrten Würfeln bedeckt. Es findet sich vererzt als Silberglanz, Rotgültigerz (lichtes oder dunkles) und Fahlerz. Nicht nur in Verbindung mit Schwefel, wie als Silberglanz und Rotgültigerz, sondern auch mit Selen, Tellur, Antimon und Arsen verbunden, ferner mit den Halogenen Chlor, Brom und Jod verbunden kommt es vor. Blei- und Kupfererze enthalten oft Silber.

Gewinnung. Die Gewinnung des Silbers erfolgt auf verschiedene Arten durch:

1. das Pattinsonieren,
2. das Verfahren nach Parkes,
3. das Extraktionsverfahren nach Ziervogel,

4. das Amalgamationsverfahren,

5. das elektrolytische Verfahren.

1. Das Pattinsonieren und das Verfahren nach Parkes werden angewendet, um Silber von Blei zu scheiden. Das Pattinsonieren besteht in Schmelzprozessen. Beim Abkühlen des geschmolzenen bleihaltigen Silbers krystallisiert zuerst Blei aus, das man herausschöpft, während eine Legierung von Blei und Silber zurückkbleibt. Diese wird weiter geschmolzen und beim Abkühlen wieder Blei herausgeschöpft. Das wiederholt man, bis das Blei etwa $0,1\,^0/_0$ Silber enthält. Im Flammofen wird dann im sog. Kuppelationsprozeß das Blei zu leicht schmelzbarem PbO oxydiert, das abfließt.

2. Das Verfahren nach Parkes, das Parkesieren, besteht darin, daß man silberhaltiges Blei mit Zink zusammenschmilzt; beim Abkühlen scheidet sich dann ein Zinkschaum „Reichschaum", eine Zink-Blei-Silber-Legierung ab. Aus dieser wird das Silber durch Elektrolyse gewonnen. Die Zink-Blei-Silber-Legierung bildet die Anode. Auf der Kathode schlägt sich nahezu reines Zink nieder. Ein Pulver von hochprozentigem Silbergehalt fällt zu Boden. Das Silber wird daraus auf dem Treibherd gewonnen.

3. Das Extraktionsverfahren wird bei den kupfer- und eisenhaltigen Silbererzen angewendet. Durch Röstvorgänge wandelt man die Erze in Sulfate um, von denen bei Einwirkung hoher Temperaturen die Eisen- und Kupfersulfate zersetzt werden, während aus dem in heißem Wasser löslichen Silbersulfat Ag_2SO_4 das Silber mit Kupfer ausgeschieden wird.

4. Das Amalgamationsverfahren. In Europa benutzt man die Fässeramalgamation. Das vererzte Silber wird in Silberchlorid übergeführt, das beim Mischen mit Quecksilber Quecksilberchlorid und Silber ergibt. Das Silber vereinigt sich mit dem überschüssigen Quecksilber zu Silberamalgam und wird aus diesem durch Destillation gewonnen.

5. Das elektrolytische Verfahren. Der galvanische Strom führt von den als Anoden dienenden Rohsilberplatten das Silber durch einen Elektrolyten von Silbernitrat zu den aus dünnem Reinsilberblech bestehenden Kathoden, wo es chemisch rein abgeschieden wird.

Physikalische Eigenschaften: Silber hat das spezifische Gewicht von 10,554—10,567 bei kalter Bearbeitung, gegossen von 10,454—10,511. Beim Schmelzen nimmt es Sauerstoff auf, den es beim Abkühlen wieder abgibt und dadurch leicht porös wird. Deshalb eignet sich auch reines Silber schlecht zu größeren Güssen. Es schmilzt bei 960^0 (Holleman), hat eine reine, weiße Farbe, glänzt stark. Es ist härter als Gold und Kupfer und nächst Gold das dehnbarste Metall. $^1/_{10}$ g Silber kann man zu einem Draht von 180 m Länge ausziehen und Blättchen von $^1/_{4000}$ mm Dicke aus ihm herstellen. Seine Krystalle gehören dem regulären System an.

Chemische Eigenschaften. Reines Silber bleibt an der Luft unverändert. Sobald aber schwefelhaltige Verbindungen auf Silber wirken, schwärzt es sich. Es entsteht durch Einwirkung von Schwefelwasserstoff Ag_2S, schwarzes Schwefelsilber. Aus kosmetischen Gründen ist es also für die zahnärztliche Prothetik schlecht geeignet, denn im Munde sind wohl immer Schwefelverbindungen vorhanden. Seine Haltbarkeit als Prothesenmaterial ist der der Messinglegierungen ähnlich. Am leichtesten löst sich Silber in Salpetersäure unter Bildung von Silbernitrat $AgNO_3$. Silber löst sich auch in heißer Schwefelsäure unter Bildung von Silbersulfat Ag_2SO_4.

a) *Silberlegierungen.*

Von den Silberlegierungen sind außer der schon besprochenen Goldsilberlegierung nur noch 3 nennenswert:

1. **Silber - Wismut.** Diese Legierung kommt bei der Herstellung der Zinn-Silberamalgame vor.

2. **Silber - Platin** im Verhältnis von $100-52,5$ ist als α-Krystall unter dem Namen Dental-Alloy bekannt.

3. **Silber - Palladium.** Diese Legierung hat in den letzten Jahren Bedeutung erlangt infolge ihrer Verwendung für die Krampons der künstlichen Porzellanzähne. Silber und Palladium lassen sich in sehr verschiedenen Verhältnissen legieren. Die Legierungen haben große Härte und nehmen helle, einwandfreie Politur an. Durch Palladiumzusatz zum Silber wird der Schmelzpunkt des Silbers sehr erhöht. Es dürfte dies auf die Möglichkeit hindeuten, Silber-Palladium-Krampon-Zähne mit Hartlot löten zu können, nur muß es ein möglichst tiefschmelzendes Lot sein, wie z. B. Zinn-Gold-Silber- und Zinn-Gold-Messing-Lote.

β) *Silberlote.*

Als Silberlote gibt Karmant u. a. an:

Sehr hartes Silberlot, Feingehalt 800/1000

Silber	4
Kupfer	1

Hartes Silberlot Feingehalt 700/1000

Silber	28
Kupfer	2
Messing	10

Silberlot zum Nachlöten, Feingehalt 500/1000

Silber	1
Messing	1

Sehr leichtflüssiges Silberlot, Feingehalt 385/1000

Silber	5
Messing	6
Zink	2

Beim Zusammenschmelzen der Silberlotlegierung muß man das sehr heftige Bestreben des geschmolzenen Silbers, Kupfers, Zinks usw., Sauerstoff aufzunehmen, beachten. Das im Tiegel befindliche Silber ist unter Boraxbedeckung zu schmelzen. Ohne es erkalten zu lassen, werden die übrigen Metalle zugesetzt. Damit eine gute Durchmischung stattfindet, wird vor dem Ausgießen des Lotes tüchtig umgerührt.

c) Kupfer.

Kupfer ist schon sehr lange bekannt, die Ägypter verwandten es mit Zinn legiert als Bronze. Bei den Römern diente es als Münze.

Vorkommen. Kupfer ist weit verbreitet, es kommt gediegen und vererzt vor. Seine Krystallform gehört zum regulären System. In Amerika wird es in großen Mengen gefunden. In Deutschland wird es bei Mansfeld als Kupferschiefer abgebaut. Wichtige Kupfererze sind: Rotkupfererz, Malachit, Kupferlasur, Kupferkies, Buntkupferkies, Kupferglanz.

Gewinnung. Kupfer wird durch Reduktion mit Kohle in Schachtöfen, durch Röst- und Schmelzprozesse und durch nachfolgende Elektrolyse aus seinen Erzen gewonnen.

Physikalische und chemische Eigenschaften. Das Kupfer ist braunrot. Es ist ziemlich hart. Seine Dehnbarkeit ist groß. Es läßt sich zu dünnen Platten auswalzen und zu dünnem Draht ausziehen. Sein spezifisches Gewicht ist 8,93, es schmilzt bei $1082,6^{\circ}$. Dabei absorbiert es ebenso wie Silber gern Sauerstoff, was beim Erkalten leicht Blasenbildung herrvoruft. In feuchter Luft überzieht sich das Kupfer mit einer grünlichen Schicht, der sog. Patina, auch Grünspan genannt. Diese Schicht besteht aus basischem Kupfercarbonat. Unter Grünspan versteht man auch basisches Kupferacetat. Kupfer ist ein-

und zweiwertig, bildet Kupro- und Kupriverbindungen. An der Luft erhitzt, bedeckt Kupfer sich anfangs mit einer roten Schicht, Kuprooxyd Cu_2O, später mit Kuprioxyd CuO, das schwarz ist. Kupfer ist gegen Säuren wenig widerstandsfähig. Seine Verbindungen zeigen teilweise sehr giftige Eigenschaften. Deshalb darf es in Legierungen, die für zahnärztliche Maßnahmen Verwendung finden, nur in geringer Menge vorhanden sein.

Legierungen des Kupfers.

Bronze ist eine Kupfer-Zinn-Legierung, in der sich oft noch Beimengungen von Zink und Blei finden. Die Reichskupfermünzen enthalten 95 Teile Kupfer, 4 Teile Zinn, 1 Teil Zink.

Messing ist eine Legierung aus 70 Teilen Kupfer und 30 Teilen Zink.

Randolf- und Kosmosmetalle sind als Messing anzusehen. Eine Analyse beider Metallegierungen ergab nach verschiedenen Forschern, daß die Zusammensetzung der Metall-Legierungen nicht gleichmäßig ist und zwar sowohl in Hinsicht auf Schwankungen zwischen einzelnen Lieferungen als auch zwischen Gußmetall, Blech und Draht. Nachprüfungen, die im chemischen Institut der Universität Greifswald gemacht worden sind, haben diese Ergebnisse bestätigt. Die Analysen haben ergeben, daß Kosmos- sowohl als auch Randolfmetall hauptsächlich aus Kupfer und Zink bestehen, daß sich daneben aber sehr oft auch noch Mangan, Aluminium, Eisen und Blei nachweisen lassen. Während die meisten Autoren darin übereinstimmen, daß diese Beimischungen als Verunreinigungen aufzufassen sind, meint Feistkorn: „daß dieser geringe Blei- und Eisenzusatz in einer bestimmten Absicht der Fabrikanten erfolgt ist". Dazu ist zu bemerken, daß an eine derartige Absicht solange nicht zu glauben ist, als sie nicht ausführlich begründet wird. Über das quantitative Verhältnis der einzelnen Bestandteile der Legierungen zueinander finden sich die verschiedensten Angaben. Es seien aus einer Anzahl Analysen die Ergebnisse im arithmetischen Mittel angegeben:

Kosmosmetall		Randolfmetall	
Cu	65,91 %	Cu	63,48 %
Zn	32,64 %	Zn	35,68 %
Fe		Pb	
Fe	1,45 %	Fe	0,84 %
Al		Mn	
Mn		Al	

Zahnärztlichen Zwecken genügt das Randolf- wie das Kosmosmetall nur schlecht. Zahlreiche Arbeiten (Weyland, Weikart, Frohn, Friebe, Feistkorn, Bock u. a.) haben die Unzulänglichkeit dieser Metalle für prothetische Zwecke erwiesen.

Man unterscheidet 3 verschiedene Messingarten: Gelbguß (das gewöhnliche Messing), Rotguß (enthält viel Kupfer), Weißguß (enthält viel Zink). Messing ist hämmerbar, läßt sich walzen und zu Draht ausziehen.

Es eignet sich zur Herstellung von Gußwaren, da es beim Erstarren nicht blasig wird. Tombak ist eine Legierung mit 18 % Zinksubstanz. Unechtes Blattgold enthält 2 Teile Zink, 11 Teile Kupfer. Die Bronzefarben, mit denen Gips, Holz und Metallgegenstände überzogen werden, enthalten Kupfer. Neusilber enthält 50—70 Teile Kupfer, 20—40 Teile Zink, 15—25 Teile Nickel. Man kann daraus Bleche walzen und es gießen. Es ist in hohem Grade polierfähig. Wird das Neusilber galvanisch versilbert, so nennt man es Alfenid, wenn es etwa 2 % Gewichtsteile Silber enthält. Auch die unter dem Namen Christofle bekannte Kupfer-Zink-Nickel-Legierung enthält Silber. Eine Kupfer-Aluminium-Legierung ist die Aluminiumbronze. Mit 10 % Aluminum ist die Bronze gut gießbar, zu walzen, zu hämmern und zu polieren.

Sie ist hart und verhältnismäßig widerstandsfähig gegen mechanische Einwirkung und Säuren. In der Zahnheilkunde findet diese Legierung vielfach Anwendung bei der Herstellung orthopädischer Apparate und Kieferbruchschienen, bei letzteren jedoch häufiger als bei Herstellung der orthopädischen Schienen. Eine $2\,^0/_0$ige Kupfer-Aluminiumlegierung ist zur Herstellung der im Kriege verwendeten Aluminiumgebisse gebraucht worden.

Das zur Herstellung von Obstmessern verwendete Herkulesmetall, das aus Kupfer ($85,5\,^0/_0$), Aluminium ($2,5\,^0/_0$), Zinn ($10\,^0/_0$), Zink ($2\,^0/_0$) besteht, ist wegen seiner Widerstandfähigkeit gegen organische Säuren und Salzlösungen für zahnärztliche Zwecke gut zu gebrauchen. Kupfer-Nickel ist für die Herstellung von Kupferamalgamen benutzt worden. Argentan, Alpakka, Argyrolith sind Kupfer-Nickel-Legierungen. Fenchel nimmt an, daß sich das Nickel ebenso wie das Platin nicht amalgamieren läßt. — Eine Kupfer-platin-Legierung von 13 Teilen Kupfer mit 3 Teilen Platin soll Farbe und Eigenschaften des 18karätigen Goldes besitzen.

Eine Kupfer-Zink-Eisen-Legierung ist das sog. Delta - Metall. Es ist hart, zähe und schmiedbar.

d) Platin.

Vorkommen. Platin findet sich gediegen in kleinen metallischen Körnern im Ural, in Borneo und Brasilien als Platinerz, das $50-80\,^0/_0$ Platin enthält, außerdem noch Palladium, Rhodium, Iridium, Osmium, Ruthenium, Gold, Kupfer und Eisen.

Gewinnung. Man gewinnt das Platinerz durch Schlämmen des platinführenden Sandes, da Platin ein sehr hohes spez. Gewicht hat (nächst Iridium das höchste aller Metalle). Durch verschiedene Prozesse wird es von seinen Beimengungen befreit.

Physikalische Eigenschaften. Platin hat das spezifische Gewicht 21,50, die Schmelztemperatur 1780°. Man schmilzt es im Knallgasgebläse. Kleinere Mengen lassen sich auch mit einem Leuchtgassauerstoffgebläse schmelzen. Das Platin hat eine silberweiße Farbe mit einem stahlgrauen Unterton. Es läßt sich zu Blech auswalzen und zu Draht ausziehen. Es läßt sich in Glühhitze schweißen.

Chemische Eigenschaften. Platin ist zwei und vierwertig. Es ist außerordentlich widerstandsfähig gegen chemische Einflüsse. Es oxydiert weder bei gewöhnlicher Temperatur noch in Glühhitze. Nur Königswasser löst Platin zu $PtCl_4$. Von schmelzenden Alkalien, Phosphor, Arsen und Blei wird es angegriffen. Bekannt ist die Erscheinung, daß Platinschwamm Gase an seiner Oberfläche verdichten und so bedeutende Mengen davon festzuhalten vermag. Platinschwamm ist feinverteiltes Platin.

Platiniridium, eine sehr zähe bruchfeste Legierung, wird in der Zahnheilkunde zur Herstellung von Wurzelstiften benutzt. Früher bestanden die Krampons der künstlichen Zähne aus Platin. Der immer stärker steigende Preis veranlaßte, nach Ersatz für Platin zu suchen. Ein vollwertiger ist bisher nicht gefunden.

e) Cadmium.

Cadmium gehört zu den selteneren Metallen. Es findet sich meist in den Zinkmineralien, kommt aber auch als Greenockit CdS vor.

Das spezifische Gewicht des Cadmiums ist 8,6; es ist ein zinnähnliches Metall, ziemlich weich und läßt sich mit dem Messer schneiden. Sein Schmelzpunkt liegt bei 320° C. Es wird dazu gebraucht, den Schmelzpunkt von

Legierungen zu erniedrigen [1]. Cadmium ist zweiwertig, aus seinen Lösungen fällt Schwefelwasserstoff gelbes Cadmiumsulfid CdS.

f) Aluminium.

Aluminium ist ein wichtiger Bestandteil der Erdrinde. Es kommt als Aluminiumoxyd oder Tonerde Al_2O_3 (Korund, Rubin, Saphir) vor, ferner viel in Silicaten als Feldspat, Glimmer, Kaolin $Al_2Si_2O_7$, Ton, Beauxit ($Al_2O_3Fe_2O_3SiO_2$ und Wasser).

Gewinnung. 1827 wurde Aluminium zuerst von Wöhler dargestellt, 1854 gewann Bunsen es auf elektrolytischem Wege. Auch heute erfolgt die Herstellung des Aluminiums durch Elektrolyse im elektrischen Ofen.

Physikalische Eigenschaften. Das Aluminium hat ein sehr niedriges spez. Gewicht, 2,60. Sein Schmelzpunkt liegt bei 658° in der Rotglut. Da mit Eintritt der Rotglut zugleich die Einschmelzung des Aluminiums stattfindet, so muß man, wenn man Aluminiumblech für bestimmte Zwecke durch Glühen vorbereiten will, sehr vorsichtig verfahren. Wenn ein aufs Blech gelegtes Streichholz sich zu bräunen beginnt, muß die Erhitzung aufhören. Das Aluminium hat eine bläulich weiße Farbe. Seine Härte ist größer als die des Bleies und Zinns. Es läßt sich auswalzen und zu Draht ziehen.

Chemische Eigenschaften. Aluminium ist dreiwertig. Es überzieht sich an der Luft sofort mit einer sehr feinen Oxydschicht, die das Aluminium vor weiterer Oxydation schützt [2]. Von Wasser (Deville) und von Schwefelwasserstoff wird es nicht angegriffen. Auch Pfaff hat über die Angreifbarkeit des Alunminums durch Wasser Versuche angestellt. Weder durch Kohlensäure noch Sauerstoffzusatz ist die geringe Löslichkeit, die beobachtet worden ist, erhöht worden. Befanden sich aber Chloride und Sulfate im Wasser, wie sie im erzgebirgischen Leitungswasser vorkommen, so konnte eine geringe Löslichkeit beobachtet werden. Von kochender Salpetersäure wird Aluminium angegriffen, auch von verdünnter Schwefelsäure. In Kalilauge ist es ebenfalls löslich. Salzsäure ist das beste Lösungsmittel für Aluminium. Zum Abkochen nimmt man 1 Teil Schwefelsäure, 2 Teile Salpetersäure und 3 Teile Wasser. Organische Säuren haben in Gegenwart von Kochsalz zerstörenden Einfluß. Parreidt nimmt deshalb an, daß bei manchen Trägern von Aluminiumprothesen die schnelle Auflösung derselben durch die Gegenwart von Kochsalz zu erklären sei. Ist das Aluminium rein, so läßt es sich leicht schneiden. Schon bei geringer Verunreinigung aber schneidet es sich sehr schlecht, die Späne brechen kurz ab.

Aluminiumlot. Mit Zink legiert schien sich für Aluminium ein Lot gefunden zu haben. Es zeigte sich jedoch bald, daß es zu schwer floß, nachdem es geschmolzen war. So fehlt immer noch ein wirklich brauchbares Aluminiumlot.

Aluminiumlegierungen. Da reines Aluminium sich schlecht in den Mundhöhlen getragen hat, so hat man eine 2%ige Kupfer-Aluminium-Legierung als Prothesenmaterial versucht. Günstige Resultate sind aber auch damit nicht zu erzielen gewesen.

Kupfer-Aluminium-Legierungen s. unter Kupfer (Aluminiumbronze).

Magnalium ist eine Legierung von Aluminium mit $10-25\%$ Magnesium. Es scheint, daß sich diese Legierung für prothetische Maßnahmen eignet. Bei Gegenwart anderer Metalle in derselben Mundhöhle soll jedoch das Magnalium sehr bald zerstört werden. Genauere Untersuchungen darüber fehlen noch.

---

[1] Aus Cadmium hergestellte Röhren werden seit ein paar Jahren zur Herstellung von Hohlkronen benutzt [(Buetow) Fabrikant: Gunzert, Stuttgart].

[2] Durch Betupfen mit Sublimatlösung wird diese Schutzschicht entfernt, und es setzt sofort lebhafte, sichtbare Oxydation des Aluminiums ein. Deshalb ist eine Desinfektion von Aluminiumgeräten mit Sublimat nicht möglich. Aus anderen chemischen Gründen ist die Desinfektion auch anderer Metallgegenstände mittels Sublimat unmöglich, ohne Beschädigungen der Gegenstände herbeizuführen.

g) Zinn.

Zinn spielt schon in der Bronzezeit eine große Rolle. 1800 Jahre vor Christi war die Bronzeindustrie in China und Indien schon hoch entwickelt.

Vorkommen. Zinn kommt in der Natur als Zinnstein SnO_2 stark glänzend und pechschwarz vor. Lagerstätten des Zinnsteins sind nicht allzu häufig. Sie finden sich im Erzgebirge, in Cornwall, Bolivia, Australien, auf den Zinninseln zwischen Sumatra und Bornea.

Gewinnung. Die Gewinnung des Zinns aus seinen Erzen geschieht durch Zerkleinern, Waschen und Rösten. Durch Reduktion mit Kohle erhält man Rotzinn, das immer noch Eisen, Arsen und andere Metalle enthält. Von diesen Beimengungen wird es durch das „Saigern" befreit.

Das Zinn des Handels ist nicht rein. Das englische und deutsche enthalten 98—99,9 $^0/_0$ Zinn. Nach Wüst sind das Zinn von Malakka, Banka und Biliton und die chinesische Marke Novah sehr rein. Das auf den Sund-Inseln gewonnene Zinn soll fast chemisch rein sein.

Physikalische Eigenschaften. Seine Farbe ist weiß, glänzend. Sein spez. Gewicht beträgt 7,29, sein Schmelzpunkt liegt bei 232^0 (Wüst). Bei Erhitzung auf 200^0 wird Zinn, das kalt zum Schneiden weich ist, so spröde, daß es sich pulvern läßt. Es ist dehnbar, auswalzbar und hämmerbar zu dünnsten Blättchen (Stanniol). Sein Bruch ist hakig. Beim Biegen hört man den sog. Zinnschrei, der durch die gegenseitige Reibung der Krystalle des Metalls zu erklären ist. Zinn läßt sich gut gießen. Von der dabei verwendeten Temperatur hängt seine Struktur ab. Wird es bei sehr starker Erhitzung gegossen, so wird es rissig und überzieht sich mit Regenbogenfarben. Zu schwach erhitzt, wird es kaltbrüchig und erhält mattes Aussehen. Das Zinn läßt sich gut bearbeiten. Es läßt sich schaben und mit der Raspel leichter als mit der Feile bearbeiten.

Chemische Eigenschaften. Bestes Lösungsmittel für Zinn ist Königswasser, Schwefelsäure wirkt um so stärker, je konzentrierter sie ist. Salpetersäure oxydiert es zu Metazinnsäure H_2SnO_3, Salzsäure löst Zinn zu Stannochlorid $SnCl_2$. Zinn ist zwei- und vierwertig, bildet Stanno- und Stanniverbindungen. Es geht außerordentlich leicht Legierungen ein (s. Gold, Kupfer).

Zinnkrankheit. Die Zinnkrankheit ist eine Erscheinung, die man besonders an Orgelpfeifen in ungeheizten Kirchen beobachten kann. Die kranken Stellen werden matt, bröckelig, dunkel verfärbt. Man erklärt diese Verfärbung damit, daß es eine graue und eine weiße Modifikation des Zinns gibt. Kühlt man Zinn unter $+20^0$ C ab, so geht die weiße in die graue Modifikation über, ebenso kann man durch Erhöhung der Temperatur die graue in die weiße zurückverwandeln. Diese Erscheinung macht Fenchel auch verantwortlich für die dunklen Verunreinigungen im Amalgam. Das Waschen hält Fenchel für nutzlos, dagegen wirke eine Erwärmung beim Anreiben günstig.

An der Luft erhitzt, geht Zinn in ein weißes Pulver von Stannioxyd über. Bei gewöhnlicher Temperatur hält es sich an der Luft und im Wasser sehr gut.

Verwendung. Das Zinn ist durch seine ausgedehnte Verwendung im Haushalt und in der Industrie (Zinntuben, Stanniol usw.) bekannt. In der Zahnheilkunde wird es u. a. zur Herstellung der cheoplastischen Plattenprothesen im Unterkiefer benutzt. Die Basis dieser Prothesen wird, damit sie möglichst schwer ist, aus Zinn gegossen. Bei der Herstellung ist zu beoachten, was über die Temperatur beim Zinnguß angegeben ist. Man verwendet zum Zinnguß in der Zahnheilkunde außer reinem Zinn Zinnlegierungen, z. B.:

Nach Reese	Zinn 20,	Gold	1,	Silber	2,	
„ Polscher	„ 10,	Silber	8,	Gold	1,	
„ „	„ 10,	„	8,	„	1,	Kupfer 1,
„ Peeso	„ 70,	„	30,	—		
„ Jüterbock	„ 85,	„	5,	Wismut	10.	

h) Zink.

Das Zink war schon im Altertum bekannt.

Vorkommen. Es kommt in der Natur als Zinkblende (ZnS) und als Galmei vor. Kieselgalmei oder Kieselzinkerz ist $Zn_2SiO_4 . H_2O$, edler Galmei oder Zinkspat ist Zinkcarbonat $ZnCO_3$. Seine durch Ton weißgefärbte Abart heißt weißer Galmei. Roten Galmei findet man in den Gebieten von Beuthen und Krakau.

Gewinnung. Die Zinkerze werden durch Rösten in Zinkoxyd übergeführt, das durch Kohle zu Zink reduziert wird. Diese Reduktion erfolgt aber erst bei etwa 1300^0, die Schmelztemperatur des Zinks liegt bei 419^0. Das reduzierte Zink muß also um etwa 900^0 abgekühlt werden. Kommen die Zinkdämpfe während dieses Vorgangs irgendwie mit Luft in Berührung, so verbrennen sie sofort zu Zinkoxyd, einem weißen Pulver, das in der Zahnheilkunde zur Herstellung von Füllungen benutzt wird.

Eigenschaften. Das Zink ist ein bläulich-weißes Metall vom spez. Gewicht 7,1. Sein Schmelzpunkt liegt bei 419^0, sein Siedepunkt bei 950^0.

Zink ist zweiwertig. An der Luft erhitzt, verbrennt es mit leuchtender Flamme zu Zinkoxyd (Zinkweiß). An der Luft überzieht sich Zink mit einer Haut von Hydroxyd bzw. Carbonat, welche die darunterliegenden Zinkteile vor weiteren Angriffen schützt. Das käufliche Zink, welches stets verunreinigt ist, ist ziemlich hart und spröde und zerbricht unter dem schlagenden Hammer, es läßt sich schwer feilen. Erhitzt man es dagegen auf $100-150^0$, so läßt es sich gut bearbeiten, ist geschmeidig, läßt sich zu Platten walzen und zu Draht ausziehen. Erhitzt man es stärker (auf etwa 200^0), so wird es wieder spröde. In der Zahnheilkunde wurde das Zink z. B. zur Herstellung der Zinkstanze bei Verwendung der Zink- und Bleistanze zur Anfertigung geprägter Prothesen benutzt.

i) Blei.

Das Blei ist schon im Altertum bekannt gewesen. Da es früher zur Füllung von Zahndefekten benutzt wurde, ist aus dem lateinischen Plumbum das Wort Plombe entstanden.

Vorkommen. Blei kommt selten gediegen vor. Als Bleiglanz PbS wird es in regulären Krystallen gefunden, häufig in Vergesellschaftung mit Würfeln, Oktaedern, zuweilen auch Rhombendodekaedern. Bleiglanz findet sich mit Quarz, Kalkspat, Flußspat, Schwerspat oder Zinkerzen zusammen.

Gewinnung. Je nach der Vergesellschaftung, in der man das Bleierz findet, wird es auf verschiedene Art verarbeitet. Man gewinnt das Blei entweder dadurch, daß man zunächst durch Röstprozesse den Bleiglanz in Bleioxyd und Bleisulfat überführt:

$$PbS + 3\,O = PbO + SO_2,$$
$$PbS + 4\,O = PbSO_4.$$

Durch Hinzufügen von neuem Bleiglanz und Glühen unter Luftabschluß entsteht Blei:

$$2\,PbO + PbS = 3\,Pb + SO_2,$$
$$PbSO_4 + PbS = 2\,Pb + 2\,SO_2.$$

Enthält der Bleiglanz neben Kieselsäure noch Sulfide anderer Metalle, z. B. Schwefelkies, Kupferkies, Zinkblende, so wird ein etwas längerer Weg zur Gewinnung des Bleies nötig. Anders geht die Verarbeitung vor sich, wenn der Bleiglanz nur wenige Sulfide anderer Metalle enthält. Er wird dann nur mit Eisen oder eisenreichen Schlacken zusammengeschmolzen:

$$PbS + Fe = Pb + FeS.$$

Eigenschaften. Blei hat eine blaugraue Farbe, auf frischer Schnittfläche ist es glänzend. Es läßt sich mit dem Messer leicht schneiden. Zu dünnen Platten läßt es sich ausrollen, aber nicht zu dünnem Draht ausziehen. Auf Papier färbt es ab. Sein Schmelzpunkt liegt bei 326,9°, sein spez. Gewicht ist 11,34.

Blei ist zwei- und vierwertig. Durch Einwirkung von Schwefelsäure bildet sich an der Oberfläche eine Schicht von Bleisulfat $PbSO_4$, die durch ihre Beständigkeit das Blei vor weiterer Zersetzung schützt. Ebenso ist es bei Einwirkung von Salzsäure, die eine Schicht von $PbCl_2$ bildet. Die Benutzung der Bleischale zum Abkochen von Metallarbeiten im Laboratorium wird so möglich. Salpetersäure löst das Blei hingegen zu Bleinitrat auf. An der Luft und in Berührung mit reinem Wasser oxydiert das Blei zu Bleihydroxyd $Pb(OH)_2$, das in Wasser etwas löslich ist. Wenn das Wasser Mineralsalze, z. B. $CaSO_4$ oder Kohlensäure enthält, so bildet sich auf der Oberfläche des Bleies eine Schicht von Bleisulfat, $PbSO_4$, oder Bleicarbonat, $PbCO_3$, die unlöslich ist und das Blei vor weiterer Zersetzung bewahrt. Darauf beruht die Möglichkeit, Blei unter gewissen Bedingungen zur Herstellung von Wasserleitungsrohren zu benutzen.

Ein nicht uninteressantes Verhalten des Bleies soll noch erwähnt werden. Legt man ein Stückchen Zinkblech in eine Lösung von essigsaurem Blei, so setzt sich das Blei als eine verästelte Masse auf dem Zink an (Bleibaum).

Verwendung. Blei ist giftig. Die ersten Symptome einer Bleivergiftung zeigen sich am Zahnfleischsaum als Halo saturninus. Weil das Blei giftig ist, so ist man heute ganz davon abgekommen, durch Cariesvorgänge zerstörte Zahnkronen mit Blei zu füllen. In der prothetischen Zahnheilkunde benutzt man das Blei zur Herstellung der Bleistanzen, wenn man beabsichtigt, zwischen Blei- und Zinkstanzen eine Prothesenbasis herzustellen. Außerdem ist das Blei in sehr vielen der sog. leichtflüssigen Metallegierungen vorhanden, die in der zahnärztlichen Prothetik gebraucht werden. Einige solche Legierungen seien in einer Zusammenstellung nach Parreidts Angaben aufgeführt. Als Vergleichsmetall ist Zink an die Spitze gestellt:

	Schmelz-punkt	Kontrak-tilität	Härte	Sprödig-keit
1. Zink	412	0,01366	0,018	5
2. Blei 2 Teile, Zinn 1 Teil	227	0,00633	0,050	3
3. „ 1 Teil, „ 2 Teile	170	0,00500	0,040	3
4. „ 2 Teile, „ 3 „ Antimon 1 Teil.	216	0,00433	0,026	7
5. „ 5 „ „ 6 „ „ 1 „	160	0,00566	0,035	6
6. „ 5 „ „ 6 „ Wismut 3 Teile, Antimon 1 Teil	150	0,00266	0,030	9
7. „ 1 Teil, „ 1 Teil, „ 1 Teil.	120	0,00066	0,042	7
8. „ 5 Teile, „ 3 Teile, „ 8 Teile	94	0,00200	0,045	8
9. „ 2 „ „ 1 Teil „ 3 „	94	0,00133	0,048	7

Andere in der Praxis ebenfalls gern gebrauchte leichtflüssige Metallegierungen seien nachfolgend aufgeführt.

1. Zinn 2 Teile, Blei 15 Teile, Wismut 24 Teile, Schmelzpunkt 93°.
2. Zinn 3 „ „ 5 „ „ 8 „ Newton-Metall, Schmelzpunkt 94,5°.
3. Zinn 4 „ „ 8 „ „ 15 „ Cadmium 3 Teile, Schmelzpunkt 60°.

Für das sog. Woodsche Metall werden noch folgende Zusammensetzungen angegeben:

4. Zinn 2 Teile, Blei 4 Teile, Wismut 7 Teile,

5. Zinn 2 „   „ 6 „   „   7 „ , Cadmium 1 Teil.

Für diese zuletzt genannte Legierung mit einem Schmelzpunkt von 82⁰ führt Parreidt aus, daß sie die Härte einer Zinkstanze besitze, und auf Gips gegossen werden könne.

6. Zinn 1 Teil, Blei 1 Teil, Wismut 2 Teile (Rose-Metall)

Schmelzpunkt 93,75⁰.

7. Zinn 2 Teile, Blei 3 Teile, Wismut 5 Teile (Lichtenberg-Metall)

Schmelzpunkt 91⁰.

8. Zinn 6 Teile, Antimon 2 Teile, Kupfer 1 Teil (das von Haskel angegebene Babbitt-Metall, das statt des Zinks zum Stanzen verwendet werden kann).

9. Zinn 12 Teile, Antimon 3 Teile, Kupfer 2 Teile (Babbitt-Metall von Essig angegeben).

10. Zinn 72,72 Teile, Kupfer 9,09 Teile, Antimon 18,18 Teile (eine von Haskel empfohlene Legierung zur Herstellung von Stanzen).

11. Melottes-Metall besteht nach Parreidt aus:

Zinn 5 Teilen, Blei 3 Teilen, Wismut 8 Teilen.

Morgenstern gibt für Melottes-Metall folgende Zusammensetzungen an:

a) Zinn 1 Teil, Blei 2 Teile, Wismut 2 Teile, Schmelzpunkt 113⁰.

b) Zink 3 Teile, Blei 4 Teile, Wismut 8 Teile, Cadmium 2 Teile,

Schmelzpunkt 65,5⁰.

12. Von Eugen Müller ist noch ein leichtflüssiges Metall in den Handel gebracht als Helvetia-Metall. Es schmilzt in kochendem Wasser und ist ebenso hart und zähe wie das Babbitt-Metall.

13. Lipowitsch-Metall: Wismut   15 Teile,

Zinn   4 „

Blei   8 „

Cadmium   3 „

Schmelzpunkt 60⁰.

14. Unter den leichtflüssigen Metallen sei auch das Spencemetall angeführt. Es trägt seinen Namen nach dem Fabrikanten Berger - Spence in London (s. auch Plattenprothese S. 325). Es ist eine Mischung aus Schwefeleisen, Schwefelzink, Schwefelblei und Schwefel, die sich zur Herstellung von Stanze und Gegenstanze recht gut bewährt hat. Es schmilzt bei 139⁰. Nach Parreidt kontrahiert es beim Abkühlen, wenn auch nur gering. Es ist zu spröde, um etwa Hammerschläge aushalten zu können. Es kann nur zum allmählichen Pressen benutzt werden.

Die Selbstherstellung eines dem eigentlichen Spencemetall ähnlichen Schwefelmetalls bietet keine Schwierigkeiten und wird deshalb öfter geübt. Eine der bekanntesten Legierungen ist eine solche mit Beimengung von Schwefelantimon. Bekannt ist ferner eine Legierung, bei der ein geringer Zusatz von Woodmetall zum Spencemetall vorhanden ist. Letzteres erhält durch diesen Zusatz eine größere Härte und Dünnflüssigkeit. Wird jedoch der Zusatz von Woodmetall übertrieben, so wird die Masse leicht bröckelig und unbrauchbar.

Im folgenden seien zwei Vorschriften erwähnt, die sich zur Herstellung von Schwefelmetall als besonders geeignet erwiesen haben:

1. Schwefel 900
   Schwefeleisen 1000
   Schwefelblei 400
   Schwefelzink . . . . 400 (nach Egner).
2. Schwefel 1750
   Schwefeleisen 2000
   Schwefelantimon. . . . . 1250 (nach Polscher).

Durch Beimengung von Wismut, das, wie schon erwähnt, die Legierung leichter schmelzbar macht, erhält man ein Schwefelmetall, dessen Schmelzpunkt schon bei 100° liegt.

Das wichtigste für die Selbstbereitung von Schwefelmetall ist ein inniges Verschmelzen der Teile. Egner äußert sich über die Schwefelmetallegierung folgendermaßen:

„Als Schmelzgefäß kann ein eiserner Tiegel oder auch ein gewöhnlicher eiserner Kochtopf dienen. In diesen bringt man die zusammenzuschmelzenden, gut untereinander gemischten Ingredientien, und zwar die Metallsulfide möglichst fein pulverisiert, während der Schwefel kleinstückig sein kann. Den Topf setzt man über eine Wärmequelle. Beginnt dann die Schmelzung, so ist von nun an die Masse mit einem Holzstabe andauernd gut durcheinander zu rühren, einesteils um ein Übersteigen der sich bildenden Schwefelmetallegierung durch die stattfindende ziemlich starke Gasblasenentwicklung zu vermeiden und sodann, um ein nach Möglichkeit gleichartiges Schmelzprodukt zu erzielen. Diese auftretenden Blasen verschwinden übrigens, sobald die Mischung sich ein wenig abgekühlt hat. Außerdem tritt das starke Aufschäumen beim Schmelzen nur das erstemal ein, verschwindet bei wiederholtem Gebrauche der Masse mehr und mehr. Ist alles geschmolzen, so läßt man unter stetem Umrühren langsam bis 140° C abkühlen. Die anfangs ziemlich dicke und schäumige Masse wird nun bald dünnflüssiger und der blasige Charakter verliert sich allmählich ganz und gar. Man rührt noch einmal tüchtig um, stößt die am Topfrande sich ansetzenden Krystalle mit dem Rührstabe ab, desgleichen diejenigen vom Boden des Schmelzgefäßes, und gießt die Masse in eine Form. Um ein Produkt von größtmöglichster Homogenität zu erhalten, schmilzt man die so erhaltene Schwefelmetallegierung vor dem praktischen Gebrauche am besten noch mehrere Male in angegebener Weise um.“

Erwähnenswert ist auch noch das sog. Patentmetall von Dörr, bei dem Schwefelantimon durch Asphalt ersetzt ist. Die Zusammensetzung lautet etwa:

Schwefel 240
Schwefeleisen 100
Asphalt 7

Der Schmelzpunkt dieser Masse liegt bei 112°. Sie ist den übrigen Legierungen durchaus adäquat in bezug auf ihre Widerstandsfähigkeit, dabei aber unbegrenzt verwendbar, so daß sich selbst der beim Spencemetall nach öfterem Gebrauch häufig notwendig werdende Zusatz von Schwefel erübrigt.

k) Eisen.

Vorkommen. Eisen kommt gediegen als meteorisches [1] und auch als tellurisches Eisen vor. Es findet sich meistens als Oxyd, Sulfid und Silikat.

Gewinnung. Die Verbindungen des Eisens mit Schwefel, die Schwefelkiese (FeS_2) benutzt man zur Fabrikation des Schwefels, der schwefligen Säure, der Schwefelsäure, des Eisenvitriols. Zu Eisen verhüttet werden die oxydischen Eisenerze, von denen folgende besonders wichtig sind:

1. Magneteisenstein Fe_3O_4.
2. Roteisenstein Fe_2O_3.
3. Brauneisenstein $2 Fe_2O_2 + 3 H_2O$.

---

[1] Osmond und Roozeboom nehmen an, daß das Meteoreisen die beständige Form der entsprechenden Nickel-Eisen-Legierungen ist, und daß alles technische Eisen unstabil ist und den Zustand des meteorischen einzunehmen strebt . . . . . C. Benedicks hat eine vollkommene Synthese des Meteoreisens erreicht und damit die von Osmond und Roozeboom aufgestellte Theorie erhärtet. G. Mars, Die Spezialstähle 1922, 447.

Ein wichtiges Eisenerz ist auch der Spateisenstein, $FeCO_3$. Aus diesen Eisenerzen wird durch Hochofenprozesse graues Roheisen (Schmelzpunkt 1200°) und weißes Roheisen (Schmelzpunkt 1050—1100°) gewonnen. Das graue Roheisen wird zu Gußeisen, das weiße zu Schmiedeeisen verarbeitet. Die Gewinnung des schmiedbaren Eisens erfolgt durch Schmelzprozesse. Man unterscheidet den Frischprozeß (Schmelzen auf offenem Herd mit Holzkohle), den Puddelprozeß (Schmelzen bei gleichzeitigem Rühren), den Bessemer-Prozeß (Schmelzen in der Bessemerbirne). Diese Prozesse liefern Schweißeisen, Schweißstahl, Flußeisen, Flußstahl. Im Bessemerprozeß wird Flußeisen oder Flußstahl gewonnen, je nachdem man ein kohlenstoffärmeres oder -reicheres Erzeugnis herzustellen beabsichtigt. Wird einem Flußstahl mit etwa $0,3—0,4\,^0/_0$ Kohlenstoffgehalt Nickel (etwa $3,25—3,50\,^0/_0$) zugesetzt, so entsteht das Material, aus dem die Panzerplatten unserer Kriegsschiffe bestanden haben.

Physikalische Eigenschaften. Das schmiedbare Eisen hat eine graue Farbe. Es ist zäh und läßt sich in der Rotglut leicht schmieden, walzen, schweißen. Durch Einwirken einer Temperatur von 200—400° erhält es verschiedene Anlauffarben, bei 700° wird es rotglühend, bei 1300° weißglühend, bei 1400—1500° schmilzt es. Chemisch reines Eisen schmilzt bei 1500—1600°. Stahl schmilzt bei 1300—1400°. Seine Farbe ist grau, seine Struktur gleichförmig. Macht man ihn glühend und schreckt ihn dann ab, so gewinnt er an Härte und Sprödigkeit. Er kann auf diese Art so hart gemacht werden, daß er Glas ritzt und sich nicht feilen läßt. Man nennt diesen Vorgang das Härten des Stahls. Der Zweck, dem der Stahl dienen soll, und seine Zusammensetzung bestimmt die Temperatur, bei der er gehärtet wird.

Chemische Eigenschaften. Eisen ist zwei- und dreiwertig. Es rostet an feuchter Luft. Es überzieht sich mit Ferrihydroxyd $Fe(OH)_3$. Beim Glühen überzieht es sich mit einer beim Schlagen leicht abspringenden Schicht von Ferri-Ferro-Oxyd Fe_3O_4. In Salz und Schwefelsäure löst es sich unter Entwicklung von Wasserstoff, in verdünnter Salpetersäure unter Entwicklung von Stickstoff.

Rostfreier Stahl. Eine sehr widerstandsfähige Eisenart ist der Chromnickelstahl, der in neuester Zeit (seit 1912) von der Firma Krupp in Essen hergestellt wird. Er rostet nicht und bleibt in der Mundhöhle unverändert. Seine silberne Farbe bewahrt er durchaus. Er läßt sich gut polieren, aber nicht löten, sondern nur elektrisch schweißen. Das Stanzen bereitet infolge seiner Härte außerordentliche Schwierigkeiten. Die zu seiner Verarbeitung zu Plattenprothesen erforderliche Einrichtung ist so teuer, daß sie bisher nur in der Kruppschen Klinik von Hauptmeyer gebraucht worden ist. Krupp stellt auch zahnärztliche Pinzetten, Messer, Scheren und Mundspiegel aus nicht rostendem Stahl her.

l) Nickel.

Vorkommen. Nickel kommt im Meteoreisen gediegen vor. Es findet sich ferner als Rotnickelkies (NiAs), der auch Kupfernickel genannt wird. Als Nickelglanz ($NiAs_2 + NiS_2$), als Garnierit (von Garnier in Neukaledonien entdeckt), der ein Nickelmagnesiumsilikat und von größter Bedeutung für die Nickelgewinnung ist.

Gewinnung. Es wurde zuerst 1776 von Bergmann rein dargestellt. In der Hauptsache wird das Nickel durch Hochofenprozesse erzeugt. Es kann auch auf nassem oder elektrolytischem Wege erhalten werden. Aus den Hochofenprozessen wird es als Doppelnickel gewonnen.

Eigenschaften. Nickel ist ein glänzendes, silberweißes Metall, das sehr polierfähig ist und sich zu dünnsten Platten auswalzen und zu Drähten ausziehen läßt. Vom Magneten wird es angezogen und läßt sich leicht magnetisieren. Es schmilzt bei 1452,3°. Sein spez. Gewicht beträgt 8,8—9,1. Mit Stahl oder Eisen läßt es sich in der Weißglut zusammenschweißen. An der Luft verändert es sich auch, in der Feuchtigkeit nicht. In Salz- und Schwefelsäure ist es schwer, in Salpetersäure leicht löslich.

Wegen seiner Beständigkeit gegen die Einflüsse der Luft wird Nickel auf galvanischem Wege als Überzug auf Instrumente aus Eisen und Stahl gebracht, um sie zu schützen. Nickellegierungen sind:

> Neusilber (siehe bei Kupfer),
> Nickelmünzen: 25 Teile Nickel, 70 Teile Kupfer,
> Christofle (siehe bei Kupfer),
> Nickelstahl (siehe bei Eisen).

2. Die Lötmittel.

Es gibt 2 Vorgänge, die zur Vereinigung von Metallen führen können. Wenn man 2 Metallstücke kalt oder in der Glühhitze durch Hammerschlag zusammenfügt, so nennt man diesen Vorgang Schweißung. Durch die Hammerschläge werden die beiden Metalle zum Zusammenfließen gebracht. Der zweite Vorgang, der darin besteht, daß man zwischen die beiden zu vereinigenden Metalle ein Drittes schmilzt, heißt Löten. Damit die Vereinigung der Metalle exakt erfolgt, muß das Lot bestimmte Bedingungen erfüllen. Es muß am besten mit den zu vereinigenden Metallstücken physikalisch und chemisch verwandt sein und auf die Metalle lösend einwirken. Sein Schmelzpunkt muß tiefer liegen als der des zu lötenden Metalls, damit das Lot eher zum Fließen kommt als das zu lötende Metall.

Damit der Fluß des Lotes und die Verschmelzung der zu vereinigenden Metalle möglichst ungestört erfolgen kann, müssen Lot und Metallstücke frei von Oxyden sein. Man schabt die Oxydschichten von den Metallstücken ab, und überzieht die freigelegte glänzende Metalloberfläche mit z. B. Boraxschleim, der eine erneute Oxydation verhindert. Das Lot schabt man ebenfalls blank und bestreicht es mit Boraxschleim.

Man gebraucht also, um das Löten ohne Störung vornehmen zu können, Lötmittel. Außer dem genannten Borax sind als solche u. a. Kohlenstaub, Lehm, Salzsäure, Phosphorsäure, Milchsäure, Citronensäure, Kolophonium, Fette zu nennen. Sie haben die Aufgabe, die zu verlötenden Metalloberflächen oxydfrei zu halten und zu einem leichten Fließen des Lotes zu helfen. In der Zahnheilkunde wird fast ausschließlich der Borax als Lötmittel angewendet. Borax oder Natriumtetraborat $Na_2B_4O_7 . 10 H_2O$ hat die Eigenschaft, Metalloxyde aufzulösen (Boraxperle in Platinöse). Beim Erhitzen gibt der Borax sein Krystallwasser ab. Damit das nicht explosivartig geschieht und so eine Verlagerung der sorgfältig aufs Lötobjekt gebrachten Lotstückchen stattfindet, muß die Erwärmung langsam erfolgen. Muß man während des Lötprozesses noch Borax auf das Lötobjekt tun, so soll man dazu solchen nehmen, dem durch langsames voraufgegangenes Erwärmen sein Krystallwasser schon entzogen worden ist. Solchen Borax nennt man calcinierten oder, zu feinstem Pulver im Mörser zerrieben, Streuborax. Als der lösende Faktor im Borax sind die in ihm vorhandenen sauren Bestandteile anzusehen. Hat man z. B. auf einem Kupferblech Kupferoxyd und läßt Borax darauf wirken, so spielt sich etwa folgender Vorgang ab:

$$Na_2B_4O_7 + CuO = 2 NaBO_2 + Cu(BO_2)_2.$$

Als ein gutes, bewährtes Boraxlötmittel gibt Schoenbeck ein feines Pulver an, das man durch Mischen von etwa 1 Teil entwässertem Borax, 4 Teilen Pottasche und 4 Teilen Kochsalz erhält.

Solche Lötmittel hat man auch ins Lot selbst hineinzubringen versucht. Parreidt gibt ein solches Lot an, das Klewe und Co. als „Jenkins plastisches Feingoldlot" in den Handel gebracht haben. Es hat Pastenform und enthält außer Feingold Flußmittel, Säuren und ein Bindemittel.

Während der Borax zu den lösenden Lötmitteln gehört, hat man noch einige andere für die Zahnheilkunde weniger wichtige Gruppen von Lötmitteln zu unterscheiden, die

1. luftabschließende Wirkung haben. Dazu gehört z. B. Lehm. Hierher gehören alle Mittel, die geeignet sind, während des Lötvorganges den Zutritt von Sauerstoff zum Objekt zu verhindern,

2. ätzende Wirkung haben. Diese Mittel lösen nicht nur die Metalloxyde auf, sondern sie reinigen zugleich die Lötfläche durch Ätzung. Hierher gehören Phosphorsäure, Salzsäure (rein oder in Verbindung mit Zink), Milchsäure u. a.,

3. reduzierende Wirkung besitzen. Durch sie soll eine chemische Bindung des Sauerstoffes stattfinden. Solche Mittel sind Harze (Kolophonium), Fette.

Die gebräuchlichsten Lötungsarten sind Schnellöten, Weichlöten und Hartlöten. Weichlote fließen bei niedriger Temperatur, 140—240°. Für sie benutzt man als Lötmittel Substanzen, in denen z. B. Zinkchlorid, Kolophonium, Stearinsäure enthalten sind, für die Hartlötung gebraucht man als Lötmittel hauptsächlich Borax. Hartlote sind die bereits früher genannten Goldlote, ebenso das gebräuchliche Silberlot. Diese Silberlote dienen zum Löten von Silber, Messing, Kupfer, nach Wüst auch von Stahl und Eisen. Fenchel hält die Gegenwart von Silber für letztere Zwecke für störend. Nach eigenen Versuchen muß ich mich auf die Seite von Wüst stellen.

Als harte Silberlote sind anzugeben:

Silber 28, Kupfer 2, Messing 10, Feingehalt 700/1000 nach Karmant,
„ 19, „ 1, „ 10, „ 630/1000 „ „
„ 500, Cadmium 100, „ 400, „ 500/1000 „ v. Kulmer.

Weiches Silberlot zum Nachlöten besteht nach Karmant aus:

Silber 2, Messing 1, Feingehalt 666/1000,
„ 1, „ 1, „ 500/1000.

Weichlote (Schmelzpunkt zwischen 140—240°) stellt nach Fenchel z. B. Küppers in Bonn her aus:

Blei 88,89 Teilen, Zinn 3,66 Teilen, Antimon 7,45 Teilen,
„ 83,3 „ „ 6,9 „ „ 9,8 „
„ 78 „ „ 15 „ „ 7 „ (nach Wüst).

Schnellot besteht z. B. aus gleichen Teilen Blei und Zinn. Es schmilzt bei 186°.

3. Moldine.

Moldine ist eine knetbare Masse wie Glaserkitt oder wie Plastiline. Sie besteht aus Bolus und Glycerin. Sie wird zur Umhüllung von Modellen benutzt, die mit leichtflüssigem Metall übergossen werden sollen, sie dient beim Gebrauch des „Moldine-Stempels" beim Gießen als Füllmasse des Stempels, beim Modellieren von Kronen und Brücken usw.

4. Holzkohle.

Holzkohle wird durch Glühen von Holz bei beschränktem Luftzutritt in Meilern oder Retorten gewonnen. Die Meiler bestehen aus systematisch übereinandergeschichteten Holzscheiten. Die Mitte des Holzstoßes durchzieht ein Schacht. Mit Ausnahme dieses Schachtes ist der ganze Holzstoß gut mit Erde abgedeckt. Dadurch kann zu den in Brand gesetzten Holzmassen immer nur

so viel Luft hinzutreten, daß das Holz in glühendem Zustand verbleibt. Holzkohle ist sehr porös und besitzt die Eigenschaft, Gase zu absorbieren. Daher
wird sie benutzt, um übelriechende Substanzen zu bekämpfen. Sie dient zum
Filtrieren von Wasser und ist ein gutes Desinfektionsmittel. Auf Schiffen wird
das Trinkwasser in verkohlten Tonnen aufgehoben. Wir benutzen Holzkohle
zum Schmelzen von Metallen und beim Lötprozeß, da sie reduzierende Eigenschaft besitzt und als schlechter Wärmeleiter die Wärme in hohem Grade auf-
zuspeichern vermag. Im Haushalt wird diese Eigenschaft der Holzkohle in
ihrer Verwendung als Plättkohle benutzt.

5. Einbettungsmassen.

Um eine größere Metallprothese nacheinander mehrmals löten zu können,
oder um Metallgüsse ausführen zu können mit schwer schmelzenden Metallen,
muß man Einbettungsmassen benutzen. Bei Lötarbeiten, die am selben Objekt
nacheinander vorzunehmen sind, ist das Einbetten desselben nötig, damit die
schon bestehenden Lötungen nicht wieder zerstört, aufgelötet werden. Die
Einbettungsmasse, die alle Teile bedeckt, die nicht gelötet werden sollen, läßt
die Temperatur an den von ihr bedeckten Teilen nicht so hoch werden, daß sie
zum Schmelzen kommen. Beim Gießen soll die Einbettungsmasse die in Wachs
modellierte Form bewahren, so daß das geschmolzene Metall nach der Beendigung
des Gusses und nach dem Erkalten die ursprünglich in Wachs gebildete Form
besitzt.

Nach diesen Ausführungen ist es klar, daß die Einbettungsmasse bestimmten Anforderungen entsprechen muß. Sie muß feuerbeständig sein.
Selbst in der Weißglut darf eine gute Einbettungsmasse keine Risse bekommen.
Sie darf keine Ausdehnungen oder Zusammenziehungen erleiden, weil sie dadurch
eine Veränderung der Gußform oder bei Lötungen eine Veränderung der eingebetteten Metallteile herbeiführen würde. Sie darf nicht schmelzen (zusammensintern). Außerdem muß die Masse glatte Oberflächen zeigen, so daß eine
eingebettete Wachsform damit vollkommen gleichmäßig überzogen werden
kann.

Im folgenden sollen einige Angaben über die Zusammensetzung der Einbettungsmassen gemacht werden:

1. 2 Teile Gips, 1 Teil Schlämmkreide, 1 Teil Bimsstein.
2. 1 Teil Gips, 1 Teil Sand, $\frac{1}{4}$ Teil Bolus alba.
3. 2 Teile Gips, 1 Teil feingestoßenen Asbest, 1 Teil pulverisierte Kieselsäure (nach Bardet).
4. 1 Teil Gips, 3 Teile Kieselsäure (nach Reeves).
5. 4 Teile Gips, 2 Teile Schlämmkreide, 2 Teile Talkum, 1 Teil ossa sepia.
6. 1 Teil Gips, 2 Teile Hohenbokaer Sand (chem. Fabrik Dr. Bidtel,
   Meißen) (nach Zundel).
7. 1 Teil Gips, 2 Teile feinen weißen Flußsand (nach Burdon).

Es gibt außerdem noch eine Menge käuflicher Einbettungsmassen, deren
Zusammensetzung nicht bekannt ist. Solche Einbettungsmassen sind unter
anderen von Biber-Pforzheim, Jansen-Danzig, Cleve-Münster usw. in den
Handel gebracht, ferner haben Burmester, Decks, Grawinkel Einbettungsmassen zusammengestellt. Die käuflichen Einbettungsmassen haben vor den
selbst zusammengestellten die homogenere Art der Mischung und die gleichmäßige Korngröße voraus. Ich habe immer durchaus einwandfreie Güsse mit
der unter 7. angegebenen Einbettungsmasse erzielt. Die Teile der Mischung
müssen aber gewichtsmäßig ermittelt werden. Zur Einbettung von zu lötenden

Objekten benutzt man am besten eine Mischung aus denselben Bestandteilen, jedoch so, daß 3 Teile feiner weißer Flußsand auf 1 Teil Gips genommen werden.

6. Asbest.

Der Asbest ist ein Mineral, ein Magnesium enthaltendes Silikat. Er zeigt faserige Beschaffenheit. Seine Farbe ist weiß, grünlich oder bräunlich. Er besitzt häufig einen seidigen Glanz. Er kommt in Hornblende, Augit, Glimmer und Terpentin vor. Der Name besagt schon, daß Asbest unverbrennlich ist. Darin liegt seine Bedeutung für die Industrie. Wir benutzen ihn im Laboratorium, um darauf zu glühen, zu löten, zu schmelzen. Der weiße Asbest, welcher auch Amiant oder Bergflachs genannt wird, findet sich in Steiermark, Tirol, Piemont, usw. An diesen Orten findet sich auch der gemeine Asbest, der grobe, weniger biegsame Fasern besitzt als der Amiant. Eine besondere Art des Asbests, der Bergkork, kommt in Schweden, der Holzasbest bei Sterzing in Tirol vor. Der meiste Asbest kommt aus Mantern in Steiermark. Im Handel findet sich der Asbest meist in Form von Asbestpappe. Man macht jedoch auch Lampendochte und Gewebe (Kulissen) daraus.

Schlußbemerkung.

Das Porzellan, ein Material, das für die Prothetik von ganz besonderer Bedeutung ist, hat in diesem Abschnitt keine Besprechung erfahren, weil ihm gemäß seiner Wichtigkeit ein eigenes Kapitel aus anderer Feder gewidmet worden ist. Aus demselben Grunde haben auch die hauptsächlichst in der konservierenden Zahnheilkunde benutzten Materialien keine Besprechung gefunden.

Literaturverzeichnis.

Adler, Hekolith und seine Verwendungsmöglichkeiten. Zahnärztl. Rdsch. **34**, Nr 14, 208 (1925). — *Auerbach*, Wörterbuch der Physik. Berlin-Leipzig: de Gruyter u. Co. 1920. — *Avellan, Hjalmar*, Österr.-ungar. Vjschr. **1909**, 431 u. 768.

Bach, Handbuch der Zahnheilkunde. Berlin: H. Meußer 1918. — *Bakker*, Die Formveränderungen des Gipses und anderer Einbettungsmaterialien. Schweiz. Mschr. Zahnheilk. **1923**, Nr 6, 251. — *Barra, Arad*, Das Platin in der zahnärztlichen Technik. Dtsch. Mschr. Zahnheilk. **1917**, 166. — *Baumgarten, W.*, Eine neue Abdruckmasse zur direkten Herstellung von Stanzen aus schwerflüssigem Metall wie Zink oder dgl. 5. internat. Kongreß Berlin 1909. — *Bernstein, G.*, Studien über die Vulkanisation des Kautschuks. Z. Chem. u. Industr. Koll. **11**, H. 4, 185; **12**, H. 4, 193; H. 5, 273. — *Bennstein*, Dtsch. zahnärztl. Wschr. **1919**, Nr 26. — *Bericht* über die Vers. der British Dental-Assoziation (Northern Section) 5. Jan. 1907. Ref. Österr.-ungar. Vjschr. **1908**, 204. — *Bernthsen*, Lehrbuch der anorganischen Chemie. Braunschweig: F. Vieweg u. Sohn 1919. — *Bertel, O.*, Neuerungen in der Gußtechnik. Österr.-ungar. Vjschr. **1910**, 503. — *Bock*, Ist Aluminiumbronze als Goldersatz in der Zahnheilkunde anwendbar? Z. zahnärztl. Mat.kde **1**, Nr 2/3, 73 f. (1925). — *Böckmann*, Das Celluloid. Wien-Leipzig: A. Hartleben 1921. — *Bodenstein*, Celluloid und Kautschuk. Dtsch. zahnärztl. Wschr. **28**, Nr 24 (1925). Zahnärztl. Rdsch. **35**, Nr 4, 65 (1926). — *v. Bolton*, Die Tantallampe. Vortrag. Ref. in Österr.-ungar. Vjschr. **1909**, 822. — *Bornemann*, Die binären Metallegierungen. Halle. — *Bosch*, Celluloid und Hekolith. Zahnärztl. Rdsch. **35**, Nr 1, 9 (1926). — *Bruhat*, Zahn-Rundschau **1914**, Nr 6. — *Bruhns, Adolf*, Krystallographie. Slg Göschen.

Caspari, G. und *Mamlok*, Der Aluminiumguß. Berlin: H. Meußer 1917. — *Cavazzi*, Chem. Zbl. **1**, 885 (1913). Kolloid-Z. **12**, 196 (1913); **1913**, H. 1. — *Clouth, Franz*, Gummi, Guttapercha und Balata. Leipzig: Franz Voigt 1899.

Dammer, O., Chemische Technologie der Neuzeit. Stuttgart: Ferdinand Enke 1911. — *Desh, C. H.*, Trans. Faraday Soc. **1925**, Nr 11, 202; über Ulick R. Evans m. A., Die Korrosion der Metalle. Leipzig-Berlin 1926. — *Detzner, Ph.*, Rekapitulation der Metallurgie und Metallarbeiten im allgemeinen. Scheffs Handbuch der Zahnheilkunde **3**. — *Derselbe*, Praktische Darstellung der Zahnersatzkunde. Berlin: C. Ash u. Sons 1899. — *Derselbe*, Das Befestigen künstlicher Zähne auf Goldplatten mittels Kautschuk. Korresp.-

Blatt Zahnheilk. 1884, 224. — *Deutsches* Arzneibuch. 5. Ausgabe. 1910. — *Ditmar, R.*,
Technologie des Kautschuks. Wien-Leipzig: A. Hartleben 1915. — *Derselbe*, Der Kaut-
schuk. Eine kolloidchemische Monographie. Berlin: Julius Springer 1912. — *Derselbe*,
Die Synthese des Kautschuks. Dresden u. Leipzig: Theodor Steinkopf 1912. — *Der-
selbe*, Die Analyse des Kautschuks, der Guttapercha, Balata und ihrer Zusätze. Wien:
A. Hartleben 1909. — *Derselbe*, Der pyrogene Zerfall des Kautschuks. Dresden 1904. —
Derselbe, Welchen praktischen Wert haben mechanische Prüfungen des Kautschuks?
Z. Chem. u. Industr. Koll. 9, H. 5, 238. — *Dix, E. H.* und *H. H. Richardson*, Z. Metallkde
18, 196 (1926).
   Eichentopf, Über Prägung von Metallplatten. 5. internat. Kongreß Berlin 1909. —
Eichhorn, Cellon, Kautschukersatz. Zahnärztl. Rdsch. 1916, Nr 3. — *Engler, C.*, Neues
Handbuch der chemischen Technologie. Braunschweig: F. Vieweg u. Sohn. — *Erdmann*,
Lehrbuch der anorganischen Chemie, 4. Aufl. Braunschweig: F. Vieweg u. Sohn 1906. —
Essig, Zahntechnsiche Metallurgie. Übersetzt von Aug. Polscher. Dresden: Weiskesche
Buchhandlung 1888. — *Derselbe* und *König*, Dental metallurgie; a manual for the use
of dental students and praktitioners. Philadelphia-New York: Lea Brothers 1904.
   Feistkorn, Franz, Goldersatz. Dtsch. Mschr. Zahnheilk. 1921, H. 19. — *Feldhaus*,
Die Technik der Vorzeit. Leipzig und Berlin: Wilh. Engelmann 1914. — *Fenchel, Adolf*,
Metallkunde. Hamburg: Boysen u. Maasch 1911. — *Derselbe*, Amalgame. Slg Meußer.
Berlin 1920. — *Friebe, Bruno*, Über das Kosmosmetall. Dtsch. Zahnheilk. H. 45. Leipzig:
Georg Thieme 1921. — *Friedl*, Über Kautschukersatz mit besonderer Berücksichtigung
des Hekoliths. Dtsch. zahnärztl. Wschr. 29, Nr 2, 35 (1926). — *Frohn*, Über die elastische
Konstitution der Gold-Silberlegierungen unter besonderer Berücksichtigung bei ihrer
Verwendung für die Zahnprothese. Zahnärztl. Rdsch. 1920, Nr 52. — *Frör*, Geschichte
des Kautschuks. Diss. Erlangen 1922. — *Fuchs*, Hekolith und Gold. Zahnärztl. Rdsch.
35, Nr 1, 9 (1926).
   Gabell, Douglas, Design and Retention of Partial Dentures. Dent. Cosmos. März-
April 1916. — *Geist-Jacoby*, Geschichte der Zahnheilkunde. Tübingen: Franz Pietzker
1896. — *Giesenhagen*, Lehrbuch der Botanik. Stuttgart: Fr. Grub 1907. — *Gmelin-
Kraut*, Handbuch der anorganischen Chemie. Heidelberg: Karl Winter 1909. — *Gra-
winkel*, Die Technik des Glodgusses. Berlin: H. Meußer 1921. — *Derselbe*, Über das
Gießen. Dtsch. Vjschr. Zahnheilk. 40, 411 (1924). — *Greve*, Über die Entwicklung des
Metallgußverfahrens in der Zahnheilkunde. Dtsch. zahnärztl. Wschr. 25, 533 (1922). —
Gronauer, Vergleichende Untersuchungen mit Abdrücken. Dtsch. zahnärztl. Wschr.
26, 157 (1923). — *Grünberg*, Österr.-ungar. Vjschr. Zahnheilk. 1908, 588. — *Guenther,
Ilse*, Das Hekolithverfahren. Dtsch. zahnärztl. Wschr. 28, Nr 11, 155 (1925). — *Guil-
ford*, Arch. Zahnheilk. Sept. 1908, Nr 9. — *Guillet*, Rev. de Metallurgie 1906. — *Gysi*,
Schweiz. Vjschr. Zahnheilk. 1918, Nr 1. — *Derselbe*, Kautschuk-Vulkanisation. Festschr.
1921. Herausgeg. v. d. Dozenten d. zahnärztl. Univ.-Inst. Zürich. — *Derselbe*, Kautschuk-
vulkanisation. Schweiz. Vjschr. Zahnheilk. 1921, Nr 2.
   Hamecker, Über Aluminiumgebisse. 5. internat. Kongreß Berlin 1909. — *Haper*,
Handbuch der pharmazeutischen Praxis. — *Harries*, Ber. dtsch. chem. Ges. Chem.
Zbl. Liebigs Ann. — *Hauser, Fr.*, Über die Abhängigkeit der Bruchfestigkeit von der
Temperatur. Braunschweig: F. Vieweg u. Sohn 1912. — *Henning*, Eine neue Abdruck-
masse Elastine. Österr.-ungar. Vjschr. Zahnheilk. 1910, 560. — *Henriques, Rob.*, Der
Kautschuk und seine Quellen. Dresden: Steinkopf u. Springer 1899. — *Herber, Karl*,
Zahnärztl. Rdsch. 1919, Nr 4. — *Derselbe*, Technisch-orthodontisches Praktikum. Berlin:
Berlinische Verlagsanstalt 1920. — *Herrenknecht*, Über Gips und Gipsabdrücke. 5. inter-
nat. Kongreß Berlin 1909. — *Hesse, R.*, Die Herstellung von Cellongebissen auf dem
Wege des Spritzverfahrens. Dtsch. Mschr. Zahnheilk. 1917, 272. — *Derselbe*, Die Her-
stellung eines Obturators aus Cellon. Dtsch. Mschr. Zahnheilk. 1916, 260. — *Derselbe*,
Cellon als Ersatz für Kautschuk. Dtsch. Mschr. Zahnheilk. 1916, 177. — *Hinrichsen*
und *Memmler*, Der Kautschuk und seine Prüfung. Leipzig: S. Hirzel 1910. — *Hippler*,
Die Dreherei und ihre Werkzeuge, 2. Aufl. Berlin: Julius Springer 1919. — *Hodgen, J. D.*,
Practical dental Metallurgy. St. Louis: C. V. Mosby Comp. 1921. — *Holleman*, Lehrbuch
der anorganischen Chemie. Leipzig: Veit 1919. — *Hoffendahl*, Zahnärztliche Materia
technica und medica. Berlin: H. Meußer 1909. — *Hoffer*, Kautschuk und Guttapercha.
Wien: A. Hartleben 1908. 32. — *Hoffmann*, Lehrbuch der anorganischen Chemie. Braun-
schweig: F. Vieweg u. Sohn 1919. — *v. Hulett*, J. physic. Chem. 1909, 5, 556, 643. Z.
physik. Chem. 37, 385.
   Jung, Lehrbuch der zahnärztlichen Technik. Leipzig u. Wien: Franz Deuticke 1897. —
Derselbe, Studien über Einbettungsmassen und ihren Einfluß auf die Oberflächengestaltung
von Gußarbeiten. Dtsch. zahnärztl. Wschr. 29, Nr 7, 121 (1926).
   Kayser, Lehrbuch der Physik. Stuttgart: Ferdinand Enke 1894. — *Krönlein*,
Künstliche Gebisse und ihre Gefahren. Schweiz. Vjschr. Zahnheilk. 1909, 193. — *Kuntzen-
dorf*, Kautschukersatz. Zahnärztl. Rdsch. 5. Dez. 1906.

Landolt-Börnstein, Physikalisch-chemische Tabellen. Berlin: Julius Springer 1923. *Lecher*, Lehrbuch der Physik. Leipzig: J. B. Teubner 1919. — *Lignitz*, Eine exakte Methode zur Prüfung der Härte zahnärztlicher Materialien. Dtsch. Mschr. Zahnheilk. **40**, Nr 1, 1 (1922). — *Link*, Grundriß der Krystallographie für Studierende zum Selbststudium **1913**. — *Lohmann*, Zahnärztl. Rdsch. **1918**, Nr 39. — *Lundal, A. E.*, Beiträge zur Kenntnis der physikalischen Eigenschaften des Kautschuks. Ann. Physik u. Chem. N. F. **66**.

Mamlock, Aluminiumguß als Ersatz für Kautschuk. Dtsch. Mschr. Zahnheilk. **1917**, 363. — *Derselbe*, Ersatzkautschuk und Kautschukersatz. Dtsch. Mschr. Zahnheilk. **1916**, 133. — *Derselbe* und *Caspari*, Der Aluminiumguß. Berlin: H. Meußer 1917. — *Maranca*, Über die Elastizitätskonstruktion der Gold-Kupfer-Legierungen unter besonderer Berücksichtigung bei ihrer Verwendung für die Zahnprothese. Inaug.-Diss. Bonn 1920. — *Mars*, Die Spezialstähle. 2. Aufl. Stuttgart: Ferdinand Enke 1922. — *Mathiesen*, Über elektrische Leitfähigkeit der Legierungen. Popp. Ann. **110** (1860). — *Merica, Waldenberg, Freemann*, Z. Metallkde **13**, 575 (1921). — *Mex*, Unterweisung zur Anfertigung und Verwendung von Celluloidarbeiten. Berlin: Berlinische Verlagsanstalt 1913. — *Derselbe*, Zur Hekolithfrage. Zahnärztl. Rsch. **35**, Nr 1, 8 (1926). — *Meyer, J.*, Über Metallkrankheiten. Dtsch. Mschr. Zahnheilk. **1914**, 413. — *Meyer, Karl*, Technologie des Maschinentechnikers. Berlin: Julius Springer 1919. — *Montigel*, Versuche mit Herbsts Vergoldung. Schweiz. Vjschr. Zahnheilk. **1910**, Nr 2. — *Morgenstern*, Grundriß der Zahnersatzkunde von J. P. Hanshell. Leipzig 1890. — *Müller, Eugen*, Atlas und Lehrbuch der zahnärztlichen Metalltechnik. Leipzig: Ziegenhirt 1906. — *Derselbe*, Die Goldgußarbeit in der zahnärztlichen Metalltechnik. Schweiz. Vjschr. Zahnheilk. **1910**, Nr 2.

Neumann-Strecker, Zahnärztliche technische Propädeutik und Einführung in die anorganische Chemie. Berlin: H. Meußer 1916.

Öhrlein, Die Grundlagen des zahnärztlichen Gusses. Dtsch. Mschr. Zahnheilk. **43**, 353 (1925). — *Ostwald*, Grundlagen der anorganischen Chemie. Leipzig: Wilh. Engelmann 1900. — *Derselbe*, Z. physik. Chem. **34**, 495.

Parreidt, Handbuch der Zahnersatzkunde. Leipzig: Art. Felix 1918. — *Paschkis*, Materia medica. Scheffs Handbuch der Zahnheilkunde **2**. — *Port*, Dtsch. Mschr. Zahnheilk. **1905**, 531, 538. — *Derselbe*, Über Gips. Korresp.bl. Zahnheilk. **1906**, H. 1. — *Derselbe*, Erfahrungen über die Verwendbarkeit des Zinns als Material für Kieferbruchschienen. Wien. zahnärztl. Mschr. **3**, Nr 7. Berlin: C. Ash. u. Sons. — *Poske*, Lehrbuch der Physik. Braunschweig: F. Vieweg u. Sohn 1921. — *Pöschl*, Einführung in die Kolloidchemie. Dresden: Theodor Steinkopf 1923. — *Praeger*, Dtsch. zahnärztl. Wschr. **1922**, Nr 51. — *Prinz*, Dental materia medica and therapeutics. St. Louis: C. V. Mosby Comp. 1912.

Rebel, Hekolith. Dtsch. zahnärztl. Wschr. **28**, 423 (1925). — *Regnault*, Mem. Acad. **21**. Zit. nach Kayser. — *Riegner*, Über einige Erleichterungen beim Abdrucknehmen mit Gips. Dtsch. Mschr. Zahnheilk. **1901**, Juli-Heft. — *Rinne*, Die Krystalle als Vorbilder des feinbaulichen Wesens der Materie. Berlin: Bornträger 1921. — *Rohland*, Der Stuck- und Estrichgips, physikalisch-chemische Untersuchungen. Handbuch der Naturwissenschaften **1**. Leipzig 1904. — *Derselbe*, Kolloid-Z. **2**, 199 (1907). — *Rose*, Mit Cellonstücken gemachte Erfahrungen. Dtsch. zahnärztl. Wschr. **1917**. Ref. Dtsch. Mschr. Zahnheilk. **1917**, 423. — *van Rossem, A.*, Untersuchungen des niederländischen staatlichen Kautschukamtes. Kolloidchem. Beih. B. **1918/19**, H. 1/2. — *Russo*, Dentolith, ein neues Material für zahnärztliche und chirurgische Prothesen. Zahnärztl. Rdsch. **35**, Nr 44, 761 (1926).

Salamon, Leitfaden für odontotechnische, klinische und Laboratoriumsarbeiten. Berlin: C. Ash u. Sons. — *Sackur*, Einführung in die Chemie für Zahnärzte. Berlin: Julius Springer 1911. — *Scheff*, Handbuch der Zahnheilkunde. Wien-Leipzig: Alfred Hölder 1910. **2**: Materia medica von Paschkis. **3**: Rekapitulation der Metallurgie und Metallarbeiten im allgemeinen von Detzner. — *Schlosser*, Löten. Wien: A. Hartleben 1905. — *Schmidt*, Ausführliches Lehrbuch der pharm. Chemie. Braunschweig: F. Vieweg u. Sohn. — *Schmulewitsch*, Über den Einfluß der Wärme auf die Elastizität des Kautschuks. Ann. Physik u. Chem. **144**. — *Schoenbeck*, Materialkunde der zahnärztlichen Technik. Berlin: H. Meußer 1920 u. 1922. — *Derselbe*, Chemie und Physik als Hilfswissenschaften in der zahnärztlichen Technik. — *Derselbe*, Dtsch. zahnärztl. Ztg **1912**, Nr 13. — *Derselbe*, Die Erhärtungszeit des Gipses. Z. Stomat. **21**, Nr 9, 551 (1923). — *Schwarz*, Ratschläge für das Gußverfahren. Z. Stomat. **1921**, H. 1. — *Seidel*, Hekolith. Dtsch. zahnärztl. Wschr. **28**, 423 (1925). — *Silbermann*, Bewährt sich der Ersatz edler Metalle für die Mundprothese? Ref. Dtsch. Mschr. Zahnheilk. **1915**, 396. — *Derselbe*, Mein Gußverfahren. 5. internat. Kongreß Berlin **1909**. — *Derselbe*, Die Hauptfaktoren beim Gußverfahren und ihre praktische Verwertung. Zahnärztl. Rdsch. **1908**, Nr 40. — *Smreker*, Handbuch der Goldeinlagen. Berlin: Berlinische Verlagsanstalt 1921. — *Snow, Buffalo*, Dent. Cosmos, Sept. **1918**. — *Solbrig*, Histoire du coulage des metaux en art dentaire. Methode de la „Cire perdue". 5. internat. Kongreß Berlin **1909**. — *Derselbe*, Welche Faktoren bedingen die Formveränderungen in dem Gußverfahren? Vjschr. Zahnheilk. **1922**, H. 1. — *Stafford, G.*, Über die Depolymerisation des Kautschuks. Z. Chem. u. Industr. Koll. **12**, H. 4, 190. — *Stöphasius*, Hekolitharbeiten. Zahnärztl. Rdsch. **35**, Nr 1, 9 (1926). — *Straßburger*, Lehrbuch der Botanik. Jena: Gustav Fischer 1906. — *Strecker-Neumann*, Zahnärztliche technische Propädeutik und Einführung in die anorganische Chemie. Berlin: H. Meußer 1961.

Teichmann, Eine neue Abdruckmasse für Metallarbeiten. Österr.-ungar. Vjschr. **1909**, 284. — *Thiersch*, Galvanoplastik zur Platinierung von Brückensätteln und Überkieferbogen. Schweiz. Vjschr. Zahnheilk. **1909**, 3. — *Traube*, Kolloid-Z. **25**, H. 2 (1919). — *Treadwell*, Kurzes Lehrbuch der analytischen Chemie. Wien: Franz Deuticke 1923. — *Trittermann*, Das Arbeiten mit Hekolith usw. Zahnärztl. Rdsch. **34**, Nr 50, 794 (1925).

Villari, Emilio, Über die Elastizität des Kautschuks. Ann. Physik u. Chem. **143**.

Wannenmacher, E., Über die Verwendungsmöglichkeiten einiger Metalle und Legierungen zur Herstellung von Zahnersatz mit besonderer Berücksichtigung ihrer Korrosion. Z. zahnärztl. Mat.kde 1, Nr 2/3, 25 f. (1925). — *Derselbe*, Über Gips als Abdruckmaterial mit besonderer Berücksichtigung seiner Expansion. Dtsch. Mschr. Zahnheilk. **43**, 283 (1925). — *Warburg*, Lehrbuch der Experimentalphysik. Tübingen: Mohr 1906. — *Derselbe*, Die Kautschukpflanzen und ihre Kultur. Berlin 1900. — *Weikart*, Erfüllt das Randolfmetall in der Zahnheilkunde die Forderungen, die an ein brauchbares Goldersatzmetall zu stellen sind? Dtsch. Zahnheilk. **45**. Leipzig: Georg Thieme 1921. — *Weyland*, Über die Beziehungen des inneren Aufbaues von Legierungen zu ihrem Verhalten gegen Elektrolyte. Dtsch. Mschr. Zahnheilk. **1919**, H. 6. — *White*, Das Abdrucknehmen des Mundes nach der 8. englischen Aufl. S. S. W. Dent. Mfg. Co. Philadelphia. — *Wiesner*, Die Einwirkung mechanischer Energie auf die Zähne. Österr.-ungar. Vjschr. **1909**, 249. — *v. Wiesner, Jul.*, Die Rohstoffe des Pflanzenreiches. Leipzig-Berlin: Wilh. Engelmann 1914. — *Winkler*, Taschenbuch der galvanischen Vergoldung und Versilberung. Leipzig: Otto Spamer. — *Wirz*, Der Einfluß der Vulkanisation des Zahnkautschuks auf dessen Festigkeit. Schweiz. Mschr. Zahnheilk. **1924**, Nr 3, 119. — *Witt*, Bewährung gegossener Metallfüllungen in der konservierenden Zahnheilkunde. Dtsch. Vjschr. Zahnheilk. **37**, Nr 1, 57 (1921). — *Wünsche*, Platinzusatz zum Goldlot. Zahnärztl. Rdsch. **1915**, Nr 47. — *Wüst*, Löt- und Legierkunst. Leipzig 1908. — *Derselbe*, Metallurgie **1918**. — *Wüst, Meuthen, Durrer*, Die Temperatur-Wärmeeinheitskurven der technisch wichtigen Metalle. Forschungsarbeit auf d. Gebiete des Ingenieurwesens, herausgeg. v. Verb. Dtsch. Ingenieure **1918**, H. 204. — *Wustrow*, Über die Verarbeitung von Cellon in der zahnärztlichen Prothetik. Dtsch. zahnärztl. Wschr. **1917**, 51.

Zielinski, Zahnärztl. Rdsch. **1910**, H. 17. — *Zulkowsky*, Baumaterialienkunde. **4** (1899).

Die Herstellung des Arbeitsmodells.

Von

Dr. **Stephan Loewe**, Breslau.

Mit 12 Abbildungen im Text.

I. Der Kieferabdruck.

Die wichtigste Maßnahme bei der Herstellung der Kiefer- und Zahnprothesen ist die Erlangung eines unbedingt genauen Abdrucks vom Mundinneren des Patienten; nur an der Hand einer absolut genauen Wiedergabe der natürlichen Verhältnisse, wie wir sie jeweils vor uns haben, ist es möglich, ein in jeder Hinsicht zweckmäßiges Ersatzstück für die verloren gegangenen Organteile zu schaffen. Die geringste Ungenauigkeit oder Unvollkommenheit bei der Abformung muß den Wert der Prothese in funktioneller und kosmetischer Beziehung beeinträchtigen.

Die physiologischen Momente in den Funktionen der Kiefer bedingen es, daß wir meistens gezwungen sind, nicht nur den Kiefer oder Kieferteil abzuformen und bei der Arbeit ständig vor Augen zu haben, der die Prothese tragen soll, sondern auch den Gegenkiefer oder -kieferteil, um damit die richtige Einstellung der Prothese zu diesem zu erreichen. Zur Abformung der Kiefer und Zähne, also zum Abdrucknehmen, bedient man sich verschiedener Materialien, auf die im folgenden näher eingegangen werden soll.

A. Die Abdruckmaterialien.

An ein Abdruckmaterial, d. h. eine Masse, die geeignet ist uns eine präzise Abformung der Kiefer zu geben, sind eine Reihe unerläßlicher Forderungen zu stellen, nämlich:

1. die Masse muß eine große Plastizität besitzen, die ohne zu hohe, weil dadurch störende Erwärmung erlangt wird;

2. sie muß eine scharfe Kopie aller abzuformenden Details an den Kieferteilen ergeben;

3. es muß ihr ein möglichst rascher Übergang von der Plastizität zur Erstarrung eigen sein;

4. dieser Übergang von der Plastizität zur Erstarrung muß ohne merkliche Kontraktion oder Expansion der Masse erfolgen;

5. sie muß so weich sein, daß die Weichteile des Mundes nicht aus ihrer normalen Lage verdrängt werden;

6. sie darf sich nach der Erstarrung nicht mehr verziehen;

7. sie muß nach der Erstarrung leicht, d. h. ohne an den Schleimhäuten festzukleben, aus dem Munde entfernbar sein.

Wir kennen und benutzen zwei Gruppen von Abdruckmaterialien, die diesen Forderungen, wenn auch nicht allen in gleichem Maße gerecht werden.

Gruppe I: Abdruckmaterialien, die zum Gebrauche erwärmt und erweicht werden müssen, die außerdem den Vorteil der Wiederverwendbarkeit haben, und

Gruppe II: Abdruckmaterialien, die zu einem Brei angerührt werden, aus dem sie in einen völlig anderen Aggregatzustand übergehen. Diese sind nur einmal verwendbar.

1. Wachs, Guttapercha, Stentsmasse und ähnliche Kompositionen.

Hierher gehören: Wachs, Guttapercha, Stents und stentsähnliche Kompositionen. Wachs ist das älteste bekannte Abdruckmaterial — der erste Wachsabdruck wurde 1808 von Dubois gefertigt —. Es wird entweder rein verwendet, in Form des natürlichen Bienenwachses oder gemischt mit Bleiweiß, Paraffin, Fett, Terpentin und gefärbt mit Cochenille, Carmin usw. Das Wachs wird durch Erwärmen weich und plastisch gemacht; es erstarrt beim Abkühlen, ohne seine Form auffällig zu verändern. Zur Verwendung für zahnärztliche Zwecke wird es am besten in dünnen Platten ausgegossen.

Wachs erweicht schon bei 45⁰, also bei sehr niedriger Temperatur, über einer Spiritusflamme oder im warmen Wasser; doch ist die trockene Wärme zur Erweichung vorzuziehen, da die Feuchtigkeit es zäher und weniger kohäsiv macht. Hat man es im warmen Wasser erweicht, so ist es jedenfalls vor der Benutzung mit einem Tuche abzutrocknen. Die leichte, d. h. bei so niedriger Temperatur mögliche Erweichbarkeit macht es für temperaturempfindliche Patienten besonders brauchbar. Vor dem Einbringen der erweichten Masse in den Mund wird die Oberfläche zweckmäßig nochmals über der Flamme erwärmt. Die eingebrachte Masse beläßt man etwa 2 Minuten gut fixiert im Munde.

Das Wachs kann durch Umschmelzen leicht gereinigt und alsdann wieder verwendet werden; es verliert, wenn man den Siedepunkt vermeidet, durch das Schmelzen nichts von seiner Qualität. Von manchen Praktikern wird Wachs auch heute noch als Abdruckmaterial stark empfohlen; z. B. von H. Allaeys bei zahnlosen Kiefern, da es nicht nur den statischen Zustand der Mundhöhle wiederzugeben imstande ist, sondern auch die Veränderungen der Schleimhaut bei Schluckbewegungen.

Guttapercha. Der erstarrte Milchsaft gewisser tropischer Bäume (Isonandra Gutta, Familie der Sapotaceen).

Sie besteht zu etwa 80⁰/₀ aus dem Kohlenwasserstoff Gutta und dessen Oxydationsprodukten, den beiden harzartigen Körpern Alban und Fluavil. Um die für das Abdrucknehmen nötige Plastizität zu gewinnen, braucht die Guttapercha eine Temperatur von 70—85⁰, also eine für den Patienten schlecht erträgliche Wärme. Die Erhärtungsdauer beträgt etwa 10—12 Minuten, also auch eine schlecht erträgliche, weil zu lange Zeit. Da die Guttapercha außerdem recht klebrig ist und sich bei der Erstarrung nicht unerheblich kontrahiert, kann sie als sonderlich geeignetes Abdruckmaterial nicht bezeichnet werden.

Um sie bei geringerer Temperaturhöhe zur Erweichung zu bringen und auch ihre Contractilität abzuschwächen, sind verschiedene korrigierende Zusätze empfohlen worden. Blume empfiehlt eine Beimischung von Schellack, Schrott eine solche von Stearin und Geigenharz. Trotz allem hat die Guttapercha eine allgemeine und dauernde Verbreitung als Abdruckmaterial nicht gefunden. Erwähnt sei nur noch ihre Verwendung als Abdruckmaterial für allmählich, d. h. in längerem Gebrauch sich formende Obturatorenklöße, wobei sie unter ständiger Muskelkrafteinwirkung brauchbare Kopien der Organteile zu geben imstande ist.

Stents und stentsähnliche Kompositionen. Alle guten Abdruckmassen, die in diese Kategorie gehören, bestehen im allgemeinen zu etwa 40% aus Harzen, und zwar enthalten die besten Fabrikate überseeische Kopale. Ferner bestehen sie zu etwa 20% aus Stearin und Paraffin und zu etwa 40% aus Talkum. Hier und da ist wohl auch ein geringer Prozentsatz von reinen Ölen (Olivenöl) oder ätherischen Ölen (Vanillin) als Geschmackskorrigens darin enthalten. Als Färbemittel dienen Anilinfarbstoffe.

Als weitere Bestandteile kommen noch bisweilen Dammaraharze, Kunstharze und auch Kreide in Frage. Die bekanntesten Fabrikate dieser Art sind die Abdruckmassen von Stents, Godiva, Kerr, Cedenta, Nernsts Composition, Trilbi, Globe, Modelling Composition, Whites Modelling Composition, Ideal, Speier und von Karger, Remmler, Helvetia u. a. m. Die Erweichungstemperatur schwankt bei den verschiedenen Massen zwischen 41 und 45^0 (nach Schoenbeck). So erweicht z. B. die Stentsmasse bei $43,5^0$ C, Idealmasse bei $44,6^0$ C, Trilbi bei $41,5^0$ C und Remmlermasse bei $44,5^0$ C. Zum Gebrauch erweicht man die Masse in einem Gefäß mit Wasser von etwa 70^0 Wärme, wobei man, um ein Ankleben der erweichenden Masse an den Gefäßwänden oder am Boden zu verhindern, das Gefäß mit einem Gaze- oder Mulläppchen auskleidet, auf das die Abdruckmasse zu liegen kommt. Nach gründlicher Erweichung wird die Masse sorgfältig durchgeknetet, um sie möglichst homogen plastisch zu machen. Unmittelbar vor dem Einführen in den Mund — mittels des später zu beschreibenden Abdrucklöffels — wird die mit dem Daumenballen sorgfältig geglättete Oberfläche der Masse nochmals langsam durch eine Spiritusflamme geführt, um sie noch eindrucksfähiger für alle Details zu gestalten und dann noch rasch ein wenig abgekühlt.

W. Herbst hat empfohlen, die Oberfläche der Masse mit Zinnpulver zu bestreuen, das sie noch empfindlicher und dadurch wirkungsvoller machen soll. Zu diesem Zwecke verreibt man auf der erwärmten Oberfläche ein wenig Zinnpulver, klopft oder bläst mit dem Luftbläser den Überschuß ab und erwärmt die Oberfläche alsdann noch einmal.

Die Erstarrungszeit der Masse läßt sich durch Aufspritzen von kaltem Wasser etwas abkürzen. Es ist streng darauf zu achten, daß die Masse nicht in kochendes Wasser gebracht wird, da sie dadurch in ihrer Zusammensetzung völlig verändert wird. Fettsäure- und Harzteilchen werden herausgelöst und herausgeschmolzen, so daß eine Änderung des quantitativen Verhältnisses der Stoffe eintritt und die Masse andere physikalische Eigenschaften bekommt (Schoenbeck).

Eine wiederholte Verwendung der Abdruckmasse ist möglich, aber mit Rücksicht auf die Infektionsgefahr nur nach gründlicher Sterilisation anzuraten.

Schoenbeck empfiehlt hierfür die fraktionierte Trockensterilisation. Die gebrauchte Masse wird $^1/_2$—1 Stunde lang in einem Trockenschrank auf 120 bis 130^0 C erhitzt. Man erhitzt sie dann nach 24 Stunden zum zweiten Male, um die etwa ausgekeimten Sporen sicher abzutöten. Will man ganz sicher gehen, so wiederholt man die Erhitzung nach weiteren 24 Stunden noch einmal. Eine Sterilisation mit chemischen Stoffen, wie Lysoform, Sagrotan, Septoform, die allgemein geübt wird, ist zu verwerfen, da die Masse durch die alkalisch reagierenden Flüssigkeiten angegriffen wird.

2. Gips.

Von den Abdruckmaterialien, die für den Gebrauch zu einem Brei angerührt werden, ist das verbreitetste der Gips. Gips ist das Anhydrit des schwefelsauren Calciums $(CaSO_4)$. Er findet sich in der Natur in den verschiedensten

Formen vor; so z. B. in Krystallen, in plattenförmigen Ablagerungen als Gipsspat, im Ton, als körniger Gips, Gipsstein und als Alabaster. Er besteht aus:
$32,54\%$ Kalk, $46,51\%$ Schwefelsäure und $20,95\%$ Wasser. Der Gips wird
durch Erhitzen auf 180^0 C „gebrannt". In diesem Zustande kommt er —
pulverisiert — in den Handel. Mit Wasser angerührt, nimmt der Gips sein
Krystallwasser wieder auf; es bilden sich monokline Nadeln, die sich miteinander
verwirken und so eine feste Masse entstehen lassen (Lohmann). Die dabei
entstehende Wärme ist Krystallisationswärme. Bei Erhitzung über 200^0 C
ist der Gips „tot gebrannt", erstarrt bei Wasserzusatz nicht oder nur sehr
langsam. Nach Ostwald beruht dies darauf, daß der normal gebrannte Gips
noch Spuren des Hydrats enthält, die gewissermaßen als Keime zu einer neuen
Wasseraufnahme dienen, während solche dem totgebrannten Gips gänzlich
fehlen. Bei der Erstarrung des Gipses wird Wärme frei, ein Vorgang, der so
zu erklären ist, daß flüssiges Wasser in einen festen Aggregatzustand übergeht,
wodurch latente Wärme frei werden muß. Der Härtegrad des Gipses nach dem
Erstarren hängt von der Menge des zugesetzten Wassers, von der Beschaffenheit
des ungebrannten Gipses und von dem Grade des Brennens ab. Im allgemeinen
kann man seine Härte mit 1,5—2,0 angeben; sein spezifisches Gewicht beträgt
2,3. Zum Anrühren des Gipses verwendet man am besten „Hartwasser", das
ist Leitungswasser, mit einem Zusatz von K_2SO_4. Der Zusatz von Kalium
sulfur., wie auch von Kochsalz (NaCl) oder Alaun beschleunigt die Erstarrung
des Gipses nicht wesentlich. Während jedoch immerhin bei Zusatz von Kalium
sulfur. die Erhärtung mit der Konzentration schneller erfolgt, tritt umgekehrt
bei Zusatz von Chlornatrium mit der Steigerung der Zusatzmenge eine Ver-
zögerung in der Erstarrung ein. Nach Wannemacher liegt das Optimum
in bezug auf die Erhärtungszeit bei einem Zusatz von 6% Chlornatrium-Lösung
im Mengenverhältnis von 2 : 1. Zu demselben Ergebnis kommt Dudek. Bei der
Erstarrung des Gipses erfolgt zunächst eine Kontraktion der Masse, der eine
Expansion folgt. Nach Herber ist der Ausdehnungskoeffizient von Gips
beim Erstarren $= 0,002$; d. h. $^1/_{500}$ seiner Masse.

Der Zusatz von Kalium sulfur. wirkt der Expansion des Gipses beim Erstarren entgegen. Die Temperatur steigt beim Erstarren in etwa 7 Minuten
von 18^0 auf 38^0. Doch ist bei mit Hartwasser angerührtem Gips bereits nach
1—2 Minuten ein Erstarrungsgrad erreicht, der für unsere Zwecke (Abdrucknehmen) völlig genügend ist. Nach den Versuchen von Bennstein ist die Art
des Anrührens nicht ohne Einfluß auf die Erhärtung; dergestalt nämlich, daß
„die Abbindungszeit in einem konstanten Verhältnis zur Anrührzeit steht";
d. h. bei zunehmender Anrührzeit, also längerem Rühren des Gipsbreies tritt
eine Verkürzung der Erhärtungszeit ein. Weiter geht aus seinen Versuchen
hervor, daß die dem Gips zum Anrühren zugesetzte Wassermenge ohne merklichen Einfluß auf die Abbindungszeit ist. Ihr Einfluß erstreckt sich lediglich auf die Härte des Gipses.

Die Temperatur des zum Anrühren des Gipses verwendeten Wassers ist
insofern von Einfluß auf den Erstarrungsprozeß, als die Abbbindungszeit mit
der Höhe der Wassertemperatur abnimmt; also je höher die Wassertemperatur,
desto kürzer die Abbindungszeit. Man verwendet deshalb zum Anrühren am
besten Wasser von etwa 25—30^0 C. Für die Zwecke des Abdrucknehmens soll
nur bester, ganz feinkörniger Gips, sog. Alabastergips, Verwendung finden.

Da Gips stark hygroskopisch ist, so ist seine Aufbewahrung in gut verschlossenen Gefäßen an einem warmen, trockenen Orte dringend geboten, um
seine Beschaffenheit nicht zu beeinträchtigen. Ist der Gips feucht geworden, so
muß er, um wieder gebrauchsfähig zu werden, in einem offenen Gefäße mäßig erwärmt werden, um so das aufgesogene Wasser wieder zur Verdunstung zu bringen.

Die Behandlung des Gipses beim Abdrucknehmen geht folgendermaßen vor sich: In ein Gefäß mit einer genügenden Menge warmen Wassers von 25 bis 30° C, dem eines der oben genannten Mittel zur Beschleunigung des Erhärtens und etwas Carmin oder übermangansaures Kali zum Färben zugesetzt ist, wird der Gips hineingesiebt, d. h. so allmählich hineingestreut, daß der Bildung von Klumpen vorgebeugt wird. Die hineingestreute Gipsmenge darf nur so groß sein, daß sie vom Wasser völlig durchfeuchtet werden kann. Alsdann rührt man die Masse mit Hilfe eines Spatels oder Löffels zu einem homogenen Brei von rahmiger Konsistenz an, der bald darauf zähe und dick wird. (Herber empfiehlt den Zusatz von Chlornatrium, das er bevorzugt, erst vorzunehmen, wenn der Gipsbrei bereits eine sahnenartige Konsistenz hat.) In dieser Beschaffenheit wird der Gips auf dem Abdruckhalter in den Mund gebracht, worauf er in der oben angegebenen Zeit erstarrt. Außer Gips sind noch einige andere Abdruckmaterialien zu erwähnen, die für den Gebrauch zu einem Brei angerührt werden müssen. Doch ist ihre Bedeutung für das Abdrucknehmen gegenüber der des Gipses eine durchaus untergeordnete. Es handelt sich bei allen diesen Erzeugnissen nur um Gipskompositionen, die insbesondere die Eigenschaft haben sollen, die Trennung des Modells vom Abdruck zu erleichtern. Zusätze von Kartoffelmehl und Dextrin zum pulverisierten Gips bewirken, daß das auf diese Weise hergestellte Material nach der Erhärtung wieder in kochendem Wasser löslich wird. Andere Vorzüge haften diesen Abdruckmaterialien, von denen als bekanntestes das Nielsin genannt sei, nicht an. Erwähnt sei hier ferner noch die Roachabdruckmasse, die in der Zusammensetzung dem Nielsin ähnlich ist. Vor letzterem hat sie den Vorzug, daß sie nicht bröckelt und somit leichter zu verarbeiten ist. Endlich gehört hierher noch die Zusatzmasse Bulgaro, ein Stärkepräparat, das dem Abdruckgips vor dem Anrühren zugefügt wird. Eine besondere Bedeutung hat diese Masse nicht erlangt.

B. Die Abdrucklöffel.

Zur Aufnahme des Materials während des Abdrucknehmens bedient man sich der Abdruckhalter oder -löffel.

Sie werden hauptsächlich aus vernickeltem Messing, Zinn oder Neusilber hergestellt und sollen so stark sein, daß sie eine ausreichende Widerstandskraft haben; wenn es andererseits auch häufig wünschenswert ist, zum Gebrauch kleine Formänderungen an ihnen vornehmen zu können.

Die Halter oder Löffel bestehen aus einer zur Aufnahme des Abdruckmaterials dienenden Schale oder Rinne und dem an dieser befestigten Griff, der zur Führung des Löffels bestimmt ist. Man unterscheidet zunächst zwei wesentlich voneinander verschiedene Formen von Abdrucklöffeln; nämlich solche für den Oberkiefer und solche für den Unterkiefer. Die Löffel für den Oberkiefer bestehen aus einer Schale, die nicht nur die ungefähre Form des Alveolarbogens, sondern auch des Gaumens wiedergibt und, dem Oberkiefer entsprechend, eine elliptische Gestalt hat. Die Löffel für den Unterkiefer bestehen nur aus einer Rinne, die der anatomischen Form des Unterkiefers entsprechend, mehr die Gestalt einer Parabel haben muß. An Stelle des Gaumenteils beim Oberkieferlöffel haben wir also beim Unterkieferlöffel den Ausschnitt für die Zunge.

Die Form des Löffels muß im großen und ganzen die gleiche sein, wie die des abzudrückenden Kiefers. Man bedarf also unter Berücksichtigung der zahlreichen Verschiedenheiten in bezug auf Höhe und Breite, Weite und Länge der Kiefer einer größeren Anzahl solcher Abdruckhalter. Die richtige Größe

hat der zu verwendende Abdrucklöffel nur dann, wenn er allseitig mit seinem
äußeren Rande den Zahnbogen in einer Entfernung von 3—4 mm von den
Alveolarteilen umfaßt. Nur dann ist Gewähr geboten, daß sämtliche Kieferpartien richtig ausgeprägt werden. Von wesentlicher Bedeutung für die Wahl
des Abdrucklöffels für den Oberkiefer ist die Art der Wölbung des Gaumendaches. Die Höhe des Gaumens, dargestellt durch eine Senkrechte, die vom

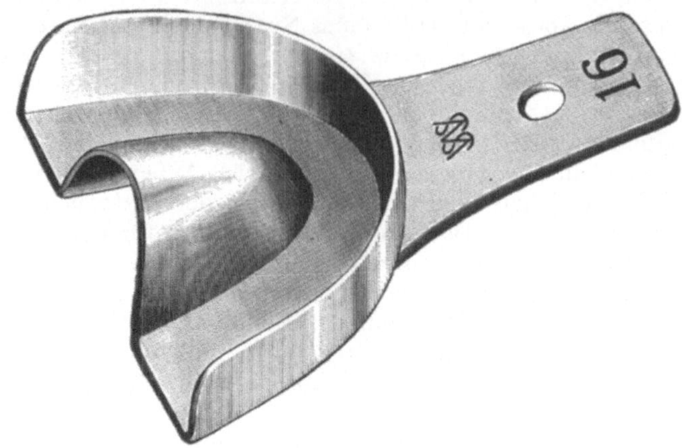

Abb. 1. Oberkieferlöffel.

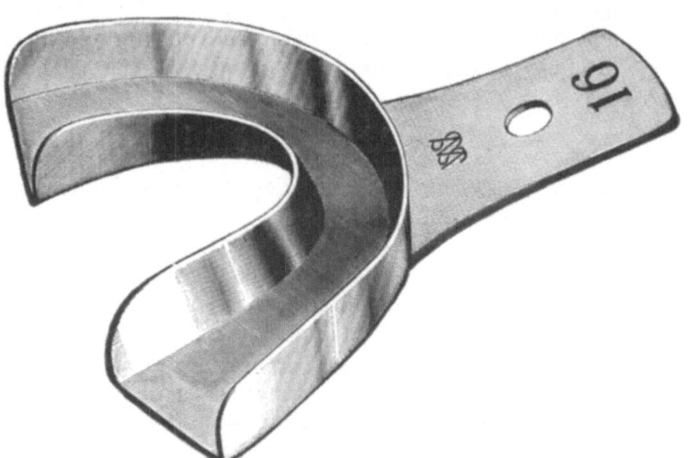

Abb. 2. Unterkieferlöffel.

höchsten Punkte des Gaumendaches auf die Verbindungslinie der Höckerspitzen der ersten Molaren gefällt ist, schwankt nach Parreidt zwischen 12
und 25 mm. Am häufigsten beträgt die Höhe 18—20 mm (vgl. Abb. 3).
    Es ist einleuchtend, daß für einen Kiefer mit hochgewölbtem Gaumen
zur Erzielung eines genauen Abdruckes ein Löffel benötigt wird, der in seinem
Gaumenteil auch entsprechend höher geformt ist als ein solcher für einen Kiefer
mit flachem Gaumendach. Die entsprechenden Löffeltypen müssen zur Verfügung stehen.
    Weiterhin ist von wesentlicher Bedeutung für die Wahl des Abdrucklöffels
die Frage, ob es sich um den Abdruck eines Kiefers handelt, der noch bezahnt

ist, oder eines solchen, der zahnlos ist. Im ersteren Falle hat die Schale des Löffels in ihrem Alveolarteil einen ebenen Boden, an den sich ein mehr oder

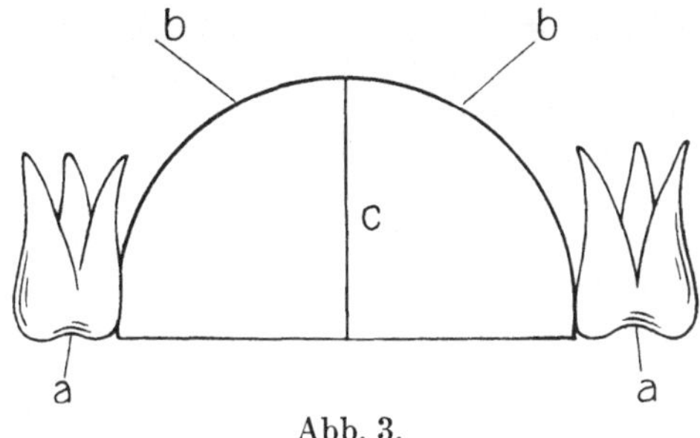

Abb. 3.

weniger gewölbter Teil für den Gaumen ansetzt; der äußere Rand des Löffels steigt ringsherum ziemlich senkrecht in die Höhe, um die Zahnkronen von außen her zu umfassen (vgl. Abb. 4 u. 5).

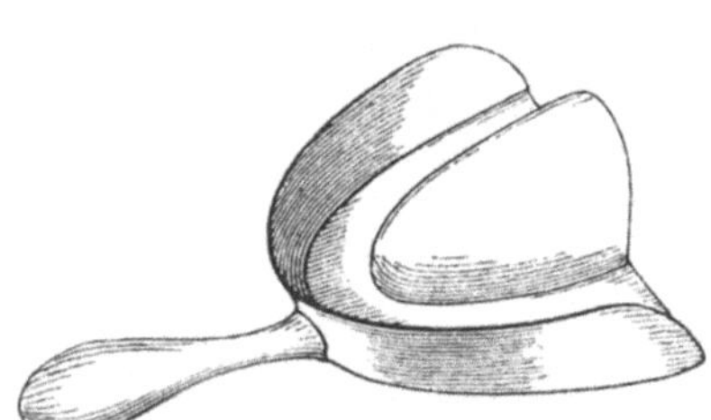

Abb. 4. Oberkieferlöffel für hohen Gaumen.

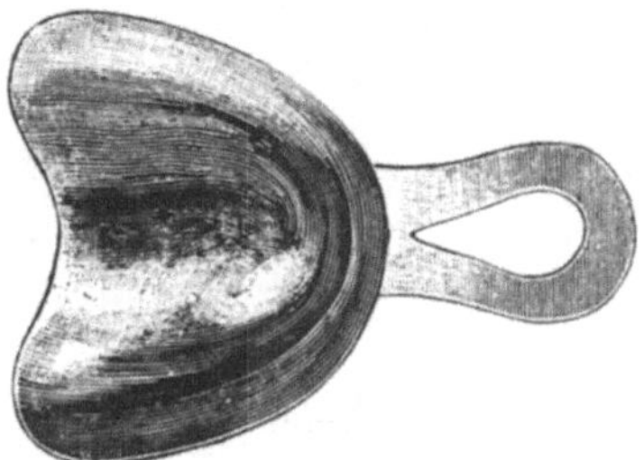

Abb. 5. Oberkieferlöffel für flachen Gaumen.

Die Abdrucklöffel für zahnlose Kiefer sind in allen Teilen abgerundeter. Sie brauchen nicht die Tiefe zu haben, wie Abdrucklöffel für bezahnte Kiefer, da ja die Alveolarfortsätze nach Verlust der Zähne erheblich einsinken und sich mehr und mehr abrunden.

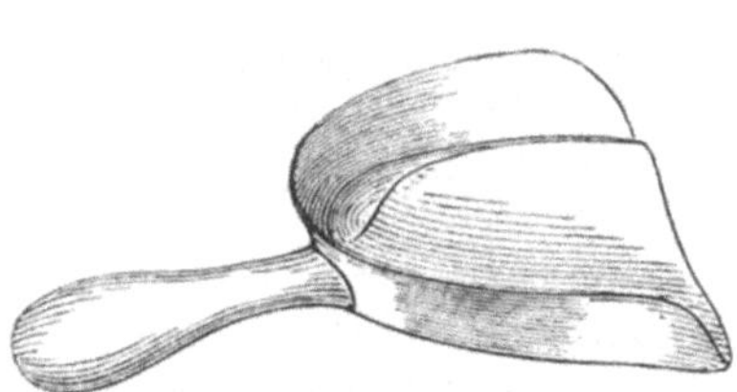

Abb. 6. Abdrucklöffel für zahnlosen Oberkiefer.

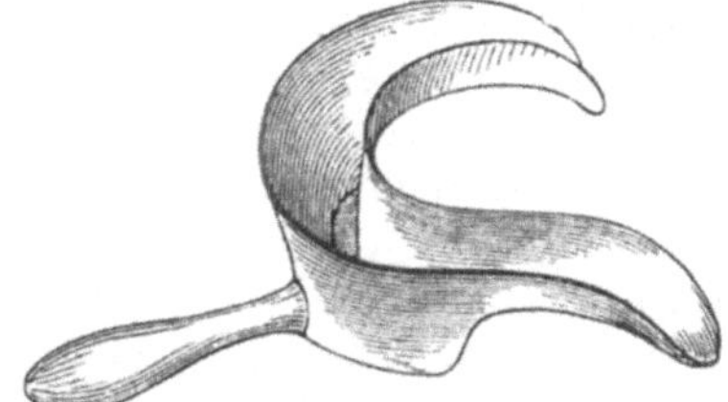

Abb. 7. Unterkieferlöffel bei Vorhandensein der Frontzähne und Fehlen der Backenzähne.

Zum Abdrucknehmen bei ganz besonders stark eingesunkenen Alveolarkämmen empfiehlt es sich einen Löffel zu wählen, der in der Mitte des vorderen Randes einen Ausschnitt für das Lippenbändchen hat, um dieses nicht durch den Löffelrand zu verletzen.

Für die Wahl der Abdrucklöffel für den Unterkiefer gilt das gleiche, wie für den Oberkiefer. Bei noch bezahntem Kiefer wählt man einen Löffel mit

ebenem Boden und hohen, senkrecht aufsteigenden Rändern (vgl. Abb. 2).
Die Löffelenden sind, entsprechend dem Ramus ascendens des Unterkiefers,
oft ein wenig nach aufwärts gebogen. Sind im Unterkiefer nur Frontzähne
vorhanden und die Backzahnpartien zahnlos, also zwischen dem mittleren
Kieferteil und den seitlichen Partien erhebliche Niveauunterschiede, so bedient
man sich hierfür einer besonderen Art von Abdrucklöffeln. Sie stellen sich
dar als eine Kombinationsform der Löffel für bezahnte und unbezahnte Kiefer.

Der Vorderteil des Löffels, in dem die noch vorhandenen Frontzähne abgedrückt
werden sollen, ist scharfkantig vertieft, während die Seitenteile die abgerundete
Form zeigen, zur Ausprägung der zahnlosen Alveolarkämme. Außer diesen
Löffelformen für die Regelfälle, die in mannigfachen Variationen vorhanden
sind, gibt es noch zahlreiche Sonderformen für außergewöhnliche Fälle. Hier
sei zunächst ein Typ erwähnt, der sich für partiell bezahnte Kiefer mit besonders
langen Zähnen eignet. Um die in solchen Fällen besonders starken Niveauunterschiede auszugleichen, ist der Löffel am Boden an den Stellen, die den
vorhandenen langen Zähnen entsprechen, ausgeschnitten. Durch diese Ausschnitte können sich die Zähne beim Abdrucknehmen mit dem sie bedeckenden

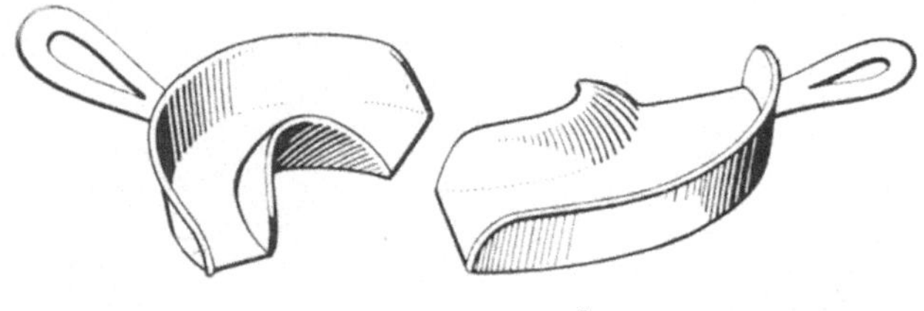

a   b

Abb. 8. Partielle Löffel. a Frontlöffel. b halber Löffel für rechte Oberkieferseite.

Abdruckmaterial hindurchdrücken. Hätte der Löffel diese Ausschnitte nicht,
so wäre es nötig, ihn mit einer übermäßigen Menge von Abdruckmasse zu versehen, um die tiefer liegenden zahnlosen Kieferpartien mit abformen zu können.

Neben diesen Abdrucklöffeln, die der Herstellung von Abdrücken des
ganzen Ober- und Unterkiefers dienen, verfügen wir noch über eine große Anzahl
von Löffelformen für partielle Abdrücke, wie sie insbesonder bei Kronen- und
Brückenarbeiten häufig benötigt werden. Das sind Löffel für die Frontpartie
der Kiefer und sog. halbe Löffel (rechte und linke) für die Seitenteile.

Hierher gehören auch partielle Abdrucklöffel, deren Schale oder Rinne
um den Stiel drehbar eingerichtet ist, damit auf diese Weise derselbe Löffel
zum Abdrucknehmen für verschiedene Kieferteile verwendet werden kann.

Einer besonderen Art von Löffeln sei hier noch Erwähnung getan, die von
Riegner angegeben sind. Sie dienen nur zum Abdrucknehmen mit Gips,
und sollen das Zusammenfügen der Gips-Bruchstücke nach Entfernung des
Abdruckes aus dem Munde erleichtern. Zu diesem Zwecke sind auf der Innenseite der Löffelschale senkrechte Trennungsleisten angelötet, die die Führung
für die gewünschten Bruchlinien des Gipses abgeben sollen.

Parreidt hat diese Art Löffel in vier Teile zerlegt, die vor dem Einfüllen
des Gipses mit Wachs zusammengeklebt werden. Nach Hartwerden des Gipses
werden die Löffelteile einzeln aus dem Munde entfernt, worauf der Abdruck
gewöhnlich an den Grenzlinien der Teile durchbricht. Von Balters ist ein
Verfahren angegeben worden, um die Zerlegung von Abdrücken in bestimmter
Absicht zu ermöglichen. Es werden Wachsleisten in dem Gipslöffel angebracht,
die im Gips eine Rille aussparen, durch die eine Zerlegung des Abdruckes möglich

wird. Da man die Wachsleisten an beliebigen Stellen des Löffels anbringen kann, wird auch die Zerlegung eine entsprechend beliebige sein. Die Höhe der Wachsrille beträgt nach Balters auf dem Boden des Löffels 3—4 mm, auf dem Löffelrande kann sie 5—6 mm betragen (vgl. Abb. 9 und 10).

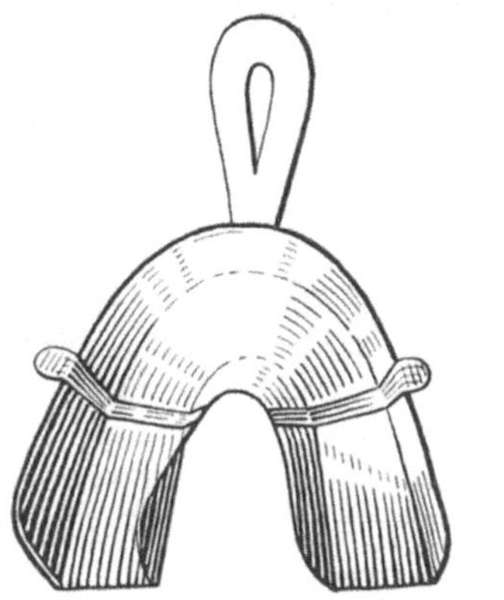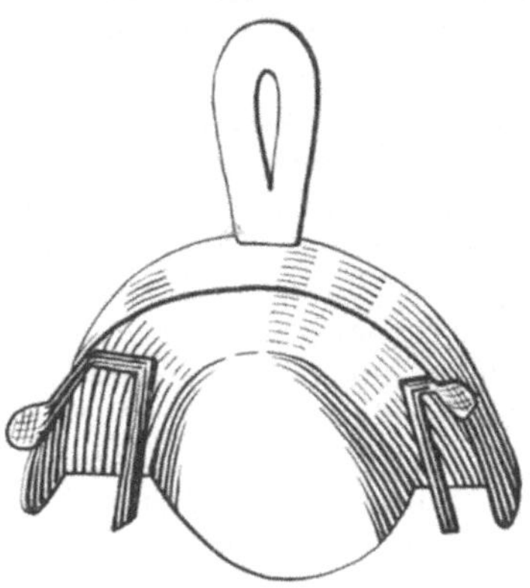

Abb. 9.   Abb. 10.
Trennung von Gipsabdrücken nach Balters.

Die Verschiedenartigkeit der Mundverhältnisse bringt es häufig mit sich, daß die größte Auswahl der gebräuchlichen Löffelformen nicht ausreicht, daß also hier und da für einen speziellen Fall der entsprechende Löffel fehlt. Hierher gehören z. B. die Fälle, wo wir einen überhoch gewölbten, spitz zulaufenden Gaumen vor uns haben. Hier wird es nötig, einen möglichst passenden Löffel noch entsprechend zu korrigieren. Man klebt alsdann auf den Gaumenteil ein hochragendes Stück Abdrucksmasse oder Siegellack fest, das annähernd an das Gaumendach heranreicht und nimmt dann mit dem dermaßen verbesserten Löffel den Abdruck. Ebenso kann es nötig werden, den Löffel in den Seitenteilen durch Erhöhung oder am hinteren Rande durch Verlängerung entsprechend zu modifizieren u. a. m. Auch die Selbstherstellung eines gut passenden Löffels kann dann und wann nötig werden; sie ist durch die weiter unten beschriebene neuere Abdruckmethode (Funktionsabdruck) sehr gebräuchlich geworden. Man fertigt solche Löffel nach einem von dem Kiefer mit Stentsmasse genommenen ungefähren Abdruck aus Magnesium, leichtflüssigem Metall, Zinn, Aluminium oder Basisplatten. Zu diesem Zwecke wird auf dem Kiefermodell, das nach dem Stentsabdruck hergestellt ist, zunächst eine Stentsplatte aufmodelliert, um den für den passenden Abdrucklöffel nötigen Abstand von den Kieferpartien zu bekommen, und auf dieser dann das Wachsmodell geformt, nach dem man sich den Löffel gießt.

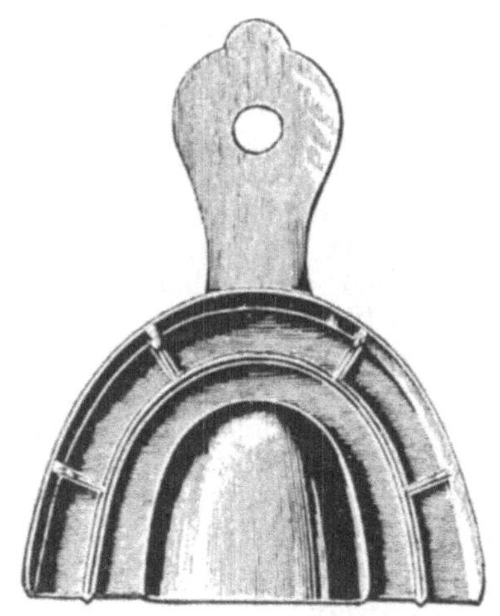

Abb. 11. Abdrucklöffel nach Riegner.

8*

C. Die Wahl des Abdruckmaterials.

Die beiden oben genannten Gruppen von Abdruckmaterialien verhalten sich beim Abdrucknehmen recht verschieden.

Beide Arten erhärten im Munde nach einiger Zeit; doch ist die Erstarrung der in Gruppe II genannten, also die des Gipses und der gipshaltigen Abdruckmaterialien eine ungleich viel intensivere als bei den Materialien der Gruppe I. Dieser Umstand ist von großer Bedeutung für die Wahl des Abdruckmittels. So wird man sich zur Erzielung eines genauen Abdruckes in allen Fällen, wo noch Zähne im Munde stehen, in erster Reihe des Gipses bedienen, und zwar aus folgendem Grunde: Fast alle Zähne weisen unter sich gehende Stellen auf, oder bilden mit ihren Nachbarn tiefliegende Winkel. Es ist deshalb unmöglich einen Abdruck mit Stents- oder ähnlicher Masse, die trotz Erhärtung im Munde immer noch eine gewisse Nachgiebigkeit besitzt, herauszubekommen, ohne daß an solchen Stellen Verziehungen der Abdruckmasse eintreten. Damit leidet naturgemäß die Genauigkeit der Wiedergabe, wodurch auch in der Folge das Arbeitsmodell mehr oder minder starke Differenzen gegenüber den tatsächlichen Kieferverhältnissen aufweisen wird.

Hiermit ist aber im weiteren auch der präzise Sitz der herzustellenden Prothese in Frage gestellt, wenn nicht zur Unmöglichkeit geworden. Man wird also unter den oben genannten Mundverhältnissen von der Schaffung eines Abdruckes mit Stentsmasse für ein Arbeitsmodell unbedingt absehen und sich bei der Verwendung von Stentsmasse zum Abdrucknehmen bei bezahnten Kiefern auf die Fälle beschränken, wo das nach dem Stentsabdruck gewonnene Modell keine absolute, bis in alle Details gehende Genauigkeit besitzen muß.

Hierher gehören etwa die sog. Orientierungsmodelle, die nur dazu dienen, jederzeit eine Wiedergabe der Mundverhältnisse zu irgend einem Zwecke vor Augen zu haben, die Vergleichsmodelle bei Regulierungsarbeiten und die Gegenkiefermodelle.

Beim Abdrucknehmen mit Gips sind Verziehungen des Abdruckmaterials nach seiner physikalischen Beschaffenheit gänzlich ausgeschlossen. Der Gips erstarrt auch im Munde nach kurzer Zeit so intensiv, daß er an unter sich gehenden Stellen und Winkeln nur durch Bruch zu lösen ist. Diese einzelnen Bruchteile lassen sich später haarscharf passend zusammenfügen, so daß eine absolut genaue Wiedergabe der abgeformten Teile gewährleistet ist. In letzter Zeit hat die Verwendung der plastischen Abdruckmassen eine erhebliche Erweiterung erfahren, und zwar durch die Anwendung und Ausgestaltung des Funktions- und Saugeabdruckverfahrens. Namentlich für die Herstellung von Abdrücken für den totalen Plattenersatz ist der Gebrauch der plastischen Massen zuungunsten des Gipses stark in den Vordergrund getreten. Auch die schichtweise Kombination von plastischer Abdruckmasse mit Gips hat sich bei diesem Abdruckverfahren, das weiter unten beschrieben wird, außerordentlich bewährt und eingebürgert.

D. Das Abdrucknehmen.

1. Der anatomische Abdruck.

Für das Abdrucknehmen unterscheidet man neuerdings zwei Methoden, die sehr wesentlich voneinander verschieden sind; nämlich einmal das Abdrucknehmen von den Kiefern oder Kieferteilen in Ruhestellung, den sog. anatomischen Abdruck, und zum anderen das Abdrucknehmen von den Kiefern unter möglichster Bewegung der Mundorgane, den sog. Funktionsabdruck oder Saugeabdruck. Die erste Methode, als die ältere und auch heute noch gebräuchlichere, sei hier zunächst beschrieben.

a) Abdrucknehmen mit Stents- und ähnlicher Masse.

Nachdem ein passender Abdrucklöffel ausgesucht oder hergestellt ist, der in bezug auf seine Größe zum Kiefer im oben angegebenen Verhältnis steht, wird der Löffel mit Abdruckmasse gefüllt. Bei stark bezahnten Kiefern benötigt man weniger Masse, da ein Zuviel als Überschuß allseitig herausgedrückt wird; bei weniger bezahnten Kiefern braucht man mehr Masse, so daß der Löffel bis an die Ränder gestrichen — oder sogar mehr als das — voll sein kann. Nach dem Füllen des Löffels wird die Oberfläche der weichen Masse mit dem Daumenballen peinlich geglättet, um keine Unebenheiten oder Falten mehr aufzuweisen, und dann noch einmal rasch durch eine Spiritusflamme geführt, damit sie für jeden feinsten Eindruck empfänglich gemacht ist. Die Rückseite des Löffels pflegt man ebenso rasch noch einmal unter fließendem Wasser etwas abzukühlen, um eine Belästigung des Patienten durch die zu heißen Metallflächen zu verhindern. Der Patient ist inzwischen auf dem Operationsstuhl in eine bequeme Stellung gebracht. Sie muß so sein, daß der Kopf möglichst ein wenig nach vorn geneigt bleiben kann, das Kinn also etwa annähernd die Brust berührt, da diese Stellung verhindert, daß der während des Abdrucknehmens im Munde sich ansammelnde Speichel aspiriert wird oder Brechreiz verursacht.

Beobachtet man am Patienten etwa schon beim Einprobieren des Löffels eine Hypersensibilität der Schleimhäute und dadurch bedingten Brechreiz, so ist dem durch entsprechende Maßnahmen vorzubeugen, um dem Patienten und sich selbst das Abdrucknehmen nicht zu erschweren. Hierfür werden verschiedene Mittel empfohlen, wie Pinselungen oder Spülungen mit Cocainlösung, Validol, Campherspiritus, Magnesiamilch, Chloreton u. a. m. Von wesentlicher Bedeutung für die Ausschaltung des Brechreizes ist auch eine gewisse psychische Beeinflussung, d. i. die Ablenkung des Patienten. Parreidt empfiehlt den Patienten anzuweisen, in Gedanken bis zu einer bestimmten Zahl zu zählen und bei Erreichung dieser Zahl ein Zeichen mit der Hand zu geben. Ich habe gefunden, daß eine sehr eindringliche Anweisung des Patienten, langsam so tief wie möglich durch die Nase zu atmen, fast in jedem Falle den Brechreiz sofort aufhebt. Ist somit alles für den Abdruck vorbereitet, so wird der, wie oben angegeben, mit Masse gefüllte Abdrucklöffel in den Mund geführt. Hierbei wird für den Abdruck vom Oberkiefer der Operateur seinen Platz etwas rechts hinter dem Patienten wählen. Der Löffel wird alsdann zuerst am rechten Mundwinkel schräg eingeführt, wobei dieser so weit abgedehnt wird, daß der übrige Teil des Löffels am linken Mundwinkel vorbei in die Mundhöhle geschoben werden kann. Gelingt dies bei zu kleiner Mundöffnung nicht ohne weiteres, so muß der Zeigefinger der linken Hand den linken Mundwinkel von der Seite her etwas abdehnen, um genügend Raum für das Vorbeigleiten des Löffels zu schaffen. Ist die Löffelschale ganz in den Mund gebracht, so ist darauf zu achten, daß sie richtig unter der Zahnreihe oder dem Alveolarfortsatz steht und der Löffelstiel in der Medianlinie liegt. Wenn das der Fall ist, wird der Löffel zunächst mit der rechten Hand leicht angedrückt, worauf man dann unter Zuhilfenahme der linken Hand den Löffel fest und gleichmäßig in den Kiefer eindrückt. Darauf wird die Oberlippe beiderseits mit den Daumen möglichst tief über den äußeren Rand der Löffelschale heruntergeschoben und kräftig angedrückt. Mancher Praktiker wird es auch beim Abdrucknehmen vom Oberkiefer vorziehen, entgegen der eben beschriebenen Stellung seinen Platz vor dem Patienten zu nehmen. Dann wird zweckmäßig der Löffel zunächst mit der rechten Hand schräg am linken Mundwinkel vorbei in den Mund geschoben. Erst wenn das erreicht ist, tritt der Operateur hinter den Patienten zurück, wobei der linke Arm um den Kopf des Patienten herumgreift und die Finger der linken Hand den Löffel an der Unterseite rechts berühren. Die rechte Hand gleitet inzwischen an die linke Unterseite des Löffels und nun drücken beide Hände gleichzeitig den richtig eingestellten Löffel wie oben an den Kiefer an. Der so in situ befindliche Löffel wird nun unbeweglich in seiner Lage gehalten. Die Erhärtungszeit der Abdruckmasse verkürzt man durch Berieselung des Löffels mit kaltem Wasser aus der Wasserspritze, das man gleichzeitig durch eine Speichelpumpe wieder absaugen oder — beim Fehlen einer solchen — in ein von der Assistenz vorgehaltenes Becken ablaufen läßt. Ist die Masse genügend erhärtet, wovon man sich durch Eindrücken mit dem Fingernagel überzeugt, so wird der Abdruck vorsichtig von den Zähnen gelöst. Man lockert ihn zunächst durch leichten Druck auf den Löffelgriff und weiter durch schwach schaukelnde, ziehende Bewegungen, die jedoch mit äußerster Vorsicht erfolgen müssen, um ein Verziehen des Abdruckes zu verhindern. Ist der Abdruck von den Kieferteilen ganz gelöst, so wird der Löffel in umgekehrter Weise, wie er in den Mund hineingebracht worden ist, wieder schräg durch die Mundspalte entfernt. Der Abdruck wird alsdann sofort in kaltes Wasser gebracht, um die Erstarrung der Masse auf den Höhepunkt zu bringen.

Das Abdrucknehmen im Unterkiefer erfolgt in derselben Weise, wie oben beschrieben. Nur soll zum Einführen des Löffels in den Mund des Patienten der Operateur am besten vor dem Patienten stehen. Der Löffel wird nach Einführung in den Mund und Prüfung der richtigen Lage beiderseits mit dem Daumen tief auf die Zähne oder Alveolarkämme herabgedrückt und so festgehalten, bis die Erstarrung der Abdruckmasse eingetreten ist.

b) Abdrucknehmen mit Gips.

Über die Präparation des Gipses für das Abdrucknehmen, sowie die Herstellung des Gipsbreies ist bereits oben das Nötige erwähnt worden. Die Herstellung des Abdruckes selbst vollzieht sich folgendermaßen: Zunächst muß jeder notwendige Handgriff so vorbereitet sein, jedes notwendige Instrument so zur Hand liegen, daß jeder Zeitverlust vermieden wird. Richtig präparierter Gips erhärtet so rasch, daß auch die kleinste Versäumnis in dieser Richtung für das Gelingen des Abdruckes von wesentlichem Nachteil wird. Der Gipsbrei ist leicht innerhalb weniger Sekunden — wenn der richtige Augenblick für seine Adaptierung verpaßt ist — schon so erhärtet, daß er die abzudrückenden Kieferpartien nicht mehr schmiegsam und widerstandslos umgibt, sondern schon mit einer gewissen Kraftanwendung angedrückt werden muß, wobei dann mit einem einwandfrien Abdruck nicht mehr zu rechnen ist. Es entstehen vielmehr hier und da Risse und Spalten in der Masse, die erhebliche Ungenauigkeiten zur Folge haben müssen.

Sitzt also der Patient für den Abdruck in richtiger, d. h. aufrechter Stellung und in für den Operateur bequemer Stuhlhöhe, so wird der angerührte Gipsbrei rasch in den bereitliegenden passenden Abdrucklöffel eingefüllt. Ist ein Abdruck vom Oberkiefer zu nehmen, so ist besonders darauf zu achten, daß hinten, am Löffelende, kein überschüssiger Gipsbrei vorhanden ist, der zu tief in den weichen Gaumen herabgleiten und Brechreiz oder Atembeschwerden hervorrufen könnte. Um die beim Abdrucknehmen mit Gipsbrei häufig vorkommende Bildung von Luftblasen am Gaumendach, also dem für das spätere Passen der Prothese am genauesten abzuformenden Teile, zu verhindern, empfiehlt es sich, vor dem Einführen des Löffels in den Mund rasch ein wenig Gipsbrei mit dem Finger oder einem Spatel auf den harten Gaumen zu bringen und dort zu verstreichen. Der Löffel wird sodann — wie beim Stentsabdruck — in die Mundhöhle gebracht und adaptiert. Hierbei neigt man den Abdrucklöffel mit dem Stiel anfänglich ein wenig schräg nach vorn unten, drückt zunächst die hintere Löffelpartie an und dann erst die übrige Löffelfläche. Dies geschieht, um zu verhindern, daß Gipsbrei zu tief in den weichen Gaumen hinabfließe, und andererseits um zu erreichen, daß die Luft, die zwischen dem gefüllten Löffel und dem Gaumendach steht, möglichst ganz nach vorn entweichen kann. Ist der Abdrucklöffel in die richtige Lage gebracht, so wird er — wie beim Stentsabdruck — fest fixiert, und die äußeren Weichteile werden allseitig fest angedrückt. Die etwa über den hinteren Löffelrand belästigend tief in den weichen Gaumen herabgequollene Gipsmenge entfernt man, solange sie noch breiig ist, rasch mit einem entsprechenden Instrument, am besten mit einem kleinen Hornlöffel. Der Abdrucklöffel bleibt nun unverrückt bis zur Erstarrung des Gipses an seiner Stelle. Dann muß, wiederum mit möglichster Beschleunigung, genau im richtigen Moment das Herausnehmen des Abdruckes erfolgen. Es ist von außerordentlicher Wichtigkeit für das Gelingen des Abdruckes, daß akkurat in dem Augenblick, wo der Gips den notwendigen Härtegrad erreicht hat, an das Entfernen des Abdrucks gegangen wird. Wird er verfrüht herausgenommen, so ist der Gips noch krümelig und der Abdruck dann unvollkommen, d. h. unscharf ausgeprägt; wird er zu spät herausgenommen, so bietet die Entfernung infolge der zu starken Erhärtung häufig außerordentliche Schwierigkeiten, mit gleichfalls unbefriedigendem Ergebnis. Der richtige Moment ist dann gekommen, wenn ein Stückchen des angerührten Gipses, zwischen Daumen und zweiten und dritten Finger gefaßt, auf Druck zwischen den Fingern scharf bricht, ohne sich noch zerdrücken zu lassen.

In diesem Moment versucht man unter Abheben eines Mundwinkels und damit der Wangenpartie etwas Luft zwischen Abdruck und Schleimhaut gelangen zu lassen. Alsdann drückt man unter leichten Hebelbewegungen des Löffels über dem Gips kräftig mit dem Finger gegen den Alveolarrand, und zwar abwechselnd auf beiden Seiten. Mit diesen Handgriffen gelingt es oft, den Abdruck mitsamt dem Löffel aus seiner Lage zu entfernen. Gelingt es nicht, sondern löst sich nur der Abdrucklöffel allein, oder mit einzelnen Abdruckpartien, während größere Teile fest sitzen bleiben, so muß unverzüglich mit der gewaltsamen Entfernung der festsitzenden Teile begonnen werden. Bei partiellem Herauskommen des Abdruckes wird man leicht an den Bruchstellen Angriffspunkte finden, von denen aus man mit einem feinen Gipsmesser oder einer Pinzette die stehengebliebenen Partien abhebelt oder absprengt.

Hat sich der Löffel allein gelöst, ohne Teile des Abdrucks mitzunehmen, so tut man gut, den Gips so anzugreifen, daß er in Bruchstücken entfernbar wird, die das spätere Zusammenfügen der Teile erleichtern. Zu diesem Zwecke schneidet man zunächst in der Gegend der Eckzähne beiderseits eine senkrechte Rinne in den Gips und versucht diese Teile von oben her abzusprengen. Gelingt dies nicht, so schneidet man auch in den Teil, der die Kauflächen der Zähne bedeckt, eine Rinne. Alsdann pflegt bei richtigem Abhebeln erst die Vorderpartie und in entsprechender Weise die Seitenpartie rechts und links sich zu lösen. Die Entfernung des Gaumenteils geht dann meist unschwer vor sich, wenn man diese Partie vom Gaumen her, also am Abdruckende mit einer Pinzette angeht. Man erleichtert sich das Entfernen eines Gipsabdrucks wesentlich, wenn man die Zähne vor dem Einbringen des Gipsbreies leicht mit Vaselin einfettet. Aber bei schiefstehenden und stark konisch geformten Zähnen reicht auch dieses Hilfsmittel nicht aus. Hier läßt sich ein Gipsabdruck bruchlos, d. h. in einem Stück niemals entfernen. Unter Berücksichtigung der Tatsache, daß ein Gipsabdruck fast immer bruchstückweise herauskommt, ist es von wesentlicher Bedeutung, den Abdrucklöffel jeweilig so zu wählen und so einzuführen, daß nirgends eine zu dünne Schicht Gips zwischen Löffel und abzuformendem Kieferteil liegt; denn diese zu dünn geratenen Gipsteilchen erschweren das spätere Zusammensetzen des Abdrucks sehr erheblich, wenn sie es nicht ganz unmöglich machen. Man achte deshalb darauf, daß im Vestibulum allseitig ein Abstand von 4—5 mm zwischen Löffel und Kieferpartien besteht, den eine entsprechende Gipsschicht ausfüllt.

Das Gipsabdrucknehmen bei unteren Gebissen gestaltet sich in derselben Weise, wie mit Stentsmasse. Es ist nur darauf zu achten, daß bei stark resorbierten Alveolarteilen der Löffel reichlich genug gefüllt ist, um genügend tief auf diese herabzureichen. Die Konsistenz des Gipsbreies ist die richtige, wenn der Gips von dem zum Einführen umgekehrten Abdrucklöffel gerade nicht mehr herabtropft.

Die Entfernung des Abdrucks und eventuell nötige Zerteilung erfolgt in gleicher Weise wie im Oberkiefer.

2. Der Funktionsabdruck.

Der geschilderten Art des Abdrucknehmens steht eine andere gegenüber, die neuerdings außerordentlich gebräuchlich geworden ist. Es ist dies das modifizierte Greensche Abdruckverfahren, das bereits im gleichen System 1864 von Schrott beschrieben, jedoch erst später von Green weiter ausgebaut und deshalb nach ihm benannt worden ist. Das Wesentlichste dieser Methode besteht darin, daß nicht ein Abdruck des Kiefers in völliger Ruhestellung aller umgebenden Teile genommen wird, sondern daß die Abformung an Hand funktioneller Betätigung aller beweglichen Organteile, also der Wangen-, Kau-, Lippen- und Zungenmuskulatur, bei offener und geschlossener Mundstellung erfolgt.

Mit anderen Worten: Während der nach der allgemein üblichen Methode gewonnene Abdruck nur starre Verhältnisse der in Ruhestellung befindlichen Organteile wiedergibt, nimmt der Abdruck nach der Greenschen Methode auch die Bewegungen und Lageveränderungen der Organteile in sich auf und gibt uns somit die Möglichkeit, diese funktionellen Veränderungen bei der Herstellung eines Ersatzstückes in unsere Berechnung mit einzubeziehen. Daß diese Methode bisher nicht allgemeine Verbreitung gefunden hat, liegt daran, daß sie erheblich komplizierter und zeitraubender ist als die Methode des starren Abdrucknehmens. Ihre Anwendung ist auch keineswegs in allen Fällen zu empfehlen oder notwendig. Ihre Anwendungsmöglichkeit beschränkt sich vielmehr in der Hauptsache auf Abdrücke von zahnlosen Kiefern, und hier wiederum vor allem von solchen mit starkem Schwund der Alveolarfortsätze, „wo man mehr bewegliche Weichteile vor sich hat, als stabile Ränder" (Gysi).

Schrott, der diese Abdruckmethode zuerst anwandte, bedient sich als Abdruckmasse der Guttapercha. Sie wurde von Green und seinen Nachfolgern aus den bereits oben angeführten Gründen verworfen und dafür die stentsähnlichen Abdruckmassen benutzt. Insbesondere wird die Kerrsche Masse immer wieder empfohlen.

Der Haupterfolg, der mit dieser Methode erzielt wird, ist ein erstaunlich festes Ansaugen der Prothese, das in dem Maße durch keines der sonst hierfür angewandten Hilfsmittel (Saugekammern, Gummisauger) erreicht wird. Und dieses feste Ansaugen ist ein Moment, das bei der Schaffung eines Zahnersatzstückes — besonders bei Totalersatz — von so wesentlicher Bedeutung ist, daß die, dieser Methode gegenüber der früher allgemein geübten, anhaftenden technischen Schwierigkeiten ganz und gar nicht mehr ins Gewicht fallen sollten. Sie sollte — im Rahmen ihrer Eignung — raschestens Allgemeingut der Praktiker werden.

Das Wesentlichste der neuen Abdruckmethode besteht nach Gysi, der sie in der Schweiz eingeführt hat und sich nachdrücklich zu ihr bekennt, darin, „daß statt Gips eine stentsähnliche Masse — bei ihm die sogenannten Kerr Perfection Impression Compound — verwendet wird, und daß der Abdruck fertig gemacht wird bei geschlossenem Munde, statt bei offenem Munde, wie die Gipsabdrücke. Der Abdruck wird nämlich nicht in einem Male genommen, wie mit Gips, sondern sukzessive, indem man den Abdruck sieben- und mehrmal wärmt und wieder in den Mund bringt. Ferner wird der Biß genommen mit dem Abdruckhalter, also bevor die Gipsmodelle gegossen werden.“

Das Besondere dieses Abdrucknehmens bringt es mit sich, daß spezielle Abdrucklöffel dafür benötigt werden, die in jedem einzelnen Falle den abzuformenden Organteilen möglichst genau adaptiert werden können. Man verwendet kleine Löffelformen aus dünnem, weichem Aluminiumblech von etwa $\frac{1}{2}$ mm Dicke. Sie bestehen aus einer Schale, die in den häufigsten Kieferformen vorrätig gehalten wird und aus einem abnehmbaren Griff.

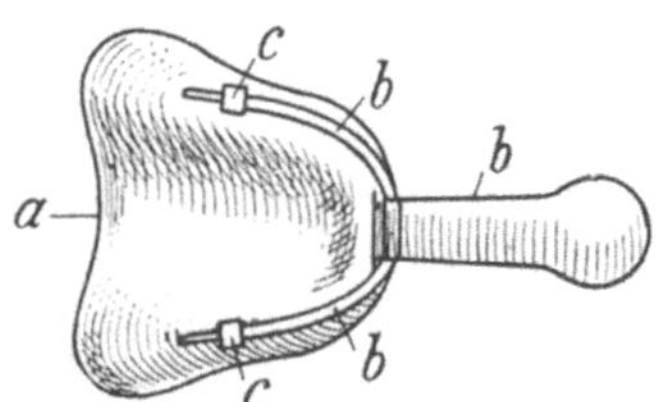

Abb. 12. Abdrucklöffel nach Tryfus von der Unterseite gesehen.
a Löffelschale. b Löffelgriff.
c Ösen zur Befestigung des Griffes an der Schale.

Die Schale läßt sich durch entsprechendes Biegen und Beschneiden der Ränder jeder Kieferform genau anpassen und so für den besonderen Einzelfall verwenden. Von einigen Vertretern dieser Methode werden Abdrucklöffel jeweils nach einem Gips- oder Stentsabdruck, der nach dem starren System bei offenem Munde gewonnen ist, aus dünnem Aluminium- oder Messingblech gestanzt und nur nach dem Munde des Patienten beschnitten.

Von Tryfus ist eine Modifikation der Greenschen Abdrucklöffel angegeben worden, die durch die leichtere Anbringung des Griffes und Verfeinerung der Formen eine entschiedene Verbesserung darstellt.

Als Material zum Abdrucknehmen ist, wie schon erwähnt, nur eine erweichbare Masse (Kerr, Stents u. ä.) zu verwenden, die 1—2 mm dick in den Löffel gefüllt wird. Die nach der ersten Einführung des Löffels in den Mund und festem Andrücken an den Kiefer über die Löffelränder quellende Abdruckmasse wird abgetragen, der Löffel darauf erneut adaptiert, nach nochmaliger Entfernung des Löffels aus dem Munde wieder geprüft, ob Überschuß an Abdruckmasse zu entfernen oder ein Zuwenig an solcher zu ergänzen ist und so fort, bis alle Weichteilpartien, die in Frage kommen, genau abgedrückt sind und kein Überschuß mehr vorhanden ist. Gysi, der (a. a. O.) jede Phase des Abdrucknehmens aufs genaueste beschreibt, sagt über die Ausdehnung des Abdrucks auf die beweglichen Weichteile des Mundes: „Der hintere Rand einer oberen Gebißplatte sollte immer mehr oder weniger auf den weichen Gaumen übergreifen, um eine gute Ventilwirkung zum Abschluß der Luft zu erzielen“ und weiter: „wenn am Oberkiefer der vordere Teil des Alveolarrandes weich und stark nachgiebig ist, so muß der hintere Plattenrand statt nur 1,5 mm sogar 3 mm auf den weichen Gaumen übergreifen“, ... „die richtige Stellung des weichen Gaumens, auf welchen der hintere Plattenrand übergreifen soll, erhält man aber nicht bei offenem Munde, sondern nur, wenn der hintere Rand

der Abdruckmasse erreicht werden kann und der Patient dann (auf die Bißschablone beißend), Schluckbewegungen ausführt. Dann drückt der Zungen-
rücken die weiche Abdruckmasse dem weichen Gaumen und seiner wirklichen
Arbeitsstellung genau an."

Das Abdrucknehmen gestaltet sich nun im einzelnen folgendermaßen:

Im Oberkiefer. Man füllt den genau den Kieferpartien angepaßten Löffel
gleichmäßig mit gut durchweichter Abdruckmasse, in einer Dicke von etwa
2 mm. Darauf erwärmt man die Oberfläche der Masse über einer Flamme,
taucht sie rasch in warmes Wasser und führt den Löffel in den Mund. Nachdem
man sich überzeugt hat, daß er in der richtigen Stellung steht, drückt man den
Löffel leicht an den Kiefer an und hält ihn mit einem Finger auf der Gaumenseite fest. Darauf hebt man die Oberlippe des Patienten hoch und drückt die
überquellende Masse ringsherum am Alveolarfortsatz möglichst hoch unter
die Lippe und Wangen. Alsdann weist man den Patienten an, mit Lippen und
Wangen mehrmals alle möglichen Bewegungen auszuführen, während der
Löffel gleichzeitig mit ständig vermehrtem Druck an den Kiefer angepreßt
wird. Man führt darauf außen an Lippe und Wangen mit den Fingern mas-
sierende Bewegungen nach unten, d. h. nach dem Munde zu aus, um die über
den Löffelrand hervorgequollene Abdruckmasse nach unten zu drücken.

Nach genügender Erhärtung der Masse entfernt man den Abdruck aus
dem Munde und schneidet allen Überschuß, der über den Löffelrand gequollen
ist, fort. Nach Entfernung des Löffelgriffes formt man auf der Löffelschale
aus Abdruckmasse oder Wachs einen Bißwall, da — wie schon oben erwähnt —
mit dem Abdruck gleichzeitig auch der Biß genommen wird. Ist die Bißnahme
erfolgt, sei es durch Feststellung der richtigen Artikulationsverhältnisse gegenüber
noch vorhandenen Zähnen des Unterkiefers, sei es mit einer entsprechend der
oberen hergestellten Abdruckbißschablone für den zahnlosen Unterkiefer, so
wird die Korrektur des Abdrucks fortgesetzt. Man beginnt hierbei mit dem
äußeren Rande, den man in drei Abschnitten korrigiert, nämlich erst auf der
einen, dann auf der anderen Seite und schließlich in der Mitte. Zu diesem
Zwecke werden die betreffenden Partien des Abdrucklöffels über einer Flamme
gut erwärmt, mit warmem Wasser angefeuchtet, damit sie nicht festkleben,
und der Löffel alsdann erneut in den Mund geführt. Darauf läßt man den
Patienten die Kiefer schließen und wieder mannigfaltige Bewegungen mit Lippe
und Wangen ausführen, um der Muskulatur Gelegenheit zu geben, die Abdruckmasse entsprechend zu formen. Zur genauen Korrektur des Abdrucks an den
hinteren Randpartien verfährt man entsprechend. Nach Erweichung der Masse
wird der Löffel im Munde angedrückt, Mund un Kiefer geschlossen und nun
werden vom Patienten Funktionsbewegungen, insbesondere Schluckbewegungen
ausgeführt. Die Überschüsse an Masse werden dann ebenfalls mit scharfem
Messer entfernt. Sind alle diese Randkorrekturen ausgeführt, so hat der Abdruck
bereits eine erstaunlich große Adhäsion am Oberkiefer erlangt.

Im Unterkiefer. Das Abdrucknehmen vom Unterkiefer geschieht fast in
derselben Weise. Man bringt den mit Abdruckmasse beschickten Löffel in
den Mund, läßt den Patienten die Zunge hochstellen und drückt darauf den
Abdruck etwa in der Gegend der Bicuspidaten an den Kiefer mit mäßigem
Drucke — unter ständigen Lippenbewegungen des Patienten an. Darauf erfolgt,
wie oben beschrieben, die Massage von Lippe und Wangen, um den Überschuß
der Abdruckmasse auf die äußere Löffelseite zu bringen. Man läßt den Patienten
darauf noch weitere Bewegungen, namentlich Seitenbewegungen mit der Zunge
ausführen, um den lingualen Abdruckrand gut abzuformen. Der genügend
erhärtete Abdruck wird dann herausgenommen und beschnitten. Die endgültige
Korrektur dieses Abdruckes erfolgt wiederum, wie beim Oberkiefer, im Zu-

sammenhang mit der Bißnahme bei geschlossenem Munde bzw. geschlossenen Kiefern. In dieser Stellung wird insbesondere der Zungenrand, wie auch die hintere Partie des Abdrucks durch wiederholtes Probieren und Beschneiden genau festgelegt.

Nach endgültiger Entfernung der Abdrücke und vollkommener Erhärtung erfolgt dann das Ausgießen zur Herstellung der Modelle. Hierfür empfiehlt Gysi als bestes Material den „Modellzement von Spence, eine dem Portlandzement ähnliche Masse. Zum Mischen nimmt man 1 Löffel Wasser auf $3^1/_2$ bis 4 Löffel Zement. Es entsteht ein knetbarer Brei, der in die Abdrücke eingefüllt bzw. eingestopft wird. Nach etwa 15 Minuten, also noch bevor sie ihre volle Härte erlangt haben, müssen diese Modelle im Abdruck beschnitten werden."

3. Der Saugeabdruck.

Eine Modifikation des Funktionsabdrucks stellt der von Kantorowicz angegebene Saugeabdruck dar, dessen volle Auswirkung für den einwandfreien Sitz der nach ihm angefertigten Prothese nur dem Totalersatz zugute kommt. Kantorowicz legt bei der Beschreibung seines Abdruckverfahrens das Hauptgewicht auf die Verhältnisse am Übergang vom harten zum weichen Gaumen. Seine Forderung lautet: Der hintere Rand der Platte muß in weicher, nachgiebiger Schleimhaut ruhen, muß also in den weichen Gaumen verlegt werden, bis zur sogenannten A-Linie. Im Zusammenhang mit der luftdicht abschließenden, als Dichtungspolster wirkenden gut verschiebbaren Mundschleimhaut des Mundvorhofes erzielt man somit einen ventilartig abgeschlossenen, luftverdünnten Raum zwischen Platte und Schleimhaut des harten Gaumens. Hierzu wird beim Abdrucknehmen die Schleimhaut des weichen Gaumens leicht nach oben gedrückt.

Auf die Forderung, „den hinteren Rand einer oberen Gebißplatte immer mehr oder weniger auf den weichen Gaumen übergreifen zu lassen", hat allerdings Gysi auch schon hingewiesen.

Im einzelnen geht Kantorowicz bei seinem Saugeabdruckverfahren folgendermaßen vor: Die A-Linie wird mit einem Kopierstift auf der Schleimhaut aufgezeichnet. Sie wird gefunden, indem man den Patienten bei weitgeöffnetem Munde „A" sagen läßt. Darauf wird mit plastischer Masse ein Orientierungsabdruck genommen, wobei man bis zur Erhärtung den weichen Gaumen mit der überquellenden Masse nach oben drückt. Nach dem Orientierungsmodell wird ein Abdrucklöffel hergestellt, der das ganze Modell bedeckt. Der Löffel wird sodann mit Kerr-Masse bedeckt und damit, ähnlich wie beim Funktionsabdruck beschrieben, Abdruck genommen. Hat man nach Durchführung der einzelnen Etappen einen tadellos saugenden Abdruck erhalten, geht man an die feinere Ausgestaltung der Oberfläche. Sie wird, um eine dünne Gipslage auf der Kerr-Masse gut zum Haften zu bringen, angerauht und in der Mitte mit einem Loch von etwa 4 mm Durchmesser versehen, um überschüssigen Gips abfließen zu lassen.

Alsdann wird der mit dünnem Gipsbrei überdeckte Löffel wiederum in den Mund gebracht und in üblicher Weise Abdruck genommen, unter Anweisung des Patienten, alle möglichen Bewegungen der Mund- und Wangenmuskulatur auszuführen.

Bei Herstellung eines Saugeabdruks für den Unterkiefer wird in gleicher Weise verfahren.

E. Das Zusammensetzen des Gipsabdruckes.

Für das Zusammensetzen eines Gipsabdrucks gibt es zwei Methoden, nämlich das Zusammenfügen der Teile im Abdrucklöffel und das Zusammenfügen ohne diesen. Letztere Methode wird hauptsächlich deshalb empfohlen, weil man beim Zusammensetzen der Stücke die Bruchlinien von allen Seiten beobachten und somit ein gewaltsames, ungenaues Aneinanderfügen der Teile verhindern kann. Zweitens wird diese Methode auch dann empfohlen, wenn man einen Zinnlöffel zum Abdrucknehmen benutzt hat. Der nachgiebige Zinnlöffel kann sich beim Erhärten des Gipses leicht etwas verbiegen, so daß hinterher die Bruchstücke nicht mehr ganz genau in den Löffel hineinpassen.

Bei Anwendung der ersteren Methode, d. h. beim Zusammensetzen im Abdrucklöffel verfährt man folgendermaßen: Zunächst ist der Löffel peinlichst von allen anhaftenden Gipsteilchen, die für das Zusammensetzen nicht gebraucht werden, zu reinigen. Das geschieht mit einer feinen Bürste oder mit einem Pinsel. Alsdann werden die einzelnen Bruchstücke in gleicher Weise aufs sorgfältigste von allen Gipskörnchen befreit und abgebürstet. Darauf legt man die Teile — gewöhnlich mit dem Gaumenstück beginnend — einzeln nacheinander in den Löffel an ihren Platz, fügt sie mit den Bruchlinien innig zusammen und verbindet diese durch etwas flüssig gemachtes Klebewachs. Sind so, in peinlich exakter Arbeit, alle Teile aneinandergefügt, so wird der Abdruck ringsherum an den Löffelrand mit Klebewachs angeschmolzen.

Das Zusammensetzen des Abdrucks ohne Löffel geschieht in gleicher Weise, nur mit dem Unterschiede, daß man die einzelnen Teile untereinander durch Holz- oder Drahtstückchen, die auf der Unterseite angeschmolzen werden, verbindet. Sind einzelstehende Zähne vorhanden gewesen, die bei der späteren Herstellung des Modells im Gips leicht abbrechen könnten, so steckt man im Abdruck Stecknadeln in die Mitte der Schneide- oder Kaufläche der abgedrückten Zähne, um dem nachfolgenden Gipsausguß eine größere Widerstandsfähigkeit zu geben. Dringend empfehlenswert ist es jedenfalls, das Zusammensetzen des Abdruckes nicht aufzuschieben, sondern alsbald nach dem Abdrucknehmen erfolgen zu lassen.

II. Die Herstellung des Gipsmodells.

Von dem durch den Abdruck gewonnenen Negativ des Kiefers wird nun für die technische Arbeit ein Positiv geschaffen, das eine genaue Wiedergabe aller Teile des Mundes darstellt, das sogenannte Arbeitsmodell. Hierbei kann man auf verschiedene Weise verfahren; je nachdem, ob der Abdruck mit plastischem Material oder mit Gips genommen war. Ist ersteres der Fall, so verfährt man folgendermaßen: Zunächst wird der Abdruck unter fließendem Wasser sorgfältig von allen, ihm etwa anhaftenden Unreinlichkeiten gesäubert und abgebürstet und alsdann gründlich getrocknet. Darauf gießt man einen Gipsbrei, der erheblich dünnflüssiger angerührt sein muß als der Abdruckgipsbrei, auf die höchste Stelle des Abdrucks und läßt unter vorsichtigem Aufklopfen mit dem Abdrucklöffel den Gipsbrei in alle Vertiefungen hineinrinnen. Dieses wiederholt man mehrere Male, bis alle Vertiefungen — namentlich solche, die durch Zahnabdrücke gebildet sind — sich gefüllt haben. Das Aufklopfen während des Einfüllens hat den Zweck, das Entweichen der etwa eingeschlossenen Luft zu bewirken, um Blasenbildung zu verhindern.

Man gießt alsdann den ganzen Abdruck bis zum Rande mit dem Gipsbrei aus. Ist auch dieses geschehen, so häuft man auf einer ebenen Unterlage (Porzellan- oder Glasplatte) einen Klumpen Gipsbrei auf und drückt den Abdruck in diesen hinein, um eine Vermischung des in den Abdruck eingeschütteten dünnen Gipsbreies mit dem Gipsklumpen zu erreichen. Hierbei ist darauf zu achten, daß der Abdruck gut wagerecht liegt, damit auch das Modell entsprechend wagerecht wird. Die Höhe des Gipsklumpens oder die Intensität, mit der man den Abdruck in diesen hineindrückt, richtet sich danach, wie hoch man das Modell haben will. Für Kautschukarbeiten genügt ein erheblich niedrigeres Modell als für Metallarbeiten. Ist der Abdruck richtig eingedrückt, so verstreicht man Abdruck und Gipsklumpen ringsherum gut miteinander, damit allseitig glatte Flächen entstehen. Gleichzeitig entfernt man sofort von dem Gipsüberschuß ringsherum soviel wie möglich, um sich das spätere Bearbeiten des Gipsmodells zu vereinfachen. Dann läßt man das Ganze möglichst einige Stunden gründlich erhärten. Um alsdann den Löffel und die Abdruckmasse vom Gipsmodell zu entfernen, verfährt man folgendermaßen: Zunächst sucht man eine Trennung des Abdrucklöffels von der Abdruckmasse durch Beklopfen des Löffelstiels mit dem Holzhammer zu erreichen. Gelingt dies nicht, so erweicht man die Abdruckmasse durch leichtes Anwärmen des Löffels über einer Spiritus- oder Gasflamme, oder durch kurzfristiges Eintauchen in heißes Wasser. Darauf wird die Abdruckmasse in heißem Wasser von 90—95° C gleichmäßig erweicht und nun beginnt man damit, die erweichte Masse vom Modell abzuziehen. Etwa besonders festhaftende kleine Teilchen der Abdruckmasse entfernt man nicht gewaltsam mit einem Messer oder sonstigem scharfen Instrument, sondern in der Weise, daß man einen kleinen, erweichten Klumpen Abdruckmasse gegen die Teilchen drückt und sie damit abhebt. Auf diese Weise wird man ohne Beschädigung des Modells sämtliche Partikelchen der Abdruckmasse von seiner Oberfläche entfernen können.

Herstellung des Modells nach einem Gipsabdruck.

Die Herstellung eines Gipsmodells nach einem Gipsabdruck gestaltet sich folgendermaßen: Zunächst ist es notwendig, einer allzu innigen Vereinigung des Gipses, den man zum Ausgießen des Gipsabdrucks benützt, mit dem Gipsabdruck selbst vorzubeugen, um die spätere Trennung des Gipsmodells vom Abdruck möglichst leicht zu bewerkstelligen. Zu diesem Zwecke muß die Oberfläche des Gipsabdrucks mit einer Flüssigkeit imprägniert werden, die als Isoliermittel wirkt. Diese Maßnahme erübrigt sich nur dann, wenn zum Abdrucknehmen ein Material verwendet worden ist, das man so zur Auflösung bringen kann, daß nur das Modell übrig bleibt (Nielsin). Zur Imprägnierung der Oberfläche des Abdrucks gibt es verschiedene Mittel, die empfohlen werden können. So wird z. B. die Oberfläche des Gipsabdrucks zur Isolierung mit Fett, Vaseline oder Öl bestrichen, doch können bei diesem Verfahren die feinen Konturen der Oberfläche leicht verschwommen werden, so daß es also nur in sehr eiligen Fällen, wo die übrigen Methoden zu zeitraubend sind, angewendet werden sollte. Empfehlenswerter ist es, die Oberfläche mit Seifenspiritus oder Seifenlösung zu überziehen, nachdem sie vorher mit einer Harzlösung (Sandarak oder Schellack) imprägniert worden ist. Ferner wird folgendes Verfahren empfohlen: Eine Lösung von 1 Teil Schellack auf 10 Teile Alkohol wird 2—3 mal hintereinander auf die Oberfläche des Abdrucks aufgepinselt. Ist diese Schicht eingetrocknet, so überzieht man sie mit einer Lösung, bestehend aus 1 Teil Sandarakharz und 10 Teilen Alkohol, worauf man den Abdruck mit Wasser sättigt.

Von großem Vorteil für die Arbeit des Trennens der beiden Gipsschichten ist es, wenn man eine derselben, am besten wohl den Abdruck, leicht färbt. Zu diesem Zwecke setzt man dem Abdruckgips schon beim Anrühren ein kleines Quantum eines Färbemittels (Carmin, Ultramarinblau) zu, oder verwendet einen schon gefärbten Abdruckgips guter Qualität (Kühns Abdruckgips). Durch dieses Hilfsmittel wird die Trennungslinie zwischen Abdruck und Modell deutlich hervorgehoben und die Trennung erleichtert.

Zur Trennung des Abdrucks vom Modell entfernt man zunächst den Abdrucklöffel durch leichtes Aufklopfen auf seinen Griff. Alsdann beginnt man damit, an verschiedenen Stellen kleine Furchen in den Gipsabdruck zu schneiden und versucht nun von diesen Furchen aus den Gips mit einem Messer abzusprengen. Besondere Vorsicht ist überall da geboten, wo Zähne im Gips abgedrückt sind, da bei unvorsichtigem Ablösen Gefahr besteht, daß die Gipszähne vom Modell abbrechen. Bei geschlossenen Zahnreihen und bei zahnlosen Kiefern kann man etwas energischer vorgehen und unter Zuhilfenahme des Holzhammers auch größere Stücke absprengen. Sind erst die buccalen Partien des Abdrucks freigelegt, so kann man den Gaumenteil meist in einem Stück abheben.

Besonders empfehlenswert ist es, Modell und Abdruck vor dem Trennen für einige Minuten in heißes oder gar kochendes Wasser zu legen. Die durch die verschiedenartige Härte der beiden Gipssorten bedingte ungleiche Ausdehnung erleichtert die Trennung sehr wesentlich.

Das vom Abdruck völlig gelöste und peinlich gesäuberte Modell wird dann noch auf seiner Oberfläche gehärtet und mit einem feinen Überzug versehen, um es gegen Beschädigungen bei den nachfolgenden Arbeiten zu schützen. Zum Härten der Oberfläche haben wir verschiedene Mittel, so z. B. Harzlösung, Wasserglas oder Gummi arabicum. Weiter soll man das Modell 2—3 mal mit gesättigter Borax- oder Alaunlösung bestreichen, dann 2 mal hintereinander mit heißer, gesättigter Bariumchloridlösung, mit Seifenwasser spülen und hernach mit Wasser abwaschen und trocknen.

Es wird ferner empfohlen, das Modell in trockenem Zustande für 15 Minuten in eine Lösung von 100 g Barytkrystallen zu tauchen. Eine besondere Widerstandsfähigkeit erhält das Modell auch dadurch, daß man es für wenige Minuten in eine Lösung von kohlenaurem Natron legt (Sodalösung). Die dadurch bewirkte Umwandlung der Oberfläche des Gipses in kohlensauren Kalk gibt dieser eine besondere Härte.

Auch das Einlegen des Modells — das aber vorher absolut ausgetrocknet sein muß — in geschmolzenes Stearin gibt ihm eine dauerhafte Imprägnierung.

III. Metallmodell und Stanze.

Ein gutes **Gipsmodell,** als naturgetreue Wiedergabe des mit einem Zahnersatzstück zu versehenden Kiefers ist die Grundbedingung bei der Herstellung von Gebißplatten aus Kautschuk. Anders bei der Anfertigung von Metallplatten. Hierfür benötigen wir Arbeitsmodelle aus einem Material, das eine größere Haltbarkeit und Widerstandsfähigkeit besitzt als das bestgehärtete Gipsmodell. Zwar ist auch hier zu unterscheiden zwischen einer im Gußverfahren hergestellten und einer durch Stanzen geprägten Metallplatte. Die Herstellung der ersteren, d. i. der gegossenen Platte, ist — wie das Verfahren heute allgemein geübt wird — auch unter Zuhilfe des Arbeitsmodells aus Gips möglich.

Dagegen genügt dieser keinesfalls, wenn wir die Herstellung einer Metallplatte durch Prägen beabsichtigen. Wir müssen uns alsdann eines Materials für das Arbeitsmodell bedienen, das starker Druck- und Schlageinwirkung gegenüber widerstandsfähig genug ist. Es sei hier nur daran erinnert, daß die hydraulischen Glycerin-Hochleistungspressen, die für das Stanzen rostfreier Stahlplatten aus Kruppschem Stahl konstruiert sind, einen Druck von mehreren 100 Atmosphären auszuüben imstande sind. Solche Krafteinwirkungen verlangen eine entsprechende Widerstandsfähigkeit der Arbeitsmodelle. Wir verwenden für solche Zwecke Modelle, die aus Metall oder Metallegierungen hergestellt sind.

Sie müssen

1. eine leichte Schmelzbarkeit,
2. eine ausreichende Widerstandskraft,
3. eine völlige Oberflächenglätte,
4. eine scharfe Reproduktionsfähigkeit gegenüber dem Abdrucknegativ,
5. eine möglichst geringe Contractilität

besitzen.

Als Metalle bzw. Metallegierungen, die sich zur Herstellung von Modellen, zum Prägen und Stanzen von Gebißplatten eignen, seien genannt: Zink, Zinn, Blei, Wismut, Antimon und die sogenannten Schwefelmetalle.

An erster Stelle für unsere Zwecke steht das Zink (Zn), als das, wegen seiner großen Widerstandsfähigkeit, geeignetste Prägemetall.

Zink. Das wertvollste Zinkerz ist die Zinkblende, an zweiter Stelle stehen der Galmei und das Kieselzinkerz.

Zinkblende, Schwefelzink, enthält stets Beimengungen anderer Sulfide. Der Zinkgehalt steigt bis zu 67 %; daneben treten stets Eisen und etwas Cadmium auf. Zahlreiche Vorkommen in Europa, aber auch in Australien und Nordamerika.

Edler Galmei oder Zinkspat, Zinkcarbonat, enthält bis 52 % Zink, meist mit anderen Carbonaten (Eisen, Mangan, Kalk) verunreinigt. Vorkommen seltener als Zinkblende; hauptsächlich im Rheinland, Westfalen, Schlesien, aber auch Belgien und Nordafrika.

Kieselzinkerz oder Kieselgalmei kommt vornehmlich in den Vereinigten Staaten von Nordamerika vor.

Die Zinkcarbonate und Zinksulfide werden zur Reingewinnung zunächst in Oxyde übergeführt, aus denen durch entsprechende Schmelzprozesse die reinen Erze gewonnen werden.

Zink ist ein bläulich-weißes Metall mit glänzender Bruchfläche. Zwischen 100—150° verliert es seine Sprödigkeit, wird weich und dehnbar, läßt sich zu Blech auswalzen und zu Draht ziehen. Der Schmelzpunkt liegt bei 415°, der Siedepunkt bei 930°. An der Luft erhitzt, verbrennt es bei 500° mit grünlich-weißer Flamme. Es überzieht sich an der Luft mit einer Haut von Zinkcarbonat, welches das darunterliegende Metall schützt.

Das Zink wird zur Herstellung von Metallmodellen häufig mit Zinn legiert, da es dadurch viel von seiner Contractilität verliert.

Zinn (Sn) kommt ebenso wie das Zink in der Natur nicht gediegen vor, sondern als Zinnerz, das aber ohne Schwierigkeiten zu reduzieren ist. Für die Gewinnung kommt nur ein einziges Zinnerz in Frage, d. i. der Zinnstein, Kassiterit, der in reinem Zustande 78,6 % Zinn enthält. Er kommt vor als Bergzinn oder als Seifenzinn. In England findet sich noch der für die Verhüttung unbedeutende Zinnkies. Hauptfundstätten der Zinnerze sind außer England Australien und Hinterindien.

Zinn ist ein weißes, weiches Metall, welches bei 200⁰ ganz spröde wird. Der Schmelzpunkt liegt bei 232⁰. Bei großer Kälte zerfällt es. Beim Biegen vernimmt man ein knisterndes Geräusch, das sogenannte „Zinngeschrei". Das Zinn läßt sich zu dünner Folie von $^1/_{40}-^1/_{80}$ mm auswalzen (Stanniol); wird jedoch für Gebrauchsgegenstände fast nie rein verwendet, sondern mit anderen Metallen (Blei, Antimon) legiert.

Blei (Pb) findet sich in der Natur nur selten rein. Es ist hauptsächlich als Bleiglanz verbreitet, Galanit, Schwefelblei, aus dem das reine Metall durch ein Röstungsverfahren gewonnen wird. Das Blei hat eine graublau-weißliche Farbe und zeigt an seiner Oberfläche eine trübe Oxydationsschicht. Unter dieser ist es von schönem, metallischem Glanze. Es ist das weichste aller Metalle, hämmerbar und dehnbar und läßt sich zu dünner Folie auswalzen. Der Schmelzpunkt liegt bei 330⁰ C, der Siedepunkt etwa bei 1300⁰ C. Es legiert sich leicht mit Gold, Silber, Zinn, Wismut und Antimon, da es die Eigenschaft besitzt, Edelmetalle mit Leichtigkeit aufzulösen. In reiner Form ist es für zahnärztliche Zwecke nur selten zu verwenden, wird vielmehr mit Antimon, Kupfer, Zinn und Wismut zu den sogenannten Typenmetallen legiert.

Bekannt ist auch seine Verwendung als Weich- oder Schnellot, d. i. eine Legierung aus 2 Teilen Blei und 1 Teil Zinn, oder Blei und Zinn zu gleichen Teilen.

Blei ist in allen seinen Verbindungen stark giftig, seine häufige Verwendung also durchaus nicht ohne Gesundheitsschädigung für den damit Umgehenden.

Wismut (Bi) findet sich in der Natur hauptsächlich in gediegenem Zustande, meist in Begleitung von Kobalt-Nickelerzen. Von Wismuterzen kommen technisch nur der Wismutglanz und dessen Zersetzungsprodukte, der Wismutocker in Frage.

Der bedeutendste Wismutproduzent ist Bolivia, dann folgt Sachsen, Australien und Österreich. Da das Wismut einen niedrigen Schmelzpunkt hat (264⁰ C), ist es leicht von anderen Mineralien zu trennen und rein darzustellen. Nach dem Schmelzen verbleibt es, selbst bei einem Sinken der Schmelztemperatur um mehrere Grade, eine Zeitlang in flüssigem Zustande. Dagegen erhöht sich später seine Temperatur plötzlich wieder bis zur Schmelzhöhe, wenn es fest wird. Diese Temperatur bleibt eine ganze Weile konstant.

Wismut ist ein rötlich-graues, stark krystallinisches Metall, das sich leicht pulvern läßt. Es wird hauptsächlich zu leicht schmelzbaren Legierungen verwendet, so auch ausschließlich bei seiner Verwertung in der zahnärztlichen Technik.

Antimon. Das Haupterz ist der Antimonglanz, Grauspießglanz, Stibnit. Es enthält fast stets Arsen, bisweilen auch Edelmetalle, ist ein weißes, stark krystallinisches Metall von ziemlicher Sprödigkeit. Es schmilzt bei 630⁰ und verflüchtet sich sehr leicht. Mit Blei, Zinn, Wismut legiert es sich und macht diese hart. Die wichtigsten Antimonlegierungen sind Hartblei, Weißmetall und Britanniametall. Für unsere Zwecke wird es, ebenfalls nur in Legierungen, zur Herstellung leichtflüssiger Metalle von geringer Contractilität benutzt.

A. Schwefelmetall.

Unter Schwefelmetall versteht man ganz allgemein ein zusammengeschmolzenes Gemisch der Sulfide verschiedener Metalle (Eisen, Blei, Zink, Antimon) mit Schwefel. Die bekannteste Schwefelmetallegierung, die erstmalig von Telschow zum Prägen von Gaumenplatten verwendet wurde, ist das Spencemetall (Eisenthiat) nach seinem Erfinder, Berger-Spence, benannt.

Es besteht aus Schwefeleisen, Schwefelblei, Schwefelzink und Schwefel. Die einzelnen Bestandteile werden durch mehrfaches Umschmelzen zu einer völlig homogenen Masse von grauschwarzer Farbe gebunden.

Das metallische Gepräge der Legierung zeigt sich in der Hauptsache auf den Bruchflächen, an denen es eine entschiedene Ähnlichkeit mit Gußeisenbruch aufweist.

Gegen Druckeinwirkungen, wenn solche langsam und allmählich erfolgen, ist das Spencemetall ausreichend widerstandsfähig; dagegen reicht seine Elastizität nicht aus, um plötzlichen Krafteinwirkungen, wie Schlag oder Stoß zu widerstehen. Der Schmelzpunkt des Spencemetalls, das ein schlechter Wärmeleiter ist, liegt zwischen 150 und 170° C. Nach dem Schmelzen bildet es zunächst eine zähe, steife Masse, die jedoch nach einiger Zeit bei sinkender Temperatur (etwa 140° C) dünnflüssig und damit zur Verwendung für den Guß geeignet wird. In diesem Zustande gibt es ganz besonders scharfe Abgüsse der abzuformenden Modelle, bei denen selbst die feinsten Konturdetails nicht verwischt werden. Eine weitere, für unsere Zwecke mitunter recht wesentliche Eigenschaft des Spencemetalls besteht darin, daß es unmittelbar bei Berührung mit dem kalten Modell, in das es gegossen wird, erstarrt. Deshalb kann es sogar zum Ausgießen von Modellen aus Materialien gebraucht werden, deren Schmelzpunkt erheblich niedriger ist als sein eigener (Stents, Wachs), ohne daß das Ausgußmodell Schaden leidet. Endlich erfährt das Spencemetall selbst nach häufiger Verwendung beim Schmelzen keine Veränderung seiner Eigenschaften. Es wird nur allmählich etwas zäher, eine Beeinträchtigung seiner Qualität, die durch Hinzufügen von etwas Schwefel sofort wieder aufgehoben werden kann. Die Selbstherstellung eines, dem eigentlichen Spencemetall ähnlichen Schwefelmetalls, bietet keine Schwierigkeiten und wird deshalb viel geübt. Eine der bekanntesten Legierungen ist eine solche, mit Beimengung von Schwefelantimon. Bekannt ist ferner eine Legierung, bei der ein geringer Zusatz von Woodmetall zum Spencemetall vorhanden ist. Letzteres erhält durch diesen Zusatz eine größere Härte und Dünnflüssigkeit. Wird jedoch der Zusatz von Woodmetall übertrieben, so wird die Masse leicht bröckelig und damit unbrauchbar.

Im folgenden seien nur zwei Vorschriften erwähnt, die sich zur Selbstherstellung von Schwefelmetall als besonders geeignet erwiesen haben.

<pre>
1. Schwefel 900
   Schwefeleisen 1000
   Schwefelblei 400
   Schwefelzink . . . . . 400 (nach Egner).
2. Schwefel 1750
   Schwefeleisen 2000
   Schwefelantimon. . . . 1250 (nach Polscher).
</pre>

Durch Beimischung von Wismut, das — wie schon erwähnt — die Legierungen leichter schmelzbar macht, erhält man ein Schwefelmetall, dessen Schmelzpunkt schon bei 100° liegt.

Das Wichtigste für die Selbstbereitung von Schwefelmetall ist ein inniges Verschmelzen der Teile. Egner äußert sich über die Herstellung der Schwefelmetallegierung folgendermaßen:

„Als Schmelzgefäß kann ein eiserner Tiegel oder auch ein gewöhnlicher eiserner Kochtopf dienen. In diesen bringt man die zusammenzuschmelzenden, gut untereinander gemischten Ingredienzien, und zwar die Metallsulfide möglichst fein pulverisiert, während der Schwefel kleinstückig sein kann. Den Topf setzt man über eine Wärmequelle. Beginnt dann die Schmelzung, so ist von nun an die Masse mit einem Holzstabe andauernd und gut durcheinander zu rühren, einesteils um ein Übersteigen der sich bildenden Schwefelmetallegierung durch die stattfindende ziemlich starke Gasblasenentwicklung zu vermeiden und sodann, um ein nach Möglichkeit gleichartiges Schmelzprodukt zu erzielen. Diese auftretenden Blasen verschwinden übrigens, sobald die Mischung sich ein wenig abgekühlt hat. Außerdem tritt das starke Aufschäumen beim Schmelzen nur das erstemal ein, verschwindet bei wiederholtem Gebrauche der Masse mehr und mehr. Ist alles geschmolzen, läßt man unter stetem Umrühren langsam bis 140° C abkühlen. Die anfangs ziemlich dickliche und schäumige Masse wird nun bald dünnflüssiger und der blasige Charakter verliert sich allmählich ganz und gar. Man rührt noch einmal tüchtig um, stößt die am Topfrande sich ansetzenden Krystalle mit dem Rührstabe ab, desgleichen diejenigen vom Boden des Schmelzgefäßes und gießt die Masse in eine Form. Um ein Produkt von größtmöglicher Homogenität zu erhalten, schmilzt man die so erhaltene Schwefelmetallegierung vor dem praktischen Gebrauche am besten noch mehrere Male in angegebener Weise um." . . . . .

Besonders erwähnenswert ist noch das sogenannte Patentmetall von Dörr, bei dem Schwefelantimon durch Asphalt ersetzt ist.

Die Zusammensetzung lautet etwa:

Schwefel 240
Schwefeleisen 100
Asphalt 7

Der Schmelzpunkt dieser Masse liegt bei 112°. Sie ist den übrigen Legierungen durchaus adäquat in bezug auf ihre Widerstandsfähigkeit, dabei aber unbegrenzt verwendbar, so daß sich selbst der bei Spencemetall nach öfterem Gebrauch häufig notwendig werdende Zusatz von Schwefel erübrigt.

B. Verwendung des Spencemetalls.

Das Spencemetall wird zum Gebrauch in Stücken in das Gefäß gebracht, worin es geschmolzen werden soll.

Die Masse wird, sobald sie über der Flamme zu schmelzen beginnt, mit einem Holzstab oder dergleichen dauernd umgerührt; dadurch wird der Schmelzprozeß beschleunigt. Es ist nicht erforderlich, das Schmelzgefäß über der Flamme zu belassen, bis die Masse in allen Teilen völlig durchgeschmolzen ist. Der Prozeß geht infolge schlechter Wärmeleitung auch noch eine Zeitlang weiter, nachdem das Gefäß vom Feuer genommen ist. Die Masse wird zunächst immer homogener und dünnflüssiger. Soblad alsdann die Krystallisation beginnt, derart, daß sich am Rande des Schmelzgefäßes Schwefelkrystalle ansetzen, deren Bildung sich auch auf die Oberfläche der Masse ausdehnt, ist die Legierung gußfertig.

Der Einguß in die Form muß ziemlich schnell erfolgen. Sofort tritt auch die schon vorher erwähnte Erstarrung der ersten Gußschicht bei der Berührung der Masse mit den Wänden der Gußform ein. Ist die Form in der gewünschten Weise ausgegossen, so durchstößt man die Oberfläche der Masse, um die durch Blasenbildung entstehenden Hohlräume zu vermeiden, und gießt nötigenfalls noch etwas Masse nach. Um das Spencemodell in sich widerstandsfähiger zu machen, ist es wünschenswert, unmittelbar nach dem Eingießen der Masse in den Abdruck einen entsprechend gebogenen Eisendraht in die Gußmasse mit einzulassen, der, auf die Oberfläche gelegt, in die noch flüssige Masse einsinkt. Man hüte sich nur davor, das Metall zu überhitzen bzw. überhitzt in die Form zu gießen, da es dadurch erheblich an Wertigkeit als präzises Abdruckmaterial einbüßt.

Um ein Verkleben von Gußform und Abguß zu verhindern, ist es nötig, die erstere gut einzufetten. Die Trennung von Form und Abguß bietet alsdann keinerlei Schwierigkeiten.

C. Sonstige leichtflüssige Metallegierungen.

Außer den Schwefelmetallen finden eine ganze Reihe anderer Legierungen Verwendung zur Herstellung von Arbeitsmodellen für Prägearbeiten. Es sind dies alles mehr oder weniger leichtflüssige Metallegierungen, von denen im folgenden die bekanntesten aufgeführt werden:

Babbitmetall:
Kupfer . . . . 1 Teil
Antimon . . . . 2 Teile
Zinn . . . . 8 „

oder:

Sonstige leichtflüssige Metallegierungen.
Kupfer . . . . 2 Teile
Antimon . . . . 3 „
Zinn . . . . 12 „

Diese Legierung ergibt ein wenig contractiles Material von genügender Härte, dem bei zu großer Sprödigkeit etwas Zinn beigefügt werden kann (Schmelzpunkt 238°).

Melottes Metall:
Zinn . . . . 5 Teile
Blei . . . . 3 „
Wismut . . . . 8 „

oder:

Zinn . . . . 1 Teil
Blei . . . . 2 Teile
Wismut . . . . 2 „
Schmelzpunkt 113°;

oder:

Wismut . . . . 8 Teile
Blei . . . . 4 „
Zink . . . . 4 „
Cadmium . . . . . . 4 „
Schmelzpunkt 65,5°.

Woodmetall:
Wismut . . . . 4 Teile
Zinn . . . . 1 Teil
Blei . . . . 8 Teile
Cadmium . . . . . . 1 Teil
Schmelzpunkt 70°.

Lipowitschmetall:
Wismut . . . . 15 Teile
Zinn . . . . 4 „
Blei . . . . 8 „
Cadmium . . . . . . 3 „
Schmelzpunkt 60°.

Weitere Formeln stellen nur unwesentliche Variationen dar, die wohl eine Änderung des Schmelzpunktes, sonst aber keine nennenswerten Qualitätsunterschiede der leichtflüssigen Metallegierungen bewirkten.

Auf verschiedene Arten kann die Herstellung eines Metallmodells, also eines positiven Abbildes der Kieferpartien erfolgen:

1. Man gießt das Metall oder die Metallegierung direkt in den von den Kieferpartien genommenen Abdruck und erhält dadurch sofort ein Metallpositiv.

2. Nach einem vorhandenen Gipsmodell gießt man ein Metallnegativ und auf dieses alsdann ein Metallpositiv.

3. Nach einem vorhandenen Gipsmodell bildet man zunächst einen negativen Abdruck aus einem plastischen Material (Formsand, Moldine) und gießt diesen negativen Abdruck mit Metall zu einem positiven Modell aus.

Zu 1. Herstellung eines Metallpositivs nach einem Gips- oder Stentsabdruck. Für dieses Verfahren eignet sich eine Schwefelmetallegierung am besten.

Man beschneidet zunächst den Abdruck am hinteren Rande so, daß er mit dem Rande des Abdrucklöffels abschließt. Dann umbindet man den Abdrucklöffel fest mit einem starken Papier- oder Kartonstreifen, der 6—8 cm hoch sein muß. Statt des Papierstreifens kann man den Abdrucklöffel auch mit einem entsprechend hohen Stentswall umgeben. Den Abdruck, sowie die Innenseite des Papierstreifens bzw. des Stentswalles ölt oder fettet man gut ein, oder bestäubt mit etwas Talkum oder Graphit. Darauf gießt man den Abdruck mit Spencemetall wie oben angegeben aus. Nach dem Erstarren löst man den Papierstreifen bzw. den Stentswall und trennt alsdann das positive Metallmodell vom Abdruck. Ist das Modell von einem Abdruck aus plastischem Material (Stents) usw. gewonnen, so bietet das Abziehen der erweichten Masse vom Metallkörper keine Schwierigkeiten. Bei Modellen von Gipsabdrücken erfolgt die Trennung durch allmähliches Absprengen aller Gipsteile. Man erhält so ein Metallmodell oder eine Metallstanze, die allen Anforderungen genügt.

Zu 2. Die Herstellung eines Metallnegativs nach einem vorhandenen Gipsmodell erfolgt auf folgende Weise: Man bettet das Gipsmodell in eine, mit Gipsbrei, Moldine oder Formsand angefüllte runde Blechbüchse ein, derart, daß alle Teile des Modells von dem Einbettungsmaterial umfaßt sind, bis auf diejenigen Stellen, auf die später die Metallplatte aufgestanzt werden soll. Nun drückt man auf die Oberfläche der Einbettungsmasse einen unteren Cuvettenring auf, um eine Führung für den Metallguß zu gewinnen. Vor dem Eingießen des Metalls ist die Oberfläche des Gipsmodells wiederum durch Einölen oder Bestäuben gegen das Anhaften des Metallgusses zu präparieren. Ist der Guß erfolgt und die Cuvette mit dem Metallguß vom eingebetteten Modell entfernt, so wird jener auf seiner Oberfläche erneut für den nun folgenden Metallgegenguß präpariert, um eine Vereinigung der beiden Metalle miteinander zu verhindern. Hierfür verwendet man Lycopodium, Talkum, Ruß u. a. m. Alsdann fügt man auf den unteren Cuvettenring den oberen und vollzieht den Gegenguß (Gegenstanze). Nach dem Erkalten wird bei vorher gut isolierten Modellen die Trennung von Stanze und Gegenstanze keine Schwierigkeiten bereiten. Selbstverständlich sind hierbei alle unter sich gehenden Stellen peinlichst zu vermeiden oder durch Angußstücke auszugleichen.

Zu 3. Die Herstellung eines Metallmodells nach einem Negativ in Formsand oder Moldine geschieht am einfachsten in folgender Weise: Zunächst wird das Gipsmodell entsprechend vorbereitet, indem man den Fuß des Modells ringsherum durch einen Gipsanguß verstärkt, der von der Bodenfläche nach oben allseitig konisch verläuft. Darauf werden vorhandene Gipszähne des Modells so weit wie möglich gekürzt, damit nur niedrige Stümpfe stehen bleiben, die das spätere Abheben des Modells erleichtern sollen. Man präpariert sich alsdann den Formsand. Er wird mit Öl oder Wasser (auch mit Bier) angefeuchtet und gut durchgeknetet, um die nötige Plastizität zu erhalten.

Darauf füllt man einen ausreichend großen Holz- oder Blechkasten mit dem Formsand bis zum Rande an und schafft eine glatte Oberfläche. In diese drückt man das mit Talkum oder Lycopodium bestreute Modell kräftig und unter Vermeidung jeder Verschiebung bis fast an seine Bodenfläche ein. Darauf hebt man es mit großer Vorsicht wieder heraus und hat nun im Formsand eine genaue negative Wiedergabe der Modelloberfläche. Nötigenfalls wird diese Prozedur noch einmal wiederholt.

Umgekehrt kann man auch in folgender Weise verfahren: Man stellt das Gipsmodell auf eine ebene Unterlage, stülpt einen höheren Metallring mit schmalem, flachem Rande darüber und füllt diesen kräftig und dichtig mit dem eingekneteten Formsand an. Darauf hebt man unter leichtem Beklopfen des Formringes diesen vom Gipsmodell ab und erhält so wie oben angegeben ein genaues Modellnegativ.

War der Formsand mit Öl eingeknetet, so kann sofort der Metallguß erfolgen. Bei Verwendung von Wasser oder Bier muß die Sandform erst genügend austrocknen. Der Einguß des gut durchgeschmolzenen Metalls erfolge langsam und vorsichtig, zunächst an den tiefsten Stellen und dann allmählich in der Mitte, bis das ganze Negativ ausgefüllt ist.

Nach dem Erkalten hebt man die Metallstanze heraus und vollzieht — nach gründlicher Säuberung der Stanze von allen etwa anhaftenden Sandkörnchen — den Guß der Gegenstanze in der oben angegebenen Weise. Statt in Formsand kann man das Gipsmodell ebensogut in Moldine abdrücken und dieses Negativ mit dem Stanzmetall ausgießen.

Schlußwort.

Die durch mannigfaltige Methoden zu gewinnenden Arbeitsmodelle, naturgetreue Abbilder der jeweiligen Mund- und Kieferverhältnisse, geben die Unterlagen ab für eine exakte Prothesenherstellung.

Namentlich für Metallprothesen, die nicht im Gußverfahren, sondern durch Stanzen und Prägen geschaffen werden, sind zahlreiche Arbeitsmethoden und mannigfaltige Hilfsapparate gefunden und angegeben worden, für die aber in jedem Falle ein einwandfreies Arbeitsmodell nach einem nicht minder einwandfreien Abdruck Grundbedingung ist. Diese Methoden und Apparate werden in einem besonderen Abschnitte dieses Buches besprochen. Hier sei nur nochmals betont, daß die funktionelle Wirksamkeit einer Prothese, insbesondere einer Plattenprothese von der Genauigkeit des zu ihrer Herstellung verwendeten Abdruckes der Mund- und Kieferpartien abhängig ist; daß also eine absolut genaue Wiedergabe der vorliegenden Organverhältnisse erste und hauptsächlichste Vorbedingung für den Erfolg unserer Arbeit ist.

Literaturverzeichnis.

Allaeys, H., Eine brauchbare Methode für das Abdrucknehmen an Kiefern Zahnloser. Rev. belge Stomat. **18**, H. 3.

Balters, W., Der Funktionsabdruck. Vjschr. Zahnheilk. **1922**, 64 ff. — *Derselbe,* Beiträge zum Kapitel des Sauge- und Funktionsabdruckes. Zahnärztl. Rsch. **1927**, Nr 49. — *Bennstein, M.,* Untersuchungen an Gips. Dtsch. zahnärztl. Wschr. **1919**, 126. — *Berckenbrink, C.,* Bericht über die Monatssitzung des zahnärztlichen Vereins zu Frankfurt a. M. 1906. Dtsch. zahnärztl. Wschr. **1906**, Nr 47. — *Blau, Th., Scheffs* Handbuch der Zahnheilkunde **3**.

Clapp, George Wood, Prosthetic articulation. The dentists supply company. New York. — *Derselbe* and *Russel Wilford Tench,* Professional dentine service. Publ. by the dentists supply company **1918**. — *McCoullough,* Ausdehnungsfreier Gips. Schweiz. Vjschr. Zahnheilk. **1905**, Nr 2, 168.

Dorn, R., Über die Trennung von Gipsabdrücken. Odontol. Bl. **1906/07**, Nr 17/18, 266/268. — *Dudek, K.,* Über die Volumenveränderung unserer wichtigsten Abdruckmaterialien. Vjschr. Zahnheilk. **1928**, H. 2.

Eberle, Isoliermasse für Gips. Dtsch. zahnärztl. Wschr. **1906**, Nr 22, 401. — *Derselbe,* Herstellung von leichtflüssigem Metall. Dtsch. zahnärztl. Wschr. **1906**, Nr 22, 401. — *Egner, A.,* Aluminiumarbeiten für Zahnärzte. Oppeln: Georg Maske 1901. — *Ehricke, A.,* Meine Stellungnahme zur Frage des Abdrucks in der technischen Zahnheilkunde. Korresp.bl. Zahnärzte **1297**.

Franklin, A. E., Vorbereitung eines überempfindlichen Gaumens zum Abdrucknehmen. Ref. Ashs W. V. F. **1907**, Nr 3.

Generalversammlung XIV. des V. B. dtsch. Zahnärzte. Dtsch. zahnärztl. Wschr. **1904**, H. 24, 161. — *Gronauer,* Vergleichende Versuche mit Abdruckmassen. Dtsch.

zahnärztl. Wschr. **26**, Nr 11 (1923). — *Grünberg, J.*, Der Abdruck und das Modell in der Orthodontie. Separatabdr. a. d. österr.-ungar. Vjschr. Zahnheilk. **1908**, H. 4. — *Gysi, A.*, Eine neue Abdruckmethode. Vortrag u. Demonstr., gehalten a. d. Jverslg südwestdtsch.-schweiz. Zahnärzte, 18. Okt. 1913. — *Derselbe*, Schweiz. Vjschr. Zahnärzte **23**, Nr 4.

Hartzell, N., Abdrucknehmen bei verwöhnten Patienten usw. Ref. Orthopädie **1907**, Nr 6. — *Hentze*, Isoliermittel für Gipsabdrücke. Dtsch. zahnärztl. Wschr. **1906**, Nr 52. — *Herber, C.*, Der Abdruck mit Gips. Zahnärztl. Rdsch. **1919**, 27. — *Derselbe*, Ein einfaches Mittel, die Trennung von Gipsabdrücken zu erleichtern. Dtsch. zahnärztl. Wschr. **1928**, Nr 4. — *Herbst, W.*, Vjschr. Zahnheilk. **1882**.

Jaffke, Fr., Zum individuellen Abdrucklöffel. Zahnärztl. Rdsch. **1926**, Nr 26. — *Jefferson, Bratford*, Composition impressions. Dtsch. zahnärztl. Wschr. **1907**, Nr 28, 576. — *Jung*, Lehrbuch für zahnärztliche Technik.

Kantorowicz, A., Der Saugabdruck. Zahnärztl. Rdsch. **1926**, Nr 38.

Lohmann, Der Abdruck mit Gips. Zahnärztl. Rdsch. **1918**, 305.

Mansbach, E., Der Funktionsabdruck. Zahnärztl. Rdsch. **1928**, Nr 20.

Öhrlein, Neuere zahnärztliche Gebrauchsgegenstände. Dtsch. zahnärztl. Ztg. **1921**, 360.

Paradies, F., Bißnehmen für ganze Prothesen. Orthopädie und Prothese, Jan. **1913**. — *Parreidt, J.*, Handbuch der Zahnersatzkunde. — *Peckert*, Ber. Verslg Verein Heidelberg. Zahnärzte. Dtsch. zahnärztl. Wschr. **1906**, Nr 30, 577. — *Preiswerk*, Atlas der zahnärztlichen Technik. München: J. F. Lehmann. — *Protero, J. H.*, Chicago, Expansion des Gipses. Schweiz. Vjschr. Zahnärzte **1904**, H. 4, 161.

Russo, Th., Die moderne Goldbasis bei der Plattenprothese. Zahnärztl. Rdsch. **1928**, Nr 12.

Schacke, W., Chemisch-physikalisch-technologische Untersuchung und Prüfung von Gips. Schweiz. Mschr. Zahnheilk. **1927**, Nr 5. — *Schneider*-Saarbrücken, Über Neuerungen in der Zahnheilkunde. Dtsch. zahnärztl. Wschr. **1912**, Nr 1. — *Schoenbeck, F.*, Zur Sterilisation der Abdruckmassen. Dtsch. zahnärztl. Ztg. **1919**, 144. — *Derselbe*, Materialienkunde. — *Schuster, E.*, Gips als Abdruckmaterial. Korresp.bl. Zahnärzte **1907**, H. 2. — *Shannon, H. A.*, Impressions and impression materials. Summary **1906**, Nr 2.

Trebitsch, F., Zur Technik des Funktionsabdruckes. Vjschr. Zahnheilk. **1928**, H. 2. — *Tryfus, F.*, Ein neues Abdruckgerät. Dtsch. Mschr. Zahnheilk. **1921**, 451 ff.

Wannemacher, E., Materialkunde. Fortschr. Zahnheilk. **1926/27**. — *Weidner*, Betrachtungen über plastische Abdruckmassen. Dschr. zahnärztl. Ztg **1919**, 142. — *Derselbe*, Neuerungen und Methoden. Dtsch. zahnärztl. Ztg **1920**, 190. — *Willemse*, Herstellung eines vollständigen Gebisses. Rev. belge Stomat. **1921**, H. 3. — *Witzel*, Über die Gipsabdruckmasse Nielsin. Dtsch. zahnärztl. Wschr. **1914**, 300.

Ziegel, Br., Abdrucklöffel. Dtsch. zahnärztl. Wschr. **1907**, Nr 36.

Die künstlichen Zähne und ihre Bearbeitung.

Von

Dr. **Stephan Loewe**, Breslau.

Mit 78 Abbildungen im Text.

I. Die künstlichen Zähne.

A. Geschichtlicher Überblick.

Die Herstellung von künstlichen Zähnen als Ersatz für verloren gegangene natürliche Zähne ist — wie uns ein geschichtlicher Rückblick zeigt — ein technisches Problem recht alten Ursprungs. Die Kulturvölker fast aller Zeiten haben sich mehr oder weniger intensiv mit dieser Technik beschäftigt; zunächst in der primitiveren Form des kosmetischen Ersatzes, später aber auch zur Erzielung funktioneller Resultate.

Etruskische Funde. Die ältesten, durchaus beachtlichen Lösungsversuche dieses Problems dürften bei den Etrus kern zu finden sein, also etwa aus der Zeit zwischen dem 9. und 4. vorchristlichen Jahrhundert stammen. Eine An

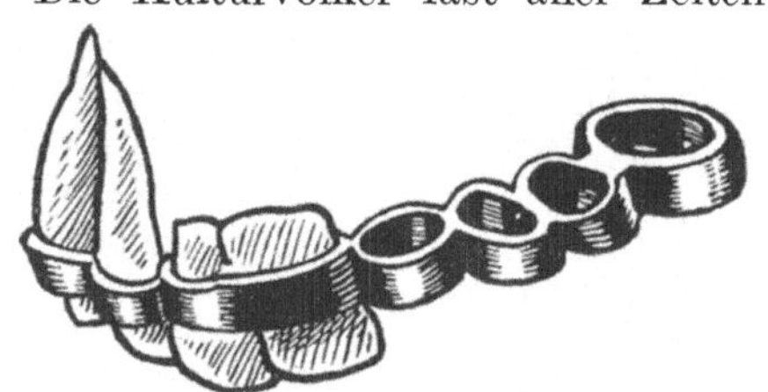

Abb. 1. (Nach Sudhoff, Geschichte der Zahnheilkunde.)

zahl höchst interessanter Gräberfunde erbringen uns den Beweis, daß bei diesem vielseitig begabten Volke die Kosmetik schon eine wesentliche Rolle spielte, insofern, als wir Versuchen begegnen, die Defekte im Zahnsystem, insbesondere soweit sie augenfällig waren, durch zahntechnische Maßnahmen zu decken. Es sind Zahnersatzstücke von reizvoller Konstruktion, denen eine kosmetische, vielleicht sogar auch funktionelle Wirksamkeit nicht geringen Grades innewohnte.

Als Material für die Ersatzzähne sind hier teils Menschenzähne, teils Tierzähne verwendet worden. Namentlich die Anwendung der letzteren ist interessant; denn die benutzten Tierzähne mußten ja doch erst durch geschickte Bearbeitung in die den menschlichen Zähnen entsprechende Form gebracht werden, so daß man eigentlich nur diese mit Recht als die ersten künstlich hergestellten Ersatzzähne bezeichnen kann.

Es sei hier zunächst ein Fundstück erwähnt und abgebildet, das, wie Sudhoff sich ausdrückt, „ein Apparat von trefflicher Technik und besonderer Kühnheit der Erfindung" ist. Es stammt aus einem etrurischen Grabe von Tarquinii, der Gräberstadt, die uns noch manchen interessanten Schädelfund beschert hat. Der geschickte Konstrukteur des Ersatzapparates hat zur Deckung eines Defektes von 4 Zähnen (1|1 2 5) sich der Tierzähne bedient. Der Ersatzzahn für |5 ist uns nicht mehr erhalten, dagegen ist die Lücke, die durch das Fehlen von 1|1 2 entstanden war, noch heute durch einen Kalbszahn ausgefüllt, der durch Bearbeitung ein den zwei mittleren Schneidezähnen entsprechendes

Aussehen erhalten hat. Der Kalbszahn ist durch eine tiefe Einfeilung in der Längsrichtung labialwärts geteil und erhält so die Form von zwei Schneidezähnen, ein Eindruck, der noch durch die Schaffung einer kleinen Lücke in der Mitte der Schneidekante erhöht ist. Fürwahr, ein Zahnersatz, der uns eine gewisse Bewunderung vor der technischen Fertigkeit seines Erfinders abnötigt, zumal die noch heute feststellbare kräftige Verbindung mit den vorhanden gewesenen eigenen Zähnen des Trägers uns den Beweis seiner Dauerhaftigkeit erbringt.

Rom. Eine reiche Fundstätte bei der Erforschung nach der Entwicklung der Zahntechnik ist uns auch die Geschichte Roms. Daß bei den Römern — zum mindesten im ersten nachchristlichen Jahrhundert künstliche Zähne hergestellt und sogar käuflich zu erwerben waren, wissen wir aus einem Gedicht des Martial:

> Thaïs habet nigros, niveos Laecania dentes.
> Quae ratio est? Emptos haec habet, illa suos.

Diese Ersatzzähne waren aus Bein oder Elfenbein oder auch, wie uns gut erhaltene Fundstücke zeigen, aus Gold hergestellt, und zwar mit erstaunlicher technischer Fertigkeit. Man kann sich gut vorstellen, daß auch hier ein recht befriedigendes Ergebnis, möglicherweise sogar mit funktioneller Wirksamkeit erzielt worden ist.

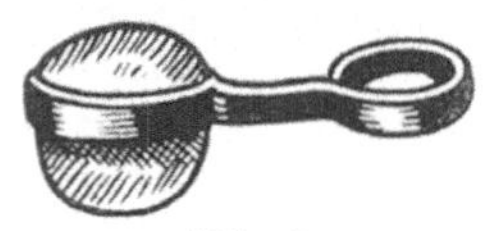

Abb. 2.
(Nach Sudhoff.)

18. Jahrhundert. In der weiteren historischen Entwicklung der Technik der Herstellung künstlicher Zähne, soweit sie uns heute bekannt ist, klafft alsdann eine sehr erhebliche Lücke. Sie reicht bis ins 18. Jahrhundert. Wir kennen aus dieser langen Zeitperiode nichts, was von Bedeutung wäre. Erwähnenswert ist nur eine kleine Geschichte aus einem Werke des niederländischen Arztes Piter Foreest aus Alkmar (1522—1597), die uns zeigt, daß in damaliger Zeit die Herstellung von Elfenbeinzähnen bekannt war, die mit Golddrähten an den eigenen Zähnen festgebunden wurden. Andererseits wurden sie aber auch „für die Stunde der Mahlzeit herausnehmbar“ hergestellt, also eine Zahnersatztechnik, die sich lediglich mit dem kosmetischen Erfolg zufrieden gab.

Die Technik des Anbindens von Elfenbeinzähnen mit Golddrähten erwähnt dann noch der Pariser Wundarzt Pierre Dionis (gestorben 1718) in seinem Werke: „Cours d'opérations de chirurgie démontrees au jardin royal“, in dem auch die Herstellung vollständiger künstlicher Gebisse erwähnt wird.

Eine umfassende Darstellung der Zahnersatztechnik finden wir zum ersten Male bei Pierre Fauchard, in dessen zweibändigem Handbuch der Zahnheilkunde und Zahntechnik. Hier erfahren wir ausführliche Einzelheiten über die Herstellung von künstlichen Zähnen aus Walroßzähnen in Verbindung mit Platten aus Metall (Gold, Silber), wie auch über die Verwendung von extrahierten Menschen- bzw. Leichenzähnen. Seine Darstellungen ganzer Gebisse geben ein anschauliches Bild von der allmählich fortschreitenden Technik des Ersatzes ganzer Zahnreihen für den Ober- und Unterkiefer, vornehmlich mit Verbindungsgliedern zwischen Ober- und Untergebiß, die eine entschiedene Ähnlichkeit mit den heute gebräuchlichen Gebißfedern aufweisen. Fauchard hat auch der Technik der Herstellung künstlicher Zähne in hohem Maße seine Aufmerksamkeit zugewandt und sich eifrig in der Metalltechnik versucht, nicht nur zu möglichst naturgetreuer Nachahmung der natürlichen Zähne, sondern auch zur Darstellung von künstlichem Zahnfleisch. Er hat in Anlehnung an die Herstellung von künstlichen Augen aus Schmelzglas, die schon damals geübt wäre, diese Technik durch geschickte Emailleure bei künstlichen Gebissen in Anwendung bringen lassen. Fauchards Nachfolger wurde

Mouton, dem wir eine wertvolle Arbeit über Zahnersatztechnik verdanken, in der wiederum mancherlei Anweisungen für die Verbesserung der künstlichen Zähne durch Emaillieren gegeben werden.

Das nun einmal in Fluß gekommene Streben nach Beschaffung künstlicher Zähne aus unangreifbarem, sich nicht zersetzendem Material ging ständig weiter. Es ist hier in der Folge zunächst ein Apotheker in Saint-Germain, namens Duchâteau, zu nennen, der im Verein mit dem Pariser Zahntechniker Guérard (1776) für sich selbst ein künstliches Gebiß aus Porzellan herstellte, das anscheinend in einem Stück gefertigt war. Ein großer Erfolg war ihm selbst mit seiner Erfindung noch nicht beschieden. Dagegen bemächtigte sich der Pariser Zahnarzt Dubois de Chemant im Jahre 1788 der Sache und versuchte die von ihm gefertigten Zähne aus Porzellanmasse unter besonderer Betonung ihrer „Unzerstörbarkeit" in der Öffentlichkeit bekannt zu machen. Die Folge dieser großen Reklame für seine Erfindung war ein Prozeß, in den er von Duchâteau verwickelt wurde, der jedoch zu seinem Gunsten ausging. Es blieb ihm das alleinige Recht vorbehalten, seine Erfindung auszunützen.

19. Jahrhundert. Ein weiterer wesentlicher Fortschritt in der Herstellung künstlicher Zähne

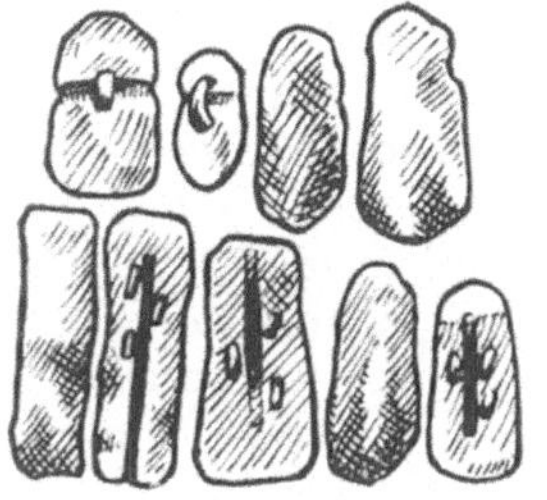

Abb. 3. (Nach Sudhoff.)
Porzellanzähne von Fonzi.

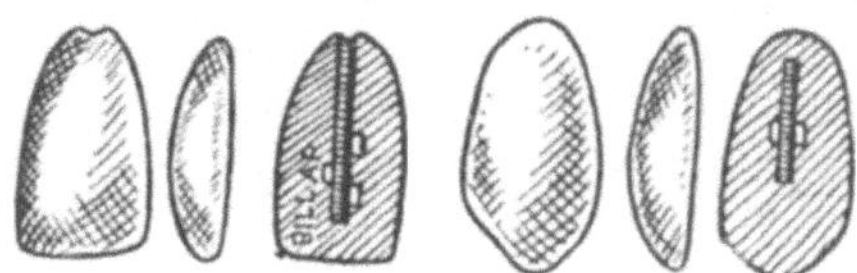

Abb. 4.

trat in dem Augenblick ein, wo man — im Gegensatz zu den bisher erwähnten Erfindern, die ihre Gebisse aus einem Stück anfertigten — dazu überging, einzelne Porzellanzähne herzustellen.

Einem italienischen Zahnarzt in Paris, namens Fonzi, war es im Jahre 1808 gelungen, solche einzelnen Zähne aus Porzellan herzustellen, die mit Platinstiften oder -Häkchen zur Befestigung versehen waren.

Diesen Zähnen gab er den Namen: „erdmetallische Zähne" (dents ferrometalliques) und es gelang ihm, seinen Produkten ein Aussehen zu verschaffen, das sie in bezug auf Naturtreue über die bisherigen Erfindungen wesentlich hinaushob.

Inzwischen hatte sich in Deutschland Philipp Pfaff u. a. auch mit der Herstellung künstlicher Zähne beschäftigt, die er aus Perlmutter verfertigte, ohne daß allerdings diesem Verfahren ein nennenswerter Erfolg beschieden war.

Erst den Amerikanern gelang es, die Technik der Herstellung künstlicher Zähne so zu vervollkommnen, daß sich daraus in verhältnismäßig kurzer Zeitfolge unsere heutigen Zahnfabrikate entwickeln konnten. Der Pariser Dr. A. A. Planton hatte bei seiner Übersiedelung nach Philadelphia im Jahre 1817 die in Frankreich fabrizierten Zähne in den Vereinigten Staaten bekannt gemacht. Diese von ihm eingeführten Zähne hatten auf der Rückseite eine halbrunde Längsrinne mit beiderseits eingebrannten Platinstiftchen (vgl. Abb. 3).

Es ist weiter eine Zahnform zu erwähnen, die von Chas. W. Peale (1822) stammt. Hier finden wir statt der Platinstifte einen den Zahn in seiner ganzen Länge durchziehenden Kanal, der zur Befestigung der Zähne auf den Platten dienen sollte. Schließlich aber ging man zum Porzellanzahn mit zwei eingebrannten, übereinander stehenden Platinstiften über, dem Typus unserer heutigen Flachzähne.

Im Jahre 1825 unternahm es Samuel W. Stockton in Philadelphia, Porzellanzähne fabrikmäßig herzustellen und zu vertreiben und ermöglichte dadurch erst eine ausreichende Belieferung der zahnärztlichen Welt.

Für die weitere Ausgestaltung dieses Fabrikationsbetriebes unter ständiger Verbesserung der Fabrikate ist schließlich noch der Name Samuel S. White von erheblicher Bedeutung.

Mit ihm trat Amerika in der Herstellung von Porzellanzähnen durchaus an die erste Stelle.

Bald wetteiferte H. Justi mit ihm um den Vorrang in der Fabrikation der besten Zähne und diesen beiden reihte sich wenig später ebenbürtig Ash in London an.

In der zahnärztlichen Welt entbrannte nun bald ein eifriger Streit um die Frage, ob die englischen oder die amerikanischen Zähne die besseren seien. Zu einer entscheidenden Lösung dieser Streitfrage kam es nicht, denn manchem scheinbaren Vorteil des einen oder anderen Fabrikates standen ziemlich entsprechende Nachteile und umgekehrt gegenüber. Der eine rühmte die größere Mannigfaltigkeit in Farben und Formen bei den amerikanischen Zähnen, während wiederum ein anderer die größere Haltbarkeit der englischen Zähne hervorhob u. a. m. Ein wesentlicher Unterschied besteht vor allem in der Herstellung der beiden Zahnfabrikate insofern, als der amerikanische Zahn aus zwei Schichten, einer Kern- und einer Mantelschicht zusammengesetzt ist, während der englische Zahn aus einer einheitlichen, homogenen Masse besteht. Dieser Unterschied ist für die Verarbeitung der Zähne, wie sie später beschrieben wird, von Bedeutung.

Die genannten ausländischen Zahnfabrikate waren und blieben geraume Zeit hindurch die unerreicht besten, bis schließlich auch deutsche Fabriken die Herstellung künstlicher Zähne unternahmen und bald mit den Ausländern in Wettbewerb traten. Die älteste deutsche Zahnfabrik ist neben Paulson in Hamburg die von H. Kügemann in Nürnberg, weiter sind zu nennen: Wienand und Biber in Pforzheim, die Zahnfabrik-Gesellschaft Sprendlingen, die Fabrik von de Trey, Berlin-Zürich u. a. m.[1]. Die Fabrikate aller dieser Firmen sind im Laufe der Zeit einander immer ähnlicher geworden, so daß nennenswerte Qualitätsunterschiede heute kaum noch bestehen.

B. Die Bestandteile der Porzellanzähne.

Die künstlichen Zähne entsprechen in ihren Bestandteilen im allgemeinen dem gebräuchlichen Hartporzellan. Sie bestehen wie dieses aus Feldspat, Quarz (Kieselerde) und Kaolin und sind entweder aus einer einheitlichen Masse gegossen oder aus zwei substantiell verschiedenen Teilen zusammengesetzt, nämlich dem Körper oder der Basis und dem Schmelz oder Email. Letzterer besteht in der Hauptsache aus Feldspat und farbengebenden Substanzen.

Der Feldspat — vorkommend hauptsächlich in Norwegen und an den schwedischen Küsten, dann auch in Böhmen, Schlesien und Bayern — ist ein Hauptbestandteil des Granits, Gneises, Syenits und vieler Porphyre. Er besteht aus 1 Teil Tonerde, 1 Teil Kali und 6 Teilen Kieselsäure, wobei jedoch fast immer ein kleiner Teil des Kali durch Natron, Kalk oder Eisenoxydul vertreten ist. Der Feldspat ist meist schwach rötlich gefärbt und in einfachen Krystallkörnern entwickelt; er besitzt ein glasartiges Aussehen, schmilzt in der Löt-

---

[1] In allerletzter Zeit haben auch die Fabrikate der Zahnfabrik Hutschenreuther erhebliche Bedeutung erlangt.

rohrflamme zu einem weißen Schmelz zusammen und ist für Säuren unangreifbar. Zur Herstellung von künstlichen Zähnen sind nur die hellsten und reinsten Sorten verwendbar, insbesondere also die als Orthoklas bezeichneten. Der Porzellanmasse gibt der Feldspat eine hohe Transparenz und dient ihr zugleich, da er der am leichtesten schmelzbare Bestandteil ist, als Fluß- und Bindemittel.

Die Kieselerde, der Hauptbestandteil des Quarzes ($73,71\,\%$), des Bergkrystalls und anderer Mineralien von häufigem Vorkommen, die auch allgemein im Sande und im Sandstein zu finden ist, schwankt in ihren Färbungen zwischen Weiß und dunkelstem Braun. Für Säuren ist sie ebenso unangreifbar wie der Feldspat. Schmelzbar ist sie nur im Knallgasgebläse und nimmt alsdann ein glasartiges, farbloses Aussehen an. Sie bildet die Hauptmasse des Zahnkörpers, der durch sie seine Dichte und Haltbarkeit bekommt. Zur Verarbeitung für Porzellanmasse wird die Kieselerde der Weißgluthitze ausgesetzt und alsdann sofort in kaltem Wasser abgeschreckt. Sie kann nach diesem Prozeß im Mörser zu feinstem Pulver zerrieben werden.

Kaolin oder Porzellanerde ist ein Tonerdesilikat, das als Zersetzungsprodukt aus dem Feldspat und feldspatreichen Gesteinen (Granit, Gneis, Porphyr) entsteht, und zwar durch Einwirkung kohlensäurehaltiger Wasser. Es ist eine aus sehr feinen, staubartigen Teilchen, und zwar aus mikroskopisch kleinen, glänzenden, sechsseitigen Krystallschüppchen bestehende Masse von vorherrschend weißer Farbe. In reinster Form enthält Kaolin $46,50\,\%$ Kieselsäure, $39,56\,\%$ Tonerde und $13,94\,\%$ Wasser.

Die Gebiete der oben genannten Gesteinsarten, so z. B. Bornholm, Karlsbad, Meißen in Sachsen wie auch die Umgegend von Halle sind die Heimat der hauptsächlichsten Kaolinlagerstätten.

Die Schmelzbarkeit des an sich nicht schmelzbaren Kaolins ist vornehmlich bedingt durch die Beimengungen von Eisen und Calcium. Die Präparation der Tonerde zur Verwendbarkeit für die Zahnfabrikation wird durch wiederholtes Waschen in reinem Wasser erreicht. Die plastisch formbare Masse gibt den künstlichen Zähnen ein opakes, undurchsichtiges Aussehen, sobald sie in zu großen Quantitäten zugesetzt wird. Diese Erscheinung erklärt sich aus der schweren Schmelzbarkeit. Demgegenüber ist also die Zuteilung größerer Mengen des leichter schmelzbaren Feldspates notwendig, um die Transparenz der Porzellanmasse zu erhöhen. Es ist klar, daß nur das richtige Mischungsverhältnis der Bestandteile, durch exakte Prüfung und langjährige Erfahrung gefunden und festgestellt, das am meisten befriedigende Resultat ergeben kann.

C. Die Färbemittel für künstliche Zähne.

Von wesentlicher Bedeutung für das naturgetreue Aussehen künstlicher Zähne und für die Erzielung des jeweils besten kosmetischen Resultates ist die Notwendigkeit, künstliche Zähne von so mannigfaltigen Färbungen und Farbenschattierungen herzustellen, wie wir sie im menschlichen Gebiß beobachten können. Und tatsächlich ist es der ständig vorwärtsstrebenden Technik gelungen, dem fast unbegrenzt scheinenden Farbenreichtum der Natur, wie er sich in den Zähnen zeigt, — man kann wohl sagen — erschöpfend nahe zu kommen.

Zur Farbenbeimischung für das Porzellan bedient man sich der Oxyde verschiedener Metalle, insbesondere Titanium, Kobalt, Chrom und Nickel.

So ergibt:

Goldoxyd . . . . hellrosarot,
Titanoxyd . . . . hellgelb,
Silberoxyd. . . . . orangegelb,
Zinkoxyd . . . . citronengelb,
Uranoxyd . . . . grünlichgelb,
Chromoxyd . . . . . . grün,
Kobaltoxyd . . . . . . hellblau,
Manganoxyd . . . . . violett,
Iridiumoxyd . . . . . . schwarz,

ferner

Platinsalmiak . . . . . . blau,
Platinschwamm . . . . graublau,
Cassiuspurpur . . . . . . purpurrot.

Aus diesen Farbstoffen lassen sich durch entsprechende Zusammensetzung und Mischung alle noch fehlenden Farben herstellen, wie auch durch gröbere oder feinere Pulverisierung der Metalloxyde oder Zusätze von Eisen feinste Farbennuancen erzielen. Eine genaue Kenntnis der Anwendungsmöglichkeiten der Farbstoffe und ihrer besonderen chemischen Eigenschaften ist bei der Fabrikation der Zähne natürlich unerläßlich, denn bei der hohen Temperatur, der die Masse während des Brennprozesses ausgesetzt ist — der Schmelzpunkt des Porzellans liegt über dem des Feingoldes — treten in den Farbstoffen Reaktionen und chemische Veränderungen ein, die für das kosmetische Resultat von wesentlicher Bedeutung sind.

D. Die Herstellung der Porzellanmasse.

Die prozentuale Zusammensetzung der oben genannten Materialien für die Fabrikation der Porzellanzähne, wie auch die zweckmäßige Vorbereitung der Masse zum Brennen variiert naturgemäß entsprechend den Praktiken der einzelnen Zahnfabriken und entsprechend den Rezepten der Fabrikchemiker.

Über diese graduellen Unterschiede in der Zusammensetzung und Präparation der Porzellanmasse hinaus, die natürlich sorgsam behütetes Fabrikgeheimnis bleiben, ist die im folgenden geschilderte Behandlung der Materialien allgemein bekannt und gebräuchlich.

Zunächst wird die Kieselerde in einem Mörser, der den jeweils anzuwendenden Farbstoff enthält, mehrere Stunden über gemahlen, bis sie völlig pulverförmig geworden ist. Alsdann wird unter fortgesetztem Mahlen das Kaolin und zuletzt der Feldspat zugesetzt. Der Mahlprozeß ist beendet, wenn die Masse so klar und gleichmäßig durchgemischt ist, daß die einzelnen Substanzen nicht mehr unterscheidbar sind.

Der notwendige Zusatz von Wasser (Regenwasser) als Bindemittel der Bestandteile kann gleich zu Anfang des Vermischungsprozesses oder aber auch später erfolgen, und zwar muß die Masse zur gründlichen Durcharbeitung der Teile mit so viel Wasser versetzt werden, daß sie von rahmiger Konsistenz ist. Dieser Mischung wird alsdann wieder so viel Wasser entzogen — und zwar durch Aufschütten der Masse auf Gipsplatten, die den Wasserüberschuß aufsaugen —, daß ein Teig von kittartiger Beschaffenheit entsteht. An diesem Teig, dem man durch Zusatz einer $2^0/_0$igen Gerbsäurelösung eine größere Plastizität und Bindekraft verleihen kann, wird nochmals eine gründliche Durchknetung und Durcharbeitung vorgenommen, um eine möglichst völlige Homogenität der Masse zu erreichen. Je größer diese ist, um so geringer ist die

Schrumpfung der Porzellanmasse beim späteren Brennen. Als Beispiel für das Mischungsverhältnis der einzelnen Bestandteile der Masse (Grundmasse) seien folgende bekannte Vorschriften angeführt:

		oder	oder
Feldspat	750,0	360,0	338,5
Kieselerde	75,0	72,0	56,4
Kaolin	20,0	12,0	23,0
Titan(oxyd)	1,6	10—20	1,5—3,0

Wir ersehen daraus, daß der Feldspat den Hauptbestandteil der Masse bildet, für deren Transparenz er von ausschlaggebender Bedeutung ist.

Für den Schmelz der Porzellanzähne kennen wir die folgende Zusammensetzung:

Feldspat	60,0
Fluß	1,2
Titanoxyd	0,6

Auch hier ist der Feldspat der vorherrschende Bestandteil. Verbunden ist er mit einem Farbstoff (hier Titanoxyd, zur Erzielung eines gelben Schmelztones) und einem Flußmittel, das aus Kieselsäure, Borax und Weinstein (4:1:1) besteht.

Für Schmelz von Zahnfleischfarbe wird eine Mischung von Gold, Goldoxyd oder Cassiuspurpur mit Feldspat und Kieselsäure benutzt wie etwa:

Feldspat	120,0
Fluß	12,0
Goldoxyd	0,6

Die auf die beschriebene Weise gewonnene Masse wird vor der weiteren Verarbeitung in fest verschlossenen Gefäßen aufbewahrt, um sie — geschützt vor zu raschem Austrocknen an der Luft — in der richtigen Konsistenz zu erhalten. Bei zu raschem Austrocknen verliert die Masse ihre Plastizität und umgekehrt, bei Aufbewahrung in zu feuchtem Zustande die Homogenität. In letzterem Falle setzen sich die festen Bestandteile kuchenförmig am Boden des Gefäßes ab, während das in der Masse enthaltene Wasser darüber stehen bleibt.

E. Das Formen der Masse.

Das Formen der Zähne aus der präparierten Masse erfolgt in einem Prozeß, dessen einzelne Phasen größte Exaktheit und Übung erfordern. Man bedient sich hierzu messingner Formplatten, in welche die verschiedenen Zahnformen eingraviert sind, und zwar benötigt man eine Messingplatte für die vordere Hälfte des Zahnes und eine zweite für die hintere Hälfte. Durch das Zusammenfügen der beiden Platten wird der Hohlraum gebildet, der die Porzellanmasse aufzunehmen hat.

Bei der Herstellung der eingravierten Formplatten ist besonders auf die Eigenschaft des Porzellans, beim Brennprozeß eine gewisse Schrumpfung zu erleiden, Rücksicht zu nehmen. Die Schrumpfung erfolgt durch den Verlust des chemisch gebundenen Wassers, durch das Herausbrennen organischer Stoffe, das Zusammensintern der schmelzenden Teile und durch gewisse chemische Reaktionen der Bestandteile. Der Porzellanbrenner muß also wissen, wie er dem Schrumpfungsprozeß begegnen, d. h. ihn auf ein Minimum reduzieren kann. Das geschieht dadurch, daß man die Masse bei mäßiger Hitze langsam und allmählich durchbrennen läßt, statt rascher bei höherer Temperatur. Zum Ausgleich der durch den Schrumpfungsprozeß eintretenden Volumenverringerung der Zähne beim Brennen muß also der Hohlraum der Formplatten, der die Porzellanmasse aufzunehmen hat, um das entsprechende Quantum größer gehalten sein als der fertige Zahn. Das ist etwa $^1/_5-^1/_9$, nach White etwa $^1/_6$. In der Formplatte für die hintere (linguale bzw. palatinale) Zahnhälfte sind Löcher ausgespart, die zur Aufnahme der Befestigungsstifte oder -Hülsen der Zähne dienen. Vor dem Einbringen der Porzellanmasse in die Form werden die Stifte oder Hülsen in ihre Löcher eingefügt; dann werden die Innenflächen der Formplatten eingefettet und nun zunächst auf die Vorderfläche, d. h. den Teil der Form, der die Vorderfläche des Zahnes bilden soll, die Zahnschmelzmasse mit feinen Spateln aufgetragen. (Bei der Herstellung von Zahnfleischzähnen zunächst auf die entsprechenden Stellen die Zahnfleischmasse.) Auf diese erste Schicht trägt man dann die Grundmasse auf, bis die Form etwa gefüllt ist. Alsdann wird die Masse durch Anfügen der hinteren Formplatte mit den durchgesteckten Befestigungsstiften komprimiert. Die so zusammengefügten Platten werden in diesem Zustande in den Gasofen gebracht, um der Masse bei mäßiger Hitze zunächst die Feuchtigkeit zu entziehen.

In dieser Phase des Herstellungsprozesses ist vor allem das richtige Auflegen der beiden Stoffe (Zahnschmelz und Grundmasse) von größter Wichtigkeit, denn hieraus resultiert am fertigen Zahn zum großen Teil das naturgetreue Aussehen. Die so grob vorgeformten Zähne werden jetzt aus den Platten entfernt und aufs genaueste in allen äußeren Konturen ausgearbeitet, d. h. alle Überschüsse oder Ungenauigkeiten in der äußeren Form manuell entfernt. Auch hier wieder ist außerordentliche Exaktheit und fein geübte Technik vonnöten, zumal der Modelleur in dem ausgetrockneten Rohzahn ein höchst brüchiges, sprödes Material vor sich hat.

F. Das Brennen der Zähne.

Ist das Modellieren beendet, ist jede Kontur des Zahnes, jede gewünschte Vertiefung oder Furche der Oberfläche, die Schwingung jeder begrenzenden Fläche oder Linie einwandfrei hingesetzt, so werden die Rohzähne auf groben Quarzsand gelegt, der auf feuerfeste Schamotteplatten gestreut ist und sind in diesem Stadium fertig zum Brennen. Sie werden zunächst in einem Vorwärmeofen einige Minuten lang einer mäßigen Hitze ausgesetzt, ehe sie der intensiven Hitze des Schmelzofens übergeben werden können. Die Dauer des Brennprozesses bei einer Temperatur von $1300-1500^0$ ist nicht genau zu fixieren. Auch hier bestimmt Übung und Erfahrung allein die genauen Grenzen. Werden die Zähne zu früh aus dem Ofen genommen, so ist ihre Oberfläche rauh, fast körnig, Farbe und Form sind nicht voll entwickelt, die Masse nur „gebacken" und der Schmelz zeigt nach dem Abkühlen feine Risse. Sind sie der Hitze zu lange ausgesetzt, also überbrannt, so haben sie ein glasiges, totes Aussehen, verlieren zunächst die Farbe, dann auch die Form und die Grundmasse verliert ihre Festigkeit.

Nach Vollendung des Brennprozesses werden die Zähne in Kühlöfen gebracht, um langsam abzukühlen. Dieses allmähliche Abkühlen ist von großer Wichtigkeit, denn bei zu rascher Abkühlung kontrahieren sich die äußeren Teile über der mittleren Portion, wodurch in der Masse Spannungsvorgänge eintreten, die für die Haltbarkeit von erheblichem Nachteil sind. Nach völligem Erkalten der Zähne folgt nunmehr noch die genaue Prüfung auf etwaige Fehler. Diese können außer im Über- oder Unterbrennen auch darin bestehen, daß sich auf dem Zahnkörper Flecken zeigen, die auf Mängel in der Homogenität der Masse hindeuten, oder daß sich Luftblasen gebildet haben, die die Einheitlichkeit des Aussehens stören, daß sich Sprünge im Zahnkörper zeigen oder auch, daß die Stifte während des Brennprozesses ihre richtige Stellung verloren haben.

Wichtige Aufschlüsse über Fabrikationsfehler der künstlichen Zähne und ihre praktische Bedeutung verdanken wir einer sehr interessanten Arbeit von Moral. Aus seiner Schlußzusammenfassung seien im folgenden einige wesentliche Punkte angeführt:

1. Eine Reihe künstlicher Zähne ist zusammengesetzt aus einem Innenkörper und einer Mantelschicht, andere Fabrikate zeigen diese Zweischichtigkeit nicht, sondern es findet sich nur ein einheitlicher Körper.

2. Alle künstlichen Zähne zeigen unter dem Mikroskop, daß sie nicht homogen sind, es finden sich Blasen in ihnen, und zwar ziemlich reichlich, die einzelnen Fabrikate weichen hier bedeutend voneinander ab.....

15. Das Vorhandensein nicht zu vieler und zu großer Blasen ist ohne Belang für die Güte des Zahnes. Die einzelnen deutschen Zahnfabrikate weichen voneinander ab, sie sind den ausländischen nicht unterlegen.

G. Ausgestaltung der Zahntypen.

Es ist oben schon darauf hingewiesen worden, daß die künstlichen Zähne der namhaften Fabriken ins Gewicht fallende Qualitätsunterschiede nicht mehr aufweisen. Die Technik vervollkommnet sich hier allgemein etwa in gleicher Weise. Selbstverständlich schreiten die Hersteller in gleicher Weise auch in dem Bestreben, möglichste Naturtreue in ihren Fabrikaten zu erreichen, ständig weiter fort und wir sind heute in dieser Hinsicht auf einem höchst erfreulichen Standpunkt angelangt. Die Industrie stützt sich dabei vielfach mit Recht auf wissenschaftliche Arbeiten, die den Zweck verfolgen, ein vollkommenes System künstlicher Zähne zu schaffen. Solche Systemkonstruktionen bauten sich auf dem Gedanken auf, die Zähne in eine Harmonie zum gesamten übrigen Körper zu setzen und diese Harmonie in der äußeren Gestaltung der Zähne zum Ausdruck zu bringen. Ja, man ging sogar so weit, in der Form der Zähne eine innere Harmonie zu psychischen Momenten zu konstruieren. Ein interessanter Versuch nach dieser Richtung hin ist die von Flagg aufgestellte Theorie von den Temperamentformen der Zähne, d. h. von vier variablen Einheitsformen, die den menschlichen Temperamenten entsprechen sollen.

Diese wissenschaftlich unhaltbare, praktisch bedeutungslose Theorie kann heute allgemein als überwunden bezeichnet werden. Dagegen hat die Einteilung der Zahnformen in drei Typen nach Williams so viel Bestechendes für sich, daß sie für die Formgebung bei der Herstellung künstlicher Zähne von großer Bedeutung geworden ist.

Nach Williams sind drei, natürlich auch variable Grundtypen der Zähne zu unterscheiden. Das sind:

1. Der quadratische Typus,
2. der dreieckige Typus,
3. der ovale Typus.

Der jeweils entsprechende Typus, d. h. die Harmonie zwischen Gesichtsform und Zahnform wird ermittelt, indem man sich einen vergrößerten, oberen, mittleren Schneidezahn umgekehrt auf das Gesicht gelegt denkt, so daß also die Stirnhorizontale die Schneidekante des Zahnes darstellt, während die Unterkiefer-Kinnlinie den Zahnhalsrand wiedergibt. Nach dieser Typenlehre sind die GysiWilliamsschen Anatoformzähne hergestellt und mustergültig entwickelt.

Auch in der Ausgestaltung der künstlichen Zähne nach der funktionellen Seite hin sind — wiederum vor allem durch die tätige Mitarbeit von Prof. Gysi — in enger Anlehnung an die anatomisch-physiologischen Verhältnisse im natürlichen Gebisse in den letzten Jahren enorme Fortschritte zu verzeichnen, die die Potenz der künstlichen Zähne gewaltig gehoben haben und uns bei unseren technischen Maßnahmen zu den befriedigendsten Resultaten verhelfen. Es sei hier nur kurz an die exakte Ausgestaltung der Molarenkauflächen, insbesondere bei den sog. Gysischen Kreuzbißzähnen erinnert, die in engster Anlehnung an die anatomischen Verhältnisse bei natürlichen Zähnen geschaffen, das Problem der Wiederherstellung der Kaufunktion beträchtlich gefördert und vereinfacht haben.

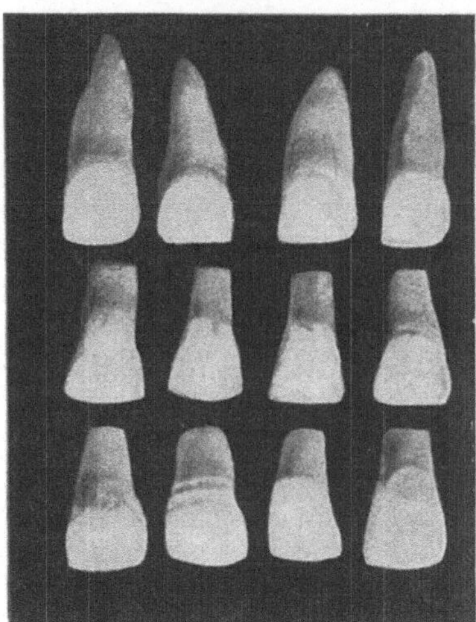

Abb. 5. Williams Grundtypen.

Andererseits aber beschäftigt man sich neuerdings wieder mehr mit dem Problem, die mechanische Wirkung der künstlichen Zähne dadurch zu steigern, daß man in bewußter Abkehr von der Anpassung der Kauflächen künstlicher Molaren an die streng anatomischen Formen der Zähne eine für die Kaudruckleistung wirksame Kauflächenform zu schaffen versucht. Die Amerikaner bemühten sich, dieses zu erreichen, indem sie die Kauflächen der unteren Zähne keilförmig gestalteten und in die Kauflächen der oberen Zähne entsprechend ausgeschliffene Negative formten (Sears, New York.)

Schröder ging noch einen Schritt weiter und formte die Molarenkauflächen nach dem Mörserprinzip, indem er den unteren Kauflächen die Form einer Kuppe, den oberen entsprechend die Form einer Mulde gab. Er beobachtete bei dieser Formung eine verstärkte Mahlwirkung, wie auch eine erhöhte Schneidewirkung der Molaren im Kunstgebiß (vgl. seine Abbildungen a. a. O.).

H. Die Zahnstifte.

Bei der Beschreibung des Brennprozesses ist bereits von den Stiften gesprochen worden, die auf der Rückseite der Zähne mit eingebrannt werden. Diese Zahnstifte sind für die Verwendung der künstlichen Zähne von besonderer Bedeutung. Durch sie wird die Verbindung der Porzellanzähne mit dem Material der Ersatzstücke (Kautschuk, Gold, Porzellan usw.) hergestellt.

Die Stifte (Krampons) haben eine ungefähre Länge von 3,5 bis 4 mm und eine Dicke von etwa 1 mm. Sie sind entweder wagerecht nebeneinander oder senkrecht übereinander in der Mitte der Rückseite des künstlichen Zahnes angeordnet, in einer Entfernung von etwa 2—5 mm voneinander. Die Stifte haben die Form eines runden Stäbchens, das an dem in die Porzellanmasse eingebrannten Ende eine knopfartige Verbreitung aufweist, während das andere Ende entweder gerade, d. h. in der Stärke des Stäbchens ausläuft (Langstifte) oder gleichfalls in einem kleinen Knopf endigt (Knopfstift). Früher benutzte man als Material für die Stifte ganz allgemein Platin bzw. Platiniridium, denn nur dieses allein ist imstande, die beim Brennen der Zähne notwendig Temperatur ohne Beeinträchtigung auszuhalten. Das Einbrennen von Stiften aus minderwertigerem, d. h. leichter schmelzbarem Metall bedingt auch die Verwendung einer bei geringerer Temperatur schmelzenden Porzellanmasse; die Verwendung eines so gearteten Materials aber beeinflußt naturgemäß die Widerstandsfähigkeit der daraus hergestellten Zähne.

Um nun der mit dem ständigen Steigen des Platinpreises einhergehenden erheblichen Verteuerung der Zähne zu begegnen, ist man mehr und mehr dazu übergegangen, für die Zahnstifte Metalle von geringerem Edelgehalt zu verwenden. So versuchte man zunächst in den ohne die Stifte fertig gebrannten Porzellanzahn nachträglich Nickel- oder Eisenstifte mittels leichter schmelzbarer Emaille einzubrennen, ein Verfahren, das durchaus unbefriedigende Resultate ergab. Einerseits waren die Stifte nicht genügend fest verankert, andererseits erlitt die Porzellanmasse in der Umgebung der Stifte mißliche

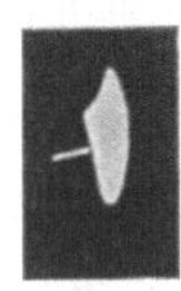

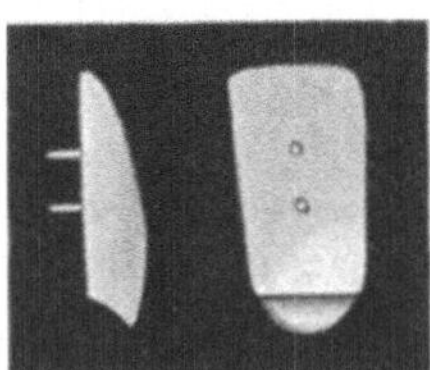

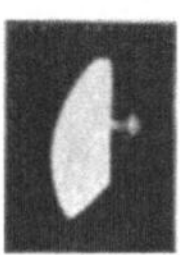

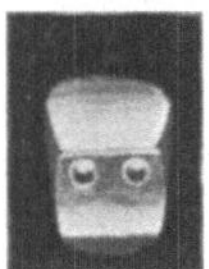

| Abb. 6. Langstift-zahn. | Abb. 7. Langstifte in senkrechter Anordnung. | Abb. 8. Knopfstift-zahn. | Abb. 9. Knopfstifte in wagerechter Anordnung. |

Verfärbungen, die das Aussehen der Zähne stark beeinträchtigten. So entstand der Gedanke, die Krampons nicht mehr aus einem einheitlichen Material herzustellen, sondern aus verschiedenen Bestandteilen, und zwar einer Vereinigung von hochwertigem und minderwertigem Metall. Das hochwertige Metall (Platin) findet Anwendung in Gestalt einer Hülse oder Spirale, die in die schwer schmelzbare Porzellanmasse eingebrannt werden kann, und in diese Hülse wird nachträglich ein Stift aus minderwertigem Material (Silber mit Goldplattierung, Kompositionsmetall oder Goldlegierung) eingesetzt. Solcher Zähne sind die bekanntesten Fabrikate u. a. die de Treyschen Solila- und Parcus-Zähne, die New Departurezähne und die Aurorazähne von Ash. Trotz aller unverkennbaren Vorzüge, die diese Zahnfabrikate auszeichnen, erreichen sie die Qualität der echten Platinstiftzähne, d. h. der Zähne, deren Krampons durch und durch aus Platin bestehen, nicht. Bei allen technischen Maßnahmen, bei denen die Zähne hohen Temperaturen auszusetzen sind (Löt- und Gußprozesse), nehmen Platinstiftzähne nach wie vor die erste Stelle ein.

J. Die Arten der künstlichen Zähne.

1. Flach- und Absatzzähne.

Unter den Zähnen mit Stiften hat man noch zwei wesentlich verschiedene Formen zu unterscheiden, das sind die Flachzähne und die Absatzzähne. Die ersteren haben eine völlig ebene Rückenfläche, während die Rückenfläche der letzteren einen von der Schneidekante her nach den Krampons zu deutlich vorspringenden Absatz aufweist.

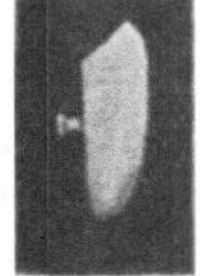

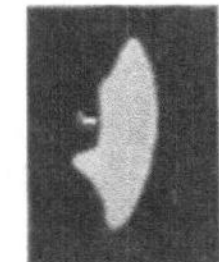

| Abb. 10. Flachzahn. | Abb. 11. Absatzzahn. |

Dieser Unterschied ist insofern von Bedeutung, als zur Verwendung für Metallarbeiten, bei denen die Rückenfläche des Zahnes mit einer Metallplatte

zu versehen ist, nur der Flachzahn in Betracht kommt. Für Kautschukarbeiten
können beide Sorten gleichmäßig Anwendung finden.

2. Künstliche Zähne ohne Stifte.

Neben den oben erwähnten Kramponzähnen werden auch solche hergestellt
und verarbeitet, bei denen die Verbindung des künstlichen Zahnes mit dem
Ersatzstück auch ohne Zahnstifte möglich ist, bei denen also die Verwendung
teurer Metalle in Wegfall kommt. Hier sind zunächst die **diatorischen Zähne**
oder **Lochzähne** zu nennen, deren Verwendbarkeit allerdings in der Hautpsache
auf Kautschukarbeiten beschränkt bleibt.

Im Zahnkörper befindet sich eine napfförmige Vertiefung, von deren Boden
aus ein Kanal den Zahn quer durchzieht, der an der mesialen und distalen
Seitenwand endet. Die hier geschaffenen Hohlräume sind dazu bestimmt,
sich mit dem eingepreßten Kautschuk anzufüllen, wodurch eine innige Verbindung mit dem die Zähne auch äußerlich umgebenden Kautschuk hergestellt
wird. Es sei noch erwähnt, daß neben der beschriebenen Form von Lochzähnen
auch noch andere kleine Variationen gebräuchlich sind; doch sind die hier
bestehenden Unterschiede nicht wesentlich genug, um im einzelnen darauf
einzugehen.

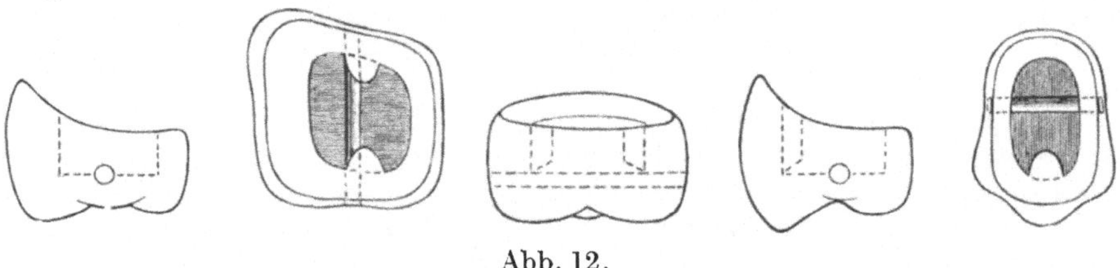

Abb. 12.

Hervorgehoben sei nur, daß diese Art künstlicher Zähne sich besonders
für die Molaren und Prämolaren eignet, während ihre Verwendung für Front-
zahnersatz zu widerraten ist. Im allgemeinen ist jedoch die Widerstandsfähigkeit der diatorischen oder Lochzähne in sich eine größere als bei den Kramponzähnen. Das hat seinen Grund darin, daß für ihre Herstellung eben nur ein
einheitliches Material, das Porzellan, benötigt wird. Die Kombination von
Porzellan und Metall, wie sie bei den Kramponzähnen besteht, bleibt nicht
ohne Nachteil für die Widerstandsfähigkeit. Der Ausdehnungskoeffizient des
Metalls stimmt — vor allem bei den nicht aus Platin bestehenden Krampons —
mit dem des Porzellans nicht überein; infolgedessen ist auch die Ausdehnung
der beiden Materialien eine ungleichmäßige und in weiterer Folge ergibt diese
Tatsache das Vorhandensein von zahlreichen feinsten Sprüngen in der die
Krampons umgebenden Porzellanmasse, die für die Haltbarkeit der Zähne
naturgemäß nachteilig sind.

Der große Aufschwung, den die Metalltechnik in der zahnärztlichen Prothetik
genommen hat, insbesondere die außerordentlich weite Verbreitung der Brückenarbeiten hat das Suchen nach einem einwandfreien kramponlosen Zahn, der
allen Insulten gegenüber standhält, wesentlich angeregt und gefördert. Man
war bei der Herstellung von Metallarbeiten früher unbedingt darauf angewiesen,
die Zähne bei ihrer Verarbeitung einem häufig wiederholten Lötprozeß zu
unterwerfen. Damit und mit den hierbei unausbleiblichen starken Temperaturunterschieden, die auf den künstlichen Zahn einwirkten, setzte man die Zähne
dauernd der Gefahr aus, Sprünge zu bekommen und dadurch an Widerstandsfähigkeit einzubüßen, eine Erscheinung, die viele wertvolle und mühsame

Arbeiten erschwert oder in Frage gestellt hat. Heute besitzen wir zwar mannigfaltige Möglichkeiten, auch Kramponzähne bei Metallarbeiten zu verwenden, ohne sie dem Feuer aussetzen zu müssen; trotzdem ist die Industrie nach wie vor bestrebt, auch kramponlose Zähne in höchster Vollendung herzustellen. Sie finden besonders in der Brückentechnik gern und häufig Verwendung, weil sie besonders in kosmetischer Hinsicht außerordentlich befriedigende Resultate ergeben. Bock beschreibt verschiedene Arten ihrer Anwendung, besonders nach den Angaben von Trebitsch und J. J. Stark, Brooklyn.

a) Röhrenzähne.

Die ersten Zähne ohne Krampons, die besonders für Metallarbeiten Anwendung fanden, waren die Röhrenzähne. Sie nähern sich in ihrer ganzen Ausgestaltung den natürlichen Zähnen weit mehr als alle anderen Zahnformen, indem alle vier Flächen — mesial, distal, buccal bzw. labial und lingual bzw. lateral — der menschlichen Zahnform nachgebildet sind.

In der Längsachse durchzieht diese Röhrenzähne ein runder Kanal, der bisweilen mit einer Platinhülse ausgekleidet ist. Der Kanal endet entweder blind unterhalb der Kaufläche oder er durchzieht den Zahnkörper bis zur Oberfläche. Letzteres ist namentlich bei den Röhrenzähnen von Ash der Fall,

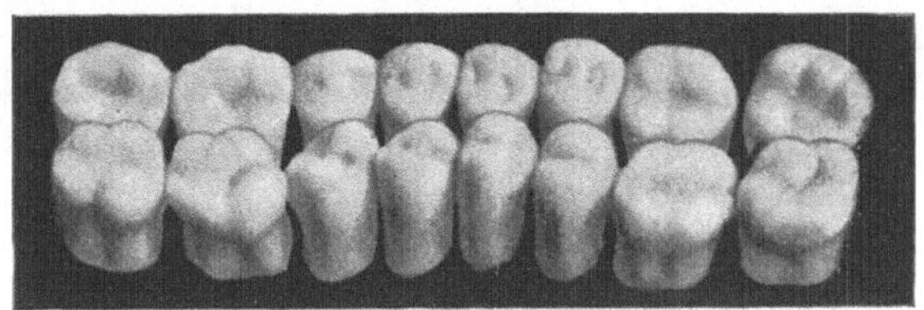

Abb. 13. Röhrenzähne von Riechelmann.

während die von der Firma Kügemann nach Angaben von Riechelmann in den Handel gebrachten Röhrenzähne, die sich ihrer ganzen Form nach durch hervorragende Naturtreue auszeichnen, den kleinen kosmetischen Mangel, der durch das auf der Kaufläche sichtbare Kanalende entsteht, nicht aufweisen. Freilich ermöglicht — wie Rumpel schreibt — das Durchgehenlassen der Röhre bis zur Kaufläche die Verwendung der Zähne auch bei niedrigem Biß, während die Formen mit geschlossener Kaufläche, bei denen also das Kanalende nicht bis an die Oberfläche reicht, nur bei verhältnismäßig hohem Biß anwendbar sind. Also was einerseits einen kosmetischen Vorzug des Zahnes darstellt, wird ihm andererseits zum funktionellen Mangel und umgekehrt. In den Röhrengang paßt ein runder Metallstift von 1,4—1,6 mm Stärke, durch den die Befestigung des Zahnes mit der Basis, auf der er ruhen soll, bewirkt wird.

Rumpel rühmt besonders den Ashschen Röhrenzähnen eine außerordentliche Bruchwiderstandsfähigkeit nach, was sie ihrer homogenen Struktur verdanken. „Sie eignen sich daher besonders gut zum Ersatz von Backzahnkronen bei niederem Biß, und zwar sowohl bei Metallplattenprothesen als auch bei mit schmalem Sattel aufliegenden Brücken." Es ist klar, daß ein Gebilde von der oben beschriebenen Form, das eine körperhaft runde, kompakte Masse darstellt — sei es welchen Fabrikates auch immer —, eine größere Widerstandskraft aufweist als ein verhältnismäßig dünnes Porzellanstück, wie wir es in den erst beschriebenen flächigen Zahnformen vor uns haben. Ferner haben die Röhrenzähne noch den großen Vorteil für ihre Verarbeitung, daß sie sich von allen Seiten beschleifen lassen, ohne hinsichtlich ihres Aussehens eine

Beeinträchtigung zu erfahren. Politur und Glanz läßt sich durch Polieren mit einem Emmery Disk, unter Anwendung eines Tropfens Öl und schneller Rotation der Scheibe, wiedergeben (Rumpel).

Den oben beschriebenen Zähnen ähnlich sind andere bekannte Zahnfabrikate, so die Daviskronen, die Dowelkronen, die Gosleekronen, die Diamantkronenzähne von Homann u. a. m.

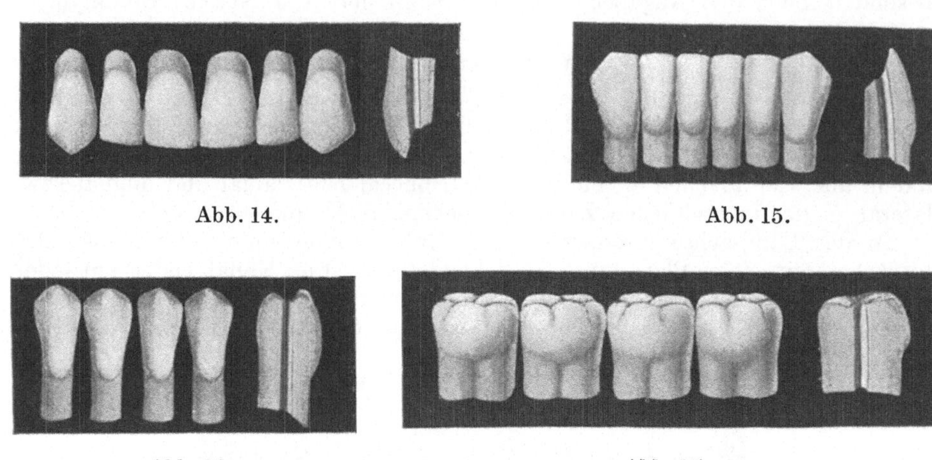

Abb. 14.   Abb. 15.

Abb. 16.   Abb. 17.

Abb. 14—17. Verschiedene Formen von Röhrenzähnen von Ash und Sons.

b) Steelefacetten.

Als weiterer wesentlicher Fortschritt in der Herstellung von kramponlosen Zähnen ist die Einführung der Steeleschen Schieberfacetten zu bezeichnen. Der Gedanke, die künstlichen Zähne durch Metallgeschiebe abnehmbar zu machen, ist freilich schon lange vor dem Erscheinen der Steeleschen Zähne aufgetaucht und durch allerhand Versuche in die Tat umgesetzt worden. Ich erinnere nur an verschiedenartige Zahnformen von Evslin mit Schiebervorrichtungen oder an die Schieberbefestigung von Eggler. Die wünschenswerte Vereinfachung der Methode, vor allem aber auch eine erhebliche kosmetische Verbesserung brachte freilich erst die Steelefacette. Hier wurde das Schiebersystem an die Stelle des Zahnkörpers verlegt, d. h. der Porzellanzahn selbst als Schiene behandelt, die auf einen metallenen Zapfen aufgeschoben wird. Wir haben also hier keinen eigentlichen Zahnkörper vor uns, sondern nur die Vorderfläche eines solchen, in welcher rückwärts eine Rinne ausgespart ist. Die Rinne paßt genau auf einen hohlen Schieberzapfen, der auf einer metallenen Unterlage, der Schieberplatte, befestigt ist. Diese hat die Verbindung mit der Prothesenbasis herzustellen. Die Porzellanmasse der Facette ist recht widerstandsfähig, wenn sie auch nicht die Homogenität der Röhrenzähne aufweist; ein Nachteil für das Beschleifen der Facetten. Die Steelefacetten existieren in mannigfaltigen Formen und Farben und haben sich infolge ihrer leichten Verarbeitung und Ersetzbarkeit bei Reparaturen eine große Beliebtheit erworben. Ihre flache Form, die wenig aufträgt, macht die Steelefacette in kosmetischer Hinsicht als naturähnliche Deckschicht, d. h. als Zahnfront für starke Metallarbeit sehr geeignet.

c) Bibers auswechselbarer Porzellanzahn.

Der von der Firma Arnold Biber (Pforzheim) herausgebrachte auswechselbare Porzellanzahn entspricht im Prinzip dem Steelezahn fast völlig. Er ist nicht so flächig wie dieser, sondern etwas körperhafter gestaltet und hat dadurch ein noch natürlicheres Aussehen. Dieser kosmetische Vorzug wird freilich für die Verwendung zu Metallarbeiten zu einem gewissen Nachteil. Es kommt

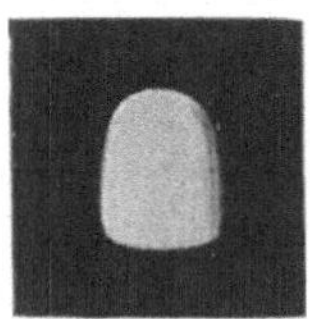

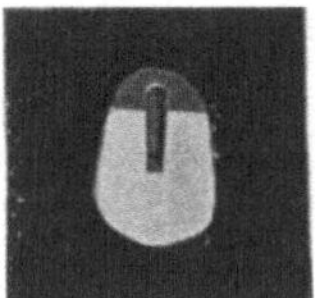

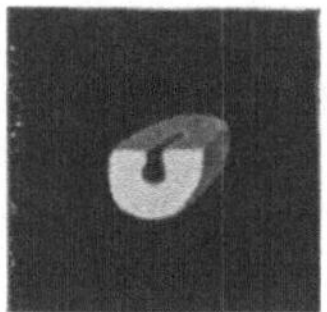

Abb. 18. Bibers auswechselbarer Porzellanzahn.

Abb. 19. Rücken.

Abb. 20. Seitenansicht.

hinzu, daß der Biberzahn in bezug auf Präzision der Ausgestaltung von Ecken und Kanten hinter dem Steelezahn zurücksteht. Aus diesen Gründen eignet er sich mehr für Kautschuk- als für Metallarbeiten, da bei letzteren exaktestes

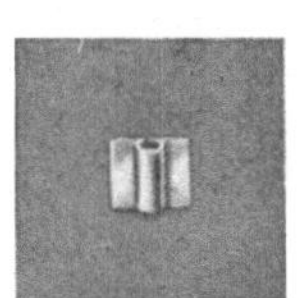

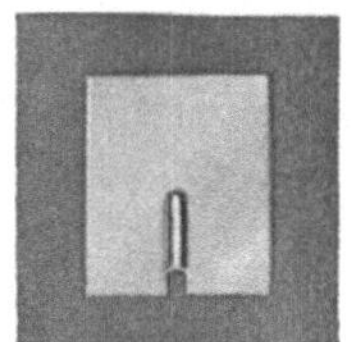

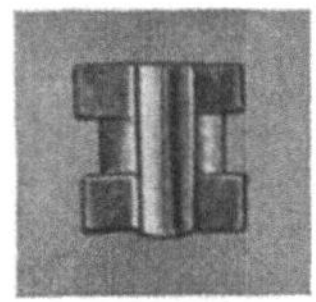

Abb. 21. Klammer.

Abb. 22. Klammer mit Schutzplatte.

Abb. 23.   Abb. 24. Klammern für Kautschukarbeiten.

Anliegen scharfkantiger Porzellanflächen an der schützenden Metallplatte mit eine der Vorbedingungen für die Haltbarkeit der Facetten ist. Für Kautschukarbeiten andererseits, für die der Biberzahn sogar ohne Schieberplatte Verwendung finden kann, sind diese Mängel bedeutungslos.

d) Reparaturzähne von Ash und Sons.

Unter die kramponlosen Zähne gehören auch die Ashschen Reparaturzähne, die, wie der Name sagt, vor allem für Reparaturzwecke bestimmt sind. Sie haben an der Rückenfläche, an der Stelle, wo bei Kramponzähnen die Stifte sitzen, eine horizontal laufende ovale Mulde, die zur Aufnahme der bei Bruch und Abspringen von Kramponzähnen stehen gebliebenen Kramponenden dient. Ihre Verwendungsmöglichkeit geht aus der Darstellung ihrer Form unschwer hervor. Die Facette wird an die Metall- oder Kautschukfläche der Prothese angeschliffen, die Mulde auf der Rückseite mit Zement gefüllt

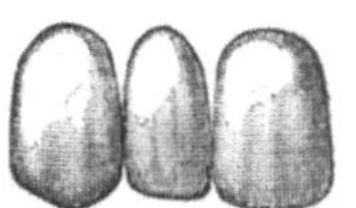
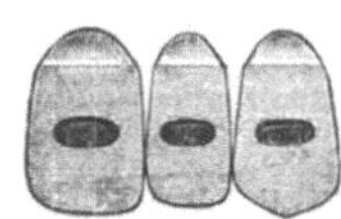

Abb. 25. Reparaturzähne.

und alsdann die Facette über den stehen gebliebenen Kramponenden festgeklebt. Die Ashschen Reparaturzähne werden in allen Formen und Größen hergestellt, so daß für Reparaturzwecke die passende Facette jeweilig rasch zu erhalten ist. Daß die Stabilität eines solchen Reparaturzahnes, der seinen Halt hauptsächlich in der Klebkraft des Zementes findet, derjenigen der Röhren- und Schieberzähne nachsteht, bedarf keiner weiteren Erörterung.

Man hat verschiedentlich versucht, diese Zähne nicht nur für Reparaturzwecke zu verwenden, sondern sich ihrer bei der Herstellung von Metallarbeiten
von vornherein zu bedienen. Mancherlei Methoden sind dafür angegeben worden,
von denen jedoch keine bisher Allgemeingut in der zahnärztlichen Technik
geworden ist. Die Beschreibung ihrer Verwendung bleibe deshalb in der vorliegenden Arbeit auf die eigentliche Absicht des Erfinders beschränkt.

e) Kramponlose Zähne nach Riechelmann.

Die Firma H. Kügemann (Nürnberg) hat nach Angaben von Riechelmann
einen neuen kramponlosen Zahn herausgebracht, der wesentlich von den bekannten Zähnen in seiner Befestigungsweise abweicht und dadurch sowohl
für alle Metall- und Kautschukarbeiten wie für jegliche Reparaturen sich eignet.
Ein weiterer Vorteil ist der, daß der Zahn
als ein Zwischenglied zwischen Flachzahn
und Absatzzahn überaus widerstandsfähig

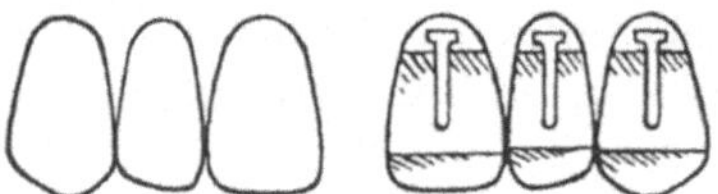

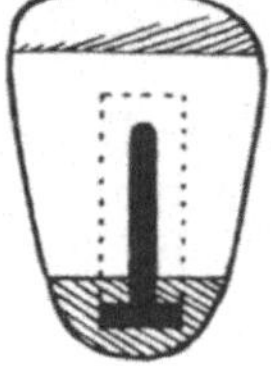

Abb. 26. Zähne nach Riechelmann.   Abb. 27.

gebaut ist und außerdem in kürzester Zeit und mit geringer Mühe ersetzt
werden kann. Infolgedessen lassen sich damit auch kosmetisch einwandfreie
Erfolge erzielen, da keinerlei Metall sichtbar wird. Über die Technik der Anwendung äußert sich Riechelmann wie folgt:

„Der Zahn (Abb. 26) trägt auf der Rückseite eine T-Nut ähnlich wie bei
den Steelefacetten, nur tiefer in den Zahnkörper gelagert und so weit in die
Schneide verlaufend, daß dort ein überaus fester Halt für das Befestigungsmittel gegeben ist (Abb. 27). Letzteres besteht aus einem losen Gewindestift

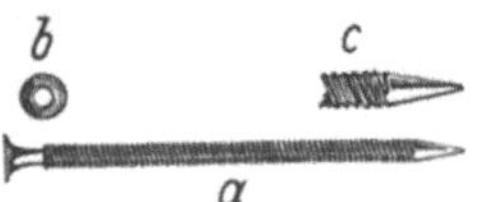

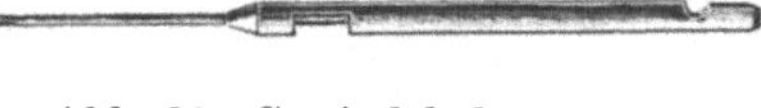

Abb. 29. Gewindebohrer.

Abb. 28.   a Gewindestift vergrößert.
b Gewölbtes Plättchen, das über den
Stift bis an dessen Kopf geschoben
wird.   c Spitze des Stiftes, dreieckig
zum Fassen mit dem Schlüssel.

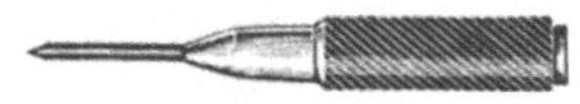

Abb. 30. Gewindeschneider.

beliebigen Metalls, der an seinem dünnen Kopf ein lose übergeschobenes Metallplättchen trägt (Abb. 28) und mit dem Plättchen in die Nut des Zahnes geschoben wird, wodurch der Gewindestift einerseits im Zahn festen Halt in
beliebiger Höhe bekommt, während er andererseits sich in dem Plättchen drehen
kann und leichtes Spiel nach allen Seiten hat. Wie neuere Versuche gezeigt
haben, können auch Stifte mit festem, dünnen runden Kopf verwendet werden.
Damit ist eine neue Befestigungsweise gegeben. Da diese von den bisher
üblichen ganz verschieden ist, möge sie kurz im folgenden dargestellt werden
sowohl für Metall- wie für Kautschukarbeiten.

Der Zahn wird ohne Rücksicht auf das Befestigungsmittel aufgeschliffen,
da Höhenunterschiede zur Befestigung des Gewindestiftes durch die Länge

der Nut ohne weiteres ausgeglichen werden, und die Rückenplatte durch Guß oder Metallplatte hergestellt. Nun wird an der für den Biß günstigsten Stelle mit dem geeigneten Instrumentarium (Abb. 29 und 30) die Rückenplatte durchbohrt und mit Gewinde versehen. Die Technik zur Gewinnung des Gewindes in der Rückenplatte kann auch so erfolgen, daß statt der

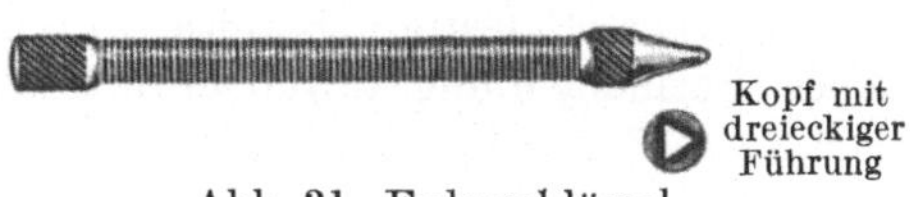

Abb. 31. Federschlüssel.

Durchbohrung ein Graphitstäbchen eingegossen wird, oder daß eine mit Gewinde versehene Hülse eingegossen oder eingelötet wird. Der Gewindestift mit dem aufgeschobenen Plättchen wird von der Zahnseite so weit durch-

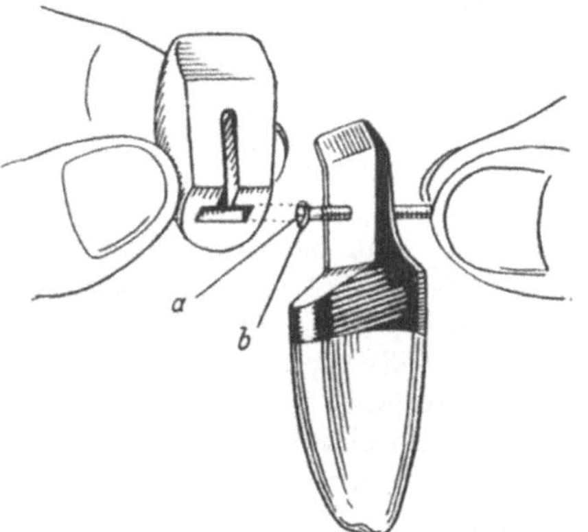

Abb. 32. a Kopf des Gewindestiftes.
b Übergeschobenes loses Plättchen.

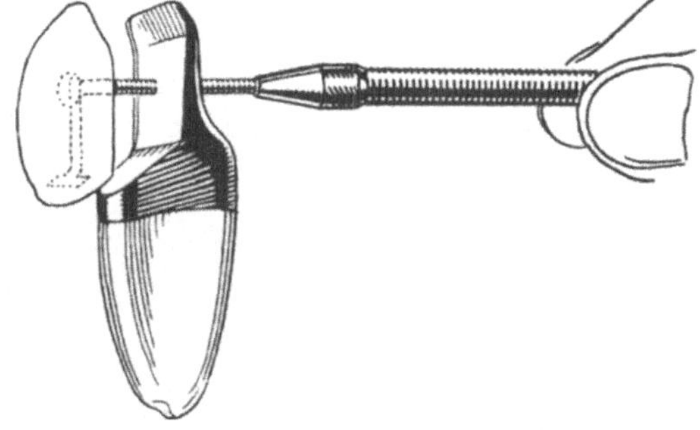

Abb. 33. Anziehen des Zahnes an die Rückenplatte.

geschraubt, bis er von der Rückseite der Rückenplatte mit Federschlüssel (Abb. 31) gefaßt werden kann. Nun wird der Zahn, dessen Nut und Rückseite mit dünnflüssigem Zement beschickt ist, über das Plättchen und Kopf des Gewindestift geschoben (Abb. 32) und durch weiteres Anziehen mit dem Federschlüssel (Abb. 33) fest an die Rückenplatte angezogen (Abb. 34). Nach Erhärten des Zementes wird das überstehende Ende des Gewindestiftes abgeschnitten und poliert.

Bei Bruch eines solchen Zahnes wird der Gewindestift am Kopf gefaßt und nach der Zahnseite herausgeschraubt. Der Ersatz des Zahnes ist einfach, da der Ersatzzahn wieder ohne Rücksicht auf das Befestigungsmittel aufgeschliffen und mit neuem Gewindestift befestigt wird wie das erstemal.

Bei Kautschukarbeiten wird der gekürzte, nicht umgebogene Stift mit dem Plättchen in den aufgeschliffenen Zahn geschoben und verfahren wie sonst üblich, nur mit dem Unterschied, daß die Lage des Stiftes beim Stopfen in Kautschuk nach Belieben festgelegt wird. Der Stift soll bei Kautschukarbeitenso weit gekürzt sein, daß er auf der Plattenseite noch von Kautschuk bedeckt bleibt.

Eine Reparatur erfolgt so, daß nach Entfernung des Kautschukgrates der Stift am Kopfende gefaßt und herausgeschraubt wird. Dann wird das Gewinde

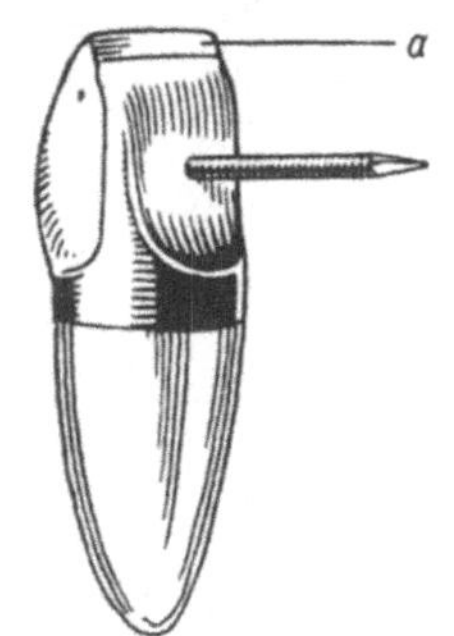

Abb. 34. Fertig angezogener Zahn. a ungeschützte Schneide. Der überstehende Teil des Stiftes wird abgeschnitten und anpoliert.

im Kautschuk nachgeschnitten, durch die Platte hindurch, und der Ersatzzahn befestigt wie bei Metallarbeiten. Ein erneutes Vulkanisieren der Platte fällt damit weg, die Reparatur kann in 10—15 Minuten beendet sein.

Die neue Befestigungsweise wird auch an Prämolaren und Molaren mit neuer Formengebung durchgeführt werden. Sollten für Metallarbeiten ganz flache Zähne gleicher Art gewünscht werden, so ist es dann ratsam, die Schneide der Zähne gut durch Metall zu schützen. Das ist bei diesem Zahn möglich, weil er nicht wie die Steelefacetten zwangsläufig vertikal der Führung der Schiene folgen muß, sondern mittels des Gewindestiftes horizontal an die Rückenplatte angezogen wird. Der Federschlüssel ist so gebaut, daß er den Zahn fest anzieht, ohne daß dieser durch zu starkes Schrauben platzen kann und eignet sich durch seine Form auch zum Arbeiten im Munde."

Die Vita-Facette ist im Nachtrag S. 963 behandelt.

f) Der Ramco-Einstiftzahn nach de Terra.

Ein Mittelding zwischen auswechselbaren Zähnen und Zähnen mit Stiften stellt der Ramco-Einstiftzahn dar, der von de Terra angegeben und von der Firma Ramsperger & Co. in Zürich hergestellt worden ist. Der Zahn ist eigentlich als auswechselbare Facette gedacht, die Auswechselbarkeit ist aber in der Erprobung des Zahnes eine Nebensächlichkeit geworden, weshalb die Bezeichnung Einstiftzahn die richtige ist.

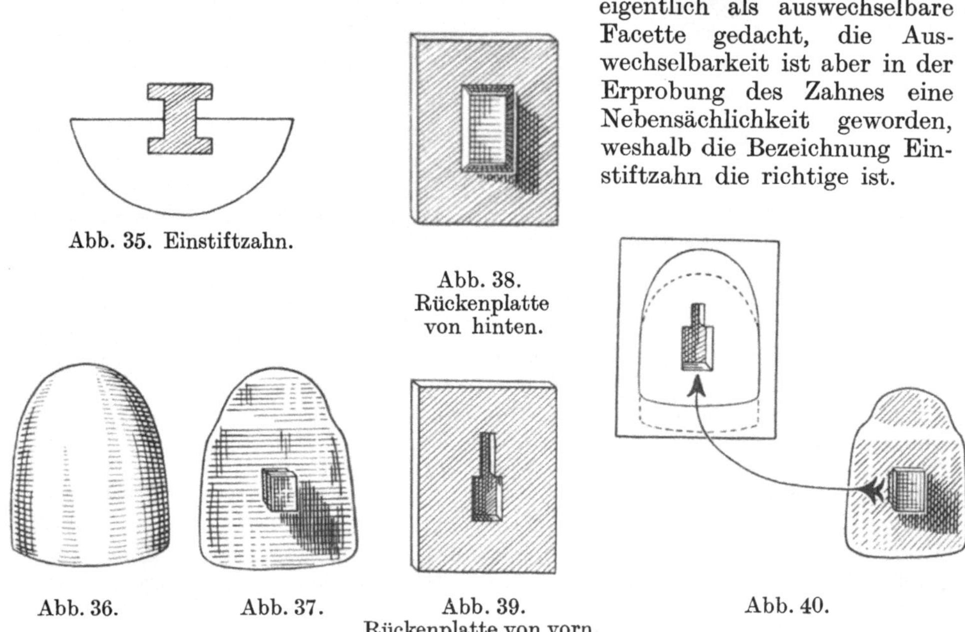

Abb. 35. Einstiftzahn.

Abb. 38.
Rückenplatte
von hinten.

Abb. 36.   Abb. 37.   Abb. 39.   Abb. 40.
Rückenplatte von vorn.

Auf der Rückenfläche des Zahnes befindet sich, statt zweier Krampons wie bei den übrigen Stiftzähnen, nur ein viereckiger Träger, der sog. Stiftteller. Dieser wird von einem balkenförmigen, ebenfalls vierkantigen Träger in einer Entfernung von 0,45 mm von der Zahnrückenfläche gehalten. Eine Rückenplatte aus 18-, 20- oder 22karätigem Gold, die passend geliefert wird, weist den zum Stiftteller passenden Aufnahmeschlitz und für den vierkantigen Träger eine gangartige Verengerung cervicalwärts auf. Die Facette wird mit dem Stiftteller durch den Aufnahmeschlitz in den verengten Gang geschoben — etwa 1,8 mm hoch — und sitzt alsdann in diesem fest (siehe Abb. 35—40).

Die endgültige Befestigung des Zahnes im Aufnahmegang erfolgt mit

Zement; doch dient die Zementbefestigung nur dem Zwecke, die Facette, die mechanisch in ihrer Lage festgehalten ist, am Herausrutschen zu verhindern.

Die Reparatur bzw. der Ersatz einer abgebrochenen Einstiftfacette geschieht in der Weise, daß man den im Schlitz der Rückenplatte steckengebliebenen Stift nach Auskratzen des Zements aus der rechteckigen Schlitzöffnung mit einer Spitzzange faßt, in der Längsrichtung herabschiebt und aus der Schlitzöffnung herauszieht.

Das de Terrasche System hat sich außerordentlich bewährt, zumal die Einstiftfacette eine außerordentliche Bruchfestigkeit besitzt. Sie kann, infolge ihrer einfachen Verarbeitung bei prothetischen Arbeiten jeder Art mit Leichtigkeit verwendet werden. Die Firma Ramsperger & Co. liefert die Facetten samt Rückenplatten in reicher Auswahl an Formen und Farben.

g) Zahnfleischzähne.

Bei der Beschreibung der verschiedenen Arten von künstlichen Zähnen ist bisher nur derjenigen Fabrikate Erwähnung getan worden, die ihrer Form nach eben nur einen Ersatz für die Zähne, d. h. die Zahnkronen darstellen.

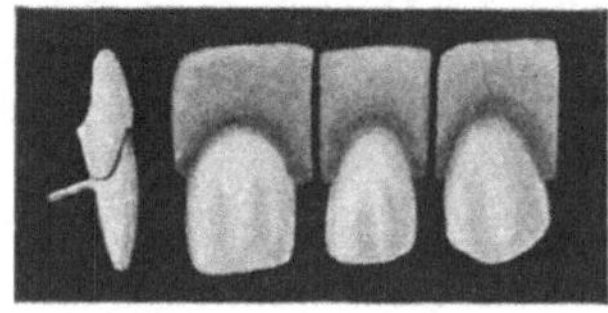

Abb. 41. Einzelne, aber zusammengehörige obere Schneidezähne und Eckzahn, daneben Seitenansicht eines Zahnes mit Langstiften.

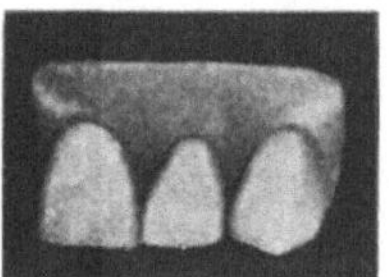

Abb. 43. Obere Schneidezähne mit Eckzahn.

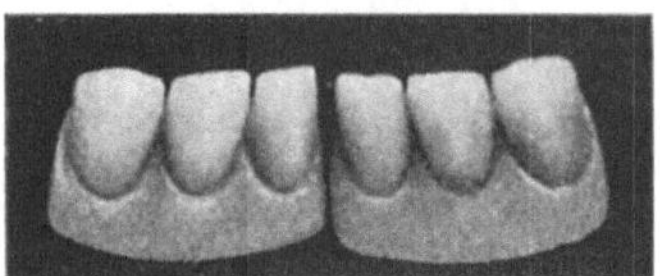

Abb. 44.

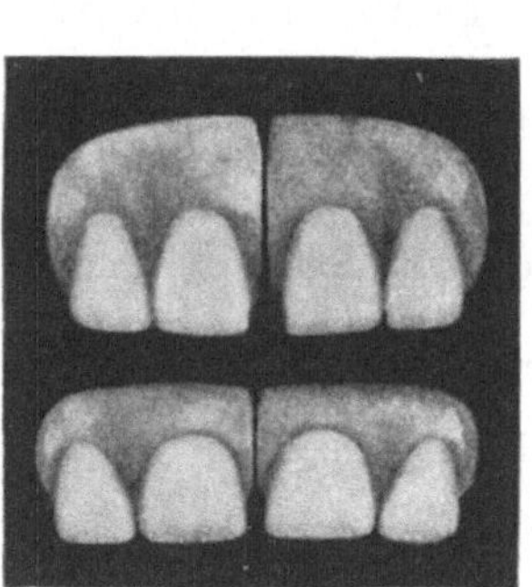

Abb. 42. Obere Schneidezähne in einem Block.

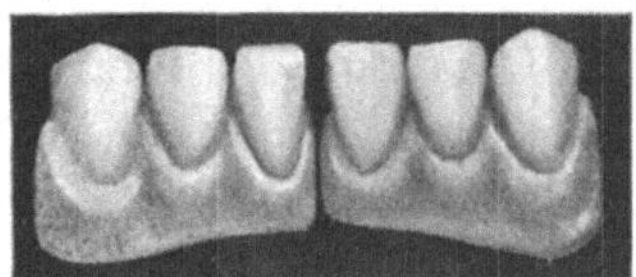

Abb. 45.

Abb. 44 und 45. Untere Frontzähne in 3er Blocks.

Man ist jedoch längst dazu übergegangen, außer für den einzelnen Zahn selbst auch für die ihn umgebenden Zahnfleischpartien Ersatzteile herzustellen, und zwar in Verbindung mit dem künstlichen Zahn. Wir sind dadurch in die Möglichkeit versetzt, eingesunkene Zahnfleischpartien außer durch Kautschuk auch durch das höherwertige Porzellan naturgetreu zu ersetzen. Für diese Zwecke sind die Zahnfleisch- oder Blockzähne konstruiert worden; Kramponzähne, die über dem Halsteil einen Ansatz von zahnfleischfarbenem Porzellan tragen. Diese Zahnfleischzähne werden einzeln oder in Blöcken zu 2, 3 und 4 Zähnen hergestellt, die Zahnfleischblocks wiederum in Zusammenstellungen mannigfacher Art, als sog. Garnituren in den Handel gebracht und dem Zahnarzt zur Verarbeitung übergeben. Diese Fabrikate sind auch in einer Mannigfaltigkeit in bezug auf Formen und Farben auf dem Markte, daß sie allen Anforderungen gerecht werden. Mit diesen Zahnfleischblöcken läßt sich bei richtiger Bearbeitung ein geradezu idealer kosmetischer Erfolg erzielen. Es sei oben eine Reihe von Abbildungen einzelner und in Garnituren zusammengestellter Blöcke gegeben.

h) Pontopinzähne.

In den letzten Jahren sind von Amerika die Pontopinzähne in den Handel gebracht worden, die gleichfalls hinsichtlich ihrer besonderen Form auf die exakte Adaptierung der Zahnkrone an den Zahnfleischrand Bedacht nehmen. Es sind normale Zähne mit einer angesetzten, kurzen und stumpfen Wurzel oder aber mit einer konkaven Aushöhlung nach der Wurzel zu, um einen guten Anschluß an den Alveolarfortsatz zu erzielen.

Die erstgenannte Form (siehe Abb. 46) eignet sich hauptsächlich für Schneide- und Eckzähne, und zwar insbesondere für Prothesen, die unmittelbar nach erfolgten Extraktionen hergestellt und

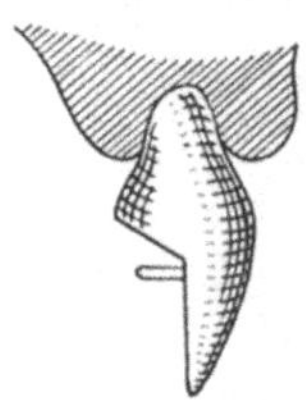
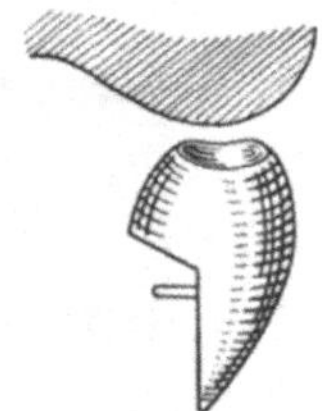
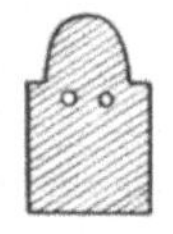
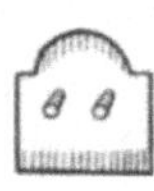

Abb. 46. Form I.   Abb. 47. Form II.   Abb. 48. Rückenplatte.
Pontopinzähne.

eingesetzt werden sollen; die zweite Form (siehe Abb. 47) wird vornehmlich für Bicuspidaten und Molaren verwandt.

Hersteller der Zähne ist die Ideal Tooth Inc. (Cambridge, Mass. U. S. A.), die auch die passenden Rückenplatten liefert. Diese haben für beide Krampons Röhrchen, in denen erstere verankert werden. Die Pontopinrückenplatten sind aus einer Legierung von Palladium, Gold und Platin hergestellt und in drei Größen zu haben (Abb. 46—48).

Pontopinzähne, die man sich übrigens leicht selbst herstellen kann, indem man Platinlangstiftfacetten durch Anbrennen des Wurzelteils in Porzellan entsprechend gestaltet, eignen sich besonders für Brückenarbeiten; doch steht ihrer Verwendung für Kautschukprothesen nichts im Wege.

3. Die Zahngarnituren.

Die große Variabilität der menschlichen Zähne in bezug auf Form und Farbe zwingt die Zahnfabriken, eine außerordentlich große Mannigfaltigkeit in ihren Fabrikaten zu entwickeln, um jedem Bedürfnis gerecht zu werden. Deshalb werden, zur Erleichterung für den zahnärztlichen Bedarf, die Zähne in gut geordnetem Zustande auf den Markt gebracht, und zwar derart, daß jeweils eine Anzahl zusammengehöriger Zähne zu einer Garnitur vereinigt wird. Wir erhalten solche Garnituren zu 2, 4, 6, 14 und 28 Zähnen in allen Formen und Farben. Freilich ist bei solchen vom Fabrikanten zusammengestellten Garnituren nur zu oft die Tatsache zu konstatieren, daß der Variabilität der Zahnfarben, wie wir sie im natürlichen Gebiß bei den einzelnen Zahngruppen fast stets beobachten müssen, nicht in gebührender Weise Rechnung getragen ist.

Die käuflichen Garnituren weisen meist einen allen Zähnen gemeinsamen Farbenton auf; etwas, was im natürlichen Gebiß fast nie vorkommt. Wir wissen aus unserer täglichen Beobachtung, daß der Farbenton eines Frontzahnes mit dem eines Eck- oder Backenzahnes in demselben Munde niemals ganz übereinstimmt, daß vielmehr die Zähne von der Mittellinie ab nach den Seiten zu immer dunklere Schattierungen aufweisen. Auf diese Tatsache ist bei der Zusammenstellung der Garnituren zu achten, und der kritisch wägende Praktiker wird fast stets gezwungen sein, eine nuancenreichere Zusammenstellung zu wählen, als sie die käufliche Garnitur bietet. Nichts ist augenfälliger für das Vorhandensein künstlicher Zähne im Munde als absolute Ebenmäßigkeit der Farbe.

K. Das Malen und Färben künstlicher Zähne mit Emaillefarben.

Die Technik des Malens und Färbens künstlicher Zähne hat sich aus der ästhetischen Forderung ergeben, bei der Herstellung von Zahnersatz den höchstmöglichen Grad von Naturtreue zu erreichen. Die vorhandenen Fabrikate reichen häufig dafür eben doch noch nicht aus, abgesehen von der Tatsache, daß es kaum möglich ist, einen so großen Bestand an Zähnen in seinem Besitz zu haben, daß man für jeden Bedarfsfall den passenden Zahn vorrätig hat. Hier hilft die Technik des Übermalens der künstlichen Zähne häufig rasch aus mancher Verlegenheit. Bei richtiger Anwendung dieses schönen, ästhetisch außerordentlich befriedigenden Verfahrens kommt man bald dazu, alle erdenklichen Farbennuancen und Abnormitäten, die sich an den natürlichen Zähnen finden, an den künstlichen täuschend nachzuahmen.

Das Übermalen der Zähne ist seit einigen Jahrzehnten schon bekannt. Während man sich hierfür früher hauptsächlich der Farbenzusammenstellung von S. S. White bediente, sind neuerdings von Poulson, Schaper, Wünsche, Vögele und Zundel Methoden ausgearbeitet und Materialzusammenstellungen herausgebracht worden, die an Einfachheit der Handhabung nichts zu wünschen übrig lassen.

Der Anwendungsmöglichkeiten für eine dieser Methoden gibt es eine reiche Menge. Zunächst kann es oft wünschenswert erscheinen, an einer einheitlichen Zahngarnitur kleine Farbenvariationen vorzunehmen, um dem differenten Aussehen natürlicher Zähne möglichst nahe zu kommen. Weiter bieten die zahlreich zu beobachtenden kleineren oder größeren Abnormitäten an natürlichen Zähnen, soweit sie sich farbig ausprägen, ein reiches Betätigungsfeld für den in der Maltechnik Erfahrenen. Verfärbungen von Zähnen starker Raucher sind häufig so außergewöhnlich, daß kein künstlicher Zahn, selbst nicht der käufliche „Raucherzahn" sie genau wiedergeben kann. Verfärbte Quer- und Längsfurchen, Schmelzmißbildungen, abgekaute und verfärbte Schneidekanten, verfärbte Zahnhälse u. a. m., das alles sind Besonderheiten des einzelnen Falles, bei denen zur selbstgeschaffenen Nachbildung geschritten werden muß. Auch das Nachmalen von Zahnfleischzähnen mit Zahnfleischfarben von besonderer Schattierung sei hier erwähnt.

Die käuflichen Malkästen enthalten eine Zusammenstellung von acht bis zehn Farben, die für alle vorkommenden Fälle ausreichen. Es sind dies hauptsächlich: weiß, grau, braun, braungrün, blau, rot, gelb und schwarz.

Weiß, das durch Zusammenschmelzen von Zinnoxyden mit einem Flußmittel hergestellt wird, eignet sich besonders zur Nachahmung kreidig-weißer

Schmelzflecke; dann aber auch zur Abtönung bei Vermischung mit einer der übrigen Farben.

Grau, aus Kobaltoxyden hergestellt, findet Verwendung zur Nuancierung von gelben oder überaus hellen Zähnen.

Braun, die wohl am häufigsten zur Anwendung kommende Farbe, gibt vortreffliche Nachahmungen von Raucherbelägen und dunkel wirkenden Schmelzdefekten.

Blau, aus Kobaltoxyd hergestellt, sowie gelb werden hauptsächlich als Mischfarben gebraucht.

Grün, aus Chromoxyd gewonnen, eignet sich zur Wiedergabe grünlicher Beläge.

Rot, aus Verbindung von Goldpurpur mit Flußmitteln hergestellt, gibt die Möglichkeit der Nachahmung von Zahnfleischfarbe.

Schwarz, eine Verbindung von Kobalt, Mangan und Eisenoxyden mit Flußmitteln, kommt als Mischfarbe zur Erzielung möglichst dunkler Farbtöne zur Verwendung.

Einige dieser Farben zeigen eine besondere Empfindlichkeit gegen zu hohe Temperaturen, so daß sie während des Brennprozesses mit großer Vorsicht zu behandeln sind; so z. B. weiß, grau, braun und schwarz, während andererseits wieder grün und auch blau die höchsten Temperaturgrade vertragen können.

Die Technik des Übermalens ist kurz folgende: Zunächst ist bei der Auswahl der Zähne, die übermalt werden müssen, darauf zu achten, daß sie eher etwas zu helle als zu dunkle Farbtöne aufweisen. Sind möglichst passende Zähne ausgewählt, so werden sie gründlich mit Terpentinöl gereinigt. Der einzelne Zahn wird alsdann zur Bearbeitung in eine Klemmpinzette oder einen Zahnhalter eingespannt, um ihn mit den Fingern nicht mehr berühren zu müssen. Der Farbtube wird eine kleine Menge der entsprechenden Farbe entnommen, nötigenfalls mit etwas Malöl verdünnt und mit einem feinen Haarpinsel an den gewünschten Stellen aufgetragen. Durch verschieden starkes Auftragen lassen sich auch verschieden starke Farbenabtönungen erzielen. Beim Mischen von zwei Farben wird zuerst die hellere aufgetragen und dann die dunklere darübergesetzt. Beim Auftragen mißlungene Stellen werden sofort mit Terpentinöl abgewischt oder mit einem spitzen scharfen Instrument wieder entfernt.

Nach Beendigung des Malens läßt man die Farbe zunächst leicht antrocknen; entweder durch vorsichtiges Hin- und Herziehen durch eine Spiritusflamme oder durch Auflegen auf den langsam erhitzten Brennofen. Erst wenn von der aufgetragenen Farbe der Ölglanz verschwunden, d. h. die Farbe stumpf geworden ist, ist sie zum Einbrennen genügend ausgetrocknet. Das Brennen erfolgt am besten im Gas- oder elektrischen Ofen unter ständiger Beobachtung des auf einer Asbest-Unterlage ruhenden Zahnes. Die erforderliche Temperaturhöhe und Brenndauer ist bei den einzelnen Farben verschieden und nach einiger Übung bald erkannt. Daß man mit Hilfe dieser Methode nicht nur gegenüber natürlichen Abnormitäten an den Zähnen, wie sie oben aufgeführt sind, fast unbegrenzte Wiedergabemöglichkeiten hat, sondern mit Hilfe der nötigen Farbe (Goldpräcipitat) sogar Kunstprodukte, nämlich Goldfüllungen, täuschend nachahmen kann, sei nur kurz erwähnt.

II. Die Bearbeitung der künstlichen Zähne.

In der Form, in der wir die künstlichen Zähne von den Zahnfabriken erhalten, sind sie für unsere Zwecke nicht ohne weiteres verwendbar. Sie müssen vielmehr erst noch zweckentsprechend bearbeitet werden. Einmal zur Erzielung eines möglichst vollen kosmetischen Erfolges; denn es ist klar, daß ein noch so passend nach Farbe und Typ ausgewählter künstlicher Zahn neben einem natürlichen Zahn durch eine gewisse fabriktechnische Regelmäßigkeit abstechen und darum auffallen wird. Zu diesem Zwecke ist es nötig, kleine Schleifkorrekturen vorzunehmen; sei es durch minutiöses Abrunden einer überscharf oder schematisch ausgeprägten Ecke, sei es durch leichtes Befeilen der Schneidekante, der Seitenflächen oder dergleichen.

Zum zweiten aber ist es nötig, den künstlichen Zahn an seinem Halsteile wie auf seiner Rückseite so zu bearbeiten, daß er den jeweiligen Kieferverhältnissen entspricht und eine gute Adaptionsmöglichkeit erzielt wird.

A. Das Beschleifen der künstlichen Zähne.

Das Bearbeiten bzw. Beschleifen der Zähne geschieht an der Schleifmaschine, mit Hilfe von Rädern aus Korundum oder Carborundum, zwei Schleifmitteln von außerordentlicher Härte und Widerstandsfähigkeit. Während des Schleifens müssen die Räder dauernd feucht gehalten werden, was durch gleichmäßige Berieselung mit Wasser aus Tropfapparaten oder durch von Zeit zu Zeit dagegen gehaltene feuchte Schwämme erreicht wird. Schleift man trocken, so leidet sowohl das Schleifrad als auch besonders der Zahn, von dem kleinere oder größere Teile abspringen. Dadurch wird die beabsichtigte genaue Konturierung unmöglich gemacht. Zum sicheren Halten des Zahnes während des Schleifens werden verschiedene Zahnhalter empfohlen, die aber meistens überflüssig sind. Notwendig dürfte der Zahnhalter nur in den seltenen Fällen sein, wo ein Zahn so stark gekürzt werden muß, daß er mit den Fingern nicht mehr zu halten ist, ohne eine Verletzung derselben befürchten zu müssen. Im übrigen wird die nötige Übung und die damit erzielte Geschicklichkeit derlei Hilfsinstrumente rasch entbehrlich machen. Der Zahn wird in der beschriebenen Weise — unter wiederholtem prüfenden Anhalten an das Arbeitsmodell — so lange beschliffen, bis er diesem an der gewünschten Stelle mit breiter Fläche aufsitzt und die erforderliche Stellung neben seinen natürlichen Nachbarn oder in der ganzen künstlichen Zahnreihe erhalten hat. Oft ergibt sich später nach dem Einprobieren im Munde noch die Notwendigkeit weiterer Schleifkorrekturen, die dann mit kleinen und kleinsten Schleifsteinchen an der Bohrmaschine vorgenommen werden. War es nötig, auch die Vorderseite zu beschleifen, so daß ihr Glanz gelitten hat, so muß man diesen durch Polieren mit Holz- oder Filzrädern und Bimsstein oder mit feinkörnigen Sandpapierscheiben wieder herstellen.

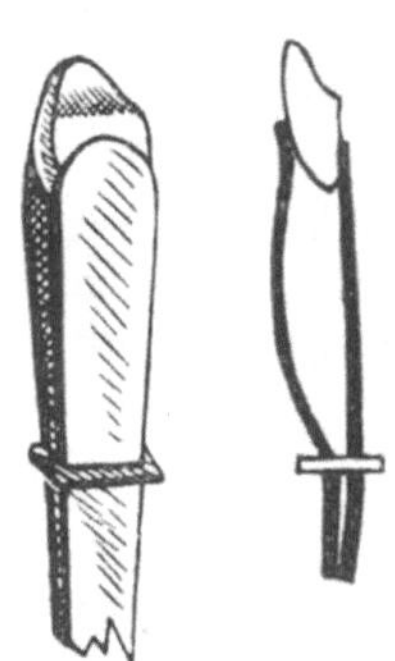

Abb. 49.
Zahnhalter.

B. Das Biegen der Zahnstifte.

Ein weiteres Moment bei der Bearbeitung der künstlichen Zähne ist die zweckentsprechende Formung der Zahnstifte oder Krampons, um dem Zahn den nötigen Halt an dem Prothesenkörper zu geben. Es kommt dies nur für Zähne mit Langstiften in Betracht, während es sich bei den Knopfstiften erübrigt. Das Biegen der Krampons geschieht mit einer der für diese Zwecke konstruierten Kramponzangen.

Die Kramponenden werden zuerst etwas glatt gedrückt und dann mehr oder minder rechtwinkelig oder bajonettförmig abgebogen. Hierbei ist man bis zum gewissen Grade abhängig von der Stellung der Krampons zum Modell oder auch vom Gegenbiß und wird demgemäß die Biegung erfolgen lassen. Die nachstehenden Abbildungen zeigen die verschiedenen Biegungsrichtungen der Stifte.

Weniger Zeitaufwand und Mühe erfordert das Adaptieren künstlicher Zähne in den Fällen, wo bei vorgeschrittener Resorption der Alveolarfortsätze ein Ersatz dieser durch künstliches Zahnfleisch, d. h. durch Kautschuk von Zahnfleischfarbe notwendig wird. Hier hat man es in der Hand, den künstlichen Zahn ohne lange

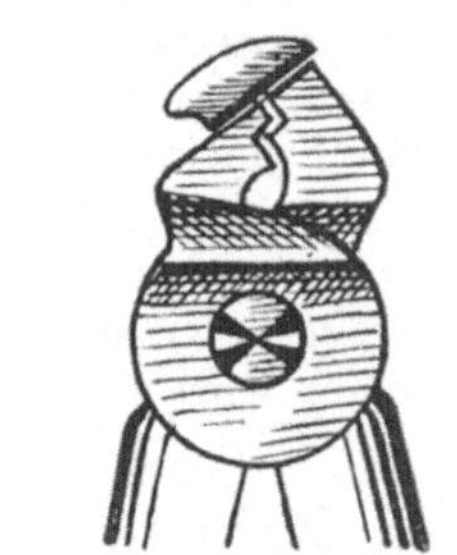

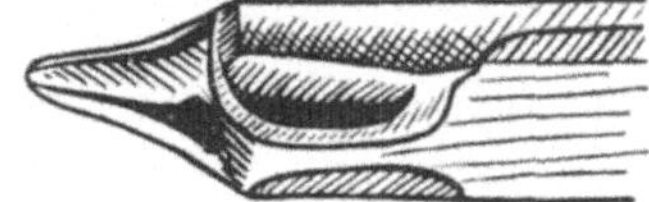

 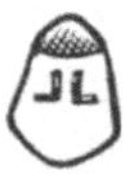 

Abb. 50. Kramponzangen.   Abb. 51.

Schleifarbeit mehr oder weniger tief in den Kautschuk einzusenken. Er ist dann an seinem Halsteil von zahnfleischfarbenem Kautschuk umgeben, aus dem er, wie der eigene Zahn aus dem Zahnfleisch, herausragt.

C. Die Bearbeitung der Zahnfleischzähne.

Ersetzt man geschwundene Alveolarteile durch Zahnfleischzähne, so steigert sich die Arbeit des Abschleifens sehr wesentlich. Für die Bearbeitung von Zahnfleisch- oder Blockzähnen haben die folgenden Gesichtspunkte zu gelten. Die Zahnfleischblöcke müssen so genau in die Form der eingesunkenen natürlichen Gewebe eingeschliffen sein, daß sie den vorhandenen Defekt in natürlicher Weise ausfüllen und an den Rändern so fein verlaufen, daß die Grenzlinie zwischen dem künstlichen Material und dem Alveolarfortsatz dem unbefangenen Blick nicht bemerkbar ist. Die von dem Emaille-Zahnfleisch umfaßten künstlichen Zähne müssen beim Aufschleifen die natürliche, sowohl für das Aussehen wie für den Biß richtige Stellung erhalten. Besondere Berücksichtigung erfordert hierbei die Stellung der Krampons. Diese müssen so stehen, daß sie bei zweckentsprechender Anpassung der künstlichen Zähne und des Zahnfleisches eine für ihre Befestigung an der Platte geeignete Stellung erhalten. Sie dürfen weder unmittelbar auf dem natürlichen Zahnfleisch ruhen, noch so stehen, daß sie vom Biß der Gegenzähne getroffen werden.

Diese für alle künstlichen Zähne gültige Regel hat bei der Bearbeitung von Zahnfleischzähnen ihre besondere Geltung, weil bei diesen die Stellung der Krampons am meisten variiert.

Schließlich muß bei Verwendung mehrerer Zahnfleischzähne nebeneinander ein äußerst genauer Anschluß der sich berührenden Schliffflächen und Ränder erzielt werden. Zur Bearbeitung der Zahnfleischzähne bedient man sich für die erste gröbere Formgebung in gleicher Weise wie bei den künstlichen Zähnen ohne Zahnfleisch zunächst der Schleifmaschine und im weiteren Arbeitsverlauf für die feinere exakte Anpassung der Bohrmaschine. Auch hier ist ständiges Befeuchten der Schleifräder eine dringende Notwendigkeit.

Die Arbeit des Auf- und Zusammenschleifens der Zahnfleischzähne erfordert, um schöne, saubere Resultate zu erzielen, große Sorgfalt.

Für das Zusammenschleifen der Blöcke, d. h. das Anschleifen aneinander bedient man sich großer, feinkörniger Steine mit ebenen Seitenflächen, auf denen sich vollkommen glatt und gerade verlaufende Schliffe herstellen lassen.

Im allgemeinen gelten für die Befestigung von Zahnfleischzähnen an Platten dieselben Regeln wie bei der Bearbeitung anderer, mit Krampons versehener künstlicher Zähne. Nur ist bei den Zahnfleischblöcken noch ganz besonders auf die Sauberhaltung der Fugen zwischen den einzelnen Blöcken zu achten. Man erreicht dieses am besten dadurch, daß man nach dem Einbetten des fertig modellierten Gebißstückes in die Schliffugen etwas fast flüssigen Gips oder ganz dünnen Zement mit einem Pinselchen einbringt, der nach dem Erhärten einen sicheren Schutz gegen das Eindringen von Unsauberkeiten bietet.

D. Rückenplatten an künstlichen Zähnen.

Die Befestigung der künstlichen Zähne an der Basis für das Ersatzstück erfolgt nicht immer nur durch die Krampons. Vielmehr ist es häufig nötig, eine andere Befestigungsart zu wählen, die eine entsprechende Bearbeitung des Zahnes erfordert. Das ist die Befestigung der Zähne mit Schutz- oder Rückenplatten. Die Anbringung einer solchen Schutzplatte muß erfolgen:

1. Bei Kautschukarbeiten, bei denen ein zu scharfer Biß der Gegenzähne nicht die Sicherheit bietet, daß die Verankerung des Zahnes im Kautschuk mittels der Krampons ausreichenden Halt gibt.

2. Bei Metallprothesen in allen Fällen.

Hier muß jeder Zahn, sofern seine Befestigung nicht durch Einzementierung erfolgt, mit einer Metallplatte versehen sein, die einerseits mit den Krampons und andererseits mit der Gebißplatte aufs innigste verbunden ist. Die Herstellung von Rückenplatten kann auf verschiedene Weise erfolgen.

I. Durch Anbiegen.

Als Material für die Rückenplatte verwendet man ein 16—18 karätiges Goldblech oder eine Goldplatinblechlegierung in einer Stärke von 0,4—0,5 mm.

Auf die Rückenfläche des fertig angeschliffenen Zahnes drückt man ein Stückchen Papier oder Zinnfolie derart, daß es der Fläche des Zahnes genau anliegt, nachdem die Krampons sich durch das Papier- oder Folienplättchen scharf durchgepreßt haben. Dieses Plättchen beschneidet man allseitig genau nach den Zahnrändern. Hierbei ist besonders darauf zu achten, daß es an der Schneidekante, die vorher möglichst spitzwinkelig von hinten nach vorn zugeschliffen ist, bis an die Vorderkante heranreicht, also die Schneide überdeckt. Man nimmt alsdann das Probeplättchen vorsichtig vom Zahn ab und legt es auf das für die Rückenplatte zu verwendende Goldblech. Mit einer für diese Zwecke konstruierten Lochzange zwickt man durch die Kramponlöcher in dem Probeplättchen hindurch zwei entsprechende Löcher in das Goldblech. Diese haben dann genau die Entfernung voneinander wie die Krampons. Der Zahn wird darauf durch diese Löcher hindurchgesteckt und seine Ränder auf dem Goldblech durch Anreißen mit einem scharfen Instrument angezeichnet. An den angerissenen Linien wird das Goldblech allseitig abgeschnitten. Wir erhalten auf diese Weise eine metallene Deckplatte für den Zahnrücken, die diesem genau entspricht. Die Ränder der Rückenplatte werden an die Zahnkanten scharf angefeilt, so daß ein exakter Anschluß auf allen Seiten entsteht.

Den nötigen Halt auf dem Zahnrücken bekommt die Schutzplatte durch die Krampons. Man kann dabei auf verschiedene Weise verfahren.

Entweder werden die Stifte in ihrer Längsachse eingesägt und die beiden Hälften nach rechts und links fest an die Metallplatte angebogen und angedrückt, oder sie werden ringsherum an die Platte angestichelt oder schließlich mit Quetschzangen auf der Platte vernietet. Zu letzterem Verfahren schneidet man sie kurz hinter ihrem Durchtritt durch die Schutzplatte ab. Diese Arten der Befestigung von Rückenplatten kann nur bei Zähnen mit ganz ebener Rückenfläche Anwendung finden, bei der von vornherein ein glattes, exaktes Anliegen der Metallplatte — Fläche auf Fläche — gewährleistet ist. Bei Zähnen mit unebener Rückenfläche muß man sich zur Herstellung der Schutzplatten anderer Methoden bedienen. Zu diesen gehört das Anstanzen und Angießen.

II. Bei ersterem Verfahren, dem Anstanzen, formt man die Rückenfläche des Zahnes in Moldine ab und gießt eine Stanze. Nach dieser wird die Rückenplatte hergestellt, die sich dann allen Unebenheiten der Rückenfläche anpaßt.

III. Beim Gießen der Schutzplatte oder direkten Angießen an den Zahn wird folgendermaßen verfahren:

Die Rückenfläche des Zahnes wird mit einer 0,4—0,5 mm starken Wachsschicht bedeckt, nachdem die Krampons vorher entsprechend bearbeitet worden sind, und zwar biegt man für das Gießen der Schutzplatte die Krampons rechtwinkelig aufeinander zu und umgibt sie mit einem kleinen Kasten von Gips oder Stents, der genügend eingefettet ist, um ein leichtes Herausheben des Zahnes aus dem Wachsplättchen zu gestatten. Das Wachsplättchen wird alsdann in Gold gegossen. Will man die Schutzplatte unmittelbar an den Zahnrücken angießen, dann bedarf es keiner Umkleidung der Stifte; diese werden vielmehr vor dem Anmodellieren der Schutzplatte sauber angefrischt, damit sich das Gold im Gußprozeß fest mit ihnen verbindet.

Um die Verbindung der Schutzplatte mit der Gebißplatte herzustellen, ist bei Kautschukarbeiten die Anbringung eines metallenen Fortsatzes an der Rückenplatte nötig, der im Kautschuk verankert wird. Diesen schwanzförmigen Fortsatz (Appendix) lötet man auf die Rückenplatte auf, ein Prozeß, der bei angebogenen Schutzplatten gleichzeitig auch die Verlötung der Krampons mit einschließt. Die Behandlung des Zahnes während des Lötprozesses, d. h. solange er der dabei benötigten hohen Temperatur ausgesetzt ist, muß eine äußerst subtile sein.

Es ist hier noch zu erwähnen, daß die künstlichen Zähne durch den Plattierungsprozeß häufig eine Veränderung ihrer Farbe erfahren. Sie werden teils heller durch das Löten (Ash - Zahn), teils dunkler allein durch die metallische Unterlage. Man wird also bei der Auswahl von Zähnen, die plattiert werden sollen, auch dieses Moment von vornherein berücksichtigen müssen.

E. Haken-Einlagen.

In jüngster Zeit ist man dazu übergegangen, zur Befestigung der künstlichen Zähne bei Kautschuk- und Metallprothesen hakenförmige Einlagen in Anwendung zu bringen, die hauptsächlich für Zähne mit Knopfstiften konstruiert sind. Hier ist zunächst die Haken-Einlage und die zugehörige Ergänzungsschutzplatte von Kaiser zu nennen. Die hakenförmige Einlage ist ein rechtwinkelig abgebogenes Metallplättchen mit einem gabelförmigen Ausschnitt an dem Teile, der die Krampons zu umfassen hat. Hierzu gehört eine Ergänzungsschutzplatte, die, nachdem sie mit Hilfe eines Querschlitzes auf die Rückenfläche des Zahnes aufgeschoben ist, mit der Haken-Einlage verlötet wird.

Eine ähnliche Methode ist die von Köhler angegebene, die insofern eine

Vereinfachung darstellt, als hier Rückenplatte und Einlagefortsatz aus einem Stück bestehen.

Am Einlagefortsatz befinden sich zwei der Größe der Kramponköpfe entsprechende kreisförmige Öffnungen, in welche die Krampons eingeführt werden. Diese Öffnungen laufen in zwei Schlitze aus, in denen der Zahn entlang geführt wird, bis ans Schlitzende. Den eigentlichen Halt am Zahnrücken erhält diese Einlage erst durch den Kautschuk. Ein Löten ist bei dieser Methode überflüssig.

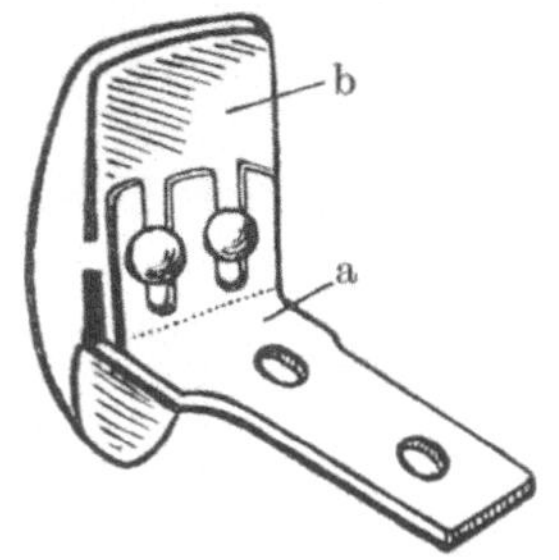
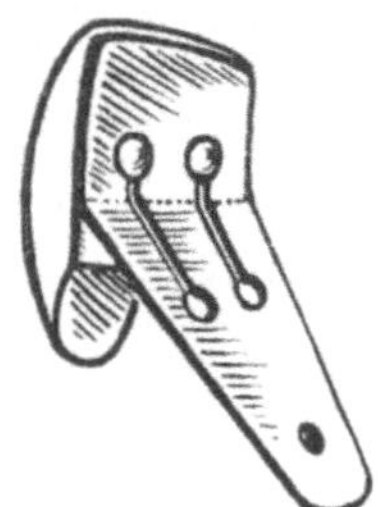
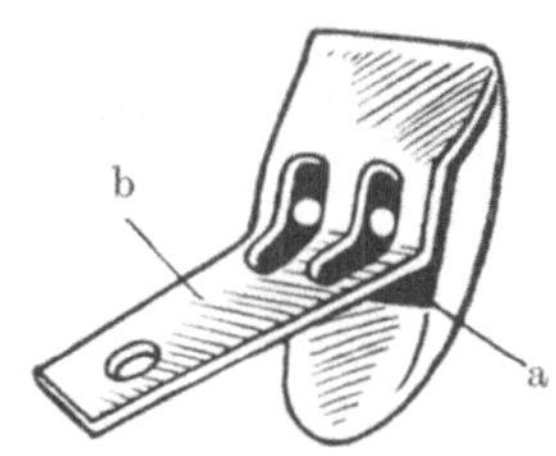

<table>
<tr><td>Abb. 52. Kaisers Haken-Einlage
mit Ergänzungsschutzplatte.
a Hakeneinlage. b Schutzplatte.</td><td>Abb. 53.
Haken-Einlage
von Köhler.</td><td>Abb. 54.
a Vernietete Rückenplatte.
b Metallschieber.</td></tr>
</table>

Es sei hier endlich noch auf das Verfahren von Schleicher hingewiesen, bei dem der Zahn mit einer Metallschieberplatte durch die Krampons vernietet wird. Auf diese Methode, die Anwendung bei Kautschuk- und Metallarbeiten finden kann, im einzelnen einzugehen, dürfte sich erübrigen.

Sie stellt nur eine Modifikation der vorhergenannten Methoden dar, mit dem prinzipiell gleichen Endzweck, dem künstlichen Zahn einen möglichst sicheren Halt am Prothesenkörper zu geben.

Schlußwort.

Die Herstellung künstlicher Zähne wie die Technik ihrer Verarbeitung für unsere Zwecke sind im Laufe der Jahre zwei Arbeitsgebiete von erheblichem Umfange und erheblicher Intensität geworden.

Mit dem vorhandenen künstlichen Material einen in funktioneller und kosmetischer Hinsicht vollwertigen Ersatz für verloren gegangene natürliche Zähne zu schaffen, ist eine schöne und bedeutungsvolle Aufgabe für den Zahnarzt, deren vollendete Lösung ihn dauernd vor neue Fragen stellt. Die fortschreitende Entwicklung der prothetischen Zahnheilkunde mit ihren ständig neuen, nach Vereinfachung und Vollkommenheit strebenden Arbeitsmethoden ist wiederum ein dauernder Ansporn für die Zahnfabriken, den an sie gestellten Anforderungen bezüglich der Güte ihrer Fabrikate gerecht zu werden. Hier, wie überall, regelt sich die Produktion nach Nachfrage und Angebot. Daß erstere in reichstem Maße vorhanden ist, erhellt aus der Tatsache, daß bereits 1914 die Weltproduktion an künstlichen Zähnen etwa 121 Millionen Stück pro Jahr betrug.

Verschiedene Zahntypen.

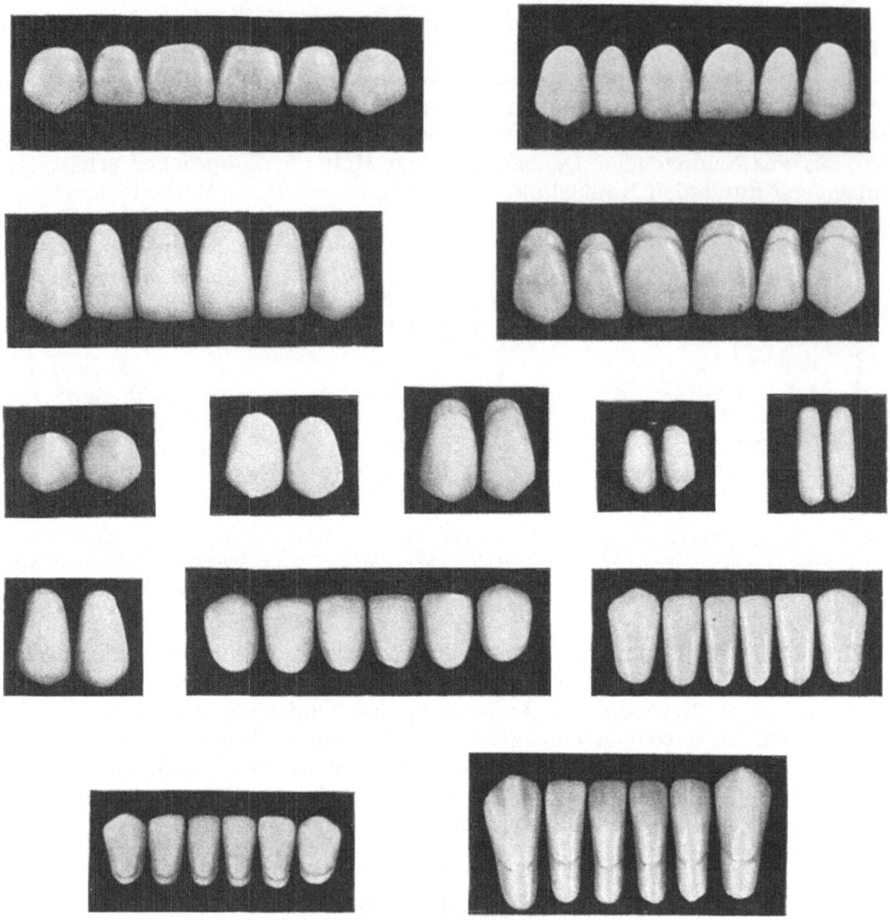

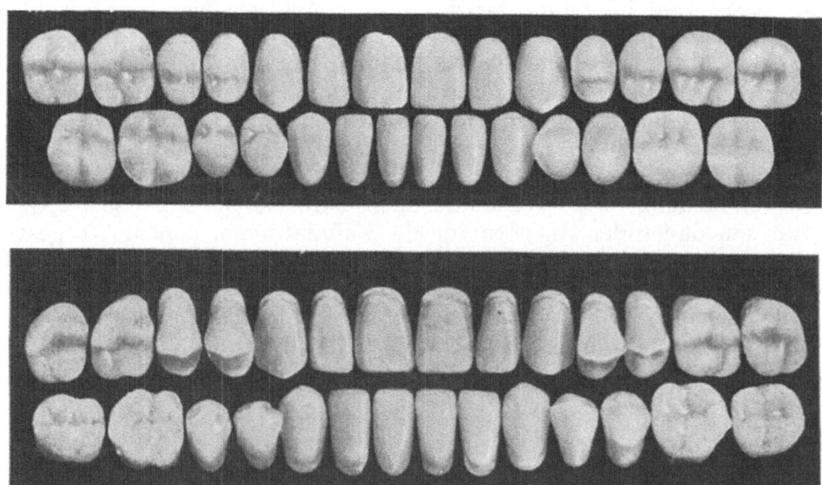

Abb. 55—68. Obere und untere Frontzähne.

Abb. 69 und 70. Komplette Garnituren.

Abb. 71.

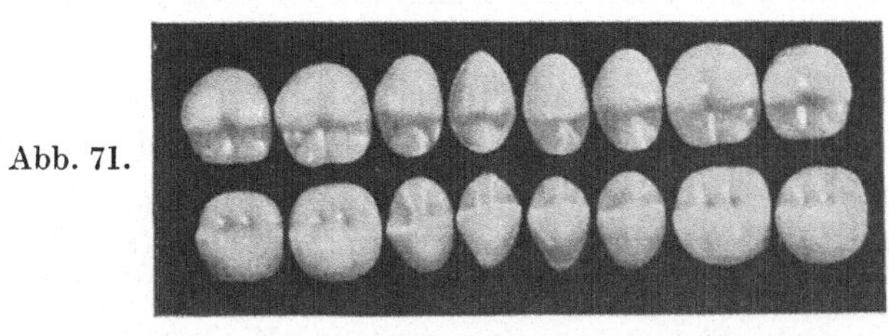

Abb. 72.

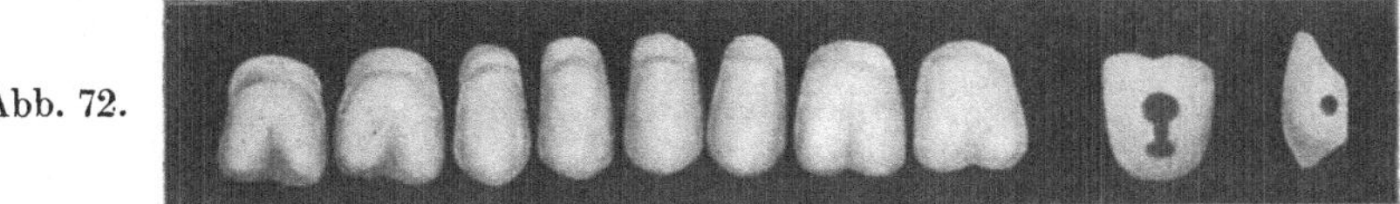

Abb. 71. Backzahngarnitur (Lochzähne).   Abb. 72. Halbe Backzahngarnitur (Lochzähne).

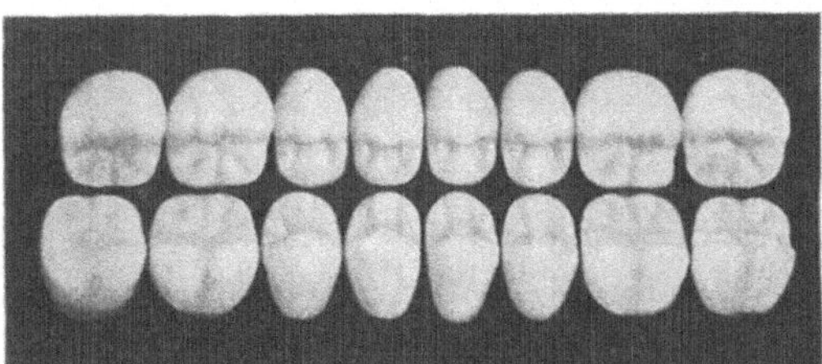

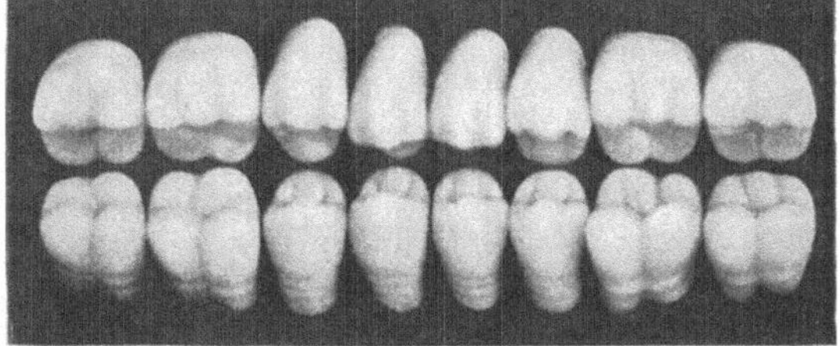

Abb. 73.   Abb. 74.

Abb. 75.

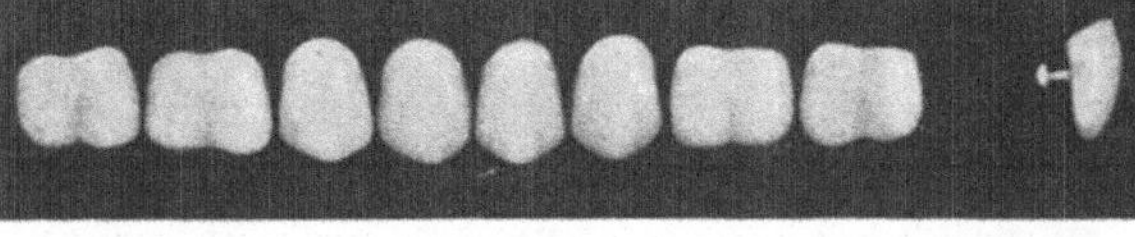

Abb. 76.

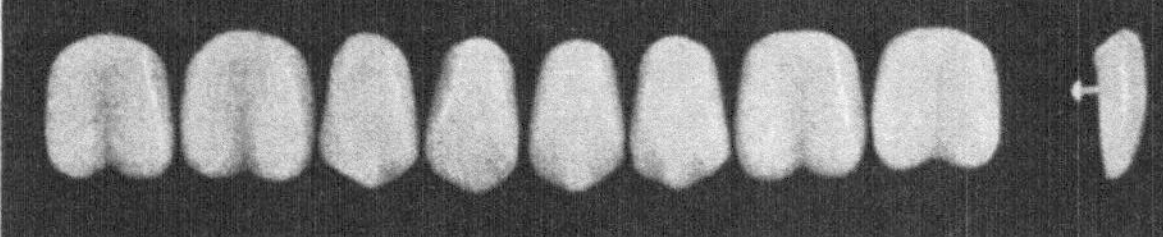

Abb. 77.

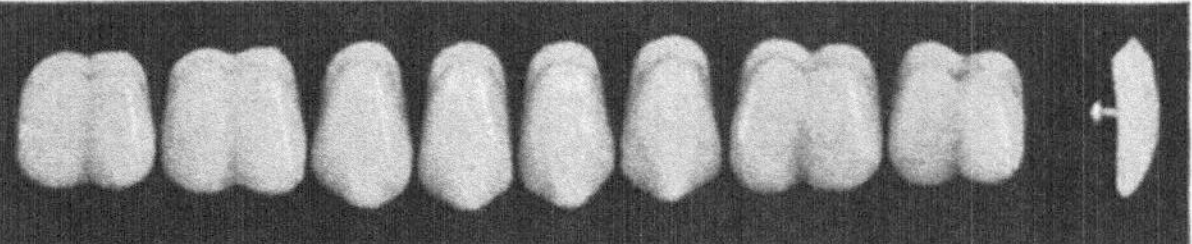

Abb. 78.

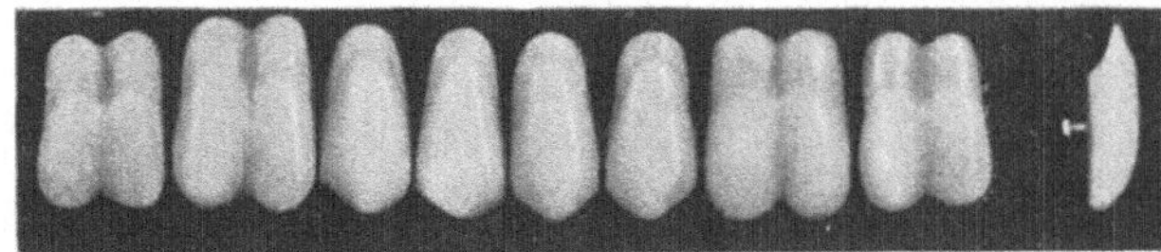

Abb. 73—78. Backzahngarnituren mit Krampons.

Abb. 73 u. 74. Ganze Backzähne.   Abb. 75—78. Halbe Backzähne.

Literaturverzeichnis.

Andresen, V., Die Artikulation des Kiefergelenks und der Zahnreihe. Dtsch. Mschr. Zahnheilk. **1912**, H. 12.

Bach, J., Handbuch der Zahnersatzkunde. Berlin: H. Meusser 1918. — *Biber, A.*, Katalog. — *Bock, J.*, Brückenarbeiten. Fortschr. Zahnheilk. **3** (1927).

Cassulo, Neue künstliche Zähne. Österr. Z. Stomat. **1904**. — *Credner, H.*, Elemente der Geologie. Leipzig: W. Engelmann 1912.

Davidsohn, J., Ref.: Einiges über Zahnfabrikate. Korresp.bl. Zahnärzte **1905**. — *Dorn, R.*, Einige neue deutsche Zahnfabrikate. Dtsch. zahnärztl. Wschr. **17**.

Elphinstone, J. L., Platinlose Röhrenzähne bei Platten- und Kronenarbeit. Dent. Cosm. **1914**.

Fauchard, Pierre, Le chirurgien dentiste. 1728. — *Fickes, W. L.*, Chemische und physikalische Eigenschaften des Porzellans und ihre Bedeutung bei der Porzellanarbeit. Ref. J. Zahnheilk. u. Zahntechn. **1910**. — *Forest, Piter*, Observationes et Curationes medicinales. 14. Buch.

Greve, Chr., Aus der Geschichte der künstlichen Zähne. Dtsch. zahnärztl. Wschr. **1905**. — *Guerini, V.*, A history of Dentistry. Philadelphia e New York 1909. — *Gysi, A.*, Das Aufstellen einer ganzen Prothese. Schweiz. Vjschr. Zahnheilk. **1915**.

Halm, Aufstellung ganzer Gebisse. Korresp.bl. Zahnärzte. **1907**.

Jack, White, Anatom. porc. beeth. Dent. Rev. **1901**. — *Jung*, Prof., Zahnfabrikate. Korresp.bl. Zahnärzte **1906**.

Kunert, Die künstlichen Zähne von de Trey. Dtsch. zahnärztl. Wschr. **1914**.

Lemerle, L., L'art. dentaire. Paris 1910. — *Lewy, G.*, Zahnheilkunde und Ästhetik. Diss. Breslau **1921**. — *Lux, Fr.*, Die Anfänge zahnärztlicher Prothetik. Diss. Breslau **1921**.

Metzler, C. O., Die Auswahl und Zusammenstellung künstlicher Zähne. Neuheiten. Ref. Schweiz. Vjschr. Zahnheilk. **1906**. — *Moral*, Schliffe durch künstliche Zähne. Erg. Zahnheilk. **5**. — *Mouson*, Essay d'Otontotechnic en Diss. sur les dents artificielles **1746**.

Parreidt, J., Handbuch der Zahnersatzkunde. Leipzig: Arthur Felix. — *Parreidt, R.*, Ein neuer künstlicher Zahn. Ref. nach M. Blatter. Dtsch. Mschr. Zahnheilk. **1904**. — *Preiswerk, G.*, Lehrbuch und Atlas der zahnärztlichen Technik. München: J. F. Lehmann 1906.

Riegner, H., Ästhetisches aus der zahnärztlichen Praxis. Dtsch. Mschr. Zahnheilk. **1905**. — *Rumpel*, Kramponlose Zähne. Heft 3 der Abh. klin. Zahnheilk. Slg. Meusser.

Scheff, J., Handbuch der Zahnheilkunde. — *Schleicher, E.*, Kompos-Knopfzähne und ihre Verarbeitung nach verschiedenen Methoden. Die Prothese. 8. — *Schröder, H.*, Zur Frage der funktionellen Ausgestaltung künstlicher Zähne. Dtsch. zahnärztl. Wschr. **1918**, Nr 13. — *Sudhoff, K.*, Geschichte der Zahnheilkunde. Leipzig: Joh. Ambros Barth 1921.

de Terra, M., Die Charakteristik des Einstiftzahnes. Zahnärztl. Rdsch. **1925**, Nr 79. — *de Trey & Co.*, Katalog. — *Turner, Ch. R.*, Einige Betrachtungen über die Form der künstlichen Molaren und Biscupidaten. J. Zahnheilk. u. Zahntechn. **1909**.

White, S. S., Porzellanzähne. Berlin 1904. — *Derselbe*, J. Zahnheilk. u. Zahntechn. **1909**. — *Williams, J. H.*, The temperamental selection of artificial teeth, a fallacy published by de Trey & Co. — W e l c h e U r s a c h e n l i e g e n d e m Z e r s p r i n g e n k ü n s t l i c h e r Z ä h n e z u g r u n d e usw.? Diskussionsfrage. Dtsch. zahnärztl. Wschr. **1905**.

Zweiter Abschnitt.

Artikulation.

Von

Dr. med. et Dr. med. dent. h. c. **Alfred Gysi**, D.D.S.,

Professor am Zahnärztlichen Institut der Universität Zürich.

Mit 180 Abbildungen im Text.

Motto:
„Nicht der Besitz der Wahrheit, sondern das erfolgreiche
Ringen um sie macht das Glück des Forschers aus; denn alles
Verweilen ermüdet und erschlafft auf die Dauer".
Gotthold Ephraim Lessing.

Einleitung.

Unter Artikulation versteht man in der Anatomie die Art und Weise, wie die Knochen miteinander unbeweglich oder beweglich verbunden sind.

Für den Zahnarzt kommt hiervon in Betracht das Kiefergelenk, d. h. die Verbindung des Unterkiefers mit dem Oberkiefer an der Schädelbasis.

Von dieser Artikulation der Kiefer ist nämlich abhängig das Ineinandergreifen der Zähne sowohl in der Ruhestellung (Okklusion) als auch während der Kautätigkeit und man bezeichnet die gegenseitigen Beziehungen der Zähne hierbei als Artikulation der Zähne.

Die Kenntnis der Kiefer- und Zahnartikulation ist unentbehrlich beim künstlichen Zahnersatz.

Vom Standpunkte der Körperökonomie besteht die wichtigste Aufgabe der Zähne (der natürlichen wie der künstlichen) darin, die Nahrung durch die in der Mundhöhle vorgenommene Zerkleinerung, der Einspeichelung zu unterziehen für die hygienisch besonders wichtige Vorverdauung.

Dank ihrer verschiedenartigen physischen Beschaffenheit muß die Nahrung, um eine innige allseitige Berührung mit dem Speichel zu erfahren, von den Zähnen teils zerschnitten, teils zerdrückt und zermahlen werden.

Die Vorbereitung der Nahrung für die Verdauung ist vorwiegend mechanischer Art und soll auch in diesem Kapitel die Artikulation des Kauapparates speziell von dem praktisch wichtigsten, dem physikalisch-mechanischen Standpunkt betrachtet werden.

Von den Bewegungsmöglichkeiten und der Artikulation des Kiefers ist ja die Artikulation der künstlichen Zähne abhähgig und so obliegt es, die Prothese den gegebenen Gelenkverhältnissen anzupassen.

Verfasser ist nämlich durch die große Anzahl scharf definierter Aufzeichnungen der Kieferbewegungen zu der Überzeugung gekommen, daß das Kiefergelenk kein „Schlottergelenk" ist und keine beliebigen Bewegungen ausführen kann und nicht durch die Form der künstlichen Zähne in seinen Bewegungen geführt wird. Diese letztere Ansicht ist nur richtig für das jugendliche Individuum, wo die Form und Stellung der Zähne durch die Vererbung gegeben

ist und das Kiefergelenk sich denselben anzupassen hat. Sind aber die Gelenkpfannen einmal geformt und fest verknöchert und die natürlichen Zähne verloren gegangen, dann sind für den Prothetiker die Gelenkbewegungen das
Gegebene und dann muß die Form der Kauflächen der Zähne harmonisch sich
der Gelenkform anpassen, um dem Träger der Prothese sämtliche Kaubewegungen
störungslos zu gestatten. Vorliegender Beitrag ist daher nur unter letzterem
Gesichtspunkt geschrieben.

Theoretischer Teil.

Nomenklatur.

Sagittalebene (parallel zur Mittellinie des Gesichts)   zur Orientierung
Frontalebene (parallel zur Stirne)   des Kopfes im drei-
Horizontalebene (parallel zur Kauebene)   dimensional. Raum.

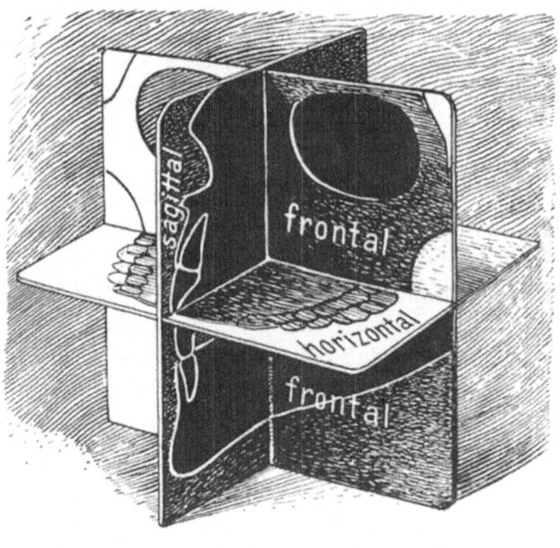

lingual = zungenwärts.
bukkal = wangenwärts.
labial = lippenwärts.
Zentralbiß = Kinn aufwärts aus der Öffnungsstellung.
Rechtsbiß = Kinn nach rechts.
Linksbiß = Kinn nach links.
Vorbiß = Kinn vorwärts.
Balanceseite = beim Rechtsbiß die Zahnreihen links und um-gekehrt.
Arbeitsseite = beim Rechtsbiß die Zahnreihen rechts und um-gekehrt.
Okkludieren = Zusammentreffen der Zähne beider Kiefer.
Artikulation =Verschiebung der Zahnreihen aufeinander wäh-rend der verschiedenen Biß-arten.
Artikulator = Instrument zur natürlichen Okklusion und Bewegung der Zahnreihen in die verschiedenen Bißarten.

Abb. 1. Die drei Orientierungsebenen des Raumes durch den Schädel gelegt.

Antagonisten = aufeinandertreffende Zähne des Ober- und Unterkiefers.
mesial = der Mittellinie zugewendet.
distal = von der Mittellinie abgewendet.

    Unter Okklusion soll verstanden sein der nicht bewegte Kontakt zwischen
den oberen und unteren Zähnen. Die geöffneten Zahnreihen können sich in
folgende Okklusionsstellungen der Zähne schließen:

Zentrale Okklusion	= Zentralbiß.
Laterale Okklusion links oder rechts	= Seitbiß.
Propulsive Okklusion	= Vorbiß.
Retropulsive Okklusion	= Rückbiß.
Intermediäre Okklusion, weder ein Vorbiß noch reiner Seitbiß	= Zwischenbiß.

Okklusionsebene = die Berührungsfläche der oberen und unteren Zähne.
    Mit der modernen Terminologie würde man sich jedoch folgendermaßen
ausdrücken: Aus der lateralen, der propulsiven, der retropulsiven Okklusion

und aus den intermediären Okklusionen gleiten die Zahnreihen meistens in die zentrale Okklusion zurück, so daß man dann sprechen kann von einer Vorbiß-Rückkehr, Seitbiß-Rückkehr, Rückbiß-Rückkehr und Zwischenbiß-Rückkehr. So kommt man auch für diese gleitenden Kontakte der Zahnreihen aus, ohne den heute wegen seiner Vieldeutigkeit verpönten Begriff „Artikulation" anwenden zu müssen.

I. Das Kiefergelenk.

A. Vergleichende Betrachtung der Formen des Kauapparates der höheren Säugetiere mit derjenigen des Menschen.

a) Die Zähne.

1. Die Karnivora (Raubtiere), die im Naturzustande ausschließlich von Fleischnahrung leben, haben zugespitzte Zähne, die vorzüglich geeignet sind, erbeutete Tiere zu zerreißen, sowie deren Knochen zu zersplittern.

2. Die Ruminantia (Wiederkäuer), die sich fast ausschließlich von Pflanzenblättern ernähren, sind mit breiten gerifften Prämolaren und Molaren besonders gut ausgerüstet. Die Nährbestandteile der Pflanzen sind in Zellstoff eingekleidet; daher mußten diese Wiederkäuer mit solchen Kauwerkzeugen ausgestattet werden, die ihnen ermöglichen, die Nahrung zu einem feinen Brei zu verarbeiten, um so den Verdauungsflüssigkeiten einen Zugang zu dem Zelleninhalt zu verschaffen.

3. Die Rodentia (Nagetiere), die hauptsächlich von Früchten, Körnern und anderen Bestandteilen pflanzlicher Art leben, haben außer den Molaren besonders gut ausgebildete Schneidezähne, die an Masse so groß sein können wie alle Molaren zusammengenommen.

Die scharfen Schneidezähne befähigen sie, außer der weichen Blätternahrung noch die oft in harte Schalen eingeschlossenen Früchte zu genießen; auch als technisches Hilfsmittel können sie diese Zähne gebrauchen.

4. Die Entwicklung des Menschen schließt sich nicht geradlinig an die eben besprochenen Tiergattungen an. Diese stellen bezüglich ihrer Gebißverhältnisse eine bemerkenswerte Sondergestaltung dar, bei der die typischen Verhältnisse auf andersartige Ziele gerichtet, zweckmäßig und interessant zutage treten.

Hinaufsteigend über die Gebißentwicklung der Beuteltiere, Insektenfresser und Lemuren zeigt das menschliche Gebiß eine große Vielseitigkeit und hohe Vollkommenheit.

Der Mensch, der sich sowohl von gemischter Nahrung, Pflanzenkost und Fleisch, als auch von Pflanzen allein nähren kann, je nach den Bedürfnissen, die aus dem Klima und den sonstigen Verhältnissen seiner Umgebung erwachsen, weist auch in seiner Gebißformation die allseitigsten Fähigkeiten auf.

Er besitzt sämtliche Zahntypen, die wir bei den höheren Säugetieren kennen gelernt haben — also Molaren und Prämolaren, Schneidezähne und Spitzzähne (Canini).

b) Der Unterkiefer.

Da alle Lebewesen mit Wirbelsäule symmetrisch gebaut sind, haben sie einen linken und einen rechten Kiefer, die miteinander in der Mittellinie verwachsen sind. Die beiden Kieferäste schließen also einen Winkel ein, der bei den niederen Wirbeltieren sehr spitz ist, bei den höheren Wirbeltieren immer weiter auseinandergreift, um schließlich beim Menschen ein gleichseitiges Dreieck zu bilden, dessen hinterste, die beiden Gelenkköpfe verbindende Seite imaginär ist und die Kondylenachse genannt wird.

Bonwillsches Kieferdreieck. Zum Zwecke der Beschreibung können wir aber sprechen von zwei hinteren Dreieckspunkten und dem vorderen Dreieckspunkte.

Die Ansicht Bonwills, daß von der Berührungsstelle der unteren zentralen Schneidezähne bis zur Mitte der beiden Gelenkköpfchen ein gleichschenkliges Dreieck gelegt werden kann, hat sich als unrichtig erwiesen, da allzuviele Unregelmäßigkeiten vorkommen.

Die Kenntnis der Bewegungen dieser drei Hauptpunkte während der Kautätigkeit ist ebenso wichtig wie die Kenntnis der Stellung der Zähne selbst. Ausschließlich auf diesen Bewegungsverhältnissen beruht der Bau der sog. Artikulatoren. Wir werden uns daher in den nächsten Kapiteln noch näher damit zu befassen haben.

Die beiden hinteren Dreieckspunkte bilden die Gelenkköpfchen und der vordere trägt die Schneidezähne. Die Eckzähne, Prämolaren und Molaren sind links und rechts bogenförmig nach hinten zu, neben den Schneidezähnen angeordnet; diejenigen mit breiter Kaufläche näher dem Gelenkende der Kieferhälften, also entsprechend der örtlich verfügbaren Hebelkraft.

c) Das Gelenk.

Zum Verständnis des menschlichen Kiefergelenkes wollen wir durch eine kurze Betrachtung einiger typischer Kiefergelenke aus dem Tierreich hinansteigen (siehe Abb. 2).

Bei den Karnivoren rotiert der Gelenkkopf in der Gelenkgrube als einem einfachen Scharnier. Während des Kauaktes bewegt sich also der Unterkiefer nur ab- und aufwärts; die Gelenkköpfe sind daher quergestellt. Beim Fischotter ist das Scharniergelenk so ausgeprägt, daß der Unterkiefer gar nicht ausartikuliert werden kann, ohne etwas zu brechen.

Bei den Ruminantiis (Wiederkäuern), deren Unterkiefer sich beim Kauakt namentlich links und rechts bewegt, sind die Gelenkköpfe einfach schräg gestellt, sie sind konkav und artikulieren statt in Gelenkgruben mit gewölbten Gelenkhöckern.

Bei den Rodentiis (Nagetieren), deren Unterkiefer während des Kauaktes hauptsächlich Vor- und Rückwärtsbewegungen ausführt, sind die Gelenkköpfe in Längsstellung.

Beim Menschen findet nun während des Kauaktes eine Kombination dieser drei Hauptbewegungen statt, die Gelenkköpfe sind daher zweifach schräg gestellt und sie bilden sowohl in horizontaler als in vertikaler Ebene einen Winkel, d. h. die Gelenkköpfe des Menschen sind in bezug auf die Sagittalebene aufwärts und rückwärts gerichtet. Diese Schrägstellung bedingt, daß die Gelenkknöpfe beim Seitbiß nicht direkt vorwärts gleiten, wie man bis jetzt immer angenommen hat. Wir kommen sofort noch näher hierauf zu sprechen.

Die Gelenkköpfe sind oval konvex und artikulieren in Gelenkgruben, deren hintere Hälfte konkav ist, wie bei den Karnivoren die ganze Gelenkgrube ist, und die vordere Hälfte der menschlichen Gelenkpfanne ist konvex (das sog. Tuberculum articulare), wie bei den Wiederkäuern der ganze obere Gelenkteil. Zwischen vorderer und hinterer Hälfte befindet sich eine ebene Rutschfläche, wie bei den Nagern die gesamte Gelenkpfanne ist.

Wie die Form des menschlichen Unterkiefers, so ist somit auch seine Bewegung die vollkommenste von allen Lebewesen. Der Mensch kann also den Unterkiefer:

Erstens öffnen und schließen wie die Karnivoren. Die mechanische Wirkung ist wie bei Hammer und Keil. Bei dieser Tätigkeit leisten speziell die Bikuspidaten Knack-, Hack- und Quetscharbeit zur groben Zerkleinerung der Nahrungsstücke.

Zweitens kann der Mensch ausführen Vor- und Rückwärtsbiß wie die Nager. Die mechanische Wirkung ist also die einer Zange oder Schere. Bei

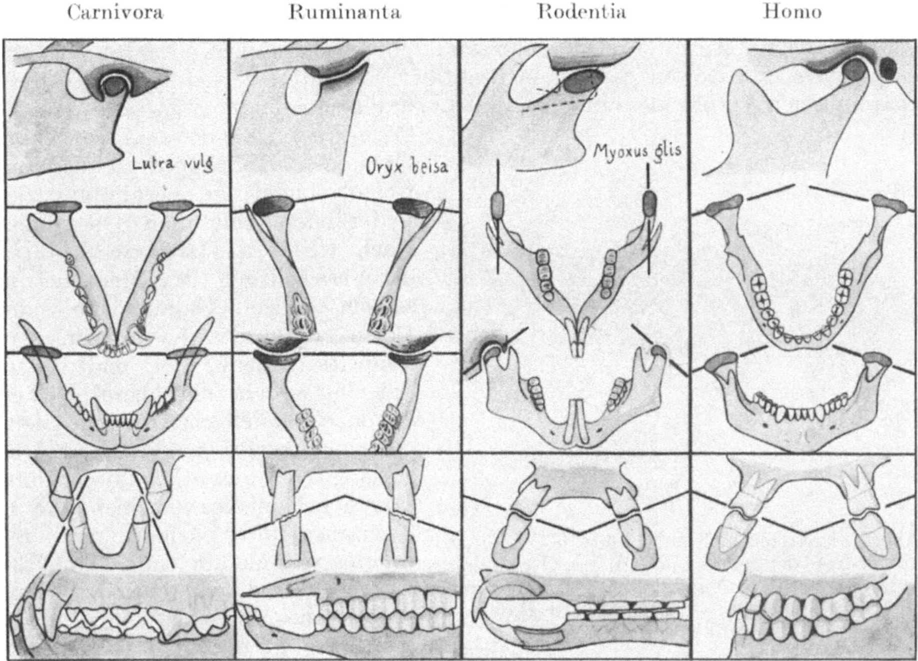

Abb. 2. Vergleichende Tabelle der Kiefergelenk- und Zahnverhältnisse bei Tieren und beim Menschen.

dieser Tätigkeit leisten speziell die Schneidezähne Schneide- und Zerreißarbeit zur Zerkleinerung der faserigen Nahrung.

Drittens kann der Mensch ausführen: Links- und Rechtsbiß wie die Wiederkäuer. Die mechanische Wirkung ist also die einer Mühle. Bei dieser Tätigkeit leisten die breiten Mahlzähne die feinere Mahlarbeit zur Zerkleinerung speziell der weicheren vegetabilischen Nahrung.

Zum Zwecke des Zahnersatzes trachtet man nun schon lange danach, die drei Hauptbewegungsarten und deren Kombinationen mit einem sog. Artikulator nachzuahnen, um die drei Zahngruppen der Prothese richtig stellen zu können, damit sie dem Prothesenträger auch diese vielseitigen menschlichen Kaubewegungen erlauben und ihn somit befähigen, die drei verschiedenen Wirkungsweisen der drei Zahngruppen auszunützen.

Ein Scharnierartikulator, wie er leider immer noch von ungefähr $80-90^0/_0$ aller Prothetiker verwendet wird, gibt aber die Kieferbewegung nicht richtig wieder, weil er eben nur die Öffnungs- und Schließbewegung der Karnivoren erlaubt; er ist daher unpraktisch und verdammt die Prothesenträger zum einfachen Karnivorenbiß, welcher die Nahrung pflanzlichen Ursprungs nicht richtig zerkleinert und einspeichelt. Unser Magen aber verträgt auf die Dauer nicht ohne schwere Schädigungen ungenügend gekaute Nahrung.

Wie die Form des menschlichen Unterkiefers als eines nahezu gleichschenkligen Dreiecks die vollkommenste ist, so ist auch seine Bewegungsmöglichkeit in der Kreisbahn die vollkommenste, die wir unter allen Lebewesen antreffen.

B. Das Gelenk vom physikalischen Standpunkte aus betrachtet.

Das Gelenk wollen wir hier nur vom rein mechanischen Standpunkte aus besprechen, d. h. soweit es für den Praktiker von Interesse sein kann. Die rein anatomischen Verhältnisse in bezug auf Lage, Knochenbildung, Zwischenscheibe (Meniskus), Bänder, Kapsel usw. setzen wir als bekannt voraus. Das Gelenk bildet die Verbindung des Unterkiefers mit dem Oberkiefer. Nach Chissin (1906) wird durch die Verwachsung des Meniskus in seinem ganzen Umfange mit der Gelenkkapsel das Kiefergelenk ein doppeltes Gelenk, d. h. man unterscheidet erstens ein oberes Gelenk an der Schädelbasis, das ein Gleitgelenk ist, an dessen konvexer Fläche entlang sich der Gelenkkopf mitsamt dem Meniskus verschieben kann. Zweitens unterscheidet man ein unteres Gelenk am Gelenkkopf des Unterkiefers, das ein Scharniergelenk ist, welches um das Zentrum des Kondylus in der konkaven Unterfläche des Meniskus rotieren kann.

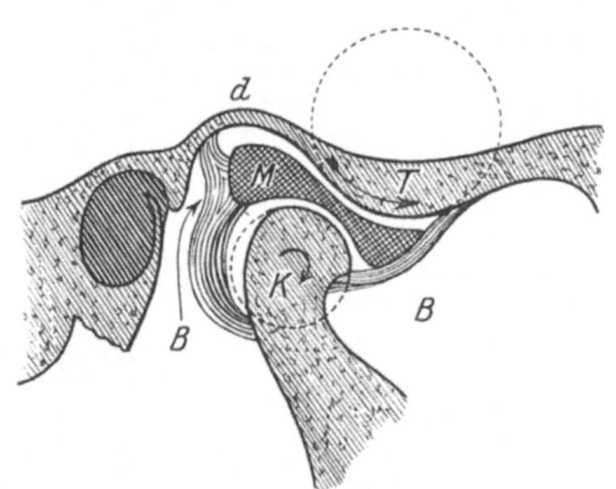

Abb. 3. Senkrechter Gelenkschnitt. T = Tuberc. art. oberes Gleitgelenk bildend. K = Kondylus, unteres Scharniergelenk bildend, getrennt durch M = Meniskus, verwachsen mit B = Gelenkbändern.

Wie aus Abb. 3 ersichtlich ist, ruht der Gelenkkopf nicht in der Tiefe der Gelenkpfanne, die nur eine äußerst dünne Wandung besitzt, sondern an der vorderen Wand derselben, resp. an der hinteren Fläche des Tuberculum articulare (Abb. 3, T), das ein kräftiger, dicker Knochenwulst ist. Es ist somit die Möglichkeit geboten, daß der Gelenkkopf des Unterkiefers nicht nur vorwärts gleiten kann, sondern auch rückwärts, wie es Wallisch bewiesen hat und auch von Chissin und uns bestätigt worden ist. Am bezahnten Kiefer kann allerdings der Kondylus nicht weiter zurückgehen als bis zu seiner Ruhelage, aber bei zahnlosen Kiefern, bei denen die Bißhöhe der Prothese beliebig gewählt werden kann, ruht der Kondylus bei großer Bißhöhe in der Nähe des Tuberkulum T und bei geringerer Bißhöhe weiter hinten.

Auf Anraten von Wallisch haben wir das Experiment gemacht, bei Patienten mit ganzer Prothese die Lage des Kondylus zu bestimmen, dann die obere Prothese zu entfernen und den Patienten die Kiefer vollends schließen zu lassen, worauf konstatiert werden kann, daß der Kondylus seine Schlußlage weiter in die Gelenkpfanne hinauf verlegt.

Wenn bei Zahnregulierungen die Bißhöhe vergrößert wird, kommt der Unterkiefer in toto vorwärts, weil der Kondylus seine Ruhelage mehr in der

Nähe des Tuberkulums bekommt und dort auch beibehält. Die Gelenkverhältnisse gestatten also eine gleitende, sowie eine rotierende Bewegung des Kondylus, die aber nie voneinander getrennt vorkommen. Selbst beim direkten Vorbiß gleitet der Gelenkkopf nicht einfach auf das Tuberkulum, sondern der Überbiß der Schneidezähne zwingt den Gelenkkopf noch eine Drehung um seinen Mittelpunkt K auszuführen, wie es Breuer, Chissin und Bennett nachgewiesen haben. Auch bei einer Öffnung der Kiefer rotiert der Gelenkkopf nicht nur um seinen Mittelpunkt K, sondern er beginnt sofort auch im oberen Gelenk seine gleitende Wanderung nach dem Tuberkulum. Dies ist von Chissin, Breuer und Bennett und uns bewiesen worden.

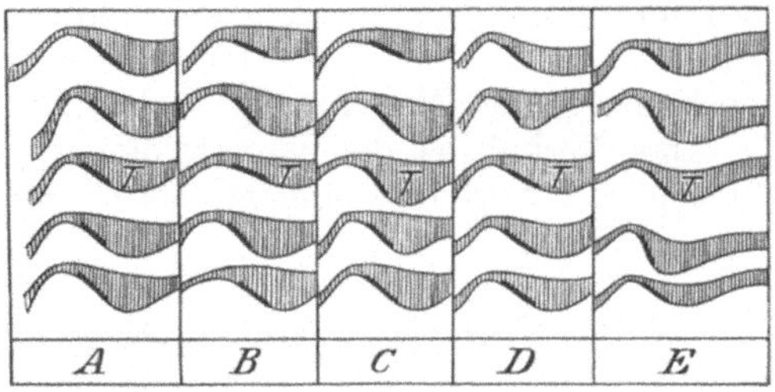

Sind die natürlichen Zähne verloren gegangen, so bildet die Form des Tuberkulums des Patienten das Gegebene, wonach der Zahnarzt die Kauflächen der künstlichen Zähne gestalten muß, damit die Prothese von vorneherein kautüchtig ist.

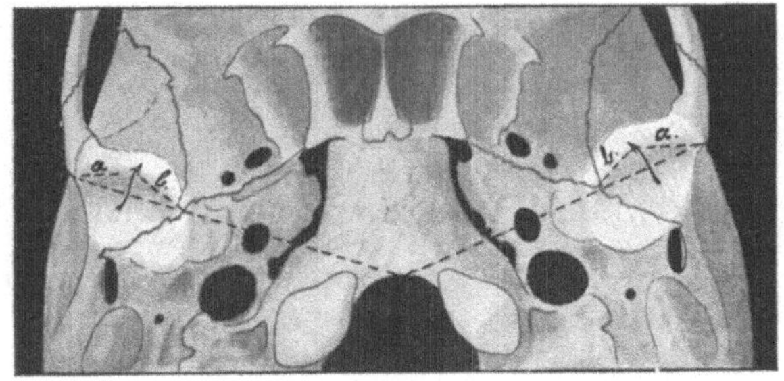

Abb. 4. Querschnitte durch Gelenkpfannen (nach Tomes und Dolamore). A und B = von zahnlosen Kiefern. C und D = von Kiefern mit teilweisem Zahnverlust. E = mit vollständiger Bezahnung. T = Tuberc. art. Praktisch verwertbare Gelenkbahn stärker bezeichnet.

Wie die Form des Tuberkulums am Patienten ermittelt werden kann, folgt in einem der nächsten Kapitel.

Findet eine Beobachtung dieser Verhältnisse nicht statt, so muß sich das Tuberkulum derart ändern, daß es einigermaßen zu den künstlichen Zähnen paßt, was meistens 3—6 Monate, oft aber noch länger dauert. Erst nach dieser Zeit ist die Prothese imstande, außer ihrem kosmetischen Zweck auch die Kaufunktion auszuüben.

Betrachten wir beide Gelenkpfannen zugleich von der Schädelbasis her (Abb. 5), so sehen wir, daß ihre Hauptrichtung gegen den vorderen Rand des großen Hinterhauptloches geht. Ein Gelenkkopf des Unterkiefers ist also gezwungen, bei seiner Vorwärtswanderung während eines Seitbisses auf

Abb. 5. Schädelbasis. Gelenkgrube hell bezeichnet, punktierte Linie die Schiefstellung zeigend. Pfeilrichtung zeigt die einwärtsgerichtete Kondylenbahn bei Seitbiß auf der Balanceseite. Die Bewegung der Kondylen auf der Arbeitsseite ist nicht eingezeichnet, da sie zu verschiedenartig ist.

der Balanceseite sich mehr oder weniger senkrecht zu dieser Achse der Gelenkpfanne zu bewegen (Pfeilrichtung Abb. 5). Sie bewegen sich also nicht direkt vorwärts, wie man bisher gemeint hat, denn dies geschieht nur beim Öffnen und Schließen des Mundes. Diese Einwärtswanderung des Gelenkkopfes bei Seitbiß wird bewirkt durch den Muskel Pterigoideus externus. Wie das Tuberkulum in sagittaler Richtung (Abb. 4) sehr verschiedene Neigungen haben kann, so kommen auch in dieser transversalen oder frontalen Richtung der Gelenkpfannenachse Verschiedenheiten vor und es gibt Fälle, wo der Gelenkkopf bei

Seitbiß tatsächlich direkt nach vorne sich bewegen muß. Die nähere praktische Ermittlung dieser Verhältnisse soll den Gegenstand eines späteren Kapitels bilden.

Vereinigen wir die gewonnenen Erkenntnisse zu einem Raumesbild, so können wir sagen: **Dem Gelenkkopf des Unterkiefers gestatten die Gelenkverhältnisse beim Seitbiß eine dreidimensionale Bewegung, d. h. er kann sich zu gleicher Zeit vorwärts, abwärts und einwärts bewegen** (siehe Abb. 50, 3), und während dieses Fortschreitens im Raume kann er sich noch um seinen Mittelpunkt drehen.

Das Verhältnis der verschiedenen Bewegungsarten des Gelenkes zu den Zahnreihen wird in einem anderen Kapitel besprochen.

II. Die Bewegungen der drei Hauptpunkte des Unterkiefers.

Es würde hier zu weit führen, eine historische Entwicklung über verschiedene Meßmethoden und der dabei benützten Instrumente zu geben. Es soll daher nur beschrieben werden, zu welchem Resultat man schließlich gekommen ist, denn nur dieses Resultat hat für den Praktiker Bedeutung.

Da die bisherigen Meßinstrumente von den verschiedenen Forschern fast immer für einen Spezialfall konstruiert waren, gaben sie auch keine allgemein gültigen Meßresultate.

Weil nun unser Universalregistrator in tagtäglicher Praxis bei jedem Patienten, der einen totalen Zahnersatz erhält, anwendbar ist, wollen wir die nachfolgend zu beschreibenden Messungen mit diesem Instrument vornehmen.

A. Die Bewegungsbahnen des menschlichen Unterkiefers während der Kautätigkeit.

Analyse der Bewegungsbahnen.

1. Die Bewegungen des vorderen Dreieckspunktes.

a) Beim Öffnen und Schließen wird diese Bewegung auf sagittaler Ebene gemessen.

Am Registrator wird in der Mittellinie eine horizontale Bleistiftspitze angebracht (siehe Abb. 6). Wir bringen auf dieser Abbildung das Extrem einer Öffnungskurve, welches für den Praktiker von keinem Belang ist; für ihn kommt die zwischen den Punkten 1 und 2 verzeichnete Strecke in Betracht, wie im Abschnitt über die Rotationspunkte näher dargetan werden soll.

Constant nahm an, die Öffnungsbewegung des Unterkiefers stelle sich nahezu in einer Kreisform dar. Durch den verrückenden Gelenkkopf wird jedoch diese Kurve von der reinen Scharnierbahn nach vorne abgedrängt, wobei sie laut Tomes-Dolamore eine Abknickung im mittleren Drittel erhält. Auch Bennet, Chissin und wir selbst haben diese Abknickung beobachtet (siehe Abb. 7).

Wir sind ferner unabhängig voneinander zu dem Resultat gekommen, daß die Bewegungen des Schneidezahnpunktes nicht proportional der gleichzeitigen Bahn des Gelenkkopfes verlaufen und daß namentlich bei den späteren Bewegungsmomenten die Verschiedenheit der an beiden Punkten durchmessenen Strecke am auffälligsten ist (siehe Abb. 7).

Rumpel (Das Kiefergelenk) sagt über die Öffnungsbahn:
„Die Öffnungs- und Schließungskurven sind nicht zusammenfallend. Die Schließungskurve verläuft gewöhnlich in einem individuell verschiedenen

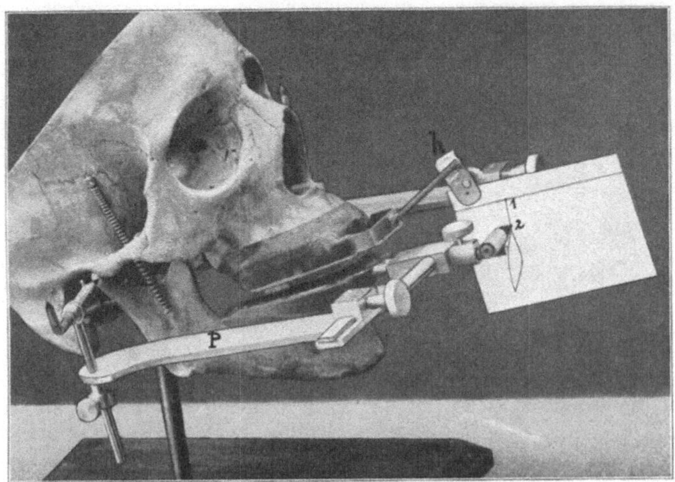

Abb. 6. Gysis Registrator zur Bestimmung der Lage der Öffnungsachse unterhalb der Gelenkachse. Ableitung der Rotationsachse aus der Öffnungsbahn des Zentralpunktes der Schneidezähne auf sagittaler Ebene. h = Kartenhalter.

Abstande nach vorn von der Öffnungskurve, in Ausnahmefällen tritt aber auch das umgekehrte Verhältnis ein oder die Öffnungs- und Schließungskurve kreuzen sich".

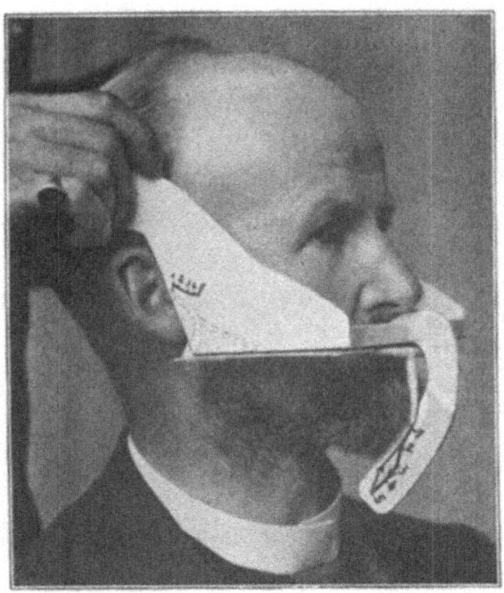

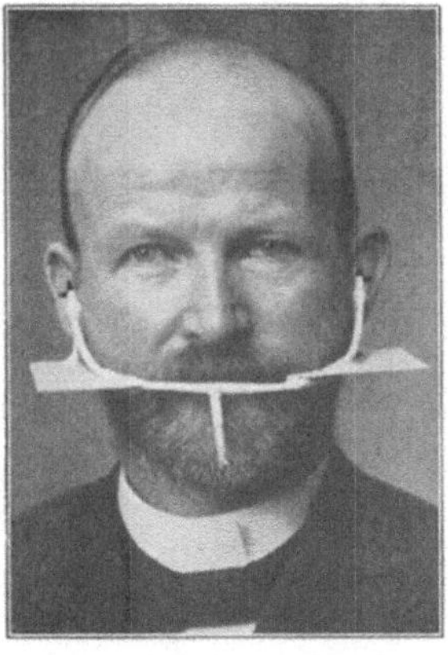

Abb. 7. Die drei am Registrator (Abb. 8) angelegten sagittalen Schreibflächen ergeben gleichzeitig Gelenkbahnen und Kinnbahn beim Öffnen. Horizontale Bleistifte des Registrators Abb. 8 sind in Tätigkeit.

Abb. 8. Bleidraht-Registrator an abnehmbarer Brücke festgelötet. Drei horizontale und drei vertikale Bleistifte und Orientierungsebene (Kauebene).

Bennett hat durch seine optische Methode eine gleiche Kurvenform erhalten wie wir (Abb. 7).

Die Öffnungskurve ist demnach aufzufassen als Resultierende der beiden im Kiefergelenk stattfinden Bewegungen — der gleitenden im oberen und der drehenden im unteren Gelenk.

Die zwischen den Punkten 1 und 2 liegende Strecke der registrierten Öffnungskurve, die mit der Schließungskurve zusammenfällt, kann man zur Feststellung der Lage verwerten, in welcher die Rotationsachse unterhalb der Gelenkachse liegt. In Ausnahmefällen kann sie sich mit der Gelenkachse decken. Wir empfehlen nun zur Ermittlung ihrer Lage folgendes Verfahren: Wir befestigen im Halter h (Abb. 6), der auf die obere Probierplatte mit Wachs befestigt wird, eine Karte so, daß ihr oberer Rand parallel der Kauebene verläuft. Auf dieser Karte ziehen wir bei geschlossenen Kiefern in gleicher Höhe mit der Bleistiftspitze eine dem oberen Kartenrande parallele Linie. Wir lassen nun den Patienten eine schwache Öffnungs- und Schließbewegung machen, so daß wir die eben erwähnte Kurvendistanz 1—2

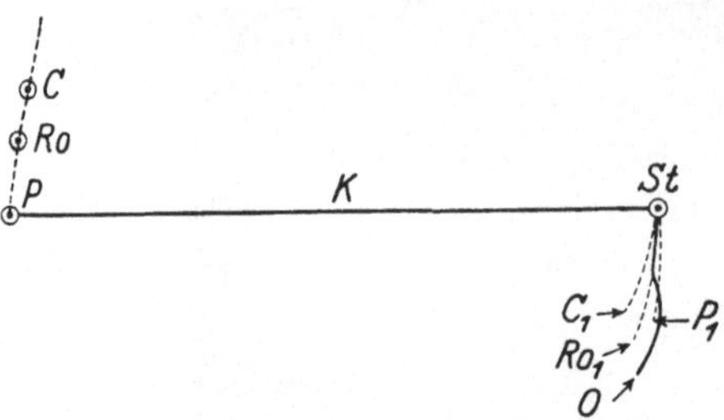
Abb. 9. Ausmessung der Öffnungskurve von Abb. 6 und Abb. 7 zur Bestimmung der Lage der Öffnungsachse Ro in bezug auf die Gelenkachse C.

erhalten. Aus der Richtung dieser Strecke zur Kauebene kann man leicht die Lage der Öffnungsachse abschätzen (siehe Abb. 9). Verläuft z. B. die Öffnungsbahn fast senkrecht nach unten, nach P_1, so ist natürlich die Achse bei P also auf dem Niveau der Kauebene K. Verläuft sie schwach rückwärts nach Ro_1, so ist die Achse bei Ro, also über der Kauebene und verläuft sie stark rückwärts nach C_1, so fällt die Öffnungsachse mit der Kondylenachse C zusammen. (Näheres hierüber siehe bei Abb. 28.)

b) Beim Seitbiß wird die Bewegung auf horizontaler Ebene gemessen.

Mit Hilfe des kleinen Registrators (Abb. 131 R), der an Stelle der oberen Schneidezähne in die Bißschablone gesteckt wird, können in praktischer Weise auf der unteren Hufeisenschablone, nachdem sie berußt oder mit schwarzem Wachs überzogen worden ist (Abb. 130 R), die vom Patienten vorgenommenen Seitwärtsbewegungen des Unterkiefers aufgezeichnet werden.

Diese Aufzeichnung stellt in der Regel einen Spitzbogen dar, dessen Schenkel einen Winkel von 100—140° einschließen. Man könnte

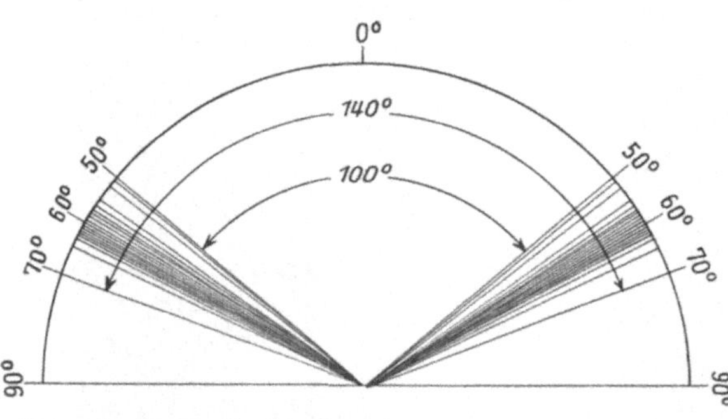

Abb. 10. Statistik des lateralen Symphysenwinkels.

diese Aufzeichnung auch auf geneigter Fläche vornehmen, das praktische Resultat bliebe sich gleich (Abb. 12). Wie oft die einzelnen Winkelgrößen vorkommen, zeigt folgende Statistik, die während 2 Monaten an Patienten des zahnärztlichen Instituts Zürich aufgenommen worden ist:

140°, 130°, 126°, 126°, 125°, 125°, 124°, 122°, 121°, 120°, 120°, 120°, 120°, 118°, 118°, 116°, 115°, 115°, 110°, 105°, 104°, 100°.

Die große Mehrzahl dieser Winkel gruppiert sich also sehr nahe um das Mittel von 122° (siehe Abb. 10).

Errichtete man nun auf jedem Schenkel des Spitzbogens ein Perpendikel (genauer senkrechte Ebene, Abb. 49 L), das bis zu der oben bestimmten querliegenden Gelenkachse (Abb. 49 O) fortgezogen würde, so ist leicht ersichtlich, daß auf diesem Perpendikel die Rotationszentren der zugehörigen Schenkel liegen müßten. An welcher Stelle der Perpendikel sich diese Rotationspunkte befinden, soll im nächsten Kapitel anläßlich unserer Bestimmung der dritten Ebene beschrieben werden.

Der Praktiker braucht sich jedoch um die Lage der Rotationspunkte nicht zu kümmern, denn es genügt vollkommen, wenn er den verstellbaren Artikulator in seiner lateralen Schneidezahnführung derart einstellt, daß er den vom Patienten

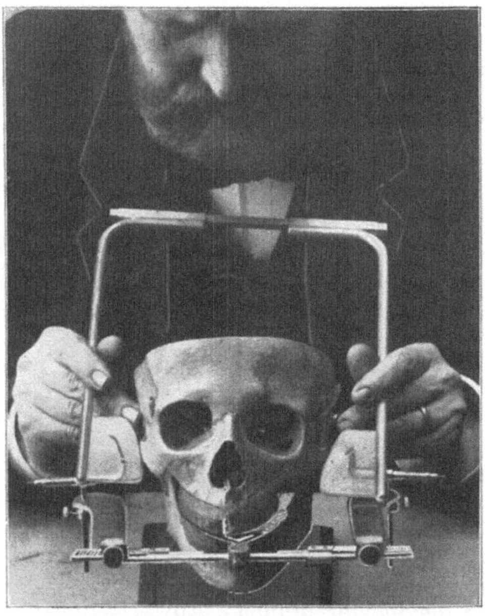

Abb. 11. Gysi-Registrator, altes Modell 1912, während der Messung der einwärts gerichteten Gelenkbahn auf durchsichtigen Schreibflächen mit den vertikalen Bleistiften. Gleichzeitig Messung der Schneidezahnbahn beim Seitbiß.

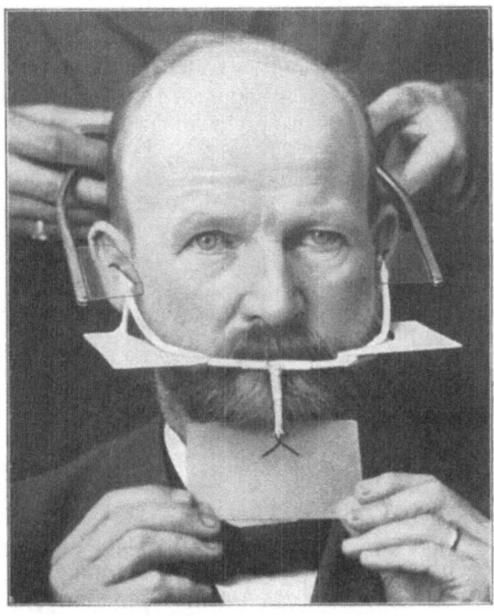

Abb. 12. Registrierung der Seitbißbahnen der Kondylen und des Kinns in frontaler Richtung mit Hilfe der vertikalen Bleistifte des Registrators von Abb. 8.

registrierten Spitzbogenwinkel reproduziert, dann entstehen hinter dem Artikulator links und rechts virtuelle Rotationsachsen für Seitbiß, genau so wie in der Natur.

Wo die natürlichen Zähne noch vorhanden sind, entsteht diese Bewegung in Spitzbogenform an der palatinalen Fläche der oberen Schneidezähne (Abb. 95) und es variiert die Form dieses Spitzbogens je nach der Neigung der palatinalen Fläche der oberen Schneidezähne und der gegenseitigen Entfernung der Rotationszentren.

Die Aufzeichnung dieses Spitzbogens scheint für viele, die dieses Experiment noch nie selbst gemacht haben, sehr irreführend zu sein. Wird nämlich der Registrierstift in der Gegend der oberen Schneidezähne befestigt und die Registrierfläche am beweglichen Unterkiefer (siehe Abb. 173), so ist die Spitze des registrierten Winkels nach vorn gerichtet, und da der Scheitelpunkt dieses Winkels als Normallage des Unterkiefers zu gelten hat, so glauben viele, daß

durch diese Aufzeichnung nicht die rückwärtige Ruhelage des Unterkiefers
erhalten wird, sondern eine Vorbißlage. Dies ist jedoch gleichsam eine „optische
Täuschung", denn wenn die Schreibspitze am Unterkiefer befestigt wird, wie
in Abb. 12 und die Schreibfläche wird unbeweglich gehalten, so ist der Scheitelpunkt des registrierten Winkels nach hinten gerichtet und die rückwärtige,
d. h. normale Ruhelage des Unterkiefers entspricht der Stellung der Schreibspitze im Scheitelpunkt des Winkels (Abb. 12).

c) Beim Vorbiß werden die Bewegungen des vorderen Dreieckspunktes auf einer frontal gerichteten Ebene gemessen.

Beim Vorbiß gleitet der Unterkiefer nach vorne und etwas abwärts bis sich
die Schneidekanten der oberen und unteren Schneidezähne berühren. Haben
die palatinalen Flächen der oberen Schneidezähne die gleiche Neigung zur
Kauebene wie die Gelenkbahn, so könnte man also von einer sog. Parallel-
verschiebung sprechen. Meist sind aber diese beiden Neigungen ungleich und
dann ist obiges nicht mehr der Fall. In Wirklichkeit findet also beim Vorbiß

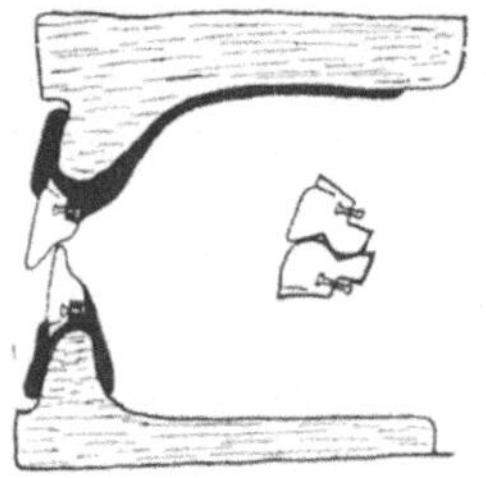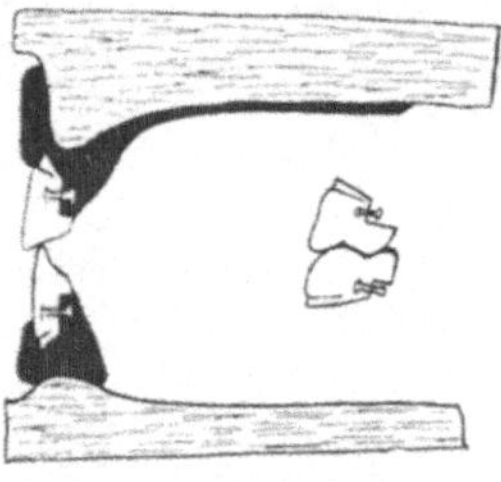

a   b

Abb. 13. a: Bei hochgewölbtem Gaumen ist großer Schneidezahnüberbiß möglich (aber
nicht notwendig). b: Bei flachem Gaumen ist geringer Schneidezahnüberbiß notwendig.

eine Verschiebung statt, welche sich mit einer kleinen Öffnungsbewegung kombiniert. Diese Öffnungsbewegung beträgt aber vorne nur die Tiefe des Überbisses der Schneidezähne und der Kondylus macht eine ähnliche Abwärts- und
Vorwärtsbewegung wie beim Öffnen (siehe Abb. 44), wobei aber die Molaren in
Berührung bleiben.

An zahnlosen Patienten können jedoch derartige Messungen nicht vorgenommen werden, weil die führenden palatinalen Flächen der oberen Schneidezähne fehlen. Aus einer großen Anzahl Messungen hat sich eine Neigung von
50—80° ergeben für den Neigungswinkel dieser Palatinalflächen zur Kauebene.
Das dazu benützte Instrument ist in Abb. 84 abgebildet.

Die Natur kann sich an den im Kiefer verankerten Schneidezähnen Neigungen
der Palatinalflächen bis zu 80° gestatten. Der Prothetiker würde aber einen
schlimmen Fehler begehen, wenn er die Natur in diesem Punkte genau nachahmen wollte, weil die Prothesenzähne nicht verwachsen sind mit den Kiefern,
sondern nur mehr oder weniger lose auf den resorbierten Alveolarrändern ruhen
und sich daher leicht verschieben lassen.

Bei einem steilen Überbiß der Schneidezähne entsteht aber eine stark vorwärts gerichtete Druckkomponente, welche entweder das Unterstück nach
rückwärts drängt oder das Oberstück nach vorwärts. Aus diesem Grunde
habe ich an meinen Artikulatoren der Führungsfläche für den vorderen Stützstift nur eine sagittale Neigung von etwa 40° gegeben und an meinem verstellbaren Artikulator kann die Führungsfläche beliebig geneigt werden von 0—50°.
In dieser Hinsicht ist der Prothetiker frei, d. h. er kann eine beliebige Neigung

der sagittalen Symphysenbahnen anwenden, je nach den statischen Bedürfnissen des vorliegenden Falles.

Vgl. auch das zu Abb. 61 Gesagte.

Je flacher also oberer und unterer Alveolarrand sind, desto weniger tief und weniger steil darf auch der Überbiß der Schneidezähne sein (Abb. 13b). Auf jeden Fall vermeidet man an ganzen Prothesen einen natürlichen 50—80⁰ steilen Überbiß.

Ebenso verhält es sich mit den Molaren.

Nur gute hohe Alveolarränder erlauben die Verwendung von hochhöckerigen Molaren, und selbst wenn deren Höcker sehr niedrig sind, sollten sie so beschaffen sein, daß sie ein glattes ungestörtes Gleiten erlauben oder wenigstens die Möglichkeit zulassen, daß der Prothesenträger nicht nur genau in der Sagittalebene zubeißen kann, sondern auch im schwachen Links- oder Rechtsbiß.

Auf jeden Fall muß der Überbiß der Schneidezähne mit der Größe der Molarenhöcker harmonieren. Flache Alveolarränder gestatten nur geringen Überbiß (Abb. 13b).

Hohe Alveolarränder gestatten gute Höckermolaren und etwas größeren Überbiß (Abb. 13a). Besser ist es jedoch auch hier einen geringen Überbiß zu machen.

2. Die Bewegungen der hinteren Dreieckspunkte.

a) In sagittaler Ebene beim Öffnen und bei Seitbiß.

Hält man eine Karte in vertikaler Richtung zwischen Gelenkkopf und horizontalem Kondylenbleistift so, daß der untere Kartenrand parallel der mit der Kauebene auf gleicher Höhe befindlichen Horizontalplatte des Registrators zu stehen kommt, so verzeichnet beim Öffnen und Schließen des Mundes der Bleistift die sagittale Gelenkbahn des Patienten (Abb. 14).

Eine ähnliche Bahn erhält man beim Seitbiß, jedoch jeweils nur einseitig auf der Balanceseite.

Durch eine große Anzahl derartiger Messungen an den verschiedensten Patienten (Abb. 16) ist ermittelt worden, daß die Neigung der Gelenkbahn zur Kauebene 5—50⁰ betragen kann, im Mittel aber 30—35⁰ beträgt.

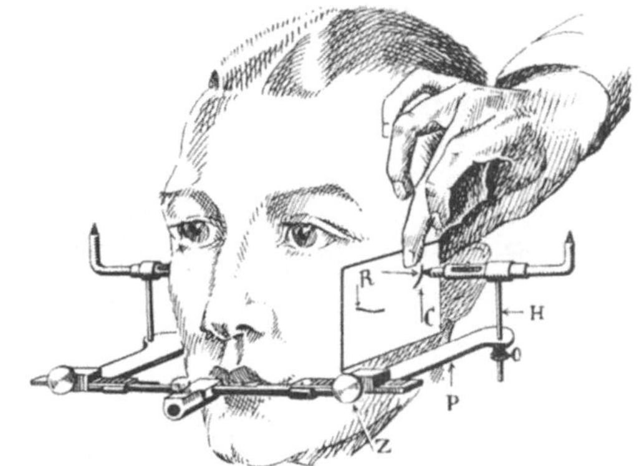

Abb. 14. Registrierung der Gelenkbahn in sagittaler Richtung zu Demonstrationszwecken.

(Walker ist durch seine Messungen auch zu dem Mittelwerte von 33⁰ gekommen.)

In folgender Tabelle sind die Fälle von Abb. 16 individuell geordnet und es ist hieraus erkennbar, daß etwa die Hälfte zwischen links und rechts Unterschiede von 0—4⁰ aufweisen. Da aber so kleine Differenzen innerhalb der möglichen Messungsfehler liegen können, die in der Praxis keine merklichen Störungen veranlassen, so kann man füglich sagen, daß die Hälfte aller von uns gemessenen zahnlosen Patienten rechts und links die gleichen Gelenkbahnwinkel besaßen und die andere Hälfte Differenzen von 5—22⁰ hatten, im Durchschnitt also etwa 10⁰. Ein merkwürdiger Ausnahmefall hatte rechts 51⁰ und links 10⁰, somit eine Differenz von 41⁰.

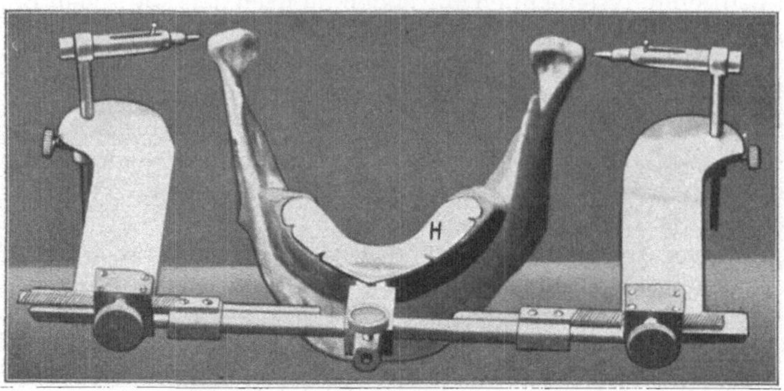

Abb. 15. Gysis Demonstrations-Registrator mittels Hufeisenschablone auf Wachsschablone am Unterkiefer befestigt. Man sieht so deutlich, daß die auf die Kondylengegend eingestellten horizontalen Bleistifte die Bewegungen der Kondylen mitmachen müssen.

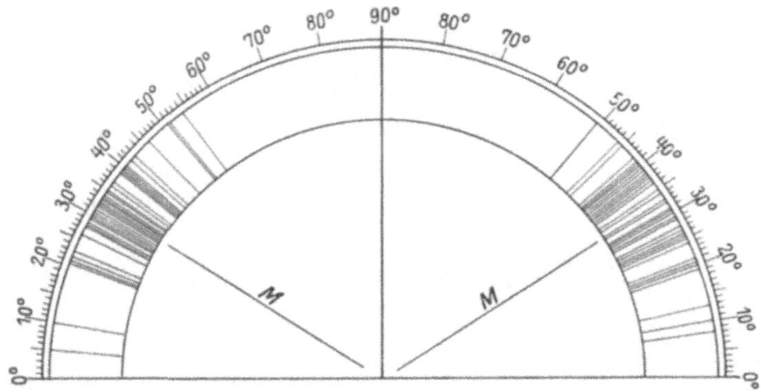

Abb. 16. Statistische Darstellung der Gelenkbahnneigungen. M = das Häufigkeitsmittel der linken und rechten Bewegungsbahnen (ca. 33°), gemessen an zahnlosen Patienten.

Beispiele von Gelenkbahnwinkeln.

Rechts	Links	Differenz	Rechts	Links	Differenz
54°	54°	0°	33°	38°	5°
40°	40°	0°	43°	38°	5°
33°	33°	0°	35°	30°	5°
51°	50°	1°	30°	25°	5°
26°	27°	1°	26°	20°	6°
39°	37°	2°	28°	20°	8°
28°	30°	2°	21°	13°	8°
23°	21°	2°	40°	32°	8°
35°	37°	2°	10°	19°	9°
40°	42°	2°	34°	25°	9°
32°	35°	3°	22°	31°	9°
31°	34°	3°	30°	40°	10°
33°	36°	3°	28°	39°	11°
37°	40°	3°	40°	25°	15°
5°	9°	4°	29°	45°	16°
36°	40°	4°	46°	29°	17°
10°	14°	4°	23°	45°	22°

In Abb. 17 sind einige Beispiele von bei Seitbiß registrierten Gelenkbahnkurven dargestellt, je links und rechts der Patienten a—k. Man erkennt daraus,

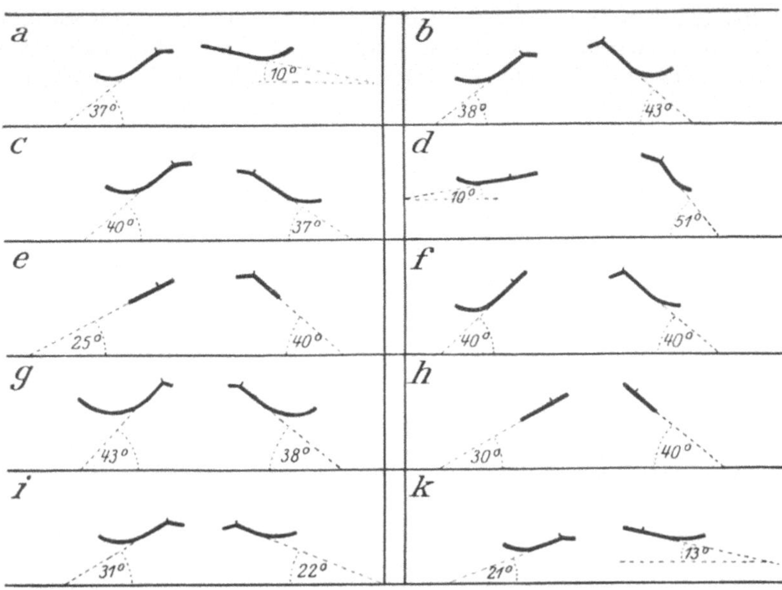

Abb. 17. Beispiele von linken und rechten Gelenkbahnkurven und deren Neigung zur Kauebene. Siehe das zu Abb. 60 Gesagte.

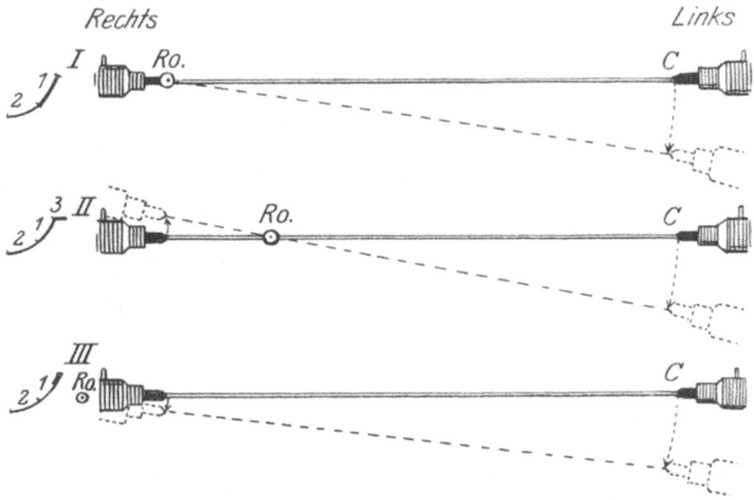

Abb. 18. Bewegungen des rechtsseitigen Registrierstiftes beim Rechtsbiß in sagittaler Ebene. Bestandteile der resultierenden Gelenkbahnkurve beim Links- und Rechtsbiß, je nach der Lage des Rotationszentrums Ro in bezug zur Schreibspitze.

wie verschieden die Gelenkverhältnisse sein können. Es lassen sich an diesen Kurven zwei Hauptteile unterscheiden: ein mehr oder weniger gebogener Teil, der oben einen kurzen abgeknickten Anhängsel hat. Der gebogene Teil entspricht der Form des Tuberculum articulare, der Anhängsel dagegen ist meistens

12*

eine falsch projizierte Bewegung des relativ ruhenden Kondylus und braucht dieser Teil vom Praktiker nicht weiter berücksichtigt zu werden.

In Abb. 18 ist dargestellt, wie verschieden die Registrierung der Bahn des relativ ruhenden Kondylus bei Seitbiß sein kann, je nachdem der Rotationspunkt innerhalb oder außerhalb der Registrierspitze ist. Im ersten Fall I verbleibt die Spitze rechts in Ruhestellung. Im Falle II macht sie die entgegengesetzte Bewegung der Spitze links und im Falle III eine gleichgerichtete nur proportional kleinere Bewegung.

In Abb. 19 und 20 ist der Fall II von Abb. 18 in zwei Variationen dargestellt. In beiden Fällen wird der rückwärtslaufende Anhängsel 3 gebildet, in Abb. 19

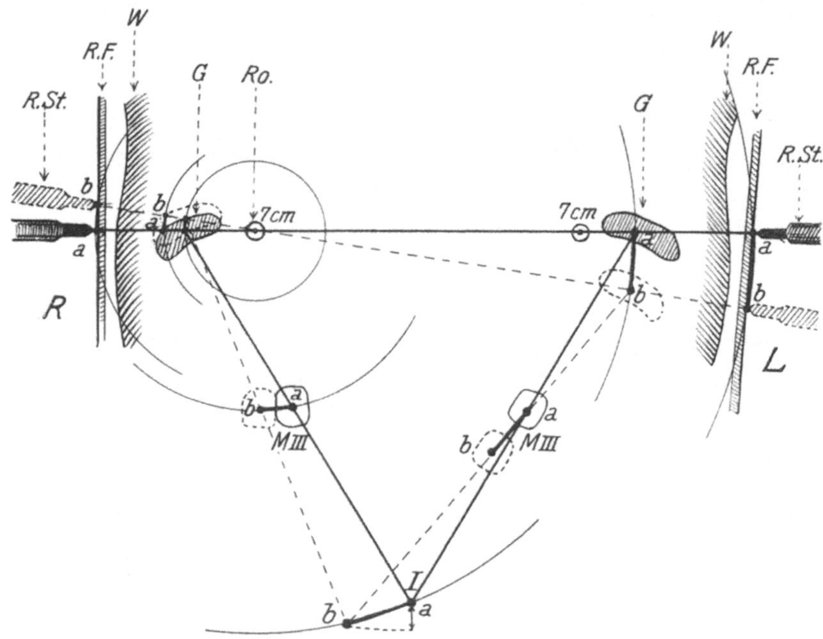

Abb. 19. Ausführliche Darstellung der unter Abb. 18 II gegebenen Verhältnisse. R. St. = Registrierstifte. R. F. = Registrierfläche. W = Weichteile über dem Kiefergelenk. Ro = Rotationspunktlage. G = Gelenkkopf. ab = Bewegungsbahnen der Hauptpunkte des Unterkiefers und der Registrierstifte beim Seitbiß.

etwas länger als in Abb. 20, trotzdem nur in Abb. 19 der Kondylus rechts eine rückläufige Bewegung ausführt beim Seitbiß Kinn nach rechts. Nur im Falle der Rotationspunktlage von Abb. 20 geht der Kondylus rechts in gleichem Sinne vorwärts wie der linke Kondylus. Diese Beispiele beweisen also, daß es unmöglich ist, die Bewegung des Kondylus der Arbeitsseite extraoral mit Hilfe des Gesichtsbogens zu registrieren. Dies ist aber auch nicht nötig, denn es genügt, wenn wir links und rechts die Vorbißbahn registrieren; beim Seitbiß im Artikulator macht dann der Kondylus der Arbeitsseite automatisch die richtige Bewegung unter dem Einfluß der sagittalen Gelenkbahn und der lateralen Schneidezahnbahn.

Von den in Abb. 17 dargestellten Gelenkbahnen kann man den unterhalb des Anhängsels gelegenen mehr oder weniger gebogenen Teil, wieder in zwei Teile teilen (siehe Abb. 18 links). Von diesen Teilen ist für den Praktiker nur der Anfangsteil 1 von Wichtigkeit, denn der Teil 2 kommt nur bei extremen

Kieferbewegungen zustande. Man mißt daher nur die Neigung des ersten Teiles in bezug zur Okklusionsebene, wie es in Abb. 17 dargestellt ist.

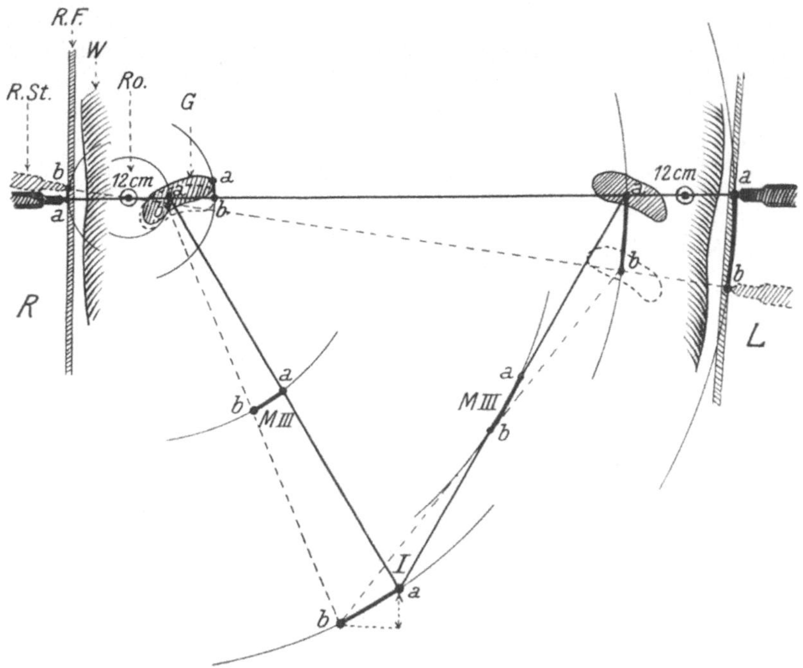

Abb. 20. Ausführliche Darstellung der unter Abb. 18 III gegebenen Verhältnisse. Bezeichnungen wie bei Abb. 19.

b) Frontale Bewegung der Gelenkköpfe gemessen auf einer zur Gelenkbahn parallelen Registrierebene beim Seitbiß (s. Abb. 11 und 21).

Stellt man die Vertikalstifte auf die Höhe der Gelenkköpfe ein und hält dann links und rechts eine aus mattierten Glasscheiben bestehende Schreibfläche parallel zur Gelenkbahn, so ergeben sich beim Rechts- und Linksbiß mehr oder weniger nach vorne konvergierende Bahnlinien (siehe Abb. 21). Aus dieser Konvergenz läßt sich die Frontalkomponente der Gelenkbahn bestimmen.

Eine große Anzahl von Messungen hat ergeben, daß linke und rechte Gelenkbahn nur sehr selten parallel vorwärts verlaufen und daß der Winkel der Einwärts-

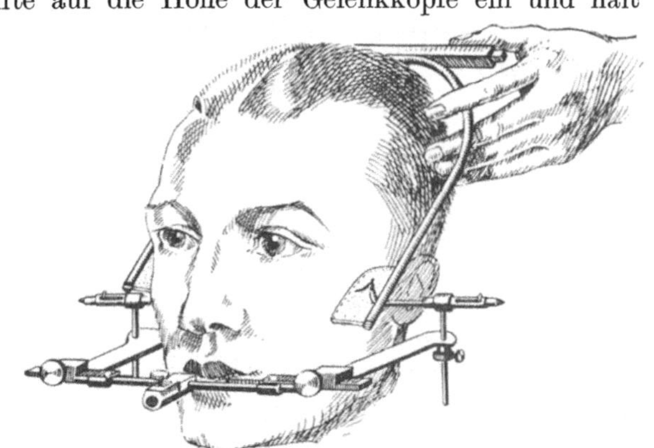

Abb. 21. Registrierung der Einwärtsbewegung der Gelenkbahn zu Demonstrationszwecken auf durchsichtiger Schreibfläche mit den vertikalen Schreibspitzen.

neigung bis zu 30° betragen kann, meistens aber etwa 15° beträgt (siehe Abb. 23). In äußerst seltenen Fällen kann dieser Winkel 60° betragen.

Ferrein hat schon im Jahre 1774 auf die Einwärtsbewegung der Gelenkköpfe hingewiesen. Meyer (1865) erwähnt eine rein frontale Bewegung des
Kondylus als Einleitung der seitlichen Bewegung.

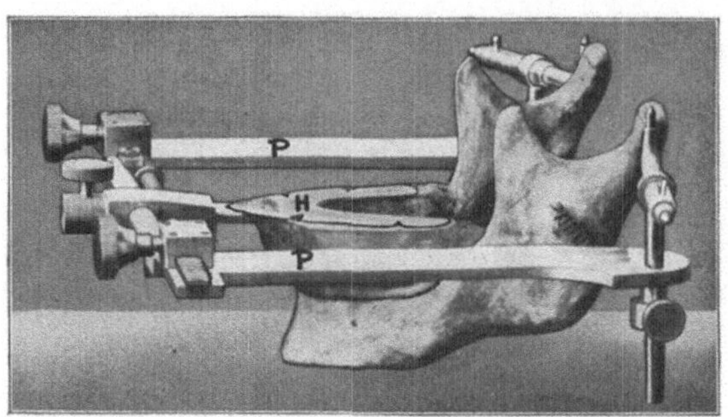

Abb. 22. Gysis Demonstrations-Registrator mit horizontalen und vertikalen Bleistiftpaaren. Am Kiefer
befestigt mit Hufeisenplatte H auf Wachsschablone
in Kauebene. Platte H ist parallel zu Platten PP,
zu welchen die sagittale Bahnneigung gemessen wird.
Die vertikalen Graphitspitzen sind auf die Kondylenachse eingestellt.

Eltner gibt (Mechanik des Unterkiefers) folgende Beobachtungen wieder:

„Bei mehreren Aufnahmen der Kondylenbahn für die Prothese, die ich gemacht habe, konnte ich einen größeren Betrag dieser queren Bewegung des Schreibstiftes konstatieren.“ Er hat jedoch diese Beobachtung an seinem Artikulator nicht praktisch verwerten können.

Auch Knoche-München hat beobachtet, daß bei Messung auf sagittaler Ebene die Bleistifte federn und daher diese Einwärtsbewegung andeuten.

Schon Balkwill beschreibt diese Einwärtsneigung der Gelenkköpfe in seiner
1866 publizierten Schrift.

Bennett gelangte ebenfalls durch seine optische Methode zu derselben Beobachtung. Nach ihm wurde dann diese Bewegung als Bennettsche Bewegung getauft.

L 17°	16° R
13°	10°
33°	15°
12°	15°
18°	16°
15°	12°
20°	20°
3°	10°
10°	11°
16°	14°
12°	9°

Abb. 23. Statistische Zusammenstellung
einiger Messungen der einwärts gerichteten
Gelenkbahn nach Abb. 21.

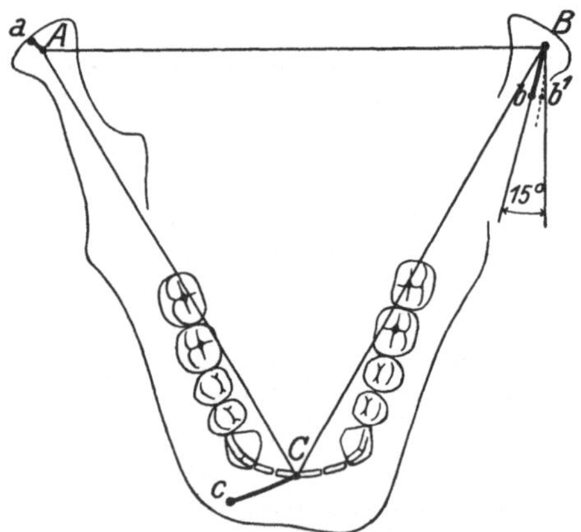

Abb. 24. Bewegungsbahnen der drei Hauptpunkte des Unterkiefers unter Berücksichtigung der einwärts gerichteten Gelenkbahn
B b.

Es ergibt sich aus diesem historischen Überblick, daß die Annahme
einer direkten Vorwärtsbewegung des Gelenkkopfes bei Seitbiß
längst veraltet ist.

Die wirkliche Bewegung der drei Hauptpunkte des Kieferdrei-
ecks wäre demnach folgendermaßen aufzufassen (siehe Abb. 24).

Bewegt sich bei einem Seitenbiß nach rechts der Zentralpunkt der Schneidezähne C nach Punkt c, so geht der linke Gelenkkopf B nach Punkt b, also im Mittel 15° einwärts von der früher angenommenen Bahn nach b_1. Dadurch aber wird notgedrungen der rechte Gelenkkopf A auswärts nach a gedrängt und bleibt also nicht einfach um sich selbst rotierend stehen, wie vielfach angenommen wird. Diese laterale Bewegung der Gelenkköpfe übt auf die Bewegungsrichtung der Zähne keinen großen Einfluß aus. Zum Beispiel in Abb. 25 kann man das Kieferdreieck einmal abrollen auf der Balancebahn des linken Kondylen von 0°, ein andermal auf derjenigen von 15° Bennett, und man wird beobachten, daß die Zentralpunkte der ersten Molaren beide Male

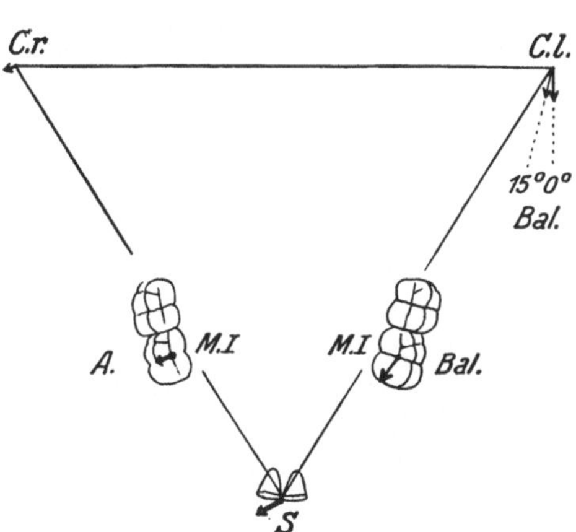

Abb. 25. Bewegungsbahn zweier Molarpunkte bei Rechtsbiß.

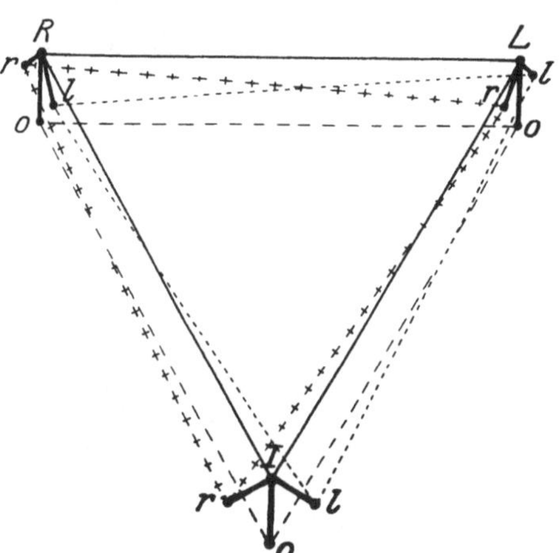

Abb. 26. Die drei Hauptbewegungsarten des Unterkiefers. Hauptpunkte R. L. J. gehen: bei Öffnung nach o, beim Rechtsbiß nach r, beim Linksbiß nach l.

dieselbe Bahn gehen, sofern die Symphysenbahn S beide Male die gleiche ist. **Die Bennettsche Lateralbewegung der Kondylen hat also keinen wesentlichen Einfluß auf die Bewegung der Zähne.** Sobald man aber den Winkel S variiert, so erhält man sofort auch stark verschiedene Bewegungsbahnen der Molaren.

In Abb. 26 sind nun die hauptsächlichsten Bißarten, die der Unterkiefer ausführt, dargestellt.

Bei reiner Öffnung gehen die drei Hauptpunkte R. L. J. nach o.

Beim Rechtsbiß   ,,   ,,   ,,   ,,   ,, ,, ,,   ,,   r.

,,   Linksbiß   ,,   ,,   ,,   ,,   ,, ,, ,,   ,,   l.

Dazwischen liegen alle die vielen intermediären Bewegungen.

c) Bewegung der hinteren Dreieckspunkte beim Vorbiß.

Beim Vorbiß findet genau dieselbe, nur etwas verminderte Bewegung im oberen Gleitgelenk statt, wie bei der Öffnungsbewegung; hierbei rotiert das Scharniergelenk um so viel, als die Überwindung des Überbisses der oberen Schneidezähne es erfordert.

Wie aus Abb. 27 ersichtlich ist, kommen beim Vorbiß die Gelenkköpfe direkt vorwärts und abwärts auf das Tuberculum articulare. Diese Vorbißbewegung hat nun Christensen benützt, um auf einfache Art und Weise die Neigung der Gelenkbahn zu ermitteln. In der Molarengegend wurde links und rechts ein erweichtes Wachskügelchen auf die Bißfläche der Wachsschablonen gelegt, das dann beim Vorbiß keilförmig gedrückt wurde, und gemäß dieser Keilform wurde dann die Gelenkbahn des Artikulators geneigt.

Aus dieser Tatsache kann der Praktiker eine wichtige Lehre ziehen. Wenn nämlich beim Bißnehmen der Patient irrtümlicherweise vorbeißt (was bekanntermaßen sehr viele Patienten machen), dann senkt sich mit dem Gelenkkopf auch die Molarengegend der Wachsschablonen; sind dieselben weich, so werden sie in eine falsche Okklusionsfläche gedrückt; sind sie aber hart, so kippen die hinteren Teile der Wachsschablonen einander entgegen und täuschen so eine richtige Okklusion vor. In beiden Fällen aber erhält man eine falsche Artikulation. Um dies zu verhüten, ermittelt man zuerst mit dem Schneidezahnbahnregistrator (Abb. 132) die rückwärtige Ruhelage des Unterkiefers (wenn der Registrierstift im Scheitelpunkt des Winkels ist) und probiert dann mit dem Wachsmesser, ob die Beißflächen der Wachsschablonen in der Schneidezahngegend und in der Molarengegend fest aufeinander liegen.

Diese Christensensche Methode zur Ermittlung der Neigung der Gelenkbahn wird von einigen vorgezogen gegenüber der von mir empfohlenen Methode mit Hilfe des Gesichtsbogens. Es werden neuerdings verschiedene Variationen dieser Christenschen Methode empfohlen. Snow (Amerika) empfahl statt der Wachskügelchen, einen Sporn aus Metall in der Molarengegend links und rechts auf dem unteren Bißrand zu befestigen, der sich dann beim Vorbiß mehr oder weniger tief in den oberen Bißrand eindrückt, je nach der Neigung der Gelenkbahn. Hanau (Amerika)

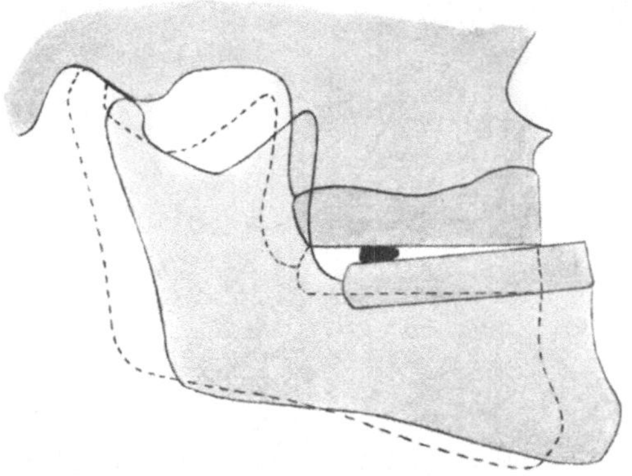

Abb. 27. Christensen-Methode zur Bestimmung der Gelenkbahnneigung durch Vorbiß. Hierbei wird eine weiche Wachskugel in der Molarengegend keilförmig gedrückt und dient zur Einstellung der Gelenkbahn am Artikulator.

legt eine ganze erweichte Wachsplatte von der ungefähren Größe des Zahnbogens zwischen die Bißränder und läßt den Unterkiefer in die Vorbißstellung bringen. Eine ebensolche Wachsplatte wird für den Seitbiß nach links und ebenso für Seitbiß nach rechts zwischen die Bißränder gelegt zur Bestimmung der Bennetschen Seitwärtsbewegung der Gelenkköpfchen.

Eine ähnliche Methode ist die von Luce empfohlene. An Stelle der Christensenschen Wachskügelchen werden in der Molarengegend links und rechts sowie in der Schneidezahngegend Rundkopfnägel in den unteren Bißrand gesteckt, hierauf wird der obere Bißrand leicht erweicht und dem Patienten befohlen, Vorbiß- und Seitbißbewegungen auszuführen, wodurch die Nagelköpfe die Bewegungsbahnen des Unterkiefers in den oberen Bißrand eingravieren. Diese Bewegungsbahnen werden dann im Artikular in plastischem Material reproduziert. Dieses Lucesche Prinzip wird neuerdings in Deutschland von Eichentopf und Fehr sowie von Major in verschiedenen Variationen wieder angewendet. Auch der neueste Artikulator von Schröder und Rumpel verwendet sowohl das Christensensche und das Lucesche Prinzip. Erfreulicherweise bricht sich überall die Erkenntnis durch, daß es bei vollständigem Zahnersatz notwendig ist, die individuellen Gelenkbewegungen des Patienten zu ermitteln um die Zähne, resp. deren Höckerneigungen in Harmonie zu bringen mit den Gelenkbahnneigungen (vgl. Abb. 61a und b).

Es wird aber noch ein Kampf von vielen Jahren nötig sein bis die praktisch am leichtesten durchführbare Methode ermittelt ist. Nach meinen persönlichen Erfahrungen ist bei vielen Patienten die Christensensche und die Lucesche Methode sehr schwierig durchzuführen, wenn sie sehr ungeschickt sind und so die vom Zahnarzt gewünschten Kieferbewegungen nicht richtig ausführen. Hierdurch ergibt sich für den Zahnarzt ein großer Zeitverlust und ein großer Verbrauch von Wachsbißplatten, abgesehen von den mehr oder weniger großen Ungenauigkeiten, die entstehen können, wenn diese ungeschickten Patienten nicht weit genug oder zu wenig weit die Vorbiß- und Seitbißstellungen ausführen. Bei der von mir empfohlenen Gesichtsbogenmethode machen sich diese ungeschickten Bewegungen des Patienten weniger störend bemerkbar, weil man bei der Registrierung genau zusehen kann und unterscheiden kann, welche Aufzeichnungen der Bewegungsbahnen richtig sind und welche falsch sind. Die ungeschickt geratenen Registrierungen können mit Radiergummi und warmem Wachsspatel rasch wieder ausgelöscht, und durch bessere ersetzt werden.

Leider gestattet es mir der vom Herausgeber und Verleger zur Verfügung gestellte Raum nicht, näher auf diese Registriermethoden einzugehen.

3. Die gemeinsamen Rotationszentren der vorderen und hinteren Dreieckspunkte.

Bis jetzt hat man geglaubt, daß, so bald es gelänge, die richtige Lage der Rotationspunkte oder auch der Drehungsachse zu finden, um die sich der Unterkiefer während der Kaubewegungen dreht, es ein leichtes Spiel wäre, einen anatomisch genauen Artikulator zu bauen. Fast jeder Forscher fand einen anderswo gelegenen Rotationspunkt, bald über, bald unter, bald hinter, bald in den Kiefergelenken selbst, und wenn man sich schließlich auf eine ungefähre Lage einigen konnte, wurde weiter diskutiert, ob die richtige Lage sich 10 mm oder nur 2 mm vom Gelenk entfernt befinde.

Unsere neuesten Untersuchungen haben nun ergeben, daß sozusagen alle Angaben über die Lage des Rotationspunktes in gewissem Sinne richtig waren, denn er kann sowohl über, als unter, als hinter den Gelenken liegen und dies noch in sehr stark wechselnden Entfernungen.

Daraus ergibt sich das praktische Resultat, daß man auf die Rotationspunkte keine Rücksicht zu nehmen braucht beim Bau eines Artikulators; es genügt, daß man die Führungsflächen der beiden Gelenkenden des Unterkiefers und der Kinngegend anatomisch richtig gestaltet, dann kommen alle die verschiedenen Rotationspunkte ganz von selbst zustande während der Bewegung des Artikulators auf diesen drei Führungsflächen. Es entstehen so geometrische Rotationspunkte (nicht anatomisch reelle) außerhalb der Führungsflächen, gerade wie in der Natur.

Die Lehre von den Rotationspunkten und Rotationsachsen hat also heute nur noch den Zweck, die Art und Weise der verschiedenen elementaren Kieferbewegungen beschreiben zu können und sich von denselben eine richtige Raumesvorstellung machen zu können.

Wir haben also eingangs erfahren, daß die Kaubewegungen des Menschen sowohl denjenigen der Karnivora, der Ruminantia und der Rodentia gleich sind, resp. daß der Gelenkkopf des menschlichen Unterkiefers sich sowohl vertikal (auf- und abwärts) bewegen kann, als lateral (hin und her), ferner vorwärts und rückwärts und schließlich noch diagonal, also in der Resultante aus den drei Grundbewegungen (Abb. 50, 3). Ebenso kann sich die Kinngegend auf und ab, hin und her und vor- und rückwärts bewegen. Die Bewegung der hinteren Dreieckspunkte kombiniert sich mit derjenigen des vorderen Dreieckspunktes.

Für jede dieser drei kombinierten Grundbewegungen kann man nun ein gemeinsames Rotationszentrum finden, oder richtiger eine Rotationsachse.

Natürlich handelt es sich bei diesen Rotationspunkten und Achsen nie um im Raume feststehende Achsen, sondern immer nur um ihren Ort wechselnde Momentanachsen.

Für die sehr kurzen Strecken der Gelenkbahn, der Kinnbahn und der Öffnungsbahnen der Zähne, welche für den Prothetiker von praktischem Interesse sind, lasse ich aber in der folgenden Beschreibung das Beiwort „Momentan" absichtlich aus, erstens der Einfachheit halber und zweitens weil der daraus entstehende Fehler praktisch nicht von Belang ist!

Alle Bewegungen finden also in Wirklichkeit um Momentanachsen statt, und da wo diese Momentanachsen die jeweils abgebildete Frontal-, Sagittal- oder Horizontalebene schneiden, haben wir die Rotationspunkte. Der Begriff „Rotationspunkt" ist also in Wirklichkeit falsch; ich verwende ihn nur, um das Verständnis der ebenen, nicht dreidimensionalen Abbildungen zu erleichtern.

So schwer eine derartige nur zweidimensionale Abbildung und Beschreibung zu verstehen ist, so leicht verständlich ist die Darstellung der Kieferbewegungen mit meinem dreidimensionalen Kinematoskop. Leider läßt sich eine derartige Darstellung nicht leicht abbilden.

a) Rotationsachse für die vertikale Bewegung.

Bestimmt man während einer reinen Öffnungsbewegung die Bahnformen und Bewegungsrichtungen der Gelenkköpfe und des Kinns in vier Teilen (wie es eingangs in Abb. 6 und 7 bereits ausführlich dargestellt), und errichtet auf jedem Teil eine senkrechte Linie, dann bilden die Schnittpunkte dieser Linien die gemeinsamen Rotationspunkte (Abb. 28).

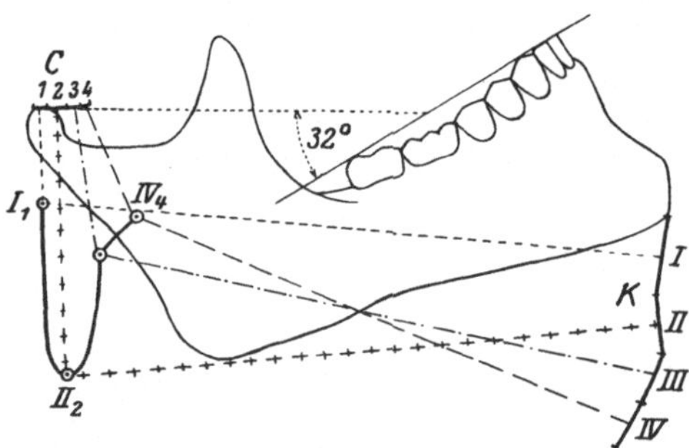

Abb. 28. Bestimmung der Rotationspunkte nach der gegebenen Gelenkbahn (C) und der gegebenen Kinnbahn (K). Die Schnittpunkte auf die Perpendikel (I, II, III, IV, 1, 2, 3, 4) stellen die gemeinsamen Rotationspunkte I_1, II_2, III_3, IV_4 dar für jede Bahnstrecke.

Diese Erkenntnis findet man zuerst bei Chissin (1906), welcher das Rotationszentrum auf gleicher Höhe ansetzt wie wir, dann haben Tomes und Dolamore ebenfalls gefunden, daß das Rotationszentrum bei einer Öffnung 25 mm unterhalb und hinterhalb der Gelenkkopfbahn liege. Kerr und Constant haben, unabhängig voneinander, geglaubt konstatieren zu können, daß dieses Zentrum 37 mm unter dem Gelenkkopfe sich befinde; Walker hat es (1897) etwa 15 mm unterhalb und hinterhalb der Gelenkkopfbahn angesetzt; Breuer hat durch seine Untersuchungen eine Distanz von etwa 10 mm herausgefunden.

Bei unseren anatomischen Erörterungen haben wir angegeben (Abb. 3), daß das Zentrum des Gleitgelenkes über dem Tuberculum articulare, das nach unten eine konvexe Fläche bildet, liege. Diese Fläche zwingt den Gelenkkopf ebenfalls eine nach unten konvexe Bahn zu beschreiben.

Wie paradox es auch klingen mag, ist es dennoch richtig, daß das gemeinsame Rotationszentrum dieser konvexen Bahn für die erste Bahnstrecke, bei

Öffnungsbewegung, unterhalb des Tuberkulum angenommen werden kann. Und zwar müssen wir uns hierbei von folgenden Erwägungen leiten lassen.

Die genannte Strecke (Abb. 28) ist so kurz (etwa $2^1/_2$ mm), daß sie praktisch als gerade Linie aufgefaßt werden kann. Beschreibt man nämlich einen Kreis (Abb. 29) im Radius von 17 mm, ziehen wir mit gleichem Radius einen diesen ersten berührenden zweiten Kreis, so stellt sich diese Berührung praktisch als gerade Linie dar, die wir als gemeinsame Seite der in beide Kreise eingeschriebenen 20-Ecke betrachten können. Es ist nun klar, daß das Zentrum dieses kleinen, fast geradlinigen Kreisbogens, ebenso gut das von dem Kreise A, wie dasjenige von B sein kann.

Ebenso dürfte man als Rotationszentrum des ersten Teiles der vom Kinnpunkte beschriebenen Kurve einen Punkt annehmen, der sich auf der einen oder anderen Seite des zu der Linie gezogenen Perpendikels befinden könnte. Nun ist aber nachweisbar, daß das gemeinsame Rotationszentrum der Kinn- und Gelenkbahn für den allerersten Teil der Bewegung sich irgendwo zwischen Kinn- und Gelenkpunkt befinden muß, es wäre daher ohne Sinn dieses gemeinsame Zentrum in zwei divergierenden Richtungen zu suchen.

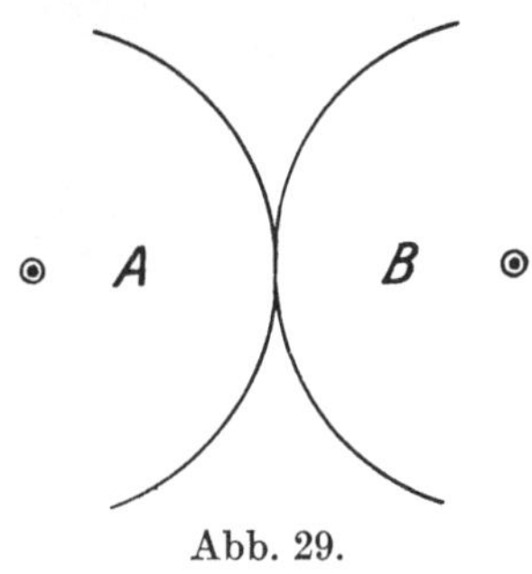

Abb. 29.

Bezüglich der Verhältnisse beim Seitbiß, wo das Rotationszentrum auf einer Seite automatisch ausgeschaltet wird, verweisen wir auf den Schluß dieses Kapitels.

Soviel also ist sicher festgestellt, daß das Öffnungszentrum nicht im Kondylus selbst liegen kann, wie Eltner behaupten will. Nur das Scharnierzentrum, um das der Kondylus rotiert, während seiner Bewegung um das Öffnungszentrum, liegt im Kondylus selbst.

Diese verschiedenen Resultate sind leicht erklärlich, wenn man berücksichtigt, daß die Rotationsachse von Fall zu Fall höher oder tiefer unterhalb der Gelenkköpfe liegen kann, dank der individuellen Variabilität des Kauapparates und seiner Tätigkeit. Als Mittelmaß haben wir eine Distanz von 18 mm gefunden.

Aus Abb. 28 ergab sich, daß für die Öffnungsbewegung die Rotationsachse eine Wanderung ausführt und

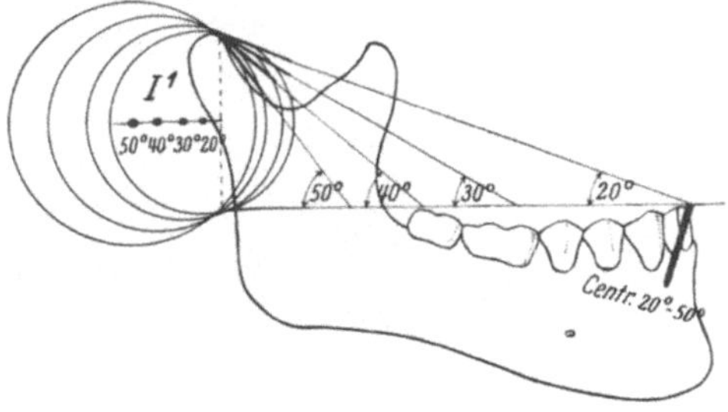

Abb. 30. Wechselnde Lage des Öffnungszentrums I^1 je nach der Neigung der Gelenkbahn.

überall auf der Linie I. 1 bis IV. 4 sein kann. Die Öffnungsachse ist also nicht feststehend, sondern ist eine Momentanachse. Diese wandernde Rotationsachse kann aber mechanisch an einem Artikulator nicht reproduziert werden (wenigstens nicht auf einfache praktische Weise). Es ist aber auch keine Notwendigkeit dazu vorhanden.

Nur für die Erhöhung oder Erniedrigung des Bisses (Artikulationshöhe) ist das Rotationszentrum I. 1 der ersten Strecke der Gelenk- und Kinnbahn praktisch verwendbar und ist dies das einzige Rotationszentrum, das am Simplex Artikulator mechanisch zur Ausführung gelangt. Während dem großen Kriege haben diejenigen, welche Kieferbrüche zu schienen hatten, schnell herausgefunden, daß die Gleitschienen, welche in meinem Simplex-Artikulator gemacht wurden, im Munde besser funktionierten als diejenigen, welche in anderen Artikulatoren gemacht wurden, welche ihre Öffnungsachse in der Kondylengegend hatten.

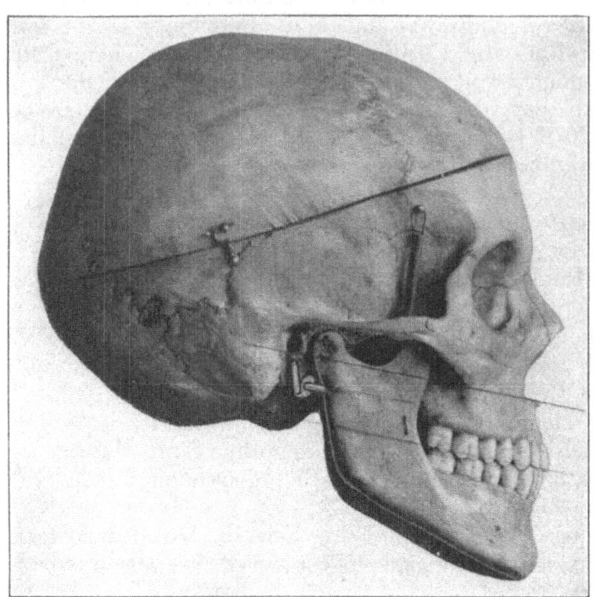

Abb. 31. Schädel mit künstlichem Öffnungszentrum unterhalb des Kondylus.

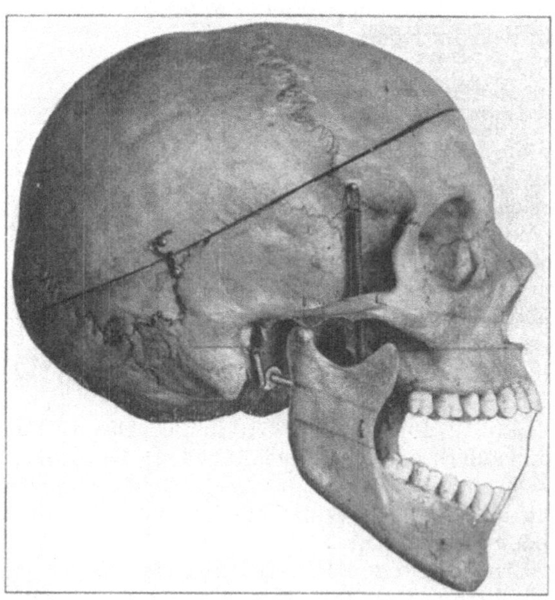

Abb. 32. Wie bei Abb. 31, aber bei geöffnetem Kiefer. Man beachte wie der Gelenkkopf dadurch auf das Tuberc. art. gedrängt wird.

Wie aus Abb. 30 ersichtlich ist, liegt dieses Zentrum I[1] mehr oder weniger weit hinterhalb und unterhalb des Gelenkkopfes, je nachdem der Winkel der

Gelenkbahn in bezug auf die Kauebene 20, 30, 40 oder 50° beträgt. Da eine große Anzahl von Messungen ergeben hat, daß der Winkel von etwa 33° am häufigsten vorkommt und daher als der normale bezeichnet werden kann, so ist am Simplex Artikulator die Rotationsachse in dieser Lage von 33° fixiert worden.

Dieses Zentrum mußte am Artikulator mechanisch gegeben werden, weil es unabhängig ist von der Führungsfläche der Schneidezähne und in der Natur nur durch den verschieden gerichteten Muskelzug entsteht, welcher mechanisch nicht gut wiedergegeben werden kann.

Daß die Lage dieses Rotationszentrums für kleine Öffnungsbewegungen zutreffend ist, kann man leicht dadurch beweisen, daß man an einem Schädel an dieser Stelle einen Widerstand anbringt und am Unterkiefer ein Drahtstück, das bis in diese Gegend reicht (Abb. 31).

Öffnet man jetzt den Kiefer, so bleiben die Gelenkköpfe nicht einfach rotierend stehen, wie bei allen mazerierten Schädeln ohne diese Einrichtung,

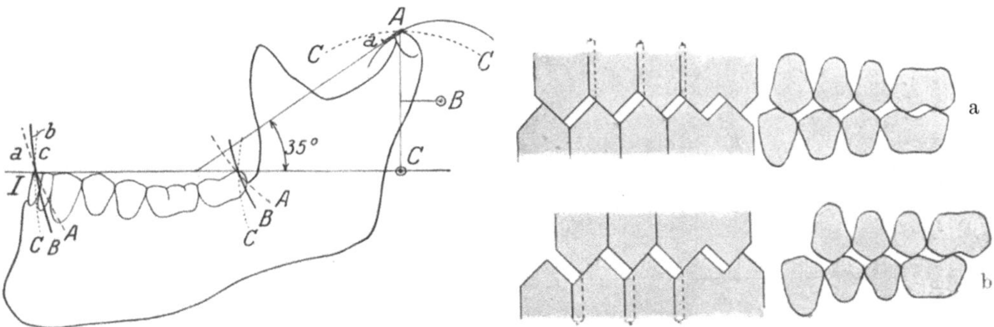

Abb. 33. Ist die Rotationsachse in der Gelenkachse bei A, so gehen die Zähne die falsche Bahn A. Ist die Rotationsachse unterhalb der Gelenkachse bei B, so gehen die Zähne die richtige Bahn B, wie sie von unseren Registratoren in Abb. 6 und 7 verzeichnet wird.

Abb. 34. a zeigt eine falsch gewordene Artikulation nach Bißerhöhung. b ditto nach Bißerniedrigung, wenn der Artikulator kein richtiges Rotationszentrum hatte, d. h. wenn der Artikulator-Kondylus selbst als Öffnungszentrum diente.

sondern sie kommen, ganz naturgetreu vor- und abwärts auf das Tuberculum articulare (Abb. 32). Für den Praktiker ist es von großer Wichtigkeit zu wissen, daß man in einem Artikulator, z. B. in meinem Trubyte-Artikulator der sich um die Kondylenachse öffnet und schließt, (also nicht um die richtige hier dargestellte Öffnungsachse), keine Bißerhöhungen oder Erniedrigungen vornehmen darf. Stellt sich während der Arbeit heraus, daß dies nötig ist, so muß es im Munde des Patienten gemacht werden, und ein Gipsmodell muß dann nach dem neuen Biß neu im Artikulator festgegipst werden. Dies wird durch folgendes erklärlich.

In Abb. 33 folgen die Zähne der Bahn B, wenn das Rotationszentrum richtig als in B liegend genommen ist. Liegt dagegen das Öffnungszentrum in der Gelenkachse A, wie dies bei den meisten Artikulatoren der Fall ist, so verfolgen die Zähne die Richtung A. Bei einer Bißerniedrigung würden also die unteren Schneidezähne nach a gelangen, also zu weit vorwärts, was an der fertigen Prothese ein langwieriges Zurechtschleifen benötigen würde, um diesen Fehler zu korrigieren. Auch die Molaren kämen zu weit vorwärts in die in Abb. 34 durch b dargestellte unrichtige Okklusionsstellung. Für den Fall aber, daß eine Bißerhöhung stattgefunden hätte, kämen sie zu weit nach rückwärts, wie in a dargestellt ist. Beides wäre nur durch das jedem Praktiker als mühsam bekannte Einschleifen zu verbessern.

In Abb. 33 ist noch dargestellt, welche Bahnen die Zähne beschreiben, wenn die Rotationsachse bei C, also auf der Höhe der Kauebene wie beim Kerr-Artikulator liegt.

In Abb. 35 ist dargestellt, welche Bahnen die einzelnen Kieferstellen beschreiben, wenn man den Unterkiefer abrollt auf den durch Messung nach Abb. 7 erhaltenen Gelenk- und Kinnbahnen (C. u. K.). Es ist interessant zu vergleichen, wie verschiedenartig all diese Bahnen gestaltet sind. Die geringste Bewegung herrscht hiernach außerhalb des Kiefers in der Gegend bei R, also bei unserem vorhin beschriebenen Rotationszentrum. Es ist dieses also nicht nur für die erste Bahnstrecke 1—2 das wirkliche Zentrum, sondern mehr oder weniger auch für die übrigen Strecken 2—5.

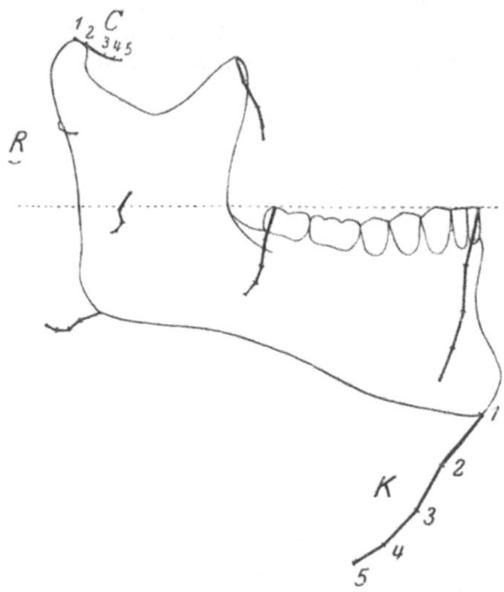

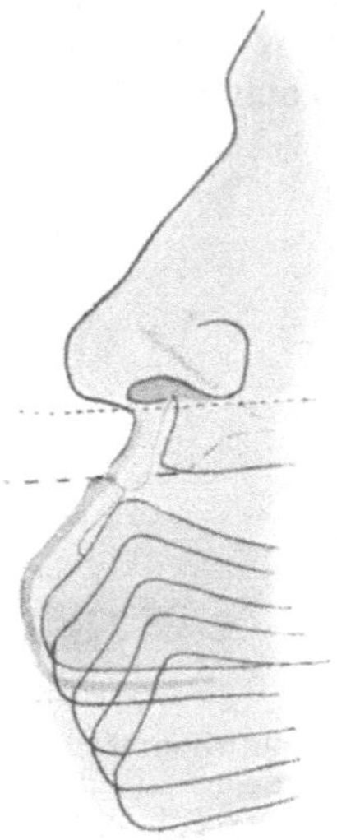

Abb. 35. Zeigt die Bewegungsbahnen der verschiedenen Kieferstellen, wenn der Kiefer auf den gegebenen Gelenk- und Kinnbahnen sich bewegt. Bei R ist die relativ ruhigste Stelle, also außerhalb des Kiefers. Ein wirklich feststehendes Rotationszentrum beim Öffnen existiert also nicht (siehe auch Abb. 28).

Abb. 36. Zeigt, welche Bahn ein zahnloser Unterkiefer macht aus der richtigen Rotationsachse B der Abb. 33. Wird daher die Bißhöhe zu niedrig genommen, so kommen die unteren Schneidezähne zu weit nach vorn.

In Abb. 36 ist ersichtlich, wie ein zahnloser Unterkiefer immer mehr nach vorn kommt, wenn die Bißhöhe zu niedrig genommen wird, und infolgedessen die oberen Vorderzähne viel zu weit vor den Alveolarrand gestellt werden müssen.

Die im folgenden noch zu besprechenden virtuellen oder geometrischen Rotationspunkte beim Seitbiß und Vorbiß haben für den Praktiker keine Bedeutung. Sie brauchen am Artikulator nicht angebracht zu werden und entstehen automatisch, wie das Zentrum R in Abb. 35 dadurch, daß der Unterteil des Artikulators auf den beiden Gelenkflächen und der von uns eingeführten noch zu besprechenden Schneidezahnführung abrollt.

b) Rotationsachse für die laterale Bewegung (hin und her).

Zur Bestimmung der verschiedenartigen räumlichen Lagen der virtuellen Rotationsachse für den Seitbiß, bedürfen wir erstens mehrerer Registrierungen von Seitbißbewegungen nach links und rechts, projiziert auf die Horizontalebene (nach Art der Abb. 11 und 12 oder auch der Abb. 133), und zweitens der Registrierung der zugehörigen Seitbißbewegungen nach links und rechts, projiziert auf eine sagittal gerichtete Vertikalebene, nach Art der Abb. 14.

Die erstere Art der Projektion hat uns gelehrt, daß z. B. bei einem Seitbiß Kinn nach links der rechte Gelenkkopf sich bei verschiedenen Patienten mehr oder weniger stark lateral oder einwärts bewegt (Bennett) und daß der Schneidezahnpunkt sich ebenfalls mehr oder weniger seitwärts bewegt. In der Abb. 37 sind die Resultate von Bewegungsbahnen von drei verschiedenen Patienten aufgezeichnet, also einwärtsgerichtete Bewegungen des rechten Gelenkkopfes von 10°, 20° und 30° Bennett und Schneidezahnbewegungen von 110°, 120° und 130° Öffnungswinkel.

Errichtet man auf den verschiedenen lateralen Gelenkbahnneigungen und auf den verschiedenen lateralen Schneidezahnbahnen senkrechte Linien, so bilden deren Schnittpunkte die zugehörigen gemeinsamen Rotationszentren in der Okklusionsebene. Diese liegen demgemäß hinterhalb und unterhalb der Gelenkköpfe und zwar je nach dem Grade der lateralen Bewegung des Kiefers, bei den Punkten U. R. P. (Abb. 37). Diese unteren Rotationspunkte U. R. P. stellen nun gleichsam die Fußpunkte dar, aus denen die scheinbaren Seitbißachsen aufsteigen. Den Grad der Neigung der Seitbißachse erhalten wir durch die vorhin erwähnte zweite Art der Registrierung der Gelenkbahn, also auf einer sagittal gerichteten Ebene (Abb. 14). Die Seitbißachsen verlaufen nämlich senkrecht zu der nach hinten verlängerten sagittalen Gelenkbahn der anderen Kieferseite. Hat der Patient aber links und rechts die gleiche Gelenkbahnneigung z. B. 35°. wie es in Abb. 38 dargestellt ist, und 20° Ben-

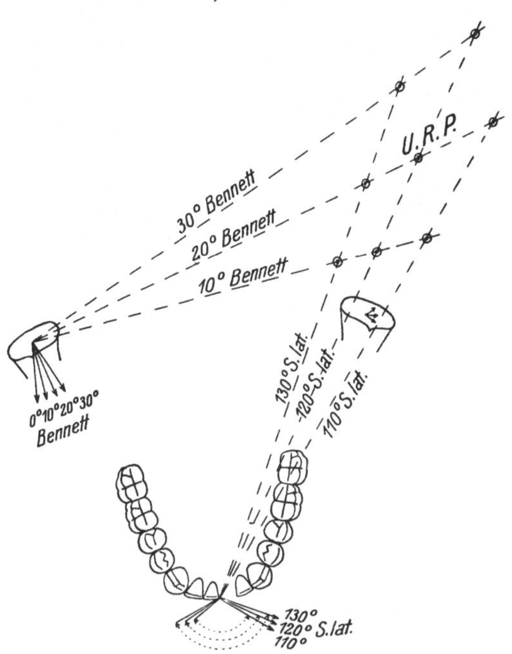

Abb. 37. Auffinden des gemeinsamen Rotationszentrums der Dreieckpunkte des Unterkiefers bei lateraler Bewegung (auf vorliegender Figur beim Linksbiß). Bei lateraler Bewegung des rechten Gelenkkopfes von 10—30° (Bennett) und lateraler Schneidezahnbahn S. lat. von 110°, 120°, 130° liegen die entsprechenden unteren Rotationspunkte bei U. R. P.

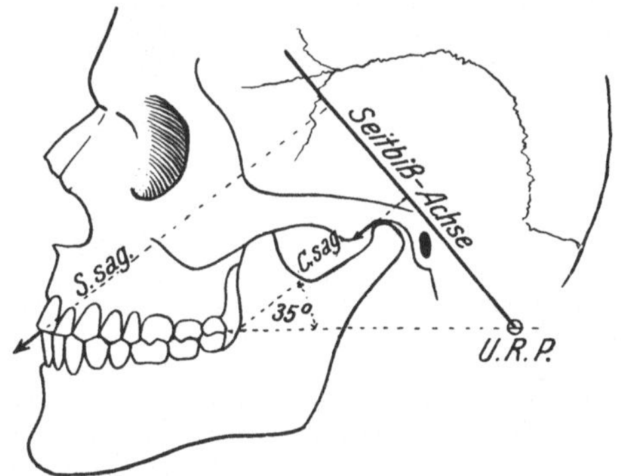

Abb. 38. Die Seitbißachse wurzelt im unteren Rotationspunkt U. R. P. und steht senkrecht auf der Gelenkbahn C. sag.

nett, so hat die Seitbißachse die in Abb. 38 sichtbare sagittale Neigung.

Hat die laterale Schneidezahnbahn eine sagittale Neigung, die gleich ist der sagittalen Gelenkbahnneigung, so sind die linke und rechte Seitbißachse zueinander parallel.

Ist der Schneidezahnüberbiß weniger steil als die Gelenkbahn, so konvergieren die beiden Seitbißachsen nach oben (Abb. 39 u. 40). Ist der Schneidezahnüberbiß steiler als die Gelenkbahn, wie z. B. in Abb. 92, so divergieren die beiden Seitbißachsen nach oben.

Die Achse für den Linksbiß liegt hinter dem linken Gelenkkopf und für den Rechtsbiß haben wir eine scheinbare Achse hinter dem rechten Gelenkkopf.

Je nachdem die scheinbaren Seitbißachsen divergieren oder konvergieren und je nachdem sie mehr oder weniger stark geneigt sind, müssen hochhöckerige oder flachhöckerige Molaren verwendet werden um den Seitbiß derselben gut auszubalancieren. Dies kann in folgender Weise bewiesen werden.

Wir verlängern die Rotationsachsen so weit nach oben, bis sie die senkrecht über der Zahnreihe stehende Frontalebene F. E. Abb. 45 treffen. Diese Schnittpunkte sind die oberen Rotationspunkte O.R.P.

In den Abb. 39—40 sehen wir die Frontalebene von vorne, und in den Punkten B durchschneiden die linke und die rechte konvergierende Rotationsachse diese Frontalebene. Setzen wir jetzt in diesen oberen Rotationspunkten die Zirkelspitze ein, so können wir die Kreisbahnen bestimmen, welche von den einzelnen Höckern der Molaren während eines Seitbisses nach links oder nach rechts beschrieben werden. Liegen diese oberen Rotationspunkte B niedrig

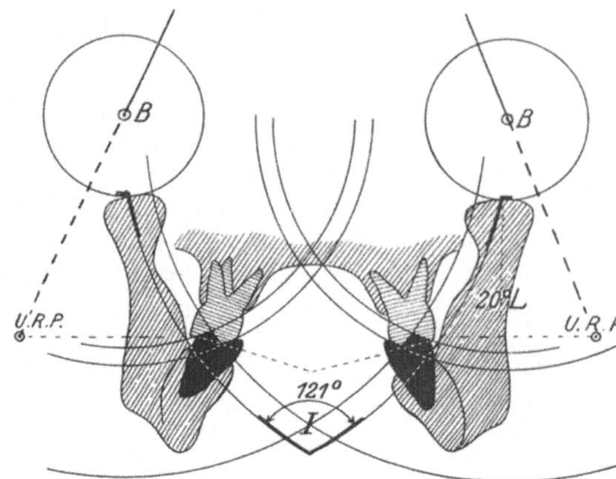

Abb. 39.

Abb. 40.

Abb. 39 und 40 zeigen eine Frontalprojektion. Die Seitbißachsen die den unteren Rotationspunkten U. R. P. entspringen, durchstoßen die Frontalebene in den Punkten B, welche die oberen Rotationspunkte O. R. P. der Abb. 45 sind. Die Kreise aus den Punkten B bestimmen die Neigungen der Facetten der Molarenhöcker. Je nach der Lage der Punkte B sind die Facetten steiler oder flacher.

(also bei stark geneigter Rotationsachse), so erhalten wir hochhöckerige Molaren (Abb. 39). Liegen diese oberen Rotationspunkte hoch über den Molaren (also bei steiler Rotationsachse) so erhalten wir flachhöckerige Molaren. Oder anders ausgedrückt: Eine steile Gelenkbahn von z. B. 45° Abwärtsneigung (wenig steile Rotationsachse) bedingt hochhöckerige Molaren (Abb. 39) und eine flache Gelenkbahn von z. B. 20° Abwärtsneigung (steile Rotationsachse) bedingt flachhöckerige Molaren.

Aus diesen Konstruktionsbildern ergibt sich ferner noch die natürlich geneigte Lage der Kauflächen der Molaren.

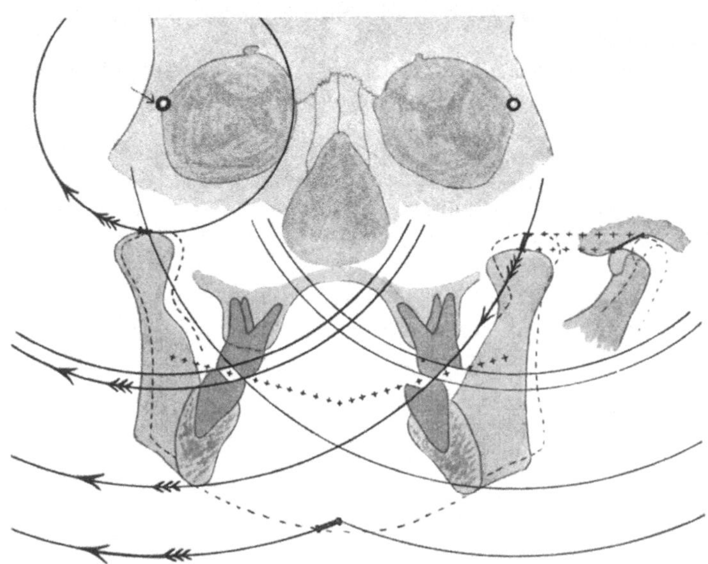

Abb. 41. Aus den gewonnenen Zentren konstruiert man die Kauflächengestaltung der Molaren, so daß beim Seitbiß links und rechts der Kontakt erhalten bleibt. Die natürliche Neigung der Kauflächen läßt sich ebenfalls aus dieser Konstruktion gewinnen.

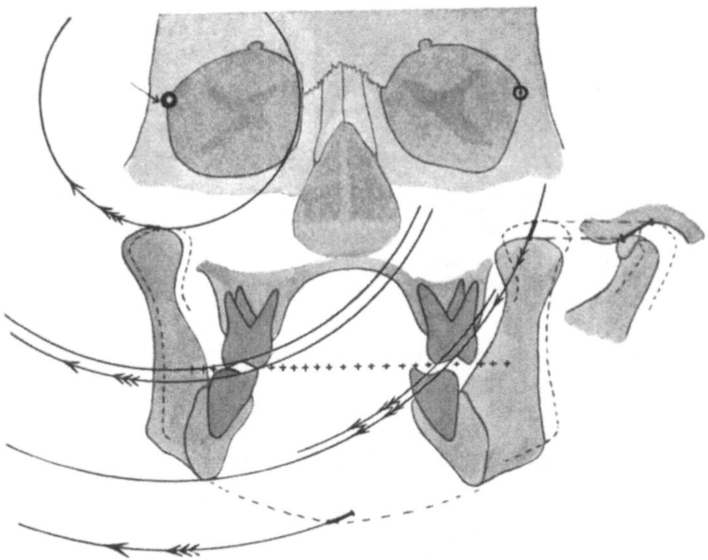

Abb. 42. Werden die Molarenkauflächen horizontal gestellt, so geht beim Seitbiß der Kontakt auf einer Seite verloren.

Ferner erkennt man aus der Abb. 41, wie durch diese Lage des oberen Rotationspunktes und die dadurch bedingte Neigung der Kauflächen der

Kontakt der Molarenhöcker während der seitlichen Kaubewegungen erhalten bleibt und so das Kippen der Prothese vermieden wird.

Denn würde man die Kauflächen der Molaren horizontal lagern wie in Abb. 42, so ist es unmöglich, daß die Molarenhöcker auf beiden Kieferhälften im Kontakte bleiben.

Der verfügbare Raum gestattet leider nicht näher auf diese Dinge einzugehen, aber aus dem wenigen hier Angedeuteten ist ersichtlich, wie wichtig es ist, daß man für jeden vollständigen Zahnersatz die individuellen Kieferbewegungen des Patienten ermittelt und dieselben auf einen verstellbaren Artikulator überträgt, damit die Höckerverhältnisse der künstlichen Zähne den Gelenkverhältnissen angepaßt werden können, um so ein gutes Funktionieren der Prothese zu sichern.

c) Rotationszentrum für den Vorbiß (Rodentiabewegung, vor- und rückwärts).

Die sog. Abbeißbewegungen mit den Schneidezähnen werden beim Menschen durch die Lage der Gelenkgrube und die Neigung der palatinalen Fläche der

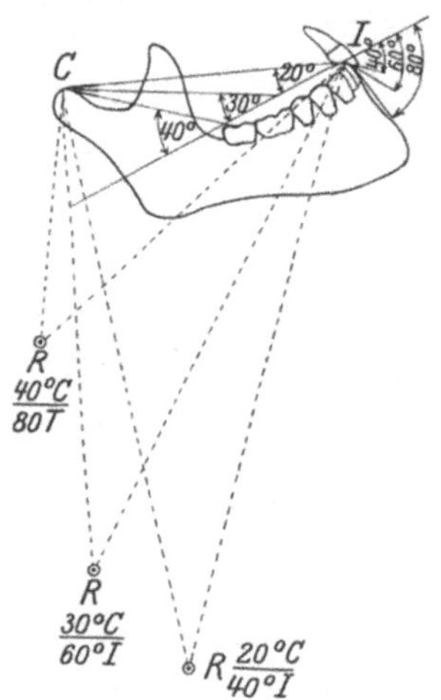
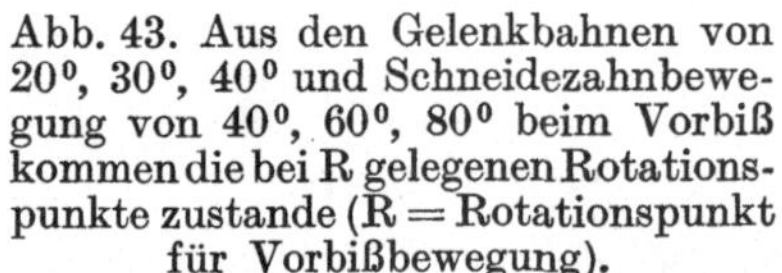

Abb. 43. Aus den Gelenkbahnen von 20°, 30°, 40° und Schneidezahnbewegung von 40°, 60°, 80° beim Vorbiß kommen die bei R gelegenen Rotationspunkte zustande (R = Rotationspunkt für Vorbißbewegung).

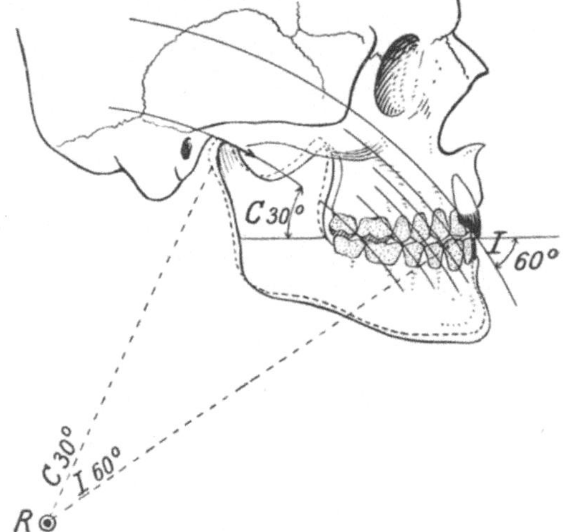

Abb. 44. Aus dem Rotationszentrum (R) kann die Bewegungsbahn sämtlicher Zahnhöcker zur Wahrung des Kontaktes beim Vorbiß bestimmt werden.

oberen Schneidezähne geführt, welch letztere 40—80° betragen kann, von der Kauebene aus gemessen.

Nimmt man die drei Hauptneigungen der Gelenkbahn C (Abb. 43) von 20, 30 und 40° und ebenso die drei Hauptneigungen der Schneidezahnbahn I von 40, 60 und 80°, so kann man daraus drei verschiedene Lagen (R Abb. 43) des zugehörigen in der Medianebene gelegenen Rotationszentrums konstruieren, sofern man als normal annimmt, daß die Schneidezahnbahn immer ungefähr doppelt so steil ist wie die Gelenkbahn (Abb. 43).

Macht man andere als diese normal vorkommenden Kombinationen, so erhält man noch viele andere Lagen für den Rotationspunkt der Vorbißbewegung. Wenn z. B. die Schneidezahnführung weniger geneigt ist als die Gelenkführung, so liegt der Rotationspunkt für den Vorbiß in entgegengesetzter Richtung, also vorne über der Stirne.

Es wäre also auch nicht gut möglich, an einem Artikulator eine Vorrichtung anzubringen, um diese so weit auseinander gelegenen Rotationszentren mechanisch wiedergeben zu können. Man erreicht den Zweck vollkommen einfach dadurch, daß man den Gelenkgruben die richtige Neigung gibt und in der Kinngegend eine geneigte Fläche anbringt, auf der ein Führungsstift den Artikulatoroberteil sowohl bei den Vorbißbewegungen, als auch bei den Seitbißbewegungen in der natürlichen oder auch einer schwächeren Bahnneigung führt, wie wir es zuerst an unseren Artikulatoren angebracht haben durch die geneigte Fläche in der Kinngegend.

Aus Abb. 44 ist ersichtlich, wie bei einer Vorbißbewegung, bei der die Kondylenbahn C 30° Neigung zur Kauebene hat und die Schneidezahnbahn 60° Neigung, aus dem Vorbißzentrum R sich die Bewegungsbahnen der übrigen Zähne gestalten und wie die Molaren in die Höcker- auf Höckerstellung gelangen, um den Kontakt und somit die Stabilität der Prothese zu sichern. Dieses letztere gilt natürlich nur für die gleitenden Vor- und Rückbißbewegungen während des Zerschneidens faseriger Nahrung. Befindet sich aber irgendwo zwischen den Zahnreihen ein dickes hartes Stück Nahrung z. B. eine harte Brotkrume, oder ein Stück Zucker usw., so geht natürlich der Kontakt zwischen sämtlichen übrigen Zähnen verloren. Um nun die Stabilität der Prothesen für derartige Leistungen zu sichern, dürfen sowohl die Schneidezähne als auch die Molaren nicht zu weit über den Alveolarrand hervorstehen.

Im übrigen hat sich der praktische Zahnarzt bei der Anfertigung einer ganzen Prothese nicht um diese Lehre der Rotationspunkte oder Rotationsachsen zu kümmern, wenn er einen richtig konstruierten verstellbaren Artikulator verwendet und die am Patienten nach irgendeiner Methode ermittelten Kieferbewegungen auf den Artikulator übertragen hat. Denn durch die Bewegungen der drei Hauptpunkte des Artikulators auf den drei Gleitflächen desselben entstehen diese virtuellen Rotationszentren und Achsen automatisch im Raume hinter dem Artikulator, gerade so wie sie im Raume hinter dem funktionierenden natürlichen Kauapparat entstehen.

d) Schlußfolgerungen aus der Kenntnis der Rotationsachsen.

Für einen totalen Zahnersatz ist es aus statischen Gründen nicht vorteilhaft, einen steilen Schneidezahnüberbiß von 50—80° anzuwenden, wie weiter hinten im Abschnitt über die Bißtiefe noch näher erörtert wird. In diesem Punkte hat der Prothetiker vollkommen freie Hand (siehe den Abschnitt über die Schneidezahnführung am verstellbaren Artikulator, hinter Abb. 178). In Abb. 45 ist z. B. eine Schneidezahnführung von nur 35° angenommen, die also gleich ist der Gelenkbahnneigung dieser Abbildung.

Gleitet nun der Unterkiefer, resp. der Artikulator auf 35° geneigter Gelenkbahn und 35° geneigter Schneidezahnbahn in die Vorbißstellung, so müssen sämtliche dabei beteiligten Höckerflächen der Zähne, die sog. Propulsionsfacetten P. P. P. in Abb. 45 diese Neigung von 35° zur Kauebene K. E. haben. Man ersieht hieraus, daß es sehr wichtig ist die Gelenkbahnneigung zu kennen, um diese transversalen Höckerneigungen, die Propulsionsfacetten durch das automatische Einschleifen (Abb. 163) richtig gestalten zu können.

Wie aus Abb. 45 noch zu ersehen ist, kann aus dem oberen Rotationspunkte O. R. P. noch die longitudinale Zahnkurve K. K., die sog. Kompensationskurve bestimmt werden. Diese Kurve ist also auch abhängig von der Gelenkbahnneigung G. B., denn bei stark geneigter Gelenkbahn ist die senkrecht dazu stehende Rotationsachse für Seitbiß wenig steil, wodurch sich der obere Rotationspunkt mehr der Zahnreihe nähert. Der Radius F. E. der

Kompensationskurve wird also kürzer und naturgemäß die Kompensationskurve stärker gebogen. Das Entgegengesetzte findet statt bei wenig geneigter Gelenkbahn. Ungefähr halbwegs zwischen oberem Rotationspunkt O. R. P. und der Gelenkbahn haben wir einen anderen Rotationspunkt R, aus welchem wir mit dem Zirkel die Neigung der sog. Retropulsionsfacetten R. P. beschreiben können. Diese Facetten, sind sowohl beim Seitbiß als auch beim Rückbiß von Wichtigkeit.

Wollen wir also eine gut funktionierende, ganze Prothese herstellen, so ist es unter anderem von größter Wichtigkeit, daß wir die individuelle Gelenkbahnneigung unseres Patienten nach irgendeiner Methode registrieren, und einen Artikulator verwenden, auf welchem wir diese individuelle Gelenkbahnneigung reproduzieren können.

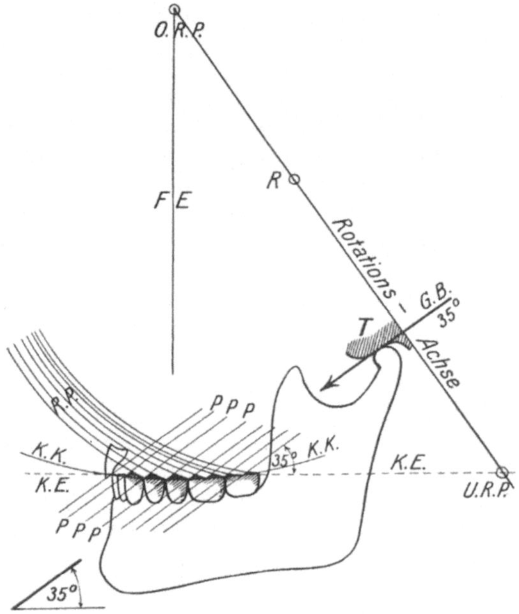

Wenn wir nun aus den in Abb. 45 gewonnenen Daten z. B. die Kauflächenform eines unteren linken ersten Molaren ableiten wollen, Abb. 46 M., so müssen wir den Unterkiefer abwechselnd um die linke und die rechte Seitbißachse drehen. In Abb. 46 H. ist diese Bewegung auf die Horizontalebene projiziert dargestellt, indem man die Zirkelspitze abwechselnd in den unteren rechten und linken Rotationspunkt U. R. P. steckt und die Molarenkreisbahnen zieht. Auf diese Weise erhält man die Richtungen der Rinnen und Kanten unseres Molaren Abb. 46 M. Steckt man die Zirkelspitze abwechselnd in den linken und rechten oberen Rotationspunkt O. R. P. Abb. 46 F., so erhält man die transversalen

Abb. 45. Lage der Rotationsachse für Seitbiß, senkrecht zur Gelenkbahn G. B.
U. R. P. = unterer Rotationspunkt zur Darstellung des Seitbisses auf der horizontalen Kauebene K. E.
O. R. P. = oberer Rotationspunkt zur Darstellung des Seitbisses auf der vertikalen Frontalebene F. E.
P. P. P. = Propulsionsfacetten für Vorbiß. R. P. = Retropulsionsfacetten für Rückbiß, um das Retropulsionszentrum R. T = Tuberculum articulare.
K. K. = Kompensationskurve um O. R. P.

Höckerneigungen projiziert auf die Frontalebene. Das sind also diejenigen Höckerfacetten, welche auf der Arbeitsseite (W) und der Balancierseite (B) in Funktion treten beim Seitbiß nach links und rechts (siehe die Pfeilrichtungen W. und B. in Abb. 46 M.).

Schließlich werden die aus Abb. 45 und 46 S. gewonnenen Vorbiß- (Propulsion) Facetten eingesetzt (Pfeilrichtung J. in Abb. 46 M) und die elementare Kaufläche unseres ersten unteren linken Molaren ist bestimmt mit ihren sämtlichen 10 Facetten wie sie nötig sind, um mit seinen beiden oberen Antagonisten, Prämolar II und Molar I, okkludieren und artikulieren zu können. In Abb. 46 A ist ein unterer erster Anatoformmolar abgebildet, wie er aus der Elementarform M erhalten wurde, durch Vertiefen der Rinnen und Abrunden der Ecken und Kanten und Einschneiden der sekundären Abflußrillen.

Wir können also an einem unteren ersten Molaren folgende drei Serien von Facetten unterscheiden. Siehe Abb. 46 M.

1. Facetten in der Pfeilrichtung J. Es sind dies die so überaus wichtigen Vorbiß- oder Propulsionsfacetten.
2. Facetten in der Pfeilrichtung B. Es sind dies die sog. Balancierfacetten.
3. Facetten in der Pfeilrichtung W. Es ist dies die andere Art der Arbeitsfacetten, die man aber besser als Retropulsionsfacetten bezeichnet, denn auf ihnen würde die Gleitbewegung stattfinden, wenn sich der Unterkiefer aus der Ruhelage der zentralen Okklusion noch mehr oder weniger nach rückwärts bewegt. Diese letztere Bewegung kommt meines Erachtens normalerweise nicht vor beim Kauakte, durch starke Muskelanspannung ist jedoch bei einigen Menschen eine beschränkte Bewegung

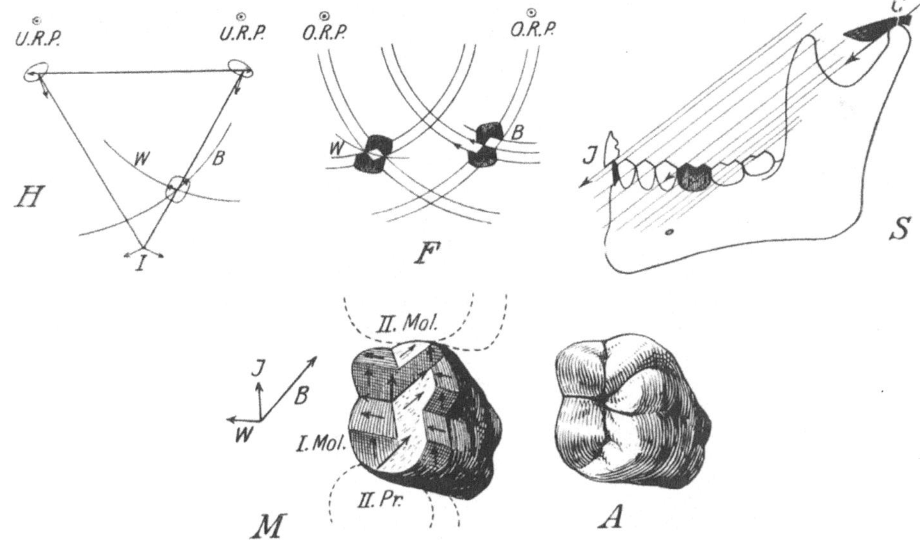

Abb. 46. Abhängigkeit der Molarenform von den Kieferbewegungen projiziert auf die Horizontalebene H, die Frontalebene F und die Sagittalebene S.
U. R. P. = unterer Rotationspunkt. O. R. P. = oberer Rotationspunkt. M = Urform eines unteren Molaren. A = wirkliche Form desselben Molaren.

in diesem Sinne möglich. Mein neuer Trubyte-Artikulator hat eine spezielle Vorrichtung um die künstlichen Zähne auch in diesem Sinne, also rückwärts einschleifen zu können. Bei den oberen Molaren haben diese Facetten eine entgegengesetzte Richtung.

Der Praktiker braucht sich natürlich um diese geometrische Konstruktionen nicht viel zu kümmern, er braucht nur etwas Karborundpulver auf die im verstellbaren Artikulator richtig aufgestellten Anatoformzähne zu bringen und den verstellbaren Artikulator in Bewegung zu setzen, dann entstehen sämtliche Höckerfacetten automatisch in ihrer individuell richtigen Form, Größe und Neigung und Zahl.

4. Synthese der Grundbewegungen als eigentliche Kaubewegung.

Haben wir bisher so viel Nachdruck auf die Untersuchung der Kieferverhältnisse beim Seitbiß, deren Wichtigkeit für die praktische menschliche Kautätigkeit vielfach geleugnet wird, gelegt, so wollen wir an dieser Stelle eine zusammenfassende Begründung unserer bisherigen Darstellungsweise geben.

Die Ursache, warum diese komplizierten menschlichen Kaubewegungen solange unbemerkt geblieben sind, liegt darin, daß der Mensch tatsächlich keine äußerlich sichtbaren seitlichen Kaubewegungen wie die Wiederkäuer ausführt.

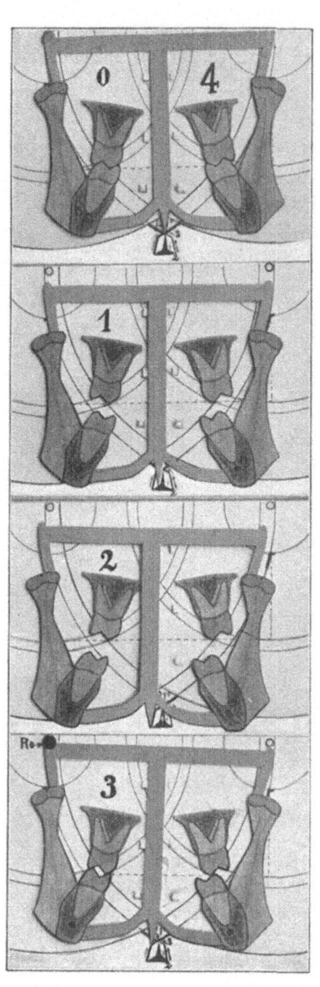

Aus demselben Grunde waren auch die Gelenkartikulatoren nicht imstande, seit dem Jahre 1865 die Schanierartikulatoren auch nur einigermaßen zu verdrängen. Denn sogar die Zahnärzte waren der Ansicht, daß es unnötig sei, Gelenkartikulatoren zu verwenden, um die Zähne so zu stellen, daß seitliche Bewegungen möglich sind, weil ja der Mensch nicht die Kaubewegungen der Wiederkäuer mache.

Dies letztere ist ja allerdings richtig, insofern als der Mensch immer nur die Hälfte seiner Kaubewegung nach Wiederkäuerart ausführt (wie wir noch näher sehen werden).

Wenn jedoch die Porzellanzähne in einem sog. Gelenk- oder anatomischen Artikulator derart aufgestellt worden sind, daß sie die abwechselnd nach links und rechts mahlenden Kaubewegungen der Wiederkäuer vollständig gestatten, dann kann der Empfänger der künstlichen Zähne damit auch die eigentlich menschlichen Kaubewegungen ungehindert ausführen und diese finden folgendermaßen statt:

Bei geschlossenen Lippen wird der Kiefer leicht geöffnet. Dadurch könnte sich in der

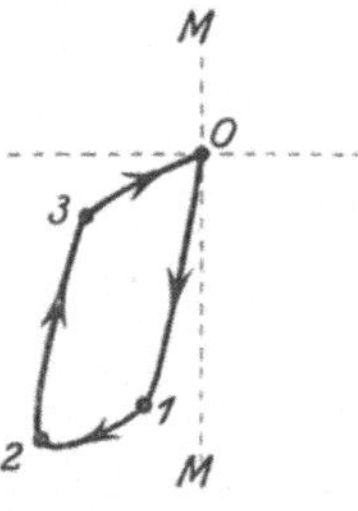

Abb. 47. Zeigt die Bewegung des Kinnpunktes während der wirklichen Kautätigkeit (Zsigmondy - Gysi) aus der Normallage über die Punkte 1, 2, 3 in die Okklusionsstellung zurück.

Abb. 48. Darstellung des Weges des Kinnpunktes von Abb. 47, während den vier Phasen des Kauaktes. MM ist die Gesichts-Mittellinie. O ist der Ausgangspunkt der Kaubewegung. 0—1 = Phase der Mundöffnung. 1—2 = Phase, schwach seitwärts. 2—3 = Schließen in Seitbißstellung. 3—4 = Zurückgleiten in zentrale Okklusion.

Mundhöhle ein luftverdünnter Raum bilden, wenn nicht der äußere Luftdruck die Wangen eindrücken und so die Speisen unter die Zahnreihen schieben würde. Macht der Unterkiefer eine Öffnungsbewegung, so verläuft die Bahn nicht, wie wir früher angenommen hatten, auf ihrer ganzen Ausdehnung senkrecht, sondern schlägt, wie Zsigmondy an sich beobachtet hat, von vornherein eine leichte Richtung nach seitwärts ein, die während der letzten Phase der Öffnungsbewegung mit einer starken Kurve nach auswärts endigt.

Wir können jedoch Zsigmondy nicht darin beipflichten, wenn er annimmt, daß die Zahnreihen bei jeglicher Nahrungsverarbeitung immer aus der jeweils erreichten maximalen Abduktionslage auf kürzestem Wege in die zentrale Okklusionsstellung zurückkehren. Für einen großen Teil der Nahrung weicheren oder saftigeren Charakters mag dies durchaus eintreffen, wie aber sollte bei einem bloßen Quetschdruck eine Zerkleinerung zäher Fasern stattfinden? Oder welchen Zweck hätte das vom Pter. externus und durch das Fortschreiten der Gelenkköpfe ermöglichte Ziehmoment? Gegen Zsigmondy sprechen deutlich die an den Zähnen beobachteten Abrasionsfacetten, die nur durch die Gleitbewegung während des Kauaktes erklärbar sind. Wir können auch unter Berücksichtigung unserer, anderen Ortes näher zu besprechenden praktischen Erfahrungen nicht umhin, die Annahme Zsigmondys einer Modifikation zu unterziehen (siehe Abb. 47). (Abb. 48 stellt die Bewegung des Kinnpunktes vergrößert dar.)

Nach unseren Untersuchungen bewegt sich der Kinnpunkt aus der Okklusionsstellung O in der Pfeilrichtung, ganz gemäß der obigen Ansicht Zsigmondys, über Punkt 1 zum Punkte 2, geht dann aber nicht auf dem kürzesten Wege in die zentrale Okklusionsstellung zurück, sondern geht parallel zu dem Öffnungswege zu Punkt 3, wobei die Zähne in die Seitbißstellung der Höcker kommen (viertes Bild), um dann erst an den Höckern entlang gleitend in die Ausgangsstellung (erstes Bild) zurückzukehren. Während der Schließbewegung von Punkt 2 zu Punkt 3 werden die weichen Bestandteile der Nahrung zerquetscht, wie die Früchte unter der Fruchtpresse, so daß nur noch die zäheren Faserbestandteile zwischen den Zähnen bleiben, die sich jetzt in Seitbißstellung (viertes Bild) an möglichst vielen Höckern berühren sollten.

Die Zähne gleiten hierauf mit großer Kraft in ihre zentrale Okklusionsstellung, Höcker in Rinne (erstes Bild): nur dieser Teil des Kauaktes ist imstande, die zäheren Faserbestandteile zu zerschneiden, so daß sie leicht zu schlucken sind, und dazu ist es unbedingt nötig, daß die Zähne so gestellt werden, daß sie diese seitliche Gleitbewegung zulassen. Balkwill 1866 hat mit unserer Darstellung übereinstimmende Beobachtungen gemacht.

Von dieser Schlußbißstellung aus repetiert der Mensch wieder die oben beschriebene Kaubewegung und zwar wieder auf derselben Seite.

Bei einer Abbeißbewegung durch Vorbiß findet etwas analoges statt in folgender Weise: Zuerst öffnet sich der Kiefer, dann findet eine leichte Propulsion statt, worauf sich die Zahnreihen in die Vorbißstellung schließen (Abb. 44). Aus dieser Stellung gleiten dann sämtliche Zähne auf ihren Propulsionsfacetten in die zentrale Okklusion zurück (Vorbiß-Rückkehr) wobei die Nahrung zerkleinert wird.

5. Der Wert der seitlichen Kaubewegungen.

Beschreibung eines Experimentes.

Warum künstliche Zähne, die in einem Gelenkartikulator aufgestellt worden sind und daher dem Patienten seitliche Bewegungen gestatten, eine bedeutend größere Kaukraft entwickeln, als Zähne, die nur in einem Scharnierartikulator aufgestellt sind und dem Patienten entweder keine oder nur unrichtige Seitenbewegungen gestatten, erhellt aus folgendem Experiment:

Ich habe einen Apparat konstruiert, welcher automatisch den Druck registriert, der nötig ist, um mit einer Messerschneide, z. B. eine 2 mm dicke Hanfschnur durchzuschneiden. Im Durchschnitt war ein senkrechter Druck von 14 Pfund nötig. Der Apparat ist so konstruiert, daß dem Messer auch eine horizontale, also gleitende Bewegung erteilt werden kann. Führt nun das Messer eine ziehende Bewegung aus von nur 3 mm, so wird die Schnur durchschnitten mit nur 7 Pfund Druck, und wenn die ziehende Bewegung 7 mm betrug, so genügten 5 Pfund, um die Schnur durchzuschneiden. Im gleichen Falle befinden sich auch die menschlichen Zähne gegenüber faseriger Nahrung. Findet nur senkrechter Druck statt, so bleiben die Fasern meistens unzerkleinert, nur der Saft zwischen denselben wird ausgequetscht und die trockenen Fasern bilden eine nur schwer zu schluckende und schwer zu verdauende Masse. Können aber richtig geformte und richtig artikulierte Zähne eine geringe seitliche Kaubewegung richtig ausführen, so wird deren Zerkleinerungskraft mindestens verdoppelt. Wenn wir aber das Zeitmoment noch in Rechnung setzen, so können wir an Hand obigen Apparates feststellen, daß eine gleitende Bewegung von nur 2 mm, wenn sie nur dreimal rasch nacheinander hin und zurück ausgeführt wird, einer horizontalen Bewegung von 12 mm entspricht und zum Durchschneiden der Schnur nur 3 Pfund Druck beansprucht. Dieses Experiment beweist also den großen Wert der seitlichen Kaubewegungen auch bei künstlichen Zähnen.

B. Räumliche Darstellung der elementaren Bewegungen der Hauptpunkte des Unterkiefers.

Erstens bei reiner Öffnungsbewegung und zweitens beim Seitbiß nach links und rechts.

Um die Frage der Rotationsachse und der gemeinsamen Rotationspunkte noch faßlicher zu machen, möge Abb. 49 mit beifolgender Erklärung dienen.

In den vorangehenden Besprechungen war bei Bestimmung des Rotationspunktes immer davon die Rede, daß man Perpendikel auf die einzelnen Bahnstrecken der Dreieckspunkte des Unterkiefers errichte. Dies war eben die faßlichste Art der Darstellung auf zweidimensionalen Flächen. In Wirklichkeit müssen statt der Perpendikel senkrechte Ebenen errichtet werden, wie es in Abb. 49 dargestellt ist.

Beim rechten und linken Gelenkkopf (G. G.) sind zwei weiße, senkrecht aufeinander stehende Schreibflächen angebracht und ebenso bei der Berührungsstelle der oberen und unteren Schneidezähne, also in der Mittellinie der Kauebene, wie es in diesem Kapitel schon oft erörtert worden ist. Bei reiner Öffnung gehen also die Kondylenpunkte G. G. und Schneidezahnpunkt J. nach o, beim Seitbiß rechts oder links gehen sie nach l. (Diese Seitbißbahnen J—l der Schneidezahngegend sind in dieser Abbildung so dargestellt, wie man sie erhält, wenn der Registrierstift am Unterkiefer und die Registrierfläche an der oberen Wachsschablone befestigt ist. Ist das Umgekehrte der Fall, so laufen sie seitwärts und rückwärts, würden hier also unter der Ebene A hindurch laufen und unsichtbar bleiben.) Um aus diesen sechs gegebenen Bahnstrecken G. o., G. l. und J. o., J. l. die Lage der Rotationsachse für die Öffnungsbewegung und schließlich auf letzterer noch die Rotationspunkte für den Seitbiß zu finden, kann man konstruktiv folgendermaßen verfahren. (Wie erwähnt, ist all dies in praxi am Artikulator durch das empirische Verfahren ganz bedeutend einfacher; diese konstruktive Methode wird hier nur gegeben, um die bereits besprochene empirische verständlicher zu machen.) Wir haben hier die Bahn der Schneidezähne J—l horizontal in der Kauebene K liegend angenommen, also so, wie sie beim zahnlosen Menschen registriert würde. Man kommt nämlich auf das gleiche Rotationszentrum, wie wenn man diese Bahnen auf geneigter Fläche (Palatinalfläche der oberen Schneidezähne) registriert. Errichtet man senkrecht auf den Ausgangspunkt der vertikalen Öffnungsbahn des Punktes J nach o eine Ebene (A), die also zugleich von der Kauebene K ausgeht, so erhebt sich diese meistens mehr oder weniger nach hinten aufsteigend, über die Kauebene K. Auf dieser Ebene muß also irgendwo die Rotationsachse der schwachen Öffnungs- und Schließbewegungen liegen. Errichtet man in den Ruhepunkten G der beiden Kondylen auf den einander parallelen Öffnungsbahnen nach o eine gemeinsame senkrechte Ebene O, so bildet die horizontale Schnittlinie dieser Ebene O mit der Ebene A die Lage der Rotationsachse für die Öffnungs- und Schließbewegung. Diese liegt somit zwischen der Kauebene K und der Kondylenachse.

Um nun die Lage der Rotationspunkte für den Links- und Rechtsbiß zu finden, errichtet man auf den Seitbißbahnen des Punktes J nach l durch den

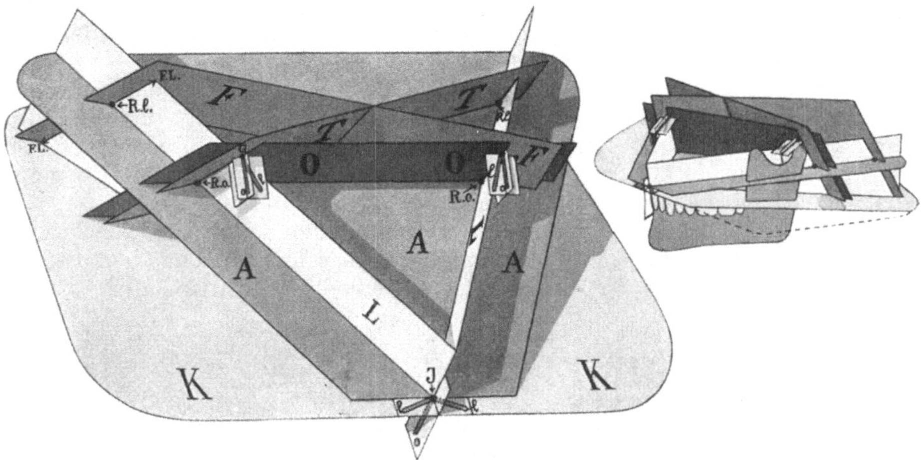

Abb. 49. Zusammenfassende, dreidimensionale Darstellung der bis jetzt gewonnenen Erkenntnisse über die Kieferbewegungen und Rotationspunkte. In dieser Abbildung sind an Stelle der Perpendikel in den vorigen Abbildungen überall Ebenen errichtet. Bei den weißen Kreuzebenen sind die drei Hauptpunkte des Unterkiefers, d. h. die Kondylen und die zentralen Schneidezähne.
K = Kauebene. A = Ebene senkrecht zur Öffnungsbahn des vorderen Dreieckspunktes. L = Ebene senkrecht zur Seitbißbahn des vorderen Dreieckspunktes. O = Ebene senkrecht zur Öffnungsbahn der Kondylen. T und F = Ebene senkrecht zu den Seitbißbahnen links und rechts der Kondylen. Bei R.o. schneiden sich die Ebenen O, A, L, T resp. F, daher ist R.o. das gemeinsame Rotationszentrum für die Öffnungs- und Seitbißbahnen sämtlicher Punkte des Unterkiefers. Bei R.l. ist das Seitbißzentrum des neuen Dreipunkt-Artikulators.

Ausgangspunkt J je eine senkrechte Ebene L und ferner eine senkrechte Ebene F und T auf die Seitbißbahnen G. l. der Gelenkköpfe, so bildet die Schnittlinie F. L. bis F. L. dieser Ebene L mit den Ebenen F und T, die zu ermittelnden Rotationsachsen für den Links- und Rechtsbiß.

Je nach der Richtung der Inzisivusbahnen J—l liegt diese Schnittlinie F. L. bis F. L. und folglich auch die darauf befindlichen Rotationszentren R. l. innerhalb oder außerhalb und auch mehr oder weniger hinterhalb der Kondylen G.

Da wo diese Schnittlinie Fl. bis F. L. der Ebenen L und F, resp. L und T, die Ebene A schneidet, liegt also das gemeinsame Rotationszentrum R. l. sowohl für die Seitbißbahnen G. l. des Gelenkkopfes und J. l. der Schneidezähne als auch für die Öffnungsbahn der Schneidezähne J. o.

Das Zentrum R. l. links beherrscht somit die rechte Kondylenbahn G. l. und umgekehrt. Auf Grund obiger Konstruktion ist mein „unverstellbarer Dreipunkt-Artikulator", Modell 1920 gebaut.

„Am verstellbaren Artikulator" haben wir die Rotationszentren für Seitbiß weggelassen und diese Bewegung zwangsläufig zustande gebracht. Wir legten mitten auf die Kondylenachse eine seitliche Führung (Bennettplatte, Abb. 58). Wird dann der Oberteil des Artikulators in der richtigen Weise seitwärts gestoßen, dann muß der Führungsstift 5 dieser einwärts gerichteten Führung entlang laufen und die Rotationsachsen E. L. entstehen virtuell hinter dem Artikulator, geradeso wie in der Natur, wo sie auch nirgends materiell vorhanden sind.

Die Distanzen und Neigungen der Elemente dieser Abb. 49 entsprechen dem statistischen Mittel vieler Messungen und linke und rechte Hälfte sind sich gleich. An Hand dieser Konstruktion könnte man also leicht alle möglichen Variationen in Distanz und Neigung unter sich und kombiniert mit Differenzen zwischen links und rechts konstruieren.

Nach dem Durchbruch der 2. Dentition ist das Gelenk gezwungen, in seinen Bewegungen den Neigungen der präformierten Höckerfacetten zu folgen, wodurch sich allmählich die Gelenkbahnneigung den durch Abrasion veränderten Höckerneigungen formal anpassen kann. Nachdem einmal diese Harmonie oder wenigstens ein annähernder Gleichgewichtszustand eingetreten ist, sind wir in der Lage beim zahnlos gewordenen Patienten unter Berücksichtigung seiner Gelenkbahnneigungen die für ihn günstigste Zahnform genau herzustellen, durch die automatische Schleifmethode im verstellbaren Artikulator.

III. Die Artikulatoren.

Unter einem Artikulator versteht man ein Instrument, das die gelenkige Verbindung des Unterkiefers mit der Schädelbasis nachahmt, und zwar derart, daß dieses künstliche aus Metall hergestellte Kaugerät naturgetreue Vor- und Rückbißbewegungen und Links- und Rechtsbißbewegungen erlaubt sowie deren Kombination, die intermediären Bißarten, so wie wir es in den bisherigen Abschnitten beschrieben haben. Die Öffnungs- und Schließbewegung braucht nicht vollkommen natürlich zu sein.

An diesem künstlichen Kiefergerüste werden dann die Gipsmodelle der Kieferabdrücke befestigt und darauf die künstlichen Zähne aufgestellt, gemäß den Bewegungen, die der Artikulator zuläßt.

Es gibt eine so große Anzahl von verschiedenen Artikulator-Konstruktionen, daß es ein ganzes dickes Buch füllen würde, wollte man auch nur annähernd alle beschreiben und abbilden. Es soll daher hier nur eine Klassifikation derselben gegeben werden, unter namentlicher Erwähnung derjenigen, die längere Zeit im Handel waren.

A. Geschichte der Artikulatorenkonstruktion.

Die ersten Artikulatoren dienten nur dazu, die künstlichen Zähne für die zentrale Okklusionsstellung einzustellen. Nach dem Stande unseres heutigen Wissens von der Artikulation werden diese Instrumente am besten gar nicht mehr Artikulatoren, sondern Okkludoren genannt.

1. Die ursprünglichen Gipsokkludoren (Abb. 50 F) ließen noch geringe, wenn auch unrichtige Seiten- und Vorbißbewegungen zu (Abb. 51, Beispiel eines Gipsartikulators).

2. Die später entstandenen metallenen Scharnierokkludoren (Abb. 50, 0) dagegen gestatten absolut keinerlei Verschiebungen, sie erlauben einzig und allein kreisbogenförmige Öffnungs- und Schließbewegungen um eine feste

Achse in der Gegend des Kiefergelenks. Es existieren über hundert verschiedene Konstruktionen dieser Art. Sie sind leider sehr beliebt bei allen nicht fortschrittlich gesinnten Zahnärzten und Zahntechnikern (Abb. 52, Beispiel eines Scharnierartikulators).

Im Jahre 1865 machte Bonwill den ersten eigentlichen Artikulator. Er versah sein Instrument jederseits mit einer sagittal gerichteten horizontalen Kondylenbahn (Abb. 50, 1). Da ich mir, wenn nicht einmal etwas besonderes bemerkt ist, die Okklusionsebene der Zähne immer horizontal eingestellt denke,

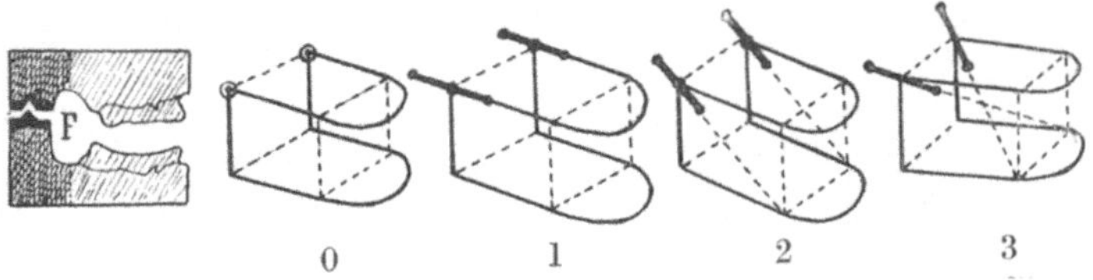

Abb. 50. Klassifikationsschema für Artikulatoren. F = Flächenokkludor (Gipsartikulator). 0 = Scharnierokkludor. 1, 2, 3 = Gleitgelenk-Artikulatoren. 1 = Bewegung nur in einer Richtung (vorwärts). 2 = Bewegung in zwei Richtungen (vorwärts und abwärts). 3 = Bewegung in drei Richtungen (vorwärts, abwärts und einwärts).

so war demnach die Bonwillsche Kondylenbahn parallel der Okklusionsebene. Eine solche Kondylenbahn erlaubt nicht nur den Vorbiß, sondern bei einseitiger Inanspruchnahme in beschränktem Maße auch einen Seitbiß, beides aber nicht in physiologischer Weise, wie wir an den späteren Artikulatoren sehen werden (Abb. 53, Beispiel eines Bonwill-Artikulators).

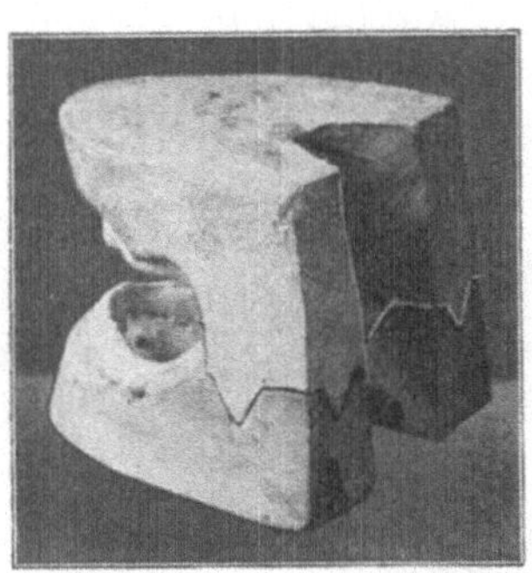

Abb. 51. Gips-Artikulator.

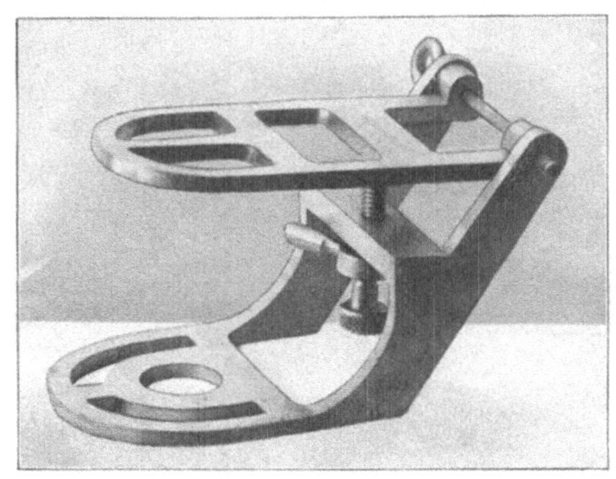

Abb. 52. Scharnier-Artikulator mit Stützstift hinter den Zähnen.

Seit den Jahren 1895—1913 haben Schwarze, Walker, Christensen, Snow, Gritmann, Gysi, Wallisch, Eltner, Andresen, Amoedo, Shaw u. a. Artikulatoren konstruiert, bei denen die Kondylenbahn mehr oder weniger schräg abwärts und vorwärts gerichtet werden konnte in veränderlichem Neigungswinkel zur Kauebene, aber die beiden Kondylenbahnen waren noch parallel zur Sagittalebene (Abb. 50, 2). (Abb. 54, der Christensen-Artikulator). (Abb. 55, der Gritmann-Artikulator).

Im Jahre 1910 konstruierte ich zwei Artikulatoren, den „Verstellbaren" und den „Simplex", bei denen die Kondylenbahn außer der Vor- und Abwärtsneigung noch eine Einwärtsneigung hat (Abb. 50, 3). Diese Artikulatoren ließen somit seitliche Bewegungen zu, die den physiologischen viel näher kamen.

Außer dieser Neuerung hatten meine beiden Artikulatoren noch eine vordere
Führung von 40° Neigung in der Symphysengegend, was deren Bewegungen
genauer gestaltete (Abb. 65).

Heute kann man alle Artikulatoren, denen die Möglichkeit der Einwärtsbewegung der Kondylenpunkte fehlt, als veraltet erklären.

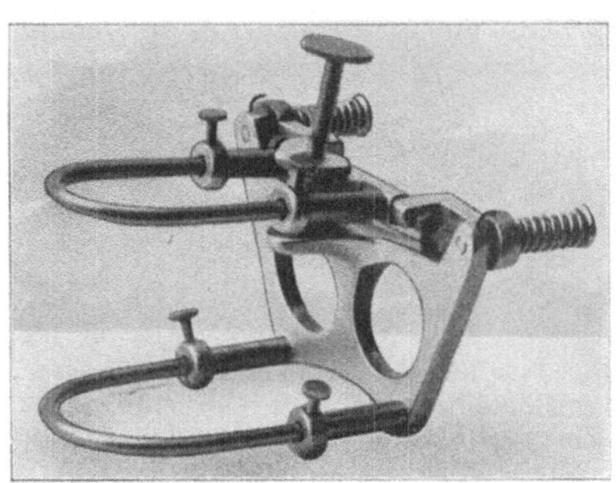

Abb. 53. Moderner Bonwill-Artikulator.

Durch die Rumpelsche seitlich
bewegliche Schablonenführung des
vorderen Stützstifes kann diese Einwärtsbewegung innerhalb weiter Grenzen jedem Individualfall angepaßt
werden (Abb. 56, 14).

Der Artikulator Gysi, Modell 1926,
gestattet somit alle im vorigen Abschnitt aufgedeckten Kieferbewegungen auszuführen und dieselben den
persönlichen Verhältnissen jedes Patienten anzupassen, während mein
Dreipunkt-Artikulator diese drei verschieden gerichteten Bewegungen nur
in einer statistisch ermittelten mittleren Richtung wiedergibt.

Vorliegender Beitrag wurde im Jahre 1913 fertiggestellt und dieses Kapitel
behandelte sämtliche damals bekannten Artikulatoren die eine Seitbiß- und
Vorbißbewegung ermöglichten. Als ich dann im Jahre 1922 diesen Beitrag
umarbeiten mußte, wurde vom Herausgeber und Verleger der Wunsch geäußert,
dessen Umfang nach Möglichkeit zu
reduzieren. Daraufhin habe ich dann
in diesem Kapitel nur diejenigen

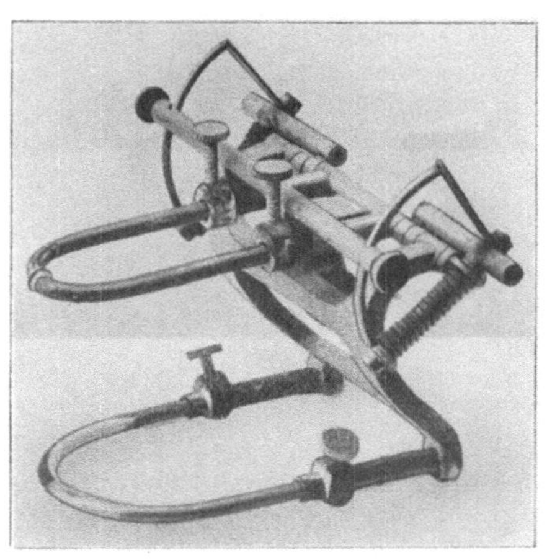

Abb. 54. Christensen-Artikulator.

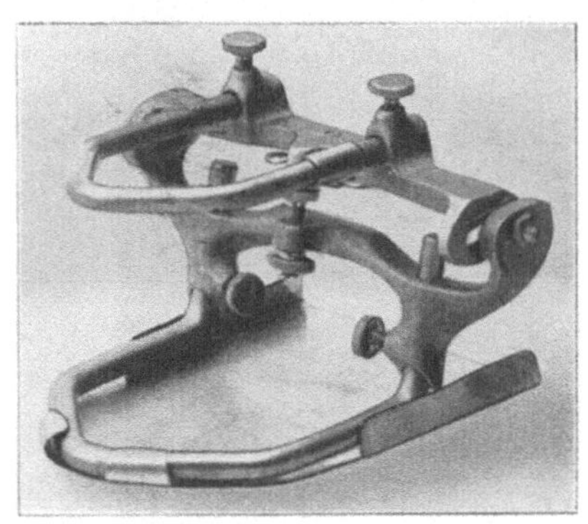

Abb. 55. Gritmann-Artikulator.

Artikulatoren gelassen, die sich längere Zeit im Gebrauch behaupten konnten,
während die vielen „Eintagsfliegen" ausgemerzt wurden, ebenso diejenigen, die
nur kurze Zeit im Handel zu haben waren Aus demselben Grunde konnten viele
neuere Artikulatoren bei der dritten Umarbeitung im Jahre 1928 noch nicht
aufgenommen werden bevor sie die Feuerprobe der praktischen Brauchbarkeit
bestanden haben, und wird daher mancher Autor seinen Artikulator in diesem
Kapitel vermissen. Immerhin ist es schade, daß dieses Kapitel derart gekürzt
werden mußte, aber es war dies eine Notwendigkeit der schweren Zeiten.

B. Der verstellbare Trubyte-Artikulator Modell 1926.

Dieser Artikulator besitzt eine weitgehende individuelle Verstellbarkeit, kann aber gleichzeitig den verschiedensten Ansprüchen gerecht werden. So ist es möglich, denselben als einfachen aber sehr stabilen Scharnierartikulator zu verwenden, wenn man die Kondylenachse durch die Schrauben 1 (Abb. 56) fixiert. Diese Vorrichtung habe ich auf Anregung von Dr. Ludwig Köhler angebracht. In diesem Zustande werden alle Modelle im Artikulator eingegipst und auch die Zähne provisorisch aufgestellt. Erst jetzt soll die Kondylenachse

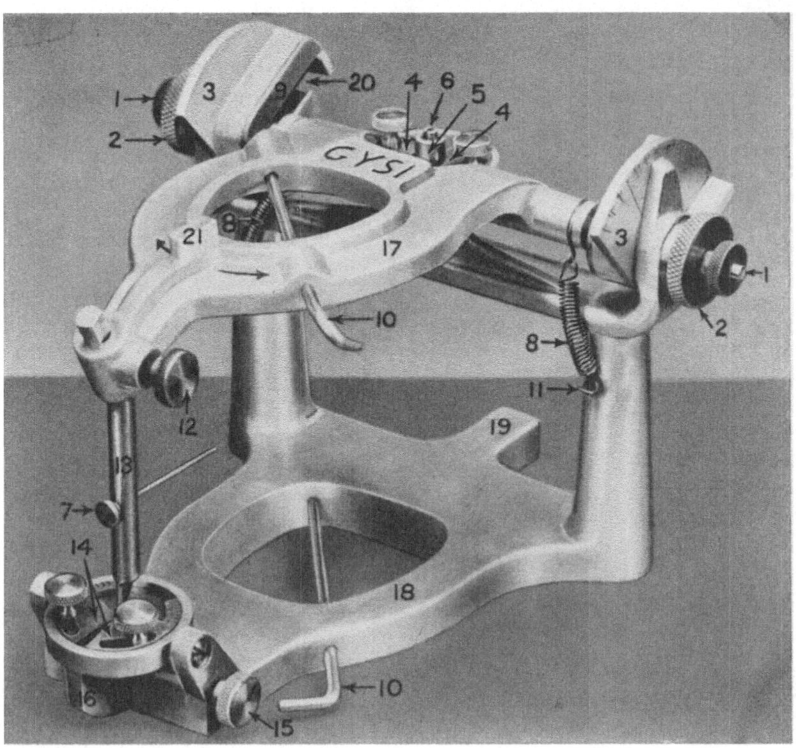

Abb. 56. Der Trubyte-Artikulator. Ein vielseitig verstellbares Instrument.

durch Lösen der Schrauben 1 wieder beweglich gemacht werden, um die Stellung der Zähne auch für Vorbiß und Seitbiß richtig stellen zu können.

Dieses letztere kann wieder auf drei Arten gemacht werden.

1. Es können diejenigen, welche die individuellen Kaubewegungen des Patienten nicht registrieren wollen, den Artikulator als einfachen Mittelwert- artikulator verwenden, indem sie alle verstellbaren Teile desselben auf das statistische Mittel einstellen. Also die sagittale Neigung der Gelenkbahn auf etwa 30° (wie es in Abb. 57 dargestellt ist). Die laterale Gelenkbahn (Bennett) mit Hilfe der Schrauben 4 (Abb. 56) auf Indexzahl 3, was einer lateralen Bewegung der Kondylen von etwa 15° entspricht. Die laterale Symphysenbahn (Abb. 59) auf dem Teller 14 (Abb. 56) für die Schneidezahnführung auf etwa 130° Öffnung (wenn der Teilstrich 2 auf dem Indexstrich steht). Die sagittale Neigung der Vorbißbahn am Symphysenteller 16 auf etwa 20—30° (siehe die Skala Abb. 62). Näheres siehe in den Erklärungen zu der Abb. 63 und 64.

2. Als **halbverstellbarer Artikulator**, wobei nur die sagittale und laterale Kondylenbahn auf den statistischen Mittelwert eingestellt wird wie unter 1 angegeben, während die laterale Schneidezahnbahn individuell eingestellt wird, wie es zu Abb. 64 beschrieben ist, als zweite Variation. In dieser Weise ist es möglich schon sehr gute Resultate zu erzielen.

3. Können diejenigen, die eine noch größere Genauigkeit anstreben, alle vorgenannten Skalen derart einstellen, wie es die individuellen Registrierungen der Kaubewegungen des Patienten ergeben. Dann ist dieser Artikulator ein wirklich **individueller Artikulator**. (Näheres hierüber ist am Schluß im Abschnitt 4. Messung der Kieferbewegungen zu finden.)

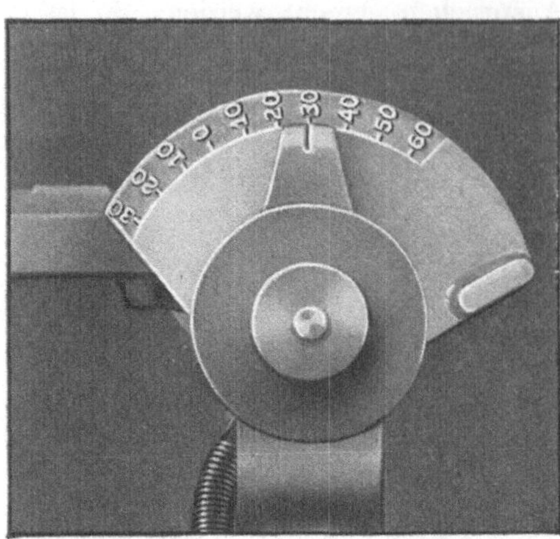

Abb. 57. Teilansicht von 1., 2., 3. aus Abb. 56. Skala zur Einstellung der sagittalen Neigung der Kondylenbahn. Für alle nicht individuell registrierten Fälle, läßt man den Index auf 30° wie hier abgebildet.

Bei den drei letztgenannten Einstellungen kann sich dann jeder der drei Hauptpunkte des Artikulators bewegen: vor- und rückwärts (**Bonwill**), auf und abwärts (**Walker**), ein und auswärts (**Bennett**).

Mit Rücksicht darauf, daß die Kaubewegung höchstens den dritten Teil einer Molarenbreite beträgt (Abb. 60), und daß dabei der Kondylus nur dem mittleren Teil (Abb. 60a) der Gelenkbahnkurve entlang gleitet, welcher Teil so schwach gebogen ist, daß er praktisch als gerade betrachtet werden kann, habe ich die Führungen an meinem neuen Artikulator ganz gerade gestaltet. Hier durch wird die Einstellung des Instrumentes erleichtert, d. h. man kann die am Patienten erhaltenen Messungen der Kieferbewegung direkt auf den Artikulator übertragen, ohne die Winkelgrade zu messen.

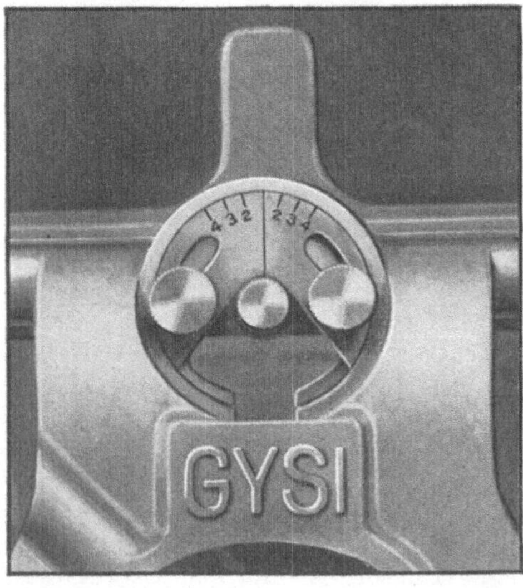

Abb. 58. Teilansicht von 4., 5., 6. aus Abb. 56. Skala zur Einstellung der lateralen Neigung der Kondylenbahn (Bennett). Da der „Bennett" nur schwer registrierbar ist, läßt man diese Skala für alle Fälle so wie sie hier abgebildet ist.

Sind die lateralen Kondylenführungen (Abb 58) auf eine stark einwärts gerichtete Bewegung eingestellt, so dürfen sie natürlich nicht durch direkt nach hinten gerichteten Druck in Artikulationsbewegung gesetzt werden, weil sonst der hintere und der vordere Führungsstift nicht den extremen seitlichen Führungen entlang laufen würde. Man muß vielmehr entweder an dem Fortsatz 21 (Abb. 56) oder auch am vorderen Stützstift 13 (Abb. 56) einen stark seitlichen Druck ausüben in der Richtung der Pfeile.

Deswegen zu behaupten, diese Anordnung des Artikulators gestatte unkontrollierbare Nebenbewegungen, wäre ein Irrtum, denn die drei Führungen des Artikulators werden für jedenPatienten auf dessen extremste Seitwärtsbewegung eingestellt. Das will aber nicht heißen, daß nur allein diese Bewegungsrichtung möglich sei. Im Gegenteil, es sind alle Bewegungen zulässig, welche innerhalb des Rumpelschen Dreiecks (Abb. 59) möglich sind, also nicht nur diejenigen, welche den

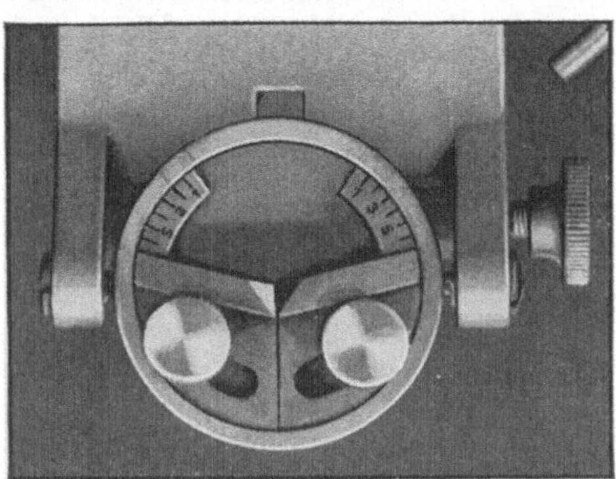

Abb. 59. Teilansicht von 14., 15., 16 aus Abb. 56. Skala zur Einstellung der lateralen Schneidezahnbahn. Wenn bei Seitbiß der Führungsstift 13 z. B. der linken Führung entlang läuft, so muß in Abb. 58 die Führungsrolle 5 der rechten Führung entlang gehen. Dies geschieht automatisch, wenn man den Fortsatz 21 in Abb. 56 in den Pfeilrichtungen drückt.

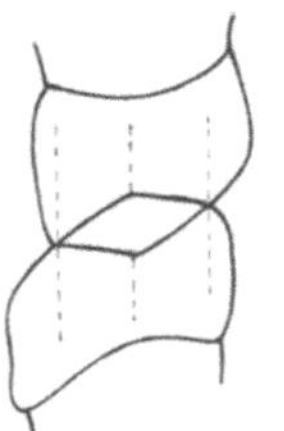

Abb. 60.

senkrechten Führungsflächen entlang laufen. So verhält es sich auch mit der Führung für die seitliche Kondylenbewegung am Artikulator (Abb. 58).

Meine von früher her bekannte liegende Gleitfläche (Abb. 62) für den vorderen Führungsstift 13 in der Schneidezahngegend ist nach Rumpels Vorschlag so angeordnet, daß deren Neigung verändert werden kann. Für die meisten Fälle wird zwar eine Neigung von ungefähr 30⁰ am richtigsten sein.

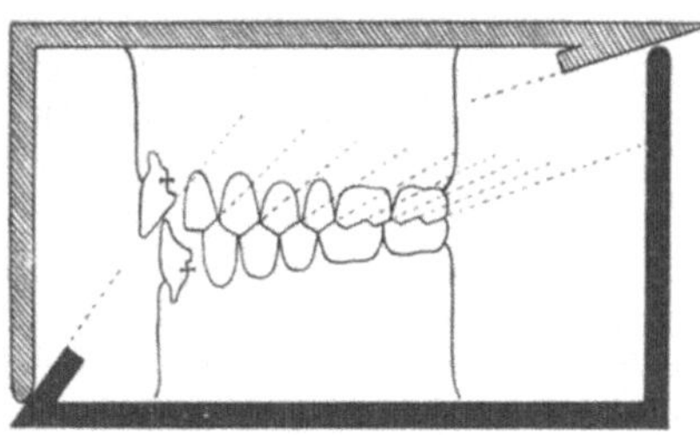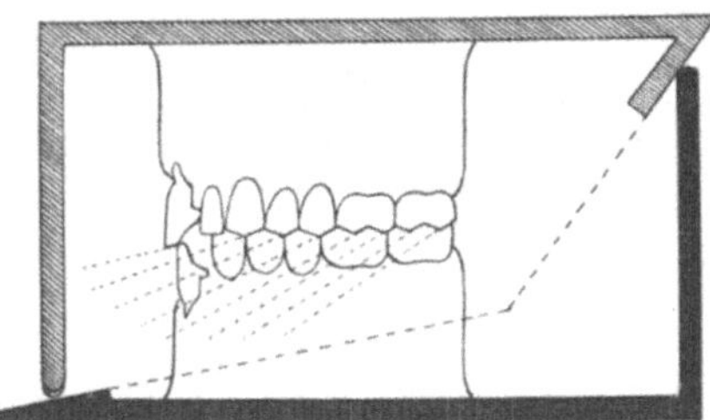

Abb. 61. Die Neigungen der Artikulationsfacetten der Frontzähne stehen hauptsächlich unter dem Einfluß der Neigung der Schneidezahnführung des vorderen Stützstiftes und diejenigen der Molaren hauptsächlich unter dem Einfluß der Gelenkbahnneigung. Die Gelenkbahnneigung braucht also nicht übereinzustimmen mit der Neigung der Schneidezahnführung.

Hinter Abb. 178 in dem Abschnitt über die Schneidezahnführung sind einige Beispiele angeben, in welchen Spezialfällen es jedoch wünschenswert sein kann dieser Führungsfläche andere Neigungen geben zu können, die kleiner sind als 30⁰. Größere Neigungen als 45⁰ sind jedoch nicht ratsam, weil dadurch zu starke Kippmomente ausgelöst werden, wodurch die Prothesen allzuleicht losgehebelt werden. Bei partiellen Fällen muß sich natürlich die Neigung dieser Führungsfläche richten nach der Neigung der eventuell noch vorhandenen Schneidezähne oder der Neigung der Höckerflächen noch vorhandener Prämolaren und Molaren. Für zahnlose Patienten geht Rumpels Vorschlag dahin, daß die Neigung dieser Führungsfläche für jeden Fall mit den Gelenkflächen (5—50⁰) in genaue Übereinstimmung gebracht werden sollte. Meiner Ansicht nach dürfen jedoch diese beiden Neigungen mehr oder weniger voneinander abweichen (Abb. 61), wie in der Natur ja auch. (Die hier in Betracht kommenden Gesichtspunkte sind in meiner Arbeit über das Aufstellen der Zähne im Kapitel „Schneidezahnüberbiß" besprochen.)

Auf dieser geneigten Führungsfläche für den Stützstift sind nach Rumpels Vorschlag und mit seiner gütigen Erlaubnis noch zwei stehende Führungsflächen (Abb. 59) seitlich verstellbar angeordnet worden, um die Bewegung des vorderen Stützstiftes auch noch seitlich zu begrenzen, entsprechend der am Patienten registrierten seitlichen Schneidezahnbewegung, wie sie durch den Scheidezahnregistrator erhalten werden (Abb. 132).

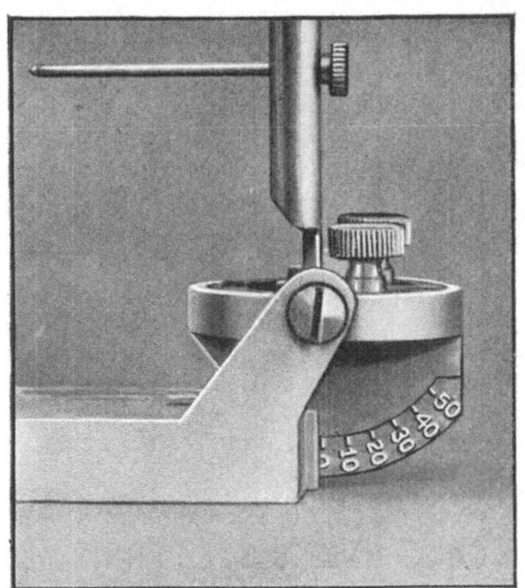

Abb. 62. Seitenansicht von 14., 15. 16 aus Abb. 56. Skala zur Einstellung der sagittalen Neigung der Schneidezahnbahn. Beim Aufstellen einer ganzen Prothese stellt man auf 30⁰ ein. Beim Einschleifen einer ganzen Prothese stellt man auf 0⁰—20⁰ ein, nach den Angaben hinter Abb. 178.

Der Forderung Müller-Hannover habe ich jedoch keine Folge geleistet, wonach diese vorderen Führungsflächen auf der Höhe der Kauebene in möglichster Nähe der Schneidezähne sein sollen, weil sonst keine Übereinstimmung zwischen Führungsfläche des Artikulators und Palatinalfläche der Schneidezähne erreicht werden könne. Dies letztere ist ja allerdings richtig, aber es ist ja absolut gar nicht nötig, daß eine solche Übereinstimmung existiere (Abb. 61). Bei Abb. 13 habe ich nachgewiesen, daß in diesem Punkte der Prothetiker nach freiem Ermessen vorgehen kann und daß er die Neigung dieser Führungsfläche willkürlich wählen kann; es ist daher eine Differenz von 1—2⁰ belanglos. Die Freiheit in diesem Punkte erleichtert das Artikulieren der Zähne ungemein und wäre es unklug, durch Befolgung dieser Müllerschen rein theoretischen Forderung die Sache noch mehr zu erschweren als sie bereits ist. Am Shaw-Artikulator ist diese Müllersche Forderung bereits verwirklicht. Für mich als Praktiker wirkt aber diese Schneidezahnführung auf der Höhe der Kauebene ungemein störend.

Die Artikulatorfedern, welche die Aufgabe haben die obere und die untere Artikulatorhälfte zu führen und zusammenzuhalten, wurden derart angeordnet, daß sie ganz ausgeschaltet werden können, um denjenigen gerecht zu werden, die gerne ganz ohne Feder arbeiten, wie Wallisch, Eltner, Andresen usw.

Den vorderen Stützstift habe ich versucht so stark als möglich zu machen, um schädliches Federn zu verhindern.

Die Gipsmodelle können mit großer Leichtigkeit von den Bügeln gelöst und wieder befestigt werden, um am oberen oder unteren Modell allein arbeiten zu können ohne den ganzen Artikulator halten zu müssen. Zu diesem Zwecke zieht man einfach die Stifte 10 (Abb. 56) heraus, wonach man die Gipsmodelle wegnehmen kann. Diese Anordnung erspart die Anschaffung von Extrabügeln und trotzdem können mehrere Prothesen zugleich sich in Arbeit befinden bei Benützung eines einzigen Artikulators. Man braucht vor Abnahme der Gipsmodelle nur die Daten auf den drei Skalen je links und rechts auf das Gipsmodell zu notieren, um jederzeit den Artikulator wieder für den betreffenden Individualfall einstellen zu können. Die Skalen und Skalenzahlen und Zeichen an diesem Artikulator dienen also nur diesem Zwecke, denn die am Patienten erhaltenen Messungen können als Gradmessung direkt auf den Artikulator übertragen werden, und glaube ich, daß hierin keine weitere Vereinfachung mehr möglich ist, die Anspruch auf Genauigkeit machen will.

Alle beweglichen Teile sind aus nichtrostendem Stahl hergestellt um größte Solidität zu sichern.

Bei ganzen Prothesen ist es sehr vorteilhaft, nach dem Einschleifen der Vorbiß- und Seitbißbewegungen, die Rolle 5 (Abb. 56) zu entfernen, sowie den Stützstift 13, wonach man die Zähne noch im Rückbiß einschleifen kann.

Der vordere Stützstift zur Schneidezahnführung ist derart eingerichtet worden, daß er nur noch 2 mm gehoben oder gesenkt werden kann, damit es unmöglich ist, die am Patienten ermittelte Bißhöhe zu verändern und damit Fehler in der Artikulation herbeizuführen, nach dem zu Abb. 33 erwähnten Prinzip. Stellt es sich also während der Arbeit heraus, daß die Bißhöhe zu niedrig oder zu hoch ist, so muß die neue Bißhöhe am Patienten ermittelt werden und dann das obere Gipsmodell frisch in den Artikulator eingegipst werden. Veränderungen der Bißhöhe dürfen also nicht im Artikulator vorgenommen werden. Vor dem Eingipsen der Bißschablonen und der Gipsmodelle in den Artikulator wird der vordere Stützstift auf seine kürzeste Länge geschraubt, so daß er oben über seine Fassung vorsteht (Abb. 63 St). Nachdem dann die Schneidezähne im Wachs aufgestellt sind, wird der Stützstift 2 mm länger geschraubt, so, daß er oben nicht über seine Fassung hervorsteht, und die Eckzähne, Prämolaren und Molaren im Wachs aufgestellt. Dadurch ist also die Bißhöhe um 2 mm höher geworden als sie im Munde des Patienten ermittelt worden ist. Nun wird der Stützstift um 1 mm verkürzt und die automatische Zahnstellung vorgenommen (Abb. 162). Jetzt folgt das automatische Einschleifen der Artikulation mit Karborundpulver, indem der Stützstift etappenweise verkürzt wird bis er wieder diejenige Kürze erreicht hat, die er vor dem Eingipsen hatte, und die Bißhöhe wieder dieselbe ist, wie sie im Munde des Patienten ermittelt worden ist. Auf diese Weise werden Artikulationsfehler sicher vermieden, sofern der Biß im Munde des Patienten (nach der Methode von Abb. 173) überhaupt richtig genommen worden ist.

So habe ich versucht, allen gerechten Forderungen mit einer langjährigen Erfahrung im Artikulatorenbau gerecht zu werden; aber alle Forderungen kann ich nicht erfüllen, weil viele sich direkt widersprechen, unpraktisch sind oder das Instrument zu kompliziert, unhandlich und teuer machen würden.

Es gäbe noch vieles zu erwähnen, was alles aus theoretischen Erwägungen berücksichtigt und aus praktischen Gründen nicht berücksichtigt werden konnte; es würde dies jedoch hier zu weit führen.

Nähere Anweisungen über die verschiedenen Verwendungsmöglichkeiten des Trubyte-Artikulators.

a) Verwendung des Trubyte-Artikulators für Lückengebisse, wenn der Gesichtsbogen zur individuellen räumlichen Orientierung der Gipsmodelle nicht verwendet werden will (Abb. 63).

Vor allem wird mit den Schrauben 1 die Kondylenachse fixiert. (Nicht vergessen!!!) Dann entferne man den Stift O' aus seinem Loche (Abb. 63) und stecke ihn vorne durch den Stützstift bei O. Man achte darauf, daß der Stützstift oben bei St. vorragt. Hierauf lege man eine Glasplatte über diesen Stift und über die Nocken F, an denen die Federn befestigt sind. Diese Ebene ist dann die statistisch richtige Okklusionsebene. Auf diese Ebene legt man das obere Gipsmodell derart, daß die Schneidezähne sich über der Spitze des Stiftes 7 befinden und gipst es an dem Oberteil an. Dann wird der Stift O wieder an seinen Ort bei O' tief eingesteckt, damit die Rolle 5 nicht verloren geht bei der nachfolgenden Prozedur.

Hierauf kehrt man den Artikulator um, legt das untere Gipsmodell in Okklusion mit dem oberen und gipst es an den Unterteil des Artikulators. Die

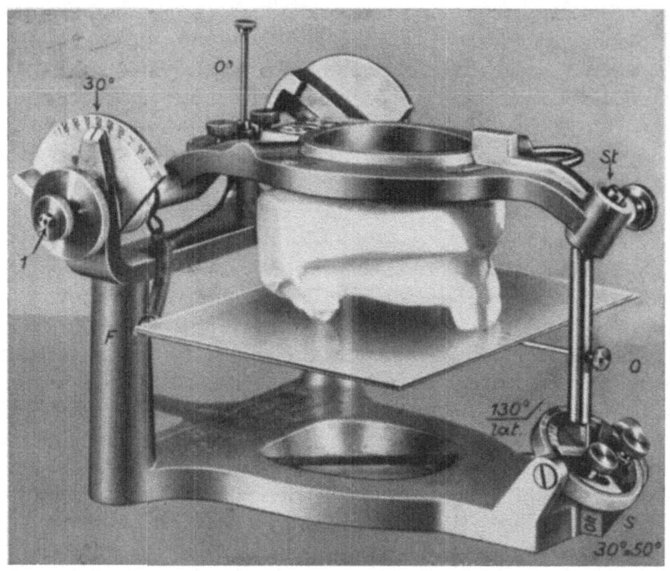

Abb. 63. Verwendung des Trubyte-Artikulators für Lückengebisse.

Kauflächen der Gipszähne werden durch einen Anstrich von alkoholischer Schellacklösung gehärtet, und nachdem der Schellack gut getrocknet ist, kann man nach Lösen der Schrauben 1 die verstellbaren Teile des Artikulators 1, 2, 3, sowie 4, 5 und 14, 15, 16 durch Probieren derart einstellen, daß bei Vorbiß und Seitbiß die Gipszähne der Modelle glatt aneinander vorbeigleiten, ohne sich gegenseitig zu beschleifen und abzunützen. Dann wird es auch möglich sein die künstlichen Zähne richtig einstellen zu können, was namentlich bei Brückenarbeiten sehr wichtig ist!

b) Verwendung des Trubyte-Artikulators für ganze Prothesen als Mittelwertartikulator, wenn der Gesichtsbogen zur individuellen räumlichen Orientierung der Gipsmodelle nicht verwendet werden will, und wenn die individuelle Gelenkbahn und Schneidezahnführung aus Bequemlichkeit nicht registriert wird.

Man entfernt den Stift O' aus seinem Loch (Abb. 63) und steckt denselben durch den vorderen Stützstift bei O (Abb. 64), stellt den Stützstift möglichst kurz ein, so daß er oben bei St. über seine Führung hervorragt. Fixiert durch Anziehen der Schrauben 1 (Abb. 56) die Kondylenachse! (nicht vergessen!!!).

Bringt Gips auf den Unterteil des Artikulators und stellt die Gipsmodelle, die durch die Schlüsselstücke S und eine Schnur zusammengehalten sind, derart auf den weichen Gips, daß der Stift O auf der Okklusionsebene ist und in Berührung mit dem oberen vorderen Bißwall, wie es in Abb. 64 dargestellt ist. Nachher gipst man auch das obere Modell fest. Die verstellbaren Skalen des Artikulators werden auf Mittel eingestellt, also die Gelenkbahn auf 30⁰, die laterale Schneidezahnführung auf etwa 130⁰ und die sagittale Neigung der Schneidezahnführung auf etwa 30⁰. Die Bennettplatte läßt man so, wie in Abb. 58 dargestellt ist.

Von hier an sind zwei Variationen möglich.

Die erste Variation geht folgendermaßen weiter:

Die Kondylenachse ist vom Eingipsen her noch fixiert und mit dieser

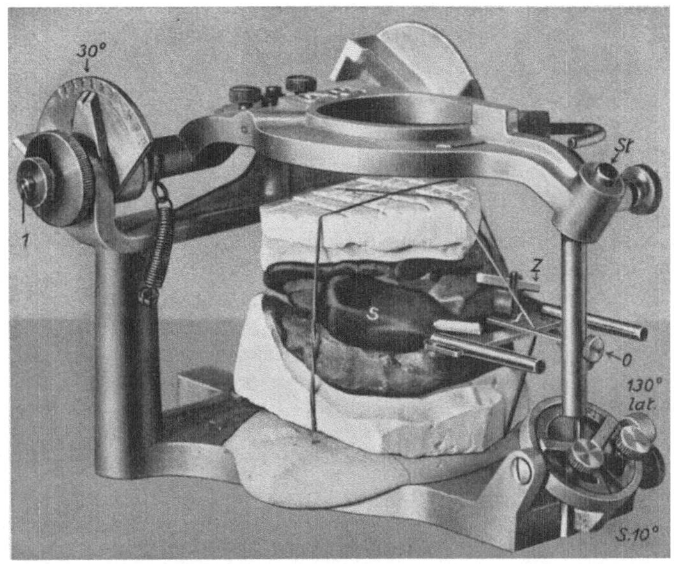

Abb. 64. Verwendung des Trubyte-Artikulators für ganze Prothesen als Mittelwertartikulator.

Scharnierachse stellt man die künstlichen Vorderzähne oben und unten auf, also ohne seitliche Bewegungen zu machen. Hernach wird der Stützstift derart verlängert, daß er oben bei St. (Abb. 64) nicht mehr vorragt und stellt jetzt die Prämolaren und Molaren auf.

Nun erst wird die Kondylenachse frei gemacht durch Lösen der Schrauben 1 (Abb. 63) und verkürzt den Stützstift 13 um einen Millimeter und nimmt die automatische Stellungskorrektur vor (Abb. 162) bei Seitbiß und Vorbiß.

Jetzt stellt man die Skala (Abb. 62) auf etwa 0—20⁰ ein nach den Angaben hinter Abb. 178 und beginnt mit dem Einschleifen mit Karborundpulver.   Ist dies gemacht, so wird der Stützstift 13 (Abb. 56) etappenweise immer mehr gekürzt und weiter geschliffen bis man wieder auf der Bißhöhe angelangt ist, bei der man die Modelle in den Artikulator eingegipst hat.

Die zweite Variation zu Abb. 64.

c) Verwendung des Trubyte-Artikulators für ganze Prothesen als halbverstellbarer Artikulator ohne Verwendung des Gesichtsbogens.

Diese halbe Verstellbarkeit besteht darin, daß der Artikulator nur der individuell registrierten Schneidezahnbahn Abb. 173 angepaßt wird, während die sagittale Neigung der Gelenkbahn auf dem statistischen Mittel von 30° belassen wird. Voraussetzung für diese zweite Variation ist also, daß die laterale Schneidezahnbahn registriert worden ist nach den Anweisungen: C. Sichere Methode. Ferner, daß die so erhaltene zentrale Okklusion durch die bei den Abb. 173 und 174 beschriebene Schlüsselstückmethode fixiert worden ist.

Anweisung. Zunächst wird alles das gemacht, was in der vorigen Anweisung beschrieben worden ist bis zur ersten Variation. Von da an beginnt die zweite Variation: Man überträgt die im schwarzen Wachs registrierte laterale Schneidezahnbahn auf den Artikulator, wie es beschrieben ist in dem Paragraphen 2 zu Abb. 178. Hierauf verfährt man weiter, wie in der ersten Variation beschrieben worden ist.

d) Verwendung des Trubyte-Artikulators als voll verstellbarer Artikulator.

Wenn man einmal diese drei Möglichkeiten der Verwendung des Trubyte-Artikulators gut beherrscht, ohne großen Zeitverlust, dann erst kann man übergehen zur Anwendung des Gesichtsbogens, die erst die vollständige individuelle Anpassung des Artikulators an die dem Patienten eigentümlichen Kieferbewegungen gestattet, wie es in Abschnitt IV zu den Abb. 176—178 beschrieben ist.

Schlußwort über den Trubyte-Artikulator.

Das was hier noch gesagt werden soll, gilt in gleicher Weise auch für alle anderen verstellbaren Artikulatoren.

Anfänger, die das Abdrucknehmen, das Bißnehmen, das Aufstellen der Zähne, das Vulkanisieren nicht voll beherrschen, dürfen nicht erwarten, allein durch die Verwendung eines verstellbaren Artikulators hundertprozentige Resultate mit ihren Prothesen zu erzielen. Denn wenn in obengenannten Vorarbeiten Fehler gemacht werden, so überschatten dieselben die mit dem Artikulator erreichten Vorteile dermaßen, daß die fertige Prothese doch einen Mißerfolg bilden kann.

Auch da gilt der Satz: „Nicht das Instrument allein verbürgt den Erfolg, sondern der Arbeiter hinter dem Instrument kann allein ein gutes Resultat garantieren.‟

Nur wer etappenweise vorgeht, vom leichteren zum schwierigeren, wie es auf den vorhergehenden Seiten dargestellt worden ist, wird es lernen, die Vorteile, die dieser Artikulator bietet, voll auszunützen.

C. Der Dreipunkt-Artikulator.
(Nicht verstellbarer Mittelwertartikulator.)

Er benötigt keine Messungen am Patienten und gestattet folgende Bewegungen der Kondylen in einem mittleren Grade.

1. Die Bewegung nach Bonwill, d. h. rückwärts und vorwärts.
2. Die Bewegung nach Luce und Walker, auf- und abwärts.
3. Die Bewegung nach Bennett, einwärts und auswärts.

Durch die schiefe Ebene (Abb. 65, 1), auf der der vordere Stützstift gleitet, wird bei den seitlichen Bewegungen die Schneidezahngegend zur Überwindung des Schneidezahnüberbisses der Natur entsprechend gehoben.

1. Erklärung des Artikulators.

Seit Januar 1924 ist auch ein neues Modell dieses einfachen Dreipunkt-Artikulators fertig geworden, das jedoch keine prinzipiellen Verschiedenheiten

aufweist, sondern nur nach rein praktischen Gesichtspunkten abgeändert
worden ist.

In Abb. 65 ist ein normaler menschlicher Unterkiefer so in den Artikulator
gestellt, um die drei korrespondierenden Hauptpunkte I, II, III von Unterkiefer und Artikulator zu zeigen. Das Querstängelchen II, III, die Kondylenachse, dient zum besseren Verständnis des Artikulators und ferner für die am
Schlusse angegebene einfache Meßmethode. Um diesen drei Hauptpunkten des
Bonwillschen Dreiecks am Artikulator eine naturgemäße Bewegung zu erteilen,
sind vor und hinter denselben am Artikulatorunterteil drei geneigte Rutschflächen U_1, U_2, U_3 angebracht, auf denen die drei Stifte 1, 2, 3 des Artikulatoroberteils gleiten können, und dies in folgender Weise:

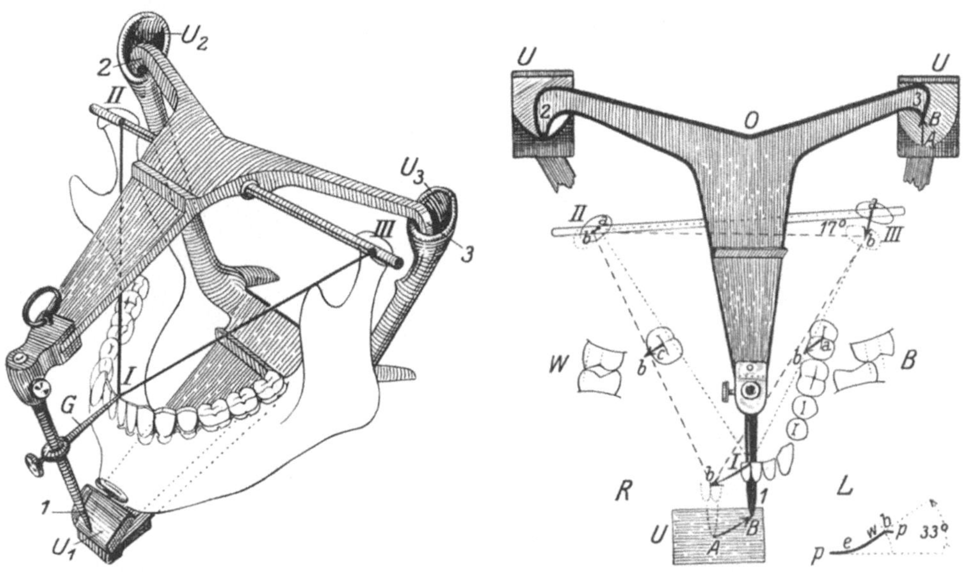

<table>
<tr><td>Abb. 65. Verhältnis von Artikulator
zu Unterkiefer.</td><td>Abb. 66. Bewegungen der Teile des
Artikulators bei Seitbiß rechts.</td></tr>
</table>

A. Beim Seitbiß (siehe Abb. 66). U U U sind die Rutschflächen des Unterteils, 1, 2, 3 die Gleitpunkte des Oberteils O.

Punkt I gleitet auf einer 40° geneigten Fläche U (vgl. mit Abb. 68).

Punkte 2 und 3 gleiten auf 33° geneigten Flächen U U (vgl. mit Abb. 68).

Diese Punkte 2 und 3 sind also nicht Gelenkpunkte (siehe Abb. 65), sondern
sie fallen mit den Drehzentren zusammen (Abb. 49 Rl. und Rr.).

Machen wir nun z. B. einen Seitbiß mit Kinn nach rechts (Abb. 66), so daß
Drehzentrum 2 in seiner Grube bleibt und Zentrum 3 nach hinten aufwärts
gleitet, dann macht der vordere Stift I die charakteristische Schneidezahnbewegung von A nach B und diese Bewegung entspricht dann folgender
Bewegung des Unterkiefers.

Schneidezahnpunkt I geht nach b, etwa 40° steigend, Gelenkkopfpunkt III geht von a nach b, also vorwärts (nach Bonwill) und 33° abwärts
(nach Walker) und 17° einwärts (nach Bennett), Gelenkkopfpunkt II
geht von a nach b, also etwas schräg auswärts, dadurch machen die Molaren
rechts (R), d. h. auf der Beißseite W eine Bewegung von a—b in die doppelte
Höcker auf Höckerstellung und die Molaren links (L), auf der Balancierseite B,
eine Bewegung von a—b und gelangen dadurch in die einfache Höckerstellung.

Um diese Stellung zu erreichen, wird in Wirklichkeit von der gesamten gebogenen Gelenkbahn p—p nur die 33⁰ geneigte Strecke W beansprucht, denn die Strecken e und b haben nur Gültigkeit für extreme Bewegungen (Abb. 66). Jener Strecke W der Gelenkbahn entsprechen die Rutschflächen U² und U³ der beiden hinteren Stützpunkte des Artikulators. Die Biegung dieser Rutschflächen entspricht einem Kreis von 10 mm Radius (Abb. 69).

B. Beim Auf- und Zubiß (Abb. 67) öffnet sich der Artikulator um die beiden Drehzentren 2 und 3 (Abb. 65) oder rc in Abb. 67. Dabei beschreiben die unteren Schneidezähne und Molaren natürliche Kreisbahnen r, also abwärts und etwas rückwärts.

(Die wahre Öffnungsachse geht allerdings durch Punkt R C und die wahren Öffnungsbahnen der Zähne wären wie die Kreisbögen R; diese sind jedoch bei geringer Öffnung von etwa 1 cm fast vollkommen gleich wie diejenigen in der

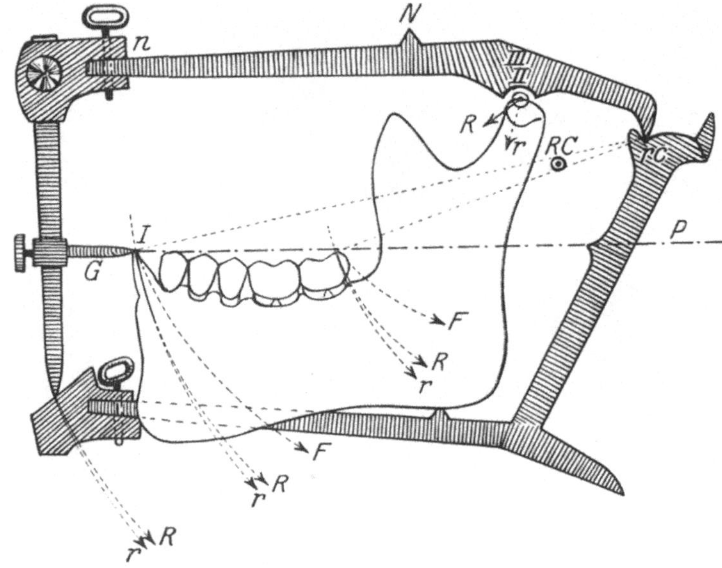

Abb. 67. Bewegungen der Teile des Artikulators beim Öffnen.

Richtung r, so daß es unnötig ist, eine besondere Öffnungsachse am Artikulator anzubringen, und man kann in diesem Artikulator also Bißerhöhungen und Bißerniedrigungen mit praktisch genügender Genauigkeit vornehmen, denn R C ist ja auch nur die statistisch ermittelte mittlere Lage dieser Achse, also auch nicht für alle Fälle ganz genau.)

Die Öffnungsachse durch rc gibt der Gelenkkopfgegend II III eine unrichtige Öffnungsbewegung nach r. Da aber an diesem Artikulator diese Gegend keine führende Rolle ausübt, hat dies nichts zu bedeuten, denn die Hauptsache ist, daß die Zähne alle Bewegungen auf und zu, hin und her und vor- und rückwärts richtig ausführen.

Die meisten bisherigen Artikulatoren öffnen sich um die Kondylengegend (II, III), dann bewegen sich alle künstlichen Zähne auf der Öffnungsbahn F in Abb. 67, welche in der Natur nur ganz ausnahmsweise vorkommt.

Der Gysi-Artikulator ist der erste, der diese natürlichen, auf genauen Untersuchungen beruhenden Öffnungsbewegungen nachahmt.

C. Beim Vorbiß (Abb. 68) gleiten die drei Hauptpunkte 1, 2, 3 (Abb. 65) des Artikulatoroberteils auf den drei Rutschflächen des Unterteils. Die vordere

Rutschfläche ist 40° geneigt, die beiden hinteren 33° (Abb. 68). Gleiten nun die Stifte F und R nach hinten aufwärts, so hat dies zur Wirkung, daß der virtuelle Gelenkkopf C des Artikulators abwärts und vorwärts geht in einem

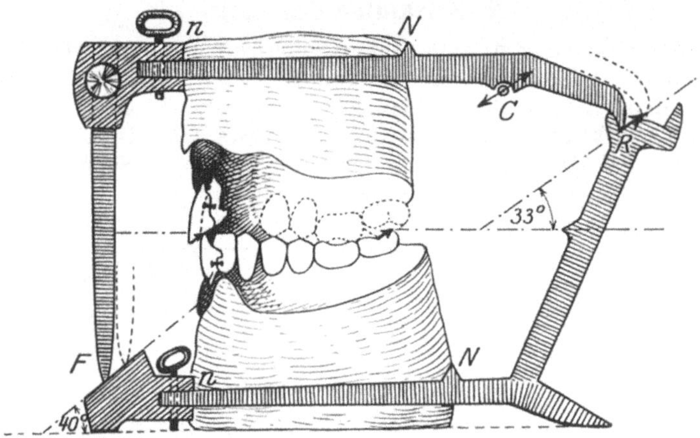

Abb. 68. Bewegungen der Teile des Artikulators beim Vorbiß.

Winkel von etwa 33° in bezug auf die Kauebene (P), und sämtliche Zähne machen eine dementsprechende natürliche Vorbißbewegung.

Bei natürlichen Zähnen ist die vorne führende Palatinalfläche der oberen Schneidezähne zur Kauebene 50—80° geneigt, was beim Vorbiß einen derart

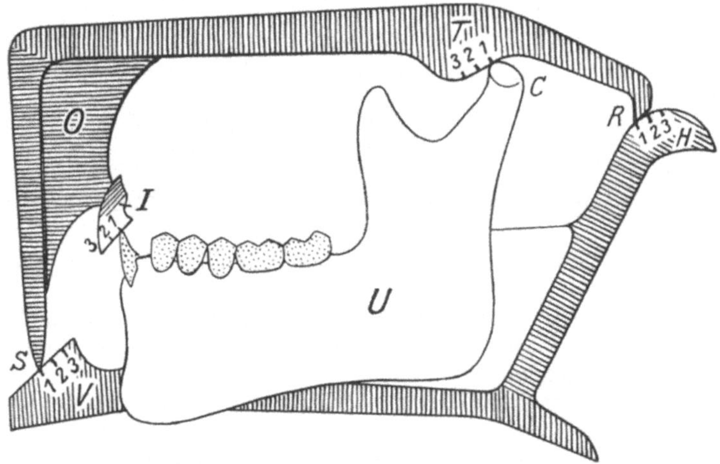

Abb. 69. In den Artikulator eingezeichneter Unterkiefer zeigt die Kondylenbewegung und Schneidezahnbewegung beim Vorbiß.

starken Druck nach vorne erzeugt, wie er von künstlichen Zähnen und flachen Gaumen ohne Verschiebung der Prothese nicht ausgehalten werden könnte; deshalb verwendet der Prothetiker aus praktischen Gründen nur diese Neigung von 40° (Abb. 69), was überdies die Verwendung von Molaren mit geringer Bißtiefe erlaubt. (Näheres hierüber siehe in meinen Arbeiten über die Anatoformzähne.)

Für vollständigen Zahnersatz tut man gut auf diese 40° geneigte Fläche ein Stück Blech mit etwas Abdruckmasse zu befestigen, derart, daß diese Rutschfläche nur noch etwa 10° geneigt ist.

2. Zusammenfassung.

Aus diesen Erklärungen geht also unwiderleglich hervor, daß dieser Dreipunkt-Artikulator sämtliche normalen Bewegungen des Unterkiefers naturgetreu nachmacht, also so, wie es in Abb. 70 dargestellt ist.

A. Beim Seitbiß, z. B. Kinn nach links (L) läuft Kondylus Cr in Richtung SL, und Kondylus C 1 in Richtung SL, und Schneidezahn I nach S links, die Molaren nach L; oder umgekehrt bei Seitbiß Kinn nach rechts R

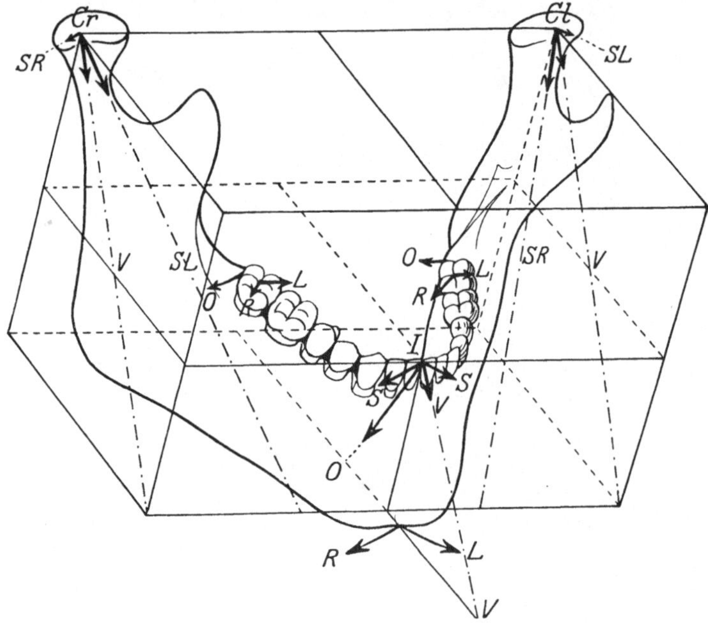

Abb. 70. Bewegungen des Unterkiefers bei Seitbiß, Vorbiß und beim Öffnen.

läuft Cl in Richtung SR, Cr in Richtung SR, und I nach S, die Molaren nach R.

B. Beim Öffnen gehen die Schneidezähne und Molaren in Richtung O.

C. Beim Vorbiß gehen die Kondylen Cr und Cl in Richtung V, die Schneidezähne in Richtung V, ebenso die Molaren.

Infolge seines einfachen Baues ist dieser Dreipunkt-Artikulator leicht zu verstehen und leicht zu handhaben und genügt für die meisten ganzen Zahnersatzstücke, weil alle seine Teile dem statistischen Mittel oder Normalfall entsprechen. Nur für stark von der Norm abweichende Fälle müßte ein individuell verstellbarer Artikulator verwendet werden.

Leider sieht man es den Patienten nicht von außen schon an, ob sie einen von der Norm abweichenden Fall darstellen und läuft man daher bei ganzen Prothesen immer Gefahr, einen Mißgriff zu tun, wenn sie im Dreipunkt hergestellt werden. Man sollte also für jede ganze Prothese die Kieferbewegungen messen und einen verstellbaren Artikulator verwenden. Selbst für größere Brückenarbeiten sollte dies gemacht werden, wie Tiersch-Basel es bewiesen hat und wie viele amerikanische Praktiker es tun.

Nur für partielle Platten und kleinere Kronen und Brückenarbeiten kann ohne weiteres der Dreipunkt-Artikulator verwendet werden. Wer aber für diese Arbeiten einen Scharnierartikulator verwendet, steht nicht auf der Höhe der Zeit.

IV. Notwendigkeit der Kiefermessungen und die Wichtigkeit ihrer Übertragung auf den Artikulator, bei der Herstellung eines vollständigen Zahnersatzes.

A. Die Bewegung der Zähne je nach der Lage der Öffnungsachse.

Solange bei einer Prothesenarbeit die Bißhöhe erhalten bleibt, ist es gleichgültig, ob der Artikulator eine richtig liegende Rotationsachse (Abb. 33 B) hat

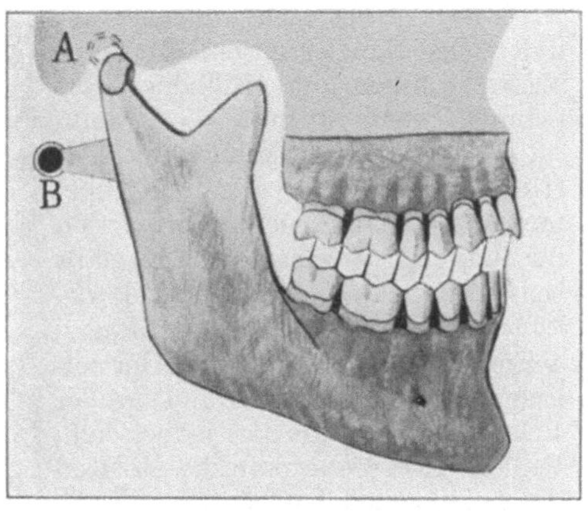

Abb. 71. Unterkiefer um das richtige Rotationszentrum B geöffnet. Voll ausgezogene Linienöffnungsrichtung senkrecht zur Kaufläche.

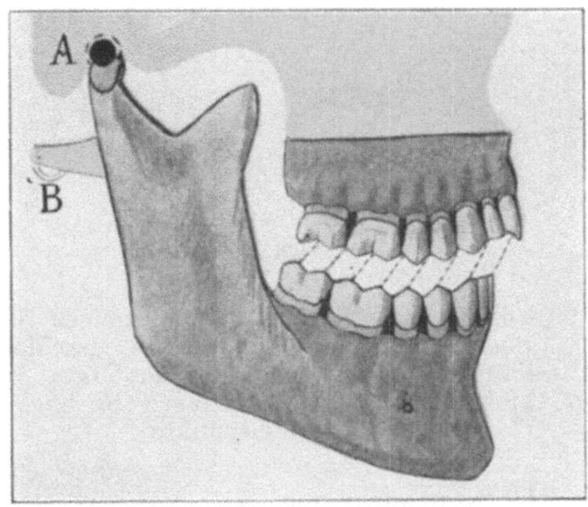

Abb. 72. A = falsches Rotationszentrum Gelenkkopf. Punktierte Linienöffnungsrichtungen nicht senkrecht zur Kauebene (daher ungünstige Wirkung).

oder nicht. Dies ist also der Fall bei allen partiellen Prothesen, bei denen die Artikulationshöhe durch die natürlichen Zähne gegeben und daher unveränderlich ist.

Bei vollständigem Zahnersatz jedoch kann es vorkommen, daß man sich während der Arbeit entschließt, die Bißhöhe zu vergrößern oder zu verringern, oder es kann sich die Bißhöhe auch unwillkürlich durch Unachtsamkeit vergrößern oder verringern. Das letztere tritt hauptsächlich leicht ein infolge der Nachgiebigkeit des Wachses, in welchem die Porzellanzähne aufgestellt werden, wenn ein Artikulator ohne den von mir eingeführten vorderen Stützstift verwendet wird.

In diesen Fällen ist es wichtig, daß der Artikulator eine richtig gelegene Rotationsachse hat (siehe Abb. 33 B), damit die Schneidezähne die richtige Bahn b—B beschreiben, daß sie also weder zuweit nach vorn geraten (nach a), wie es bei den bisherigen Artikulatoren, deren Rotationsachse (Abb. 33 A) im Gelenkkopf liegt, stattfindet, oder zu weit nach rückwärts (c), wenn die

Rotationsachse auf der Höhe der Kauebene (Abb. 33 C) liegt, wie beim Kerr-Artikulator.

Wie aus Abb. 71 ersichtlich ist, stellt die tatsächliche Lage der Rotationsachse in B zugleich auch die günstigste mechanische Bedingung für die Zerkleinerung der Nahrung dar, weil die Einwirkung der Zähne in vertikaler Richtung erfolgt. (Siehe die voll ausgezogenen Bewegungsbahnen.) Würde, wie bisher angenommen wurde, das Zentrum statt in B in A liegen, so müßten die Zähne eine schiefe Bahn verfolgen (punktierte Linie in Abb. 72), die abgesehen von der mechanischen Unzweckmäßigkeit noch den Nachteil nach sich ziehen würde, daß die Nahrung, statt zwischen den Zähnen festgehalten zu werden, ausweichen könnte. Schon daß dieses Ausweichen der Nahrung in Wirklichkeit nicht stattfindet, kann uns Beweis genug dafür sein, daß die Lage des Rotationszentrums im Gelenkkopfe eine falsche Hypothese ist.

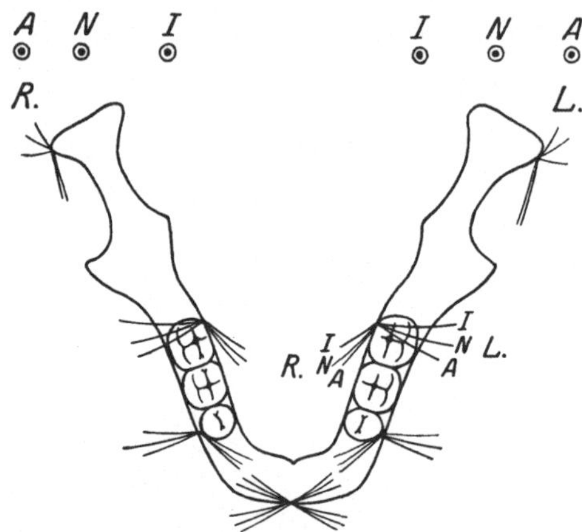

Abb. 73. Zeigt die spitzbogenförmigen Bewegungsbahnen der Gelenkpunkte, der Molar-, Prämolar- und Schneidezahnpunkte beim Links- und Rechtsbiß, je nach der Lage der Rotationspunkte.

Wie wir bereits weiter vorne erwähnt haben, darf man in einem Artikulator, der sich um die Kondylenachse öffnet und schließt, keine Veränderungen der Bißhöhe vornehmen, sondern muß dies, wenn es nötig wird, im Munde des Patienten machen und dann ein Gipsmodell nach dem neuen Biß frisch im Artikulator eingipsen. Es läßt sich eben nicht bei jeder Artikulatorkonstruktion die richtige Öffnungsachse anbringen. Für die Herstellung ganzer Prothesen und großer Brückenarbeiten ist dies jedoch kein Fehler, denn wenn man die Molaren in Form einer sog. Kompensationskurve, oder Speeschen Kurve aufstellt, so entstehen beim Zentralbiß im Munde des Patienten ohne weiteres die in Abb. 71 dargestellten Verhältnisse.

B. Bedeutung des Spitzbogens der Schneidezahnführung.

Nach meinen neuesten Untersuchungen hat die individuelle Registrierung des Spitzbogens der lateralen Schneidezahnbahn und deren Einstellung auf dem verstellbaren Artikulator die größte Bedeutung von allen individuellen Veränderlichkeiten.

Wie aus Abb. 73 hervorgeht, ändert sich je nach dem Winkel der Schneidezahnbahn auch die Richtung der Molarenbahnen. Es ist daher sehr wichtig, daß die künstlichen Zähne mit Karborundpulver auf die individuelle Bewegungsbahn eingeschliffen werden. Je nach dem Winkel des Spitzbogens der Schneidezahnbahn liegen die zugehörigen Rotationspunkte an verschiedenen Stellen hinter den Kondylen. Steckt man eine Zirkelspitze abwechselnd in diese drei verschiedenen Rotationspunkte, so kann man mit der anderen Zirkelspitze die zugehörigen Molarenbahnen zur Darstellung bringen.

Außerdem hat die Registrierung des Spitzbogens noch den großen Wert, daß es mit dessen Hilfe möglich ist, bei der Bißnahme die genaue Lage der zentralen Okklusion zu ermitteln. (Näheres hierüber siehe Abb. 173.)

C. Die Bewegung der Zähne bei vernachlässigter Distanzbestimmung in horizontaler Beziehung.

Es ergeben sich Ungenauigkeiten, wenn die Entfernungen der Alveolarränder von den Gelenkköpfen am Patienten nicht ermittelt und die Modelle aufs Geratewohl in den Artikulator eingegipst werden. Bei dieser Arbeitsweise kann es sich höchstens um ein zufälliges Treffen der richtigen Bewegungsbedingungen für die Höcker handeln. Bei normaler Distanzbestimmung (Abb. 74, Normal) beschreibt der linguale Molarenhöcker M, bei Rechtsbiß, wenn das Zentrum sich im Punkte R befindet, eine zwischen 3 R und 2 R liegende Bahn (siehe auch

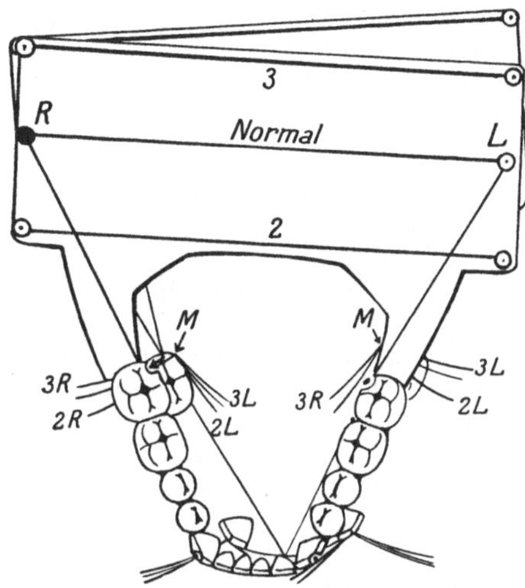

Abb. 74. Die verschiedenen Bewegungsbahnen der Zähne, je nachdem die Modelle in normaler Entfernung von der Gelenkachse R L, zu nahe (2) oder zu weit (3) von ihr eingegipst wurden.

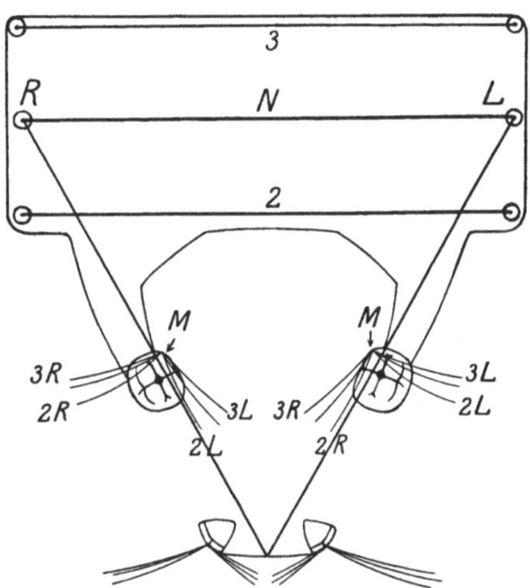

Abb. 75. Bahn von M nach 3 L kommt zustande beim Linksbiß, Bahn von M nach 3 R kommt zustande beim Rechtsbiß, wenn die Modelle zu weit von der Gelenkachse entfernt sind. Bahn M 2 L und M 2 R kommt zustande beim Rechtsbiß, wenn die Modelle zu nahe der Gelenkbahn eingegipst worden sind. Um obiges besser darstellen zu können, wurde die Bewegungsschablone von Abb. 74 entfernt.

Abb. 75). Wäre die Distanz aber zu nahe oder zu weit entfernt von der Normallage angenommen, d. h. befände sich das Zentrum rechts auf Linie 2 oder 3, so würde derselbe Höcker bei Rechtsbiß die mit 2 R oder 3 R bezeichneten Bahnen beschreiben. Ähnliche Verhältnisse ergeben sich auch bei einer Bewegung aus dem linken Rotationszentrum L in Abb. 74. Aus diesen zwei unnormalen Distanzbestimmungen würde sich aber wiederum die Leistungsfähigkeit der Prothese, wegen falscher Höckerstellung, nach mancher Richtung hin als illusorisch erweisen.

Es sollten daher die Gipsmodelle immer mit Hilfe des Gesichtsbogens räumlich richtig im Artikulator orientiert werden.

D. Die Bewegung der Zähne bei falscher vertikaler Distanz der Kauebene unter der Öffnungsachse.

Betrachten wir nun auf Abb. 76 die Verhältnisse, in welchen die Molaren zu der richtigen Kaudruckslinie eingestellt werden, je nachdem die

Distanzbestimmung in vertikaler Beziehung richtig gemessen oder nachlässig eingesetzt worden ist.

Diesen ungünstigen Verhältnissen weicht nun unser Dreipunkt-Artikulator aus (Zeichnung 2, Abb. 76). Indem die Kauebene als 17 mm unter der Öffnungsachse (Ro) liegend genommen wird, können die Molaren in Übereinstimmung mit der Richtung des Kaudruckes im Artikulator so ihrer Längsachse nach eingestellt und die Höcker in denjenigen Bewegungsbahnen eingeschliffen werden, die sie beim Patienten ausführen werden.

Werden die Probierschablonen aber mit Hilfe des Gesichtsbogens am Kopfe des Patienten zur Kondylenachse orientiert und dann die Gipsmodelle am Gesichtsbogen (Abb. 175) richtig zur Artikulatorachse eingegipst, so erhält man nicht nur einen Annäherungswert, sondern eine individuelle Genauigkeit.

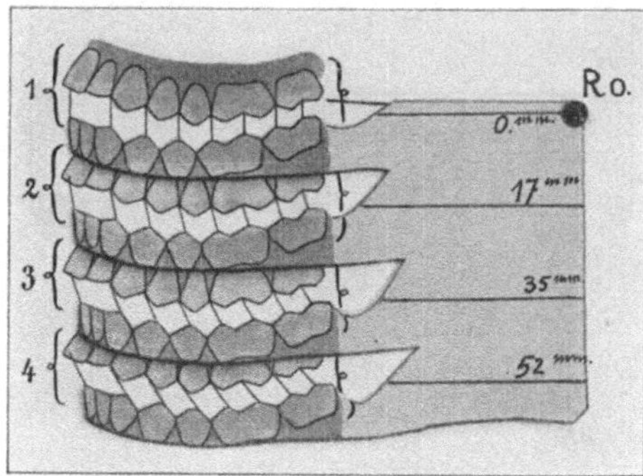

Abb. 76. Zeigt die Verschiedenheiten der Bewegungsbahnen in bezug auf die Kauflächen der Molaren. 1 = wenn die Kauebene auf der Höhe der Rotationsachse eingegipst ist (Kerr-Artikulator). 2 = wenn die Kauebene 17 mm unter der Rotationsachse eingegipst ist (Gysi-Artikulator). 3 = wenn die Kauebene 35 mm unter der Rotationsachse eingegipst ist (alle anderen Artikulatoren). 4 = wenn die Kauebene zu tief unter die Kondylenachse eingegipst worden ist.

E. Das Meßinstrument zur Bestimmung der Böschungswinkel, der Längsrinne der Molaren.

Wir wollen nun noch untersuchen, welchen Einfluß die verschiedenen Gelenkbahn-Neigungen und die verschiedenen Neigungen der Rumpelschen Schneidezahnführungen ausüben auf die Form der Zähne, speziell der Molaren.

Diese Untersuchung kann durch darstellende Geometrie gemacht werden oder direkt im dreidimensionalen Raume, dazu benötigen wir ein besonderes Meßinstrument.

Zwischen der bukkalen und lingualen Höckerreihe erstreckt sich in der Richtung der Zahnreihen eine Vertiefung, die man praktisch als die Längsrinne in der Kaufläche der Molaren bezeichnen kann. Die Höckerflächen, welche diese Längsrinne der molaren Kauflächen begrenzen, nennt man die Balancierfacetten und die Arbeitsfacetten. Diese auf einem frontalen Vertikalschnitt durch die oberen und unteren Molaren erscheinenden Facetten verteilen sich folgendermaßen: Die auf dem bukkalen Drittel und die auf dem lingualen Drittel der Kaufläche gelegenen Facetten funktionieren bei einem reinen Seitbiß als Arbeitsfacetten, während die auf dem mittleren Drittel gelegenen Facetten als Balancierfacetten wirken (siehe Abb. 87, 89 und Abb. 46 F). Die Balancierfacetten sind wangenwärts geneigt an den oberen Backenzähnen und zungenwärts an den unteren. In Abb. 77 ist nun die Arbeitsweise dieses Meßinstrumentes veranschaulicht. Auf die untere Wachsschablone werden, in der Molarengegend, zwei um eine Längsachse bewegliche Flächen befestigt, deren jeweilige Stellung an einer in Grade geteilten Skala abgelesen werden kann. In diese Rinne mit beweglichen Seiten kann ein Stift heruntergelassen werden, der am Oberteil des Artikulators verstellbar befestigt ist. Die Spitze dieses Stiftes kann sonach an die Stelle irgendeines palatinalen oberen Molarenhöckers treten, der in der Natur mit der Kaurinne des unteren Molaren artikuliert. Führt man jetzt

Seitbiß nach links und rechts aus, so verzeichnet der Stift auf den berußten Flächen 1. seine Bahnrichtung und Bahnlänge, 2. auf der Skala kann zugleich abgelesen werden, wie steil der Böschungswinkel der Bahnfläche ist. Bei den natürlichen Zähnen sind ja diese Bahnflächen an den Höckern mehr oder weniger rundlich; man kann sich aber gleichwohl mit diesem Instrument in schematischer Weise sehr schön über diese Bewegungsbahnen und Winkel orientieren. An rundlichen Höckern modifizieren sie sich zwar ein wenig, aber im großen und ganzen unterordnen sie sich doch den durch die Gelenkköpfe und die vordere Schneidezahnführung bedingten Bewegungsgesetzen.

In meinen früheren Schriften habe ich jeweils die Resultate dieser Messungen der Facettenwinkel in Form von Tabellen publiziert. Da es aber für den nur praktisch tätigen Zahnarzt schwer ist, sich eine klare Vorstellung zu machen über die wirkliche Fehlergröße einer Winkeldifferenz von 10^0, z. B. der Balancier-facetten, so will ich diesmal versuchen, dasselbe auf andere Weise darzustellen (siehe Abb. 78). Fassen wir die Ergebnisse dieser Untersuchungsreihe kurz zusammen, so können wir sagen: Wenn bei der Herstellung einer Prothese ein Fehler in der sagittalen Neigung der Gelenkbahn des Artikulators gemacht worden ist, so hat dieser Fehler einen nur geringen Einfluß auf die Seitbißstellung der Molaren (I. 1 und 3). Dagegen kann derselbe Fehler auf die Vorbißstellung der gesamten Zahnreihe störend einwirken (III. 1 und 3). Es lohnt sich daher die individuelle Gelenkbahn des Patienten am verstellbaren Artikulator anzubringen. Wenn bei der Herstellung einer Prothese ein Fehler in der lateralen Neigung der Gelenk-

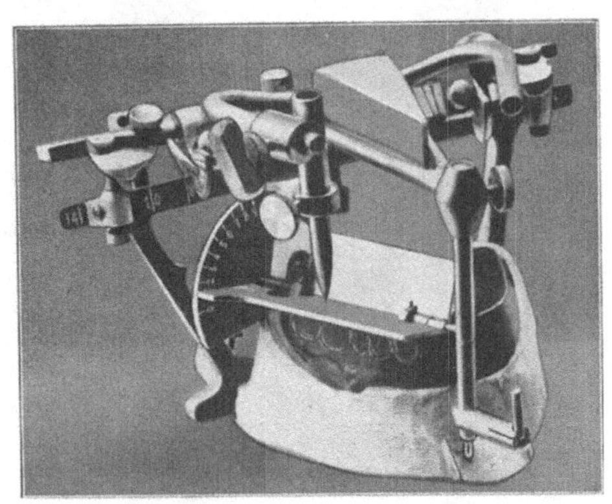

Abb. 77. Instrument zur Messung der die Kaurinne bildenden Böschungen in Verbindung mit verstellbarem Gysi-Artikulator (Modell 1912).

bahn (Bennett) des Artikulators von + oder − 15^0 gemacht worden ist, so ist die Wirkung dieses Fehlers so klein (II. 1 und 3), daß er vom Patienten kaum als störend empfunden wird. Es lohnt sich daher nicht, den individuellen Bennett des Patienten zu registrieren und auf den verstellbaren Artikulator zu übertragen, es genügt vollkommen, wenn der Artikulator einen mittleren Bennett von 15^0 besitzt.

Wenn bei der Herstellung einer Prothese ein grober Fehler in der lateralen Neigung der Schneidezahnführung des Artikulators gemacht worden ist, so wirkt dieser Fehler sehr störend, besonders wenn der Spitzbogenwinkel am Artikulatior kleiner ist als derjenige des Patienten (Abb. 133). Vgl. Abb. 78, IV. 3. Es lohnt sich daher sehr diesen Spitzbogenwinkel individuell zu registrieren und auf den verstellbaren Artikulator zu übertragen!, umsomehr als man mit diesem Spitzbogenwinkel zugleich die genaue zentrale Okklusion findet (Abb. 173). Wer die Resultate dieser neuen Messungen vergleicht mit den Resultaten, die in der ersten Auflage dieses Werkes publiziert wurden, wird leicht einen Unterschied finden, namentlich in der Bewertung der Bennettschen Lateral-bewegung der Kondylen. Dies kommt daher, weil diese neuen Messungen gemacht wurden in dem äußerst stabil und präzis gebauten Trubyte-Artikulator, bei dem überdies alle Führungen geradlinig sind, während der Artikulator von Abb. 77, mit dem die alten Messungen gemacht wurden, nicht so stark gebaut

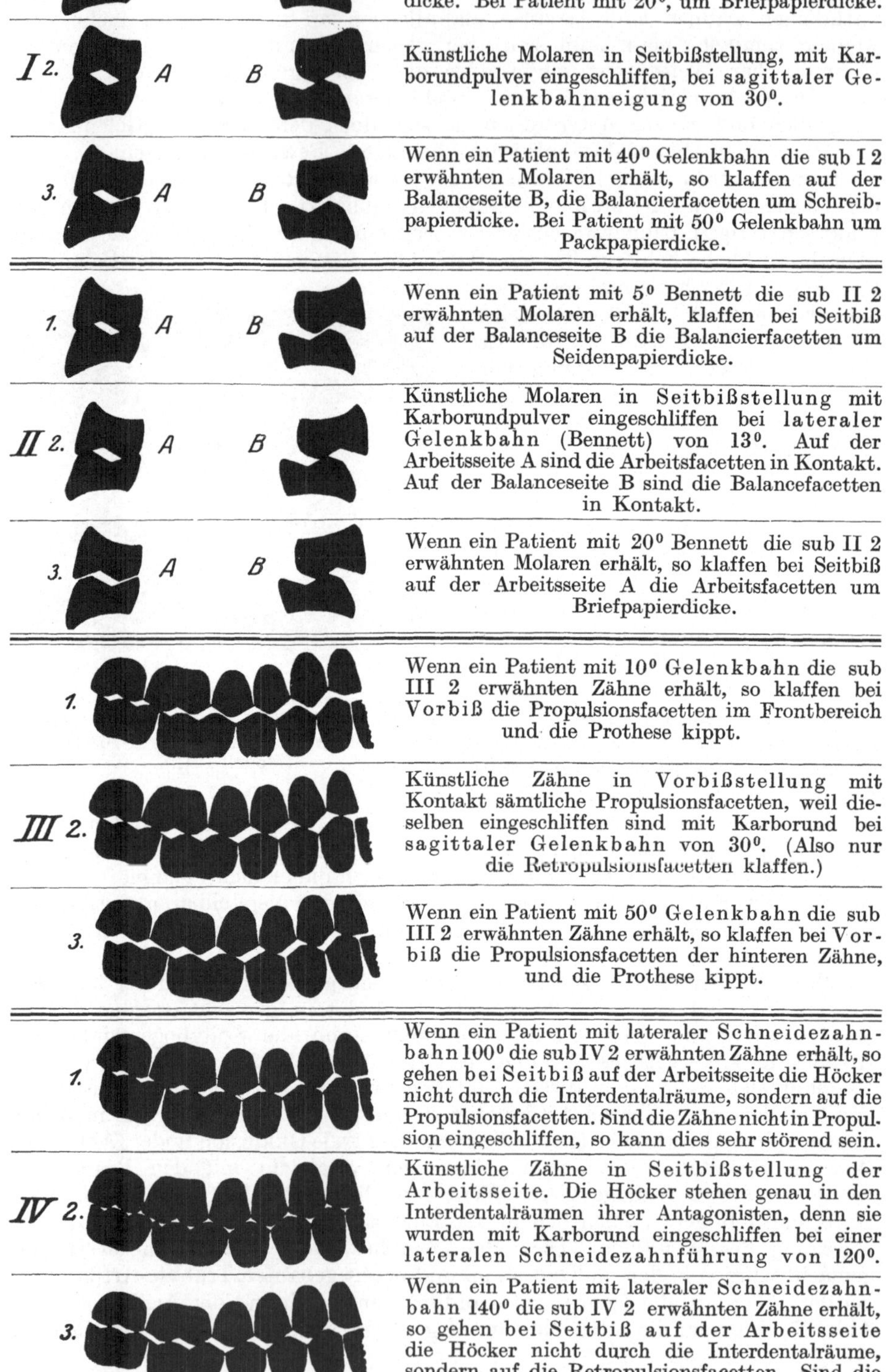

Wenn ein Patient mit 10⁰ Gelenkbahn die sub I 2 erwähnten Molaren erhält, so klaffen auf der Arbeitsseite A die Arbeitsfacetten um Packpapierdicke. Bei Patient mit 20⁰, um Briefpapierdicke.

Künstliche Molaren in Seitbißstellung, mit Karborundpulver eingeschliffen, bei sagittaler Gelenkbahnneigung von 30⁰.

Wenn ein Patient mit 40⁰ Gelenkbahn die sub I 2 erwähnten Molaren erhält, so klaffen auf der Balanceseite B, die Balancierfacetten um Schreibpapierdicke. Bei Patient mit 50⁰ Gelenkbahn um Packpapierdicke.

Wenn ein Patient mit 5⁰ Bennett die sub II 2 erwähnten Molaren erhält, klaffen bei Seitbiß auf der Balanceseite B die Balancierfacetten um Seidenpapierdicke.

Künstliche Molaren in Seitbißstellung mit Karborundpulver eingeschliffen bei lateraler Gelenkbahn (Bennett) von 13⁰. Auf der Arbeitsseite A sind die Arbeitsfacetten in Kontakt. Auf der Balanceseite B sind die Balancefacetten in Kontakt.

Wenn ein Patient mit 20⁰ Bennett die sub II 2 erwähnten Molaren erhält, so klaffen bei Seitbiß auf der Arbeitsseite A die Arbeitsfacetten um Briefpapierdicke.

Wenn ein Patient mit 10⁰ Gelenkbahn die sub III 2 erwähnten Zähne erhält, so klaffen bei Vorbiß die Propulsionsfacetten im Frontbereich und die Prothese kippt.

Künstliche Zähne in Vorbißstellung mit Kontakt sämtliche Propulsionsfacetten, weil dieselben eingeschliffen sind mit Karborund bei sagittaler Gelenkbahn von 30⁰. (Also nur die Retropulsionsfacetten klaffen.)

Wenn ein Patient mit 50⁰ Gelenkbahn die sub III 2 erwähnten Zähne erhält, so klaffen bei Vorbiß die Propulsionsfacetten der hinteren Zähne, und die Prothese kippt.

Wenn ein Patient mit lateraler Schneidezahnbahn 100⁰ die sub IV 2 erwähnten Zähne erhält, so gehen bei Seitbiß auf der Arbeitsseite die Höcker nicht durch die Interdentalräume, sondern auf die Propulsionsfacetten. Sind die Zähne nicht in Propulsion eingeschliffen, so kann dies sehr störend sein.

Künstliche Zähne in Seitbißstellung der Arbeitsseite. Die Höcker stehen genau in den Interdentalräumen ihrer Antagonisten, denn sie wurden mit Karborund eingeschliffen bei einer lateralen Schneidezahnführung von 120⁰.

Wenn ein Patient mit lateraler Schneidezahnbahn 140⁰ die sub IV 2 erwähnten Zähne erhält, so gehen bei Seitbiß auf der Arbeitsseite die Höcker nicht durch die Interdentalräume, sondern auf die Retropulsionsfacetten. Sind die Zähne nicht in Retropulsion eingeschliffen, kann dies störend sein.

Abb. 78.

war und in den Gelenken gebogene Führungen hatte, mit denen es natürlich schwierig ist einen unzweideutigen Winkel zu messen.

Die in Abb. 78 nachgewiesenen Fehler sind allerdings nicht sehr groß, wenn am verstellbaren Artikulator alle übrigen verstellbaren Elemente auf einer statistischen Mittelstellung waren. Die sub I und II dargestellten Fehler können im Artikulator nur undeutlich beobachtet werden; deutlicher sind die sub III und IV beschriebenen Fehler. Im Munde des Patienten dagegen können alle diese Fehler durch bloßen Augenschein meistens gar nicht beobachtet werden, nur der Patient fühlt, daß irgendetwas nicht richtig „klappt".

Es gibt nun so glücklich veranlagte Zahnärzte (ich meine darunter speziell die Bonnerschule), die die aufgezeigten Fehler vom rein theoretischen Standpunkte aus sehr wohl kennen, dieselben aber vom praktischen Standpunkte aus vollständig ignorieren. Sie glauben herausgefunden zu haben, daß wenn der Patient nur gehörig stark zubeißt, die Schleimhaut unter den Platten soviel resiliert und die Prothesen sich soviel verschieben und drehen bis schließlich doch alle Zähne ihren richtigen Kontakt finden. Ob derartige Prothesen aber für den Patienten bequem sind und von den Alveolarrändern auf die Dauer ohne Schaden ertragen werden, bezweifle ich sehr. Mir kommt diese Argumentation ungefähr vor, als wenn moralische Sünder sich sagen würden: „Ach diese kleinen Sünden machen nichts, wir bereuen nachher einfach unsere Verfehlungen und die unendliche Barmherzigkeit Gottes bringt alles wieder in Ordnung".

Dieses Experiment von Abb. 78 beweist also, daß wir die künstlichen Zähne den individuellen Gelenkverhältnissen jedes Patienten anpassen müssen, und daß es unrichtig ist, daß das Kiefergelenk ein derartiges Schlottergelenk ist, das sich irgendeiner Molarenform anpaßt. Diese Anpassung findet ja allerdings statt im Laufe von zwei bis fünf Jahren, aber es ist dies eine sehr unangenehme Anpassungszeit für den Patienten. Wenn dagegen die Zähne dem Gelenk angepaßt werden, ist der vollständige Zahnersatz schon nach wenigen Tagen vollkommen funktiontüchtig.

F. Die Propulsionsfacetten der Zähne.

Auf einem sagittalen Vertikalschnitt durch die oberen und unteren Molaren erhält man außer der in Abb. 78 I, II dargestellten frontalen Neigung der Arbeitsfacetten noch deren sagittale Neigung (siehe Abb. 78 III, IV). Auf einem solchen Schnitt sieht man, daß es in Wirklichkeit zwei Arten von Arbeitsfacetten gibt, solche die mesial und solche die distalwärts gerichtet sind. Außer der besprochenen Funktion bei reinem Seitbiß funktionieren diese Arbeitsfacetten noch in anderer Weise, und zwar beim Vorbiß (Propulsion) und beim Rückbiß (Retropulsion).

Beim Vorbiß gleiten die oberen Backenzähne auf den distalwärts gerichteten Arbeitsfacetten und die unteren Backenzähne auf den mesialwärts gerichteten Arbeitsfacetten. Ich nenne daher diese Arbeitsfacetten die Propulsionsfacetten (Abb. 45 P.P.P.). Beim Gleiten aus der Propulsionsstellung in die zentrale Okklusion leisten sie Fasern Schneidearbeit, während die zweite Art der Arbeitsfacetten, die Retropulsionsfacetten, welche sich beim Vorbiß nicht in gleitendem Kontakt befinden, hierbei eine Quetschfunktion auf die Nahrung ausüben. Von den zwei Arten von Arbeitsfacetten wirken also beim Vorbiß erstens die Propulsionsfacetten als Schneidefacetten, zweitens die andere Art als Quetschfacetten (Abb. 44). Ausnahmsweise ist es möglich, daß der Unterkiefer noch mehr oder weniger weit zurückgeschoben werden kann, also über die habituelle zentrale Okklusion hinaus nach hinten. Dabei gleiten dann die Backenzähne auf den soeben als Quetschfacetten bezeichneten Arbeitsfacetten, man könnte daher dieselben als Rückbiß oder Retropulsionsfacetten bezeichnen im Gegensatz zu den Propulsionsfacetten (Abb. 45 R.R.R.). Die Retropulsionsfacetten sind also an den oberen Backenzähnen die nach vorn gerichteten Arbeitsfacetten und an den unteren Backenzähnen die nach rückwärts gerichteten Arbeitsfacetten. Nach meinen neuesten Untersuchungen spielen diese Propulsionsfacetten beim Kauen eine viel größere Rolle als man bisher vermutet hat, denn auf ihnen spielen sich alle diejenigen Kaubewegungen ab, die keine extremen Seitbißbewegungen sind; und diese intermediären Kaubewegungen sind die gebräuchlichen, nicht die reinen Seitbißbewegungen. Auf diesen Propulsionsfacetten gleiten also die Zähne, wenn sich eine Seitbißbewegung mit einer mehr oder weniger starken Vorbißbewegung kombiniert, sowie natürlich auch bei allen reinen Vorbißbewegungen. Bei den oberen Schneidezähnen bilden die palatinalen Flächen die Propulsionsfacetten, auf denen die Schneidekanten der unteren Schneidezähne gleiten, sowohl beim reinen Seitbiß als auch beim Vorbiß und allen intermediären Bißarten. Die Neigungen dieser Propulsionsfacetten der Molaren und Prämolaren sind nun direkt abhängig von der sagittalen Neigung der Gelenkbahn und der palatinalen Fläche der oberen Schneidezähne (siehe Abb. 61 und Abb. 45).

Da der Prothetiker, wie wir bereits weiter vorn erwähnt haben, nach Belieben, d. h. unter Berücksichtigung rein statischer Gesichtspunkte, diese palatinalen Schneidezahnflächen neigen kann wie er will, so ist es dagegen um so notwendiger, daß die Gelenkbahnneigung des Artikulators genau entsprechend der individuellen Gelenkbahnneigung seines Patienten eingestellt wird, damit diese so ungemein wichtigen Propulsionsfacetten sämtlicher Molaren, Prämolaren und Eckzähne beim automatischen Einschleifen der Artikulation im Artikulator die richtige individuelle Neigung erhalten, d. h. mit der Gelenkbahn des Patienten gut harmonieren, denn nur dann kann sich der Patient leicht an die Prothese gewöhnen und die Prothese ist dann auch beim Kauen viel wirksamer.

V. Die natürlichen Zähne, ihre Form und Funktion.

Dieses Kapitel behandeln wir nur insofern, als es dem Prothetiker ein Vorbild seiner Tätigkeit geben mag und also von praktischem Nutzen sein kann. Aus diesem Grunde sollen auch Variationen in der Form, anormale anatomische Verhältnisse, sowie überhaupt Einzelheiten, die keinen direkten praktischen Wert haben, unberücksichtigt bleiben.

A. Die Form der Zahnreihen.

a) Senkrecht zur Kaufläche betrachtet. In Abb. 79 ist schematisch die Form der oberen und unteren Zahnreihen dargestellt.

Die 6 Frontzähne stehen in einem Bogen, welcher je nach dem allgemeinen Schädelbau und Gesichtsausdruck mehr oder weniger flach oder gebogen sein kann.

Die Prämolaren stehen meistens in einer Linie, die den Eckzahn mit dem mesialen Höcker des Mol. I verbindet. Normalerweise konvergieren diese beiderseitigen Linien nach vorne so, daß sie sich in einer Entfernung von den Schneidezähnen berühren, die mehr oder weniger dem Abstand dieser Zähne von dem zweiten Molaren gleichkommt. Je näher die Eckzähne dieser Linie kommen, desto besser verbergen sich die Prämolaren hinter ihnen.

Die Molaren biegen von obiger Richtlinie mehr oder weniger nach innen ab.

Die Breite des gesamten oberen Zahnbogen wird bedingt durch die gleichschenkligen Dreiecke (Abb. 79).

Die Form der unteren Zahnreihe richtet sich nach der oberen und erhält durch die eigenartigen Okklusions- und Überbißverhältnisse, die in Abb. 79 dargestellte Form.

Je nach Rasse und Temperament kommen die verschiedenartigsten Variationen in der Form der beiden Zahnreihen vor.

Es würde zu weit führen, dies hier zu besprechen, denn der Prothetiker muß sich bei vollständigem Zahnersatz nach dem jeweiligen Resorptionszustande der Alveolarränder richten, wenn er an die Formierung des künstlichen Zahnbogens tritt.

b) In Seitenansicht. Im allgemeinen kann man sagen, daß die Zahnreihen parallel sind zur sog. prothetischen Ebene, die vom unteren Rand des äußeren Gehörganges zum unteren Rand des Nasenflügels verläuft (siehe Abb. 31). Da die Zahnreihen aber gebogen sind und die prothetische Ebene gerade ist, ist diese Definition nur ungefähr richtig. Auch die Definition nach Spee, wonach die Biegung der unteren Zahnreihe in ihrer Verlängerung nach hinten im Kondylus ausmündet ist nur in relativ wenig Fällen richtig, da diese Speekurve meistens

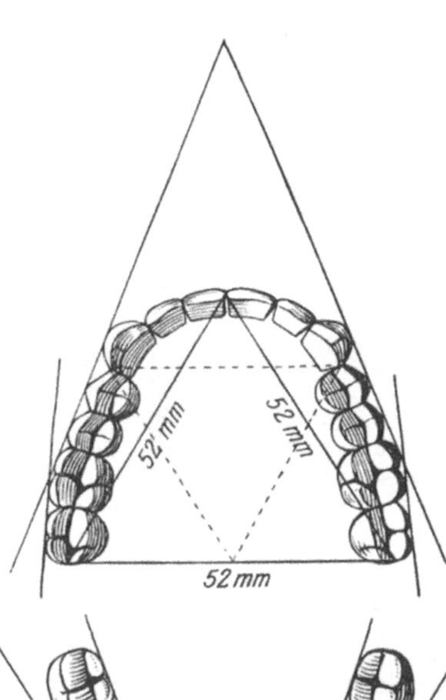

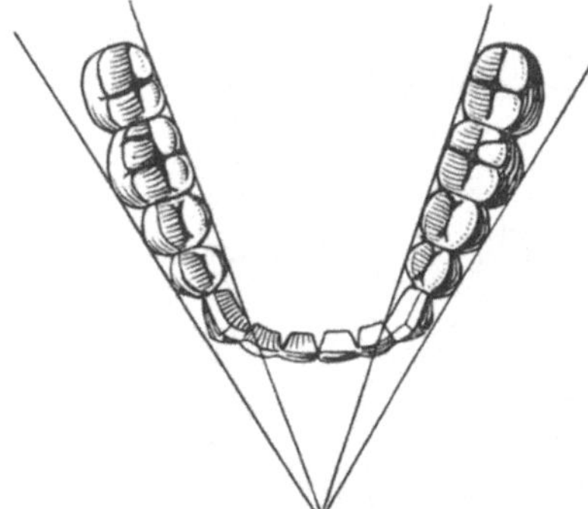

Abb. 79. Normale Form der oberen und unteren Zahnreihen.

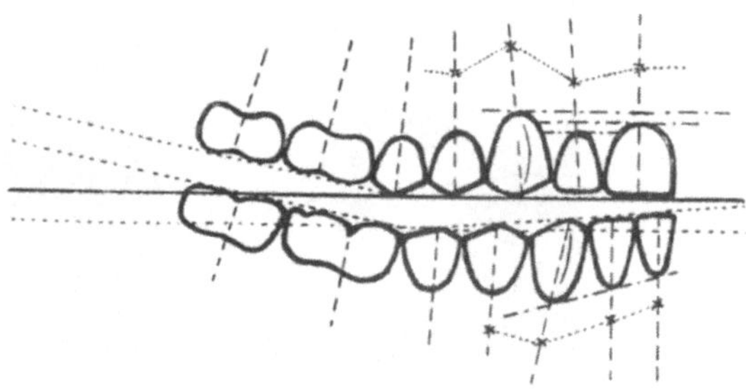

Abb. 80. Kompensationskurve der Zahnreihen.

mehr oder weniger unterhalb dem Kondylus hindurch geht. Die künstlichen Zähne können wir nur selten nach diesen beiden Definitionen anordnen, weil wir meistens gebunden sind an den zwischen oberem und unterem Alveolarrand vorhandenen Raum. In diesem gegebenen Raume stellt man die Zahnreihen so gut es geht in einer Kurve auf, wobei man sich an folgende Regeln hält. In Abb. 80 ist schematisch dargestellt, wie die normale obere Zahnreihe vom zentralen Schneidezahn an bis zum zweiten Prämolaren auf einer Ebene steht; nur der laterale Schneidezahn erhebt sich etwas darüber. Die Molaren biegen von der Horizontalen mehr oder weniger nach oben ab.

Die Sternchen über der Wurzelgegend deuten an, wie die Zahnhälse der betreffenden Zähne über die Bildebene hervortreten würden.

Die untere Zahnreihe bildet infolge des Unterbisses ihrer Schneidezähne eine andere Form, und zwar eine Konkavität der gesamten Zahnreihe — die Zahnkurve (Abb. 80).

Da infolge dieser Kurve beim Vorbiß und Seitbiß nicht nur die Schneidezähne sich berühren, sondern auch die Molaren in Berührung bleiben, nennt man sie auch Kompensationskurve (siehe Abb. 81, sechstes Bild). Spee nahm an, daß diese Kurve die Verschiebungsbahn des Unterkiefers bilde und daß ihr Zentrum immer in der Gegend der Nasenwurzel liege. Die Spee sche Kurve

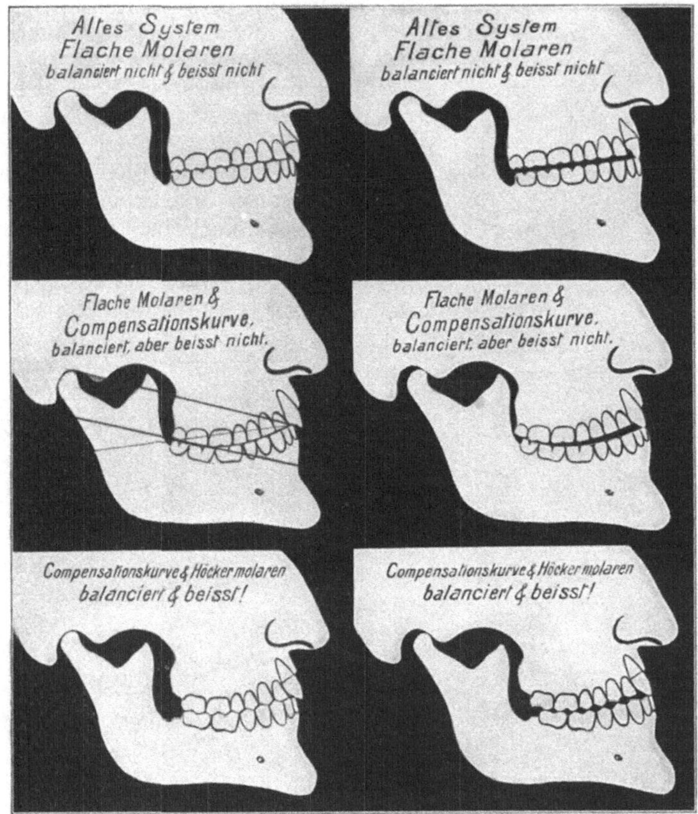

Abb. 81. Zeigt die Wichtigkeit der Verwendung von Molaren mit gut ausgebildeten Höckern (Gysi - Anatoform-Molaren).

hat jedoch mit der Verschiebung des Gelenkkopfes nichts zu tun, denn wie wir zu Abb. 44 beschrieben haben, liegt die Vorbißachse bald unterhalb bald oberhalb des Kiefers.

Wie wir weiter oben schon beschrieben haben, hat Balkwill herausgefunden, daß eine Linie vom Gelenkkopf zum Zentralpunkt der Schneidezähne mit der Kauebene einen Winkel von $20-30^0$ umschließt. Es ist ein weiteres Verdienst dieses bedeutenden Forschers, 1866 darauf hingewiesen zu haben, daß der hintere, an den letzten Molaren vorbeigehende Teil dieser Kompensationskurve parallel zu der beschriebenen Linie verlaufe und demnach in demselben Winkel zur Kauebene geneigt sei. Er empfiehlt daher die hinteren Molaren in dieser Lage einzustellen (Abb. 81, zweite horizontale Reihe).

B. Form der einzelnen Zähne.

Die speziellere Anatomie der Schneidezähne, der Einhöckerzähne, der Zweihöckerzähne, der Dreihöcker- (Mol. II), Vier- und Fünfhöckerzähne (Mol. I) kann ich hier voraussetzen und umgehen.

Der Prothetiker muß sich ja mit denjenigen künstlichen Zahnformen begnügen, die ihm der Zahnfabrikant liefert. Darum wollen wir die Formen erst in Verbindung mit ihrer Funktionsbeschreibung besprechen, damit der Praktiker imstand ist, die für die verschiedenen Fälle geeigneten Zahnformen auswählen zu können und sie durch Schleifkorrekturen funktionstüchtiger zu machen.

C. Stellung der einzelnen Zähne in der Zahnreihe.

Über die Stellungseigentümlichkeiten der von außen sichtbaren Lippenflächen der sechs oberen und sechs unteren Vorderzähne werden wir weiter hinten im Kapitel über das Aufstellen der künstlichen Zähne sprechen. Durch Berücksichtigung dieser Studien wird dann der Prothetiker imstande sein, ein

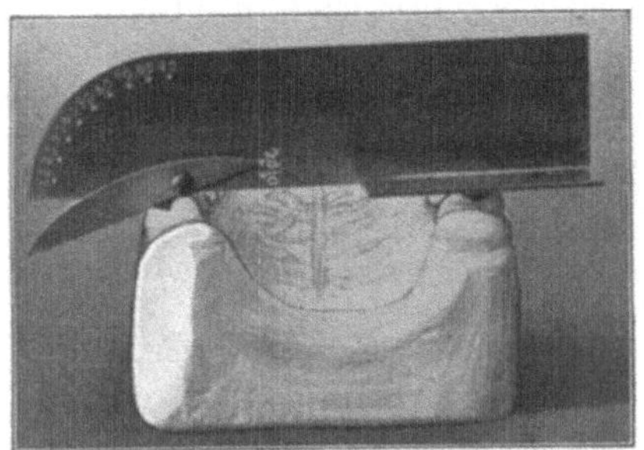

Abb. 82. Neigung der oberen Molaren. Meßinstrument zur Bestimmung der Kauflächenneigung der Molaren.

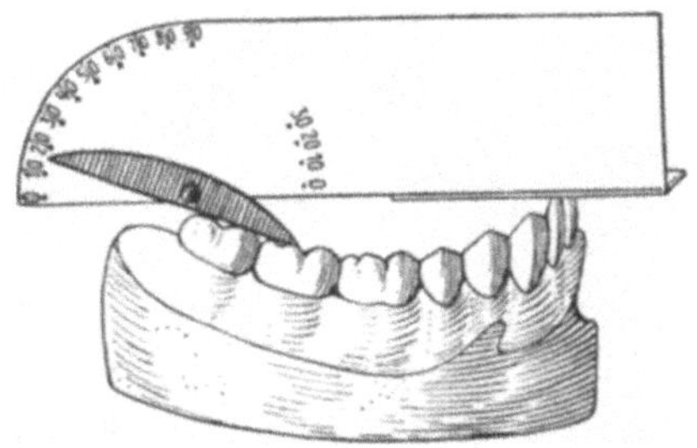

Abb. 83. Neigung der unteren Molaren in der Kompensationskurve. Meßinstrument zur Bestimmung der Kauflächenneigung der Molaren.

natürliches Aussehen der künstlichen Frontzähne zu erzielen. Hier aber wollen wir die Lagerungsverhältnisse der von der Kautätigkeit beanspruchten Flächen, sowohl der Frontzähne als auch der Prämolaren und Molaren untersuchen.

Mit Hilfe der in Abb. 82—84 abgebildeten Meßinstrumente kann man an guten Gipsabgüssen schöner Zahnreihen oder an Schädeln mit schönen Zähnen diese Neigungsverhältnisse studieren.

Wir beziehen dabei wieder alle Winkel auf die Kauebene, gerade so wie wir die Bewegungsbahnen der drei Hauptpunkte des Unterkiefers auf die Kauebene bezogen haben. Man könnte dagegen einwenden, daß die Kauebene beim zahnlosen Menschen vollkommen willkürlich verläuft und es einem daher wenig nützen täte, die Messungen auf eine willkürliche Ebene zu beziehen.

Wie wir aber in Abb. 31 gesehen haben, ist die Kauebene parallel der Verbindungslinie zwischen dem unteren Rand des äußeren Gehörganges und dem unteren Rand der Nasenflügel, resp. dem vorderen Nasenfortsatz des Oberkiefers, also zweier gut festgelegter Ausgangspunkte am Schädel.

Messungen, die nach Art der Abb. 82 vorgenommen werden, ergeben die in Abb. 154 dargestellte Neigung der Kauflächen der oberen Prämolaren und Molaren.

An den unteren Molaren sieht man diese Verhältnisse weniger gut, weil der mesiale Lingualhöcker gewöhnlich unverhältnismäßig höher ist als die anderen.

15*

Diese Stellungseigentümlichkeit der Molaren sollte vom Prothetiker genau berücksichtigt werden, damit die Prothese im Munde richtig funktioniert.

Da aber an Prothesen der dritte Molar nicht angebracht wird, müssen diese Neigungsverhältnisse um eine Zahnbreite nach vorwärts verschoben werden, d. h. der künstliche zweite Molar sollte so geneigt sein wie der natürliche dritte usw.

Obere und untere Molaren stehen dem nach normalerweise mit ihren geneigten Kauflächen so zueinander, wie es in Abb. 39 dargestellt ist.

Aus der beweglichen Schablone der Abb. 47 (oberstes und unterstes Bild) ist erkennbar, wie diese natürliche Neigung der Kaufläche die Balancetätigkeit der Molaren sichert; Abb. 42 stellt dar, wie die zweiten Molaren, wenn deren Kauflächen nicht geneigt sind, auf der Balancierseite den Kontakt verlieren beim Seitbiß und dadurch die Prothesen loskippen könnten. Es ist geradezu ein Greuel, Prothesen beurteilen zu müssen aus der Hand von sonst respektablen Kollegen, an denen die Molaren so gestellt sind, daß die Bukkalhöcker sogar über die Lingualhöcker hervorragen (Abb. 159c). Da soll man noch bei Expertisen die Kollegialität wahren! Es ist dies der gröbste Kunstfehler, der an einer ganzen Prothese gemacht werden kann in bezug auf die Zahnstellung.

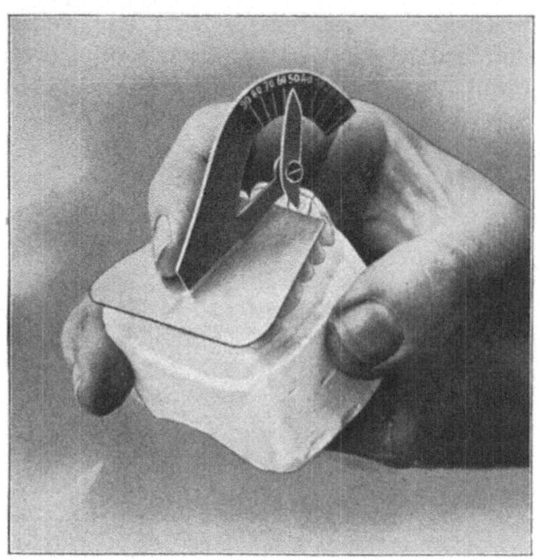

Abb. 84. Instrument zur Messung der Neigung der Lingualfläche der oberen Schneidezähne.

D. Okklusion und Artikulation.

Einleitung.

Bevor wir zu einer Besprechung der Bißarten übergehen, bringen wir hiermit eine vergleichende Übersicht derselben.

In Abb. 85 geben die Abbildungen a, b, c, d Außenansichten eines Gebisses und die Abbildungen α, β, ζ, δ Ansichten derselben Bißarten von innen.

Abb. a und α zeigen die Ruhestellung oder zentrale Okklusion,
„ b „ β zeigen den Seitbiß auf der Arbeitsseite,
„ c „ ζ zeigen den Seitbiß auf der Balancierseite,
„ d „ δ zeigen den Vorbiß.

In den rechtsseitigen Abbildungen β und ζ sieht man überdies die Unterschiede in der Stellung der linken und rechten Zahnreihe bei dem betreffenden Seitbiß. Die nähere Beschreibung der bei der Kautätigkeit in Funktion tretenden Einzelheiten der verschiedenen Bißarten soll uns in den nächsten Abschnitten beschäftigen, wo sie an der Hand von schematischen Figuren näher erläutert werden kann.

1. Die Bißtiefe.

Die Theorien über die Bißtiefe der verschiedenen Zähne sind so unvollständig und unrichtig, daß hierüber eine weitere Auseinandersetzung nötig ist, um die künstlichen Zähne auch in dieser Beziehung richtig gestalten zu können.

Seit Bonwills Zeiten spukt in allen Abhandlungen das in Abb. 86 wiedergegebene Schema herum, demzufolge die Bißtiefe von den Schneidezähnen nach den Molaren zu immer kleiner werden würde.

Da aber die Gelenkköpfe oft eine beträchtliche Abwärtsbewegung ausführen, bei ihrem Vortreten auf das Tuberkulum und dieses Abwärtsgehen sogar die

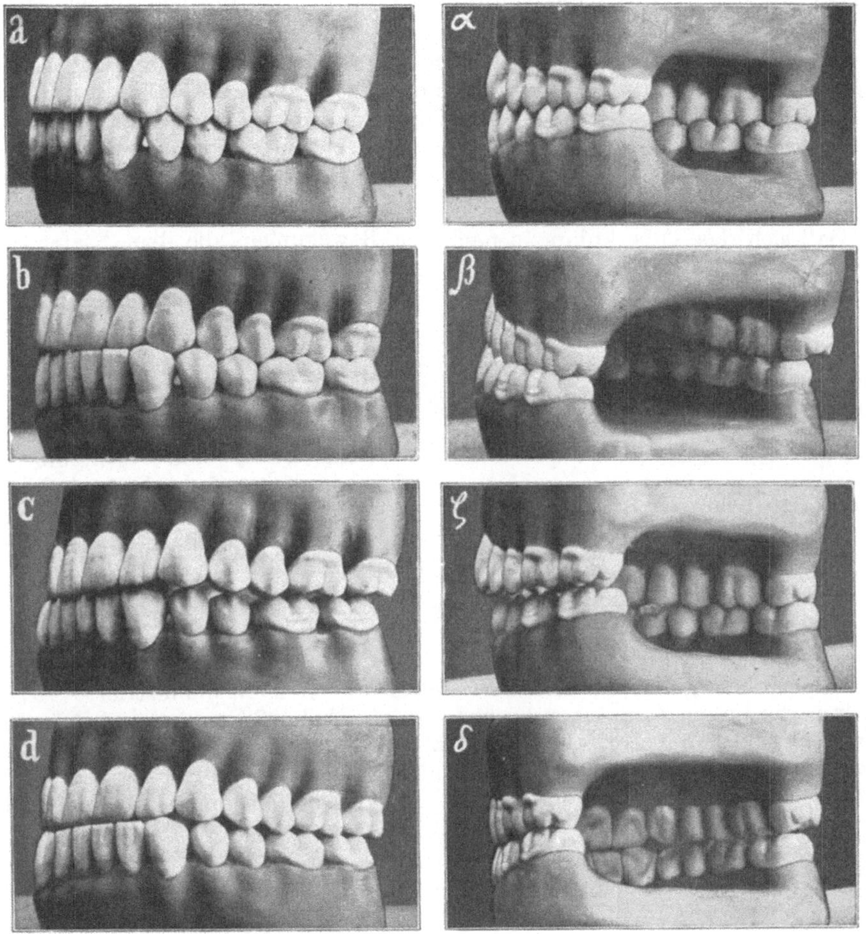

Abb. 85. Die vier Bißarten (der in Abb. 109 abgebildeten Anatoformzähne). a. α in Okklusion von außen und von innen; b. β in Arbeitsstellung von außen und von innen; c. ζ in Balancierstellung von außen und von innen; d. δ in Vorbißstellung von außen und von innen.

Tiefe des Überbisses der Schneidezähne übertreffen kann, so können sich die Verhältnisse in direkt umgekehrtem Sinne bewahrheiten, als in dieser Abb. 86 dargestellt ist.

Mit genialem Blicke hat Balkwill bereits im Jahre 1866 die zutreffende Sachlage erkannt.

Richtig an dieser Figur ist nur, daß die Bukkalhöcker der Molaren kleiner sind als die Höcker der Prämolaren, die eigentliche Bißtiefe der Molaren wird aber bestimmt von anderen Bedingungen.

Wir haben während unserer Untersuchungen mit Dr. Clapp (New York) herausgefunden, daß ein und derselbe Molar drei verschiedene vertikale Bißtiefen haben kann, je nachdem er sich im Vorbiß, Links- oder Rechtsbiß befindet, d. h. je nachdem er in Balancier- oder Arbeitsstellung ist.

Die Bißtiefe wird jedoch nur sekundär durch die Bewegung der Gelenkköpfe bestimmt, denn die Zähne kommen mit fertig gebildeten Kauflächen hervor und das Tuberkulum wird dann nach der Bißtiefe dieser fertigen Kaufläche umgebildet.

Der zahnlose Mensch kommt jedoch zum Prothetiker mit einem bestimmt geformten Tuberkulum. Es ist nun die Aufgabe des Prothetikers, die künstlichen Zähne nach diesen gegebenen Verhältnissen zu konstruieren, wenigstens wenn ihm etwas daran gelegen ist, daß der Patient sofort richtig mit ihnen kauen kann und nicht erst zu warten braucht bis das Tuberkulum durch längere Umbildung sich den künstlichen Zähnen anpaßt.

Daß sich das Tuberkulum je nach den Bewegungen, die dem Kiefer durch Veränderungen der Kautätigkeit aufgezwungen werden, umbildet, hat Wallisch an einem interessanten Fall nachweisen können (Arch. f. Anat. u. Physiol. 1912).

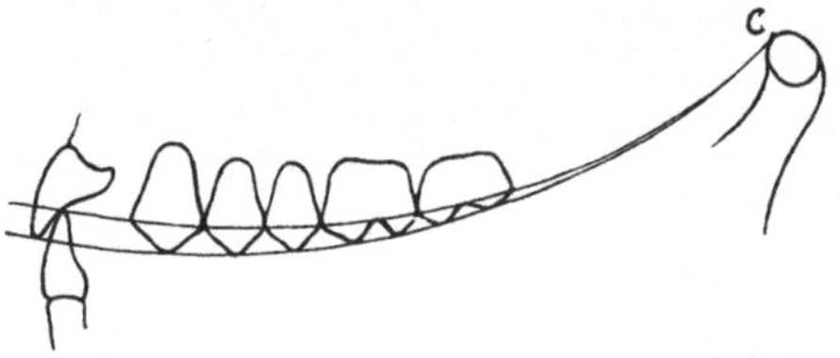

Abb. 86. Darstellung der Abnahme der Bißtiefe von vorn nach hinten (nach Bonwill). Da aber die Kaurinne der Molaren tiefer ist als die Höhe der Bukkalhöcker, ist diese Darstellung unrichtig für Balancierstellung der Molaren (Abb. 89).

a) Die Bißtiefe auf der Arbeitsseite.

Beim Links- und Rechtsbiß wird die Kauarbeit auf der Seite des relativ ruhenden Gelenkkopfes verrichtet, in Abb. 87 ist überall die linke Kieferhälfte als Arbeitsseite genommen.

In Abb. 87 b bei W ist die Arbeitsstellung der Molaren aufgezeichnet, in Abb. 87 f und in Abb. 88 die Kiefer- und Gelenkbewegung bei Linksbiß, welche die in Abb. c illustrierte Arbeitsstellung der linken Zahnreihen herbeiführt. In Abb. 88 sieht man, welche Teile der Höckerflächen bei diesem Linksbiß in Funktion treten. In Abb. 87 a sind zwei Molaren in Okklusionsstellung mit der charakteristischen Neigung der Kaufläche des oberen Molaren gegeben. Durch diese Neigung ist die Möglichkeit zu den drei Bißtiefen 1, 2, 3 bedingt.

Zum Beispiel wenn diese Molaren in die durch Abb. 87 gekennzeichnete Arbeitsstellung kommen, so findet, da die Höcker der oberen Zähne in den Rinnen zwischen den Höckern fast horizontal durchgleiten, die geringste vertikale Hebung statt. Die Hebung beträgt in diesem Falle nur etwa ein Drittel der möglichen Bißtiefe. (Die anderen Bißtiefen werden weiter unten besprochen.)

Früher, als man nach der Methode des sog. Dreipunktkontaktes arbeitete, bei dem links, rechts und vorne sich je eine Berührungsstelle befinden sollte (Abb. 81, mittleres Bild), unterließ man es, die ganze auf der Arbeitsseite liegende Zahnreihe mit ihren Antagonisten in Berührung zu bringen. Man ließ statt dessen nur ein Paar von Antagonisten an einer Stelle sich berühren. Auf diese Weise wurde ja allerdings das Kippen der Prothese vermieden, aber effektive Kauarbeit konnte nicht geleistet werden. In Bild d (Abb. 87) ist dargestellt, wie auf dieser Bißseite, wo der Gelenkkopf nur eine geringe abwärts gerichtete Bewegung ausführt, die eingangs (Abb. 86) besprochenen Verhältnisse zutreffen.

b) Die Bißtiefe der Balancierseite.

In Abb. 89 ist wieder die linke Kieferhälfte wie in Abb. 87, aber diesmal bei Rechtsbiß in Balancierstellung aufgezeichnet.

Diese Stellung wird also auf derjenigen Seite erreicht, wo der Gelenkkopf auf das Tuberkulum herunterkommt (Abb. 89 f).

Hierbei macht dieser Gelenkteil eine größere vertikale Bewegung als die Schneidezahngegend und die Molaren dieser Seite bewegen sich schräg vorwärts über die oberen hinweg (siehe auch Abb. 88 R).

Auf der Balancierseite kommen also die Molaren in die einfache Höcker-auf-Höckerstellung und es tritt da die ganze mögliche Bißtiefe Typus 1 : 3 Abb. a und e in Tätigkeit. Dadurch wird er-

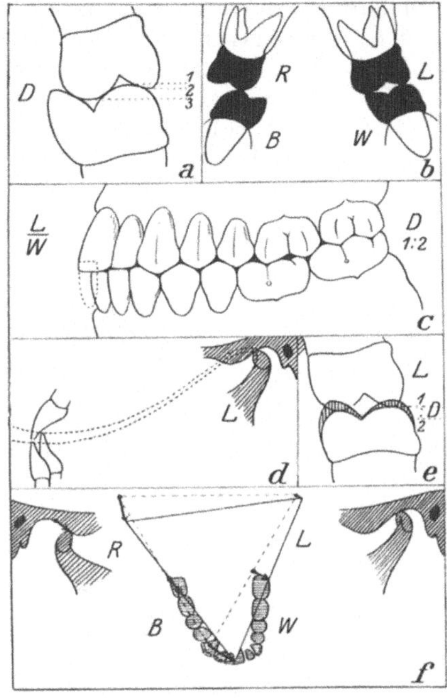

Abb. 87. Bißtiefe der Arbeitsseite bei Seitbiß.
R = Rechts. L = Links.
W = Arbeitsseite. D = Bißtiefe.
B = Balancierseite.

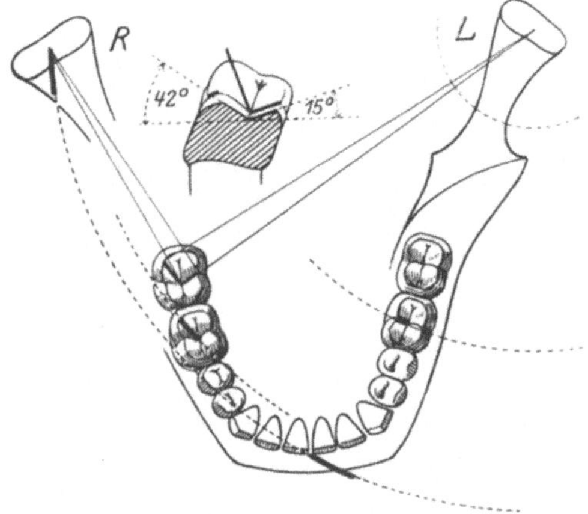

Abb. 88. Linksbiß. Bewegung der Zahnhöcker auf Arbeitsseite (L) quer über die Kaufläche, auf Balancierseite (R) diagonal über die Kaufläche. Die Querbewegung ist kurz, weil an kurzem Radius. Die Diagonalbewegung ist länger, weil an längerem Radius (siehe Mol. II. R.).

reicht, daß trotz des starken Absteigens des Gelenkkopfes die Molaren nicht außer Kontakt treten können. In Abb. 90 L sieht man die Art dieser Balancierbewegung. (Aus Gysi: Artikulationsproblem.)

Nach der Theorie des Dreipunktkontaktes würde es genügen, wenn nur ein Antagonistenpaar in Berührung träte. Weit besser ist es jedoch, wenn möglichst viele Kontaktpunkte geschaffen werden, damit sich der Kaudruck speziell bei der unteren Prothese nicht nur auf eine Stelle, sondern auf die ganze Ausdehnung des Alveolarrandes verteilen kann (Abb. 89).

Hauptsächlich muß vermieden werden, daß der Druck nicht nur auf der geneigten hinteren Partie des Alveolarrandes ruhe (Abb. 91), wodurch die untere Prothese auf der Balancierseite ganz sicher nach vorne gedrängt würde.

In Abb. 88 ist eine Kieferbewegung um den Betrag einer halben Molarenbreite während eines Linksbisses dargestellt. Die dicken Striche bezeichnen die verschiedene Bahn, welche die Zähne beim Vorbeigleiten aneinander, sowohl auf der Balancierseite (links auf der Zeichnung) als auch auf der Arbeitsseite, beschrieben.

Aus Abb. 88 ersieht man auch, welchen Weg die Lingualhöcker der oberen Molaren aus ihren Artikulationsgruben in den unteren Molaren heraus auf der Balancierseite (im Bilde links) beschreiben. Da diese Bahn nicht direkt in die Höcker-auf-Höckerstellung verläuft, sondern schräg der Böschung entlang geht, darf diese letztere viel steiler stehen (42⁰) als die Neigung der Transversalrinnen, in denen die Höcker der oberen Molaren direkt quer in die Arbeitsstellung (15⁰) verlaufen.

Bevor man die einwärts gerichtete Bewegung des Kondylus der Balancierseite kannte, verlangten die Zahntheoretiker viel tiefere Höckerzähne; jetzt aber wird es erklärlich, warum man mit diesen hohen Höckerzähnen nur Mißerfolge hatte und immer wieder zu flacheren Molaren gegriffen werden mußte. Meine

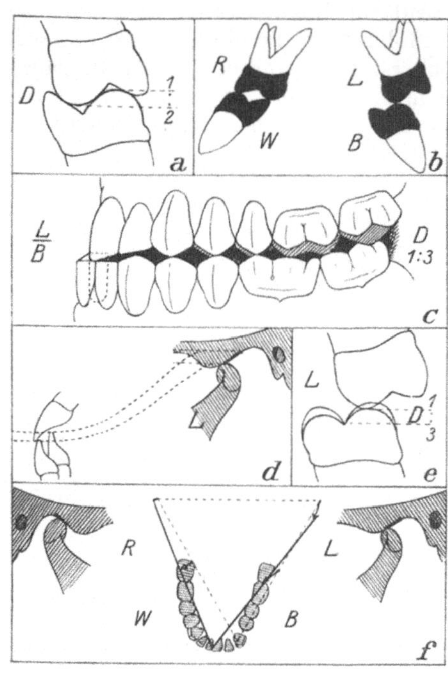

Abb. 89. Bißtiefe der Balancierseite beim Seitbiß.
R = Rechts, L = Links, W = Arbeitsseite, D = Bißtiefe, B = Balancierseite.

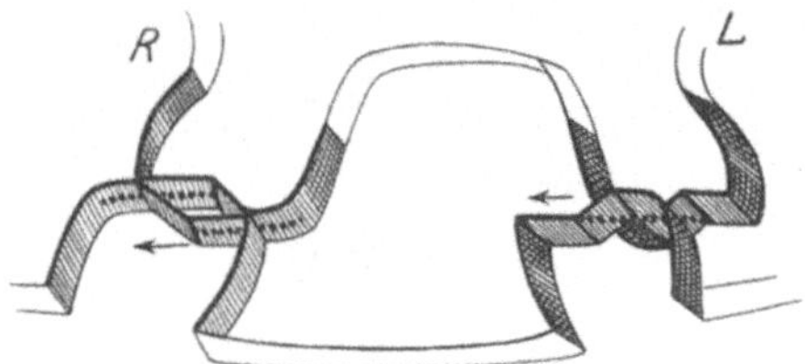

Abb. 90. Seitbiß, Kinn nach rechts. Transversale Bewegung auf Arbeitsseite rechts und diagonale Bewegung auf Balancierseite links.

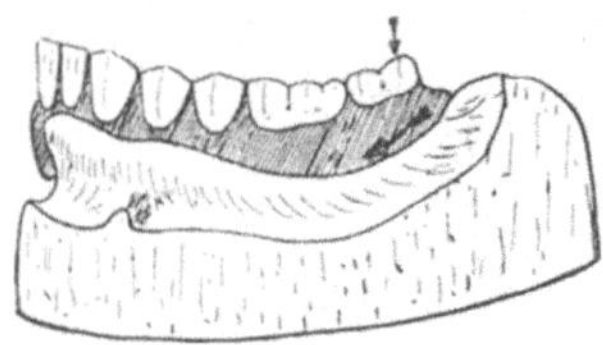

Abb. 91. Der geneigte Alveolarrand unter dem zweiten künstlichen Molaren erlaubt keinen Überdruck, wenn die Kaufläche nicht parallel ist zu ihm.

Anatoform-Molaren sind unter Berücksichtigung dieser neuesten Erkenntnis hergestellt.

c) Die Bißtiefe des Vorbisses.

Beim Vorbiß kommen beide Gelenkköpfe direkt vorwärts und abwärts, aber nur um einen geringen Betrag (D in Abb. 92) und wenn die Bahn der Schneidezähne steiler ist als die Gelenkbahn, machen die Gelenkköpfe noch eine geringe Drehung um die in ihrer Mitte gelegene Scharnierachse (unteres Gelenk) (Abb. 3).

In Abb. 93 ist ersichtlich, welche Bahnen ein Molarpunkt M bei Gelenkneigungen von 20, 30 und 40⁰ beschreiben kann in Verbindung mit Schneidezahnneigungen von 40, 55 und 70⁰. Wenn sich Gelenkneigungen von 20—40⁰ mit einer Schneidezahnneigung von 40⁰ verbinden, so sind die vom Molarpunkte durchlaufenen Bahnen am wenigsten steil: der Punkt M erheischt also relativ geringe Höckerhöhe resp. geringe Rinnentiefe, um den Kontakt nicht zu verlieren.

Wünscht man nun, um ein allzu leichtes Loskippen der Prothesen zu vermeiden, diese statisch günstigen Verhältnisse an künstlichen Zähnen zu verwirklichen, so darf man keinen steilen Überbiß der Schneidezähne machen und tut gut, nicht über 40⁰ hinauf zu gehen; in den meisten Fällen ist sogar 20⁰ das richtige.

Denn die Gelenkbahn ist das Gegebene; der Überbiß aber kann beliebig klein gewählt werden. (Vgl. auch das zu Abb. 13b Gesagte.)

Ein sog. „schöner Überbiß" von 50—70⁰ und „flache" Molaren, wie sie von vielen Prothetikern gefordert werden, vertragen sich also nicht miteinander.

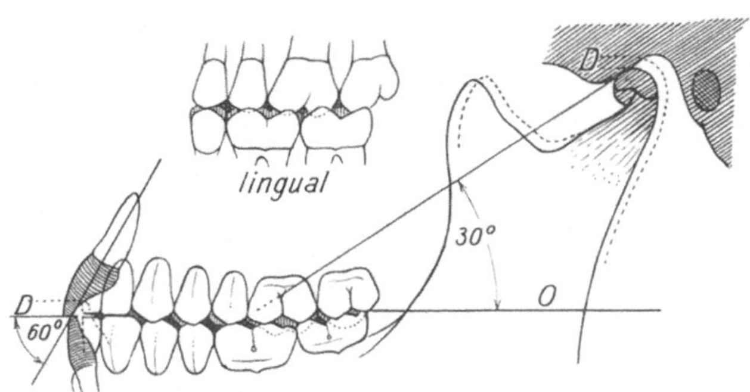

Abb. 92. Bißtiefe (D) beim Vorbiß.

Da der letzte der künstlichen unteren Molaren sich etwa halbwegs zwischen dem Gelenk und den Schneidezähnen befindet, hält die Neigung seiner Vorbißbahn die Mitte zwischen der Bahn des Schneidezahnes und der Gelenkbahn, in unserem Falle Abb. 92, zwischen 60 und 30⁰, also etwa 45⁰.

Wenn die vordere und hintere Bahn gleich geneigt wären, wie es Rumpel verlangt, so würden auch die Molaren genau die gleiche Neigung mitmachen.

Die Biegung der Kompensationskurve resp. die Neigung des letzten unteren Molaren ist also abhängig von der Bahn des Schneidezahnes und des Gelenkes. Der Prothetiker braucht also nur die Kauflächen des letzten unteren Molaren derart nach vorn zu neigen, daß beim Vorbiß der Kontakt erhalten bleibt (Abb. 81). Ob es ratsam sei, Eltners schiefe Ebene anzubringen, um beim Vorbiß und selbst bei teilweise geöffnetem Kiefer

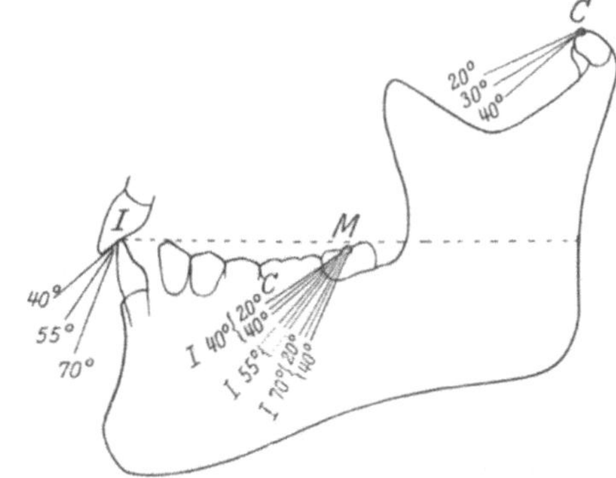

Abb. 93. Verschiedene Bewegungsbahnen eines Molarpunktes M beim Vorbiß, je nach der Neigung der Gelenkbahn C und der Schneidezahnbahn I. Die Kompensationskurve könnte diesen Bewegungsbahnen unmöglich angepaßt werden. Nur mit Hilfe der Molarenhöcker kann daher die sog. Kompensation erreicht werden.

in der Molargegend den Kontakt zu sichern, ist nach den berichteten Erfahrungen anderer noch zweifelhaft.

d) Meßinstrument für den Überbiß der Schneidezähne.

Auf die untere Probierplatte wird vorn in der Mittellinie eine Schreibspitze festgewachst, die horizontal etwas vorspringt.

An den vorderen Stützstift wird ein Blechstück gelötet, so daß es einen Winkel von etwa 60⁰ mit der Kauebene bildet, also gleichsam die linguale Fläche der oberen zentralen Schneidezähne darstellt, an welcher die Schreibspitze als Repräsentant der unteren Schneidezähne gleiten kann, während des Links- und Rechtsbisses (Abb. 94).

In Abb. 95 ist nun dargestellt, welche Bewegungsbahnen der unteren Schneidezähne, entlang der palatinalen Fläche der oberen Schneidezähne entstehen, wenn am verstellbaren Artikulator gemäß den Registrierungen am Patienten eine 30⁰ geneigte sagittale Gelenkbahn kombiniert wird mit einer Bennettschen frontal einwärts geneigten Gelenkbahn von 0⁰ und 20⁰ und Rumpelschen Schneidezahnführungen von 140⁰, 120⁰ und 100⁰.

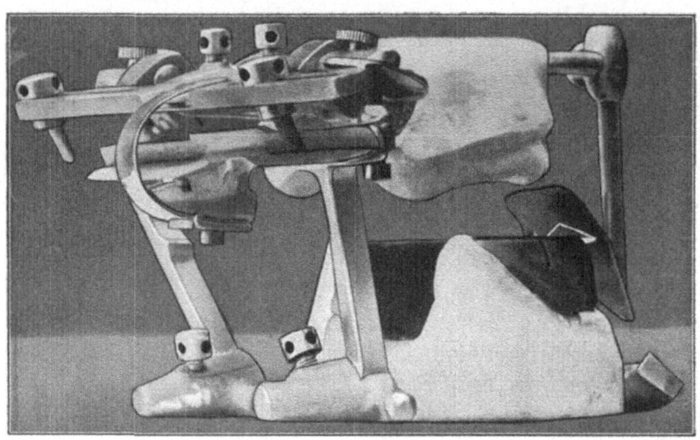

Abb. 94. Geneigte Blechfläche an Stelle der Palatinalfläche der oberen Schneidezähne, berußt zur Aufnahme der Bewegungsbahn der unteren Schneidezähne (Schreibstift). Gemessen im verstellbaren Gysi-Artikulator Modell 1910 (Rückansicht). Resultate siehe Abb. 95.

Bennet 20⁰ plus Rumpel 140⁰ ergibt die Bahn a.
   „   20⁰ „   „   120⁰ „   „   „   b.
   „   0⁰ „   „   120⁰ „   „   „   c.
   „   0⁰ „   „   100⁰ „   „   „   d.

Dieses Ergebnis lehrt, daß je näher die Rotationsachsen gegen die Mittellinie zusammenrücken, d. h. je flacher der Winkel ist, den die Rumpelsche Schneidezahnführung einschließt, desto flacher oder horizontaler die seitliche Bahn der Schneidezähne aneinander wird.

Diese Experimente können noch mannigfach variiert werden, im obigen Sinn und auch dadurch, daß man andere Neigungen der Schreibfläche durch Biegen des Bleches untersucht. Wir müssen es uns sparen, alles dies hier zu beschreiben und wollen daher nur noch diese für den Praktiker sich hieraus ergebenden nützlichen Lehren anführen.

Beim Überbiß der Schneidezähne kann man drei Elemente unterscheiden (Abb. 96).

1. Die „Tiefe" des Überbisses. 2. Die „Neigung" des Überbisses. 3. Das „Vorragen" des Überbisses.

Vergrößert man bei mittlerer Neigung z. B. die Tiefe, so entsteht zugleich eine Vergrößerung des Vorragens. Es besteht also ein funktioneller Zusammenhang zwischen den einzelnen Elementen des Überbisses. Der Überbiß der Schneidezähne muß sowohl dem Seitbiß als auch dem direkten Vorbiß angepaßt sein. Die Abb. 61 zeigt zwei Überbißarten, wie sie dem direkten Vorbiß (Propulsion) angepaßt sein sollten. Die Tiefe und das Vorragen muß also immer mit den Höckerfacetten der Molaren harmonieren. Vergleiche auch das zu Abb. 13 Gesagte. Die „Neigung" des Überbisses sollte also bei ganzen Plattenprothesen nicht steiler als 20° sein. Ein Überbiß, wie er in Abb. 142b dargestellt ist, darf daher nicht gemacht werden bei ganzen Prothesen. Wenn die Kosmetik ausnahmsweise einen tiefen Überbiß verlangt, so muß man ein stärkeres Vorragen mit in Kauf nehmen. Man vergesse dabei aber nie, daß größere Tiefe und größeres Vorragen starke Kippmomente bilden, während der sog. Kopfbiß (fast völliges Fehlen von Tiefe und Vorragen) die größte Stabilität der Prothesen sichert (Abb. 106d). Die Eckzähne sollten immer eine geringere Überbißtiefe haben als die Schneidezähne und die Molaren (Abb. 147).

Man vermeide die Schneidekanten der unteren Schneidezähne stumpf zu schleifen, weil dadurch die Schneidekraft derselben bedeutend verringert wird

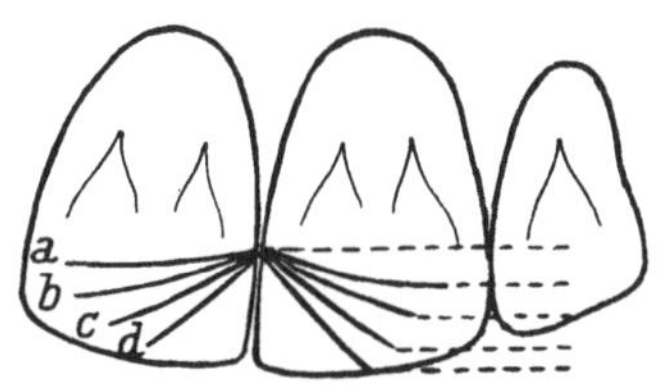

Abb. 95. Bewegung der unteren Schneidezähne an der Palatinalfläche der oberen. Je nach dem Winkel der Rumpelschen Schneidezahnführung von 100—140°.

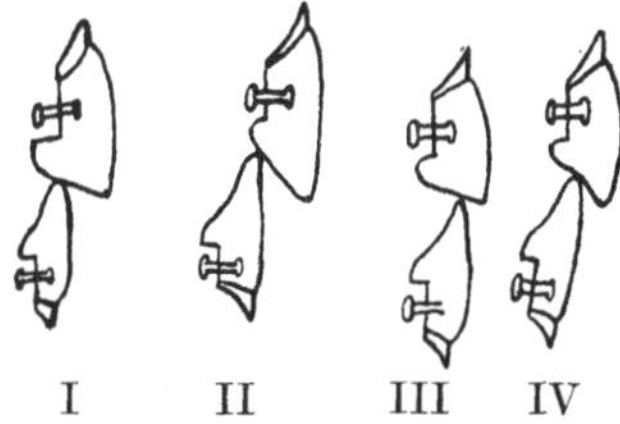

I II III IV

Abb. 96. Verschiedene Arten von Überbiß der Schneidezähne. I, II hat bei gleich starkem Vorragen, verschiedene Tiefe. III, IV hat bei gleich schwachem Vorragen, verschiedene Tiefe. II, IV hat außerdem starke Neigung der Okklusionsfläche. I, III hat außerdem flache Neigung der Okklusionsfläche.

und zu große Drucke der Schneidezähne gegeneinander entstehen, wodurch die Kippmomente größer werden, sowie auch die Bruchgefahr.

E. Die Wirkungsweise der natürlichen Zähne.

Die Funktion der Zähne besteht darin, die flüssigen Bestandteile der Nahrung auszupressen, die Fasern zu trennen und kurz zu schneiden, die Zellulosewandungen der Pflanzenzellen aufzudrücken und so die gründliche Einspeichelung der Nahrung zu ermöglichen.

Alle Zähne haben diese Funktion in gewissem Grade, aber die Natur hat die Zähne zu verschieden geformten Gruppen gebildet mit mannigfach gestalteten Kauflächen, um jede der obengenannten Funktionen besonders vollkommen erfüllen zu können.

Wir haben also Schneide- und Eckzähne als Abscherer oder Abbeißer, Prämolaren als Teiler und Brecher und die Molaren als Mahlsteine.

1. Die Funktion der Schneidezähne.

Bevor der Mensch die Benutzung des Feuers und die Verarbeitung der Metalle kannte, dienten ihm die Schneidezähne dazu, um von der Nahrung einen „Mundvoll" abzutrennen. Damals waren sie noch breit und stark. In dem Maße als Kochkunst und Eßwerkzeuge vollkommener wurden, entwöhnten sich die Schneidezähne immer mehr ihrer ursprünglichen Funktion und dienen heute bei den Kulturvölkern fast nur noch dazu, die Aussprache richtig zu gestalten. Sie sind infolgedessen auch allmählich immer kleiner und schwächer geworden.

2. Die Eckzähne.

Die Eckzähne haben zwei wichtige Funktionen:

a) Bei den Karnivoren, Insektenfressern und Affen sind die Eckzähne über die Zahnreihen vorstehend und können so als Fangzähne und Waffen dienen.

Hauptsächlich dienen sie aber dazu, die vordere Führung des Kiefers zu übernehmen, d. h. die Zahnreihen mit ihren Höckern und Rinnen in die richtige Okklusionsstellung zu führen. Beim Menschen haben die Eckzähne ihre Funktion als Fangwerkzeuge und Waffen verloren, sind aber von den übrigen Zähnen immer noch durch ihren langen Höcker charakteristisch unterschieden.

b) Die Eckzähne bilden im Gewölbe der Zahnreihen gleichsam den Schlüsselstein zwischen Molaren und Schneidezähnen.

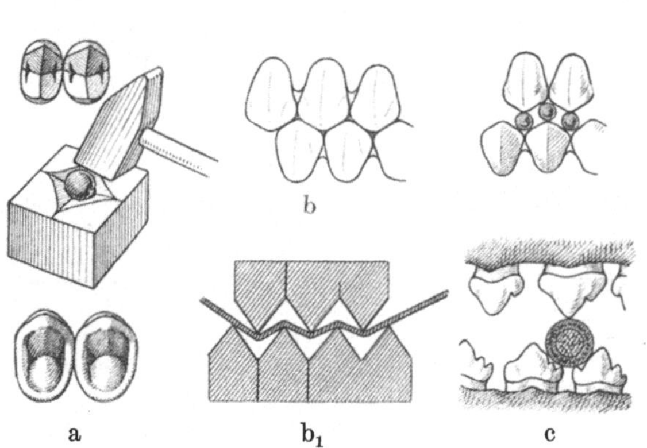

Abb. 97. Funktion der Prämolaren als Körnerknacker und Fasernreißer.

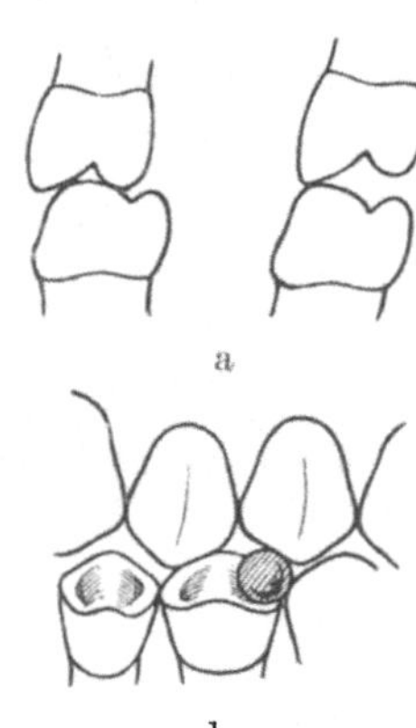

Abb. 98. Gruben in der Kaufläche der Prämolaren zum Halten körniger Nahrung.

3. Die Prämolaren.

Die Bestimmung dieser Zähne ist es, die Fasern zu zerreißen, bröcklige und spröde Nahrung zu brechen.

a) Die Funktion des Faserstreckens und -zerreißens ist ähnlich derjenigen der „Hanfrätsche", wie sie die Bauern brauchen, um beim Hanf den Bast von den Holzteilen zu trennen (Abb. 97 b 1). Zunge und Wange legen die faserige Nahrung in Längsrichtung über die Zähne und während die Fasern von den Eckzähnen und Molaren gehalten werden, treten die Prämolaren-Keilhöcker in Funktion (Abb. 97 b).

b) Brüchige und körnige Nahrung wird von den Prämolaren in den eigentümlichen Vertiefungen ihrer Kaufläche festgehalten (Abb. 97 a), die Prämolaren verhindern Körner am Ausgleiten (Abb. 99 c), während die Antagonisten ihre Zertrümmerungsarbeit ausüben (Abb. 97 c, 98 b).

Die gleiche Funktion üben die Prämolaren auch bei den Karnivoren aus bei der Zertrümmerung der Knochen; sie verhindern diese am Ausgleiten zwischen zwei Nachbarzähnen, während ein Antagonist darauf drückt (Abb. 97 c). Dasselbe Prinzip (Abb. 97 a) wenden auch die Waldvögel an, indem sie

Körnerfrüchte, Buchnüßchen usw. in der rissigen Rinde der Tannen fixieren, um sie hernach mit dem Schnabel aufhacken zu können.

4. Die Molaren.

Die Molaren sind die Mahlsteine (Abb. 101a) des Mundes, dienen aber außerdem noch zum Faserschneiden. Sie haben die Funktion, die Pflanzenzellen zu isolieren und aufzudrücken, damit die Verdauungsflüssigkeiten zum Zelleninhalt gelangen können. Dies wird durch die Breite der Kaufläche mit ihren ineinander greifenden Pyramidenhöckern erreicht. Die Flächen dieser Höcker sind überdies durchfurcht von Rillen, mit dazwischen vorspringenden Leisten, welche in bezug auf die Leisten der Antagonisten einen kreuzweisen Verlauf haben (Abb. 100); so sichern sie sich ein glattes Übereinandergleiten, ähnlich den Zähnen einer Pfeffermühle (Abb. 101). Es ist hier also ein Prinzip, wie es bei vielen technischen Zerkleinerungsmaschinen in Anwendung kommt.

Diese Funktion schneidet dann die durch Prämolarwirkung isolierten Faserbestandteile quer durch wie eine Häckselmaschine (siehe Abb. 100).

Die Molaren sind also am wirksamsten, wenn sie noch ihre vielen kleinen Schmelzleistchen mit nur kleinen Berührungsflächen haben.

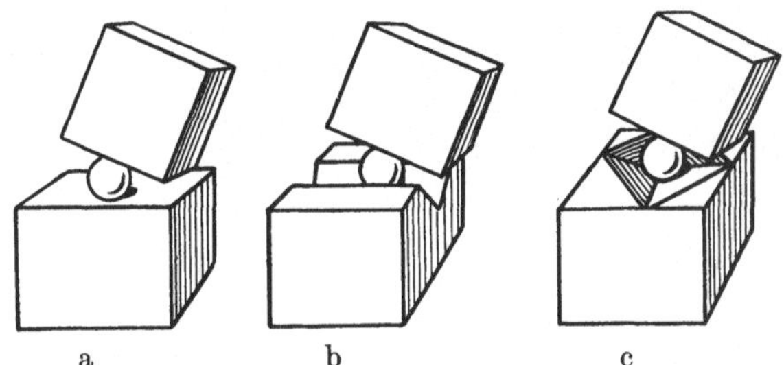

a   b   c

Abb. 99. Schematisch a Ebene Kaufläche ⎫ lassen Körner ausgleiten, wenn der Druck
b Einfache Rinne ⎭ nicht vollkommen senkrecht wirkt.
c Kreuzungsrinne verhindert Körner am Ausgleiten, selbst wenn der Druck nicht ganz senkrecht ist.

Früher hat man gemeint, daß schön ineinandergeschliffene Molarenkauflächen eine Idealform darstellen und hat daher die künstlichen Molaren nach solchem Prinzipe geschliffen — sehr zum Nachteile der Patienten (Abb. 107 I).

Die kleinen Berührungsflächen übernehmen die Mahlfunktion (Abb. 101a), die Kanten dieser Berührungsflächen die Schneidearbeit (Abb. 101b).

Die Gruben zwischen den Pyramidenhöckern haben wie diejenigen der Prämolaren die Aufgabe, Körner aufzudrücken und die zwischen den Höckern von benachbarten Zähnen verlaufenden Rinnen dienen zum Abfluß des bearbeiteten und eingespeichelten Nahrungsbreies.

Die bukkalen Höcker der oberen Molaren stehen höher als die Lingualhöcker und wird so dank der geneigten Lage der Kaufläche dieser Zähne erreicht, daß beim Seitbiß die Molarenreihen auf der Kieferhälfte des vorrückenden Gelenkkopfes nicht außer Kontakt geraten (s. Abb. 89b, c und Abb. 47), während auf der Kieferseite des relativ stillstehenden Gelenkkopfes sich bukkale und linguale Höcker berühren und so befähigt sind, effektive Kauarbeit zu leisten (Abb. 87c und 85b).

Wir wollen diese Seite die Arbeitsseite nennen und die andere, auf der nur obere Lingual- und untere Bukkalhöcker sich berühren, die Balancierseite (Abb. 85 C). Natürlich kann sowohl die linke als auch die rechte Hälfte der Zahnreihe abwechselnd beide Funktionen ausüben; meistens aber wird aus irgendeinem Grunde eine Kieferhälfte als ständige Arbeitsseite bevorzugt.

Wir haben nun alle Elemente zusammengetragen, um die Wirkungsweise der Molaren beim Kauen beschreiben zu können. Außer der soeben beschriebenen Fasern zerschneidenden Wirkung geschieht noch folgendes. In Abb. 47 ist dargestellt wie sich die Zahnreihen in die seitliche Okklusion schließen und wie die Molaren der Arbeitsseite dabei aus dem Nahrungsstück ein rhomboedrisches Stück herausschneiden (Abb. 60, 66 und 81 letztes Bild), um es dann beim Gleiten in die zentrale Okklusion zu zerquetschen.

Beim Seitbiß liegen diese rhomboedrischen Hohlräume zwischen den Kauflächen der Arbeitsseite in longitudinaler Richtung (Abb. 87 b) und auf der Balancierseite in transversaler Richtung (Abb. 89 c). Beim Vorbiß haben diese

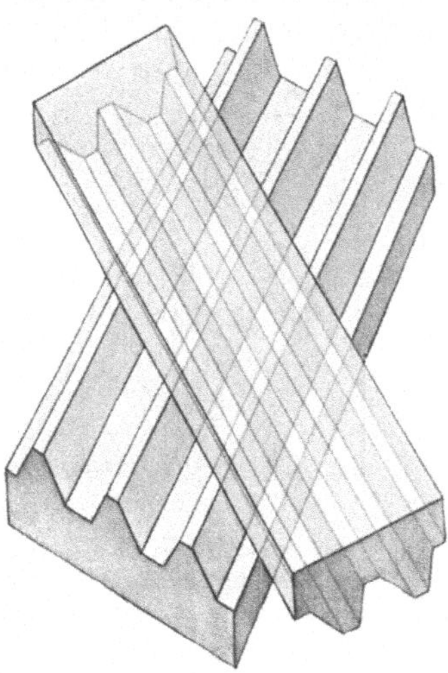

Abb. 100. Schematische Darstellung der gegenseitigen Wirkung der Keilleistchen auf der Kaufläche der Anatoform-Molaren. Die kreuzweise Lagerung sichert ein ruhiges Übereinandergleiten und große Schneidewirkung bei minimalem Kaudruck.

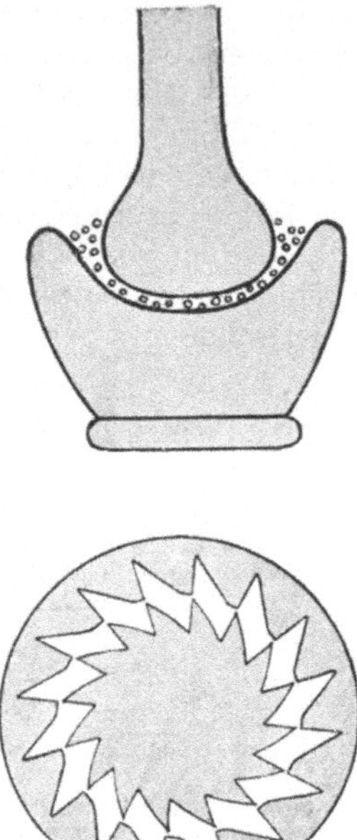

b

Abb. 101. a Prinzip der Pulvermühle, wie es die menschlichen Molaren haben; b Prinzip der Pfeffermühle, wie es die menschlichen Molaren haben infolge der Diagonalrillen auf der Kaufläche.

Rhomboederräume zwischen den linken und den rechten Zahnreihen eine transversale Richtung (Abb. 92).

Bei der Rückkehr aus der Vorbißstellung in die zentrale Okklusion leisten somit die Propulsionsfacetten Fasernschneidearbeit und Stabilisierungsfunktion, während die vielen kleinen rhombischen Bissen zwischen den Retropulsionsfacetten zerquetscht werden, wobei der Nahrungsbrei durch die transversalen Abflußrillen hinausgepreßt wird.

Bei der Rückkehr aus der extremen seitlichen Okklusion in die zentrale Okklusion werden die vielen kleinen rhomboedrischen Nahrungsbissen auf der Arbeitsseite zwischen den in Abb. 46 dargestellten Balancierfacetten zerquetscht, während die Propulsionsfacetten und die Retropulsionsfacetten Faserschneidearbeit leisten. Auf der Balancierseite findet die Quetscharbeit zwischen den Retropulsionsfacetten und Propulsionsfacetten statt und die Faserschneidearbeit zwischen den Balancierfacetten.

Bei der Rückkehr aus den weder extrem seitlichen noch extremen Vorbißstellungen, also bei allen kombinierten oder intermediären Kaubewegungen, welche beinahe die ausschließlichen Kaubewegungen sind, werden die vielen kleinen rhomboedrischen Nahrungsbissen sowohl zwischen den Balancierfacetten als auch zwischen den Retropulsionsfacetten zerquetscht, während die Propulsionsfacetten Faserschneidearbeit leisten und zugleich Balancier- resp. Stabilisierungsfunktion leisten.

Aus obigem ersieht man leicht die Wichtigkeit der bei künstlichen Zähnen so lange vernachlässigten Propulsionsfacetten.

Der Einfluß von Kochkunst und Tischmesser ist auch auf diese Funktion der Molaren nicht gering gewesen, denn man muß lange suchen, bis man innerhalb der heutigen Kulturmenschheit jemand findet, der diesen Idealzustand noch besitzt.

Nur derbe Nahrung, die einen großen Aufwand von Kaukraft verlangt, kann bewirken, daß die in 6 jährigen Intervallen hervorwachsenden Molaren in

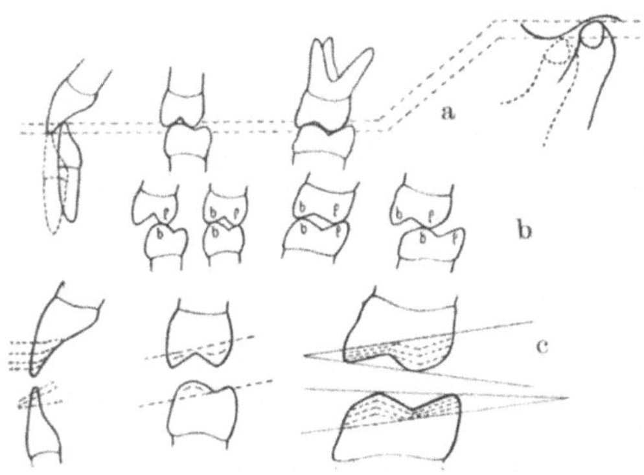

Abb. 102. Obere linguale Höcker und untere bukkale Höcker nützen sich zweiseitig ab. Vorderzähne und obere bukkale Höcker und untere linguale Höcker der Molaren nützen sich nur einseitig ab.

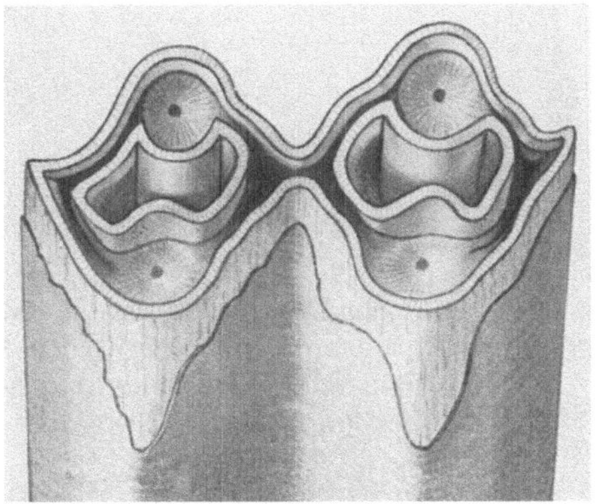

Abb. 103. Die Schmelzfalten der Rinderzähne sind eine Vorrichtung zur „Selbstschärfung", sie werden daher nie stumpf.

diejenige Stellung gedrängt werden, die es gestattet, die störenden Höcker abzuschleifen und die oben charakterisierte Neigung der Kaufläche herbeizuführen.

Bei Ganzprothesen ist es aber von größtem Wert, diese idealen Verhältnisse herbeizuführen.

In dem Kapitel über das Aufstellen der Zähne werden wir noch auf diese Zahnstellung zu sprechen kommen.

F. Die Abnützung der natürlichen Zähne.

In Abb. 102a ist dargestellt, wie die Bißtiefe von den Schneidezähnen nach den Molaren stetig zunimmt, weil die Gelenkkopfbahn einen größeren vertikalen Niveauunterschied zu überwinden hat als die Schneidezähne.

In Abb. 102b sind die Prämolaren und Molaren beim Linksbiß und beim Rechtsbiß dargestellt. Wir ersehen hieraus, daß nicht alle Höcker einer gleichmäßigen Abnutzung von außen und innen unterworfen werden können. Bei den unteren Prämolaren und Molaren werden die Bukkalhöcker (b) von zwei Seiten her beansprucht, die Lingualhöcker dagegen nur von einer Seite her.

Umgekehrt verhält es sich bei den oberen Zähnen, wo nur die Lingualhöcker (1) von zwei Seiten der Abrasion unterliegen.

Die Schneidezähne endlich nützen sich nur einseitig ab.

Balkwill erblickte in dieser Abrasionswirkung eine weise Einrichtung der Natur, die er als „self-sharpening", als eine Vorrichtung, um die Kanten der

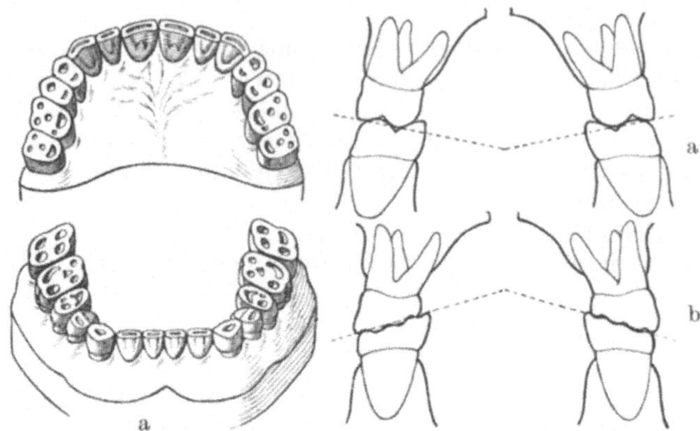

Abb. 104. a Durch Abrasion verkehrt gewordene Neigung der Kauflächen. a Neigung der Kaufläche, wie sie ursprünglich war. b Neigung wie sie durch die in Abb. 102 dargestellte einseitige Abrasion geworden ist.

Höcker scharf zu erhalten, bezeichnete. Besonders käme dies jenen Höckern zugute, die nur von einer Seite abgeschliffen werden.

Bei den Schneidezähnen der Nagetiere und bei den Mahlzähnen der Wiederkäuer mag eine derartige „Selbstschärfung" anerkannt werden, weil bei diesen

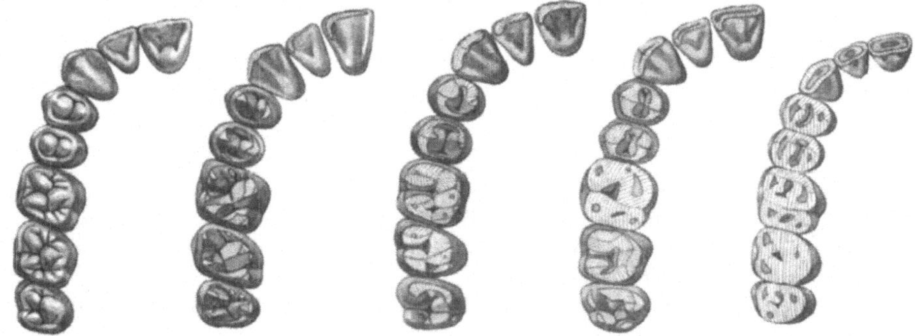

Abb. 105. Stadien der Abrasion der Menschenzähne. Um die Abrasionsfacetten deutlicher zu machen, sind dieselben schematisch durch Schraffierung kenntlich gemacht. I = jugendliche Zähne, noch ohne Abrasion. V = alte Zähne mit sehr starker Abrasion.

Zähnen dank ihrer nicht allseitigen Schmelzbedeckung immer vorspringende Schmelzkanten stehen bleiben (Abb. 103).

Die Menschenzähne jedoch mit ihrer allseitigen Schmelzbedeckung im Bereiche der Zahnkronen, rechtfertigen eine solche Betrachtung kaum. Jeder Praktiker weiß ja, daß die Zähne tatsächlich stumpfer werden.

Die Schmelzschicht auf den zweiseitig beanspruchten Höckern geht zuerst durch Abrasion verloren und sobald einmal das weichere Zahnbein bloßgelegt ist, schreitet die Abnützung in schnellerem Tempo fort als bei den nur einseitig abgeschliffenen Höckern. In Abb. 102c ist der Abrasionsfortschritt schematisch dargestellt.

Es tritt dann in einem gewissen Stadium dieser Abnützung ein Zustand ein (Abb. 104a, c), der dem Ruminantiagebiß in verschiedener Beziehung ähnlich ist. Die Dentininseln sind infolge ihrer schnelleren Abnützung vertieft und diese Vertiefungen sind von mehr oder weniger scharfen Schmelzrändern begrenzt.

Die Kauflächen haben eine Neigung erhalten (Abb. 104b), die der ursprünglichen (Abb. 104a) direkt entgegengesetzt ist und genau dieselben Neigungsverhältnisse zeigt wie bei den Molaren der Ruminantia, die infolge Fehlens der oberen Schneidezähne nicht unter dem Einflusse des Überbisses der Schneidezähne stehen (vgl. Abb. 2, Ruminantia). Das in Abb. 104a dargestellte Modell wurde uns von einem Kollegen zugesandt mit der Bemerkung, dies sei ein menschliches Gebiß, daß sich selbsttätig auf natürliche Weise eingeschliffen habe, die von uns vorgeschlagene Stellung der künstlichen Zähne könne also nicht wohl richtig sein.

Allerdings haben wir hier auch ein natürliches Verhältnis, das jedoch als Alterszustand bei verloren gegangenem Schneidezahnüberbiß zu charakterisieren ist und nicht verdient, vom Prothetiker nachgeahmt zu werden.

In Abb. 105 sind verschiedene Stadien einer Abnützung der Kauflächen wiedergegeben. Beim ersten ist noch keine Abrasion sichtbar, bei den anderen sind die Abrasionsflächen schematisch durch Schraffierung kenntlich gemacht.

Es ist nun leicht begreiflich, daß die Funktionstüchtigkeit mit zunehmender Abnützung zurückgeht; speziell Fleischfasern können immer weniger kurzgeschnitten und schluckfähig gemacht werden, weil sich die Zähne auf immer breiteren Flächen berühren. Es wird einfach der Saft ausgequetscht, die Fasern aber bleiben unverändert. Die natürlichen Zähne sind konisch im Knochen verankert. Sie können also, weil der Druck auf die ganze Wurzeloberfläche verteilt ist, die volle Kraft der Schließmuskulatur aufnehmen und zur Verarbeitung der Nahrung verwenden. Daher ist es möglich, daß selbst Molaren mit breitflächiger Berührung relativ kautüchtig bleiben. Es wäre jedoch ein Fehler, wollte der Prothetiker die künstlichen Zähne nach dem Vorbilde „schön" ineinandergeschliffener natürlicher Molaren formen, wie es die Bonwillsche Schleifmethode vorschrieb.

Die Prothese ruht eben nur auf den die Alveolarränder bedeckenden Weichteilen, und besonders der untere Alveolarrand, auf dem eine nur schmale Prothese ruht, kann nur einen geringen Druck aushalten.

VI. Form und Funktion der künstlichen Zähne.

Einleitung.

Wir wollen in diesem Kapitel nur diejenigen Zahnformen besprechen, wie sie für vollständigen Zahnersatz in Frage kommen können. Es soll uns also überall der funktionelle Standpunkt maßgebend sein. Bei partiellen Prothesen, Stiftzähnen, Brücken usw. spielen andere Fragen eine größere Rolle als die hier zu berücksichtigenden und können für diese Zwecke auch andere im Handel befindliche Zahnformen verwendet werden.

Will man beim Totalersatz der Zähne die größtmögliche Wirksamkeit, sofern sie von der Gestaltung der Kaufläche abhängt, erzielen, so darf man nicht einfach die in der Natur festgewurzelten Zähne kopieren,

sondern man muß eine Prothese nach den Verhältnissen des zahnlosen Kiefers richten.

Von größter Bedeutsamkeit ist hierbei das Größenverhältnis von oberem
und unterem Alveolarrand. Auf die Beweglichkeit der unteren Prothese soll
bei der Fertigung des Ganzen besondere Rücksicht genommen werden, auch
richte man sich nach der mehr oder weniger weichen Zahnfleischunterlage der
Prothese, die beim Kaudruck zwischen letzterer und dem Kieferknochen gequetscht wird und daher die Ausnützung der ganzen Muskelkraft nicht zuläßt.

Um gutkauende Porzellanzähne und diesen entsprechende Prothesen zu
machen, darf man kein Kopist der Natur sein. Gleichsam als Ingenieur
muß man sich betätigen, der es versteht, unter den gegebenen
Umständen ein zweckentsprechendes Bauwerk auszuführen, das
unter Vermeidung von unnötigem Materialverbrauch hergestellt,
dennoch größtmöglichste Stärke, Stabilität und Wirkungsfähigkeit
besitzt.

A. Form der künstlichen Zahnreihe.

Die Form der künstlichen Zahnreihe soll sich nur dann nach der natürlichen richten, wenn noch gute, hohe und breite Alveolarränder vorhanden sind.

Ist dies nicht der Fall, so soll bei ihrer Formierung die beim Aufstellen
künstlicher Zähne zu berücksichtigende Regel maßgebend sein: „Prämolaren
und Molaren direkt über den Alveolarrand zu setzen".

Bei Befolgung dieser Hauptregel ergibt es sich bald, ob man Normalbiß-
oder Kreuzbißform der Zahnreihe anwenden soll. Die normale Zahnreihe haben
wir bereits im vorigen Kapitel besprochen, ihre Kreuzbißform soll uns im
nächsten Abschnitt beschäftigen.

B. Form der künstlichen Zähne.

1. Form der Schneidezähne.

Was auf äußere Form, also Breite, Länge usw. Bezug hat, kann hier nicht
besprochen werden, nur was die Artikulation angeht, wollen wir behandeln.

In Abb. 106a ist in Okklusionsstellung eine der Schneidezahnformen dargestellt, wie sie uns von den Zahnfabriken vielfach geliefert werden.

Bei einer derartigen Einstellung der Zähne ist nur der reine Karnivorenbiß
möglich, und wenn die geringste seitliche Bißbewegung versucht wird, so hebelt
sich die Prothese los.

Bei 106b und c sind richtige Schneidezahnverhältnisse dargestellt. Man darf
jedoch die unteren Schneidezähne nicht bis zur Tiefe des oberen Talons einstellen, sondern muß dieselben nur mit dem hinteren Rande der Schneidekante
okkludieren lassen.

Bei einem steilen Schneidezahnüberbiß entsteht eine starke, vorwärts gerichtete Druckkomponente, welche entweder das Unterstück nach rückwärts
drängt oder das Oberstück nach vorwärts.

Je flacher also oberer und unterer Alveolarrand sind, desto weniger tief
und weniger steil darf auch der Schneidezahnüberbiß sein. Auf jeden Fall
vermeidet man an ganzen Prothesen einen natürlichen steilen Überbiß.

2. Eckzähne.

Noch größere Fehler sind bis jetzt an den Eckzahnformen gemacht
worden, die meistens eine den Schneidezähnen ähnliche Bißfläche erhielten,
statt daß sie praktischerweise ohne Überbiß sein sollten, um ungestörten

Seitbiß und Vorbiß zu erlauben. Aus Abb. 106 d ersieht man, wie die Artikulationsfacette der Eckzähne beinahe horizontal sein sollte und nur ganz wenig nach oben geneigt.

Dies ist kein Hindernis dafür, daß der Eckzahn gleichwohl sein natürliches Aussehen behalte, um seine zweite wichtige Funktion, die Führung der oberen Zahnreihen zu besorgen.

Zu diesem Zwecke müssen aber seine zwei Facetten genau so mit seinen Antagonisten artikulieren wie es in Abb. 85 b aufgezeichnet ist.

Mit den bisherigen Eckzähnen war dies nur nach ausgiebigem Schleifen möglich, nach welcher Prozedur sie aber meist zu kurz wurden.

Viele Zahnärzte stellten daher die Eckzähne einfach außer Artikulation nach vorne, um sicher zu sein, daß nicht etwa durch eine falsche Artikulation Störungen verursacht würden.

Dadurch aber bildet sich zwischen den Eckzähnen ein freier Paß, der beim Sprechen eine unreine Aussprache mit pfeifenden und zischenden Nebentönen erzeugt und außerdem auch unschön aussieht.

3. Die künstlichen Prämolaren und Molaren.

Eine der wichtigsten Bedingungen zur Herstellung der künstlichen Prämolaren und Molaren ist, daß die Neigung ihrer Kaufläche zur allgemeinen Kauebene und zur Längsachse des Zahnes resp. dessen Außenflächen richtig sei. Unter Berücksichtigung aller Gesichtspunkte ist es uns nun, nach vielen Experimenten gelungen, herauszufinden, welcher Neigungswinkel der günstigste ist. Dieser Winkel muß so beschaffen sein, daß es dem Prothetiker möglich wird, die, in einem der vorigen Kapitel besprochenen, verschiedenen Bißtiefen anzusetzen.

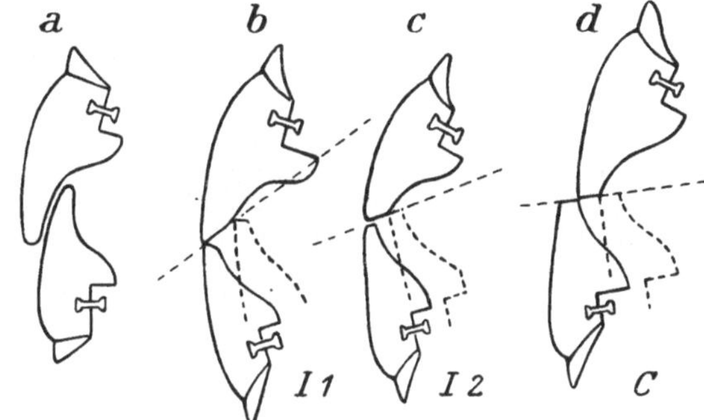

Abb. 106. a Schlechte Überbißform für Vorderzähne. b, c, d Gute Überbißform für Vorderzähne, b für zentrale Schneidezähne, c für seitliche Schneidezähne, d für Eckzähne.

Unseres Wissens ist es das erstemal, daß diese wichtigen statischen Prinzipien beim Bau von Porzellanzähnen in Anwendung gebracht werden.

Die Lage der Längsrinne, sowie die Proportionen in der Ausdehnung der sie begrenzenden Flächen und Höckergrößen sind Probleme der statischen Ingenieurkunst, die sorgfältig gelöst werden müssen unter Berücksichtigung aller Bewegungen der Zähne während ihrer Artikulation oder Kautätigkeit. Nicht Willkür, noch persönliches Empfinden, sondern nur die genaueste wissenschaftliche Methode darf uns bei der Bestimmung dieser Verhältnisse leiten.

4. Das neue Prinzip der Wirksamkeit.

Die zerkleinernde Wirksamkeit der Prämolaren und Molaren ist abhängig vom richtigen Aufeinanderpassen vieler kleiner Berührungsflächen. Die Zahl dieser Berührungsflächen muß aber im richtigen Verhältnis stehen zur Anzahl und Tiefe der Furchensysteme. Selbst die natürlichen Zähne kauen nie wirksamer und mit Anwendung von möglichst geringer Kraft, als gerade zu der Zeit, wo sie die ersten Abrasionsfacetten erhalten haben (Abb. 105, zweite Reihe).

Die schmalen, keilförmigen Berührungsflächen dringen durch und durch in

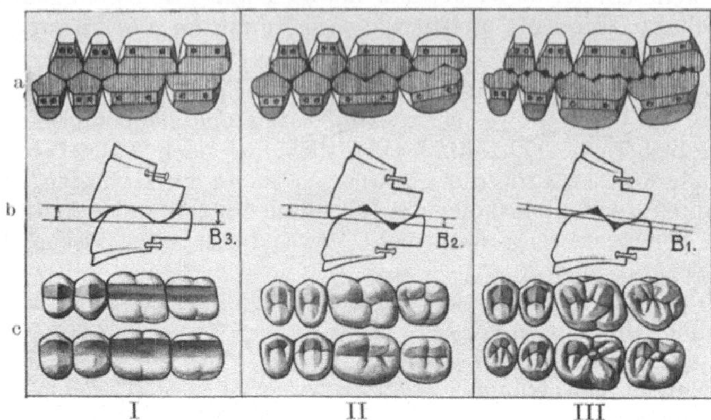

Abb. 107. Drei Systeme von sog. anatomischen Molaren. I. System Bonwill. Tiefe Kaurinne, große Berührungsfläche, keine Abflußrinnen. II. Bisheriges System der Zahnfabriken. III. Neuestes System. (Unsere Anatoformzähne), relativ geringe Bißtiefe, kleine Berührungsflächen, viele Abflußrinnen. a im Längsschnitt, b im Querschnitt, c in Aufsicht.

die Nahrung und ihr genaues Aufeinanderpassen sichert eine äußerst feine Zerkleinerung und Eröffnung der pflanzlichen Gewebe, während die scharfen

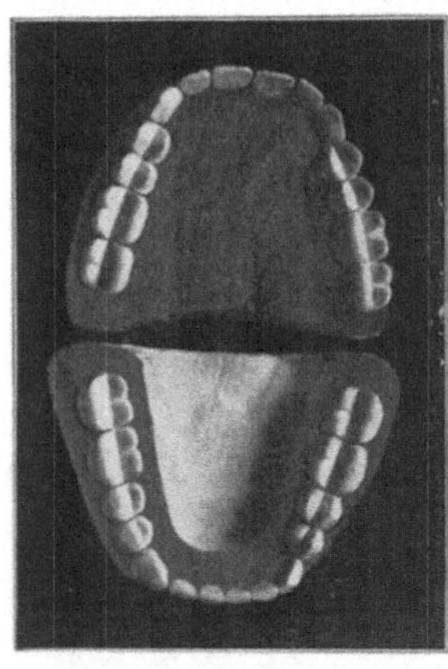

Abb. 108. Altmodische Zahnformen für richtige Artikulation, zurechtgeschliffen nach System Bonwill, wie es noch bis zum Jahre 1914 praktiziert wurde.

Kanten der Berührungsflächen die Fasern von Fleisch- und Pflanzennahrung kurz und kürzer schneiden (siehe Schema Abb. 100). Wenn aber bei fortschreitender Abnützung die Artikulationsflächen breiter geworden sind (Abb. 105, vierte und fünfte Reihe), so wird die gequetschte Nahrung nicht mehr so schnell kurz und klein gehackt, auch kann der Speisebrei nicht mehr so leicht zwischen den Zähnen hervorquellen. Ein bedeutend größerer Kraftaufwand ist nun nötig, um zwischen den breiten Kauflächen das gleiche Resultat zu erzielen, wie bei der Kauflächenformation in jüngeren Jahren.

Aus diesem Grunde könnten breite Berührungsflächen an Porzellanzähnen ebenfalls nur bei einem Mehraufwand von Kraft wirksam werden, einer Kraft jedoch, die von den Alveolarrändern, auf denen die Prothese ruht, nicht ausgehalten werden kann.

In Abb. 107 a ist dargestellt, welchen Entwicklungsgang die heutige Kauflächengestaltung der Molaren gegangen ist.

In Kolonne I ist dargestellt, wie Bonwill (1865) die damals üblichen flachen Kauflächen zurechtgeschliffen hat, um die nötige Bißtiefe für die Seitwärtsbewegungen seines ersten Gleitgelenkartikulators zu erhalten. Durch das Einschleifen der Längsrinne entstanden aber breite Berührungsflächen Ia (im Querschnitt), Abzugskanäle gab es nicht, und die Bißtiefe wurde so stark wie B_3 in der Reihe b. In Abb. 108 ist ein nach

Bonwill geschliffenes ganzes Gebiß dargestellt, wie ich es noch in meiner ersten Arbeit über das Artikulationsproblem (1908) empfohlen habe, unter Beifügung folgender Betrachtung:

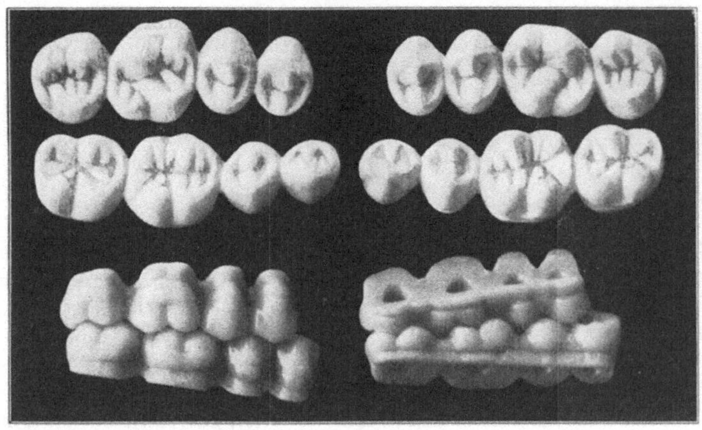

Abb. 109. Gysi-Anatoform-Molarenblöcke von der Kaufläche gesehen, sowie von Bukkal- und Lingualfläche, in Okklusionsstellung. Erleichtern das Aufstellen ganzer Prothesen, weil je acht Molaren die gegenseitige richtige Niveaudifferenz zwischen den Höckern automatisch erhalten.

„Ich kann mir vorstellen, daß dieses Schleifereikapitel von einer späteren Generation von Zahnärzten mit denselben Gefühlen betrachtet werden wird, wie wir jetzt im Zeitalter des vulkanisierenden Kautschuks und der Porzellanzähne an unsere alten Hippopotamplatten und -zähne schnitzenden Vorgänger zurückdenken."

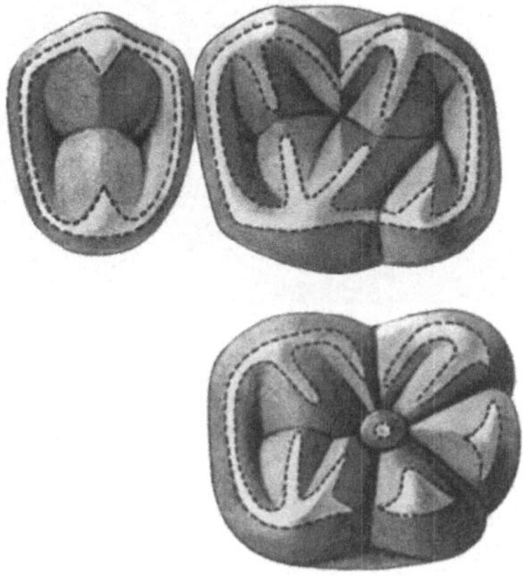

Heute sind wir bereits so glücklich richtige Zahnformen zu besitzen durch das dankenswerte Entgegenkommen einer amerikanischen Zahnfabrik, die es Dr. J. Leon Williams und mir ermöglichten, unsere Ansichten in Tat umzuwandeln. Dr. Williams hat die Frontzähne geschaffen und ich die Backenzähne. Diese neuen Zahnformen sind seit März 1914 im Handel unter dem Namen „Anatoform-Zähne".

Um den Zahnärzten das mühselige Schleifen zu ersparen, machten die Zahnfabriken zunächst Höckerzähne (sog. anatomische Formen) (Abb. 107 II). Dies war ein großer Fortschritt, denn die transversalen Abzugkanäle (a) waren vorhanden und die Berührungsflächen weniger ausgedehnt. Die Bißtiefe B_2 war etwas geringer, aber doch noch

Abb. 110. Die hellen, punktiert umrandeten Stellen sind die einzigen Kontaktflächen der Anatoformmolaren, daher gute Keilwirkung.

viel zu groß, namentlich harmonierte diese Bißtiefe nicht mit dem Überbiß der Schneidezähne, und viele Zahnärzte verwendeten diese anatomischen Zähne, ohne Kieferbewegungen zu messen. So kam es denn, daß sich bei den Kaubewegungen diese hohen Höcker in den Weg kamen und die Prothetiker waren gezwungen, sie wieder wegzuschleifen, um das Tragen der bereits fertigen

Prothese zu ermöglichen. Wer aber einmal in die Lage gekommen war, die Höcker wegschleifen zu müssen, griff bei der nächsten ganzen Prothese wieder zur den alten „sichern" ebenen Kauflächen.

In Abb. 107 III ist die von uns hergestellte neue Form wiedergegeben. Diese Anatoformzähne haben scheinbar hohe Höcker, weil die Abzugkanäle tief sind, in Wirklichkeit ist aber die Bißtiefe (B_1) sehr klein, wodurch ein leichtes Übereinanderrutschen ohne Verschiebung der Prothese möglich ist. Außer den längsverlaufenden (Kaurinne) und den querverlaufenden (Höckerrinne) Abzugkanälen haben diese Zähne noch die systematisch angeordneten diagonalen Rillen oder Abzugkanäle, so daß die Kaufläche in eine große Anzahl von keilförmigen Leisten zerlegt ist und infolgedessen eine äußerst geringe Berührungsfläche hat (111a, Querschnitt).

Die Höcker der Anatoformmolaren bilden drei- und vierseitige Pyramiden (Abb. 109), die in pyramidenförmigen Gruben der Antagonisten okkludieren und auf den Pyramidenflächen artikulieren können, sowohl beim Links- und Rechtsbiß als auch beim Vorbiß. Nach allen drei Richtungen sind also Führungsflächen vorhanden, die beim fertigen Zahn in Führungsleisten umgewandelt werden. In Abb. 110 sind die sich bei der Artikulation berührenden Führungsleisten durch eine punktierte Linie umrandet.

In Abb. 111a sind die Berührungsstellen zweier Zahnreihen von Anatoformzähnen

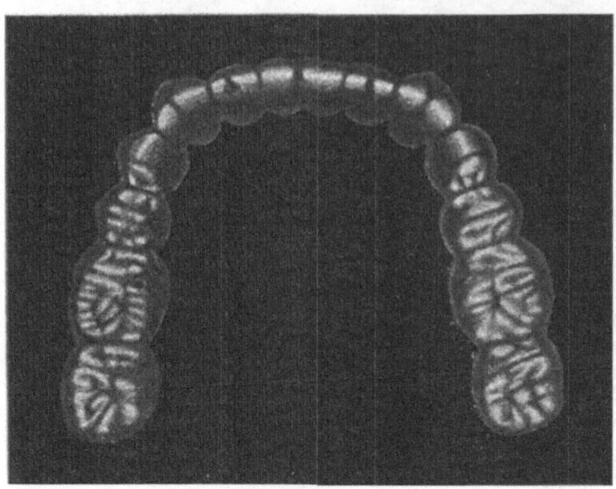

a

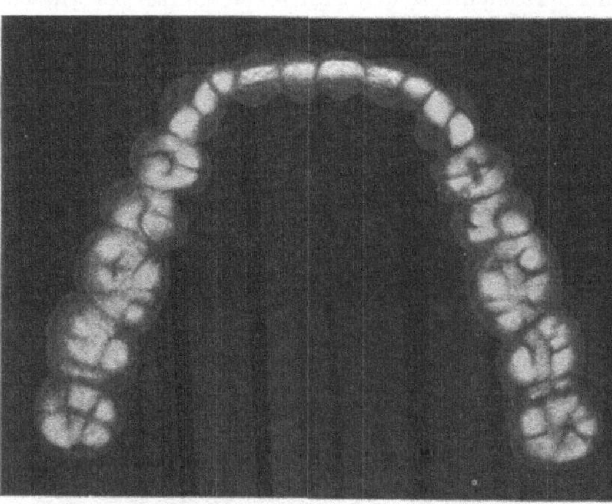

b

Abb. 111a und b. a Stentsplatte, auf welche die Zähne von Abb. 109 gebissen haben, betrachtet in der Durchsicht. Die hellen Stellen sind die vielen kleinen gegenseitigen Berührungsstellen der Keilleistchen auf der Kaufläche dieser Molaren, die dunklen Stellen sind die Abflußrinnen zwischen den Keilen. b Stentsplatte, auf welche die Zähne eines tadellosen natürlichen Gebisses (Schädel) gebissen haben. In der Durchsicht photographiert.

dargestellt, die gegeneinander in eine Stentsplatte gebissen haben. Die dünngebissenen Stellen sind auf dieser Abbildung hell bezeichnet. Man sieht also, wie schon bei der reinen Okklusion diese Zahnreihen eine eigentliche Hackmaschine bilden. Was für eine Wirkung müssen diese Zähne erst erzielen, wenn sie, wie es in einem der vorigen Kapitel beschrieben worden ist, bei dem schiefgerichteten Zerbeißen reibend aneinander vorbeigleiten!

In Abb. 111b ist ein solcher transparenter Stentsbiß dargestellt, wie er von einem tadellosen natürlichen Gebiß erhalten wurde. Die hellen Stellen bezeichnen auch hier die Berührungsstellen der Artikulationsfacetten, der Zähne. Es ist leicht begreiflich, daß derart breite Berührungsstellen beim Kauen eine bedeutend größere Kraft erfordern als diejenigen von Abb. 111a, und würde die Schleimhaut, auf welcher eine Prothese mit derartigen Zähnen ruht, diesen Druck nicht aushalten.

Außer den hier beschriebenen Details der Kaufläche sind alle anderen im Kapitel über die „natürlichen Zähne" beschriebenen Prinzipien zur Anwendung gelangt.

C. Form für den Kreuzbiß.

Wenn der Praktiker die im vorigen Kapitel angegebene Hauptregel beim Stellen der Molaren anwendet, kann er oft in große Verlegenheit geraten, indem es häufig vorkommt, daß sich die Molaren so nicht in Okklusionsstellung bringen lassen wollen. Eugen Müller hat (1899) die Ursache hiervon beschrieben.

Werden nämlich sämtliche Zähne aus den Kiefern entfernt, so hinterlassen die oberen Molaren auf der Bukkalseite je zwei leere Alveolen, auf der Lingualseite dagegen nur je eine solche. Dadurch resorbiert sich der obere Alveolarrand bei der Ausheilung viel stärker von der Bukkalseite her als von der Lingualseite. Und so wird der resorbierte obere Alveolarrand schmäler, gemessen von links nach rechts hinüber. Im Unterkiefer findet das Umgekehrte statt aus dem Grunde, weil zungenwärts die Alveolarwandungen viel dünner sind als auf der Bukkalseite, wo der Kiefer durch die massive Linea obliq. ext. bedeutend stärker ist. Diese Verhältnisse bedingen, daß der resorbierte untere Alveolarrand breiter wird, gemessen von links nach rechts hinüber.

Um diesen veränderten anatomischen Verhältnissen bei Anfertigung einer Prothese gerecht zu werden, sollte nicht gedankenlos die Natur mit ihrem normalen bukkalen Überbiß der oberen Molaren kopiert werden, die überdies noch im Kiefer festgewurzelt sind. Nur unter Berücksichtigung wohlüberlegter statischer Prinzipien vermag der Prothetiker in derartigen Fällen einen befriedigenden Zahnersatz herzustellen.

Am einfachsten wird dies erreicht durch den von Eugen Müller empfohlenen Kreuzbiß der Molaren, der darin besteht, daß die oberen Molaren einen derartigen lingualen Überbiß erhalten, daß die unteren Molaren bukkalwärts über sie vorstehen.

Unter Beachtung der Hauptregel (Zähne genau auf Alveolarrand) erkennt man leicht, ob man beiderseits Kreuzbiß machen muß, ob nur links oder nur rechts; ob nur der letzte Molar oder beide Molaren Kreuzbiß haben müssen, oder ob sogar noch der zweite Prämolar mit einbezogen werden muß. Bei Kreuzbiß vertauscht man vorteilhaft obere Molaren mit unteren und linke mit rechten Molaren, weil man so weniger Schleifarbeit hat. Der oberen Kreuzbißzahnreihe im Bereiche der Molaren gibt man die Form der normalen unteren Zahnreihe und umgekehrt (vgl. Abb. 113 K mit der normalen Zahnreihe von Abb. 113 N). Die Regeln über automatisches Aufstellen und Einschleifen bleiben dieselben wie für Normalbiß.

Es ist mir nach vielen Versuchen gelungen, spezielle Prämolaren und Molaren für Kreuzbiß herzustellen und was noch viel schwieriger war, es ist mir auch gelungen, eine Zahnfabrik von der Notwendigkeit und Existenzberechtigung der Kreuzbißzähne zu überzeugen, derart, daß sie das große finanzielle Risiko wagte, solche Zähne in den Handel zu bringen.

Um deren Form kurz zu charakterisieren, kann man sagen, die oberen Prämolaren und die Molaren haben die Form einer dreiseitigen Pyramide und die unteren die Form einer dreiseitigen Grube. Man könnte aber auch sagen, die oberen Prämolaren und Molaren besitzen nur je einen Lingualhöcker, während der oder die Bukkalhöcker fehlen. Deshalb überragen die Oberen die Unteren bukkalwärts nicht, wie es bei den anatomischen Formen der Fall ist. Die Bukkalhöcker habe ich an diesen Zähnen deshalb weggelassen, weil bei den anatomischen Zahnformen diese Höcker äußerst gefährliche Kippmomente auslösen, sobald der obere Alveolarbogen etwas kleiner ist als der untere. Durch das Fehlen der bukkalen Facetten überwiegen nun die Retentionsmomente die Kippmomente und es ist nun endlich möglich, auch in sonst verzweifelten Fällen von starker Resorption der Alveolarränder, stabile, funktionstüchtige Prothesen machen zu können.

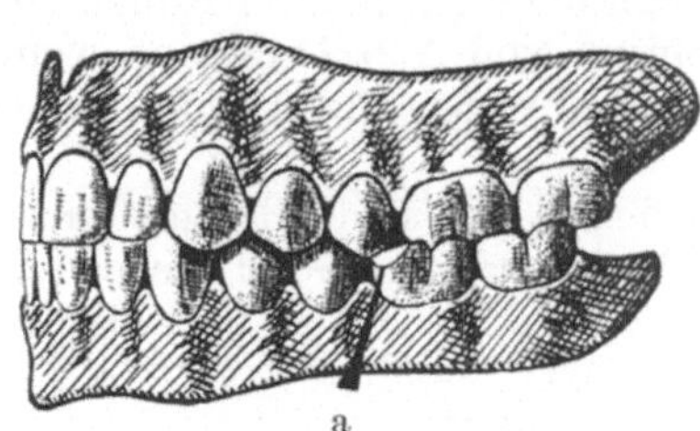

Abb. 112. Kreuzbiß, hergestellt mit gewöhnlichen Zähnen. a ist die Kreuzungsstelle zwischen dem Normalbiß der Prämolaren und dem Kreuzbiß der Molaren. Um das Einklemmen der Wange zu vermeiden, muß hier eine Facette geschliffen werden. Man beachte, wie die unteren großen Molaren die oberen Molaren nach außen überragen.

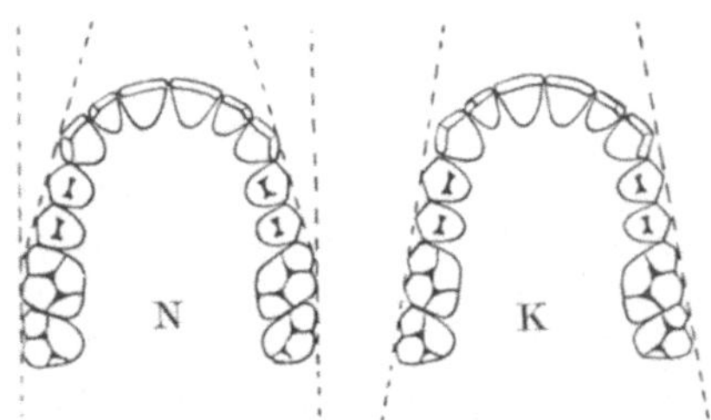

Abb. 113. N = Form der oberen Zahnreihen für Normalbiß. K = Form der oberen Zahnreihen für Kreuzbiß. (Die Form der unteren Zahnreihe nimmt dafür die Form des oberen Normalbisses an.)

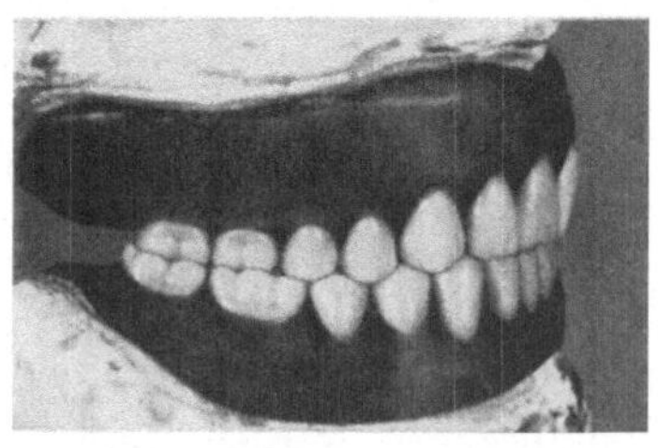

Abb. 114. Kreuzbiß mit speziellen Kreuzbißzähnen.

Dadurch, daß die oberen Molaren nur einen einzigen Kauflächenhöcker haben, war es auch möglich diese Zähne in ihrer Kaufläche viel kleiner zu gestalten, als es die anatomischen Molarenformen sind. Dadurch üben diese kleinen oberen Molaren einen viel kleineren Kaudruck auf die unteren Molaren aus bei gleicher Durchdringungskraft durch den Nahrungsbrocken. Infolgedessen wird die Schleimhautunterlage der Prothesen auch viel weniger gepreßt, was für empfindliche ältere Patienten sehr wichtig ist. Natürlich kann mit diesen kleinen Kreuzbißzähnen ein gewisses Quantum Nahrung nicht in derselben Zeit gekaut werden, wie es mit breiten natürlichen Kauflächen möglich ist.

Aber bei älteren Leuten spielt ja die Zeit keine so große Rolle mehr, die Hauptsache ist, daß diese Patienten mit möglichst wenig Beschwerden ihre Kautätigkeit ausüben können.

Am Zahnärztlichen Institut Zürich machen wir etwa $70^0/_0$ aller totalen Prothesen in Kreuzbißstellung, und mußten wir schon manche Prothese die wegen Normalbißstellung total unbrauchbar war, zu einem Kreuzbiß umarbeiten.

Praktischer Teil.

I. Die Bißnahme für vollständigen Zahnersatz.

Einleitung.

Nach den vorausgegangenen anatomischen, funktionellen und physikalisch-statischen Vorstudien über das Kiefergelenk und die Zähne vom Standpunkte der Artikulation aus soll nun unter Benützung dieser Erkenntnisse ein

praktischer Arbeitsgang bei Herstellung eines vollständigen Zahnersatzes

gegeben werden, auch wieder nur, insoweit als der Begriff „Artikulation" eine Rolle spielt.

Wir beginnen hier direkt mit dem schwierigsten Fall, wo beinahe alle Anhaltspunkte verloren gegangen sind, weil hier die vorausgegangenen Studien in ihrer Reinheit zur Anwendung gelangen können, während für partiellen Zahnersatz alle diese Gesetze zwar auch Anwendung finden, jedoch unter mehr oder weniger großen Konzessionen an die Form und Stellung wegen den noch vorhandenen natürlichen Zähnen. Durch diese Anordnung ersparen wir uns viele Wiederholungen.

An dieser Stelle soll nochmals die prinzipielle Frage über die Art des zu verwendenden Artikulators erwähnt werden.

1. Scharnier-Artikulatoren sollten in keinem Falle verwendet werden.

2. Für partielle Prothesen darf ein unverstellbarer Gelenkartikulator verwendet werden, weil diese leicht im Munde unter Zuhilfenahme von Artikulationspapier nach den individuellen Kieferbewegungen nachkorrigiert werden können durch Wegschleifen störender Höcker und Schneidekanten.

Nach den neuesten Untersuchungen wäre zwar für partielle Prothesen, namentlich für Kronen- und Brückenarbeiten, nur der vollkommen verstellbare Artikulator gut genug, um dem Praktiker viele Nachkorrekturen der fertigen Arbeit und dem Patienten chronische traumatische Wurzelhautentzündungen der Stützpfeiler und herausgebrochene Porzellanfacetten zu ersparen. Es wird jedoch noch viel Wasser den Rhein hinunterfließen bis diese Wahrheit bei einer größeren Mehrzahl von Praktikern Anerkennung gefunden haben wird.

3. Für vollständigen Zahnersatz sollte immer ein individuell verstellbarer Artikulator verwendet werden, weil man es äußerlich dem Patienten nicht ansieht, ob er einen Normalfall darstellt oder nicht, und weil ganze Prothesen nicht festgeklammert werden können, sondern ihren Halt beim Kauen nur finden durch individuell richtige Zahnstellung.

A. Die Bißnahme oder das Nehmen der zentralen Okklusion für einen vollständigen Zahnersatz.

Die Bißnahme besteht in der Bestimmung der Ruhelage des Unterkiefers, d. h. der zentralen Okklusion und in der Rekonstruktion des äußeren Gesichtsausdruckes mit Hilfe der sog. Probierschablonen. Die Bißnahme ist die wichtigste Operation bei Anfertigung eines totalen Zahnersatzes, und von ihr hängt die Brauchbarbeit und das gute Aussehen der Prothese mehr ab, als von den anderen in dieser Schrift besprochenen Dingen.

Es gibt drei Methoden der Bißnahme:

a) Die altmodische, bei der dem Patienten einfach ein ungeformtes Stück weicher Abdruckmasse in den Mund gegeben wird, auf das er zu „beißen" hat, daher der beim Publikum heute noch gebräuchliche Ausdruck „ins Wachs beißen". Diese Methode gibt jedoch nur Zufalls- und Durchschnittsarbeit und ist daher nicht zu empfehlen.

b) Die Methode von Greene-Supplee, die ich ganz kurz beschrieben hatte in der Schweizer Vierteljahrsschrift 1913, Heft 4, sowie die neueste Methode nach Supplee und diejenige von Campbell, bei welchen der Original-Gipsabdruck direkt als Basisplatte benützt und mit Bißrändern versehen wird.

c) Die gebräuchlichste Methode mit Probierschablonen. Diese Methode soll hier beschrieben werden zum besten derjenigen, die noch an der ersten Methode hängen geblieben sind und die Greene-Supplee-Methode noch nicht können.

Um eine möglichst genaue Bißnahme zu bewerkstelligen, müssen folgende Bedingungen erfüllt werden.

1. Anfertigung ganz genau anliegender harter Basisplatten für die Probierschablonen. Noch größere Genauigkeit wird erzielt, wenn nach der Greene-Supplee-Tench-Methode oder nach der neuesten Suppleeschen Gipsmethode direkt der Originalabdruck als Basisplatte verwendet wird.

2. Vorderer oberer Bißrand parallel zur Pupillenlinie.

3. Seitliche obere Bißränder parallel zur prothetischen Ebene.

4. Richtige Lippenfülle, weil hiervon erstens die richtige Bißhöhe abhängt und zweitens, damit man genau weiß, wie die Frontzähne gestellt werden müssen und drittens aus kosmetischen Gründen.

5. Richtige Bißhöhe vom oberen und unteren Bißrand, um die Schneidekanten der oberen und unteren Frontzähne auf das richtige Niveau stellen zu können und dadurch ein richtiges Sprechen zu ermöglichen.

6. Richtig äquilibrierte Okklusion, damit ringsum auf den Alveolarrändern gleichmäßiger Kaudruck herrscht, zur Stabilisierung der Prothesen und zur Vermeidung von Druckverletzung der Schleimhaut.

6a. Die provisorische Kippprobe zur Kontrolle von obigem.

7. Bestimmung der Gesichtsmittellinie, der Lachlinie und der Eckzahnposition.

8. Die zentrale Okklusion (Ruhebiß), damit an der fertigen Prothese die Zahnhöcker beim Kauen tüchtig ineinandergreifen.

8a. Nach der alten gefühlsmäßigen Methode und nachheriger Fixierung durch Einschnitte in die Außenwand der Bißränder.

8b. Mit Registrierung der Schneidezahnbahn, hierauf definitive Kippprobe in der eigentlichen zentralen Okklusion (Korrektur eines eventuellen Fehlers) und Fixierung des Bisses mit der Schlüsselstückmethode.

9. Richtige räumliche Lagerung der Kiefermodelle zur Kondylenachse des Artikulators mit Hilfe des Gesichtsbogens, damit durch die automatische Schleifmethode die Facetten der Zahnhöcker eine richtige Lage erhalten.

10. Ermittelung der Gelenkbahnneigung des Patienten. Für Präzisionsarbeiten mit dem „Verstellbaren Artikulator", damit die Zahnfacetten eine wirklich individuelle räumliche Lage erhalten, zur Stabilisierung der Prothese und zum guten Kauen.

Ergänzung. Durch die Anwendung der Manipulationen 1 bis und mit 8a kann man nahezu einen halben Erfolg erzielen für die fertige Prothese. Wenn zufälligerweise 8a gut gelingt, kann sogar ein Dreiviertelerfolg zustande kommen und wenn überdies auch wieder nur zufälligerweise die Gelenkbahnneigung des Patienten mit derjenigen des nicht verstellbaren Gelenkartikulators nahezu oder ganz übereinstimmt, so kann sogar ein voller Vierviertelerfolg resultieren.

Auf einen regelmäßigen sicheren Vierviertelerfolg kann man nur rechnen, wenn auch noch die Manipulationen 8b, 9 und 10 richtig ausgeführt worden sind.

Anfertigung der Probierschablonen. Die Basisplatten sollten aus möglichst hartem Material gemacht werden und den Gipsmodellen möglichst genau angeformt

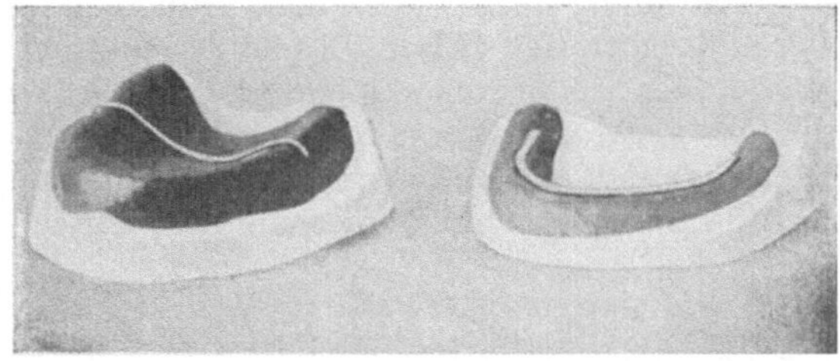

Abb. 115. Basisplatten für Bißschablonen sollten immer mit festem Metalldraht verstärkt werden, damit sie sich in der Mundwärme nicht verbiegen können.

werden, damit sie im Munde ganz genau die gleiche Lage einnehmen, wie auf den Gipsmodellen. Würde z. B. die Basisplatte nur einige vorspringende Teile des Gipsmodelles berühren, so würden im Munde diese Teile so komprimiert, bis die Basisplatte auch auf den tiefer liegenden Teilen aufruht, wodurch dann die Bißhöhe im Munde anders wird als auf den Modellen. Am besten sind die Schellackplatten, welche sich in der Mundwärme keine Spur verbiegen. Die Ränder dieser Masse werden warm mit einer Schere beschnitten und wenn kalt, mit Kautschukfeile gerundet. Verwendet man nur Stentsplatten oder gar nur Wachsplatten, so müssen dieselben durch Drahteinlagen ($1^{1}/_{2}$ mm dick) verstärkt werden (Abb. 115). Man schmelze die erhitzten Metalldrähte in die fertige Basisplatte. Auf diese Basisplatte werden dann Bißränder festgeschmolzen, die genau die Biegung der zukünftigen

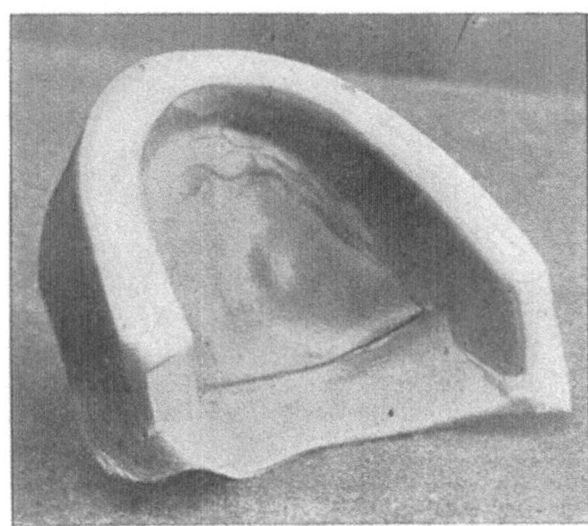

Abb. 116. Obere Bißplatte mit Bißrand, der die genaue Größe, Form und Dicke der Zahnreihe haben sollte. Eingeschmolzener Verstärkungsdraht.

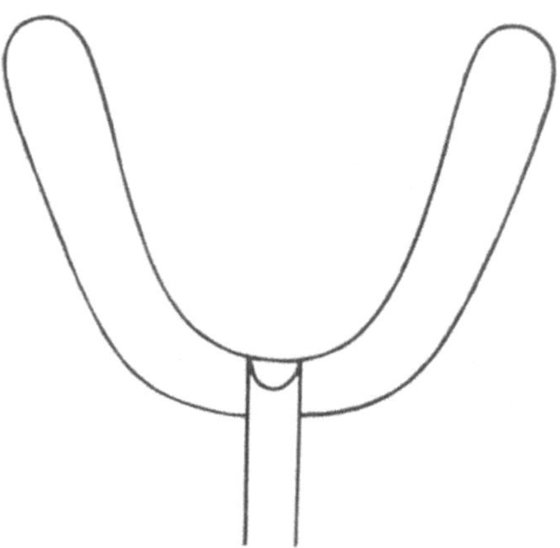

Abb. 117. Normalform aus Blech zur richtigen Formgebung der Bißränder der Probierplatten.

Zahnreihen haben sollen und mitten über den Alveolarrändern stehen müssen (Abb. 119a). Zur Herstellung der Bißränder verwendet man am besten Kerr- oder kerrähnliche Abdruckmasse, weil dies die widerstandsfähigsten Bißränder gibt, die vom Patienten durch zu starkes Zubeißen nicht verbogen oder zerdrückt werden können. Man vermeide speziell den unteren Bißrand zu weit zu machen, weil er so die Unterlippe zu voll machen würde und infolgedessen

zu stark kürzt, auch würde beim Zubeißen der obere Bißrand nicht voll auf
den unteren treffen (Abb. 118 und 119 b) und daher der Druck auf die Alveolarränder beim Bißnehmen nicht gleichmäßig verteilt sein (Abb. 119 a zeigt die
richtige Form der Bißränder und b die falsche Form). Am besten fährt man,
wenn man sich aus Blech eine Hufeisenschablone in genauer Größe von Abb. 117,
als Musterform macht, da dieselbe einer guten Durchschnittsgröße einer unteren

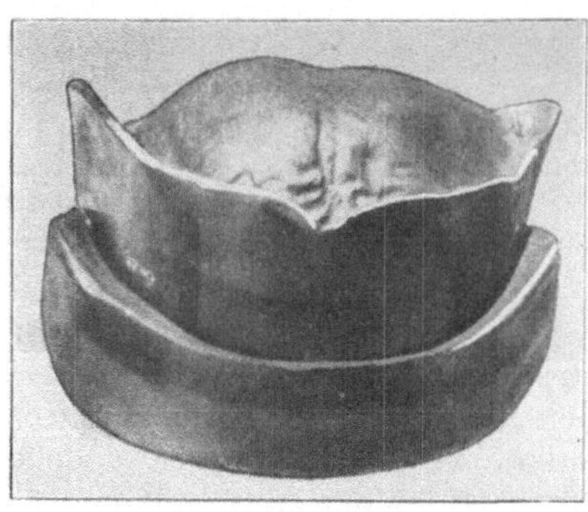

Abb. 118. Aufeinander gebissene Bißschablonen. Die untere Schablone ist zu groß,
infolgedessen ist die Lippenfülle unrichtig
und der Druck auf die Schleimhäute vorn
größer als in der Molargegend. Dies gibt
unrichtige Artikulation.

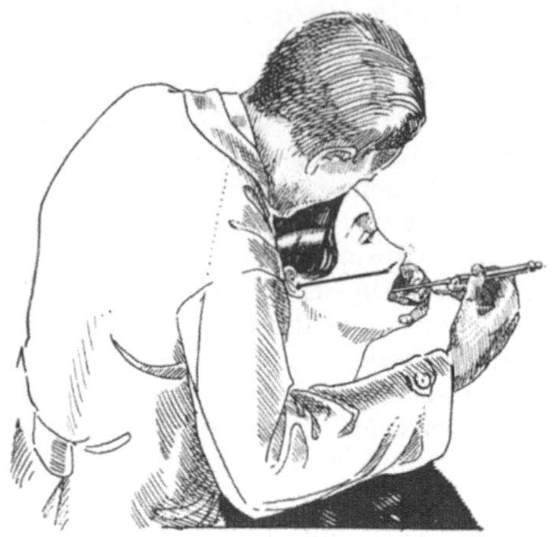

Abb. 120. Festlegen der Kauebene parallel
zur Ohren-Nasenlinie.

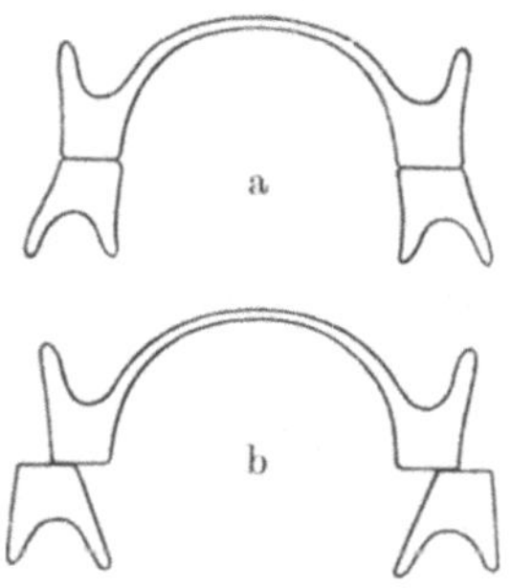

Abb. 119. a Richtiges Zusammentreffen der
Probierplatten. b Unrichtiges Zusammentreffen der Probierplatten.

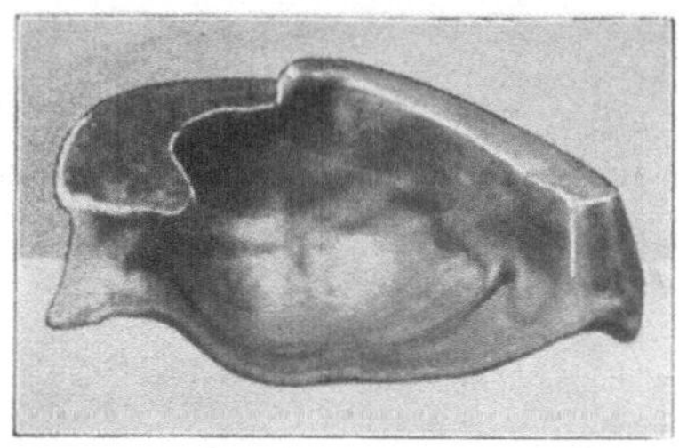

Abb. 121. Obere Probierplatte mit einseitiger Festlegung der Kauebene (im
Bilde links) nach Methode Abb. 120.

Zahnreihe nachgeformt ist und danach die Bißränder formt. Soweit werden
die Bißschablonen im Laboratorium vorbereitet.

    Bestimmung der provisorischen Bißhöhe. Im Munde des Patienten
wird jetzt provisorisch die Höhe der Bißränder ermittelt. Der untere Bißrand
soll etwas niedriger sein wie der Rand der Unterlippe (Abb. 124). Der obere
Bißrand soll etwa $1^1/_2$ bis 2 mm über den Rand der Oberlippe herunterragen,
d. h. soweit als die künstlichen Zähne beim Sprechen sichtbar sein sollen
(Abb. 124 a). Oberer und unterer Bißrand sollen zugleich parallel sein zu
einer gedachten Linie, welche die beiden Augenmitten verbindet (Abb. 123 b),
damit man im Artikulator die Zähne schön horizontal stellen kann.

    Wo die Alveolarränder stark geschwunden sind, also genügend Platz vor-
handen ist, kann man die Zahnreihen parallel machen zur früher vorhanden
gewesenen Okklusionsebene, die meistens parallel ist zu einer Linie, die den

unteren Rand des Nasenflügels verbindet mit dem unteren Rand des Gehörganges (siehe Abb. 123a). Man erreicht dies am schnellsten dadurch, daß man den erweichten Bißrand mit einem Messer zurechtdrückt, wie aus Abb. 120 ersichtlich. Abb. 121 zeigt das Resultat auf einer Seite.

Der Bißrand der anderen Kieferhälfte wird dann außerhalb des Mundes mit einem scharfen Federmesser (Wachsmesser sind meistens zu stumpf) auf dasselbe Niveau geschnitzt. Dann wird im Munde nochmals kontrolliert ob der Bißrand vorne parallel zur Pupillenlinie ist und werden eventuelle Korrekturen angebracht.

Da durch diese vorne und links und rechts gesondert ausgeführten Manipulationen die Bißfläche mehr oder weniger uneben wird, so erwärmt man jetzt die Bißfläche etwas und drückt dieselbe auf eine mit Talkpulver bepuderte Glasplatte, damit man eine schöne ebene Bißfläche erhält, was außerordentlich wichtig ist! Natürlich muß man Obacht geben um bei dieser Verebnung der Bißfläche nicht den ganzen Bißrand zu niedrig oder schief zu drücken.

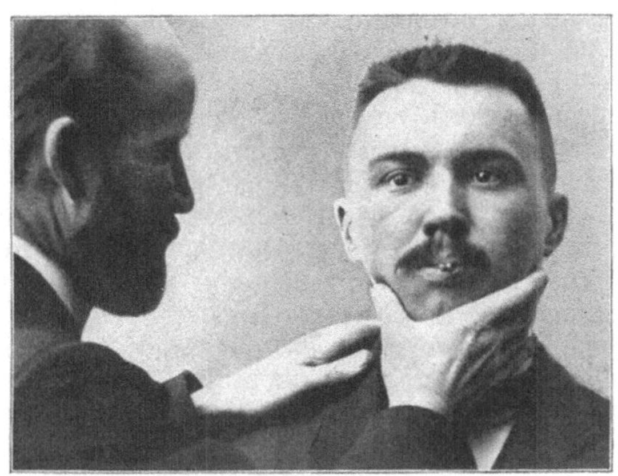

Abb. 122. Handgriff, um den Unterkiefer in die normale Okklusionsstellung zu lenken. Daumen und Mittelfinger müssen die Molarengegend berühren, auf das Kinn wird ein leichter Druck ausgeübt.

Hinterhalb der Gegend des ersten Molaren wird jetzt der Bißrand bis zur Basisplatte schräg nach hinten weggeschnitten, so daß in der Gegend des zweiten Molaren kein Bißrand existiert. Dadurch wird erreicht, daß beim Mundschließen bei der Bißnahme die Molarengegend der Bißränder nicht zu früh in Berührung kommt, wodurch der Patient verleitet würde, in die Vorbißstellung zu beißen.

Nachdem nun die obere Probierschablone nach allen Regeln der Kunst richtig geformt ist, wird dieselbe mit etwas Tragantpulver bepudert und dem Patienten in den Mund geklebt. Jetzt wird die Beißfläche der unteren Probierschablone mit kleiner Bunsenflamme (oder mit Spiritusflamme und Blasrohr) oberflächlich etwas erwärmt, mit Talkpulver eingepudert in den Mund gebracht und dem Patienten befohlen, den Mund weit zu öffnen, dann die Lippen zu schließen, den Speichel hinunterzuschlucken und schwach zuzupressen. Während der Patient alles dies macht, wendet man mit Vorteil noch den Handgriff Abb. 122 an.

Das Wichtigste ist, daß der Patient nicht weiß, was man beabsichtigt; man vermeide also vor allem das Wort „zubeißen" auszusprechen, um zu vermeiden, daß der Patient den Unterkiefer vorschiebt.

Auf diese Weise wird der untere Bißrand in der annähernd richtigen Bißlage nach dem oberen Bißrand zurecht gedrückt. Dies soll so oft wiederholt

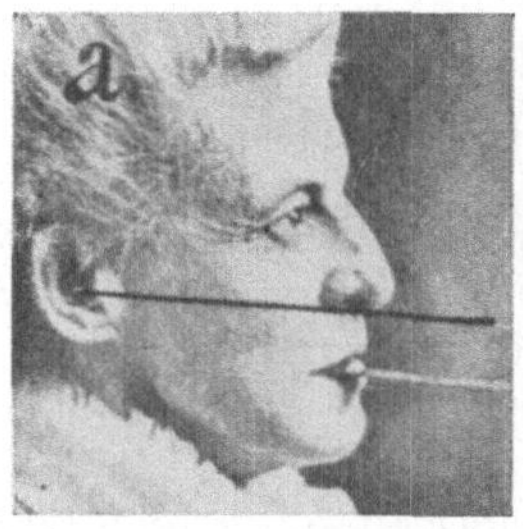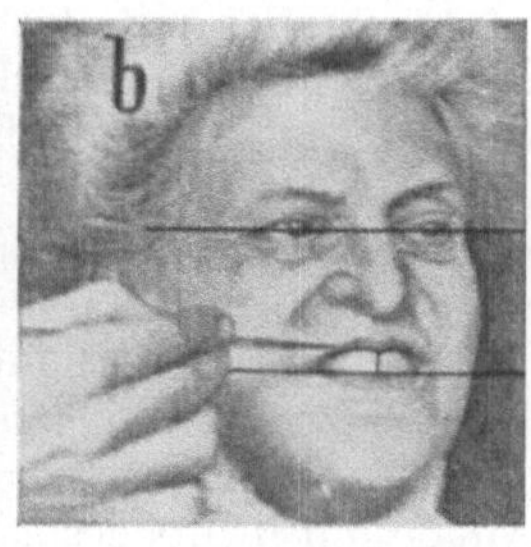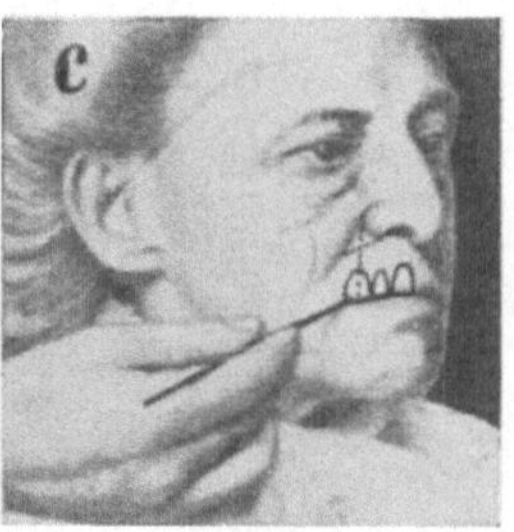

Abb. 123. a Richtlinie für die Kauebene, seitlich. b Richtlinie für die Kauebene, von vorne gesehen, parallel zur Augenlinie und Einzeichnung der Lachlinie (Zahnlänge). c Bestimmung der Eckzahnposition (ergibt Breite aller Frontzähne).

werden, bis daß man annähernd die richtige Bißhöhe hat, d. h. bis der untere Bißrand vorne etwa $1^1/_2$ bis 2 mm unter dem Niveau der Unterlippe liegt (Abb. 124a), dabei soll die Bißebene der unteren Probierschablone in der Molarengegend ungefähr auf der Höhe des Tuberkulums ausmünden, das den unteren Alveolarkamm nach hinten abschließt. Man hüte sich also, den oberen Bißrand in der Molarengegend zu hoch zu machen.

Nachdem so die Bißhöhe provisorisch ermittelt ist, wird die Lippenfülle durch Auftragen oder Wegschneiden von Material an den Lippenflächen der Bißränder derart gestaltet, daß der Gesichtsausdruck und das Profil wieder harmonisch ist, d. h. so, daß die Lippen richtig konturiert werden (Abb. 125 B), die Falte, welche vom Nasenflügel nach unten verläuft, nicht zu tief ist, die gesunkenen Nasenflügel (Abb. 125 A) wieder gehoben sind, die Unterlippe weder zu eingefallen, noch zu weit vorgetrieben ist und zwischen Unterlippe und Kinn eine schön ausgeprägte Vertiefung vorhanden ist (Abb. 125 B). Abb. 126 zeigt das Profil eines Patienten, als er noch seine eigenen Zähne hatte, und Abb. 127 zeigt sechs Möglichkeiten, wie das Profil dieses Patienten verändert werden kann durch unrichtige Bißnahme.

Profile C haben richtige Bißhöhe, aber zu volle und zu geringe Lippenfülle. Profile A haben zu geringe Bißhöhe und zu geringe (a) und zu volle (α) Lippenfülle.

Profile B haben zu große Bißhöhe und zu volle (b) und zu geringe (β) Lippenfülle. Diese Figur zeigt also, wie man einen Patienten verunstalten kann durch unrichtige Bißnahme. Man hüte sich, die Bißränder zu dick oder zu lang zu machen in der Region des oberen und unteren Lippenbändchens, dagegen muß man oft

Abb. 124. a Messerstich zwischen den Lippen soll etwa $1^1/_2$ mm über dem unteren Rande der oberen Probierplatte sein.
b Mundwinkel gibt die distale Grenze des oberen Eckzahnes.

in der Gegend der oberen Eckzähne viel Material auftragen, um die Nasenfalte und die Nasenflügel zu heben (vgl. hierzu Abb. 125 A bei leerem Mund und Abb. 125 B mit richtiger Probierschablone im Mund). Erst nachdem die Lippenfülle richtig geformt ist, kann man die definitive Bißhöhe ermitteln, denn wenn die Lippenfülle zu gering ist, sind die Lippen zu lang und verleiten zu einer großen Bißhöhe, andererseits wenn die Lippenfülle zu voll ist, sind die Lippen zu kurz und die Bißhöhe wird zu niedrig gemacht. Wer sich in dieser Gesichtsmodellierung nicht sicher fühlt, sollte dem Patienten einen Spiegel in die Hand geben und sich von ihm oder einem Familienangehörigen beraten lassen. Hat man so die richtige Lippenfülle ermittelt, so muß der **Kaudruck** noch allseitig ausgeglichen oder **äquilibriert** werden. Dies wird zu gleicher Zeit gemacht mit der **Ermittelung der richtigen oder definitiven Bißhöhe.** Ein äquilibrierter Biß kann nur mit ganz gleichmäßig erwärmter Bißfläche erhalten werden, damit überall ringsum der gleiche Widerstand des Bißrandmaterials vorhanden ist. Kalte Bißränder kann man nicht zu einem äquilibrierten Biß zurecht schnitzen!

Es ist von größter Wichtigkeit, daß beim Kieferschluß ringsum auf der Schablone gleichmäßiger Druck herrscht, damit alle Kaumuskeln gleichmäßig gespannt sind und nicht etwa die eine oder andere Gruppe etwas stärker oder schwächer. Ferner muß die Schleimhaut, auf welcher die Prothese ruht,

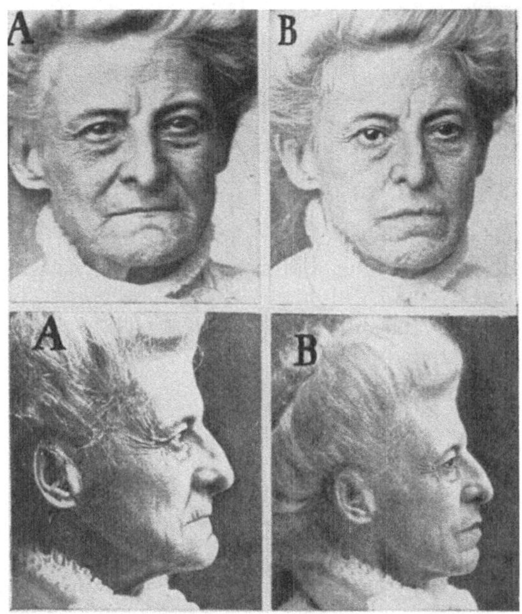

Abb. 125. A Zahnloser Mund ohne Prothese. B Derselbe mit richtig konturierter Probierschablone.

sowohl beidseitig, als auch hinten und vorne gleichmäßig komprimiert sein.

Wir haben jetzt also vor uns die obere Probierschablone mit richtiger Länge des Bißrandes, richtiger Lippenfülle, schön horizontaler und vollständig planer Bißläche. Diese letztere wird jetzt gut mit Talkpulver eingerieben und das Ganze dem Patienten mit Tragant in den Mund geklebt. Ferner haben wir vor uns die untere Probierschablone mit richtiger Lippenfülle und provisorischer noch etwas zu hoher Bißhöhe. Man zieht jetzt die Bißfläche mit gleichmäßiger Schnelligkeit etwa 2—3 mal über die Flamme, derart, daß eine Erweichung bis auf etwa 1—2 mm Tiefe stattfindet, bringt das Ganze schnell in den Mund des Patienten und läßt den Mund schließen.

Um beim Kieferschluß durch das Vorschieben des Unterkiefers das **Christensensche Phänomen** zu vermeiden, das darin besteht, das die Molarengegend außer Kontakt kommt (Abb. 27), und somit die Schneidezahnregion zu

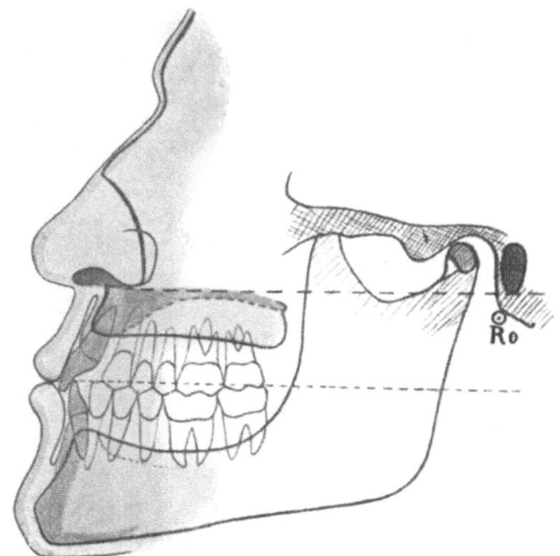

Abb. 126. Normales Profil bei noch vorhandenen natürlichen Zähnen und Form der Kiefer, wenn die Zähne verloren gegangen. Ro ist das richtige Rotationszentrum für Öffnen und Schließen. Aus diesem Zentrum wurden die Bißerhöhungen und -erniedrigungen der Abb. 127 vorgenommen.

stark gedrückt würde, läßt man den Patienten den Mund weit öffnen, dann bei geschlossenen Lippen schlucken und ganz schließen, während man Daumen und Mittelfinger in die Molarengegend hält und auf das Kinn einen Druck nach hinten ausübt (Abb. 122). Meistens ist es nicht einmal nötig, auf diese Weise einen Druck auszuüben, weil allein die Berührung der Finger in der Molarengegend den Patienten veranlaßt, nach hinten in die Molarengegend zu beißen.

Dies wird wiederholt bis die richtige Bißhöhe erzielt ist. Durch diese gleichmäßige schwache Erwärmung wird zugleich der Kaudruck äquilibriert. Ob letzteres der Fall ist, prüft man durch Anwendung der Kippprobe.

Hat man durch die Kippprobe einen starken ungleichen Druck festgestellt, so muß der untere Bißrand nochmals erwärmt werden und darauf gebissen

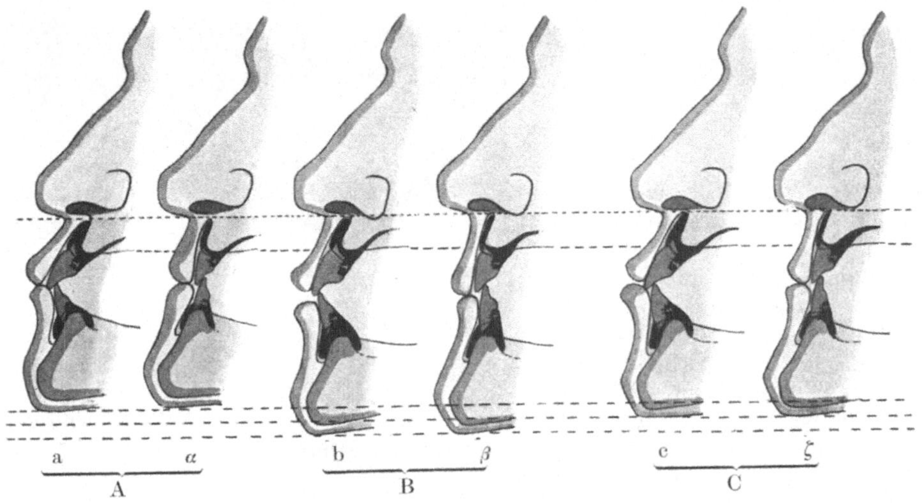

Abb. 127. Verschiedene Möglichkeiten, die zahnlos gewordenen Kiefer von Abb. 126 mit einer Prothese auszurüsten. A Bißhöhe zu niedrig gemacht; B Bißhöhe zu hoch gemacht; C Bißhöhe richtig getroffen, dagegen sind a, b, c die Frontzähne zu weit vorstehend, α, ζ, β die Frontzähne zu weit einwärtsstehend. Alle diese Versuche sind fehlerhaft und restaurieren nicht das ursprüngliche Profil von Abb. 126.

werden bis die Kippprobe besser ist, d. h. die Probierschablonen nicht mehr stark zum Kippen gebracht werden können. Da man aber in dem jetzigen Stadium der Bißnahme die genaue zentrale Okklusion des Patienten noch nicht kennt, so ist es noch nicht möglich, allfällige Kippfehler genau zu korrigieren und muß man damit warten bis nach der Registrierung der seitlichen Schneidezahnbahn.

Vorläufig ist es wichtiger die richtige Bißhöhe fertigzustellen. Ob dies erreicht ist, erkennt man an folgenden Merkmalen:

Als allgemeine Regel zur Ermittelung der richtigen Bißhöhe kann man angeben, daß die lose gehaltenen Lippen sich fest berühren sollen, wenn die Beißränder der Bißschablonen in Berührung sind. Oder mit anderen Worten ausgedrückt: Wenn der Patient den Mund ungezwungen schließt, so sollen die Lippen etwas früher in Berührung kommen als die Bißränder der Probierschablonen. Muß der Patient die Lippen anziehen, um dieselben zur Berührung zu bringen, so erniedrige man die Bißhöhe noch mehr nach nochmaligem Wärmen des oberen Bißrandes und Zubeißenlassen, oder falls die Lippen zu stark aufeinanderstoßen, erhöhe man den oberen Bißrand durch Auftragen von mehr Material. Die richtige Bißhöhe ist dann erreicht, wenn der Patient beim Sprechen des Wortes „Missisippi“ und des Wortes „Ofenloch“ die Bißränder beim letzten Vokal 4—5 mm voneinander entfernt hält.

Damit der Patient dieses Wort richtig aussprechen kann, dürfen die Bißränder der Frontzahngegend nicht zu breit sein, d. h. sie müssen möglichst die Dicke der natürlichen Zähne nachahmen. Sehr gut eignet sich zu dieser Probe auch das Sprechen des Wörtchens „wen“.

Ist die richtige Lippenfülle und richtige Bißhöhe auf diese Weise erreicht, so bestimmt man die Zahngröße. Zunächst ritzt man auf die Wachsschablonen im Munde die Gesichtsmittellinie ein, dann veranlaßt man den Patienten zu lächeln und ritzt die obere und untere Lachlinie ein (Abb. 123b), wodurch man die Zahnlängen erhält, d. h. bis wieweit der unschön aussehende Rosakautschuk reichen darf, ohne sichtbar zu werden. Jetzt bestimmt man die Lage der oberen Eckzähne, um dadurch die Breite der Frontzähne zu erhalten (Abb. 123c und 124b). Durch Halbierung des Dreiecks zwischen Wangenfalte und Nasenflügel erhält man die obere Eckzahnmittellinie oder man sticht beim Mundwinkel (Abb. 124b) mit einem eingefetteten stumpfen Instrument gegen den Bißrand und erhält so den distalen Rand des oberen Eckzahnes. Bei abnorm großer oder kleiner Mundöffnung stimmt letztere Regel nicht mehr.

B. Alte unsichere Methode zur Bestimmung der Ruhebißlage oder der zentralen Okklusion.

Man versucht nun, den Unterkiefer seine rückwärtige Ruhebißlage einnehmen zu lassen, indem man dem Patienten befiehlt den Mund zu öffnen, die Lippen zu schließen und gleichzeitig zu schlucken (man vermeide auch jetzt wieder das Wort „beißen“ zu gebrauchen). Jetzt kann man nach der allgemein gebräuchlichen Methode seitlich in den Bißrand Einschnitte machen mit dem Wachsmesser, um diese Ruhebißlage zu fixieren.

Sicher kann man aber nie sein, daß man auf obige Weise die richtige Ruhe-Bißlage erhält.

C. Sichere Methode zur Ermittlung der zentralen Okklusion.

Am sichersten verfährt man in folgender Weise. Es ist dies eine wenig Zeit in Anspruch nehmende Messung, die einem aber sehr viel Unannehmlichkeiten ersparen kann, denn dies ist die einzige Methode, um mit absoluter Genauigkeit den richtigen Biß zu erhalten, was bekanntlich sehr schwierig ist, wegen der Neigung der Patienten, den Unterkiefer immer mehr oder weniger vorzuschieben oder auch seitlich zu verschieben. Die Probierschablonen werden in folgender Weise für die Registrierung vorbereitet.

Die untere Probierschablone wird mit ihrer Bißfläche gegen das Glasplättchen gedrückt, so, daß die hinteren freien Enden darüber hinausreichen (Abb. 128). Dann wärmt man die zentrale Gabel der Köhlerschen Scharnierschablone (Abb. 129) etwas, damit man dieselbe schön zentrisch an die Labialfläche des Bißrandes anstecken kann (Abb. 128). Hierauf wärmt man den einen Scharnierflügel (Abb. 128 S) etwas, um ihn an die Bukkalwand des Bißrandes andrücken zu können. Dasselbe wird auch mit dem anderseitigen Scharnierflügel gemacht. Bei einiger Vorsicht kann alles dies gemacht werden ohne die Bißfläche des Bißrandes zu verändern. Diese Köhlersche Scharnierschablone

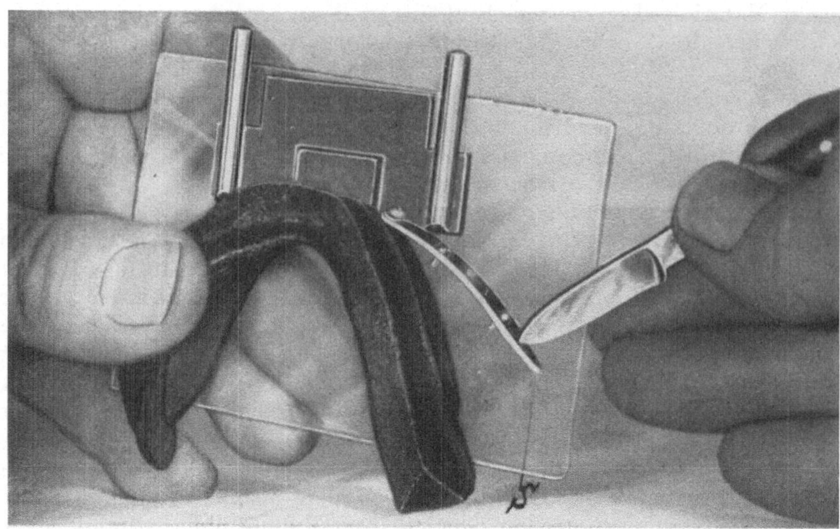

Abb. 128. Nachdem die Bißhöhe und Lippenfülle ermittelt und die provisorische Kippprobe gemacht ist, wird an die untere Probierschablone die Köhlersche Scharnierschablone
befestigt. Beide werden auf ein Glasplättchen gelegt und die erwärmte Scharnierschablone
angesteckt. Dadurch wird die erhaltene Bißhöhe nicht verändert. Man achte auf möglichst
gute Zentrierung.

(Abb. 129) hat den Vorteil gegenüber meiner früheren Hufeisenschablone,
daß der bereits fertige Biß nicht verändert wird, also nicht zweimal
genommen zu werden braucht. Nun wird die Registrierfläche der Scharnierschablone noch mit einer papierdünnen Schicht mit durch Ruß geschwärztem

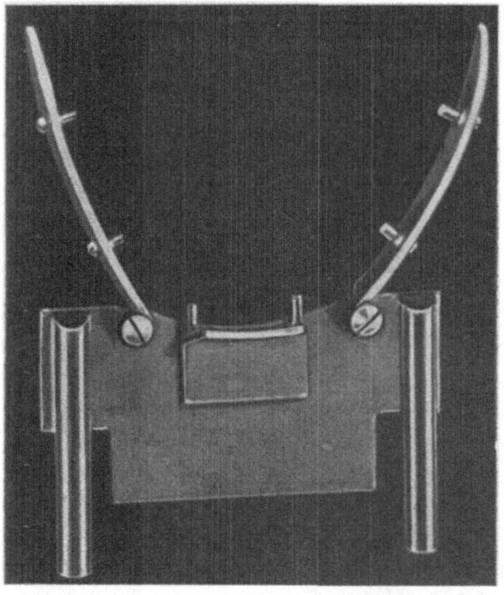

Abb. 129. Köhlersche Scharnierschablone
(von unten gesehen). G = Gabel, D D =
Dorne zum Anstecken der Schablone an die
untere Probierschablone. Dient zur Ermittelung der zentralen Okklusion (Abb. 132).

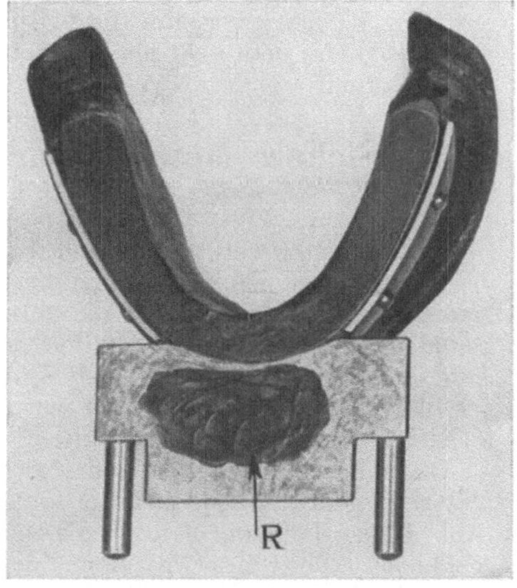

Abb. 130. Mit Rußwachs R überzogene Scharnierschablone auf unterer Probierplatte, zur
Aufnahme der Registrierung der Schneidezahnbahn.

Wachs überzogen (Abb. 130 R.). Dies darf nicht gemacht werden durch Erhitzen der Scharnierschablone, sondern das schwarze Wachs muß mit dem
heißen Wachsspatel gleich-
mäßig aufgetragen und verstrichen werden.

An die obere Wachsscha-
blone wird außerhalb des
Mundes ein Spezialfederchen
(Abb. 131) so festgewachst,
daß dessen Zeichenspitze etwa
2 mm unter die Bißfläche zu
liegen kommt. Der Registrierstift darf, aber er braucht
nicht mit der Gesichtsmittellinie übereinzustimmen!

Man vermeide, das Feder-
chen an einer Flamme zu erhitzen, um dessen Federkraft

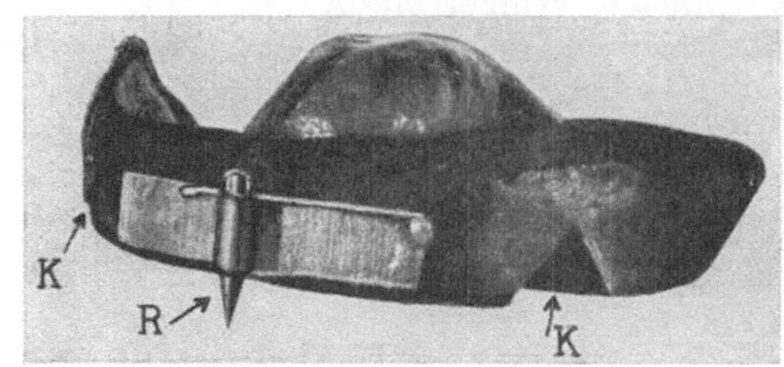

Abb. 131. Registrator R der Schneidezahnbahn in
der Mittellinie der oberen Probierplatte befestigt.
K = Keileinschnitte für die Schlüsselstücke
Abb. 173 S.

nicht zu zerstören; man drücke es vielmehr mit dem heißen Wachsspatel an
Ort und Stelle. Gleichzeitig schneidet man in die Außenwand des Bißrandes
der oberen Probierschablone noch Keileinschnitte links und rechts, über deren
Funktion wird später berichtet
werden (Abb. 131 KK).

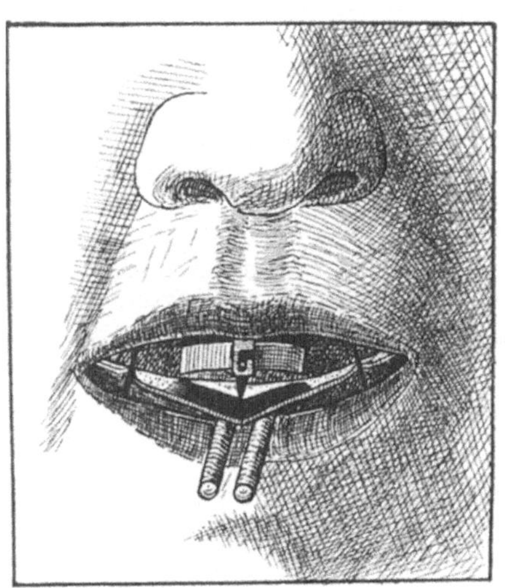

Abb. 132. Fertige Registrierung der
Schneidezahnbahn unter Verwendung der
in Abb. 130 und 131 abgebildeten Instrumente.

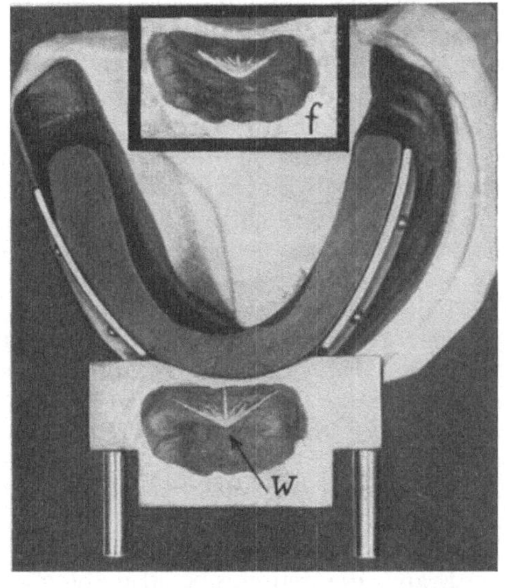

Abb. 133. Registrierte Schneidezahnbahn im
schwarzen Wachsüberzug. W = fertige, resp.
richtige Bahn (Spitzbogen). f = unfertige
resp. falsche Bahn (Rundbogen).

Die derart vorbereiteten Probierschablonen kommen nun in den Mund des
Patienten und man befiehlt ihm den Unterkiefer einige Male vor- und rückwärts zu schieben. Dabei darf man die Lippen des Patienten öffnen, um die
Aufzeichnungen des Schreibfederchens zu beobachten. Ist der Unterkiefer in
seine rückwärtige Lage geraten, so befiehlt man, denselben hin und her resp.
links und rechts zu verschieben, um im schwarzen Wachs die Aufzeichnung

der seitlichen Bewegungsbahnen zu erhalten. Solange der Patient den Unterkiefer etwas vorgeschoben hat, erhält man unregelmäßige und rundliche Aufzeichnungen (Abb. 133, f), erst wenn die Zeichnung einen deutlichen, scharf gezeichneten Winkel ergibt (Abb. 133, W), ist die Registrierung fertig. Es gibt Patienten, welche den Unterkiefer weiter nach rückwärts zwängen können als der Ruhebiß oder die zentrale Okklusion es erfordert.

Bei solchen Patienten leistet diese Registriermethode unschätzbare Dienste und ist dieselbe in Amerika schon weitgehend adoptiert worden. Auch bei diesen Patienten befindet sich der Ruhebiß im Winkelpunkte des Spitzbogens und nicht in der größten Rückwärtsstellung.

D. Definitive Kippprobe.

Nachdem man auf diese Art und Weise die wirkliche zentrale Okklusionsstellung des Unterkiefers gefunden hat, muß man die definitive Kippprobe vornehmen. Man zwängt abwechselnd links und rechts in der Molarengegend, sowie vorne in der Schneidezahngegend das Wachsmesser zwischen oberen und unteren Bißrand und beobachtet, ob hierzu die gleiche Kraft nötig ist, oder ob die Bißränder sich leicht auseinanderpressen lassen, während dieselben auf der anderen Kieferseite hart aufeinander bleiben.

Diese Kippprobe muß in zwei Richtungen vorgenommen werden: Erstens in sagittaler Richtung und zweitens in transversaler oder frontaler Richtung. Es ist nämlich möglich, daß bei der Ermittelung der Bißhöhe, als der Bißwall erweicht war, der Patient den Unterkiefer nicht in der genauen zentralen Okklusion geschlossen hat, und dies in vier Beziehungen.

1. Er hatte vorgebissen. Dadurch wurde infolge des Christensenschen Phänomens (Abb. 27) der weiche Bißwall vorne zu niedrig gedrückt, und wenn der Patient dann in die richtige zentrale Okklusion beißt, ist die Molarengegend zu hoch und die Probierschablonen kippen vorne einander entgegen.

2. Das Umgekehrte findet statt, wenn ein Patient zu weit nach hinten gebissen hat, was jedoch selten vorkommt.

3. Der Patient hatte nach links gebissen, dadurch wurde der weiche linke Bißwall niedriger gedrückt, während der rechte Bißwall der Balancierseite weniger erniedrigt wurde. Wenn dann der Patient in die richtige zentrale Okklusion beißt, ist der rechte Bißwall zu hoch und die Probierschablonen kippen einander links entgegen und täuschen einem eine gute Okklusion vor.

4. Das Umgekehrte findet statt, wenn der Patient zu weit nach rechts gebissen hat.

Im Kapitel über die Bißtiefe der Arbeitstiefe und der Balancierseite findet man die Erklärung zu diesem Phänomen. Je stärker die Gelenkbahn geneigt ist, desto stärker werden diese Phänomene in Erscheinung treten.

Ergibt die Kippprobe also diesen Fehler entweder nur links oder rechts oder auf beiden Seiten zugleich oder vorne, so korrigiert man denselben, indem man auf der Fehlerstelle auf die Bißfläche der unteren Probierschablone ein zündholzkopfgroßes Kügelchen Abdruckmasse festklebt, schwach wärmt und den Patienten in die wirkliche zentrale Okklusion (Winkelpunkt des Spitzbogens beißen läßt.

Schon manche Prothese mußte zweimal gemacht werden, weil die Kipp-Probe vergessen wurde! Wer mit meinem verstellbaren Artikulator arbeiten will, nimmt nur noch die Registrierung der Gelenkbahn vor, wie es zu Abb. 168 beschrieben ist.

Wer mit dem nicht verstellbaren Artikulator arbeiten will, fährt folgendermaßen weiter.

E. Fixierung des Bisses.

Nach der definitiven Kippprobe und deren eventueller Korrektur nimmt man die Fixierung der zentralen Okklusion in folgender Weise vor. Man läßt den Patienten einige Vor- und Rückwärtsbewegungen ausführen und befiehlt ihm ruhig zu sein, sobald das Registrierfederchen sich im Winkel W (Abb. 133 oder Abb. 132) befindet, denn diese Stellung ist die normale Ruhelage des Unterkiefers (Abb. 132) und diese Ruhelage sollte nun nach irgendeiner Methode fixiert werden.

Die üblichen Einschnitte in die Außenseite der Bißränder sind nicht empfehlenswert, da dies zu vielen Artikulationsfehlern führen kann. Man kann auch kleine erwärmte Drahtgabeln in die Bißränder stecken. Ich ziehe als sicherste, einfachste und billigste Methode die „Schlüsselstückmethode" mit Abdruckmasse vor (siehe Abb. 173, 174, 175). Diese Methode der Bißnahme

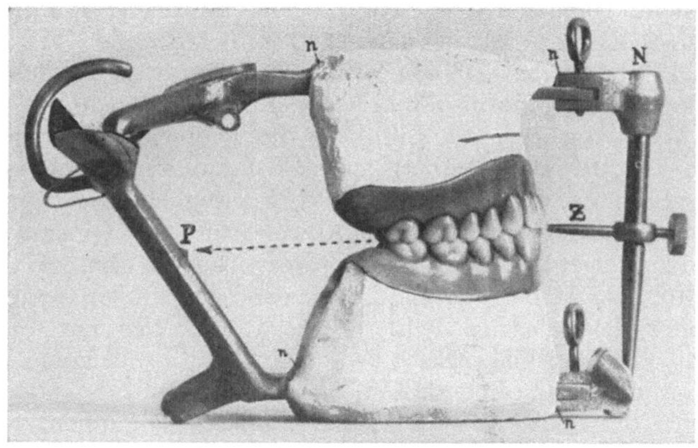

Abb. 134. Unverstellbarer Gysi-Artikulator in Seitenansicht. Zeiger Z zeigt, wie hoch und wie weit nach vorne die Modelle eingegipst werden sollen.

sollte also auch angewandt werden, selbst wenn man keinen verstellbaren Artikulator verwendet.

Man hat jetzt also mit absoluter Sicherheit den richtigen „Biß" und man nimmt beide Schablonen aus dem Munde. Falls sich hierbei die Schlüsselstücke loslösen, kann man dieselben außerhalb des Mundes leicht wieder in die richtige Lage bringen und durch Festwachsen fixieren. Diese Aufzeichnung vorzunehmen lohnt sich, da dadurch vermieden wird, die Zähne eventuell zweimal aufsetzen zu müssen oder gar die ganze Prothese zweimal zu machen. Diese ganze hier beschriebene Registrierung der Kieferbewegung kann mit etwas Übung in 5 Minuten leicht gemacht werden. Nachdem die Zahnfarbe und Zahnform noch ausgewählt ist, wird der Patient entlassen.

Die Gipsmodelle werden in die Probierschablonen gelegt, alles mit einer Schnur zusammengebunden und so in den Artikulator eingegipst, daß die Kauebene richtig orientiert ist in bezug auf die Gelenkachse des Artikulators. Bei Verwendung meines Dreipunkt-Artikulators muß die Okklusionsebene auf der Höhe des Zeigers Z und des Vorsprunges P liegen und die Bißschablonen müssen vorne den Zeigen Z berühren. Auf diese Weise befinden sich die Alveolarränder in ihrer richtigen Lage zur Kondylenachse des Artikulators (Abb. 134).

F. Nachwort über die Bißnahme.

Es wird vielfach die Frage erörtert: „Ist es wichtig, die Bißflächen der Probierschablonen parallel zur prothetischen Ebene (Abb. 120 und 123a) zu machen?"

Darauf kann man antworten mit „Ja", wenn ein nichtverstellbarer Gelenkartikulator verwendet wird, und mit „Nein", wenn ein individuell verstellbarer Gelenkartikulator verwendet wird. Dr. Ludwig Köhler, mein Chefdemonstrator, begründete dies folgendermaßen:

Beim Dreipunkt-Artikulator z. B. ist die Kauebene (prothetische Ebene) des Artikulators horizontal zur Tischebene bestimmt und die Neigung der Gelenkbahn etwa 30° zu obigen zwei Ebenen.

Nehmen wir einmal an ein Patient soll eine ganze Prothese erhalten. Seine Gelenkbahnneigung zur prothetischen Ebene und zugleich zu seinem Alveolarrand sei 40°. Der behandelnde Zahnarzt weiß das aber nicht, wenn er die Gelenkbahn nicht gemessen hat. Würde die Bißfläche der Bißschablonen parallel zur prothetischen Ebene gemacht, so betrüge der Fehler gegenüber dem Simplexartikulator also 10°, ein Fehler, der allerdings schon stark ist, aber die Prothese noch nicht ganz unbrauchbar machen würde für Vor- und Seitbißbewegungen. Wird nun aber die Bißfläche der Probierschablonen nach hinten gesenkt, z. B. um 10° zur prothetischen Ebene und hernach horizontal zur Tischebene im Simplex, dessen Gelenk 30° Neigung hat, eingegipst, dann beträgt die Gelenkbahn des Simplex zum Alveolarrand der Gipsmodelle nur 20°.

Da aber der Patient eine Neigung seiner Gelenkbahn zu den Alveolarrändern von 40° hat, so beträgt jetzt der Fehler gegenüber dem Simplex 20°, das überschreitet die zulässige Fehlergrenze stark. Der Patient kann daher mit der fertigen Prothese keine Seitbiß-, keine Vorbiß- und keine intermediären Kaubewegungen machen, ohne daß die Zahnhöcker miteinander in Konflikt geraten, sondern nur reine Öffnungs- und Schließbewegungen, was nur einen Drittelerfolg in bezug auf die Kautüchtigkeit bedeutet. Etwas Ähnliches findet natürlich auch statt bei jedem anderen Artikulator mit unveränderlicher Gelenkbahn. Beim individuell verstellbaren Artikulator dagegen, wo die Modelle mit dem Gesichtsbogen räumlich richtig in den Artikulator eingesetzt werden und die Gelenkbahnneigung des Artikulators individuell richtig eingestellt wird, kann ein solcher Fehler nicht vorkommen, selbst wenn die Bißflächen der Probierschablonen nicht parallel zur prothetischen Ebene des Patienten gemacht worden sind. Ich persönlich brauche viel weniger Zeit zu einer Registrierung der Neigung der Gelenkbahn des Patienten, als dazu, die Bißflächen parallel zur prothetischen Ebene zu machen. Die Verwendung eines verstellbaren Artikulators ist also kein Zeitverlust, sondern ein Zeitgewinn und sichert überdies viel genauere Resultate!

II. Die Auswahl der künstlichen Zähne.

Der Charakter der oberen Vorderzähne sollte sich harmonisch der ganzen Gesichtsformation anpassen. Man pflegt in den Lehrbüchern gelehrte Abhandlungen über die Temperamente und ihre 16 und mehr Mischungsvarianten zu finden. Diese Auseinandersetzungen sind aber meistens so kompliziert, daß sie schwer anwendbar werden.

In der Abb. 135 ist an zwei Beispielen gezeigt, auf welch einfache Weise man dasselbe Resultat erreicht.

Also ergibt die umgekehrte Gesichtskontur die Form des mittleren Schneidezahnes. Williams hat wissenschaftlich bewiesen, daß drei Haupttypen vorkommen, sowohl in der Gesichtskontur, als auch in der Form der oberen mittleren Schneidezähne:

1. der quadratische Typus (linkes Bild);
2. der dreieckige Typus (rechtes Bild);
3. der ovale Typus.

Wie die Form, so sollte sich auch die Farbe der Zähne individuell der Gesichtsfarbe anpassen.

Oft wird der Fehler begangen, daß man alle Vorderzähne in der gleichen

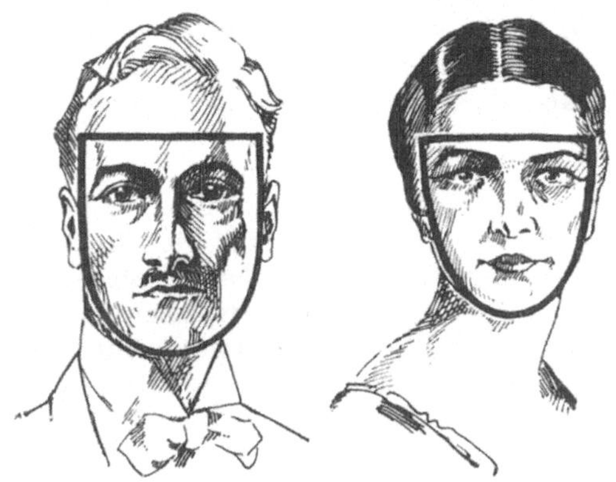

Abb. 135. Harmonisches Zusammenpassen von Gesichtsumriß mit Form eines umgekehrten mittleren oberen Schneidezahnes. Links mit breitem Zahnhals. Rechts mit schmalem Zahnhals.

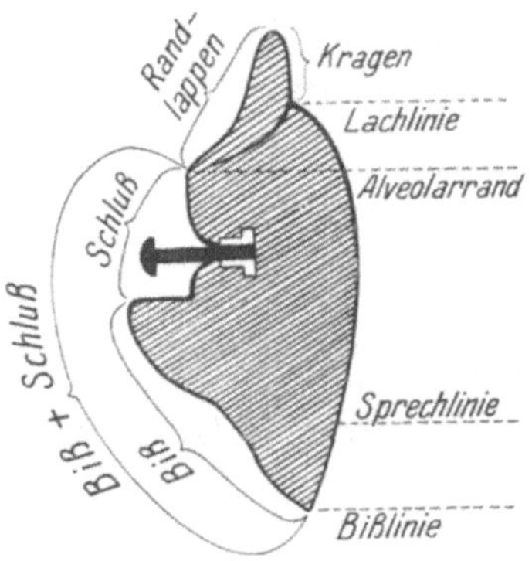

Abb. 136. Nomenklatur der Teile eines künstlichen Zahnes. Anwendung siehe Abb. 137.

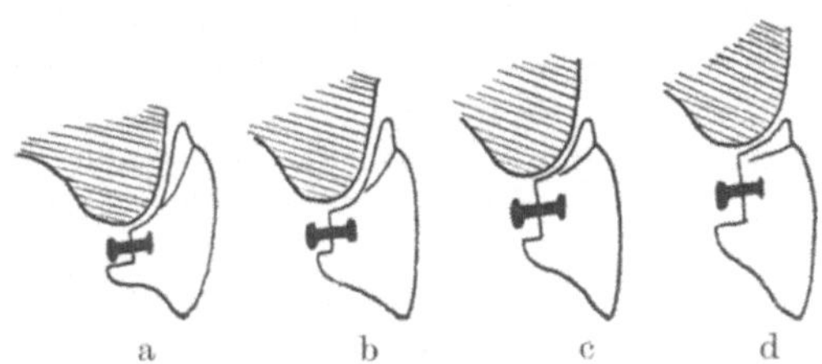

Abb. 137. a Langer Randlappen und kurzer Biß, d kurzer Randlappen und langer Biß, b und c Zwischenformen.

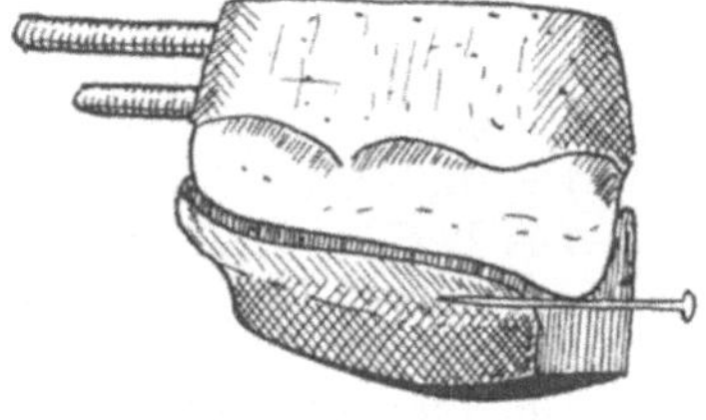

Abb. 138. Nadelstich durch die Wachsschablone auf der Höhe des Alveolarrandes, zur Bestimmung der Länge von „Biß" und „Schluß" der künstlichen Zähne.

Farbennuance nimmt, was immer einen unnatürlichen Eindruck im Munde macht.

Wird in besonderen Fällen feinste Ausgestaltung erstrebt, so tut man gut, drei Zahnsätze von verschiedener Nuance, jedoch alle mit zum Gesicht passendem Farbencharakter miteinander zu mischen. Und zwar empfehlen wir vom gelberen resp. dunkleren Satz die Eckzähne zu nehmen, vom bläulichsten resp. hellsten Satz die seitlichen Schneidezähne, und schließlich wählt man die mittleren Schneidezähne in einem Charakter, der zwischen den zwei genannten Farbennuancen die Mitte hält.

Die Stellung, wie die Farbe der Vorderzähne sollte sich nach dem Alter des Patienten richten, insofern, als mit zunehmendem Alter die Stellung immer unregelmäßiger gehalten werden darf (soweit es die Eitelkeit des Patienten eben erlaubt). Besonders natürlich für ältere Personen nehmen sich die Abrasionseffekte der Schneidekanten aus.

Bei der Auswahl passender Vorderzähne muß ferner die Lingual- oder Artikulationsseite berücksichtigt werden. In Abb. 136 ersieht man z. B. die Terminologie der einzelnen Teile eines Porzellanzahnes.

Für den Praktiker ist hierbei von Wichtigkeit das Verhältnis des „Randlappens" zum kombinierten „Biß und Schluß". Je nach dem zwischen dem oberen und unteren Alveolarrand verfügbaren Raum muß man Zähne entweder mit langem oder kurzem Randlappen und entsprechendem „Biß und Schluß" wählen, wie es in Abb. 137 a—d dargestellt ist.

Man findet die für jeden Fall passende Höhe von „Schluß und Biß" dadurch, daß man auf der Innenseite der oberen Wachsschablone an der tiefsten Stelle des Alveolarrandes mit einer Nadel nach der Lippenfläche hervorsticht oder umgekehrt.

In der Distanz vom Nadelloch bis zur Bißlinie erhält man die größte mögliche Höhe von „Schluß und Biß", und vom Nadelloch aus nach oben bis zur Lachlinie am Wachsrand findet man die für diesen Fall benötigte Größe des „Randlappens". In Abb. 138 ist ein Querschnitt durch eine obere Probierplatte mit Wachsrand abgebildet, durch den auf dem Niveau des Alveolarrandes die Nadel durchstochen worden ist; unterhalb der Nadel ersieht man die für diesen Fall mögliche Höhe des kombinierten „Biß und Schluß".

III. Das Aufstellen der Zähne für einen totalen Zahnersatz

unter Beachtung der im Abschnitt über die natürlichen und künstlichen Zähne gegebenen allgemeinen Regeln.

Wie wir im Kapitel über die „Bißnahme im Munde des Patienten" beschrieben haben, achtet man dabei unter anderem hauptsächlich auf folgendes:
1. Die Bißhöhe wird ermittelt mit Hilfe der Bißränder.
2. Die Berührungsflächen vom oberen und unteren Bißrand werden zugleich derart geformt, daß dieselben parallel zur Pupillenlinie beider Augen sind, damit nachher die Zahnreihen schön horizontal im Gesichte liegen.
3. Die Lippenfülle wird geformt, damit der Gesichtsausdruck richtig wird.
4. Daß die untere Kante des oberen Bißrandes $1^1/_2$—2 mm unter der Oberlippe hervorschaut, damit nachher die Frontzähne ebensoviel sichtbar werden beim Sprechen.
5. Beim Lachen zeichnet man auf der vorderen Wachsfläche an, wieweit sich die Lippe hebt, damit man weiß, wie hoch die Zähne sein müssen, ohne den unnatürlichen Rosakautschuk sichtbar werden zu lassen.
6. Wird die Mittellinie des Gesichtes auf die Wachsflächen eingeritzt.

Es ist nun wichtig, daß diese Daten während dem Aufstellen der Zähne berücksichtigt werden können und nie verloren gehen. Man macht daher vor dem Aufstellen folgende Sicherungsarbeiten:

A. Vorbereitung zum Aufstellen der Zähne.

1. Verlängere die auf dem Bißrand eingezeichnete Mittellinie nach oben und unten auf den Gips (Abb. 139 m und m¹), damit man nach Entfernung des Bißrandes immer noch weiß, wo die Mitte ist.

2. Die Berührungslinie a der beiden Probierschablonen (Bißränder) wird mit beliebiger Zirkelöffnung parallel nach oben auf den Gips übertragen als Linie a_1, um so jederzeit die horizontale Lage der Zahnreihen nachprüfen zu können.

3. Die verwendete Zirkelöffnung trage man noch von der Mittellinie an seitwärts nach a^1 ab, um so jederzeit die Lage der Schneidekante der oberen Frontzähne bestimmen zu können.

4. Ebenso kann man die Lage der Lachlinie auf den Gips übertragen, um immer zu wissen, wie weit herunter die Zähne mit Wachs (resp. Rosakautschuk) bedeckt werden dürfen, ohne das unnatürliche Rot sichtbar werden zu lassen.

Ist die Bißnahme nach der neuesten Methode mit Schellackbasisplatte und mit Bißrändern aus harter Abdruckmasse (Kerr) vorgenommen worden, so müssen diese Probierschablonen jetzt von den Modellen entfernt und Platten aus Rosawachs angefertigt werden zur Aufnahme der künstlichen Zähne. Die harten Probierschablonen werden aber vorläufig noch aufbewahrt für den Fall, daß man die darauf verzeichneten Daten noch benötigt beim Aufstellen der Zähne und der Modellierung der Lippenfülle.

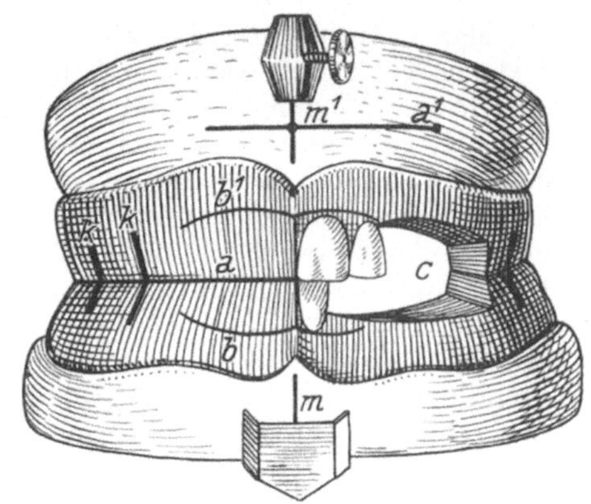

Abb. 139. Vor dem Aufstellen der Zähne: zeichne Wachsmittellinie auf den Gips bei m und m^1. Die Lage der Kauebene a übertrage mit Zirkel nach a^1 und den Abstand von a bis a^1 markiere von m^1 aus r nach a^1, so können die Wachsdaten der Bißnahme nicht verloren gehen. Die Länge der Frontzähne soll bis zur Lachlinie b^1 und b reichen. Schneide Wachsränder bei c weg, dies gibt Bewegungsfreiheit beim Zähnestellen.

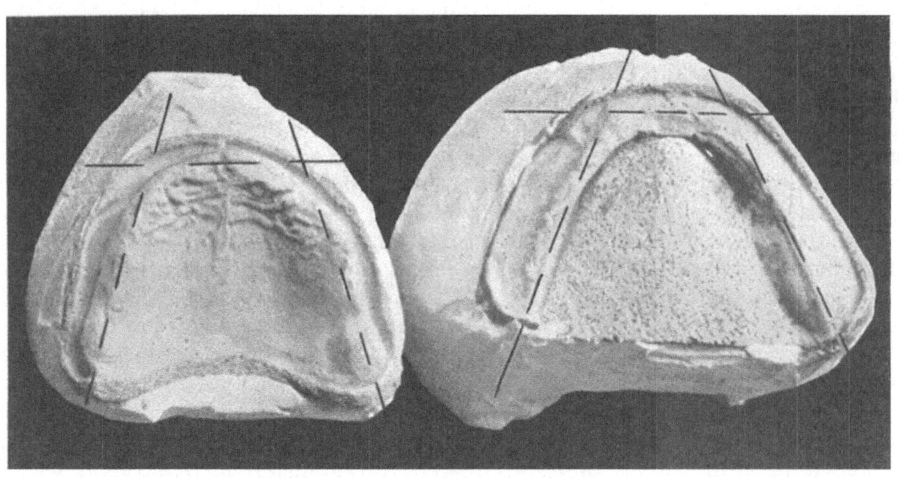

Abb. 140.

5. Nun schneidet man auf einer Hälfte von der Mittellinie an den oberen Wachsrand weg nur hinten in der Gegend des zweiten Molaren noch eine kleine Stütze lassend (Abb. 139c), was erlaubt, beim Aufstellen der Schneidezähne den vorderen Stützstift entfernen zu können.

6. Der stehen bleibende Wachsrand der anderen Kieferhälfte gestattet nun, die oberen Schneidezähne nach der bei der Bißnahme ermittelten Lippenfülle weder zu weit nach hinten, noch zu weit nach vorne einstellen zu können.

7. Man entfernt nun die Bißschablonen von den Gipsmodellen und zieht mit einem Tintenstift Linien auf die Mitte der oberen und unteren Alveolarränder in der Molargegend und verlängert diese Linien nach hinten und nach vorne über die Außenseite der Gipsmodelle (siehe Abb. 140). Ebenso zieht man Linien über die Mitte der Alveolarränder der Frontzahngegend, auch wieder mit Verlängerungen auf die Außenseite der Gipsmodelle. Auf diese Weise kann man beim Aufstellen der Zähne, selbst wenn die Wachsplatten am Gipsmodell festgeschmolzen sind, leicht kontrollieren, ob die Zähne gut über den Alveolarrändern stehen, denn dies ist die wichtigste Regel beim Zähneaufstellen!

8. Jetzt werden die Gipsmodelle mit dünnem Stanniol bedeckt, damit während der Wachsarbeit der Gips nicht mit festhaftendem Wachs verunreinigt wird, wodurch leicht Gipsteile losgerissen werden können und so Formveränderungen entstehen können.

9. Bevor nun mit dem Aufstellen der Zähne begonnen wird, stelle man den vorderen Stützstift ungefähr 2 mm länger ein, weil durch die automatische Stellungskorrektion und das automatische Einschleifen der Artikulation die Bißhöhe immer mindestens um diesen Betrag sinkt. Durch Auftragen von etwas Wachs hinten und vorne auf der Bißfläche erhöhe man den Biß um den gleichen Betrag, damit die Basisplatten festsitzen beim Zähnestellen.

Jetzt darf mit dem Aufstellen der Zähne begonnen werden!

B. Reihenfolge im Aufstellen der Zähne.
(Nach Dr. Tench, New York.)

Stelle zuerst den oberen und unteren mittleren Schneidezahn einer Seite auf, genau in der Verlaufsrichtung des anderseitigen Bißrandes, und so, daß die Schneidekante möglichst genau sich über der Mitte des Alveolarrandes befindet. Dann stellt man auf dieser Seite die oberen Zähne auf, also seitlicher Schneidezahn, Eckzahn, die Prämolaren und Molaren, gemäß den im folgenden Abschnitt gegebenen altbewährten Regeln. Zwischen Eckzahn und erstem Prämolar läßt man eine kleine Lücke frei von ungefähr 1 mm, dies gibt Bewegungsfreiheit für das nachträgliche Aufstellen der unteren Zähne dieser Gegend. Jetzt entfernt man den unteren mittleren Schneidezahn wieder, damit er die Artikulationsbewegungen nicht hindert (falls er in zu tiefen Überbiß eingestellt wurde) und stellt zunächst den unteren ersten Molaren an seinen Platz, derart, daß Seitbiß links und rechts, sowie Vorbiß gut funktionieren. (Bei Verwendung des verstellbaren Artikulators muß man oft die Zahnform durch Schleifen den individuellen Bewegungen anpassen.) Dann kommt unterer zweiter und erster Prämolar, auch wieder so, daß Seitbiß links und rechts, sowie Vorbiß glatt möglich sind.

Nun wird es möglich sein, den sonst schwierigsten Zahn, den unteren Eckzahn, genau so einzustellen, daß er sich den Artikulationsbewegungen der Molaren anpaßt und auch für seine oberen Antagonisten nicht störend wirkt. Auf diese Weise erhält man den für die unteren Schneidezähne möglichen Raum. Erweisen sich dieselben als zu breit für den verbleibenden Raum, was sehr oft vorkommt, so müssen sie seitlich etwas schmäler geschliffen werden, oder gegen etwas schmälere umgetauscht werden. (Durch die alte Stellmethode von vorne nach hinten, ist oft wegen zu breiten unteren Schneidezähnen der untere Eckzahn zu weit nach hinten gedrängt worden, kam mit dem oberen

Eckzahn in unrichtige Artikulation, wodurch dann überhaupt die ganze Artikulation sämtlicher Zähne falsch wurde.) Jetzt werden also die unteren Schneidezähne aufgestellt, und zwar derart, daß sie sich den Artikulationsbewegungen der hinteren Zähne fügen. Zuletzt wird noch der untere zweite Molar eingesetzt und dann befolgt man dieselbe Reihenfolge auch beim Aufstellen der Zähne der anderen Kieferhälfte.

C. Stellungsregeln für die Vorderzähne.

Seitlich betrachtet: Der obere Eckzahn steht fast senkrecht (Abb. 141 C). Oberer mittlerer Schneidezahn ist mit seinem Zahnhals etwas rückwärts geneigt (Abb. 141 c).

Oberer seitlicher Schneidezahn ist mehr geneigt (Abb. 141 l). Unterer Eckzahn hat stark vorspringenden Hals (Abb. 141 C). Unterer mittlerer Schneidezahn hat vorspringende Schneidekante (Abb. 141 c). Unterer seitlicher Schneidezahn steht senkrecht (Abb. 141 l).

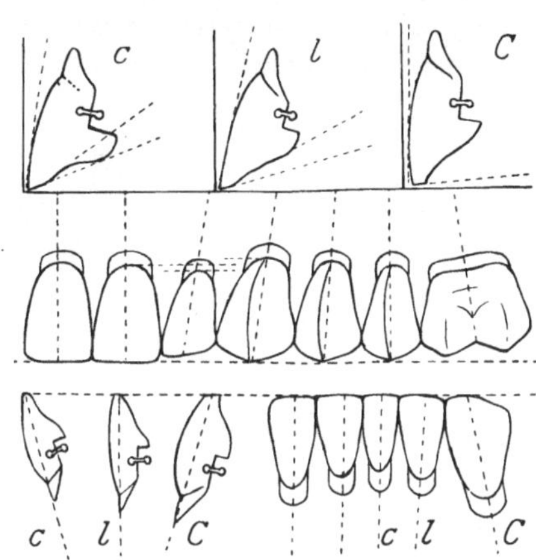

Abb. 141. Stellungsverhältnisse der Vorderzähne. c Zentrale Schneidezähne oben und unten. l Seitliche Schneidezähne oben und unten. C Eckzähne oben und unten.

Von vorne gesehen stehen die mittleren oberen Schneidezähne parallel, der seitliche etwas schräg, ebenso der Eckzahn, aber etwas weniger (Abb. 141). Der untere Eckzahn steht stark schräg mit Zahnhals distalwärts (Abb. 141). Die hier beschriebene ist die normale Stellung, von welcher ausgehend man auch kleine unregelmäßige Stellungen machen kann.

Beim Formen des Zahnfleischrandes soll derselbe beim oberen Eckzahn am höchsten, beim mittleren Schneidezahn weniger hoch und beim seitlichen am wenigsten hoch stehen (Abb. 141, mittleres Bild).

Beim unteren Eckzahn soll der Zahnfleischrand am tiefsten liegen, beim seitlichen Schneidezahn

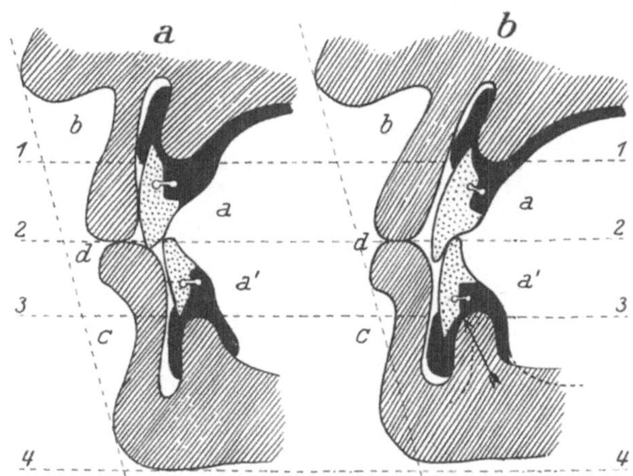

Abb. 142. a Richtig geformter Schneidezahn-Überbiß und richtig geformter Wulst hinter den Schneidezähnen zur Aussprache der Zischlaute. b Alles unrichtig geformt und die Zähne zu weit vor den Alveolarrand gestellt.

etwas höher und beim mittleren am höchsten (Abb. 141, unterstes Bild).

Obere und untere Schneidezähne, seitlich betrachtet stehen zueinander in Kreisform, das Zentrum des Kreises ist normalerweise hinter dem ersten Molaren (Abb. 144).

Man stelle die unteren Schneidezähne nicht vor den Alveolarrand (Abb. 142 b), sondern wie in Abb. 142 a angegeben.

Ungeübte machen vorerst besser nur ganz geringen Schneidezahnüberbiß.

Die Schneidekante der oberen Schneidezähne darf nicht zu nahe an der Frontfläche der unteren Schneidezähne anliegen (Abb. 142 b), weil dies die Seitwärtsbewegungen verhindert; mache dies also, wie in Abb. 142 a angegeben, durch Anschleifen einer Artikulationsfacette. Die unteren Schneidezähne dürfen keine Artikulationsfacetten haben, damit sie besser schneiden und sich vorne nicht verfärben.

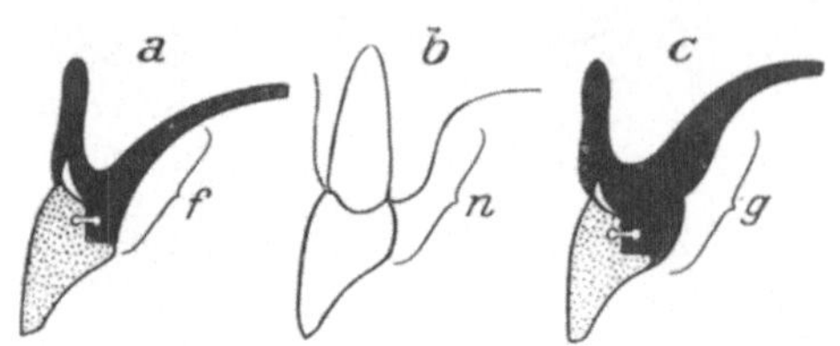

Abb. 143. a Falsche Plattenform (f) hinter den Vorderzähnen. Verhindert die Aussprache der Zischlaute s, z usw. b Natürliche Gaumenform (n) hinter den natürlichen Vorderzähnen. c Wie die Kautschukplatte (g) geformt sein muß, um die Zischlaute sofort tadellos zu ermöglichen.

Hinter den oberen Schneidezähnen mache einen Wachswulst (a, Abb. 142 a und Abb. 143 g). Störend für die Aussprache der Zischlaute s, st, sch, z usw. wäre eine Formgebung wie sie in Abb. 143 a bei f dargestellt ist.

Hinter den unteren Schneidezähnen mache keinen Wachswulst (Abb. 142 a′), dies erleichtert das Aussprechen der Zischlaute s, z, c, st, sch usw. Man vermeide also die Verhältnisse von Abb. 142 b. Da es oft vorkommt, daß man die Schneidezähne untereinander verwechselt, sei hier noch die Reihenfolge in deren Breite angegeben; diese läuft, wie die Ziffern 1, 2, 3, 4 in Abb. 145. Verwendet man andere Zähne als die Anatoformzähne, so muß man häufig die Form der Schneidekanten durch Schleifen korrigieren, damit beim Aufstellen einer ganzen Prothese die Artikulationsbewegungen möglich werden (Abb. 146).

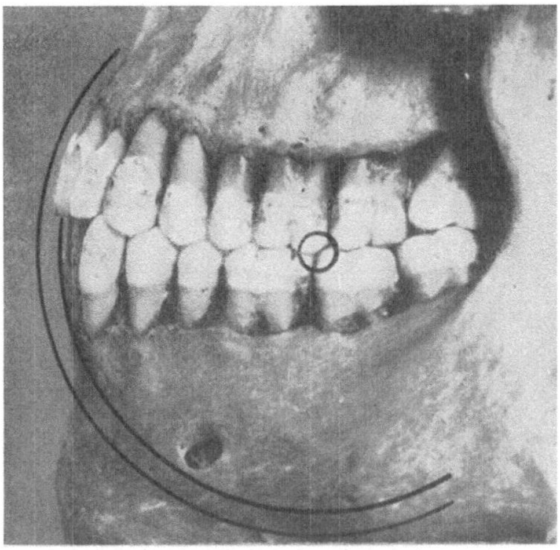

Die Eckzähne sollten keinen Überbiß haben, sondern Kante auf Kante beißen (Abb. 147 a), denn nur so sind die Artikulationsstellungen möglich (Abb. 147 b). Die Eckzähne müssen also eine ziemlich breite Artikulationsfacette angeschliffen haben. Die Richtung und Neigung dieser Facette kontrolliert man mit einem Zündholz nach Art der Abb. 148. Die verlängerte Facette muß also den Zahnhals des gegenüberliegenden oberen Molaren treffen, ebenso die verlängerte Facette des unteren Eckzahnes muß nach dem oberen Molaren zielen. Die Distalfacetten von oberem und unterem Eckzahn müssen in der Richtung der Prämolaren sein (siehe Pfeile in Abb. 148 und 149).

Abb. 144. Zeigt das Zentrum hinter den ersten Molaren, nach welchem sich die Stellung der Schneidezähne bestimmen läßt.

Die hier beschriebenen Artikulationsfacetten sollten also erst angeschliffen werden, wenn die oberen und unteren Molaren und Prämolaren auch aufgestellt sind, damit man sie genau den Artikulationsbewegungen entsprechend formen kann, und weil man überhaupt erst jetzt die richtige Eckzahnstellung ermitteln kann.

Verwendet man andere Eckzähne als diejenigen der Anatoformserie, so muß man oft beträchtliche Schleifereien vornehmen, um sie aus der Form a Abb. 150 in die Form b Abb. 150 zu verwandeln.

Die Spitze des oberen Eckzahnes muß normalerweise genau in der Lücke zwischen unterem Eckzahn und Prämolar stehen (Abb. 149 C), damit beim

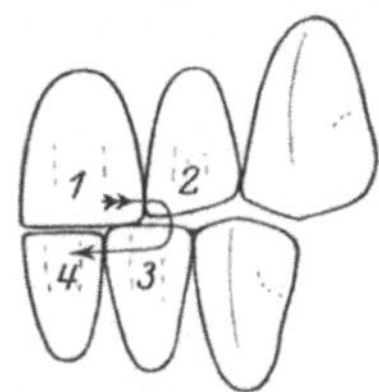

Abb. 145.
Natürliche Reihenfolge in der Größe der Schneidezähne.

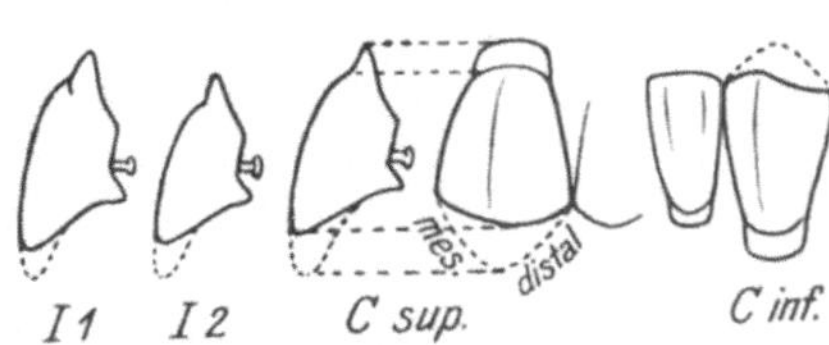

Abb. 146. Die punktierten Linien zeigen an, wieviel von der Schneidekante unrichtiger Zahnformen weggeschliffen werden muß, um dieselben für eine ganze Prothese brauchbar zu machen.

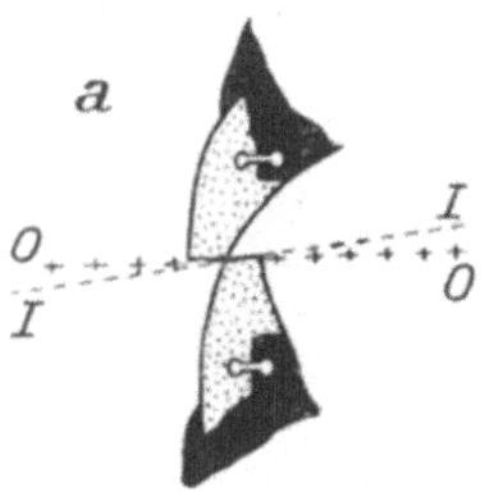

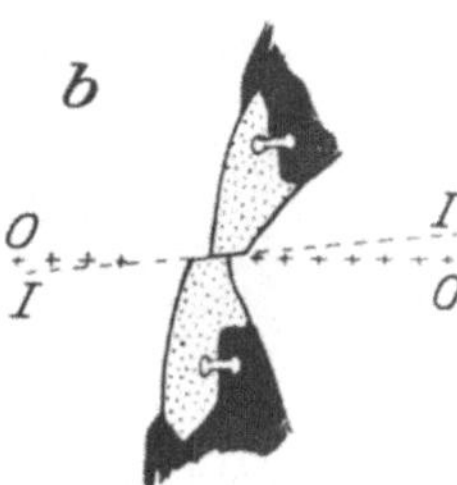

Abb. 147. a Eckzähne in Okklusion, also ohne Überbiß! b Eckzähne in Artikulation beim Seitbiß auf Arbeitsseite. O = Kauebene. I = Neigung der Artikulationsfacetten zur Kauebene.

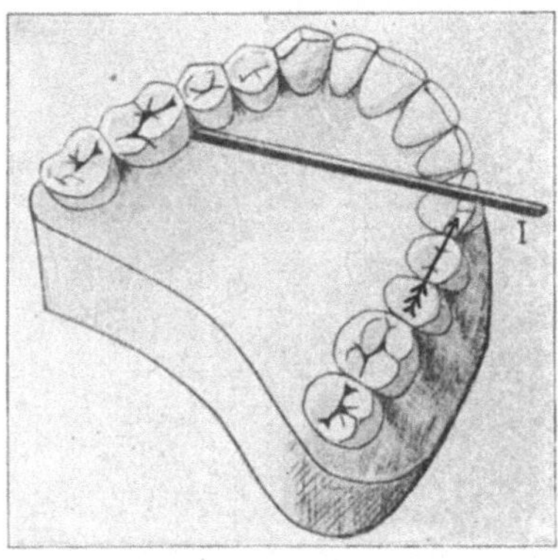

Abb. 148. Kontrolle der mesialen Artikulationsfacette des oberen Eckzahnes. Pfeil zeigt die Richtung der distalen Eckzahnfacette.

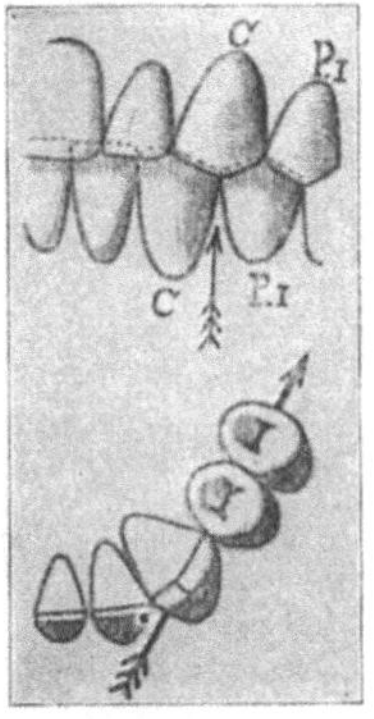

Abb. 149. Der Pfeil zeigt 1. Stellung des oberen Eckzahnes (C) genau zwischen unterem Eckzahn (C) und erstem Prämolar (P. I.), 2. Richtung der distalen Facette des unteren Eckzahnes gegen die Prämolaren.

Seitbiß, also in der Artikulationsstellung, der obere Eckzahn gut die untere Eckzahn-Prämolarlücke passiert (Abb. 151 I a). In Abb. 151 I stellt o die richtige zentrale Okklusionsstellung des oberen Eckzahnes und a die richtige Artikulationsstellung dar.

In Abb. 151 II ist dargestellt, wie es nicht sein sollte; bei Abbildung O ist eine falsche Okklusion, wobei die obere Eckzahnspitze zu viel auf den unteren

Eckzahn übergreift, dann geht dieselbe in der Artikulationsstellung (a), statt durch die Lücke hindurch auf die Spitze des unteren Eckzahnes, wobei alle

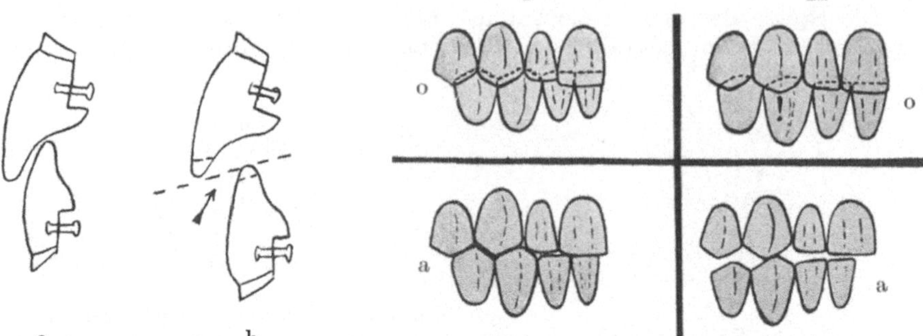

a   b

Abb. 150. a Falsche Form und falscher Überbiß vieler Eckzähne. b Selbst wenn sie nicht okkludiert werden, müßten die Spitzen abgeschliffen werden, um den Seitbiß zu ermöglichen.

Abb. 151. I = richtige Eckzahnstellung; o = in Okklusion; II = falsche Eckzahnstellung; a = in Artikulation.

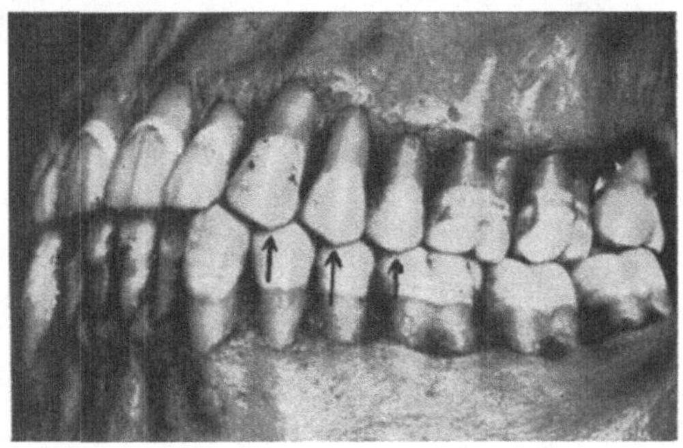

Abb. 152. In vielen Fällen muß man die Spitzen der Eckzähne und Prämolaren etwas hinter die unteren Zahnzwischenräume stellen, um den Seitbiß zu ermöglichen. (Beachte die Pfeile.)

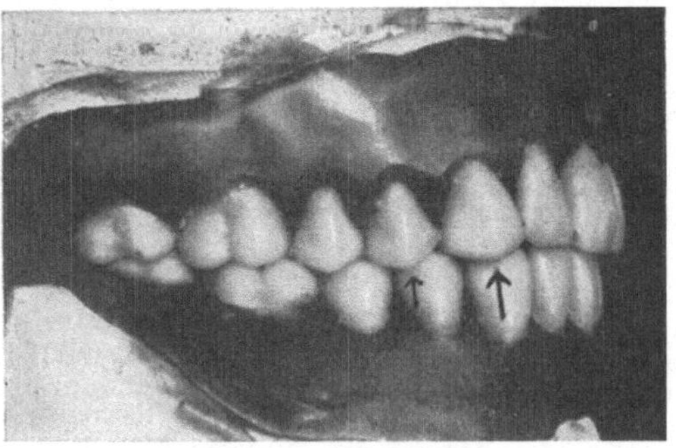

Abb. 153. Unrichtige Lage der Spitzen der Eckzähne und Prämolaren, weil dieselben sich vor den unteren Zahnzwischenräumen befinden. Diese Stellung verunmöglichst einen richtigen Seitbiß. (Vgl. die Pfeile mit Abb. 152.)

anderen Zähne außer Berührung geraten. Dieselbe Regel gilt auch für die Prämolaren. Abb. 152 zeigt die richtigen natürlichen Verhältnisse, Abb. 153 zeigt eine fehlerhafte Zahnstellung einer Prothese. Für Spezialfälle ist es oft nötig, die Spitze des oberen Eckzahnes ein wenig auf den ersten unteren Prämolaren übergreifen zu lassen (Abb. 152).

Der Eckzahn ist unter allen Zähnen am schwierigsten richtig zu stellen und machen Anfänger hierin am meisten Fehler. Deshalb habe ich hier so viele Illustrationen verwendet, um diese eigentümliche Eckzahnartikulation möglichst genau darzustellen.

Die Hauptregel für die Eckzähne lautet also:

,,Mache keinen Überbiß" und ,,Stelle die obere Eckzahnspitze etwas hinter die untere Lücke".

Hierauf verfahre ebenso mit der anderen Kieferseite.

NB. Beim Aufstellen der Frontzähne und der Backenzähne achte man darauf, daß dieselben nicht direkt auf der harten Basisplatte aufsitzen, weil man sonst nachträglich die automatische Stellungskorrektur nicht vornehmen könnte. Wo die Basisplatte also zu nahe an den Zahnhals kommt, radiere man dieselbe dünner, so, daß immer eine Wachsschicht von etwa 1 mm zwischen Basisplatte und Zahn ist. Oft muß die Basisplatte bis aufs Gipsmodell weg-radiert werden.

D. Das Aufstellen der Backenzähne.

Die oberen Prämolaren und Molaren werden so eingestellt, daß deren Längsrinne sich so genau über der Mittellinie des Alveolarrandes befindet, als es die allgemeinen Verhältnisse gestatten. Wenn zwischen oberem und unterem Alveolarrand ein großer Zwischenraum vorhanden ist, so stelle man die unteren Molaren lieber etwas höher ein und die oberen etwas kürzer, dadurch wird die untere Prothese etwas schwerer und die obere etwas leichter, auch kippt die obere weniger leicht, wenn die Molaren nicht zu lang sind. Ist die Biegung des unteren Alveolarrandes um vieles weiter als der obere, so mache man am besten Kreuzbißstellung (siehe hierüber weiter vorne!). Zur Befestigung der Backenzähne verwende man vorerst so wenig Wachs als möglich, damit man bei allfälligen Stellungsänderungen freiere Bewegungsmöglichkeit hat.

Zuerst stellt man auf einer Seite die oberen Backenzähne gemäß den nach-folgenden Regeln, weil man an den oberen Zähnen diese Stellungsregeln am sichersten beobachten kann.

Von den unteren Backenzähnen wird also, wie eingangs erörtert, zuerst der erste Molar eingestellt, dann der zweite und erste Prämolar.

Jedesmal wenn ein unterer Backenzahn eingestellt wird, tut man gut, sofort die Seitbißstellung zu kontrollieren, indem eventuell die Stellung der oberen Molaren und Prämolaren für diese lateralen Okklusionsstellungen verbessert wird.

Dieselbe Reihenfolge wird nun auch für die andere Kieferseite eingehalten und erst zum Schluß werden die unteren zweiten Molaren eingestellt.

Hauptregel für die Molaren und Prämolaren ist, sie möglichst gut über die Alveolarränder zu stellen, damit die Platten beim Beißen nicht kippen (siehe Abb. 154).

Je nach der Form des gegebenen Alveolarrandes kommen dann verschieden geformte Zahnbogen zustande (Abb. 156, 1, 2, 3). Zum Stellen der Prämolaren und Molaren bedient man sich am besten eines kleinen Brettchens (Zigarren-kistenholz), um damit die Hauptregeln kontrollieren zu können.

Die Prämolaren sollen hinter den Eckzähnen gut verborgen sein, so, daß der Brettchenrand Eckzahn, Prämolaren und erste Molarenvorderkante zugleich berührt (Abb. 155—156). So sind die Prämolaren beim Lachen nicht zu stark sichtbar. Bei normalem Zahnbogen (Abb. 156, 1) ist der Schnittpunkt der

Prämolarenrichtung bei C, d. h. die Entfernung C—B ist gleich B—A. Bei schmalem Zahnbogen ist der Schnittpunkt vor C (Abb. 156, 2) und bei breitem Zahnbogen hinter C (Abb. 156, 3).

Die oberen zweiten Prämolaren sollen mit beiden Höckern auf dem unteren Artikulationswachs aufstehen (P II in Abb. 154).

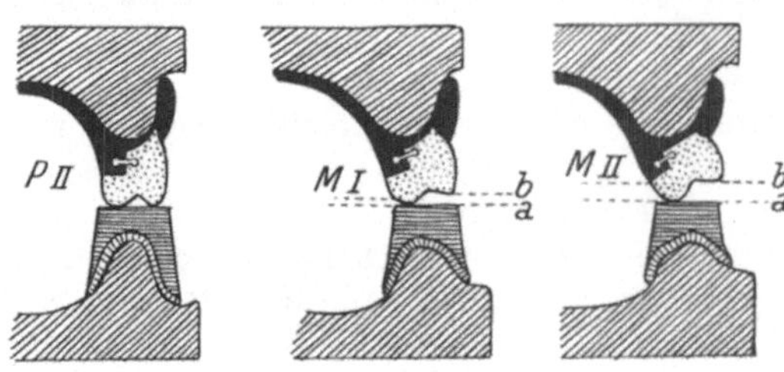

Abb. 154. Neigung der Kauflächen der Molaren zur Kauebene. Bei Prämolar II berühren beide Höcker die Kauebene. Molar I Bukkalhöcker wenig über der Kauebene, Molar II Bukkalhöcker mehr über der Kauebene.
NB. Zur Deutlichmachung ziemlich übertrieben gezeichnet.

Bei den ersten Prämolaren darf der linguale Höcker etwas niedriger sein. Seitlich betrachtet muß der erste untere Prämolar ziemlich tiefer stehen als der Eckzahn (Abb. 157), denn nur so ist es möglich, eine genügend tiefe Zahnkurve zu erhalten, die beim Vorbiß den Überbiß der Schneidezähne kompensiert, d. h. die Berührung der Molaren aufrecht erhält.

Die oberen Molaren biegen etwas nach innen ab von der Brettchenlinie (Abb. 155) und sollten auf dem unteren Artikulationswachs nur mit dem inneren oder Gaumenhöcker aufstehen (Abb. 154). Der äußere Höcker des zweiten Molaren darf größeren Niveauunterschied (Abb. 154, a—b) aufweisen als der erste Molar (a—b) in Abb. 154.

Durch diese Stellung bleiben die Molaren im Kontakt bei den seitlichen Kieferbewegungen und verhindern das Kippen der Prothesen, sofern man Anatoformmolaren verwendet.

Die Kauflächen der oberen Molaren müssen also nach außen geneigt sein (siehe Abb. 158—159) und kann diese Stellung mit dem Brettchen gut kontrolliert werden (siehe Abb. 158). Die Kauflächen der unteren Molaren sind nach innen geneigt (siehe Abb. 159a). Werden die Molarenhöcker falscherweise so gestellt, wie es in Abb. 159b und c abgebildet ist,

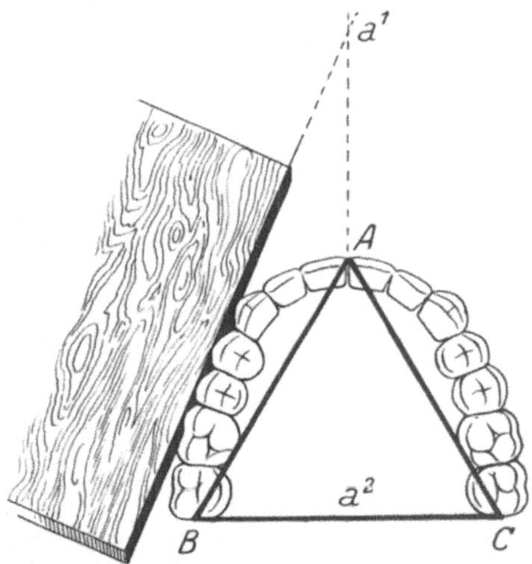

Abb. 155. Anwendungsweise des Richtbrettchens, um das zu weite Vorstehen der Prämolaren zu verhüten. Oberer Eckzahn, Prämolaren und äußerer Mesialhöcker des Molaris I sollten mehr oder weniger dem Brettchenrand anliegen und in der Verlängerung die Mittellinie etwa bei a¹ schneiden, so daß die Distanz a¹—A eher größer als kleiner ist, wie die Distanz A—a².

so geraten sie bei der geringsten Seitbißbewegung außer Berührung, wie es in Abb. 42 bereits konstruktiv dargestellt worden ist.

Die Form der gesamten Zahnkurve, seitlich betrachtet, kann man auch mit dem Brettchen untersuchen (Abb. 160).

Bei schwacher Zahnkurve sollen alle oberen Zähne das Brettchen berühren mit Ausnahme des seitlichen Schneidezahnes, und von den oberen Molaren stehen die äußeren Höcker ab, die des Mol. II mehr als beim Mol .I (bei Abb. 160, 1). Bei starker Zahnkurve ist die Biegung der Zahnreihen noch stärker, so daß auch die inneren oder Gaumenhöcker der oberen Molaren (Abb. 160, 2 p) über der Brettchenebene (Abb. 160, 2 h) stehen. Man kommt nur dann in den Fall, starke Zahnkurven zu machen, wenn man im verstellbaren Artikulator arbeitet für einen Patienten mit steiler Gelenkbahn. Denn

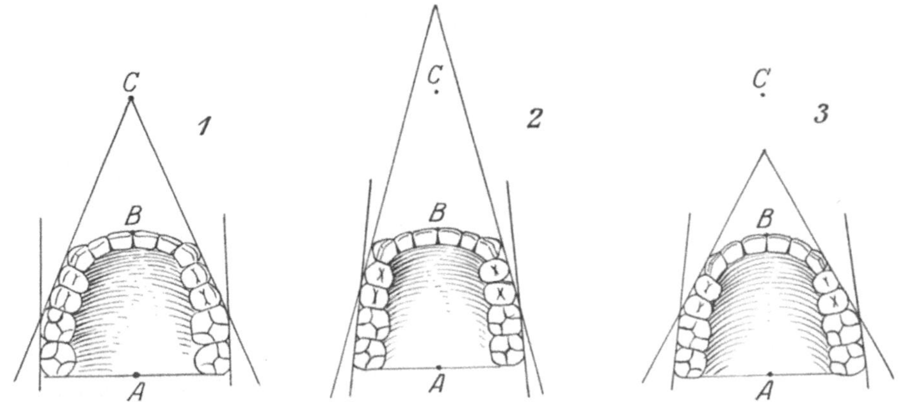

Abb. 156. Vergleich der Prämolarenrichtung des normalen Zahnbogens I mit Schnittpunkt bei C (Entfernung C—B gleich B—A), mit dem engen Zahnbogen 2, Schnittpunkt vor C, und mit dem breiten Zahnbogen 3, Schnittpunkt hinter C.

nur so läßt sich beim direkten Vorbiß die Berührung der Molaren aufrecht erhalten.

Da wir am künstlichen Gebiß wegen Platzmangel den dritten Molaren nicht anbringen, so muß dafür der zweite künstliche Molar Form und Stellung

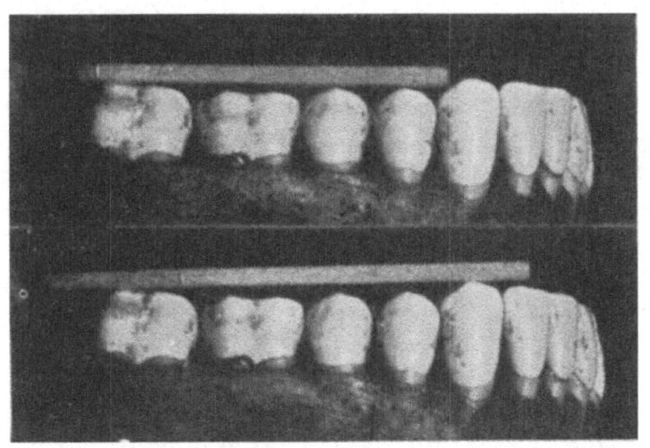

Abb. 157. Will man eine gute Kompensationskurve machen, so muß schon der erste Prämolar tiefer gesetzt werden als der Eckzahn, und die Kaufläche des zweiten Molaren muß vorwärts geneigt sein.

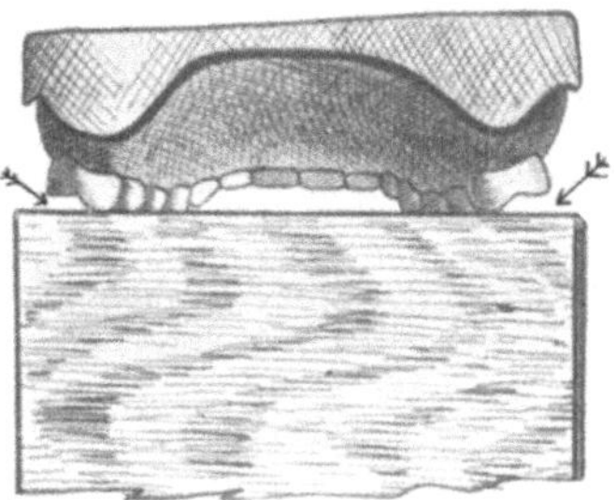

Abb. 158. Anwendung des Richtbrettchens zur Kontrolle der Kauflächenneigung oberer Molaren. Bukkalhöcker über der Richtlinie.

des dritten natürlichen Molaren erhalten und ebenso der erste künstliche Molar Form und Stellung des zweiten natürlichen Molaren.

Es ist dies nötig, um den Überbiß der Schneidezähne und die Bißtiefe der Molaren bei den Kaubewegungen zu kompensieren.

Wenn diese Stellungen der Molaren bei künstlichen Gebissen nicht genau nachgeahmt werden, ist es unmöglich, ein vollkommen

funktionstüchtiges Gebiß herzustellen. Es bildet dies einen der Haupt-
fehler, der den künstlichen Gebissen gewöhnlich anhaftet, und es kann nicht
genug hierauf hingewiesen werden.

Aus wirtschaftlichen Gründen liefern uns heutzutage die Zahnfabriken nur
Molaren von mittlerer Höckergröße und mit mittlerer Neigung der Höckerfacetten. Der mit dem verstellbaren Artikulator arbeitende Praktiker begegnet
nun aber oft Patienten mit derart steiler Gelenkbahn, daß es nicht leicht ist,

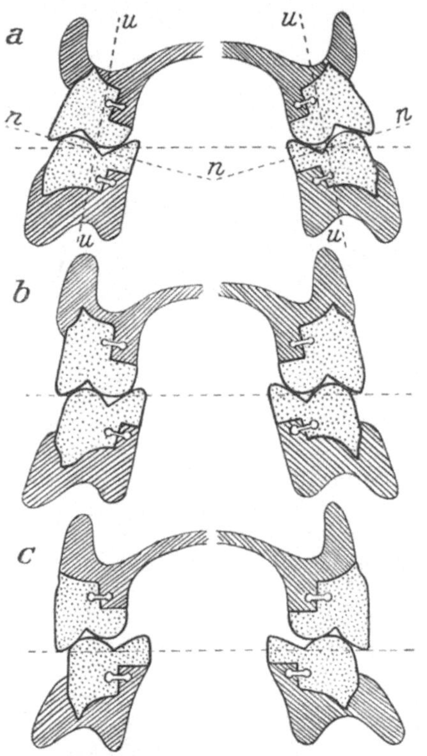

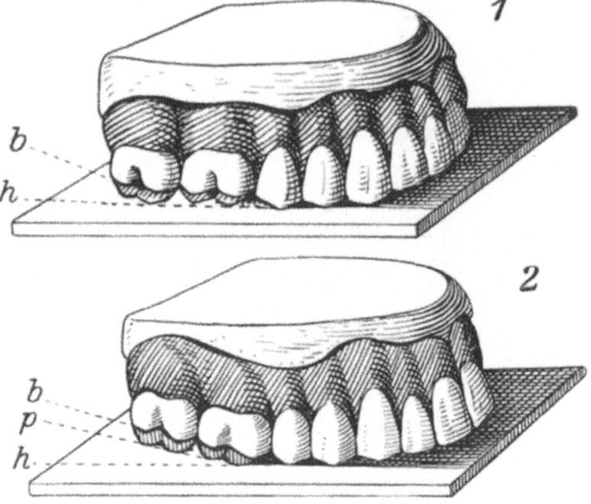

Abb. 160. Anwendungsweise des Richtbrettchens: 1. Für schwache Kompensationskurve.
Lingualhöcker auf der Ebene. Bukkalhöcker
über der Ebene. 2. Für starke Kompensations
kurve. Lingualhöcker wenig über der Ebene.
Bukkalhöcker viel über der Ebene. Eine starke
Kompensationskurve muß gemacht werden:
a bei steiler Neigung der Kondylenbahn,
b bei stark geneigtem unteren Alveolarrand
in der Gegend des letzten Molaren. (S. Abb. 91.)

Abb. 159. a Richtige Neigung (n) der
Kauflächen der Molaren. b Ungünstige
Neigung der Kauflächen der Molaren.
c Ganz verkehrte Neigung der Kauflächen
der Molaren.

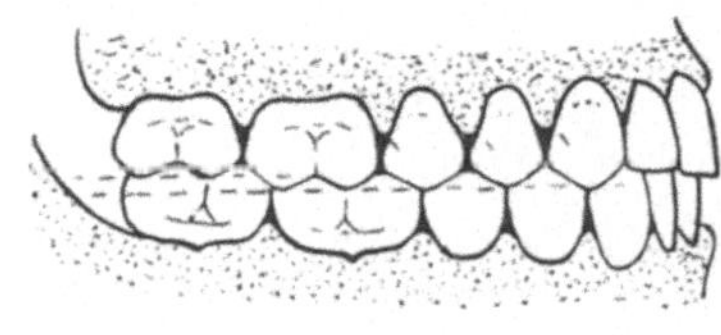

Abb. 161.

Propulsionsfacetten von der nötigen Ausdehnung zu erhalten. Ich habe nun
ein einfaches Hilfsmittel für derartige Fälle der Natur abgelauscht, um die
Länge der Propulsionsfacetten an den Molaren zu vergrößern. Es besteht in
dem treppenartigen Aufstellen der Molaren. Also statt eine gleichmäßig verlaufende sog. Kompensationskurve zu stellen, wird dadurch eine Treppe gemacht,
daß die Kauflächen der Molaren (seitlich betrachtet) vollständig horizontal
gestellt werden, und der zweite untere Molar auf ein ungefähr $1-1^1/_2$ mm
höheres horizontales Niveau gestellt wird. Dadurch entstehen dann zwischen
dem oberen ersten Molaren und dem unteren zweiten Molaren ausgedehnte
Propulsionsfacetten, mit deren Hilfe jede steile Gelenkbahnneigung kompensiert
werden kann, wodurch eine gute Stabilisierung der Prothesen erreicht wird.
Die seitliche Neigung der Molarenkaufläche (Abb. 154) muß natürlich beibehalten werden.

E. Der zweite Molar.

Wenn der untere Alveolarrand in der Gegend des zweiten Molaren stark aufwärts geneigt ist (siehe Abb. 91), so muß die Kaufläche desselben dieser Neigung möglichst entsprechen, damit der Druck der Kaufläche möglichst senkrecht auf die Alveolarrandneigung trifft, um so eine Verschiebung des Unterstückes zu verhindern. Mit anderen Worten, man muß eine starke Zahnkurve machen (Abb. 160, 2). Dies kann aber nur gemacht werden, wenn der obere Gaumen nicht zu flach ist, denn sonst würde der schiefe Druck die obere Platte vorwärts verschieben. Auch kann der Fall eintreten, daß eine zu starke Zahnkurve nicht harmoniert mit der Neigung der Kondylenbahn und wäre in diesem Falle der Vorbiß gestört.

In solch widersprechenden Fällen muß man dann einen Ausgleich suchen, dadurch, daß man keine der theoretisch richtigen Bedingungen streng durchführt, sondern den „goldenen Mittelweg" sucht, der beiden Parteien gerecht wird.

Nachwort. Der Anfänger in dieser Stellungsmethode hat die Tendenz, alle diese Regeln etwas zu übertreiben, denn in vielen dieser Figuren mußte die Sache auch etwas übertrieben dargestellt werden, damit es recht deutlich wird. Bei meinen Schülern habe ich auch oft bemerkt, daß sie bei Beobachtung all dieser vielen Regeln die Hauptregel ganz übersahen, die lautet: Die Zähne genau über der Mitte des Alveolarrandes setzen.

Man achte ferner genau darauf, daß die Zahnhöcker vollständig in die entsprechende Furche ihrer Antagonisten gestellt werden, also nicht etwa schon halbwegs in die Höcker-auf-Höckerstellung des Seitbisses. Eine Okklusion kann von außen betrachtet scheinbar gut sein, wenn aber die Höcker nicht ganz in der Längsrinne ihrer Antagonisten stecken, so gleiten sie beim Seitbiß ohne Berührung an den Höckern der Antagonisten vorbei, was zur Folge hat, daß diese Zähne nicht richtig kauen und die Prothesen nicht dem Alveolarrand andrücken.

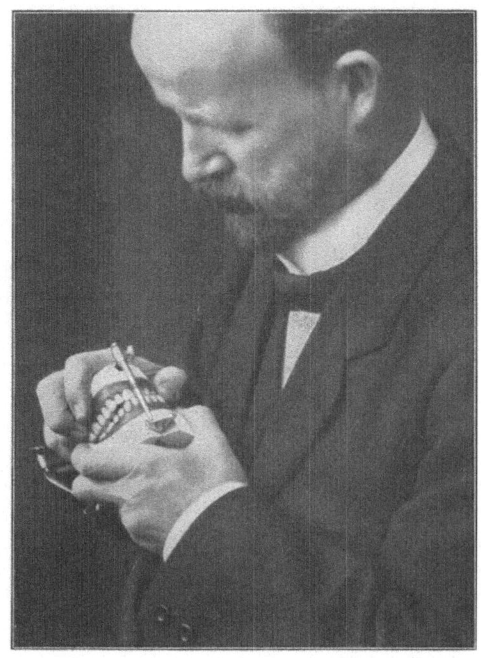

Abb. 162. Wie ich den Artikulator halte beim automatischen Zurechtdrücken der Molaren in die richtige Neigung der Kauflächen.

F. Stellungskorrektur.

Nachdem nun die Molaren nach diesen Regeln fertig aufgestellt sind, wird die Stellung sämtlicher Zähne nochmals für den Vorbiß nachkontrolliert, was speziell die Frontzähne betrifft. Man versuche zuerst durch Stellungsänderungen etwaige Fehler zu korrigieren, und was sich so nicht verbessern läßt, korrigiere man durch Anschleifen der in den vorigen Abschnitten besprochenen Facetten mit dem Schleifrad. An den unteren Schneidezähnen dürfen keine Facetten

18*

geschliffen werden, erstens weil dadurch ihre Schneidekraft beeinträchtigt würde, und zweitens, weil die angeschliffene Fläche beim Essen von schwarzen Früchten sich für längere Zeit verfärbt.

Ein guter richtiger Vorbiß sollte so sein, wie es Abb. 85d und Abb. 92 darstellt, d. h. es sollten alle Zähne miteinander in Berührung bleiben.

Wenn dann die gröbsten Fehler korrigiert sind, geht man über zur automatischen Stellungskorrektur.

Alle Zähne werden gut mit Wachs umschmolzen, damit sie während der nachfolgenden Prozedur nicht aus dem Wachs gerissen werden, und dann werden alle schwach angewärmt, damit das Wachs etwas nachgiebig wird. Man verkürzt zunächst den vorderen Stützstift um $^1/_3$ mm, d. h. man hebt ihn um diesen Betrag über die Gleitfläche, auf welcher er normalerweise ruht.

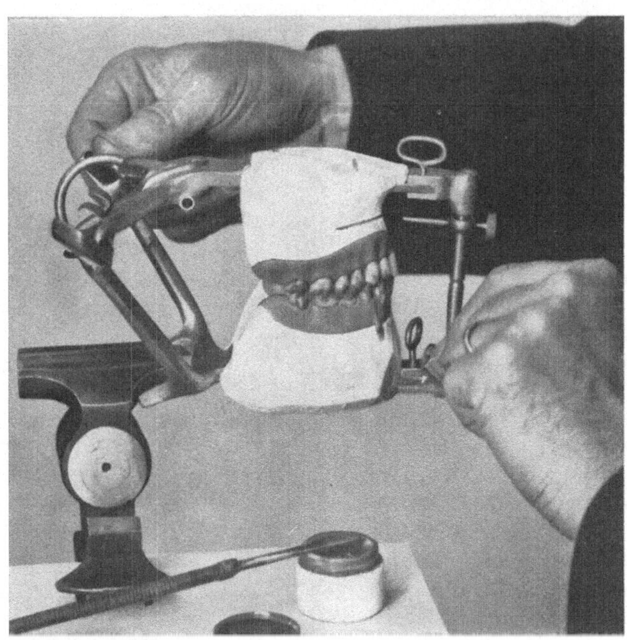

Abb. 163. Automatisches Einschleifen der Artikulation mit Glyzerin-Karborundum. Der Artikulator wird im Schraubstock befestigt.

Jetzt öffnet man den Artikulator etwa 1—2 mm, indem man ihn hält, wie in Abb. 162 zu sehen ist, macht eine Seitwärtsbewegung und schließt nun die Zahnreihen in Höcker-auf-Höckerstellung (Abb. 87b), indem man etwas zudrückt. Damit die Wachsplatten nicht kippen können, hält man sie wie in Abb. 162 oder man schmilzt sie an den Gipsmodellen fest. Dadurch werden die Molaren automatisch in die richtige Neigung gedrückt. Dasselbe wiederholt man auch in dem anderen Seitenbiß (Abb. 89b) und so weiter einige Male links und rechts. Auch die Vorbißstellung verbessert man in dieser Art.

Ganz falsch stehende Zähne drückt man mit dem Wachsmesser zurecht während der Seitbißstellung.

Sobald der vordere Stützstift wieder in Berührung mit seiner Gleitfläche gekommen ist, so verkürze man denselben neuerdings etwa $^1/_3$ mm und wiederhole die soeben beschriebene automatische Stellmethode. Bei dieser ganzen automatischen Stellungskorrektur achte man sorgfältig darauf, daß die Zähne immer schön über den Alveolarrändern stehen bleiben, also nicht nach außen rutschen: Sind noch kleine Fehler in der Artikulation vorhanden, so kann man dieselben durch die automatische Schleifmethode korrigieren (Abb. 163). Früher hat man geglaubt, ein anständiger Zahnarzt dürfe die Glasur der Porzellanzähne an den Kauflächen nicht anschleifen, weil dies ein Kunstfehler sei. Viele glauben auch, es werde dadurch das leichte Übereinandergleiten erschwert und

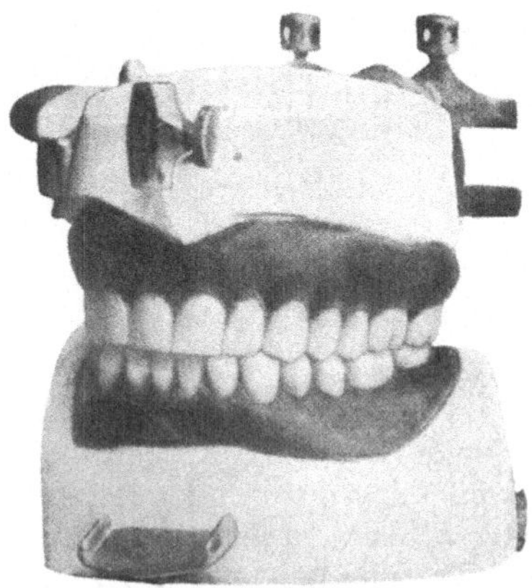

Abb. 164. Anatoformzähne in Okklusion.

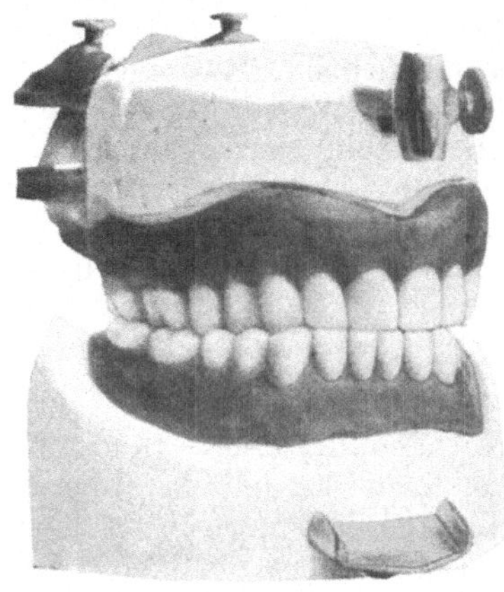

Abb. 165. Anatoformzähne beim Seitbiß auf Arbeitsseite.

doch ist das gerade Gegenteil richtig. Man versuche nur einmal zwei Glasfläschchen mit ihrer Rundung aneinander zu reiben und man wird erstaunt sein, wie schwer das geht, trotz ihrer äußerlichen Glätte. Nun schleife man aber an den gleichen Fläschchen mit einem feinen Schleifstein je eine kleine Fläche an und reibe nun diese beiden geschliffenen, unpolierten Flächen aneinander und man wird erstaunt sein über den großen Unterschied. Geradeso gleiten die automatisch geschliffenen Facetten der Porzellanzähne leichter aufeinander als die glasierten Rundhöcker. Man macht mit feinem Karborundoder auch Schmirgelpulver und Glyzerin einen Brei, gibt davon zugleich auf alle Kau- und Artikulationsflächen etwas und macht gleitende Artikulationsbewegungen, wobei aber der vordere Stützstift in Berührung mit seiner Gleitfläche sein muß, ansonst unrichtig stehende Zähne aus dem

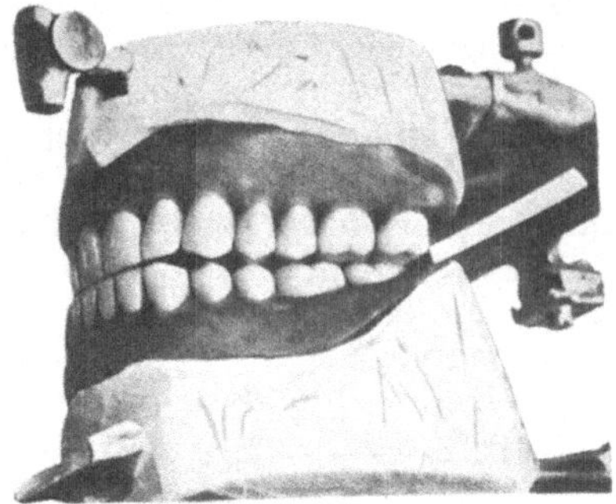

Abb. 166. Anatoformzähne beim Seitbiß auf Balancierseite.

Wachs gerissen würden. Erst nachdem man fühlt, daß sich keine Zahnhöcker mehr stark verfangen, darf man den Stützstift so weit heben, daß er ungefähr $1/_3$ mm über seiner Gleitfläche steht; man bringt ein Kautschukband über beide Gipsmodelle möglichst weit hinten in der Nähe des Artikulatorgelenkes und schleift nun wieder automatisch weiter, bis man fühlt, daß die Bewegung glatt vonstatten geht, d. h. alle störenden, zu weit vorspringenden Zahnhöcker nivelliert sind, was gewöhnlich in 2—4 Minuten erreicht wird. Man hüte sich, zuviel zu schleifen, damit keine breiten und ausgedehnten Berührungsflächen zustande kommen, da diese einen zu großen Kaudruck verlangen, wodurch die Beißkraft der Zähne leiden würde. In Abb. 110 zeigen die punktiert umrandeten Stellen, die durch das automatische Schleifen entstandenen kleinen Artikulationsflächen an Anatoformmolaren. Bei diesem automatischen Einschleifen darf man nicht nur Seitbißbewegungen machen, sondern man mache auch direkte Vorbißbewegungen, sowie aus der Vorbißbewegung direkt querverlaufende Bewegungen und verringert dabei allmählich den Vorbiß. Auch kann man direkt rotierende Bewegungen ausführen. Kurz gesagt, man bestreicht mit dem vorderen Stützstift auf seiner geneigten Auflagefläche ein dreieckiges Feld in allen möglichen Richtungen. Mit derart eingeschliffenen Zähnen kann der Patient den Mund in irgendeiner Kieferstellung schließen und es treffen immer sämtliche Zähne aufeinander.

In Abb. 164 ist ein fertig aufgestelltes und eingeschliffenes Stück abgebildet. Abb. 165 zeigt den Seitbiß der Arbeitsseite und Abb. 166 zeigt den Seitbiß der Balanceseite. Überall bleiben die Zähne in Berührung.

G. Einprobieren.

Nachdem die Zähne aufgestellt und die Stücke ordentlich ausgewachst sind, nimmt man die letzte Probe im Munde vor. Um zu untersuchen, ob die Prämolaren und Molaren an der richtigen Stelle über dem Alveolarrand stehen, um das Umkippen der Stücke zu verhindern, drückt man mit dem Zeigefinger auf alle diese Zähne oben und unten, links und rechts. Sobald hierbei die Prothese kippt, muß man die betreffenden Zähne weiter zungenwärts besser über den Alveolarrand stellen.

Das große Geheimnis, eine schöne, d. h. natürliche und künstlerische Zahnstellung zu erzielen, besteht darin, daß man die Frontzähne definitiv zurechtstellt, während der Patient die aufgewachsten Stücke im Munde hat; denn nur, wenn man Lippen, Nase, Augen usw., kurz den ganzen Gesichtsausdruck vor sich hat, kann dies richtig geschehen, nicht aber im bloßen Artikulator, selbst wenn sämtliche Richtlinien noch so genau genommen wurden!

Um Stellungsfehler der Schneidezähne aufzufinden, darf man jedoch nicht mit den Fingern die Lippen des Patienten öffnen, sondern soll einfach mit ihm sprechen und scherzen, damit er in ungezwungenen Lachbewegungen die Zähne zeigt. Auf diese Weise ist es auch möglich, eventuelle Fehler der zentralen Okklusion aufzufinden, wenn der Patient einmal unbewußt schluckt und dabei in die normale Okklusionsstellung beißt. Zur Sicherheit kontrolliert man auch noch einmal, ob in der zentralen Okklusion die Molaren fest aufeinander treffen, indem man probiert, das Wachsmesser dazwischen zu zwängen (Kippprobe).

H. Probieren der Aussprache.

Endlich soll noch die Aussprache kontrolliert werden. Wir haben nämlich gefunden, daß fehlerhafte Aussprache, speziell der Zischlaute s, z, st, zt, sch, nicht etwa von der Form der Zahnreihen oder der Länge der Zähne abhängt, sondern nur von der Dicke und Form der Wachsplatte hinter den oberen und unteren Frontzähnen, speziell etwa 1 cm hinter den oberen Schneidezähnen (Abb. 142a). Man gibt also dem Patienten etwas laut zu lesen oder spricht ihm Sätze vor, in denen viele Worte mit Zischlauten vorkommen; gelingen diese nicht gut, so trägt man an besagter Stelle mehr Wachs auf oder schneidet solches weg bis die beste Aussprache erzielt ist (Missisippi).

J. Vulkanisation.

Durch unrichtiges Kautschukpressen, unrichtiges Anbringen der Überfluß-kanäle und unrichtige Vulkanisation auf nicht hartbleibendem Gips kann die schönste Artikulation mehr oder weniger verdorben werden. (Siehe hierüber meine anderweitigen Publikationen über das Vulkanisieren.)

Ist das Unterstück dick, wodurch ganz gewaltige Kautschukschrumpfungen entstehen, tut man gut, zuerst nur das Unterstück fertig zu vulkanisieren. Im Munde läßt man dann die schwach erwärmten oberen Zähne gegen das fertige Unterstück beißen, damit sich die Okklusion der Zähne wieder richtig stellt und erst dann wird auch das Oberstück vulkanisiert.

K. Definitives Einschleifen der Artikulation.

Hat sich durch die verschiedenen Fehlerquellen der Vulkanisation die Artikulation etwas verändert, so muß dies im Munde des Patienten nach-artikuliert werden. Bevor überhaupt mit dem Schleifen begonnen wird, unter-sucht man, ob die Zähne links und rechts und vorne und hinten in zentraler Okklusion gleich hart aufeinander beißen.

Zu diesem Zwecke nimmt man einen Papierstreifen (etwa 5—7 mm breit), läßt den Patienten darauf beißen und versucht nun den Papierstreifen zwischen den Zähnen hervorzuziehen. Zwischen denjenigen Zähnen, wo der Papierstreifen zerreißt, nimmt man zuerst die Artikulationsprobe vor mit dem gefärbten Artikulationspapier. Ist nämlich die Zahnreihe links z. B. zu hoch und der Patient beißt hart auf diese Seite, so kippt die Prothese auf der rechten Seite und würden daselbst, trotzdem hier die Zähne zu kurz sind, Farbpunkte entstehen, wenn man zufälligerweise zuerst hier begonnen hätte die Farbprobe zu machen. Würden nun ganz urteilslos diese Farbstellen rechts beschliffen, so würde der Biß dadurch noch niedriger als er bereits ist, der Fehler würde also durch das Schleifen eher größer als kleiner. Dieselbe Regel gilt auch in der Richtung von vorn nach hinten. Erst wenn der Patient sowohl hinten und vorne, als auch links und rechts gleich hart aufbeißt, darf man daran gehen, ohne Zuhilfenahme des Papierstreifens mit dem gefärbten Artikulationspapier die Seitbiß- und Vorbißstellungen zu untersuchen.

Es kann aber auch vorkommen, daß wenn der Patient sehr fest zubeißt, daß dann die Zähne auf der Kippseite so stark gegeneinander kippen, daß der Papierstreifen derart festgehalten wird, daß er eher reißt, als daß er zwischen den Zähnen hervorgezogen werden könnte. Es ist also selbst bei dieser im allgemeinen gut arbeitenden Methode möglich, daß man sich irren kann.

Mit nachfolgender Methode aber ist es möglich, die feinsten Kippfehler noch herauszufinden:

Man preßt die obere Prothese zunächst von Hand gut gegen den Gaumen und hält sie in dieser Lage fest mit Daumen und Zeigefinger einer Hand, indem man diese Finger links und rechts an die Wangenseite der ersten oberen Molaren hält. Jetzt läßt man den Patienten zubeißen, zunächst in zentrale Okklusion und nachher noch in die laterale und in die protrusive Okklusion. Kippt dabei die Prothese auch nur eine Spur, so fühlt man die Kippbewegung deutlich entweder im Daumen oder im Zeigefinger und weiß somit genau, ob das Kippen links oder rechts usw. stattfindet. Dieselbe Probe kann man auch in der Richtung von vorn nach hinten vornehmen mit entsprechender Finger-haltung, sowie auch an der unteren Prothese.

An den der Kippseite gegenüber liegenden Zähnen wird dann die Probe mit dem Farbpapier gemacht und die Kontaktpunkte beschliffen. Man darf nun aber nicht urteilslos jeden vom schwarzen Artikulationspapier markierten Druckpunkt wegschleifen, sondern man verfahre nach folgenden zwei Regeln:

1. **Markierpunkte, die bei zentraler Okklusion entstehen, dürfen sowohl am Oberstück als am Unterstück weggeschliffen werden,** aber immer mehr vom Rinnenpunkt als vom Höckerpunkt, damit sich die Kauflächen nicht zu sehr abflachen.

2. **Markierpunkte, die bei den Kaubewegungen entstehen, sollten in der Regel nur an denjenigen Stellen abgeschliffen werden, welche in der Ruhelage (also der zentralen Okklusion) keine Funktion haben, d. h. frei über die Gegenzähne hinausragen** und daher erst bei den Kaubewegungen Kontakt erhalten. Diese Stellen befinden sich gewöhnlich beim Normalbiß an den bukkalen Höckern der oberen Zähne und den lingualen Höckern der unteren Zähne. Beim Kreuzbiß ist das Umgekehrte der Fall.

Wenn man eine schön glatt gleitende Artikulation herstellen will, kann man noch folgendermaßen vorgehen (nach Dr. Tench-New York): Man trocknet außer dem Munde die Kauflächen der Zähne, bestreicht dieselben mit einer Mischung von geschmolzener Kakaobutter und feinem Karborundpulver, legt die Prothesen in den Mund, hält das Unterstück mit den Fingern fest an seinem Platz und läßt den Patienten alle möglichen Gleitbewegungen ausführen. Dadurch werden die Zähne im natürlichsten aller Artikulatoren individuell zurechtgeschliffen. Für nervöse Patienten ist dies allerdings keine angenehme Prozedur.

Die besten Resultate erhält man nach der neuen Methode von Tench (New York). Nachdem die Zähne im Wachs aufgestellt und im Munde des Patienten einprobiert sind, wird zunächst nur das Unterstück mit seinem Gipsmodell aus dem Artikulator entfernt und an dessen Stelle weicher Gips gebracht, dann schließt man den Artikulator in zentrale Okklusion derart, daß sich gerade die Kauflächen der oberen Zähne in Gips abdrücken. Hierauf kann man auch das Oberstück mit seinem Gipsmodell aus dem Artikulator entfernen und mit dem Unterstück vulkanisieren und polieren und dem Patienten einsetzen. Nach 2—4 Tagen nimmt man im Munde des Patienten einen sog. Kontrollbiß, indem man auf die unteren Prämolaren und Molaren schwarzes Wachs (auf welchem die Porzellanzähne in den Handel kommen) schmilzt und den Patienten in zentrale Okklusion beißen läßt. Dadurch werden alle Fehler, welche durch die Kautschukschrumpfung während der Vulkanisation entstanden sind, ausgeglichen. Jetzt wird das obere Gebiß in den Gipsabdruck seiner Kauflächen in den Artikulator gelegt, in die Tiefe der Alveolarrandrinne Watte gelegt und frisch an den Oberteil des Artikulators gegipst. Hierauf wird das Gipsstück vom Unterteil des Artikulators entfernt und das Unterstück samt dem Kontrollbißwachs an das Oberstück mit einigen Wachstropfen befestigt. Nun wird auf den unteren Artikulatorbügel wieder frischer Gips gegossen und der Artikulator geschlossen, um so auch das Unterstück neu im Artikulator zu befestigen. Jetzt befindet sich also die ganze vulkanisierte Prothese wieder genau in derselben Lage im Artikulator wie das im Wachs aufgestellte Gebiß war. Die Gelenkbahnneigung und die Schneidezahnführung werden auf ihren ursprünglichen Neigungswinkel gebracht, falls man unterdessen den Artikulator anderweitig verwendete. Nachdem das schwarze Wachs zwischen den Zähnen entfernt ist, werden die Zahnreihen frisch mit Karborundpulver in den neuen Biß eingeschliffen.

Bei dieser Kontrollbißnahme nach Tench erreicht man noch etwas anderes, sofern das Wachs nicht zu weich war. Nämlich dadurch, daß auf eine kalte Wachsschicht, welche links und rechts je drei Zähne bedeckt, gebissen wird, wird ein derart starker Druck auf die Schleimhaut der Alveolarränder ausgeübt, daß sich die obere und die untere Prothese setzt, weil die Schleimhaut nachgibt (resiliert). Dadurch kommen die oberen und unteren Zähne in eine andere gegenseitige Lage, und zwar in die richtige Lage, die sie während dem Kauakte haben müssen. Alles Fehlerhafte ihrer Lage wird durch das Kontrollbißwachs ausgeglichen und für diese neue Funktionslage werden sie dann durch das Einschleifen korrigiert. Dafür okkludieren die Zähne aber nicht mehr genau in einer drucklosen Okklusion, was selbstverständlich bedeutungslos ist. Die Hauptsache ist, daß sie beim Kaudruck eine richtig ausbalancierte Okklusion ergeben. Bei dieser Kontrollbißnahme muß man achtgeben, daß der Patient in die genaue zentrale Okklusion beißt, was man bei den nicht mit Wachs bedeckten Schneidezähnen kontrollieren kann. Ferner muß man darauf sehen, daß das Kontrollbißwachs nirgends durchgebissen ist bis zur gegenseitigen Berührung oberer und unterer Zähne, weil dadurch ein ungleicher Druck entstünde. Der Kontrollbiß muß also porzellanfrei sein!

Wer noch nie eine solche Prothese in Funktion am Patienten beobachtet hat, weiß nicht was man unter genauer Artikulation versteht.

Das Phänomen der „Resilenz", wie es Supplee zuerst beschrieben hat, kann jedermann leicht nachprüfen, indem man zwischen die Molaren rechts z. B. einen Papierstreifen von etwa $^1/_4$ mm Dicke legt und schwach zubeißt. Man fühlt dann, daß sich die Zahnreihen links nicht berühren, sobald man aber mehr Kaudruck anwendet, können die linken Zähne auch in Berührung gebracht werden, weil die Wurzelhaut der Zähne rechts resiliert.

Bei einem Prothesenträger findet überdies auf der rechten Seite noch eine Kompression der Schleimhaut statt. Dasselbe Experiment gelingt auch mit einem $^1/_2$ mm dicken Papierstreifen und oft sogar mit einem noch dickeren. Diese Resilenz der Gewebe ist die Ursache, warum man bei Prothesen im Munde des Patienten kleine Artikulationsfehler nicht wahrnehmen kann und so zu dem irrtümlichen Glauben kommen kann, daß es gleichgültig sei, ob die Zähne nach einer individuell eingestellten Gelenkbahn eingeschliffen sind oder nicht.

Was aber der Zahnarzt nicht sehen kann, das fühlt der Patient sehr gut, und er fühlt sich nur wohl mit einer individuell eingeschliffenen Prothese.

Ein unäquilibriertes Resilenzphänomen kommt auch zustande bei der Bißnahme, wenn die Bißränder der Probierschablone nicht gleichmäßig erwärmt resp. erweicht sind, links und rechts oder vorn und hinten; auch wenn die Erweichung nicht überall gleich tief reicht.

Aus diesem Grunde ist es möglich, daß man schon bei der Bißnahme keine spannungsfreie gut äquilibrierte Okklusion erreicht. Derartige Fehler der Okklusion können nun mit Hilfe der hier beschriebenen Einschleifmethode der schon fertig vulkanisierten Prothese wieder ausgeglichen werden.

L. Von der Norm abweichende Verhältnisse.

Viele Patienten haben einen angeborenen vorstehenden Unterkiefer, die sog. Progenie (vor der Normallinie NN in Abb. 167a). Wenn dann die natürlichen Zähne verloren gegangen sind, bleiben diese Kieferverhältnisse bestehen und können die künstlichen Zähne nicht normal (Abb. 167b) gestellt werden. Die unteren Frontzähne müssen dann mehr einwärts neigen und die oberen mehr vorwärts. Das Zentrum des seitlichen Frontzahnbogens liegt dann unterhalb der Kaufläche hinter den ersten Molaren (Abb. 167a).

Umgekehrt kann der Oberkiefer angeborenerweise zu weit vorstehen vor der Normallinie NN, die sog. Prognathie (Abb. 167c). In diesem Falle müssen die künstlichen Frontzähne oben mehr einwärts stehen und unten mehr vorwärts als normal (siehe Abb. 167c). Das Zentrum des seitlichen Frontzahnbogens liegt dann oberhalb der Kauebene hinter den ersten Molaren. Bei der Prognathie müssen die Frontzähne meistens direkt auf das Zahnfleisch aufgeschliffen werden, weil ein künstlicher Zahnfleischrand die Oberlippe zu weit vortreiben würde.

Am besten kann man den Gesichtsausdruck der Patienten aber verbessern, wenn direkt nach der Extraktion der Zähne der zu weit vorstehende Alveolarrand sinngemäß reseziert wird.

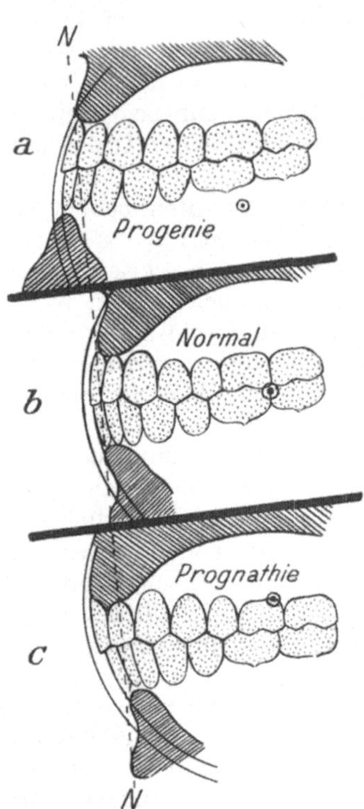

Abb. 167. Stellung der Schneidezähne bei normalen und abnormalen Kieferverhältnissen. Man beachte die jeweilige Lage des hinter den ersten Molaren gelegenen Zentrums für die Neigung der Schneidezähne.

Unregelmäßige Stellung. Künstlichen Gebissen sieht man ihre Unechtheit gewöhnlich nur deshalb sofort an, weil die Zähne allzu ideal gleichmäßig stehen, man könnte sagen, übernormal sind in bezug auf Form, Farbe und Stellung. Man kann daher das Aussehen der künstlichen Zähne in folgender Art natürlicher gestalten.

Erstens. Durch kleine Unregelmäßigkeiten in der Stellung der Frontzähne, indem man z. B. oben den seitlichen Schneidezahn schwach dreht, mit seiner mesialen Ecke, entweder vorwärts oder rückwärts. Im Unterkiefer die Schneidezähne nicht in eine Ebene stellt, z. B. die beiden mittleren entweder etwas vorsetzt oder zurücksetzt. Oder die unteren Eckzähne mit ihrer mesialen Ecke etwas über den seitlichen Schneidezahn vorstellt und verdreht. Es ließe sich ein großes Kapitel hierüber schreiben, leider gestatten es aber hier die Raumverhältnisse nicht.

Am besten fährt man, wenn man sich eine kleine Sammlung anlegt von Abdrücken natürlicher Unregelmäßigkeiten, die man als Muster verwendet bei der Stellung der künstlichen Zähne. Man hüte sich aber vor Übertreibungen und setze sich vorher mit dem Patienten ins Einvernehmen.

Zweitens. Durch kleine Unregelmäßigkeiten in der Farbe, indem man einen oder zwei Zähne etwas anderer Farbe in die Zahnreihe setzt.

Drittens. Durch unregelmäßige Gestaltung der Schneidekante, dadurch, daß man nicht alle Schneidezahnkanten auf das gleiche Niveau setzt oder nicht alle in gleicher Richtung; auch durch Einschleifen kleiner Schmelzausbrüche, um so den eintönigen Verlauf der Kantenlinie etwas zu unterbrechen.

Viertens. Durch Anbringen von Goldfüllungen in den Schneidezähnen oder sogar durch Anbringung von Goldkronen im Bereiche der Prämolaren.

Fünftens. Durch Bemalung mit Porzellanfarben, indem man einzelne Flecken nach Art der typischen Schmelzverfärbungen anbringt.

Sechstens. Durch Kombination aller hier erwähnten Mittel.

NB. Alle diese Abweichungen von der Norm müssen aber sehr delikat gemacht werden, ansonst sie eher Verunstaltungen sind als Verschönerungen.

IV. Messung der Kieferbewegungen und Distanzbestimmung in drei Richtungen.

(Nach der praktischen Methode.)

Nachdem bis hierher die allgemeinen Regeln zur Herstellung eines vollständigen Zahnersatzes gegeben worden sind, sei es mir gestattet, noch kurz die Verwendungsweise meines verstellbaren Artikulators zu beschreiben. Ich glaube damit manchem einen Dienst zu erweisen, der noch nicht in das umstürzlerische Lager übergetreten ist, in dem der Schlachtruf ertönt: „Das Artikulationsproblem ist gelöst, die weitere Suche nach „Gelenkartikulatoren“, die individuell arbeiten, ist verfehlt, ein gewöhnlicher Drahtscharnierartikulator genügt vollständig.“

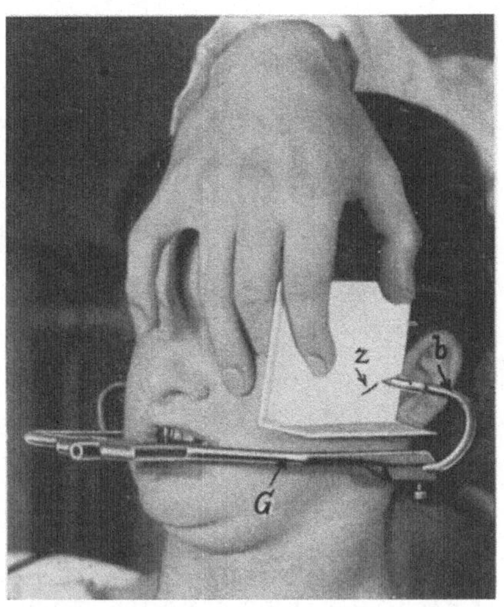
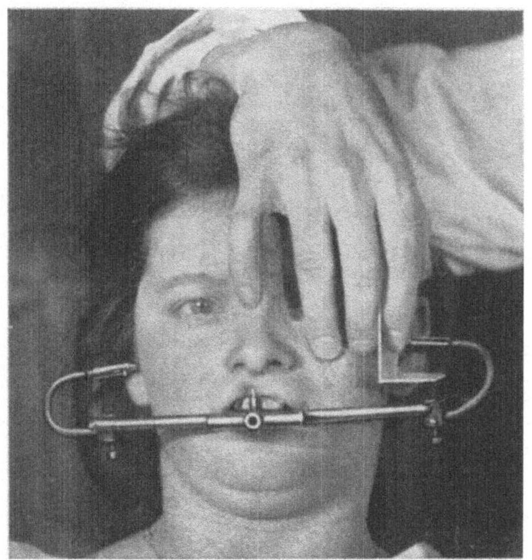

Abb. 168.   Abb. 169.

Abb. 168. Registrierung der vorwärts- und abwärts gerichteten Kondylenbahn auf sagittal gerichteter Schreibfläche. G = Gesichtsbogen, befestigt an der unteren Probierschablone mit Hilfe der Scharnierschablone; b = verstellbarer Arm zur Einstellung der Schreibspitze auf die Kondylengegend (siehe Abb. 172); z = registrierte Gelenkbahnneigung. NB. Die Schreibfläche muß direkt vorwärts gerichtet sein und muß parallel zum Gesichtsbogen gehalten werden, weil nur so ein sicherer Schluß auf die Neigung der Kondylenbahn gezogen werden kann. Der Gesichtsbogen dient auch als Greifzirkel zur räumlichen Orientierung der Gipsmodelle zur Gelenkachse des Artikulators (siehe Abb. 176).

Abb. 169. Zeigt dasselbe wie Abb. 168 aber von vorne. Unter der Oberlippe sieht man den Registrator für die Schneidezähne.

A. Der Gesichtsbogen.

Der Gesichtsbogen dient dazu, erstens die vor- und abwärts gerichtete Kondylenbahn aufzuzeichnen (Abb. 168), und zweitens die räumliche Entfernung der Alveolarränder von der Kondylenachse zu messen. Durch letzteres ist es auch möglich, die Gipsmodelle richtig in den Artikulator einzugipsen (Abb. 176).

Der Gesichtsbogen wird wie bis anhin mit Hilfe der Scharnierschablone auf der unteren Probierplatte (Abb. 130) mit dem Unterkiefer verbunden. Der

Gesichtsbogen ist so schwer gemacht und derart ausbalanciert, daß er ohne weiteres genügend fest im Munde hält, ohne daß es nötig wäre, ihn am Kinn festzuklemmen (Abb. 172).

B. Registrierung der individuellen Verhältnisse.

Nach diesen einleitenden Bemerkungen wollen wir nun den Vorgang einer Messung betrachten.

Registrierung der abwärts gerichteten Kondylenbahn. Voraussetzung zu diesen Messungen ist, daß ordentliche Bißschablonen gemacht werden und damit ein guter äquilibrierter Biß in zentraler Okklusion genommen wurde

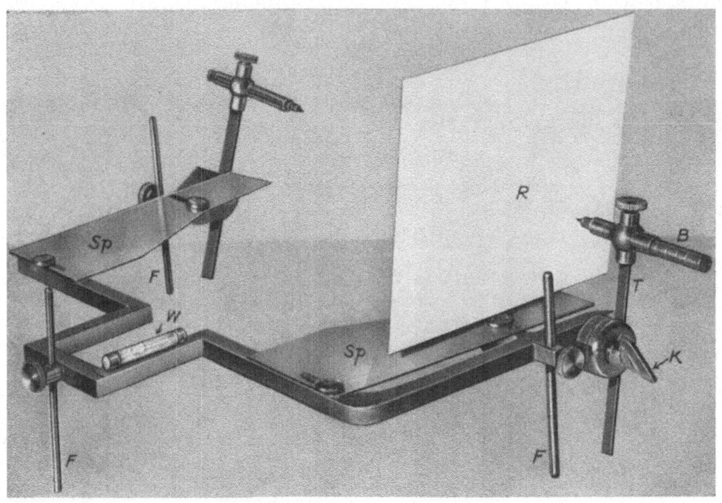

Abb. 170. Der neue Gesichtsbogen mit den drei Stativ-Füßchen F F F und den beiden Spiegeln Sp. In diesen Spigeln spiegelt sich die untere Kante des Registrierkartons R und muß man sich daher nicht bücken zur Kontrolle der Parallelität zwischen Kartonrand und Spiegel. Beim Registrieren der sagittalen Gelenkbahn mit diesem neuen Gesichtsbogen braucht man den Registrierkarton R unten nicht mehr umzubiegen, weil die Spiegel seitlich verschiebbar sind und deshalb immer unter den Kartonrand zu liegen kommen. T ist der Träger für den Bleistifthalter B, welcher allseitig frei beweglich ist und mit der Klemmschraube K fixiert werden kann. Die Wasserwage W gestattet die Füßchen F derart zu stellen, bis der Gesichtsbogen horizontal steht (siehe Abb. 318).

(siehe Kapitel über die Bißnahme) und die Scharnierschablone an die untere Bißschablone aufgesetzt ist (Abb. 130). Die Bißflächen der Probierschablonen sollten nicht eingefettet werden in der Absicht, ein gutes Aufeinandergleiten derselben zu erzielen, denn es würde durch das Einfetten nur eine starke Adhäsion erzeugt, die verschiedene Registrierfehler zur Folge hätte. Die Bißflächen dürfen daher nur mit Talkpulver eingerieben werden.

Dann wird der Gesichtsbogen an die beiden aus dem Munde hervorragenden Stangen gesteckt (Abb. 172) und die verstellbaren Arme mit den Graphitspitzen derart eingestellt, daß die letzteren über der Kondylengegend (1 cm vor dem Tragus des Ohres, Abb. 172 C) die Haut berühren. Es ist die Stelle, bei der man mit dem Finger den Kondylus fühlt, während seinen Vor- und Rückwärtsbewegungen während dem Öffnen und Schließen des Mundes. Man stelle also die Graphitspitzen ein, auf die am meisten rückwärts liegende Stellung des Kondylus. Nun läßt man den Patienten den Mund öffnen, befiehlt die

Lippen zu schließen und zu schlucken, um den Unterkiefer in seine rückwärtige Ruhelage zu bringen, und hält dann ein quadratisches Stück dünnen Karton, 10×10 cm groß, dessen unterer Rand etwa 1 cm breit umgebogen ist, derart in der Kondylengegend unter die Graphitspitze, daß der umgebogene Rand parallel zum Gesichtsbogen verläuft (Abb. 168). Auch achte man darauf, diesen Karton ungefähr parallel zur Sagittalebene zu halten, mit anderen Worten direkt nach vorne gerichtet (Abb. 169). Um den Karton unbeweglich am Kopfe des Patienten festhalten zu können, lege man das Handgelenk fest auf den Scheitel des Patienten, den Ringfinger sichere man gut auf dem Oberkiefer neben dem Nasenflügel und drücke den hinteren Teil des

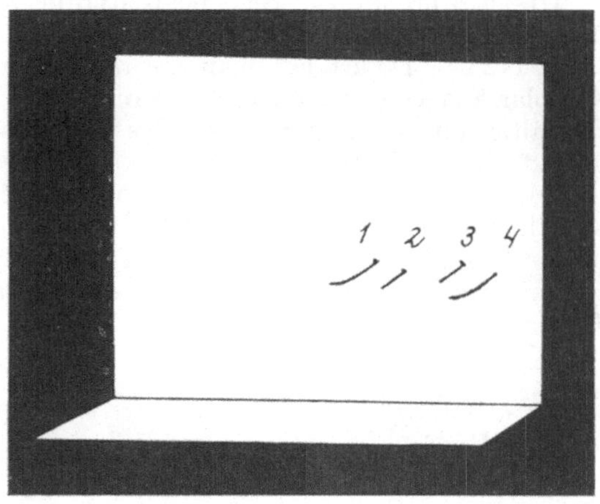

Abb. 171. Der Registrierkarton von Abb. 168 mit Registrierungen der Neigung der Gelenkbahn. Sind alle vier Bahnen parallel, so darf man annehmen, daß die Aufzeichnung gelungen ist. Die Gelenkbahn 1 und 4 wurde erhalten durch Öffnungsbewegungen und die Bahnen 2 und 3, durch Vorbiß und Rückbiß, die letzteren Bewegungen sind vorzuziehen bei der Registrierung, weil man so nur die brauchbare Strecke a, Abb. 177, erhält.

Kartons mit dem Daumen fest gegen die Schläfengegend, während der vordere Teil des Kartons mit Zeige- und Mittelfinger gehalten wird (Abb. 168). Mit diesen beiden Fingern kann dann der Karton so gedreht werden, bis der untere umgebogene Rand parallel zum Gesichtsbogen verläuft. Der Abstand vom Gesichtsbogen soll etwa 1 cm betragen (Abb. 169). Um die Parallelität festzustellen, beobachte man das Spiegelbild des unteren Kartonrandes auf dem Spiegel des Gesichtsbogens (Abb. 170). Damit man den Patienten mit

den Graphitspitzen nicht sticht, werden dieselben in deren Schutzhülse zurückgeschoben und erst im Moment der Registrierung hervorgelassen.

Jetzt läßt man den Patienten Vorbißbewegungen machen, etwa ein- bis zweimal, und die diesseitige Aufzeichnung (Abb. 168z) der abwärts und vorwärts gerichteten Gelenkbewegungen ist fertig, wonach man auf einem anderen Kartonstück die anderseitige Aufzeichnung der Kondylenbahn macht. Um sicher zu sein, daß man den Karton ruhig und parallel zum Gesichtsbogen gehalten hat, mache man zwei bis vier derartige Registrierungen nebeneinander. Laufen letztere gut parallel zueinander, so kann man annehmen, daß dieselben genau ausgefallen sind.

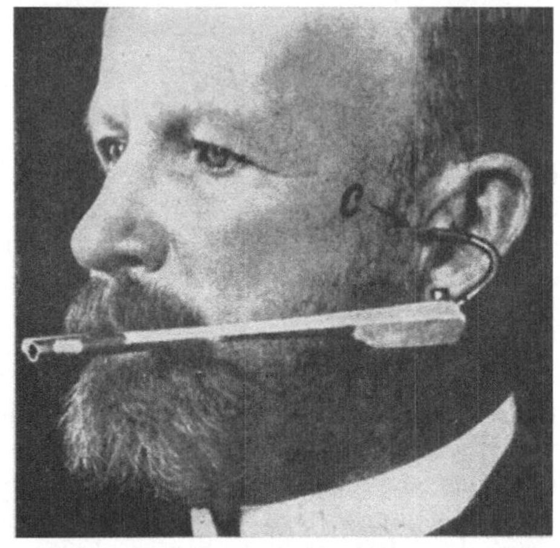

Abb. 172. C = Stelle des Gelenkkopfes, auf den die Bleistifte des Registrators eingestellt werden, 1 cm vor dem Tragus des Ohres.

Distanzmessung. Sind beidseitig die Aufzeichnungen gemacht, so bringt man beide Graphitspitzen in Berührung mit der Haut über den Kondylen (Abb. 172 C). Derart hat man die räumliche Lage der Kondylenachse zu den Alveolarrändern gewonnen und kann jetzt den Gesichtsbogen abziehen und sorgfältig aufbewahren bis man das Eingipsen der Modelle in den Artikulator gemäß dieser Distanzmessung (Abb. 176) vornehmen will. Auf diese Weise ist es möglich, unsymmetrisch geformte Unterkiefer, d. h. solche, die kein gleichschenkliges und gleichwinkliges Dreieck bilden, richtig wiederzugeben, ohne einen Artikulator zu benötigen, der seitlich breiter oder schmäler gemacht werden kann, weil auf diese Weise die Gipsmodelle von selbst in die richtige Lage zur Kondylenachse eingegipst werden.

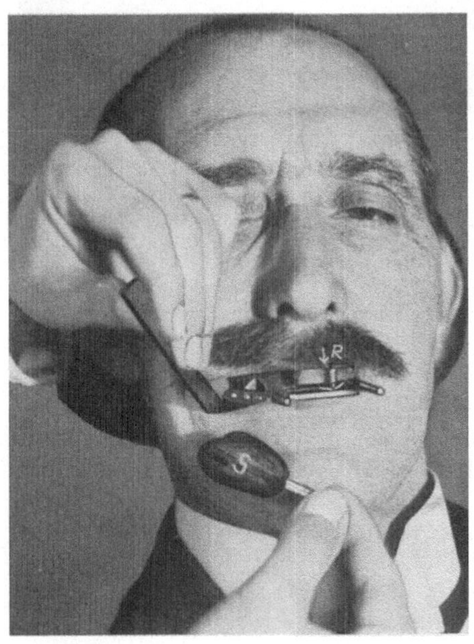 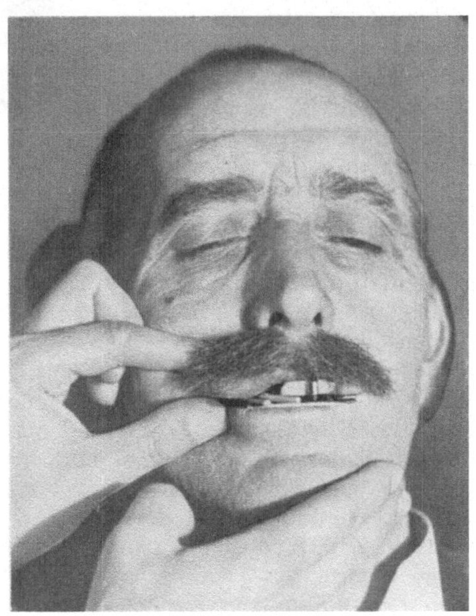

Abb. 173.　　　　　　　　　　　　　　　　　Abb. 174.

Abb. 173 und 174. Das Anbringen der Schlüsselstücke S aus Abdruckmasse.

Fixierung der zentralen Okklusion resp. der normalen Ruhebißlage, die man nach den im Abschnitt „Sichere Methode" gegebenen Regeln erhalten hat. Man schneidet in der Prämolarengegend in die Außenseite der oberen Bißschablone Keileinschnitte, wie sie in Abb. 131 k und 173 zu sehen sind, um dann im Munde des Patienten die in Abb. 175 bei S sichtbaren Schlüsselstücke einzusetzen, welche die richtige Bißlage fixieren. Man verfahre in folgender Reihenfolge:

Man versucht zuerst die in Abb. 173 dargestellte Kieferstellung zu erhalten, indem man den Patienten ersucht den Unterkiefer vor- und rückwärts zu verschieben. Sobald man sieht, daß der Unterkiefer seine äußerste rückwärtige Stellung erreicht hat, d. h. wenn der Registrierstift sich genau vorne im Winkel W der Abb. 133 und 173 des registrierten Spitzbogens befindet, befiehlt man dem Patienten ruhig zu halten, damit man diese richtige rückwärtige Ruhebißstellung des Unterkiefers fixieren kann. (Es gibt hier und da Patienten mit pathologisch veränderten Kiefergelenken, die nur unsymmetrische Spitzbögen registrieren, oder nur auf eine Seite Bewegungen machen können, oder

sogar überhaupt keine Bewegungen zustande bringen. Mit Hilfe des Registrierfederchens wird es aber immer gelingen, die zentrale Okklusion, d. h. die
vorderste Stellung des Federchens zu ermitteln.) Diese Kieferstellung wird nun
folgendermaßen fixiert:

Man erweicht ein Stückchen Abdruckmasse so groß wie die kleine Finger-
beere, steckt es an ein Zündholz (Abb. 173 S), öffnet mit einem Mundspiegel
den Mundwinkel etwas (Abb. 173) und schiebt die schwach weiche Abdruckmasse über die Stelle der seitlichen Keileinschnitte der Abb. 131 und drückt sie
durch Druck von außen auf die Wange an den Bißrand der Probierschablone
an (Abb. 174). Es muß darauf geachtet werden, daß die Abdruckmasse, welche
das Schlüsselstück bilden soll, nicht nur gegen die Keileinschnitte des oberen
Bißrandes gedrück wird, sondern auch gegen die Knöpfchen an den Flügeln
der unteren Scharnierschablone. Dies macht man links und rechts und erhält

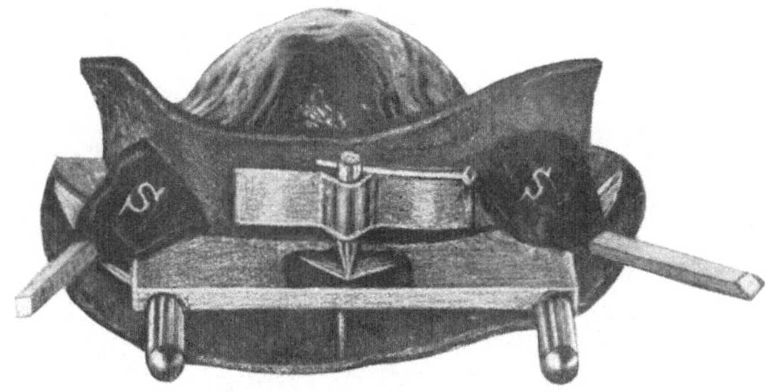

Abb. 175. Obere und untere Probierschablone nach beendeter Registrierung, durch die
Schlüsselstücke S S zusammengehalten. In der Mitte der Köhlerschen Scharnierschabolne
sieht man den Spitzbogen der Schneidezahnbahn. Die Spitze des Registrators befindet
sich genau im Winkelpunkte und sichert so die zentrale Okklusion.

so zwei Schlüsselstücke (Abb. 175 SS), welche es ermöglichen, die Probierschablonen außer dem Munde wieder in die genau gleiche Lage zueinander zu
bringen, die sie im Munde des Patienten hatten. Durch diese Methode erhält
man viel genauere Resultate als mit Hilfe der trügerischen seitlichen Einschnitte
in den Bißrand und kommt man nicht in den Fall, die Zähne eventuell zweimal
aufsetzen zu müssen oder gar die ganze Prothese zweimal zu machen. Diese
ganze hier beschriebene Registrierung der Kieferbewegung kann bei einiger
Übung in 5 Minuten leicht gemacht werden. Nachdem die Zahnfarbe noch
ausgewählt ist, kann der Patient entlassen werden.

C. Das Übertragen auf den Artikulator.

(Nach der praktischen Methode.)

Vorbereitung. Bevor mit dem Einstellen der Modelle in den Artikulator
begonnen wird, soll der vordere Stützstift auf seine geringste Länge geschraubt
werden, so daß er oben etwa 2 mm über das Loch hervorsteht, in dem er festgeklemmt ist, denn der ganze Artikulator ist auf diese Stellung justiert.

1. Räumliche Einstellung der Modelle in den Artikulator.

Um die Aufzeichnung des Registrierfederchens im schwarzen Wachse nicht zu zerkratzen, wird dieses mit einem Stückchen von einem Zündhölzchen in die Höhe geheftet. Nachdem die beiden Schlüsselstücke an ihren richtigen Platz gelegt sind, so daß die Probier- und Bißplatten genau in die gegenseitige Normallage gebracht sind, werden die beiden Schlüsselstücke mit etwas Wachs an die Probierplatten festgeschmolzen (Abb. 175, S). Jetzt legt man die Gipsmodelle in die Probierplatten und bindet mit einer Schnur beide zusammen

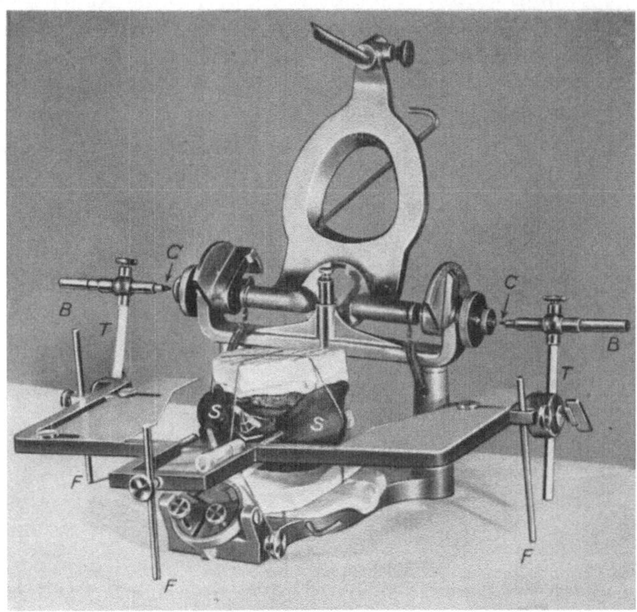

Abb. 176. In die beiden Bißschablonen, die durch die Schlüsselstücke S S zusammengehalten sind, werden die beiden Gipsmodelle mit einer Schnur befestigt und das Ganze an den Gesichtsbogen gesteckt. Die Füßchen F F F werden in der Höhe derart eingestellt, daß die Registrierbleistifte auf die Höhe der Kondylenachse C C kommen. Die horizontalen Bleistifthalter B werden um gleiche Teile nach außen verstellt, bis der Gesichtsbogen so an den Artikulator geschoben werden kann, wie diese Abbildung zeigt. Die Träger T für die Bleistifthalter dürfen jedoch nicht verstellt werden. In dieser Lage wird das untere Gipsmodell am Artikulator festgegipst.

(Abb. 176), steckt sie mit den zwei Trägern der Scharnierschablone in den Gesichtsbogen und stellt das Ganze in den geöffneten Artikulator (Abb. 176), so daß die Graphitstifte auf der Höhe und in der Richtung der Kondylenachse C sich befinden. Das Einstellen von Abb. 176 darf natürlich nicht durch Verstellen der Bleistiftträger bewerkstelligt werden, sondern nur durch Verstellen oder Verschieben des Stativs, sowohl seitlich, als in der Höhe. Falls der Gesichtsbogen oder auch die Gipsmodelle etwas schief im Artikulator stehen, darf man sich nicht beunruhigen, denn das kann auf zwei Gründen beruhen. Erstens ist vielleicht die Scharnierschablone nicht vollkommen zentrisch auf die untere Bißschablone aufgesetzt worden, was jedoch absolut bedeutungslos ist. Zweitens kann der Patient einen stark asymmetrischen Unterkiefer haben, denn der letztere bildet ja nie ein vollkommen gleichschenkliges Dreieck (Bonwill), und diese Asymmetrie wird eben durch den Gebrauch des Gesichtsbogens automatisch auf den Artikulator übertragen, was ja im höchsten Grade wünschenswert ist.

Vor dem Festgipsen der Gipsmodelle achte man darauf (Abb. 178 St), daß der Stützstift oben etwa 2 mm über die Stellschraube hervortritt. Dies sollte man sich für sämtliche Prothesen angewöhnen als stereotype Regel, damit man beim Zähneaufstellen immer genau weiß, wie hoch der Biß im Munde des Patienten war. Man entfernt jetzt das Stativ mit Gesichtsbogen wieder vom Artikulator, bringt frischen Gips auf den Unterbügel (Abb. 176), stellt den Gesichtsbogen mit den daran befindlichen Modellen wieder in die vorhin ermittelte Lage auf den weichen Gips und gipst das Unterstück regelrecht fest.

Jetzt legt man noch Gipsbrei auf das obere Gipsmodell, schließt den Artikulator und fügt noch Gips nach durch die Öffnung im oberen Bügel und vollendet das Festgipsen des oberen Gipsmodelles. Beim Schließen des Artikulators muß man darauf achten, daß die Kondylenachse durch die seitlichen Schrauben (Abb. 56, 1) fixiert ist, damit sie sich durch den Widerstand des Gipses nicht verlagern kann.

Auf diese Weise befinden sich dann die Gipsmodelle genau in der richtigen räumlichen Lage in bezug zur Kondylenachse, wie es im Munde des Patienten ermittelt wurde, und der Gesichtsbogen kann entfernt werden.

2. Einstellung der Bewegungsbahnen am Artikulator.

a) Einstellung der abwärts gerichteten Kondylenbahn.

Man nimmt das linke und das rechte Kartonblatt (Abb. 171) mit den registrierten Kondylenbahnen zur Hand, verlängert auf beiden Blättern die praktisch verwertbare

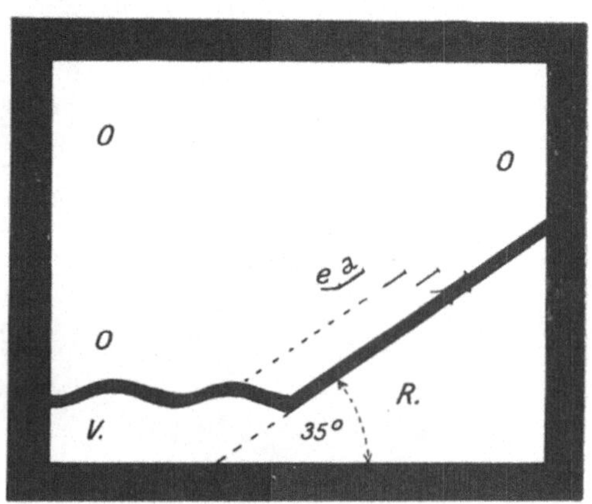

Abb. 177. Die beste der registrierten Gelenkbahnen von Abb. 171 wird in ihrer Anfangsstrecke a verlängert bis zum Kartonrand und der über der Verlängerungslinie liegende Karton O O O weggeschnitten unter Belassung des Verlängerungsstückes V. Der verbleibende Teil V.R. des Kartons wird dann verwendet wie Abb. 178 zeigt, zur direkten Übertragung der Neigung der sagittalen Gelenkbahn auf den Artikulator. Man könnte aber auch auf dem Karton den Winkel messen, den die registrierte Gelenkbahn mit dem unteren Kartonrand (bzw. dem Gesichtsbogen) bildet, in diesem Falle 35°, und diesen Winkel direkt auf der Skala 3, Abb. 178, einstellen.

Anfangsstrecke a (Abb. 177) mit einem Bleistift bis zur Umbiegungslinie des Kartons und schneidet den über der punktierten Linie befindlichen Karton weg (siehe Abb. 177 O), so, daß einem noch das unter der punktierten Linie befindliche Stück V.R. verbleibt.

NB. Die Strecke e der Kondylenbahn kommt zustande bei extremen Öffnungsbewegungen und hat daher für den Prothetiker keinen praktischen Wert. Die oberhalb der Ruhestellung befindliche Bahnstrecke 3 in Abb. 18 II hat aus demselben Grunde auch keinen praktischen Wert.

Jetzt kann man die vorwärts und abwärts gerichtete Kondylenbahn von Abb. 177 auf den Artikulator übertragen ohne Messung des Winkels, also durch direkte Übertragung, wie es in der Unterschrift zu Abb. 178 näher erklärt ist.

Nachdem dies links und rechts mit den beiden Registrierkartons gemacht ist, kann man den Gesichtsbogen vom Artikulator entfernen und ebenso die beiden Schlüsselstücke S.S., welche die beiden Bißschablonen miteinander verbanden.

b) Einstellung der Schneidezahnführung am Artikulator.

Man lockert die beiden Schrauben 14 (Abb. 56) und stellt die beiden Führungen so wie es in Abb. 59 dargestellt ist. Ferner lockert man die Schrauben 1 (Abb. 56), welche die Kondylenachse fixierten. Nun macht man mit dem Artikulatoroberteil Seitbißbewegungen zuerst auf die Seite und verstellt die entsprechende Seite der in Abb. 59 dargestellten Schneidezahnführung

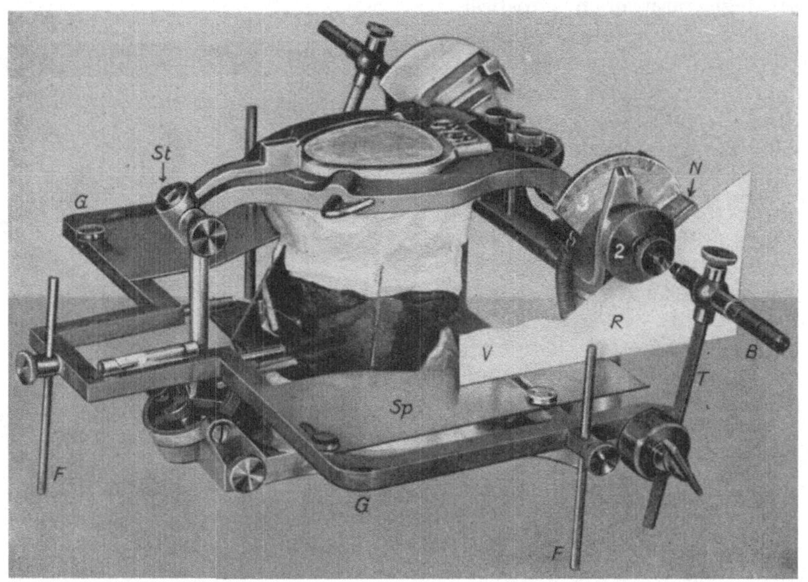

Abb. 178. Nachdem das obere Gipsmodell auch festgegipst ist, wird die vorwärts- und abwärtsgerichtete Kondylenbahn von Abb. 177 auf den Artikulator übertragen, ohne Messung des Winkels, also durch direkte Übertragung. Die Schraube 2 wird gelockert und der Teil V R des Kartenblattes von Abb. 177 an den Hals der Schraube 2 gehalten und die Kondylenbahnskala 3 so gedreht, bis der Nocken N das Kartenblatt berührt, das seinerseits auf dem Spiegel Sp. des Gesichtsbogens parallel aufliegen muß. Dies macht man links und rechts mit den beiden Registrierkartons. Jetzt hat die Kondylenbahn des Artikulators dieselbe Neigung zum Gesichtsbogen und somit auch zu den Alveolarrändern, wie es die Kondylenbahn des Patienten hatte, als sie auf den Registrierkarton R aufgezeichnet wurde.

solange, bis das Registrierfederchen R in Abb. 173 entlang der äußersten Kontur seiner Registrierung im schwarzen Wachs folgt. Sobald dies der Fall ist, fixiert man diese Führung durch die Schraube 14.

Dasselbe wird nun auch gemacht für den Seitbiß auf der anderen Seite und dann macht der Artikulator genau dieselben Seitbißbewegungen, die der Unterkiefer während der Registrierung der Schneidezahnbahn ausgeführt hat.

c) Einstellung der seitlichen Kondylenbewegung (Bennett).

Dies wird gemacht durch Lockerung der Schrauben 4 (Abb. 56) und Einstellung der beiden Führungsplatten (Abb. 58) auf Indexzahl 3. Man stellt also den Bennett nicht individuell ein, weil es allzu schwierig ist, denselben zu registrieren (wie es in Abb. 21 dargestellt ist).

Es ist für den Praktiker gar nicht nötig dies zu machen, weil genaue Untersuchungen ergeben haben, daß der Bennett keinen wichtigen Einfluß hat auf die Bewegungsrichtung der Zähne. Die Hauptsache ist, daß der Artikulator derart gebaut ist, daß er einen mittleren Bennett von 15° gestattet, was beim Trubyte-Artikulator der Fall ist.

Da es vorkommen kann, daß absichtlich oder unabsichtlich sich eine Skaleneinstellung lockert, notiert man vorsichtshalber auf dem Gips die verschiedenen Neigungswinkel, die auf den Skalen abgelesen werden können. Dann kann der Artikulator immer wieder richtig eingestellt werden.

Auf diese Weise ist es auch möglich, mehrere Prothesen in ein und demselben Artikulator in Arbeit zu haben und für jede immer wieder die richtige Einstellung zu finden. Dasselbe gilt auch für Demonstrationsgebisse, die man gelegentlich wieder in den Artikulator einstellen will.

Es kann nun mit dem Aufstellen der Zähne begonnen werden, unter Berücksichtigung der in den vorigen Abschnitten hierüber gegebenen Regeln, sowie derjenigen Regeln, die im folgenden Abschnitt enthalten sind.

Nach der Vulkanisation muß dann noch berücksichtigt werden das Kapitel III. K: „Definitives Einschleifen der Artikulation".

Über die Schneidezahnführung am verstellbaren Artikulator.

Es soll hier noch einiges bemerkt werden über die vertikale Neigung der Schneidezahnführung (Abb. 62) am Artikulator resp. die Neigung des Tellers, auf welchem der vordere Stützstift ruht und innerhalb der Schneidezahnführung (Abb. 59) gleitet. Wie schon einmal erwähnt wurde, ist der Prothetiker, nachdem der Patient seine natürlichen Zähne verloren hat, vollkommen frei, die vertikale Neigung der Schneidezahnführung beliebig zu wählen. Die palatinale Fläche der natürlichen oberen Schneidezähne hat bekanntlich eine Neigung zur Kauebene von 40—80°. Für ganze Prothesen wäre es jedoch nicht ratsam, so starke Neigungen zu verwenden, wegen der beim Vorbiß und Seitbiß entstehenden starken horizontalen vorwärts gerichteten Druckkomponente, die ein starkes Kippmoment und Schubmoment bildet. Ich habe daher früher schon empfohlen, die Schneidezahnführung nicht mehr als 40° zu neigen.

Es gibt jedoch öfters Fälle, wo noch geringere Neigungen notwendig sind, z. B. wenn das Gaumengewölbe flach ist und der untere Alveolarrand ebenfalls flach ist (Abb. 13b). Denn in solchen Fällen würden sich die Prothesen sehr leicht verschieben, sowohl bei Vorbiß und bei Seitenbiß, sowie auch bei allen intermediären Bißarten, wenn die palatinale Fläche der oberen Schneidezähne zu steil angeordnet und dazu noch ein tiefer Überbiß gewählt wird. In letzterem Falle müßten auch die Prämolaren und Molaren hohe und steile Höcker haben, um beim Vorbiß der Schneidezähne den Kontakt nicht zu verlieren. Wir können also die Regel aufstellen, daß bei flachem Gaumen und niedrigem oder flachem unteren Alveolarrand die Schneidezahnführung am Artikulator nur auf 20° bis 5° Neigung gestellt wird.

Es gibt nun aber noch einen anderen Fall, wo dasselbe nötig ist, und das ist eine abnorm steile Gelenkbahn von z. B. 40—55°. Eine derart stark geneigte Gelenkbahn würde steile und hohe Molarenhöcker erfordern, sowie eine stark ausgeprägte Kompensationskurve, um beim Vorbiß, Seitbiß und allen intermediären Bißarten den Kontakt der Molaren und damit die Stabilität der Prothesen zu sichern. Nun sind aber im Handel noch keine steilhöckerigen und hochhöckerigen Molaren und Prämolaren zu finden, und selbst wenn wir solche haben könnten, so würden sich derartige Molaren wieder schlecht eignen für die große Mehrzahl der Gaumengewölbe und Alveolarränder, weil eben solche steil-höckerigen Zähne große horizontale Druckkomponenten beim Kauen erzeugen, wodurch die Prothesen stark verschoben würden. Unsere Abb. 61 hat uns aber gelehrt, daß wenn wir bei steiler Gelenkbahn die Schneidezahnführung flach machen, es dann möglich ist, mit Neigungen der Molaren auszukommen, die weniger steil sind als die Gelenkbahn.

Die Propulsionsfacetten der modernen Prämolaren und Molaren (z. B. der Anatoformzähne) haben eine Neigung zur Kauebene von etwa 35^0. Um diese Zähne bei abnorm steiler Gelenkbahn oder auch bei abnorm flacher Gelenk-bahn nicht allzu stark verschleifen zu müssen, kann man durch Regulierung der Neigung der Schneidezahnführung immer die normale Neigung der Pro-pulsionsfacetten von etwa 35^0 erhalten, wie aus folgender Tabelle ersichtlich ist.

Da in meinem verstellbaren Artikulator die Gegend, wo sich normalerweise der erste Molar befindet, ungefähr halbwegs zwischen Gelenkbahn und Schneide-zahnführung liegt, so bekommen die Molaren eine Neigung der Propulsions-facetten, die das Mittel zwischen den Neigungen der Gelenkbahn und der Schneidezahnführung ist (Abb. 61). Hier einige Beispiele:

Gelenkbahn-neigung von:	und	Schneidezahn-führung von:	ergeben beim Molaren:
52^0	$+$	18^0	$= 35^0$
46^0	$+$	24^0	$= 35^0$
40^0	$+$	30^0	$= 35^0$

Für gutgewölbte Gaumenbögen und gute Alveolarränder dürfte man also die gegebene Gelenkbahnneigung eines Patienten mit obiger Schneidezahn-führung kombinieren. Immerhin wäre es ratsam, mit der Schneidezahnführung nicht höher als bis 30^0 zu gehen.

Bei etwas flacherem Gaumen und weniger guten Alveolarrändern kann man immer noch gute Resultate erhalten, ohne die Zähne zu stark schleifen zu müssen, wenn von der Neigung der Propulsionsfacetten nur etwa 10^0 durch die automatische Karborund-Schleifmethode (Abb. 163) weggeschliffen wird, so daß eine 25^0 starke Neigung verbleibt. Man kombiniert dann die Gelenkbahn-neigung unseres Patienten mit einer in folgender Tabelle enthaltenen Schneide-zahnführung.

Gelenkbahn-neigung von:	und	Schneidezahn-führung von:	ergeben beim Molaren:
50^0	$+$	0^0	$= 25^0$
40^0	$+$	10^0	$= 25^0$
30^0	$+$	20^0	$= 25^0$

Hat unser Patient einen sehr flachen Gaumen und fast keine Alveolar-ränder, so verwendet man folgende Schneidezahnführungen:

Gelenkbahn-neigung von:	und	Schneidezahn führung von:	ergeben beim Molaren:
50^0	$+$	-10^0	$= 20^0$
40^0	$+$	0^0	$= 20^0$
30^0	$+$	$+10^0$	$= 20^0$
20^0	$+$	$+20^0$	$= 20^0$

Durch das automatische Schleifen mit Karborund (Abb. 163) werden also die Propulsionsfacetten nur 15^0 weniger steil geschliffen und man erhält dann bei den Propulsionsfacetten viel geringere horizontale Druckkomponenten, wodurch die Prothesen beim Kauen viel stabiler werden, und die Molaren-höcker bleiben dennoch in guter Harmonie mit der Gelenkbahnneigung. Eine derartig eingeschliffene Prothese ist natürlich viel bequemer und brauchbarer für den Patienten, und er kann sich viel rascher daran gewöhnen, als an eine Prothese, die in einem Scharnierartikulator aufgestellt worden ist. An Artikulatoren, welche keine neigbare Schneidezahnführung haben, sondern nur einen vorderen Stützstift, welcher auf einer feststehenden Führung läuft, kann man sich leicht behelfen dadurch, daß man ein Blechstück mit geringerer Neigung auf dieser Führung befestigt (mit Hartwachs oder Abdruckmasse).

Die geringe Mehrarbeit und Zeit, die eine derartige Prothese erheischt, wird dadurch reichlich wieder eingeholt, daß sie viel weniger Anlaß zu Klagen und Nachkorrekturen gibt. Sollten wir daher nicht alles tun, was in unserer Macht steht, um das Los unserer zahnlosen Patienten besser zu gestalten?

Allerdings sollte sich jeder, der einen verstellbaren Artikulator kaufen will, vergegenwärtigen, daß nicht jeder, der eine Geige erster Qualität kauft, auch ein guter Spieler sein wird. Aber wer ein guter Geiger ist, braucht eine gute Geige, um sein Können voll und ganz äußern zu können.

Ich erwähne dies nur, weil viele Zahnärzte glauben, ein verstellbarer Artikulator garantiere eine tadellos funktionierende Prothese. Das Instrument allein bedingt eben nicht ein gutes Resultat, sondern nur dessen sachgemäße Verwendung. „Automatische Artikulatoren" gibt es noch nicht!

3. Das Einschleifen mit Karborundpulver.

Zum Einschleifen spannt man den Trubyte-Artikulator

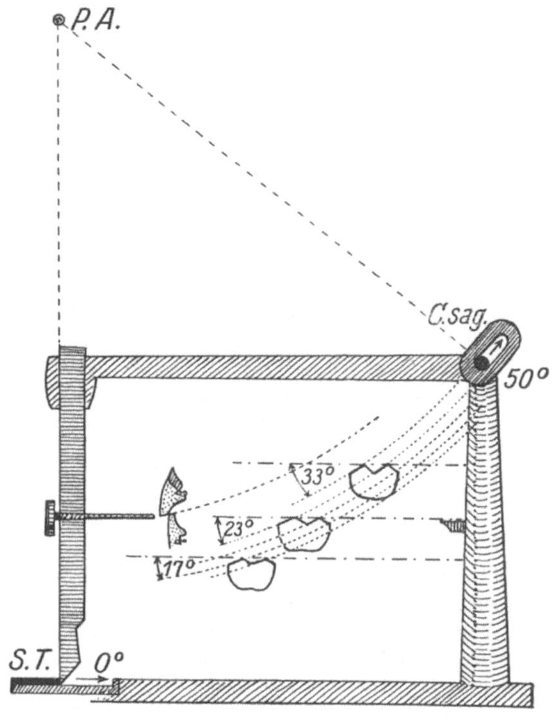

Abb. 179.

am besten mit dem Vorsprung 19 Abb. 56 in einen Schraubstock ein. Beim Einschleifen der Zähne mit Karborundpulver und Glyzerin verkürzt man mit Hilfe der Schraube den Stützstift etappenweise um einen halben Millimeter und schleift so lange bis der Stützstift wirklich auf dem Teller aufruht. Es kann nämlich leicht folgender Fehler vorkommen. Angenommen der Stützstift wird unvorsichtigerweise um 1 mm auf einmal verkürzt und dann beim Einschleifen der Stützstift zu stark nach unten auf den Führungsteller gedrückt bei den Hin- und Herbewegungen des Artikulators. Dann kann es leicht vorkommen, daß an den Kanten der Schneidezähne Stücke absplittern. Um alles dieses zu verhüten, befolge man also die Regeln: Den Stützstift etappenweise nur wenig verkürzen. Jede Etappe sicher zu Ende schleifen. Alle reibenden Teile des Artikulators gut einfetten!

Beim Schleifen versäume man auch nicht direkte Rückwärtsverschiebungen (Vorbiß) auszuführen, und schließlich führe man den Stützstift in der ganzen Schneidezahnführung herum. Das Einschleifen darf nicht zu weit getrieben werden, d. h. der Stützstift nicht zu stark gekürzt werden, damit die Zähne nicht allzu breite Schliffflächen (Facetten) erhalten und infolgedessen ihre Schneidekraft verlieren.

Wie wichtig es ist, die Gipsmodelle nicht nur aufs Ungefähre im Artikulator einzugipsen, sondern dieselben mit Hilfe des Gesichtsbogens in ihrer genauen räumlichen Lage zur Kondylenachse zu orientieren (Abb. 176), kann man leicht aus Abb. 179 ersehen. Da sind einfachheithalber drei Molaren abgebildet, von denen nur der mittlere die richtige Lage hat in bezug auf die Kondylenachse. Die beiden anderen sind entweder zu weit vorne, oder zu weit hinten, oder zu weit unterhalb, oder zu nahe der Kondylenachse.

Beim Einschleifen mit Karborundpulver erhält dann nur der mittlere die richtige individuelle Höckerfacettenneigung von 23°, während die beiden anderen sehr verschiedene Facettenneigungen erhalten, und daher im Munde des Patienten unmöglich mit der Schneidezahnführung und Kondylenführung harmonieren können, was zu unliebsamen Störungen führen kann. Natürlich können derart starke Differenzen nur vorkommen, wenn im Artikulator ein starker Unterschied besteht zwischen der Schneidezahnführung (hier z. B. 0°) und der Kondylenführung (hier z. B. 50°), wie es die mittlere Einschleiftabelle des vorigen Abschnittes erfordert. Aber selbst bei weniger großen Differenzen zwischen Kondylen- und Schneidezahnführung können Fehler in den Facettenneigungen auftreten, die groß genug sind, um vom Patienten störend empfunden zu werden.

In dieser Abb. 179 ist diese Wirkung dargestellt am sagittalen Höckerrelief bei Vorbiß (P.A. ist die scheinbare Vorbißachse), man könnte aber dieselbe Wirkung auch nachweisen am transversalen Höckerrelief bei Seitbiß.

V. Die Artikulation bei partiellen Prothesen.

Oberster Grundsatz sei, auch für teilweisen Zahnersatz, und sei es nur ein einzelner Stiftzahn, irgendeinen verstellbaren Gleitgelenkartikulator zu verwenden, damit die Porzellanzähne, Porzellanfacetten und Goldkronenhöcker usw. so gestellt werden können, daß sie nicht nur in der Okklusionsstellung ungefährdet sind durch die Antagonisten, sondern auch bei den Seitbiß- und Vorbißstellungen. Schon unzählige Stiftzahnfacetten und Goldkronen und Brücken sind zugrunde gegangen allein aus dem Grunde, weil sie nur in einem Scharnierartikulator modelliert worden sind und dann im Munde des Patienten mit ihren vorspringenden Kauflächenhöckern ganz anderen Druckrichtungen ausgesetzt waren (beachte das zu Abb. 63 Gesagte).

Die Bißnahme. Auf dem Gipsmodell ersetzt man die fehlenden Zähne durch Wachsstücke, die auf einer soliden Basisplatte festgeschmolzen sind, also prinzipiell in ähnlicher Weise wie bei einem vollständigen Zahnersatz. Während dieses erweichte Artikulationswachs im Munde des Patienten ist, läßt man den Mund schließen, indem man dem Patienten befiehlt, „schlucken und auf die Backenzähne beißen". Dabei kontrolliert man, ob er überhaupt richtig okkludiert, d. h. nicht etwa verbeißt. Man ersieht das am besten am Aufeinandertreffen der natürlichen Zähne. Ist man hierüber nicht ganz sicher, so beobachtet man dies zuerst bei Abwesenheit der Bißschablone.

Eine Ausnahme von dieser Regel bilden jene Fälle, wo nur noch etwa zwei bis drei Paare von natürlichen Zähnen aufeinander treffen; denn da diese wenigen Zähne längere Zeit den ganzen Kaudruck auszuhalten hatten, sind dieselben in die Kiefer hineingedrückt worden; die Bißhöhe hat sich erniedrigt.

In diesen Fällen muß man eine Bißerhöhung vornehmen, d. h. man läßt nur soweit in das weiche Wachs hineinbeißen bis sich die Lippenränder fest berühren, ohne einander wulstig aufzutreiben.

Dasselbe hat man auch zu beobachten in denjenigen Fällen, wo die noch vorhandenen Zähne keine natürlichen Antagonisten mehr haben, d. h. aneinander vorbei auf das Zahnfleisch beißen.

Oft sind in solchen Fällen einzelne Zähne aus Mangel an Gegendruck derart in die Länge gewachsen, daß man den Biß nicht genügend erhöhen kann, um Platz für die Basisplatte zu schaffen. In diesen Fällen müssen die zu langen Zähne entweder kürzer geschliffen oder extrahiert werden.

Das Eingipsen in den Artikulator. Die Gipsmodelle für partielle Stücke, sowie Stiftzähne, Kronen und Brücken sollten so eingegipst werden, daß sie in bezug auf die Kondylenachse des Artikulators eine annähernd richtige räumliche Lage haben, also weder zu weit hinten oder vorne und nicht zu hoch oder zu niedrig sind (Abb. 179). Ich habe schon oft gesehen, daß Modelle für Kronen- usw.-arbeiten für die linke Kieferhälfte auf der rechten Artikulatorseite eingegipst wurden, und obere Modelle auf dem unteren Artikulatorbügel, und sogar den Molarenteil des Modelles vorn und den Schneidezahnteil hinten im Artikulator. Viele glauben eben „zu ist zu“. Das ist allerdings mehr oder weniger richtig für die reine Okklusion, aber nicht für Vor- und Seitbiß.

Das Stellen der Zähne für partielle Prothesen ist so mannigfachen Variationen unterworfen, daß sich hierüber nicht viele allgemeingültige Regeln aufstellen lassen. Ist das Zahnfleisch noch wenig resorbiert und eingesunken, so schleift man die Zähne direkt auf das Zahnfleisch auf und radiert am Gipsmodell die betreffende Stelle in Visitenkartendicke, damit sich der Zahn im Munde etwas ins Zahnfleisch eindrückt. Die Form, Farbe und Stellung muß selbstredend den natürlichen

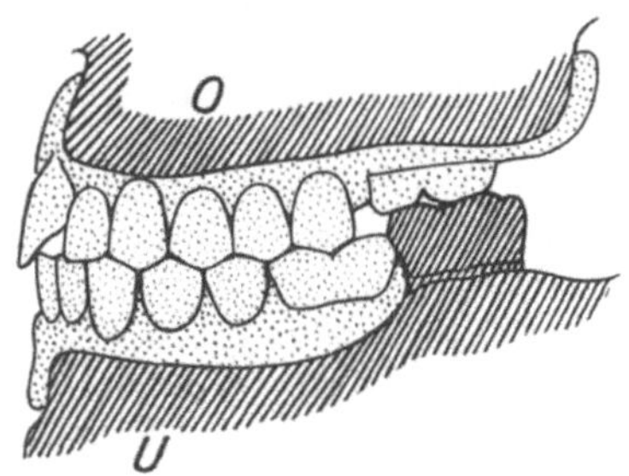

Abb. 180.

Nachbarn entsprechen. Als Frontzähne werden bei partiellen Prothesen in Europa meistens Flachzähne (ohne Bißfläche) verwendet. In bezug auf die Stellung beachte man dieselben Gesetze wie sie für vollständigen Zahnersatz angegeben worden sind. Hierbei soll der Hauptleitgedanke der sein, möglichste Stabilität zu erzielen, also die Zähne immer gut direkt über den Alveolarrand stellen, selbst wenn dabei Kreuzbißstellung nötig würde. Man vermeide aber ein Mittelding zwischen Normalbiß und Kreuzbiß, weil sich sonst der Patient in Wange oder Zunge beißen würde, denn immer muß ein Antagonist über den andern seitlich etwas hervorragen, sowohl bukkal- wie auch lingualwärts.

Hat der Patient eine Progenie und er besitzt noch natürliche untere Schneidezähne, so kann man die oberen Schneidezähne nicht in normalen Überbiß stellen, weil sie zu weit vor den oberen Alveolarrand zu stehen kämen und dadurch die Prothese losgehebelt würde. In Kopfbiß (Schneidekante auf Schneidekante) darf man sie auch nicht stellen, weil sich der Patient dabei in die Lippe beißen würde; so bleibt also nichts anderes übrig, als sie etwas innerhalb den unteren Schneidezähnen aufbeißen zu lassen.

Hat der Patient eine sehr starke Prognathie und besitzt die unteren eigenen Schneidezähne noch, so setzt man die künstlichen oberen Schneidezähne so, daß sie mit den unteren nicht artikulieren, d. h. so, daß die unteren natürlichen Zähne auf die obere Prothesenplatte hinter den künstlichen Zähnen aufbeißen.

Ein Fall, der in allen möglichen Variationen vorkommt, ist der in Abb. 180 dargestellte. O sei der obere Alveolarrand, U der untere. Alles schraffiert Dargestellte sind die natürlichen Mundteile, alles punktiert Dargestellte sind Prothesenteile.

Im Unterkiefer befindet sich noch ein Molar, der weit über die allgemeine Kauebene hervorragt, also auch über das Niveau der unteren künstlichen Zähne. Würde nun oben hinter den beiden regulären Prämolaren noch ein Molar eingesetzt, der die Lücke ganz ausfüllt, so wäre der Unterkiefer gefangen, d. h, er könnte keine Seitbiß- und hauptsächlich keine Vorbißbewegungen ausführen. Man muß daher oben einen dritten Prämolaren setzen, damit etwas Spielraum bleibt zwischen demselben und dem unteren Molaren für die Kieferbewegungen. In einem Gleitgelenkartikulator kann man alle Variationen dieses Prinzips genau kontrollieren und die Prothesen zweckentsprechend bauen.

Zum Schluß noch einen anderen Fall.

Ein Patient hatte im Unterkiefer noch die meisten eigenen Zähne, während im Oberkiefer sämtliche Zähne verloren gegangen sind. Der untere Zahnbogen war extrem weit und der obere Alveolarrand extrem eng. Der Mann hatte bereits fünf Prothesen machen lassen, ohne eine davon zum Essen brauchen zu können. Der Mensch lebt aber nicht allein vom Sprechen, sondern er muß auch ordentlich kauen können, besonders wenn er kränklich ist. Ich habe dem Mann nun so geholfen, daß ich die oberen künstlichen Molaren nur auf die äußersten Teile der Zungenhöcker seiner unteren Molaren aufbeißen ließ. Man konnte also nicht einmal einen ordentlichen Kreuzbiß machen. Die künstlichen oberen Schneidezähne stellte ich innerhalb seiner eigenen unteren, so daß sie nicht einmal aufbissen. Ich sagte mir eben, lieber eine kleine Kaufläche, die brauchbar ist, als eine breite, die unbrauchbar ist. Diese Prothese war brauchbar und wurde lange Jahre getragen.

Alle diese Beispiele lehren, daß der Prothetiker nicht nur biologische und anatomisch-physiologische usw. Bildung haben sollte, sondern, daß er vor allem Mechaniker und Ingenieur sein muß, um alle seine Arbeiten nach mechanisch-statischen Grundsätzen bauen zu können.

Schlußwort.

Vorliegende Abhandlung mögen wir nicht der Öffentlichkeit übergeben, ohne in einigen ergänzenden Bemerkungen über die Art ihrer Bildung etwas zu sagen. Der geneigte Leser, der schon Kenntnisse auf diesem heute so überaus verzweigten Gebiete mitbrachte, wird leicht gemerkt haben, wie wir gewissermaßen, ohne nach links oder rechts auszuweichen, auf unser Ziel zugeschritten sind. Und dies war: dem Anfänger eine Richtschnur zu geben, ihn womöglich sofort in belebende Berührung mit der Praxis zu bringen, nicht nur ein Wissen, sondern ein Können zu vermitteln. Denn unsere Erfahrungen haben es als unfruchtbare Mühe erkennen lassen, wenn jüngere Studierende ohne das wichtige Hilfsmittel selbsterprobter Beobachtungen sich auf die Seitenpfade komplizierter theoretischer Auseinandersetzungen begeben. Diesbezügliche Anregungen zu geben, haben wir, soweit es der leider sehr beschränkte Raum eben gestattete, nicht ermangelt. Diesem oder jenem wird sich so im flüchtigen Scheine ein Neuland gezeigt haben, das zu bearbeiten ihn der innere Ruf zur rechten Stunde wohl drängen wird.

In gewissem Sinne sind wir ja alle noch Studierende und so fühlen auch wir selbst bei Beendigung dieses Werkes, daß vieles nicht gesagt worden ist, nicht gesagt werden konnte, was sich uns durch lange Jahre der Arbeit auf diesem Gebiete an Erkenntnissen oder an interessanten Fragen entgegengelebt hat. Wie manches Gold mag noch in geheimen Schächten verborgen sein, und ein Gefühl der Dankbarkeit beschleicht den Forscher, wenn er sich der Zuversicht hingeben darf, daß es geeinten und selbstlosen Bemühungen vieler Mitarbeiter gelingen wird, das Ganze im umfassenden Sinne zutage zu fördern. Ganz und gar versagen mußten wir uns auch, wenn wir nicht über den vom Herausgeber bestimmten Rahmen hinausgeraten wollten, auf abnormale Verhältnisse, auf die pathologische Seite unseres Gegenstandes einzugehen. Es hat ja auch unbestreitbare Vorteile, erst einmal die gesunden Naturverhältnisse in ihrer Reinheit kennen zu lernen, um nachher einen um so sicheren Maßstab zur Beurteilung des Umfanges und der Art krankhafter oder außergewöhnlicher Abweichungen zu gewinnen.

Wird einem selbständig arbeitenden Geiste das typische Bild dargeboten, so wird es ihm zu höchster Befriedigung gereichen, den Einzelfall seiner eigenartigen Natur nach zu untersuchen. In dieser Absicht ist auch vieles mit vollem Bewußtsein kurz und gedrängt gestaltet worden. Ein Lehrbuch ist keine Enzyklopädie; sollte es uns daher gelungen sein, nach den verschiedensten Richtungen eine frische kräftige Produktivität anzuregen, so würden wir hierin die schönste Frucht unserer Mühen begrüßen.

Literaturverzeichnis.

Ackermann, Fr., De la stabilité des prothèses. Schweiz. Monatsschr. f. Zahnkeilk. 1922. H. 10. — *Derselbe,* L'articulateur Adaptable de Gysi, modèle 1924. Schweiz. Monatsschr. 1924. Nr. 7. — *Amoedo,* Dr. *Oscar,* Articulateur Bonwill. Congr. Intern. Méd. Berlin 1890. — *Derselbe,* Estudio sobre la articulation de dentaduras artificiales. La Odontologia. Août 1900, et Juin et Juillet 1901. — *Derselbe,* Contribution a l'étude de l'articulation des dentiers. Congr. Dent. Intern. Paris 1900. — *Derselbe,* Articulation des dents artificielles. A. F. A. S., Congr. de Montauban 1902. — *Derselbe,* Articulateurs anatomiques. Rev. Générale de l'Art Dentaire 1907. — *Derselbe,* Histoire des Articulateurs anatomiques. 1. Congr. franç. de Stomat. 1907. — *Derselbe,* Démonstration clinique des artic. anatom. A. F. A. S., Congr. de Rheims 1907. — *Derselbe,* Articulateurs anatomiques. Soc. Odont. espagn. Madrid 1907. — *Derselbe,* Articulateurs anatomiques. Soc. Odont. Paris 1907. — *Derselbe,* L'articulation temporo-maxillaire. Soc. de Stom. Paris 1907. — *Andresen, V.,* Die Artikulation der Kiefergelenke und der Zahnreihen. Dtsch. Monatsschr. f. Zahnkeilk. 1912. H. 12. — *Antes, R. H.,* Anatomischer Artikulator. — *Aspelund, Axel,* Ett artikulationsförsök. Festkrift Fenska Tandläkare sällskapets Förhandlingar. Helsingfors 1912. — *Ayräpää,* Dr. *Matti,* Gysin Artikulatori. Helsingfors 1910. — *Derselbe,* Gysin Artikulator. Festkrift till Svenska Tandläkare sällskapet. Helsingfors 1910. — *Derselbe,* Gysin Metteitä Hammas muotojen. Finsk. Tandläk. söllsk. Förlandl. 1912. Nr. 10.

Balkwill, F. H., L. D. S., Form and agreement of teeth. Proceedings Odont. Soc. Gr. Brit. June 1866. — *Balters,* Die weitere Entwicklung des Artikulationsproblems. Zahnärztl. Rundschau 1923. Nr. 19 u. 20. — *Derselbe,* Gelenklose Artikulatoren, Artikulatoren mit Schlottergelenk oder Artikulatoren mit festen Drehpunkten? Vierteljahrsschr. f. Zahnheilk. 1922. H. 4. — *Bennet, M. B., L. D. S.,* G. Movements of the Mandible Proc. of the Royal Soc. of Med. May 1908. — *Black,* Dr. *G. V.,* Arrang. of the teeth. Dent. anat. p. 131. 4 ed. Philadelphia 1897. — *Bloch, V.,* Prof., Atrophical changes in the shape of the human jaw bones. Lecture before the Association of Scandinavian Dentists at Copenhagen. July 1919. — *Derselbe,* Atrophische Veränderungen der Form der menschlichen Kiefer. Nordisk Odontologisk. Arch. 1922. — *Derselbe,* Artikulationslehre. — *Derselbe,* Kaebeledets mekaniske Forhold og deres Betydring for Protesekonstruktionen. Tandlaegebladet. Maj 1917. — *Bonjour, Jules,* Kunstfehler in der prothetischen Praxis. Dissertation 1923. Zahnärztl. Institut Zürich. — *Bonwill,* Dr. *W. G. A.,* Scientif. Articulation. Items of interest. New York 1899. — *Derselbe,* Dentistry against Organic. Evolution. Transact. of the Worlds Columb. Dental. Congr. Vol. 1. p. 224—247. Chicago 1894. — *Derselbe,* Articulation anatomique. p. 259. Congr. dent. Internat. Paris 1889. — *Derselbe,* Articulation of the human teeth. The anatomic. Articul. — *Derselbe,* Articulation and Articulators. Trans. am. Dent. Ass. 1865. — *Derselbe,* Geometrical articulation of teeth etc Amer. syst. of dent. p. 486. Vol. II. Philadelphia 1887. — *Derselbe,*

Reminiscences. Intern. Dent. Journal. p. 707. 1898. — *Boyce, A. E.*, Occlusion and articulation. An Investigation of the Hanau technique. Dental Cosmos. Oct. 1922. — *Breuer, Richard*, Röntgenbild des Kiefergelenkes. Österr.-ung. Vierteljahrsschr. f. Zahnheilk. 1910. H. 1. — *Derselbe*, Die Gesetze des einarmigen Hebels. Festschr. d. Ver. österr. Zahnärzte. S. 67ff. Wien, 1. Nov. 1911. — *Broomell*, Temperamental indications in Prothesis. Dental Cosmos. Jan. 1897. — *Bünde* und *Moral*, Über Artikulatoren s. Korrespondenzbl. f. Zahnärzte 1922. H. 2. — *Butler*, Dr. *C. S.*, Artic. and Prothetic. Dent. Cosmos. 1899. p. 175.

Campbell, Dayton D., Full dental prothesis. 1924. — *Campion, G. G.*, Graphic records. Dent. Cosmos 1905. Janv. p. 39. — *Chissin, Chaim*, Öffnungsbewegung des Unterkiefers. Arch. f. Anat. u. Phys. 1906. H. 1. — *Christensen*, Dr. *Carl*, Rational articulator. Ash's Quart. Circ. London. Dec. 1901. — *Derselbe*, Ein rationeller Artikulator. Korrespondenzbl. 1902. — *Derselbe*, Problem of bite, Dent. Cosm. Oct. 1905. — *Christiansen, E. G.*, Prof., Einige Untersuchungen über das Kauvermögen des natürlichen und des künstlichen Gebisses. Vierteljahrsschr. f. Zahnheilk. Berlin 1923. H. 1. — *Derselbe*, Welchen Artikulator sollen wir bei der Aufstellung künstlicher Zähne benutzen. Vierteljahrssschr. f. Zahnheilk. 1923. H. 3. — *Clapp, D. D. S.*, *G. W.*, Anat. Articulation. New York 1911. — *Derselbe*, Prosthetic Articulation. New York, Editor: The Dentist's Supply Co. 1914. — *Clapp, G. W.*, Degenerative changes in the face following loss of teeth. Restoration with artificial dentures. Dental Digest. 1923. Nov., Dec. 1914., Jan. — *Clapp* and *Tench*, Professional Denture Service. The Dentist's Supply Co. New York 1918. — *Constant*, Misunderstood movement. Journ. Brit. Dent. Assoc. June 1900. — *Derselbe*, A Criticisme. Journ. Brit. Dent. Assoc. Sept. 1901. — *Cryer, Matthew*, Intern. anat. of the face. Philadelphia 1901.

Davenport, Dr. *Isaac B.*, Form and arrangement of the dental archs. Dent. Cosm. July 1887. p. 413 to 439. — *Davenport*, Dr., Articulation. Intern. Dent. Journ. New York 1892. — *Dewey, M.*, Articulation and Cusp. Dent. Cosm. 1911. p. 133. — *Du Bois*, Occlusion. Items of Interest. Febr. 1911.

Eichentopf, O., Der gelenklose Artikulator. Erwiderung. Vierteljahrsschr. f. Zahnheilk. 1923. H. 1. — *Derselbe*, Der Eichentopf-Artikulator. Vereinsbericht: Dtsch. Zahnärztl. Wochenschr. 1921. Nr. 36 u. 47. — *Derselbe*, Über das Artikulationsproblem. Dtsch. Monatsschr. f. Zahnheilk. 1923. H. 1. — *Elphinstone, J. L., D. D. S.*, Retention of artificial Dentures by crossbite. Dental Cosmos. Dec. 1923. — *Eltner*, Der anatomische Artikulator Eltner in der Praxis. Schweiz. Vierteljahrsschr. f. Zahnheilk. 1912. H. 1. — *Eltner, E.*, Schweiz. Odont. Ges. Basel. Mai 1909. — *Derselbe*, Kiefergelenk und ein neuer Artikulator. Intern. Zahnärzte-Kongr. Berlin, Aug. 1909. — *Derselbe*, Mechanik des Unterkiefers und der zahnärztlichen Prothese, 1911. Dtsch. Zahnheilk. v. Witzel. H. 20. — *Derselbe*, Anatomischer Artikulator. Leipzig.

Fehr, C. U., Das Artikulationsproblem und ein neuer Artikulator. Dtsch. Zahnärztl. Wochenschr. August 1921. — *Derselbe*, Neues über Artikulatoren. Zahnärztl. Rundschau 1921. — *Derselbe*, Über künstliche Zähne. Zahnärztl. Rundschau. 1921. Nr. 52. — *Derselbe*, Eine einfache Methode, am Grittmann- oder Bonwill-Artikulator die Bennetsche Transversalverschiebung zu berücksichtigen. Vierteljahrsschr. f. Zahnheilk. 1922. H. 1. — *Ferrain, M.*, Mém. acad. royale scienc. Paris 1744. p. 427. — *Fick, R.*, Form der Gelenkflächen 1890. Arch. f. Anat. u. Phys. 1906. H. 1. — *Derselbe*, Bardelebens Handb. der Anatomie der Gelenke 1904. Mechanik der Gelenke 1910. 1911. — *Fischer*, Dr. *Guido*, Mundhöhle der Menschen. Leipzig 1909. — *Frank*, Dr. *B.*, De Bonwill Articulator. Tydschr. Tanheelk. Amsterdam. Nov. 1894. — *Derselbe*, An investigation on articulation. April 1908. — *Derselbe*, British dental Journ. Aug. 2. 1909. — *Derselbe*, Demonstration der Rotationsachsen des Unterkiefers. Verhandl. d. 5. intern. zahnärztl. Kongr. 1909. — *Frank, V.*, Eichentopf, Fehr, Balters-Montag. Vierteljahrsschr. f. Zahnheilk. 1923. H. 2. — *Fritsche, Curt*, Beitrag zur Bewegung des Unterkiefers. Dtsch. Monatsschr. f. Zahnheilk. 1923. H. 1.

Garretson, Dr. *James E.*, Articulation of artificial dentures. p. 424. 6. ed. 1895. — *Godon*, Dr. *Ch.*, Action mécan. de la mâchoire. L'Odontologie. Paris 1906. — *Goeringer*, Dr. *Adalb.*, Der goldene Schnitt. München 1893. — *Grant, Molineaux*, Dr., Articulat. of the teeth. Ohio dent. journ. March 1894. — *Derselbe*, The bite or occlusion. Amer. textb. of Prost. Dent. p. 340. Philadelphia 1896. — *Grevers*, Dr. *J. E.*, Odontharmosis. Dent. Cosm. Mai 1905. p. 552. — *Gritman*, Dr. *A. de Witt*, Concerning Articulators. Items of interest. 1899. p. 802. — *Gallu*, Dr. *Mary E.*, Art in prosthetic Dentistry. Cosmos 1900. p. 1007. Discuss. Cosmos 1901. p. 73. — *Gysi, A.*, Some essentials to masticating efficiency in artificial dentures. Dental Digest. 1920 Nov., Dec., 1921 Jan. — *Derselbe*, Eléments essentiels à la mastication dans les dentiers. Odontologie. Paris 1922 Août., Sept./Oct. — *Derselbe*, Kautschuk-Vulkanisation. Schweiz. Vierteljahrsschr. f. Zahnheilk. 1921. H. 2. — *Derselbe*, Studies on the leverage problem of the mandible. Dental Digest 1921. Febr. March. Apr. — *Derselbe*, Das Aufstellen künstlicher Zähne im Dreipunktartikulator. Umgearbeitete Ausgabe. De Trey & Co. Zürich 1921. — *Derselbe*,

Recherches récentes sur le problème de l'articulation des dentiers. La Province Dentaire. Lyon 1923. Mai. — *Derselbe*, Geometrische Konstruktion eines normalen Gebisses. Schweiz. Vierteljahrsschr. Bd. 5. Nr. 1. 1895. — *Derselbe*, Beiträge zum Artikulationsproblem. Berlin 1908. — *Derselbe*, Artikulationssystem. Gebrauchsanweisung. Zürich 1908. (Deutsch und französisch.) — *Derselbe*, The problem of articulation. Dent. Cosmos. 1910. Nr. 1. — *Derselbe*, Neuere Gesichtspunkte im Artikulationsproblem. Schweiz. Vierteljahrsschr. f. Zahnheilk. Bd. 22, H. 2. Zürich 1912. — *Derselbe*, The adaptable articulator. Verlag: The Dentist's Supply Co. New York 1913. — *Derselbe*, The Simplex Articulator. Verlag: The Dentist's Supply Co. New York 1912. — *Derselbe*, Masticating efficiency in natural and artificial teeth. Dental Digest. 1915. New York. — *Derselbe*, Simplifying the correct articulation of artificial teeth. Jan., Febr., March. Dental Digest. 1913. New York. — *Derselbe*, L'état actuel du problème de l'articulation. L'Odontologie. Paris 1914. — *Derselbe*, Le nouvel articulateur adaptable Gysi-Rumpel: Modèle 1914. Schweiz. Vierteljahrsschr. f. Zahnheilk. 1915. H. 4. — *Derselbe*, Der neue verstellbare Artikulator Gysi-Rumpel. Schweiz. Vierteljahrsschr. f. Zahnheilk. 1915. H. 3, 4. — *Derselbe*, Das Aufstellen einer ganzen Prothese. Schweiz. Vierteljahrsschr. f. Zahnheilk. 1915. H. 1, 2. — *Derselbe*, Der neue einfache Simplex-Artikulator, Modell 1916. Schweiz. Vierteljahrsschr. f. Zahnheilk. 1916. H. 3. — *Derselbe*, Der Wert der seitlichen Kaubewegungen. Schweiz. Vierteljahrsschr. f. Zahnheilk. 1919. H. 1. — *Derselbe*, The correct mounting of artificial teeth and the three point articulator. Verlag: De Trey & Co., Ltd. London. — *Derselbe*, Dasselbe übersetzt ins: Französische, Italienische, Spanische, Norwegisch-Dänische, Schwedische, Holländische und Deutsche. — *Derselbe*, Special teeth' for Cross-Bite. „Dental Digest". Jahrg. 1927. — *Derselbe*, Die Achsentheorie der Kieferbewegungen und die Facettentheorie der Kauflächen. Scheff. Technikband. 1928.

Hahn, Aufstellung ganzer Gebisse. Korrespondenzbl. f. Zahnärzte. 1907. — *Hanau, R.*, The Hanau Articulator. Hanau engineering Company. 257 Washington Str. Buffalo. N. Y. — *Derselbe*, Dental Engineering. Dental Digest. Jan. 1922. — *Henke, W.*, Mechanismus der Doppelgelenke mit Zwischenknorpeln. Z. rat. Med. 1860. p. 48. — *Hesse, Dr. Fr.*, Mechanik der Kaubewegungen. Dtsch. Monatsschr. f. Zahnheilk. 1887. — *Derselbe*, Masticatory movements. Cosmos. Oct. 1900. p. 1004. — *House, M. M.*, The correction of mal-occlusion in artificial dentures. Journ. of the National Dental Association of America. Vol. 7, Nr. 4. 1920. — *Derselbe*, A scientifique technic in the construction of artificial dentures. The Journ. of the National Dental Assoc. America. Dec. 1918.

Jack, White, Anatomic. porcel. teeth. The dent. Rev. 1901. April 15. p. 378. — *Jupitz, Asmus*, Der goldene Schnitt. Nürnberg.

Kieffer, Veränderungen am Kiefergelenk. Stuttgart 1907. — *Derselbe*, Bißverschiebung. Österr.-ung. Vierteljahrsschr. f. Zahnheilk. 1910. — *Knoche-Gotha*, Bemerkungen zu Andersen, Die Artikulation. Orthopädie und Prothese. Jan. 1913. — *Köhler, Ludwig*, Versuch die Gesetze der Statistik und Mechanik in die Betrachtung der Physiologie und Form des menschlichen Gebisses einzuführen, nebst Beispielen aus der Prothetik. Dtsch. Monatsschr. f. Zahnheikl. 1921. H. 23. — *Derselbe*, Elemente der klinischen Prothetik. Berlin 1926. — *Derselbe*, Beitrag zur Klinik der Plattenprothese. Dtsch. Zahnheilk. H. 66. Leipzig. — *Köhler, Ludwig* und *O. Riechelmann*, Der heutige Stand des Artikulationsproblems. Vierteljahrsschr. f. Zahnheilk. 1922. H. 2. Meußer-Berlin. — *Krabbe*, Bemarkn. om Tyggeredsk, of Tyggebey mak. Forth. Tidsk. F. Vetr. II. R. 22. Kobenhavn.

Langer, K., Das Kiefergelenk. Akad. d. Wiss. Wien 1860. S. 457. — *Leach, T. A.*, Anatomical Occlusion and the Leach adaptable anatomical Articulator. Dental Digest 1922. April. — *Loos, Dr. R.*, Artikulation und Kiefergelenk. Festschr. d. Vereins österr. Zahnärzte. S. 200ff. — *Lublinsky, Siegfried*, Die Unterkieferbewegungen und die Herstellung naturgetreuer Artikulation in der Zahnprothetik. Berlin 1923. — *Lubosch*, Kiefergelenk bei verschiedenen Säugern. Jena 1910. — *Derselbe*, Variat. am Tuberc. art. Gegenbauers morphol. Jahrb. 1906. — *Luce, Dr. Charles E.*, Movement of jaw. Boston Med. and Surg. July 4. 1889. — *Derselbe*, Articulator question. Amer. dent. Soc. of Europe. Paris 1910. p. 114.

Major, Emil, Zur Lösung des Artikulationsproblems. Zeitschr. f. Stomatol. 1923. H. 9. — *Meyer, H.*, Das Kiefergelenk. Reicherts Arch. 1865. S. 719. — *Michel*, Ein rationeller Artikulator. Korrespondenzbl. f. Zahnheilk. 1903. — *Moffit*, Anatomical articulator. On Garretson. 6. edt. 1895. p. 429. — *Monson*, Occlusion as aplied to crown and bridge work. Journ. National Dental Assoc. 1920. march. — *Derselbe*, Impaired function a result of closed bite. Journ. National Dental Assoc. Oct. 1921. — *Montag*, Beitrag zur Artikulationslehre. Dtsch. zahnärztl. Wochenschr. 1922. Nr. 47. — *Morrison, J. H.*, History of physiological articulation. Dent. Rev. Vol. 17, p. 14. — *Mühlbreiter, E.*, Artikulation der Zähne. Leipzig 1870. — *Müller, Eugen*, Der Kreuzbiß. Schweiz. Vierteljahrsschr. f. Zahnheilk. 1899. H. 3. — *Müller, Dr. Max*, Über die Hebelverhältnisse unseres Unterkiefers. Dtsch. Monatsschr. f. Zahnheilk. 1912. H. 10. —

Derselbe, Grundlagen des Artikulationsproblems. Leipzig 1925. — *Münzesheimer*, Über den Einfluß der Bißhöhe auf die Neigung der Kondylenbahn beim Seitwärtsbiß des Zahnlosen. Korrespondenzbl. f. Zahnärzte. 1922. H. 1 u. 2. — *Münzesheimer, Fritz*, Ist die Wiedergabe der individuellen Gelenkbahn möglich und muß sie bei der Konstruktion künstlicher Gebisse berücksichtigt werden? Zahnärztl. Rundschau. Nov. 1907. — *Münzesheimer* und *Trebitsch*, „Neue Prüfmethode der Funktionstüchtigkeit künstlicher Gebisse." Vierteljahrssschr. f. Zahnheilk. 1928. H. 1.

Orton, F. H., The Significance of occlusion in partial dental Prothesis. Transact. of the Minnesota State Dental Assco. Febr. 1922. — *Ottolengui, Dr. Rodrigues*, Taking the bite and articulation. Cosm. 1912. p. 446.

Paradies, F., Bißnehmen für ganze Prothese. Orthopädie und Prothese. Jan. 1913. — *Parfitt*, A new anatomical articulator. Odont. soc. Great Britain. 1903. p. 33. — *Derselbe*, Nouvel articulateur. Le laboratoire. Paris. Déc. 1906. — *Peckert*, Über Artikulation. Nov. 1906. — *Perry*, Dr. *E. J.* (de Chicago), Articulation and Occlusion. Dental Rev. Chicago. 1901. Febr. 15. p. 95. — *Peyne*, Dr. *D. H.*, Full upper Dentures. Items of interest. March. 1901. p. 176. — *Pfaff*, Der Artikulator nach Hirsch. Vereinsbericht: Dtsch. zahnärztl. Wochenschr. 1921. Nr. 36. — *Platschik*, Le nouvel articulateur de Parfitt. Le Laboratoire. Dec. 1905. — *Poirier*, Dr. *Paul*, Artic. temp. max. Traité d'anatomie humaine. Tome 1, p. 773. Paris 1894. — *Prothero, J. H.*, Prosthetic Dentistry. London 1916.

Reschofsky, Kautüchtigkeit der Plattengebisse. Österr.-ung. Vierteljahrsschr. 1906. — *Richter*, Dr., Die mathematische Konstruktion des menschlichen Gesichtsschädels und Gebisses. Dtsch. Monatsschr. f. Zahnheilk. 1909. H. 2. — *Riegner*, Kieferbewegungen. Arch. f. Anat. u. Phys. 1894. S. 98—111. Korrespondenzbl. f. Zahnheilk. Bd. 4. 1904. — *Royce*, Dr. *Edward A.*, Artistic Dentures. The Dent. Rev. Chicago. 1901. April 15. p. 301. — *Rumpel, C. D.*, Das Kiefergelenk. Korrespondenzbl. Bd. 1. 1911. — *Rumpel, Carl*, Die Ausschaltung der schädlichen Kaudruckkomponenten bei der Konstruktion der zahnärztlichen Prothese. Vierteljahrsschr. f. Zahnheilk. 1922. H. 3. — *Derselbe*, Das Kiefergelenk, seine Anatomie und Mechanik und der Gelenkartikulator von Gysi. Korrespondenzbl. f. Zahnärzte. Bd. 40, H. 1 u. 2. — *Derselbe*, Das Artikulationsproblem. Dtsch. Monatsschr. f. Zahnheilk. 1913. — *Derselbe*, Eine Entgegnung zum Artikel von Schwarze: Die Entwicklung der Artikulationslehre Bonwill. Dtsch. Monatsschr. f. Zahnheilk. 1914. — *Derselbe*, Ein neuer Artikulator nach Rumpel und Schröder. Dtsch. Monatsschr. f. Zahnheilk. 1924.

Sappey, Traite d'anatomie descriptive. 1876. p. 536. — *Scheff*, Handb. d. Zahnheilk. Bd. 1. — *Schlosser, R. O.*, Chicago, A result of correct versus incorrect application of the principles of physics and estetics in denture construction. Dental Digest. Oct. 1923. — *Schröder, Hermann*, Zur Frage der Erhöhung des Nutzeffektes der Plattenprothese. Zahnärztl. Rundschau. 1924. Nr. 29, 30, 31. — *Schröder, Hermann*, Prof. Dr., „Lehrbuch der technischen Zahnheilkunde." Berlin 1925, 1927. — *Schwarze*, Bewegung des Kiefergelenkes. Verhandl. med. Kongr. Bd. 6, S. 1331. Berlin 1891. — *Derselbe*, Bonwillsche Artikulationsmethode. Handb. d. Zahnheilk. Bd. 1, S. 68 von Scheff. — *Derselbe*, Bonwillsche Artikulationsmethode. Dtsch. Monatsschr. f. Zahnheilk. Bd. 7. 1889. — *Derselbe*, Artikulator Bonwill-Schwarze. Dtsch. Monatsschr. f. Zahnheilk. XVIII. Jahrg. H. 12. 1900. — *Derselbe*, Bisherige Resultate. Dtsch. Monatsschr. f. Zahnheilk. 1900. S. 437. — *Derselbe*, Dtsch. Monatsschr. f. Zahnheilk. 1902. S. 77. — *Derselbe*, Über Artikulation. Dtsch. Monatsschr. f. Zahnheilk. 1903. — *Derselbe*, Die Entwicklung der Artikulationslehre Bonwills. Dtsch. Monatsschr. f. Zahnheilk. 1914. — *Derselbe*, Erwiderung auf vorstehende Entgegnung von Rumpel. Dtsch. Monatsschr. f. Zahnheilk. 1914. — *Schwarze, Paul*, Die individuelle Gelenkbahn. Dtsch. Monatsschr. f. Zahnheilk. 1923. H. 22. — *Sears, Victor*, The art side of denture construction. Dental Digest. Nov. 1923. — *Sigrand*, Dr. *B. J.*, The Dental Rev. 1901. p. 146. — *Smith*, Malocclusion as a factor in deformity. Journ. Nat. Dent. Assoc. August 1922. — *Snow*, Artikulation. Cosmos. 1900. p. 51. The artic. of full artif. dentures. Repr. fr. Dentist's Magaz. — *Spee*, Verschiebungsbahn des Unterkiefers. Arch. f. Anat. u. Phys. 1890. — *Spence*, Dr. *S. J.*, Cusp. in Dental Prosthesis. Dent. Cosm. Nov. 1904. — *Derselbe*, „Kerr" articulator. Items of interest. 1907. p. 437, 518, 637.

Thiersch, D. D. S., *W.*, Anwendung des Gysischen Artikulators bei Brückenarbeiten. Schweiz. Vierteljahrsschr. f. Zahnheilk. Bd. 21. H. 3. — *Tomes* and *Dolamore*, Motions of Mandible. Transact. of the Odont. Soc. of Gr. Britain. April 1901. — *Turner, Ch. R.*, Journ. Zahnheilk. White 1909. p. 953. — *Derselbe*, Forms of artif. teeth; Dent. Cosm. March. Aug. 1909; Americ. Text-Bk. of Prosthet. dent. 3. edit. Philadelphia. — *Derselbe*, American Textbook of Prosthetic Dentistry. Lea Brothers & Co. Philadelphia.

Ulsaver, The reconstruction of a mouth. (With the Gysi adaptable articulator.) Dental Digest. Nov., Dec. 1919.

Villain, Georges, Prothèse. Principes généraux. Baillière et fils, Paris.

Walker, Dr. *W. E.*, Movements of Mandibular condyles. Dent. Cosm. 1896. p. 573. — *Derselbe*, Facial lines and angles. Dent. Cosm. Oct. 1897. p. 790. Discuss. 1899. p. 852. — *Derselbe*, Articulation and Occlusion. Cosm. 1899. p. 892. — *Derselbe*, The glenoide fossa. Dent. Cosm. 1896. p. 34. — *Wallisch*, Dr. *W.*, Das Kiefergelenk. Öster.-ung. Vierteljahrsschr. f. Zahnheilk. April 1903. Juli 1907. Okt. 1909. April—Oktober 1910. — *Derselbe*, Idem. Arch. f. Anat. u. Phys. 1906 u. 1909. — *Derselbe*, Das Kiefergelenk. 2. Fortsetzung 1912. — *Warnekros*, Bewegungen des Unterkiefers. Verhandl. d. dtsch. odont. Ges. Berlin 1892. — *Derselbe*, Die Aufstellung der Zähne bei vollem Ersatz im Ober- und Unterkiefer. Dtsch. Monatsschr. f. Zahnheilk. 1895. — *Derselbe*, La perte prémature des dents. Le Laboratoire. Paris, Oct. 1906. — *Waugh*, Articulation of human teeth. Items of interest. 1909. — *Weiß*, Dr. *O. A.*, Principles of the Bonwill articulation. The dent. Rev. Chicago. Sept. 1903. — *Wertheim*, Besteht eine größere Exkursionsfähigkeit des Kiefers nach links, und wie ist dieselbe zu erklären. Zahnärztl. Wochenschr. 1921. Nr. 19. — *Westmoreland*, Anatomischer Artikulator. — *White*, *S. S.*, Porzellanzähne. Berlin 1904. Journ. f. Zahnheilk. u. Technik. Berlin, Mai, August 1909. — *Williams*, Esthetic basis of prothesis. Dent. Cosmos. 1911. p. 1. — *Wilson*, *D. D. S.*, *G. H.*, A manual of dent. prosthet. Philadelphia (1911). — *Williams*, Geometry of mandibular mouvements. Dental Digest. May 1921. — *Willemse*, *L. M.*, De Gysi-Gezichsboog toegepast bij partielle Kunstgebitten. Tijdschr. voor Tandheelkunde. Sept. 1922. — *Derselbe*, Die Anfertigung elner totalen Prothese. Zeitschr f. Stomatol. 1921. H. 3. — *Wilson*, *George*, Some problems in mounting artificial dentures. The Dental Summary. March. 1916. — *Winkler*, Die Anfertigung eines funktionstüchtigen vollständigen Zahnersatzes ohne Gelenkartikulator. Vierteljahrsschr. f. Zahnheilk. 1923. H. 3.

Zbinden, *M.*, Etude du Problème de l'Articulation. Réponse à Fehr. Dissertation. Zahnärztl. Institut Zürich.

Dritter Abschnitt.

Die Platten-Prothese.

Von

Professor Dr. med. et med. dent. **Wustrow**, Würzburg.

Mit 167 Abbildungen im Text.

I. Geschichtliches.

Über den Zeitpunkt der ersten Herstellung von Plattenprothesen läßt sich mit Sicherheit nichts sagen. Der Zahnersatz, über den Ryff (1545), Purmann (1692), Heister (1711), Dionis (1716), auch noch Fauchard (1728) und Pfaff (1756) berichten, bestand aus Zähnen, die an mehr oder weniger großen Knochen- oder Elfenbeinplatten befestigt waren. Er ist wohl mehr als Plattenbrücken- denn als Plattenersatz aufzufassen, soweit er dem Kauen diente und nicht nur aus ästhetischen Gründen getragen wurde. Wurde er zur Unterstützung der Kautätigkeit benutzt, so mußte er an noch vorhandenen Zähnen so stark befestigt werden, daß diese einen Teil der beim Kauakt auf den Zahnersatz ausgeübten Kraft aufzufangen und durch das Gesichtsskelett auf die Schädelbasis weiterzuleiten hatten. Diese Art des Zahnersatzes fing also nicht wie die neuzeitliche Plattenprothese die beim Kauakt ausgelösten Kräfte hauptsächlich mit der Basisfläche auf, um sie, wie oben beschrieben, weiterzuleiten. Für das wichtigste Anwendungsgebiet der neuzeitlichen Plattenprothese, für den Ersatz vollständig verlorener Zahnreihen, kam er daher nicht in Frage.

Auf die Bedeutung des Zahnersatzes für den Gesamtorganismus ist man erst am Ende des 18. Jahrhunderts aufmerksam geworden. Selbst bei dem bedeutenden Franzosen Fauchard findet sich darüber noch keinerlei Erwähnung.

Als Erfinder des Wachsabdruckes wird Purmann genannt. Pfaff benutzte als erster das nach einem Abdruck anzufertigende Gipsmodell. Fauchard gab die ersten Gebißfedern an. Mouton schrieb die erste Monographie über Zahnersatzkunde. Bourdet hob als erster (1756) den Wert der künstlichen Zähne für den Kauakt hervor. Laforgue (1802) beschrieb zum ersten Male ausführlich die Herstellung von Goldbasisflächen. Er ist auch der Erfinder der Klammern.

Im Anfang des 19. Jahrhunderts scheint auch schon die Anfertigung von Saug- und Adhäsionsprothesen versucht worden zu sein. Parmly (1818) macht Andeutungen darüber. Gray soll diese Prothesenart erfunden haben. Nach anderen Angaben wird als ihr Entdecker der in New York wohnende Gilbert bezeichnet. Linderer nennt sogar erst Gardette dafür.

Um diese Zeit kommen auch die ersten gestanzten Metallplatten in Anwendung. Die Erfindung der Mineralzähne brachte eine weitere Umwälzung in der zahnärztlichen Prothetik, in der bis dahin besonders beim Ersatz der Frontzähne menschliche Zähne benutzt worden waren.

Wenn die Entwicklung nun auch schnelle Fortschritte machte, so hat es doch noch eine recht lange Zeit gedauert, ehe sich die genannten Neuerungen einführen und allgemeine Anerkennung erringen konnten. Linderer spricht sich z. B. noch 1851 sehr skeptisch über die „Sauggebisse" aus und gibt an, daß er die Verwendung von Klammer- und Federbefestigung vorzöge.

Die Entdeckung der Herstellungsmöglichkeit des Hartgummis aus Kautschuk durch Goodyear brachte der Entwicklung der zahnärztlichen Prothetik neue Fortschritte. Der Zahnersatz wurde fortan billiger und einfacher und erhielt so eine allgemeinere Verwendung.

II. Indikationsstellung.

Alle diese Neuerungen und die ihnen noch Jahrzehnte nachher folgenden Erfindungen bemühten sich aber hauptsächlich um die formelle Ausgestaltung der zahnärztlichen Prothese.

Darüber ist lange Zeit hindurch die Indikationsstellung vernachlässigt worden. Erst in allerneuester Zeit wendet man ihr eine besondere Aufmerksamkeit zu.

Je mehr man erkennen mußte, daß es unter besonderen Bedingungen nötig wurde, lückenhafte Zahnreihen durch prothetische Maßnahmen zu ergänzen, daß gewisse Fälle für Brückenprothesen ungeeignet waren, andere noch nicht unumgänglich die Herstellung von Plattenprothesen forderten, desto aufmerksamer begann man, über die Notwendigkeit oder über die Nichtnotwendigkeit des Ersatzes verlorener Zahnreihenglieder und über die Indikation oder Kontraindikation von Brücken- und Plattenprothesen Erhebungen zu machen.

Als erster schrieb darüber in eingehender Form Weiser (1909).

Ein außerordentlich wichtiger Punkt bei der Entscheidung über die Notwendigkeit eines Zahnersatzes und über seine Gestaltung ist wohl der sozialökonomische. Die wirtschaftliche Lage des Patienten greift so gewaltig in die Entscheidung des Zahnarztes ein, daß die einwandfreiesten Überlegungen über die Notwendigkeit und besondere Art des Ersatzes im einzelnen Fall daran zunichte werden können. Es ist daher aus psychologischen Gründen nötig, die wirtschaftliche Lage des Patienten auf das sorgfältigste mit in die Überlegung einzubegreifen, um nicht durch unangebrachte Vorschläge unnötige Enttäuschungen oder Kränkungen zu bereiten. Allerdings sollte dieser Punkt erst am Ende jeder Indikationsstellung die ihm gebührende Beachtung finden, da sonst die Objektivität in der Urteilsbildung gefährdet sein würde.

Die Beurteilung der Notwendigkeit und Gestaltung eines Zahnersatzes ohne Rücksicht auf die jeweilig vorhandene wirtschaftliche Lage hat eine genaue Abwägung der im Einzelfalle vorhandenen allgemeinen und lokalen gesundheitlichen, physiologischen, psychologischen, chemischen und physikalischen Bedingungen vorzunehmen.

Unter den Gründen, die für die Feststellung der Notwendigkeit eines Zahnersatzes und die Wahl dieser oder jener Prothesenart ausschlaggebend sein können, hat die Überlegung auf physikalischer Basis die wichtigsten zu liefern.

Denn der Kauapparat ist nur auf der Grundlage physikalischer Überlegungen sowohl in seinem Aufbau als auch in seinen Wirkungen zu verstehen. Er kann die ihm im Organismus zufallende Aufgabe nur auf der Basis bestimmter physikalischer (statischer) Anordnungen lösen. Sind sie nur teilweise oder gar nicht ausreichend vorhanden, so wird der Kauapparat mangelhafte oder gar keine Leistungen auszuführen vermögen.

Im allgemeinen ist wohl die Indikationsstellung der Plattenprothese mit der Angabe erschöpft, daß sie überall dort, wo prothetische Maßnahmen nötig sind, die Brückenprothese aber nicht in Frage kommt, zu verwenden sei. Für einen Fall aber reicht diese Erklärung nicht aus.

Dort, wo eine Mikuliczsche Erkrankung besteht, kann man leider in keinem Falle an die Herstellung einer Plattenprothese denken. Die Trockenheit der Schleimhaut, die sie bedeckenden Schleimkrusten und ihre überaus hohe Reizbarkeit würden das Tragen einer Plattenprothese verbieten. Es könnte in ganz verzweifelten Fällen höchstens der Versuch gemacht werden, eine Plattenprothese wenigstens während der Nahrungsaufnahme tragen zu lassen. Sie würde dann allerdings wohl so stark als Fremdkörper in der Mundhöhle empfunden werden, daß der ohnehin in solchen Fällen schon mühselige Kauakt mehr gestört als unterstützt würde [1].

Mit Ausnahme dieses Falles kann die Plattenprothese überall verwendet werden, wo die Aufgabe besteht, verlorene Zahnreihenglieder zu ersetzen.

Andererseits aber bringt das Tragen einer Plattenprothese manche Unbequemlichkeiten, für die noch vorhandenen natürlichen Zähne unter Umständen sogar Schädigungen, für die von ihr bedeckte Schleimhautoberfläche in manchen Fällen so peinliche Reizungen, daß die Prothese nicht zu tragen ist.

Es ist daher für die Plattenprothetik von ganz besonderer Bedeutung, darüber orientiert zu sein, wo unter allen Umständen ein Zahnersatz notwendig ist, damit in den Fällen, wo aus z. B. wirtschaftlichen Gründen die Herstellung einer Brückenprothese von vornherein ausscheidet, eine Plattenprothese nur dann angewandt wird, wenn ein Zahnersatz unbedingt nötig ist.

Während des Krieges, wo es darauf ankam, für die Menge der zahnärztlichen Soldatenbehandlungen bestimmte Systeme aufzustellen, begann man (Michaelis, Mamlock u. a.) das Moment zu suchen, das in jedem Falle Auskunft geben konnte über die Notwendigkeit einer Prothese. Um sagen zu können, unter welchen Umständen eine Prothese erforderlich sei oder nicht, versuchte man, für jeden Zahn einen bestimmten Wert festzustellen, den er für den Kauakt besitzen sollte. Irgendeinem Zahne legte man die Wertgröße 1 bei, um danach den Wert der übrigen Zahnreihenglieder zu bestimmen. Auf diese wohl als willkürlich zu bezeichnende Art wollte man z. B. auch bei gerichtlichen Urteilen den Wert des umklagten Objektes ermitteln. Eine Zusammenfassung solcher Versuche gibt eine von Michaelis verfaßte Arbeit, die sich bemüht, auf dem genannten Wege weiterzukommen.

Die oben erwähnte Erkenntnis, daß das physikalische Moment für das Verstehen von Aufbau und Wirkung des Kaumechanismus die Hauptrolle spielt, hat Wustrow als Ausgang benutzt, um der Bewertung der einzelnen Zahnreihenglieder eine wissenschaftliche Grundlage zu geben. Er hat versucht, darzulegen, daß die physikalische Vollkommenheit oder Unvollkommenheit von Zahnreihen die Grundlage zu ihrer Bewertung abzugeben haben. Erst in zweiter Linie sind die allgemein- und lokalgesundheitlichen Momente für die Beurteilung der Zahnreihen als Ganzes wichtig. Man darf zwar nie vergessen, sie bei der Beurteilung mit heranzuziehen. Sie beeinflussen aber nur das aus physikalischer Betrachtungsweise gewonnene Urteil in seiner positiven Richtung.

Um das Gesagte lebendig zu erläutern, seien zwei Beispiele [2] angegeben:

Es soll, abgesehen vom ästhetischen Moment, über die Notwendigkeit eines künstlichen Ersatzes in einem Munde entschieden werden, in dem noch folgende

---

[1] Näheres: Wustrow, Ein Fall Mikuliczscher Erkrankung. Dtsch. Mschr. Zahnheilk. **1919**, H. 12.

[2] Zitiert aus Wustrow, Physikalische Grundlagen. 36—38. Berlin: H. Meußer 1919.

Zähne des Oberkiefers in vollkommener Okklusion stehen, d. h. vollwertig ihre Gegenzähne im Unterkiefer besitzen ..6..3.1|1 2..5 6 7...

Die Überlegung hat zu entscheiden, ob diese Zahngruppen..6..3.1|12..567. überbelastet sind, d. h. ob sie einer Belastungsgröße ausgesetzt sind, welche die doppelte Höhe ihrer urnatürlichen Belastungsgröße (s. a. S. 313, 314) übersteigt oder nicht. Es ist also notwendig, die urnatürliche Belastungsgröße dieser im Munde vorhandenen Zahngruppen festzustellen. Aus der Wertreihe[1] über die Belastung der einzelnen Zähne durch die gesamte Kaukraft ist diese gesuchte Größe leicht zu finden:

$$\underline{..6..3.1|12..567.}$$

$$
\begin{aligned}
1 &= 3{,}09 \ \text{Kraft-Einheiten}[2] \\
3 &= 3{,}50 \quad ,, \qquad ,, \\
6 &= 9{,}44 \quad ,, \qquad ,, \\
1 &= 3{,}99 \quad ,, \qquad ,, \\
2 &= 2{,}41 \quad ,, \qquad ,, \\
5 &= 5{,}69 \quad ,, \qquad ,, \\
6 &= 9{,}44 \quad ,, \qquad ,, \\
7 &= 8{,}59 \quad ,, \qquad ,, \\
\hline
..6..3.1|12..567. &= 45{,}25 \quad ,, \qquad ,,
\end{aligned}
$$

Die normale (urnatürliche) Belastungshöhe der in Frage stehenden Zahngruppen ist also 45,25 K.-E.[2].

Da die gebliebenen, okkludierenden Zähne die Belastungshöhe der verlorenen mitzuübernehmen haben, so ist die Belastungsgröße der gebliebenen Zähne die Summe aus ihrer urnatürlichen Belastungsgröße und derjenigen der verlorenen Zahngruppen. Es ist also die urnatürliche Belastungsgröße der nicht mehr vorhandenen oder (infolge Fehlens der Gegenzähne) in vertikaler Hinsicht nicht mehr für die Verteilung der Kaukraft in Betracht kommenden Zahngruppen zu berechnen. Sie beträgt:

$$\underline{8\,7.5\,4.2.|..3\,4...8}$$

$$
\begin{aligned}
2 &= 2{,}41 \ \text{Kraft-Einheiten} \\
4 &= 5{,}69 \quad ,, \qquad ,, \\
5 &= 5{,}69 \quad ,, \qquad ,, \\
7 &= 8{,}59 \quad ,, \qquad ,, \\
8 &= 6{,}50 \quad ,, \qquad ,, \\
3 &= 3{,}50 \quad ,, \qquad ,, \\
4 &= 5{,}69 \quad ,, \qquad ,, \\
8 &= 6{,}50 \quad ,, \qquad ,, \\
\hline
7\,8.5\,4.2.|..3\,4...8 &= 44{,}57 \quad ,, \qquad ,,
\end{aligned}
$$

Da diese Belastungsgröße durch die noch vorhandenen wirksamen Zahngruppen mitgetragen wird, so ist deren Belastungshöhe mit 45,25 + 44,57 K.-E. anzugeben. Da diese Belastungshöhe nicht das Doppelte der urnatürlichen Kraftgröße, die auf den gebliebenen, wirkenden Zahngruppen ruht, übersteigt, so ist die Ersatznotwendigkeit in einem so bezahnten Gebiß vom physikalischen Standpunkt aus zu verneinen.

Um in der täglichen Praxis diese (wenn jedesmal notwendige) immerhin umständliche Berechnung der Frage nach der Ersatznotwendigkeit verlorener Zähne zu vermeiden, mußte ein Nachschlagewerk geschaffen werden, das die Möglichkeit bot, leicht die Bezahnungszustände der verschiedenen Patienten aufzufinden und schnell und klar Auskunft über die physikalische Notwendigkeit und Gestaltungsmöglichkeit eines Zahnersatzes zu erhalten.

---

[1] Zitiert aus W u s t r o w, Physikalische Grundlagen. 36—38. Berlin: H. Meußer 1919.
[2] Die Kraft-Einheit jedes Zahnes ist auf Grund der Kauflächengröße und der in den einzelnen Kauphasen geleisteten muskulären Arbeitsgröße berechnet.

Ergibt nach dieser für den normalen Fall getroffenen Entscheidung die Betrachtung der Mundhöhle, daß die noch stehenden Zähne gesundheitlich besonders in bezug auf die sie im Kiefer befestigenden Gewebe geschädigt sind, so ist je nach der Schwere der Schädigung das nur durch physikalische Überlegung ermittelte Urteil gegebenenfalls soweit zu ergänzen, daß aus der Verneinung der Ersatznotwendigkeit eine Bejahung werden kann.

Wäre in einem anderen Falle die Ersatzfrage bei einer Bezahnung von ..6..3.1|.23.5.7. (von der angenommen werden soll, daß sie in voller Artikulation mit den Gegenzähnen steht) zu entscheiden, so würde sich auf demselben Rechnungswege wie im vorhergehenden Beispiel ergeben, daß eine Überbelastung stattfindet, daß also die Notwendigkeit eines künstlichen Ersatzes zu bejahen ist.

In diesem Falle könnte eine Betrachtung des Gesundheitszustandes der noch vorhandenen Zähne ..6..3.1|.23.5.7. das auf physikalischem Wege gewonnene Urteil und die daraus sich ergebende Forderung nur noch dringlicher machen.

Hat sich also aus der von Wustrow vorgeschlagenen physikalischen Betrachtungsweise ergeben, daß ein Kauapparat nicht ohne prothetische Ergänzung bleiben darf, so kann an diesem Urteil die Heranziehung der biologischen Zustände des Kauapparates nichts ändern.

Diese Betrachtungsweise geht davon aus, daß der Unterkiefer kein Hebel ist, dessen Unterstützungspunkt im Processus condyloideus liegt. Beim Auftreffen der Zahnreihen auf einen Widerstand ist vielmehr stets dieser als Hebelunterstützungspunkt anzusehen. Dies trifft auch bei Belastungen der Frontabschnitte der Zahnreihen zu. Es wird hierauf noch näher eingegangen werden. Die Belastung der einzelnen Zahnreihenglieder wird nach Wustrow bestimmt durch die Kauflächengröße und die Art der zu zerkleinernden Nahrung, nicht durch ihre Entfernung vom Condylus. Dieser ist in seiner Lage in der Fossa glenoidalis nach W. nicht als Hebelunterstützungspunkt anzusehen.

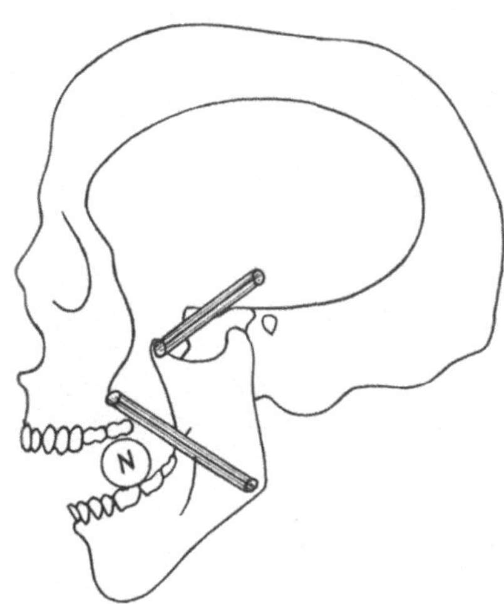

Abb. 1. Nach Köhler.

In Arbeiten von Bluntschli, Breuer, Braus, Gysi - Köhler, Winkler, Weigele wird ebenfalls auf die zum Teil sehr geringe Belastung des Processus condyloideus bei Belastungen des Unterkiefers aufmerksam gemacht. Auf statischem Wege versuchen sogar einige dieser Autoren darzutun, daß bei genügend großer Belastung der unteren Zahnreihe, wie sie sich beim Zerkleinern von Körpern mit hoher Widerstandskraft ergibt, die Processus condyloidei eine negative Belastung erfahren können. Sie stehen nach diesen Autoren in solchen Fällen nicht unter Druck-, sondern Zugwirkung. Man hat hierzu auch schon am Phantom Versuche angestellt. Köhler veranschaulicht den Ausfall jeglichen Druckes auf die Processus condyloidei bei Belastung der unteren Zahnreihen durch einen Phantomversuch, den Abb. 1 wiedergibt. Es liegt ein Bissen (Widerstand) zwischen den Zahnreihen. Köhler schreibt dazu: „Das Gelenkköpfchen schwebt dabei ruhig in der Luft, ohne irgendwelchen Druck auszuüben [1].“

---

[1] In Nr. 48 der „Zahnärztl. Rundschau“ 1928 widerruft Köhler seine Darlegungen.

Aber alle diese Arbeiten sind aus Phantomversuchen oder aus statischen Berechnungen abgeleitet worden. Und es ist nun doch einmal so, daß über biologische Vorgänge einwandfrei erst der Nachweis am biologischen Objekt Auskunft gibt.

Schon 1925 zeigte sich mir bei der Benutzung meines Kaubahnträgers, daß bei zahnlosen Kiefern fraglos des öfteren eine Bewegungsmöglichkeit des Unterkiefers festzustellen war, die nur so erklärt werden konnte, daß der Condylus die Freiheit besaß, von jedem Punkte seiner Bahn aus vertikal abwärts gerichtete Bewegungen auszuführen. Ich habe damals darüber berichtet, daß, wie Abb. 2 es darstellt, der Oberteil des Kaubahnträgers über die beiden im Unterkiefer angebrachten Aufbißbleche Kippungen auszuführen vermöge. Die in den Oberteil eingegipsten, nach vorn und rückwärts ausstrahlenden Nadeln zeigen diese Schwingungen sehr schön. Nach diesem Versuchsergebnis galt es nun zu ermitteln, ob jene nur indirekt (am Kaubahnträger) festgestellte Bewegungseigentümlichkeit des Unterkiefers auch auf direktem Wege dargestellt werden könnte.

Als Apparat für eine Versuchsreihe, die darüber Aufschluß geben sollte, habe ich einen Hebel verwendet, so wie ihn Abb. 3 zeigt. Man erkennt, daß der Hebel auf der einen Seite des Unterstützungspunktes kurze Hebelarme trägt, während die Hebelarme auf der anderen Seite des Hypomochlion sehr lang sind. Der untere Hebelarm ist mit einem Stabe verbunden, der es ermöglicht, den Hebel ruhig in der Hand zu halten. Die großen Hebelarme sind 20 mal so lang wie die kurzen. Zwischen beiden Hebelarmen ist eine Feder ausgespannt, die für eine dauernde Öffnung des Hebels sorgt. Diese Feder konnte dann weggelassen werden, wenn die Hebelarme sich jenseits des Unterstützungspunktes überscherten. Zu dem Versuche sind außerdem Glasperlen und Nickelindraht- oder Stahldrahtstiftchen benutzt worden.

Die Glasperlen wurden gebraucht, um als Widerstand zwischen die seitlichen Zahnreihenabschnitte gelegt zu werden. Die Drahtstückchen wurden als Widerstand zwischen die frontalen Abschnitte der Zahnreihen gelegt.

Bei den Versuchen mußte darauf geachtet werden, daß weder die Glasperlen noch die Drahtstückchen sich irgendwie bewegten.

In Abb. 3 zeige ich einen Versuch, der in der Art angestellt wurde, daß der Versuchsperson eine Glasperle in die Prämolargegend einer Zahnreihenseite gelegt wurde. Die Zahnreihen mußten diese Perle festhalten, ohne sie mit übermäßiger Kraft zu pressen. Daraufhin wurde der Versuchsperson der Befehl erteilt, mit voller Kaukraft auf die Perle zu beißen. Es ergab sich dabei, daß, wie die Abb. 3 zeigt, der obere Hebelarm einen deutlichen Ausschlag vollführte. Der untere Hebelarm erscheint auf dem Lichtbilde scharf ausgezogen. Dasselbe Ergebnis wurde erzielt, wenn der Hebel, wie in Abb. 4, zwischen die der belasteten Zahnreihenseite gegenüberliegenden Zahnreihenabschnitte gesetzt wurde. Auch hier wieder zeigt der obere Hebel deutliche Ausschläge während der von der Versuchsperson ausgeführten Kaumuskelkontraktionen. Der untere Hebelarm ist auf dem Lichtbilde scharf ausgezogen.

In Abb. 5 bilde ich zwei Versuche an derselben Person ab, die zeigen, daß sowohl in der Front als auch in den der Glasperle gegenübergelegenen Seitenabschnitten der Zahnreihen deutliche Schwingungen des Unterkiefers festzustellen sind. Bei scharfer Beobachtung kann man die Schwingungen des Unterkiefers selbst sehen. Wieder zeigt der obere Hebelarm deutliche Ausschläge. Die Zahnreihen sind hier in reiner Öffnungsstellung ohne seitliche Verschiebung des Unterkiefers gehalten.

In Abb. 6 u. 7 zeige ich das Ergebnis des gleichen Versuches bei nach rechts gerichteter Seitbißstellung des Unterkiefers. Auch hier geben die Schwingungen des oberen Hebelarmes wieder deutliche Auskunft über das Vermögen des Unterkiefers, um die Glasperle herumzuschwingen.

Abb. 8 soll die Versuchsanordnung schematisch wiedergeben und zugleich zeigen, daß mit ihr nicht nur dargetan ist, daß das Unterkieferköpfchen in jedem Punkte der von ihm durchlaufenen Bahn die Möglichkeit besitzt, sich von der Gelenkpfanne mehr oder weniger weit zu entfernen, sondern daß sie auch Auskunft über die Größe der Strecke zu geben vermag, um die sich das Unterkieferköpfchen in den einzelnen Fällen von der Gelenkfläche abzuheben vermag. In Abb. 8 ist entsprechend der Versuchsanordnung der Hebel so eingerichtet, daß die zwischen den Zahnreihen gelegenen Hebelenden 20 mal so kurz sind wie die auf der anderen Seite des Unterstützungspunktes gelegenen Hebelarme. Wenn also die Strecke A—B, um welche der lange Hebelarm bei der Anspannung der Kaumuskulatur schwingt, 1 mm lang ist (eine solche Schwingungsstrecke konnte bei den verschiedenen Versuchen öfter gemessen werden), so beträgt der Weg A′—B′, um den der Unterkiefer an der vom Hebel eingenommenen Stelle schwingt, den 20. Teil der Strecke A—B, also 0,05 mm. Wenn angenommen wird, daß die Hebelansatzstelle in den Zahnreihen der Glasperle 3,5 mal näher liegt als der Gelenkkopf in sagittal-horizontaler Richtung, so ergibt sich, daß dieser Condylenkopf eine um das 3,5 mal so

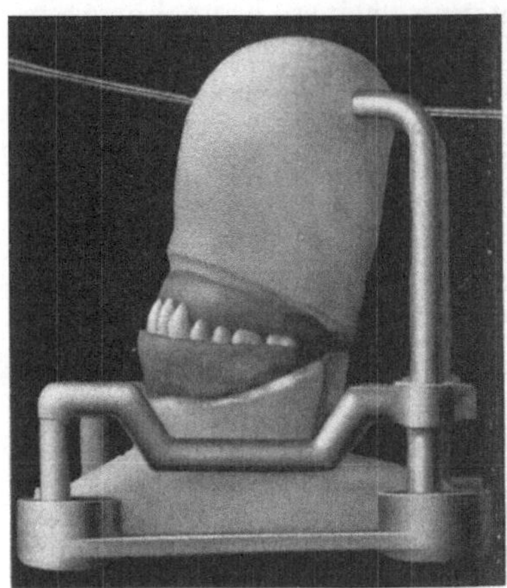

Abb. 2. Es kann der Unterkiefer um zwischen den Zahnreihen liegende Widerstände schwingen. Indirekte Darstellung im Kaubahnträger.

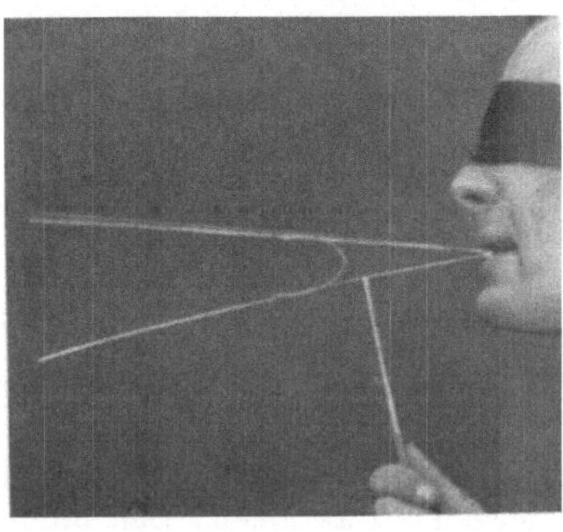

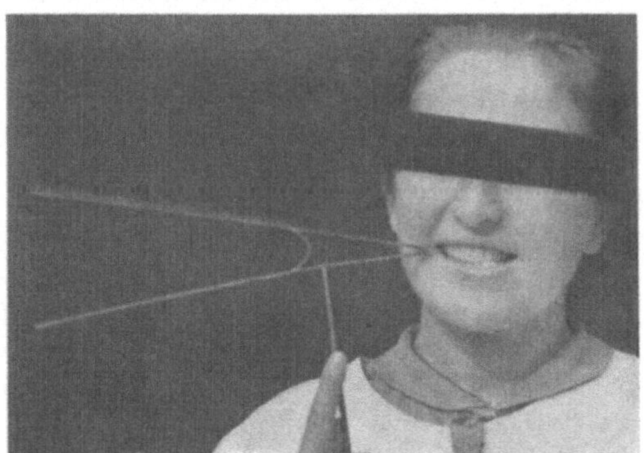

Abb. 3.   Abb. 4.

Abb. 3 uud 4. Der Unterkiefer schwingt um eine Glasperle in der Prämolargegend. Daher zeigt der obere Hebelarm einen deutlichen Ausschlag.

große Strecke durchschwingt als die Strecke A′—B′, d. h. in diesem Falle 0,175 mm. Da angenommen werden kann, daß das Lichtbild z. B. eine dreifache Verkleinerung der natürlichen Objekte darstellt, so müßte man die soeben errechnete Schwingungsstrecke des Condylus um das Dreifache vergrößern, wollte man die von dem Condylus am natürlichen Objekt durchschwungene Bahn angeben. Man würde bei der Zugrundelegung solcher Zahlen für die

Schwingungsstrecke des Condylus an der Versuchsperson einen Weg von 0,525 mm errechnen.

Dasselbe, was sich im Lichtbild zeigen läßt für die vertikalen Schwingungen der Condylen bei der Belastung im Seitenzahnbereich, läßt sich auch für diejenigen Fälle im Lichtbild festhalten, wo der Frontabschnitt der Zahnreihen belastet wird. Legt man zwischen obere und untere Schneidezähne ein Nickelin- oder Stahldrahtstück, läßt dies zuerst nur festhalten zwischen den beiden Zahnreihen, um danach von der Versuchsperson abwechselnd starke Kontraktionen und Entspannungen der Kaumuskeln (das Drahtstück darf sich dabei nicht bewegen) ausführen zu lassen, so erkennt man, daß in den Seitenzahnregionen abwechselnd eine Entfernung und eine Annäherung der einander gegenüberliegenden Kauflächen stattfindet. Bei der Kontraktion der Kaumuskeln entfernen sich die einander gegenübergestellten Zahnreihen, bei der Entspannung der Muskeln nähern sie sich wieder. Festgehalten ist dieser Vorgang in den Lichtbildern (Abb. 9, 10 u. 11). Man sieht deutlich, daß der untere Hebelarm still liegt, während der obere Hebelarm Ausschläge zeigt. Die Bewegungsgrößen sind natürlich bei den einzelnen Versuchspersonen verschieden.

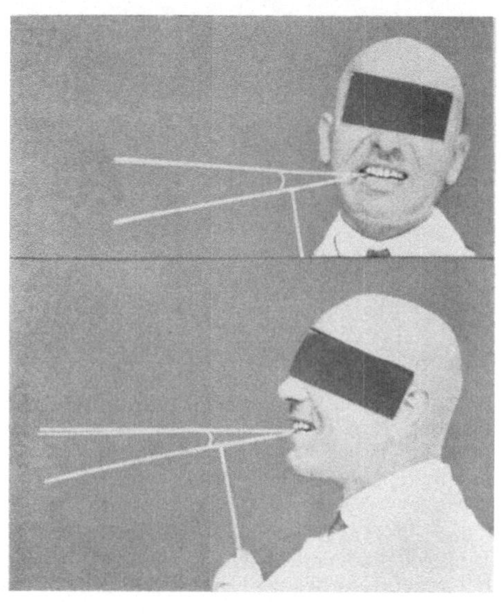

Abb. 5. Direkte Darstellung der Schwingungen des Unterkiefers zugleich im Front- und Seitenteil um eine zwischen den Zahnreihen liegende Glasperle.

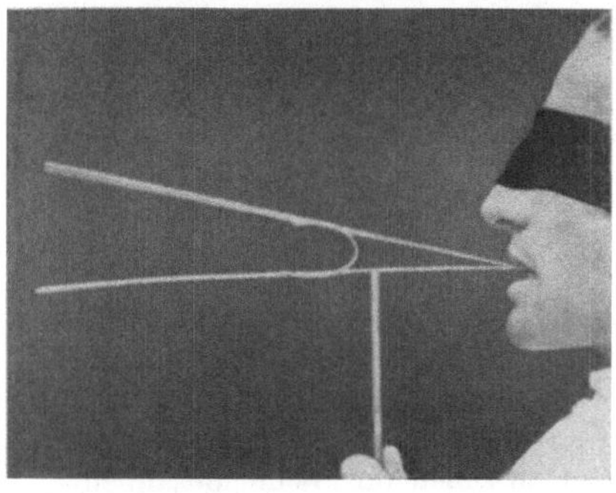

Abb. 6. Schwingungen des Unterkiefers, in der Front der Zahnreihen wahrzunehmen, wenn die Glasperle in der Prämolargegend liegt.

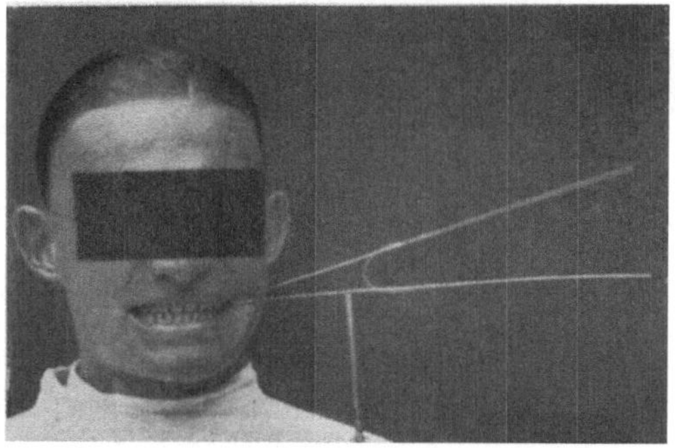

Abb. 7. Schwingungen des Unterkiefers, wahrzunehmen in den der Glasperle gegenüberliegenden Seitenabschnitten der Zahnreihen.

Das Schema dieser Versuchsreihen gibt Abb. 12 wieder: Zwischen die Frontzähne ist ein Nickel- oder Stahldrahtstück gelegt. In den dabei im Seitenzahnbereich entstehenden Spalt wird der Prüfhebel gelegt. Die Versuchsperson erhält zur eignen Kontrolle einen Spiegel und hält das Drahtstück zwischen den Frontzähnen ohne besonderen Kraftaufwand still. Die Zunge berührt zur Kontrolle auch der leisesten Bewegungen des Drahtes diesen leicht. Außerdem wird von unbeteiligter Seite genau beobachtet. Am unteren Hebelarm

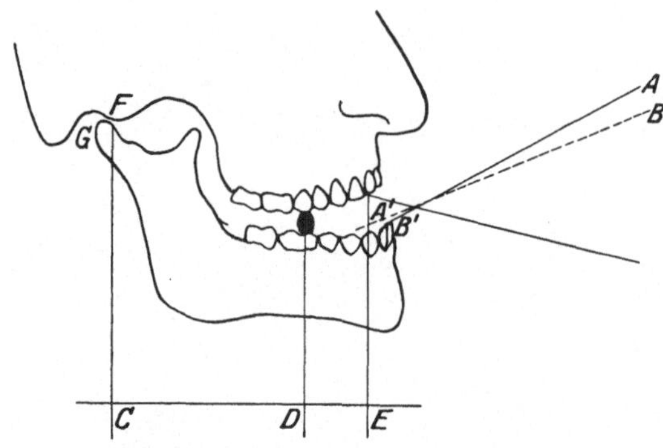

befindet sich der Griff zum Festhalten des Hebels. Wenn die Zahnreihen dort, wo der Hebel liegt, ihren Abstand voneinander ändern, so muß dies — da der untere Hebelarm feststeht — durch Schwingungen des oberen Hebelarmes bemerkbar werden. Man kann genau so, wie es an Abb. 8, gezeigt worden ist, auch Abb. 12 zur Berechnung der Größe der Vertikalbewegungen des Gelenkkopfes benutzen. Daß bei diesen Versuchen geringere Vertikalbewegungen zu beobachten sind als dann, wenn der zwischen die Zahnreihen gelegte Widerstand sich im Seitenzahnbereich befindet, erklärt sich zum Teil aus der geringeren Kraftgröße, die im Frontzahnbereich entwickelt wird.

Abb. 8. Schema der Versuchsanordnung in Abb. 3—6. Aus den Versuchen (Abb. 3—6) ist eine Berechnung der vertikalen Schwingungsgrößen des Condylus möglich: $A-B = 1$ mm $\dfrac{DE}{DC} = \dfrac{1}{3,5}$ $A'-B' = 0,05$ mm daher: $FG : A'B' = 3,5 : 1$ $FG = 3,5 \cdot 0,03 = 0,175$ Bildgröße zur natürlichen wie $1:3$ also natürliche Schwingungsgröße des Condylus $3 \cdot 0,175 = 0,525$ mm.

Es könnte hier der Einwand erhoben werden, wie es auch tatsächlich schon einmal bei einer Aussprache über den vorliegenden Gegenstand geschehen ist, daß die leisen gelenkigen Bewegungen, die jeder Zahn bei Belastungen auszuführen vermag, die ihn also auch befähigen, mehr oder weniger tief in die

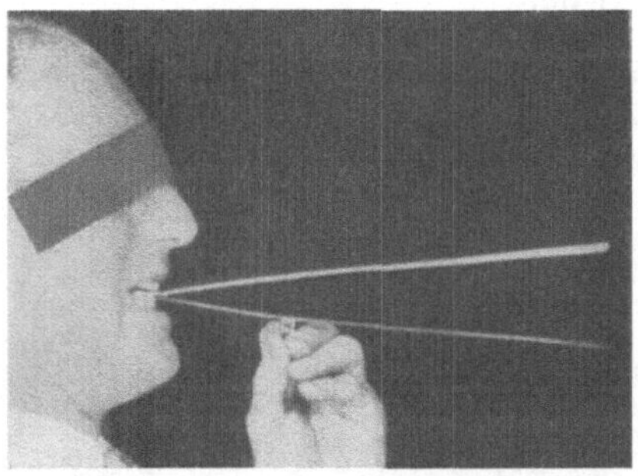

Abb. 9. Unterkieferschwingungen, in den Seitenteilen der Zahnreihen wahrzunehmen, wenn der Widerstand in der Front liegt.

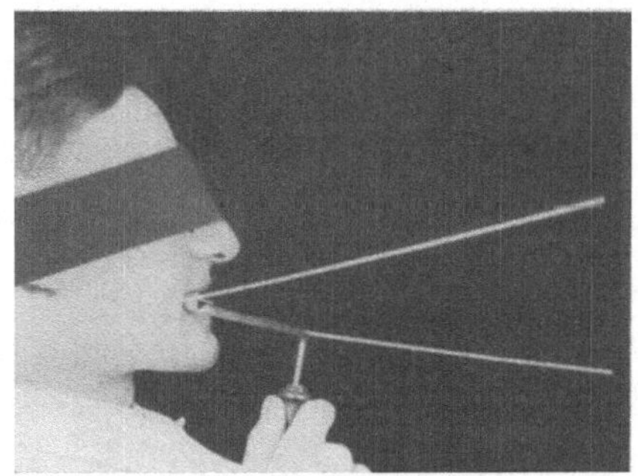

Abb. 10. Schwingungen des Unterkiefers um einen zwischen den Schneidezähnen liegenden Stahldraht.

Alveolen hineinzufedern, die im Bilde kenntlich gemachten Schwingungen des Unterkiefers um den ihn belastenden Widerstand vorgetäuscht haben könnten.

Wenn die Bewegungen des Unterkiefers, wie sie in Abb. 3—11 dargestellt worden sind, durch ein solches Hinein- und Herausfedern des Zahnes in die Alveolen zustande kommen würden, so müßten die mit dem Hebel gezeigten Bewegungen auch dicht neben dem den Unterkiefer belastenden Widerstand, also dicht neben der Glasperle stattfinden.

Deshalb sind Kontrollversuche gemacht und photographiert worden. Ein solches Lichtbild zeigt Abb. 13. Es sind zwei Hebel zwischen die Zahnreihen geführt. Beide sind durch eine Schlittenvorrichtung miteinander verbunden. Der eine Hebel liegt dicht neben der zwischen die Zahnreihen gelegten Glasperle, der andere nimmt einen Platz ein wie in den vorhin skizzierten Versuchen. Man

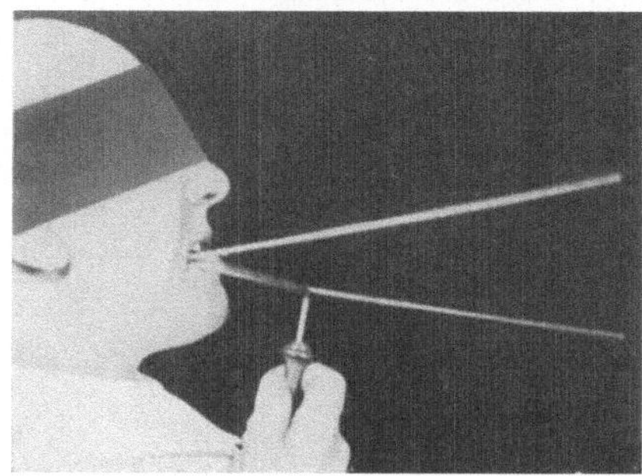

Abb. 11. Schwingungen des Unterkiefers um einen zwischen den Schneidezähnen liegenden Widerstand.

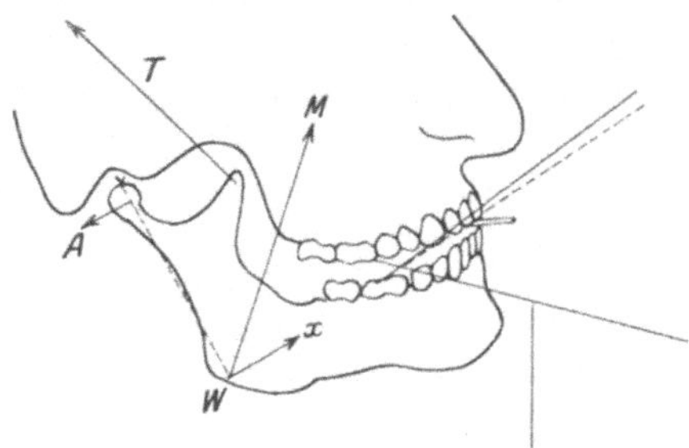

Abb. 12. Schema der Versuchsanordnung in Abb. 9—11.

erkennt auf dem Bilde deutlich, daß der der Glasperle benachbart liegende Hebel (auf dessen Wiedergabe im Lichtbilde besonderer Wert gelegt worden ist) scharf umrissen auf der photographischen Platte erscheint. Von dem anderen Hebel erscheint der untere Hebelarm ebenfalls mit scharfen Grenzen, während der obere Hebelarm wieder eine deutliche Schwingung zeigt.

Dasselbe ist auch in Abb. 14 wiedergegeben. Die Glasperle liegt rechts zwischen den Seitenzähnen. Dicht daneben liegen die Enden des Kontrollhebels, auf den hier im Gegensatz zu Abb. 13 nicht scharf eingestellt war.

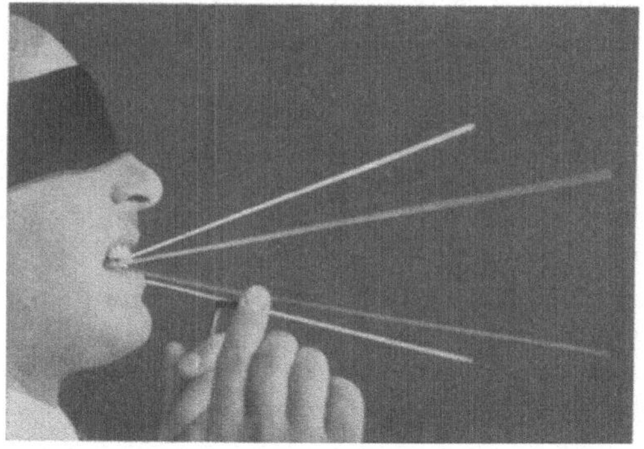

Abb. 13. Kontrollversuch: der Kontrollhebel zeigt scharf umrissene Arme, am anderen Hebel sind Schwingungen des oberen Armes wahrzunehmen.

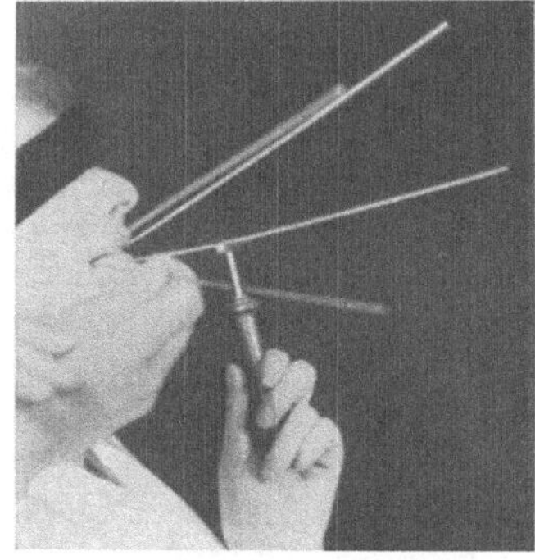

Abb. 14. Auf den Kontrollhebel ist nicht scharf eingestellt.

Man kann deutlich erkennen, daß der im Lichtbild scharf wiedergegebene, auf der nicht belasteten Seite liegende Hebel Schwingungen ausführt, während der im Lichtbild unscharf wiedergegebene Kontrollhebel solche nicht zeigt. In diesem Falle wurde der Kontrollhebel von einer anderen Person als dem Versuchsindividuum gehalten.

Damit ist der Beweis gegeben, daß wir es hier mit echten Schwingungen des Unterkiefers um die Glasperle zu tun haben. Da diese Versuche so ausgeführt

worden sind, daß die Glasperlen an die verschiedensten Orte der Seiten-
bezahnung gebracht wurden, so ist damit dargetan, daß die Condylen in der
Lage sind, in jedem Punkte ihrer Bahn vertikale Schwingungen auszuführen.

Ließ sich so für die Seitenzahnbelastung mit Sicherheit zeigen, daß für die
am Hebel wahrzunehmenden Schwankungen nur die vom Gelenkköpfchen
während der Belastung der Zahnreihen ausgeführten vertikalen Schwingungen
in Frage kommen, so kann dasselbe mit den Abb. 15 u. 16 auch für die Fälle
bewiesen werden, bei denen die Frontzahnreihen belastet worden sind.

In den in diesen Bildern wiedergegebenen Versuchsreihen ist der Versuchsperson zwischen obere und untere Frontzähne ein Stahldrahtstück gelegt
worden. Dicht daneben wurde der in den Lichtbildern schwächer belichtete
Kontrollhebel gesetzt. Zwischen die Seitenzahnreihen wurde der Prüfhebel
mit seinen kurzen Hebelarmen gehalten. Man sieht in beiden Bildern (Abb. 15
u. 16) deutlich die Schwingungen des oberen Armes vom Prüfhebel, während
der Kontrollhebel keine Schwingungen erkennen läßt.

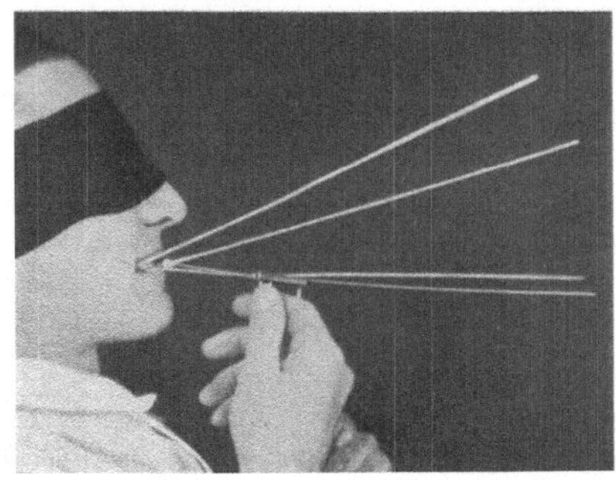 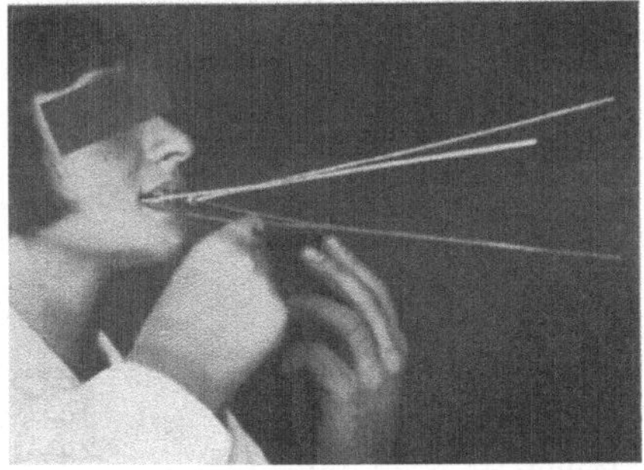

Abb. 15.   Abb. 16.

Abb. 15 u. 16. Zwischen den Frontzähnen liegt ein Stahldrahtstück. Der Kontrollhebel
zeigt scharf umrissene Arme. Der andere Hebel läßt Schwingungen des oberen Armes
erkennen.

Ich kann daher auch Fick nur bedingungsweise zustimmen, wenn er schreibt:
„Der Kiefer schwebt durchaus nicht sozusagen frei in den Muskeln, sondern
findet doch an der Pfanneneinrichtung der Bandscheibe usw. Stützpunkte, die
den Mechanismus wesentlich mitbestimmen."

Ohne jedoch hierauf an dieser Stelle näher eingehen zu können, muß nach
dem oben Dargelegten die bisher von der Anatomie sowohl, als auch von der
Zahnheilkunde vertretene Anschauung, daß der Unterkiefer als ein Hebel
anzusehen ist, dessen Unterstützungspunkt in den Processus condyloidei gelegen
sei, geändert werden.

Der Unterkiefer schwingt bei Belastungen, wie sie z. B. beim Kauen und
Beißen stattfinden, um die zwischen den Zahnreihen liegenden Widerstände.
Die Processus condyloidei heben sich dabei mehr oder weniger weit vom Pfannen-
boden ab. Sie und somit auch das Collum mandibulae erhalten daher keine
Belastungen.

Nur bei den Leerbewegungen (Sprechen, Singen, Gähnen, Schlucken usw.)
gleiten die Processus condyloidei unter Führung der Ebene der Fossa glenoidalis
hin und her. Nur für diese unbelasteten Bewegungen kann daher die bisher
vertretene, oben genannte Meinung über den belasteten Unterkiefer auch heute
noch Gültigkeit haben.

Es ist also möglich, ohne jede Rücksicht auf Hebelgesetze, lediglich aus der Größe der belasteten Kaufläche auf die Größe der den einzelnen Zahn belastenden Kraft (Arbeit) zu schließen.

Wenn 32 Zähne Arbeit zu leisten haben, damit der Organismus leben kann, so wird nach Verlust der Hälfte der Zähne die gebliebene Hälfte dieselbe Arbeit zu tun haben. Jedes einzelne Zahnreihenglied hat demnach die doppelte Arbeitslast zu tragen, damit der Organismus lebenstüchtig bleiben kann. Dies könnte entweder dadurch erreicht werden, daß bei jedem einzelnen Zusammenbeißen der Zahnreihen auf die zwischen ihnen liegende Nahrung die doppelte Kraft angewendet wird, oder dadurch, daß doppelt so oft zugebissen wird als vorher. Das letztere trifft zu.

Wie ich schon 1919 zeigen konnte, stehen die Kauflächen der einzelnen Zähne in bezug auf ihre Größe zueinander (innerhalb einer Rasse) in einem bestimmten Verhältnis, das stets wiederkehrt.

Unter Zugrundelegung dieser Beobachtung und einer Zerlegung der Kaukräfte in vertikal, sagittal und lateral gerichtete kann die Belastung jedes einzelnen Zahnreihengliedes während der verschiedenen Kauphasen (die sich ebenfalls in vertikal, lateral und sagittal gerichtete unterscheiden lassen) algebraisch berechnet werden. Eine Berechnung in absoluten Zahlen hätte natürlich nur Gültigkeit für jeden einzelnen Fall.

Es wird die zur Zerkleinerung der Nahrung nötige Arbeit allein durch die Eigenart dieser und der sie treffenden Kaufläche bestimmt. Die Entfernung der Nahrung von den Condylen hat bei ihrer Zertrennung nichts mit der Belastungsgröße der einzelnen Zähne (Kauflächeneinheit) zu tun.

Da die Frontzähne eine kleinere belastete Fläche haben als die Molaren, so kann eine Nahrung, die nur die Fläche eines Frontzahnes belastet, bedingen, daß bei ihrer Zertrennung die Einheit der Frontzahnfläche stärker belastet wird als die Einheit der Molarenkaufläche getroffen werden würde, wenn derselbe Vorgang im Seitenzahngebiet stattfände. Diese Möglichkeit zeigt, daß bei der Zerkleinerung unserer Nahrungsmittel selbst die praktisch höchst mögliche Belastung der einzelnen Zähne kaum erreicht wird, ganz zu schweigen etwa von der theoretisch höchstmöglichen Belastung.

Deshalb hat Wustrow aus einem Vergleich der einzelnen, während der verschiedenen Kauphasen belasteten Kauflächengrößen einen Rückschluß auf die Belastungshöhe der einzelnen Zahnreihenglieder gemacht.

Aus dem bilateralen Aufbau des menschlichen Körpers und aus allgemeinen Beobachtungen über das Verhalten anderer bilateral symmetrisch angeordneter Organe im Körper bei Entfernung eines derselben, hat W. den Schluß gezogen, daß die Höchstgrenze der Belastungsmöglichkeit eines gesunden, normal stehenden Zahnes frühestens dann erreicht sei, wenn er um das Doppelte der ihm in seiner Zahnreihe urnatürlich (normal) zukommenden Belastung beansprucht würde. Die Arbeitsgrößen in den einzelnen Kauphasen, die im Höchstfalle geleistet werden können, sind durch Messungen der Kaumuskulatur festzustellen und zueinander in Beziehung zu setzen.

Es sind damit nach W. die Größen gegeben, die es ermöglichen, für normale, regelrecht stehende, gesunde Zahnreihenreste die Grenze ihrer Überlastung zu bestimmen und so also auszusagen, wann die Anlage von Prothesen aus physikalischen Gründen notwendig ist. Es ergibt sich auch unter Zugrundelegung der genannten Größen für jeden Fall normaler Zahnreihenreste, ob die Zahnreihenlücken durch Brückenprothesen oder ob sie nur noch durch Plattenprothesen zu schließen sind, und wie in den Einzelfällen die künstlichen Zahnreihenglieder artikulieren müssen, damit keine Überbelastung eintritt.

Für jeden einzelnen Fall wird so überlegt, als ob die in ihm beobachteten Zahnreihenglieder normal gebildet, gestellt und durchaus gesund seien. Die Ergebnisse aus der skizzierten, physikalisch orientierten Überlegung können daher durch Hinzuziehung der im Einzelfall etwa tatsächlich zu beobachtenden Gesundheits- und Stellungszustände in den Zahnreihen eine Änderung erfahren. Dort, wo auf Grund der physikalisch eingestellten Überlegung die Möglichkeit zur Anlage von z. B. Brückenprothesen erkannt wird, kann sie durch Hinzuziehung der im Einzelfall zu beobachtenden gesundheitlichen Mängel verneint werden müssen, dort aber, wo aus der physikalischen Betrachtungsweise die Unmöglichkeiten zur Anlage von z. B. Brückenprothesen folgt, können auch die zu beobachtenden gesundheitlichen Zustände nichts an dem Urteil ändern.

Ebenso wird über die Notwendigkeit oder Nichtnotwendigkeit einer Prothese entschieden. Ermittelt die physikalische Betrachtungsweise, daß es noch nicht nötig ist, eine Prothese herzustellen, so müssen noch lokal- und allgemeingesundheitliche Momente und die psychische Einstellung des Individuums Berücksichtigung finden, ehe das Urteil endgültig gebildet wird. Ermittelt aber die physikalische Betrachtungsweise, daß die Herstellung einer Prothese nötig ist, so können alle anderen Momente diese Indication nur noch dringlicher gestalten.

Dieser Anschauung sind eine Anzahl Gegner entstanden, unter denen Riechelmann an erster Stelle genannt werden muß. Er ist der Ansicht, daß der genannte Weg nicht zum Ziele führen kann, weil z. B. die bei vorhandenen Zahnreihenlücken eintretenden seitlichen und drehenden (neigenden, kippenden) Belastungen außer acht gelassen wären, und die Annahme, daß jedes Zahnes Höchstbelastungsmöglichkeit durch Verdoppelung seiner urnatürlichen Belastungsgröße erreicht wäre, unbewiesen sei.

Es ist hier nicht der Ort, auf diesen Gegenstand näher einzugehen. Ich verweise auch auf meine Arbeit in der Zeitschr. f. Stomatologie 1923, Heft 5.

Dieser vorgeschlagene Weg zur Erlangung eines Urteils über die im einzelnen Falle zu wählende (oder nicht vorzunehmende) prothetische Behandlung hat also für die Prothetik dieselbe Bedeutung, wie sie die Wassermannsche Reaktion für die Haut- und Geschlechtserkrankungen besitzt. Bei positivem Ausfall muß behandelt werden, bei negativem Ausfall müssen noch weitere diagnostische Hilfsmittel zur Bestimmung über die Behandlungsnotwendigkeit oder Nichtnotwendigkeit herangezogen werden.

Auf den zuletzt genannten Einwand gegen die Annahme, daß aus dem bilateralen Aufbau des Körpers geschlossen werden dürfe, jeder Zahn könne das Doppelte seiner urnatürlichen (also seiner bei durchaus gesunder, normal gestalteter Zahnreihe während der normalen Nahrungsaufnahme erhaltenen) Beanspruchung ertragen, ehe er Schaden erleidet, sei zu den an anderen Orten genannten Gegengründen auch noch auf die bei einseitiger Nierenexstirpation wahrzunehmenden Erscheinungen hingewiesen. Die zurückbleibende Niere wird größer und übernimmt die Funktion der exstirpierten vollkommen, solange sie gesund ist.

So wie die Niere ihren Funktionsradius vergrößern kann, kann es auch der einzelne Zahn. Wir wissen ja seit Black, daß es möglich ist, den einzelnen Zahn durch Übung belastungstüchtiger zu machen. Diese Übung tritt zwangsweise genau so für die zurückgebliebene Niere ein. Aber eben so wie jedem Arm und Bein, jedem Herzen individuell schwankende Grenzen in bezug auf die Ausbildung ihrer Muskulatur gezogen sind, sind auch der Niere und jedem Zahnreihenglied individuelle Grenzen in bezug auf ihre Belastungsmöglichkeit (biochemische und biophysische) gesetzt.

Hat in einer normalen, vollbezahnten Zahnreihe ein einzelner Zahn bei der normalen Zahnreihenbetätigung die Belastungsgröße X zu tragen, so wird er, ohne Schaden zu nehmen, in derselben Mundhöhle bei Verlust einer mehr oder weniger großen Anzahl von Zähnen auch eine höhere (bis zu 2 X reichende) Belastungsgröße bei der normalen Zahnreihenbetätigung tragen können. Dagegen wird er dies nicht, wenn er bei sportlicher Betätigung etwa schon bis auf sein Höchstmaß beansprucht worden war. Er wird also nicht, wenn er schon bei voller Bezahnung, infolge sportlicher Betätigung bis zur Höchstgrenze belastet war, noch die Belastung (oder Teile dieser) anderer, etwa verloren gegangener Zähne übernehmen können, um so einen Ausgleich für den Verlust eintreten zu lassen. In solchem Falle müßte die Höhe der sportlichen Leistung abnehmen oder zu einer Überbelastung der gebliebenen Zähne führen.

Bei der normalen Betätigung des normalen menschlichen Körpers wird weder das einzelne Zahnreihenglied, noch sonst ein Organ bis auf das Höchstmaß seiner Leistungsfähigkeit belastet (höchstens vorübergehend). Bei sportlichen Leistungen ist es anders. Sie dürfen nicht zu den normalen gerechnet werden.

Wenn auch die Plattenprothetik, nachdem es gelungen ist, die Technik der Brückenprothetik auf eine außerordentlich hohe Entwicklungsstufe zu heben, immer nur eine letzte Zuflucht bedeuten wird, so sind dennoch die Erfolge, die man mit ihr erreichen kann, keine geringen. Ihre Bedeutung aber steigt in die erste Reihe aller zahnärztlich - prothetischen Maßnahmen, wenn man daran denkt, daß sie die Grundlage eines großen Teiles der zahnärztlich-chirurgischen Prothetik ist.

III. Anatomische Grundlagen.

Die Teile, auf die die zahnärztliche Plattenprothese wirkt, sind nicht nur die Alveolarfortsätze und der Gaumen, sondern auch die Weichteile des Gesichtes insofern, als man mit dem Plattenersatz einen recht bedeutenden Einfluß auf die Lagerung der Lippen und Wangen auszuüben vermag.

Deshalb ist es nötig, das anatomische Bild dieser Teile ganz kurz in die Erinnerung zurückzurufen, wozu die Abb. 17—25 (nach Toldt) mit den dabei gegebenen Hinweisen dienen mögen.

Die von der Mundschleimhaut bedeckten Alveolarfortsätze bilden die Basis für die Plattenprothese. Im Oberkiefer wird die Fläche dieser Basis durch den Gaumen vergrößert, wodurch die Verwendung von Adhäsionsprothesen im Oberkiefer möglich geworden ist. Die Lage der Lippen, der Mundspalte wird durch die im Mundvorhof liegenden Teile der Plattenprothese beeinflußt. Je nach der Dicke der den labialen Teil der Alveolarfortsätze bedeckenden Basisfläche und der Stellung der Frontzähne werden die Lippen mehr oder weniger stark vorgewulstet. Diese Teile der Plattenprothese können auch auf die Nasolabialfurche, ja sogar auf den Nasenflügelansatz wirken, indem sie durch Wangen- und Lippenhebung die Furche flacher gestalten und die Nasenflügelansätze heben. Auf das Bild der Nase kann die Prothese auch dadurch wirken, daß die durch sie bestimmte Bißhöhe eine Veränderung des Abstandes zwischen Kinn und Nase herbeiführt. Dadurch wird natürlich auch die Lagerung der Lippenregion und der Rima oris betroffen. Das Bild der letzteren kann aber besonders durch den Verlauf der Schneidekanten der künstlichen Frontzähne gestört werden, wenn dieser nicht parallel zur Pupillen-Verbindenden gestaltet wird. Der Sulcus mentolabialis wird ebenso wie die Lagerung der

Wangen durch die im Vorhof des Mundes gelegenen Prothesenteile mehr oder weniger stark beeinflußt.

Aber nicht nur die Prothese wirkt bestimmend auf die Gestaltung der dem Munde benachbarten Gesichtsabschnitte, sondern auch umgekehrt findet eine Wirkung statt. Die Eigentümlichkeiten des Kiefergelenkes, die die Mundhöhle abgrenzenden Weichteile und der anatomische

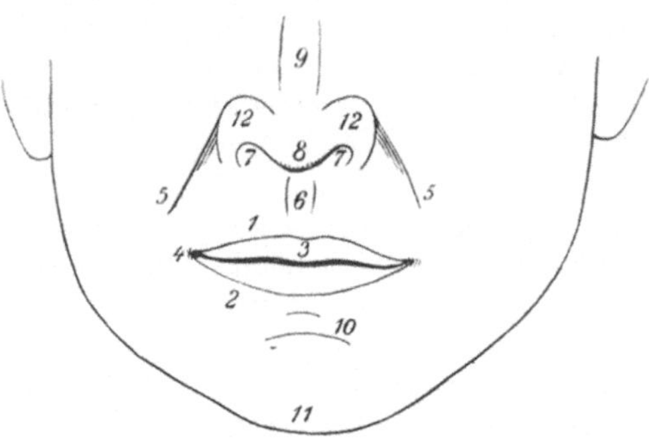

Abb. 17. 1. Labium superius. 2. Labium inferius. 3. Rima oris. 4. Angulus oris. 5. Sulcus nasolabialis. 6. Philtrum. 7. Nares. 8. Apex nasi. 9. Dorsum nasi. 10. Sulcus mentolabialis. 11. Mentum. 12. Ala nasi.

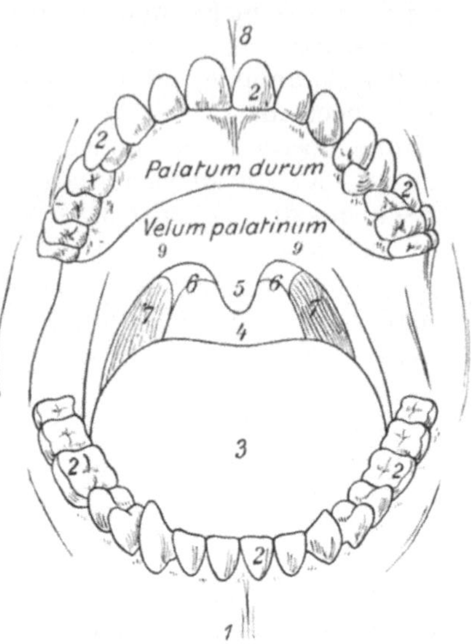

Abb. 18. 1. Frenulum labii inferioris. 2. Dentes. 3. Lingua. 4. Isthmus faucium. 5. Uvula. 6. Arcus glossopharyngeus. 7. Tonsilla palatina. 8. Frenulum labii superioris. 9. Arcus glossopalatinus.

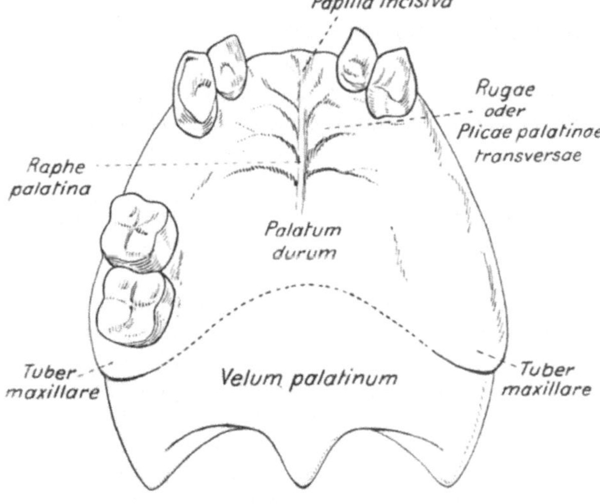

Abb. 19. Nach Toldt.

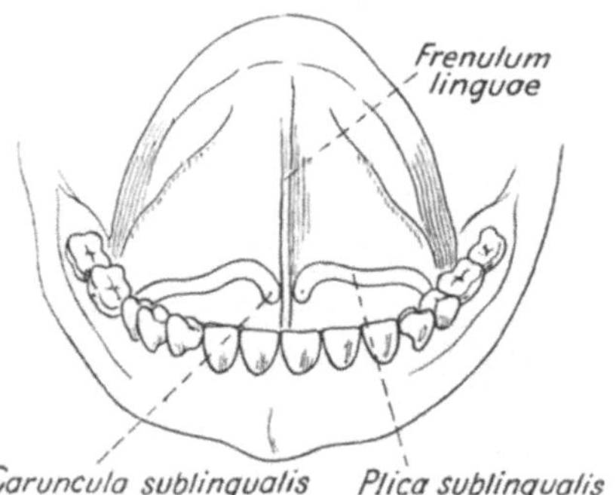

Abb. 20. Nach Toldt.

Bau der Alveolarfortsätze bedingen eine jedesmal besondere Gestaltung der Plattenprothese nicht nur im Verlauf ihrer künstlichen Zahnreihen, sondern auch in der Gestaltung ihrer Randzonen.

Reicht der Ansatz des M. buccinator, M. nasalis, M. mylohyoideus, M. genioglossus, M. mentalis, der Frenula labii inferioris et superioris besonders nahe an den Alveolarkamm hinauf, so muß der den labialen und buccalen Teil des Alveolarfortsatzes bedeckende Prothesenteil nur kurz sein, weil er sonst, wenn er den Muskelansätzen oder den Lippenbändern zu hart aufliegen würde, nicht nur Decubitalgeschwüre erzeugen, sondern auch dazu Veranlassung geben könnte, daß die Prothese bei jeder stärkeren Bewegung der Mundboden-, Wangen- und Lippenmuskulatur aus ihrer Lage herausgehebelt würde. Der

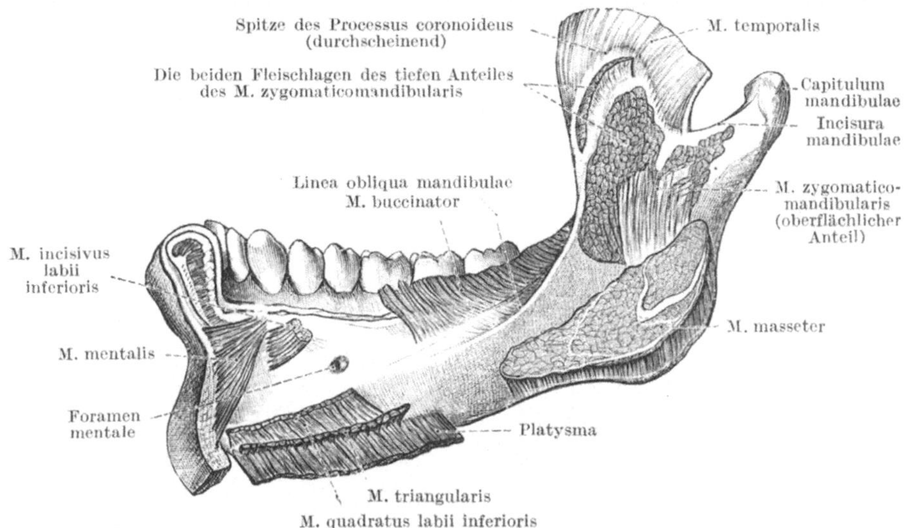

Abb. 21. Nach Toldt.

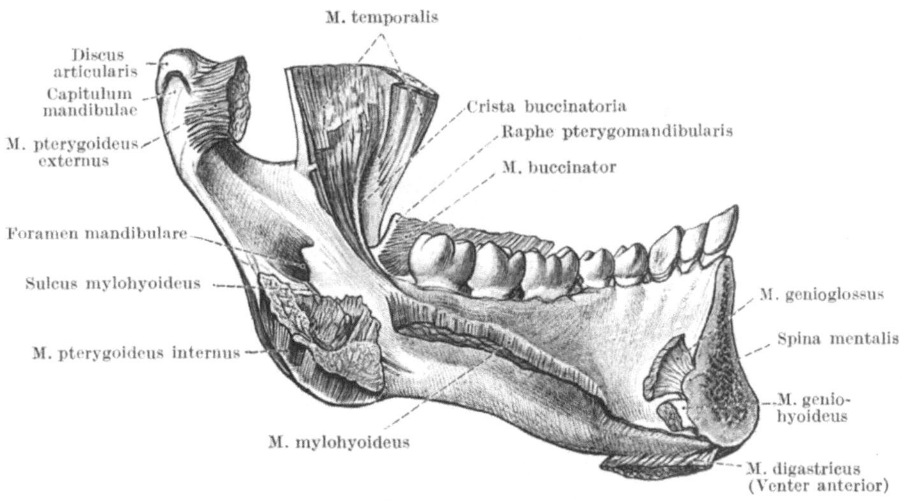

Abb. 22. Nach Toldt.

Ansatz der Muskulatur des weichen Gaumens, die Gestalt der dorsalen Teile des Processus alveolaris, des Tuber maxillare mit den dorsal daran vorbeiziehenden Muskelzügen der Mm. pterygoidei bestimmen den Verlauf der dorsalen Randteile der Basisfläche.

Wird der Rand der Prothese nicht sorgfältig so gestaltet, daß er zwar noch gerade bis zum Ansatz der genannten Muskulatur, aber doch nicht so weit an

die Ansatzstellen hinaufreicht, daß die Muskelbewegung ihn noch trifft, wird
die dem Alveolarfortsatz und dem Gaumen anliegende Basisfläche nicht so
gestaltet, daß sie der Schleimhaut überall gleichmäßig innig anliegt, so wird
der Zahnersatz nie ruhig und sicher an seinem Platze liegen und leicht zur
Erzeugung von Decubitalgeschwüren führen, die, wenn auch einmal eine
große Indolenz des Patienten gegenüber den „Druckstellen" bestehen sollte,
doch wegen der Infektionsgefahr sorgfältige Beachtung finden müssen.

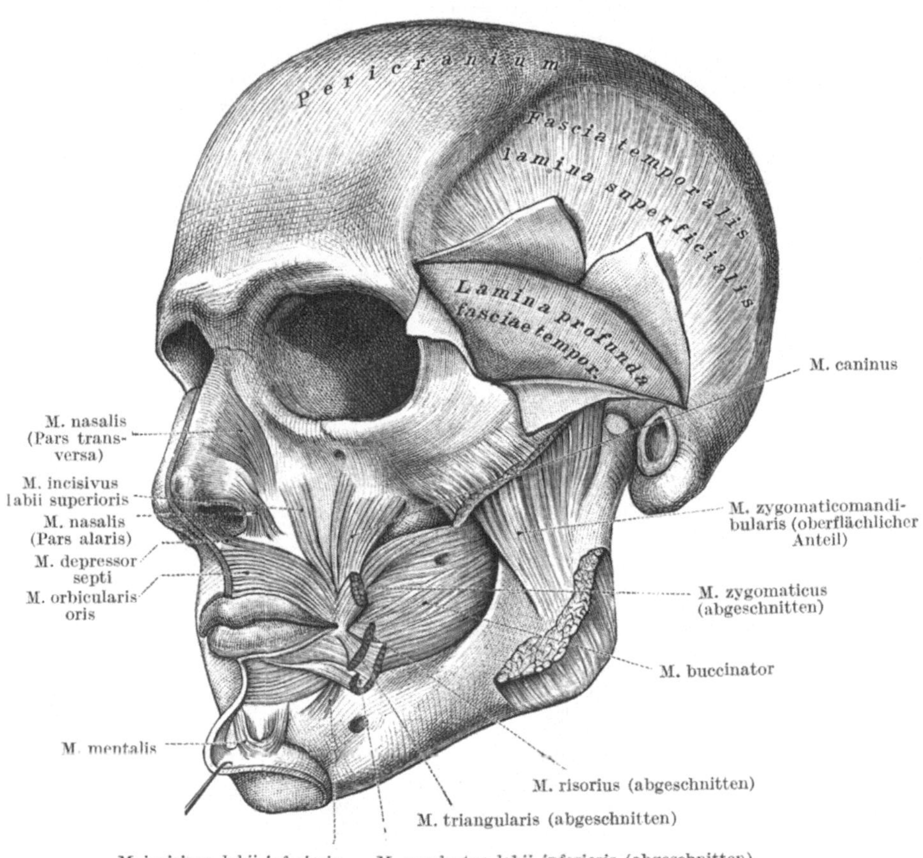

Abb. 23. Nach Toldt.

Eine Druckstelle entsteht immer durch drucknekrotischen Schwund der
von der Prothese gedrückten Schleimhaut. Solche Stellen können erstens auf die
oben geschilderte Art entstehen, jedoch auch dadurch, daß eine Plattenprothese
mit einigen ihrer Stellen der Mundschleimhaut härter aufliegt, als mit anderen.
Die wenigen hart aufliegenden Stellen fangen den beim Kauakt entstehenden
Druck zuerst auf und übertragen ihn auf die unter ihnen liegende Schleimhaut,
die auf diese Art gequetscht wird und durch Drucknekrose zugrunde geht.
Daß eine Basisfläche der Mundschleimhaut in ihren verschiedenen Abschnitten
verschieden hart aufliegt, kommt entweder daher, daß sie auf einem untaug-
lichen Modell angefertigt worden ist, oder daß ihre der Schleimhaut zugekehrte
Fläche nicht sorgfältig genug bearbeitet ist, oder dadurch, daß die Mund-

schleimhaut den Kieferknochen in verschiedenartiger Dicke und verschiedener Straffheit bedeckt.

Eine weitere Möglichkeit der Entstehung von Druckstellen besteht in der mangelhaften Vorbereitung der Flächen, denen die Basisfläche aufliegen soll. Nach der Entfernung von Zähnen bleiben nicht selten Knochenspitzen zurück, oder es bilden sich halbkugelartig hervorragende Knochenteile, über die sich eine dünne Schleimhaut zieht. Wird die Prothese über solche Stellen gelegt, so wird sehr bald die dünne, schlaffe Schleimhautstelle zwischen ihr und dem

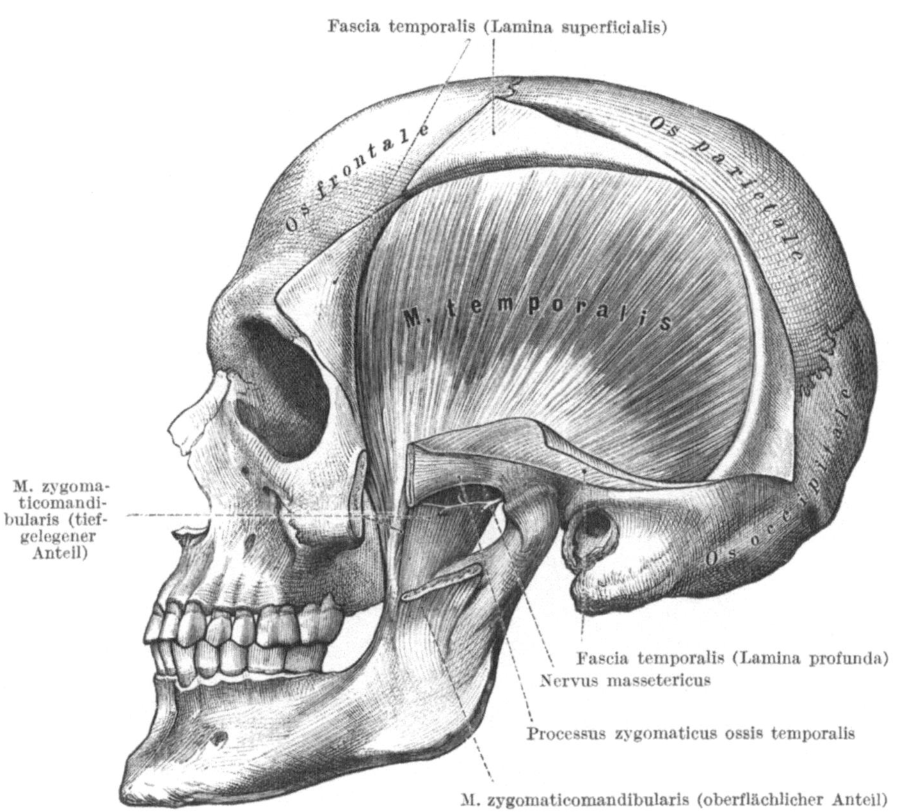

Abb. 24. Nach Toldt.

Knochen drucknekrotisch geschwunden sein. Es bleibt dann nichts anderes übrig, als nachträglich die Hervorwulstungen des Knochens abzutragen, um so der Schleimhaut eine möglichst ebene Unterlage zu geben. Die Vorbereitung des „Stumpfes" ist für die Kiefer- und Zahnreihenprothese genau so wichtig wie für jede Extremitätenprothese.

Durch Knochenabtragungen kann man auch dann den Sitz der Prothese günstig beeinflussen, wenn sie für einen Kiefer mit scharfrandigem Alveolarkamm anzufertigen ist.

Besonders ist hierauf bei der Herstellung unterer Prothesen zu achten.

Russow und Köhler sind auf die Bedeutung der Gestaltung der Alveolarfortsätze für die Plattenprothese näher eingegangen.

Russow entwickelt drei Gestalttypen des Oberkiefers: Während häufig zahnlose Alveolarfortsätze das Gaumengewölbe groß überragen, sind in anderen

Fällen die Alveolarkämme fast völlig geschwunden. Eine dünne, faltenähnlich
aufgestellte Schleimhaut findet sich an der Stelle des Alveolarfortsatzes, oder
aber es hat sich der dritte Typus ausgebildet, breite, flache Kieferkämme, die
mit dem Gaumendach in etwa einer Ebene liegen.

Es darf aber wohl gesagt werden, daß hiermit noch nicht die ganze Fülle
der Oberkiefergestaltsverschiedenheiten in ihren charakteristischen Bildern geschildert ist. Jeder dieser beschriebenen Fälle, mindestens der erste und der
letzte, kann sich mit gut ausgebildeten oder flach in die Umschlagsfalte

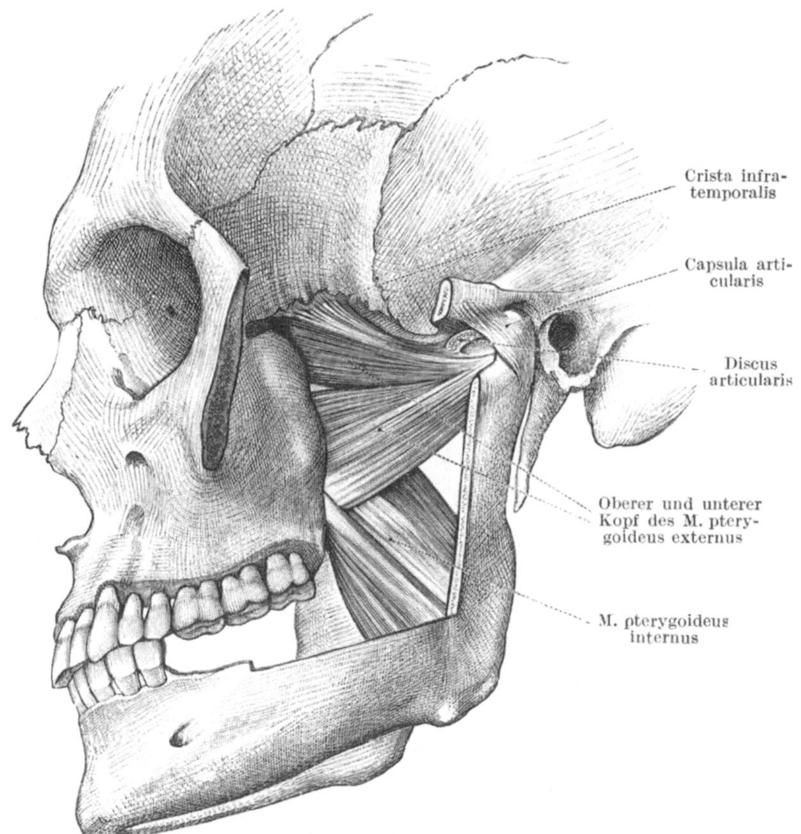

Abb. 25. Nach Toldt.

verstreichenden Tubera maxillaria vereinen. Weiter kommt hinzu, daß die
Atrophien des Alveolarfortsatzes in den einzelnen sagittalen Abschnitten des
Kiefers verschieden stark stattgefunden haben können. Daß solche Unterschiede in der Kieferform bei der Herstellung funktionstüchtiger Prothesen aufmerksame Berücksichtigung verdienen, liegt auf der Hand. Es muß hier auch
auf die Bedeutung von Kieferabnormitäten für die Plattenprothetik verwiesen
werden. Liegt z. B. eine obere Protrusion vor, so ist man manchmal gezwungen,
den Zwischenkiefer nach breiter Schleimhautaufklappung in großer Ausdehnung
abzutragen, und die Schleimhaut darüber wieder zu vernähen. In anderen
Fällen kann eine geringe Protrusion des Zwischenkiefers zur Befestigung der
Prothese durch Auflage von Frontalspangen, wie sie Abb. 141 zeigt, ausgenutzt
werden.

Außer dem Verlauf der Alveolarfortsätze hat für den Bau von Plattenprothesen die Ausbildung der Schleimhautbedeckung des Gaumens eine große Bedeutung. Je nach ihrer Dicke und ihrer Elastizität, die außerordentlich abhängt von dem sie unterlagernden Fettgewebe, bietet sie der Herstellung von Plattenprothesen verschiedene Möglichkeiten. Eine Arbeit von Ove Lund hat neue Hinweise nach dieser Richtung gebracht.

Der tastende Finger hat auch diese Verhältnisse vor der Anfertigung einer Prothese genau zu untersuchen. Je nach dem Befund wird die Auflage der Basisfläche auf die Schleimhautoberfläche gleichmäßig oder in den einzelnen Abschnitten verschiedenartig zu gestalten sein.

Für den Unterkiefer hat Köhler vier Typen entwickelt. Gerade die Gestaltung des Unterkiefers setzt infolge der großen Beweglichkeit desselben der Herstellung von Plattenprothesen häufig größte Schwierigkeiten entgegen.

Wenn z. B. der Schwund des Alveolarfortsatzes so weit vorgeschritten ist, daß die Höhe des Kieferkammes mit den Muskelansätzen (Mentalis, Genioglossus, Masseter und Mylohyoideus) in einer Ebene liegt, so bereitet es leicht große Mühen, eine Prothese so herzustellen, daß sie einen ruhigen Sitz hat.

Erheblich größer aber sind die Schwierigkeiten, wenn die Resorption nach dem Verlust der Zähne zur Ausbildung eines messerscharfen Alveolarkammes geführt hat. In solchen Fällen sollte man ruhig öfter als es wohl bisher geschieht, zur Abtragung und Abstumpfung des Alveolarfortsatzes schreiten. Gerade in solchen Kiefern, in denen eine ziemlich gleichmäßige Atrophie stattgefunden hat, wie es bei gleichzeitigem Verlust der Front- und Wangenzähne zu geschehen pflegt, bilden sich gerne die erwähnten scharfleistigen Kämme aus. Es ist leicht, nach breiter Schleimhautaufklappung durch das Abtragen der scharfen Linea obliqua interna und der Medianleiste eine gute tragfähige Basis für die Prothese zu schaffen. Einen dritten Typus repräsentieren diejenigen Fälle, bei denen die Wangenzähne weit früher als die Frontzähne entfernt worden sind. Hier steht der frontale Abschnitt des Alveolarfortsatzes noch in hoher Gestaltung, während seine dorsalen Abschnitte schon stark atrophiert sind. Auf diesen Kiefern liegen die Prothesen dadurch leicht fest, daß man ihre Hauptbelastungszone gut nach hinten in die Molarengegend bringen kann, ohne fürchten zu müssen, daß die Prothese bei ihrer Benutzung nach frontal hinausgedrängt wird. Der hohe frontale Teil der Alveolarkämme wirkt wie ein Widerlager.

Der vierte Typus zeigt eine im Verhältnis zum dritten Typ genau entgegengesetzte Anordnung im Verlauf des Alveolarkammes: die dorsalen Teile liegen hoch, die frontalen Teile liegen tief. Für diese seltenen Fälle gilt das Entgegengesetzte von dem, was für den dritten Typus gesagt worden ist.

IV. Vorbereitung des Mundes.

Man hat also bei der Vorbereitung des Mundes für die Aufnahme von Plattenprothesen sehr sorgfältig zu verfahren.

Sind Zähne oder Wurzeln zu entfernen, so ist es ratsam, falls nicht die Herstellung einer Immediatprothese beabsichtigt ist, die Alveolarfortsätze nach der Entfernung bis auf etwa die halbe Länge der Alveolen abzutragen. Über den so vorbereiteten Alveolarknochenflächen wird die Schleimhaut nach Glättung ihrer Wundränder mit einigen Knopfnähten vernäht. Der Heilungsvorgang wird so erheblich beschleunigt.

Handelt es sich um die Herstellung eines Plattenersatzes bei noch vorhandenen kautüchtigen Zahnreihengliedern, so hat man zu überlegen, ob diese

Zähne stehen bleiben können, ohne der Wirksamkeit der Prothese irgendwie
zu schaden, oder ob nicht etwa der eine oder andere von ihnen entfernt werden
muß, obgleich er gesund ist. Eine solche Entfernung kann nötig werden:

1. wegen beabsichtigter Bißerhöhung,
2. wegen Platzmangels für ein richtiges Aufstellen der künstlichen Zähne,
3. aus kosmetischen Gründen,
4. wegen Bruchgefahr für die Prothesen,
5. um die Adhäsion der Prothese zu erleichtern,
6. um der Prothese eine bessere Verankerung geben zu können.

1. Eine Bißerhöhung findet bei der Herstellung einer Plattenprothese aus
statischen, kosmetischen oder technischen Gründen statt.

Will man eine Bißerhöhung (d. h. Vergrößerung der Entfernung des Oberkiefers vom Unterkiefer) schaffen, so hat man dafür Sorge zu tragen, daß durch
Überkronungen oder Gußfüllungen die noch vorhandenen oberen und unteren
Zähne die ihnen gegenübergestellten Kauflächen richtig treffen. Zähne, bei
denen dies aus irgendwelchen Gründen nicht möglich ist, werden am besten
entfernt, weil sie das Aufstellen der künstlichen Zähne stören. Ebenso die Zähne,
die aus Mangel an einer Gegenkaufläche so stark verlängert sind, daß sie trotz
einer Bißerhöhung und ihrer Kürzung mit nachfolgender Überkronung das
Niveau der Kauflächen der Gegenzahnreihe überragen. In beiden Fällen würde
der Ersatz mit den natürlichen, zu langen oder zu kurzen Zähnen stufenförmige
Übergänge bilden und leicht zu Verfangungen beim Kauen führen, oder eine
lästige Ansammlung von Speisenresten begünstigen, die von diesen Stellen aus
unter die Basisflächen gepreßt werden könnten.

2. Es findet sich innerhalb einer Zahnreihe nicht selten ein Mangel an
genügendem Raum für das richtige Aufstellen der künstlichen Zähne. Sind
z. B. im Frontzahngebiet $\overline{3\ 1\ |\ 3}$ vorhanden und so gestellt, daß es nicht möglich
ist, zwischen $1|$ und $3|$ einen passenden seitlichen Incisivus anzubringen, so bleibt
gewöhnlich nichts anderes übrig, wenn man die Zähne nicht ihrer Pulpen berauben
und bis auf die Wurzeln abschleifen will, als $1|$ zu entfernen, weil die Lücke
zwischen $3|$ und $1|$ zwar zu klein zur Aufnahme eines einigermaßen passenden
Zahnes, aber immer noch groß genug ist, um die hinter der Lücke liegende Basisfläche häßlich sichtbar werden zu lassen. Manchmal läßt sich die Häßlichkeit
solcher Lücke durch Anbringen eines schmalen Goldzahnes überwinden. In den
hinteren Abschnitten der Zahnreihen wird man wegen einer solchen Lücke
nicht zur Zange zu greifen brauchen, weil man sie dort ganz gut durch z. B.
weißen Kautschuk oder Metall ausfüllen kann.

3. Lediglich aus kosmetischen Gründen kann man vor der Anfertigung
des Zahnersatzes zur Entfernung von Zähnen schreiten, wenn im sichtbaren
Teil der Zahnreihe geneigte, gedrehte, gekippte, auffallend häßlich verfärbte
oder unregelmäßig verlängerte Zähne vorhanden sind, die man nicht zur Herstellung von Verankerungsvorrichtungen der Plattenprothese benutzen will.

4. Wegen Bruchgefahr für die Plattenprothese müssen einzelstehende
Zähne entfernt werden, über die die Platte durch die sie treffende Belastung
hinübergebrochen werden kann. Stehen z. B. nur ein oder nur beide Eckzähne
oder nur beide mittlere Incisivi, so besteht für den Plattenersatz Bruchgefahr,
wenn die solchen Zähnen anliegenden Prothesenteile nicht durch später noch
zu besprechende Maßnahmen (Versenkung von Halbmonden nach Mulderer
in die Kautschukplatte usw.) vor dem Bruch geschützt werden.

5. Die Entfernung von einzelstehenden Zähnen kann auch notwendig
werden, wenn sie die Adhäsion der Basisfläche und so ihren festen Sitz stören.
Besonders ist dies der Fall bei Vorhandensein eines oberen einzelnen, einseitig

stehenden Molaren, weil die Gefahr besteht, daß die das Ersatzstück angreifenden Kaukräfte die Prothese um einen solchen Zahn herumhebeln würden.

6. Stehen auf der einen Seite im Oberkiefer z. B. noch alle Zähne, während sich auf der anderen nur noch ein Molar oder Prämolar befindet, so wird gegebenenfalls das Anlegen einer Lücke auf der bezahnten Kieferseite durch die Entfernung eines Zahnes die Verankerung der herzustellenden Prothese durch das Anbringen von Klammern um die der Lücke benachbarten Zähne erleichtern.

Sind Wurzeln in den mit Plattenersatz zu versehenden Kiefern vorhanden, so muß es als dringendste Pflicht angesehen werden, solche Wurzeln zu entfernen, oder sie lege artis zu behandeln und mit festen Wurzelfüllungen zu versehen. Eine Entfernung ist stets angezeigt, wenn an solchen Wurzeln die später von der Prothesen-Basisfläche bedeckt werden sollen, Herde rarefizierender Osteomyelitis (Granulome) gelegen sind. Das Erhalten der Wurzeln kann hie und da angezeigt sein, besonders wenn in der Frontzahngegend ein starkes Einfallen der Lippenteile befürchtet wird. Auch dort kann eine Erhaltung der Wurzeln erstrebt werden, wo Hämophilie besteht, oder wo die schnelle Anfertigung eines Dauerersatzes notwendig ist. Die Oberflächen der Wurzeln werden nach Ausfüllung des Wurzelkanals und Abschluß mit Amalgam entweder glatt geschliffen und ohne weiteren Schutz an ihrem. Ort gelassen oder besser durch Einlagefüllung oder Kappe geschützt. Jedoch hat das letztere einen Nachteil. Allmählich können die Wurzeln, da sie nicht vollwertig beansprucht werden, unter dem Ersatz länger werden. Die Prothese beginnt darauf zu reiten. Dadurch wird ein Beschleifen der Wurzeln nötig, wobei die Kappe leicht zerstört werden würde.

Überall da, wo die noch vorhandenen Wurzeln zur Befestigung des Plattenersatzes dadurch dienen können, daß in sie hinein Kanülen versenkt werden, in die Stifte hineinpassen, die aus der Platte herausragen, oder dadurch, daß sie zur Herstellung von Voll- und Halb- oder Richmondkronen benutzt werden, die der Aufnahme von Verankerungsmitteln dienen können, ist ihre Erhaltung unbedingt angezeigt, wenn nicht das oben Gesagte dagegen spricht.

Wenn nur der eine von beiden Kiefern Zahnersatz erhält, so muß der Gegenkiefer eine möglichst lückenlose Bezahnung zeigen. Wie Messungen erwiesen haben, kann eine Plattenprothese immer nur einen geringen Bruchteil (etwa ein Viertel) der Belastung der natürlichen Zahnreihen übernehmen, weil beim Tragen einer Plattenprothese die die Prothese treffenden Kaukräfte allein von der Mundschleimhaut aufgefangen werden, die nicht annähernd so belastet werden kann wie der Aufhängeapparat gesunder Zähne. Je weniger die an der Prothese vorhandenen Kauflächen beim Kauen benutzt werden, um so kleiner muß die sich betätigende Kaukraft sein, weil sie nur auf eine geringe Schleimhautfläche verteilt wird. Werden also die künstlichen Kauflächen nicht möglichst vollwertig durch eine gute Gegenbezahnung ausgenutzt, so ist der Wert der Prothese ein unter Umständen sehr geringer. Eine Reihe von Versuchen über den Zerkleinerungsgrad von Nahrungsmitteln bei vollständigen und unvollständigen Zahnreihen, die Christiansen angestellt und Balters nachgeprüft hat, hat dies deutlich dartun können.

Es ist selbstverständlich, daß alle vorhandenen Zähne der prothetisch zu ergänzenden Zahnreihe, ehe der Ersatz angefertigt wird, aufs genaueste zu untersuchen und nötigenfalls zu behandeln sind, weil es sonst durch frühzeitig notwendig werdende Entfernungen leicht dazu kommen kann, daß der Ersatz sehr bald umgearbeitet werden muß.

Alle Vorkehrungen, die getroffen werden sollen, um der Prothese an den noch vorhandenen Zähnen besonders sicheren Halt zu geben (z. B. die Anlage von Stiftkronen, Vollkronen, Halbkronen, Gußfüllungen, Wurzelkanalkanülen, Wurzelkappen mit und ohne Kanülen oder Stiftchen, Gilmorereitern usw.) sind vor der Anfertigung der Prothesen auszuführen, weil sich die Lageverhältnisse zwischen der Prothese und ihren Verankerungsmitteln nur auf diese Weise genau fixieren lassen.

Hat man alle Vorbereitungen getroffen, so muß man sich von dem mit einem Ersatz zu versehenden Kiefer ein Arbeitsmodell herstellen. Um ein solches zu erhalten, muß man sich einen Abdruck anfertigen.

Da das Abdrucknehmen ebenso wie die Herstellung des Gipsmodells und der verschiedenen Stanzen im Kapitel „Die Herstellung des Arbeitsmodelles" behandelt wird, so verweise ich hier darauf und gehe sogleich zur Behandlung der Verfahren über, mittels deren Metallbasisflächen hergestellt werden.

V. Das Stanzverfahren.

Die älteste unter den heute noch in Frage kommenden Stanzmethoden ist die „Zink-Blei-Stanzen-Methode". Gebräuchlicher ist das von Jakobsberg und das von Spence angegebene Stanzverfahren.

Abb. 26 zeigt .in einem Frontalschnitt, wie Stanze und Gegenstanze beschaffen sein müssen. Die beiden Stanzen dürfen nicht haarscharf aufeinanderpassen.

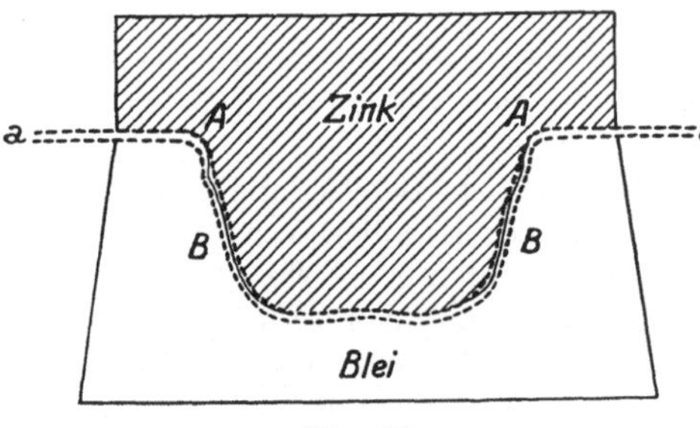

Abb. 26.

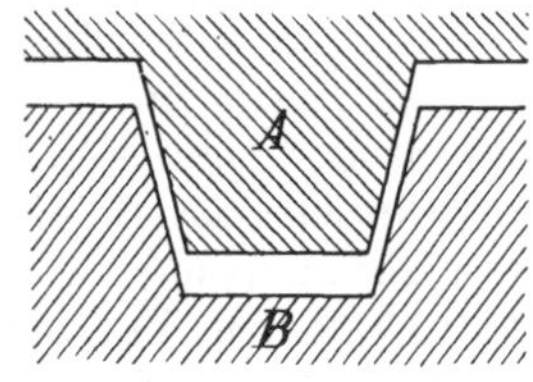

Abb. 27.

Zwischen der Blei- und der Zinkstanze befindet sich das gestrichelt umzeichnete Blech von der Stärke a. Würde positive und negative Stanze haarscharf aufeinanderpassen, so könnte die Zinkstanze in der Gegend Aa gewiß von der Bleistanze um die Blechstärke entfernt liegen. In der Gegend B aber würden die Stanzen dann schon einander so nahe liegen, daß das Blech zwischen ihnen nicht genügenden Platz finden könnte. Es würde also, da es eine ganze Reihe solcher Stellen innerhalb der Gaumen- und Alveolarfortsatzflächen gibt, an diesen Stellen zu Verdünnungen und Einrissen kommen müssen. Abb. 27 veranschaulicht die Lage der Stanzen zueinander während des Stanzvorganges, wenn Stanze und Gegenstanze haarscharf aufeinander passen. Zur Erklärung dienen hier zwei kegelstumpfförmige Stanzen. Was für sie gilt, muß in erhöhtem Maße für so komplizierte Körper, wie es Kiefer- und Zahnreihen sind, gelten. Bei der Herstellung der Stanzen ist also eine nicht zu dünne Separationsschicht zu verwenden.

Hat man Matrize und Patrize gewonnen, so schneidet man ein für die Prägung der Platte genügend großes Stück Blech zurecht. Man kann dies am leichtesten und sichersten so erreichen, daß man eine Bleifolie innig über die Patrize streicht. Liegt diese Folie der Oberfläche der Patrize überall gut an, so schneidet man sie mit einem Messer so zurecht, daß sie die Gestalt der späteren Gaumenplatte hat. Danach nimmt man sie von der Patrize herunter und streicht sie auf einer Ebene aus. So ist sie ein Muster für das zum Pressen auszuschneidende Blech. Man schneidet tunlichst das Blech etwas größer als die Bleischablone.

Das Metall muß, ehe es gestanzt wird, auf den Stanzvorgang vorbereitet werden. Man macht es dadurch geschmeidig, daß man es tüchtig durchglüht. Beim Aluminium muß das Glühen vorsichtig ausgeführt werden. Es darf nur so lange erhitzt werden, bis ein daraufgelegtes Streichholz sich bräunt.

Um die Kraft des Schlages zu mildern, wird über die Patrize eine Anzahl feuchter Papierblätter gelegt, darüber die Blechplatte und darüber wieder zwei bis drei Blatt feuchten Papiers. Man tut gut, darüber noch eine Bleiplatte von 0,3—0,5 mm Stärke zu legen.

Mit einem Hornhammer wird das Blech unter häufigem Ausglühen zuerst in die Tiefe der Patrize gedrückt und gehämmert und danach den übrigen Teilen der Patrizenoberfläche angetrieben. Wollen sich bei diesem Vorgang hie und da in dem zu stanzenden Blech Falten bilden, so muß man sie, wo sie sich zeigen, aushämmern.

Ist das Blech auf solche Art vorgeprägt, so wird es bei der Verwendung des Zink-Blei-Stanzen-Verfahrens zwischen die Zink- und Bleistanzen gelegt und unter wiederholtem Durchglühen mittels schwerer Hammerschläge genauestens über die Flächen der Stanzen getrieben.

Bei Anwendung des Jakobsberg-Stanzverfahrens wird in die Eingußöffnung des oberen Ringes der Muffel ein Hartholzzapfen gesetzt. Da die Eingußöffnung wie ein zylindrischer Schornstein den obersten Ring überragt, so dient sie leicht und sicher als Führung des Hartholzzapfens.

Nachdem das Vorprägen des Bleches in der oben beschriebenen Weise beendet ist, und das Blech zwischen Patrize und Matrize der Jakobsberg-Metall-Stanzen gelegt worden ist, werden auf den Hartholzzapfen Schläge mit einem Hartholzhammer geführt, die aus dem Blech zwischen der Matrize und Patrize die gewollte Form herausstanzen sollen. Die Muffel mit den Stanzen wird dabei am besten auf den muskulösen Oberschenkel gesetzt. Man kann erstaunlich wuchtige Schläge ausführen, ohne sich dabei zu verletzen. Sollte es aber doch als unangenehm empfunden werden, den eigenen Oberschenkel als Stanzunterlage zu verwenden, so kann man auch als Unterlage etwa 10 cm dick glatt aufeinander-geschichtetes Papier oder Kork oder Filz benutzen. Diese werden zwischen Muffelboden und Tisch gelegt. Es muß eine prall elastische Unterlage gewählt werden, damit das Blech und die Stanzen durch die Hammerschläge nicht zu hart getroffen werden. Das Blech würde leicht einreißen, die Stanzen zer-springen.

Wird das von Berger-Spence aus London angegebene Preßverfahren, das etwa 10 Jahre älter ist als das um 1890 bekanntgegebene Jakobsberg-Verfahren, zur Herstellung der Metallbasisfläche benutzt, so muß man beim Vorprägen des Bleches wegen der hohen Brüchigkeit des Spence-Metalles be-sonders vorsichtig sein. Man sollte bei Benutzung von Spence-Metall immer zwei Patrizen vorrätig halten.

Nachdem man außerordentlich stabile Pressen gebaut hatte, mit denen es möglich war, einen sehr großen Druck zu entfalten, konnte man das Vorpressen der Metallplatten mit Gummikissen ausführen. Hammerschläge dürfen beim Stanzen mit Hilfe von Spence-Metall nicht verwendet werden. Beim Vorprägen wird das Blech mit dem Hornhammer auf die Patrize gedrückt (nicht geschlagen) und danach vorsichtig vorgepreßt. Verwendet man das im folgenden beschriebene Verfahren von E. Müller, so sollte man für das Vorprägen die von diesem Autor angegebene Schlagpatrize aus leichtflüssigem Metall gebrauchen, da Spence-Metall selbst bei so großen Vorsichtsmaßnahmen wie Müller sie beim

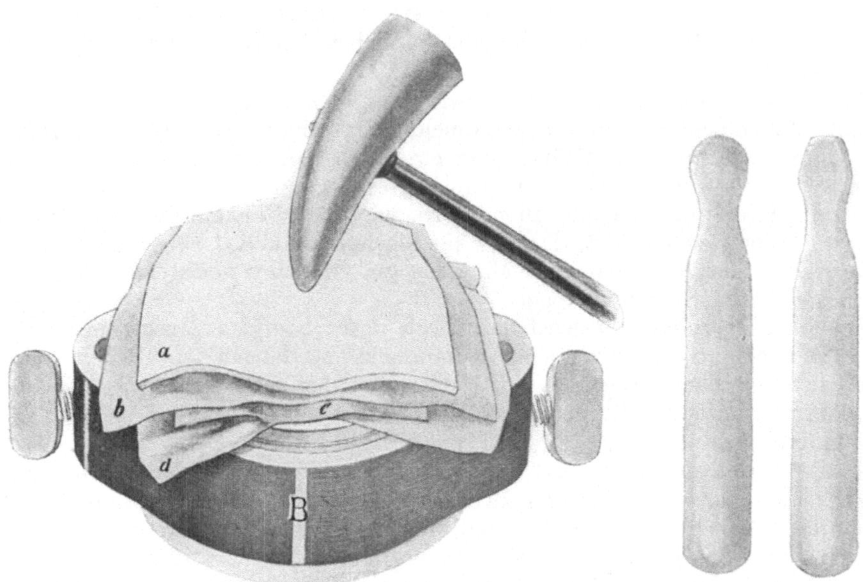

Abb. 28. (Nach Eugen Müller.)   Abb. 29. (Nach Eugen Müller.)

Vorprägen anwendet, zu leicht springen würde. Die Stanze wird wie gewöhnlich gegossen, das zu stanzende Blech wird ausgeschnitten und folgendermaßen vorbereitet: Nach tüchtigem Durchglühen wird es zwischen Zahngummistücken (Kofferdamstücken) auf die Patrize gelegt. Darüber wird ein Bleiblech von 0,3—0,5 mm Stärke gebracht. Danach beginnt das Vorstanzen mit dem Hornhammer. Abb. 28 zeigt diese Situation. Zum weiteren Vorstanzen eignen sich auch Punzen aus Buxbaumholz.

Abb. 29 zeigt sie. Das Blech muß auch während dieses Vorstanzens oft ausgeglüht werden.

Durch die Hammerschläge ebenso wie durch den Preßdruck kommt es zu einer Umlagerung der kleinsten Teilchen, der Krystalliten, des Bleches, so daß

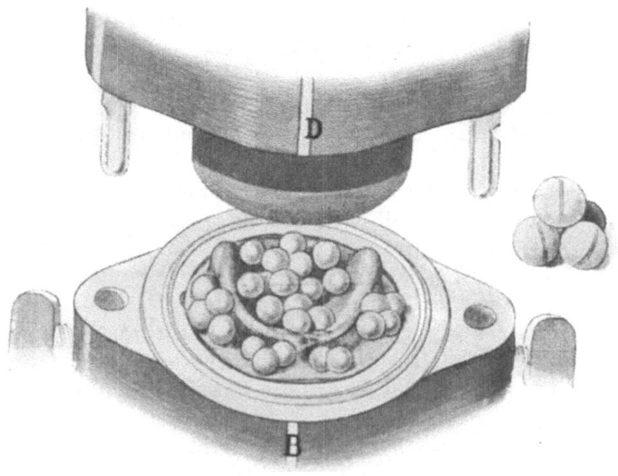

Abb. 30. (Nach Eugen Müller.)

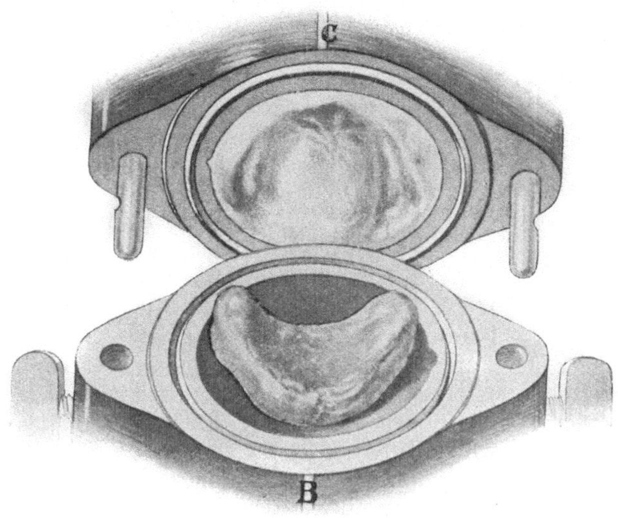

Abb. 31. (Nach Eugen Müller.)

es langsam wieder in den elastischen Zustand zurückkehrt, der der Absicht
des Stanzens ungünstig ist. Durch Ausglühen des Bleches findet eine erneute
Umlagerung der Krystalliten statt, die das Blech aus dem elastischen in einen
weniger elastischen Zustand überführt.

Zum Vorprägen benutzt Müller nicht die Spence-Matrize, sondern stellt
sich eine besondere Schlagpatrize aus leichtflüssigem Metall her.

Nachdem das Blech auf der aus leichtflüssigem Metall hergestellten Schlagpatrize in der oben beschriebenen Art vorgestanzt ist, wird es auf die Spence-
patrize gelegt und unter einem Gummikissen gepreßt. Um eine hohe Genauigkeit
zu erhalten, wird die vorgeprägte Basisfläche mit Gummikügelchen, sog. Gummi-
schrot bedeckt. Danach wird unter der Presse das Gummikissen mit großer
Gewalt auf die Patrize gedrückt, wodurch sich das Blech der Oberfläche der
Patrize innig anschmiegt. Abb. 30 zeigt diesen Vorgang.

Ist auf eine solche Weise schon eine recht genaue Prägung erreicht worden,
so wird die Platte beschnitten, wieder über die Patrize gelegt, und eine Matrize

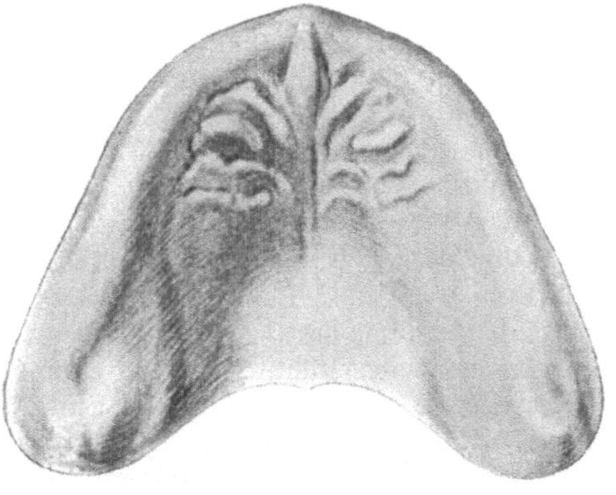

Abb. 32. (Nach Eugen Müller.)

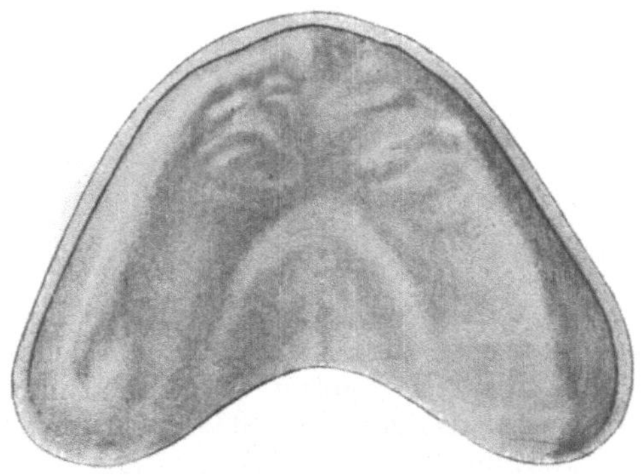

Abb. 33. (Nach Eugen Müller.)

aus Spence-Metall sehr kräftig daraufgepreßt. Abb. 31 zeigt diesen Vorgang. Die Basisfläche ist fertig. Abb. 32 zeigt eine fertige, gestanzte Prothesenbasis aus Gold.

Ein dünnes Blech stanzt sich natürlich leichter als ein dickes. Die gestanzte Basisfläche darf aber nicht unbeschränkt dünn sein. Sie hat beim Hineinsetzen in den Mund, beim Herausnehmen und während des Kauaktes einer Reihe von Krafteinwirkungen Widerstand zu leisten, welche eine sehr dünne Platte leicht verbiegen können. Entweder muß also das zu stanzende Blech stark sein, oder man verwendet dünnes Blech, aus dem man dann zwei Basisflächen übereinander stanzt und miteinander verlötet. Im ersten Falle benutzt man am besten 0,4 bis 0,5 mm starkes 18—20 karätiges Goldblech. Im zweiten Falle stanzt man nacheinander und übereinander 2 Blechplatten von je 0,25—0,3 mm starkem 18—20 karätigem Goldblech. Im ersten Falle bereitet das Stanzen etwas mehr Mühe als im zweiten. Man muß wegen der Stärke des Bleches sehr vorsichtig stanzen, da es leichter als dünnes Blech reißt. Wenn man das starke Blech aber während der Bearbeitung oft glüht, so erhält man auch damit ein so befriedigendes Resultat, wie es mit dem Stanzverfahren überhaupt zu erreichen ist.

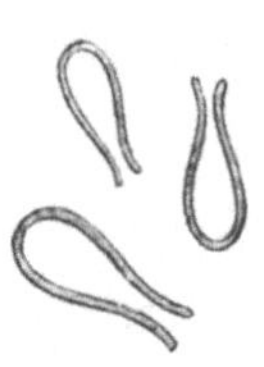

Abb. 34.
(Nach Eugen Müller.)

Stellt man die Prothesenbasis aus zwei Blechen her, so ist die Stanzarbeit infolge der geringen Blechstärke weniger schwierig, aber es kommt das Löten hinzu. Um das Löten möglichst einfach zu gestalten, beachtet man folgendes: Man stanzt, nachdem beide Bleche auf denselben Stanzen für sich gepreßt sind, beide Basisflächen übereinander. Vorher glüht man sie noch einmal tüchtig und säuert sie gut ab. Dazu benutzt man entweder Schwefelsäure, in der man die Bleche kocht, oder Alkohol. Man schneidet, wenn man nicht mit Lot überzogenes Plattengold verwendet, die Bleche tunlichst so, daß das eine größer ist als das andere. Auf den überragenden Rand werden die für den Lötvorgang verwendeten Lotstückchen gelegt. Abb. 33 zeigt zwei solche vor dem Löten aufeinander gestanzte Basisflächen.

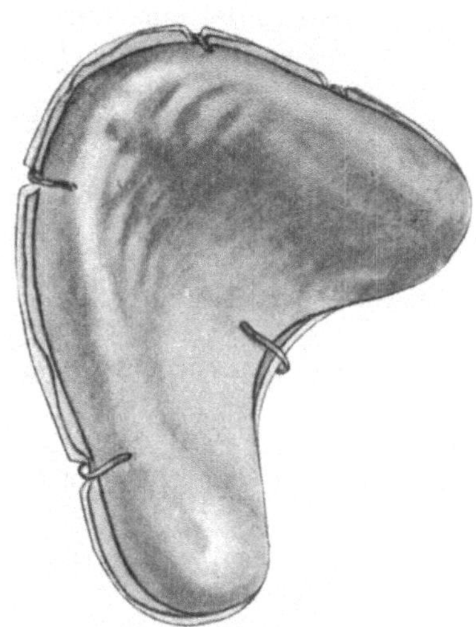

Abb. 35. (Nach Eugen Müller.)

Ehe beide Bleche aufeinandergelötet werden, werden sie nach der Absäuerung mit Boraxschleim bepinselt. Während des Lötens tut man gut, beide Basisflächen mit Klammern, die man sich selbst biegen kann, gegeneinander zu pressen. Abb. 34 zeigt drei solche Klammern, Abb. 35 zeigt sie im Gebrauch.

Das Zusammenlöten der beiden Flächen erfolgt am besten auf dem Kohlenbecken. Ein Blumentopf wird mit Lindenholzkohlen gefüllt. Beide mit Klammern aufeinandergepreßten Basisflächen werden darauf gelegt. Auf den überstehenden Rand der größeren Fläche werden die in Boraxschleim geschnittenen Lotstückchen gelegt. Man geht mit der Brauseflamme so lange um die aufeinanderzulötenden Bleche herum, bis die Kohlen und die Metallflächen in Rotglut geraten, und die Lotstückchen auf dem überragenden Plattenrand zu fließen beginnen.

Dann überstreicht man die Platten selbst ein paarmal mit der unveränderten Flamme. Das Lot muß vollständig zwischen beide Bleche hindurchgeflossen sein, ehe man mit der Zufuhr von Hitze aufhören kann.

Wenn man heute überhaupt noch preßt, so benutzt man dieses zuletzt beschriebene Verfahren gerne. Mehr und mehr ist man jedoch vom Stanzverfahren abgekommen und zum Gußverfahren übergegangen. Eine lehrreiche Betrachtung über die Unzuverlässigkeit des Stanzverfahrens hat Grawinkel an Hand mehrerer Versuche veröffentlicht. Er hat geglühten und ungeglühten Draht in bestimmte Winkel gebogen und dann beobachtet, wie die Winkel sich bei Einfluß von Temperaturen verhalten. Das Ergebnis der Versuche ist derart gewesen, daß mit aller Deutlichkeit die Unzuverlässigkeit des Stanzverfahrens nachgewiesen worden ist. Grawinkel schreibt selbst: „In den Ergebnissen unserer Versuche liegt die Begründung dafür, daß alle unsere Stanzarbeiten bereits während ihrer Herstellung mindestens zweimal einer Aufdehnung unterworfen sind. Das erstemal durch Auffederung nach dem Stanzen und das zweitemal durch Aufdehnung bei dem durch die Weiterverarbeitung bedingten Ausglühen".

Wer sich bewußt ist, daß bei jeder Verbiegung eines elastischen Körpers Spannungsdifferenzen durch die erzwungene Umlagerung der Krystalliten entstehen, den kann es nicht wundernehmen, wenn die durch solche zwangsweise erfolgte Umlagerung erzielten Formen nicht beständig sind. Die in den gestanzten Blechen hervorgerufenen Spannungsdifferenzen sind nicht eher im Ruhezustand, bis sie sich in irgendeiner Form haben auswirken können.

So hat praktische Erfahrung und theoretische Überlegung den Nachweis führen können „für die große Überlegenheit, die alle Gußarbeiten vor den gestanzten überall da haben, wo es auf Unveränderlichkeit der Form ankommt" (Grawinkel).

VI. Basisflächen aus nichtrostendem Stahl.

Beinahe ausschließlich auf dem Wege des Stanzverfahrens werden auch heute noch die nach den Angaben Hauptmeyers hergestellten Basisflächen aus nichtrostendem Stahl gewonnen. Erst in neuester Zeit hat man begonnen, auch dem Guß solcher Stahl-Basisflächen Aufmerksamkeit zu schenken, nachdem es gelungen war, die Bedingungen zu erkennen, unter denen der nichtrostende Stahl sich gießen läßt. Leider sind aber heute noch die für die Herstellung von Basisflächen aus Stahl notwendigen Apparate, besonders die für den Stanzakt nötige hydraulische Presse und der zur Befestigung von Klammern usw. an

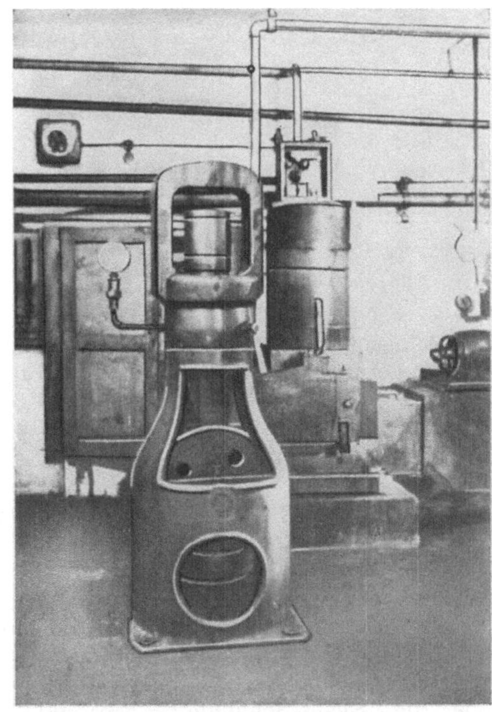

Abb. 36. Hydraulische Presse zur Verarbeitung von nichtrostendem Stahl.

der Basisfläche zu gebrauchende elektrische autogene Schweißapparat und der Glühofen so kostspielig, daß sie der einzelne Zahnarzt nicht in seinem Laboratorium halten kann. Es ist daher bisher nötig gewesen, die Gipsmodelle, für die derartige Basisflächen hergestellt werden sollen, in eines der mit den betreffenden Apparaten ausgestatteten Laboratorien zu schicken. Darin liegt natürlich ein nicht geringer Nachteil dieses Verfahrens begründet. Die aus nichtrostendem Stahl hergestellten Basisflächen sehen wie Platin aus. Sie verändern sich nicht oder nur ganz wenig in der Mundhöhle. Die darüber von den verschiedensten Stellen erhaltenen Auskünfte sind bisher günstig gewesen.

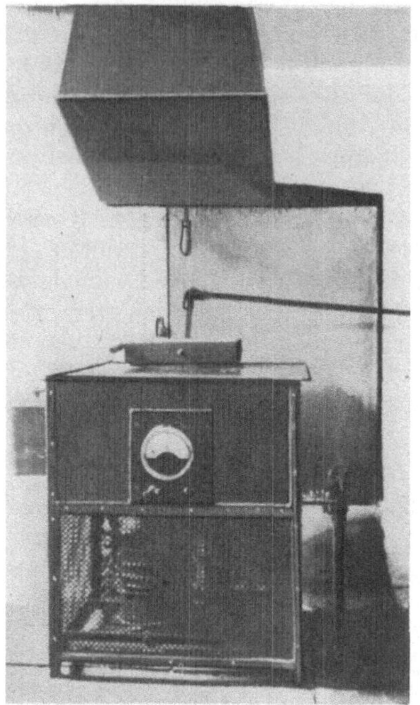

Abb. 37. Barium-Glühofen.

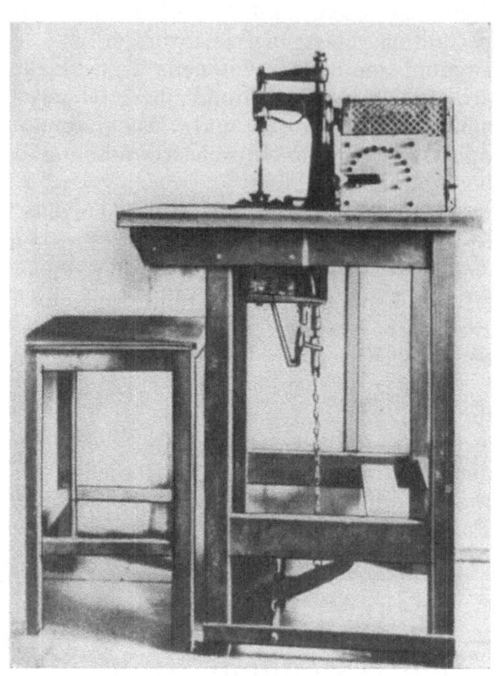

Abb. 38. Autogener Schweißapparat.

Die Adhäsionskraft der gestanzten Basisflächen ist infolge ihrer hochgradigen Glätte gering. Durch die Liebenswürdigkeit des Besitzers des Wipla-Laboratoriums in Budapest bin ich in die Lage gesetzt worden, die oben genannten Apparate in den Abb. 36, 37 und 38 wiederzugeben.

VII. Das Gußverfahren.

Ollendorf, Taggart, Solbrig, Stössel, Jameson, Weiß, Sachs, Wauer u. a. haben die Gußmethoden zu ihrer heutigen Höhe ausgebaut. Heute benutzen wir als die Kraft, die nötig ist, den Guß auszuführen, hauptsächlich die Zentrifugalkraft.

Beim Gießen von Platten wird am liebsten das Schleuderrad nach Wauer oder die „Sirius-Schleuder" [1] verwendet.

---

[1] Sirius-Werke, Nördlungen i. B.

Wenn das Gipsmodell fertig ist, so wird es mit einer Wachsplatte bedeckt, die ebenso dünn sein und die gleiche Gestalt haben muß wie die spätere Metallplatte. Es werden am zweckdienlichsten auch sogleich auf der Wachsfläche die Verankerungen für den Kautschuk angebracht, wenn beabsichtigt ist, die künstlichen Zähne im Kautschuk aufzustellen. Diese Verankerungen haben am besten Schleifengestalt a, b. Abb. 39 zeigt eine Basisfläche mit daraufgesetzten Verankerungsschleifen. Der auf die Platte gelötete oder mitgegossene Draht c dient zur scharfen Abgrenzung zwischen Basisfläche und Kautschuk, der die künstlichen Zähne trägt. Er hat zum größten Teil nur ästhetischen Wert.

Eine so in Wachs vorgebildete Basisfläche wird nur dann sicher in Metall gegossen werden können, wenn Sorgfalt bei der Anlage der Gußkanäle, beim Einbetten, beim Vorwärmen des Gußzylinders und beim Gießen selbst verwendet wird.

Die Gußkanäle werden möglichst dünn gewählt (0,75—2 mm stark), da sie sich dann nach dem Guß leicht von der Basisfläche abschneiden lassen. Je dünner jedoch die Gußkanäle gewählt werden, desto mehr muß man anbringen. Abb. 40

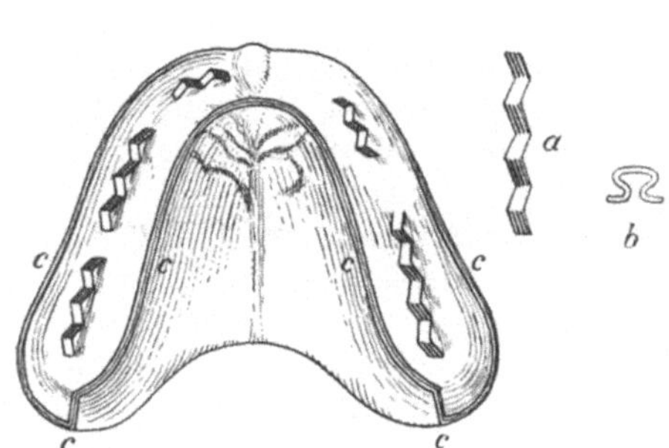

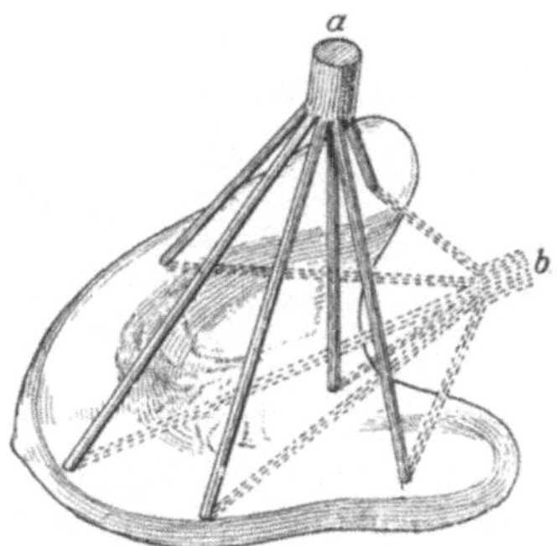

Abb. 39. In Wachs modellierte Basisfläche mit Verankerungen für Kautschuk.

Abb. 40. Die Anordnung der Gußkanäle vor dem Einbetten einer zu gießenden Basisfläche.

zeigt eine mit 6 Gußkanälen versehene Basisfläche. Entweder werden diese Gußkanäle so angebracht, daß sie über der Mitte der Gaumenplatte zusammenlaufen oder so, daß sie sich über dem hinteren Plattenrand vereinigen. Abb. 40 zeigt in den ausgezogenen und gestrichelten Gußkanälen die beiden möglichen Lagen. Läßt man die Gußkanäle in a zusammenlaufen, so muß man einen Gußzylinder mit großem Durchmesser verwenden, die Höhe kann aber gering sein. Läßt man die Gußkanäle wie in b zusammenlaufen, so kann der Durchmesser des Gußzylinders gering sein, aber er muß eine ziemliche Höhe haben.

Das Einbetten wird so vorgenommen, daß man die Wachsplatte und die Gußkanäle mit der tropfend dünn angerührten Einbettungsmasse mit einem weichen Haarpinsel einpinselt. Dies muß sehr schnell, aber darum nicht weniger sorgfältig geschehen. Wenn alle Oberflächen tadellos mit Einbettungsmasse überzogen sind, so wird die Einbettungsmasse gut zwischen die Gußkanäle gebracht, so daß bestimmt im Bereich der Gußkanäle und auf den Basisflächen keinerlei Blasenbildung stattfinden kann. Erst wenn diese Maßnahmen getroffen sind, wird die Wachsplatte in den inzwischen mit tropfbar dünn angerührter Einbettungsmasse gefüllten Gußzylinder gedrückt.

Auch im Zylinder darf keinerlei Blasenbildung stattfinden. Man erreicht dies sicher, wenn man beim Einfüllen die Einbettungsmasse an den Innenflächen des Zylinders von oben nach unten herunterlaufen läßt, bis der Zylinder voll ist. Durch leichtes Schlagen gegen den Zylinder werden etwa doch noch hineingeratene Luftblasen zum Aufsteigen gebracht. Wenn die wächserne Basisfläche in den Gußzylinder eingeführt ist, darf nicht mehr gegen den Zylinder geschlagen werden, da sonst möglicherweise hochsteigende Luftblasen an der eingebetteten Form hängen bleiben würden. Nach dem Guß würden sich überall dort, wo Luftblasen bis zur Basisfläche hochgestiegen sind, Gußperlen zeigen. Ihre Beseitigung ist manchmal schwer, kostet auf jeden Fall Zeit und läßt viel Metall verschwendet werden. Sind solche Gußperlen in größerer Zahl auf der der Gaumenschleimhaut zugekehrten Plattenfläche vorhanden, so können sie die Gebrauchsfähigkeit der Prothesenbasis in Frage stellen, da diese der Gaumenschleimhaut auf das innigste und überall gleichmäßig anliegen soll. Sonst entstehen Druckstellen, oder die Adhäsions- und Saugkraft der Basisfläche wird geschwächt, oder im Unterkiefer pressen sich leicht Speisenteile zwischen Prothesenbasis und Schleimhaut.

Das Vorwärmen hat zuerst den Wassergehalt der Einbettungsmasse zu vertreiben. Dies geschieht am besten über einem Bunsenbrenner. Man legt den Gußzylinder mit abwärts geneigtem Eingußtrichter auf ein Netz, entfernt, sobald das Vorwärmen einen genügenden Grad erreicht hat, den Gußkegel und die Gußstifte. Danach fließt das Wachs aus. Das weitere langsame Vorwärmen hat den Zweck, den letzten Rest von Wasser aus der Einbettungsmasse herauszutreiben, weil bei schneller Erhitzung und der Absicht, die Form zur Aufnahme des flüssigen Metalls glühend zu machen, plötzlich sich entwickelnder Wasserdampf die Einbettungsmasse zersprengen würde.

Hat der Guß (s. Laboratoriumskunde) stattgefunden, so wird die gegossene Basisfläche von Gußzylinder und Einbettungsmasse befreit. Vorher muß natürlich beides abgekühlt werden. Es ist sowohl für die gegossene Prothesenbasis als auch für den Gußzylinder gut, sie allmählich abzukühlen. Man sollte den Gußzylinder mit der gegossenen Prothesenbasis nie sogleich nach Beendigung des Gusses in kaltes Wasser werfen.

Mit Messer und Bürste werden die der gegossenen Metallplatte anhaftenden Reste der Einbettungsmasse abgekratzt und fortgebürstet, bis sie rein ist. Dann müssen die Eingußkanäle von der Platte abgeschnitten werden. Daher dürfen sie nicht zu dick sein. Sind die Gußkanäle sehr dick, so trennen sie sich schwer von der Platte. Haben sie die richtige Stärke, so kann man sie leicht mit einer guten Beißzange abkneifen. Sonst muß man sie absägen. Die auf der Basisfläche stehenbleibenden Stümpfe werden abgefräst oder weggefeilt. Sind die Gußkanäle einwandfrei beseitigt, so werden die Gußperlen und die von den Plattenrändern möglicherweise ausgehenden Gußzacken sauber beseitigt. Die Ausarbeitung endet, nachdem die der Mundhöhle zugekehrte Fläche der Metallbasis tüchtig mit grobem und feinem Sandpapier beschliffen worden ist, an der Poliermaschine, wo zuerst mit Filzkegeln und Bimsstein, danach mit Bimsstein und der schwarzen und am Schluß mit der weißen Polierbürste und Schlämmkreide, sowie dem Wollrad mit Pariser Rot auf Hochglanz poliert wird.

Die Verankerungen (Abb. 39 a und b und Abschlußdrähte c) sind zugleich mitgegossen worden. Man hat also höchstens noch nötig, während der Ausarbeitung unzulängliche Stellen an den Verankerungen mit Bohrern, Feilen und Sticheln gut zu bearbeiten, so daß sie ihren Zweck erfüllen.

Wird die Prothesenbasis aus Aluminium gegossen, so müssen außer den Eingußkanälen noch zwei Abzugskanäle an der Wachsform angebracht werden, die von den Randteilen der Basisfläche rechts und links ins Freie führen, ohne mit dem Eingußtrichter noch mit den Gußkanälen in Berührung zu treten. Durch sie entweicht die Luft beim Hineinfließen des flüssigen Metalls in den in der Einbettungsmasse befindlichen Hohlraum. Auch auf der Aluminiumbasis kann man die Verankerungen durch Aufgießen anbringen, wie es Abb. 39 zeigt.

Hat man die Aluminiumbasis mit glatter Oberfläche gegossen, so bringt man die Haftstellen für den auf ihr zu befestigenden Kautschuk so an, daß man mit einem Stichel kleine Einstiche reihenweise nebeneinander dort anordnet, wo Kautschuk hingebracht werden soll. Abb. 143 zeigt eine mit Haftstellen versehene Aluminiumbasis.

Ist die Prothesengrundfläche so weit fertig, so benutzt man sie gerne als Basis für die Bißschablone.

Über die Bißschablone und die Bißnahme wird im Abschnitt über „Artikulation" berichtet. In diesem Abschnitt wird auch die Auswahl der künstlichen Zähne besprochen. Daher hat hier als nächstes besprochen zu werden:

VIII. Das Eingipsen der Modelle in den Artikulator.

Da mit der Bißschablone den Gipsmodellen die ihren natürlichen Vorbildern eigene Stellung in der Schlußbißlage oder auch innerhalb gewisser Bewegungsgrößen gegeben wird, so sind die Bißschablonen ein Hilfsinstrument für den Artikulator. Mit ihrer Hilfe wird mindestens ein Punkt der Gelenkbahn auf den Artikulator übertragen. Schon Christensen hat gezeigt, daß man mittels der Bißschablonen auch mehrere Punkte der Kieferbewegungsstrecken auf den Artikulator übertragen kann.

So hat die Bißschablone dieselbe Bedeutung für das Anfertigen der Prothese wie der Artikulator selbst. Benutzt man einen solchen, so hängt es von seiner Vollkommenheit ab, ob man die in der Bißschablone am Behandelten gewonnenen Gelenkbahnenden oder -strecken einwandfrei so übertragen kann, daß nach dem Eingipsen der Modelle in den Artikulator diese in ihm nur die Bewegungen ausführen, welche ihre natürlichen Vorbilder gewohnheitsgemäß auszuführen vermögen. Von der Vollkommenheit der Bißschablone und der Einwandlosigkeit der mit ihr gewonnenen Gelenkbahnstrecken und -enden oder einer von beiden hängt es ab, ob die im Artikulator gegebenen Möglichkeiten vollauf benutzt werden können oder nicht. Es steht also der Wert der Bißschablone mit dem des Artikulators durchaus in Parallele. Besonders klar wird dies bei Benutzung all jener Artikulatoren, die auf der von Luce angegebenen Basis stehen, die hier Kaubahnträger genannt werden sollen.

Diese Instrumente unterscheiden sich von den Artikulatoren dadurch, daß sie nicht wie jene beabsichtigen, die gesamten Kieferbewegungen wiederzugeben, sondern nur das Ziel haben, diese Bewegungen lediglich soweit zu reproduzieren wie sie für die Artikulation, d. h. für die Berührung der Zahnreihen miteinander während der Bewegung in Frage kommen. Die Kondylenwege bleiben unberücksichtigt. Das Ziel besteht allein darin, die Bewegungsbahnen der die Prothesen tragenden Alveolarfortsätze zu gewinnen und nachzuahmen.

Da im Abschnitt „Indikationsstellung" über eine außerordentliche Bewegungsfreiheit der Processus condyloidei berichtet wurde, so könnte man hier, wie ich schon 1925 ausgeführt habe, die Frage stellen: Müssen Artikulatoren oder Kaubahnträger benutzt werden? Ist es bei einem solchen unkontrollierbaren Hin- und Herwandern des Kondylus in der Gelenkpfanne überhaupt nötig, auf individuelle Bewegungen des Unterkiefers Rücksicht zu nehmen bei der Herstellung von Prothesen. Es sei ja die denkbar beste Aussicht dafür vorhanden, daß die labile Aufhängung des Kondylus in der Pfanne auch eine Gewöhnung an Prothesen zulasse, die ohne Rücksicht auf die besonderen Eigentümlichkeiten der Bewegungsbahnen des Unterkiefers hergestellt würden.

Es ist sicher nur eine Erinnerung aus der Physiologie nötig, um die Notwendigkeit der Rücksichtnahme auf die in jedem Falle bestehende Besonderheit der Kiefergelenkbewegungen bei der Herstellung von Prothesen darzutun.

Genau so wie für alle Extremitäten hat auch für den Unterkiefer der Begriff „eingeschliffene Bewegungsbahn" volle Geltung. Damit sind bekanntlich jene Bewegungen gemeint, die ohne die Kontrolle des Bewußtseins sich in immer gleicher, ihnen charakteristischer Art abrollen.

Es wird von niemand bestritten werden, daß man am Gang und an der Bewegung der oberen Extremitäten, welch letztere bekanntlich auch die Grundlage abgeben für die Eigenart jeder Handschrift, das Charakteristische des Menschen selbst erkennen kann. Eine über Jahrzehnte sich erstreckende Angewohnheit, deren tiefere Bedingung in bestimmten Innervationseigentümlichkeiten der Bewegungsmuskulatur zu suchen sein dürfte, hat Gangeigenart und Handbewegungseigenart eines Individuums innerhalb der ihm auf dem Wege der Vererbung überkommenen Entwicklungsmöglichkeiten zu einer ihm charakteristischen gestempelt. Und so wie es mit den Bewegungen der Extremitäten bestellt ist, so geht es auch mit den Bewegungen des Unterkiefers.

Man kann also sagen, daß es wohl an sich möglich ist, auch die Kieferbewegungen umzugewöhnen (in der Orthodontie benützen wir ja hie und da diese Möglichkeit), daß sich dazu aber denkbar schlecht Prothesen eignen, die durch ihren verhältnismäßig lockeren Sitz keine rechte Stütze für eine Zwangsführung abgeben können. Auf jeden Fall würde mehr oder weniger langes, höchstes Unbehagen für den Prothesenträger entstehen, wenn man ihn mittels prothetischer Maßnahmen zu einer Umgewöhnung seiner Kieferbewegungen bringen wollte. Auch dafür liefert die Orthodontie den Beweis.

Daraus folgt, daß die Benutzung von Artikulatoren oder Kaubahnträgern unerläßlich ist, wenn das Ziel besteht, nicht nur einwandfrei okkludierende (d. h. während der Schlußbißstellung einander anatomisch einwandfrei berührende) Zahnreihen, sondern auch richtig artikulierende (d. h. während der Bewegung einander anatomisch (oder statisch) richtig berührende, künstliche Zahnreihen) herzustellen.

Artikulatoren und Kaubahnträger sollen dazu verhelfen, die künstlichen Zahnreihen oder Zahnreihenabschnitte so aufzubauen, daß sie eine einwandfreie Artikulation zeigen. Demgemäß soll die Berührung der Schneiden und Kauflächen der künstlichen Zähne bei ihrer Bewegung mit den ihnen gegenüberliegenden Zahnflächen eine möglichst vollkommene sein. Bei der sagittalen Unterkieferbewegung sollen die Frontzähne mit ihren Schneidekanten in demselben Augenblick aufeinandertreffen, wo die Molaren sich mit ihren Höckerspitzen berühren. Bei den Seitbißbewegungen des Unterkiefers sollen die palatinalen Höckerspitzen der oberen Molaren von den bukkalen der unteren in demselben Augenblick erreicht werden, wo auf der anderen Seite die bukkalen Höckerspitzen der unteren die bukkalen der oberen Molaren treffen.

Eine derartige Forderung kann nur erfüllt werden, wenn man im Laboratorium, wo die Herstellung der Prothesen erfolgt, die Möglichkeit hat, die am Patienten vorhandenen Kieferbewegungen bei der Aufstellung der künstlichen Zahnreihen zu benützen.

Eine außerordentlich große Anzahl von Apparaten, die diesem Zwecke dienen sollen, ist konstruiert worden. Eine solche Vielzahl mußte aus des Tatsache resultieren, daß man einerseits erst jetzt allmählich die Unterkieferbewegungen in all der Fülle ihrer Freiheit und zugleich individuellen Gebundenheit kennen lernte, und daß andererseits mit dem sie nachahmen sollenden Apparat eine Unzahl von technischen Forderungen erfüllt werden mußte, wie sie sich aus seiner Benutzung im Laboratorium ergaben und durch wirtschaftliche Bedingungen gegeben waren.

Übersieht man die Menge der vorhandenen Apparate, so kann man sie wohl einteilen in 1. Okkludatoren, 2. Artikulatoren, 3. Kaubahnträger.

Die Okkludatoren erlauben nur die Ausführung von Scharnierbewegungen. Die Artikulatoren wollen sämtliche Unterkieferbewegungen mit Hilfe einer Ermittlung und Nahahmung der Kondylenwege und der Symphysenpunktbahn, die Kaubahnträger nur diejenigen Bewegungen der Alveolarfortsätze, die für den Kauakt in Frage kommen, ohne jede Rücksicht auf die Kondylenwege nachahmen.

Die Okkludatoren kann man einteilen in solche
1. ohne Einstellung der Kauebenenhöhe,
2. mit Einstellung der Kauebenenhöhe.

Die Artikulatoren lassen sich einteilen in solche:
1. mit anatomisch ungefährer Einstellung,
2. „ „ mittlerer Einstellung,
3. „ „ individueller Einstellung,
   a) Der Kondylenbahnneigung .
   b) „ „ und Länge,
   c) „ „ „ Schneidezahnüberbißneigung,
   d) „ „ „ der Seitbißbahnen des Symphysen-
      punktes mit und ohne Schneidezahnüberbißneigung,
   e) Der Kondylenbahnneigung und -form mit Seitbiß- und Schneide-
      zahnüberbißneigung.

Die Kaubahnträger lassen sich einteilen in solche
1. für bestimmte Modelleinstellung,
   a) mit Dreipunkt-Führung,
   b) mit Vierpunkt-Führung,
2. für beliebige Modelleinstellung,
   a) mit Führung für die Seitenzähne,
   b) mit Führung für die Seitenzähne und Frontzähne,
      a) mit Dreipunkt-Führung,
      b) mit Vierpunkt-Führung,
      c) mit Vielpunkt-Führung.

Ein typischer Vertreter der ersten Gruppe ist der bekannte sog. Drahtokkludator und der in der Abb. 41 dargestellte bekannte Okkludator mit einer Vorrichtung zur Fixierung der bei der Bißnahme festgestellten Kauebenenhöhe (Bißhöhe). Diese Okkludatoren dürften nach den Erkenntnissen der neuzeitlichen Zahnheilkunde nicht mehr verwendet werden. Leider aber denkt die Praxis hierüber anders. Auch heute werden diese Apparate noch gerne benutzt, obgleich in ihnen höchstens eine einwandfreie Okklusion der künstlichen Zahnreihen zu erlangen ist. Diese ist allerdings in ihnen zu erhalten, denn wenn die Bißnahme richtig durchgeführt worden ist, so erhält man, vorausgesetzt, daß die

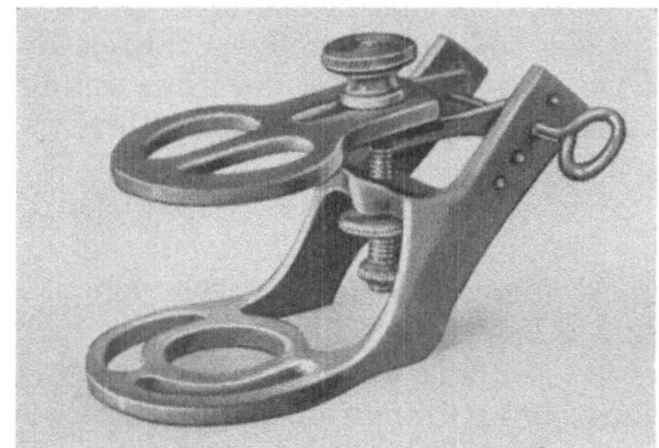

Abb. 41. Klappokkludator.

Fixierschraube für die Kauebenenhöhe richtig eingestellt worden ist, eine gut okkludierende Prothese, ganz gleich in welcher Entfernung von der Drehachse das Eingipsen der Modelle erfolgt ist, da ja die mit der Bißschablone gewonnene Bißhöhe im Okkludator in jeder Entfernung von der Drehachse fest einzustellen ist.

Haben die letzten Jahre immer deutlicher gelehrt, daß Okkludatoren in keiner Weise auch nur annähernd dem genügen können, was die bescheidenste

Forderung in bezug auf die Artikulation einer Prothese verlangen muß, so ist es ebenso erkannt worden, daß auch der beste Artikulator mit anatomisch mittlerer Einstellung, geschweige denn mit nur ungefährer Einstellung, die Erlangung einer einwandfrei artikulierenden Prothese nicht gestattet. Nur, wenn man sich auf den von Balters vertretenen Standpunkt stellt, kann man glauben, mit einem Instrument, das wie der in Abb. 42 wiedergegebenen Artikulator Balters die Ausführung sämtlicher Bewegungen im Raume erlaubt, eine gut artikulierende Prothese herstellen zu können.

Balters, dessen Idee 1927 durch Willemse einen neuen Verfechter gefunden hat, ging von der Ansicht aus, daß die Bewegung des Unterkiefers allein geführt sei durch die Zahnreihen. „Gehen einem Gebiß sämtliche Zähne verloren, so ist damit auch die individuelle Kaubewegungsbahn verloren, und alle Mühen sind umsonst, sie zu finden" [1]. „Denkt man sich durch das Aufstellen je zweier artikulierender Zähne im Molarengebiet die Condylenführungen in das Backzahngebiet verlegt, so kann man den Gelenkartikulator entbehren, da das Gebiß selbst mit seinen drei Führungspunkten einen kleinen Artikulator darstellt, und damit ist alles gegeben, was über die Kaubewegungen zu wissen

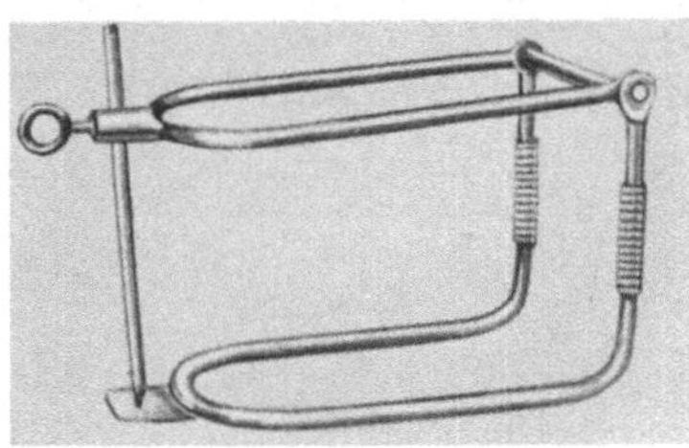

Abb. 42. Artikulator nach Balters.

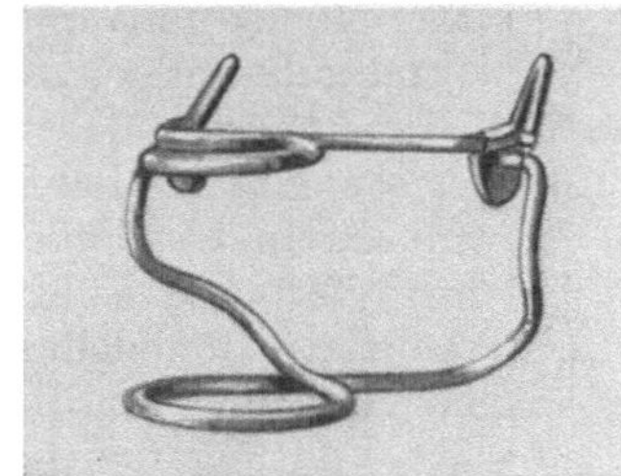

Abb. 43. Artikulator nach Schwarze.

notwendig ist" (ebenda, S. 365). Diese Darstellung entspricht nicht den von uns erhobenen Nachprüfungen, die ähnlich wie die von Münzesheimer mitgeteilten Versuchsergebnisse dartun konnten, daß vor und nach der Zahnentfernung dieselben Bewegungsbahnen vom Unterkiefer durchschwungen werden.

Wir haben ferner den exakten Nachweis darüber führen können, daß auch noch lange Zeit nach der Entfernung der Zähne stets dieselben Kaubißbahnen vom kauenden Unterkiefer durchwandert werden. Hierauf werde ich noch zurückkommen.

Damit ist dargetan, daß nicht die Zahnreihen allein die Führung für die Bewegungen abgeben können, und daß infolgedessen das sicher genial einfache Instrument Balters, das sehr schön einen Typ der Artikulatoren mit anatomisch ungefährer Einstellung darstellt, nicht genügen kann. Dasselbe läßt sich von dem ebenfalls äußerst einfachen Artikulator Schwarzes als Typus der Artikulatoren mit anatomisch ungefährer Einstellung sagen. Bei ihm fehlt sogar auch noch die Feststellungsmöglichkeit der Kauebenenhöhe. Abb. 43 zeigt ihn.

Genau so wenig wie mit diesen Instrumenten eine anatomisch einwandfreie, dem Einzelfall angepaßte Bewegung der durch die Maßnahme des Eingipsens in den Artikulator gebrachten Modelle zu erlangen ist, kann sie mit Hilfe der Artikulatoren mit anatomisch mittlerer Einstellung erreicht werden. Ein solcher ist z. B. der bekannte Gritmann-Artikulator. Seine Gelenkbahnen stehen in etwa 33° Neigung. Sein Prinzip beruht auf demselben wie der erste Artikulator mit mittlerer Einstellung, der Bonwills (Abb. 45). Und ebensowenig wie der

---

[1] Dtsch. Mschr. Zahnheilk. **1924**, 364.

Artikulator Bonwills und Gritmanns eine einwandfreie Artikulation der
künstlichen Zahnreihen herzustellen erlaubt, kann dies mit Hilfe des von Gysi
konstruierten Artikulators mit anatomisch mittlerer Einstellung erreicht werden,
was Gysi auch stets betont hat. Selbstverständlich muß dieser als „Symplex“
bekannte Artikulator ganz anders gewertet werden als die beiden anderen oben
genannten Artikulatoren. Er hat nicht nur wie jene Kondylenbahnen in mittlerer

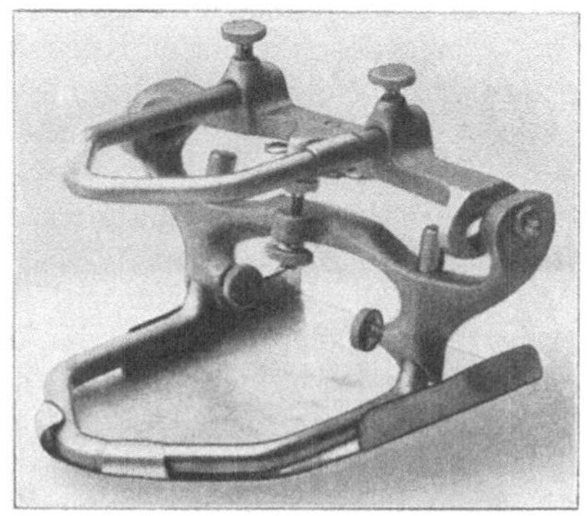

Abb. 44. Artikulator nach Gritmann.

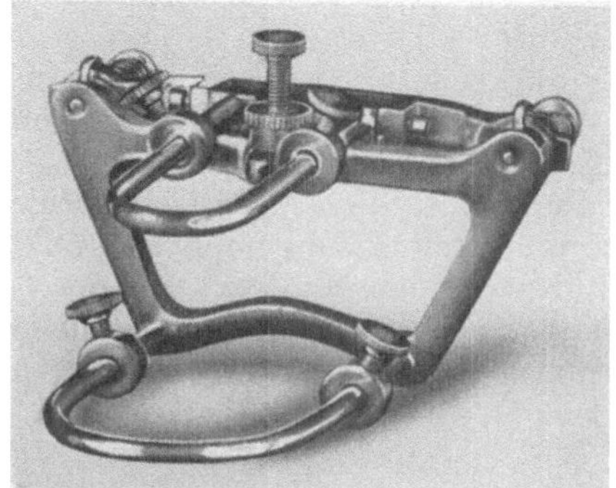

Abb. 45. Artikulator nach Bonwill.

Neigung, sondern bei ihm sind auch zugleich noch die Seitbißbewegungen durch
die Einstellung der sog. Wippunkte in anatomisch mittlerer Lage auf der Grundlage vieler, eingehender Messungen Gysis fixiert worden. Zwei Modelle dieses
Artikulators zeigen die Abb. 46 und 47. Man sieht in den Abbildungen auch
die Schneidezahnführung, die ebenfalls auf der Grundlage von Mittelwerten
konstruiert worden ist.

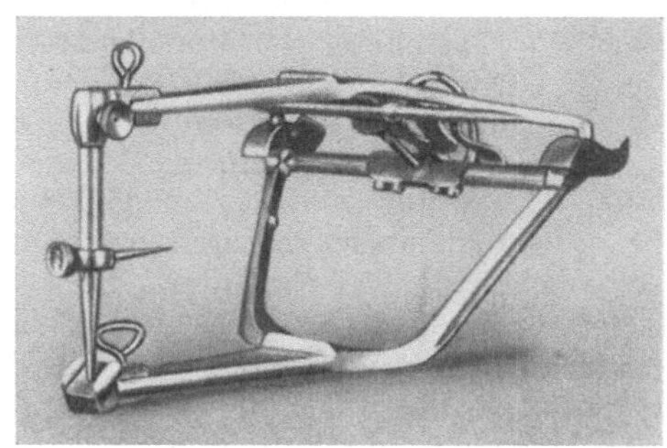

Abb. 46. Artikulator nach Gysi
„Symplex“. 1. Modell.

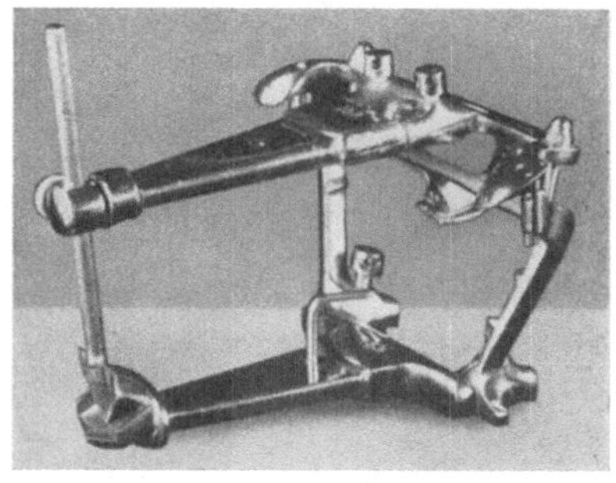

Abb. 47. Artikulator nach Gysi
„Symplex“. 2. Modell.

Die Benutzung dieser Artikulatoren verlangt ein genaues Eingipsen der
Modelle, wenn die mit dem Artikulator nachzuahmenden, im Mittelwert
anatomisch richtigen Bewegungen eine auch nur einigermaßen zulängliche
Artikulation der künstlichen Zähne erzielen lassen sollen.

Am besten sind die Modelle mit dem Gesichtsbogen in einen solchen Artikulator einzugipsen, damit sie dieselbe Entfernung von den Artikulator-
Kondylen haben wie ihre natürlichen Vorbilder von der Inter-Kondylarachse.
Auf jeden Fall ist beim Eingipsen der Modelle in den „Symplex“ darauf zu
achten, daß die Okklusionsebene in der Höhe der an der Schneidezahnführungs-

stange und den beiden rückwärts zu den Kondylen hinaufführenden Streben angebrachten Kauebenenpunkte gelagert ist.

Die Benutzung der Artikulatoren mit anatomisch individueller Einstellung verlangt ein Eingipsen der Modelle bei gleichzeitiger Übertragung der natürlichen, individuell verschiedenen Kondylenbahnen auf den Artikulator. Diese Übertragung wird entweder durch Aufzeichnung der Bewegungsbahnen der Kondylen am Patienten oder durch Benutzung des von Christensen angegebene Phänomens erreicht. Den ersteren Weg benutzt Gysi, den letzteren z. B. Schröder - Rumpel u. a. Die Kaubahnträger erfordern keinerlei Rücksicht auf die Kondylenbahnen weder in bezug auf ihre Neigung noch sonstige Gestaltung. Sie benutzen lediglich die Bewegungsbahnen der die Prothesen tragenden Alveolarfortsätze.

Die von Gysi benutzte extraorale Aufzeichnung der Kondylenbahnen und der vom Unterkiefersymphysenpunkt durchwanderten Wege lassen ein verhältnismäßig einwandfreies Eingipsen der Modelle in den Artikulator zu. Die einander gegenübergestellten Modelle lassen im Artikulator gleichwertige Bewegungen ausführen, wie sie ihre natürlichen Vorbilder zeigen. Beim Eingipsen werden ja beide Modelle durch die Anwendung des Gesichtsbogens in dieselbe Entfernung und Lagerung zu den Artikulator-Kondylen gebracht, die ihre natürlichen Vorbilder zur Interkondylarachse besitzen. Außerdem wird die Artikulator-Kondylenbahn analog der natürlichen geneigt. Dazu wird die am Patienten ermittelte Zeichnung benutzt. Es sind demnach zwei Größen (Kondylenbahn und Einstellung der Modelle zu den Kondylen) gleich den natürlichen. Es kann daher die Schneidezahnführung beliebig gewählt werden. Der den Molarenhöckern dadurch bestimmte

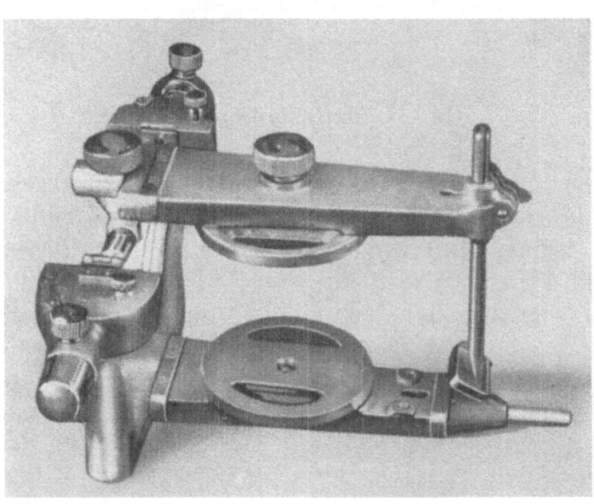

Abb. 48. Artikulator nach Schröder-Rumpel.

Weg wird immer im Artikulator derselbe sein wie am Patienten. Dies gilt für die Sagittalbewegungen des Unterkiefers. Für die Lateralbewegungen wird dieselbe Genauigkeit dadurch erreicht, daß zur Übertragung der Neigung der Kondylenbahn vom Patienten auf den Artikulator noch die der Richtung der seitlichen Bewegungen des Unterkiefers kommt. Diese am Patienten durch Aufzeichnung festgestellte Richtung wird beim Eingipsen durch eine entsprechende Begrenzung der Bewegungsfreiheit des Schneidezahnführungsstiftes erreicht.

Hierauf braucht an dieser Stelle nicht näher eingegangen zu werden, da die mit diesem vorzüglichen Instrument Gysis auszuführenden Maßnahmen von Gysi selbst im Kapitel „Artikulation" beschrieben werden.

Andere Ergebnisse erzielt man durch das Eingipsen der Modelle in die Artikulatoren, die auf der Grundlage der zuerst von Christensen gegebenen Anweisungen konstruiert worden sind. Der letzte derjenigen Artikulatoren, die nach dieser Methode das Einbringen der Modelle in den Artikulator, d. h. die Übertragung der für die Kieferbewegungen als wichtig erkannten Momente vom Patienten auf den Artikulator vornehmen, ist der von Schröder - Rumpel. Die Abb. 48 zeigt ihn.

Seine Benutzung und damit das Eingipsen der Modelle in diesen Artikulator beschreibt Schröder an der Hand eines Beispiels etwa folgendermaßen: Es wird wie gewöhnlich die Bißnahme gemacht. Abb. 49 zeigt die in den Artikulator eingegipsten Modelle. Sie werden mittels der Bißschablonen und eines Hilfinstrumentes H., das die Lage des Symphysenpunktes angibt, in den Artikulator eingegipst. Es muß danach die Bißschablone so beschnitten werden, daß die Wachswälle nicht mehr übereinandergreifen, sondern flach aufeinander liegen. Nachdem sie so in den Mund des Patienten zurückgebracht worden sind, läßt man diesen eine Vorbißbewegung ausführen. Dabei verlieren die Bißschablonen ihren Kontakt in der Molarengegend. Man heftet beide Schablonen in der Vorbißstellung durch Drahtkrampen aneinander, bringt sie in den Artikulator zurück und stellt mit ihrer Hilfe die beiden Modelle einander so gegenüber in dieselbe Vorbißstellung, wie sie von den natürlichen Kiefern eingenommen worden ist. Dadurch stellen sich die im Artikulator angebrachten Kondylenwege automatisch in die gesuchte Neigung ein. Durch Andrehen zweier Schrauben (R) werden sie so festgehalten.

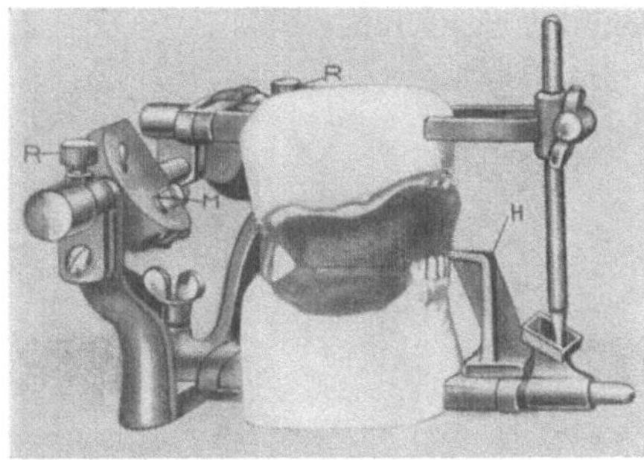

Abb. 49. Einstellen des Okklusionsmodelles in den Artikulator mit Hilfe des Hilfinstrumentes H. (Nach Schröder.)

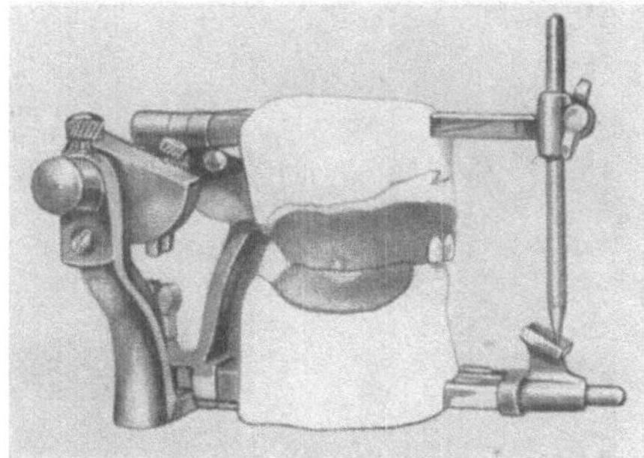

Abb 50. Führungsstifte in situ zur Aufnahme der Bahnkurven für die Seitwärtsbewegung. (Nach Schröder.)

Ich lasse hier nun weiter die von Schröder selbst gegebene Beschreibung des Arbeitsganges folgen:

„Nunmehr werden beide Bißplatten im Artikulator so gegeneinander ausgeglichen, daß sie auch im Munde während der Vorwärtsbewegung hemmungslos und ohne Kontakt aufzugeben, aneinander entlanggleiten. Dann werden im Artikulator an der oberen Bißplatte vier Frontzähne so aufgestellt, daß sie zum Kiefer, zu den Lippen und zu den unteren Zähnen in einem möglichst günstigen und zweckmäßigen Lagerungsverhältnis stehen und im Munde eine ausreichende Seitwärtsbewegung zulassen. Jetzt erhält die untere Bißplatte jederseits in der Gegend des ersten Molaren einen konischen, an der Spitze abgerundeten Führungsstift, der sie etwa 1—2 mm überragt und beim Schlußbiß sich in den Wachswall der oberen Bißplatte eindrückt (Abb. 50).

Läßt man dann den Patienten aus der Okklusionsstellung heraus mit der unteren Bißplatte seitliche Kaubewegungen gegen die obere ausführen, so erhält man scharf gezeichnete Bewegungsbahnen der unteren Eckzähne den Führungsstiften gegenüber im Wachswall der oberen Platte, durch die Art und Richtung der Seitwärtsbewegung bestimmt wird. Nach Zurückführung der Platten auf die Modelle im Artikulator bewegt man den Unterkiefer im Sinne der im Munde gewonnenen Kurven und läßt gleichzeitig den vorderen Führungsstift die von ihm während dieser Bewegung beschriebene Bahn in das inzwischen in den Führungsteller F gebrachte Cu-Amalgan eingraben (s. Abb. 52), um dann auch in den Gelenken durch Anziehen der Schrauben MM-Richtung und Ausschlag der Seitbißbahn festzulegen. „........ „Bei völlig zahnlosen Gebissen stellt man zweckmäßig zuerst die unteren Schneidezähne auf, um dieselben Verhältnisse zu gewinnen, wie sie in dem eben beschriebenen Falle vorhanden waren."

Trotz der nicht geringen Umständlichkeit in der Verwendung dieser Art von Artikulatoren, für die der Artikulator nach Schröder - Rumpel als ein sehr gutes Musterbeispiel angesehen werden kann, ist die erstrebte Wiedergabe der Kondylenbahnen in diesem Artikulator höchstens dann und auch nur in ihren allerersten Abschnitten annähernd richtig, wenn zufällig beim Eingipsen der Modelle in den Artikulator, diese in dieselbe Stellung zu den Artikulator-Kondylen gekommen sind, die ihre natürlichen Vorbilder zur Interkondylarachse einnehmen. Das kann mit Sicherheit nur dann erreicht werden, wenn ein Gesichtsbogen wie z. B. beim Gysi-Artikulator verwendet werden würde, was Schröder und Rumpel jedoch nicht vorschreiben. Es würde dies auch den Gebrauch ihres Artikulators nur noch verwickelter gestalten.

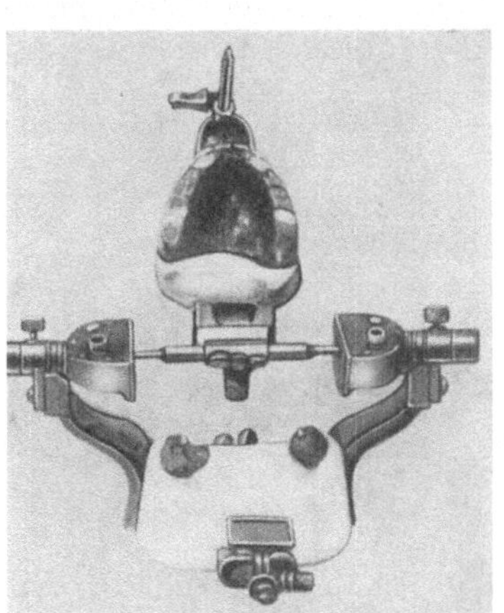

Abb. 51. Bahnkurven im Wachswall der oberen Bißplatte durch Führungsstifte und Eckzähne des Unterkiefers. (Nach Schröder.)

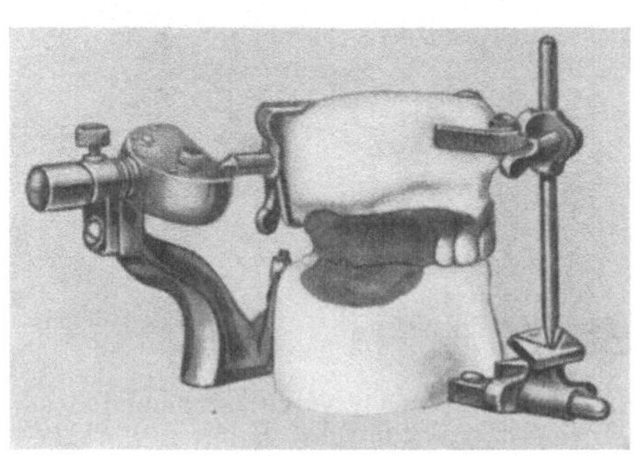

Abb. 52. Aufnahme der Seitbißkurve durch den Führungsstift S im Amalgam der Führungsfläche F. (Nach Schröder.)

Einen einwandfreien Beweis über die Unzulänglichkeit der Benutzung des sog. Christensenschen Phänomens für das Eingipsen der Modelle in den Artikulator ohne Verwendung eines Gesichtsbogens hat neuerdings Max Müller in einer preisgekrönten Arbeit gebracht.

Aus seiner ins Einzelne gehenden Beweisführung gebe ich hier die Abb. 53 wieder. Er schreibt dazu: „Wir wollen annehmen, IM sei das in einen Artikulator eingesetzte Gipsmodell eines Unterkiefers. Die Christensensche Bißprobe habe das Phänomen MM_1 ergeben. Dieses habe in einem Artikulator automatisch dessen Gelenkbahn in die Lage GG_1 eingestellt.

Auf die Wichtigkeit des dreidimensional richtigen Eingipsens wollen wir jetzt einen Blick werfen. Wenn wir nämlich annehmen, wir hätten das soeben genannte Gipsmodell IM weiter rückwärts im Artikulator befestigt, nämlich in der Lage SB, so ist es unsere vorhin bestätigte Vorbißprobe, welche selbstverständlich die genau gleiche Stellungsveränderung des Unterkiefers zum Oberkiefer, wie wir sie vorhin erhielten, diktiert, weil BB_1 gleich ist MM_1. Dabei stellt sich die Artikulator-Gelenkbahn automatisch so ein, daß sie dem Gipskiefer ermöglicht, den Punkt B nach B_1, also den MM_1 identischen Zahnweg zu machen. Diese Gelenkbahn ist GG_2.

Wir sehen also, daß trotz verschiedenartigen Eingipsens „die Stellungsveränderung des Unterkiefers zum Oberkiefer" dieselbe blieb, daß also beide Unterkiefer trotz verschieden geneigter Gelenkbahnen dieselbe, nennen wir sie die „richtige" Vorbißbewegung ausführen werden. Aber im Falle II auch die richtige Seitwärtsbewegung? Nein. Jeder Kiefer stellte sich eine besondere Gelenkbahn ein, der erstere die steilere, der zweite die flachere. Dementsprechend werden in der Seitwärtsbewegung verschiedene Zahnwege hervorgerufen."

Man muß also Müller voll und ganz beipflichten, wenn er folgert: „Um die Bewegung der Zähne herauszufinden, bedürfen wir eines Instrumentes zum Messen der dreidimensionalen Verhältnisse des Unterkiefers des Patienten. Das besitzen wir im sog. „Gesichtsbogen". Nur mit seiner Hilfe können wir die Notwendigkeit, die Gipsmodelle dreidimensional richtig im Artikulator zu fixieren, erfüllen".

Es ist auch Müller zuzustimmen, wenn er schreibt: „Die intraorale Gelenkbahnmessung ist zu verwerfen."

Alle Artikulatoren wie der Christensens, eines der Modelle von Fehr und

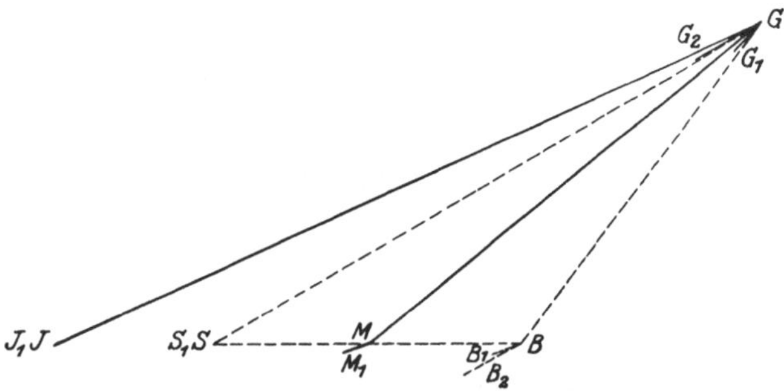

Abb. 53. Beweisführung für die Unzulänglichkeit aller Artikulatoren, die das Christensche Phänomen benutzen. (Nach M. Müller.)

der von Schröder - Rumpel, die auf dieser intraoralen Ermittlung der Gelenkbahn fußen, sind durchaus unzulänglich.

Es ist aber sehr wohl möglich, durch intraorale Maßnahmen die Bewegungsgrößen des Unterkiefers so exakt festzuhalten und für die Gegenüberstellung der Modelle zu verwerten, daß man daraus mit unbedingter Sicherheit die Gelenkbahnen geometrisch rekonstruieren kann. Ich werde darauf noch zurückkommen.

Aber noch ein weiteres Moment bedingt die Ungenauigkeit bei der Verwendung des Artikulators von Schröder und Rumpel.

Bei der Benutzung dieses Instrumentes wird nur genau so wie bei dem von Christensen angegebenen Artikulator die Neigung einer Verbindenden zwischen dem Anfangs- und dem Endpunkt der beim Vorbiß von jedem Kondylus durchlaufenen Bahn verwertet. Ein Blick auf die von Gysi wiedergegebenen Gelenkbahnen, wie sie in Ab. 54 dargestellt worden sind, zeigt nun, daß in sehr vielen Fällen diese Neigung eine ganz andere ist als die der Gelenkbahn.

Aus dem Gesagten geht hervor, daß trotz genauester Durchführung aller von den genannten Autoren gemachten Vorschriften nicht nur nicht eine genaue Wiedergabe der Gestalt der von den Kondylen durchlaufenen Wege zu erlangen ist, sondern daß auch die Wiedergabe der Neigung dieser Wege nur deren allererste Abschnitte betrifft. Benutzt Gysi die durchschnittliche Neigung des Anfangs der Kondylenwege, so verwendet die Christensensche Methode (also auch Schröder - Rumpel) lediglich die Verbindende zwischen Anfang und

Ende des von jedem Kondylus durchwanderten Weges. Daß dieser aber eine ganz andere Neigung als der Kondylenweg selbst haben kann, geht wohl ohne Zweifel aus der Abb. 55 hervor, die eine von den von Gysi ermittelten Bewegungsbahnen der Kondylen (g in Abb. 54) wiedergibt. Verbindet man

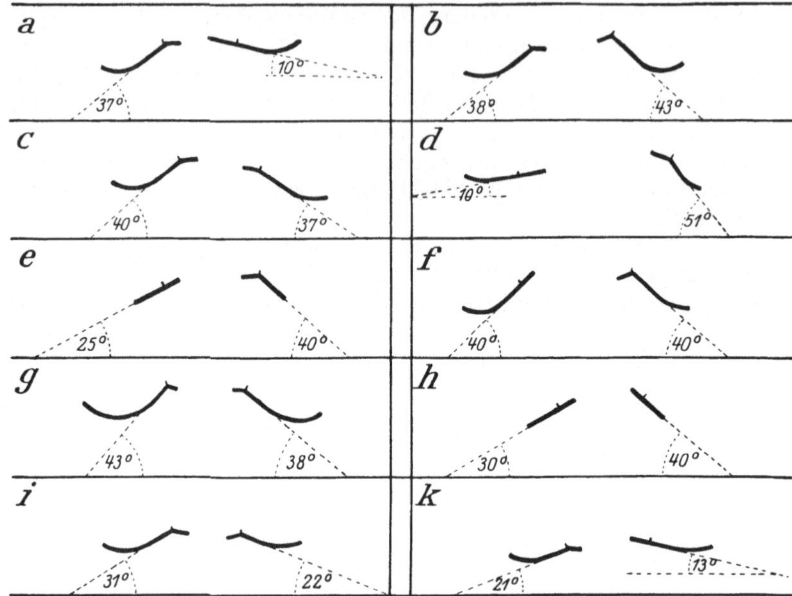

Abb. 54. Beispiele von linken und rechten Gelenkbahnkurven und deren Neigung zur Kauebene. (Nach Gysi.)

Anfang und Ende dieser Bahn so, wie es die Benutzung der Vorbißbahn zur Ermittlung der Neigung jedes Kondylenweges tut, so erhält man zweifellos einen ganz anderen Neigungswinkel, als ihn Gysi durch die von ihm gebrauchte Übertragungsmethode mittels Aufzeichnung des Kondylenweges erhalten würde. In diesem Falle würde also die im Schröder - Rumpel Artikulator wiedergegebene Gelenkbahnneigung eine von der tatsächlichen sehr verschiedene sein.

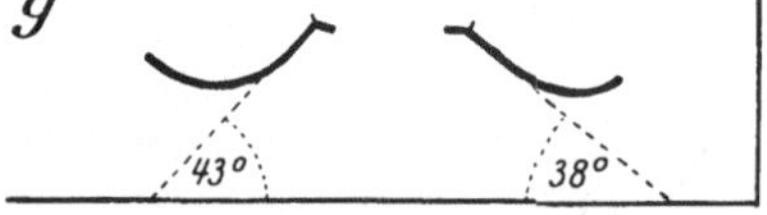

Das mit Hilfe des so eingestellten Artikulators erreichte prothetische Ergebnis muß ein unzulängliches sein.

Zu all den schon genannten Unzulänglichkeiten der von Schröder - Rumpel benützten Methode kommt ein wichtiger weiterer Mangel, der darin begründet liegt, daß bei der Aufnahme der Bewegungsbahnen genau so wenig wie dies seinerzeit durch Christensen oder Luce geschehen war, vor der Einleitung der Aufnahme eine Fixierung der Kauebenen-Höhenlage (Bißhöhe) erfolgt. Der Patient kann diese während der Aufnahme dauernd ändern. Darin liegt ein weiterer, wesentlicher Grund für die Unzuverlässigkeit dieser Methode.

Abb. 55. Kondylenwege. (Nach Gysi.) Die Verbindung zwischen Anfang und Ende jeder Bahn ergibt eine andere Neigung als die des Anfangs oder gar der ganzen Bahn.

Ist es also schon nicht möglich, mit den in einen Artikulator von Schröder - Rumpel eingegipsten Modellen diejenigen Bewegungen des Unterkiefers, bei denen die Zahnreihen ihre Berührung miteinander behalten, genau wiederzugeben, so ist eine Wiedergabe derjenigen Bewegungen, bei denen die Zahnreihen ihre Berührung miteinander verlieren, in auch nur angenähert genauer Art und Weise ganz unmöglich.

Damit ist einem Teil der Forderungen, die ein Artikulator im Gegensatz zu den Kaubahnträgern zu erfüllen hat, nicht genügt worden.

Die Erkenntnis der Unzulänglichkeiten solcher Artikulatoren mit anatomisch individueller Einstellungsmöglichkeit der Modelle hat die neuere Zeit immer wieder auf eine andere Übertragungsart der natürlichen Zahnreihenbewegungen auf den Artikulator beim Eingipsen der Modelle zurückgreifen lassen. Es ist dies die von Luce (1910) als erstem benutzte Methode, die auf Angaben von Warnekros zurückgriff, der versucht hatte, durch im Unterkiefer angebrachte Stifte auf im Oberkiefer befestigte Aufnahmeflächen die Kieferbewegungen zu übertragen und so näher zu erforschen. Diese Instrumente unterscheiden sich von den bisher angegebenen dadurch, daß sie nicht wie jene beabsichtigen, die gesamten Kieferbewegungen wiederzugeben, sondern nur das Ziel haben, mit den in den Apparat gegipsten Modellen diese Kieferbewegungen lediglich soweit zu reproduzieren, als sie für die Artikulation, d. h. die Berührung der Zahnreihen während der Bewegung, in Frage kommen. Sie wollen keinerlei Rücksicht auf die Kondylenwege nehmen, sondern nur die von den Alevolarfortsätzen durchwanderten Wege ermitteln und nachahmen. Da sie also nur beabsichtigen, die während des Kauaktes vom Kiefer durchwanderten Bahnen wiederzugeben, so sollen sie im Gegensatz zu den sog. Artikulatoren Kaubahnträger genannt werden.

Kaubahnträger benutzen immer im Gegensatz zu den Artikulatoren die intraorale Aufzeichnung der während des Kauaktes vom Unterkiefer durchschwungenen Bahnen.

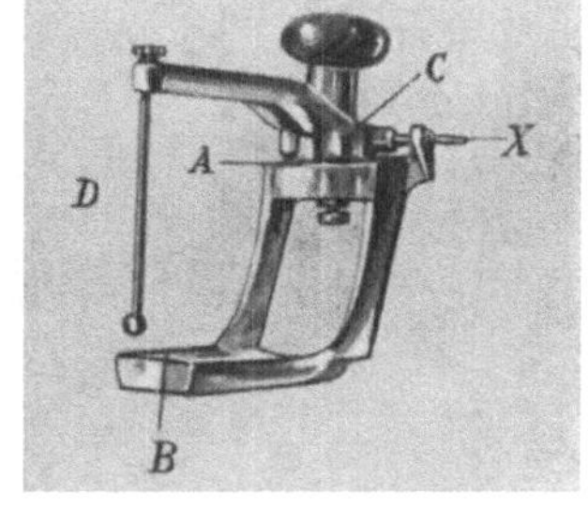

Abb. 56. Kaubahnträger nach Luce mit 2 Führungsnäpfen und 5 Führungsfüßen.

Luce, dessen Kaubahnträger in Abb. 56 wiedergegeben ist, gab dem Patienten zwei Bißschablonen in den Mund. Die untere trug einige Stifte, die obere einen weich gemachten Wachswall. Bei der Bewegung kneteten die unteren Stifte in die obere Bißschablone die Bewegungsbahnen des Unterkiefers ein. Das Eingipsen der Modelle in den Kaubahnträger geschah mit Hilfe dieser Bißschablone in der Art, daß oberes und unteres Gipsmodell am oberen und unteren Teil des Kaubahnträgers festgegipst wurden in der durch die beiden Bißschablonen für ihre Schlußbißstellung bezeichneten Lage. Danach wurde die plastische Masse in den Näpfen A und B (Abb. 56) erweicht und danach Ober- und Unterkiefermodell gemäß der in die Bißschablonen eingekneteten Wege gegeneinander bewegt, so daß die Füße C (vier an der Zahl) und D in die Näpfe A und B bestimmte Wege einkneteten, die nach dem Erstarren auch dann noch die Ausführung der durch die Bißschablonen aufgeschriebenen Wege des Unterkiefers nachzuahmen gestatteten, wenn diese von den Modellen entfernt wurden.

Der Mangel dieser Methode lag einmal darin, daß die Kauebenenhöhenlage nicht vor der Aufnahme der Bewegungsbahnen festgestellt wurde (wie es auch Christensen und später Schröder - Rumpel, Fehr, Winkler nicht getan haben), der Patient konnte also während jeder Kauphase eine besondere Höhenlage der Kauebene wählen. Zum anderen bestand der Mangel dieser Methode darin, daß die Führungsfüße im Kaubahnträger einander zu sehr benachbart lagen. Sobald die Scharnierachse X fortgenommen war, waren bei der Bewegung der beiden Modelle gegeneinander sehr leicht Kippungen möglich infolge des Eigengewichtes der Modelle.

Dieser gleiche Mangel wohnt auch noch manchen der späteren Kaubahnträger inne, die auf der Konstruktion von drei Näpfen und darin ruhenden drei Füßen basieren, zumal wenn kleine Näpfchen und dünne Füße benutzt werden. Wir werden darauf noch zurückkommen müssen.

So wie der von Luce angegebene Kaubahnträger gehört auch der von Fehr als „Saxonia-Artikulator" bekannt gewordene Apparat zu den Kaubahnträgern für beliebige Modelleinstellung. Dieser von Fehr angegebene Kaubahnträger hat nicht einmal drei Führungsnäpfe und -füße, sondern nur zwei. Abb. 57 u. 58 soll ihn skizzieren. Wenn Ober- unter Unterkiefermodell mittels gewöhnlicher Bißschablonen so an den Ober- und Unterteil dieses Kaubahnträgers festgegipst sind, daß sie sich in Schlußbißstellung einander gegenübergestellt befinden, so werden die Prothesen derart hergestellt, daß sie den Anforderungen an eine einwandfreie Okklusion genügen. Der so angefertigte Ersatz soll dem Pat. übergeben und von diesem einige Tage getragen werden. Danach erst soll die Einartikulation vorgenommen werden. „Auf die zweiten unteren Molaren wird, nachdem sie etwas angewärmt wurden (vorsichtig), etwas heiße weiche

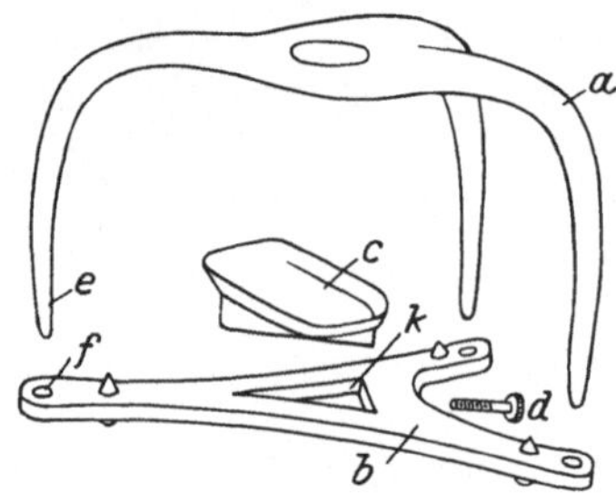
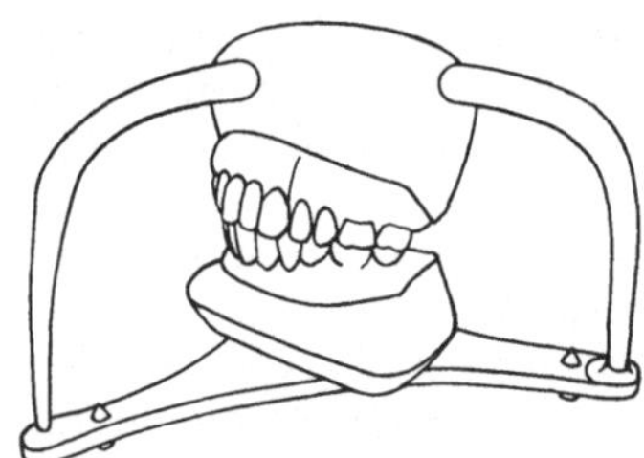

Abb. 57. „Saxonia-Artikulator" nach Fehr. Die Seite zum Aufstellen der künstlichen Zahnreihen in Okklusion trägt 3 kleine Nuten zur genauen Aufnahme der Füße.

Abb. 58. „Saxonia-Artikulator" mit den zum Einschleifen eingegipsten Prothesen trägt zwei Näpfchen, die mit Schellack gefüllt sind. Der vordere Fuß gleitet auf einer leicht konvexen Fläche.

Kerr- oder Stentsmasse aufgetragen und nun der Ersatz dem Patienten schnell in den Mund gesetzt. Indem man jetzt mit der linken Hand das Obergebiß, mit der rechten das Untergebiß auf dem Kiefer leicht festhält, läßt man schnell Bewegungen machen unter ständiger gegenseitiger Berührung der Ersatzstücke Man beauftrage den Patienten, die Zähne leicht aneinander zu reiben in allen nur möglichen Richtungen".

Im Laboratorium werden die Prothesen im richtigen Schlußbiß, wie er durch die künstlichen Zahnreihen gegeben ist, eingegipst. Der die untere Prothese tragende Teller c wird auf die Schellackseite des Unterteils gesetzt. Die dort in den beiden Näpfchen befindliche Schellackmasse wird erweicht und vermittels der aufeinander gleitenden künstlichen Zahnflächen und der in die Abdruckmasse eingezeichneten Bahnen Oberteil und Unterteil gegeneinander bewegt. Man soll die Zahnreihen — wie es in der Vorschrift wörtlich heißt — „nur aneinander entlang tasten". „Nach Erhärten der Schellackform wird die Abdruckmasse von den unteren Mahlzähnen abgesprengt und nun alle hinderlichen Ecken und Kanten an den oberen und unteren Zähnen abgeschliffen unter ständiger Nachprüfung durch Ausführung von Bewegungen." Abb. 57 zeigt den Kaubahnträger in einer Anordnung, die das Aufstellen der künstlichen Zahnreihen in richtiger Okklusion erlaubt, Abb. 58 zeigt die Stellung des Kaubahnträgers so, daß die hinteren Füße des Oberteils in den zwei mit Schellack gefüllten Näpfchen stehen, der vordere Fuß auf einer leicht konvexen Fläche ruht.

Der Mangel dieses Kaubahnträgers beruht darin, daß er versucht, mittels zweier Führungsnäpfchen die Bewegungen des Unterkiefers im Raume beim Kauen nachzuahmen. Weder die Seitwärtsschwingungen noch die Sagittalbewegungen des Unterkiefers können dadurch genau kopiert werden. Auch die Aufnahme der Bewegungen des Unterkiefers läßt viel zu wünschen übrig. Der Patient hat durch das Tragen der lediglich in Okklusion aufgestellten Prothesen sich bereits an neuartige Situationen mehr oder minder gut gewöhnen müssen. Die von ihm ausgeführten Bewegungen mit den Prothesen, auf deren unterer Zahnreihe weiche Abdruckmasse aufgetragen worden ist, sind bis zu einem gewissen Grade erzwungene. Die einander gegenübergestellten Zahnreihenglieder erlauben ja durch ihre willkürlich einander zugewendeten Kauflächen nicht die Ausführung der dem betreffenden Individuum eigenartigen Kieferbewegungen.

So konnte dieser genial einfache Apparat den notwendigerweise an ihn zu stellenden Anforderungen nicht genügen.

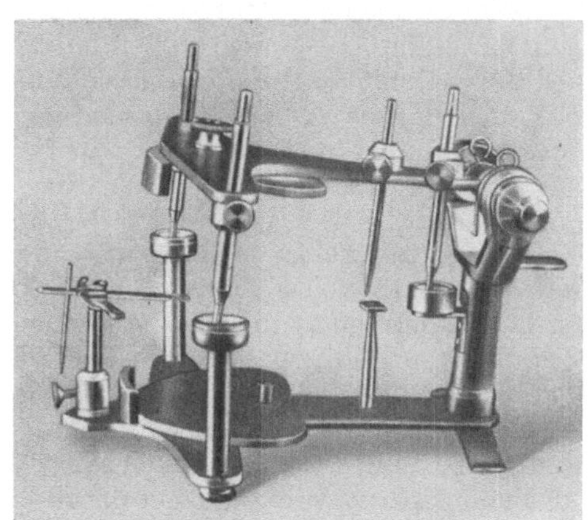

Abb. 59. Kaubahnträger nach Eichentopf (älteres Modell).

Im Gegensatz zu dem von Fehr angegebenen Kaubahnträger stellt der von Eichentopf konstruierte einen solchen dar für bestimmte Modelleinstellung. Abb. 59 und 60 zeigt diesen Kaubahnträger in zwei Modellen. Er besitzt drei Führungsnäpfchen. Seine Handhabung erfolgt nach folgenden Regeln: Die Bißhöhe wird durch eine auf der unteren Bißschablonen-Basisfläche in der Gegend der Molaren angebrachte Längsleiste, der eine auf der oberen Bißschablonen-Basisfläche angebrachte Querleiste gegenübersteht, ermittelt und festgestellt. Eichentopf selbst beschreibt die nun zu ergreifenden Maßnahmen folgendermaßen weiter: „Wird die Bißnahme ohne Leisten ausgeführt, so ist die Sicherung der Höhe später den zweiten Prämolaren in Form von je zwei sich berührenden Zapfen (in dem Artikulator) anzubringen.

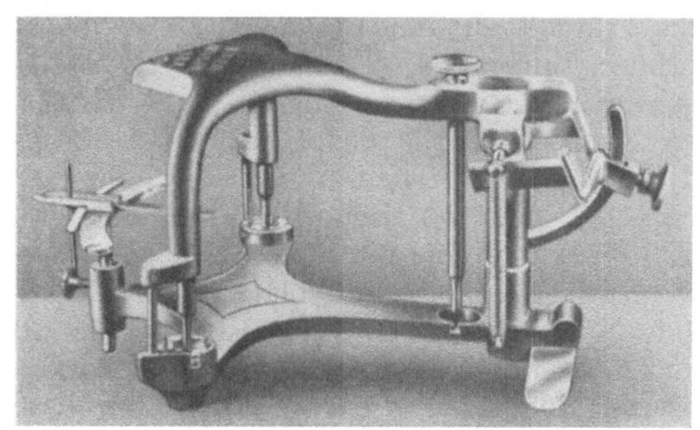

Abb. 60. Kaubahnträger nach Eichentopf (neueres Modell).

Zum Zwecke der Geradstellung der Modelle im Apparate wird nunmehr bei totalem Ersatz die Visierscheibe auf dem oberen Rande der markierten Horizontallinie im Munde zentrisch und parallel zur Linie oder Ebene „Ohröffnung-Nasenwurzel" mit Hilfe eines Bandes (Stripsstreifens) eingestellt, dabei visiert frontal der horizontale Draht der Schiene den Lippenschlitz, der vertikale sagittale die Mittellinie des Schädels. Nach Einstellung wird die Schiene mit Hart-Glaswachs fixiert.

Die Schablonen werden jetzt, wie üblich, verschmolzen und mit den Modellen in den Artikulator nach vorheriger Anpassung eingegipst.....

.....„Hierzu ist der Apparat als Scharnierartikulator herzurichten, d. h. die Führungsstifte sind zentral in die Trichter einzustellen, zu fixieren, die Achse ist mittels der äußeren Schrauben- und Achsenstecker in den Gelenkscheiben festzustellen und der Visierschienenhalter mit Falz aufzustecken.

Beim Eingipsen ist zu beachten, daß die in der Bißschablone frontal markierte Horizontallinie (Lage des Lippenschlitzes) in gleicher Höhe mit der Oberfläche des Bogens steht. Bei der Verwendung der Visierschiene ist diese nur in den Falz des Bogens zu legen. Besondere Maße zu den Gelenken sind nicht einzuhalten.

Vorbereitung zur Aufnahme der Kaubewegungen.

Der Halter (nebst Schiene) wird entfernt, die Ersatzzähne werden im Oberteil nur bis zu den 1. Prämolaren inkl., im Unterteil bis zum 2. Prämolaren nach anatomischen und mechanischen Vorschriften auf die Grundplatten in Schlußstellung aufgebaut, die Leisten bleiben zur Sicherung der Bißhöhe (durch den Kontakt) stehen, und die Wälle werden schmal geschnitten.

Die Aufstellung der oberen Frontzähne ist nicht unbedingt erforderlich, an ihre Stelle müßte jedoch ein Wachswall treten.

Beim Aufbau wird zunächst die Stellung der unteren und der oberen Incisivi durch vorübergehendes Anlegen des Bogens in den Artikulator bestimmt. Seine Oberfläche zeigt die Lage des Lippenschlitzes (Beginn der Kauebene) an; hiernach richtet sich die gegenseitige Anpassung der unteren und oberen Incisivi und ihre richtige Höhenlage zu den Kiefern.

Unnötige und den Aufbau hindernde Teile der Grundplatten sind abzutragen.

Aufnahme der Kaubewegungen.

Nachdem diese Teilaufstellung beendet ist, wird der Artikulationsbiß genommen. Zu diesem Zwecke wird die Stellung und Lage der Zähne zunächst in kosmetischer Beziehung im Munde des Patienten reguliert; sodann werden die Prämolaren, im besonderen deren Kauflächen, der Richtung der Seitwärtsöffnung angepaßt. Die Prämolaren und die oberen Frontzähne sind hierzu schwach zu erwärmen und die oberen Eckzähne zu entfernen.

Nach Fixierung der Biscuspidaten folgt Höckerbiß nach vorn (die oberen 1. Prämolaren stehen über den 2. unteren) in dieser Stellung An- und Aufeinanderlegen der Schneidezahnflächen (je ein Fall, geringer Überbiß oder Kopfbiß) und hierauf Schlußbiß.

Nun erst ist es möglich, ohne Hindernis sämtliche Kaubewegungen ausführen zu lassen. Die palatinalen Flächen der Frontzähne, die Lücken der Eckzähne und oberen schmalen Wälle werden zu diesem Zwecke mit einer weichen Wachsschicht belegt — die Prämolaren vom Wachs freigelassen — Schlußbiß genommen und nun die Öffnungsbewegungen nach seitwärts, zuerst mäßig, dann mit zunehmender Ausdehnung, der Kauflächengröße der oberen Prämolaren entsprechend, im weiteren Vorwärts- und Abwärtsschieben bis zur Höckerstellung ausgeführt. Auch sind bei rückwärtsgeneigtem Kopfe Öffnungs- und Schließbewegungen, und bei Geschicklichkeit des Patienten Einbeißbewegungen zur Schlußstellung voltenartig zu machen.

Durch diese Flächenaufnahme sind die nötigen Artikulationsbewegungen — die Haupt-, Mahl- und kleineren Öffnungsbewegungen, vorwärts und transversal — und damit die verschiedenen Neigungslagen der Kiefer zueinander in Wachs räumlich festgelegt. Während der Aufnahme ist die Höhe des Schlußbisses bei vorhandenen Leisten immer noch durch den Kontakt gesichert.

Übertragung der Beißeindrücke auf den Artikulator.

Die Schablonenteile bringe man nunmehr im Schlußbiß auf die Modelle zurück und befestige sie daselbst mit Wachs; die Führungsstifte des Artikulators sind zu heben und zwar so viel, daß sie nur noch einige Millimeter in die Trichter hineinragen; in dieser Lage sind sie zu fixieren.

Die drei Trichter werden hierauf mit weichem Kupferamalgam oder sonstigem geeignetem Material (Zement, Schellack, Siegellack, Kerrscher Masse usw.) ausgefüllt, es wird die Achse in den Lagern durch Aufdrehen der äußeren Schrauben rechts und links und Entfernen der Achsenstecker gelockert (Gelenkartikulator) und die Bißweise wird durch vorsichtiges Entlanggleiten der unteren Zähne und Leisten in den Bißeindrücken des Oberteiles auf die Tellerchen übertragen. Hierbei ist der Artikulator in beide Hände zu nehmen (das Unterteil nach oben) und darauf zu achten, daß die drei Tellerchen ohne Kraftanwendung einen gleichmäßigen Druck erhalten."

Die Verwendung dieses Apparates verlangt eine Sitzung mehr als die Benutzung des gewöhnlichen Scharnier-Okkludators. Sie verlängert die für die einzelnen Sitzungen zu verwendende Zeit um ein nicht geringes Maß und stellt an den Behandelnden sicher hohe Geschicklichkeitsforderungen. Das Anbringen der Visierschiene, das Anpassen der Prämolaren-Kauflächen an die „Richtung der Seitwärtsöffnung" im Munde erfordert neben Zeit zugleich oftmals große Geschicklichkeit. Auch an den Laboratoriumsmechaniker stellt das Einbringen der Modelle in den Apparat keine geringen Genauigkeitsanforderungen und bedingt bedeutend mehr Zeitaufwand als die Verwendung des gewöhnlichen Okkludators. Allerdings ist das mit dem Instrument von Eichentopf zu erreichende Resultat von so hervorragender Vollkommenheit gegenüber jenem, daß beide gar nicht miteinander verglichen werden dürfen. Ein Mangel dieses Apparates selbst besteht in der Kleinheit der Führungsnäpfe und in der Tatsache, daß die Bewegungen des Kiefers nur durch drei Führungsstellen festgehalten und wiedergegeben werden. Ich werde hierauf noch näher eingehen.

Eine sehr originelle Methode zur Erlangung einwandfrei artikulierender Prothesen haben Frank und Winkler (1923) angegeben. Das von diesen Autoren genannte Verfahren bedient sich nach Frank der gewöhnlichen Feststellung des Schlußbisses. Nach Winkler muß hierbei schon die besondere Speesche Kurve ermittelt werden. Er bewerkstelligt dies durch die Benutzung des Christensenschen Phänomens, mit dessen Hilfe er im Munde des Patienten die diesem eigene Sagittalkrümmung der Zahnbögen ermittelt und die entsprechend gestalteten Bißschablonen so einrichtet, daß sie, ohne sich zu überdecken, während der verschiedenen Bewegungen miteinander in Berührung bleiben. Die ermittelte Bißhöhe wird in einem gewöhnlichen Klappokkludator festgestellt. Die untere Prothese wird jetzt vollständig fertiggestellt. Zugleich stellt Frank im Oberkiefer jederseits einen Molar oder Prämolar als „Führungselemente" auf. Frank stellt die untere Prothese ohne irgendeine Führung auf. Winkler stellt nicht die untere, sondern die obere Prothese zuerst her. Die Zahnreihe stellt er unter der Führung der unteren Bißschablone so auf, daß alle Höcker die Oberfläche des Wachswalls berühren. Winkler benutzt keine „Führungselemente", sondern macht den der fertigen Prothese gegenüberstehenden Wachswall etwas höher als die in einem gewöhnlichen Klappokkludator festgestellte Bißhöhe anzeigt. Die fertige Prothese und die Schablone werden in den Mund des Patienten gegeben und dieser wird dazu aufgefordert, zu kauen. Dabei kneten die Zähne der fertigen Prothese in den Wachswall Vertiefungen hinein.

Die so gewonnene „Kaubißfläche" wird mit Gips ausgegossen, dem noch nicht mit einer Prothese versehenen Modell aufgesetzt und am freien Oberteil des Okkludators festgegipst. Die künstlichen Zähne werden nun so aufgestellt, daß sie mit ihren Flächen den Bewegungsflächen des ihnen gegenüberstehenden Modells im Gegenkiefer genau anliegen.

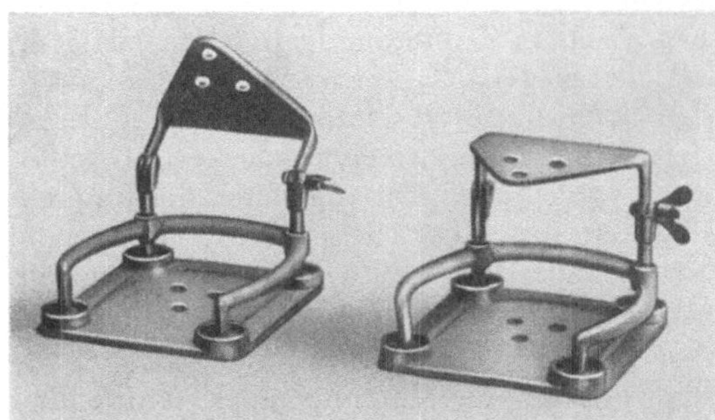

Abb. 61. Kaubahnträger nach Wustrow.

Die von Frank gewählten „Führungselemente" zwingen den Kiefer zu Bewegungen, die ihm nicht gemäß sind. Werden, wie Winkler es tut, keine „Führungselemente" benutzt, so kann der Kiefer während der einzelnen von ihm durchlaufenden Kauphasen verschiedene Kauebenenhöhen einnehmen. Ein so gewonnenes Modell der Zahnreihenbewegungsbahnen kann nicht beim Aufstellen der Gegenzahnreihe einwandfrei leiten.

Beide Methoden, deren grundlegende Angaben nach Winklers eigenen Ausführungen von Winkler stammen, haftet der weitere Nachteil an, daß beim Aufstellen der künstlichen Zähne die aus Gips bestehenden Bewegungsflächen leicht beschädigt werden und dann nicht mehr richtig zu führen vermögen.

Der von mir konstruierte Kaubahnträger ist ein solcher für beliebige Modelleinstellung mit einer Vierpunktführung. Er besteht, wie es Abb. 61 zeigt,

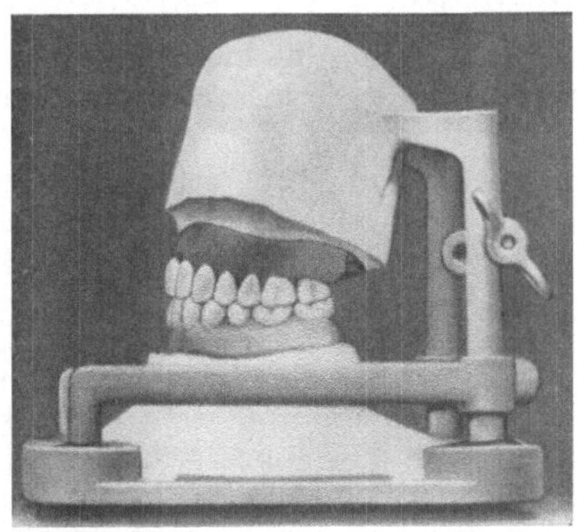

Abb. 62. Die obere Prothese ist vollkommen fertig vulkanisiert und ausgearbeitet, die untere in Wachs modelliert wie im gewöhnlichen Klappokkludator.

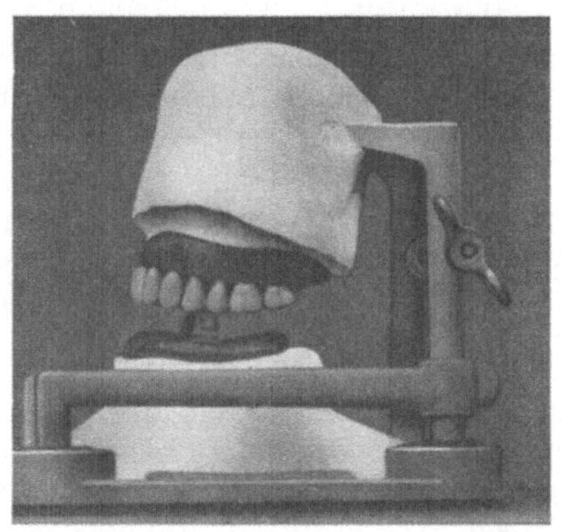

Abb. 63. Kaubahnträger nach Wustrow mit fertiger oberer Prothese und unteren Kaubißblechen, die die bei der Bißnahme ermittelte Bißhöhe fixieren.

aus einem Oberteil, das 4 Füße trägt und einem Unterteil, das vier verhältnismäßig große Führungsnäpfe besitzt, in deren Mitte die vier Füße in sehr seichten Eindellungen (den von Schlampp angegebenen Schlußbißpunkten) aufruhen. Rings um die Führungsstifte herum sind die Näpfe mit plastischer Abdruckmasse gefüllt.

Nachdem die beiden Modelle z. B. eines zahnlosen Kiefers durch gewöhnliche Bißschablonen so in den Kaubahnträger eingegipst worden sind, daß sie sich in der ihnen gemäßen Schlußbißstellung befinden, werden beide Prothesen wie im Klappokkludator mit mittlerer sagittaler (Speescher) Krümmung und geringem Schneidezahnüberbiß in Wachs modelliert, und sofort danach wird die obere Prothese vollständig fertig vulkanisiert und poliert. Dies geschieht am besten mittels der Tropfmethode (s. später), so daß das Modell in seiner Situation im Kaubahnträger unverändert erhalten bleibt. Die fertige Prothese wird darauf zurückgesetzt. Abb. 62 zeigt diese Situation der beiden Prothesen, von denen die obere vollständig fertig vulkanisiert und ausgearbeitet der unteren in Wachs aufgestellten gegenübersteht.

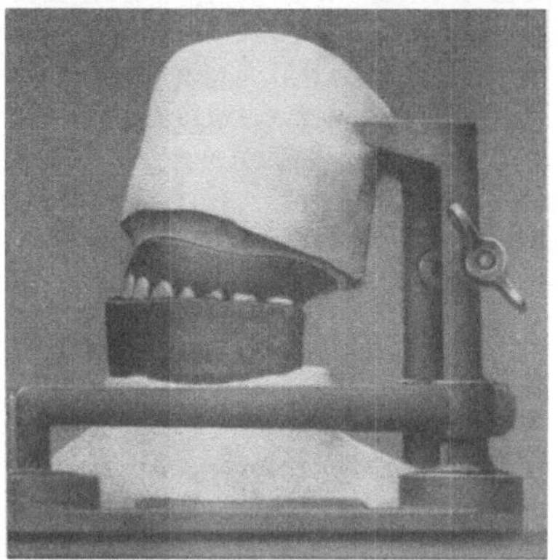

An die Stelle der unteren Prothese, die vom Modell abgenommen wird, wird darauf eine Schellackbasisfläche gesetzt. Jederseits wird ein sog. Kaubißblech so in die Schellackbasisfläche eingeschmolzen, daß es mit seiner der oberen Zahnreihe zugekehrten Krümmung in je einem Punkte die Kaufurche des ihm gegenüberstehenden Prämolaren in der Schlußbißstellung berührt. Abb. 63 zeigt die Situation.

Abb. 64. Die Kaubißschablone ist im Kaubahnträger der fertigen oberen Prothese genau so gegenüber aufgestellt worden, wie sie während der Schlußbißstellung im Munde des Patienten der fertigen oberen Prothese gegenüberstand.

Auf die untere Basisfläche wird jetzt soviel Bienenwachs aufgetragen, daß die Höhe der Aufbißfläche etwas von diesem Bienenwachswall überragt wird. Die fertige Prothese sowohl als auch die so gewonnene Kaubißschablone werden in die Mundhöhle des Patienten gesetzt, und es wird diesem der Auftrag erteilt, Kaubewegungen auszuführen. Er soll so tun, als wolle er das Bienenwachs zerkauen. Diese Bewegung läßt man den Patienten etwa fünf Minuten hindurch ausführen. Da er hierbei ermüdet, so gleitet der Unterkiefer während dieser Maßnahme automatisch in seine richtige Ausgangsstellung zurück. Man erhält also in der Kaubißnahme eine sehr zuverlässige Kontrolle der durch die Bißnahme ermittelten Schlußbißstellung. Beim Kauen gleitet ja der Unterkiefer immer wieder in die Schlußbißstellung zurück. Sie stellt einen Teil der Artikulationsstellungen der Kiefer dar. Man bringt die so hergestellte Kaubißschablone, nachdem das Wachs allmählich

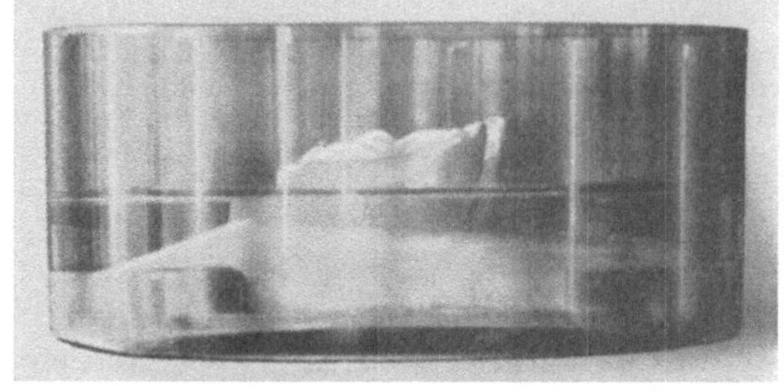

Abb. 65. Der Unterteil des Kaubahnträgers wird in heißes Wasser gestellt.

erstarrt ist, mit den hineingegrabenen Kaubewegungsbahnen auf ihr (hier Unterkiefer) Modell zurück in den Kaubahnträger. Abb. 64 zeigt diese Phase.

Wie Abb. 65 zeigt, wird der Unterteil des Kaubahnträgers darauf in einen Topf mit heißem Wasser gestellt. Dadurch erweicht die in seinen Näpfen befindliche plastische Abdruckmasse. Man bringt danach die Kaubißschablone auf das untere Modell zurück, und bewegt nun die obere Prothese unter der Führung der Kaubewegungsbahnen im Wachswall der Kaubißschablone allseitig hin und her. Dabei graben die Füße des Kaubahnträgeroberteiles in die plastische

Abdruckmasse der Näpfe des Unterteils Bahnen ein, die nach der Erstarrung der plastischen Abdruckmasse eine Bewegung zwischen Oberteil und Unterteil des Kaubahnträgers nur in derselben Art zulassen, wie sie mit Hilfe der Kaubißschablonen möglich gewesen ist, d. h. in der Art, wie sie im Munde des Patienten statthaben. Abb. 66 zeigt, wie man beim Übertragen der Kaubewegungen in den Kaubahnträger am besten diesen behandelt. Man umgreift voll das obere Modell mit der daran festgewachsten Prothese und hält den Unterteil mit der auf dem Unterkiefermodell festgewachsten Kaubißschablone fest. Man führt die obere Prothese und so den Kaubahnoberteil in den im Wachswall befindlichen Kaubahnen derart, daß man allseitig Fühlung mit der Kaubißschablone hält

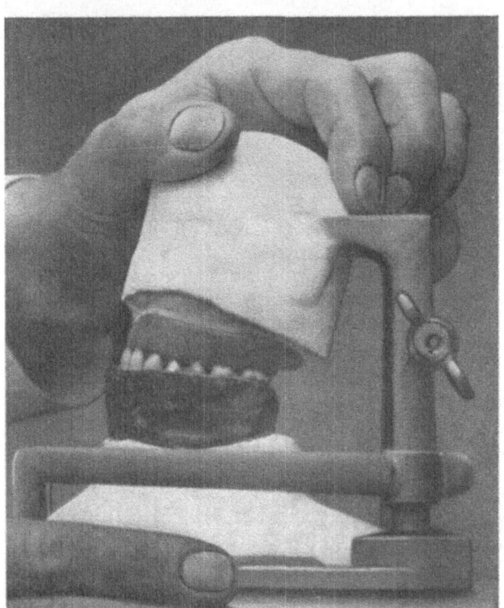

Abb. 66. Die obere Prothese wird in den in der Kaubißschablone aufgenommenen Kaubahnen hin und her bewegt, wodurch die Füße des Oberteils in die weiche plastische Masse der Näpfe des Untereils die Kaubahnen hineinkneten.

und dabei die obere Prothese sagittal und wie um eine vertikale, etwa durch die Handmitte gehende Achse bewegt (da man so die Seitbißbewegungen des Unterkiefers am leichtetesten nachahmen kann). Abb. 67 zeigt den Kaubahnträger in aufgeklapptem Zustand. Man sieht im Unterteil die Näpfe mit den in sie hineingekneteten Bewegungsbahnen. Hat man so im Kaubahnträger das Instrument erhalten, mit dem man alle Bewegungen und nur diejenigen ausführen kann, die der betreffende Kiefer zu durchlaufen vermag, so setzt man die bereits in Wachs modellierte Prothese auf ihr Modell (in diesem Falle das untere) zurück und richtet sie so ein, daß sie eine einwandfreie Artikulation mit ihrer Gegenprothese zeigt. Hiernach wird auch diese Prothese in der üblichen Art fertig gemacht. Beide Prothesen werden nach ihrer vollständigen Herstellung im Kaubahnträger auf den in ihm erhalten gebliebenen Modellen genau auf die Zulänglichkeit ihrer Artikulation nachgeprüft und eventuell nachgeschliffen. Man erhält auf diese Weise Prothesen, die ohne jede Hilfsmaßnahme in den Mund des Patienten gesetzt werden können, ohne auch nur das geringste Schleifen zu verlangen.

Dies gilt auch für Teilprothesen, die im Kaubahnträger hergestellt worden sind, wenn man die Vorsicht angewandt hat, die im Modell in Gips wiedergegebenen Zähne mit einer Schellacklösung zu überziehen. Eine Verletzung dieser Gipszähne wird durch einen solchen Überzug schwerer und sicher sofort sehr deutlich.

Bei der Herstellung von Teilprothesen muß man stets die Prothese für denjenigen Kiefer zuerst anfertigen, der die meisten Zähne zeigt.

Benutzt man den soeben beschriebenen Kaubahnträger, so verwendet man zweckmäßigerweise zur Herstellung der Basisfläche die Tropfmethode. Sie ist in einem späteren Abschnitt, „Herstellung der Basisfläche", beschrieben worden.

An dieser Stelle müssen noch zwei Fragen erörtert werden: 1. Gibt ein

Kaubahnträger die Bewegungsbahnen des Unterkiefers genau wieder? und
2. reicht es nicht aus, Kaubahnträger mit drei Führungsnäpfen zu verwenden?

Gerade diese letzte Frage ist bisher hie und da gerne mit dem Hinweis auf
die Tatsache erledigt worden, daß ein Körper im Raum, also auch eine Raum-
kurve durch die Bestimmung ihrer Lage zu den drei Ebenen des Raumes genügend festgelegt sei. Jede Ebene sei durch die Angabe dreier Punkte genügend
bestimmt. Man glaubte hieraus den Schluß ziehen zu dürfen, daß dementsprechend auch eine dreifache Führung im Kaubahnträger genügen müsse.

Theoretisch war dieser Schluß fraglos berechtigt. Wir kennen nur eine
Dreidimensionalität. Geometrisch genommen, mußte es als genügend erscheinen,
wenn im Kaubahnträger drei Führungen Verwendung fanden. Praktisch aber
reihte sich hier sofort die Frage an, ob nicht vielleicht doch mechanische
Hilfsmittel zwangsweise stets so ungenau seien, daß eine vierte Führung
nötig sei, um jede Nebenbewegung auszuschließen. Im abstrakten Reich der

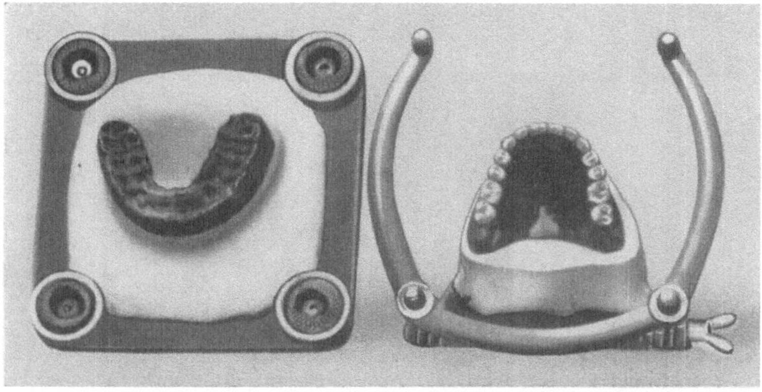

Abb. 67. Kaubahnträger in aufgeklapptem Zustand mit den in die Näpfe übertragenen
Bewegungsbahnen.

Geometrie genügt es allerdings, den von einem wandernden Punkt durchlaufenen Weg dadurch zu bestimmen, daß man seine jeweilige Lage durch
Projektionen auf die drei Raumebenen festhält. Im Gebiete aber der praktischen
Mechanik darf man nicht vergessen, daß jede Führung (besonders wenn sie
einfacher Natur ist) Nebenbewegungen ermöglicht. Schon wenn man die
abstrakte geometrische Projektion durch Bleistiftzeichnung darzustellen sucht,
verlieren die Projektionen an Genauigkeit. Der Bleistiftstrich hat eine gewisse
Breite, während die Breite der gedachten geometrischen Projektion gleich Null
ist. Der Bleistiftstrich erlaubt schon Aberrationen. Sie können natürlich noch
leichter eintreten, wenn statt der Zweidimensionalität der Bleistiftlinie (Blei-
stiftprojektion) die dreidimensionale körperliche Projektion, wie sie ein Kaubahnträger mit drei Führungselementen benutzt, gewählt wird. Jedes Führungsstiftes Bahn, die er in plastische Abdruckmasse oder Amalgam (usw.) eingräbt,
hat nicht nur eine Breite, sondern auch mehr oder weniger schräge Begrenzungsflächen. Jedem der drei Führungsstifte sind demnach reichlich Nebenbewegungs-
möglichkeiten gegeben.

War diese Überlegung richtig, so mußte ein Kaubahnträger mit nur drei
Führungen ungenügend sein. Die in ihm möglichen Nebenbewegungen können
keine eindeutige Leitung bei der Aufstellung der künstlichen Zähne zulassen.

Eine exakte Nachprüfung dieser Fragen hat auf meine Veranlassung
Flatow in einem von mir angegebenen Apparate vorgenommen.

Es wurde ein Raum mit genau senkrecht aufeinanderstehenden Wänden hergestellt. Die vordere Wand wurde fortgelassen. Die obere wurde so angeordnet, daß sie senkrecht verschieblich war. Auf der Grundfläche dieses Raumes wurde eine Vorrichtung angebracht, die es erlaubte, den nachzuprüfenden Apparat stets wieder an denselben Ort zu bringen. Die Wände des Raumes wurden, um jegliche Verziehung auszuschließen, aus Sperrholz hergestellt. Abb. 68 zeigt den Apparat mit dem hineingestellten, eine vollständige Prothese tragenden Kaubahnträger.

Von diesem gehen auf je eine exakt sagittal, frontal und horizontal gestellte Glasplatte (die berußt ist) Schreibstifte. Bei Bewegungen des Kaubahnträgers zeichnen diese Stifte demnach die auf die drei Raumebenen pro-

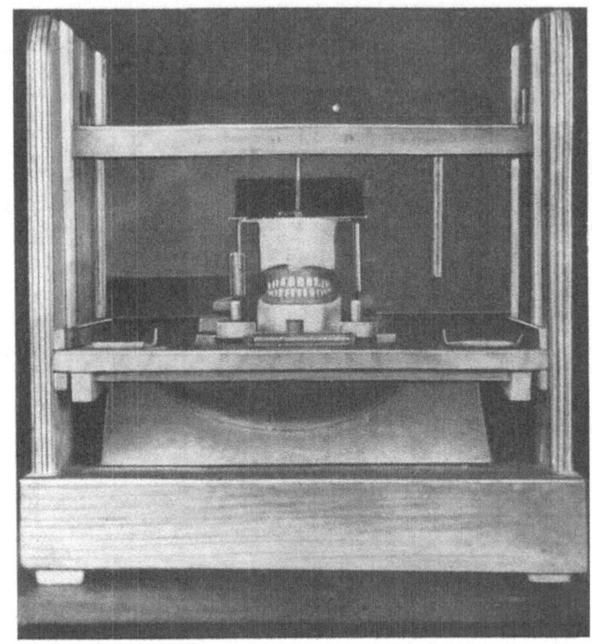

Abb. 68. Versuchsapparat mit oberer und unterer Prothese.

jizierten, vom Kaubahnträger durchwanderten Wege auf. Der untere Teil des Kaubahnträgers ist unverrückbar auf der Grundfläche des Apparates befestigt.

Zuerst wurde die Frage danach, ob man mit dem Kaubahnträger die Kaubewegungen genau wiedergeben könne, zu beantworten getrachtet. Die plastische Abdruckmasse in den Näpfchen wurde weich gemacht. Unter der Leitung der exakt miteinander artikulierenden Zahnreihen auf den in den Kaubahnträger eingegipsten Modellen wurden jetzt durch Bewegung des Kaubahnträger-Oberteils Kaubewegungen ausgeführt. Dabei kneteten die Füße in die plastische Masse der Näpfchen des Kaubahnträger-Unterteils Bahnen ein. Bei dieser Maßnahme zeichneten die vom Kaubahnträger abgehenden, projizierenden Stifte die Bewegungen auf die drei in den verschiedenen Raumebenen liegenden Ebenen.

Nach der Erstarrung der Abdruckmasse in den Näpfchen wurden die Prothesen von den Modellen abgenommen und nachgeprüft, ob sich mit dem Kaubahnträger dieselben und nur dieselben Bewegungen ausführen ließen wie vorher mit den Prothesen. Es wurden zu diesem Zwecke die Glasplatten durch neue, ebenfalls berußte, ersetzt. Es ergab sich, daß man nach der Hinwegnahme der Prothesen ebenfalls nur die Bewegungen ausführen konnte, wie man sie ausgeführt hatte mit den beiden exakt miteinander artikulierenden Prothesen. Man erhielt genau dieselben Kurven wie vordem.

Versuche am Phantom-Modell im Vierpunkt-Kaubahnträger nach Wustrow.

I. Seitwärtsbewegung nach rechts und links.

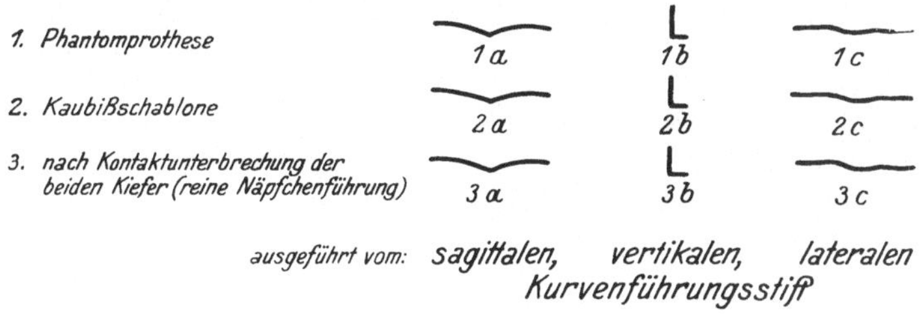

II. Sagittalbewegung des Kiefers.

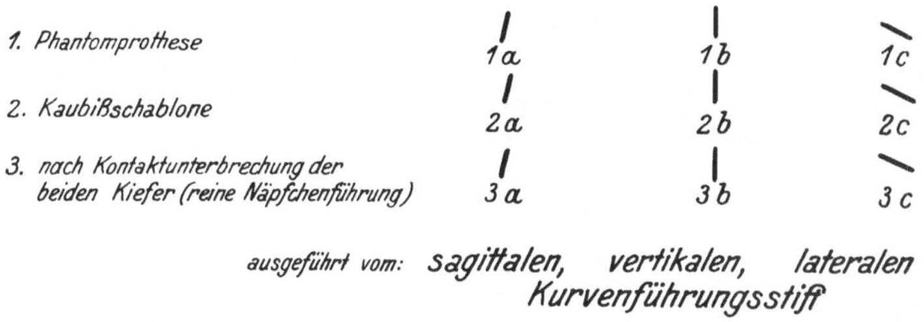

III. Sagittalbewegung zugleich mit Seitwärtsbewegung des Kiefers nach links.

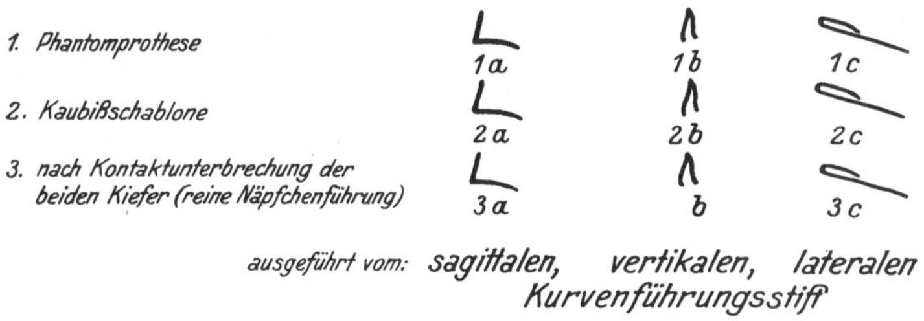

Abb 69. Graphische Darstellung I, II, III.
1. Bewegung unter der Führung der beiden Prothesen. 2. Bewegung unter der Führung zwischen Kaubißschablone und Prothese. 3. Bewegung unter alleiniger Führung der in die Näpfchen eingekneteten Wege nach Fortnahme der Prothesen von den Modellen.

Es wurde jetzt die obere Prothese wieder auf ihr Modell in den Kaubahnträger gesetzt. Auf das untere Modell wurde eine Kaubißschablone gesetzt. Der Wachswall dieser wurde plastisch gemacht. Unter der Führung der in den Näpfchen eingekneteten Bahnen wurden darauf Kaubewegungen mit den oberen künstlichen Zähnen gegen die Kaubißschablone ausgeführt. Dabei knetete die obere Zahnreihe in den Wall der Kaubißschablone Bewegungsbahnen hinein. Nach der Erstarrung dieser wurden die in die Kaubahnträgernäpfchen eingekneteten Bewegungsbahnen eingeebnet, so daß die Füße des Kaubahnträgers bei Bewegungen des Kaubahnträger-Oberteiles keinerlei Hemmung fanden. Allein unter der Führung der gewonnenen Kaubißschablone wurden nun die in dieser festgehaltenen Bewegungen mit der oberen Prothese ausgeführt. Auf die erneuerten Glasplatten zeichneten dabei die vom Oberteil ausgehenden Stifte Kurven, deren Gestalt darüber genauestens Auskunft geben konnte, ob durch die Kaubißschablone dieselben und nur dieselben Bewegungen ermöglicht wurden als mit den einander in einwandfreier Artikulation gegenübergestellten Zahnreihen. Abb. 69 gibt Auskunft darüber, daß tatsächlich nur die gleichen Bewegungen unter den verschiedenen geschilderten Umständen auszuführen waren. Die gewonnenen Kurven stimmen auf das genaueste überein.

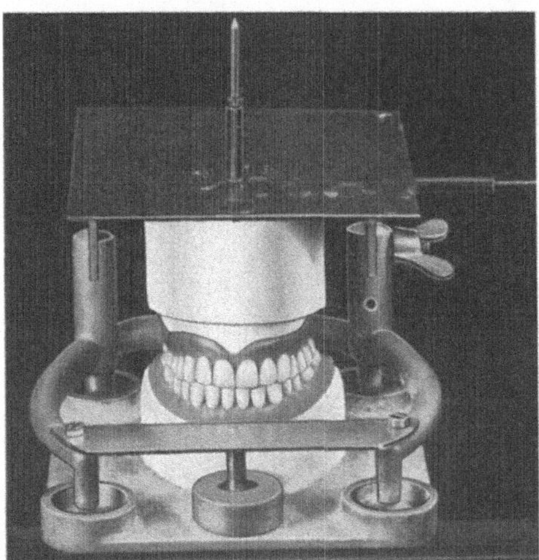

Abb. 70. Vierpunktkaubahnträger nach Wustrow für Dreipunktführung umkonstruiert. Obere und untere Phantomprothese und die die Zeichenstifte tragende Platte sind zur Durchführung der Versuche ebenfalls in diesen Kaubahnträger festgegipst. Die beiden seitlichen vorderen Kaubahnträgerfüße sind außer Funktion gesetzt.

Es sind keine Nebenbewegungen möglich gewesen.

Da eine Reihe von Versuchen stets den gleichen Erfolg ergaben, so war damit die erste Frage nach der Genauigkeit der durch den Kaubahnträger wiedergegebenen Kurven bejahend beantwortet.

Auf dem beschriebenen Wege wurde auch die Nachprüfung darüber, ob etwa auch eine Führung mit drei Füßen für die Wiedergabe der Kaubewegungen genüge, vorgenommen. Durch das Anbringen eines neuen Näpfchens und eines Führungsstiftes genau vor der Mitte des Kaubahnträgers wurde zuerst der ursprünglich vierfüßige Kaubahnträger zu einem dreifüßigen gemacht. Abb. 70 zeigt diesen Kaubahnträger. In Abb. 71 (IV) sind die mit diesem Apparate erzielten Kurven wiedergegeben. Man sieht deutlich, daß Nebenbewegungen möglich sind. Sie sind in den hakenförmigen Linien zum Ausdruck gekommen, die sich neben den Grundkurven befinden.

In derselben Art wurden die Versuche mit dem von Eichentopf konstruierten Kaubahnträger vorgenommen. Abb. 71 (V) zeigt die mit diesem Apparate gewonnenen Kurven. Man sieht deutlich, daß er nicht nur die mit den einander in exakter Artikulation gegenübergestellten Zahnreihen auszuführenden Bewegungen wiedergibt, sondern noch Nebenbewegungen erlaubt. Es mußten sich bei der Nachprüfung des von mir konstruierten, nachträglich mit drei Führungselementen versehenen Kaubahnträgers andere Kurven ergeben als bei der Nachprüfung des von Eichentopf konstruierten Apparates, weil in beiden Fällen der Abstand des Symphysenpunktes von den zeichnenden Stiften verschieden groß war.

Das, was theoretisch zu erwarten war, ist durch diese Reihe von Versuchen bewiesen worden. Es reichen drei Füße nicht aus, um die mit der Kaubißschablone gewonnenen Bewegungsbahnen genau ohne Nebenbewegungen wiederzugeben. Um eine solche genaue Wiedergabe zu erreichen, sind vier Füße nötig.

In Abb. 72 zeige ich nun noch eine interessante Nachprüfung, die ebenfalls Flatow an einem zahnlosen Patienten durchgeführt hat. Es wurden an verschiedenen Tagen im Munde des Patienten Kaubißschablonen hergestellt. Die Nachprüfung ergab nun, wie aus Abb. 72 deutlich ersichtlich ist, daß in allen Fällen dieselben Kurven gewonnen wurden. Nicht nur ist hierdurch ein weiterer Beweis für die Genauigkeit der Methode erbracht worden, sondern es ist auch zugleich damit der Nachweis geführt worden, daß auch ohne Zahnreihen Kiefer stets dieselben Bahnen durchschwingen [1]. Es ist also der Nachweis

Versuche am Phantom-Modell im Dreipunkt-Kaubahnträger mit starken Führungsfüßen.

(Vierpunktführender Kaubahnträger nach Wustrow zum dreipunktführenden Kaubahnträger umkonstruiert.

IV. Seitwärtsbewegung des Kiefers nach links mit Nebenbewegung nach Fixierung eines der drei Punkte.

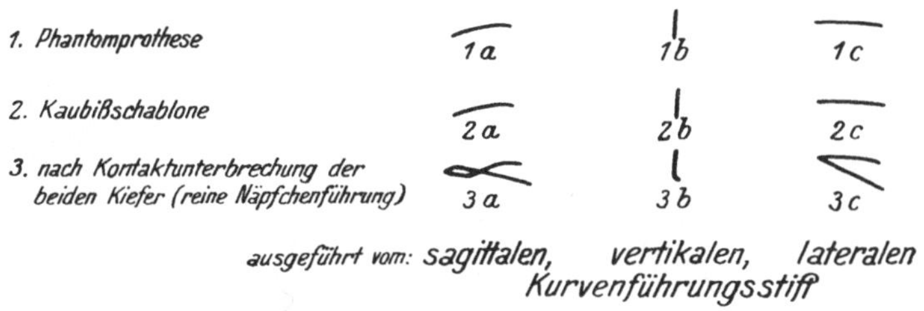

1. Phantomprothese — 1 a — 1 b — 1 c

2. Kaubißschablone — 2 a — 2 b — 2 c

3. nach Kontaktunterbrechung der beiden Kiefer (reine Näpfchenführung) 3 a — 3 b — 3 c

ausgeführt vom: sagittalen, vertikalen, lateralen Kurvenführungsstift

Versuche am Phantom-Modell im Dreipunkt-Kaubahnträger mit schwachen Führungsfüßen nach Eichentopf.

V. Seitwärtsbewegung des Kiefers nach links mit Nebenbewegung nach Fixierung eines der drei Punkte.

1. Phantomprothese — 1 a — 1 b — 1 c

2. Kaubißschablone — 2 a — 2 b — 2 c

3. nach Kontaktunterbrechung der beiden Kiefer (reine Näpfchenführung) 3 a — 3 b — 3 c

ausgeführt vom: sagittalen, vertikalen, lateralen Kurvenführungsstift

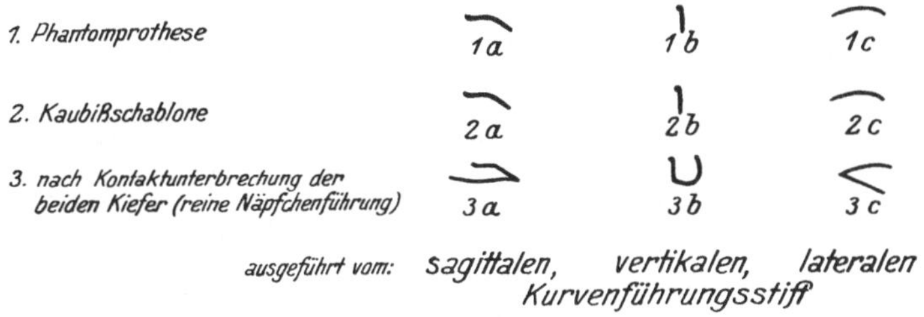

Abb. 71. Graphische Darstellung IV, V.
1. Bewegung unter der Führung der beiden Prothesen (keine Nebenbewegung). 2. Bewegung unter der Führung zwischen Kaubißschablone und Prothese (keine Nebenbewegung). 3. Bewegung unter alleiniger Führung der Näpfchen nach Fortnahme der Prothesen vom Modell (Nebenbewegung).

geführt worden, daß für die Kiefer in bezug auf die von ihnen ausgeführten Bewegungen dasselbe zutrifft, was für die anderen Extremitäten gilt. Ihre Bewegungen können in sog. „eingeschliffenen Bahnen" erfolgen.

Damit ist dargetan, daß der Kaubahnträger mit vier Füßen, so wie ich ihn angegeben habe, allen Anforderungen, die an einen solchen gestellt werden können, durchaus genügt, und daß man mit ihm das, was mit der verwickeltsten Artikulator-Konstruktion bisher nicht oder nur unvollkommen erreicht werden konnte, auf sehr einfache Weise zustandebringen kann. Aber darüber hinaus

---

[1] Weitere Untersuchungen meines Assistenten Göpfert haben dasselbe Ergebnis gehabt.

ist zugleich der Beweis erbracht, daß man sehr wohl durch intraorale Messung eine genaue Wiedergabe der Kaubewegungen erzielen kann, wenn man dem von mir angegebenen Weg folgt. Auch die Wiedergabe der Kondylenwege ist durchaus möglich.

Würde man nämlich die Zeichenstifte in dem für die beschriebenen Versuche benutzten Apparat so anordnen, daß ihre Spitzen vom Symphysenpunkt

Versuche am Patienten im Vierpunkt-Kaubahnträger nach Wustrow.

VI. Seitwärtsbewegungen des Kiefers nach rechts und links.

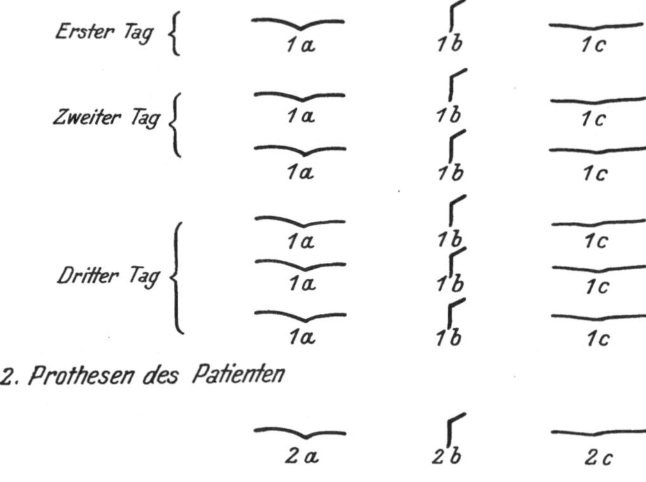

Abb. 72. Graphische Darstellung VI.
1. Aufzeichnung der Bewegungsbahnen des zahnlosen Unterkiefers bei sechsmal in Abständen erfolgter Kaubißnahme nach der Übertragung in den Kaubahnträger. 2. Aufzeichnung der Bewegungsbahnen unter der Führung der fertigen Prothesen. 3. Aufzeichnung der Bewegungsbahnen nach Fortnahme der Prothesen unter alleiniger Führung der Näpfchen.

der unteren Zahnreihe in derselben Entfernung lägen wie die Kondylen am untersuchten Individuum, so müßte man eine genaue Wiedergabe der Bewegungsbahnen der Kondylen bei den Kieferbewegungen erhalten können. Die Entfernung aber der Kondylen vom unteren Symphysenpunkt kann man durch geometrische Verfahren erhalten, wie ich sie z. B. in die orthopädische Diagnostik eingeführt habe.

Daraus geht hervor, weshalb ich oben Müllers Satz: „Die intraorale Gelenkbahnmessung ist zu verwerfen" nur bedingt anerkennen konnte.

IX. Die Vermeidung labial sichtbarer Kautschukteile.

Sollte es nicht zu vermeiden sein, daß beim Lachen das aus Kautschuk herzustellende Zahnfleisch sichtbar wird, so bleibt nichts anderes übrig, als entweder die Zähne bis zum 1. Prämolaren an- oder aufzuschleifen oder Zahnfleischzähne zu verwenden oder die labiale Fläche des den Alveolarkamm hinaufragenden Prothesenteiles anzurauhen und mit einer Art Silikatzement zu belegen, die dem natürlichen Zahnfleisch außerordentlich ähnlich ist. Die Masse ist das von den de Trey-Werken hergestellte Protesin [1]. Das Protesin wird dünner als Silikatzement angerührt, auf die mit Haftrinnen versehene Kautschukfläche aufgetragen und mit polierten Instrumenten so geglättet, daß seine Fläche nicht mehr durch den Schleifvorgang poliert zu werden braucht. Es muß dabei recht schnell gearbeitet werden, damit der Abbindungsvorgang nicht beendet ist, ehe die Fläche geglättet ist. Sogleich nach Beendigung der Glättung muß die Prothese 24 Stunden in Öl gelegt werden. Das Ergebnis ist ein außerordentlich natürlich aussehendes Zahnfleisch, vorausgesetzt, daß die künstlichen Zähne richtig aufgestellt und in ihrer Farbe im Einklang stehen zum Farbton der Haut. Eine solche Prothese hat jedoch den Nachteil, daß man sie nie trocken liegen lassen darf. Sie muß, sobald sie aus dem Munde entfernt wird, sofort in Wasser gelegt werden. Geschieht dies nicht, so bekommt die Silikatzementschicht ein milchiges, mit vielen Rissen durchsetztes, häßlich schattiertes Aussehen. Man kann eine Bildung von mannigfachen haarfeinen Rissen in der Schicht auch sonst beobachten. Jedoch besagen diese Risse nichts Bedeutendes für das Aussehen. Die Feuchtigkeit der Mundhöhle entzieht sie dem Auge des Beobachters, zumal des laienhaften, vollkommen. Die Haltbarkeit solcher Zementschicht beträgt etwa ein Jahr. Danach muß sie gewöhnlich erneuert werden.

Von Dr. Wieland, Pforzheim, war ein sog. „Aeterno-Verfahren" ausgearbeitet worden, mittels dessen die sichtbaren Kautschukteile mit einem sehr natürlich wirkenden, zahnfleischähnlichen Kunstharz überzogen werden konnten.

Wie ich 1926 mitteilen konnte, hatten wir große Hoffnungen auf dieses Verfahren gesetzt. Leider aber mußten wir in einer großen Reihe von Versuchen feststellen, daß dieser Prothesen-Überzug den Einwirkungen der Mundhöhle nicht sicher standzuhalten vermochte. Nach etwa einem Jahre, spätestens nach zwei, zeigten sich an den mit dem Äternit von Wieland überkleideten Stellen häßliche Verfärbungen, sodaß die Prothesen umgearbeitet werden mußten.

Es bleibt also auch heute noch nichts anderes übrig, als die sog. Zahnfleisch- oder Blockzähne zu verwenden, wenn man beabsichtigt, sichtbare Kautschukabschnitte der Prothesen möglichst unauffällig zu gestalten [2].

Abb. 73 zeigt, daß solche Zähne einzeln, zu zweit oder zu mehreren in einem Block vereint werden. Wodurch diese Blockzähne befestigt werden, zeigt Bild IV der Abb. 73, das die Rückseite des in III skizzierten Blockes wiedergibt. In jeden Block sind „Krampons", Zahnstiftchen, die hier im Bilde in einem Knöpfchen enden, eingebrannt. Diese Stiftchen stellen die Verankerungsstelle

---

[1] Neuerdings stellen diese Werke ein anderes künstliches Zahnfleisch her, das unter dem Namen „Gencivex" in den Handel kommt. Wir haben Versuche damit eingeleitet. Es bewährt sich bisher gut. Wahrscheinlich ist es ein sog. Kunstharz.

[2] Das schon erwähnte „Gencivex" genügt aesthetisch vollauf Über seine Haltbarkeit in der Mundhöhle läßt sich noch nichts bestimmtes sagen. Es wird mitvulkanisiert.

des Zahnfleischblockes im Kautschuk dar. Die Schwierigkeit bei der Verwendung solcher Zahnfleischzähne liegt darin, daß sie beim Aufstellen genauestens aneinandergeschliffen werden müssen. Sobald ein Spalt zwischen zwei Zahnfleischblöcken liegt, preßt sich Kautschuk hinein. Das Auge des Beobachters wird dadurch auf das unangenehmste berührt. Oder es markiert sich die Stelle als scharfer schwarzer Absatz zwischen den beiden zartrosafarbenen Porzellan-Zahnfleischteilen. V in Abb. 73 zeigt zwei aneinandergeschliffene mittlere

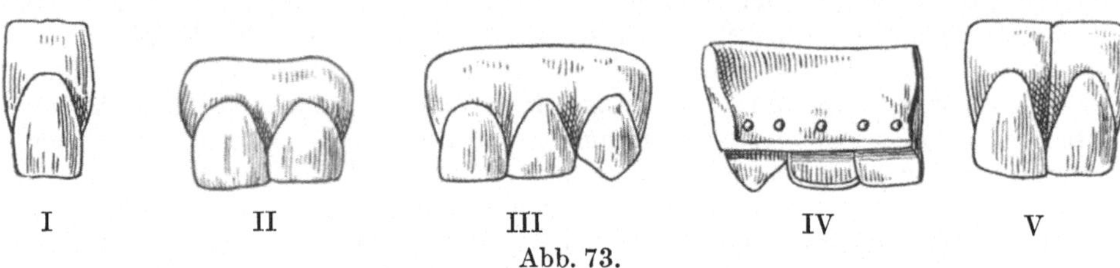

I   II   III   IV   V

Abb. 73.

Zahnfleischschneidezähne. Es ist verständlich, daß ein so genaues Aneinanderschleifen mehrerer Zahnfleischblöcke manchmal unüberwindlichen Schwierigkeiten begegnen kann, da man den einzelnen Frontzähnen von Individuum zu Individuum verschiedene Stellungen geben muß, und da außerdem der Verlauf der Alveolarkammflächen dem richtigen Aufstellen der einzelnen Blöcke erhebliche Widerstände bereiten kann. Abb. 74 veranschaulicht z. B. eine durch die Gestaltung des Alveolarfortsatzes bedingte Schwierigkeit für das Anbringen des davor gestellten Zahnfleisches. Man kann den Block zwar an der durch die punktierte Linie gekennzeichneten Stelle ausschleifen, aber diesem Ausschleifen sind Grenzen gezogen, die in manchen Fällen erreicht sein können, ohne daß es darum gelungen ist, den Block in die richtige Stellung zu bringen. Es darf

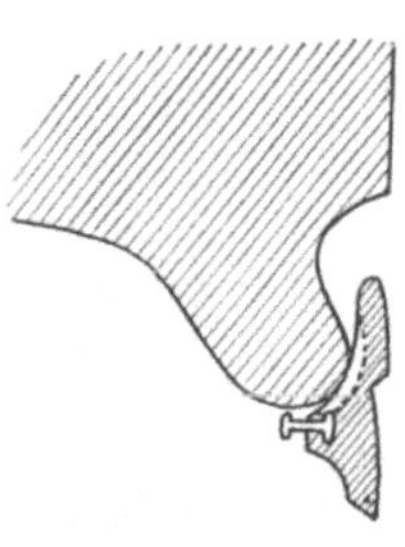

Abb. 74.

z. B. auch der obere Porzellanzahnfleischrand nicht zu weit abstehen von der Alveolarfortsatzfläche, da sonst die Verankerung der Prothese verringert wird, andererseits darf auch der Zahn nicht beliebig geneigt stehen in sagittaler Richtung. Abb. 74, die einen Sagittalschnitt durch den frontalen Teil eines oberen Gipsmodelles mit davorgestelltem Porzellanzahnfleischzahn bedeutet, zeigt einen Teil der möglichen Schwierigkeiten. Dazu kommen noch diejenigen, welche die laterale Anordnung der Blöcke zueinander bedingt. Es ist eine absolut plane Beschleifung der lateralen Begrenzungsflächen der Blöcke nötig, die nebeneinander aufgestellt werden sollen, da es sonst unmöglich ist, sie genau aneinander zu fügen. Es muß weiter der labiale Grenzverlauf rein vertikal gestaltet sein, möglichst so, daß er parallel zur Zahnkronenlängsachse verläuft. Damit diese beiden Bedingungen erfüllt werden können, sind sogar maschinelle Vorrichtungen konstruiert worden (Lux). Dennoch findet der Gebrauch von Porzellanzahnfleischzähnen in der täglichen Praxis nur verhältnismäßig selten statt. Die Verwendung bereitet zu leicht Schwierigkeiten. Häufig muß man, wenn später einmal beim Tragen irgendein Zahn abbricht, nicht nur den Block, in dem der zerbrochene Zahn sich befindet, vollkommen erneuern, sondern auch die angrenzenden Blöcke, weil es geschehen kann, daß man keinen in Farbe und Form genau passenden Block von Porzellanzahnfleischzähnen findet. Je mehr wir uns aber wieder Friedenszuständen nähern, desto mehr wird dieses letztere Bedenken wohl schwinden dürfen. Neben diesen Unzulänglichkeiten besitzt jedoch die Verwendung von Porzellanzahnfleischzähnen den unschätzbaren

Wert, bei einwandfreier Verwendung eine Prothese herstellen zu helfen, die ein außerordentlich naturgetreues Aussehen hat.

In manchen Fällen, in denen die Zähne nicht anders aufzustellen sind als so, daß die dreieckigen interdentalen Septa sichtbar werden, verwendet man gerne die von S. S. White hergestellten Zahnzwischenräume aus Porzellan. Es sind das kleine dreieckige, rosafarbene Porzellanblöckchen, die man beim Aufstellen der Zähne zwischen den einzelnen Zähnen als interdentale Zwischenräume anbringt. Sie haben ein Aussehen, wie es Abb. 75 A zeigt, aus der auch wohl hervorgeht, wie sie im Kautschuk verankert sind. Man erhält mit ihnen jedoch kein sehr natürliches Bild.

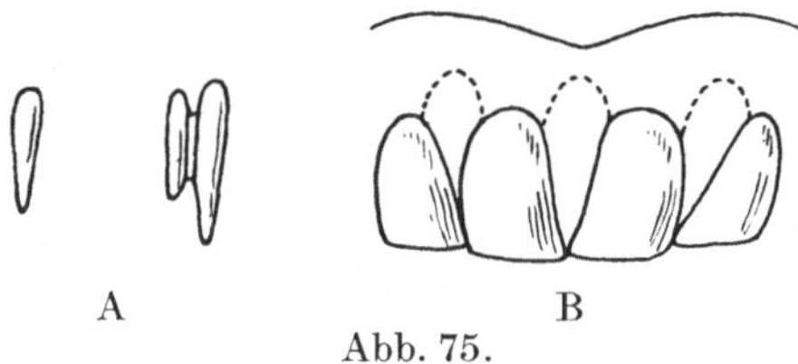

Abb. 75.

Eine andere Methode, den Zahnzwischenräumen, wenn sie während des Tragens von Plattenprothesen sichtbar werden, ein natürliches Aussehen zu geben, besteht darin, daß man sie aus weißem Kautschuk herstellt. Solange sich die Prothese außerhalb des Mundes befindet, sehen diese Zahnzwischenräume zwar nicht schön aus, sobald aber die Prothese im Munde getragen wird, wirken sie natürlich (Abb. 75 B).

Lieber als Porzellanzahnfleischzähne verwendet man dort, wo es angebracht ist, und wo beim Lachen Teile der Alveolarfortsatzfläche jenseits der Zahnkrone sichtbar werden, die Methode des Anschleifens oder Aufschleifens der Frontzähne an oder auf die Alveolarfortsatzfläche.

Sie besteht darin, daß man die Cervicalflächen der künstlichen Zahnkörper direkt auf die den Alveolarkamm bedeckende Schleimhaut setzt. Ein solcher Zahn erweckt den Eindruck, als ob er unmittelbar aus dem Kiefer herauskäme.

Der Unterschied zwischen An- und Aufschleifen von Zähnen ist durch Abb. 76 veranschaulicht. A zeigt einen angeschliffenen, B einen aufgeschliffenen Frontzahn. C in Abb. 76 zeigt den Frontzahn einzeln. Seine cervicale Fläche muß so hohl geschliffen sein, daß sie parallel verläuft zu demjenigen Teil des Alveolarfortsatzes, dem sie anliegen soll. Ist das Ausschleifen des Zahnes so weit ge-

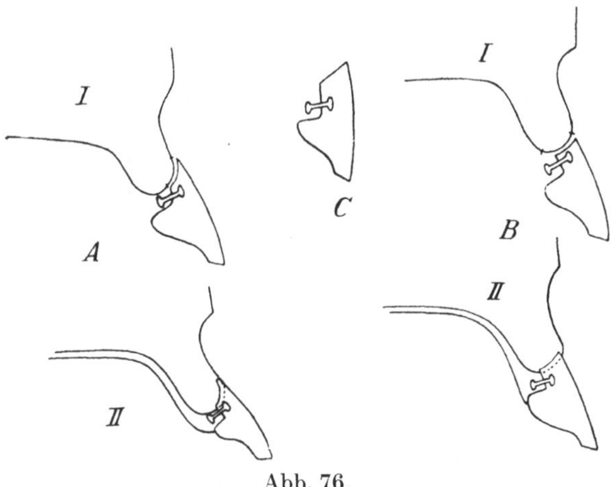

Abb. 76.

schehen, so wird etwa $^1/_4$—$^1/_2$ mm tief und gleichmäßig diejenige Modellstelle radiert, der der künstliche Zahnhals anliegen wird. In I der Abb. 76 ist in A ein Zahn gezeigt, dessen cervicale Flächen so beschliffen sind, daß der Zahn als ein angeschliffener an die Platte gefügt werden kann, sobald die Stelle, wo er dem Alveolarkamm anliegen soll, auf dem Gipsmodell radiert ist. II A zeigt den mit der Basisfläche verbundenen angeschliffenen Zahn. In I B ist ein Zahn so geschliffen, daß er mit seiner cervicalen Fläche parallel zur

Kammfläche des Gipsmodelles läuft. II B zeigt, wie derselbe Zahn als auf den Alveolarkamm aufgeschliffen an die Basisfläche gesetzt ist.

Als eine Grundregel ist die Forderung anzusehen, daß sowohl an- als auch aufgeschliffene Zähne zuerst so beschliffen sein sollen, daß ihre Cervicalflächen parallel zum Alveolarkammteil verlaufen, dem sie später einmal an- oder aufliegen sollen. Erst dann werden diese Stellen gleichmäßig tief radiert und zwar etwa $^1/_2$—1 mm tief, je nach der Dicke der vorhandenen Schleimhautschicht. In A II und B II der Abb. 76 zeigen die punktierten Linien an, wie tief etwa radiert werden muß, zugleich zeigen sie deutlich, wie falsch es sein würde, das Radieren eher vorzunehmen, als die Zähne vollständig an- oder aufgeschliffen sind. Wird das Radieren des Gipsmodells früher vorgenommen, so liegt der künstliche Zahn mit seiner Basis dem Zahnfleisch an den verschiedenen Stellen verschieden innig an. Dadurch werden leicht Druckstellen entstehen, wenn sich z. B. eine Kante stärker ins Zahnfleisch eindrückt, als die zu ihr gehörende Fläche des künstlichen Zahnes. Abb. 77 zeigt eine vollkommene obere Prothese mit angeschliffenen Frontzähnen bis zum 1. Prämolar.

Daß solche Prothesen ein sehr natürliches Aussehen haben, ist wohl ohne

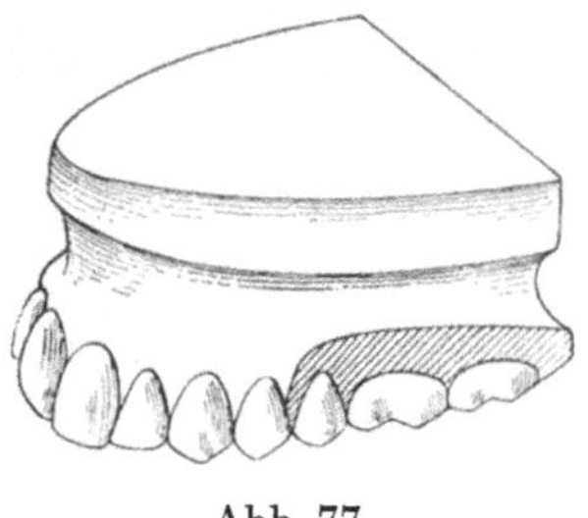

Abb. 77.

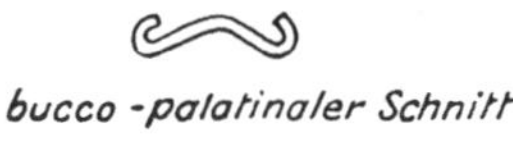

Abb. 78.

weiteres verständlich. Über die Befestigung wird im Abschnitt über die Befestigungsmittel berichtet werden.

Es kann vorkommen, daß sich dem richtigen Aufstellen, besonders der Seitenzähne durch die geringe Entfernung vom oberen zum unteren Alveolarkamm Schwierigkeiten entgegenstellen. Wird das Aufstellen von Porzellanzähnen so zur Unmöglichkeit, weil sie zu stark beschliffen werden müßten, sodaß ihre Verankerungsvorrichtung allzu sehr geschwächt werden würde, so muß man dazu übergehen, an Stelle der Porzellanzähne, Metallzähne aufzustellen. Diese Metallzähne modelliert man am besten für jeden Fall besonders. Die Gründe hierfür sind folgende:

1. auf diese Art wird eine einwandfreie Artikulation leicht erreicht,

2. Fälle, in denen statt der Seitenzähne Metallkauflächen aus Raummangel verwendet werden müssen, sind äußerst selten, so daß es keinen Zweck haben würde, sich eine größere Auswahl, besonders von Goldkauflächen vorrätig zu halten. Ohne eine solche Auswahl aber würde eine exakte Artikulation für die einzelnen Fälle schwer zu erlangen sein. Sie werden gegossen oder gestanzt. Das erstere ist besser, wie es die über die Vorteile gegossener gegenüber gestanzten Prothesenteilen gemachten Ausführungen dartun. Als Form gibt man diesen Metallkauflächen am besten eine solche, wie sie Abb. 78 zeigt. Auch hier wird wieder am besten Gold angewendet. Wählt man Messing oder Bronze, so setzt man sich den Nachteilen aus, die schon beschrieben sind. (Siehe Materialkunde.)

Beim Aufstellen der künstlichen Zahnreihenglieder besonders in Teilprothesen, aber auch in totalen Prothesen kann Raummangel auch in der

Frontzahngegend Schwierigkeiten bereiten und die Anwendung von metallenen Schutzplatten an den Zähnen bedingen, weil ungeschützte Porzellanzähne in solchen Fällen durch die Härte des Bisses zersprengt werden würden. (Über Schutzplatten siehe a. O.)

X. Die Basisfläche.

Ehe die Zahnreihen aufgestellt werden können, muß die Basisfläche oder Basisplatte hergestellt werden. Diese Basis, welche der Oberfläche der Kiefer in mehr oder weniger großer Ausdehnung anliegt je nach der Art der an sie zu stellenden Forderungen, hat zwei Aufgaben zu erfüllen: 1. Hat sie die Zahnreihen in der ihnen gegebenen Lage an den Kiefern festzuhalten. 2. Hat sie die die Zahnreihen treffenden Kräfte auf eine mehr oder weniger große Fläche des Kiefers zu verteilen, von der aus sie dann weiter durch das Gesichtsskelett hindurch auf die Schädelbasis geleitet werden.

A. Als Kräfte weiterleitende Basis.

Die erste Forderung kann die Basisfläche auf verschiedenen Wegen erfüllen, da eine Prothese durch verschiedene Mittel befestigt werden kann (s. u.). Die zweite Forderung enthält die als Kriterium der Plattenprothese zu nennende Eigenart, welche sie von jeder anderen Prothese scharf unterscheidet: diejenigen Kräfte, welche die künstlichen Zähne belasten, werden durch eine Basisplatte auf den Kiefer und durch ihn hindurch auf die Schädelbasis weitergeleitet. Es wird also die die Prothese treffende Kraft, ehe sie durch das Gesichtsskelett auf die Schädelbasis weitergeleitet wird, auf die unter der Basisplatte liegende Schleimhaut wirken.

Daraus folgt, daß die Belastungsmöglichkeit einer Plattenprothese durch die Tragfähigkeit der Schleimhaut begrenzt ist. Diese Tragfähigkeit der Schleimhaut wird bestimmt sein durch die Reizempfindlichkeit des die Schleimhaut versorgenden sensiblen Nervensystems und die Unversehrtheit und Derbheit des Schleimhautbaues selbst. Die Belastungsmöglichkeit einer Plattenprothese steht daher in einem bestimmten Verhältnis zur Plattengröße. Denn wenn eine Plattenprothese (rein physikalisch genommen) die Belastung x erträgt, so erträgt sie ein Vielfaches dieser Belastung, wenn sie vergrößert werden kann. Der Vergrößerung der die Kräfte auf die Kiefer weiterleitenden Basisfläche sind durch die anatomischen Verhältnisse der Kiefer Grenzen gezogen und damit natürlich auch der Belastungsmöglichkeit. Wenn eine Plattenprothese eine so starke Belastung erleiden würde, wie eine natürliche Zahnreihe sie ertragen kann, so würde die Schleimhaut unter der Platte der Gefahr der Quetschung ausgesetzt werden. Man darf nicht vergessen, daß gewisse Nahrungsmittel nach eigenen und den Feststellungen anderer Autoren 30—40 kg Belastung durch die Zahnreihen zu ihrer Zertrennung und Zermalmung erfordern. Eine solche Belastung hält natürlich die Schleimhaut nicht aus. Darin liegt der Grund der Begrenztheit der Leistungsfähigkeit der Plattenprothese. Darin liegt zum Teil auch der Grund, weshalb eine Plattenprothese, die nur einige wenige Zahnreihenglieder zu ergänzen hat, eine kleinere Basisplatte besitzen kann, als eine vollkommene Plattenprothese.

Die Basisfläche einer Plattenprothese hat also die Kräfte weiterzuleiten, welche die an ihr befestigten künstlichen Zähne belasten. Damit sie das ohne Störung tun kann, muß sie selbst durch die Kräfte keinerlei Veränderung erleiden können. Sie darf sich nicht unter dem Angriff der Kaukräfte verbiegen.

Sie darf natürlich noch weniger zerbrechen. Das Material der Grundplatten muß also gewisse Widerstandskräfte besitzen, die imstande sind, die Kaukräfte zu ertragen. In dem Kapitel über Materialkunde ist in den Abschnitten über Gold, Messing, Bronzen und Kautschuk darüber berichtet, daß diese Stoffe geeignet sind, zur Herstellung der Plattenprothese verwendet zu werden. Man soll eine Kautschukbasis im allgemeinen nicht dicker als 2 mm im Gaumenflächenteil machen. Eine so starke Prothesengrundfläche kann alle sie angreifenden Kräfte durchaus ertragen. Eine Goldbasis soll oben 0,4—0,5, unten 0,5—0,6 mm stark sein, da sich dünnere leicht verbiegen. In dieser Hinsicht ist die Verwendung von nichtrostendem Stahl hervorragend. Infolge seiner physikalischen Widerstandskraft erlaubt er die Anwendung sehr dünner Grundflächen, ohne daß die Gefahr der Verbiegung oder gar des Zerbrechens in die Nähe gerückt ist.

Für die Messing- und Bronzemetalle trifft dasselbe wie für Gold zu, ebenso für Silber und ähnliche Metalle. Bei Aluminiumplatten ist die Stärke größer zu wählen, weil das Aluminum sich leicht verbiegt. Die Aluminiumgrundflächen sind etwa 1 mm dick zu machen.

Da alle nicht gestanzten Basisflächen zuerst in Wachs vorgeformt werden, ehe sie aus dem betreffenden Material hergestellt werden, so darf natürlich die so hergestellte Wachsplatte nicht stärker sein als die spätere Metall- oder Kautschukgrundfläche.

Man hat, um die Gefahr der Zerbrechlichkeit der Basisflächen aus Kautschuk geringer zu machen, in sie hinein mehr oder weniger komplizierte Metalleinlagen gefügt. Am besten nimmt man dazu Einlagen aus Gold oder Messing. Nicht jede Metalleinlage stärkt die Widerstandskraft der Kautschukgrundflächen. Wenn man z. B. eine mehr oder weniger fein gearbeitete Goldfiligran-Arbeit so in die Platte einlegt, daß sie später beim Polieren freigelegt wird und nun sichtbar die Kautschukplattenoberfläche mit vielen feinen, untereinander verschlungenen Strichen und Schnörkeln durchzieht, so kann man von einer solchen Einlage wohl nicht sagen, daß sie die Grundfläche der Prothese erheblich widerstandsfähiger macht, als sie es ohnehin gewesen wäre.

Anders dagegen ist es mit Einlagen, wie z. B. den Halbmonden nach Mulderer, wie sie Abb. 79 zeigt, oder metallenen Basisgrenzen, wie sie Abb. 80 zeigt. Die Grundflächenverstärkung durch sog. Halbmonde wendet man an, wenn man eine Kautschukbasis an den Stellen, wo sie einzelnen Zähnen anliegt, vor Einrissen schützen will. Wenn z. B. noch beide Eckzähne stehen, so liegt die für einen Kiefer angefertigte Plattenprothese überall auf mehr oder weniger nachgiebiger, weicher Schleimhaut. Nur dort, wo sie den Eckzähnen anliegt, kann sie durch gewisse Kraftangriffe gegen eine harte, nicht nachgiebige Stelle, nämlich gegen die harte Zahnsubstanz der Eckzähne getrieben werden. Da sie in solchen Augenblicken nur hier Widerstand findet, so wird sie sozusagen über die Zähne hinübergebrochen, wenn sie aus Kautschuk besteht. Legt man jedoch Halbmondeinlagen (Mulderer), wie sie Abb. 79 zeigt, an diesen Stellen den Zahnhälsen gegenüber so an, daß die konkave Seite des Halbmondes dem Zahne zugekehrt ist, und daß die Anlage vollkommen vom Kautschuk bedeckt ist, so schützen sie die Prothese erheblich vor solchen Einrissen. Der physikalische Grund für die Gewährung des Schutzes durch die Halbmondeinlage liegt darin, daß sie den sie umgebenden Kautschuk zu einem sehr festen Verband zusammenfaßt und durch ihre Festigkeit den angreifenden Kräften ein unüberwindliches Hindernis entgegenstellt.

Abb. 80 zeigt eine metallene Grundflächengrenze, die gegen Einrisse schützen soll, die aus den schon oben bei noch stehen gebliebenen Eckzähnen geschilderten Gründen erfolgen können. Sind in diesem Falle noch zwei mittlere Incisivi vorhanden, so findet ja auch hier, ebenso wie bei den beiden noch stehengebliebenen Eckzähnen die Basisfläche eine harte Unterlage, während sie sonst überall weicher nachgiebiger Schleimhaut aufliegt. Sie kann also durch das Zusammenwirken verschiedener Kräfte, wie sie sich im Kauakt ständig kombinieren, sehr leicht an die Zahnhälse der beiden, als Zahnreihenreste noch stehenden mittleren Incisivi herangedrängt und über sie hinübergebrochen werden. Wenn nun aber, wie es Abb. 80 zeigt, an jener Stelle hinter den beiden Incisivi ein starkes Goldblech oder ein Aluminiumblech als Fortsetzung der übrigen Grundfläche angebracht ist, so kann diese nicht mehr einreißen. In Abb. 80 zeigen die punktierten Linien die Verankerung des metallenen Basisrandes.

Das Prinzip dieser Verstärkungen der aus Kautschuk hergestellten Basisfläche kann man auch im Unterkiefer verwenden. Außer diesen Einlagen aber, die im

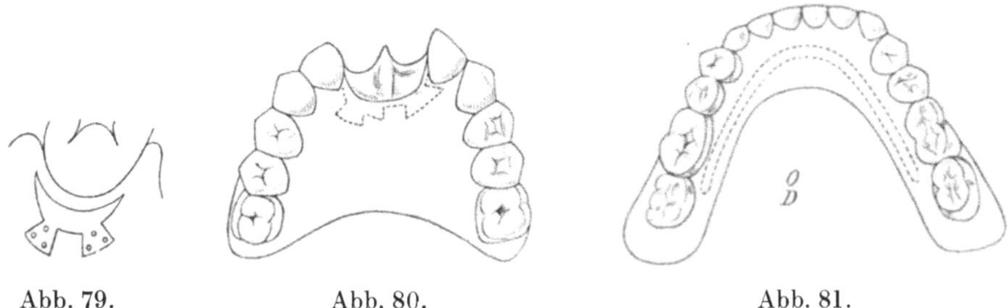

Abb. 79. Abb. 80. Abb. 81.

Oberkiefer viel häufiger Anwendung finden als im Unterkiefer, wird in der unteren Prothese sehr häufig durch Einlegen eines Drahtes in den lingualen Teil der Prothese eine Verstärkung erreicht. Abb. 81 zeigt einen solchen verstärkenden Draht in einer unteren Prothese. Er ist gestrichelt gezeichnet. Sein Durchmesser ist bei D dargestellt. Er ist flach oval.

Damit ist das Gebiet umgrenzt, welches die zweite an eine Plattenprothese zu stellende Forderung ausmacht.

B. Als Verankerung der künstlichen Zähne.

Die erste für die Basis einer Plattenprothese genannte Forderung lautete, daß die Basisfläche die Zahnreihen in der ihnen gegebenen Lage festhalten müsse.

Überlegt man sich diese Forderung, so erkennt man sogleich, daß sie auf das Vollkommenste erfüllt werden würde, wenn man alle die Grundfläche angreifenden Kräfte so ausnutzen könnte, daß sie im Sinne der Befestigung der Plattenprothese wirkten.

Jede Plattenprothese steht unter der Wirkung verschiedener Kräftearten. Auf eine Plattenprothese wirkt nicht nur die Kaukraft ein, sondern auch das Gewicht der Prothese selbst. Dazu kommt noch die Wirkung der Wangen- und Lippenmuskulatur, die unter Umständen sehr bedeutende Exspirationsluft und die durch die Zungen- und Mundbodenmuskulatur freiwerdenden Kräfte. Damit eine Plattenprothese in ihrer Lage möglichst unverrückbar verharren kann, müssen alle diese genannten Kraftwirkungen von der Prothese entweder so aufgefangen werden, daß sie anstatt im Sinne einer Lockerung zu wirken, dazu benutzt werden, der Befestigung der Prothese zu dienen, oder aber es müssen diese Kräfte durch Widerstände, die an der Prothese angebracht werden, aufgefangen und so in ihrer Wirkung

vernichtet werden. Solche Widerstände können natürlich nur an der Basisfläche, nicht an den künstlichen Porzellanzähnen angebracht werden.

Da nun, ehe die künstlichen Zähne aufgestellt werden, die Basisfläche geformt wird, denn sie soll ja die künstlichen Zähne tragen, so hat man sich über
die für jeden einzelnen Fall besondere Befestigung dieser Grundfläche vor dem
Aufstellen der künstlichen Zähne klar zu werden. Man hat also darüber zu
entscheiden, wie in jedem einzelnen Falle der bestehenden Möglichkeit ihrer
Loshebelung begegnet werden kann.

Es wird gezeigt werden, daß sämtliche genannten Kraftwirkungen an sich
im Sinne einer Befestigung der Plattenprothese benutzt werden können. Für den
einzelnen Fall aber ist es selten möglich, sämtliche Kraftwirkungen zugleich
in den Dienst der Befestigung der Prothese zu stellen. Die eine oder andere
der genannten Kraftwirkungen läßt sich im Einzelfalle nicht als befestigendes
Moment für die Prothese verwenden. Ihre Wirkung muß durch Widerstände,
die an der Platte anzubringen sind, aufgehoben werden. Infolgedessen ist ein
Überblick über die uns zu Gebote stehenden Arten dieser Widerstandskräfte
von Bedeutung.

1. Verankerung von Teilprothesen.

Die Reihe der uns bei der Herstellung von Teilprothesen zu Gebote stehenden Verankerungen gegen die Kräfte, die eine Prothese aus ihrer Lage loshebeln können, ist eine andere als die Reihe der von uns bei vollkommenen
Prothesen anzuwendenden Widerstandskräfte.

Will man die für den festen Sitz von Teilprothesen in der neueren Prothetik
angewendeten Widerstandsmittel ihrer Wichtigkeit nach aufzählen, so ergibt
sich, daß zur Befestigung von Teilprothesen hauptsächlich Klemmung und
Reibung zu Hilfe genommen werden. Um sie zu entfalten, werden Prothesen
z. B. mit Randteilen in Zahnreihenlücken hinein oder um Zahnkronen herum
geklemmt. Jede Klammerbefestigung beruht in ihrer Wirkung auf diesen
Kraftarten. Ebenso wirken die federnden Wurzelstifte, wie sie z. B. Peeso,
Müller und Riechelmann angegeben haben, durch Klemmung und Reibung.
Auch die Geschiebevorrichtungen nach Gilmore, Roach u. a. erhalten ihre
Wirkung durch Klemmung und Reibung.

An zweiter Stelle als unterstützendes Moment der anderen Verankerungsmittel sind für die Befestigung von Teilprothesen Adhäsions- und Luftdruck-
kräfte wichtig. So gut wie gar nicht, wird die Schwerkraft der Prothese selbst
zur Befestigung von Teilprothesen benutzt.

Zählt man danach die Kraftarten auf, die zur Befestigung von Teilprothesen
dienen können, so ergibt sich der Bedeutung nach folgende Reihe:

Klemmung und Reibung,
Adhäsion,
Luftdruck,
Schwerkraft (Gewicht).

Man nimmt wahr, daß in dieser Reihe der Kaudruck, der Druck der Wangen-
und Lippenmuskulatur und die durch Zungen- und Mundbodenmuskulatur
entfalteten Kraftwirkungen fehlen. Bei der Herstellung von Teilprothesen können
diese auf die Prothese wirkenden Kräfte nur in seltenen Fällen der Befestigung
der Prothesen dienstbar gemacht werden, während sie in diesem Sinne sehr
gut bei der Herstellung ganzer Prothesen benutzt werden können. Bei der
Anfertigung von Teilprothesen kann man nichts anderes tun, als die Angriffs-
richtung dieser Kräfte so zu gestalten, daß sie mit möglichst geringen Teilen
auf die Prothese im Sinne einer Abhebelung wirken. Im übrigen muß der feste

Sitz der Teilprothese durch Benutzung einer der oben genannten Kraftarten erstrebt werden, wenn nicht die Situation der noch vorhandenen natürlichen Zähne eine Stellung der künstlichen zuläßt, die auch die Ausnützung z. B. des Kaudruckes als verankerndes Moment erlaubt.

2. Verankerung ganzer Prothesen.

Für die Befestigung ganzer Prothesen kommt von den für die Befestigung von Teilprothesen als wichtig genannten Kraftarten Klemmung und Reibung selten in Frage. An ihre Stelle treten andere Kräfte. Diejenigen Kraftarten, die für die Befestigung ganzer Prothesen benutzt werden, lassen sich ihrer Bedeutung nach in folgende Reihe bringen:

> Adhäsion,
> Luftdruck,
> Schwerkraft (Gewicht),
> Kraft der Lippen- und Wangenmuskulatur (Klemmung),
> Federkraft,
> Kaukraft.

Unter Adhäsion versteht man bekanntlich die Kraft, mit der zwei Körper aus verschiedenem oder gleichem Stoffe aneinanderhaften.

Abb. 82.   Abb. 83.

Wenn man von einer Adhäsionskraft als Befestigungsmittel für ganze Prothesen spricht, so muß man sich vergegenwärtigen, daß das Adhärieren der Plattenprothese an der Schleimhautoberfläche nur ein mittelbares ist. Es geht nicht an, dieses Adhärieren, wie es häufig geschehen ist, mit der Adhäsion zweier aufeinander geschliffener Glasplatten zu vergleichen. Die Adhäsion einer Plattenprothese an der Schleimhautoberfläche läßt sich nur dann mit dem Aneinanderhängen zweier Glasplatten vergleichen, wenn sich zwischen den beiden Glasplatten eine Feuchtigkeitsschicht befindet. Die normale Schleimhaut ist nicht trocken, sondern auf ihr befindet sich ein feuchter Überzug. Das Fehlen dieser Schicht auf der Schleimhaut, oder eine äußerste Verringerung derselben, wie sie z. B. die Mikuliczsche Krankheit in der Mundhöhle bedingt, macht das Tragen von Plattenprothesen zur außerordentlichen Qual, wenn nicht Unmöglichkeit. Es ist also nicht der Vorgang, wie ihn Abb. 82 zeigt, mit dem Anhaften der Basisplatte an der Schleimhautoberfläche zu

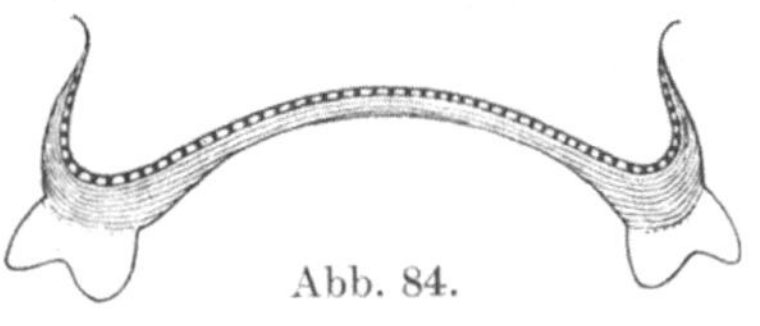

Abb. 84.

vergleichen, sondern die Abb. 83, welche das Aneinanderhaften zweier aufeinandergeschliffener Glasplatten zeigt, zwischen denen sich eine flüssige Schicht (punktiert) befindet, stellt die Bedingungen dar, unter denen die Adhäsion der Plattenprothese an der Schleimhautoberfläche stattfindet. Die Mundflüssigkeit überzieht die Schleimhaut als Aneinanderreihung kleinster Tröpfchen. An ihr, die an der Schleimhaut hängt, hängt die Prothesenplatte. Abb. 84 skizziert an einem Frontalschnitt das Schema dieses Zustandes. Die Oberflächenspannung der jeweils vorhandenen Mundflüssigkeit bestimmt daher die Größe, mit der die Basisfläche der Plattenprothese an ihrer Unterlage adhäriert.

Unter Luftdruck versteht man die Kraft, mit der die atmosphärische Luft auf jede von ihr berührte Flächeneinheit wirkt. Auf je 1 qcm wirkt die Luftsäule der irdischen Atmosphäre bekanntlich mit der Kraft von 1,033 kg Druck. Wenn nun unter einer Fläche ein luftleerer Raum liegt, so wird die Fläche von der sie berührenden atmosphärischen Luftsäule mit einer solchen Kraft dem luftleeren Raum entgegengedrückt, daß je 1 qcm der Decke des luftleeren Raums unter der Belastung von 1,033 kg steht. Die für eine Plattenprothese und ihre Befestigung durch Luftdruck zutreffende Situation stellt die Abb. 85 dar. An einer Glasscheibe A sind verschieden gezeichnete Gummi, ähnlich denen, wie sie vom Flaschenverschluß her bekannt sind, aufgehängt. In diesen Gummi ist ein Haken, an dem eine Gewichtsschale hängt, befestigt. Die Tragfähigkeit des Gummis a kann durch Vergrößerung seiner Oberfläche erhöht werden. Ein Gummi a, wie er in seiner Gestaltung durch die dick ausgezogene schwarze Linie skizziert ist, wird weniger tragen, als ein Gummi von der Gestalt, die die schwarzpunktierte Linie angibt, weil dessen Oberfläche größer ist und so also unter einem höheren Luftdruck steht, als der dick schwarz ausgezogene Gummi a. Es wird aber der durch die schwarzpunktierte Linie bezeichnete

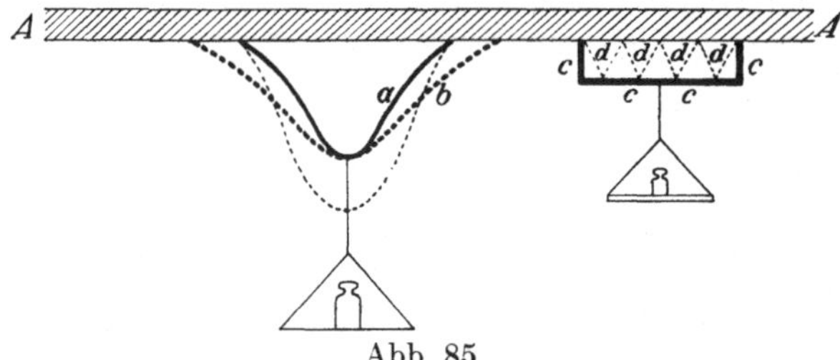

Abb. 85.

Gummi nicht mehr zu tragen vermögen als der durch die feine, gestrichelte Linie umgrenzte Gummi b, wenn bei beiden die Oberfläche des Hohlraumes gleich groß ist.

Durch die verhältnismäßig geringe Stärke der Basisfläche einer Plattenprothese kann eine Vergrößerung der Wandfläche eines luftverdünnten Raumes darin nur durch eine Vergrößerung des Umfanges stattfinden. Man kann also sagen, daß die als Saugkammern auf der der Schleimhaut zugekehrten Fläche einer Plattenprothese ausgesparten Hohlräume um so tragfähiger sind, je größer ihr Umfang ist, vorausgesetzt, daß die miteinander verglichenen Kammern mit ihren Rändern der Schleimhautoberfläche gleich innig anliegen. Betrachtet man unter dieser Voraussetzung den 2. Teil der Abb. 85, so ergibt sich, daß der luftverdünnte Hohlraum c weniger zu tragen vermag, als die 4 nebeneinander liegenden luftverdünnten Hohlräume d. Diese 4 nebeneinander liegenden Hohlräume d haben eine weit größere Oberfläche als der Hohlraum c.

Unter Schwerkraft versteht man die Kraft, die die Schwere auf einen Körper ausübt. Sie wird durch das Gewicht des Körpers selbst gemessen. Die Schwerkraft, die Kraft der Schwere auf ein Kilogrammstück, beträgt demnach 1 kg. Ist die Schwerkraft einer unteren Prothese groß, so wird sie sich sehr fest auf ihre Unterlage, d. h. den Unterkiefer drücken, weil er ja der Widerstand ist, der sich ihrer Absicht, dem Erdmittelpunkt zuzueilen, d. h. ihrer Schwere zu folgen, entgegensetzt. Durch dieses straffe Auflegen auf den Unterkiefer ist ein gewisser Halt der Prothese zu erreichen. Es folgt aus dieser Überlegung, daß man obere Plattenprothesen so leicht wie irgend möglich machen muß, weil sie sonst proportional ihrer Schwere aus ihrer Lage heraus nach unten zu fallen streben.

Das leichteste Material, das zur Anfertigung von oberen Prothesen zur Verfügung steht, ist der Kautschuk. Metallbasisflächen, unter denen Aluminiumplatten wohl als leichteste genannt werden können, lassen sich nicht in jedem Falle verwenden. Besonders eingeschränkt ist die Indikation für die Verwendung von Gold- und Platinbasisflächen vor allen Dingen bei gleichzeitigem Gebrauch von Blockzähnen, da Prothesen aus diesen Materialien sehr schwer sind. Hat man außer Adhäsionskräften nicht noch andere für den Halt solcher Prothesen zur Verfügung, so kann man sie nur bei sehr gut entwickelten Alveolarfortsätzen, ausgeprägten Tubera maxillaria und nicht zu straffer Schleimhaut für den Oberkiefer erfolgreich verwenden.

Unter der Kraft der Lippen- und Wangenmuskulatur versteht man die Kraft, mit der die Lippen und Wangen sich dem Verlauf der Zahnreihen andrücken. Dieser Lippen- und Wangendruck ist immer vorhanden. Er wird aber besonders stark während der Einatmungsphase. Auch er kann, wie gezeigt werden wird, zur Befestigung der Plattenprothese verwendet werden.

Dagegen dient der größte Teil der durch die Zungen- und Mundbodenmuskulatur entfalteten Kräfte der Lockerung der Plattenprothese. Im Ruhezustand liegt die Zunge bei geschlossenem Munde der Prothesengrundfläche mit ihrem vorderen Teile innig an, denn sie hat sich daran festgesaugt, wie sie sich in einem prothesenlosen Munde am Gaumengewölbe in der Gegend der Rugae palatinae ansaugt. Donders und Mezger sind zum erstenmal auf diese Tatsachen genauer eingegangen. Die Zunge würde, da die Zahnreihen sich im Ruhezustand nicht aufeinandergepreßt befinden, sondern in der Front etwa 1—2 mm auseinander klaffen, die Prothese vom Oberkiefer abreißen, wenn diese nicht ebenso stark an die Gaumenfläche angesaugt würde, wie die Zunge an der den Gaumen bedeckenden Platte angesaugt liegt. Beide Erscheinungen werden durch die Verdünnung der Luft in der Mundhöhle während des ruhigen Ein- und Ausatmens bedingt. Ehe der Prothesenträger in diesen Ruhezustand gelangt, drückt die Zunge durch eine mehr oder weniger ausgesprochene Schnalzbewegung die Prothese fest gegen das Gaumengewölbe und saugt zugleich die zwischen der Basisfläche und der Schleimhaut des Gaumens befindliche Luft heraus. Im gleichen Augenblick senkt sich der weiche Gaumen. Liegt die Prothese nicht fest angesaugt, so muß der Träger derselben selbst während des Ruhezustandes seiner Kiefer die Prothese mit den Zahnreihen halten und durch öftere Schnalzbewegungen mit der Zunge, die aus ihrer Lage herausfallen wollende obere Prothese wieder in ihre richtige Lage zurückdrücken. Der Träger einer solchen Prothese kommt also nicht zur Ruhe.

Die Mundbodenmuskulatur bewegt sich bei jedem Sprechen, bei jedem Mundöffnen und -schließen. Wenn die Ränder der unteren Plattenprothese über den Alveolarfortsatz des Unterkiefers zu tief hinunterreichen, so hebelt die Mundbodenmuskulatur bei jeglicher Bewegung die Prothese aus ihrer Lage heraus. Diese Erscheinung wird im Kapitel über den Bewegungsabdruck näher erörtert. Die Lippen-, Wangen- und Zungenmuskulatur sucht die von der Mundbodenmuskulatur aus ihrer Lage herausgehebelte Prothese zwar wieder in ihre Lage zurückzudrücken, da sie aber dort sogleich wieder von der Mundbodenmuskulatur angegriffen wird, so kommt der Träger einer solchen Prothese nicht zur Ruhe. Er muß fortwährend mit der Prothese zwischen Mundboden, Lippen, Wangen und Zunge jonglieren.

Unter Federkraft oder Elastizität versteht man die Eigenart verschiedener Körper, bis zu gewissen Grenzen nach der Einwirkung von mechanischen Kräften, die ursprüngliche Gestalt wieder annehmen zu können. Wenn z. B. eine gerade Spiralfeder krumm gebogen wird, so nimmt sie nach Fortnahme der biegenden Gewalt wieder ihre ursprüngliche gerade Gestalt an, wenn die biegende

Gewalt nicht die Grenzen der elastischen Fähigkeiten (die Elastizitätsgrenze) der Spirale überschritten gehabt hat. Diese Kraft benutzt man ebenfalls zur Befestigung der Plattenprothesen.

Von der Kaukraft ist für die Befestigung der Plattenprothese weniger die Kraftgröße, als die Kraftrichtung wichtig. Über die Richtung dieser Kräfte wird noch einiges zu sagen sein, soweit nicht schon im Abschnitt „Artikulation" davon gesprochen wird.

Will man eine Teilprothese gegen die sie angreifenden Kräfte gut befestigen, so benutzt man dazu gerne, wie bereits ausgeführt worden ist, Klemmungs- und Reibungsgrößen. Eine Klemmung bedeutet das Festhalten eines Körpers durch zwei dagegenpressende andere Körper. Wenn z. B. ein Fortsatz der Basisfläche zwischen zwei, durch eine Lücke voneinander getrennte Zähne gedrängt wird, so klemmen ihn die Zähne zwischen sich fest und verankern ihn und so die mit ihm verbundene Plattenprothese an ihrem Ort. Auf dieser Wirkung beruht z. B. die Stichklammer.

Die Reibung ist eine Widerstandskraft, die eine Fläche der Bewegung einer anderen auf ihr entgegensetzt. Sie ist also abhängig von den Eigenschaften der einander berührenden Flächen (Größe, Rauhigkeit, Neigungsgrad usw.) und außerdem abhängig von der Größe, mit der beide Ebenen gegeneinander gedrückt werden, also auch unter Umständen von der Schwerkraft des sich bewegenden Körpers.

Diese beiden Kraftarten kann man, wie oben ausgeführt worden ist, hauptsächlich zur Befestigung von Teilprothesen benutzen.

XI. Die Verankerungsmittel.

A. Klammern.

Ein Verankerungsmittel für Teilprothesen, das in seiner Grundlage auf der Klemmung basiert, ist die Stichklammer. Sie wird nur verhältnismäßig selten angewandt, weil sie Unzulänglichkeiten besitzt. Sie besteht aus einem dreieckigen oder viereckigen Metallplättchen, manchmal auch nur einem Spitzchen.

Diese Metallplättchen werden zwischen zwei Zähne geklemmt und halten so die Prothese fest, an der sie angebracht sind. Da die Stichklammer nicht den Zahn umfaßt und nur so lang ist, daß sie gerade von der Basisfläche bis in den Zwischenraum zweier Zähne hineinreicht, so ist sie in ästhetischer Hinsicht ein sehr vollkommenes Befestigungsmittel. Sie hat jedoch schwere Nachteile. Als erster ist der anzuführen, daß es in nur wenigen Fällen möglich ist, ihre Klemmkraft auf längere Zeit in derselben Größe zu erhalten. In den meisten Fällen nimmt die Klemmkraft infolge der durch die Stichklammer bewirkten Auseinanderdrängung der Zähne sehr schnell ab. Ein zweiter Nachteil der Stichklammer ist der, daß sie bei unsorgfältiger Anlage sehr leicht zu einer Verletzung der Zahnfleischpapille führen kann. Wenn eine dicke, weiche Schleimhaut vorhanden ist, so wird die Prothese allmählich tiefer in die Schleimhaut hineingedrängt, hineingebissen. Die Stichklammer wird also dem Zahnfleischsaum entgegengedrückt, und da sie in keiner Weise einer Zahnoberfläche angebogen ist, so schneidet sie mehr oder weniger tief in die Papille hinein und zerstört sie, womit sie den beiden Zähnen, zwischen denen sie liegt, eines der wichtigsten Schutzmittel gegen das Andringen der Schädlinge aus der Mundhöhle geraubt hat.

Ein weit häufiger angewendetes Mittel zur Befestigung von Teilprothesen sind die gewöhnlichen Klammern. Darunter versteht man Metall- oder Kautschukfortsätze, die vom Plattenrand aus straff um einen oder mehrere Zähne herumziehen.

Wir unterscheiden Drahtklammern und Bandklammern.

Wenn in der neueren Zahnheilkunde nur sehr ungerne noch Drahtklammern verwendet werden, so sind dafür verschiedene Gründe maßgebend. Abb. 86 zeigt einen buccopalatinalen Längsschnitt durch eine Zahnkrone, die eine runde Drahtklammer trägt. Man sieht deutlich, wie die Klammer der konvexen Zahnkronenfläche nur in einer Linie anliegt. Auch die halbrunde Klammer kann nur in einer Linie anliegen, weil man natürlich auch ihr in mastico-cervicaler Richtung keine der Oberfläche des Zahnes auch nur annähernd entsprechende Muldenform einschleifen kann. Dadurch wird die ganze Kraft, die von einer Klammer entfaltet werden muß, damit die Prothese ruhig liegt, auf eine sehr kleine Zone der Schmelzoberfläche des Zahnes übertragen. Es ist wohl leicht verständlich, besonders wenn man bedenkt, daß die Lage der Klammer am Zahn immer dieselbe ist, daß die linienhafte Schmelzzone unter der Klammer über Gebühr beansprucht wird und so eine Verletzung erfahren kann, ähnlich der, wie sie uns von den keilförmigen oder den runden

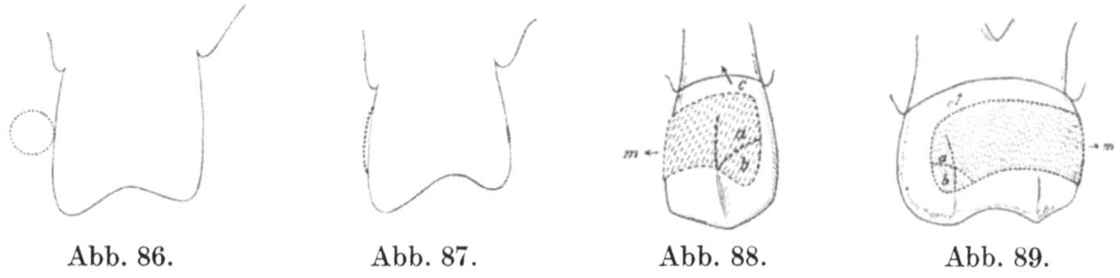

Abb. 86.   Abb. 87.   Abb. 88.   Abb. 89.

Defekten bei Pfeifenrauchern bekannt ist. Dazu kommt, daß, wie auch Abb. 86 zeigt, zwischen Drahtklammer und Zahnoberfläche beiderseits der linienhaften Berührung der Klammer Winkel liegen, die als Speisenfänger dienen. Die an diesen Stellen liegenbleibenden Speisenreste gehen in Gärung über. Es bildet sich unter der Wirkung der rasch florierenden Mikroorganismen Milchsäure, die Entkalkungserscheinungen an der Zahnoberfläche in der Nähe der Klammer hervorruft. Diese entkalkten Zonen werden noch leichter infolge der linienhaften Beanspruchung durch die Klammer beschädigt als die gesunde Schmelzoberfläche. So können Drahtklammern außerordentlich starke Zerstörungen an Zähnen hervorrufen. Ganz abgesehen von allen diesen Nachteilen ist eine Drahtklammer auch vom ästhetischen Gesichtswinkel aus recht unvollkommen. Sie gibt in ihrer selten zu überwindenden Plumpheit ein sehr störendes Bild, da sie mit ihren Rändern weit über die Zahnoberfläche hinausragt,

In Abb. 87 ist dagegen derselbe Frontalabschnitt durch einen Zahn abgebildet, der eine Bandklammer trägt. Man sieht, wie die gestrichelt gezeichnete Bandklammer der Zahnoberfläche über ein größeres Gebiet hinweg innig anliegt. Sie besteht am besten aus einem 18 kar. Goldblech, dem auf 24 Teile etwa 2 Teile Platin zugesetzt sind. Dieses Goldblech, das etwa 0,4—0,5 mm stark sein muß, läßt sich trotz seiner Federkraft der Oberfläche des Zahnes sehr schön anbiegen. Die Kraft, mit der die Klammer sich dem Zahn anschmiegen muß, um die Prothese in ihrer Lage festhalten zu können, wird also auf eine verhältnismäßig große Zone der Zahnoberfläche übertragen. Eine Schmelzbeschädigung, wie bei der Drahtklammer ist daher unwahrscheinlicher.

Wenn die Bandklammer der Zahnoberfläche gut adaptiert ist, so ist auch die
Gefahr des Zurückhaltens von Speiseresten viel geringer als bei der Draht-
klammer. Außerdem ist das Aussehen einer Bandklammer wegen ihres engen
Anschmiegens an den Verlauf der Zahnoberfläche weit besser als das von
Drahtklammern [1].

Daß man mit einer Bandklammer einen ganz anderen Halt am Zahne
erzielen kann, als mit einer Drahtklammer mögen die Abb. 88 und 89 zeigen.

Eine Bandklammer soll mastico-cervical so angelegt sein, daß sie etwa
0,5—1 mm vom Zahnfleischrand und etwa 1—1,5 mm vom Kauflächen-
rand entfernt parallel zum Zahnfleischsaum verläuft. Medio-distal oder in
umgekehrter Richtung soll sie den Zahn bis über seine letzte Konvexität umgreifen. Ein Molar z. B. zeigt auf der buccalen Fläche etwa im 3. Viertel
aus seiner Breite von medial oder distal aus gerechnet, eine Konvexität, von der
der Zahn stark nach dem Mundinnern hin abfällt. Ganz gleich, ob die Klammer
den Zahn von medial oder distal her umgreift, immer soll sie bis über diese
Konvexität hinausreichen. In Abb. 88 und 89 liegt diese Zone bei a und b.
Dieser Teil der Klammer sichert die Prothese vor einem Losreißen in der
Richtung der Pfeile m. Die Zone b der Klammer bewahrt die Prothese vor einem

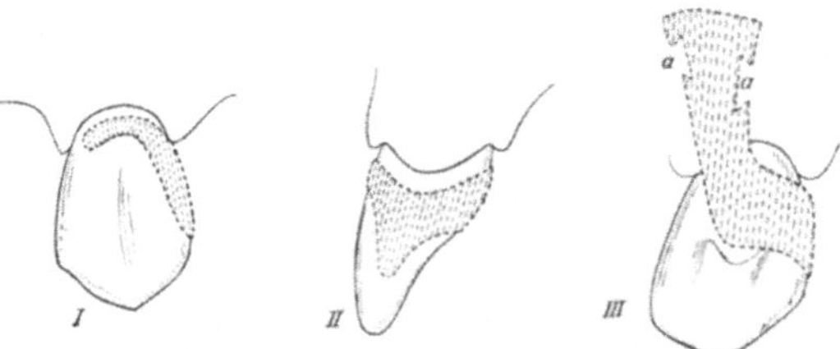

Abb. 90. Eckzahnklammer

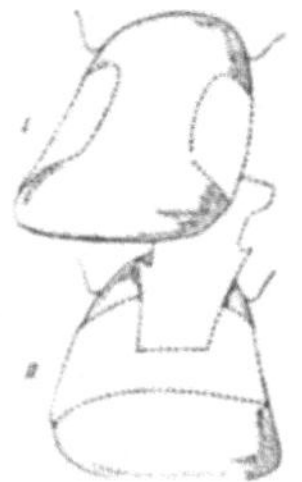

Abb. 91. Schneidezahnklammer.

Herunterkippen in der Front, weil dabei die Klammern in der Richtung der
Pfeile c losgehebelt werden müßten, wogegen die bei b hinter die Konvexität
greifende Zunge sichert. Bandklammern werden in der Hauptsache an den
Seitenzähnen verwendet, Prämolaren und Molaren. Es kann jedoch auch ihre
Verwendung an den Frontzähnen, besonders am Eckzahn nötig werden.

Während die Gestaltung der Bandklammern an Prämolaren und Molaren
eine durchaus gleichartige ist, gibt man ihnen an Eckzähnen gerne eine andere
Gestalt, mit der man fast nichts von ihrer mechanischen Wirkung verliert
und auch der ästhetischen Anforderung möglichst zu genügen hoffen kann.
Abb. 90 zeigt das Aussehen einer solchen Eckzahnklammer, die von distal
nach medial den Zahn umgreift. Man sieht, daß sie der labialen Fläche des
Eckzahnes nicht breit aufliegt, wie die Klammern in Abb. 88 und 89, sondern
mit schmaler Zunge die labiale Eckzahnfläche bis über die Konvexität hin
überzieht. In Abb. 90 zeigt I die labiale Ansicht des Eckzahns, in II ist
derselbe Eckzahn von der distalen Seite skizziert. Die Klammer zeigt eine
möglichst die ganze mastico-cervicale Höhe des Zahnes einnehmende Verbreiterung. Diese Verbreiterung soll das an Elastizitätskraft ersetzen, was
durch die Verminderung der Breite der Klammer auf der labialen Zahnfläche
verloren gegangen ist. III zeigt den Zahn und die Klammer von palatinaler
Ansicht. Man sieht den Schwanz, d. h. die Verankerungsstelle der Klammer
in der Basisfläche, die bei der Eckzahnklammer ebenso wie bei der Prämolaren-

---

[1] Am besten gießt man solche Klammern aus Stahlgold (siehe später)

oder Molarenklammer gebildet ist. Die schwalbenschwanzförmigen Einschnitte bei a dienen der Verankerung in der Kautschukplatte.

Auch bei der Eckzahnklammer sollte darauf geachtet werden, daß der cervicale Rand der Klammer etwa 0,5—1 mm vom Zahnfleischsaum entfernt parallel zu diesem verläuft. Diese Entfernung des cervicalen Klammerrandes vom Zahnfleischsaum ist deshalb nötig, weil die Plattenprothese durch die Inanspruchnahme und Belastung beim Kauakt allmählich tiefer in die Schleimhaut hineingedrängt, „hineingebissen" wird. Wenn der cervicale Klammerrand beim ersten Einsetzen der Prothese schon auf der Höhe des Zahnfleischsaumes liegt, so senkt sich mit der allmählich sich vergrößernden Einlagerung der Plattenprothese in die Schleimhaut die Klammer in den Zahnfleischrand hinein. Hier erzeugt sie Entzündung und drucknekrotischen Schwund. Wird sie bis aufs Ligamentum circulare ins Zahnfleisch hineingesenkt, so zerstört sie mit diesem einen abschließenden Gewebesaum des Raumes zwischen Alveole

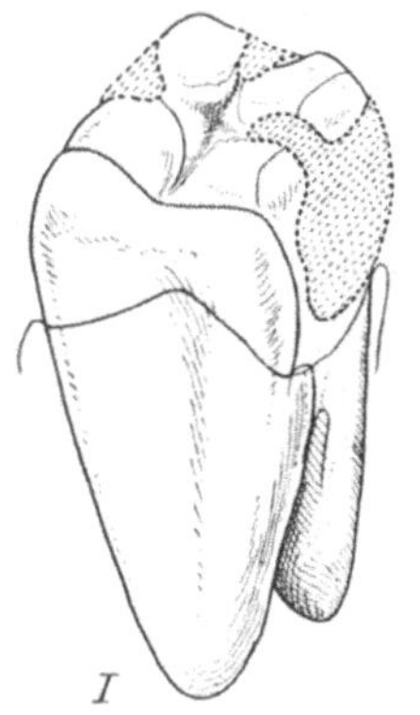
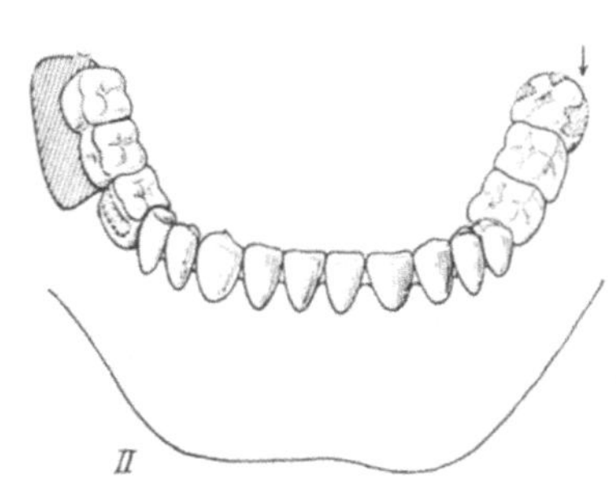

Abb. 92.

und Zahnwurzel nach der Mundhöhle zu. Dadurch wird dem Platzgreifen paradentaler Erkrankungen des von der Klammer umfaßten Zahnes Tür und Tor geöffnet. Aus diesen Gründen ist bei der Anlage jeder Klammer auf die Innehaltung der oben gegebenen Hinweise zu achten.

Soll die Anlage von Bandklammern an Schneidezähnen erfolgen, so soll man die Klammer aus ästhetischen Gründen so gestalten, wie es Abb. 91 zeigt. Die Klammer greift ganz um die palatinale Zahnfläche herum und legt sich mit Zungen, die so gestaltet sind, als seien es Goldfüllungen, medial und distal über die labiale Zahnfläche. Solche Klammern erhalten ihre Verankerung durch Anlöten eines besonderen Schwanzes, eines mit schwalbenschwanzförmigen Ausschnitten versehenen Fortsatzes. Abb. 91 II zeigt diese Situation.

Das Anlöten von Schwänzen an Bandklammern sollte aber nur dort stattfinden, wo es gar nicht zu umgehen ist, da der Lötprozeß der Klammer sehr leicht einen bedeutenden Teil ihrer Elastizität nimmt. Auf jeden Fall muß das Abkühlen der erhitzten Klammer nach Beendigung des Lötvorganges sehr sorgfältig erfolgen.

Manchmal ist es nötig, die Klammern mit ein paar kleinen Zungen oder Klauen auf die Kaufläche greifen zu lassen. Abb. 92 zeigt einen solchen Fall: Es sind auf der rechten Seite 2 Molaren zu ersetzen. Das Anbringen einer Krone mit Aufhänger, wie sie noch beschrieben werden wird, ist rechts und links wegen ausgedehnter Brückenanlagen nicht möglich. Eine mit gewöhnlichen

Klammern hergestellte Prothese wird stets auf der rechten Seite hochgehebelt, sobald der Patient links stark kaut. Er preßt dadurch die Speisen auf die dem 3. Molar anliegende Klammer, die auf der glatten metallenen Kronenfläche des 3. Molaren vertikalabwärts gleitet, wodurch rechtsseitig ein Hochkippen der Prothese erfolgt. Dies wird sofort anders, wenn links die Klammer Zungen erhält, die auf die Kaufläche greifen. Diese Zungen müssen natürlich so liegen, daß sie die Artikulation nicht stören. I zeigt die Klammer in großer deutlicher Abbildung, II zeigt sie in der Prothese.

Man sollte sich aber auch bei Verwendung von Bandklammern klar vor Augen halten, daß sie die sie tragenden Zähne sehr leicht schädigen. Deshalb sollte man am besten jedesmal, ehe man einen Zahn mit einer Klammer versieht, ihn durch Überkronen schützen, zumal man mit dem Schutz der umklammerten Zähne durch Überkronung zugleich sehr leicht eine Verstärkung der Verankerung der Prothese gegenüber einfacher Klammerverankerung erreichen kann.

In Abb. 93 sind Kronen mit Aufhängern, wie sie Schröder angegeben hat, abgebildet. Diese Aufhänger sind Vertiefungen in der Kronenoberfläche, die

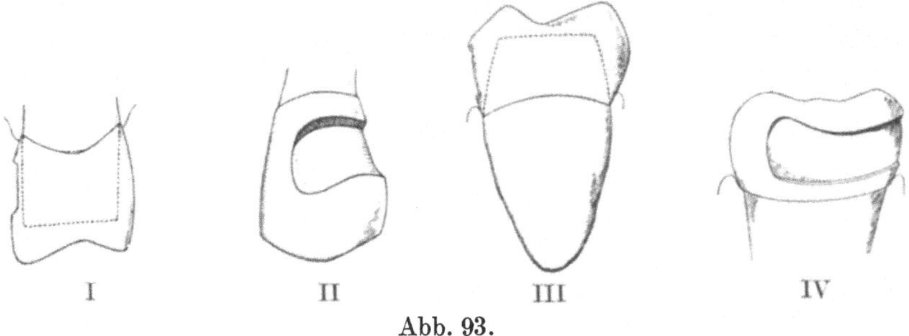

I   II   III   IV

Abb. 93.

genau die Formen der Klammern haben, so daß beim Einsetzen der Prothese in den Mund die Klammern in diese Rinnen hineinschnappen. Diese Vorrichtungen, die man besonders bei der Herstellung von Obturatoren nie anzuwenden vergessen sollte, haben sich ganz hervorragend bewährt. Es ist wohl ohne weiteres verständlich, wie fest eine gut federnde Klammer in der Rinne solcher Kronen liegen muß, und wie fest sie infolgedessen die mit ihr verbundene Prothese verankern wird. In I und II ist eine Prämolaren-, III und IV eine Molarenkrone mit solchen Aufhängern nach Schröder skizziert.

Hier sei noch hinzugefügt, daß man gut tut, den künstlichen Kronen, die von Klammern umgriffen werden sollen, möglichst parallele Wände zu geben. Die Klammern liegen weit fester an solchen Kronen, als an anderen, und es läßt sich auch die Prothese mit ihrem palatinalen Rand viel richtiger und leichter bis dicht an die Halsteile der Kronen heranführen, als wenn sie gewölbt konstruiert sein würden. Auch Richmondkronen soll man wenigstens im Halsteil mit parallelen Wänden versehen, damit die Klammern guten Sitz finden können.

Da die Klammern die Aufgabe haben, die Prothese gegen eine Loshebelung durch die sie angreifenden Kräfte zu schützen, so kann es nicht gleichgültig sein, ob die Klammern von medial nach distal oder umgekehrt um den Zahn herumgeführt werden.

Um darüber Klarheit zu bekommen, sind jedesmal genaue Erhebungen anzustellen. In Abb. 94 sind drei obere Teilprothesen gezeichnet, die die 6 Frontzähne zu ersetzen haben. Eine solche Prothese steht unter vertikaler, unter sagittaler und unter schräg nach vorwärts und seitwärts gerichteter

Belastung, wie es durch die vor die Prothese gezeichneten Pfeile a, b, c in
Abb. 94 verbildlicht ist.

Im Falle I sind die Klammern, die hier die ersten Prämolaren umgreifen
würden, von medial nach distal um die Prämolaren herumgeführt. Wenn man
sich die durch die Pfeile verdeutlichte Kraftwirkung auf die Prothese vergegen-
wärtigt und damit die Wirkung der Klammern vergleicht, so erkennt man in I,
daß die Klammern denkbar ungünstig liegen. Wenn sie die Prothese dennoch
festhalten und vor der Loshebelung schützen, so müssen sie das lediglich mit
der über die letzte Konvexität des Zahnes greifenden Zunge tun (Abb. 88
und 89a und b).

Im Falle II (Abb. 94) ist eine Klammer von medial nach distal, die andere
von distal nach medial um die Prämolaren herumgeführt. Die linksseitig liegende
Klammer wird wieder den angreifenden Kräften nur durch die Wirkung der
über die Konvexität des Zahnes hinausgreifenden Zone begegnen können. Rechts
dagegen sichert die Klammer mit ihrem ganzen Verlauf die Prothese gegen die
angreifenden Kräfte. Da die Prothese auf dieser Seite fester verankert ist
als auf der anderen Seite, so wird sie unruhig liegen.

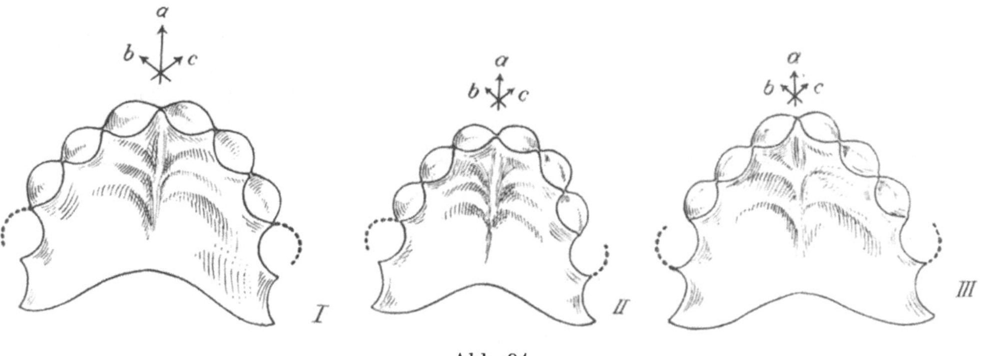

Abb. 94.

Im Falle III ist beiderseits die Klammer so angelegt, daß sie von distal
nach medial den Zahn umfaßt. In diesem Falle pariert sie mit ihrem gesamten
Verlauf die die Prothese angreifenden Kräfte a, b, c.

Obgleich nicht für jeden prothetischen Fall im Oberkiefer die gleichen
Bedingungen angenommen werden können, wie sie in Abb. 94 angenommen
worden sind, so werden bestimmt obere Prothesen immer von den Kräften a,
b, c angegriffen. Wenn man auch darauf achten sollte, daß, ehe über die Verlaufsrichtung von Klammern entschieden wird, jedesmal gründliche Betrachtungen über diejenigen Kräfte angestellt werden, welche die Plattenprothese
hauptsächlich angreifen, so kann man doch im allgemeinen sagen, daß ein
disto-medialer Verlauf der Klammern an Oberkiefer-Teilprothesen eine größere
Aussicht auf richtige Verankerungswirkung hat als jede andere Anordnung
derselben. Im Unterkiefer dagegen müssen die Klammern in den meisten
Fällen in umgekehrter Richtung verlaufen, was daraus folgt, daß die Kräfte,
welche eine untere Prothese angreifen, umgekehrt gerichtet sind wie die, unter
denen die obere steht.

Es gibt noch andere Arten von Klammern. Neben den bis jetzt
genannten Klammern muß noch die genannt werden, die über eine Goldkrone so geführt wird, daß sie die Krone medial und distal mit zwei Zungen
umfaßt, die kleinen Stufen aufliegen, die die Krone kurz über dem Zahnfleischsaum trägt. An dem von medial nach distal verlaufenden Mittelstück der

Klammer kann noch ein Zapfen (Gußfüllung) angelötet sein, der genau in eine von buccal nach palatinal ziehende Aussparung der Krone paßt. Solche Klammern sind natürlich auch gegen Drehung außerordentlich gut gesichert. Mit ihnen befestigte Plattenprothesen gehören jedoch schon nicht mehr der reinen Plattenprothese an, sondern werden meistens zu den Plattenbrückenprothesen zu rechnen sein. Man kann auch Klammern formen, die zugleich über mehrere Zähne gelegt sind.

Sobald aber Auflagen, wie sie z. B. die soeben beschriebenen, an Kronen angebrachten Stufen vorstellen, die Klammern an einer Bewegung nach dem Zahnhals zu hindern, wird ein Teil der die Plattenprothese treffenden Kräfte von den die Kronen tragenden Zähnen aufgefangen. Denn, wie ausgeführt, wird ja die Plattenprothese allmählich mehr und mehr ins Zahnfleisch hineingesenkt, „hineingebissen". Die Klammern müßten also dem Zahnhals entgegenwandern. Da die Unterlage der Basisfläche, die Schleimhaut, eine nachgiebige, elastische ist, so wird bei jeder Belastung die Prothese aus ihrer Ruhelage mehr oder weniger stark in die Schleimhaut hineingedrängt, die Schleimhaut wird zusammengedrückt. Die Grenze dieser Zusammendrückbarkeit der Schleimhaut ist dann erreicht, wenn die Gefahr einer Schleimhautverletzung durch Quetschung beginnen würde. Bei jeder Belastung müßten also die Klammern dem Zahnhals entgegenbewegt werden. Daran hindern bei Verwendung von Aufhänger- oder Stufenkronen, die den Klammern nach cervical vorgelagerten Auflageflächen. Die umklammerte Krone trägt also einen Teil der die Plattenprothese treffenden Belastung, bis die Klammern so weit gebogen sind, und die Prothesenfläche der Schleimhaut so stark aufliegt, daß fortan die Belastung von ihr mitgetragen wird.

Diese Art der Klammern machen also aus der Plattenprothese eine „Plattenbrückenprothese", wenn man die Zwischenart zwischen Platten- und Brückenprothese nach dem Vorgang von Preiswerk, Riechelmann u. a. so nennen will. Denn das Prinzip einer Plattenprothese besteht — wie oben erörtert worden ist — darin, daß der Plattenersatz die auf ihn wirkenden Kräfte lediglich mittels seiner Basisfläche auffängt, die sie auf die Kiefer weiterleitet.

Man muß sich dieser Tatsache bewußt sein, um eine Überbelastung der umklammerten Zähne oder überkronten Zahnreste zu vermeiden. Man kann die Belastung der auf die geschilderte Art umklammerten Zähne z. B. dadurch günstiger gestalten, daß man zwischen dem cervicalen Rand der Klammer und ihrer Auflagefläche an der Krone einen Zwischenraum läßt. Dieser beim ersten Hineinsetzen zwischen cervicalem Klammerrand und Auflagefläche befindliche Zwischenraum wird nach längerem Tragen der Prothese verschwunden sein, weil sich durch das Hineindrängen der Basisfläche in die Schleimhaut die Klammer allmählich und so lange cervicalwärts bewegt, bis sie ihre Auflagefläche erreicht hat. Die cervicale Auflagefläche überträgt dann einen Teil der die Plattenprothese treffenden Belastung auf die umklammerte Zahnkrone und macht so aus der Plattenprothese eine Plattenbrückenprothese.

Dies geschieht immer durch Befestigungsmaßnahmen wie sie von E. Müller, Riegner, Roach, Riechelmann, Gilmore, Dickoré, Ehricke, Rumpel, Schröder u. a. geschildert worden sind.

Roach, Chicago, erfand vor wenigen Jahren eine Goldart mit ganz besonderen Eigenschaften. Er nannte dieses Gold Stahlgold. Seine Eigenart bestand darin, daß es sich gießen ließ, ohne darum an der ihm innewohnenden Elastizität etwas einzubüßen. Hierauf gründete Roach die Vorteile der von ihm mit Hilfe des Stahlgoldes hergestellten Klammern. Über die Zusammensetzung des Stahlgoldes siehe Materialkunde.

Nicht wie bisher sollten nach Roach die Klammern aus Blech gebogen
werden, sondern er goß sie mit seinem Stahlgolde, wie man Gußfüllungen
gießt. Es ist verständlich, daß eine in Blauwachs innig der Zahnoberfläche
aufmodellierte und danach gegossene Klammer viel exakter der Zahnoberfläche anliegen wird, als eine gebogene Klammer, die ja nie einwandfrei genau
dem Verlauf der Zahnfläche folgen kann, und die, wenn es wirklich gelänge,
ihr für einen Augenblick ein solch genaues Folgen zu geben, es dennoch sehr
bald wieder verlieren würde, infolge der in ihr
vorhandenen elastischen Kräfte, die nach dem
Biegen der Klammer bei Temperaturveränderungen
Gestaltsveränderungen herbeiführen würden. Sie
sind zwar gering, jedoch groß genug, um ein ge-

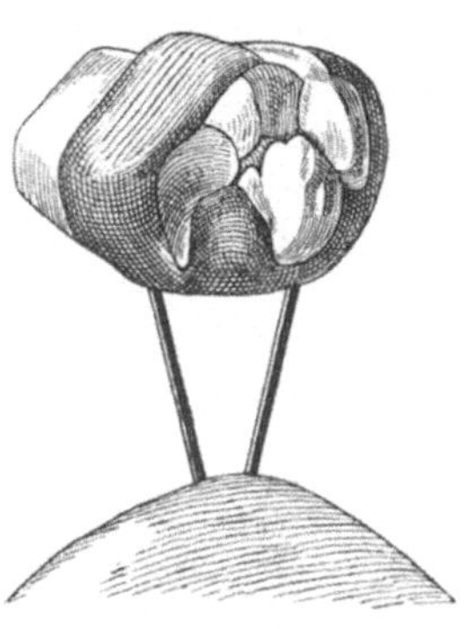

Abb. 95.

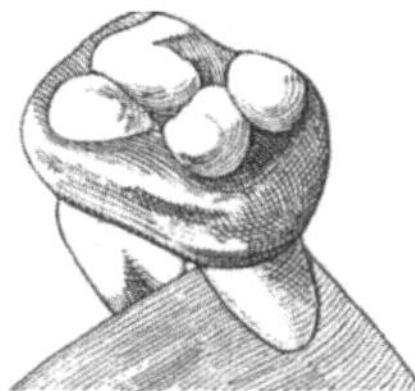

Abb. 96.

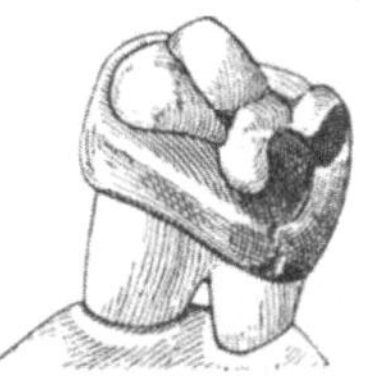

Abb. 97.

(Abb. 95—99. Nach Masur.)

naues Anliegen der Klammer an der Zahnoberfläche unmöglich zu machen
(s. Laboratoriumskunde, Gießen und Stanzen).

Roach hat also fraglos recht, wenn er durch die Herstellung von gegossenen
sicherer liegende Klammern zu erreichen hofft, als es bei gebogenen möglich ist.

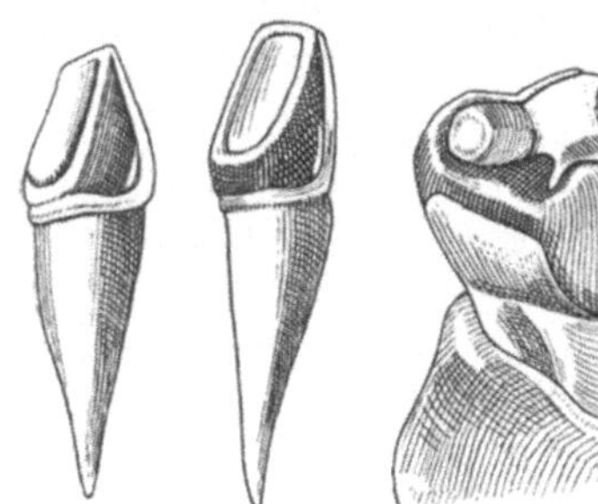

Abb. 98.

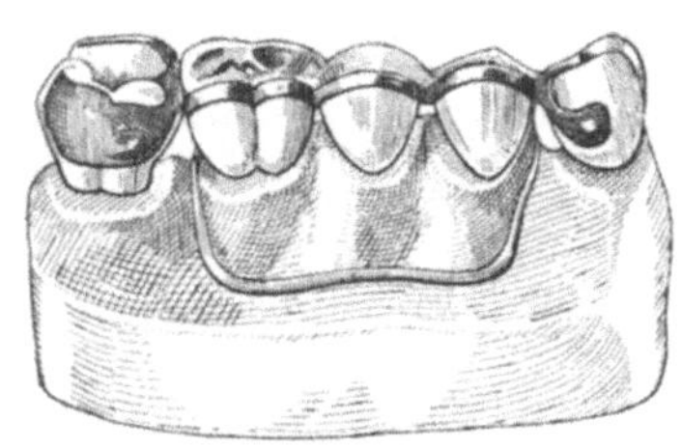

Abb. 99.

Der Gang der Herstellung der Roachklammer und ihre verschiedene
Gestaltungsmöglichkeit wird durch die Abb. 95—99 veranschaulicht. Abb. 95
zeigt die in Blauwachs um das aus Einbettungsmasse hergestellte Modell des
zu umklammernden Zahnes modellierte Klammer fertig zum Einbetten in
einen Gußzylinder. Die Abb. 96—98 zeigen verschiedene Klammerformen.

Diese Neuerung in der Plattenprothetik ist auf das wärmste zu begrüßen,
nur ist man meines Erachtens viel zu weit in bezug auf ihre Anwendung gegangen.

Da diese von Roach angegebenen Klammern natürlich sehr fest die Zähne
umgeben, um die herum sie modelliert sind, so hat man geglaubt, mit ihrer
Hilfe Brücken genügend verankern zu können.

Wenn hier auf die im Abschnitt „Brückenprothese" abzubildenden „Roach-
Brücken" hingewiesen wird, so geschieht es, um zu zeigen, daß diese Art Brücken

wohl einen Rückfall bedeuten dürften in jene Zeiten, wo die sog. „Spinnen“ angewendet wurden. Unter einer solchen „Spinne“ verstand man eine Plattenprothese mit nur dort dem Alveolarfortsatz aufliegender, möglichst schmaler Basisfläche, wo sich die Zahnreihenlücke befand, also von einer Art wie sie Abb. 99 und die im Abschnitt „Brückenprothese“ abgebildeten Roachbrücken zeigen. Natürlich waren diese Spinnen mit gewöhnlichen Klammern an den die Lücke begrenzenden Zähnen aufgehängt. Durch das der Reinigung wegen häufig notwendige Herausnehmen und Hineinsetzen solcher „Spinnen“ in die Zahnreihe wurden die Klammern allmählich in ihrem Sitz lockerer, bis sie sich eines Tages so weit gelockert hatten, daß die „Spinne“ bei einer unvorsichtigen Kaubewegung oder im Schlaf aus ihrem Lager herausgehoben und verschluckt wurde. Über solche verschluckten Prothesen und den Folgeerscheinungen sind uns genügend eingehende Berichte in der Literatur bekannt gegeben worden.

Bei durch Roachklammern verankerten „Spinnen“ wird die Belastung der Prothese anders als bei den früher verwendeten „Spinnen“, wo die

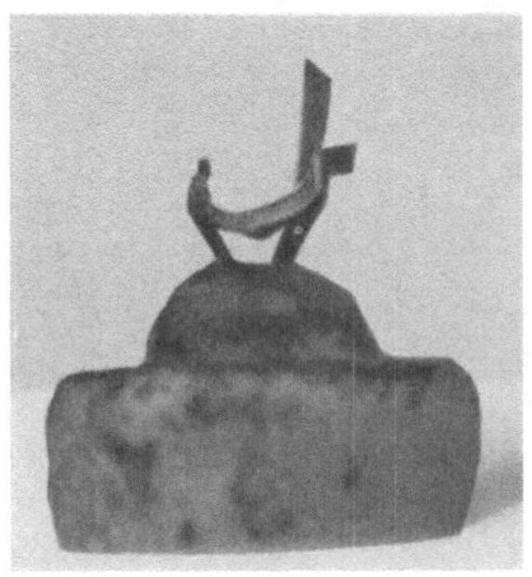

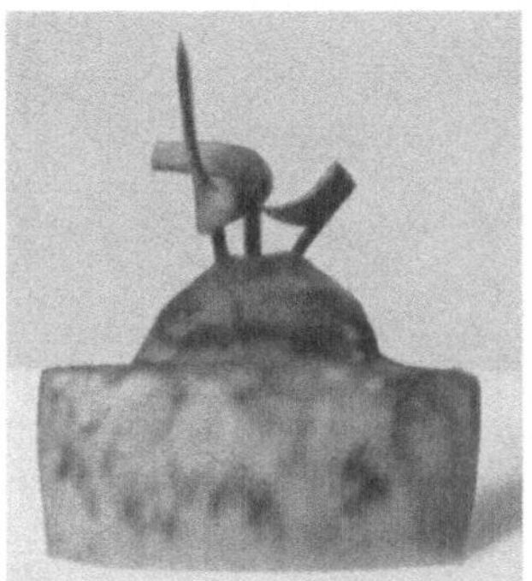

Abb. 100.   Abb. 101.
Abb. 100—101. Aus Cadmium modellierte, durch Wachs beliebig zu verstärkende
Klammern. (Nach Paschke.)

Belastung zum größten Teil durch die Basis auf den darunter liegenden Kiefer übertragen wurde, durch die umklammerten Zähne getragen. Verwendet man bei ausgedehnten Plattenprothesen diese Klammerart, so wird daher, wie oben schon ausgeführt, die Plattenprothese zur Plattenbrückenprothese.

Das innige Anliegen der Roachklammern an den umklammerten Zähnen darf aber nicht dazu verführen, wie es des öfteren geschehen ist, anzugeben, daß die mit Roachklammern befestigten Spinnen längere Zeit hindurch liegen bleiben können, etwa wie festsitzende Brücken behandelt werden dürfen. Es wird nie zu vermeiden sein, daß zwischen der Klammer und der Zahnfläche mikroskopisch kleine Räume vorhanden sind, in die hinein Speisenreste gebissen werden, und, wenn sie längere Zeit hindurch liegen bleiben, in Gärung und Fäulnis übergehen können, wobei natürlich Entkalkungsvorgänge mit nachfolgender Zerstörung der Zahnsubstanz nicht ausbleiben werden. Man muß also diese kleinen, mit Roachklammern befestigten Spinnen zur Reinigung ebensooft aus dem Munde herausnehmen, wie gewöhnliche Plattenprothesen, wenn nicht die von den Roachklammern umfaßten Zähne durch Goldkronen geschützt sind. Bei dem häufigen Herausnehmen und Hineinsetzen der mittels Roachklammern befestigten Plattenprothesen wird es bei der verhältnismäßig hohen Starrheit der gewöhnlich ziemlich dick modellierten Roachklammer sehr leicht zu Verletzungen des Schmelzes der von ihr umfaßten Zahnkrone kommen. Entweder wird der Schmelz allmählich an den Stellen, über die beim Herausnehmen und Hineinsetzen die Roachklammer aufgefedert wird, abgeschliffen, oder es wird die Klammer allmählich, wie das für die gewöhnliche zutrifft, aufgefedert und gelockert. In beiden Fällen verliert die Roachklammer genau so wie jede andere Klammer allmählich die Fähigkeit, die mit ihr befestigte Spinne so stark zu verankern, daß sie vor jeder Abhebelung aus ihrer Lage und damit der Verschluckungsgefahr sicher ist.

Wenn Roachklammern in der Plattenprothetik verwendet werden wie andere Klammern und auch nicht stärker gegossen werden als sie, da die große Federkraft sonst beim Herausnehmen und Hineinsetzen der Prothese den Klammerzähnen durch Abschleifung gefährlich werden kann, so haben die von Roach angegebenen Klammern den genaueren Sitz den anderen Klammern voraus.

An dieser Stelle möchte ich auf eine Art der Herstellung von Klammern näher verweisen, die mein Assistent Paschke bereits veröffentlicht hat. Wir benutzen sie stets mit günstigem Ergebnis.

Paschke konnte darauf hinweisen, daß man die Herstellung von gegossenen Klammern dadurch außerordentlich vereinfachen kann, daß man, wie ich es seit Jahren auf den von mir geleiteten klinischen Abteilungen durchführen lasse, für das Modellieren Cadmium benutzt [1].

Abb. 100—101 zeigt aus Cadmium modellierte Klammern, die durch Wachs beliebig abschnittsweise verstärkt werden können. So gegossene Klammern liegen den Zahnoberflächen sehr genau an, so wie es Roach als einen besonderen Vorzug der von ihm beschriebenen Klammern angegeben hat. Diese aus Cadmium modellierten Klammern sind aber sehr viel einfacher herzustellen als die von Roach angegebenen. Man biegt das sehr weiche Cadmiumblech den Gipszähnen mit den Fingern genau an und verstärkt es gegebenenfalls abschnittsweise durch Wachs.

Man darf selbstverständlich nie vergessen, daß jede Klammer dem von ihr umgriffenen Zahne Nachteile bringt. Wenn dieser nicht durch Überkronung oder entsprechende Gußfüllung geschützt ist, so kann die Klammer die Kronenfläche schädigen, den Wurzelzonen kann sie durch Überbeanspruchung Schaden bringen. Wenn man daher die Verankerung einer Plattenprothese ohne Klammern erreichen kann, so muß man die Klammern fortlassen.

B. Reiterbefestigungen.

Genau so wie die Verwendung von starken Roachklammern als Verankerungsmittel die Plattenprothese zu einer Plattenbrücke macht, tun es Verankerungsmittel, wie sie in den Abb. 102—106 dargestellt sind. Man kann diese Art der Befestigung wohl als Reiterbefestigungen bezeichnen, weil die Plattenprothese auf ihnen mehr oder weniger ausgesprochen reitet. Abb. 102 zeigt einen Unterkiefer, in dem die Zahnstümpfe durch flache Kapseln überdeckt sind, ähnlich der Art, wie man bei der Anfertigung von Richmondstiftkronen Ringdeckel für den Schutz der Zahnwurzeln herstellt. Diese Ringdeckel werden untereinander verlötet und der Zwischenraum zwischen ihnen durch einen kantigen Balken überbrückt. Die Plattenprothese wird nun nach

---

[1] Cadmiumbleche und neuerdings auch Cadmiumklammerformen erhält man bei Gunzert, Stuttgart, Kronenstr. 35.

Dickorés Angaben so geformt, daß an den Stellen, wo die Ringdeckel und der kantige Verbindungssteg liegen, in der Platte Aussparungen angebracht werden, die genau über die Ringdeckel und den kantigen Verbindungssteg passen. Diese Art der Befestigung hat eine gewisse Ähnlichkeit mit den sog. Gilmorereitern. Sie unterscheidet sich von diesen nur dadurch, daß die Gilmorereiter gewöhnlich keine kantigen Stege, sondern S-förmige, oder runde von Kronen nach distal oder medial gerichtete Fortsätze darstellen, über die eine aus demselben Metall gestanzte Hülse, die in die Basisplatte der Prothese versenkt wird, genau paßt.

Eine ähnlich wirkende Reiterbefestigung hat Ehricke angegeben. In Abb. 103 und 104 ist sie gezeigt. Die beiden mittleren Schneidezahnwurzeln stehen noch. Sie werden durch Ringdeckel, die miteinander verlötet sind, geschützt. An der distalen Fläche jedes Ringdeckels ist ein zylinderförmiger Zapfen angebracht. Über diese Vorrichtung ist eine genau passende Blechform gestanzt oder gegossen. Diese Blechform wird in die Prothesenbasisfläche versenkt. Wenn die Hülsen der Blechform, welche die an den Ringdeckeln angebrachten Zylinder umgreifen, federn, so ist leicht ersichtlich, daß dadurch die Prothese stark befestigt wird.

In Abb. 104 ist dieselbe Art der Vorrichtung in etwas veränderter Gestalt für die Befestigung der Plattenprothese

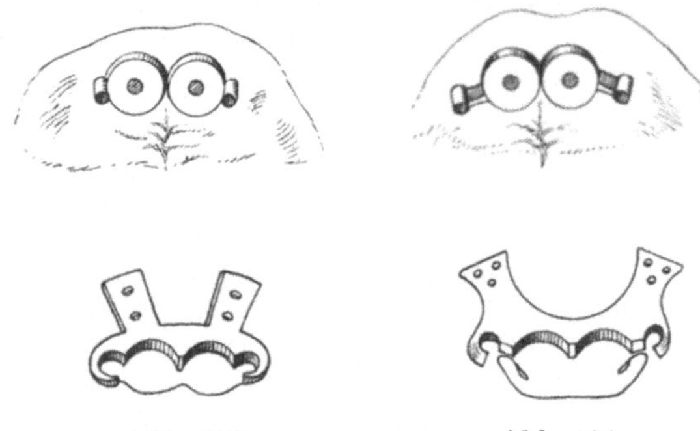

Abb. 102.   Abb. 103.   Abb. 104.
Nach Dickoré.   Nach Ehricke.

benutzt. Die distal an den Ringdeckeln angelöteten Zylinder sind in diesem Falle durch einen kantigen Steg mit den Kappen verbunden. Es ist verständlich, daß die hierzu hergestellte negative Blechform, die in der Prothesenbasisfläche befestigt wird, noch reichlichere Gelegenheit hat, sich an die Ringdeckel mit den Zylinderfortsätzen festzuklammern.

In der Wirkung sind dieser Vorrichtung die von Peeso, Müller (Eugen) und Riechelmann angegebenen federnden Wurzelstifte durchaus ähnlich, wenn sie zur Befestigung von Plattenprothesen benutzt werden. In Abb. 105 ist die Befestigung einer oberen Metallprothese mit 2 in die Eckzahnwurzeln versenkbaren Wurzelstiften gezeigt. Die beiden Eckzahnwurzeln sind stark ausgebohrt und mit einem Ringdeckel nach Art der von Richmond angegebenen versehen. Durch den Deckel hindurch in die ausgebohrte Wurzel ist eine Kanüle gesenkt und mit dem Deckel verlötet. In diese Kanüle hinein, die bei Müller vierkantig, bei Riechelmann rund gewählt ist, wird ein mit der Prothese verbundener Stift versenkt. Damit dieser Stift gegen die Wandung der in der Wurzel versenkten Kanüle schleift, sägt ihn Müller der Länge nach auseinander. Peeso stellt ihn aus einem U-förmig gebogenen halbrunden Draht her, der an der Umbiegungsstelle durchgesägt wird. Riechelmann hat gezeigt, daß er nur dann seine volle Federkraft bewahrt, wenn er nicht mit dem Lötprozeß in Verbindung gebracht wird. Deshalb stellt Riechelmann den federnden

Stift aus zwei Teilen her; einer mit dem Deckel verlöteten spindeltragenden Kanüle und dem nach vollständiger Fertigstellung der Prothese in die Kanüle hineinschraubbaren Kanalstift. Dieser schleift an den Kanülenwänden mit der ihm innewohnenden Federkraft, die dazu dient, den seiner Länge nach von

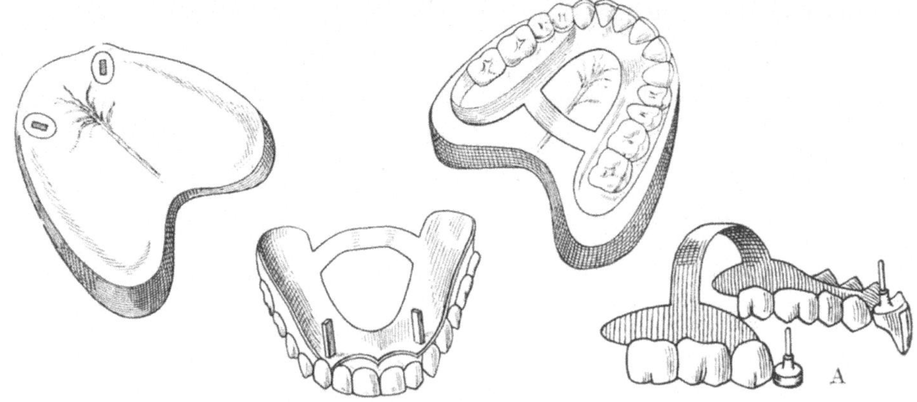

Abb. 105. Nach Eugen Müller und Riechelmann.

einem Spalt durchsetzten Stift in gespreiztem Zustand zu erhalten. In Abb. 105 zeigt A eine nach Riechelmann verankerte Prothese.

Diese Verankerungsvorrichtung ist in ihrer Wirkung durchaus ähnlich der in den Abb. 103 und 104 geschilderten. Bei beiden ist der Einlagerungs-absicht der Prothese in die Schleimhaut durch die Deckel der Wurzelkappen und die darauf zu liegen kommende Prothesenbasisfläche eine Grenze gesetzt. Riechelmann hat den Einfluß dieser Begrenztheit der Senkungsmöglichkeit für die Prothese klar erkannt. Er hat deshalb angegeben, daß beim Hineinsetzen solcher Prothesen in die Mundhöhle ein gewisser Spielraum zwischen Wurzel-kappenfläche und der darüber liegenden Prothesenfläche sein müsse. Der Spiel-raum verschwindet schon nach kurzer Zeit. Da Riechelmann sogar hat beob-

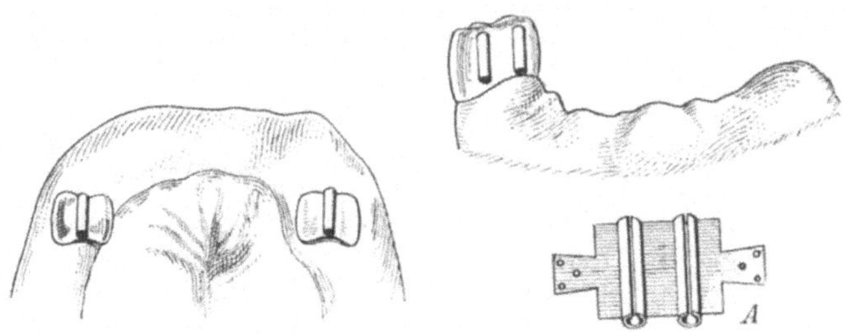

Abb. 106. Nach Ehricke.

achten können, daß trotz dieser Vorsichtsmaßnahme das Zurückweichen der Schleimhautoberfläche unter der Basisfläche (die nun ja, nachdem die Wurzel-kappenfläche von der Prothese erreicht worden ist, nicht tiefer der Schleim-hautoberfläche entgegensinken kann), weitere Fortschritte macht, so hat er angegeben, daß dieser Erscheinung durch Unterfütterung mit schwarzer Gutta-percha, wie sie beim Obturatorenbau benutzt wird, zu begegnen ist.

Gebraucht man diese Vorsicht nicht, so klafft, nachdem solche Prothesen längere Zeit getragen worden sind, zwischen der Schleimhautoberfläche und der Prothesenbasisfläche ein Zwischenraum. Die Plattenbrücke würde jetzt Gefahr laufen, über die beiden, der Verankerung dienstbar gemachten Wurzeln hinübergebrochen oder -verbogen zu werden, da sie auf diesen Zähnen reiten würde. Diese Erscheinung wird auch bei längerem Tragen von Plattenprothesen, die wie in Abb. 102—104 und 105 verankert sind, festzustellen sein. Sie beginnen allmählich auf den unter ihnen liegenden Wurzeln zu reiten, womit die Bruchgefahr für die Prothese eintritt.

Günstiger wirkt in dieser Hinsicht eine von Ehricke angegebene Verankerung, wie sie in Abb. 106 gezeigt ist. Es werden die noch gebliebenen Zähne mit Kronen versehen, an deren medialer und distaler Fläche je ein oder zwei runde Drähte in vertikaler Richtung so angelötet sind, daß sie zueinander parallel verlaufen. In der Prothese werden der Länge nach offene Kanülen verankert, die um diese runden Drähte herumfedern und so die Prothese in der ihr gegebenen Lage festhalten. In A der Abb. 106 sind solche an der Prothese anzubringenden, der Länge nach offenen Kanülen gezeigt. Diese Befestigungsart setzt der Neigung der Plattenprothese, sich allmählich der Schleimhautoberfläche entgegenzusenken, keine Grenze entgegen [1]. Die Kanülen können an den runden Kronendrähten ungehindert herunter- und hinaufgleiten. Diese Verankerungsart macht daher auch nicht aus der Plattenprothese eine Plattenbrückenprothese, denn sie überläßt, wie die gewöhnliche Klammerverankerung, die Übertragung der die Plattenprothese treffenden Kräfte auf die Kiefer größtenteils der Prothesenbasis. Vor der Klammerbefestigung hat diese Art der Verankerung lediglich ästhetische Momente voraus.

Eine besondere Aufmerksamkeit gruppiert sich in den letzten Jahren um den zum Schlagwort erhobenen Ausdruck „gestützte Prothese". Diese Bezeichnung ist aus einer Anregung Schröders entstanden, der 1920 vorgeschlagen hat, die bis dahin als „Plattenbrücke" benannte Prothesenart als „gestützte Plattenprothese" anzusprechen. Warum dieser Ausdruck besser sein soll als die Bezeichnung „Plattenbrücke", wird jedoch nicht ausgeführt.

Heute ist man sich wohl allgemein einig darin, als Definition des Begriffes Plattenprothese eine Prothese zu verstehen, die an einer Basisfläche die zu ersetzenden Zahnreihenglieder so trägt, daß die darauf wirkenden Kaukräfte von der Basis und den unter ihr liegenden Schleimhautflächen aufgefangen und von da aus durch das Gesichtsskelett weitergeleitet werden.

Genau so, wie man heute in dieser Definition des Begriffes Plattenprothese die Art, wie die auf die künstlichen Zähne wirkenden Kaukräfte aufgefangen und weitergeleitet werden, als unterscheidendes Merkmal in den Vordergrund gerückt hat, so ist man auch bei der Bestimmung des Begriffes „Brücke" verfahren, von dem Schröder 1920 schreibt: „Unter Brückenarbeit versteht man einen Zahnersatz, der seine Stütze und seinen Halt ausschließlich an noch vorhandenen Zähnen und Wurzeln findet ..." Eine Brückenprothese ersetzt also verlorene Zahnreihenglieder im Gegensatz zur Plattenprothese so, daß die darauf gerichteten Kaukräfte allein von Zahnreihengliedern aufgefangen und weitergeleitet werden.

Analog dieser Auffassung schreibt Schröder weiter: „Sobald die Basis der „Brücke" ... vergrößert wird in der besonderen Absicht, dadurch der Brücke einen besseren Halt und eine festere Stütze zu geben ..., verfolgen wir nicht mehr das Prinzip der Brücke, wir haben vielmehr mit diesem das der Plattenprothese vereinigt, eine Kombination zwischen Brücke und Platte geschaffen, die sog. Plattenbrücke."

---

[1] Ebenso wie bei Verwendung der von Roach angegebenen Kugeln, die an Stelle der runden Drähte an die Goldkappen gelötet werden, und über denen offene Kanülen schleifen.

Und auch Rumpel spricht von einer solchen Kombination aus Platten-
und Brückenprothese. Er lehnt allerdings diese Bezeichnung ganz ab, wenn
er 1925 schreibt: „Die moderne Zahnheilkunde dagegen kommt mit drei
Konstruktionsarten, wie ich es bereits im Jahre 1912 vorgeschlagen habe, aus,
nämlich 1. festsitzenden Prothesen, 2. abnehmbaren Prothesen und 3. einer
Kombination aus beiden, und zwar derart, daß die festsitzende Prothese der
abnehmbaren als Halt und Stütze dient und der auf die abnehmbare Prothese
wirkende Kaudruck möglichst gleichmäßig auf Alveolarfortsatz und stützende
Prothese verteilt wird.“

Man wird dieser von Rumpel gegebenen Definition nicht zustimmen können,
wenn man bei der Begriffsbestimmung der verschiedenen Prothesenarten das
unsere gesamten prothetischen Maßnahmen beherrschende Moment der Kau-
kraftverteilung nicht gänzlich vernachlässigen will.

Während das Wort „Plattenbrücke“ die „Kombination“ zwischen Brücken-
und Plattenprothese meines Erachtens außerordentlich deutlich erkennen läßt,
gibt die Bezeichnung „gestützte Plattenprothese“ und noch weniger „gestützte
Prothese“ auch nicht den geringsten Anhalt dafür, daß es sich mit dieser
Prothesenart um eine Verschmelzung zweier anderer handelt.

Außerdem dürfen wir doch nicht vergessen, daß es sich bei der Anlage jeder
Prothese um eine gestützte Prothese handelt. Für die Prothesen im Unterkiefer wird jeder zugeben, daß sie gestützt sind, denn auch, wenn sie ohne Verwendung jeder Klammer oder sonstigen Verankerungsvorrichtung dem Alveolarfortsatz aufliegen, werden sie von ihm gestützt. Würden sie es nicht, so würden
sie ihre Lage so lange verändern, bis sie eine Stütze fänden. Und was von den
unteren Prothesen gesagt werden kann, das trifft in ebensolchem Ausmaße für
die oberen Prothesen zu. Bei ihnen wirkt, wenn auch sonst keinerlei verankernde
Maßnahmen getroffen worden sind, die Adhäsions- oder die Saugkraft luftverdünnter Räume als Stütze. Würden diese stützenden Momente fortfallen,
so müßte die Prothese ihre Lage verändern, bis sie die sie genügend stützenden,
tragenden Kräfte fände, oder sie würde gar nicht im Munde verbleiben können.

Ebenso trifft die Bezeichnung „gestützte Plattenprothese“ für die mittels
Klammern befestigten Prothesen zu. Man hat nun aber die durch Klammern
befestigten Plattenprothesen bisher nicht zu den Plattenbrückenprothesen gerechnet, weil man mit der Anlage der Klammern nicht die Absicht verbunden
gehabt hat, von den die Prothese belastenden Kaukraftgrößen Teile mit den
umklammerten Zähnen aufzufangen. Als hauptsächlichstes Ziel hat man mit
der Anlage der Klammern die Verankerung der Prothese im Auge gehabt. Daß
dabei auch Teile der Kaukräfte auf die von den Klammern umgebenen Zahnreihenglieder fallen können, hat man als bisher nicht zu umgehende technische
Unzulänglichkeit dieser Verankerungsmittel stillschweigend mit in den Kauf
genommen. Das für die Plattenbrückenprothese bestimmende Merkmal fehlt
demnach den gewöhnlichen Plattenprothesen, die mit Klammern verankert
sind. Sie sind nicht in der Absicht geschaffen, eine Kombination zwischen
Brücke und Platte zu sein. Da sie aber andererseits, wie ausgeführt, gestützte
Prothesen sind, so müßte man, wollte man den Ausdruck „gestützte Prothesen“
beibehalten, solche, die unbeabsichtigt gestützt sind (worunter alle unsere
gewöhnlichen Plattenprothesen zu verstehen sein würden), von solchen, die
absichtlich gestützt sind, unterscheiden (worunter die bisher als Plattenbrücken
bezeichneten zu verstehen sein würden, d. h. solche, bei denen die auf die künstlichen Zahnreihenglieder treffenden Kaukräfte etwa zu gleichen Teilen sowohl
von den unter der Prothesenbasis liegenden Schleimhautflächen als auch von
Zahnreihengliedern aufgefangen werden). Daß damit keine Vereinfachung in
unsere Nomenklatur hineingetragen würde, liegt auf der Hand. Man wird also

nicht umhin können zuzugeben, daß der Ausdruck „gestützte Plattenprothese" bei weitem nicht so treffend ist als die Bezeichnung „Plattenbrücke" oder „Plattenbrückenprothese". Er ist also tunlichst bald wieder aus unserer Literatur auszumerzen.

Da nun die gegenwärtig bekannten Plattenbrückenprothesen nicht anders als durch die Anwendung einer Verankerungsvorrichtung entstehen, die man seit langem unter dem Namen „Reiterverankerung" kennt, und da es andererseits schwer werden kann, die Anlage einer Plattenbrückenprothese von einer Plattenprothese zu unterscheiden (da die Bestimmung des Augenblicks, wann eine Plattenprothese sich in eine Plattenbrückenprothese verwandelt, recht schwer werden kann, so könnte man vorschlagen, auch den Ausdruck „Plattenbrückenprothese" fallen zu lassen und dafür nur von einer Plattenprothese zu reden, die eine besondere Verankerung besitzt, nämlich eine Reiterverankerung. Unter einer Reiterverankerung versteht man jede Verankerungsvorrichtung, die die Absicht der Plattenprothese, sich unter dem Angriff der Kaukräfte der von ihr bedeckten Schleimhautfläche entgegenzubewegen, mehr oder weniger vollständig hemmt.

Ein solcher Vorschlag aber, die Plattenbrückenprothese als „Plattenprothese mit Reiterverankerung" zu bezeichnen, würde vergessen, daß es vielleicht einmal möglich ist, Plattenbrückenprothesen auch ohne die Verwendung von Reiterverankerungen herzustellen. Da dies bisher nicht möglich gewesen ist, so konnte diesem Abschnitt die Überschrift „Reiterbefestigungen" gegeben werden.

Wie aus den gemachten Ausführungen hervorgeht, ist der Begriff der Plattenbrückenprothese schon recht alt, und so darf auch wohl erwartet werden, daß die darunter zu verstehende Prothesenart nichts Neues ist.

So berichtet denn auch Rumpel in seiner schon oben zitierten Arbeit, daß er bereits 1912 über solche Prothesen Mitteilung gemacht habe, die aus Mangel an einer genügenden Anzahl und Verteilung von Zahnreihenresten zwar nicht mehr als Brückenprothesen konstruiert werden konnten, bei denen es aber möglich gewesen ist, die noch vorhandenen Zähne so zu benutzen, daß sie die Kaukräfte mit auffangen mußten, die die künstlichen Zähne getroffen haben. Aber schon vor 1912 sind zu denselben Zwecken besondere Verankerungsmittel abgegeben worden, die dazu dienen sollten, die Kraftverteilung bei der Anwendung von Plattenprothesen so zu gestalten, daß auch die noch vorhandenen Zähne mittragen mußten. So weist denn auch eine Arbeit von Stamenoff aus der Abteilung von Fritsch (Frankfurt) auf die schon solchen Zwecken dienenden Gilmorereiter hin. Dieselbe Arbeit betont auch, daß „zu den gegestützten Prothesen auch die Riechelmannschen abnehmbaren Brücken gezählt werden müssen" [1].

Wenn man dieser Auffassung beipflichten muß, so kann man nicht umhin zuzugeben, daß auch die seinerzeit schon von Eugen Müller angegebenen Plattenbrücken in diesem Zusammenhange genannt werden müssen. In Abb. 105 habe ich beide nebeneinander abgebildet. Ja, man wird nicht Mühe haben, diese Prothesenart schon im 18. Jahrhundert zu entdecken.

Wir haben also in den Plattenbrückenprothesen, die man in neuerer Zeit mit dem aus den genannten Gründen abzulehnenden Ausdruck „gestützte Plattenprothesen" belegt hat, eine seit sehr langen Zeiten bekannte Prothesenart vor uns.

So alt aber diese Prothesenart auch ist, man hat keine anderen Nachprüfungen über ihre Zulänglichkeit vorgenommen als einige wenige und

---

[1] Auch Riegner hat schon solche Prothesen beschrieben.

unvollkommene klinische. Aus den jeweils gemachten Erfahrungen hat man dann Folgerungen gezogen.

So bildet z. B. Rumpel in seiner oben zitierten Arbeit eine Plattenbrückenprothese ab. In Abb. 107 gebe ich die Abbildung des genannten Autors wieder.

Rumpel schreibt zu diesem als Beispiel einer Plattenbrückenprothese (gestützten Prothese) benutzten Fall folgendes: „Wir sehen einen der Schilderung entsprechend ausgeführten Fall abgebildet. Im Unterkiefer sind rechts die beiden Prämolaren entkront und durch zwei zusammengelötete Wurzelkappen sagittal und tangential versteift worden. Links wurde die erste Prämolarenwurzel ebenfalls mit einer Wurzelkappe versehen, der zweite Prämolar erhielt eine Inlaykrone und die beiden Molaren Goldkronen. Sämtliche vier Glieder wurden zusammengelötet und eingesetzt, wodurch auch diese Zähne sagittal und tangential versteift waren. Mit dem Einsetzen der abnehmbaren Prothese trat zur sagittalen auch noch die transversale Versteifung. Ein Beweis für

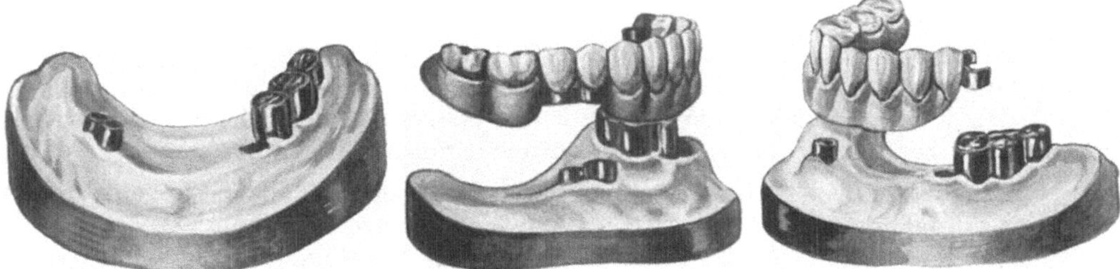

Abb. 107. Eine Plattenbrückenprothese nach Rumpel.

die Richtigkeit der aufgestellten Hypothesen dürfte der Erfolg sein: die Prothese wurde unverändert 16 Jahre getragen."

Sieht man sich die Bezahnung des hier beschriebenen Falles an, so ergibt sich für den Unterkiefer folgende Bezahnungsformel: $\overline{54\,|\,4567}$. Von der Bezahnung des Oberkiefers wird nichts angegeben. Das ist aber unbedingt nötig, wenn wir den Belastungsgrad der vorhandenen Zahnreihenglieder irgendwie beurteilen wollen.

Wenn z. B. im Oberkiefer ein vollständiger Ersatz getragen wird, so ist die auf die im Unterkiefer noch vorhandenen Zähne entfallende Belastung um ein Vielfaches geringer, als wenn im Oberkiefer noch alle Zähne vorhanden sein würden. Wir brauchen nur daran zu denken, daß man mit einer Plattenprothese höchstens den vierten bis halben Teil der urnatürlich vorhanden gewesenen Kaukraftgröße entwickeln kann, um den hervorragenden Unterschied zu erkennen, der zwischen der Belastung der vorhandenen Unterkieferzähne bei unverletzter oberer Zahnreihe oder bei prothetisch nachgebildeter oberer Zahnreihe bestehen muß. Ebenso hätte eine Angabe über den Zustand der die Zahnreihenglieder umgebenden und tragenden Gewebe gemacht werden müssen, denn daß gesunde, normal stehende Zahnreihenglieder mehr zu tragen vermögen als solche, bei denen das paradentale Gewebe nicht intakt ist, dürfte wohl Anspruch auf Gültigkeit haben.

Wenn wir annehmen, daß die obere Zahnreihe in dem beschriebenen Falle vollkommen normal mit den unteren Zähnen okkludiert hat und in bezug auf das paradentale Gewebe vollkommen gesund gewesen ist, so ergibt sich, daß die Zähne $\overline{54\,|\,4567}$ mit einer oberen Bezahnung von $\underline{\dots543\dots|\dots34567\dots}$ okkludieren würden.

Schlägt man nun in meinem Buche [1] „Physikalische Grundlagen der Platten- und Brückenprothese" nach, so ergibt sich, daß eine Bezahnung ...543..‾| auf der einen Seite durch eine auf der anderen Seite vorhandenen Bezahnung von |..34567.‾ nicht nur ausgeglichen ist, sondern sogar ein Plus von 2,88 K.-E. aufzuweisen hat, d. h. ein Zuviel von der Größe der vertikalen Normalbelastung eines oberen Eckzahnes.

Rein physikalisch genommen, wäre demnach in diesem Falle die Anfertigung einer Prothese überhaupt nicht nötig gewesen, vorausgesetzt, daß eine Okklusion, wie sie beschrieben worden ist, bestanden hat. Wäre hier eine Brückenprothese angefertigt worden, so hätte sich derselbe Erfolg erzielen lassen, wie ihn Rumpel als mit einer Plattenbrücke erreicht beschrieben hat. Und daß eine Brückenprothese mehr zu leisten vermag in bezug auf den Kauvorgang, darüber sind sich alle so klar, daß Schröder 1920 schreiben konnte: „... die Brücke ist der Plattenprothese zweifellos überlegen, nicht nur in funktioneller, sondern auch in prophylaktischer Beziehung, und zwar in dem Maße, daß ihre Nichtanwendung in geeigneten Fällen dem Fachmann unter Umständen als Fehler angerechnet werden könnte."

Daß also in dem von Rumpel veröffentlichten Falle die Plattenbrückenprothese recht Gutes geleistet hat, dürfte nach dieser Betrachtung nicht mehr auf das Konto der Plattenbrückenprothese gesetzt werden. Hier hätte jede sorgfältig hergestellte Prothese einwandfreie Erfolge zeitigen müssen.

Und ähnlich ist es Rumpel mit einem der beiden Fälle gegangen, von denen er angibt, daß er sie schon 1914 auf der Jahresversammlung des Zentralvereins gezeigt habe. Auch in dem Falle wird die Bezahnung des Gegenkiefers nicht angegeben. Wenn dieser aber keine vollständige Zahnreihe mehr besitzt, sondern eine Brücken- oder gar eine Plattenprothese trägt, so verringert sich die Belastung genau so, wie wenn bei der Herstellung von Kronen oder Brücken- oder Plattenbrückenprothesen die Okklusion, irgendwelche anderen Teile der Artikulation oder gar die gesamte Artikulation der noch vorhandenen Zahnreihenreste mangelhaft gebildet, oder die miteinander in Berührung tretenden Kauflächen verkleinert worden wären.

Man sieht wieder, wie wichtig es ist, das Kauorgan des Menschen als ein Ganzes anzusehen, das man nicht in seine einzelnen Teile zerlegen darf, ohne sich stets bewußt zu bleiben, daß jeder der Teile in seiner Funktion nicht nur mit der Funktion jedes der anderen Teile innig verbunden ist, sondern auch in bezug auf die Höhe seiner Leistung von der Funktion jedes der anderen Teile bestimmt wird.

Die Mitteilung klinischer Erfahrungen muß demnach ganz andere Wege gehen, als sie bisher gegangen ist, wenn sie der Entwicklung unserer Prothetik helfen soll. Wenn nur in der Art wie bisher Mitteilungen über verwendete Prothesen gemacht werden, dann hat die Mitteilung nicht viel mehr Wert als der Bericht über irgendein instrumentales Erzeugnis, das den für die Mundhöhle zu erfüllenden hygienischen und einem Teil der physiologischen Aufgaben Rechnung trägt. Aus solcher Sammlung von Erfahrungen kann sich niemals eine Erkenntnis über gesetzmäßige Vorgänge entwickeln.

Aber auch dann, wenn die klinische Berichterstattung in der Prothetik so geworden sein wird, wie sie hier gefordert ist, wird sie die Schwächen der klinischen Erfahrung als solche nicht vermeiden können. Es kann eine klinische Erfahrung nur erst dann den Mangel der Subjektivität verlieren, wenn sie in

---

[1] Verlag Meusser, Berlin.

außerordentlicher Vielfältigkeit und an den verschiedensten Orten von verschiedensten Forschern gemacht worden ist und immer dasselbe Ergebnis gezeitigt hat. Und selbst dann vermag sie noch nicht in allen Fällen eine einwandfreie Beweiskraft zu besitzen. Wieviel schwieriger wird die Beurteilung klinischer Erfahrung dort, wo sie über Mittel und Maßnahmen gemacht werden soll, die erst jahrelang wirken müssen, ehe sie eine Beurteilung zulassen, wie es bei den hier in Frage stehenden prothetischen Hilfsmitteln der Fall ist.

Im folgenden teile ich einige Laboratoriumsversuche mit, die über diesen Mangel hinweghelfen können und eine Beurteilung prothetischer Hilfsmittel erlauben, wie sie bisher nicht möglich gewesen ist. Vor den klinischen Nachprüfungen haben sie den Vorteil, in ihren Bedingungen genau umgrenzt und beschrieben werden zu können und eine genaue und schnelle Übersicht über den erzielten Erfolg zu gestatten. Der bei der experimentellen Nachprüfung beschrittene Weg hat sich folgendermaßen gestaltet:

Es wird der Gipsabdruck eines Oberkiefers hergestellt, der eine Bezahnung trägt, wie sie von Rumpel und auch von Schröder als geeignet für die Her-

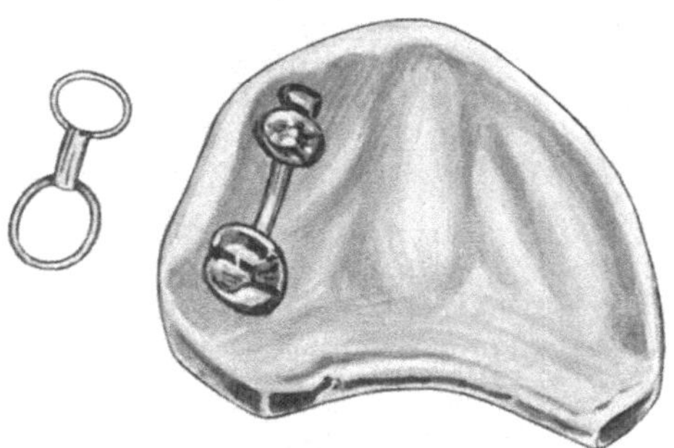

Abb. 108. Verankerungsanlage für eine Plattenbrückenprothese nach Rumpels Vorschlag.

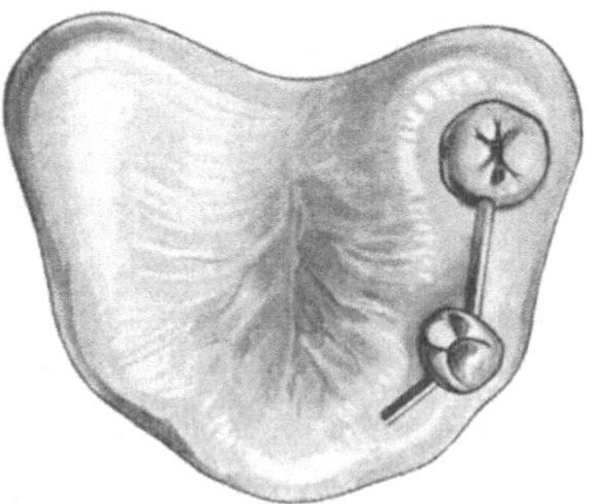

Abb. 109. Verankerungsanlage für eine Plattenbrückenprothese nach Schröders Vorschlag.

stellung von (gestützten Prothesen) Plattenbrückenprothesen angegeben worden ist. Abb. 108 und 109 zeigen die Abbildungen der beiden Autoren.

Das Negativ wird mit einer gleichmäßigen Schicht von weichbleibendem Kautschuk überzogen. Diese gleichmäßig dicke Kautschukschicht von einer Plattenstärke umgibt auch die aus Metall gegossenen und an ihre Stelle in den Abdruck gebrachten Wurzeln der noch vorhandenen Zähne. Nach der Beendigung der sorgfältig vorgenommenen Austapezierung des Gipsabdruckes mit weichbleibendem Kautschuk wird er mit der ihn überkleidenden Weichgummischicht in der gewöhnlichen Weise der Vulkanisation ausgesetzt.

Nach der Vulkanisation wird der gewonnene Weichgummiüberzug mit einem Gipssockel versehen. Die Gaumenschleimhautschicht wird jetzt also durch eine gleichmäßig starke Gummischicht (eine Plattenstärke) gebildet, ebenso das Periodontium der noch vorhandenen und zur Verankerung der Prothese benutzten Zahnreihenglieder.

Wenn das Periodontium so stark gewählt worden ist, so ist es geschehen, um jede an den Zahnreihengliedern durch die Anlage der Prothese ausgelöste Wirkung recht deutlich machen zu können. Durch eine solche Vergrößerung der Quantität der Bewegung wird ja die Qualität derselben in keiner Weise beeinflußt.

Auf dem Weichgummimodell wird mittels der Tropfmethode eine Plattenprothese mit der nachzuprüfenden Reiterbefestigung hergestellt. Abb. 110 zeigt in a die mit weichbleibendem Kautschuk austapezierten Alveolen der noch vorhandenen Seitenzähne, die mit Kronen b versehen worden sind. Durch

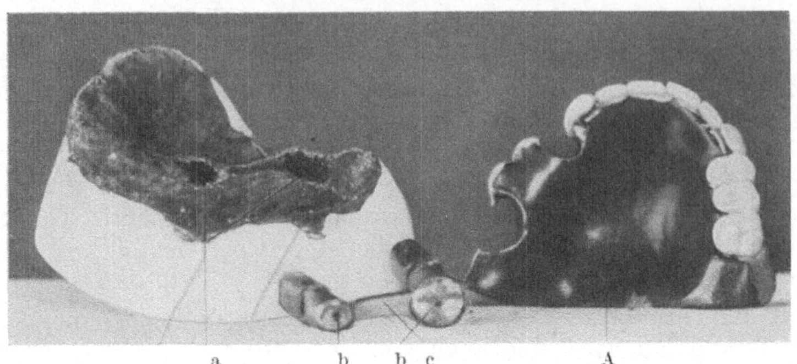

Abb. 110. Weichgummimodell des plattenprothetisch zu behandelnden Kiefers. Die Alveolen a sind mit Weichgummi von einer Plattenstärke austapeziert. Die noch vorhandenen Zahnreihenglieder (Prämolar und Molar) sind überkront und die Kronen b durch einen Steg c miteinander verbunden. A zeigt die nachzuprüfende Plattenprothese mit Reiterverankerung, Plattenbrückenprothese.

den Steg c sind diese miteinander verbunden. In A ist die auf dem beschriebenen Modell nachzuprüfende Prothese dargestellt. Sie liegt, den Steg fest umgreifend, ohne die Seitenzähne zu umklammern, an ihrem Orte. Abb. 111 zeigt die Prothese in der ihr zukommenden Stellung.

Wenn man diese Prothese unter die verschiedenen Belastungsarten stellt, denen eine Prothese in der Mundhöhle ausgesetzt ist, so ergibt sich folgendes:

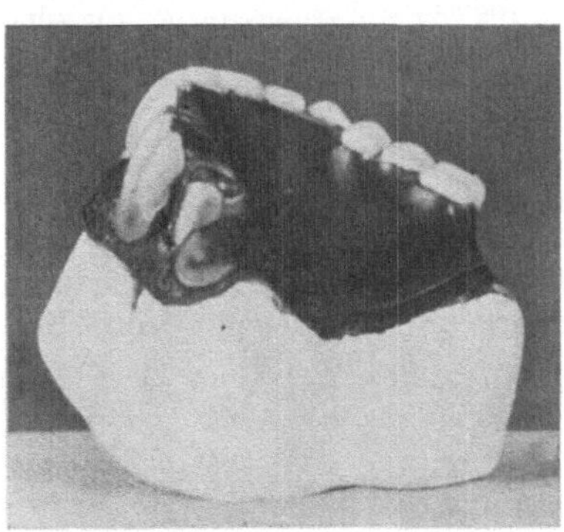

Abb. 111. Plattenbrückenprothese auf dem Weichgummimodell fertig für die Belastungsexperimente.

Trifft die Belastung die linke Prothesenseite, so werden die beiden Seitenzähne stark nach der Rapheebene zu geneigt, d. h. unter nach innen gerichtete, hebelnde Kräfte gestellt. Abb. 112 stellt diese Situation dar. Damit die Bewegung der zur Verankerung der Prothese dienenden Zähne gut sichtbar ist, sind in die Kronen derselben in der Zahnachsenrichtung Stäbe gestellt, die sich nicht nur im Ruhezustand auf der photographischen Mattscheibe miteinander decken, sondern zugleich mit einer Geraden, die auf dem weißen Hintergrund angebracht ist, in Deckung stehen. Durch eine solche Anordnung ist es nicht nur möglich, jede Bewegung der beiden Zähne zusammen, sondern auch die etwa vorhandene verschiedene Bewegungsgröße der einzelnen Zähne durch den Ausschlag jedes der in der Zahnachsenrichtung verlaufenden beiden Stäbe zu beobachten. Die Anordnung der Belastung ist aus der Abb. 112 ersichtlich. Die belastete Zahnreihenstelle ist als Unterstützungspunkt eines Hebels benutzt worden, dessen Kraftarm mit 1 kg in einem Abstand von 40 cm belastet worden ist, während der Lastarm im Ruhezustand der Prothese mit der Unterlage des die Prothese tragenden Modells fest verbunden ist, so daß die belastende Größe möglichst genau abgelesen werden kann. Die belastende Kraft hat in allen Versuchen dieselbe Größe.

Abb. 113 stellt die Belastung derselben Prothese auf ihrer rechten Seite dar. Hierbei tritt, wie Abb. 113 deutlich erkennen läßt, eine die verankernden

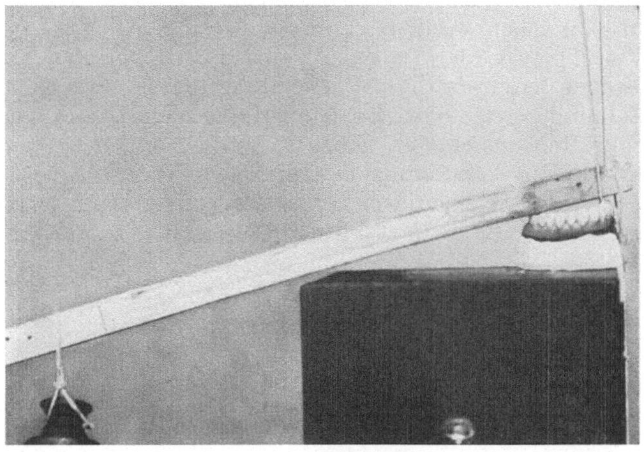

Abb. 112. Die Prothese ist unter eine linksseitige Belastung von x kg gestellt. Die überkronten, durch Steg verbundenen Seitenzähne werden stark nach innen gehebelt.

Zähne nach außen hebelnde Wirkung auf. Und auch bei der Belastung der Prothese durch eine Kraft, wie sie beim Abbiß ausgelöst wird, tritt, wie Abb. 114 zeigt, eine starke Hebelwirkung an den der Verankerung dienenden Zähnen auf. In diesem Falle werden die beiden Seitenzähne nach vorn gekippt.

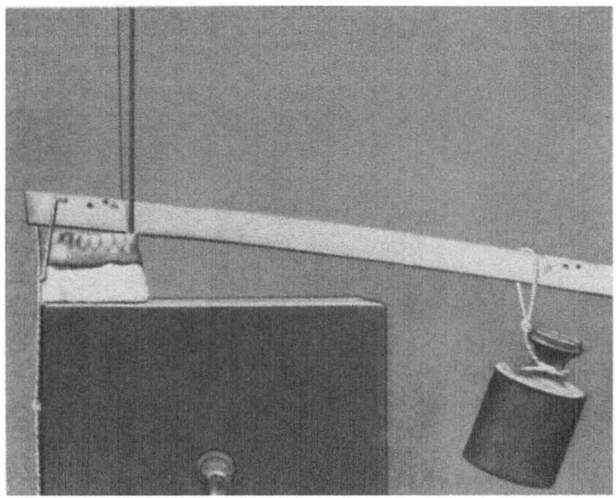

Abb. 113. Die Prothese ist unter eine rechtsseitige Belastung gestellt. Die überkronten, durch Steg verbundenen Seitenzähne werden stark nach außen gehebelt.

Aus diesen Versuchen geht hervor, daß es leider nicht so ist, wie Dickoré, Ehricke, Rumpel, Schröder u. a. angenommen und gelehrt haben, daß nämlich durch die Anlage von Versteifungen, von festen Zusammenschlüssen zwischen noch vorhandenen Zähnen diese von der Einwirkung der Transversal-

und Sagittalkräfte ausgeschlossen werden. Wir sehen, daß sogar recht erkleck-
liche Hebelwirkungen an ihnen auftreten.

Wenn bisher auch nur über die eine von Rumpel und Schröder mitgeteilte Bezahnung berichtet worden ist, die geeignet sein sollte für die Anlage
von Plattenbrückenprothesen, und nachgewiesen ist, daß die Erwartungen der
genannten Autoren nicht zutreffen, so können aus dieser Versuchsreihe schon
weitere Schlüsse gezogen werden.

Genau so wenig, wie man in Bausch und Bogen von den Plattenbrückenprothesen aussagen kann, daß ihre Verwendung die der Verankerung dienstbar
gemachten Zahnreihenreste vor der Einwirkung von lateral und sagittal gerichteten Kaukräften ausschließt, genau so wenig kann man dies von der von
Rumpel als zirkuläre Versteifung beschriebenen Verankerungsart unter allen
Umständen, wie es geschehen ist, behaupten. Erst dann wird eine solche
zirkuläre Verankerung die Erwartung der genannten Autoren erfüllen können,

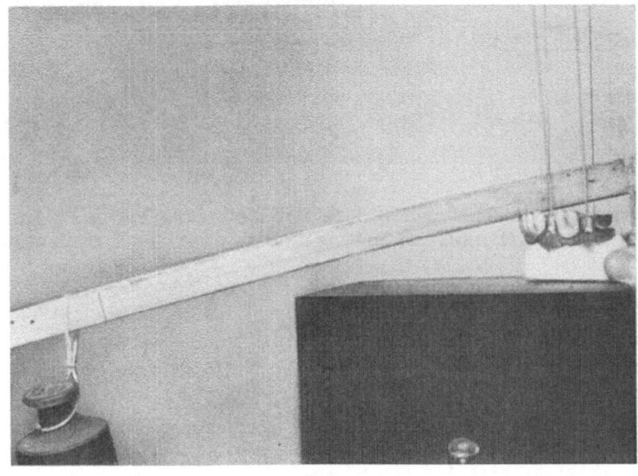

Abb. 114. Die Prothese ist unter eine Belastung in der Frontzahngegend gestellt. Die
überkronten, durch Steg verbundenen Seitenzähne werden in der Sagittalebene nach vorn
gehebelt.

wenn die Verteilung der der Verankerung dienstbar gemachten Zahnreihenglieder über den gesamten Bereich der Kiefer durchaus gleichmäßig ist. Also
erst dann, wenn nicht nur dieselben Zahnreihenglieder rechts und links stehen,
sondern wenn sie sich auch auf gleicher Höhe des Alveolarfortsatzes (vom
Incisivale aus gerechnet) befinden, durchaus gleichmäßig stark und gesund im
Kiefer befestigt sind und dabei so in die Verankerung einbezogen werden können,
daß durch Abbißbewegungen, also Frontalbelastungen der Prothesen keinerlei
kippende, hebelnde Kräfte an ihnen auftreten können. Diese Bedingungen
werden natürlich nicht allzuhäufig erfüllt sein. Sind sie es nicht, so kann eine
zirkuläre Versteifung nicht größeren Erfolg bringen als jede auf gewöhnliche
Art angelegte Prothese.

Vorerst soll nur von derjenigen Bezahnung und ihrer Verwendung zur
Anlage von Plattenbrückenprothesen die Rede sein, die oben näher beschrieben
worden ist.

Als Vergleichsversuch zu den oben genannten Nachprüfungen wird der in
den Abb. 110—114 wiedergegebene Weichgummikiefer in der Art prothetisch
behandelt, daß die noch vorhandenen Zähne mit Kronen versehen werden und
die den Kiefer bedeckende Prothese diese Kronen mit Klammern umgibt.

Belastet man eine derartige Prothese in derselben Weise, wie es vorhin beschrieben worden ist, so ergibt sich genau dieselbe Beobachtungsreihe wie vorhin. Auch eine solche mittels Klammern in der gewöhnlichen Art befestigte Prothese stellt die noch vorhandenen Seitenzähne unter dieselben Hebelwirkungen, wie sie bei Anwendung der mittels Reiterverankerung befestigten Prothese zu beobachten gewesen sind.

Hieraus folgt dreierlei: erstens, daß die Reiterverankerung in diesem Falle nicht mehr zu leisten vermag als die gewöhnliche Klammerverankerung, und zweitens, daß man hier weder eine Reiter- noch eine Klammerverankerung anwenden darf. Will man die noch vorhandenen Zahnreihenglieder möglichst schonen und also lange erhalten, so darf man sie für die Verankerung der Prothese gar nicht beanspruchen. Etwas ganz anderes ist es, wenn man die noch vorhandenen Zahnreihenglieder dazu gebrauchen will, dem Patienten eine leichtere Gewöhnung an das Tragen der Prothese zu ermöglichen. In diesem Falle, der hauptsächlich dort gegeben sein wird, wo es sich um ein Individuum handelt, das bis dahin noch keine Prothese getragen hat, wird man zwar die vorhandenen Zahnreihenglieder zur Verankerung der Prothese benutzen, wird aber zugleich von vornherein mit einer allmählichen Lockerung derselben rechnen müssen, wenn man nicht eine unter ganz besonderen Vorsichtsmaßregeln hergestellte Klammerverankerung wählt, wie sie noch näher erörtert werden wird.

Als dritte Folgerung aus der genannten Versuchsreihe ergibt sich, daß es Fälle gibt, bei denen eine mit Klammern verankerte Prothese genau dasselbe zu leisten vermag wie eine mittels Reiterverankerung befestigte. Da nun aber die letztere umständlicher herzustellen ist als die mit Klammern verankerte, so wird man natürlich in solchen Fällen die Klammerverankerung vorziehen. Wir müssen auch in der Orthopädie zu der Einsicht kommen, daß wir über die Zeit hinaus sind, wo das Können des Behandelnden an der Kompliziertheit der von ihm geübten Behandlung gemessen wurde. Je einfacher eine Behandlungsmethode ist, um so wertvoller ist sie, denn mit dem Grade ihrer Einfachheit wird nicht nur ihre Sicherheit, sondern auch die Größe ihres Anwendungsgebietes wachsen.

Zu all dem bisher Gesagten kommen zwei weitere Überlegungen, die zur größten Vorsicht und Überlegung mahnen müssen, ehe zur Herstellung einer Plattenbrückenprothese geschritten wird. Durch die Anlage von Reiterverankerungen werden stets durch die dabei verwendeten Stege oder Fortsätze, die von Kappen oder Kronen ausgehen, Zahnfleischpapillen überdeckt. Damit wird der Verschmutzung dieser Zonen und den auf dieser Basis möglichen krankhaften Veränderungen des paradentalen Gewebes der Weg bereitet.

Wenn man sich die Reiterverankerungen der Abb. 108 und 109 ansieht, wie sie z. B. Schröder und Rumpel angegeben haben, so wird man doch nicht umhin können daran zu denken, daß der sehr dicht über dem Zahnfleisch liegende Steg zwischen den beiden Kronen nicht nur in vielen Fällen einen schädlichen Druck auf die Papillen ausüben, sondern auch sehr leicht zu einer Verschmutzung der Region zwischen Steg und Schleimhautschicht führen wird, wie wir sie leider hie und da an Brücken sehen können.

Aber außer allen diesen Überlegungen und experimentellen Ergebnissen, die gegen die Anlage von Plattenbrückenprothesen in mindestens den hier zitierten Fällen sprechen, belehren uns noch rein statische Gedankengänge dahin, daß es um die Prothesen mit Reiterverankerung, die Plattenbrückenprothesen, doch bei weitem nicht so günstig steht, wie die genannten Autoren es in ihren Veröffentlichungen dargestellt haben.

Abb. 115 zeigt einen Frontalschnitt durch einen mit einer Plattenprothese behandelten Oberkiefer, der nur noch auf der rechten Seite wie die von Schröder und Rumpel dargestellten Fälle ein paar Seitenzähne trägt. Im Schnitt ist eine Gegend dargestellt, in der auf der rechten Seite ein überkronter, von einer Klammer umgriffener Molar steht, während auf der linken Seite kein natürliches Zahnreihenglied vorhanden ist.

Wenn diese linke Seite von der vertikal gerichteten Kraft a getroffen wird, so wird sich die Basisfläche der Prothese, da sie auf einer mehr oder weniger stark nachgiebigen Schleimhaut liegt, dem Alveolarfortsatz entgegensenken. Auf der gegenüberliegenden Seite wird daher der natürliche, von einer Klammer umgebene Zahn belastet, und zwar von einer Kraft, die bestimmt ist durch die Größe der der Klammer innewohnenden Elastizität und durch die Art und Weise, wie innig der Zahn von der Klammer umgeben wird, oder — was dasselbe ist — wie fest die Prothesenbasisfläche und die Klammer den Zahn umgreifen.

Wenn z. B. angenommen wird, daß die Klammer e eine sehr große Elastizitätskraft besitzt und den Zahn — wie man Klammern hie und da noch hergestellt sieht — zu dreiviertel seiner Rundung umgreift, so wird die auf der linken Seite angreifende vertikal gerichtete Kraft a den natürlichen Zahn auf der rechten Seite in der Richtung d zu bewegen trachten, und zwar wird die Wirkung der Kraft a auf der rechten Seite in d um so größer sein, je größer der Abstand des belasteten linksseitigen künstlichen Zahnes von dem natürlichen rechten ist, weil die Kraft a mit der Länge des Hebelarmes multipliziert werden muß, wenn man einen Eindruck von der Kraft d erhalten will.

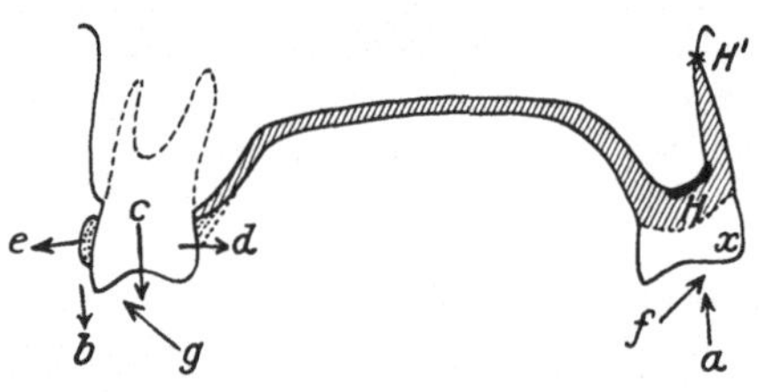

Abb. 115. Frontalschnitt durch Oberkiefer mit rechts erhaltenem Seitenzahn, den die Klammer einer Prothese umgreift, die den sonst zahnlosen Kiefer bedeckt.

Umgreift die Klammer den Zahn nicht so wie oben geschildert, sondern nur auf der buccalen Seite, liegt den beiden anderen Dritteln der Zahnrundung aber die Prothesenbasisfläche breitflächig an, so wird derselbe Erfolg erzielt, wie wenn die Klammer die oben bezeichnete Lage haben würde.

Mit der Verringerung der Elastizitätskraft der Klammer nimmt die Wirkung der vertikalen Kraft a auf den umklammerten rechtsseitigen natürlichen Zahn ab. Diese Abnahme wird erhöht, wenn die Umklammerung des natürlichen Zahnreihengliedes nur dadurch im buccalen Drittel stattfindet, daß die Klammerfläche nur diesem Teile der Zahnrundung anliegt und die Prothesenbasisfläche die palatinale Zahnfläche nur mit schmaler Kante berührt. Wenn also eine Umklammerung des natürlichen rechtsseitig stehenden Zahnes erfolgt, wie sie in Abb. 115 durch die mit schmaler Kante den Zahn palatinal berührende, dunkelschattierte Basisfläche und die in der Zeichnung gepunktete Klammer skizziert ist, so wird dieser nur durch die Größe der Elastizitätskraft belastet, die der ihn umgebenden Klammer innewohnt. Wäre die Wirkung der vertikalen Kraft a auf den rechts stehenden umklammerten Zahn größer als die elastische Kraft der Klammer, so würde diese aufgebogen werden und somit ihre Wirkung auf den Zahn verlieren.

Aus dieser Darstellung geht hervor, daß die Basisfläche einer Plattenprothese der palatinalen Seitenzahnfläche nur mit schmaler Kante anliegen und die Klammer dem Zahn nur buccal sich anschmiegen sollte. Die für sie gewählte elastische Kraft bestimmt dann die Größe der Belastung, die der umklammerte Zahn durch die vertikale Belastung der gegenüberliegenden, künstlich ergänzten Zahnreihenseite erhält. Man wählt daher die elastische Kraft des Klammerbleches möglichst nur so groß, daß die zwischen Zahnoberfläche und Klammer bestehende Reibungsgröße genügt, um die Prothese daran zu hindern, ihren Ort zu verlassen.

Wird dieselbe Plattenprothese auf der linken Seite durch eine Transversalkraft mit der lateralen Richtung f belastet, so versucht diese Kraft f, die aus einer horizontalen, lateral gerichteten und einer kleineren vertikal gerichteten Komponente besteht, die Prothese um die Orte H und H′ herumzuhebeln. An diesen Orten liegen die Hypomochlia der die Prothese belastenden Hebelkräfte von der Richtung f. Die in x angreifende Kraft f, deren Größe dargestellt wird durch die Multiplikation der Kraftgröße f mit dem Hebelarm x H, wird ausgeglichen durch eine Belastung des Hebelarmes H e mit einer von der Klammer e zu entfaltenden Reibungskraft. Es leuchtet ein, daß diese nur klein zu sein braucht im Verhältnis zur Kraft f, weil sie an dem langen Lastarm H e angreift, der um ein Vielfaches länger ist als der Hebelarm, an dem die Kraft f wirkt.

Vergleicht man diese Vorgänge mit der Wirkung derselben Kräfte an einer Plattenbrückenprothese, also einer mittels Reiterverankerung befestigten Plattenprothese von derselben Gestaltung, so ergibt sich eine Reihe weit ungünstigerer Zustände.

In Abb. 116 ist der Frontalschnitt durch eine Plattenbrückenprothese von derselben Gestaltung wie die in Abb. 115 skizzierte Plattenprothese dargestellt. Das im Schnitt getroffene, rechts noch vorhandene natürliche Zahnreihenglied ist überkront. Die Reiterverankerung zwischen der Plattenprothese und der Krone ist durch den u-förmigen Schenkel im Frontalschnitt der Krone dargestellt. Die Belastung des linksseitigen Prothesenzahnes durch die Kraft a wirkt auf das rechts vorhandene Zahnreihenglied im Sinne einer Einwärtskippung in der Richtung b, c, d, in diesem Falle greift die Kraft a in voller

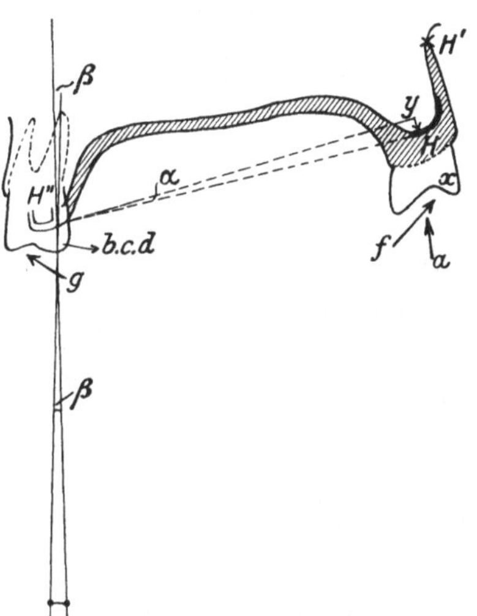

Abb. 116. Frontalschnitt durch Oberkiefer mit rechts erhaltenem Seitenzahn, der vermittels Reiterverankerung mit der den sonst zahnlosen Kiefer bedeckenden Prothese ungelenkig verbunden ist.

Größe multipliziert mit dem jeweilig vorhandenen Abstand des belasteten künstlichen Zahnes vom natürlichen diesen unmittelbar an. Denn selbst wenn der Verbindungssteg zwischen zwei natürlichen Zahnreihengliedern nicht kantig, sondern rund ist, so verläuft er nicht in seiner Gesamtlänge in der Richtung der Achse der Prothesenbewegung. Er ist also anzusehen wie der Ort einer starren Verbindung zwischen natürlichem Zahn und Prothese. Die Kraft a greift hier den noch vorhandenen Zahn so an, wie wenn in dem in Abb. 115 dargestellten Falle die Klammer e ohne jede Elastizität und die palatinal anliegende Prothesenbasis den natürlichen Zahn breitflächig und starr umgriffen.

Ebenso ist die Wirkung der Kraft f an der mittels Reiterverankerung befestigten Prothese weit ungünstiger, als sie an der mit Klammern befestigten Prothese eingerichtet werden kann. Wenn f, wie in Abb. 116 dargestellt, angreift, so wird nicht wie in Abb. 115 das Hypomochlion der unter dem Angriff der Kraft f stehenden Prothese bei H und H′ zu suchen sein, sondern es liegt in Abb. 116 bei H″, also in der rechtsseitigen natürlichen Zahnkrone, d. h. auch die Kraft f greift unmittelbar mit ganzer Kraft, dem Produkt aus der betreffenden Komponente von f und Hebellänge x H″, an dem natürlichen rechtsseitigen Zahn an. Die Kräfte a und f summieren sich demnach in Abb. 116 in ihren Wirkungen.

Aus diesen Überlegungen ergibt sich mit aller Deutlichkeit, daß es bei einer Bezahnung, wie sie sich z. B. in den von Schröder und Rumpel genannten Fällen findet, sehr unzweckmäßig ist, Plattenbrückenprothesen zu verwenden.

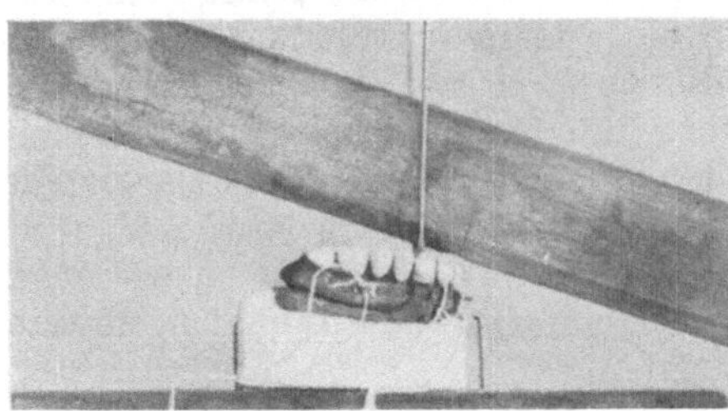

Abb. 117. Dieselbe Belastung wie in Abb. 118 und 119 und ihre Wirkung auf eine gewöhnliche, mit Klammern verankerte Plattenprothese ohne voraufgegangene Schienung der Eckzähne.

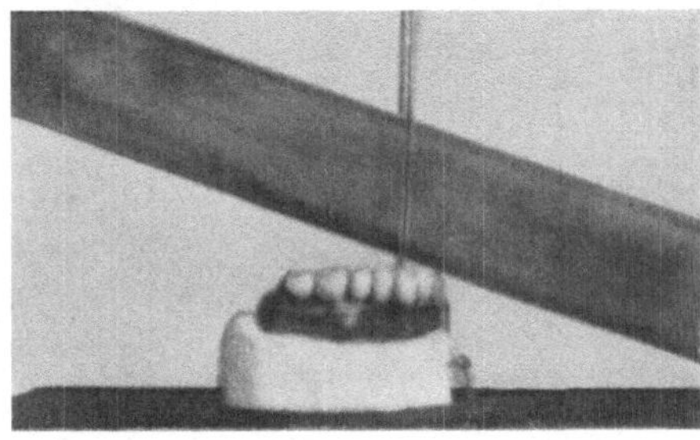

Abb. 118. Wirkung derselben Belastung im Frontzahnbereiche wie in Abb. 117 und 119 auf die von Wustrow angegebene Plattenprothese nach vorheriger Schienung der beiden noch vorhandenen Eckzähne.

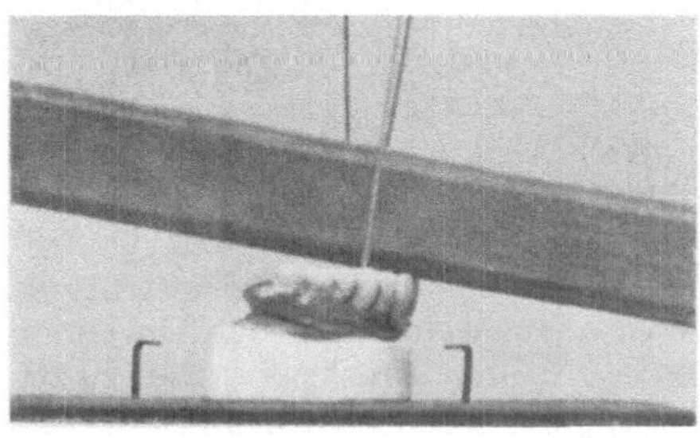

Abb. 119. Wirkung einer Belastung wie in Abb. 117 und 118 im Frontzahnbereich auf die von Kiefer angegebene Plattenbrückenprothese bei noch vorhandenen 3|3.

Auch die Verankerung der Plattenprothese mittels Klammern kann in diesen und ähnlichen Fällen nur dann ein günstiges Belastungsergebnis der noch einseitig vorhandenen Zahnreihenreste ergeben, wenn erstens dafür gesorgt wird, daß die Prothese mit schmalem Saum an der palatinalen Fläche der noch vorhandenen Zahnreihenglieder anliegt, und außerdem die Klammern möglichst weich sind und nur eine Elastizitätsgröße besitzen, wie sie gerade noch zum Festhalten der Prothese im Ruhezustand nötig ist. Am besten werden in diesen Fällen keine Klammern verwendet. Wenn jede Klammerbefestigung fortgelassen wird, so ist die Ausschaltung der transversal oder sagittal die noch vorhandenen natürlichen Zähne belastenden Kaukräfte am sichersten, wie die angestellten Überlegungen es dargetan haben. Eine Versteifung beider Zähne findet aber auch dann statt, wie Abb. 111 leicht erkennen läßt, da zwischen ihnen ein Prothesenabschnitt liegt. Die so erreichte Versteifung erlaubt nur noch ein Ausweichen nach buccal.

Ich möchte hier auch noch auf eine ebenfalls in bezug auf die Anlage von Plattenbrückenprothesen irrige Auffassung hinweisen. Rumpel schreibt, daß er es für einen besonderen Vorteil hält, wenn die zur Verankerung benutzten Zähne entkront oder ziemlich stark entkront werden, so daß sie das Zahnfleischniveau nur etwa wie Richmondkronenstümpfe überragen. Über diese Stümpfe läßt er dann die der Verankerung der Prothese dienenden Hülsen usw. greifen. Er schreibt dazu: „Durch die Entkronung wird weiterhin bewirkt, daß die schädlichen Komponenten ... an einem zur Wurzellänge im Knochen verhältnismäßig kurzen Hebelarm angreifen.“

Wenn aber die über die Zahnstümpfe gesetzten Hülsen diese wirklich fest umgreifen (und sonst haben sie keinen Zweck, oder es müßte der Grad der

Festigkeit beschrieben werden, mit dem sie die mit Kappen versehenen Stümpfe umgreifen müssen, um einerseits die Plattenbrückenprothese noch genügend verankern zu können, andererseits aber den Zahnstumpf nicht über ein ebenfalls zu beschreibendes Maß hinaus zu belasten), dann ist es für die Belastung des Zahnstumpfes ganz gleichgültig, ob sie wenig oder viel über das Zahnfleischniveau hinausragen. Solange die Hülsen die Zahnstümpfe umgreifen und nicht abgleiten, werden die Zahnstümpfe von den die Prothese angreifenden Kräften belastet. Wenn aber die Hülsen von den Zahnstümpfen abgleiten, dann ist damit die Plattenbrückenprothese aus der ihr zukommenden Lage herausgehebelt und überhaupt unbrauchbar geworden.

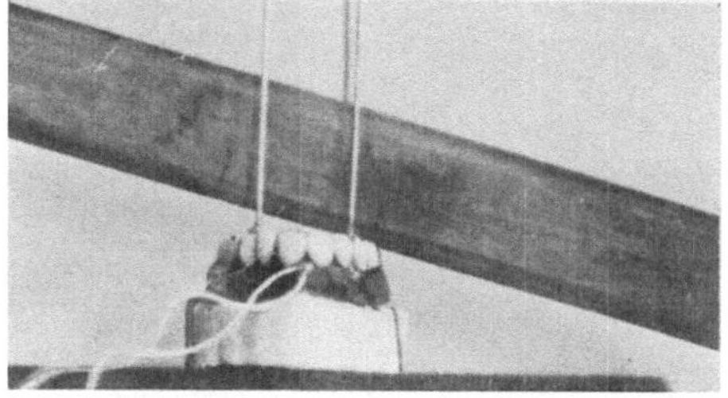

Abb. 120. Dieselbe Belastung wie in Abb. 121 und 122 und ihre Wirkung auf eine mit Klammern verankerte Plattenprothese ohne voraufgegangene Schienung der Eckzähne.

Hierher gehört auch die Erinnerung daran, daß man bei der Verwendung von Plattenbrückenprothesen stets daran zu denken hat, daß durch die bei ihrer Konstruktion benutzte Reiterverankerung der Absicht der Prothese, sich der von ihr belasteten Schleimhautfläche entgegenzusenken, Widerstand geleistet wird. Tritt dieser Widerstand nach dem Einsetzen der Prothese zu früh auf, so wird sehr bald der im andern Falle erst nach und nach eintretende Zustand entstehen, daß zwischen der von der Prothese bedeckten Schleimhautfläche und der Prothesenbasis ein Raum klafft. Wird durch Unterfütterungen dieser Teile der Prothesenbasis nicht dafür gesorgt, daß der genannte Hohlraum beseitigt wird, so liegt erstens die gesamte die Prothese treffende Belastung nur noch auf den zur Verankerung benutzten Zähnen, die Prothese ist zu einer abnehmbaren Brücke geworden, zweitens können die hohlliegenden Prothesenteile unter der Last der sie treffenden Kaukräfte leicht brechen, und drittens belästigen die Hohlräume zwischen Prothesenbasis und Schleimhaut den Patienten besonders beim Essen dadurch, daß sich Nahrungsreste dahineinschieben können, die zu unangenehmen Gärungsvorgängen führen, wenn

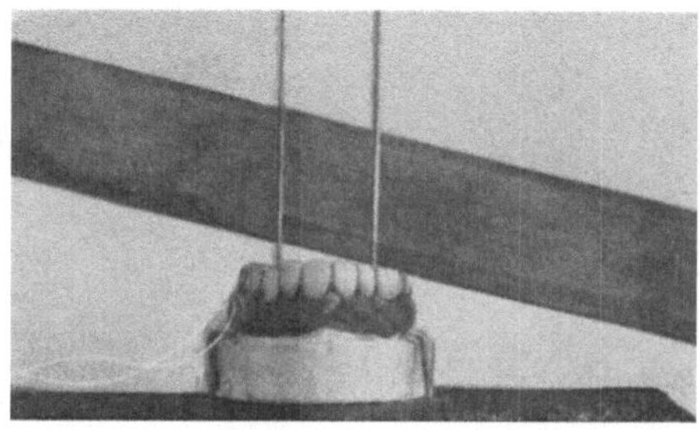

Abb. 121. Wirkung derselben Belastung im Seitenzahnbereich wie in Abb. 120 und 122 auf die von Wustrow angegebene Plattenprothese nach vorheriger Schienung der beiden noch vorhandenen Eckzähne (s. Abb. 129 und 130).

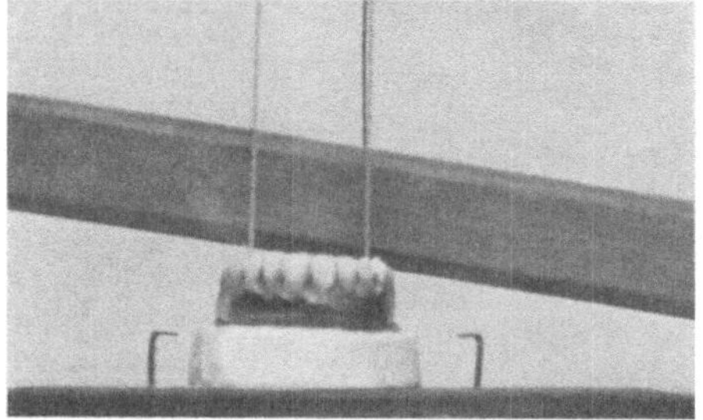

Abb. 122. Wirkung einer Belastung wie in Abb. 120 und 121 im Seitenzahnbereich auf die von Kiefer angegebene Plattenbrückenprothese bei noch vorhandenen 3|3.

nicht für rechtzeitige Säuberung gesorgt werden kann. Auf die Notwendigkeit der Unterfütterung der Plattenbrückenprothese hat Riechelmann früher schon zur Genüge hingewiesen.

Kiefer versucht darzutun, ob und aus welchen Gründen dann, wenn nur noch die beiden Eckzähne in einem Oberkiefer vorhanden sind, die Anwendung einer Plattenbrückenprothese in Frage kommen kann. Er bemüht sich nachzuweisen, daß durch die starre Verbindung der beiden Eckzähne miteinander mittels eines Steges und einer diesem Steg aufliegenden und ihn umklammernden Plattenprothese eine Erhöhung der Leistungsfähigkeit der Plattenprothese und der Eckzähne erreicht wird.

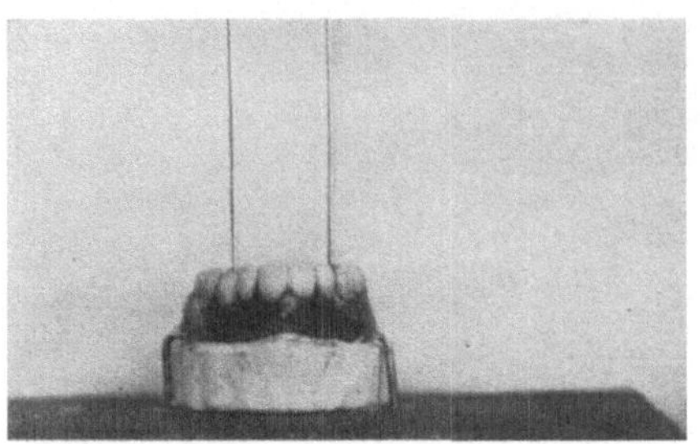

Abb. 123. Dieselbe Belastung wie in Abb. 124 und 125 und ihre Wirkung auf eine mit Klammern verankerte Plattenprothese ohne voraufgegangene Schienung der Eckzähne.

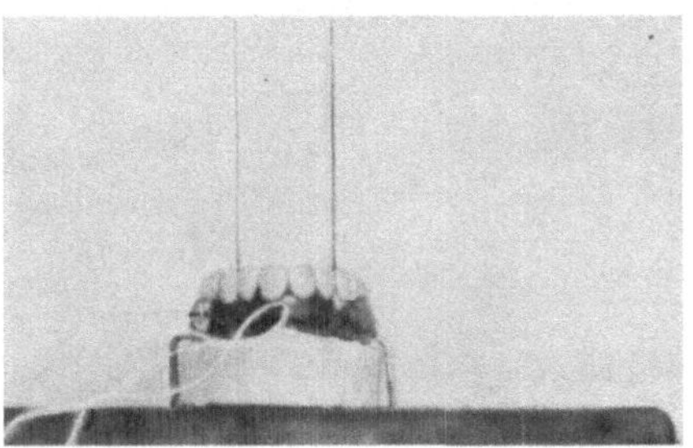

Abb. 124. Wirkung derselben rein seitlichen Belastung wie in Abb. 123 und 125 auf die von Wustrow angegebene Plattenprothese nach vorheriger Schienung der beiden Eckzähne (s. Abb. 129 und 130).

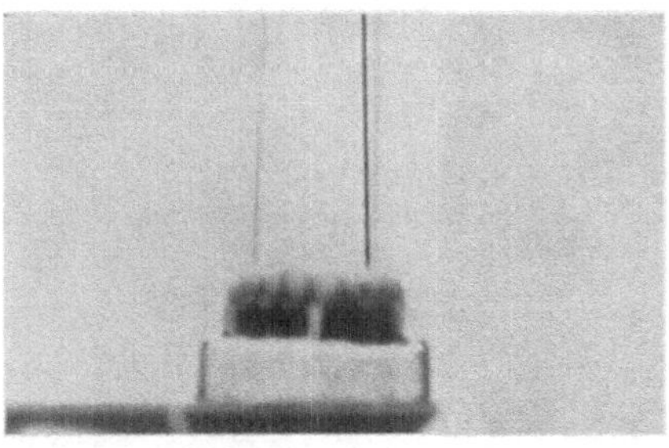

Abb. 125. Wirkung einer rein seitlichen Belastung wie in Abb. 123 und 124 auf die von Kiefer angegebene Plattenbrückenprothese bei noch vorhandenen 3|3.

Allgemein gültige Gesetze ergeben sich nur aus der sorgfältigen Betrachtung einzelner Fälle. Daher soll ebenso wie es oben für die von Schröder und Rumpel mitgeteilten konkreten Fälle geschehen ist, auch für den von Kiefer beschriebenen Fall nachgeprüft werden, wie es dort um die behauptete Ausschaltung der sagittalen und transversalen Kaukräfte steht. Zu diesem Zwecke ist ein Oberkiefermodell hergestellt worden aus Weichgummi, so wie ich es oben beschrieben habe. Das Modell trägt, wie Kiefer angegeben hat, jederseits nur einen Eckzahn, dessen Wurzel in je einer mit Weichgummi austapezierten Alveole steckt. Diese Wurzeln wurden, so wie es Kiefer angegeben hat, miteinander starr verbunden und danach eine den Ausführungen Kiefers entsprechende Prothese hergestellt. Die Plattenprothese umgriff mit zwei in ihr befestigten offenen Kanülen, so wie es Kiefer vorgeschrieben hat, den zwischen den beiden Eckzähnen verlaufenden Steg. Durch Ausfräsung des jederseits der Kanülenflächen gelegenen Kautschuks wurde diesen offenen Kanülen eine freie Betätigung der ihnen innewohnenden Elastizität ermöglicht.

Um ein möglichst geringes Kippmoment zu erhalten, ist zur Nachprüfung der von Kiefer angegebenen Prothese ein Modell gewählt worden, bei dem es möglich war, den Steg zwischen den beiden Eckzähnen gerade zu gestalten.

Es soll hier nicht vergessen werden darauf hinzuweisen, so wie es auch Kiefer schon getan hat, daß in den allermeisten Fällen eine geradlinige Verbindung der beiden Eckzähne miteinander nicht möglich sein dürfte.

Eine derartig hergestellte Prothese, wurde nun unter verschieden gerichtete Belastung gestellt. In Abb. 117 ist die Prothese in ihrem Frontabschnitt belastet. Es ist ein Hebel über die Frontzähne gelegt. An dem einen Ende dieses Hebels hängt ein Gewicht von 1 kg, während das andere Hebelende in seiner

Höhenlage festgestellt ist. Die Feststellung des Hebels erfolgt in 18,5 cm Abstand vom Hebelunterstützungspunkte, das Gewicht hängt 66 cm entfernt vom Hypomochlium. Daraus ergibt sich ohne weiteres die Belastungsgröße der Prothese. Für alle im folgenden miteinander verglichenen Belastungswirkungen sind dieselben Kraftarten und -größen gewählt.

Um die Wirkung dieser Belastung zeigen zu können, die etwa so wie ein Abbißvorgang gedacht ist, ist die Achse der beiden zu betrachtenden Eckzähne durch je einen vertikal aufwärts gerichteten Draht markiert. Das Versuchsmodell ist so aufgestellt, daß sich im Ruhezustand rechter und linker Stab decken und auch zugleich beide sich mit einer auf dem Hintergrunde gezeichneten Senkrechten in Deckung befinden.

Sobald der frontale Abschnitt der künstlichen Zahnreihen belastet wird, weichen die beiden, die Eckzahnachsen markierenden Stäbe nach vorn ab. Sie stehen nicht mehr in Deckung mit der Senkrechten auf dem Hintergrunde. In Abb. 117 und 119 erkennt man diesen Ausschlag sehr deutlich.

Derselbe Versuch wurde in bezug auf eine Belastung der Seitenteile der künstlichen Zahnreihen angestellt. Abb. 120 bis 122 zeigt ihn. Bei ihm ist jedoch nur eine der Eckzahnachsen mit der Senkrechten auf dem Hintergrunde in Deckung gebracht worden. Sobald die seitliche Belastung stattfindet, schlägt der im rechten Eckzahne stehende vertikal gerichtete Stab deutlich nach der belasteten Seite hin aus.

Der Vollständigkeit halber wurde dieselbe Prothese bei gleicher Versuchsanordnung noch während rein transversaler und sagittaler Belastung nachgeprüft. Abb. 123—125 zeigt das Ergebnis einer Belastung der Prothese in rein seitlicher Richtung mit einem Zuge von 2 kg. Der Ausschlag des im rechten Eckzahne steckenden vertikal gerichteten Stabes ist deutlich erkennbar, genau so wie in Abb. 126—128 ein Ausschlag der

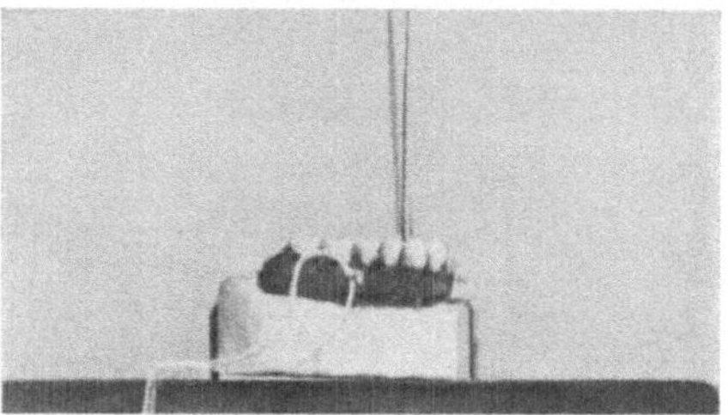

Abb. 126. Dieselbe Belastung wie in Abb. 127 und 128 und ihre Wirkung auf eine mit Klammern verankerte Plattenprothese ohne voraufgegangene Schienung der Eckzähne.

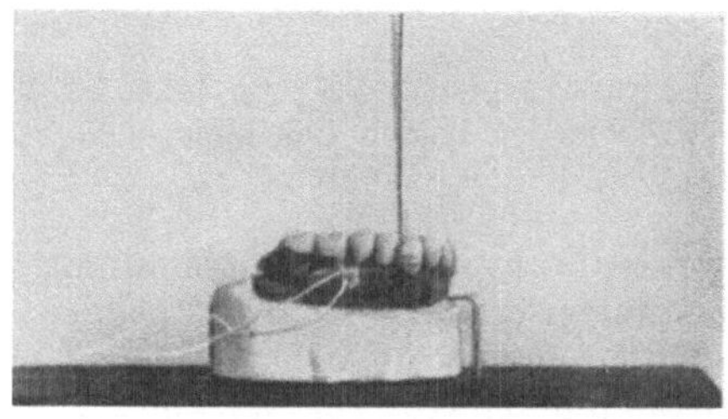

Abb. 127. Wirkung derselben rein sagittalen Belastung wie in Abb. 126 und 128 auf die von Wustrow angegebene Plattenprothese nach vorheriger Schienung der beiden Eckzähne (s. Abb. 129 und 130).

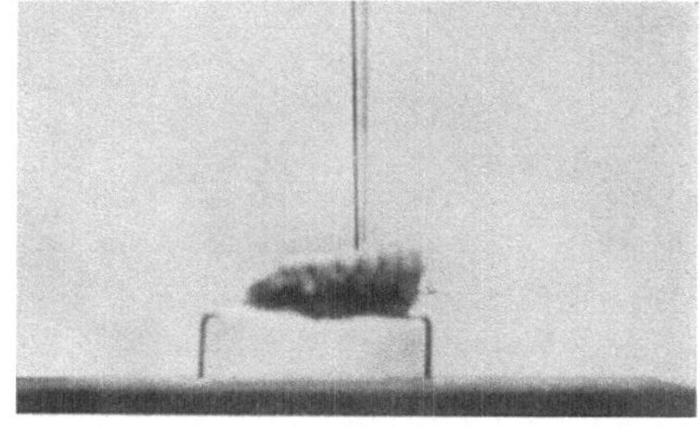

Abb. 128. Wirkung einer rein sagittalen Belastung wie in Abb. 126 und 127 auf die von Kiefer angegebene Plattenbrückenprothese.

beiden während des Ruhezustandes wieder wie im ersten Versuche miteinander und zugleich mit der Senkrechten auf dem Hintergrunde in Deckung gebrachten Eckzahnachsen wahrzunehmen ist, wenn eine sagittale Zugbelastung von 2 kg erfolgt.

Aus diesen Versuchsergebnissen geht hervor, daß von einem Ausschalten der Wirkung transversal und sagittal gerichteter Kräfte auf die von Kiefer nach den Angaben Schröders und Rumpels hergestellte Plattenbrückenprothese nicht die Rede sein kann.

Bei genau derselben Anordnung zeigte eine Versuchsreihe (s. Abb. 117, 120, 123 und 126) über das Abweichen zweier nicht miteinander versteifter Eckzähne in demselben Oberkiefer, die in der gewöhnlichen Art von zwei in der Prothese befestigten Klammern umgriffen wurden, daß solche Eckzähne zum Teil weniger starke Schwingungen bei der Belastung der Prothese ausführten, wie sie soeben in den Abb. 119, 122, 125 und 128 gezeigt werden konnten.

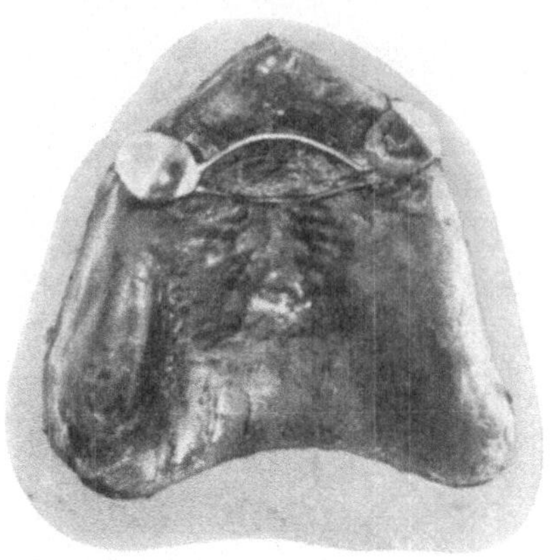

Abb. 129. Schienung der noch vorhandenen beiden Eckzähne nach Wustrow.

Um Mißverständnissen vorzubeugen, möchte ich hier nochmals kurz auf einen Vorwurf eingehen, der in bezug auf die genannten Versuchsreihen gemacht worden ist. Man hat geglaubt, darauf aufmerksam machen zu müssen, daß der Gips des Modells kein Knochen und der Weichgummi keine Schleimhaut und auch kein Periodontium seien. Man darf wohl annehmen, daß auch dem Experimentator diese Tatsachen bekannt gewesen sind.

Es sollten mit diesen Versuchsreihen ja auch keine Veränderungen dargestellt werden, wie sie etwa Schleimhaut, Wurzelhaut und Knochen infolge von Belastungen erleiden können, sondern diese Versuche sollten nur klar machen, ob und inwieweit bei den einzelnen Fällen vertikal, transversal und sagittal gerichtete Kräfte zur Wirkung gelangen können.

Man kann trotz der genannten Versuche und ihrer Ergebnisse zwar auch heute noch behaupten, daß die in den Versuchen nachgeprüften Plattenbrückenprothesen den betreffenden Patienten über Jahre hindurch volle Dienste geleistet hätten, man kann aber nicht mehr behaupten, daß bei ihrer Verwendung Kippmomente auf die noch im Kiefer vorhandenen Zahnreihenreste ausgeschaltet worden wären. Ja, man kann nicht einmal mehr behaupten, daß diese Kippmomente geringer wären als bei Verwendung gewöhnlicher, mit Klammern befestigter Prothesen, worüber ein Vergleich der in den Abb. 119, 122, 125 und 128 dargestellten Belastungswirkungen auf die von Kiefer angegebene Plattenbrückenprothese mit der in den Abb. 117, 120, 123 und 126 dargestellten Belastungswirkung an einer gewöhnlichen, mit

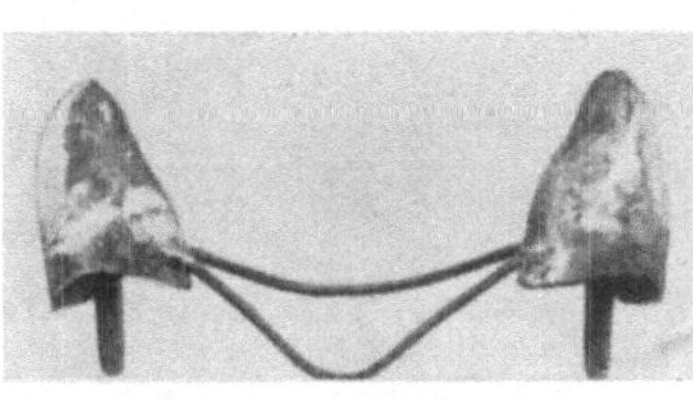

Abb. 130. Schienung der beiden noch vorhandenen Eckzähne nach Wustrow.

Klammern um die beiden noch vorhandenen Eckzähne verankerten Plattenprothese Auskunft gibt. In einer solchen Klärung liegt meines Erachtens der Vorteil der oben beschriebenen Versuche.

Nach all diesen Ergebnissen mußte es wohl als naheliegend erscheinen. wenn die Frage auftauchte, ob nicht vielleicht eine Schienung noch vorhandener Zahnreihenreste unter sich einen Vorteil für diese bringen könnte, wenn die anzufertigende Plattenprothese in keiner Weise der Schienung auflag, wenn sie also nicht als Plattenbrückenprothese, sondern nach vollzogener Schienung der vorhandenen Zahnreihenreste als Plattenprothese hergestellt würde, wenn sie also unter allen Umständen das vermied, was ein Vorteil der Plattenbrückenprothese („gestützten Prothesen") sein sollte.

Um eine Vergleichsprüfung vornehmen zu können, wurden die beiden Eckzähne in demselben Bezahnungsfall, der den oben geschilderten Versuchen als Grundlage gedient hat, miteinander in der Art verbunden, wie es Abb. 129 erkennen läßt. Auf die im Kiefer vorhandenen Eckzahnwurzeln wurden Ring-Deckel-Stiftkronen gesetzt, die durch zwei bogenförmig gegeneinander verlaufende elastische Drähte verbunden waren, so wie es Abb. 129 und 130 zeigt. Über dieses Modell wurde mittels der Tropfmethode eine Plattenprothese angefertigt, die die beiden noch vorhandenen Eckzähne mit Klammern umgriff und zugleich so gestaltet war, daß ihre Basisfläche in keiner Weise den die beiden Eckzähne miteinander verbindenden, über den Gaumen hinweg geführten elastischen Drähten auflag. An dieser Stelle lagert die Prothese hohl. Die Belastung einer solchen Prothese in Front- und Seitenteilen und ihre Wirkung ist in den Abb. 118 121, 124 und 127 dargestellt. Die Versuchsanordnung ist genau so wie die in den Abb. 117, 119, 120, 122, 123, 125, 126 und 128. Vergleicht man die Winkel der Ausschläge der Vertikalachsen, so ergibt sich für diese zuletzt beschriebene Prothese ein deutlich geringerer Ausschlag als für die anderen Prothesen. Diese Verringerung der Kippmomente bei der zuletzt beschriebenen Plattenprothese zeigen auch die Abbildungen, in denen die Wirkung einer rein seitlich und sagittal gerichteten Zugbelastung auf die Prothese dargestellt ist. Aus diesen Versuchen ergibt sich, daß die von mir konstruierte Prothese gegenüber der einfachen Plattenprothese und der von Kiefer angegebenen bedeutende Vorteile voraus hat.

So ergibt sich zwanglos, daß zwar eine Schienung zweier noch vorhandener Eckzähne günstig wirken kann, aber nur dann, wenn die für einen solchen Kiefer angefertigte Plattenprothese die Schienenteile in keiner Weise berührt, ihnen also vor allen Dingen nicht aufliegt.

Das, was diese Versuche ergeben haben, dürfte auch für andere Bezahnungen zutreffen, und so zeigt sich der Vorteil solcher Versuche, wie sie oben angegeben worden sind, deutlich darin, daß sie zu einer in der Prothetik neuen Erkenntnis führen konnten, die sich in folgender Form ausdrücken lassen dürfte: Eine Vergrößerung der Leistungstüchtigkeit von Zahnreihenresten kann durch ihre Schienung untereinander erreicht werden, es dürfen jedoch die für solche Kiefer hergestellten Plattenprothesen den Schienenteilen zwischen den einzelnen Zahnreihengliedern in keiner Weise aufliegen oder sie etwa gar als verankerndes Fundament benutzen.

C. Adhäsions- und Saugvorrichtungen.

Neben diesen Befestigungsmitteln wird als Verankerung von Teilprothesen besonders im Oberkiefer gewöhnlich die Adhäsion zwischen der Plattenfläche und der Schleimhaut benutzt, die, wie oben auseinandergesetzt ist, durch die Mundfeuchtigkeit, die die Schleimhaut bedeckt, vermittelt wird. Die Art der Wirkung der Adhäsionskraft ist durch Abb. 82, 83 und 84 veranschaulicht. Aus ihnen geht hervor, daß die adhäsive Kraft umso größer sein wird, je genauer die Prothesenfläche der Schleimhautoberfläche anliegt.

Ein anderes Moment, das über den Sitz der Prothese entscheidet, ist die Saugkraft. Sie wird bestimmt durch die Genauigkeit des Abschlusses der Plattenränder. Die Abb. 131 und 132 veranschaulichen das. Abb. 131 zeigt in I einen Hohlzylinder, der einem Vollzylinder genau anliegt. Wird an den Hohlzylinder ein Gewicht gehängt, so wird der Raum zwischen Hohlzylinderboden und Grundfläche des Vollzylinders luftverdünnt. Da nun die Seitenwände

des Hohlzylinders den Wänden des Vollzylinders innig anliegen, so kann
nur schwer Luft zwischen Hohlzylinder und Vollzylinder eindringen. Dadurch
bedarf es einer größeren Kraft, den Hohlzylinder im Fall I vom Vollzylinder
abzuziehen, als im Fall II, wo die Seitenwände des Hohlzylinders denen des
Vollzylinders nicht genau anliegen, oder als im Fall III, wo die eine Seitenwand des Hohlzylinders fehlt. Daraus folgt, daß man bestrebt sein muß, die

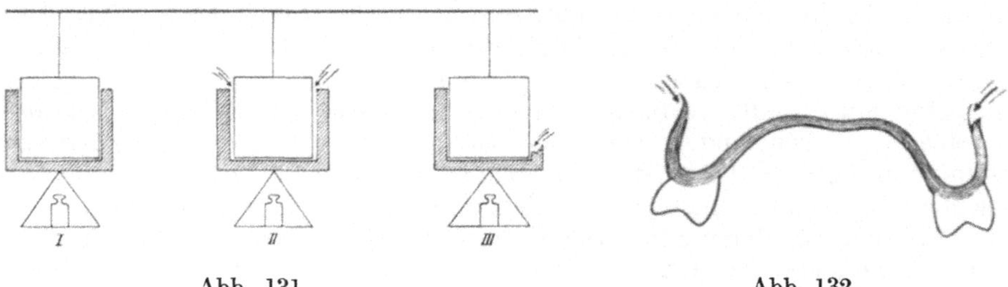

Abb. 131.   Abb. 132.

Plattenprothesenränder möglichst hoch den Alveolarfortsatz hinauf in die Nähe
der Umschlagsfalte zu verlegen. Dabei ist darauf zu achten, daß aus den früher
genannten Gründen der Plattenrand den Muskelansätzen nicht zu nahe kommt.
Abb. 132 zeigt einen Frontalschnitt durch eine Plattenprothese, die an der linken
Seite einen einwandfreien Anschluß ihres Randes an die Schleimhaut des Alveolarfortsatzes zeigt, während rechtsseitig der Anschluß mangelhaft ist. Es erhellt
ein Vergleich mit der Abb. 131 ohne weiteres, daß eine solche Prothese weniger
stark befestigt ist, als wenn auf beiden Seiten rings um den Alveolarfortsatz
herum ein genauer Anschluß des Randes der Plattenprothese an die Schleimhaut erreicht ist. Die Bedeutung des Bewegungsabdruckes, über den ein anderes
Kapitel dieses Buches berichtet, geht hieraus wohl fraglos hervor.

Eine andere Stelle, die bei der Anlage von Adhäsionsprothesen besondere
Aufmerksamkeit erfordert, ist die Raphe. Sie ist oftmals von sehr straffer

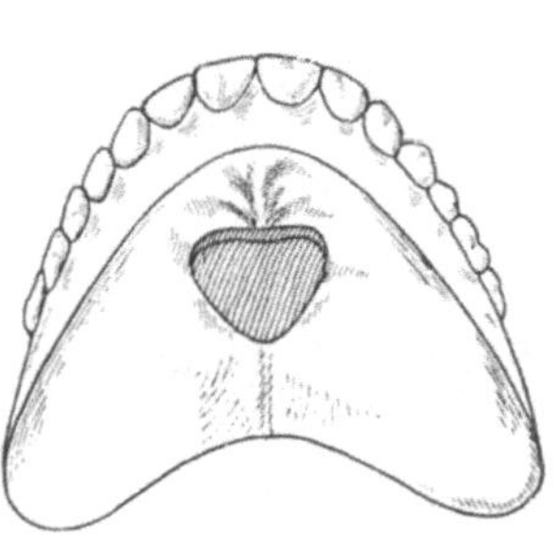
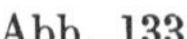

Abb. 133.

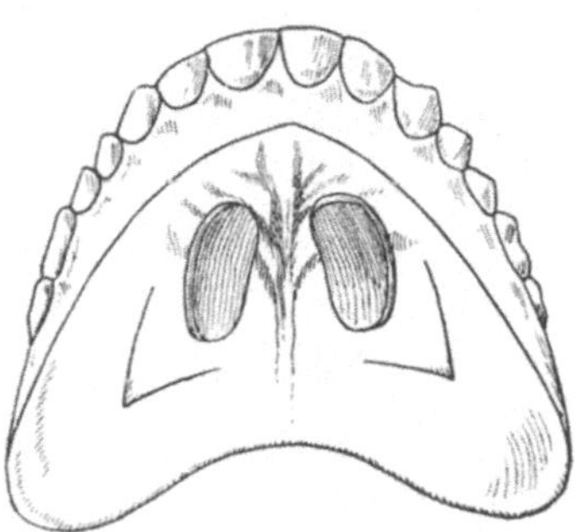

Abb. 134.

Schleimhaut überzogen. Dadurch besteht für die Prothesenbasis die Gefahr,
daß sie an dieser Stelle bei Belastung früher einen Widerstand findet, als
seitlich der Raphe in den dicken Schleimhautgegenden. Sie reitet auf der
Raphe. Damit diese Gefahr umgangen wird, wird nach Haskell das Gipsmodell, ehe die Basisfläche hergestellt wird, beiderseits der Raphe je nach der mit
der Fingerkuppe zu palpierenden Schleimhautdicke im Einzelfall mehr oder
weniger stark radiert. Oder es wird auf die Raphe ein Zinnstreifen gelegt, der
nach der Vulkanisation von der Prothese entfernt wird.

Die von manchen Praktikern geübte Methode, das Gipsmodell rings herum dort, wo der Plattenrand zu liegen kommt, zu radieren, wodurch der Rand der Prothese sich fest in die Schleimhautbedeckung der Alveolarfortsätze hineindrückt, kann umgangen werden, wenn man einwandfreie Abdrücke anfertigt. Das Verfahren, kurz vor dem hinteren Rande der Gaumenplatte beiderseits der Raphe bis fast hinauf zum Alveolarkamm einen linienhaften Einschnitt von etwa 0,3 mm ins Gipsmodell zu machen und die Rugae, bevor die Basisfläche in Wachs geformt wird, zu verstärken, leitet zur Anwendung von Saugekammern über, die auf der Luftdruckwirkung beruhen.

Über die Wirkung des Luftdruckes ist an Hand von Abb. 85 gesprochen worden. Man muß demnach, damit der Luftdruck als Befestigungsmittel von Plattenprothesen benutzt werden kann, Aussparungen in der Platte anbringen, sog. Saugekammern.

Ehe auf die einzelnen Saugkammern an Plattenprothesen eingegangen wird, muß betont werden, daß man solche in den allerwenigsten Fällen nötig hat und gewöhnlich sehr gut mit Adhäsionsprothesen auskommt. Dies hängt allerdings neben der Art der Schleimhautbeschaffenheit sehr von der Güte des Abdrucks ab.

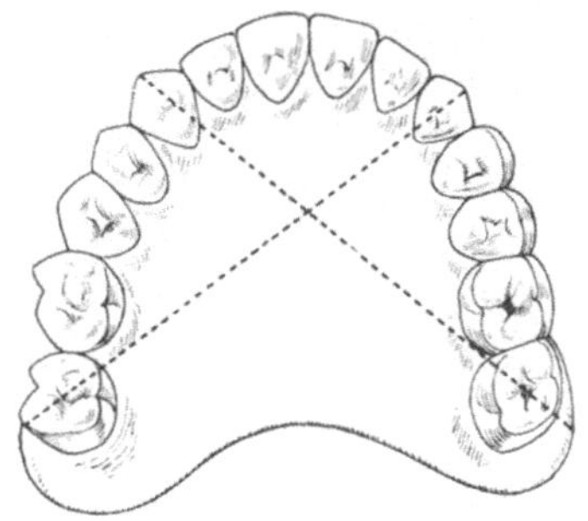

Abb. 135.

Jede Art der uns zur Verfügung stehenden Saugekammern reizt die Stelle der Mundschleimhaut, der sie anliegt. Die Form und Gestalt der gegenwärtig benutzten Saugekammern ist entweder die eines Herzens oder einer Niere. Wählt man die letztere, so wird jederseits der Raphe eine solche Kammer angelegt. In Abb. 133 ist eine herzförmige, in Abb. 134 eine nierenförmige Saugekammeranlage gezeigt.

Die Saugekammern sollen möglichst im Schwerpunkt der Prothese liegen. Es ist verständlich, daß eine im Schwerpunkt aufgehängte Prothese sicherer sitzt, als wenn sie an einer anderen Stelle aufgehängt ist, da so ihrem Eigengewicht am günstigsten entgegengewirkt wird. Saugekammern werden fast ausschließlich für obere Plattenprothesen angewandt, da untere Prothesen eine viel

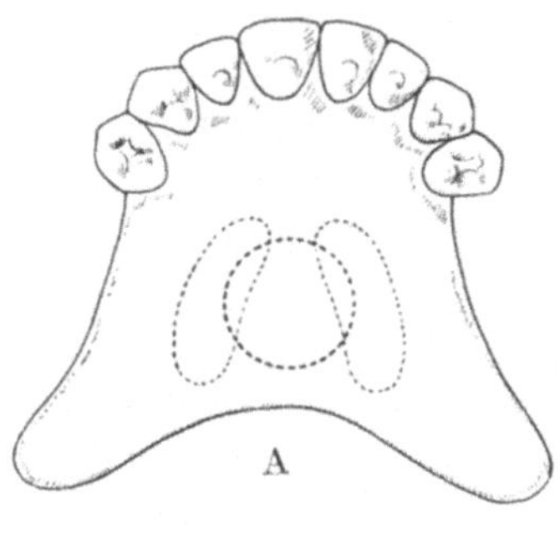

A

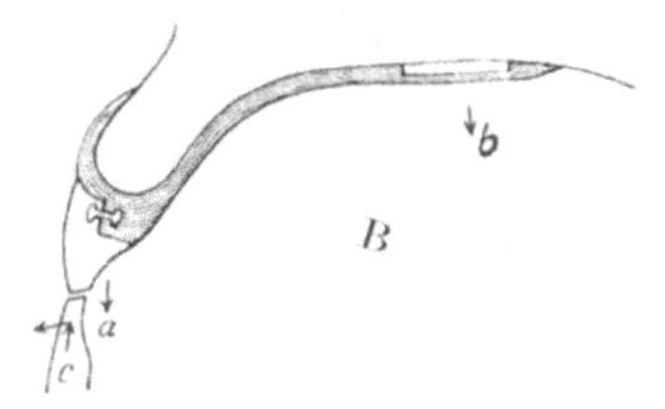

B

Abb. 136.

zu geringe Schleimhautfläche berühren, um das Anbringen von Saugekammern im allgemeinen zu gestatten. Die Ermittlung des Schwerpunktes einer oberen Plattenprothese wird in der Praxis gewöhnlich so vorgenommen, wie es Abb. 135 zeigt. Man verbindet am Gipsmodell die Eckzahnspitzen jeder Seite mit der distalen Kante des 2. Molaren. Der Schnittpunkt beider Linien gibt angenähert die Lage des Schwerpunktes an. Hat man diese Stelle am Gipsmodell ermittelt, so legt man die herzförmige Saugekammer so an, daß ihr Mittelpunkt mit dem Schwerpunkt zusammenfällt. Die nierenförmigen Saugekammern werden so angelegt, daß die Verbindende ihrer Mittelpunkte durch den Schwerpunkt der Plattenprothese hindurchgeht.

Es kann jedoch der Fall eintreten, daß die Saugekammern besser als im Schwerpunkt der Prothese zwar zur Raphe symmetrisch angeordnet, aber dicht vor dem dorsalen Rande der Prothese liegen müssen [1]. Diese dorsalwärts vom Schwerpunkt angelegten Saugekammern sind besonders da angebracht, wo aus irgendwelchen Gründen (z. B. bei Immediatprothesen) hauptsächlich die Frontzähne, gegebenenfalls mit Einschluß der ersten Prämolaren durch die Kaukräfte belastet werden, und der Alveolarfortsatz des Zwischenkiefers labialwärts weit vorragt, so daß, infolge der dadurch entstehenden, unter sich gehenden Stellen, eine gute Verankerung für die labial über den Alveolarfortsatz fassende Prothesenfläche gegeben ist. In solchem Falle, wie ihn Abb. 136 zeigt, wirkt die dorsalwärts liegende Saugkammer und die frontal über den Alveolarfortsatz reichende Prothesenfläche im Sinne der Pfeile a, b, in B der Abb. 136.

Abb. 136 B zeigt, wie bei richtiger Aufstellung der künstlichen Zähne die Belastung c durch b in den durch sie etwa ausgelösten Kippmomenten kompensiert werden kann.

Wägt man die Vorteile der nierenförmigen Saugkammern gegenüber denen der herzförmigen ab, so muß bedacht werden, daß der Rand der herzförmigen Saugkammer über die straffe Schleimhaut der Raphe hinüberläuft. Hier sind Stellen, wo der Abschluß zwischen Saugkammerraum und Schleimhaut nicht so sicher vor dem Einströmen atmosphärischer Luft ist, wie dort, wo bei Verwendung nierenförmiger Sauger der Saugkammerrand an der dicken, elastischen Schleimhaut zu beiden Seiten der Raphe liegt (Abb. 134). Dazu kommt, daß der Umfang dieser Kammern größer ist als der der herzförmigen Kammer. Die Saugkraft dieser Kammer dürfte also wohl größer und sicherer sein als die der herzförmigen.

Die Saugkammern stellt man so her, daß man auf die Gaumenfläche der Gipsmodelle herzförmige oder nierenförmige Blei- oder Zinnplättchen von etwa 0,5—1 mm Dicke legt. Um diese der Oberfläche des Gaumens am Gipsmodell gut adaptierte Saugkammerschablone wird Wachs geschichtet, so daß bereits in der in Wachs geformten Grundfläche der Plattenprothese die Schablonen aus Blei und Zinn so liegen, wie sie später in der vulkanisierten Kautschukprothese liegen sollen. Dadurch, daß man sie aus der vulkanisierten Prothese herausnimmt, erhält man die Aussparung an der der Gaumenfläche zugekehrten Plattenseite. Die Ränder dieser Hohlräume in der Kautschukplatte dürfen nicht zu scharf sein, weil sonst die in die Hohlform hineingesaugte Gaumenschleimhaut leicht verletzt wird. Die Luftverdünnung dieser Kammern und damit ihre Saugwirkung wird durch eine schnalzende Zungenbewegung nach dem Einsetzen der Prothese in die Mundhöhle erreicht. Ehe die Wachsbasisfläche hergestellt wird, werden in die Gipsfläche des Gaumens etwa 1—2 cm vor der dorsalen Grenze der Prothesenfläche beiderseits der Raphe von ihr zum Alveolarfortsatz hin und nach vorn zu linienhafte, etwa 0,25 mm tiefe Einschnitte gemacht, so daß sie einen Winkel bilden, zwischen dessen Schenkeln die Saugkammern liegen (Abb. 134). Man erwartet von diesen Grenzlinien, daß sie sich ganz besonders gut in die weiche Schleimhaut einlagern und deshalb selbst bei kleinen Bewegungen der Prothese, wie sie beim Kauen unvermeidlich sind, einen guten Abschluß des zwischen ihnen liegenden Raumes nach außen hin bedingen und damit die Wirkung der Saugkammern erhöhen. Es muß, wenn diese Rinnen angelegt werden, darauf geachtet werden, daß sie nur über den Stellen verlaufen, wo eine dicke Schleimhaut liegt, in die sie sich einbetten können.

Einige Praktiker, so z. B. Birgfeld-Hamburg gehen in der Art vor, daß sie schon auf der Gaumenfläche des Abdrucks die Saugkammern ausschneiden

---

[1] Reinmöller hat darauf schon früher in Diskussionen hingewiesen.

und durch Einkratzen mit einer Nadel die geschilderten Saugrinnen anlegen. Auf dem Gipsmodell zeigen sich diese Saugvorrichtungen als Hervorragungen. Die darauf vulkanisierte Kautschukplatte zeigt, wenn nicht irgendwie Teile der feinen Gipsleisten oder der Saugkammerränder am Gipsmodell zerstört worden sind, die Saugkammern und Saugleisten so wieder, wie sie auf dem Abdruck angelegt worden sind. Die Möglichkeit der Zerstörung der feinen Saugleisten und der Ränder der Saugkammern auf dem Gipsmodell scheint jedoch ziemlich groß zu sein, daher ist dieser Weg wohl nur für außerordentlich Geübte gangbar.

Bei der Umschau in der uns umgebenden Natur erkannte man, daß sich dort, wo eine besonders hohe Saugwirkung erzielt werden soll, ein System von Saugkammern, eine Anzahl mehr oder weniger reihenmäßig aufgebauter Saugnäpfe findet. Dazu lieferten sowohl Fauna als auch Flora zahlreiche Beispiele. So kam Passehl 1892 auf die Konstruktion der Perlsaugkammern. Diese Perlsaugerschablonen bestehen aus Zinn- oder Bleiplättchen, in die hinein halbrunde Grübchen von etwa 3 mm Durchmesser gestanzt sind. Verwendet man diese Schablonen, so erhält man zwar auf der der Schleimhaut zugekehrten Plattenoberfläche ein System nebeneinanderliegender napfförmiger Hohlräume. Leider hat sich aber die an diese Perlsauger geknüpfte Erwartung nicht erfüllt. Man hatte bei der Konstruktion dieser Perlsauger übersehen, daß man zwar mit ihnen, wie das auch aus Abb. 85 und ihrer Besprechung hervorgeht, sehr hohe Saugwirkung ausüben kann, daß aber diese hohe Saugwirkung sehr leicht in der Schleimhaut Hyperämie hervorruft, die entweder zur Entzündung führt oder zur Wucherung, zur Hyperplasie. Die Perlsauger verursachen gewöhnlich Hyperämie und Hypertrophie der Schleimhaut. Sie füllt sehr bald die Perlsaugkammer aus, womit die Saugfähigkeit aufgehoben ist.

Solange die Abdruckmethoden mehr oder weniger unzulängliche gewesen sind, hat man geglaubt, durch Erhöhung der Saugkraft den oberen Plattenprothesen eine sicherere Verankerung geben zu können. Man hat sich daher nicht mit den schon angegebenen einfachen Saugkammern begnügt, sondern hat ihnen Formen gegeben, die eine höhere Saugkraft zu entfalten vermochten. Alle diese zahlreichen Umkonstruktionen der Saugkammer gehören heute nur noch der Geschichte an. Einige der bemerkenswertesten sollen hier kurz genannt werden.

Da man beobachtete, daß die über der Saugkammer gelegene Schleimhaut allmählich in die Kammer hineinwucherte und so die Kammer ihres Wertes als Saugraum beraubte, so hat man die Saugkammer mit einem durchlöcherten Deckel versehen. Man nahm an, daß dieser Deckel das Hineinwuchern der Schleimhaut in die Saugkammer hindern würde. Sehr bald aber mußte man wahrnehmen, daß sich in der so von dem durchlochten Deckel abgeschlossenen Saugkammer Schleim, Epithelien der Mundschleimhaut, Speisenreste, und andere leicht in Fäulnis übergehende Stoffe ansammelten, die infolge ihres Geruches das Tragen der Prothese zur Qual machten. Man richtete den Deckel deshalb abnehmbar und aufklappbar ein, indem man ihn mit einem Scharnier versah. Doch es zeigte sich sehr bald, daß die Gaumenschleimhaut auch vor diesem Hindernis keinen Halt machte. Sie entsandte nun mehr oder weniger lange fibromatöse Fäden durch die Löcher des Saugkammerdeckels hindurch in den Hohlraum der Saugkammer. Dadurch, daß sich diese fibromatösen Fäden beim Einsetzen der Plattenprothese sehr leicht quer über den durchlochten Deckel legten, war die Saugkammerwirkung vernichtet.

In einem anderen Falle versuchte man mit Hilfe der Ventilsaugkammern eine kräftigere Befestigung zu erreichen, als es mit der einfachen Saugkammer in vielen Fällen möglich schien. Man gab durch Anbringen eines nach der

Mundhöhle zu sich öffnenden Ventiles die Möglichkeit, aus der Saugkammer nach der Mundhöhle hin die Luft abzusaugen. Das Ventil der Kammer schloß sich automatisch durch Federdruck. Gerade diese Konstruktion hat uns gezeigt, daß der Wirkung eines Saugraums als Aufhängemittel ganzer oberer Prothesen Grenzen gezogen sind. Übersteigt die Saugkraft diese Grenzen, die durch die Reagenzstärke der Mundschleimhaut auf die Saugkraft bestimmt sind, so wird in der über dem Sauger gelegenen Schleimhautschicht Hyperämie bis zum Grade der Entzündung mit all ihren Folgeerscheinungen bis zur Ulceration und Gangrän erzeugt. Man hat an den Stellen, wo zu stark wirkende Saugvorrichtungen die Prothese an der Schleimhaut des Mundes aufhängen sollten, Decubitalgeschwüre von recht erheblicher Ausdehnung beobachten können.

Eine andere Form von Saugersystemen, die sog. Gummisauger, bringen ebenfalls sehr leicht Reizungen der Gaumenschleimhaut hervor. Das Prinzip der Anlage eines solchen Gummisaugers skizziert der in Abb. 137 gezeigte Frontalschnitt einer mittels Gummisaugers an der Schleimhaut aufgehängten Plattenprothese. In einer Saugkammer ist ein Gumminäpfchen so angebracht, daß die Ränder desselben frei über dem Boden der Saugform liegen. Diese Ränder legen sich, wenn durch Schnalzbewegungen der Zunge der Saugraum luftverdünnt gemacht wird, der Schleimhautoberfläche innig an. Die Wirkung ist hier vollständig mit der in Abb. 85 gezeigten zu vergleichen. Da der Rand des Gumminäpfchens dehnbar

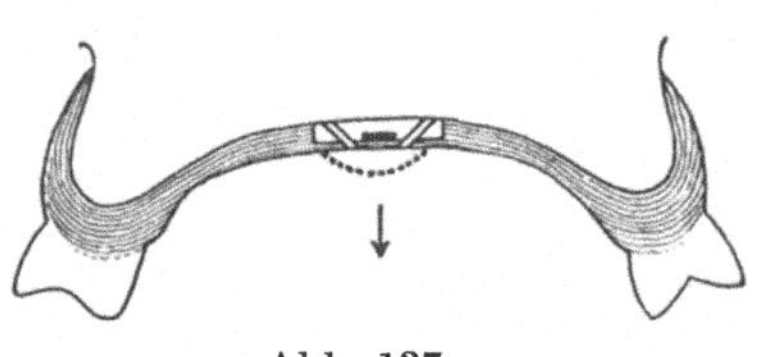

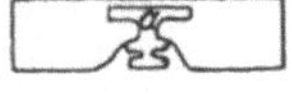

<table>
<tr><td>Abb. 137.</td><td>Abb. 138.</td></tr>
</table>

ist, so löst er sich aus seiner an der Schleimhaut angesaugten Stellung auch nicht bei leichten Bewegungen, die die Platte bei der Belastung ausführt.

Das sind gewiß Vorteile, wenn man die Tätigkeit des Saugers vom rein physikalischen Standpunkt betrachtet. Wir dürfen aber nie übersehen, daß wir nicht Ingenieure sind, die nur mit den Belangen der nicht belebten Natur zu rechnen haben, sondern wir müssen die biologische Bedeutung der Wirkung der unbelebten Natur auf die belebte bei allen unseren Maßnahmen auf das aufmerksamste beachten. Dies ist ja das den Arzt vom Ingenieur (Physiker, Chemiker) unterscheidende Moment.

Gerade die als Vorzug der Gummisauger genannte hohe Saugkraft ist zugleich ihr Nachteil. Jedesmal, wenn in der Folge von Bewegungen der Prothese die gewöhnliche Saugkammer automatisch ihren Halt verlieren würde, verursacht der Gummisauger infolge seines festen Anhaftens an der Gaumenfläche eine Reizung der Schleimhaut. Wenn auch die gegenwärtig vorhandenen Konstruktionen die bei seiner Einführung in die Plattenprothetik anfangs oft genannten schädlichen Nebenwirkungen (Abrutschen der Gummischeiben und ihr Verschlucken, Festsetzen derselben in der entzündeten Mucosa, Reizung derselben durch die Verankerungsart der Gummischeiben) nicht mehr zeigen, so können doch auch sie zu Entzündungen und Ulcerationen führen, die das Tragen so befestigter Plattenprothesen zur Unmöglichkeit machen.

Die Vorrichtung einer Gummisaugkammer besteht in ihrer Urform aus einem in einer Grube an der der Schleimhaut zugekehrten Fläche der Prothese angebrachten Knauf, über den ein Gummiplättchen hinübergeschoben wird. C. Rauhes Verdienst ist es, eine das Anbringen des Gummisaugers an der Kautschukplatte sehr vereinfachende Konstruktion angegeben zu haben.

Diese Konstruktion besteht im Prinzip, wie es Abb. 138 zeigt, aus einer Blei- oder Zinnschablone, die in ihrer Stärke einer gewöhnlichen Saugkammerschablone entspricht. In ihr befindet sich ein Knopf a, der die Höhe der Saugkammerschablone nicht ganz erreicht und dessen Stiel durch einen Ring beendet und durch einen anderen Ring in zwei Teile geteilt wird. Die Einkerbung zwischen den beiden Ringen dient dazu, den Knopf im Kautschuk zu befestigen. Daher ist sie nicht dicht von der Zinn- oder Bleischablone umgeben, so daß sie vom Kautschuk beim Stopfen des Stückes umfaßt werden kann. Die Metallschablone wird nach der Vulkanisation der Prothese aus dem Kautschuk entfernt. Auch der Petrisauger, bei dem die Gummischeibe mittels Zementes auf dem Saugkammerboden befestigt wird, hat die von R a u h e angegebene Form nicht verdrängen können.

Es soll jedoch betont werden, daß man durch die außerordentlich feinen Methoden des Abdrucknehmens, die sich allmählich entwickelt haben und uns ermöglichen, eine sehr genaue Wiedergabe der mit Plattenprothesen zu versehenden Kiefer zu erhalten, schon heute die Anwendung von Saugkammern oder gar von Gummisaugern kaum noch nötig hat. In beinahe allen Fällen kommt man mit einfacher Adhäsion aus. Gummisauger sollten nur noch ausnahmsweise und immer nur vorübergehend verwendet werden.

Verwendet man als Material der Prothesenbasisfläche Metall, so werden die Saugkammerformen gewöhnlich sogleich beim Guß oder Stanzen der Prothesenbasis in diese hineingegossen oder -gestanzt. Man kann es jedoch auch so machen, daß man nachträglich aus der Grundfläche Stellen heraussägt, die der Form der Saugkammer entsprechen. Die herausgesägten Plättchen werden mit einem 0,5—1,0 mm hohen Rande umgeben. Dieser Rand wird dann mit seiner freien Kante mit den Rändern der in die Basisflächen hineingesägten Löcher auf der der Mundhöhle zugekehrten Plattenfläche verlötet, so daß die Metallbasis ebensolche Saugkammern zeigt, wie sie für Kautschukgrundflächen oben beschrieben worden sind. Manche Praktiker wählen statt des Randes einen dünnen Draht. Es lassen sich auch Gummisauger in Metallplatten anbringen. Der die Gummischeibe tragende Knopf muß in diesem Falle mit dem Saugerboden verlötet werden. Man kann zu diesem Zweck den Saugkammerboden durchbohren und den Knopfstiel dann von der der Mundhöhle zugekehrten Plattenfläche aus mit der Basisfläche verlöten. Es ist hierbei darauf zu achten, daß der Knopf nicht so weit aus der Kammer heraussieht, daß er die Höhe des Verlaufes der der Gaumenschleimhaut zugekehrten Prothesenfläche überragt.

D. Lippen- und Wangendruck-Vorrichtungen.

Sehr bedeutungsvoll kann die schon auf früheren Seiten erwähnte Erkenntnis werden, daß man die Wirkung der Lippen- und Wangenmuskulatur zur Befestigung der Plattenprothese benutzen kann. Diese Wirkung beruht auf Klemmung. Die Prothese wird zwischen Alveolarfortsatz und Wangenmuskulatur festgehalten.

Entweder geschieht dies, wie es B i r g f e l d beschreibt, durch einen bis zur Stärke eines kleinen Fingers dicken Kautschukwulst, der zwischen Alveolarfortsatz und Wangen und Lippen rings um den Rand der Prothesen herumgeführt wird, oder aber es wird an dieser selben Stelle nach dem Vorschlag von G r a w i n k e l eine Rinne konstruiert. Abb. 139 und 140 zeigen diese beiden Befestigungsmittel.

Der in Abb. 139 gezeigte Wulst wird gewöhnlich weniger zur Befestigung der Prothese als zum Zwecke einer Hervorwölbung eingefallener Wangen- und

Lippenteile angelegt. Wenn man aber diesen Wulst zum Zwecke der Befestigung anlegt, so soll man sich der Eigenart des Wangen- und Lippendruckes auf diesen Wall bewußt werden. Die in Abb. 139 gezeichnete punktierte Linie zeigt den Verlauf der Wangenschleimhaut am Plattenrand. Wenn also die untere Wulstwand von unten innen nach oben außen ansteigt, so wird der Druck der Wangen und Lippen leicht die Prothese der Schleimhautfläche entgegenpressen, d. h. also ihrer Verankerung dienen. Wenn aber der Verlauf der oberen Wallfläche so statthat, wie es die in Abb. 139 feingestrichelte Linie zeigt, so wird der Wulst von der Wangenmuskulatur derartig belastet, daß eine Abhebelung der Prothese begünstigt wird.

Dort, wo man eine künstliche Hervorwölbung der Wangenteile nicht wünscht, wo man aber andererseits gerne auch noch die buccalen Teile der Plattenprothese zu ihrer Befestigung benutzen möchte, kann man mit Erfolg die von Grawinkel angegebene Rinne verwenden, so wie sie Abb. 140 zeigt. Dadurch, daß sich die Wangenweichteile in sie hineinlegen, wird die Prothese

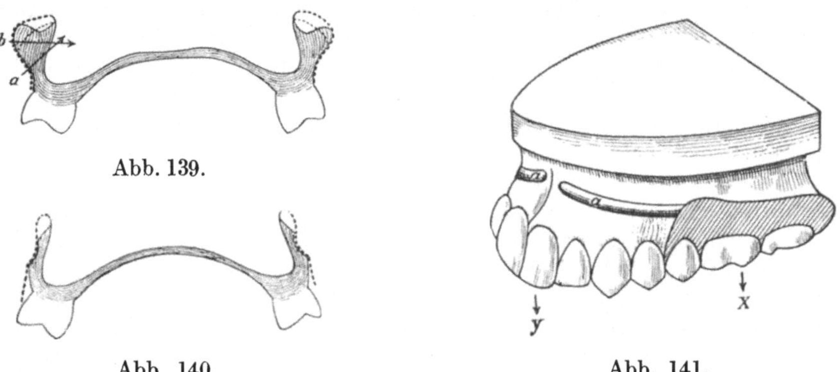

Abb. 139.

Abb. 140.   Abb. 141.

festgehalten. Diese Art Befestigung kann man besonders im Unterkiefer anwenden.

Ebenso auf Klemmwirkung gründet eine Befestigung ganzer oberer Prothesen, wie sie Abb. 141 zeigt. Man wendet sie gerne bei solchen oberen ganzen Prothesen an, deren Frontzähne an- oder aufgeschliffen sind. Abb. 141 zeigt eine solche ganze obere Prothese mit angeschliffenen Frontzähnen bis zum ersten Prämolar. Man führt von der hinter dem ersten Prämolar endenden Prothesenbasis aus in die seichte Einsenkung, die sich gewöhnlich dicht unter der Umschlagsfalte in den frontalen Teilen des Alveolarfortsatzes findet, jederseits bis dicht an das Frenulum labii heran eine Spange a. Will der Frontteil durch die ihm innewohnende Schwerkraft in der Richtung der Pfeile y absinken, während die Saugwirkung dem an den dorsalen Plattenteilen wirkenden Zug x widersteht, so hindern ihn die Spangen a daran. Die ästhetische Wirkung der Prothese wird durch die Spangen a, die sowohl aus Metall gegossen, als auch aus Kautschuk hergestellt werden können, in keiner Weise berührt.

E. Befestigung durch Gewicht.

Die Befestigung von Plattenprothesen durch Zuhilfenahme des Gewichtes kann man hauptsächlich für den Unterkiefer benutzen. Man ist bestrebt, die Unterkieferprothesen möglichst schwer zu machen, weil sie sich dann durch ihr Gewicht fest auf die unter ihnen liegende Fläche drücken, und so ihre Verankerung leichter finden, als wenn sie bei geringem Eigengewicht sozusagen nur über der Schleimhautoberfläche schweben. Man stellt untere Prothesen deshalb gerne mit einer Basis aus Zinn her oder fertigt sie aus Amalgamkautschuk an.

Es kommen allerdings Fälle vor, bei denen sich eine Zinnbasis nicht bewährt. Überall dort z. B., wo der Prothesenträger durch seinen Beruf gezwungen ist, sein Gesicht viel nach unten zu neigen (wie z. B. Chirurgen, Hebammen usw.), ist es nicht ratsam, eine Zinnbasis anzulegen, wenn die Alveolarkämme nicht sehr gut ausgebildet sind, und dann ist die Verwendung einer Zinnbasis nicht mehr unbedingt nötig. Infolge des Gewichtes rutscht die Prothese in solchen Fällen leicht aus ihrer Lage nach vorne, so daß sie nur noch von der Unterlippe getragen wird. Haben solche Prothesenträger die Angewohnheit, während ihrer Arbeit den Mund — sei es auch nur leise — zu öffnen, so kann das Tragen einer schweren unteren Prothese zur Qual werden. Andererseits darf es wohl als nicht zutreffend bezeichnet werden, wenn behauptet wird, daß Unterkieferprothesen immer dann am sichersten säßen, wenn sie möglichst leicht gearbeitet würden, welche Ansicht in Amerika besonders durch Tench vertreten wird.

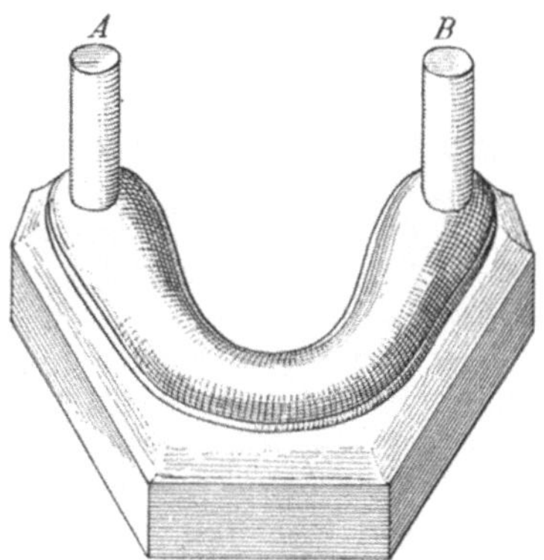

Abb. 142.

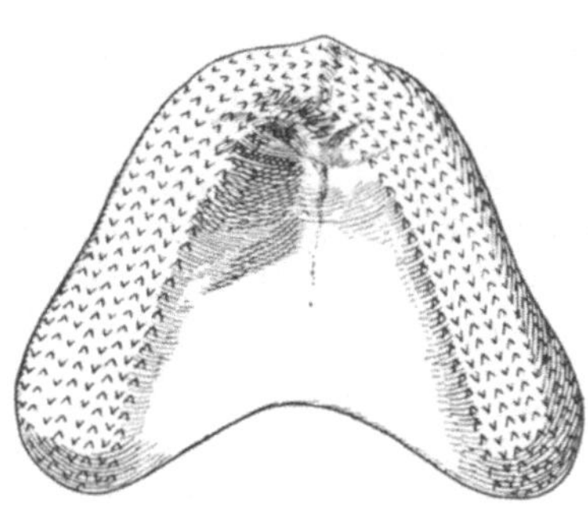

Abb. 143.

Will man eine Zinnbasis herstellen, so überdeckt man die Alveolarfortsatzflächen, auf denen die Prothese liegen soll, mit einer dünnen Wachsschicht. Von den Endteilen dieser Wachsplatte modelliert man nach oben einen Einguß und einen Ausführungskanal. Abb. 142 zeigt in A und B diese beiden in Wachs vorgebildeten Kanäle. Die Basisfläche erhält noch des besseren Abschlusses wegen zwischen Kautschuk und Zinnbasis kurz oberhalb des Plattenrandes eine kleine Stufe.

Das Gießen dieser Basis erfolgt in der Art, daß man sie in einer Muffel in Gips so einbettet, daß die beiden Wachsrollen A und B mit ihrer Oberfläche sichtbar sind.

Wenn der Gips in der Muffel erstarrt ist, wird die Muffel mit der eingebetteten Wachsform langsam erhitzt, bis das Wachs zu schmelzen beginnt. Man neigt dann die Muffel so, daß das Wachs gut abfließen kann. Die Erwärmung des Gipses in der Muffel setzt man so lange fort, bis kein Wasserdampf mehr entweicht. Der Gips hat dann eine Temperatur, wie sie für das Gelingen des Zinngusses nötig ist. Macht man darauf in einem Gußlöffel Zinn flüssig und gießt es so lange in den Eingußkanal, bis sein Spiegel im Kanal B sichtbar wird, so hat man die aus Wachs modellierte Basisfläche in Zinn umgegossen. (Siehe Laboratoriumskunde.)

Nach dem Abkühlen entfernt man den Gips rings von der Zinnplatte und schneidet die Gußkanäle A und B mit einer Säge ab. Kleine Stümpfe

kann man stehen lassen und in ihnen einige Haftstellen für den Kautschuk
anbringen, der später auf diese Grundfläche aufvulkanisiert wird als Träger
der künstlichen Zähne. Damit dieser Kautschuk genügende Ankerstellen findet,
wird die Oberfläche der Zinnbasis ebenso wie man es bei Benutzung von Aluminiumplatten machen muß, mittels Stichels mit vielen nebeneinander gelegenen
Ankerstellen versehen, die ein ähnliches Aussehen wie der Feilenhieb haben.
Eine solche angerauhte obere Basisfläche aus Aluminium zeigt Abb. 143. Ist
die Zinnbasisfläche so vorbereitet, so werden die Zähne darauf in Wachs aufgestellt wie es an anderer Stelle beschrieben ist.

Verwendet man Amalgamkautschuk, so hat man keine andere Vorbereitung
zu treffen als bei Benutzung des gewöhnlichen Kautschuks.

Man kann die untere Prothesenbasis auch vollkommen aus Zinn herstellen, indem man die in Wachs fertig modellierte Prothese einbettet und
nach dem Ausbrühen des Wachses den entstandenen Hohlraum mit Zinn ausgießt. Man gießt in solchem Falle das Zinn unmittelbar auf die künstlichen
Zähne.

F. Befestigung durch Kaukraftmittel.

Obere und untere Plattenprothesen können durch die Benutzung der Kaukräfte in ihrer Lage gesichert werden.

Die Bedeutung einer richtigen Aufstellung der Molaren zur Neigung und
Länge des Schneidezahnüberbisses, eines richtigen Speeschen Bogens für
den Sitz der Prothese geht aus dem Kapitel „Artikulation" hervor. In jenem
Kapitel ist auch auf die Wichtigkeit der lateralen Kauflächenneigung der
Seitenzähne mit einwandfreier Höckerstellung hingewiesen, ebenso wie auch
dort die Stellung der Zähne zum Alveolarfortsatz in ihrer Bedeutung für
die durch den Kaudruck geschaffenen statischen Bedingungen beleuchtet ist,
so daß es hier nur nötig ist, darauf zu verweisen, um verständlich zu machen,
daß wohl schon aus diesen Gründen die Rede davon sein darf, daß die Kaukräfte zur Verankerung der Plattenprothesen benutzt werden können.

Es ist aber von Eltner als erstem darauf hingewiesen worden, daß noch
in einer viel weitergehenden Art die Kaukräfte zur Befestigung von Plattenprothesen herangezogen werden können.

Er benutzte dazu schiefe Ebenen. Im Oberkiefer sowohl als auch im
Unterkiefer brachte er je eine schiefe Ebene an. Während der Bewegungen des
Unterkiefers gegen den oberen, besonders während der Abbißbewegung, sollten
diese beiden schiefen Ebenen miteinander in Berührung bleiben. Dadurch
konnte die obere Prothese weder in ihren dorsalen Teilen vom Gaumendach
herunter, noch die untere hinaufgehebelt werden, weil sich ja beide gegenseitig stützten. Abb. 146 zeigt die schiefen Ebenen Eltners. Sie sollten dort
angebracht werden, wo etwa die 2. Molaren liegen. Es erwies sich sehr bald
als großer Nachteil dieser Ebenen, daß sich zähere Nahrungsteile leicht zwischen
ihnen verfingen und so den Träger der Prothese daran hinderten, seinen
Mund zu schließen. Dazu kam, daß auch sonst noch die plan aufeinander
schleifenden schiefen Ebenen andere unerfreuliche Kaubehinderungen schaffen
konnten, wie sie die Abb. 147 und 148 erkennen lassen.

Um dem zuerst angegebenen Mangel abzuhelfen, gab Rumpel an, daß
man nur eine schiefe Ebene machen und vom Gegenkiefer auf diese einen Draht-
stift führen solle. Dadurch wurde zwar die Gefahr der Speisenverfangung
um ein beträchtliches vermindert. Aber auch mit dieser Abänderung haben
die „schiefen Ebenen" noch nicht ganz befriedigen können. Es haben immer
noch Abhebelungen stattgefunden, die durch das Gleiten des Stiftes auf einer

planen schiefen Ebene bedingt gewesen sind. Andererseits verliert der Stift während der Kaubetätigung leicht den Kontakt mit der schiefen Ebene, so daß die Vorrichtung ihre Aufgabe nur noch mangelhaft erfüllen kann.

Die Abb. 144 und 145 geben ein Bild über die Bahnen, die der Stift während der Bewegungen des Unterkiefers beschreibt. Es geht daraus die Gestaltung der schiefen Ebenen hervor, wenn das Verlangen gestellt wird, daß Stift und schiefe Ebene während möglichst aller Kaubewegungen miteinander in Berührung bleiben sollen. Beide Abbildungen sind durch Projektion der Längen eines normal artikulierenden Unterkiefers auf die Gesichtsmitten-

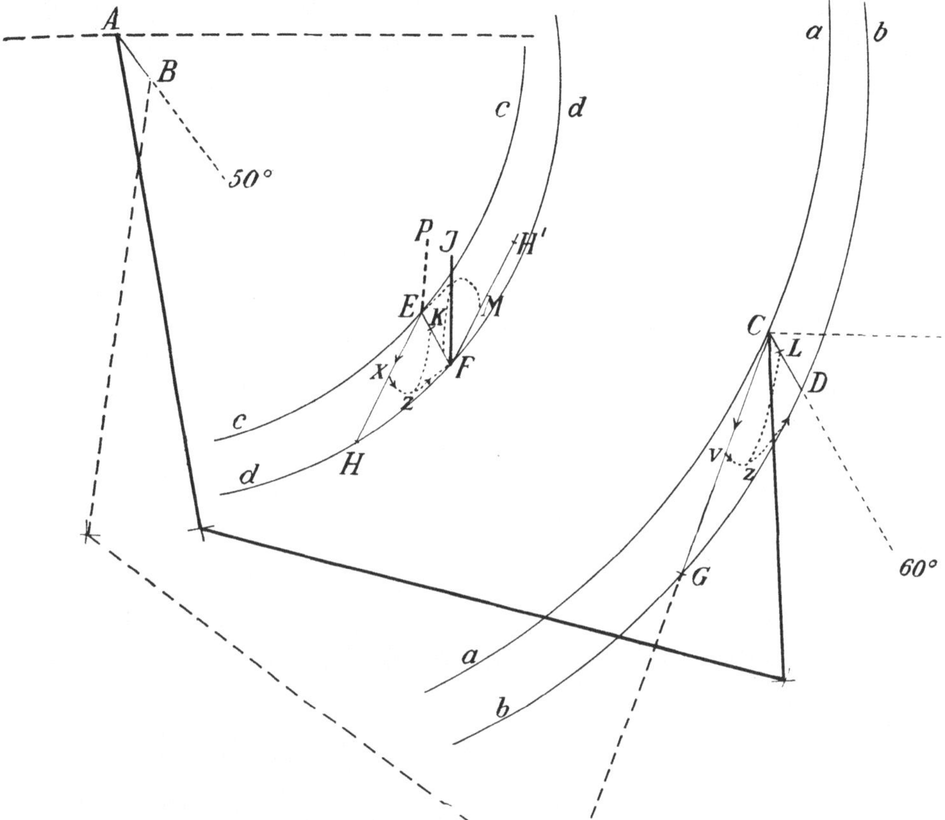

Abb. 144. Projektion der sagittalen Unterkieferbewegungen in die Gesichtsmittensagittalebene.

sagittalebene und auf die durch beide Kondylenmittelpunkte und den Unterkiefersymphysenpunkt bestimmte Ebene gewonnen worden.

Aus dem Abschnitt über „Artikulation" geht hervor, welche Beziehungen zwischen den Bahnen des unteren Symphysenpunktes und den Molarenhöckerspitzen in den vertikalen, sagittalen und frontalen Ebenen während der Kieferbewegungen bestehen, so daß hier nicht näher darauf eingegangen wird.

In Abb. 144 soll I F den im Oberkiefer an der letzten Molarenstelle angebrachten, nach unten ragenden Stift darstellen. Die dazugehörige schiefe Ebene, die an der unteren Prothese angebracht sein muß, ist in ihrer Neigung bezeichnet durch die Linie F E. Wenn der Unterkiefer die sagittal nach vorwärts gerichtete Bewegung ausführt, so daß der Unterkiefersymphysenpunkt C auf

der Bahn C D entlang geführt wird, so bleibt der Stift I F während dieser
Bewegung, welche die Phase 4 des von Gysi - Clapp demonstrierten Rundbisses
darstellt (s. Abschnitt „Artikulation"), mit der schiefen Ebene F E in Berührung.
Bei der Öffnungsbewegung jedoch, während der Punkt E der schiefen Ebene E F
die Strecke E H entlang geführt wird, verliert der Stift I F die Berührung mit
der schiefen Ebene F E. Soll er während dieser Bewegung ebenfalls mit der
unteren Prothese in Berührung bleiben, so kann dies nur erreicht werden, wenn
außer der schiefen Ebene F E noch eine zweite schiefe Ebene F H' angebracht
wird, die zur Ebene F E wie die zweite Fläche eines Keiles steht. Je länger
diese Ebene gemacht werden kann, um so länger wird auch der Stift I F mit ihr
während der Öffnung des Mundes in Berührung bleiben [1]. Abb. 147 zeigt
die Anlage der schiefen Ebene in Seitenansicht.

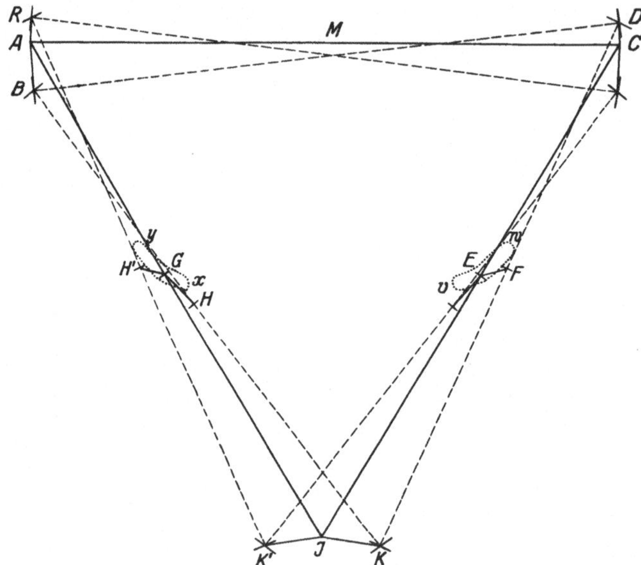

Abb. 145. Projektion der Seitwärtsschwingungen des Unterkiefers in die Horizontalebene.

Während der Phase II bleibt der Stift I F mit den schiefen Ebenen nicht
in Berührung. Wenn die Öffnung des Mundes so weit erfolgt ist, daß der Bissen
eingeführt ist, dann wird der Unterkiefer zum Abbiß vorgeschoben, so daß
der Molarenpunkt E, in x angelangt, auf der Wegstrecke x z entlang geführt
wird. Der Stift I F ist dann auf dem Wege F H' in M angelangt und verläßt
hier die Ebene, um auf dem von M ab gestrichelt angedeuteten Wege bei
E oder kurz über F zu landen, je nachdem der Rundbiß E x z F oder E x z K
ausgeführt wird.

Wenn die schiefe Ebene im allgemeinen in ihrem dorsalen Teile (d. Abb. 147)
(P E F Abb. 144) also nicht noch eine Knickung besitzt, deren Scheitel mehr
oder weniger weit von F entfernt auf der Strecke E F liegt, so steht Stift
und schiefe Ebene nicht nur während der Phase II, sondern auch während
der Phase III des Rundbisses nicht miteinander in Verbindung. Dieser Knick
ist in Abb. 147 im Verlauf des dorsalen Teiles der schiefen Ebene bei e angedeutet. In Abb. 144 ist ein solcher Knick im Verlauf der schiefen Ebene
durch die gestrichelte Linie E P dargestellt, die — wenn dadurch die

---

[1] Diese Ebene hat jedoch als Verankerungsmittel keine Bedeutung.

Deutlichkeit der Abbildung nicht gestört worden wäre — dicht über F hätte beginnen müssen.

In Abb. 145 ist der Unterkiefer durch die Punkte A C I bezeichnet, die rechtsseitige Gelenkbahn durch A B und ein nach rückwärts und innen gerichtetes Bahnstück A R. Bei der linksseitigen Gelenkbahn trägt dieses nach rückwärts gerichtete Bahnstück die Bezeichnung C D, während das nach vorwärts gelegene Bahnstück unbezeichnet geblieben ist.

Nur der Vollständigkeit halber sei hier auf die durch Gysis Forschungen erwiesenen Ungleichmäßigkeiten zwischen rechter und linker Gelenkbahn hingewiesen. In Abb. 145 sind der Vereinfachung wegen gleichartige Gelenkbahnen angenommen.

Wenn in Abb. 145 auf der rechten Seite bei G die Spitze des Stiftes angenommen wird, der vom Oberkiefer während der Kaubetätigung auf der im Unterkiefer angebrachten schiefen Ebene gleiten soll, so wandert der Unterkiefer bei der Seitbißbewegung I K an dieser Spitze so vorbei, als ob sie bei stilliegendem Unterkiefer den Weg G y

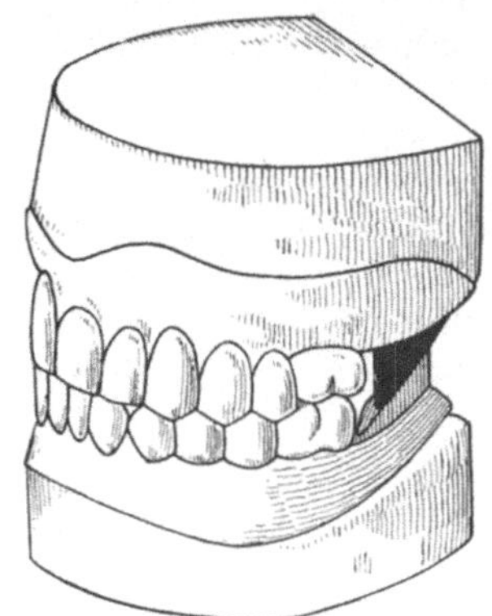

Abb. 146.

entlang geführt würde. Bewegt sich der Unterkiefer in der Richtung I K', so gleitet der Unterkiefer in der Richtung G H' an der Spitze des Stiftes G vorbei. Es wird also von der Spitze G gegen den Unterkiefer die Bahn G x beschrieben.

Soll während der Bewegung eine Berührung zwischen schiefer Ebene des Unterkiefers und dem Stift im Oberkiefer gewahrt bleiben, soll also auch bei der Seitbißbewegung eine Stützung der beiden Prothesen gegen-

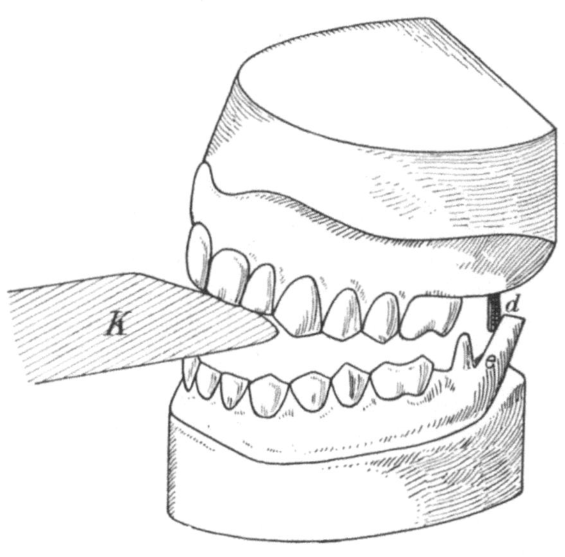

Abb. 147.

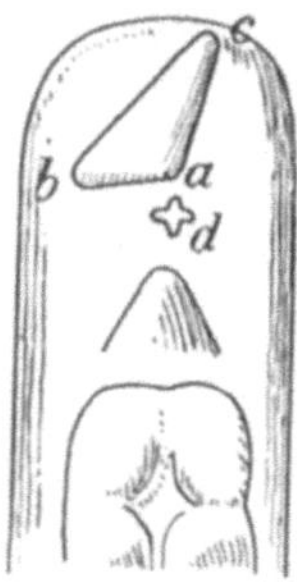

Abb. 148.

einander erwartet werden, so darf die schiefe Ebene keine plane sein, sondern muß eine dachförmige Gestalt haben (Abb. 148). Die Neigung der Dachflächen, d. h. der Winkel, den beide miteinander bilden, wird bestimmt durch den Verlauf der Schneidezahn-Seitbißbahn in der Horizontalebene [1].

---

[1] Hier ist auch auf Lublinskys Entdeckung des häufig gestreckten Verlaufes der Bewegungsbahn H'GH aufmerksam zu machen.

Wer die Abb. 144 und 145 genau betrachtet, muß sich darüber klar werden. daß ein reibungsloses sicheres Gleiten zwischen Stift und schiefer Ebene nur dann stattfinden kann, wenn die schiefe Ebene eine dachförmige Gestalt besitzt, da bei der transversalen Kieferbewegung sonst ständig die Gefahr der gegenseitigen Hemmung besteht. Abb. 148 zeigt die Aufsicht auf eine untere Prothese in der Gegend, wo die schiefe Ebene angebracht ist. Der Verlauf der dachförmig zueinander gestellten Ebenen a b und a c richtet sich nach der individuellen Bewegung des Unterkiefers gegen den Oberkiefer bei den Seitbißbewegungen. Zugleich zeigt die Abb. 147 u. 148, daß dieser dachförmigen schiefen Ebene noch eine andere gegenübersteht, ebenfalls dachförmig gebildet mit stumpfer Kante. Auf ihr gleitet der Stift d bei der Öffnungsbewegung entlang. Abb. 145 gibt die geometrischen Unterlagen für diese Art der Konstruktion der schiefen Ebenen an. Zwischen diesen beiden schiefen Ebenen liegt der vom Oberkiefer kommende Stift d, der etwa einen Querschnitt haben muß, wie er in Abb. 148 abgebildet ist. Wenn die Kanten dieses Stiftes scharf sind und deutliche Längsrillen in seinen Seitenflächen eingeschliffen sind,

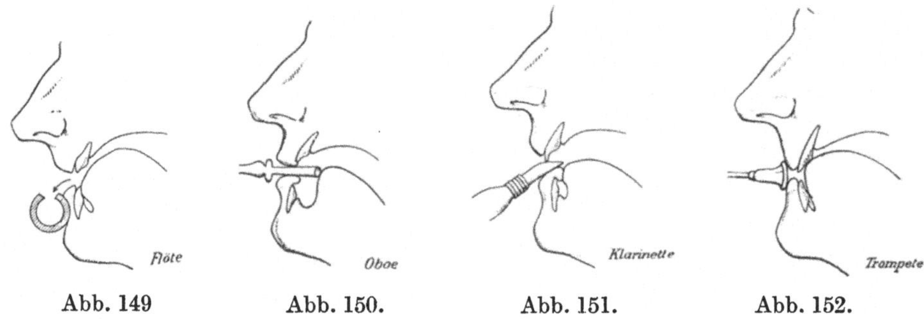

Abb. 149   Abb. 150.   Abb. 151.   Abb. 152.

Abb. 149—152. Die Belastung der Zahnreihen bei Benutzung der verschiedenen Blasinstrumente. (Nach Reichenbach.)

so besteht keine Gefahr dafür, daß sich Speisenteile hemmend zwischen die schiefen Ebenen schieben. In manchen Fällen starker Überbißneigung kann es zweckmäßig werden, den Stift schräg von oben vorne nach hinten unten gerichtet aufzustellen wegen der auf der dorsalen schiefen Ebene angebrachten Knickung, wie sie in Abb. 144 in der schraffierten Linie E P angedeutet ist. Die dachförmige Gestalt müssen die Flächen der Ebene natürlich auch dann behalten. Wenn man keinen Wert darauf legt, daß der Stift und die schiefe Ebene auch während der Öffnungsbewegung miteinander in Berührung bleiben, so kann man natürlich die vordere schiefe Ebene weglassen.

Die Wirkung der schiefen Ebene auf die Verankerung der Plattenprothesen wird aus der Abb. 147 klar. Wenn auf den Körper K gebissen wird, so können sich die Prothesen sehr leicht in ihren dorsalen Teilen von ihrer Unterlage abheben. Wenn aber hier zwischen oberer und unterer Prothese eine Berührung durch Stift und schiefe Ebene erreicht ist, so können sich die Prothesen nicht mehr aus ihrer Lage auf der Schleimhaut der Kiefer lösen.

Zu welcher Bedeutung die Anlage der schiefen Ebene werden kann, geht aus den Abb. 149—152 hervor. Diese Abbildungen, die Reichenbach, ein Schüler Meders, entworfen hat, um daran die Lage von Lippen, Zähnen und Zunge bei der Benutzung der verschiedenen Blasinstrumente zu zeigen, erhellen, wie schwer es ist, bei Berufsbläsern gewöhnlichen ganzen Prothesen sichere Verankerung zu geben. Für Bläser haben die Zahnreihen besonders in ihren Frontteilen eine geradezu grundlegende Bedeutung. Wenn ein Bläser seine Zähne verliert und nicht einen sicher verankerten Ersatz dafür erhalten kann, so muß er seinen Beruf wechseln. Die Anwendung der oben genannten schiefen Ebenen dürften darin Wandel schaffen können.

Wer die Abb. 149—152 durchsieht, wird wahrnehmen, wie stark die Frontzähne bei Gebrauch der Blasinstrumente belastet werden. Es kann also sehr leicht geschehen, daß eine ganze obere Prothese dadurch etwas an ihrem dorsalen Rande aus ihrer Lage an der Gaumenfläche herausgehebelt wird. Diese Lageveränderung ist bei dem Bläser deshalb so gefährlich, weil der mehr oder weniger kräftig von dorsalwärts in den Mund getriebene Luftstrom sich sogleich zwischen Platten- und Gaumenfläche schieben wird, um so die Prothese ganz aus ihrer Lage herauszudrängen. Damit ist es für den Bläser unmöglich, sein Instrument weiter zu bedienen.

G. Befestigung mittels Federn.

In denjenigen Fällen, in denen keine der bisher genannten Verankerungen zum Ziele führen, können Federn als Verankerungsmittel Verwendung finden. Abb. 153 A zeigt eine solche Verankerung mittels Gebißfedern, die natürlich immer beiderseits angelegt werden müssen. Sie helfen nur zur Befestigung normal beanspruchter Plattenprothesen. Bei Bläsern würden auch sie allein zu keinem guten Ergebnis führen. Sie sollten nur sehr selten angewandt werden, da sie mancherlei Nachteile besitzen. Ihre hauptsächlichste Anwendung finden sie bei der Herstellung der chirurgischen Prothese.

Gebißfedern sind Spiralen, die aus Stahl, Gold oder aus vergoldeten Metalldrähten hergestellt sind. Im Ruhezustand sind sie gerade. Ihre Verankerung an der Prothese ist

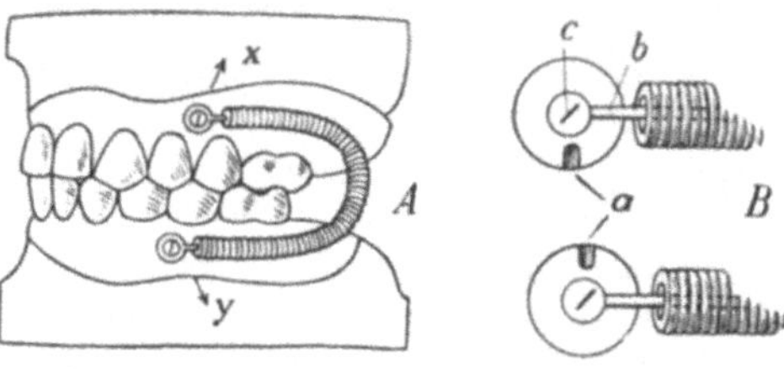

Abb. 153. Die Lage der „Gebißfedern".

in Abb. 153 B dargestellt. Ein Stift b ist drehbar um ein Zentrum C. Diese Vorrichtung wird zwischen den beiden Prämolaren beiderseits in die buccale Prothesenbasisfläche im Ober- und Unterkiefer einvulkanisiert. Wenn die Prothese fertig ausgearbeitet ist, so werden die Gebißfedern auf die Stifte b gesteckt und mit ihnen durch Weichlot verbunden. Die Wirkung dieser Gebißfedern ist durch die Pfeile x und y in Abb. 153 A angedeutet. Damit die Federn auch bei weitester Mundöffnung niemals aus ihrer nach dorsal konvexen Krümmung in den geraden Zustand oder gar in einen nach dorsal konkaven Zustand hineingeraten können, sind an den Metallscheiben, auf denen sich die Stifte b drehen, Anschläge a angebracht (Abb. 153 B). Die Anlage der Verankerung der Gebißfedern mit den Prothesen muß oberhalb zwischen den Prämolaren oben und unten erfolgen, weil die Verbindende dieser Stellen ungefähr durch den Schwerpunkt der Prothese führt. Wird die Verankerung der Gebißfedern an anderer Stelle gewählt, so drückt sie entweder den vorderen oder den hinteren Prothesenteil besonders stark gegen die Schleimhaut. Dadurch erhält die Prothese einen unruhigen Sitz, wenn sie nicht gar mit ihren frontalen oder dorsalen Teilen aus ihrer Lage herausfällt.

Da die Gebißfedern oder Gebißträger aus dünnen, zu Spiralen aufgewickelten Drähten bestehen, so sind sie hohl. In dem von ihnen begrenzten zylindrischen Hohlraum können also Nahrungsreste, Schleim usw. zurückgehalten werden. So werden sie den Mundgeruch nicht unerheblich beeinflussen. In manchen Fällen reiben die Spiralen so stark gegen die Wangenschleimhaut, daß sie diese verletzen und den Patienten das Tragen des Ersatzes unmöglich machen. Das unangenehmste jedoch ist, daß solche Gebißfedern, wenn auch gute Goldfedern jahrelang zu halten pflegen, nach mehr oder weniger langem Tragen zerbrechen können. Die „Tücke des Objektes" sorgt dafür, daß ein solches Mißgeschick bei unerwünschtester Gelegenheit eintritt. Die scharfen Bruchenden der Federn verletzen dann bei jeder Kieferbewegung die Wangen, wodurch die Situation für den Patienten nicht einfacher wird. Aus diesen Gründen hat man die Federn mit dünnen Gummischläuchen überzogen und sogar versucht, sie durch Vollgummirollen zu ersetzen. Da aber Gummi im Munde schon nach kurzer Zeit quillt, so ist auch das Tragen derartiger Vorrichtungen keine Annehmlichkeit.

XII. Die Herstellung der Basisfläche.

Ist man sich über die im Einzelfall zu wählende Verankerungsart und das Verankerungsmittel klar geworden, sind die Modelle richtig einander gegenüber so aufgestellt, daß sie nur Bewegungen in derselben Art zulassen, wie sie die natürlichen Kiefer ausführen können, so beginnt man mit dem Herstellen der Basisfläche.

A. Die gewöhnliche Methode.

Bei der gewöhnlichen Anfertigung derselben geht man in der Art vor, daß man eine Modellierwachsplatte, die eine Stärke von etwa 1—2 mm hat, mittels einer Bunsenflamme bis zum plastischen Zustand erwärmt, um sie dann unter leisem Drucke der Oberfläche des Gipsmodelles anzuschmiegen. Diese Maßnahme ist sehr einfach, besonders wenn man, nachdem die Wachsplatte über das Modell gelegt ist, mit dem Bunsenbrenner noch leicht über die Platte spielt, so daß sie meist schon von selbst in die für sie beabsichtigte Lage hineinsinkt. Liegt ein zahnloser Kiefer vor, so beschneidet man die Wachsplatte gemäß dem im Gipsmodell angezeigten Verlauf der Muskelansätze an den Alveolarfortsatzflächen. Der Rand der Wachsplatte muß genau denselben Verlauf haben wie ihn der Rand der späteren Kautschukbasis besitzen soll. Er darf also einerseits nicht zu weit hineinreichen in die Umschlagsfalte, damit die Prothese keine Druckstellen erzeugen kann, andererseits muß er bis auf die Grenze zwischen den harten und weichen Teilen der labialen und buccalen Alveolarfortsatzflächen reichen, damit ein möglichst guter Abschluß zwischen der Mundhöhle und dem Raum zwischen der Prothese und der Schleimhautoberfläche erreicht wird.

Soll eine Teilprothese angefertigt werden, so ist darauf zu achten, daß die Grundfläche den noch vorhandenen Zähnen richtig anliegt. Im Gebiet der Frontzähne soll sie genau am Zahnfleischsaum abschließen und nur ganz wenig die palatinalen oder lingualen Flächen der Zähne hinaufreichen. Im Gebiet der Molaren darf sie etwa 1—2 mm breit sich den palatinalen und lingualen Zahnflächen anlegen. Der Anschluß der Basisfläche an den natürlichen Zähnen, denen sie anliegt, muß sehr genau sein, damit sich niemals Speiseteile zwischen die Basisfläche und den Zahnkörper schieben und so unter die Prothese gelangen können. Die Prothese darf aber andererseits den Zahnflächen nie so anliegen, daß sie darauf reitet. Abb. 154 veranschaulicht die richtige Lage der Basisfläche an unteren Frontzähnen.

Eine Ausnahme von dieser Regel ist nur dann zu machen, wenn man bei der Anfertigung unterer Teilprothesen den Teil, der lingual hinter den noch vorhandenen Frontzähnen die Schleimhautoberfläche bedeckt, nicht wie es Abb. 154

zeigt, als Fläche herstellt. Da dieser Teil der Prothese, wenn er aus Kautschuk besteht, anfangs den Zungenbewegungen sehr unbequem ist, weil er wegen der Bruchgefahr nicht über ein gewisses Maß hinaus verdünnt werden kann, so bedeutet es für den Patienten eine große Annehmlichkeit, wenn dieser Abschnitt der unteren Teilprothese aus Metall hergestellt wird. Dies ist naturgemäß viel dünner als Kautschuk ohne der Bruchgefahr ausgesetzt zu sein. Man stanzt oder gießt ein der Schleimhautoberfläche vom 1. Prämolar links bis zum 1. Prämolar rechts einwandfrei anliegendes Metallplättchen (z. B. aus Gold, Aluminium u. a.), dessen Enden mit schwalbenschwanzförmigen Unterschnitten versehen werden oder dem man Drahtschleifchen auflötet. Mittels dieser unter sich gehenden Stellen kann das Metallmittelstück sicher in den Kautschukseitenteilen verankert werden. Man kann diesen Mittelteil der Prothese auch aus einem Metallbügel, z. B. aus Golddraht mit ovalem Querschnitt herstellen, der in etwa halber Höhe zwischen Zahnfleischgrenze und Mundboden an der lingualen Schleimhautfläche vom 1. Prämolar zum

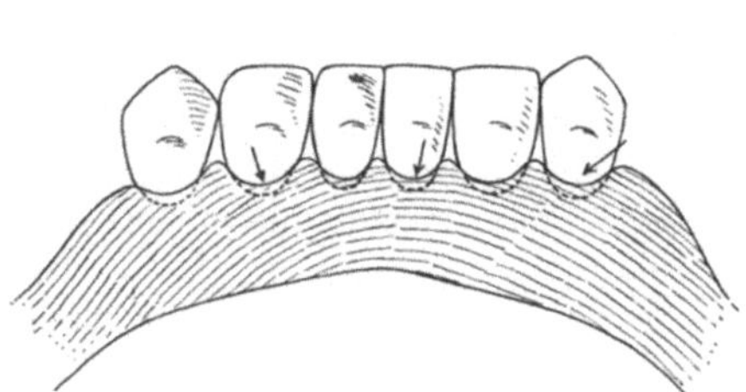

Abb. 154. Untere Prothese mit breiter Basis.

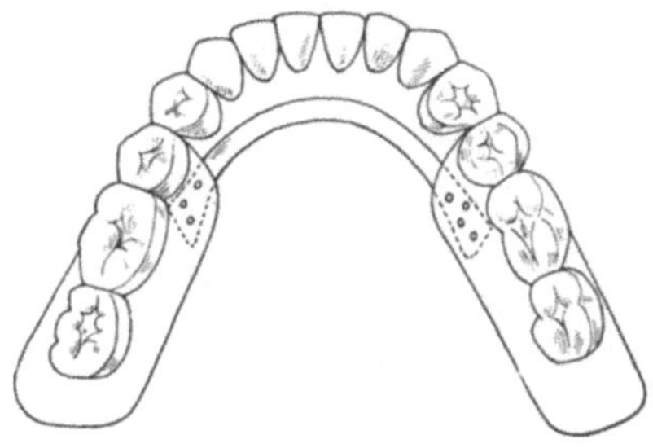

Abb. 155. Untere Prothese mit fractalem Bügel.

1. Prämolar entlangzieht. Man modelliert diesen Bügel aus Blauwachs auf dem Gipsmodell, um ihn sodann zu gießen. Er muß so gebildet werden, daß er auf dem Gipsmodell etwa 0,25—0,5 mm von der Schleimhautoberfläche entfernt liegt, weil er sich sonst stark in die Schleimhaut senken und sie leicht verletzen würde, wenn die Prothese sich im Laufe längerer Benutzung mehr oder weniger tief der Schleimhautoberfläche entgegen einlagern würde. Man modelliert den Bügel deshalb am besten zuerst auf der Schleimhautoberfläche, um ihn, nachdem er gegossen und poliert worden ist, nur so tief in die aus Wachs vorgebildeten Seitenteile der Prothese zu senken, daß zwischen dem Bügel und der Schleimhautoberfläche ein bis 0,5 mm breiter Spalt verbleibt. Die Verankerung des Bügels im Kautschuk gestaltet man ähnlich wie die des oben beschriebenen Metallplättchens. Man flacht die Enden des Bügels ab (bei gegossenem Bügel modelliert man sie schon in Blauwachs so), läßt sie sich allmählich verbreitern, durchbohrt sie mehrfach. Abb. 155 zeigt eine mit solchem Bügelmittelstück versehene untere Teilprothese und zugleich die Verankerung des Bügels in den seitlichen Kautschukteilen.

B. Die Tropfmethode.

Eine vollkommenere Art der Herstellung der Basisfläche aus Wachs ermöglicht die Tropfmethode. Ihr Vorteil gegenüber der oben beschriebenen, bisher gewöhnlich geübten Methode der Herstellung der Prothesenbasis besteht darin, daß sie es ermöglicht, die Gipsmodelle im Artikulator oder Kaubahnträger auch über den Vulkanisationsvorgang hinaus in der ihnen gegebenen

Lage unverändert zu erhalten, so daß die fertige Prothese auf sie zurückgebracht und so im Laboratorium auf Sitz und Artikulation nach dem Vulkanisationsprozeß noch einmal geprüft werden kann.

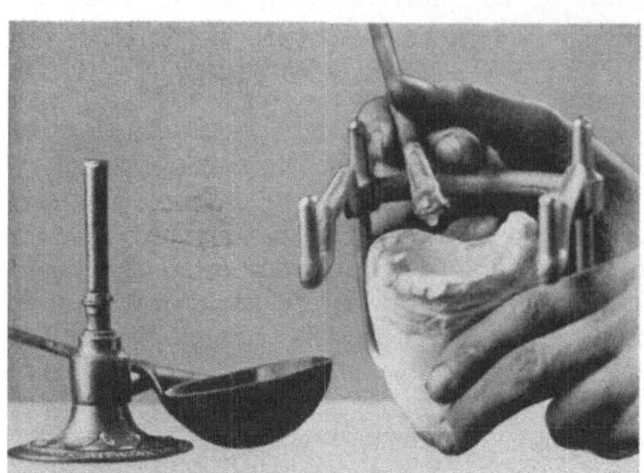

Abb. 156. Herstellung einer Basisfläche mittels der Tropfmethode.

Diese Methode ist in jedem Falle mit großen Vorteilen anzuwenden, auch dort, wo Alveolarkämme mit unter sich gehenden Stellen vorhanden sind. Man hat in solchen Fällen nur darauf acht zu geben, daß diese Stellen an der Wachsplatte nicht einander gegenüberliegen. Sie könnten sich sonst bei der Absicht, die Basisfläche vom Modell herunter zu heben, leicht aufbiegen. An der fertigen Prothese dürfen ebensowenig überhängende Plattenränder einander gegenüberliegen, da sie beim Hineinsetzen oder Herausnehmen der Prothese leicht zu Verletzungen der Mundschleimhaut Veranlassung geben können.

Die große Bedeutung der Möglichkeit, die fertige Plattenprothese zur Nachprüfung ihres Sitzes und ihrer Artikulation noch einmal, ehe sie dem Patienten übergeben wird, im Laboratorium auf die Modelle bringen zu können, auf denen sie aus Wachs vorgeformt worden ist, bezeugt auch wohl der von Tench versuchte Weg, der dasselbe Ziel verfolgt.

Bei Anwendung der Tropfmethode hat man die Oberflächen der Gipsmodelle sehr sorgfältig einzuölen. Sodann tropft man aus Wachs, indem man

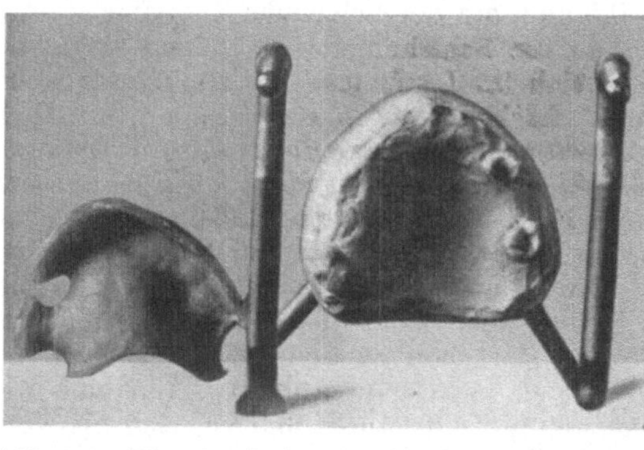

Abb. 157. Die mittels der Tropfmethode hergestellte Basisfläche wird wie gewöhnlich beschnitten und in ihren nicht Zähne tragenden Abschnitten gleichmäßig dick gemacht.

Tropfen neben Tropfen setzt, einen papierdünnen Überzug über die von der Platte einzunehmenden Flächen. Auf diesen dünnen Wachsüberzug kann man warmgemachte Versteifungsdrähte oder -ringe oder besser ein Fenstergazestück legen, wenn man eine Anprobe mit der wächsernen Prothese vornehmen will. Sodann tropft man weiter, bis der Wachsüberzug die Stärke zu haben scheint, die später die Kautschukbasis haben soll. Das Tropfen kann man mit runden Wachsstangen vornehmen, die man etwas vor ihrem

Ende der Einwirkung der Flamme aussetzt. Der sich bildende Tropfen wird auf seinem Wege vom Entstehungsort bis zum Ende der Wachsstange schon so weit abgekühlt sein, daß er, wenn er auf die eingeölte Gipsoberfläche fällt, nicht mehr Gefahr läuft, sich in den Gips hineinzubrennen. Zum Tropfen muß man möglichst nicht kontrahierendes Wachs verwenden. Wir gehen jetzt stets so vor, daß wir das Wachs, statt es mit der Stange zu tropfen, in einem Tiegel schmelzen und mit einem Haarpinsel auf das Modell auftragen. Dieses Auftropfen mit dem Pinsel führt zu ebenso sicheren Erfolgen wie das mit der Stange. Abb. 156 zeigt Tiegel, Pinsel, Modell und Bunsenbrenner. Die verstärkenden Einlagen in die getropfte Wachsbasisfläche lassen wir fort, da wir eine Anprobe der wächsernen Prothese nicht vornehmen (s. auch oben).

Das Beschneiden der getropften Wachsbasis geht den gewöhnlichen Weg. Ist die getropfte Wachsbasisfläche beschnitten, so hebt man sie sachte und vorsichtig, damit sie sich nicht verbiegt, vom Modell ab, hält sie gegen das Licht, um zu sehen, ob sie überall gleichmäßig stark ist. Das durchfallende Licht zeigt sofort durch Verdunkelungen die Stellen, wo die Platte stärker als ihre Umgebung ist. Durch leichtes Beschaben oder Aufschmelzen neuer Wachsschichten macht man die getropfte Wachsbasis gleichmäßig und so stark, wie man die spätere Kautschukbasis zu haben wünscht. Diese Wachsprothese bettet man, nachdem die Zahnreihen aufgestellt sind, in die Muffeln (Küvetten) ein (s. später). Die Modelle läßt man an ihrem Ort, so daß man die fertigen Plattenprothesen darauf zurückbringen kann. Während der Vulkanisation stattgefundene Verschiebungen in den Zahnstellungen werden durch Beschleifen schon im Laboratorium richtig ausgeglichen, so daß die Prothese mit aller Sicherheit, die durch eine richtige Bißnahme, Kaubißnahme und Gegenüberstellung der Gipsmodelle im Laboratorium gewährleistet ist, im Munde des Patienten paßt und nicht mehr dort beschliffen zu werden braucht.

Will man auf der der Mundhöhle zugekehrten Gaumenfläche die Anlage der Rugae wiedergeben, so nimmt man mit einer Wachskugel oder einem plastischen Abdruckmasseball einen Abdruck von der Gaumenfläche des Modells. Nachdem die Prothesenbasis aus Wachs modelliert und wieder weich gemacht ist, drückt man das gut erkaltete, von der Gipsgaumenfläche hergestellte, eingeölte Negativ auf die erweichte Wachsbasisfläche. Dadurch prägen sich in ihr die Rugae deutlich aus.

Einem anderen Wege folgend, streicht man über die mit einer Basisfläche zu versehende Gipsgaumenfläche, dort wo die Rugae liegen, eine Zinnfolie nach der anderen, so daß jede den Verlauf der Rugae deutlich erkennen läßt. Ist durch die übereinander geschichteten Zinnfolien die gewollte Plattenstärke erreicht, so wird der Rest der Basisfläche jenseits der Stelle, wo die Rugae liegen, durch Aufschmelzen von Wachs auf die nicht von den Zinnfolien bedeckten Gaumenstellen hergestellt.

Man hat daran zu denken, daß auch die gewöhnlich hergestellte Basisplatte durch Einschmelzen von Drahtringen oder -bögen zu verstärken ist, wenn man mit ihr die Einprobe vornehmen will. Manche Praktiker drücken eine Havardbasisplatte oder Schellackplatte zur Verstärkung auf die Wachsprothese. Die zuletztgenannte Maßnahme wird aber erst nach dem Aufstellen der Zähne vorgenommen. Bei Benutzung des Kaubahnträgers wird eine Einprobe unnötig. Wir verwenden daher auch keinerlei Verstärkungen bei der Herstellung der Wachsbasisflächen.

Ist die Prothesenbasis einwandfrei gestaltet und beschnitten, so werden bei noch vorhandenen Zahnreihengliedern die Verankerungsvorrichtungen (Klammern usw.) an ihr durch Einschmelzen so befestigt, daß sie an dem ihnen zugedachten Ort liegen. Man kann damit jedoch auch warten, bis die Einprobe (falls man eine vornehmen will) geschehen ist. Hat man eine ganze Prothese herzustellen, so legt man, ehe man die Basisflächen aus Wachs anfertigt, dorthin, wo man Saugkammern anbringen will, die passenden Schablonen, so daß sich diese also später schon in der Wachsbasis befinden.

Danach werden die künstlichen Zahnreihen aufgestellt.

Ist eine Metallbasis gestanzt oder gegossen worden und mit Ankerstellen versehen, so wird sie an ihren Ort gebracht und da, wo die fehlenden Zähne durch künstliche ersetzt werden sollen, mit Wachsaufbauten versehen.

XIII. Die Einprobe der Wachsprothese.

Beabsichtigt man eine Einprobe der wächsernen Prothese vorzunehmen, so hat man auf folgendes zu achten:

Ist die Plattenprothese in Wachs vollkommen fertig gebildet, so wird sie gut abgekühlt. Ehe sie im Munde des Patienten daraufhin nachgeprüft wird, ob sie einwandfrei sitzt, und ob die künstlichen Zähne die beabsichtigte Artikulation und Stellung zeigen, muß der Patient mehrmals mit kaltem Wasser spülen. Danach bringt man die Wachsprothesen in den Mund des Patienten und prüft ihren Sitz in den verschiedenen Kieferstellungen nach. Ergibt sich hie und da eine nicht richtige Zahnstellung, so ist sie nach leichtem Erwärmen der den betreffenden Zahn umgebenden Wachsschicht zu ändern. Ist ein mangelhafter Sitz bei mehreren oder etwa gar bei allen Zähnen zu beobachten, so muß eine erneute Bißnahme und ein neues Herstellen der wächsernen Prothese stattfinden. Hat die Einprobe ein günstiges Resultat ergeben, so werden die Oberflächen der Wachsprothesen geglättet (falls die zur Verstärkung der Wachsplatten angebrachten Ein- oder Auflagen den Ober- flächenverlauf der Wachsprothese gestört haben sollten) und so gestaltet, wie man sie später für die Kautschukprothese wünscht.

XIV. Das Einbetten der Wachsprothese.

Entweder bettet man die Wachsprothese mit ihrem Modell in mit Gips gefüllte Muffeln ein oder man bettet nur die Wachsprothese ein (s. Tropfmethode), um nach der Entfernung des Wachses an seine Stelle Kautschuk zu stopfen, den man durch Vulkanisieren in Hartgummi verwandelt. Eine von Holsten 1860 bekanntgegebene Methode bringt den Kautschuk nicht durch Stopfen, sondern mittels Spritzverfahrens in die ursprünglich vom Wachs eingenommenen Räume. Winderling und Humm gaben um dieselbe Zeit noch eine andere Methode, das Modellierverfahren an, um die Wachsschichten der zur Einprobe benutzten Prothese durch Kautschuk zu ersetzen (s. später).

A. Das umgekehrte Einbetten.

Nach der gewöhnlichen Methode bettet man das obere Gipsmodell mit der daraufliegenden Wachsprothese in den einen Teil einer Muffel (Cuvette) ein. Vorher schmilzt man die Wachsplatte mit ihren Rändern ringsherum sorgfältig an das Modell fest, damit der beim Einbetten benutzte flüssige Gips nicht zwischen Modell und Wachsplatte eindringen kann.

Man füllt den einen mit Boden versehenen Teil der Muffel (Abb. 158) mit flüssigem, nicht mit Salz angerührtem Gipsbrei. In diesen hinein versenkt man das die totale Wachsprothese tragende Gipsmodell bis zum Rand der Basisplatte. Wenn der Gips in der Muffel gut erstarrt ist, so setzt man den zweiten Teil der Muffel (Abb. 158 B), der aus einem Ring besteht, auf den ersten, nachdem die darin frei zutage liegende Gipsfläche mit einem Separations- mittel gut überzogen ist. Es wird auf die mit ihren Zahnreihen nach oben gerichtete Prothese sorgfältig so viel flüssiger Gipsbrei gegossen, daß er mit der

Höhe des Ringrandes abschneidet. Während dieser Vornahme wird die Muffel mit leisen Stößen bewegt, damit sich keine Luftblasen festsetzen können. Auf den mit Gipsbrei gefüllten Ring setzt man den dazu gehörigen Deckel. Der dabei überquellende Gips wird abgewischt.

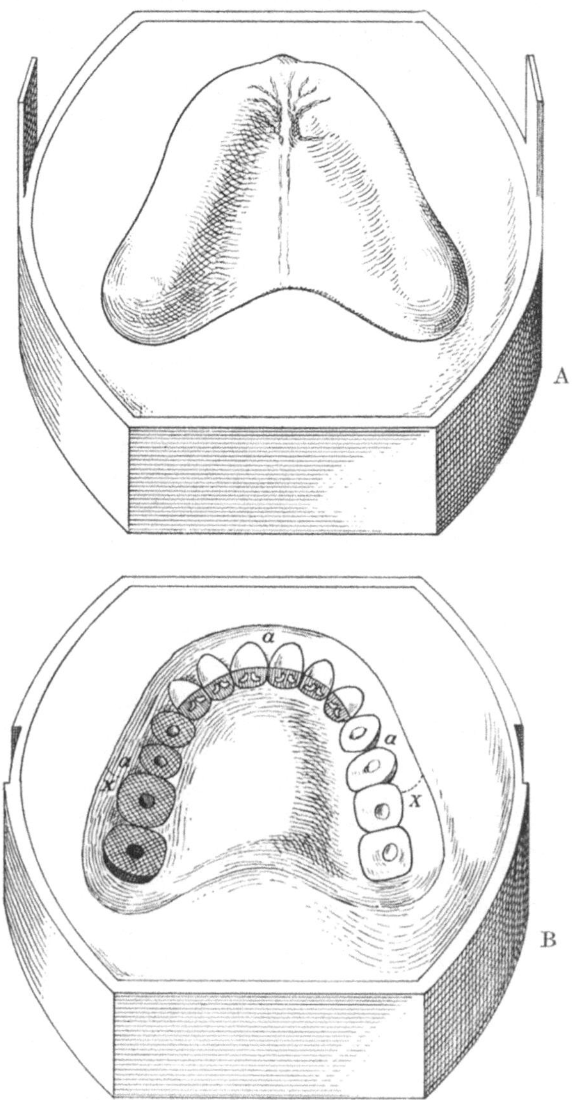

Abb. 158. Das „umgekehrte Einbetten"

Diese Art des Einbettens, das sog. umgekehrte Einbetten, kann man hauptsächlich bei ganzen Prothesen anwenden. Will man es bei Teilprothesen gebrauchen, so muß man die vorhandenen Gipszähne kürzen und sehr sorgfältig so beschneiden, daß sie keine unter sich gehenden Stellen mehr haben.

Man wartet, bis der Gips in der Muffel vollkommen erstarrt ist. Dann erwärmt man die Muffel leicht über einer Bunsenflamme. Der richtige Wärmegrad ist erreicht, wenn ein auf die obere Muffelfläche gelegtes Wachsstückchen zu schmelzen beginnt. Man kann dann beide Teile der Muffel auseinandernehmen, ohne fürchten zu müssen, daß irgendeine Verletzung der Gipskonturen in den Muffelteilen stattfindet. Die Wachsteile der eingebetteten Prothese sind ja geschmolzen, so daß etwa durch ihren Oberflächenverlauf gebildete, unter sich gehende Stellen nicht das Trennen der beiden Muffelhälften voneinander hindern können.

Der Rest des Wachses wird am besten mit kochendem Sodawasser aus den Muffelteilen ausgebrüht. Die Entfernung dieser Wachsteile muß sehr sorgfältig geschehen, da selbst kleinste zurückgebliebene Wachsteilchen eine einwandfreie Vulkanisation der Kautschukbasis dadurch stören können, daß sie zur Porenbildung Veranlassung geben.

Nach dem Ausbrühen zeigen die Muffelteile den Gaumenteil des Modells in A (Abb. 158), in B die über den Alveolarkämmen aufgestellten Zähne und die der Mundhöhle zugekehrte Oberfläche der Wachsprothese. Setzt man A auf B, so befindet sich zwischen der Gaumenoberfläche und den Zahnreihen mit den der Mundhöhle zugekehrten Prothesenflächen ein Zwischenraum, der mit Kautschuk auszustopfen ist.

Es ist verständlich, daß diese Einbettungsart sehr leicht eine Kautschukbasis von größerer Stärke ergeben kann, als sie die Wachsbasis hatte. Sobald der Oberteil A nicht genau auf den Unterteil B der Muffel gebracht wird, so daß ein kleiner Spalt zwischen oberem und unterem Ring bleibt, erhält die in solcher Muffel vulkanisierte Prothese eine zu große Plattenstärke.

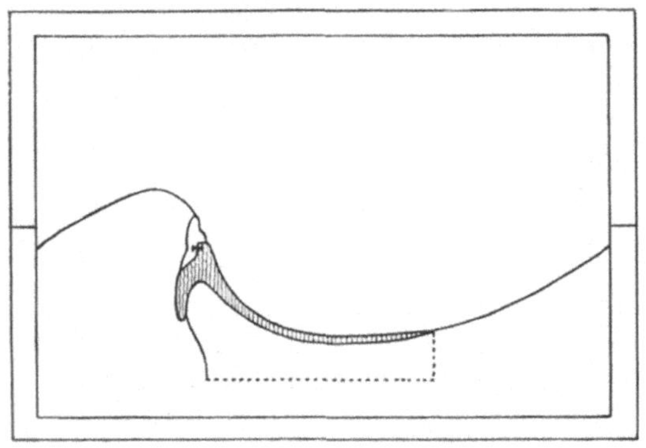

Abb. 159. Das „Einbetten mit Wall".

Der Abstand der Zähne im Teil B von den im Teil A befindlichen Alveolarflächen ist größer als er beim Aufstellen der Zahnreihen gewählt worden ist. Dadurch hat eine Verlegung der Bißebene stattgefunden. Die so hergestellte Prothese kann also nicht passen. Gewöhnlich wird aber, wenn der Muffelteil A nicht haarscharf auf den Muffelteil B gesetzt wird, der Spalt zwischen beiden Ringoberflächen nicht ringsherum gleich breit sein. Dadurch wird eine in so zusammengesetzter Muffel vulkanisierte Prothese nicht nur eine gleichmäßig in andere Höhe verlagerte Bißebene zeigen, sondern es werden die einzelnen Teile der künstlichen Zahnreihe vollkommen ungleichmäßige Verlagerungen erfahren, so daß der Verlauf der Bißebene an der Kautschukprothese ein durchaus anderer ist als an der wächsernen.

Aus diesen Gründen sollte man die Methode des umgekehrten Einbettens nur dann wählen, wenn man durchaus einwandfrei ineinander laufende Muffelteile besitzt.

B. Das Einbetten mit Wall.

In allen den Fällen, wo die Muffelteile keine haarscharfe Führung gegeneinander zeigen, sondern noch irgendwelche Nebenbewegungen zulassen, muß man die Methode des Einbettens „mit Wall" wählen. Sie besteht darin, daß man das Gipsmodell mit rings herum gut angeschmolzener Prothese auf den Boden des Muffelteiles setzt, Gipsbrei herumgießt und ihn so hoch aufschichtet,

daß er den buccalen und labialen Flächen, Kauflächen und Schneidekanten
der Zähne gut anliegt. Abb. 159 zeigt einen Längsschnitt durch eine so eingebettete Wachsprothese. Die Abb. 159 erhellt wohl zur Genüge, daß die oben
beim umgekehrten Einbetten als möglich geschilderten Veränderungen des
Abstandes der künstlichen Zähne vom Alveolarfortsatz durch falschen Schluß
der Muffeln beim Einbetten mit Wall nicht denkbar sind, da der Wall die Entfernung der einzelnen Zähne vom Alveolarkamm auch nach dem Ausbrühen
der Wachsplatte eindeutig feststellt. Auch bei dieser Methode des Einbettens
muß dafür gesorgt werden, daß unter Anwendung eines Strahles kochenden
Sodawassers alle Wachsteile der eingebetteten Prothese entfernt werden. Die
beim Ausbrühen des Wachses etwa aus ihrer Lage im Wall herausfallenden
Zähne müssen nach dem Ausbrühen wieder in ihre alte Lage zurückgebracht
werden.

C. Das Einbetten getropfter Basisflächen.

Hat man die Wachsprothesen unter Anwendung der Tropfmethode hergestellt, so bettet man nicht das Gipsmodell mit der Wachsprothese ein, sondern
läßt es unangetastet. Man nimmt die Wachsprothese nach sorgfältiger Abkühlung vorsichtig vom Modell. Damit beim Abheben der Platte möglichst
geringe Widerstände zu überwinden sind,
werden alle Stellen, die sich Klammern oder
anderen Verankerungsmitteln beim Abheben
der Platte in den Weg stellen könnten,
wegradiert.

Die Wachsprothese wird darauf mit ihrer
der Gaumenschleimhaut zugekehrten Fläche
in Gipsbrei gesetzt, der ohne Salz angerührt
worden ist, nachdem diese Fläche sorgfältig
mit einer Gipsschicht überpinselt ist. Während
des Erstarrens schneidet man aus dem Gipsbrei um die Wachsprothese einen Sockel
heraus, so daß die Prothese etwa so auf Gips

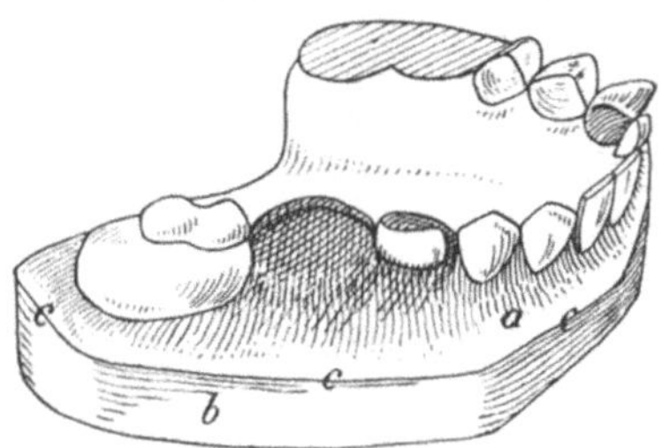

Abb. 160. Die „getropfte" Prothese
fertig zum Einbringen in die Muffel.

liegt, wie es Abb. 160 zeigt. Diesen Gipssockel läßt man mit der Prothese
12—24 Stunden stehen, damit er möglichst hart wird. Danach bettet man
die Wachsprothese entweder umgekehrt oder mit Wall ein, wie es Abb. 158
und 159 zeigen. Will man umgekehrt einbetten, so überzieht man vorher die
Flächen a und b (Abb. 160) gut mit einer Separationsschicht und läßt die
auf dem Sockel liegende Wachsprothese mit den Zähnen nach unten gerichtet
bis zur Linie c einsinken. In die Sockelfläche hat man, ehe man die 2. Hälfte
der Muffel ausgießt, Haftrillen geschnitten, damit der Sockel im oberen Teil
der Muffel hängen bleibt, wenn man später nach geringem Vorwärmen die
Muffel auseinander nimmt. In dem unteren Muffelteil liegen dann die Zähne
und Klammern. Die Klammern werden im unteren Teil dadurch zurückgehalten, daß beim Hineindrücken des auf dem Gipssockel liegenden Wachsmodells in den die Muffel ausfüllenden Gipsbrei dieser auch in den von der
Klammer umgebenen Raum fließt. Beim späteren Auseinandernehmen der
Muffel bleibt daher die Klammer um einen Gipspfeiler hängen.

Bettet man die getropfte Wachsprothese mit Wall ein, so geht man, nachdem man sie in Gips gesetzt hat, den man 24 Stunden härten läßt (Abb. 160),
so vor, wie es beim Einbetten der Wachsprothese mit ihrem Gipsmodell beschrieben worden ist. Eine so mit Wall eingebettete Teilprothese zeigt Abb. 161.
Das Wachs ist durch Ausbrühen mit heißem Sodawasser beseitigt worden.
Man sieht die Zahnstifte und 3 Klammerschwänze frei in der Muffel liegen.

Ehe der zwischen den beiden Muffelteilen befindliche Hohlraum mit Kautschuk ausgestopft wird, ist dafür zu sorgen, daß die Verankerung der Zähne in der herzustellenden Kautschukbasis eine genügend sichere wird. Bei Verwendung von Lochzähnen oder Zähnen mit Knopfstiftchen ist die Verankerung nicht erst durch besondere Maßnahmen zu treffen, sondern von vornherein an den Zahnkörpern vorhanden. Dort aber, wo sog. Langstiftzähne verwendet werden, muß man den aus dem Zahnkörper herauskommenden Stiftchen durch Biegen erst die Form geben, die hoffen läßt, daß sie den Zahn genügend

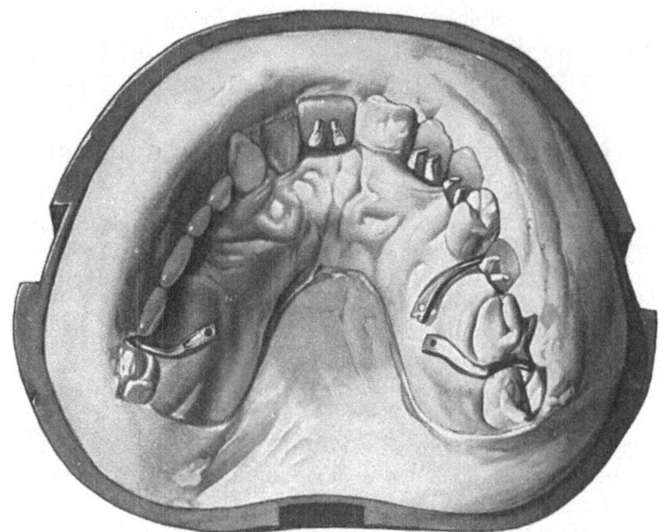

Abb. 161. Eine „mit Wall" eingebettete Teilprothese. (Nach G. Preiswerk.)

stark im Kautschuk verankert. Man biegt zu diesem Zweck die Langstiftchen mit ihrer Endhälfte nach außen unten, indem man zugleich die Enden der Stifte (Krampons) breitquetscht (Abb. 158 und 161).

XV. Die Anlage der Abflußkanäle.

Ehe man mit dem Einbringen von Kautschuk in die Muffel beginnt, werden Abzugskanäle angelegt. Der Kautschuk macht bei der Erwärmung eine erhebliche Ausdehnung durch, die erst in dem Augenblick zum Stillstand kommt, wo er aus seinem unvulkanisierten in den vulkanisierten Zustand übergeht. In diesem Augenblick erleidet der Kautschuk eine Schrumpfung, beim Abkühlen bis auf Zimmertemperatur schrumpft er dann weiter. Würde man keine Abflußkanäle für den sich ausdehnenden Kautschuk anlegen, so würde der sich entwickelnde Druck bei der Ausdehnung des Kautschuks leicht Veränderungen seiner umgebenden Gipswände auslösen.

Da sich der Kautschuk gleichmäßig über die ganze Fläche ausdehnt, so empfiehlt Snow und Gysi die Anlage der Abzugskanäle in der Art, wie es Abb. 162 zeigt. Die Randfläche a liegt etwas tiefer als der Muffelrand b. Daher kann der Kautschuk bei seiner Ausdehnung rings herum widerstandslos über diesen Rand hinüber in die Rinne zwischen beiden Rändern abfließen. Bei seiner Schrumpfung findet er bei einer solchen Anlage ebenfalls keinerlei Widerstand, der dazu führen könnte, daß er vorzeitig abreißt.

Nicht so günstige Verhältnisse erreicht man bei Anlage der Abflußkanäle nach Preiswerk (Abb. 163). Sie werden natürlich um so ungünstiger, je weniger radiäre Seitenkanäle angelegt werden, weil dadurch der Widerstand gegen die nach allen Seiten hin gerichtete Ausdehnung des Kautschuks vergrößert wird.

XVI. Das Einbringen des Kautschuks in die Muffel.

Man überzieht in der Muffel die Gipsflächen, welche die Prothesenflächen abbilden, gerne mit Wasserglas oder Zinnfolie. Die Flächen der vulkanisierten Prothese sind bei der Herausnahme der Prothese aus der Muffel nach der Beendigung der Vulkanisation dadurch glatter als sonst. Die Ausarbeitung solcher Kautschukprothesen ist erheblich erleichtert. Andererseits darf aber nicht übersehen werden, daß man sich durch die Glättung auf der der Gaumenschleimhaut zugekehrten Fläche der Gefahr aussetzt, daß die Prothese nicht

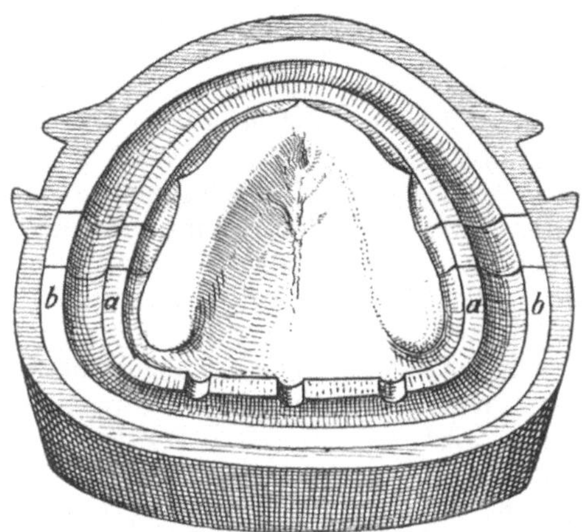

Abb. 162. Nach Gysi.

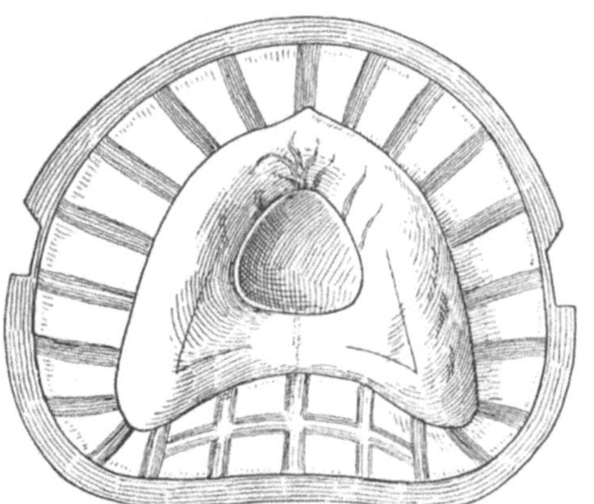

Abb. 163. Nach Preiswerk.

einwandfrei anliegt. Man weiß, daß sich der Kautschuk bei seiner Schrumpfung während des Überganges vom unvulkanisierten in den vulkanisierten Zustand von den glatten Flächen abzieht, während er den rauhen Flächen angeschmiegt bleibt, was Gysi durch sehr schöne Versuchsreihen deutlich gemacht hat. Daraus sollte man die Lehre ziehen, daß man zwar die Flächen in der Muffel, welche die der Mundhöhle zugekehrten Prothesenflächen darstellen, glätten soll, ehe der Kautschuk gestopft ist, daß man aber die die Schleimhautoberflächen abbildenden Flächen in der Muffel unberührt lassen muß. Man erreicht dann, daß auf den der Schleimhautoberfläche zugekehrten Prothesenflächen nach der Vulkanisation wohl hie und da eine Rauhigkeit erscheint, dafür aber ein möglichst genaues Anliegen dieser Prothesenflächen an der Schleimhautoberfläche gewährleistet ist.

A. Durch die Stopfmethode.

Da die Ausfüllung des durch das Ausbrühen des Wachses geschaffenen Hohlraumes in der Muffel wesentlich dadurch erleichtert wird, daß man die Muffelteile so stark erhitzt, daß die Gipsflächen darin heiß sind, so setzt man die Muffeln nach der Beendigung der bisher beschriebenen Vorbereitungen in kochendes Wasser, wenn man keinen besonders konstruierten Vorwärmer für die Muffeln (s. Laboratoriumskunde) besitzt. Ist die Vorwärmung der Muffeln bis zu einem genügenden Grade erfolgt, so daß die Gipsflächen in der Muffel eine Temperatur von mindestens 50 Grad zeigen, was der tastende Finger leicht feststellen kann, so wird der Kautschuk in den durch das Ausbrühen des Wachses entstandenen Hohlraum durch die Maßnahme des Stopfens gebracht. Der Kautschuk wird für den Stopfvorgang dadurch vorbereitet, daß man ihn in Stücke zerschneidet und so auf einen Kautschukvorwärmer (s. Laboratoriumskunde) bringt. Man schneidet auf diesem Vorwärmer eine Reihe kleiner Stücke roten Kautschuks, dazu bestimmt, an die Verankerungsstellen der einzelnen künstlichen Zahnreihenglieder gebracht zu werden. Eine Reihe von etwa 1 qcm großen Stücke desselben Kautschuks dient zum Ausstopfen der Kanten und Nischen, die besonders an den Zahnhalsgegenden zwischen Gipswänden und künstlichen Zähnen und als Klammerschwanzumpackung Verwendung finden. 3—4 größere Stücke dienen zum Ausfüllen des Hohlraumes an der Gaumen- und an den Alveolarfortsatzflächen. Eine Anzahl kleiner, am besten dreieckiger Spitzchen aus weißem Kautschuk soll das Ausfüllen der interdentalen Räume im Bereiche der Frontzähne mit weißem Kautschuk ermöglichen. Der rosafarbene Kautschuk wird in 1—3 cm langen und etwa 1 cm breiten Stücken auf den Vorwärmer getan. Mit ihnen stopft man den buccal und labial gelegenen Raum zwischen Alveolarfortsatzfläche und Wallwänden aus. Wenn kein Wall beim Einbetten benutzt worden ist, so legt man diese rosafarbenen Kautschukplättchen an den buccal und labial gelegenen Flächen des auszustopfenden Hohlraumes aufeinander. In Abb. 158 B also an den Flächen a. Dabei hat man aufzumerken, daß der rosafarbene Kautschuk nicht über die Mitte des Alveolarkammes gelegt wird. Dorsalwärts soll er etwa bei der in Abb. 158 B angegebenen Linie x enden. Die Grenzen zwischen ihm und dem roten Kautschuk sollen scharf sein. Als oberster Grundsatz aber muß gelten, daß der rosafarbene Kautschuk nie zur Verankerung von Zähnen benutzt wird.

Glaubt man, daß man den gesamten Hohlraum, der nach dem Ausbrühen des Wachses aus der Muffel zwischen den beiden Muffelhälften gelegen ist, mit Kautschuk ausgefüllt hat, so wärmt man die Muffelhälften beide noch einmal tüchtig an durch Hineinsetzen in kochendes Wasser oder in das Wasserdampfbad des Muffelwärmers.

Während die Muffeln erhitzt werden, wird am besten aus dem die käuflichen Kautschukplatten bedeckenden imprägnierten Leinen die imprägnierende Schicht in heißem Wasser ausgewaschen. Das danach erhaltene Leinen (es ist nur die Hälfte einer der beiden, die gewöhnlichen Platten bedeckenden Leinenschichten nötig) wird über die 5 Finger der linken Hand gut ausgespannt und dann unter Führung der rechten über die mit Kautschuk ausgestopfte Muffelhälfte gelegt. Darüber setzt man mittels der an den Muffeln angebrachten Führungen die andere Muffelhälfte, welche beim „Stopfen mit Wall" das Negativ, beim „Stopfen ohne Wall" das Positiv enthält.

Beide Muffeln, die genau aufeinanderpassen, drückt man sachte mit der Hand zusammen. Glaubt man, daß sie nicht mehr genügend heiß sind, so bringt man sie noch einmal in kochendes Wasser und läßt sie hier, bis sie eine Temperatur von etwa 80—100 Grad erhalten haben, wodurch der Kautschuk einen zäh-flüssigen Zustand erreicht hat, so daß er dem Preßdruck, unter den er zu stellen ist, leicht überall hin folgen kann. Darauf setzt man sie unter eine Presse und dreht den Stempel sachte auf die Muffeln nieder. Dies muß langsam und mit Zwischenräumen erfolgen, damit der zähflüssige Kautschuk Zeit bekommt, vor dem auf ihm lastenden Druck herzufließen und sich in die feinsten Nischen und Spalten des zwischen den Muffelteilen liegenden Hohlraumes zu drängen. Preßt man unter heftiger Anwendung von Gewalt, so muß man gewärtig sein, daß man mit dem nach allen Seiten hin vor dem Preßdruck ausweichenden zähen Kautschuk den Wall oder andere Teile der zwischen den Muffeln liegenden Hohlform zersprengt.

Hat man durch allmähliche Erhöhung des Preßdruckes die Muffelhälften so fest aufeinander niedergedrückt, daß der Rand der einen Muffelhälfte haarscharf auf dem Rand der anderen steht, daß also die Muffelhälften einander soweit wie möglich genähert sind, so lockert man nach etwa 5 Minuten (welche Zeit dem Kautschuk am Schluß des Preßaktes noch einmal gelassen werden soll, damit er sich in alle Fugen und Nischen der Hohlform in der Muffel hineinschmiegen und dann in den Ruhezustand kommen kann) die Presse und trennt die beiden Muffelhälften voneinander. Die vor dem Pressen zwischen die Muffelhälften gelegte Leinwand wird jetzt entfernt. Sollte der Kautschuk an ihr irgendwo festkleben, so wird die Trennung leicht durch Anfeuchten der Leinwandfläche herbeigeführt. Ist die Leinwand vom Kautschuk abgezogen, so kann man deutlich erkennen, wo etwa zu wenig Kautschuk in die Form gestopft worden ist. An diesen Stellen zeigt sich das Gewebemuster des Leinwandläppchens nur schwach oder gar nicht in der Kautschukoberfläche. Hier muß Kautschuk nachgelegt und der Preßvorgang wiederholt werden. Sind schon jetzt die Abzugskanäle mit Kautschuk gefüllt, so entfernt man ihn tunlichst mit einem angewärmten Messer bis auf geringe Reste.

Man tut gut, jetzt noch einmal die Muffeln, nachdem sie aufeinandergesetzt sind, zu erwärmen, um sie danach unter der Presse mit langsam bis zu höchster Kraftanwendung gesteigerter Gewalt aufeinander zu pressen. Die so genau geschlossene Muffel wird in einen gußeisernen Rahmen, den Muffeloder Cuvettenbügel, gebracht. In ihm werden die Muffelteile dadurch, daß sie zwischen der einen Rahmenfläche und einer von der gegenüberliegenden Rahmenfläche herabkommenden Schraube fest zusammengepreßt werden, in der ihnen im letzten Preßakt gegebenen Lage zueinander gehalten. Gysi hat gezeigt, daß es als zweckdienlich angesehen werden muß, wenn der Schraubendruck im Muffelbügel auf die Muffeln durch eine zwischen Muffel und Schraube gelegte Feder übertragen wird. Während des Ausdehnungsvorganges des Kautschuks beim langsamen Steigern der Temperatur im Vulkanisationskessel können dadurch die Muffelteile sich ein wenig voneinander entfernen, um sich dann später beim Schrumpfungsvorgang, wo es auf den genauen Schluß beider Muffelhälften ganz besonders ankommt, wieder zu schließen. Auf diese Weise erhält man mit großer Wahrscheinlichkeit eine Kautschukprothese von derselben Plattenstärke, wie man sie in Wachs vorgeformt hat, während im anderen Falle damit zu rechnen ist, daß die Plattenstärke der Kautschukprothese geringer ist als die der wächsernen Prothese.

Über den Vulkanisationsvorgang und die Vulkanisation ist in der Laboratoriumskunde und Materialkunde nachzulesen.

Um im voraus und mit Sicherheit die zur Ausfüllung des in der Muffel befindlichen Hohlraumes erforderliche Kautschukmenge bestimmen zu können, haben Staar und Wildmann eine Methode ausgearbeitet, die das Gewicht der nötigen Kautschukmenge dadurch bestimmt, daß die Größe der Wasserverdrängung durch die zur Herstellung der Wachsprothese benützte Wachsmenge ermittelt wird. Man multipliziert diese Größe mit dem spezifischen Gewicht des Kautschuks. Für die Praxis hat diese Methode keine Bedeutung erlangt.

B. Durch die Modelliermethode.

Eine Methode, die man gegebenenfalls heute noch besonders für eilige Reparaturen als sog. Kaltstopfen verwenden kann, ist die von Humm und Winderling angegebene Methode des Kaltstopfens oder des Modellierens, die durch Webers (1863) und Ports (1905) Angaben vereinfacht worden ist. Diese Methode benutzt die Modellierfähigkeit des Kautschuks.

Hat die Wachsprothese bei der Anprobe eine gutes Resultat ergeben, so wird sie auf ihr Modell zurückgebracht. Ehe man das Wachs entfernt, ist die Stellung der Zähne zum Modell und der Verlauf der buccalen Zahnfleischflächen durch Angießen eines ein- oder mehrteiligen Gipsangusses (Gegengusses) zu sichern.

Ein solcher Gegenguß besteht aus einem Gipswall, der fest gegen die buccalen und labialen Flächen der Zähne der Prothesenplatte und des Modellsockels gedrängt wird. Er steht auf derselben Ebene, auf der das die Prothese tragende Modell steht. Um ihn nach seiner Erstarrung aus der ihm gegebenen Lage fortbewegen zu können, werden die Gipsflächen, denen er anliegt, vor dem Guß gut mit einer Separationsschicht überzogen. Damit der Gegenguß, wenn er vom Modell fortgenommen worden ist, mit Sicherheit stets wieder in seine ehemalige Lage zurückgebracht werden kann, erhält der Sockel, bevor der Gegenguß hergestellt wird, Einkerbungen oder halbkugelige Löcher. Bei der Herstellung des Gegengusses schmiegt sich der weiche Gipsbrei in diese Vertiefungen hinein, so daß er sie nach dem Erstarren genau ausfüllt und eine zuverlässige Führung bietet. Das Schema eines dreiteiligen Gegengusses zeigt Abb. 164 A. B in derselben Abbildung zeigt einen frontalen Schnitt in der Prämolarengegend einer oberen Prothese, die an der einen Seite einen anliegenden, an der anderen einen aus seiner ursprünglichen Lage vom Modell um etwa 1 cm abgerückten Gegenguß erhalten hat.

Ist der Gegenguß, so wie in Abb. 164 A z. B. aus den 3 Teilen a, b und c hergestellt, so wird das Wachs entfernt. An seine Stelle ist der Kautschuk zu bringen. Man überzieht dazu die gut getrocknete Gipsfläche des Modells mit einer Kautschuklösung, deren Lösungsmittel Benzin oder nach Ports Angaben Benzinoform ist. Ist das geschehen, so wird über diese Fläche der Kautschuk Stück um Stück gepackt und mit warmen Spatelflächen so modelliert, daß er eine möglichst glatte Oberfläche erhält. Die Gipsgegengüsse helfen bei der Herstellung der rosafarbenen Zahnfleischteile. Man hält sie fest gegen das Modell gedrückt und stopft dann Kautschuk zwischen die Oberfläche des Modells und die Flächen des Gegengusses. Glaubt man genügend Kautschuk aufgebaut zu haben, so stellt man Zahn nach Zahn in die ihm vom Gegenguß bezeichnete Stelle. Durch Wegnehmen und erneutes Herandrücken des Gegengusses gelingt es, den aus Kautschuk modellierten Zwischenteilen dieselbe Gestalt zu geben, die sie ursprünglich aus Wachs besessen haben. Die Gaumenplatte formt man durch Auflegen größerer Kautschukstücke, nachdem man den unter den Zähnen liegenden Raum gut mit Kautschuk ausgefüllt hat. Um die Gaumenplatte möglichst gleichmäßig dick zu gestalten, legt man ihrer Größe entsprechend zurechtgeschnittene Kautschukstücke auf die Gaumenfläche des Modells. Den Übergang von der Gaumenfläche zu den Zähnen erreicht man durch Übereinanderschichten von länglichen Kautschukstreifen unter Benutzung des erwärmten Spatels.

Ist auch die Gaumenfläche richtig modelliert, so entfernt man die Gegengüsse vom Modell und glättet mit dem Spatel, wo man es noch für nötig hält. Die aus Kautschuk modellierte Prothese ist mit dem Gipssockel durch die darübergestrichene Kautschuklösung auf das innigste verbunden, so daß beim Einbetten kein Gips zwischen sie und die Modellflächen dringen kann.

Das Einbetten in die Muffel ist eine sehr einfache Maßnahme, da bei dieser Art der Herstellung von Kautschukprothesen jeder Preßvorgang fortfällt. In den unteren Teil der Muffel wird Gipsbrei getan. Das Modell wird mit der im Kautschuk modellierten Prothese in den Gipsbrei gesenkt. Auf den unteren Muffelteil wird der obere gesetzt. Danach wird die Muffel voll Gipsbrei gegossen, wobei darauf acht gegeben werden muß, daß sich zwischen

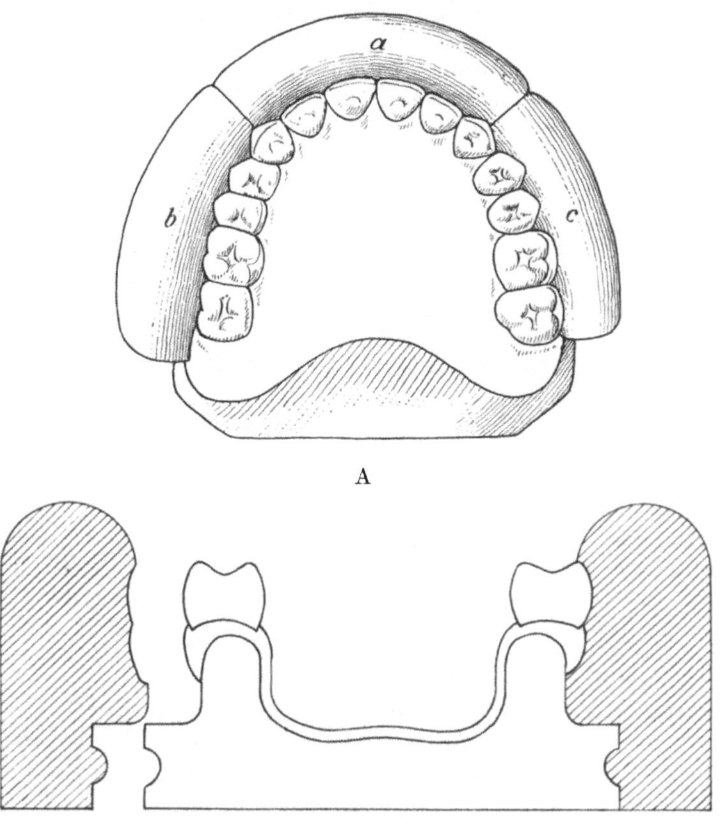

Abb. 164. Dreiteiliger Gegenguß für die Modelliermethode.

dem Kautschuk und dem darüber gegossenen Gips keine Luftblasen bilden. Die Muffel wird geschlossen, und wenn der Gips erhärtet ist, dem Vulkanisationsprozeß ausgesetzt. Da der Kautschuk sich dabei ausdehnt, so preßt er sich selbsttätig innig ineinander. Der bei der Vulkanisationstemperatur (um 150°) einsetzende Schrumpfungsprozeß soll nach Parreidt auf die Güte der Prothese wenig Einfluß haben.

Parreidt betont, daß als besonderer Vorteil dieser Herstellungsmethode von Kautschukprothesen die Tatsache anzusehen sei, daß man mit ihr gleichmäßig starke Gaumenplatten herstellen könne.

C. Durch die Spritzmethode.

Das von Holsten, Winderling und Telschow (1861, 1869, 1879) angegebene Spritzverfahren wird wohl überhaupt nicht mehr geübt. Dieses Verfahren besteht darin, daß der Hohlraum zwischen den Muffelhälften, nachdem das Wachs der eingebetteten Wachsprothese ausgebrüht worden ist, dadurch mit Kautschuk ausgefüllt wird, daß der zähflüssig gemachte Kautschuk hineingespritzt wird. Es müssen die bei diesem Verfahren [das um dieselbe Zeit (1860) angegeben worden ist, als das oben genannte von Humm und Winderling] gebrauchten Muffeln außer der Einspritzöffnung noch Abzugskanäle besitzen, damit die Luft beim Eindringen des gespritzten Kautschuks rechtzeitig und schnell entweichen kann, so daß keine Blasen im Kautschuk entstehen. Das Prinzip dieses Verfahrens hat man auch bei der Herstellung von Celluloidprothesen benutzt, worüber noch berichtet werden wird.

XVII. Die Befestigung der künstlichen Zähne auf Metall-Basisflächen.

Wie bereits ausgeführt worden ist, können bei Verwendung von Metallbasisflächen die künstlichen Zähne auf diesen sehr gut mit Kautschuk befestigt werden. Der bei der Herstellung solcher Plattenprothesen einzuschlagende Weg ist derselbe wie bei der Herstellung von Kautschukprothesen von dem Augenblick an, wo die Prothesenbasis fertig ist.

Wenn Aluminium oder im Unterkiefer z. B. Zinn verwendet wird [1], wird man die Befestigung der künstlichen Zähne durch Kautschuk vornehmen müssen, da diese beiden Metalle sich nicht oder nur sehr schwer löten lassen. Wenn man die Metallbasis aber aus Platin, Silber oder Gold herstellt, so kann man die künstlichen Zähne auch durch Lötung befestigen. Bei der Verwendung von Silberplatten wird man das Lötverfahren kaum zur Befestigung der künstlichen Zähne an der Prothesenbasis wählen, weil an solchen Platten die Stellen zwischen Lot und Platte äußerst geringe Widerstandskraft gegen die schädlichen Einwirkungen aus der Mundhöhle besitzen würden. Dort aber, wo man Gold als Plattenmaterial verwendet, wird man gerne die künstlichen Zähne, besonders wenn es sich um solche des Frontzahngebietes handelt, an die Grundfläche anlöten. Um dazu imstande zu sein, müssen die anzulötenden Zähne mit Schutzplatten versehen werden. Über die Anlage von Schutzflächen wird der Abschnitt „Die künstlichen Zähne und ihre Bearbeitung" berichten.

Die mit Schutzflächen versehenen Zähne werden, wenn sie an die Metallplatte angelötet werden sollen, mittels Klebewachs auf der Metallbasis an die für sie bestimmten Plätze gebracht und im Munde auf ihren Sitz hin nachgeprüft.

Ist das Ergebnis der Einprobe einer so vorbereiteten Metallprothese befriedigend, so werden die möglicherweise noch beabsichtigten Klammern oder anderen Verankerungsmittel der Prothese an ihren Platz gebracht und mit Klebewachs (Friesewachs) befestigt. Die Metallprothese wird dann so in Einbettungsmasse gebracht, daß alle ihre Flächen davon umhüllt sind, bis auf die mit Klebewachs überschmolzenen Schutzflächen der künstlichen Zähne, die Verankerungsmittel und die sie berührenden Stellen der Metallbasis. Mit kochendem Sodawasser schwemmt man das Klebewachs fort, bestreicht die

---

[1] Als Metall für Basisflächen sollte man alle Messing- und Bronzelegierungen ausschließen. Auch die Verwendung von Silber ist nur sehr bedingt zu empfehlen. Wenn man nicht Gold oder Platin verwendet, so sollte man den nicht rostenden Stahl gebrauchen. Auch Aluminium ist nur selten einwandfrei (s. auch Materialkunde).

sichtbaren Metallteile mit Boraxschleim und legt so viel in Boraxschleim geschnittene Lotstückchen auf Schutzfläche und Plattenumgebung, bis man meint, genug Lot angehäuft zu haben, um die Zähne und die Verankerungsmittel mit der Grundfläche sicher verbinden und zugleich kräftig genug gegen alle sie beim Kauakt treffenden Insulte schützen zu können. Hat man alle aufzulötenden Zähne und Befestigungsmittel in dieser Art versorgt, so um- und unterstreicht man die eingebettete Prothese so lange mit der Brauseflamme, bis möglichst der ganze auf Holzkohlen oder auf dicken Asbestschichten liegende Einbettungsblock glüht. Fließt das Lot trotz weiterer Erwärmung durch Umstreichen und Unterspülen mit der Brauseflamme nicht, so läßt man ein paarmal die Brauseflamme über die zu lötenden Stellen spielen. Das Lot, das dann anfängt zu spiegeln, kann man mit der Spitzflamme an die Stellen bringen, wohin man es besonders gerne haben möchte. Dabei kann die Anwendung eines spitzen Griffels (Schieferstiftes) sehr helfen, mit dem man das flüssige Lot an jede ihm zugedachte Stelle schieben kann. Am besten ist es allerdings, wenn man es versteht, durch die der eingebetteten Prothese gegebene Neigung

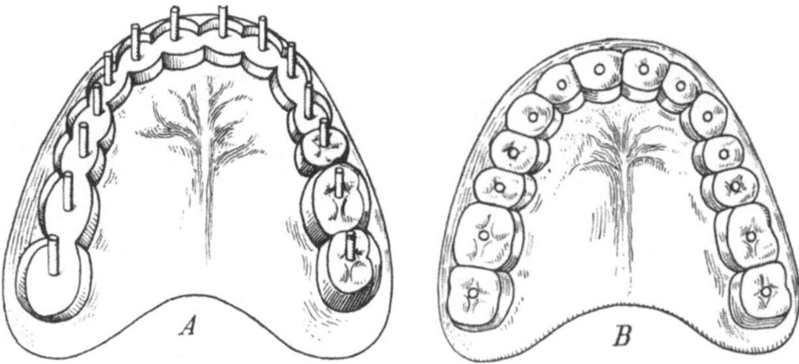

Abb. 165. Metallbasisfläche hergerichtet zur Aufnahme von Röhrenzähne.

das Lot ohne Zuhilfenahme der Spitzflamme oder des Griffels dahin fließen zu lassen, wohin man es gerne haben möchte.

Will man Blockzähne mit der Prothesenbasis verlöten, so stanzt man an sie Schutzflächen, die sie ganz bedecken. Mit ihrer Hilfe verlötet man dann die Blockzähne mit der Platte. Es muß aber gesagt werden, daß diese Plattenprothesen, wenn sie im Oberkiefer angewandt werden, gewöhnlich zu schwer sind, als daß sie durch Adhäsions- oder Saugkraft einen festen Sitz erhalten könnten.

Eine andere Art der Befestigung der künstlichen Zähne auf Metallbasisflächen, bei der ebenfalls gelötet werden muß, ohne daß es aber nötig ist, die künstlichen Zähne selbst dem Lötprozeß auszusetzen, kann man nach E. Müller wählen, wenn man Röhrenzähne benutzt. Abb. 165 B zeigt eine auf solche Art hergestellte Goldprothese. Auf der auf dem Gipsmodell liegenden Goldplatte werden die Röhrenzähne mit Klebewachs aufgestellt. Man nimmt darauf von dem Verlauf der nebeneinanderstehenden palatinalen Zahnflächen mittels Gipsangüssen, die man beim Abnehmen in mehrere Teile zerbricht, Abdruck und stanzt zwei vom letzten Molar bis zu den mittleren Schneidezähnen reichende Bleche, die dem Verlauf der genannten Zahnflächen genau folgen. Ebenso stanzt man für den Verlauf der nebeneinanderliegenden buccalen Zahnflächen Bänder, die man mit der Basisfläche durch Klebewachs verbindet. Nachdem man die Röhrenzähne von der Prothesenbasis entfernt hat, bettet man diese mit den darauf gewachsten Bändern ein und verlötet Grundfläche und Bänder miteinander. Man braucht diese Kästen für die Röhrenzähne (Abb. 165 A) nicht durch Stanzen herzustellen. Man kann sie auch mit Hilfe des Gußverfahrens anfertigen. Man muß sie dann in Blauwachs modellieren, gießen und darauf mit der Platte verlöten. Wenn das geschehen ist, so bringt man die Zähne wieder an ihren Ort zurück. Es müssen jetzt mit der Prothesenbasis Goldstifte verlötet werden, die in die die Röhrenzähne durchziehenden Röhren passen.

Ein einfaches und sicheres Verfahren dafür geht so vor, daß ein Bohrer, der mit der Zahnröhre gleichen Durchmesser besitzt, durch die Röhre des Zahnes hindurchgeführt wird. Mit ihm wird die Basisfläche durchbohrt. In das darunter liegende Gipsmodell läßt man den Bohrer etwa 2—3 mm tief hineinlaufen. Hat man dies bei allen Zähnen gemacht, so führt man Golddrahtstücke, die den Durchmesser der den Zahnkörper durchziehenden Röhre haben, in die Zahnröhre hinein und steckt sie durch die Metallfläche hindurch in das darunter liegende Gipsmodell. E. Müller geht so vor, daß er den Stiften Gewinde anschneidet und diese durch das durch die Basisfläche mit dem „Tube-Zahnbohrer" gebohrte Loch schraubt. Danach nimmt man die Röhrenzähne vorsichtig einen nach dem andern von der Prothesenbasis fort und wachst die Stifte mit dieser zusammen. Man setzt dann die Platte mit den sie durchragenden Stiften in Einbettungsmasse, so daß die der Gaumenschleimhaut zugekehrte Plattenfläche in der Einbettungsmasse liegt, und verlötet die Stifte mit der Prothesenbasis von den der Mundhöhle zugekehrten Flächen aus. Nachdem die Lotstellen sauber verarbeitet und die die Metallbasis durchragenden Stifte auf der der Schleimhautfläche zugekehrten Seite sauber verschliffen sind, werden die Zähne mittels Zement an ihrem Ort befestigt. Abb. 165 A zeigt die Prothese vor dem Einsetzen der Zähne, Abb. 165 B nach dem Einsetzen der Zähne.

Ein schwierigerer und unsicherer Weg zum Einlöten der Goldstifte für die Röhrenzähne ist derart, daß, nachdem die Röhrenzähne richtig aufgestellt sind, mit einem scharfen, dünnen Instrument durch die Zahnröhren jedes Zahnes hindurchgegangen wird, bis die scharfe Spitze auf die Platte aufstößt. Durch Umdrehung der scharfen Spitze wird eine Marke in die Metallbasis gekratzt, die anzeigt, wo der Röhrenstift mit ihr verlötet werden muß. An diesen Stellen werden nach der Wegnahme der Zähne die Zahnröhrenstifte mit der Prothesenbasis verlötet. Daß auf solche Weise die Stifte sehr leicht in einer falschen Richtung mit der Platte verlötet werden können, erhellt wohl ohne weiteres. Noch unsicherer wird das Verlöten der Stifte mit der Metallbasis, wenn man die Stellen, an denen die Verlötung stattfinden soll, durch einen an seinem Ende mit Zinnober gefärbten dünnen Draht anmerkt, der durch die Röhren der Zähne auf die Metallfläche niedergedrückt wird.

Ein umständliches, aber sicheres Verfahren gibt Parreidt nach Mosche an. Es werden von den Röhrenzähnen, in die längere Drähte eingeführt sind, Duplikate aus Gips hergestellt. In diesen Gipszähnen liegt der Draht ebenso wie er in den Röhrenzähnen steckte. Da er, bevor er mit Gips umgossen worden ist, eingeölt wurde, kann er leicht aus den Gipszähnen herausgezogen werden. Die Gipszähne werden an die Stelle der Porzellanzähne auf die Metallbasis gebracht und zwar mit den aus ihnen herausragenden Drähten, die die Richtung der den Zahn durchziehenden Röhre angeben. Ein Gegenguß (s. oben) sichert die Lage der Drähte. Die Gipszähne werden darauf vorsichtig entzwei gemacht und entfernt. So hat man durch die Lage der vom Gegenguß auf die Zähne herunterragenden Drähte die Richtung der die Röhrenzähne durchziehenden Stifte und die Stelle, wo sie mit der Platte verlötet werden müssen.

Der Stift ist der Hauptträger des Röhrenzahnes. Die oben angegebenen Kästchen für die Röhrenzähne gestatten nicht, die Zähne so haarscharf auf die Metallbasis aufzuschleifen, wie es geschehen muß, wenn Röhrenzähne ohne Kästchenumkleidung gebraucht werden, weil sich sonst bei mit Zement befestigten Röhrenzähnen leicht Speisenreste zwischen die schlecht auf die Basisfläche aufgeschliffenen Zähne und die Basisfläche verkriechen und faulen können, nachdem der Zement mehr oder weniger stark herausgewaschen ist. Man befestigt die Röhrenzähne mit Zement oder Kautschuk in den Kästchen.

Man kann auch die Zähne ganz oder so aus Gold gießen, daß ihre labiale oder buccale Fläche von einem Flachzahn gebildet wird. In diesem Falle modelliert man die Seitenzähne aus Blauwachs auf die Platte. Ihre buccale Fläche wird von einem Flachzahn gebildet, der gut eingeölt sein muß, damit er sich aus dem an ihm modellierten Blauwachs zwanglos herausnehmen läßt. Die aus Blauwachs hergestellten palatinalen Teile der Zähne werden so ausgehöhlt, daß ihr Hohlraum von unter sich gehenden Wänden begrenzt ist. Um die Metallzähne möglichst leicht zu machen, höhlt man sie sehr stark aus, was mit dem Wachssauger [1] unschwer zu erreichen ist. Die Flachzähne werden, nachdem die Blauwachsteile gegossen sind, in diesen Höhlungen, Kästchen, mit Zement befestigt. Es ist auch möglich, wenn Langstiftzähne verwendet werden, die Röhrchen, die im Blauwachs nach Wegnahme des Flachzahnes an den Stellen bleiben, wo die Zahnstiftchen gelegen haben, durch Einführen gleichstarker Graphitstiftchen zu erhalten, so daß später die Flachzähne mit ihren Stiften darin mittels Zement befestigt werden können. Diese Zähne sind aber sehr schwer. Man verlötet sie vor dem Einsetzen der Flachzähne mit der Prothesenbasis. Es ist zwar verständlich, daß man auf solche Art einwandfrei artikulierende Zahnreihen schaffen kann, die so hergestellten Prothesen sind aber derart schwer, daß sie als obere nicht gut verwendet werden können.

Man hat auch versucht, Metallprothesen auf galvanoplastischem Wege herzustellen, ohne jedoch bisher ein befriedigendes Ergebnis erzielt zu haben, da alle so hergestellten Prothesen sich außerordentlich leicht verbiegen infolge ihres lockeren inneren Aufbaues, dem jede Elastizität fehlt.

XVIII. Die Ausarbeitung der Plattenprothese.

Sowohl die Plattenprothesen aus Kautschuk als auch die aus Metall verlangen eine sorgfältige Ausarbeitung. Die Metallplattenprothese wird, wenn die Befestigung der Zähne auf ihr durch Verlötung erfolgt ist, nach Beendigung des letzten Lötvorganges ein sauberes Beschleifen der Lötstellen mit Carborundspitzen und -rädern verlangen, bis sie glatt sind. Die Verwendung von grobem und feinem Sandpapier soll danach eine weitere Glättung erreichen. Es ist bei dem Arbeiten mit Sandpapier darauf acht zu geben, daß keine Schrammen oder Kratzer auf das Metall gebracht werden. Nur bei gegossenen Metallplatten wird auch die der Mundhöhle zugekehrte Plattenfläche mit dem Sandpapier bearbeitet, bis eine Glättung so weit erreicht ist, daß sich auf der Plattenfläche keine Gußperlchen mehr finden lassen. Danach müssen die Metallflächen an der Schleifmaschine mittels Filzkegels und Bimssteins, der harten Bürste und Bimsstein und der weichen Bürste unter Benutzung von Schlämmkreide als Poliermittel weiter bearbeitet werden, bis schließlich die Anwendung des Wollrades mit Pariser Rot den Hochglanz erzeugt. Dazu ist es aber nötig,

---

[1] Siehe Laboratoriumskunde.

daß schon mit den Filzkegeln und Bürsten eine einwandfreie Politur der Prothesenbasis erzielt worden ist, da der Gebrauch von Pariser Rot und Wollrad jede
Schramme auf das deutlichste sichtbar werden läßt. Ist die Metallbasis gestanzt,
so genügt es, ihre Oberfläche mit den Bürstenrädern unter Verwendung von
Bimsstein und Schlämmkreide und mit dem Wollrad und Pariser Rot zu
bearbeiten, um eine allen Anforderungen genügende Politur zu erreichen.

Hat die Befestigung der künstlichen Zähne auf der Metallbasis mittels
Kautschuks stattgefunden, so werden diese Kautschukteile genau so poliert
wie die Flächen ganzer Kautschukprothesen. Nach der Herausnahme der
Prothese aus der Muffel werden die groben Rauhigkeiten der Kautschukflächen
mit Fräsen und Feilen entfernt. Mit Sticheln und kleinen Rosenbohrern glättet
man die den Zähnen anliegenden Kautschukteile. Die von den groben Rauhigkeiten auf solche Weise befreiten Prothesenflächen werden mit Schabern, grobem
und feinem Sandpapier so lange bearbeitet, bis keine Rille oder Schramme
mehr zu erkennen ist. Am Schluß dieses Abschnittes des Poliervorganges verwende man das durch die Kautschukbearbeitung stark verfärbte scheinbar
wertlos gewordene feine Sandpapier. Es hilft sehr zur Erzeugung einer einwandfrei glatten Fläche. Die feinere Ausarbeitung muß danach an der Schleifmaschine erfolgen, wie es oben für die Metallflächen beschrieben worden ist.

Es dürfen immer nur die der Mundhöhle zugekehrten Prothesenflächen
poliert werden, da sonst die Adhäsionskraft der Prothese leidet.

Ebenso gestaltet sich die Ausarbeitung von ganzen Kautschukprothesen.
Ehe man Kautschukprothesen aus den Muffeln nimmt, achte man darauf, daß
die Muffeln vollkommen abgekühlt sind, da sich die Kautschukprothesen sonst
sehr leicht verziehen. Zuerst müssen die groben Rauhigkeiten, z. B. die Aus-
güsse der Abflußkanäle von der Platte abgebrochen oder mit der Laubsäge
abgeschnitten werden. Die nächst gröberen Rauhigkeiten beseitigt man mit
der groben Kautschukfeile, dann nimmt man Feilen mit feinerem Hieb, Fräsen,
Bohrer, Stichel, Schaber und Sandpapiere, bis man schließlich den Prothesenflächen den Hochglanz an der Schleifmaschine gibt. Durch die Rotation
der Polierfilzkegel, -bürsten usw. findet leicht eine Erwärmung der Platte statt,
die groß genug ist, um ein Verbiegen derselben herbeizuführen. Es muß beim
Polieren daher dafür gesorgt werden, daß die Platte immer kühl bleibt. Besonders ist darauf zu achten, daß sie nicht zu stark gegen die rotierenden
Filzkegel, Bürsten und Räder gedrückt wird. Es muß während des Gebrauches
der harten (schwarzen) Radbürsten und des Filzkegels als Schleifmittel sehr oft
Bimssteinbrei auf die Platte gebracht werden, so daß die Polierinstrumente
nie trocken laufen. Während des Polierens mit den weichen (weißen) Radbürsten muß als Poliermittel Schlämmkreide gebraucht werden.

Mancher Praktiker setzt die Prothese nach dem Polieren noch einem Bleich-
prozeß aus. Sie wird in Spiritus unter der Einwirkung von Tageslicht gehalten.
Bei hellem Sonnenlicht genügt schon die kurze Zeit von $1/_2$—1 Stunde, um
ihren Farben einen schönen Ton zu geben.

XIX. Das Einsetzen der Prothese in den Mund.

Gewöhnlich wird die Plattenprothese aber, nachdem sie einwandfrei poliert
worden ist, dem Patienten ungebleicht übergeben werden. Wenn man die
fertige Prothese in den Mund des Patienten setzt, so hat man zuerst zu prüfen,
ob ihre Verankerungsmittel richtig liegen. Man setzt rechts und links auf
je einen der künstlichen Zähne einen Finger und prüft mit abwechselnd
leichtem Druck, ob die Prothese fest auf der Schleimhautfläche liegt oder ob
sie schaukelt.

ÖSTERREICHISCHE ZEITSCHRIFT FÜR

Stomatologie

Herausgegeben vom Verein Österreichischer Zahnärzte u. der Bundesfachgruppe für Zahnheilkunde der Österr. Ärztekammer. Unter ständiger Mitarbeit der Universitäts-Zahnkliniken Graz (Prof. Dr. R. Trauner), Innsbruck (Prof. Dr. O. Preissecker), Wien (Prof. Dr. F. Driak)

REDIGIERT VON DOZ. DR. FRANZ SCHÖNBAUER, WIEN

Verlag Urban & Schwarzenberg Ges. m. b. H., Wien, Innsbruck

52. Jahrgang   November 1955   **Heft 11**

SONDER-DRUCK

Die „Grade"-Zungenstütze.

Von Dr. **Peter Freyberger,** Graz.

Zahlreich sind die Methoden, Verbesserungsvorschläge und Hilfsmittel, die totale untere Prothese bei prothetisch ungünstigen und schwierigen Kieferverhältnissen zum sicheren Halt zu bringen. Wie jeder Zahnarzt leider aber immer wieder in seiner eigenen Praxis bei objektiver Prüfung feststellen kann, ist die Tragefreudigkeit des unteren totalen Zahnersatzes seitens der Patienten sehr gering, so daß die vielen beschrittenen Wege, eine sichere Verankerung und damit eine volle Zufriedenheit für den Prothesenträger zu erreichen, auch verständlich sind.

Ich denke da nur an die Stabilisierungsmöglichkeiten mittels verschiedener Haftelemente, wie Kammersauger, Hohlraumfenster, Unterdruckkammern, weichbleibender Kunststoff oder Kautschuk und Fensterlederunterfütterungen; an Kompressionsringe und -leisten, weichbleibende Kunstharzstreifen, das Kamba-System sowie diverse Haftpulver und Pasten. Ebenso an die Beschwerungsversuche mit Silber, Zinn, Wolfram, Amalgamabfällen und Schwerkunstharz sowie an die Halteverbesserungen durch Flügelfortsätze, Randwülste, Wangenstützen, sublinguale Ansätze und die speziellen Abdruckverfahren, wie Schluckabdruck und die Muco-Seal-Methode. Auch die längst veralteten Gebißfedern werden hin und wieder noch empfohlen, während die modernen Magnetprothesen und die Implantattechnik in die Praxis noch keinen Einzug gefunden haben. Die allerdings sicherste Methode der Stabilisierung einer totalen unteren Prothese stellt die Alveolarkammerplastik dar, die ich in entsprechenden Fällen — gerade als ehemaliger Schüler von R. Trauner — gern empfehle und bei meinen Patienten auch durchführe. Leider finde ich aber oft, besonders bei älteren Patienten, bei denen eine chirurgische Korrektur wirklich dringend angezeigt wäre, eine zum Teil natürlich auch begreifliche Abneigung gegen diesen Eingriff. In diesen Fällen habe ich nach verschiedenen Versuchen die „Grade"-Patentzungenstütze (hergestellt von der Süd-Dental W. Bönigk, München 55) angewandt und konnte in fast allen Fällen erfreuliche Erfolge verzeichnen.

Wie der Hersteller in seinem Begleitprospekt angibt, handelt es sich bei der erwähnten Zungenstütze um einen elastischen Kunststoffdeckschlauch mit unzerbrechlicher Perlonfederkerneinlage, der an der totalen unteren Prothese lingual so befestigt wird, daß sich die Unterseite der Zunge gleichsam über diesen Bügel rollt und legt, dadurch die Prothese fixiert, während sich die Zungenspitze im Frontzahnbereich lingual abstützt. Die Zunge wird durch den allseits glatten und elastischen Schlauch nicht wesentlich behindert und gibt „unbewußt" der Prothese ihren Halt.

Der Einbau der Zungenstütze erfolgt in die schon vorhandene oder neu bereits fertig hergestellte und polierte Prothese und ist ohne Schwierigkeiten in kürzester Zeit möglich. Hierzu wird — ein Vorgang, auf den ich ausdrücklich hinweisen möchte — die Prothese im Frontzahnbereich lingual besonders stark ausgefräst, um der Zungenspitze einen möglichst großen Spielraum zu bieten. Für die Befestigung der Metallenden der Stütze wird nunmehr unterhalb der Molarenkauflächen beiderseits innen eine Rinne ausgebohrt, die sich nach mesial zu langsam verjüngt. Höhe und Abstand der Zungenstütze in Bezug auf den Prothesenrand wird mit einer mitgelieferten Meßlehre bestimmt, wobei sich allerdings nur ein Durchschnittswert erzielen läßt. Um den Fall nun individuell im Mund des Patienten anpassen zu können, lasse ich mir den Bügel nur mit Klebewachs provisorisch befestigen und lege seine endgültige Stellung erst bei der Einprobe fest. Dazu lasse ich extreme Zungen- und Kaubewegungen durchführen und kontrolliere den richtigen Sitz. Der endgültige Einbau erfolgt mit selbstpolymerisierendem Kunststoff, wobei der Deckschlauch mit Vaseline vor der Berührung mit Kunstharz geschützt werden muß und nur sein Metallende beiderseits fixiert wird. Dadurch bleibt der Bügel völlig elastisch und kann, wenn er schön verlaufend in den Prothesenkörper einpolymerisiert ist, keine Druckstellen erzeugen. Um für jeden entsprechenden Fall passende Bügel zur Hand zu haben, erscheinen diese in 3 genormten Größen im Dentalhandel.

Der Patient, ob nun Prothesenneuling oder ohnedies schon leidgeprüfter Ersatzträger, gewöhnt sich meinen Beobachtungen nach raschest an die eingegliederte Zungenstütze, eine geringe Sprachbehinderung ist nur wenige Stunden merkbar und schwindet wieder völlig, einen Würgereflex konnte ich, ebenso wie Druckstellen im Bereiche des elastischen Deckschlauches, nie beobachten. Die Zungenspitze, die beim Einsetzen anfangs noch die Tendenz zeigt, die Prothese durch Unterfahrungsversuche hochzuheben, liegt bei der ersten Nachkontrolle ruhig über dem Bügel, den erweiterten ausgefrästen lingualen Raum völlig erfüllend. Ich denke auch daran bei besonders „schwierigen" Prothesenneulingen, bei denen der Halt der Prothese zahnärztlicherseits als absolut zufriedenstellend bezeichnet werden muß, zur Erleichterung der Adaption des Ersatzes kurzfristig die Stütze zu verwenden und sie dann später, nach entsprechender Gewöhnung an die Prothese, wieder zu entfernen.

Abschließend will ich keinesfalls die „Grade"-Patentzungenstütze als Allheilmittel für alle chirurgisch nicht versorgbaren, anatomisch völlig ungünstigen Unterkieferprothesenfälle ansehen, jedoch ist sie meinen ersten Erfahrungen nach ein durchaus brauchbares Hilfsmittel in der Herstellung stabiler unterer totaler Prothesen. Eine häufigere Anwendung erscheint demnach völlig gerechtfertigt und die anfängliche Skepsis solchen Neuheiten gegenüber in diesem Falle wirklich unberechtigt.

Zusammenfassung.

Beschreibung der patentierten „Grade"-Zungenstütze als gutes Hilfsmittel in ungünstigen und schwierigen Fällen, totale untere Prothesen ohne chirurgische Maßnahmen zu einem den Zahnarzt und Patienten zufriedenstellenden Halt zu bringen.

Im letzteren Falle, der immer das Zeichen einer Unsorgfältigkeit im Arbeitsgang sein würde, kann — wenn die Tropfmethode Anwendung gefunden hat — versucht werden, die Prothese nach Erwärmung im Wasserbad auf das mittels der Tropfmethode erhalten gebliebene Modell unter Handdruck in die richtige Lage zu pressen. Ist das Modell infolge der Benutzung der gewöhnlichen Arbeitsmethode beim Vulkanisieren zerstört worden, so kann der allerdings sehr vage Versuch gemacht werden, die verbogene Prothese auf einem neu herzustellenden Modell zurechtzubiegen. Die Aussichten auf die Erlangung einer einwandfreien Prothese sind jedoch in diesem Falle äußerst geringe. Ist ihr Sitz im Munde richtig und schaukelt sie nicht auf ihrer Unterlage, so prüft man die Artikulation nach. Während des Vulkanisierprozesses, vor allen Dingen beim Stopfen des Kautschuks, finden leicht kleinere Verschiebungen (Verdrehungen) der künstlichen Zähne statt.

Sie müssen durch Beschleifung mit Carborundsteinen und -rädern in ihrer Wirkung auf die Artikulation beseitigt werden. Man benutzt dazu Blaupapier, das man beiderseits zwischen die Zahnreihen legt. Der Patient muß kauen, als ob er das Blaupapier zerreiben wolle. Auf den Zähnen zeichnen sich dadurch dunklere und hellere blaue Flecke ab. Die dunkleren werden abgeschliffen, bis überall gleich dunkelblaue Punkte nach erneutem Kauen auf Blaupapier anzeigen, daß die Artikulation bei allen Zähnen eine gleich einwandfreie ist.

Adhäriert eine Plattenprothese nicht sogleich beim ersten Einsetzen, so ist das immer ein Zeichen dafür, daß sie ihrer Unterlage nicht einwandfrei anliegt. Im Notfalle kann bei solchem Vorkommen einmal Tragantpulver verwendet werden, das man sehr dünn über die der Schleimhaut zugekehrte Plattenfläche streuen muß. Das Tragantpulver verhilft einer solchen Plattenprothese gewöhnlich zu vorübergehend festem Sitz. Es kann vorkommen, daß die ursprünglich nicht gut adhärierende Prothese nach ein paar Tagen fest genug sitzt, um getragen werden zu können, was durch eine allmähliche Anpassung der Schleimhautoberfläche an die Prothesenfläche zu erklären ist, wie sie bei dicker, weicher Schleimhaut vorkommen kann.

Hat man die Tropfmethode bei der Herstellung der Prothese benutzt, so kann man dadurch, daß die Modelle, auf denen die Wachsprothese hergestellt worden ist, erhalten geblieben sind, die fertigen Prothesen darauf zurückbringen, und ihren Sitz und ihre Artikulation schon im Laboratorium nachprüfen. Es ist verständlich, daß diese Nachprüfung — besonders die der Artikulation — außerhalb des Mundes viel genauer und leichter vorzunehmen ist als im Munde des Patienten, wo überall die Mundflüssigkeit die genaue Übersicht stört.

Ehe der Patient entlassen wird, wird er auf die Notwendigkeit der sorgfältigen Säuberung seiner Prothese mit harter Bürste unter öfterer Anwendung von Natrium bicarbonicum aufmerksam gemacht. Die noch vorhandenen natürlichen, etwa sogar durch Klammern umfaßten Zähne müssen mindestens zweimal am Tage gesäubert werden. In der Nacht braucht nur die totale Prothese aus dem Munde entfernt und in Wasser aufbewahrt werden, da nicht selten schon Prothesen im Schlafe verschluckt worden sind. Teilprothesen können bei guter Verankerung nachts im Munde bleiben. Es ist mit dem Patienten das Hineinsetzen und Herausnehmen der Prothesen so zu üben, daß er es leicht vornehmen kann.

Auf die Möglichkeit, daß durch zu tief in die Umschlagsfalte hineinreichende Prothesenränder Druckstellen entstehen können, ist der Patient aufmerksam zu machen. Er muß dann sofort kommen, damit die veranlassenden Stellen an der Prothese beseitigt werden können. Die Belästigung, die der Patient hie und da einmal durch die neue Prothese beim Sprechen infolge der für die

Lautbildung neu gegebenen Artikulationsstellen oder beim Kauen empfindet, wird er sehr bald überwunden haben, ebenso wie etwa zuerst auftretende Geschmacksstörungen.

Es kommt vor, daß Patienten, nachdem sie die Prothese mehr oder weniger lange getragen haben, mit der Angabe kommen, daß der Verlauf der Zahnreihen schräg sei. Es soll dieser Verlauf parallel zur Verbindenden der beiden Pupillen sein. Wenn trotzdem eine gewisse Schiefheit vorgetäuscht wird, so liegt das an einem ungleich starken Hochziehen der Lippen.

Unangenehmer ist es, wenn der Patient mit der Angabe kommt, daß die Prothesen beim Kauen „klappern". Eine festsitzende, einwandfrei artikulierende Plattenprothese „klappert" nicht. Wenn aber die Artikulation nicht einwandfrei ist, oder wenn die Prothese keinen festen Halt an ihrer Unterlage bekommen kann, so stellt sich das Klappern dadurch ein, daß untere und obere Zähne durch falsche Gegenüberstellung ihrer Höckerflächen sich bei den Kieferbewegungen, wie sie auch beim Sprechen stattfinden, gegenseitig stoßen. Da dies die hinteren Molaren zu sein pflegen, so empfiehlt Parreidt, sie in solchen Fällen stark abzuschleifen, wodurch das „Klappern" zu beheben sei. Allerdings wird durch solche Maßnahme jede Artikulation im Molarengebiet beseitigt. Die einzige Möglichkeit, das „Klappern" sicher zu vermeiden, liegt in der Herstellung festsitzender und gut artikulierender Prothesen.

Das „Klappern" der Prothesen hat seinen Grund auch öfter darin, daß die Aufbißflächen der Frontzähne aus Kautschuk, die der Wangenzähne aus Porzellan bestehen. Während in der Wangenzahngegend eine Abnützung der Kauflächen ausgeschlossen ist, schleifen in solchen Fällen die unteren Frontzähne allmählich so viel von der ihnen gegenüberliegenden Kautschukfläche weg, daß der Kontakt zwischen beiden verloren geht. Dadurch wird die Führung in der Frontzahngegend so unsicher, daß die Molarenflächen ungehemmt gegeneinander stoßen und das Geräusch des Klapperns erzeugen.

XX. Die Ausbesserung von Kautschukprothesen.

Über die Art, wie Ausbesserungen zerbrochener Kautschukstücke zu erfolgen haben, ist grundsätzlich zu sagen, daß man bei größeren Brüchen und immer da, wo die Gestaltung der Bruchflächen es nicht erlaubt, die Bruchstücke einwandfrei zum Bilde des ursprünglich Ganzen wieder zusammenzufügen, einen Abdruck von der Schleimhautfläche herzustellen hat, auf der die zerbrochene Prothese liegen soll.

Sind die Bruchstücke mittels Siegellack oder Klebwachs oder dadurch, daß man sie auf das von ihrer Unterlage hergestellte Gipsmodell gelegt hat, in der Lage zueinander fixiert, die ihnen zukommt, so werden die Bruchstellen umschnitten. Man legt von den Bruchrändern der Platte aus Schwalbenschwanzausschnitte in die Platte hinein. In einer Entfernung von diesen zieht man mit einem Bohrer oder Stichel einen glatten Strich, die spätere Grenze zwischen altem und neuem (zur Ausbesserung zu verwendenden) Kautschuk. Die Plattenteile von dieser Grenze ab bis zu den Bruchrändern macht man dünner, indem man von ihrer Oberfläche Teile wegbohrt oder -stichelt. Man kann diese Plattenteile auch noch öfter durchlochen. Danach füllt man den Defekt der Platte so mit Wachs aus, wie er später vom Kautschuk ausgefüllt sein soll, bettet die so vorbereitete Prothese in den Unterteil einer Muffel, macht dazu den Gegenguß im Oberteil der Muffel, brüht das Wachs aus, stopft an seine Stelle Kautschuk, vulkanisiert und arbeitet die ausgebesserte Stelle gut aus.

Ist die Verletzung der Prothese eine geringe, so kann man das Einbetten und Stopfen des Kautschuks in der Muffel ganz gut umgehen, dadurch, daß man auf dem Modell kalt stopft. Abb. 166 zeigt z. B. einen solchen Fall und zugleich das Grundsätzliche in der Anlage einer Kautschukprothesenausbesserung. Der abgebrochene Zahn hat seinen richtigen Platz erhalten. Der Kautschuk in der Nähe des Bruches ist weggenommen. In einiger Entfernung von den Bruchrändern ist die Grenze für den zur Ausbesserung benutzten Kautschuk gegen die übrige Platte gezogen. Von ihr bis zum Bruchrand ist der Kautschuk etwa auf die Hälfte seiner Stärke vermindert worden. Zwischen der Grenze und dem neu anzusetzenden Zahn wird Kautschuk modelliert, so wie es für die von Humm und Winderling angegebene Methode beschrieben ist. Der Kautschuk wird in diese Stelle hineinmodelliert unter Zuhilfenahme erwärmter Spatel, bis der Defekt der Prothese genau ausgefüllt ist. Man legt das Modell mit der Prothese darauf in eine Muffel, füllt sie voll

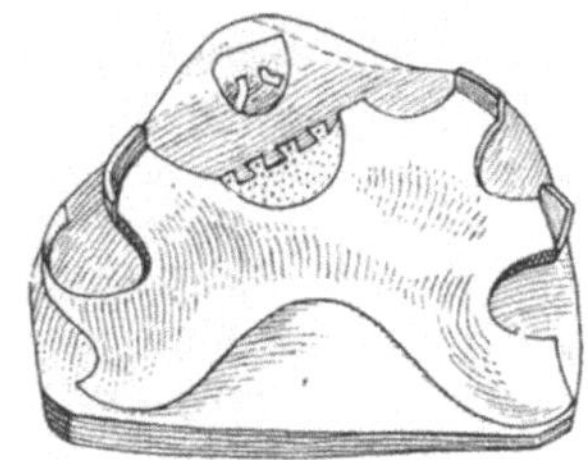

Abb. 166.

Gipsbrei, schließt sie und vulkanisiert, nachdem der Gips in der Muffel erhärtet ist. Die Ausarbeitung der Reparatur geht denselben Weg wie die neuer Prothesen.

XXI. Celluloid-Prothesen.

Man benutzt das Celluloid (s. Materialkunde) heute weit mehr zur Herstellung von Platten, die dem Schutz von Wunden an den Kieferflächen dienen, als zur Herstellung von Basisflächen, die künstliche Zähne tragen sollen.

Das Celluloid trägt sich in den meisten Mundhöhlen für längere Dauer sehr schlecht. Es erlebt gewöhnlich Zersetzungsvorgänge, die die daraus hergestellte Prothese unansehnlich machen und ihr soviel von ihrer Festigkeit nehmen, daß sie ihren Aufgaben nicht gewachsen ist. Das Celluloid ähnelt hierin dem Cellon und Cellit außerordentlich.

Wenn man eine Celluloidplatte herstellen will, z. B. um einen Tampon an der Gaumenfläche damit festzuhalten oder um replantierte Frontzähne eine kurze Zeit hindurch festzustellen, so wählt man dazu am besten den von Avellan beschriebenen Vorgang des Pressens. Das mit der Celluloidprothese zu versehende Modell wird von unter sich gehenden Stellen befreit. Es werden Stanzen aus leichtflüssigem Metall (Spence) hergestellt. Man setzt sie, nachdem sie in eine Muffel so eingegipst sind, daß sie mit dem Muffelboden in Kontakt stehen, in den Topf der von Avellan angegebenen Presse. Er enthält eine Kochsalzlösung, die dadurch gesättigt bleibt, daß ein mit Kochsalz gefüllter Beutel in sie hineingehängt ist. Die Presse ist so eingerichtet, daß unter dem Topf eine Flamme die Salzlösung kochend erhält, während der Pressestempel von oben herab die Muffelteile gegeneinander drückt. Sind die Stanzen so hergestellt, daß sie sicher keine unter sich gehenden Stellen haben und sind sie in die Muffel eingegipst, so legt man eine der käuflichen Zelluloidplatten zwischen sie. Die Muffelhälften mit den Stanzen legt man mit der dazwischenliegenden harten Celluloidplatte in den mit Salzlösung gefüllten Topf und beginnt sachte die Presse zuzudrehen sobald ein prüfend an die Celluloidplatte gesetztes Messer oder ähnliches Instrument anzeigt, daß sie plastisch geworden ist. Man läßt die Muffel, nachdem sie durch den Pressestempel geschlossen worden ist, höchstens noch eine Minute im kochenden Salzbad, da man weiß, daß selbst 109°, welche Temperatur eine kochende Salzlösung besitzt, nicht längere Zeit hindurch von der Celloidplatte ertragen werden, ohne daß eine Schädigung des Celluloids stattfindet. Nach Abkühlung und Herausnahme der Muffel ist die darin befindliche Celluloidplatte fertig. Sie braucht nur von den Stanzen abgenommen und beschnitten zu werden.

Port brachte nach Parreidt Celluloid durch Erweichung in Aceton in plastischen Zustand, so daß es sich über eine Gipsform, deren Oberfläche mit Talkum eingerieben war, damit das Celluloid nicht an ihr festkleben sollte, pressen ließ. Es wurde über die Gipsform gebunden, bis alles Aceton verdampft war (15—24 Stunden). Es zeigte danach die gewünschte Form.

Man hat auch Celluloid in einem Ölbad über Gipsmodelle gepreßt. Diese müssen aus Marmorgips hergestellt werden oder aus Gips, der, um ihn sehr hart zu machen, mit einer Lösung von Gummi arabicum (30 g auf 1 Liter Wasser nach Parreidt) angerührt worden ist. Man erwärmt das Ölbad auf 120—140°, ehe man preßt. Man erwärmt es deshalb so hoch, weil die Gipsmodelle sehr schlechte Leiter sind und bei der genannten Temperatur, wie Avellan nachweisen konnte, erst eine Temperatur von höchstens 100° erreicht haben.

Bessere Resultate als das Pressen im Ölbad soll der von Gartrell konstruierte Apparat ergeben, in dem die Muffelhälften, zwischen denen das Celluloid liegt, in heißem Wasserdampf erhitzt werden, ehe sie zusammengepreßt werden.

Mex geht so vor, daß er das Celluloid in Aceton löst und dann wartet, bis so viel Aceton verdampft ist, daß das Celluloid in den plastischen Zustand gekommen ist. Während dieses Zustandes preßt er das Celluloid und wartet dann, bis auch noch der Rest des Acetons verdampft ist. Dann kann er den Preßdruck lösen, da die Celluloidprothese in der ihr gegebenen Form hart geworden ist.

Winderling und Moriland (1879) haben zur Herstellung von Celluloidprothesen das schon bei der Herstellung von Kautschukprothesen benutzte Prinzip des Spritzendruckes angewandt.

In eine Cuvette mit Eingußöffnung und 4 nach der Seite zu verlaufenden Abzugskanälen wird die aus Wachs hergestellte Prothese gebettet. Nachdem auch der Gips des Gegengusses erhärtet ist, wird das Wachs sorgfältig ausgebrüht. Damit die künstlichen Zähne dabei nicht ihre Stellung verändern, sind sie beim Einbetten durch kleine Drahtenden festgeklemmt, die aus dem die Prothese einbettenden Gips kommen und auf sie hinreichen. Vor das Eingußloch wird ein Zylinder gesetzt, der ebenso erwärmt werden kann, wie die zugeschraubte Muffel. In diesen Zylinder wird ein Celluloidzapfen geschoben. Beim Erhitzen auf etwa 138° gerät er in halbflüssigen Zustand. Ein vor den Zylinder genau zentrierter und hineinpassender Kolben wird, sobald das Thermometer 138° C zeigt, in den Zylinder hineingedreht. Dadurch treibt er das halbflüssige Celluloid aus dem Zylinder in die Hohlform in der Muffel. In 1 bis 2 Minuten ist der ganze Vorgang beendet. Wenn das Celluloid in den Ausgangskanälen erscheint, so wird, um einen Nachdruck auszuüben, der Spritzenkolben noch ein wenig weiter in den Zylinder gepreßt. Ist die Abkühlung erfolgt, so liegt die Celluloidprothese fertig vor.

Die Erhitzung des Celluloids birgt eine gewisse Gefahr, denn die Entzündungstemperatur des Celluloids liegt bekanntlich nicht sehr hoch.

Das Ausarbeiten der so gewonnenen Celluloidprothese erfolgt ebenso wie das von Kautschukprothesen. Das Trennen jedoch der Prothese vom Gips in der Muffel ist recht mühsam. Vor der Erwärmung durch die Rotation der polierenden Kegel, Bürsten usw. muß die Prothese durch häufiges Auftragen der mit kaltem Wasser angerührten Poliermittel, Bimsstein und Schlämmkreide, geschützt werden.

Leider steht das Ergebnis solcher Mühen bei der Herstellung einer Celluloidprothese in keinem Verhältnis zu dem erzielten Erfolg.

In der ersten Zeit sieht allerdings die so gewonnene Prothese recht gut aus und belästigt auch den Patienten wenig, obgleich manche Patienten durch Geruchs- und Geschmacksbeeinflussung vom ersten Tage an gestört werden. In den allermeisten Fällen aber beginnt selbst da, wo die Prothese zuerst gut vertragen wird, die Schwäche des Materials gegenüber den chemischen Angriffen aus der Mundhöhle sich bald bemerkbar zu machen. Es entstehen opake Flecke, Abblätterung, bis schließlich die Prothese nicht mehr zu tragen ist. Dieser Zustand ist leider schon oft im ersten Jahre erreicht.

Ähnliches ist über das Hekolith zu sagen, ein in den letzten Jahren oft besprochenes und von der Industrie angebotenes, gefärbtes Celluloid.

XXII. Cellon-, Cellit-Prothesen.

Genau so wenig hat sich das Cellon bewährt, das vor dem Celluloid den sehr großen Vorteil besitzt, daß es sehr schwer zu entzünden ist und auch keinen Geruch hat.

Während des außerordentlich großen Mangels an Kautschuk versuchte man im Kriege auch dieses Material für die Herstellung von Plattenprothesen zu benutzen. Leider mit demselben Erfolg wie die Celluloidprothesen. Am besten hielten sich noch nach meiner Erfahrung die Ersatzstücke, die so hergestellt wurden, daß nach dem Ausbrühen des Wachses und vollständiger Trocknung des Gipses in den Muffeln über Bunsenbrennerflammen zwischen beiden Muffelhälften eine hohe Schicht von Cellonfeilung aufgehäuft wurde, die nach erneuter trockener Erwärmung der Muffel zwischen beiden Muffelhälften gepreßt wurde.

Man versuchte auch dadurch zu einem Ziel zu kommen, daß man in Aceton teils aufgelöste Stücke gegeneinander packte und stopfte, wie man Kautschuk zu stopfen gewohnt war. Auch das Spritzverfahren konnte beim Arbeiten mit Cellon zu keinem Dauererfolg führen. Die aus Cellon hergestellten Prothesen zeigten eine ähnliche Neigung zur Auflösung wie die Celluloidprothesen. Auch sie bekamen milchige Stellen, die nach einiger Zeit abblätterten. Schon im ersten Jahre waren eine ganze Reihe der von uns während des Krieges angefertigten Cellonprothesen unbrauchbar geworden.

Das Cellit hat Euler zur Anfertigung von Prothesen empfohlen. Er hat das Spritzverfahren anderen Methoden vorgezogen. Es löst sich wie Celluloid in Campher, brennt aber ebensowenig wie Cellon. Cellit ergibt genau so wenig wie Celluloid und Cellon einwandfreie Prothesen.

Reparaturen wurden an Prothesen, die aus Celluloid oder Cellon oder Cellit hergestellt waren, in den meisten Fällen vergeblich versucht. Die in Aceton oder Essigsäure aufgelösten und in den Plattendefekt gelegten Stücke von Celluloid oder Cellon lösten sich sehr bald wieder aus der ihnen gegebenen Stelle, so daß wir nach langen vergeblichen Mühen (wir versuchten auch durch Anwendung hohen Druckes zum Ziele zu kommen) lieber neue Prothesen anfertigten als Defekte ausbesserten.

XXIII. Prothesen aus regeneriertem und synthetischem Kautschuk.

Im Kriege hat man auch die Herstellung von Plattenprothesen aus regeneriertem Kautschuk versucht, jedoch ohne zu einem befriedigenden Resultat gekommen zu sein. Besser war das Ergebnis mit dem synthetischen Kautschuk, der jedoch gegenwärtig aus wirtschaftlichen Gründen weniger vorteilhaft als der natürliche Kautschuk zu benützen ist. Er wird ebenso verarbeitet wie der natürliche Kautschuk.

XXIV. Immediatprothesen.

Unter Immediatprothesen versteht man Prothesen, die sogleich nach der Entfernung der zu ersetzenden Zähne oder 24—36 Stunden später in den Mund des Patienten gesetzt werden.

Über solche Prothesen ist zuerst von Rodrigues 1861, danach von Atkinson 1863 berichtet worden. Herbst berichtet über die Prothesenart in der Mitte der 80er Jahre. 1886 schrieb Parreidt darüber, 1893 nahm sie das Handbuch von Scheff auf. Ein besonderes Verdienst um den Ausbau dieser Methode hat sich Seitz erworben.

Immediatprothesen werden im Oberkiefer so hergestellt, daß man vom Patienten vor der Entfernung der zu ersetzenden Zähne Abdruck nimmt. Vom Gipsmodell werden die zu entfernenden Zähne abgeschnitten und die Alveolen bis auf etwa halbe Tiefe ausradiert. Abb. 167 zeigt ein so vorbereitetes Modell.

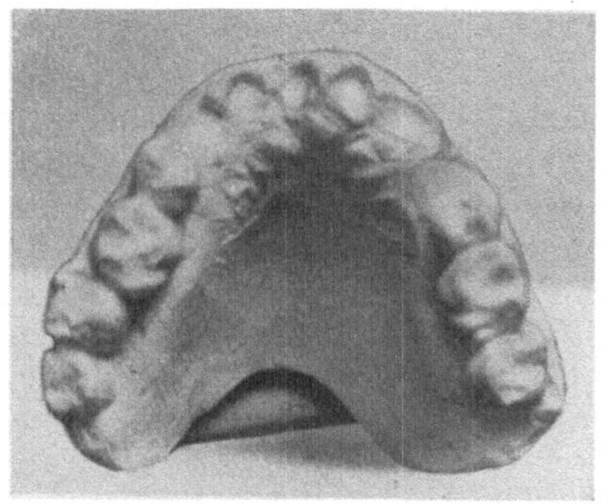

Abb. 167. Nach Seitz.

Auf einem solchen werden die künstlichen Zähne so aufgestellt, daß sie mit ihrem Wurzelteil etwa 1—2 mm tief in den Alveolen und an den labialen Flächen der Alveolen liegen. Es darf die ausradierte Alveole nicht etwa mit Kautschuk ausgefüllt werden, sondern die Prothesenbasis muß vom palatinalen Rand der Alveole, dem sie noch aufliegt, unter Freilassung des Alveolenraumes bis zum Porzellanzahn ziehen. Es wird nur so viel Kautschuk in den Alveolenteil hineinmodelliert, wie zur Befestigung des künstlichen Zahnes nötig ist.

Die so in Wachs modellierte Prothese wird wie jede gewöhnliche Kautschukprothese mit oder ohne Modell eingebettet. Wird sie mit Modell eingebettet, so müssen die labialen Teile der Alveolen auf dem Gipsmodell bis zur halben Höhe etwa abgeschnitten werden, damit beim Einbetten der Gips gut hinter und unter die in die Alveolen hineinragenden, hohl liegenden Zähne fließen kann, weil sie sonst durch den Stopf- und Preßvorgang leicht aus der ihnen gegebenen Lage herausgedrängt werden würden.

Auch bei der Herstellung von Immediatprothesen wird daher die Tropfmethode mit besonderem Vorteil angewendet. Bei ihrer Anwendung wird ja die wächserne Prothese ohne Modell eingebettet.

Man kann die aus Wachs hergestellte Immediatprothese vor ihrer Fertigstellung aus Kautschuk nicht in den Mund des Patienten einproben, weil dort noch die zu ersetzenden Zähne als mehr oder weniger große Zahnreihenreste stehen.

Wenn die Immediatprothese vollkommen fertiggestellt ist, so wird sie — wenn man die Tropfmethode angewandt hat — auf die im Artikulator verbliebenen Modelle zurückgebracht. Etwa während des Vulkanisationsprozesses eingetretene kleinere Verlagerungen der künstlichen Zähne werden durch Beschleifen so beseitigt, daß die Artikulation dadurch nicht gestört wird. Wenn die hergestellten Modelle und die festgestellte Bißlage des Ober- zum Unterkiefer einwandfrei gewesen sind, so ist man sicher, daß die auf dem genannten Wege hergestellte Immediatprothese im Munde des Patienten genau so sitzt wie auf den Modellen im Artikulator.

Man entfernt die zu ersetzenden Zähne und setzt sofort die Immediatprothese in den Mund, so daß die künstlichen Zähne genau so wie am Gipsmodell in die Alveolen hineinragen. Das soll natürlich erst geschehen, wenn die Blutung zum Stehen gebracht ist. Eine Störung des Heilungsverlaufes ist nicht zu befürchten. In den ersten Tagen wird der Patient manchmal keine harten Bissen beißen können, weil dabei die Wundränder leicht schmerzen. Häufig fehlt aber auch dieser Nachteil. Die Heilung der Wunden unter solcher Prothese geht ohne Zwischenfall, ja man möchte fast meinen, schneller vonstatten als ohne Immediatprothese.

Der außerordentliche Vorteil dieser Prothesenart ist nicht etwa nur darin zu sehen, daß der Patient nicht wochenlang mit Zahnlücken im Frontzahngebiet herumzulaufen braucht, daß er sogleich wieder richtige Artikulationsstellen für die Lautbildung findet, sondern hauptsächlich darin, daß durch die unveränderte Benutzung der Kiefer beim Essen weder im Kiefergelenk noch im Alveolarfortsatz größere Umgestaltungen stattfinden können. Seitz hat auf den Unterschied hinweisen können, der zwischen der Resorption eines mit Immediatprothese versehenen Alveolarfortsatzes und eines ohne Prothese gelassenen festzustellen ist. Er hat auch an 1000 Fällen zeigen können, wie diese Prothesenart in $85^0/_0$ aller Fälle Aussicht hat, als Dauerersatz gelten zu können, wenn sie in richtiger Weise angefertigt worden ist.

Das Anwendungsgebiet dieser Prothesenart ist in der Hauptsache auf den Oberkiefer und auf solche Fälle beschränkt, wo noch Zahnreihenglieder vorhanden sind, die die Verankerung der Prothese übernehmen können.

Ich möchte jedoch darauf hinweisen, daß man auch bei vollständigem Zahnverlust dem Patienten die Wohltat der Anfertigung einer Immediatprothese erweisen kann. Wenn man mit ihr nur die Frontzähne bis zum 1. Prämolar ersetzt, die Saugkammer nahe dem dorsalen Plattenrand anbringt und Spangen auf die labialen Flächen der Alveolarfortsatzflächen legt, wie es die Abb. 136 und 141 zeigen, so leistet eine solche Immediatprothese dem Patienten einen unschätzbaren Dienst. Dem Zahnarzt aber erleichtert sie später die Anfertigung der Dauerprothese, da der Patient sich bereits an das Tragen von Prothesen gewöhnt hat, vor allen Dingen aber seine normalen Kieferfunktionen behalten hat. Bei vollkommenem Zahnverlust wird man nicht damit rechnen können, daß die Immediatprothese zur Dauerprothese wird.

Wegen der genannten Vorteile fertige ich auch sehr gerne für den Unterkiefer Immediatprothesen an, besonders wenn keine den Unterkiefer in seinen Bewegungen gegen den Oberkiefer führenden Zähne mehr vorhanden sind. Die unteren Immediatprothesen belästigen zwar anfangs den Patienten etwas mehr als die oberen, teilen aber sonst alle Vorteile mit diesen.

Eine Immediatprothese muß natürlich möglichst ununterbrochen im Munde bleiben, denn die Verheilung der Wunden soll ja über den in die Alveolen hineinragenden Zähnen stattfinden. In den ersten Tagen nach ihrem Einsetzen wird sie nur ganz kurz zur Reinigung nach dem Einnehmen der einzelnen Mahlzeiten aus dem Munde herausgenommen. Nachts muß sie im Munde verbleiben. Auch das ist ein Grund dafür, daß man Immediatprothesen am liebsten nur bei noch vorhandenen Zähnen, an denen sie verankert werden können, herstellt. Hat man bei vollkommenem Zahnverlust Immediatprothesen angefertigt, so läßt man sie nachts ins Wasser legen, wenn Verschluckungsgefahr vorliegt, was meistens der Fall sein wird. Solche Immediatprothesen können nicht als Dauerprothesen benutzt werden, denn während der Nacht finden die Wundränder nicht ihre starre Unterlage, und so beginnen die Gewebe zu schrumpfen.

Die Verheilung der Alveolarwunden unter Immediatprothesen geht so vor sich, daß sich die Alveole bis zum künstlichen Zahne mit einem Blutkoagulum füllt, das allmählich zu Knochengewebe organisiert wird. Die freiliegenden Wundflächen überkleiden sich mit Mundschleimhaut-Epithel.

Literaturverzeichnis.

Ackermann, Vorrichtung zum Auswechseln von Gummischeiben usw. Zahnkunst **6**, Nr 2 (1902). — *Aderer*, Die Entdeckung eines bis jetzt unbekannten physikalischen Gesetzes und seine praktische Anwendung in der Zahnheilkunde. The Aider-Ev. **3**, Nr 5, 3—8 (1925). — *Adler*, Hekolith und seine Verwendungsmöglichkeit. Zahnärztl. Rdsch. **34**, Nr 14 (1925). — *Adloff*, Einige Bemerkungen über das Wesen der Prognathie. Österr.-ungar. Vjschr. **1915**, Nr 2. — *Alanzo, M. N.*, Die chirurgische Entfernung der Zähne und die Vorbereitung für Zahnersatz. Dent. Cosmos **47**, Nr 3 (1925). — *Albrecht*, Adhäsions- und Luftdruckgebisse. Dtsch. zahnärztl. Wschr. **1906**, Nr 9. — *Allaeys*, Eine brauchbare Methode des Abdrucknehmens an Kiefern Zahnloser. Rev. belge Stomat. **18**, 449. — *Allisan*, A System of Renovable Substitution etc. Items of Interest **19**, Nr 9 (1897). — *Alter*, Eine kombinierte Kautschukplattenprothese. Z. Stomat. **4**, 358 (1927). — *Altube*, Die Abdrücke mit plastischer Abdruckmasse und die totalen Ersatzstücke. Rev. Odontologica **1924**, Nr 9. — *Amoedo*, Étude sur les articulateurs. 5. internat. Kongreß. — *Andresen*, Die Artikulation der Kiefergelenke und der Zahnreihen. Dtsch. Mschr. Zahnheilk. **1912**, 895. — *Angle*, Okklusionsanomalien der Zähne **2**. Berlin 1913. — *Asmalsky*, Erfahrungen mit Petri-Festhaltern. Dtsch. zahnärztl. Wschr. **1917**, Nr 5. — *Atkinson*, Dent. Cosmos, April **1863**. — *Attfield*, Korresp.bl. Zahnärzte **1877**, Nr 3. — *Avellan*, Österr.-ungar. Vjschr. **1909**, 431 u. 768.

Bach, Handbuch der Zahnersatzkunde **2**. Berlin 1912. — *Balters*, Beiträge zum Kapitel des Sauge- und Funktionsabdrucks. Zahnärztl. Rdsch. **36**, Nr 49, 859 (1927). — *Derselbe*, Der Funktionsabdruck. Zahnärztl. Rdsch. **34**, Nr 28 (1925). Dtsch. Vjschr. Zahnheilk. **1922**, Nr 1. — *Derselbe*, Die gestützte Prothese. Zahnärztl. Rdsch. **34**, Nr 29. (1925). — *Derselbe*, Gelenklose Artikulatoren mit Schlottergelenk oder Artikulatoren mit festen Drehpunkten? Dtsch. Vjschr. Zahnheilk. **1922**, Nr 4. — *Derselbe*, Die weitere Entwicklung des Artikulationsproblems. Zahnärztl. Rdsch. **1923**, Nr 19/20. — *Derselbe*, Über die neueste Entwicklung des Artikulationsproblems. Zahnärztl. Rdsch. **34**, Nr 30 (1925). — *Derselbe*, Zu Ziebes Artikel „Die Molarensenkung in Abhängigkeit von Schneidezahnüberbiß und Kondylenführung". Dtsch. Mschr. Zahnheilk. **43**, Nr 15 (1925). — *Baenkler*, Über zahnärztliche Prothetik. Dtsch. zahnärztl. Wschr. **28**, Nr 14 (1925). — *Barth*, Über die funktionelle Struktur des Oberkieferapparates bei Neuweltaffen. Wiesbaden 1918. — *Baume*, Lehrbuch der Zahnheilkunde, 2. Aufl. **1885**. — *Bennet*, Die Bewegungen des Unterkiefers in ihrer Beziehung zu Prothesen. Brit. dent. J. **45**, Nr 4 (1924). — *Bethge*, Brechreiz beim Abdrucknehmen. Zahnärztl. Rdsch. **35**, Nr 7 (1926). — *Bier*, Münch. med. Wschr. **1921**, Nr 46/47; **1922**, Nr 23. — *Birgfeld*, Die Kunst, obere Gebisse zum Saugen zu bringen. Dtsch. Zahnheilk. **1920**, Sonderh., 46. — *Black*, Konservierende Zahnheilkunde. — *Blau*, Scheffs Handbuch, 3. Aufl. **3**. — *Bluntschli*, Die menschlichen Kieferwerkzeuge in verschiedenen Alterszuständen. Verh. anat. Ges. 14. bis 17. April 1926. Erg.-Heft Anat. Anz. **61**. Jena 1926. — *Derselbe*, Zur Phylogenie des Gebisses. Zürich. ant. Ges. **56** (1911). — *Bock*, Moderne Klammertechnik. Dtsch. zahnärztl. Wschr. **30**, 183 (1927). — *Bodenstein*, Ein Schlußwort zur Celluloidfrage. Zahnärztl. Rdsch. **35**, Nr 49, 855 (1926). — *Derselbe*, Zur Hekolithfrage. Zahnärztl. Rdsch. **5**, Nr 4, 65 u. Nr 48, 855 (1926). — *Boeder*, Erfahrungen mit der Stahlplatte. Zahnärztl. Rdsch. **36**, Nr 10, 158 (1927). — *Bonwill*, What the Dentistry to Demonstrate against the Hypothesis of Organic Evolution. Chicago 1894. — *Derselbe*, The Geometrical and Mechanical Laws for the Articulation. Amer. System of Dentistry 1887. — *Derselbe*,

Platten mit Klammern anstatt entfernbarer oder permanenter Brückenarbeit. Items of Interest. Ref. Korresp.bl. f. Zahnheilk. 1884, 61. — *Bosch*, Celluloid und Hekolith. Zahnärztl. Rdsch. **26**, Nr 1, 9 (1926). — *Braus*, Über die Gesetzlichkeit der Körperform. Heidelberg 1920. — *Derselbe*, Anatomie des Menschen 1. Berlin: Julius Springer 1921. — *Breuer*, Die Gesetze des einarmigen Hebels, angewandt auf Bau und Funktion des menschlichen Unterkiefers. Z. Stomat. **1912**, Nr 5. — *Brill*, Über die chirurgische Befestigung von Prothesen. Zahnärztl. Rdsch. **35**, Nr 11, 181 (1926). — *Derselbe*, Über den funktionellen Abdruck. Zahnärztl. Rdsch. **34**, Nr 8 (1925). — *Brinkmann*, Zur Auseinandersetzung zwischen Wustrow-Schröder-Rumpel. Zahnärztl. Rdsch. **36**, Nr 1 (1927). — *Broomell*, Temperamental Indications in Prothesis. Dent. Co mos, Jan. **1897**. — *Brown*, Über Teilprothesen. Dent. Summary **55**, Nr 4 (1925). — *Bruhn*, Einleitung zu 3 von Handbuch der Zahnheilkunde. München 1926. — *Bruhn-Morgensteen*, Kronen- und Brückenarbeiten. Scheffs Handbuch, 3. Aufl. Wien 1810. — *Bruhn-Partsch-Kantorowicz*, Handbuch der Zahnheilkunde 3. München 1926. — *Buchard*, Vacuum Chambers and their Position etc. Dent. Cosmos **1895**, 924. — *Burch*, Science and Sense in Articulation. Dent. Items of Interest. **1924**, Nr 9. — *Burges*, Dent. Cosmos **1897**, 745.

Cambion, Some Graphic Records of Movement of the Mandible etc. Dent. Cosmos, Jan. **1905**. — *Campell*, Some Psychologie Phases of Full Denture Prosthesis. J. amer. dent. Assoc. **11**, Nr 11 (1924). — *Derselbe*, Full Denture Prosthesis. Dent. Cosmos, Dez. **1924**. — *Carpentière*, Dentadura sem a parte palatina. Bol. Odontológica, Juni **1924** Nr 42. — *Charles*, Die normale Bewegung des Unterkiefers. Brit. dent. J. **46**, Nr 6 (1925). — *Chissin*, Über die Öffnungsbewegung des Unterkiefers usw. Arch. Anat. u. Physiol. **1906**, 41—67. — *Christiansen*, Einige Untersuchungen über das Kauvermögen des natürlichen und des künstlichen Gebisses. Dtsch. Vjschr. Zahnheilk. **1923**, Nr 1. — *Derselbe*, Ein rationeller Artikulator. Korresp.bl. Zahnärzte **1902**. — *Derselbe*, The Problem of the Bite. Dent. Cosmos, Okt. **1905**. — *Derselbe*, Sind die Bewegungen der anatomischen Artikulatoren korrekt? Norsk Tandlaegefor. Tid. **35**, Nr 4. — *Christy*, Die Diagnose, Prognose und Schulung des Patienten vor Aufbau von Zahnersatz. Amer. dent. Surgeon **44**, Nr 7 (1925). — *Constant*, A Note upon a Missunderstood Movement of the Temporo-Mandibular-Point. J. brit. dent. Assoc., Juni **1900**. — *Derselbe*, A Criticism of the Recent Paper by Messes. Tomes and Delamore. Ebenda, Sept. **1907**. — *Cummer*, Artikulations- und Artikulatorenprobleme. Dent. Summary **55**, Nr 1 (1925).

Damgaard, Ein neues Material für Prothesen. Tandlaegebl. (dän.) **30**, Nr 8 (1926). — *Delamore*, siehe Tomes. — *Desirabode*, Über die verschiedenen Arten, künstliche Zahnpiecen zu befestigen. Dtsch. Zahnheilk. **1851**, 179, 197 u. 241. — *Detzner*, Praktische Darstellung der Zahnersatzkunde. Berlin: C. Ash u. Sons 1899 u. 1905. — *Derselbe*, Das Befestigen von Kautschukersatzstücken mittels Spiralfedern. Korresp.bl. Zahnärzte **1884**, 221. — *Derselbe*, Das Befestigen künstlicher Zähne auf Goldplatten mittels Kautschuk. Korresp.bl. Zahnärzte **1884**, 224. — *Derselbe*, Rekapitulation der Metallurgie. Scheffs Handbuch, 3. Aufl. 3. — *Dirks*, Die Dauerreparatur der abgesprungenen Porzellanfacetten. Dtsch. Mschr. Zahnheilk. **1917**, 159. — *Donawitz*, Über die Wipla-Prothetik. Korresp.bl. Zahnärzte **51**, Nr 9 (1927). — *Donders-Mezger*, Pflügers Arch. **10** (1875). — *Doskow*, The Partial Denture. Dent. Outlook, Okt. **1924**, Nr 10. — *Doxtater*, A Method for Securing Peripheral Seal in Upper Dentures. Dent. Cosmos, Juli **1924**, Nr 7. — *Derselbe*, A practical Method for Stabilising Lower Dentures. Dent. Cosmos, Juni **1924**, Nr 6. — *Dreiheller*, Zur Anfertigung unterer Prothesen. Zahnärztl. Rdsch. **35**, Nr 32 (1926). — *Derselbe*, Zur Befestigung unterer Prothesen. Zahnärztl. Rdsch. **35**, Nr 32, 555 (1926). — *Dresch*, Fundamentals in Cast Clasps Construction. Or. Topics, Nov. u. Dez. **1924**.

Ehricke, Meine Stellungnahme zur Frage des Abdrucks in der technischen Zahnheilkunde. Korresp.bl. Zahnärzte **51**, Nr 3 (1927). — *Derselbe*, Über Fixationsmöglichkeiten der Plattenprothese. Korresp.bl. Zahnärzte **1921**, Nr 1. — *Derselbe*, Über den Wert der Immediatprothese. Zahnärztl. Rdsch. **36**, Nr 12, 189 (1927). — *Eichentopf*, Gedanken über das Artikulationsproblem und seine praktische Gestaltung. Dtsch. zahnärztl. Wschr. **27**, Nr 21 (1924). — *Derselbe*, Einiges zum Artikulationsproblem. Dtsch. zahnärztl. Wschr. **28**, Nr 21 (1925). — *Derselbe*, Die Zahnstellung bei ganzen Prothesen. Zahnärztl. Rdsch. **35**, 567 (1926). — *Derselbe*, Die Aufstellung von ganzen Prothesen. Dtsch. zahnärztl. Wschr. **29**, Nr 14 (1926). — *Derselbe*, Ein neuer Gelenkartikulator. Zahnärztl. Rdsch. **1921**. — *Derselbe*, Über Prägung von Metallplatten. 5. internat. Kongreß Berlin. — *Elbrecht*, Der vereinfachte Saugeabdruck mit der Wipla-Platte. Zahnärztl. Rdsch. **36**, Nr 13, 208 (1927). — *Eltner*, Der anatomische Artikulator Eltner in der Praxis. Schweiz. Vjschr. **1912**. — *Derselbe*, Mechanik des Unterkiefers und der zahnärztlichen Prothese. Leipzig 1911. — *Euler*, siehe Port. — *Derselbe*, Dtsch. zahnärztl. Wschr. **1917**, Nr 16. — *Evans*, A Practical Treatise on Artificial Crown- and Bridge-Work. Philadelphia 1893.

Fabian, Studien zur Kaufunktion, ein Beitrag zur Frage nach der Ursache der Speeschen Kurve und des Tuberculum articulare. Dtsch. Zahnheilk. **1925**, Nr 65. Leipzig. —

Derselbe, Über die Entstehung der Speeschen Kurve. Zahnärztl. Rdsch. 35, Nr 32, 553 (1926). — *Fabian-Grawinkel*, Gelenkartikulator. Dtsch. zahnärztl. Wschr. **1922**. — *Fauchard-Budde*, Des Herrn Pierre Fauchard franz. Zahnarzt. Berlin 1733. — *Fehr*, Artikulation und Artikulatoren. Zahnärztl. Rdsch. **35**, Nr 29, 499 (1926). — *Derselbe*, Ein neuer Gelenkartikulator. Dtsch. zahnärztl. Wschr. **1921**. — *Derselbe*, Eine einfache Methode, am Gritmann- oder Bonwill-Artikulator die Bennetsche Transversalbewegung zu berücksichtigen. Dtsch. Vjschr. Zahnheilk. **1922**, Nr 1. — *Derselbe*, Neues über Artikulatoren. Zahnärztl. Rdsch. **1921**. — *Derselbe*, Neues über Artikulation. Zahnärztl. Rdsch. **31**, Nr 51, 760 (1922). — *Derselbe*, Über künstliche Zähne. Zahnärztl. Rdsch. **1921**, Nr 51. — *Fick*, Handbuch der Anatomie und Mechanik der Gelenke. Jena 1910. — *Derselbe*, Tätigkeitsanpassung der Gelenke und Muskeln usw. Berlin 1922. — *Derselbe*, Über die Gewichts- und Querschnittsverhältnisse der Hundemuskeln. Ebenda. — *Derselbe*, Handbuch der Gelenklehre. — *Derselbe*, Über die Form der Gelenkflächen **1890**. — *Derselbe*, Z. Orthop. **1917**, 20. — *Fischer*, Beziehungen zwischen den Kieferbewegungen und der Kauflächenform der Zähne. Schweiz. Mschr. Zahnheilk. **36**, Nr 6 (1926). — *Fleischer*, Gefensterte Gaumenplatten. Korresp.bl. Zahnärzte **1881**, 207. — *Frank, Eichentopf, Fehr, Balters, Montag*, Dtsch. Vjschr. Zahnheilk. **1923**, Nr 2. — *Frey*, Über Klammern. Z. Stomat. **25**, Nr 8, 475 (1923). — *Fritsch*, Die Gestalt des Menschen **1899**. — *Derselbe*, Leitfaden der Kronen- und Brückenarbeiten. — *Derselbe*, Zahnärztliche sowie zahnärztlich-chrirurgische Prothetik. Diagnostische und therapeutische Irrtümer und deren Verhütung **1925**, Nr 3. Leipzig. — *Föppl*, Vorlesungen über technische Mechanik 1 u. 2. — *Foulds*, Korresp.bl. Zahnärzte **1889**, 221. — *Fuchs*, Hekolith und Gold. Zahnärztl. Rdsch. **35**, Nr 1, 9 (1926). — *Furnas*, Balance-Okklusion und ihre praktische Wirkung. Dent. Summary **55**, Nr 6 (1925). — *Derselbe*, Kautschukprothesen. Dent. Summary **54**, Nr 7 (1924). — *Derselbe*, Über totale Prothesen. Dent. Summary **55**, Nr 1—3 (1925).

Gabarsky, Kritische Betrachtung der gestützten Prothese. Zahnärztl. Rdsch. **35**, Nr 16, 278 (1926). — *Gabell*, Nicht festsitzende untere Prothesen. Brit. dent. J. **45**, Nr 1 (1924). — *Derselbe*, Plan und Befestigung partieller Gebisse. Dent. Cosmos, März-April **1916**. — *Gabriel*, Ein Beitrag zur Befestigung von Immediatprothesen. Zahnärztl. Rdsch. **36**, Nr 44, 758 (1927). — *Galperin*, Anatomisch-mechanische Grundlagen des Gesichtsskelettaufbaues. Z. Ohrenheilk. **11**, Nr 2 (1925). — *Garreis*, Korresp.bl. Zahnärzte **1891**, 258. — *Gartrell*, Brit. J. dent. Sci. **1878** u. **1880**. — *Gebhardt*, Betrachtung über das Herausnehmen von Gipsabdrücken aus dem Munde. Zahnärztl. Rdsch. **34**, Nr 38 (1925). — *Geist-Jacobi*, Geschichte der Zahnheilkunde. Tübingen 1896. — *Gerney*, Normale ideale Artikulation und Malartikulation der Zähne. Norsk Tandlaegefor. Tid. **36**, Nr 8 (1926). — *Giesecke*, Tooth Form and Function. Dent. Digest **31**, Nr 3 (1925). — *Giffen*, Fundamentale Grundsätze für Prothesen. Dent. Summary **46**, Nr 11 (1925). — *Gillemann*, Cours d'operation de chirurgie. 1716. — *Gillepeie*, Neue atmosphärische Einrichtung zu zahnärztlichen Platten. Korresp.bl. Zahnärzte **1875**, 32. — *Gillis*, Der Gesichtsbogen, ein wichtiges Hilfsmittel bei der Anfertigung von Prothesen. Dent. Summary **55**, Nr 3 (1925). — *Graetz*, Dr. Hildebrands Universalzähne. Dtsch. zahnärztl. Wschr. **28**, Nr 14 (1925). — *Grawinkel*, Die Technik des Goldgusses. Berlin 1921. — *Greve*, Luftdruck und Adhäsion bei der Befestigung des Zahnersatzes. Dtsch. zahnärztl. Wschr. **30**, Nr 2, 25 (1927). — *Greve, Chr.*, Diagnostisch-therapeutisches Taschenbuch. Berlin 1922. — *Greve, K.*, Die individuellen Führungselemente. Dtsch. zahnärztl. Wschr. **28**, Nr 19 (1925). — *Derselbe*, Geschichte des Goldgusses. Diss. Greifswald 1922. — *Derselbe*, Entlastungs- und Umgehungsbügel. Zahnärztl. Rdsch. **35**, Nr 42, 721 (1926). — *Derselbe*, Kondylenführung oder Schlotterfreiheit des Kiefergelenkes? Dtsch. zahnärztl. Wschr. **28**, Nr 2 (1925). — *Derselbe*, Untersuchungen über die Verwendbarkeit einiger der heute dem Zahnarzt zur Verfügung stehenden zu lötenden Zahnarbeiten. Z. Stomat. **23**, Nr 12 (1925). — *Groth*, Der Einfluß des Diabetes mellitus auf die Ansaugungsfähigkeit von Prothesen im zahnlosen Munde. Zahnärztl. Rdsch. **35**, Nr 25, 436 (1926). — *Grove*, Trauma Produced by Occlusion. Due to Horizontal Stress. amer. J. dent. Assoc. **11**, Nr 9 (1924). — *Grunewald*, Über die Beanspruchsdeformitäten. Z. orthop. Chir. **38** (1916). — *Derselbe*, Beanspruchung und Aufbau des menschlichen Unterkiefers. Arch. f. Anthrop., N. F. 18. — *Günther*, Das Hekolithverfahren. Dtsch. zahnärztl. Wschr. **28**, Nr 11 (1925). — *Gysi*, Artikulation. In Bruhn-Partsch-Kantorowicz: Handbuch der Zahnheilkunde 3. München 1926. — *Derselbe*, Zusammenfassung der Fehlerquellen bei Anfertigung einer Kautschukplatte. Zahnärztl. Rdsch. **1918**, Nr 43. — *Derselbe*, Eine neue Abdruckmethode. Schweiz. Vjschr. **1913**, Nr 4. — *Derselbe*, Kautschukvulkanisation. Festschr. Zürich 1921. — *Derselbe*, Das Aufstellen künstlicher Zähne im Dreipunkt-Artikulator Simplex. — *Derselbe*, Neuere Gesichtspunkte zum Artikulationsproblem. Schweiz. Vjschr. **1912**, Nr 2. — *Derselbe*, Beitrag zum Artikulationsproblem. Berlin 1908. — *Derselbe*, Ältere und neuere Methoden für Saugeplatten ohne Saugekammern. Schweiz. Vjschr. **3**, Nr 1 (1893). — *Derselbe*, Die geomatrische Konstruktion eines oberen menschlichen Gebisses. Ebenda. **4**, Nr 1. — *Derselbe*, Der Simplexartikulator. London: de Trey

a. Co. 1912. — *Derselbe*, Prothetic Articulation by Clapp, Supplee, Williams and Gysi. New York 1914. — *Derselbe*, Das Aufstellen einer ganzen Prothese. Schweiz. Vjschr. **1915, Nr 1/2**. — *Derselbe*, Der neue verstellbare Gysi-Artikulator mit der Rumpelschen Schablonenführung. Schweiz. Vjschr. **1915**, 4 u. 104. — *Derselbe*, Schweiz. Vjschr. **1912, Nr 2; 1915, Nr 1—4; 1916, Nr 3; 1919, Nr 1/2; 1899**, 214 u. 259. —

Haber, Kaudruckmeßapparate. Zahnärztl. Rdsch. **35**, Nr 8, 125 (1926). — *Derselbe*, Kaudruckmessung. Zahnärztl. Rdsch. **35**, Nr 12, 201 (1926). — *Derselbe*, Kritische Betrachtungen einiger amerikanischer Zahnersatzmethoden. Zahnärztl. Rdsch. **36**, Nr 16 (1927). — *Derselbe*, Die Paradentosen, insbesondere die sog. Alveolarpyorrhoe in ihren Beziehungen zum Kaudruck und Artikulationsproblem. Dtsch. Mschr. Zahnheilk. **43**, Nr 11 (1925). — *Hahn*, Das Artikulationsproblem in Theorie und Praxis. Zahnärztl. Rdsch. **35**, Nr 19, 324 (1926). — *Hahn-Brixen*, Mißerfolge mit künstlichen Zähnen. Zahnärztl. Rdsch. **34**, Nr 4, 6 u. 7 (1925). — *Hair*, Mechanics of Full Denture Construction. J. amer. dent. Assoc. **11**, Nr 12 (1924). — *Hamecker*, Über Aluminiumgebisse. 5. internat. Kongreß. — *Harleß*, Lehrbuch der plastischen Anatomie. Stuttgart 1856. — *Harries*, The Principles of Practise of Dentistry. Manchester 1898 (edit. Forgas). — *Haskell*, Über Saugekammern. Dent. Cosmos 1896, 2. Ref. Odontol.-Bl. 1896, Nr 1. — *Häupl*, Zur Pathogenese der Paradentitis profunda. Vjschr. Zahnheilk. **42**, Nr 3, 397 u. Nr 4, 544 (1926). — *Hauptmeyer*, Der Funktionsabdruck bei der Plattenprothese. Dtsch. zahnärztl. Wschr. **28**, Nr 15 (1925). — *Derselbe*, Der Werdegang des Stahlgebisses. Dtsch. Mschr. Zahnheilk. **43**, Nr 12 (1925). — *Derselbe*, Über den individuellen Funktionsprüfabdruck bei der Plattenprothese. Zahnärztl. Rdsch. **35**, Nr 39, 671 (1926). — *Derselbe*, Über Gebißplatten aus nichtrostendem Stahl. Dtsch. Mschr. Zahnheilk. **1921**, Nr 5. — *Heitmüller*, Bemerkungen zum Wallsauger. Zahnärztl. Rdsch. **35**, 571 (1926). — *Derselbe*, Ein neuer Gummisauger. Zahnärztl. Rdsch. **34**, Nr 48 (1925). — *Derselbe*, Über Saugvorrichtungen an Gebissen und deren Indikation. Dtsch. Mschr. Zahnheilk. **43**, Nr 22 (1925). — *Heller*, Zahnersatz bei Hunden. Zahnärztl. Rdsch. **35**, Nr 24 (1926). — *Hempel*, Brit. J. dent. Sci. 1878, 669. — *Hentze*, Die Befestigungsmittel unserer Zahnprothesen. Dtsch. zahnärztl. Wschr. **1908**, 996. — *Herbst*, Befestigungsmittel für partielle Untergebisse. Dtsch. Vjschr. Zahnheilk. **1881**, Nr 3. — *Derselbe*, Methoden und Neuerungen. Berlin 1888. — *Herzberg*, Ein neues Saugsystem. Zahnärztl. Rdsch. **1920**, Nr 23. — *Hesse, F.*, Mechanik der Kaubewegung des menschlichen Kiefers. Dtsch. Mschr. Zahnheilk. **1887**. — *Derselbe*, Dent. Cosmos **1900**, 1004. — *Derselbe*, Dtsch. Mschr. Zahnheilk. **1887**. — *Hesse, R.*, Cellon als Ersatz für Kautschuk. Dtsch. Mschr. Zahnheilk. **1916**, 177. — *Derselbe*, Die Herstellung von Zellongebissen usw. Dtsch. Mschr. Zahnheilk. **1917**, 272. — *Hiltebrandt*, Über einen neuen Universalzahn. Zahnärztl. Rdsch. **34**, Nr 5 (1925). — *Holsten*, Dtsch. Vjschr. Zahnheilk. **1861**. — *Holzmann*, Die interokklusale Gelenkbahnmessung nach der Methode von Christensen in Verbindung mit Artikulator von Hanau. Schweiz. Mschr. Zahnheilk. **37**, Nr 1 (1927). — *Höner*, Über Sauggebisse. Zt. Ref. 1883, 82 usw. — *Derselbe*, Saugekammern für künstliche Gebisse. Korresp.bl. Zahnärzte 1884, Nr 77. — *Horina*, Über die Wipla-Prothetik. Korresp.bl. Zahnärzte **51**, Nr 9 (1927). Z. Stomat. **25**, Nr 9, 918 (1927). — *Humm*, Dtsch. Vjschr. Zahnheilk. **1862, 1864, 1868, 1871**. — *Hünermund*, Die Frage der gestützten Prothese. Zahnärztl. Rdsch. **36**, Nr 6, 85 (1927). — *Derselbe*, Die gestützte Plattenprothese nach Schröder. Zahnärztl. Rdsch. **36**, Nr 1, 3 (1927). — *Hunter*, Mechanical Dentistry. London 1879.

Igel, Künstliche Herstellung von Kautschukplatten. J. Zahnheilk. **1909**, Nr 4.

Jaffke, Zum individuellen Abdrucklöffel. Zahnärztl. Rdsch. **35**, Nr 26, 452 (1926). — *Jeppener*, Zur Kinematik des Unterkiefers. Dtsch. Vjschr. Zahnheilk. **41**, Nr 2 (1925). — *Jung*, Zur Frage der Bindung zwischen Kautschuk und Metall. Zahnärztl. Rdsch. **36**, Nr 11, 172 (1927). — *Derselbe*, Praktische Winke. Korresp.bl. Zahnärzte **1905**, Nr 2. — *Derselbe*, Lehrbuch der zahnärztlichen Technik. Leipzig u. Wien 1897. — *Derselbe*, Laboratoriumskunde des Zahnarztes. Berlin 1905. — *Jungkunz*, Über die verschiedenen Befestigungsarten ganzer Prothesen. Diss. Erlangen 1922. —

Kahnt, Dtsch. Mschr. Zahnheilk. **1883**, 127. — *Kampf*, Die Entstehung der Graf Speeschen Kurve und ihre Bedeutung für Kiefer und Zähne. Zahnärztl. Rdsch. **35**, Nr 466 (1926). — *Kantorowicz*, Der Saugeabdruck. Zahnärztl. Rdsch. **35**, Nr 38, 647 (1926). — *Derselbe*, Klinische Zahnheilkunde. Berlin 1924. — *Kennedy*, Geteilte Abdrücke mit Abdruckmassen. Dent. Items of Interest **47**, Nr 5. — *Kieffer*, Einige anatomische Merkmale am knöchernen Schädel, die wichtig sind beim Einsetzen eines ganzen Zahnersatzstückes. Schweiz. Mschr. Zahnheilk. **35**, Nr 12 (1925). — *Kimmel*, Artikulation und Artikulatoren. Zahnärztl. Rdsch. **35**, 535 (1926). — *Kinus*, Klammern für Teilprothesen. Brit. dent. J. **46**, Nr 2 (1925). — *Kirchner*, Zahnersatzstücke mit Kombination von Kautschuk und Metall. Scheffs Handbuch 3. — *Klein*, Ein Ausflug in das Gebiet der Zahnersatzkunde. Z. Stomat. **23**, Nr 10 (1925). — *Derselbe*, Prinzipien des Unterrichts in der Zahnersatzkunde. Z. Stomat. **1920**, Nr 1. — *Kleinmann*, Beitrag zum Saugekammersystem.

Korresp.bl. Zahnärzte **1894,** 342. — *Derselbe,* Über die Verwendung des Celluloids. 3. Aufl. Scheffs Handbuch. — *Knoche,* Der Eltnersche Artikulator. Dtsch. Mschr. Zahnheilk. **1912,** 786. — *Koch,* Dtsch. Mschr. Zahnheilk. **1899,** Nr 10. — *Köhler,* Alte und neue Abdruckmethoden bei der partiellen Prothese. Dtsch. Mschr. Zahnheilk. **43,** Nr 2 (1925). — *Derselbe,* Zur Definition und graphischen Ermittlung der zentralen Okklusion nebst Bemerkungen zu Fehrs Arbeit. Zahnärztl. Rdsch. **35,** Nr 37, 635 (1926). — *Derselbe,* Die Elemente der klinischen Prothetik. Schweiz. Mschr. Zahnheilk. **35,** Nr 9/10 (1925). — *Derselbe,* Die Messung der Gelenkbahn und die Einstellung der Modelle in den Artikulator bei der partiellen Prothese und bei vollbezahntem Kiefer. Dtsch. Mschr. Zahnheilk. **43,** Nr 15 (1925). — *Derselbe,* Versuch, die Gesetze der Statik und Mechanik einzuführen. Dtsch. Mschr. Zahnheilk. **1921,** Nr 23. — *Derselbe,* Der senile Unterkiefer und seine Beziehungen zum Aufbau der Prothese. Inaug.-Diss. Berlin 1923. — *Derselbe,* Beitrag zur Klinik der Plattenprothese. Dtsch. Zahnheilk. H. 66. — *Köhler-Ettling,* Über den Kaudruck und eine neuere Methode zu seiner Messung. Z. Stomat. **1922,** Nr 3. — *Köhler-Riechelmann,* Der heutige Stand des Artikulationsproblems. Dtsch. Vjschr. Zahnheilk. **1922,** Nr 2. — *Körbitz,* Die mechanische Formierung des Gebisses. Arch. Zahnheilk. **1907,** Nr 3. — *Kreslawsky,* Gebiß mit regulierbarer Vakuumkammer ohne Gaumenplatte und ohne Klammern. Korresp.bl. Zahnärzte **1883,** 254. — *Kretschmer,* Charakter und Körperbau. Berlin 1922. — *Kunt,* Dtsch. Vjschr. Zahnheilk. **1882,** 211.

Laband, Über die Speesche Kurve. Dtsch. Mschr. Zahnheilk. **1921,** Nr 12. — *Derselbe,* Warnung vor Tintenstiftverletzung bei Funktionsabdrücken. Zahnärztl. Rdsch. **36,** Nr 17, 275 (1927). — *Laforgue,* Die Zahnersatzkunde in ihrem ganzen Umfange. Leipzig 1803. — *Derselbe,* L'art du dentiste **1802.** — *Lassen,* Die funktionellen Grundlagen bei der Herstellung eines ganzen Gebisses. Zahnärztl. Rdsch. **36,** Nr 7, 936 (1927). — *Lauenstein,* Die Festigkeitslehre **1919.** — *Leimeister,* Die bisherigen Erfahrungen mit dem Kunstgebiß aus Wipla-Metall. Korresp.bl. Zahnärzte **50,** Nr 8 (1926). — *Lesser-Kurtzing,* Über die Beziehungen zwischen Zähnen und Beruf bei Blasmusikern. Korresp.bl. Zahnärzte **49,** Nr 7 (1925). — *Leth-Espensen,* Kautschukprothesen. Tandlaegebl. (dän.) **30,** Nr 6 (1926). — *Lewin,* Movable removable Bridgework, Zahnärztl. Rdsch. **34,** Nr 7 (1925). — *Lind,* Rönns Gießmethode. Ref. Dtsch. zahnärztl. Wschr. **28,** Nr 21 (1925). — *Linderer,* Handbuch der Zahnheilkunde. Berlin 1846. — *Loos,* Einiges über dem Zusammenhang von Artikulation und Kiefergelenk. Österr.-ungar. Vjschr., Jan. **1912.** — *Lublinsky,* Die Unterkieferbewegungen und die Herstellung naturgetreuer Artikulation in der Zahnprothetik. Berlin: H. Meußer 1924. — *Luce,* The Movements of the Lower Jaw. Boston. med. J. **1889.** — *Ove Lund,* Histologische Beiträge zur Kenntnis des Munddaches und Paradentiums. Dtsch. Vjschr. Zahnheilk. **1924,** H. 1.

Mamlok, Ersatzkautschuk und Kautschukersatz. Dtsch. Mschr. Zahnheilk. **1916,** Nr 3. — *Mamlok-Caspari,* Der Aluminiumguß. Berlin 1917. — *Martin,* Das Aufschleifen der künstlichen Zähne. Scheffs Handbuch. — *Mark-Jansen,* Z. Orthop. **1917.** — *Marks,* Über das Abdrucknehmen mit Gips bei partiellen Prothesen. Zahnärztl. Rdsch. **36,** Nr 7 (1927). — *Derselbe,* Zur Hekolithfrage. Zahnärztl. Rdsch. **35,** Nr 1, 8 (1926). — *Mary,* Die Konstruktion der Plattenprothesen nach neuer Methode. Zahnärztl. Rdsch. **36,** Nr 19, 303 (1927). — *Masur,* Roachbrücke und die Verwendung des neuen Stahlgoldes. Zahnärztl. Rdsch. März-April **1922.** — *Derselbe,* Korresp.bl. Zahnärzte **1921,** 53. — *Merck,* The Latest Practical Attachement. Dent. Rev. April **1915.** — *Merz,* Einiges über Cadmium und über seine Verwendung in der zahnärztlichen Technik. Zahnärztl. Rdsch. **34,** Nr 19 (1925). — *Mex,* Unterweisung zur Anfertigung und Verwendung von Celluloidarbeiten. Berlin 1913. — *Meyer,* Ein Beitrag zur gestützten Prothese. Zahnärztl. Rdsch. **36,** Nr 27, 451; Nr 32, 543 u. Nr 28, 467 (1927). — *Michaelis,* Bewertung der Zähne nach Kaueinheiten. H. 22. Berlinische Verlagsanstalt. — *Derselbe,* Über die dauernde mechanische Befestigung lockerer Zähne. Zahnärztl. Rdsch. **36,** 261 (1927). — *Momme,* Ein einfaches Herstellungsverfahren für ganze Gebisse. Der Zahnarzt **1872,** 3. — *Montag,* Ein kurzer Beitrag zur Artikulationslehre. Dtsch. zahnärztl. Wschr. **1922,** Nr 47. — *Morgenstern,* Grundriß der Zahnersatzkunde von L. P. Haskell. Leipzig 1890. — *Derselbe,* siehe Bruhn. — *Morris,* Rostfreier Stahl als Basis für Gebisse. Brit. dent. J. **45,** Nr 22 (1924). — *Mühlhäusler,* Welche Kräfte bewirken das Festsitzen oberer Zahnersatzstücke am zahnlosen Kiefer? Dtsch. Mschr. Zahnheilk. **44,** 909 (1926). — *Mühlreiter,* Anatomie des menschlichen Gebisses 1912. — *Müller, Eugen,* Atlas und Lehrbuch der zahnärztlichen Metalltechnik, 6. Aufl. Berlin. — *Derselbe,* Der Kreuzbiß. Schweiz. Vjschr. **1899,** Nr 3. — *Müller, M.,* Grundlagen und Aufbau des Artikulationsproblems im natürlichen und künstlichen Gebiß. Leipzig: W. Klinkhardt 1925. — *Müller, Max,* Die Gewebespannung im Kieferknochen. Dtsch. Mschr. Zahnheilk. **1915.** — *Derselbe,* Über die Hebelverhältnisse unseres Unterkiefers. Dtsch. Mschr. Zahnheilk. **1912,** 767. — *Münzesheimer,* Über den Einfluß der Bißhöhe auf die Neigung der Kondylenbahn beim Seitwärtsbiß des Zahnlosen. Korresp.bl. Zahnärzte **46,** Nr 1/2 (1922). — *Derselbe,* Eine photographische Methode zur Registrierung der Artikulationsbewegungen.

Zahnärztl. Rdsch. **35**, Nr 10, 168 (1926). — *Derselbe*, Ist die Wiedergabe der individuellen Gelenkbahn möglich und muß sie bei der Konstruktion künstlicher Gebisse berücksichtigt werden? Zahnärztl. Rdsch. **36**, Nr 46, 805 (1927). *Needles*, Balancnd Occlusion and its Relation to Partial Denture Construction. J. amer. dent. Assoc. **1924**, Nr 9. — *Derselbe*, The Problem of Articulation. J. amer. dent. Assoc. **1924**, Nr 12. — *Nelson*, Full Denture Construction. Dent. Items of Interest **1924**, Nr 6, 8, 9, 11, 12. — *Nesbeth*, Der Teilzahnersatz in einem Stück gegossen. Amer. dental. Surgeon **47**, Nr 6 (1927). — *Nikolawa*, Eine neue Art der prophylaktischen Verankerung partieller Prothesen mittels Gußklammern. Zahnärztl. Rdsch. **36**, Nr 36, 619 (1927). — *Nißwanger*, Über Klammern. Dent. Summary **55**, Nr 1/2 (1925).

Öhrlein, Die Grundlagen des zahnärztlichen Gusses. Dtsch. Mschr. Zahnheilk. **43**, Nr 12 (1925). — *Ordower*, Methoden der Metalltechnik. Berlin 1911. — *Ottolengui*, Artificial Dentures and Articulation. Dent. Cosmos, Mai **1902**.

Parreidt, Handbuch der Zahnersatzkunde, 4. Aufl. Leipzig. — *Paschke*, Ein Beitrag zur Indikationsstellung der Plattenbrückenprothese. Zahnärztl. Rdsch. **36**, Nr 51, 903 (1927). — *Passehl*, Die Passehlschen Perlsaugkammerschablonen. Korresp.bl. Zahnärzte **1892**, 353. — *Peckert*, Über Artikulation im natürlichen und im künstlichen Gebiß. Nov. **1906**. S. S. White. — *Pesse*, Anästhesierung zum Abdrucknehmen. Zahnärztl. Rdsch. **1926**, Nr 1, 10. — *Derselbe*, Bemerkungen zur Arbeit von Dr. Franz Klauber. Z. Stomat. **22**, Nr 9 (1924). — *Peter*, Kondylenführung oder Schlotterfreiheit des Kiefergelenkes. Dtsch. zahnärztl. Wschr. **28**, Nr 5 (1925). — *Pfaff*, Der Artikulator nach Hirsch. Dtsch. zahnärztl. Wschr. **1921**, Nr 36. — *Derselbe*, Über den Stand des Artikulationsproblems mit besonderer Berücksichtigung der wichtigsten Artikulatoren der Neuzeit. Mannheim 1923. — *Platschik*, Le nouvel articulateur de Parfitt. Le Laboratoire, Dez. **1905**. — *Plauer*, Das Eincuvettieren bei der zweiseitigen Methode. Z. Stomat. **25**, 761 (1927). — *Port*, Dtsch. zahnärztl. Wschr. **1905**, Nr 2; Dtsch. Mschr. Zahnheilk. **1905**; Korresp.bl. Zahnärzte **1906**. — *Port-Euler*, Lehrbuch der Zahnheilkunde. — *Polscher*, Neuheiten in der praktischen Zahntechnik. Heft Oppen **1897**. Geo Poulsons Ber. Nr 15, 933. — *Pranschke*, Ein Beitrag zur Hekolithfrage. Zahnärztl. Rdsch. **35**, Nr 46, 799 (1926). — *Preiswerk*, Lehrbuch und Atlas der zahnärztlichen Technik. München 1921. — *Presser*, Starke Veränderungen des Oberkiefers infolge schlechtsitzender Prothese. Z. Stomat. **25**, 158 (1927). — *Puttkammer*, Der Einstiftzahn als Reparaturfacette. Zahnärztl. Rdsch. **36**, Nr 12, 192 (1927). — *Derselbe*, Kritik des Einstiftzahnes von de Terra. Zahnärztl. Rdsch. **35**, Nr 45, 776 (1926). — *Derselbe*, Der Hiltbrandt-Zahn als Metallfacette betrachtet. Zahnärztl. Rdsch. **34**, Nr 18 (1925).

Rauber-Kopsch, Lehrbuch der Anatomie **2** u. **3**. Leipzig 1909. — *Rauhe*, Eine neue Saugvorrichtung. Dtsch. Mschr. Zahnheilk. **1905**, Nr 20. — *v. Recklinghausen*, Gliedermechanik und Lähmungsprothesur. Berlin: Julius Springer 1920. — *Reiter*, Ein Beitrag zur gestützten Prothese. Zahnärztl. Rdsch. **36**, Nr 30, 505 (1927). — *Renterghem*, Bakelit und Resinit als Basis für Prothesen. Zahnärztl. Rdsch. **35**, Nr 5 (1926). — *Reschkowsky*, Kautüchtigkeit der Plattengebisse. Österr.-ungar. Vjschr. **1906**. — *Richardson*, Mechanical Dentistry **1880**, 207. — *Richter*, Die mathematische Konstruktion des menschlichen Gesichtsschädels und Gebisses. Dtsch. Mschr. Zahnheilk. Nr 2. — *Derselbe*, Ist der Unterkiefer ein ein- oder zweiarmiger Hebel? Dtsch. Mschr. Zahnheilk. **1921**, Nr 17/18. — *Riegner*, Der heutige Stand der zahnärztlichen Prothetik. 5. internat. Kongreß. — *Riechelmann*, Systematische Prothetik. Berlin 1920. — *Ritter*, Wipla-V-2a-Platten und -Kronen. Zahnärztl. Rdsch. **36**, Nr 16, 264 (1927). — *Roach*, Substance of an Address Entitlet Partial Denture Restorations. Dent. Digest **1924**, Nr 7. — *Rodrigues*, Dtsch. Vjschr. Zahnheilk. **1861**. — *Rose*, Vulabite Work. Brit. J. dent. Sci. **1894**, 928. — *Rötter*, Korresp.bl. Zahnärzte **1886**, Nr 4. — *Roux*, Über die Selbstregulation der morphologischen Länge der Skelettmuskeln. Jena. Z. Naturwiss. **21**, N. F., **9** (1883). — *Rumpel*, Das Artikulationsproblem. Dtsch. Mschr. Zahnheilk. **1913**. — *Derselbe*, Die Ausschaltung der schädlichen Kaudruckkomponenten usw. Dtsch. Vjschr. Zahnheilk. **1922**, Nr 3. — *Derselbe*, Ein neuer Artikulator nach Rumpel-Schröder. Dtsch. Mschr. Zahnheilk. **1914**. — *Derselbe*, Beitrag zu den Grundlagen der Plattenbrückenprothese. Zahnärztl. Rdsch. **35**, Nr 50, 872 (1926). — *Derselbe*, Offener Brief an Herrn Prof. Dr. Wustrow. Zahnärztl. Rdsch. **35**, Nr 46, 796 (1926). — *Derselbe*, Eine Entgegnung zu dem Artikel von Schwarze. Dtsch. Mschr. Zahnheilk. **1914**. — *Derselbe*, Das Kiefergelenk, seine Anatomie und Mechanik und der Gelenkartikulator Gysis. Korresp.bl. Zahnärzte **1911**. — *Derselbe*, Kramponlose Zähne. Slg H. Meußer Berlin. — *Derselbe*, Die Wirkungen des Kaudrucks im normalen und pathologischen Gebiß und der zahnärztlichen Prothese. Orthop. u. Proth. **1913**. — *Derselbe*, Moderne Methoden der zahnärztlichen Prothese. Zahnärztl. Rdsch. **35**, 305 (1926). — *Derselbe*, Prophylaktische und funktionelle Prothese. Dtsch. zahnärztl. Wschr. **28**, Nr 13 (1925). — *Derselbe*, Die gestützte Prothese. Zahnärztl. Rdsch. **36**, Nr 6, 83 u. Nr 11, 170 (1927). — *Russow*, Der senile Oberkiefer und seine Beziehungen zum Aufbau der Prothese. Diss. Berlin 1923.

Sachs, Anderthalb Jahre Erfahrung mit Krupp-Wipla-Stahlgebissen. Zahnärztl. Rdsch. **35**, Nr 7 (1926). — *Safron*, Einige Verfahren zur Herstellung von Gebißplatten. 5. internat. Kongreß. — *Sährendt*, Über die Verbindung des Kautschuks mit Metallplatten. Zahnärztl. Rdsch. **36**, Nr 6, 86 u. Nr 7, 103 (1927). — *Salamon*, Eine Systematik der zahnärztlichen Brückenarbeiten. Berlin 1923. — *Sander*, Apparat zur Einstellung der richtigen Bißlage bei Anfertigung künstlichen Zahnersatzes. Zahnärztl. Rdsch. **34**, Nr 4 (1925). — *Scheff*, Handbuch der Zahnheilkunde **3**. Wien u. Leipzig 1910. — *Derselbe*, Österr.-ungar. Vjschr. **1904**. — *Schlampp*, Beitrag zum Kaubahnträger nach Wustrow. Zahnärztl. Rdsch. **35**, Nr 21, 364 (1926). — *Scheuer*, Eine neue Saugkammer für Kautschuk und Metalle. Dtsch. zahnärztl. Wschr. **1912**, Nr 35. — *Schmidt*, Anthropologische Methoden. Leipzig 1888. — *Schneider*, Dtsch. Vjschr. Zahnheilk. **1877**. — *Schönbeck*, Über Goldlegierungen. Vjschr. Zahnheilk. **51**, Nr 2 (1925). — *Derselbe*, Über Goldlegierungen in der zahnärztlichen Praxis. Sv. Tandläk. Tidskr. **1925**, Nr 3. — *Schönwald*, Zahnfleischersatz bei Kautschukstücken. Zahnärztl. Rdsch. **36**, Nr 14, 228 (1927). — *Schramm*, Das Kautschukgebiß mit Gaumenfalten. Dtsch. Mschr. Zahnheilk. **1920**, Nr 6. — *Schröder*, Bemerkungen zu Dr. L. Köhlers Erwiderung auf eine Arbeit von Dr. Balters: Über zwei neue Artikulatoren. Dtsch. Mschr. Zahnheilk. **43**, Nr 1 (1925). — *Derselbe*, Bemerkungen zu Wustrow: Die Plattenprothetik, mit besonderer Berücksichtigung seiner Stellungnahme zur gestützten Prothese. Zahnärztl. Rdsch. **35**, Nr 46, 794 (1926). — *Derselbe*, Bemerkungen zu Wustrows Grundlagen der Plattenbrückenprothesen. Zahnärztl. Rdsch. **35**, Nr 50, 871 (1926). — *Derselbe*, Brückenarbeiten. Dtsch. Zahnheilk. Walkhofheft. — *Derselbe*, Zur Frage der Erhöhung des Nutzeffektes der Plattenprothese. Berlin: Berlinische Verlagsanstalt 1924. — *Derselbe*, Lehrbuch der technischen Zahnheilkunde. Berlin 1925. — *Derselbe*, Zähne und Gesichtsausdruck unter besonderer Berücksichtigung der Williamsschen Theorie. Berlin 1925. — *Schrott*, Der genaueste Abdruck. Dtsch. Vjschr. Zahnheilk. **4**. — *Derselbe*, Ebenda **6**, 296. — *Schubert*, Der Ersatz äußerer Nasendefekte mit Hilfe von körperlichen Materialien durch den Zahnarzt. Zahnärztl. Rdsch. **35**, Nr 16, 272 u. Nr 17, 291 (1926). — *Derselbe*, Die gestützte Prothese. Zahnärztl. Rdsch. **35**, Nr 52, 901 (1926) u. Nr 41, 705 (1927). — *Schulz*, Inaug.-Diss. Erlangen 1923. — *Schwarz*, Über eine originelle Art der Befestigung von Plattenprothesen. Z. Stomat., März **1909**. — *Derselbe*, Eine Fehlerquelle bei Herstellung von Prothesen im Streichverfahren. Z. Stomat. **25**, Nr 8, 757 (1927). — *Derselbe*, Über Vereinfachungen bei Herstellung von Kautschukprothesen. Korresp.bl. Zahnärzte **51**, Nr 6 (1927). — *Schwarze*, Über Artikulation. Dtsch. Mschr. Zahnheilk. **1903**. — *Derselbe*, Der verbesserte anatomische Artikulator. Dtsch. Mschr. Zahnheilk. **1900**. — *Derselbe*, Bisherige Resultate. Dtsch. Mschr. Zahnheilk. **1900**. — *Derselbe*, Die Entwicklung der Artikulationslehre Bonwills. Dtsch. Mschr. Zahnheilk. **1914**. — *Derselbe*, Saugekammern und Klammerfrage in Bonwills Sinne beleuchtet. Dtsch. Mschr. Zahnheilk. **1899**, Nr 12. — *Derselbe*, Die individuelle Gelenkbahn. Dtsch. Mschr. Zahnheilk. **1923**, Nr 22. — *Derselbe*, Dtsch. Mschr. Zahnheilk. **1914**, Nr 1. — *Seitz*, Dtsch. Mschr. Zahnheilk. **1896**. — *Derselbe*, Inaug.-Diss. Erlangen 1921. — *Derselbe*, Über den Wert der Immediatprothese. Zahnärztl. Rdsch. **36**, Nr 19, 306 (1927). — *Sherman*, Clasps and Clasp Bridges. Dent. Outlook **2**, Nr 6 (1924). — *Skogsburg*, Dtsch. Mschr. Zahnheilk. **1886**, 126. — *Slater*, Abdrucknehmen mit besonderer Berücksichtigung des Muskelzuges. Brit. dent. J. **1925**, Nr 2. — *Smreker*, Das Füllen der Zähne mit Goldeinlagen. Berlin 1921. — *Snow*, Dent. Cosmos, Sept. **1918**. — *Graf Spee*, Die Verschiebungsbahn des Unterkiefers am Schädel. Arch. Anat. u. Physiol. **1890**. — *Spence*, A Plea for the Long Cusp in Dental Prothesis. Dent. Cosmos, Nov. **1904**. — *Derselbe*, Ideal Articulation. The Kerr-Articular. Items of Interest., Juni **1907**. — *Spyer*, Herstellung von Saugplatten für künstliche Gebisse. Korresp.bl. Zahnärzte **1895**, 280 u. 351. — *Derselbe*, Eine leicnte Prothese mit Spyers automatischer Saugekammer. Odontol.-Bl. **1897**, Nr 2. — *Sudhoff*, Geschichte der Zahnheilkunde. Leipzig 1921. — *Stamenoff*, Kritische Betrachtung der gestützten Prothese. Zahnärztl. Rdsch. **35**, Nr 10 (1926). — *Stärke*, Alveolartrophie und Lockerung der Zähne, ihre prophylaktische und therapeutische Beeinflussung durch ｣rothetische Maßnahmen. Zahnärztl. Rdsch. **34**, Nr 49 (1925). — *Stephan*, Neue Materialien für Zahnfleischverkleidungen bei Gebissen. Eine Betrachtung der Phenol-Formaldehydharze hinsichtlich ihrer Verwendung in der Zahntechnik. Brit. dent. J. **46** (1925). — *Stephanides*, Ein Fall von Totalersatz des Unterkiefers. Z. Stomat. **25**, Nr 4, 346 (1927). — *Stoloff*, Konstruktion von vollständigem unterem Zahnersatz mit positiver Verankerung. Dent. Cosmos **69**, Nr 9 (1927). — *Derselbe*, Eine vereinfachte Technik des Abdrucknehmens bei vollständigem Zahnersatz. Dent. Cosmos **49**, Nr 6 (1927). — *Stophasius*, Hekolitharbeiten. Zahnärztl. Rdsch. **35**, Nr 1 u. Nr. 7, 107 (1926); **39**, Nr 1, 9 (1926). — *Strasser*, Lehrbuch der Muskeln und Gelenksmechanik. **1908—1913**, **1917**. — *Derselbe*, Zur Kenntnis der funktionellen Anpassung der quergestreiften Muskelfasern. Stuttgart 1883. — *Sudhoff*, Geschichte der Zahnheilkunde. Leipzig 1921.

Telschow, Dtsch. Vjschr. Zahnheilk. **1869** u. **1879**. — *Tench,* Five Essentials to Successfull Full Denture Service. Dent. Digest **1924**, Nr 12. — *Derselbe,* A method for securing stability of lover dentures. Dent. Digest, März **1919**. — *Derselbe,* A method for accurately remouting vulcanised dentures ... Dent. Digest, Mai **1920**. — *Derselbe,* The Retention of full upper and lover dentures. Dent. Digest **1919**, 385. — *De Terra,* Die Verwendung von Porzellanzähnen bei Kronen und Brückenarbeiten. Zahnärztl. Rdsch. **34**, Nr 32 (1925). — *Tholuck,* Grundlagen der Zahnbelastungen. Dtsch. zahnärztl. Wschr. **28**, Nr 7 (1925). — *Tofohr,* Über Saugplatten. Dtsch. Vjschr. Zahnheilk. **1863**, Nr 2. — *Tomes* and *Delamore,* Some Observations on the Motions of the Mandible, April **1901**. — *Ton,* Einige moderne Teilersatzstücke **42**, Nr 5 (1925). — *Touret,* Österr.-ungar. Vjschr. **1903**. — *Trittermann,* Das Arbeiten mit Hekolith und Hekolitharbeiten. Zahnärztl. Rdsch. **34**, Nr 59 (1925). — *Tryfus,* Ein neues Abdruckgerät. Dtsch. Mschr. Zahnheilk. **39**, 88. — *Derselbe,* Ein neues Abdruckgerät. Studie und Beitrag zur Greenschen Abdruckmethode. Dtsch. Mschr. Zahnheilk. **39**, 449.

Walker, The Glenoid Fossa. Dent. Cosmos, Jan. **1896**. — *Derselbe,* The Dental Articulation. Ebenda, Juli **1896**. — *Derselbe,* The Facial Line and Angles ... Ebenda, Okt. **1897**. — *Walkhoff,* Die Ermittlung der zentralen Okklusion. Zahnärztl. Rdsch. **35**, Nr 27, 466 (1926). — *Derselbe,* Neue Untersuchungen über die menschliche Kinnbildung. Arch. f. Anthropol. **17**. Leipzig 1911. — *Wallisch,* Leitfaden der zahnärztlichen Metallarbeit. Leipzig 1902. — *Derselbe,* Das Kiefergelenk und der zahnärztliche Artikulator. Österr.-ungar. Vjschr. **1903**. — *Derselbe,* Ein naturgetreuer Artikulator. Österr.-ung. Vjschr., Juli **1907**. — *Wannemacher,* Über den Anwendungsbereich des Stahlgoldes. Zahnärztl. Rdsch. **35**, Nr 15, 256 (1926). — *Derselbe,* Der Gips als Abdruckmaterial mit besonderer Berücksichtigung seiner Expansion. Dtsch. Mschr. Zahnheilk. **43**, Nr 10 (1925). — *Warnekroß,* Das Aufstellen der Zähne bei vollständigem Ersatz im Ober- und Unterkiefer. Dtsch. Mschr. Zahnheilk. **1895**. — *Derselbe,* Die Fixierung der Bewegungen des Unterkiefers beim Kauakt. Dtsch. odontol. Ges., März **1892**. — *Derselbe,* Berl. klin. Wschr. **1906**. — *Weber,* Dtsch. Vjschr. Zahnheilk. **1863**. — *Wegner,* Komplizierte Saugplattengebisse. Dtsch. Vjschr. Zahnheilk. **1862**, 146. — *Weidner,* Sauger, Klammern und Spiralfedern als Befestigungsmittel für abnehmbaren Zahnersatz. Dtsch. zahnärztl. Wschr. **1919**, Nr 40/41. — *Weigele,* Ein Versuch am Bau des Unterkiefers die Gesetze der Statik und Mechanik nachzuweisen. Diss. Frankfurt. — *Derselbe,* Praktische Erfahrungen im Plattenguß. Zahnärztl. Rdsch. **34**, Nr 51 (1925). — *Derselbe,* Zur Kieferdynamik. Z. Stomat. **1923**, Nr 12. — *Derselbe,* Über partiellen Zahnersatz. Zahnärztl. Rdsch. **36**, Nr 14, 222 u. 224 (1927). — *Weir,* Die wissenschaftliche Konstruktion einer totalen Prothese. Revista odontólog. **1924**, Nr 5. — *Weiser,* 5. internat. Kongreß Berlin. — *Weiß,* The Practical Application of the Principles of the Bonwill Artic. Dent. Rev. **1903**. — *Wertheim,* Besteht eine größere Exkursionsfähigkeit des Kiefers nach links? Dtsch. zahnärztl. Wschr. **1921**, Nr 19. — *White,* Das Abdrucknehmen des Mundes. Philadelphia: S. S. White 1910. — *Wiedersheim,* Vgl. Anatomie der Wirbeltiere. Jena 1907. — *Wießner,* Die Vorbereitung des Mundes für Zahnersatz in forensischer Beziehung. Dtsch. Mschr. Zahnheilk. **1909**, 236. — *Williams,* Prothetic Articulation. The Dentist Supply Co. New York 1914. — *Derselbe,* The relation of the condyle path to the curve of occlusion. Dent. Digest **1923**, 323. — *Wildmann,* Korresp.bl. Zahnärzte **1883**, 321. — *Willemse,* Z. Stomat. **1921**, Nr 3. — *Willense,* Betrachtung über Balters Theorie und Artikulator. Zahnärztl. Rdsch. **36**, Nr 33, 559 (1927). — *Winderling,* Dtsch. Vjschr. Zahnheilk. **1869**. — *Winkler,* Beiträge zur Kaumechanik. Dtsch. Mschr. Zahnheilk. **1922**, Nr 7. — *Derselbe,* Über den funktionellen Bau des Unterkiefers. Österr.-ungar. Z. Stomat. **1921**, Nr 7. — *Derselbe,* Statische Betrachtung des Oberkiefers von Cebus macrocephalus. Z. Orthop. **1921**, Nr 3. — *Derselbe,* Die Anfertigung eines funktionstüchtigen vollständigen Zahnersatzes ohne Gelenkartikulator. Dtsch. Vjschr. Zahnheilk. **1923**, Nr 3. — *Witzel, Karl,* Unmittelbares Einsetzen von Temporärprothesen nach chirurgischen Eingriffen. Dtsch. Zahnheilk. Nr 37. Leipzig 1916. — *Wolff,* Eine Befestigungsmöglichkeit für Prothesen am zahnlosen Unterkiefer. Korresp.bl. Zahnärzte **50**, Nr 6 (1926). — *Wolpe,* Über den Wert der Immediatprothese. Zahnärztl. Rdsch. **36**, Nr 15, 261 (1927). — *Wright,* Eine Analyse der Kufeltheorie im Vergleich mit der Kondylenfestlegung, wie sie bei Okklusion gebraucht wird. Zahnärztl. Rdsch. **36**, Nr 36, 629 (1927). — *Wustrow,* Beitrag zum Ausbau der Plattenprothetik. Zahnärztl. Rdsch. **1925**, Nr 40/41. — *Derselbe,* Beitrag zur Diskussion über die Plattenbrückenprothese. Zahnärztl. Rdsch. **36**, Nr 2 (1927). — *Derselbe,* Beitrag zu den Grundlagen der Plattenbrückenprothese. Zahnärztl. Rdsch. **35**, Nr 49 (1926). — *Derselbe,* Die Bedeutung der Tropfmethode für die Kautschukprothetik. Zahnärztl. Rdsch. **1922**, Nr 26. — *Derselbe,* Die Plattenprothese. In Bruhn-Partsch-Kantorowicz' Handbuch der Zahnheilkunde **3**. München 1926. — *Derselbe,* Die Plattenprothetik. In Misch: Fortschritte der Zahnheilkunde **2**. Leipzig: Georg Thieme 1925; **2**, 906 (1926). — *Derselbe,* Ein Fall Mikulczscher Krankheit. Dtsch. Mschr. Zahnheilk. **1919**, H. 12. — *Derselbe,* Erwiderung auf die letzten Diskussionsbemerkungen über die Plattenbrückenprothesen. Zahnärztl. Rdsch. **36**, Nr 4 (1927). — *Derselbe*, Gedanken zum Artikulationsproblem. Korresp.bl. Zahnärzte, April **1914**. — *Derselbe*, Physikalische Grundlagen. Berlin 1919. — *Derselbe*, Prinzipielle Betrachtungen zur Bedeutung der physikalischen Grundlagen für die Prothetik. Z. Stomat. **1923**, Nr 5. — *Derselbe*, Über die Verarbeitung von Cellon. Dtsch. zahnärztl. Wschr. **1916**, Nr 51. — *Derselbe*, Zahnärztliche Orthopädie. Handbuch der gesamten Therapie, 2. Lief. **2**, herausgeg. v. Guleke, Penzoldt, Stintzing. Jena: Gustav Fischer 1925 u. 1926. — *Derselbe*, Zur Plattenbrückenprothese. Zahnärztl. Rdsch. **36**, Nr 11, 174 (1927). — *Derselbe*, Nachwort. Zahnärztl. Rdsch. **36**, Nr 51, 906 (1927).

Zeising, Neue Lehre von den Proportionen des menschlichen Körpers. Leipzig 1854. — *Zeller*, Zur Verankerung künstlicher Gebisse im zahnlosen Ober- und Unterkiefer. Dtsch. Mschr. Zahnheilk. **1912**, Nr 1. — *Ziebe*, Zur Frage der Veränderlichkeit des Hekoliths. Dtsch. zahnärztl. Wschr. **29**, Nr 21 (1926). — *Derselbe*, Die Molarensenkung in Abhängigkeit von Schneidezahnüberbiß und Kondylenführung. Dtsch. Mschr. Zahnheilk. **43**, Nr 7 (1925). — *Zimmer*, Unterkieferprothesen und ihre Ausführung. Dtsch. zahnärztl. Wschr. **1909**, Nr 50. — *Zundel*, Über Saugkammern. Zt. Ref. XXI, H. 21—24.

Die Kronenarbeit.

Von

Prof. Dr. **Christian Bruhn**, Düsseldorf.

Mit 195 Abbildungen im Text.

Einleitung.

Wenn die konservierende Zahnheilkunde ihre Mittel erschöpft hat, d. h., wenn eine natürliche Krone durch Trauma oder Caries so defekt wurde, daß ihre Erhaltung durch Füllungen nicht mehr möglich ist, dann entsteht für den Zahnarzt die Aufgabe, eine künstliche Krone herzustellen und diese der Wurzel des Zahnes aufzufügen. Die mannigfachen Methoden und Arbeitswege, die ersonnen und angewandt wurden, um diesem Zwecke zu dienen, faßt die Zahnersatzkunde unter dem Begriff Kronenarbeit zusammen. In ihren Anfängen ist diese Technik uralt. Grabfunde in der Provinz Esmaraldas in Ecuador, von denen Saville berichtet, beweisen, daß dort in prähistorischer Zeit nicht nur Goldfüllungen zur Schließung von Zahndefekten, sondern auch Goldkapseln zur Überkappung von Zähnen Verwendung gefunden haben. In der Literatur des Altertums finden wir Hinweise auf zahnärztliche Arbeiten ähnlicher Art. So hat man in den etruskischen Gräbern aus Gold gefertigte Zahnprothesen gefunden, die den Beweis erbringen, daß bereits in vorrömischer Zeit dem Zahnersatz dienende Arbeiten angefertigt wurden, die als eine Art Kronenarbeit betrachtet werden müssen. In späterer Zeit finden wir bei Celsus, sowie bei einigen Dichtern Andeutungen, die darauf schließen lassen, daß auch in der Zeit römischer Hochkultur Zahnersatz im Sinne unserer heutigen Kronen- und Brückenarbeit nicht selten war. Aus den dann folgenden Zeiten, auch denjenigen, die eine hohe Entwicklung der Heilkunde brachten und recht beachtenswerte Leistungen zahnärztlicher Kunst aufwiesen, wie beispielsweise der maurischen Kulturepoche in Spanien, wissen wir nichts über zahnprothetische Arbeiten, die als Kronenarbeit aufzufassen wären.

Erst mit der Erfindung des künstlichen Porzellanzahnes zu Beginn des 18. Jahrhunderts begannen französische und englische Zahnärzte, Wurzeln — zunächst in primitiver Art — mit künstlichen Kronen zu versehen. Indes verging wiederum lange Zeit, bis die hervorragende technische Entwicklung der Zahnheilkunde im vorigen Jahrhundert erhebliche Fortschritte auf dem Gebiete der Kronenarbeit mit sich brachte. Als verdienstvoll um diese Entwicklung sind einige amerikanische und englische Namen zu nennen, so Foster, Mack, Bonwill, Howland, Perry, Büttner, Logan, Webb, Richmond u. a. Die von dem letzteren konstruierte Krone bedeutet, wie wir im weiteren sehen werden, in ihrer Art geradezu einen Markstein in der Entwicklung der Kronenarbeit.

Auch deutsche Zahnärzte, wie Sachs, Eugen Müller, Herbst, Wünsche u. a. haben die Kronenarbeit fördern helfen.

Die Verschiedenheit der Gesichtspunkte, die in jeder sich erst entwickelnden Wissenschaft und Technik Bedeutung gewinnen, brachte es mit sich, daß im

Laufe der Zeit auch auf dem Gebiete der Kronenarbeit sehr voneinander abweichende Meinungen und Anschauungen in mannigfachen Methoden und
Arbeitswegen ihren Ausdruck fanden. Von der primitivsten Form an, die einerseits dem relativ niedrigen Stand früherer Technik entsprach, andererseits
wirtschaftlichen Gesichtspunkten dadurch Rechnung trug, daß sie möglichst
geringe Unkosten zu verursachen suchte, finden wir heute die Kronentechnik
bis zu einem Niveau vervollkommnet, das in weitgehender Weise allen für dieses
Gebiet zahnärztlicher Prothetik gefundenen wissenschaftlichen Voraussetzungen
und Richtlinien entspricht und sich alle der Zahnprothese zur Verfügung
stehenden technischen Hilfsmittel nutzbar macht.

Allgemeiner Teil.

I. Die Wahl des Zeitpunktes für den Ersatz der natürlichen durch eine künstliche Zahnkrone.

An und für sich scheint der Augenblick, in dem die Herstellung einer künstlichen Krone angezeigt ist, durch die bereits erwähnte Formel festgelegt zu
sein, nach der diese Notwendigkeit dann vorliegt, wenn die konservierende
Zahnheilkunde nicht mehr mit ihren Mitteln helfen, die natürliche Krone also nicht mehr durch Füllungen in einer Weise ergänzen kann, daß diese vor weiterem Zerfall geschützt und ihrer
Funktion weiterhin erhalten bleibt. In der Praxis aber stehen der
Wahl dieses Zeitpunktes oft recht erhebliche Zweifel und der Durchführung
der Kronenarbeit häufig Schwierigkeiten und Bedenken praktischer Natur entgegen, so daß es angebracht erscheint, auf die Frage, wann dieser Augenblick
gekommen ist, des Näheren einzugehen.

Handelt es sich um solche Zähne, bei denen offen zutage liegende, ausgedehnte cariöse Herde die Entfernung nicht nur der erkrankten Zahnsubstanz,
sondern auch der etwa vorhandenen Füllungen verlangen, so läßt sich in der
Regel nach Vornahme dieser Arbeit klar erkennen, ob von dem natürlichen
Zahn genug übrig geblieben ist, um eine Ergänzung der Zahnkrone durch Füllungen zu ermöglichen, oder ob die Herstellung einer künstlichen Krone geboten
ist. Schwieriger ist die Entscheidung dieser Frage, wenn wir es mit einem
bereits von mehreren Seiten gefüllten Zahn zu tun haben, der einen oder mehrere
neue Defekte zeigt, bei dem sich aber nicht ohne weiteres feststellen läßt, ob und
wieweit unter und neben den vorhandenen Füllungen cariöse Herde sekundärer
Natur bestehen. Nicht immer kann uns hier das äußere Aussehen belehren.
Wir finden häufig, auch in solchen gefüllten Zähnen, die in ihrer Kontur noch
wohl erhalten sind und die ein verhältnismäßig gesundes Aussehen zeigen,
ausgedehnte cariöse Herde, so daß die größte Vorsicht bei Beurteilung des
Zustandes dieser Zähne geboten erscheint. Bei Prüfung der Frage, welcher
Weg in solchem Falle einzuschlagen sei, kann nur eine sehr sorgsame Untersuchung und die Erfahrung entscheiden. Diese lehrt, daß es zumeist besser
ist, wenn an einer natürlichen Krone, die schon mehrere umfangreiche Füllungen trägt, sich Anzeichen weiteren Zerfalles bemerkbar machen, nicht lange zu zögern, den vorhandenen Zahnstumpf
durch Auffügen einer künstlichen Krone dauernd zu erhalten.
Jeder erfahrene Zahnarzt weiß, wie oft man nach Entfernung alter Füllungsreste und cariöser Substanz vor äußerst schwachen und geringen Resten des
natürlichen Zahnstumpfes steht, selbst wenn vorher das vorhandene Material

noch relativ stark erschien. Außer denjenigen Fällen, in denen die Zerstörung der natürlichen Zahnkrone durch die Caries ihren Ersatz durch eine künstliche Krone verlangt, ist dies gleichfalls dann geboten, wenn die natürliche Krone verkümmert oder durch Bildungsfehler so entstellt ist, daß sie weder in ästhetischer noch funktioneller Beziehung genügt, oder wenn dieselbe durch gewaltsame äußere Verletzungen stark lädiert oder gänzlich vernichtet wurde.

Für die Entscheidung der Frage, ob eine Wiederherstellung der natürlichen Zahnform durch Füllungen angezeigt oder ob der künstliche Ersatz der natürlichen durch eine künstliche Krone vorzuziehen ist, können neben den vorstehend ausgesprochenen Gesichtspunkten, die sich aus dem Zustande der natürlichen Krone ergeben, allgemeine Rücksichten Bedeutung gewinnen, die aus dem sog. Durchbruchszustande des Zahnes abzuleiten sind. Gottlieb ist der Meinung, daß es eher indiziert sei, eine natürliche Krone durch Füllungen zu ergänzen, so lange der Boden der Zahnfleischtasche die Schmelzzementgrenze noch nicht erreicht hat, während der künstliche Ersatz zu bevorzugen sei, wenn dieser Zeitpunkt erreicht oder überschritten ist. Auch Pichler spricht sich in ähnlichem Sinne aus.

II. Allgemeine Grundsätze für die Vorbereitung der Wurzel und die Konstruktion einer künstlichen Krone.

Die Wurzel muß so präpariert werden, daß nach dem Auffügen der künstlichen Krone pathologische Vorgänge an ihr dauernd ausgeschlossen sind. Hierzu ist vor allem die sorgfältige Entfernung aller cariösen Substanz geboten. Es muß weiter derjenige Teil der Wurzel, auf dem die künstliche Krone ruhen soll, so geformt werden, daß eine exakte Anpassung der die Verbindung herstellenden Kronenteile möglich ist. Schließlich müssen im Wurzelkanal, in den periodontalen Geweben und im Alveolarfach Verhältnisse gegeben sein oder durch die Behandlungsmethoden der konservierenden Zahnheilkunde und der zahnärztlichen Chirurgie geschaffen werden, durch die auch hier krankhafte Vorgänge ausgeschlossen sind und die dauernde Gesunderhaltung des Wurzelperiostes gesichert wird. Ist die Herbeiführung und Erhaltung eines solchen Zustandes einer Wurzel weder für die Dauer noch für längere Zeit wahrscheinlich, so ist ihre Verwendung als Kronenträgerin an sich kontraindiziert.

Hat die Vorbehandlung und Vorbereitung der Wurzel den eben genannten Bedingungen entsprechend stattgefunden, so muß der künstliche Kronenersatz in einer Weise aufgefügt werden, die ihm einen dauernden festen Sitz verspricht. Hierzu ist eine an sich starke Verbindung zwischen Wurzel und Krone erforderlich, die so herzustellen ist, daß sich der den Zahn treffende Druck auf die Wurzel als ein Ganzes überträgt, also nicht lediglich einen Verbindungsteil, z. B. den Stift belastet. Es besteht sonst die Gefahr, daß der überlastete Verbindungsteil sich verändert, biegt oder bricht, oder wenn dies nicht eintritt, in der ihn umfassenden Wurzel „arbeitet" und diese schädigt.

Die Verbindung muß ferner derartig sein, daß sie das Wurzelmaterial gegen das Eindringen von Feuchtigkeit, Speiseresten, septischen Stoffen und gegen Caries schützt. Die Krone als solche muß hinreichend stark für ihre Funktion konstruiert sein und nach Möglichkeit an sichtbaren Stellen in Farbe und Form der zugrunde gegangenen natürlichen Krone entsprechen. Hierbei ist sowohl für eine gute Artikulation der künstlichen Krone mit ihren Antagonisten wie für das Vorhandensein des richtigen Kontaktes mit den Nachbarzähnen zu sorgen.

Um der großen Bedeutung willen, die gerade diese letzte Forderung für die Kronenarbeit hat, sei hier auf die Aufgaben des Kontaktpunktes besonders hingewiesen. Bublitz spricht sich über dieselben folgendermaßen aus:

„Der Kontaktpunkt bildet den Abschluß des Interdentalraumes, jenes dreieckigen Raumes, der vom Alveolarknochen einerseits und den Approximalflächen der Zähne, die im Kontaktpunkte zusammenstoßen, andererseits begrenzt wird. Dieser Raum ist nun normalerweise ausgefüllt von der Interdentalpapille, die beim Fehlen des Kontaktpunktes fast immer pathologisch verändert ist. Die physiologische Aufgabe der Interdentalpapille ist es, die Approximalflächen vor Caries zu schützen, denen die Möglichkeit der Selbstreinigung, wie sie die übrigen Zahnflächen im Kauakte erfahren, fehlt. Wird durch Approximalcaries der Kontakt zwischen den Zähnen aufgehoben, so rücken diese näher aneinander und der Interdentalraum wird dementsprechend enger, so daß für die Papille nicht mehr genügend Raum vorhanden ist. Diese selbst antwortet hierauf mit Entzündungserscheinungen und verfällt schließlich der Atrophie. Im weiteren Verlauf des Prozesses kann es zur Zerstörung des Ligamentum circulare mit anschließender Nekrose des Septum interalveolare kommen. Es entsteht zwischen dem freiliegenden Zahnhalse eine Ablagerungsstätte für Unsauberkeiten und Fäulnisstoffe, von der aus Wurzelcaries und entzündlich infektiöse Erkrankungen des Zahnfaches ihren Ausgang nehmen".

Wie die konservierende Zahnheilkunde zur Verhinderung dieser verhängnisvollen Folgen und Veränderungen die Wiederherstellung der Zähne in ihrer mesiodistalen Breite durch die richtige Konturfüllung vorschreibt, so ist bei der Kronenarbeit durch den Aufbau und die Gestaltung des Kronenkörpers die Form und Größe des Interdentalraumes zu wahren, damit eine gesunde Interdentalpapille auch hier ihre physiologische Aufgabe erfüllen kann. Bei einer Verminderung der Interdentaldistanz hat eine entsprechende Separation vorauszugehen. Seiner Bestimmung als Papillenschutz entsprechend, muß der Kontaktpunkt seinen Platz unmittelbar über der Papillenspitze finden. Das wäre also für die Frontzähne in der Mitte der Approximalflächen

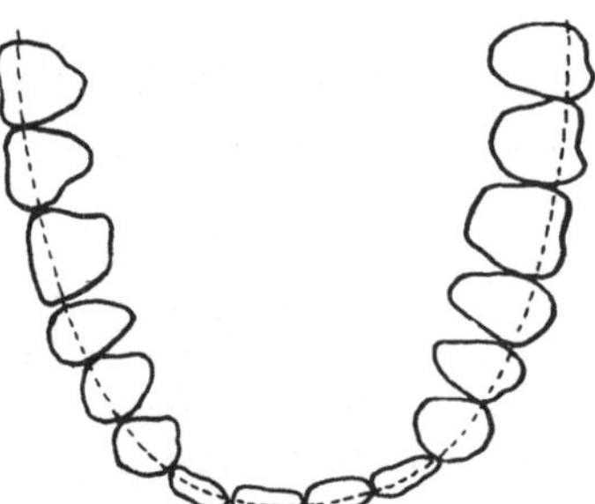

Abb. 1. Kontaktpunktkurve von H. E. Friesell.

und für die Prämolaren und Molaren mehr an der buccalen Seite, wie die in Abb. 1 wiedergegebene Kontaktpunktlinie von H. E. Friesell zeigt. Der Kontaktpunkt soll so über der Papillenspitze liegen, daß zwischen dieser und ihm kein Raum verbleibt, andererseits darf er aber auch nicht so tief liegen, daß er einen Druck auf die Papillenspitze ausübt. Die ideale Form des Kontaktes ist der Punkt, zwischen Berührungsflächen werden Speisereste, insbesondere auch Fleischfasern weit eher festgehalten; sie sind daher auf jeden Fall zu vermeiden. Auch für die Erhaltung des Artikulationsgleichgewichtes des Gesamtgebisses hat die Anlehnung der Zahnkronen aneinander im Verlauf der Kontaktpunktlinie eine Bedeutung, die beim Ersatz natürlicher Zahnkronen durch künstliche volle Beachtung verlangt. Auf die technischen Einzelheiten der Herstellung der Kontaktpunkte bei künstlichen Kronen werden wir weiter unten eingehen.

Die Frage der Erhaltung oder Nichterhaltung der Vitalität der Stümpfe, sowie der Ausschaltung marginaler Reizungen bei der Kronenarbeit wird weiter unten eingehend besprochen.

III. Die Instrumente der Kronenarbeit.

Bereits im Abschnitt „Laboratoriumskunde" sind die in der zahnprothetischen Arbeit zur Anwendung kommenden Instrumente und Apparate eingehend beschrieben worden, so daß es sich erübrigt, dieselben hier nochmals anzuführen. Die große Bedeutung, die das Gußverfahren gerade auch für die Kronen- und Brückentechnik gewonnen hat, verlangt, daß die Einrichtung des technischen Arbeitsraumes, besonders für dieses Verfahren, eine vollkommene sein muß, ebenso wie sie bei dem die Kronenarbeit ausführenden Techniker eine große Fertigkeit im Modellieren und in der Ausübung der Gußtechnik voraussetzt. Im übrigen genügt ein Instrumentarium, das für die sonstigen Zahnersatzarbeiten ausreicht, auch für die Herstellung von künstlichen Kronen.

Für einzelne Spezialmethoden sind besondere Apparate und Instrumente ersonnen und zusammengestellt; diese werden bei Darstellung der betreffenden Sonderarbeit Erwähnung finden.

Für die Vorbereitung der Kronenarbeit im Operationszimmer des Zahnarztes sind dieselben Instrumente erforderlich, die auch den übrigen zahnärztlichen Arbeiten dienen. Wir brauchen Exkavatoren und Schmelzmesser, Bohrer, Schleifsteine und alle Instrumente für die Wurzelkanalbehandlung. Neben diesen selbstverständlich vor-

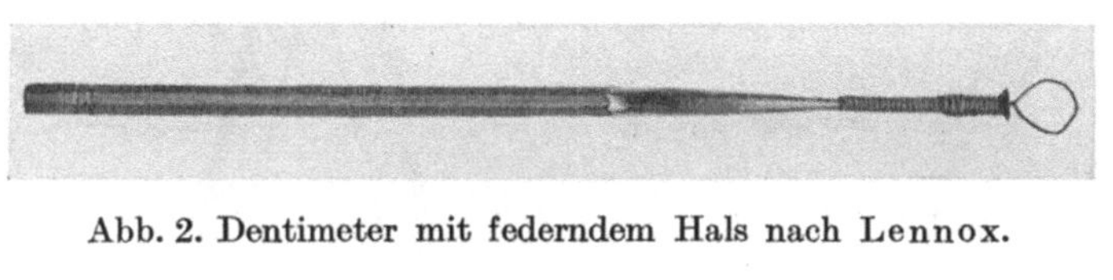

Abb. 2. Dentimeter mit federndem Hals nach Lennox.

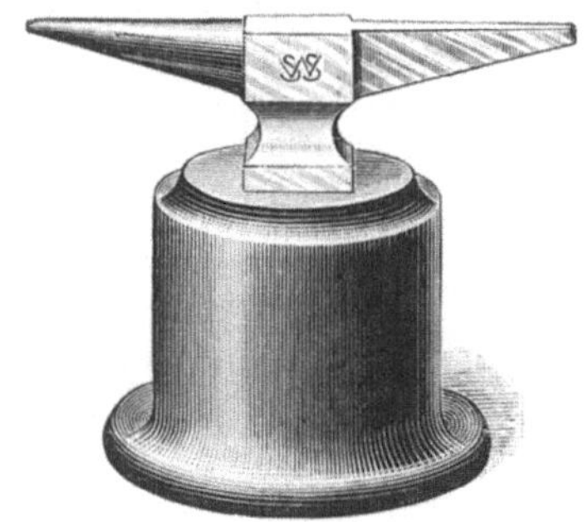

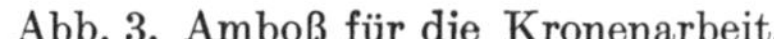

Abb. 3. Amboß für die Kronenarbeit.

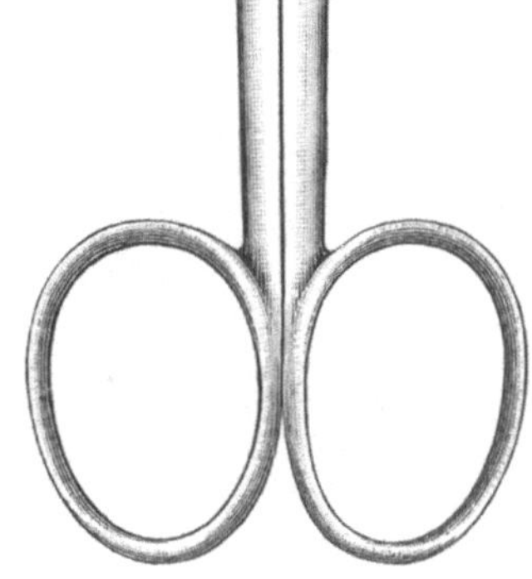

Abb. 4. Kronenschere.

handenen Werkzeugen benötigen wir noch eine Anzahl Spezialinstrumente. Zum Maßnehmen, d. h. zur Feststellung des Wurzelumfanges dient der Dentimeter, ein Instrument, durch dessen Halsteil sich die Enden eines schmiegsamen Messingdrahtes hindurchstecken und als Schlinge formen lassen, mit der man den Zahnhals umfassen und messen kann. Als besonders praktisch ist der Dentimeter mit federndem Halse nach Lennox zu nennen; derselbe leistet insbesondere bei der Messung des Umfanges der Stümpfe weit nach hinten stehender Zähne gute Dienste (Abb. 2).

Wir brauchen ferner eine kleine Blechschere mit kurzen, gebogenen Schneiden (Abb. 4).

Weiter benötigen wir einen kleinen Amboß (Abb. 3), der einen allmählich zulaufenden, runden, hornförmigen Fortsatz haben muß, auf den man Ringe verschiedenen Umfanges aufschieben, bearbeiten, hämmern usw. kann. Außerdem ist eine Ringerweiterungszange (Abb. 5) und eine technische Universalzange (Abb. 6) für die Kronenarbeit unentbehrlich.

Bei dem Einprobieren der Kronenringe leisten uns zwei Spezialinstrumente gute Dienste, die dem Heraufdrücken des Ringes und dem Herunterziehen desselben dienen (Abb. 7). Für das Erfassen der Stifte, die bei der Kronenarbeit Verwendung finden, sind Zangen mit röhrenförmig ausgehöhltem Maul nützlich, da sie ein Entweichen des Stiftes sicher verhindern (Abb. 8 u. 9).

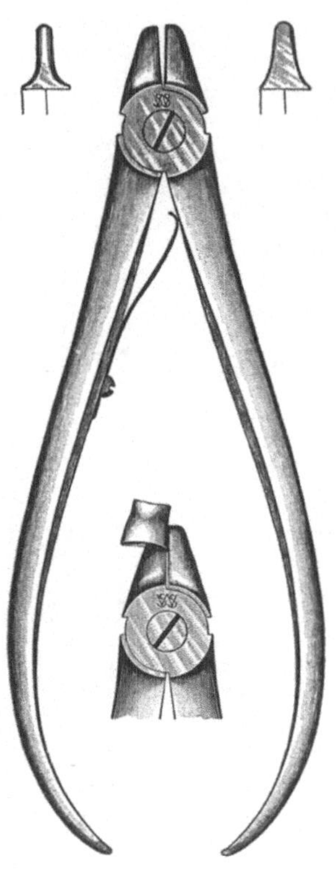

Abb. 5. Ringerweiterungszange.

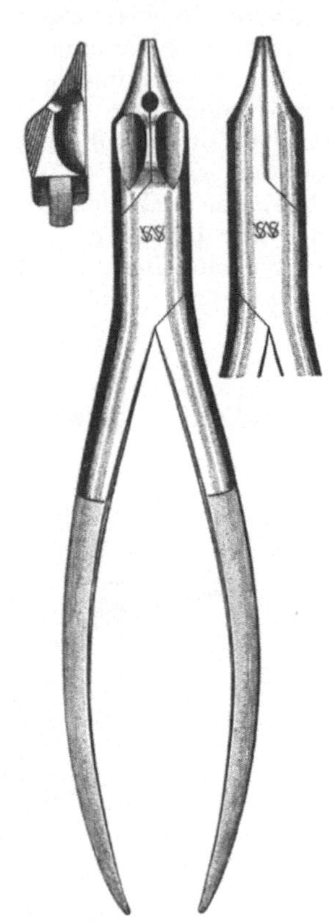

Abb. 6. Technische Universalzange.

IV. Die Materialien der Kronenarbeit.

Es ist im allgemeinen ratsam, nur Edelmetalle für die Kronenarbeit zu verwenden. Die unechten Metalle sind für die Verarbeitung zu künstlichen Kronen so wenig geeignet, daß die Ersparnis, die in ihrer Verwendung liegt, durch die Nachteile, die mit ihrer Verarbeitung verbunden sind, oder die sich im Gebrauch der aus ihnen hergestellten Arbeiten ergeben, verloren geht. Insbesondere scheiden diejenigen unechten Metalle, die sich nicht für das Gußverfahren eignen, aus. Als brauchbar für Kronenarbeiten kann die Randolflegierung gelten.

Wir kommen weiter unten auf die Verarbeitung dieses Metalles zurück.

Mit der Frage der Herstellung von Kronen- und Brückenarbeiten aus unechtem Metall haben sich u. a. besonders Silbermann, Weikart und Scheiwe beschäftigt. Silbermann stellte fest, daß unechte Metalle sich im Munde gut halten, wenn sie nicht mit Lot verbunden sind. Scheiwe sieht den Grund hierfür darin, daß durch das Lot die Bedingungen für elektrolytische Erscheinungen und Korrosionsvorgänge gegeben sind. Weikart hat bei gezogenen Randolfkronen bereits nach kurzer Zeit Gewichtsabnahme und Verfärbung feststellen müssen. Scheiwe kommt zu dem Schluß, daß „aus unechtem Metall lotfrei hergestellte Kronen- und Brückenarbeiten zwar keine einwandfreie, d. h. dem Gold gleiche Haltbarkeit aufweisen, aber doch bedeutend länger ihren Zweck erfüllen können, als wenn man bei ihrer Anfertigung Lot verwendet".

Eingehende metallurgische Untersuchungen über die Bewertung der Legierungen als

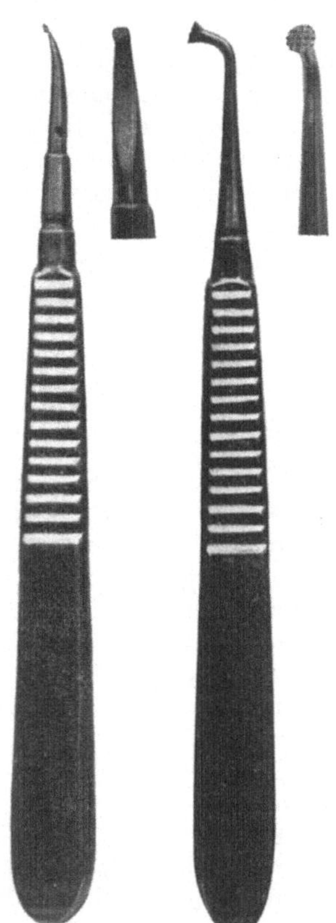

Abb. 7. Instrumente zum Hinaufdrücken und Herunterziehen der Kronenringe. (Nach Bruhn).

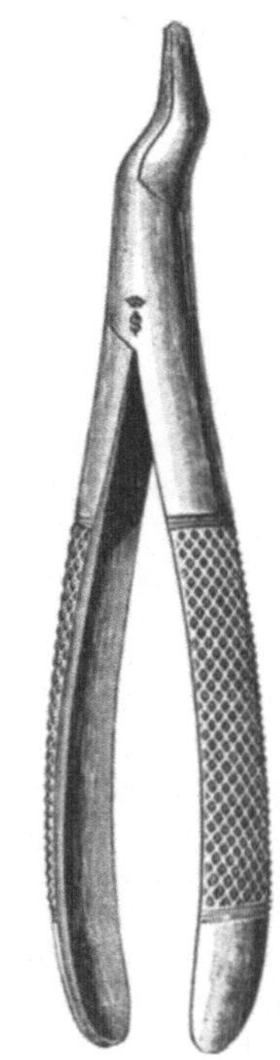

Abb. 8. Die Stiftzange, bajonettförmig.

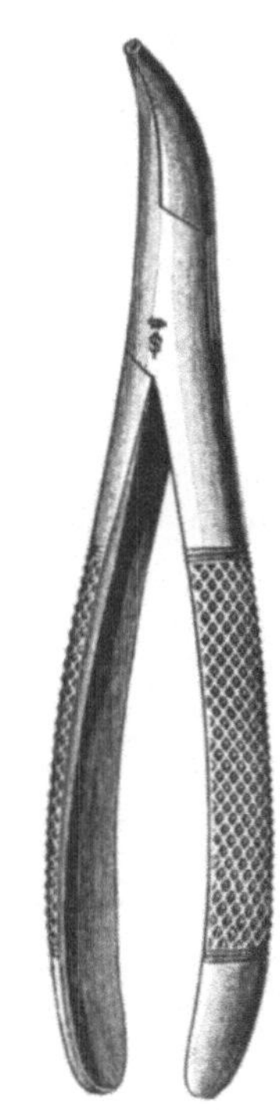

Abb. 9. Die Stiftzange, gebogen.

Prothesenmaterial sind von F. Schönbeck angestellt und veröffentlicht worden. Schönbeck hat unter der Bezeichnung „Cheko-Legierung" ein Ersatzmaterial für Gold zur Herstellung von Kronen- und Brückenarbeiten angegeben.

Auf die Verwendungsmöglichkeit des Wiplametalls bei Kronenarbeiten weist Horina hin.

Ein vorzügliches Material für gewisse Teile der Kronenarbeit war um seiner Schmiegsamkeit und seines hohen Schmelzpunktes willen das reine Platinblech, für Wurzelstifte wegen seiner Härte das Platin-Iridium (Platin mit $20\,\%$ Iridium-Zusatz). Heute, wo dieses Material wegen seines hohen Preises weniger für den allgemeinen Gebrauch in Betracht kommt, verwenden wir an Stelle des Platins hochkarätiges Gold in verschiedenen Legierungen, je nach dem Zwecke, dem es dienen soll, und zwar für Kronenringe 23 kar. Gold, für Kronen- und Brückenkörper 22 kar. Gold, für Stifte hingegen 16 kar. Gold mit einem Platinzusatz. Es lassen sich auch Goldarten niedrigen Karates, also 18, 16 und 14 kar. Gold für Kronenarbeiten verwenden und mit Loten von entsprechend niedrigerem Karat löten, doch hat man dann mit einer Verfärbung des Materials im Munde zu rechnen. Die vortrefflichen Lote, die durch die Edelmetallschmelzen in den Handel gebracht werden, lassen die Selbstbereitung der meisten Lotarten nicht mehr lohnend erscheinen. Man lötet Platin mit Feingold, oder wenn die Arbeit etwa bei Verwendung schwer fließender Emaillen sehr hohen Hitzegraden ausgesetzt werden muß, mit einem besonderen, im Handel erhältlichen Platinlot. Zum Löten von 23, 22, 18, 16 und 14 kar. Golde benutzt man die mit der entsprechenden Bezeichnung in den Handel gebrachten Goldlote und achtet darauf, daß in der Verwendung der Lote stets die richtige Reihenfolge beachtet wird, daß also stets die Verwendung leichter fließenden Lotes bei mehreren Lötungen derselben Arbeit der vorhergehenden Lötung folgen muß.

Als Material für die Kronenarbeit ist noch das Porzellan zu erwähnen, dessen Verwendung in einem besonderen Abschnitte dieses Werkes ihre ausführliche Darstellung findet.

V. Die Kronenarten.

Es ist im Laufe der Zeit eine fast unübersehbare Zahl verschiedener Kronentypen entstanden und in der Literatur beschrieben worden; daher findet man vielfach in den Lehr- und Handbüchern wertlose, selten zu dauernder Anwendung gelangte Kronenarten mit aufgeführt. Wir möchten hier, um den Studierenden nicht zu verwirren und dem Praktiker nur sichere Wege zu weisen, ausschließlich die erprobten Kronentypen beschreiben, die einwandfrei allen Anforderungen entsprechen, die, wie wir weiter vorne ausführten, an eine künstliche Krone gestellt werden müssen.

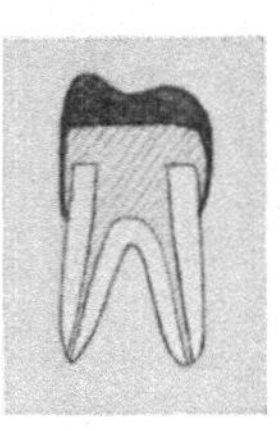

Abb. 10. Goldkrone auf Stumpf im Längsschnitt.

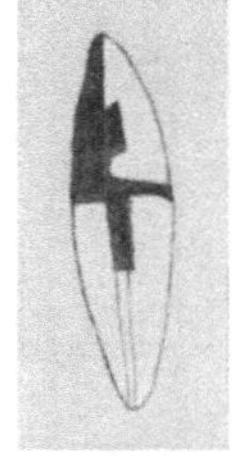

Abb. 11. Stiftzahn im Längsschnitt.

Wir können die künstlichen Kronen der Hauptsache nach in zwei Gruppen einteilen: Die erste Gruppe, nach dem seither für ihre Herstellung meist verwandtem Material bezeichnet, ist die Goldkrone. Sie findet ihren Halt an einem Zahnstumpf, der von ihr überkappt wird. Die zweite Gruppe der künstlichen Kronen ist der Stiftzahn, der mit einem Stift in die Wurzel des zu ersetzenden Zahnes eingreift. Hier unterscheiden wir wiederum den einfachen Stiftzahn, der lediglich durch den Stift seinen Halt gewinnt, und den Stiftzahn mit Wurzelring (Richmond-Wurzelbandkrone). Die Goldkrone dient vornehmlich der Arbeitsleistung im Kauakte und der Vervollständigung der Zahnreihe, der Stiftzahn neben diesem Zwecke auch kosmetischen Rücksichten. Zwischen beiden Typen liegt eine Reihe von Zwischenformen.

Einen grundlegenden Unterschied zwischen der Vollkrone und dem Stiftzahn hat man darin zu sehen, daß die Verwendung des Stiftzahnes eine Devitalisierung des Zahnes erforderlich macht, während bei der Vollkrone der tragende Zahnstumpf unter Umständen lebend erhalten werden kann.

Spezieller Teil.

I. Die Goldkrone.

(Metallkrone.)

An den nach außen nicht sichtbaren Stellen des Mundes im Bereiche der Bikuspidaten und Molaren bildet die Goldkrone, als der stärkste und für die Kauarbeit geeignetste Typ unter den künstlichen Kronen, den besten Ersatz für die zugrunde gegangene natürliche Zahnkrone. Ihre Anwendung ist, wie bereits im allgemeinen Teil dieses Abschnittes ausgeführt wurde, überall da indiziert, wo die natürliche Krone nicht mehr zur Ausübung des Kauaktes genügt und auch durch Füllungen nicht mehr für diese Funktion brauchbar gemacht werden kann, ebenso da, wo bereits eine vielfache Ergänzung der natürlichen Krone durch Füllungen stattgefunden hat und die Gefahr besteht, daß durch das Umsichgreifen sekundärer Caries oder durch ein Bersten des schwachen Zahngerüstes bald ein Zustand eintreten könne, der es nicht mehr erlauben würde, dem Zahnstumpf eine künstliche Krone aufzusetzen. In letzterem Falle muß die Notwendigkeit des Kronenersatzes rechtzeitig erkannt und dem Patienten zum Bewußtsein gebracht werden, wenn nicht die Möglichkeit des Kronenersatzes überhaupt verloren gehen soll. Es verdient dies, wenn es sich um hintere Zähne handelt, besondere Betonung, da der Patient den Vorderzähnen gegenüber schon aus kosmetischen Gründen leichter die Notwendigkeit des Kronenersatzes einsieht.

Um die dauernde gute Funktion einer Goldkrone sicherzustellen, ist eine zweckentsprechende Vorbereitung des Zahnstumpfes, ein genauer Anschluß des Kronenringes um den Zahnhals, eine starke in richtiger Artikulation mit den Gegenzähnen stehende Kaufläche und ein guter seitlicher Kontakt der künstlichen Krone mit ihren Nachbarzähnen erforderlich. Wenn diese Bedingungen in allen Punkten erfüllt sind und die Krone, aus geeignetem Material gefertigt, eine saubere technische Ausführung erfahren hat, läßt sich für ihren Bestand die beste Prognose stellen; eine solche Goldkrone kann über Jahrzehnte hinaus ihre Dienste tun.

A. Vorbereitung des Zahnstumpfes als Träger einer Goldkrone.

1. Innere Herrichtung des Stumpfes.

Bei der Vorbereitung des Zahnstumpfes zum Träger einer Goldkrone steht eine prinzipielle Frage im Vordergrund der Erwägungen, die noch nicht als entschieden gelten kann. Es ist dies die Frage, ob die Krone auch einem lebenden Zahnstumpfe aufgefügt werden darf, oder ob die Devitalisation der Zahnpulpa und die Füllung der Wurzelkanäle in jedem Falle der Überkappung eines Zahnes vorauszugehen hat. Bei Erörterung dieser Frage scheiden selbstverständlich diejenigen Fälle aus, in denen Goldkronen den natürlichen Zähnen nur für geraume Zeit als Träger oder Stützen für Regulierungsapparate, Verbände usw. aufgesetzt werden. Hier kommt naturgemäß eine grundsätzliche Devitalisation nicht in Betracht. Es fragt sich vielmehr, ob da, wo die Goldkrone als Prothese für die natürliche Zahnkrone Verwendung finden soll, die Entfernung der Zahnpulpa zur Regel zu machen ist.

Während anfänglich die möglichste Erhaltung der Vitalität der Pulpa bei der Überkronung eines Zahnes als das selbstverständliche Verfahren galt, ergaben sich mit der Zeit gegen die Verwendung lebender Zahnstümpfe als Kronenträger eine Reihe von Bedenken, die sich auf folgende Beobachtungen gründeten: Für die Herstellung einer Goldkrone mit starker Kaufläche und gut anliegendem Ring ist eine allseitige tiefe Beschleifung der natürlichen Krone erforderlich, um eine völlige Parallelität der Seitenwände zu erzielen, oder dem Stumpfe eine konische Form zu geben und zugleich genügenden Raum für einen starken gegossenen Kronendeckel zu schaffen. Diese Beschleifung bringt oft so große Unannehmlichkeiten für den Patienten mit sich, daß die Exaktheit der Arbeit durch die sich daraus ergebenden Widerstände leidet. Auch bedeutet die vollständige Entfernung des Schmelzes und die Beschleifung des Zahnbeines eine allseitige periphere Verletzung der Zahnpulpa, die heftige Reizerscheinungen hervorrufen kann und nicht selten zu akuten Pulpitiden oder zu chronischen Entzündungen und Neuralgien führt.

Es wandten sich daher gerade diejenigen Zahnärzte, denen besonders daran lag, ihre Kronen- und Brückenarbeiten auf die zuverlässigte Grundlage zu stellen, allmählich dem Grundsatze zu, die zu Kronen- oder Brückenträgern ausersehenen Zähne zu devitalisieren, ihre Pulpa bis zu den letzten erreichbaren Ausläufern zu entfernen und die Wurzelkanäle sorgfältig zu füllen. Als dieses Verfahren zum Prinzip erhoben und in der Lehre weitergegeben wurde, war der Widerspruch, der sich vielfach dagegen erhob, wohl zu verstehen, da diejenigen Zahnärzte, denen man zumutete, sich das Prinzip zu eigen zu machen, in Anschauungen erzogen waren, die die Erhaltung der lebenden Pulpa, wo sie irgend möglich schien, als erste Pflicht des Zahnarztes gelten ließen. Allmählich aber schwand dieser Widerstand, da immer mehr gewichtige Stimmen sich für die Devitalisation aussprachen und die Praxis ihnen Recht gab. So führte sich der Grundsatz allgemein ein und bewährte sich, wie wir hervorheben müssen, überall da, wo die Vorbereitung des Wurzelinnern mit der erforderlichen Sorgfalt geschah.

Auch wir haben die Devitalisation der Kronenträger konsequent seit Jahrzehnten durchgeführt und nur unter besonderen Verhältnissen auf dieselbe verzichtet. Solche Ausnahmen machten wir dann nur, wenn es sich um die Überkappung von Zähnen älterer Personen handelte, bei denen schon eine erhebliche Verengerung des Pulpenraumes durch sekundäre Dentinablagerung anzunehmen war.

Unter den amerikanischen Zahnärzten gab es eine ganze Reihe namhafter Autoren, die die Devitalisation des Zahnes vor seiner Überkappung befürworteten, so Peeso, Harlan, Kirk, Rhein u. a., während andere, wie Black, Guilfort, Hunt, ein solches Vorgehen nicht für prinzipiell angebracht hielten. Logan stellt sich auf einen vermittelnden Stand, der die Frage der Devitalisation von Fall zu Fall, je nach der Stärke der zu erwartenden Pulpareizung beantwortet. Diese wichtige und viel umstrittene Frage, ob die als Träger von Einzelkronen oder als Brückenpfeiler dienenden natürlichen Zahnstümpfe zu devitalisieren seien, hat somit eine prinzipielle Entscheidung bislang nicht gefunden. In dem letzten Jahrzehnt haben jedoch Gesichtspunkte für die Beurteilung dieser Frage Bedeutung erlangt, die früher, als der Streit um die Devitalisation oder Lebenderhaltung geführt wurde, noch nicht in Betracht kamen. Dieselben ergaben sich aus der Erkenntnis der Gefahr einer fokalen Infektion entfernt liegender Organe und des Gesamtorganismus von Herden aus, die in der Umgebung toter Zähne und von ihnen verursacht, im Kieferknochen bestanden. Nach den von Fischer, Rosenow, Billings, Hartzell, Henrici u. a. geführten Untersuchungen kann es heute keinem Zweifel mehr unterliegen, daß eine solche Gefahr besteht, und daß in zahlreichen Fällen Arthritiden, Endokarditiden und andere Erkrankungen auf eine von periapikalen Herden ausgehende Infektion zurückzuführen waren. Wirtz hat bereits vor längeren Jahren die Bedeutung der in der Umgebung des Zahnes auftretenden Veränderungen für Erkrankungen des Auges und seiner Umgebung nachgewiesen. Wenn man nun auch bei der Beurteilung einer Infektionsmöglichkeit bei uns nicht so weit geht, wie es zeitweise in Amerika geschah, wo das Verbleiben jeglichen toten Zahnes in der Mundhöhle perhorresciert wurde, so fällt doch die Möglichkeit, daß die Umgebung toter Zähne zum Ausgangsort schwerer Organ- oder Allgemeinerkrankungen werden kann, so sehr für die Entscheidung der Frage ins Gewicht, von der wir hier ausgingen, daß man der Lebenderhaltung zu überkronender Zähne heute ein größeres Recht zuzusprechen verpflichtet ist, als dies früher geschah. — Auch bei uns sind inzwischen zahlreiche Stimmen laut geworden, die sich gegen die grundsätzliche Devitalisation der Kronenträger und Brückenpfeiler aussprechen. Unter ihnen ist Pichler zu nennen, der den Reizerscheinungen bei und nach dem Beschleifen lebender Stümpfe sehr gründlich nachgegangen ist und über eine erfolgreiche Abwehr derselben durch ein von ihm angegebenes Schutzverfahren berichtet. Pichler gibt an sich zu, „daß das ausreichende Zuschleifen eines lebenden Zahnes in den meisten Fällen so schmerzhaft sei, daß man schon dadurch genötigt wäre, vorher die Pulpa zu entfernen, und daß bei Erhaltung der Pulpa häufig hochgradige Reizungen und Hyperämien der Pulpa und schließlich Pulpitis und Gangrän der Pulpa auftreten". Pichler sucht diesen Erscheinungen dadurch vorzubeugen, daß er den „durch das Abschleifen schwer verwundeten Zahn" nach allgemein chirurgischen Prinzipien mit einem Wundverband zu versehen pflegt. Zu diesem Behuf ätzt Pichler die Dentinwundfläche mit 10—15%iger Lapislösung, wie es auch von Schröder, Riechelmann, Logan empfohlen wurde. Er bezweckt dadurch die Bildung eines antiseptischen Schorfes an den wunden, freiliegenden Querschnitten der Odontoblasten. Nach Abspülen des Überschusses an Lapislösung trocknet Pichler den Stumpf mit Alkohol und warmer Luft und bedeckt ihn wasserdicht mit einer provisorischen Krone, die mit einer Pasta aus Zinkoxyd und Nelkenöl oder mit Guttapercha befestigt wird.

Auch von anderen Autoren ist das Ätzen der Stumpfoberfläche mit Lapislösung und die provisorische Überkappung von Kronenstümpfen mit Celluloid- oder Zinnkappen empfohlen worden (Schröder, Rank). — Dieser Schutzverband soll alle Reize fernhalten, so daß sich der Stumpf in der nächsten Sitzung als gesund und reizlos erweist und nach wiederholter Ätzung der Oberfläche mit der definitiven Krone versehen werden kann, ohne daß nun noch die Gefahr einer Reizung oder Entzündung der Pulpa zu befürchten wäre. Pichler betont die Notwendigkeit, den lebenden Stumpf aufs sorgsamste mit der Lupe und einer sehr feinen Sonde zu untersuchen. Zeigt sich dabei, daß ein Pulpenhorn freiliegt, so schreitet er zur Kauterisation, Ausräumung und Füllung der Wurzelkanäle.

Wustrow empfiehlt, um die reizende Säurewirkung auf die Pulpa beim Aufzementieren von Kronen zu verhüten, die Anwendung der Jacobsenschen Unterfüllung. Auch Schröder hat sich gegen die prinzipielle Devitalisation der Kronenträger ausgesprochen. Er hält die Abätzung der Pulpa vor der Überkronung für angezeigt bei Zähnen mit freiliegendem Zahnhals, die bereits eine Überempfindlichkeit aufweisen, bei Zähnen, die um der Artikulation willen stark gekürzt werden müssen oder sehr niedrig sind und scharf vom Biß getroffen werden. Schröder empfiehlt, sich keiner der beiden extremen Anschauungen anzuschließen, sondern die Frage der Devitalisation von Fall zu Fall zu entscheiden und dabei das Prinzip zu vertreten, nach Möglichkeit die Pulpa zu erhalten.

Das Vorgehen bei der Devitalisation, bei der Ausräumung und Füllung der Wurzelkanäle vor der Überkappung eines Zahnes zeigt keine Abweichungen von den in der konservierenden Zahnheilkunde üblichen Regeln der Wurzelbehandlung, doch kann bei der Präparation des Inneren des Kronenstumpfes oft mit noch größerer Gründlichkeit verfahren werden, weil wir hier in der Lage sind, statt von einer engen Kavität aus in häufig stark divergierende Kanäle eindringen zu müssen, soviel von der natürlichen Krone abzutragen und das Cavum pulpae so weit zu öffnen, daß wir einen klaren Überblick über den anatomischen Bau des Zahninnern, über die Lage der einzelnen Wurzeleingänge und den Verlauf der Kanäle gewinnen und die Nadel in der Richtung des Verlaufes einer jeden Wurzel einführen können.

War die Pulpa eines Zahnes, der zum Träger einer Goldkrone ausersehen ist, septisch zerfallen, so hat der Ausräumung, der gründlichen Desinfektion und Füllung der Kanäle, eine längere Bewährungsfrist zu folgen, ehe die Krone dem Stumpfe aufgefügt wird, sofern nicht durch die chirurgische Abtragung der Wurzelspitze die Infektionsgefahr völlig beseitigt erscheint.

2. Die äußere Herrichtung des Stumpfes.

a) **Bedeutung und Wiederherstellung der Interdentaldistanz.** Bevor man nach Abschluß der Wurzelbehandlung die äußere Bearbeitung des Wurzelstumpfes beginnt, ist zu prüfen, ob die Nachbarzähne nicht so sehr zusammengerückt sind, daß die normale Interdentaldistanz zwischen ihnen und dem zu überkappenden Zahn verloren ging. Es ist dies ein Zustand, auf den u. a. Sandbloom hinwies, der häufig zu beobachten ist, wenn die Kontaktpunkte an den Approximalflächen der natürlichen Zähne schon länger fehlten. Der dadurch bedingte Raummangel erschwert die exakte Herrichtung des Stumpfes an seinen Approximalflächen, vor allem aber wird die Verminderung der Interdentaldistanz nach dem Einsetzen der künstlichen Krone verhängnisvoll. Bedeutet schon das Einfügen des Kronenbleches zwischen Wurzel und Zahnfleisch eine gewisse Raumbeengung, so entsteht, wie Pichler ausführt, Raummangel für die Zahnfleischpapille und schließlich sogar für das knöcherne Alveolarseptum, wenn versäumt wird, die geschwundene Interdentaldistanz bis zur normalen Breite wieder herzustellen (Abb. 12). Es ist daher, ehe man mit der Präparation des Stumpfes beginnt, zu untersuchen, ob die Interdentaldistanz beiderseits normal geblieben ist. Ist dies nicht der Fall, dann hat man eine allmähliche Separation vorzunehmen, durch die soviel Platz gewonnen werden muß, daß eine Krone von normaler anatomischer Größe und Form mit richtigem Kontakt zwischen den Nachbarzähnen Platz findet.

b) **Gesichtspunkte für die Formung des Wurzelumfanges.** Die Anforderungen, die an den Sitz des Kronenringes und daher an die äußere Formung des Stumpfes zu stellen sind, ergeben sich aus der zwiefachen Aufgabe, die der Ring als Befestigungsteil der Krone und als Schutz des Trägerstumpfes zu erfüllen hat. Beide Aufgaben erfordern einen durchaus festen Anschluß des Ringes an diejenige Stelle des Stumpfhalses, bis zu der er herabreichen und die er umfassen soll. Diese Stelle muß über dem Ligamentum circulare liegen; dieses darf nicht durch den Ring vom Zahnhals abgelöst, der Ring nicht bis zum knöchernen Alveolarrand herabgedrückt werden, da sonst eine dauernde Schädigung eintritt. Die anatomische Form der verschiedenen Zähne ist bei der Bestimmung des Verlaufes des unteren Randes des Kronenringes zu berücksichtigen. Bei den Bikuspidaten und Molaren

finden wir vielfach Vertiefungen unter der Schmelzgrenze, z. B. bei den unteren
II. Molaren, die in der Regel an der distalen Seite eine Delle aufweisen, die
sich nicht mit der übrigen Fläche des Stumpfhalses in eine Ebene bringen läßt.
Wo derartige Einbuchtungen vorhanden sind, darf der Zahnhals nicht tiefer
als im Verlaufe der Schmelzgrenze vom Ringe erfaßt und muß dementsprechend
präpariert werden.

Man muß sich, bevor man mit der Präparation des Stumpfes beginnt, über
die Verhältnisse klar sein, die im Einzelfalle vorliegen, und daraus die für eine
exakte Vorbereitung bedeutsamen Folgerungen ziehen. Es muß — ganz allgemein
gesprochen — dem Zahnstumpf diejenige Form gegeben werden, die für die
Schaffung der günstigsten hygienischen Verhältnisse erforderlich ist
(Gottlieb). Hierfür ist insbesondere die Tiefe der Zahnfleischtasche und
der jeweilige Stand des Epithelansatzes am Zahn zu berücksichtigen.

Über die Tiefe der physiologischen Zahnfleischtasche liegen mannigfache
Untersuchungsergebnisse vor. Gottlieb stellt als das Ideal
der Taschentiefe einen Zustand hin, bei dem eine Zahnfleischtasche überhaupt
nicht ausgebildet ist, wie er nach Orbán und Köhler bei Mensch

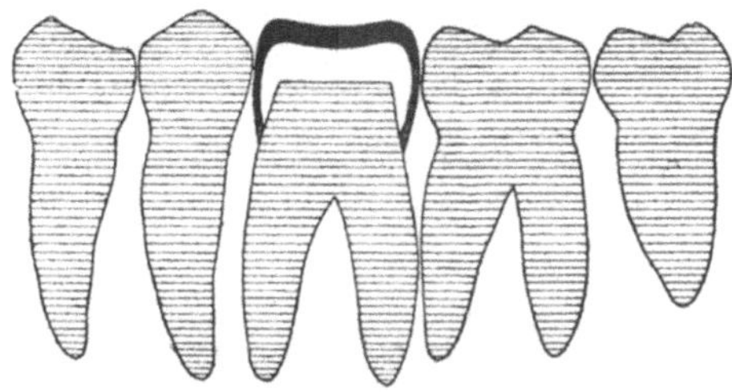

Abb. 12. Molarenstumpf mit Krone, auf deren
beiden Seiten die Interdentaldistanz abnorm
klein ist. (Aus Pichler.)

und Tier tatsächlich vorkommt. Blumentritt kommt auf Grund zahlreicher
Messungen zu dem Schluß, daß eine Taschentiefe bis zu 1,55 mm als phy-
siologisch und darüber hinaus als pathologisch anzusehen sei. Er gibt auch
Methoden zur Messung der Taschentiefe an.

Auch Weski u. a. haben sich mit dieser Frage mehr oder weniger ausgiebig
beschäftigt und kommen zu gleichen oder
ähnlichen Ergebnissen, so Prothero:
1—1,5 mm, Orton bis 2 mm, Preiswerk:
1—2 mm.

Sehr eingehende Untersuchungen haben
Orbán und Köhler auf diesem Gebiete
angestellt. Sie fanden in 356 untersuchten Fällen folgende Maße der Taschen-
tiefe: in $45\,^0/_0$ weniger als $^1/_2$ mm, in $29\,^0/_0$
zwischen 0,5 und 1 mm, in etwa $26\,^0/_0$
über 1 mm. Das arithmetische Mittel
ergibt 0,84 mm in vivo.

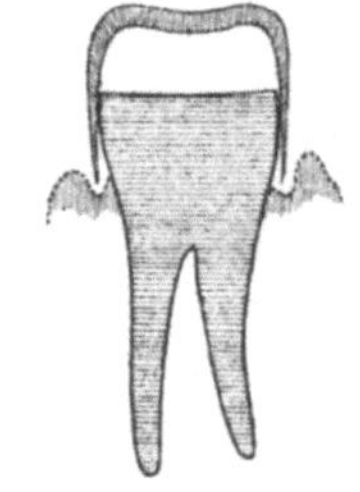

Abb. 13. Der abstehende Rand des Ringes
schneidet ins Zahnfleisch ein oder drängt
es von der Wurzel ab. (Aus Pichler.)

Die Präparation des Stumpfes muß,
wie Gottlieb hervorhebt, unter peinlichster Schonung des Epithelansatzes
bis zum Boden der Zahnfleischtasche durchgeführt werden. Der Zahn ist dabei
so zu formen, daß der größte Umfang des fertig präparierten Stumpfes dicht
über dem Zirkularbande liegt, so daß der Kronenring in situ das Ligamentum
circulare nicht schädigt und dem so präparierten Zahnhalse ganz exakt anliegt.
Würde die größte Zirkumferenz des präparierten Stumpfes nicht an dieser
Stelle liegen und müßte der Ring, um an den ihm bestimmten Platz zu gelangen,
eine Stelle von größerem Umfang passieren, dann würde der untere Rand des
Ringes den Zahnhals nicht fest umschließen können, sondern von ihm abstehen (Abb. 13).

Das Abstehen des Wurzelringes aber ist ein Kardinalfehler einer Krone. Pichler spricht sich über die üblen Folgen des Abstehens des Kronenringes wie folgt aus:

„Der abstehende freie Rand des Ringes schneidet entweder ins Zahnfleisch ein oder hebt das Zahnfleisch von der Wurzel ab. Beides reizt und führt zur Entzündung, häufig zur Eiterung und später zum Schwinden des Zahnfleisches. Sobald dieses aufgelockert oder geschwunden ist, so daß es den Ring nicht mehr überall straff umschließt, kommt es zum Liegenbleiben von Speiseresten unter dem Überhang. Diese geraten in Gärung und Fäulnis, der Zement löst sich auf und der Schmutzwinkel wird dadurch immer tiefer. In vielen Fällen entsteht durch die sauren Produkte dieser Gärung eine Caries der Wurzel gefährlichster Art, in anderen Fällen bilden sich eiternde Zahnfleischtaschen und der Zahn fällt schließlich einer fortschreitenden Pyorrhöe zum Opfer. Nur in den allergünstigsten Fällen, die immun gegen Caries sind und keine Neigung zur Alveolarpyorrhöe haben, kommt der Prozeß nach ausgiebigem Schwinden des Zahnfleisches bis zur Entblößung des ganzen Kronenringes zum Stillstand".

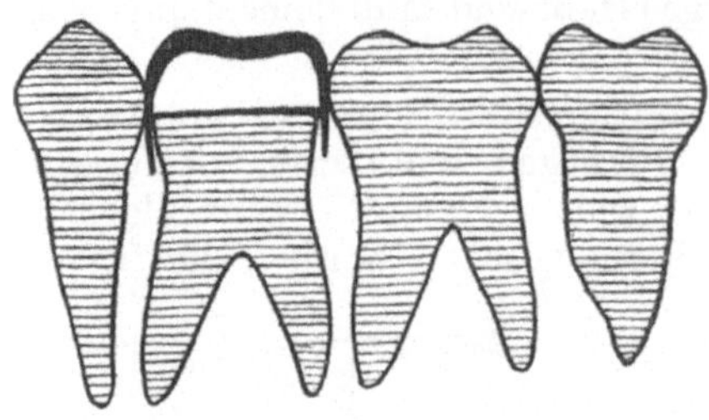

Abb. 14. Ungenügend beschliffener Stumpf, daher Abstehen des Kronenrandes von der Wurzel (Aus Pichler.).

In sehr vielen Fällen findet man keine gute Vorbereitung der zu Trägern von Kronen gewählten Stümpfe, infolgedessen einen mangelhaften Randschluß

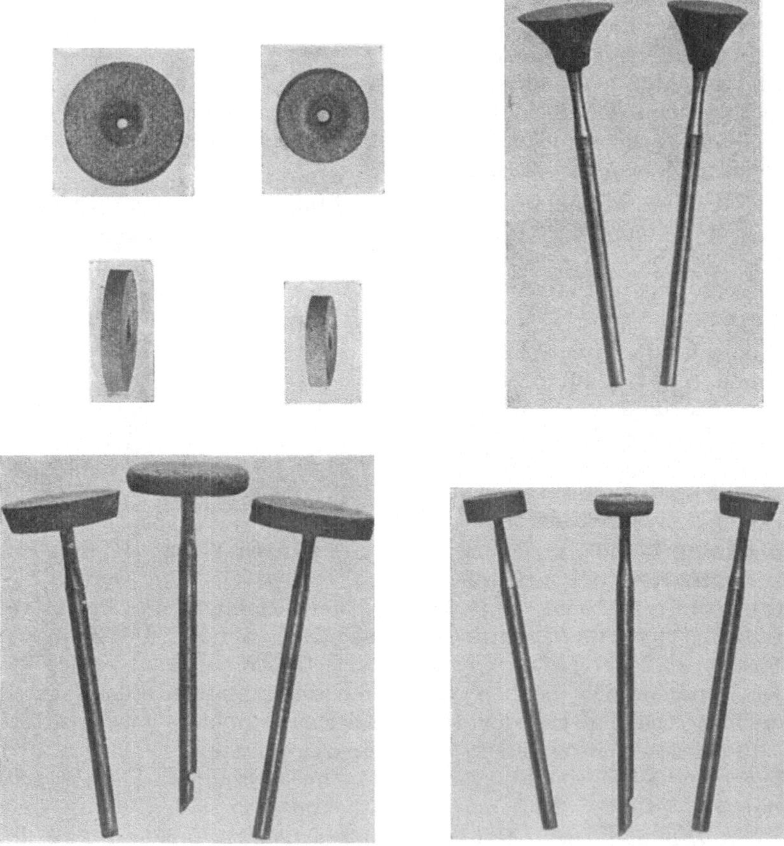

Abb. 15. Steine zum Herabschleifen der Stümpfe.

der Wurzelringe und unzureichenden Schutz der Stümpfe gegen sekundäre Caries. Der schweizerische Zahnarzt Kuhn berichtet, daß unter 112 von ihm auf die Herrichtung des Trägerstumpfes und den Schluß des Kronenringes untersuchten Zähnen mit künstlichen Kronen nur 24 korrekt präpariert waren und einen festanliegenden Wurzelring besaßen, während 16 mittelmäßig und 72 schlecht hergerichtet waren. Von diesen letzteren zeigte mehr als die Hälfte sekundäre Caries.

Gottlieb hebt den prophylaktischen Wert einer richtigen Stumpfpräparation hinsichtlich der Entstehung paradentitischer Vorgänge hervor.

Um ein Abstehen des Kronenringes zu vermeiden, ist daher bei der Formung des Zahnstumpfes darauf hinzuwirken, daß alle Bedingungen für einen festen Ringschluß erfüllt werden. Am leichtesten kann dies dadurch geschehen, daß man den Stumpf konisch formt. Wir ziehen im allgemeinen jedoch eine möglichst parallele Gestaltung der Stumpfwände vor, um dem Ringe eine Führung in bestimmter Richtung zu geben. Freilich muß die Beschleifung des Stumpfes dann mit größter Sorgfalt geschehen, da geringe Fehler unbedingt dazu führen, daß der Ring an der entsprechenden Stelle vom Stumpfhalse absteht (Abb. 14).

In zwei Fällen verbietet sich die parallele Gestaltung der Stumpfwände, also eine Zwangsführung des ganzen Kronenringes von selbst, nämlich dann, wenn die Trägerkronen einer Brücke divergierenden Pfeilern aufgefügt werden sollen oder — und dies gilt ebenso für Einzelkronen wie für Brücken — wenn die Nachbarzähne durch ihre enge oder schräge Stellung den Raum so beengen und die Einführung der Krone oder Brücke an sich so erschweren, daß jede Zwangsführung an den Wänden des oder der Stümpfe das Einsetzen der Krone oder Brücke unmöglich machen würde.

Wenn die Wurzeln eines Zahnes, der mit einer Goldkrone versehen werden soll, freiliegen, müssen die parallel oder konisch beschliffenen Stumpfwände

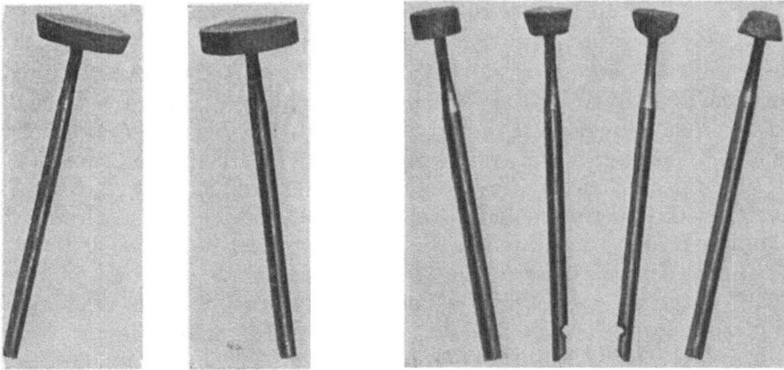

Abb. 16. Steine zum Beschleifen der labialen bzw. buccalen und lingualen Stumpfwände.

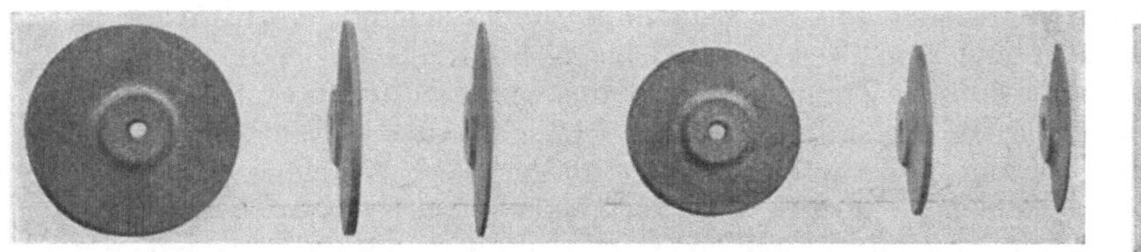
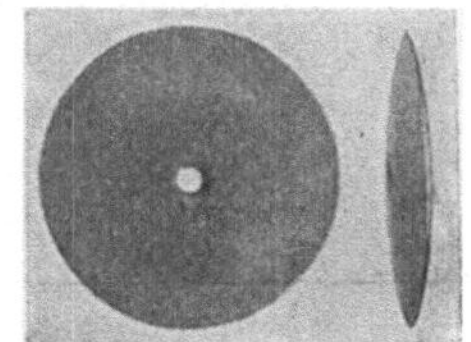

Abb. 17. Scheiben zum Beschleifen der approximalen Stumpfwände.

so zu den Wurzeln hin verlaufen, und muß die Wölbung der Wurzeln so gestaltet werden, daß ein die Wurzeln deckender, fest anliegender Ring über den Stumpf gearbeitet werden kann.

c) Vorgehen bei der äußeren Herrichtung. Man beginnt die äußere Präparation des Stumpfes damit, daß man mit dem Bohrer alle cariöse Substanz und alte Füllungen von dem zu überkronenden Zahn fortnimmt. Dies hat jedoch insofern mit einer Einschränkung zu geschehen, als man in manchen Fällen zunächst von der erkrankten Zahnsubstanz und von den alten Füllungen soviel stehen lassen muß, wie zur Erhaltung der Kontur des Zahnhalses erforderlich ist, um hier das Maß nehmen zu können. Der Ausräumung der Krone mit dem Bohrer folgt das Beschleifen der Außenwände und der Kaufläche mit scharfen Carborundsteinen (Abb. 15—18). Unschwer gelingt es mit rad- und linsen-

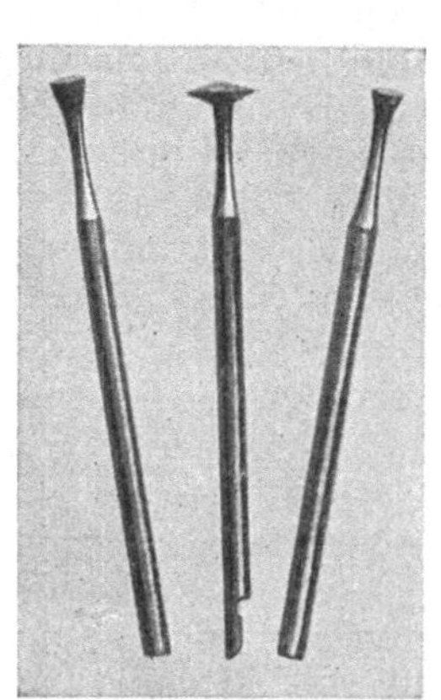
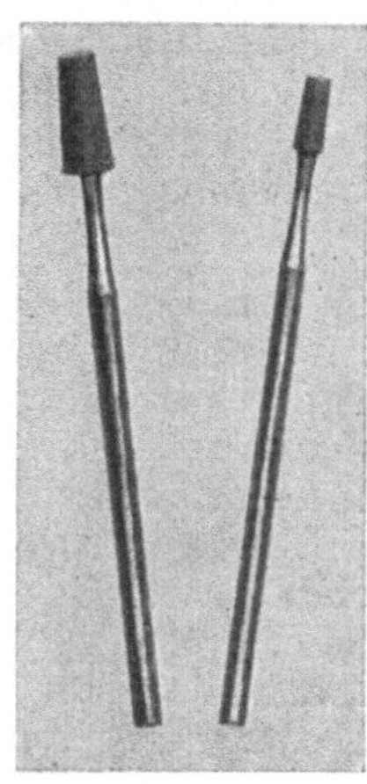
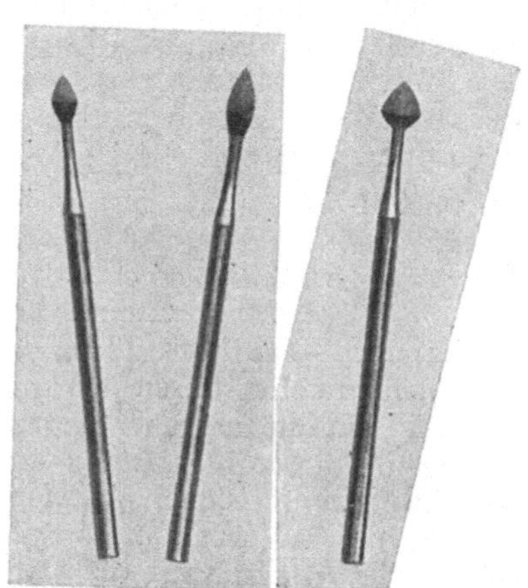

Abb. 18. Steine zum Beschleifen des Stumpfhalses.

förmigen Steinen, den mittleren Teil der Wangen-, Lippen-, Zungen- und Gaumenfläche des Stumpfes so stark zu beschleifen, daß der buccolinguale-Durchmesser hier genügend reduziert ist. Bei dieser Arbeit ist sorgfältig darauf zu achten, daß jede Verletzung der Umgebung der Zahnstümpfe vermieden wird. Dies gilt besonders für das Zurechtschleifen der Zungenseite unterer Molaren. Die Zunge hat die ausgesprochene Neigung, sich jedem Fremdkörper, den man in den Munde bringt, zuzuwenden, der Zungengrund hebt sich gerade bei dem Bemühen, die Zunge beiseite zu legen, besonders gern dem arbeitenden Instrument entgegen und wird außerordentlich leicht von dem rotierenden Carborundrade erfaßt und verletzt, wenn nicht ausreichende Schutzmaßregeln getroffen sind. Dieselben können entweder darin bestehen, daß der Arbeitende mit den Fingern der linken Hand die Zunge herabdrückt und dieselbe fernhält oder darin, daß die Assistenz, die mit der einen Hand durch Aufspritzen kalten Wassers den Schleifstein kühlt, mit einem von der anderen Hand geführten Zungenhalter oder Spiegel die Zunge vom Schleifrad fortdrückt.

Abb. 19 zeigt einen von Schröder angegebenen Zungen- und Wangenschützer, mit dem sowohl die Zunge wie die Wange gleichzeitig zur Seite gehalten werden können, während die Zahnreihe übersichtlich und der Bearbeitung zugänglich bleibt. — Ein Universalmundwinkelhalter und Wangenschützer ist von Lickteig angegeben (Abb. 20). Um Verletzungen durch scharfschneidende Steine und Metallscheiben zu vermeiden, sind Hülsen angewandt worden, die auf die Scheibe gesetzt werden und nur den dem Zahnstumpf zugewandten

Sektor der Scheibe während des Gebrauches freilassen. Ein von Rank verbesserter Scheibenschützer dieser Art erscheint gut verwendbar (Abb. 21), da der Schaft so lang ist, daß man bequem die hinteren Mahlzähne erreicht und gleichzeitig so dünn, daß er nicht an die Vorderzähne anstößt und die Einführung der Scheibe zwischen die hinteren Molaren hindert.

Ein neuerdings von E. Döpke-Hannover in den Handel gebrachtes Handstück für Papierschleifscheiben ist mit einem Wangenschutzbügel versehen, der einen freien Überblick über das Arbeitsfeld gestattet.

Wesentlich schwieriger als das Beschleifen der Wangen- und Zungenseite ist die gleiche Arbeit an den mesialen und distalen Flächen der Stümpfe, weil es hier, wenn die Nachbarzähne vorhanden sind, schwer oder von vornherein unmöglich ist, mit dem Carborundstein in den Zwischenraum zu gelangen. Die Bearbeitung dieser Flächen muß unter peinlichster Vermeidung jeder, auch der kleinsten Verletzung der Approximalflächen der Nachbarn geschehen. Der geringste, kaum wahrnehmbare Kratzer im Schmelz oder auch nur im Schmelzoberhäutchen bedeutet eine Schädigung des Nachbarzahnes, da es kaum ausbleiben kann, daß an dieser Stelle mehr oder weniger bald ein cariöser Herd entsteht. Es gilt daher, bei der Präparation der mesialen und distalen Stumpfwand mit größter Vorsicht vorzugehen. In manchen Fällen kann man durch vorherige Tamponade den Zwischenraum zwischen dem Stumpf und seinen Nachbarzähnen zunächst über die normale Interdentaldistanz erweitern und dann mit einer Separierfeile oder Diamantscheibe

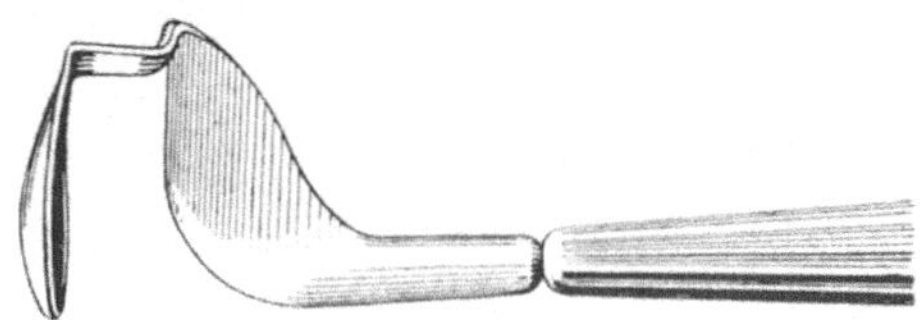

Abb. 19. Zungen- und Wangenschützer nach Schröder.

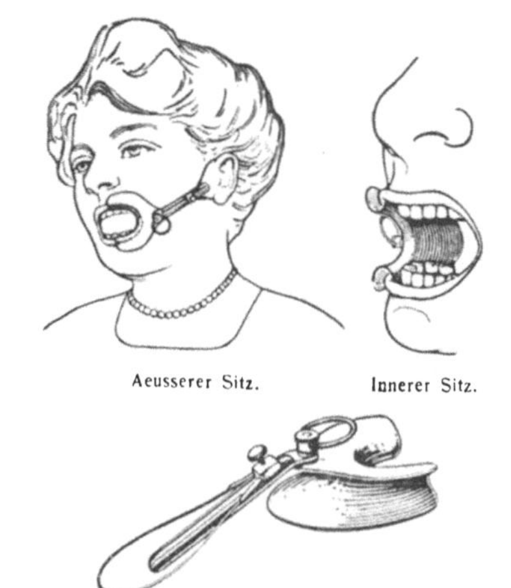

Abb. 20. Mundwinkelschützer nach Lickteig.

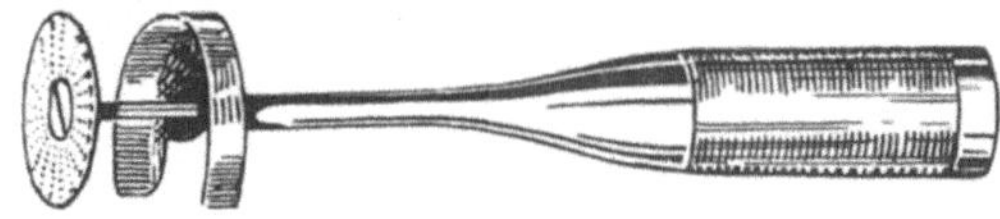

Abb. 21. Scheibenschützer nach Rank.

soviel vom Stumpfe abtragen, daß man mit groben Papierscheiben eindringen und den Stumpf völlig beschleifen kann. Die Diamantscheibe ist für die Bearbeitung der approximalen Stumpfwände sehr nützlich, doch ist sie mit größter Vorsicht zu gebrauchen, um Verletzungen der Weichteile, insbesondere der Interdentalpapille zu vermeiden. Bei dem Arbeiten mit der Diamantscheibe ist darauf zu achten, daß dieselbe ständig feucht gehalten wird. Eine zur Berieselung der Scheibe wohlgeeignete Vorrichtung zeigt Abb. 22. Oft ist man darauf angewiesen, die approximale Schmelzwand ziemlich weit abzutragen, ehe man mit der Separierfeile oder mit der Diamantscheibe eindringen kann. Man unterschneidet dann mit feinen Rosenbohrern vom ausgehöhlten Innern der Krone aus die Schmelzwand der Approximalfläche und sprengt die aufragenden

Schmelzpartien mit dem Schmelzmeißel fort. **Pichler** empfiehlt, die ganze approximale Vorwölbung nicht von außen abzuschleifen, sondern sie mit einer messerförmigen Carborundscheibe in einem Stück wegzuschneiden (Abb. 23).

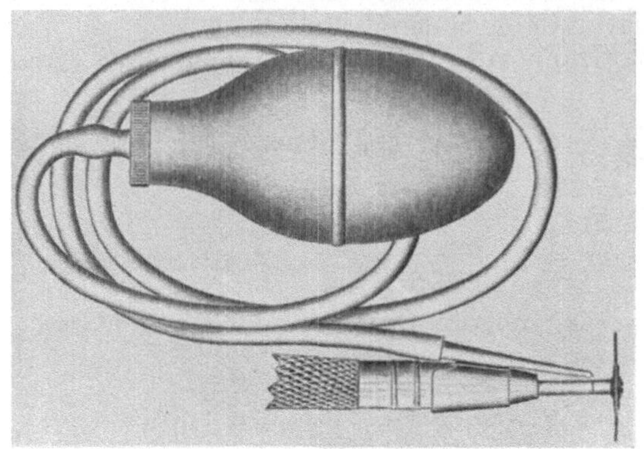

Abb. 22. Diamantscheibe mit Berieselungsapparat.

Beim Abschleifen der beiden Approximalwände des Stumpfes ist ebenso sehr darauf zu achten, daß nirgends Vorwölbungen, überragende Kanten und Ecken bestehen bleiben, wie darauf, daß hier nicht eine Stufe in die Wand geschliffen wird, oder daß durch den Cervicalrand einer Kavität eine Lücke oder ein Absatz entsteht. Liegt hier ein tiefgehender Defekt, so ist nach Beseitigung aller Caries der Boden der Kavität soweit mit Zement zu erhöhen und gegen den Kavitätrand auszugleichen, daß das Beschleifen, das Maßnehmen und das Anpassen des Ringes einen exakten Abschluß gewährleistet.

Sind die vier Seiten der Zahnkrone genügend beschliffen, so hat der Querschnitt des Stumpfes eine quadratische bzw. rhombische Form. Es gilt nun, die Kanten zwischen der Wangen- und Zungenfläche einerseits und den Approximalflächen andererseits abzutragen. Dies geschieht mit napf- und mit

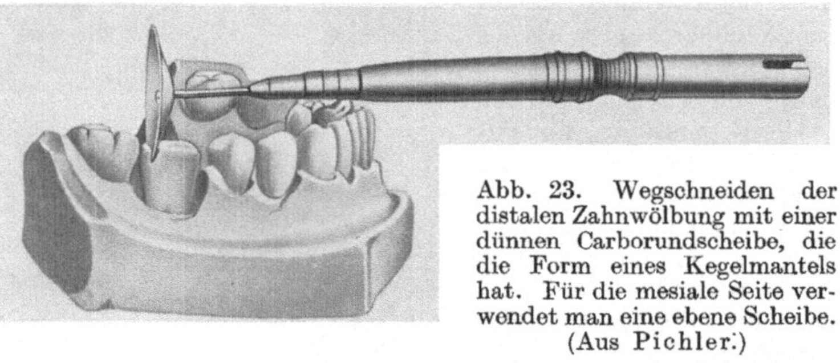

Abb. 23. Wegschneiden der distalen Zahnwölbung mit einer dünnen Carborundscheibe, die die Form eines Kegelmantels hat. Für die mesiale Seite verwendet man eine ebene Scheibe. (Aus **Pichler**.)

umgekehrt kegelförmigen Carborundsteinen; auch mit linsen- und knospenförmigen Steinen lassen sich die Kanten runden. An manchen Stellen muß diese Arbeit mit dem Winkelstücke vorgenommen werden. — Wenn der Stumpf ringsum beschliffen ist, bleibt noch die Aufgabe, den überhängenden Schmelz an und unter der Zahnfleischgrenze zu beseitigen. Es gelingt dies, wenn man das Zahnfleisch schonen will, selten mit Steinen und Finierern. Man bedient sich daher der **Schmelzreißer**.

Für die Vorderzähne leisten die von **Case** angegebenen Instrumente (Abb. 24) gute Dienste. Sie haben eine 3 mm breite, scharfe, spitzwinkelig zu dem geraden Schaft verlaufende Schneide. Die Schneidekante kann leicht unter den Zahnfleischrand und über die hier stehen gebliebene Schmelzrandleiste geschoben werden. Schon die Beseitigung kleiner Schmelzstücke erfordert oft einen bedeutenden Kraftaufwand und eine sichere und geschickte Handhabung des

Instrumentes. Man faßt dasselbe mit der Faust und stützt den Daumen fest auf die Krone des zu bearbeitenden Zahnes oder eines Nachbarn auf, um ein Abgleiten zu vermeiden, während man die Schneidekante fest unterhalb der Schmelzleiste an die Wurzel preßt und mit Kraft anzieht. Man darf nicht versuchen, breite, kräftige Schmelzmassen mit dem Schmelzreißer zu beseitigen, sondern man reißt die Schmelzleiste in einzelnen Stücken los, nachdem man sie überall da, wo man mit dem rotierenden Instrument hingelangen kann, mit kleinen Steinen oder Bohrern geschwächt oder eingeschnitten hat. Die Arbeitsleistung, die man von dem Schmelzreißer verlangt, setzt voraus, daß das Instrument aus hartem Stahl hergestellt ist und stets sehr scharf gehalten wird.

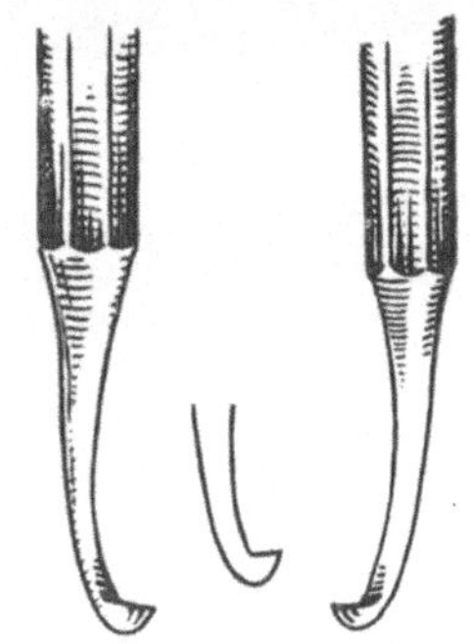

Abb. 24. Schmelzreißer nach Case. (Aus Pichler.)

Für die hinteren Zähne, insbesondere für die Backen- und Mahlzähne des Unterkiefers, aber nicht ausschließlich für diese, ist ein von Harper konstruiertes Schmelzmesser sehr brauchbar (Abb. 25). Dasselbe besteht aus einem ziemlich langen, kräftigen Halter, der an seinem vorderen Ende eine quergestellte Einsatzvorrichtung, an seinem hinteren Ende eine Schraube trägt, mittels derer man die auswechselbaren Einsatzinstrumente festklemmen oder lockern kann. Zu diesem Halter gehören eine Anzahl kleiner Stahlinstrumente, die im Prinzip den Caseschen Schmelzreißern gleichen, aber verschiedene Form haben.

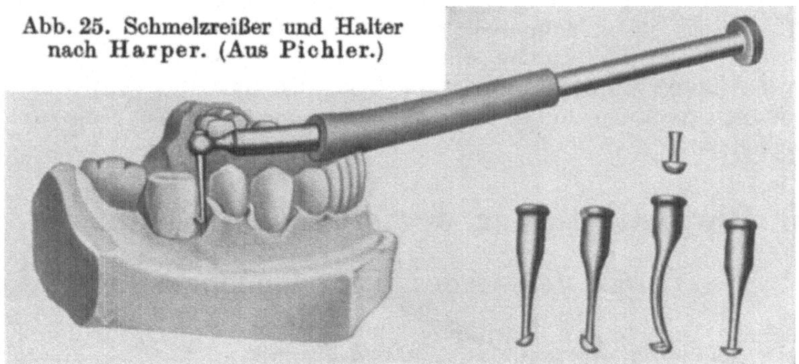

Abb. 25. Schmelzreißer und Halter nach Harper. (Aus Pichler.)

Pichler beschreibt die Bearbeitung eines unteren Molaren mit dem Harperschen Schmelzreißer folgendermaßen:

„Man hält den Halter in der Faust, führt das hakenförmige Ende unter den Zahnfleischrand ein, bis man die Schneide wurzelwärts von dem zu entfernenden Schmelzbuckel fest an die Wurzel ansetzen und durch starken Druck damit ein wenig in dieselbe eindringen kann. Der Schaft des Halters ruht dabei auf den Kauflächen der anderen Kieferseite fest auf; damit diese nicht geschädigt werden, ist über einen Teil des Halters ein Gummischlauch gezogen. Diese Kauflächen bilden das Hypomochlion eines zweiarmigen Hebels; Druck auf den längeren Hebelarm bewegt den kürzeren mit dem Schmelzreißer armierten mit großer Kraft und Präzision nach aufwärts, wobei der Schmelz in großen Splittern von der Wurzel abgerissen wird. Für das Legen der ersten Breschen in den Schmelzring, der nahe dem Zahnfleisch nach dem Beschleifen noch steht, tut man gut, nicht die Schneide, sondern die eine Ecke der Schneide der Wurzel zuzuwenden und zunächst Längsrisse in den Schmelzwulst zu reißen. Dann erst arbeitet man mit der Schneide, um die zwischen den Rissen stehen gebliebenen Schmelzteile abzutragen und den Stumpf zu glätten".

Nach der Bearbeitung der Stumpfwände bzw. des Stumpfhalses mit den Schmelzreißern glättet man alle zugänglichen Stellen nochmals mit kleinen

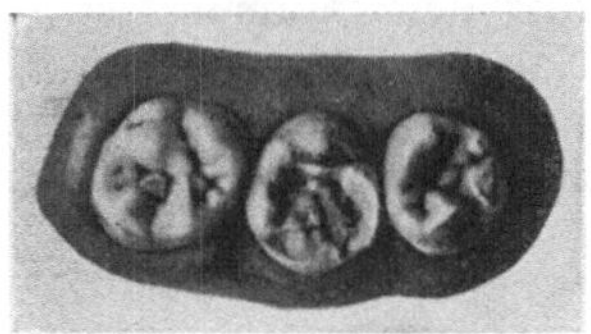 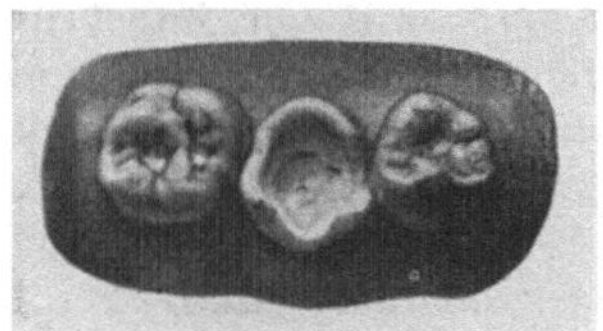 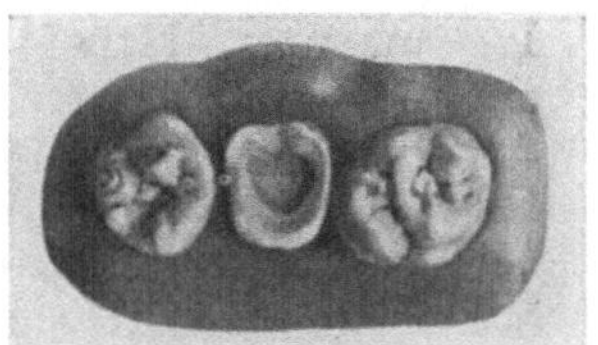

a   b   c

Abb. 26. Herrichtung eines oberen zweiten Molaren als Träger einer Goldkrone.
a Zustand vor Beginn der Herrichtung. b Die cariöse Substanz ist ausgeräumt und die
distale Schmelzwand durchbrochen.   c Der fertig präparierte Stumpf von oben gesehen.

spitzen Steinen und Finierern. Dann untersucht man den Stumpf mit Mundspiegel und Sonde sorgfältig auf die Form und den Verlauf der Wände und etwa

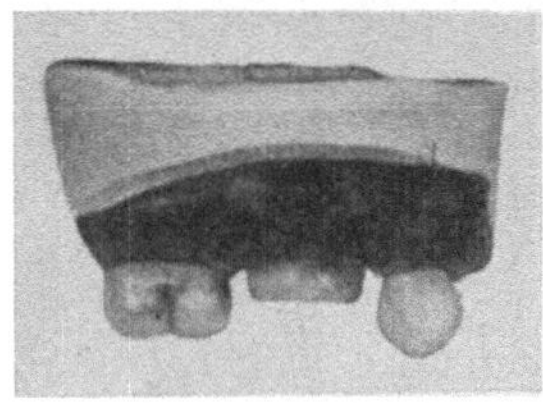

Abb. 27. Zur Aufnahme
einer Goldkrone fertig präparierter Molarenstumpf
von der Wangenseite
gesehen.

noch vorhandene Vorsprünge oder Stufen, die gegebenenfalls beseitigt werden müssen. Hat man sich
davon überzeugt, daß die Stumpfwände von derjenigen
Stelle des Zahnhalses an, die der Kronenring umfassen soll, kronenwärts völlig parallel oder konisch
und glatt verlaufen und keine Vorsprünge aufweisen, daß ferner am Zahnhals keine Stufe entstanden
ist, so kann mit der Anfertigung der Krone begonnen
werden (Abb. 26a, b, c; 27).

Es sind von Vehe Untersuchungen angestellt
worden zur Klärung der Frage, wieweit wohl im allgemeinen bei der Präparation der Stümpfe für Ring-
kronen der Schmelz der Stumpfränder restlos ent-
fernt werden kann. Vehe kam zu dem Ergebnis, dass die Erreichung dieses
Zieles, die restlose Entfernung des Schmelzes, in 65% der Fälle überhaupt
nicht möglich ist.

B. Die Anfertigung der einfachen Goldkrone.

1. Das Messen des Wurzelumfanges.

Vorzügliche Dienste zur Gewinnung eines genauen Maßes für den Kronenring leisten ganz schmale papierdünne, weichgeglühte Kupferstreifen, wie sie

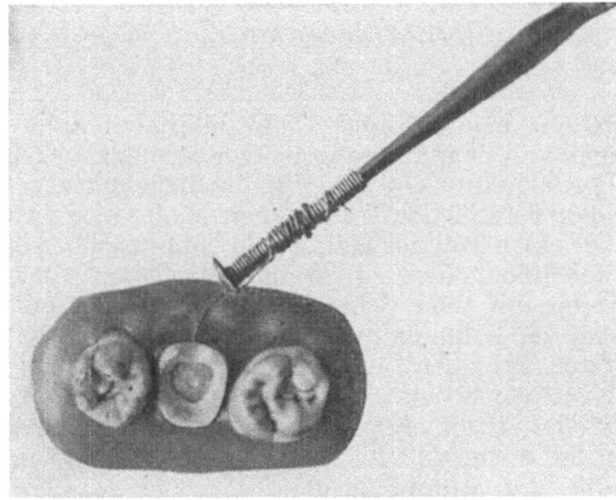

Abb. 28. Maßnehmen am fertig präparierten
Molarenstumpf.

von Hollingworth eingeführt
waren. Als Ersatz für dieses heute
bei uns schwer erhältliche Material
sind etwas breitere Neusilberstreifen
empfohlen und mit einem Instrument, das ihrer Anwendung dient,
dem sog. Bandometer „Trestoni"
in den Handel gebracht worden.
Wir haben dasselbe im Abschnitt
„Stiftzahn und Wurzelring" auf
S. 508 beschrieben. Für das Messen
des Umfanges des Stumpfes eignet
sich nicht minder ein feiner weicher
Messingdraht, der mit Hilfe des
Dentimeters (Abb. 28) um den
Stumpfhals gelegt und zugedreht

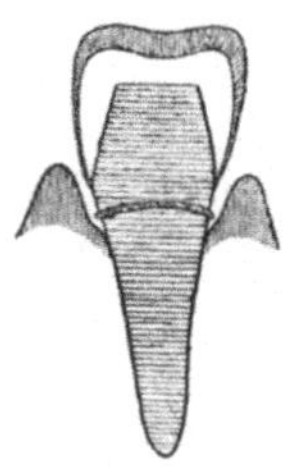

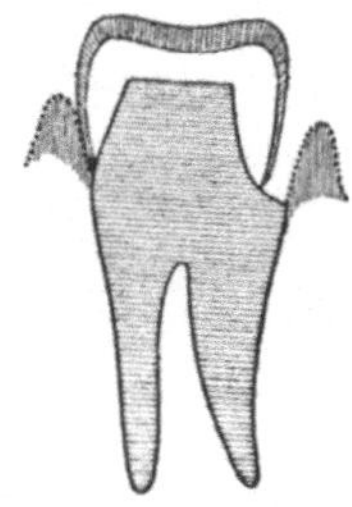

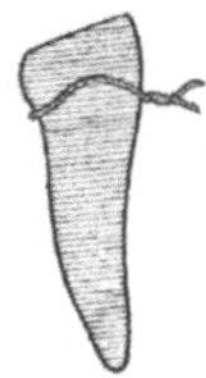

Abb. 29. Wurzelmaß zu tief unter dem Zahnfleischrand angelegt, daher zu eng und nicht abhebbar. (Aus Pichler.)

Abb. 30. Der Ring umfaßt die Wurzel nicht rund herum, sondern diese ragt an einer Stelle in Stufenform hervor. (Aus Pichler.)

Abb. 31. Wurzelmaß zu weit, da es nicht in einer Ebene liegt, daher trotz ungenügender Stumpfpräparation abhebbar. (Aus Pichler.)

wird. Die Drahtschlinge darf von vornherein nicht zu weit sein; eine kurze Schlinge, die sich nach einigen wenigen Umdrehungen der Enden dem Zahnhals fest anschmiegt, behält am besten den genauen Sitz an der für sie bestimmten Stelle. Darauf kommt es aber beim Nehmen des Ringmaßes vor allem an, um nicht Fehler entstehen zu lassen, die für den Sitz des Ringes verhängnisvoll wären. Das zugedrehte Drahtmaß darf weder zu weit noch zu eng sein, darf daher nicht unterhalb der für den Sitz des Ringes bestimmten Stelle genommen werden, da die Drahtschlinge dann, auch wenn der Stumpf ganz richtig präpariert war, nicht von diesem abgestreift werden kann (Abb. 29).

Ist der Wurzelstumpf an einer Stelle bis unter das Zahnfleisch zerstört, so ist sorgfältig darauf zu achten, daß das Ringmaß die Wurzel richtig umfaßt, anderenfalls stützt sich der danach angefertigte Kronenring auf den nicht erfaßten Wurzelteil und kann nicht über den Stumpf geschoben werden (Abb. 30) Die Gefahr, daß das Drahtmaß den Stumpf zu tief wurzelwärts faßt, besteht, wenn infolge Atrophie des Alveolarrandes die sich verjüngende Wurzel der Drahtschlinge zugänglich ist. Zu weit wird das Maß, wenn die Schlinge nicht fest zugedreht war, oder wenn der Verlauf des Drahtringes nicht in einer Ebene liegt (Abb. 31). Nun soll das Drahtmaß zwar möglichst in einer Ebene genommen werden, immer aber ist dies mit Rücksicht auf den Verlauf des Alveolarrandes, des Ligamentum circulare und des Cervicalrandes am Stumpf vorhandener Defekte nicht möglich. Wir werden weiter unten sehen, wie in diesem Falle die Länge des Drahtmaßes nicht zur Bemessung des Blechstreifens dienen darf, aus dem der Kronenring gefertigt wird. Beim Nehmen des Drahtmaßes ist darauf zu achten, daß die zugedrehten Schlingenenden ein wenig kronenwärts ragen. Man schneidet das fertige Drahtmaß alsdann vom Dentimeter ab, hebt es vorsichtig vom Stumpf herunter und bettet es in eine weiche Gipsfläche ein (Abb. 32), und zwar so, daß das heraufragende Schlingenende nach oben liegt. Es ist dies für die richtige Präparation des unteren, der Wurzel zugekehrten Randes des Kronenringes von Bedeutung.

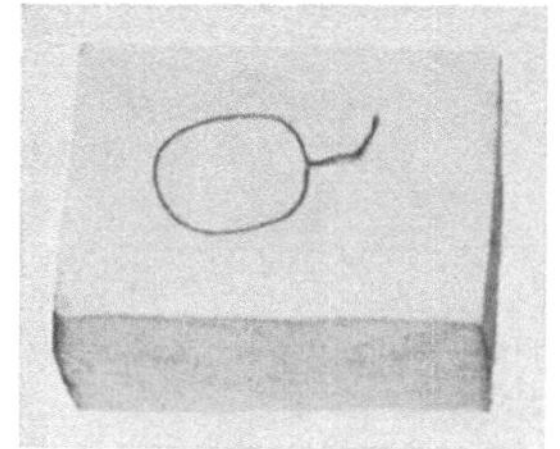

Abb. 32. Ringmaß auf Gips gebettet.

Das Messen des Wurzelumfanges kann auch mit Hilfe von fertigen Ringmaßen verschiedenen Umfanges geschehen (Abb. 33). W. Herbst hat 17 Ringe aus dünnem, 18 karätigem Goldblech hergestellt. Jeder folgende Ring ist 1 mm kleiner als der vorhergehende. Der Umfang des kleinsten Ringes beträgt 22 mm, derjenige des größten 38 mm. Sie sind an einer Kette der Größe nach aufgehängt.

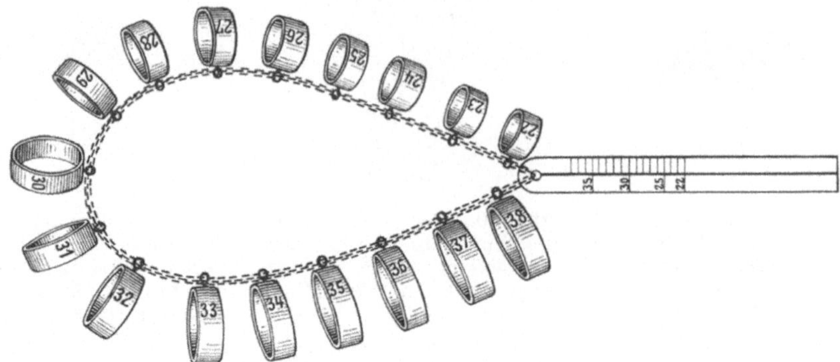

Abb. 33. Ringmaß nach Herbst.

An derselben Kette hängt auch ein Millimetermaß, welches 22—38 mm zeigt, zum Abmessen des Metallstreifens, aus dem der betreffende Ring hergestellt werden soll. Von Avellan ist ein Verfahren zum Messen des Wurzelumfanges mit Celluloidringen angegeben worden.

2. Die Anfertigung des Kronenringes.

Für den Kronenring muß ein weiches Gold verwandt werden. Wir haben früher die ganze Krone aus Münzgold hergestellt, das auch für den Kronenring

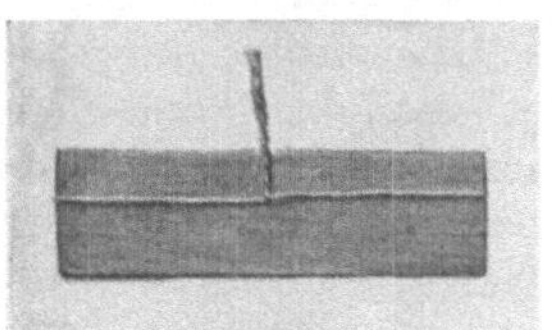

Abb. 34. Drahtmaß auf Blechstreifen ausgestreckt.

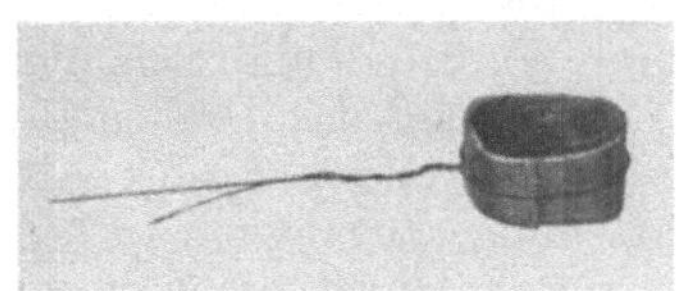

Abb. 35. Ring mit Draht zusammengebunden.

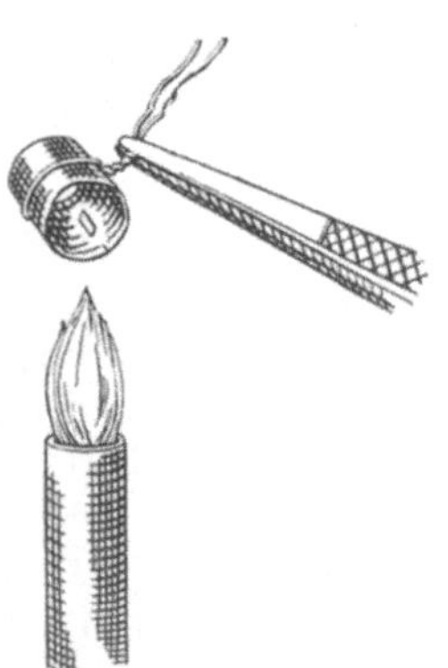

Abb. 36. Löten des Ringes über kleiner Bunsenflamme. (Aus Werkenthin.)

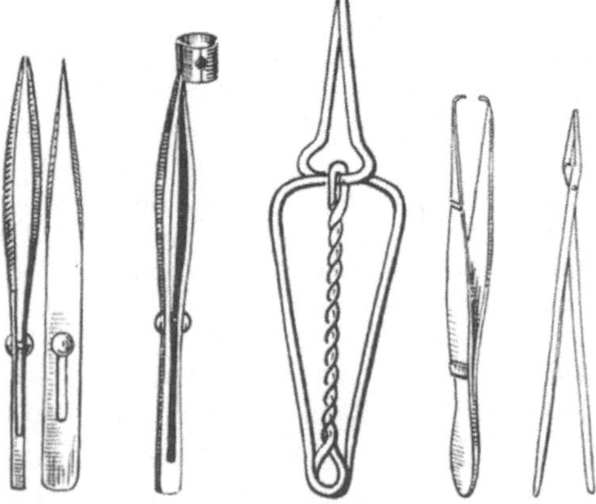

Abb. 37. Lötpinzetten und ihre Anwendung. (Aus Werkenthin.)

ein vortreffliches Material abgab, da es sich der Stumpfwand innig anschmiegte. Heute verwenden wir entweder 23karätiges oder 20karätiges weiches Gold, in Ausnahmefällen auch 18karätiges Gold zu Kronenringen.

Wenn der Verlauf des fertigen Drahtmaßes in einer völlig horizontalen Ebene liegt, so wird es zum Ausmessen des Goldstreifens, der zur Herstellung des Kronenringes dient, aufgeschnitten, gestreckt und auf einen Streifen Goldblech von 0,25 mm Dicke gelegt (Abb. 34). Der Goldstreifen wird dann in der Länge des Drahtmaßes rechtwinklig abgeschnitten und seine zusammengebogenen exakt aneinander liegenden Enden zusammengelötet oder geschweißt, so daß ein Ring entsteht, der genau den Umfang des Drahtmaßes hat. Zum Löten kann der Ring mit einer um diesen gelegten Drahtschlinge gehalten werden (Abb. 35), oder man bedient sich einer der gebräuchlichen Lötpinzetten (Abb. 37), die durch Schieber oder Federung verschließbar sind. Der Ring wird nun der Linie, die auf der Gipsfläche den Verlauf des Drahtmaßes zeigt, entsprechend zurechtgebogen. Der untere Rand des Ringes wird so befeilt, daß er dünn ausläuft. Wenn der Verlauf des Drahtmaßes nicht in einer Ebene liegt, so daß die Oberfläche des Gipsblockes, in der die eingebettete Drahtschlinge ruht, Abweichungen von der horizontalen Ebene zeigt (Abb. 38), so gibt das aufgeschnittene gestreckte Drahtmaß nur annähernd einen Anhalt für die Länge des Blechstreifens, aus dem der Kronenring gemacht werden soll. Dieser muß dann, senkrecht auf der sich im Gips abzeichnenden Linie stehend, hergestellt werden (Abb. 39). Würde man auch hier den Drahtring aufschneiden und ohne weiteres zum Abmessen des Blechstreifens verwenden, so würde der Kronenring wesentlich zu weit sein.

Bei der Herstellung eines Ringes, dessen unterer Rand nicht in einer Ebene liegt, muß man sich sowohl am Stumpf wie am Kronenring diejenige Stelle markieren, an der die Drahtschlinge zugedreht wurde, um den Ring mit Sicherheit und ohne viel Probieren dem Stumpfe so auffügen zu können, daß die Ausbuchtungen denjenigen Stellen, die geschont werden sollen, entsprechen, die tiefergehenden Stellen wiederum den tiefer liegenden Stellen des Stumpfes (Abb. 40).

Ist neben einem Stumpf, der eine Krone tragen soll, vor nicht langer Zeit eine Extraktion vorgenommen, so daß eine weitere Schrumpfung und Senkung der benachbarten Gewebe zu erwarten ist, so muß der Ring an der betreffenden Stelle um ein erhebliches tiefer greifen, als es das Ringmaß angibt. Man erreicht das dadurch, daß man den Ring an allen anderen Seiten seines Unterrandes entsprechend ausschneidet und ihn nur an der neben der Extraktionswunde eingreifenden Stelle schuppenförmig unter den Zahnfleischrand gehen läßt (Abb. 41). Kann man dies aus irgendwelchem Grunde nicht durch ein entsprechendes Ausschneiden des unteren Randes erreichen, dann läßt sich der Ring auch an der Schrumpfungsstelle durch Anlöten einer Schuppe verlängern.

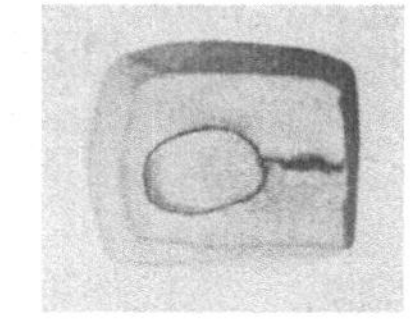

Abb. 38. Drahtmaß, das nicht in einer Ebene liegt.

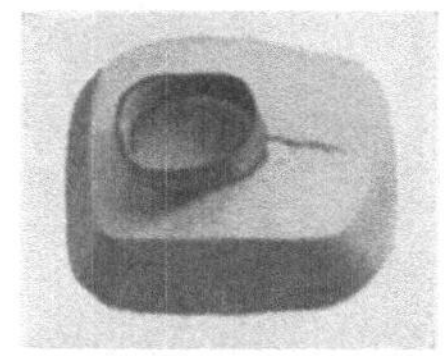

Abb. 39. Ring nach Gipsmodell gebogen und beschnitten.

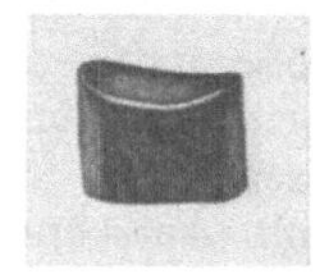

Abb. 40. Ring mit dem Verlauf des Drahtmaßes entsprechenden Ausbuchtungen des unteren Randes.

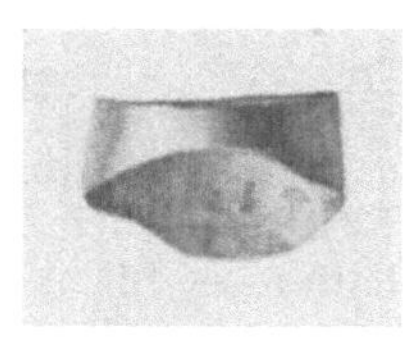

Abb. 41. Ring mit tiefgreifender Schuppe.

Auf diese Weise begegnet man der Gefahr, daß durch weiteres Schrumpfen der Gewebe der Hals des Stumpfes freigelegt und den von der Mundhöhle aus an ihn gelangenden Schädlichkeiten preisgegeben wird.

Der zweite Fall ist derjenige, daß eine einzelne Wurzel oder Wurzelpartien eines zu überkappenden Stumpfes weit hinauf von Alveole und Zahnfleisch entblößt, zutage liegen, so daß eine gewisse Schwierigkeit besteht, die unregelmäßigen Konturen und abgeschrägten Flächen mit dem Drahtmaß genau zu umfassen. Dies ist besonders bei den palatinalen Wurzeln oberer Molaren

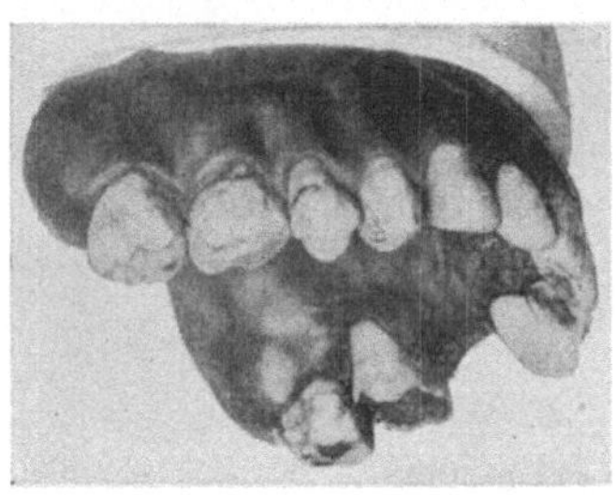

Abb. 42. Palatinal entblößte Wurzel eines oberen Molaren.

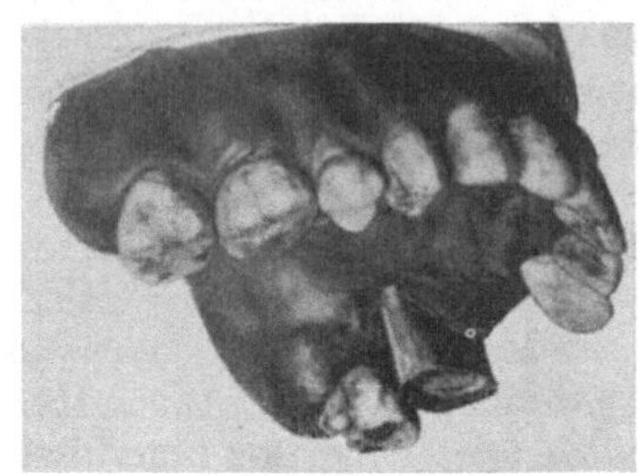

Abb. 43. Der präparierte Stumpf des in Abb. 42 gezeigten Molaren mit Ring mit tiefgehender Schuppe.

häufiger der Fall (Abb. 42). Man beschränkt sich in diesem Falle nach dem Zurechtschleifen des Stumpfes darauf, mittels des Drahtmaßes die ungefähre Größe und Form der Linie festzustellen, der der Ring mit seinem unteren Rande folgen muß, um den vom Zahnfleisch nicht bedeckten Teil des Zahnes zu umfassen. Man fertigt dann nach dem Drahtmaß den Ring und paßt denselben durch Ausschneiden und Aushämmern der eigenartigen Form des betreffenden Falles an (Abb. 43). In manchen Fällen ist auch hier das Anlöten eines der Rundung des freiliegenden Wurzelteiles entsprechenden Goldplättchens an den Ring geboten.

Liegt die Bifurkationsstelle frei, so fertigt man nach geeigneter Vorbereitung einen Ring an, dem eine der Teilungsstelle der Wurzeln entsprechende Einbuchtung gegeben wird.

3. Das Aufprobieren des Kronenringes.

Im allgemeinen wird die Anfertigung des Kronenringes sofort nach dem Beschleifen des Zahnes vorgenommen. Einzelne Autoren, unter ihnen Gottlieb, halten es für angezeigt, 2 Wochen nach der Stumpfpräparation verstreichen zu lassen, damit die etwa verletzten Gewebe der nächsten Umgebung des Stumpfes vollkommen verheilen.

Dem steht die Ansicht anderer Autoren entgegen, die, wie Pichler, darauf hinweisen, daß gerade die durch den Ersatz der Krone wiederhergestellte Kaufunktion einen für die Verhornung und Kräftigung der umgebenden Gewebe wertvollen Reiz abgibt.

Das Aufprobieren des Kronenringes im Munde ist eine Arbeit, die mit größter Sorgfalt vorzunehmen ist; es muß sich bei ihr die unnachgiebige Durchführung einer Präzisionsarbeit mit der größten Rücksichtnahme auf den Patienten verbinden. Das Aufprobieren eines zu weiten Ringes, der in das Zahnfleisch einschneidet und sich bis zum Ligamentum circulare herabdrücken läßt, ist äußerst schmerzhaft. Ebenso wie in diesem Falle wird das Aufsetzen und Abnehmen des Ringes zur Qual für den Patienten, wenn der Ring zu eng oder der

Stumpf nicht richtig präpariert ist. Auch von der Art und Weise, wie ein Ring aufgesetzt wird, hängt das Maß des Unbehagens oder des Schmerzes sehr wesentlich ab, den der Vorgang auslöst. Ein fester Griff, der den Ring schnell und zielsicher in die richtige Lage bringt, wird viel leichter ertragen, als ein unsicher zögerndes Hinaufschieben.

Zur örtlichen Betäubung zwecks Verminderung oder gänzlicher Ausschaltung des Schmerzgefühles beim Aufprobieren von Ringen ziehen wir der Injektion die Einführung von etwas Novocain in Pulverform unter den Zahnfleischrand vor. Zur Anästhesierung der beim Aufsetzen von Kronenringen beanspruchten Gewebe haben wir uns mit Novocain imprägnierte Fäden herstellen lassen, die wir um den Zahnhals binden, möglichst tief unter den Zahnfleischsaum schieben und hier 10—15 Minuten liegen lassen.

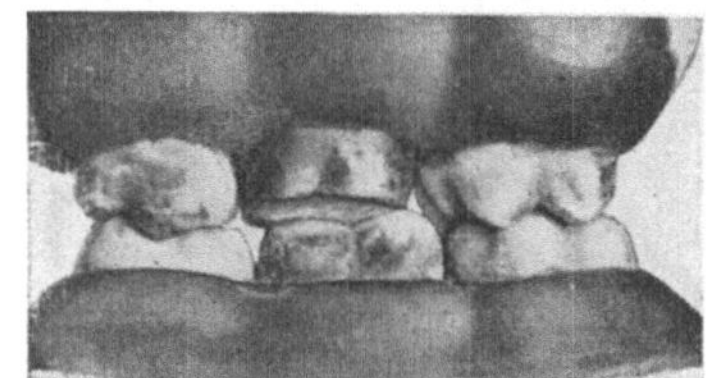
Abb. 44. Ring auf Stumpf beschnitten.

Man erzielt hierdurch eine ganz erhebliche Herabsetzung des Schmerzgefühls und vermeidet die bei wiederholten Injektionen unausbleibliche Reizung der Gewebe.

Zum Heraufdrücken des Ringes benutzt man den Daumen oder Zeigefinger, den man durch eine kleine, mehrfach zusammengelegte Serviette schützt. Auch bei dem stärksten Druck mit dem Finger verliert man nie das feine Gefühl für etwa vorhandene Widerstände, die Berücksichtigung erheischen. Das in Abb. 7 wiedergegebene Instrument läßt sich mit Nutzen anwenden, um den Ring an einzelnen Stellen höher hinauf zu pressen. Unter Umständen kann man dies auch dadurch erreichen, daß man ein stumpfes Schmelzmesser an der entsprechenden Stelle auf den freien Rand des Ringes aufsetzt und ihn mit leichten Hammerschlägen hochtreibt.

Eine Kontrolle des Sitzes des Ringes läßt sich, wie auch Rumpel hervorhebt, bei und nach der Einprobe mit Hilfe des Röntgenbildes vornehmen. Es ist dies in schwierigen Fällen, wenn es sich z. B. um gekippte Zähne handelt, von besonderem Wert.

Wenn der einprobierte Ring gut paßt, d. h. wenn er die für ihn bestimmte Stelle des Zahnhalses unter dem Zahnfleischrande ringsum fest und ohne irgendwo überzustehen erfaßt, dann markiert man die mesiale Ecke der Wangenfläche des Ringes mit einem scharfen Instrument, um den richtigen Sitz des Ringes auf seinem Stumpfe sofort erkennen zu können. Man trägt dann vom oberen Rande soviel ab, daß gegen den höchsten Punkt der Kaufläche des Antagonisten etwa $1\frac{1}{2}$—2 mm Raum bleibt (Abb. 44). Ragt ein besonders hoher Schmelzhöcker des Gegenzahnes zu sehr in den für die zu schaffende Kaufläche der Goldkrone vorhandenen Raum hinein, so braucht man keine Bedenken zu tragen, diese Schmelzspitze ein wenig abzuschleifen, doch darf dies selbstverständlich nicht auf Kosten der zum Schutz des natürlichen Zahnes erforderlichen Schmelzstärke geschehen. Wenn zwischen dem oberen Kronenrande und der Kaufläche des Gegenzahnes

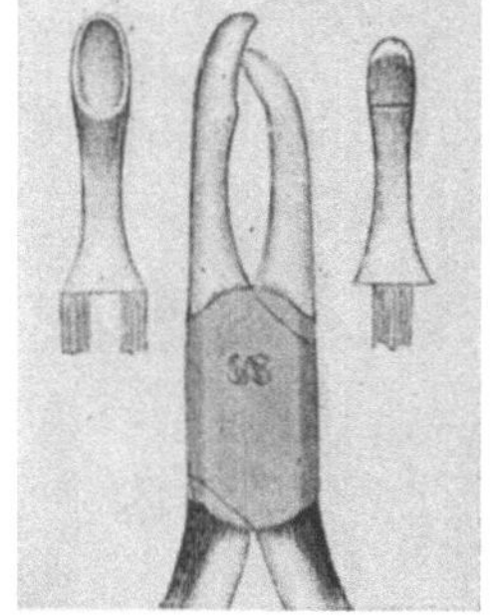
Abb. 45. Ringkonturzange.

ein hinreichend großer, aber auch wiederum nicht zu weiter Zwischenraum hergestellt ist, dann buchtet man mittels einer besonderen Zange (Abb. 45) die Wände des Ringes in einer der natürlichen Form des Zahnes entsprechenden Weise aus, oder man drückt die Approximalringseite von innen fest gegen die Wand des Nachbarzahnes.

Die Nachahmung der natürlichen Kronenform durch Ausbuchtung des Ringes dient nicht nur der seitlichen Stützung des ganzen Zahnbogens, dem Schutze der Zahnfleischpapille und der Verhütung einer Verschmutzung der Interdentalräume, sondern bringt die künstliche Krone in ihren Be-

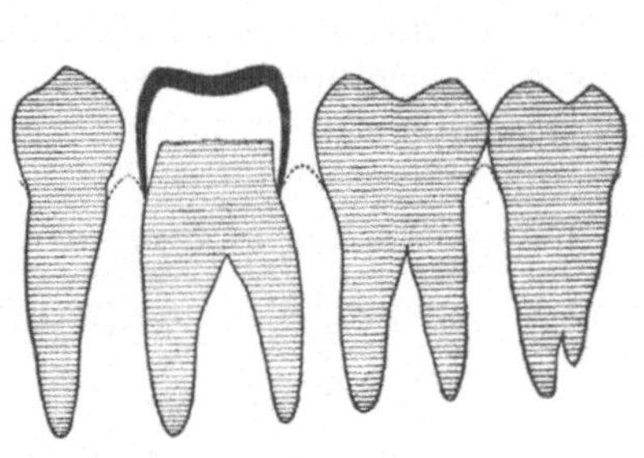

Abb. 46. Krone ohne Kontaktpunkte. (Aus Pichler.)

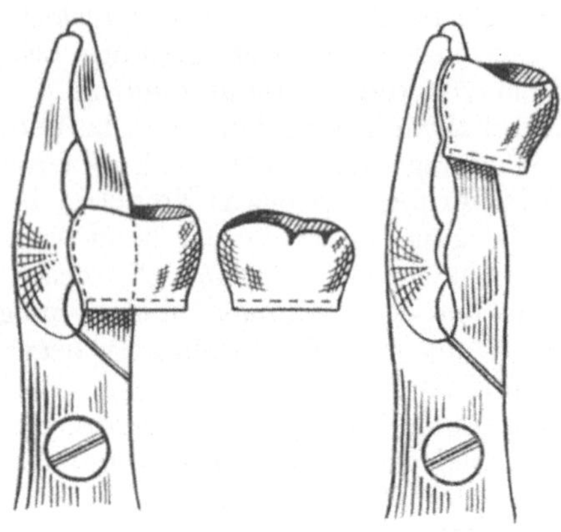

Abb. 47. Universalkronenformzange nach Tryfus (aus Balters).

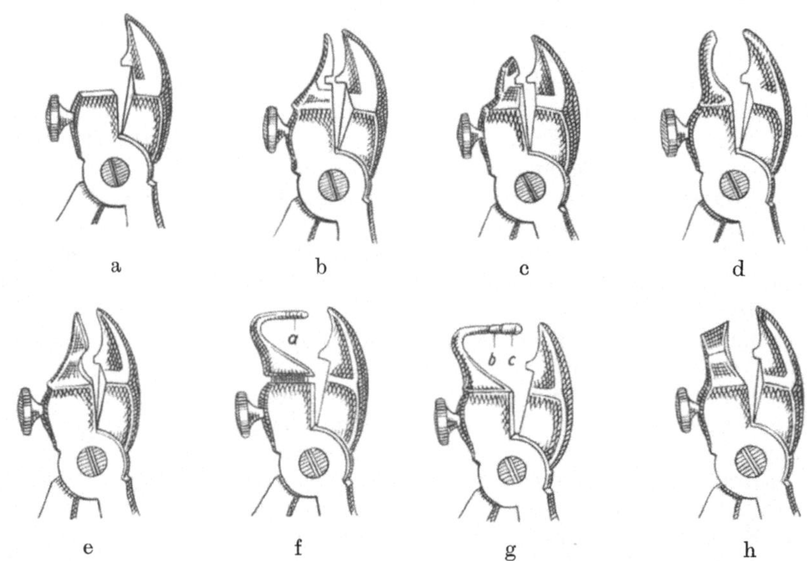

Abb. 48. Die verschiedenen Einsätze der Kunz'schen Kronenformzange (aus Fritsch).

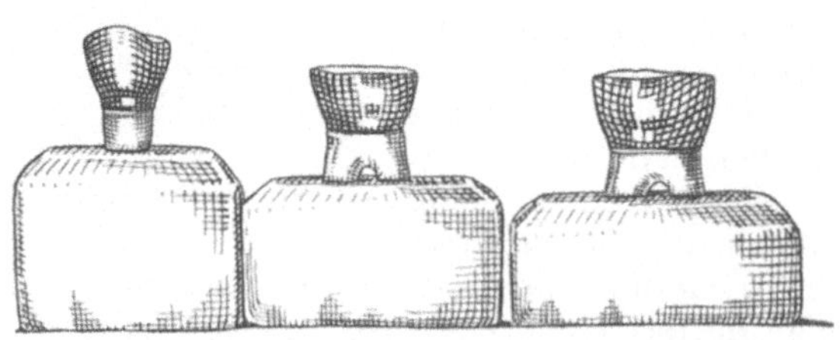

Abb. 49. Mit der Kunz'schen Kronenformzange bearbeitete Ringe (aus Fritsch).

ziehungen zu den sie umgebenden Geweben den natürlichen Verhältnissen näher. Brauchbare Instrumente für diesen Zweck sind die Universalkronenformzange nach Tryfus (Abb. 47) und die von Kunz angegebene Kronenformzange, mit der unter Verwendung der verschiedenen beigegebenen Einsätze dem Kronenringe die bauchige Form gegeben und durch ein Gesenke ermöglicht wird, den cervicalen Teil des Ringes scharf gegen den ausgebuchteten Kronenkörper abzusetzen (Abb. 48 und 49).

Wenn die Ausbuchtung der Kronenwände nicht hinreicht, können die Kontaktpunkte durch Auflöten kleiner Verdickungen hergestellt oder verstärkt werden.

4. Die Ermittlung des Gegenbisses.

Es ist nunmehr nach Fertigstellen des Ringes notwendig, die Art und Höhe des Bisses der Antagonisten zu ermitteln, um danach die Kaufläche formen zu können. Es wird zu diesem Zweck der Ring dem Stumpfe genau so, wie er später sitzen soll, aufgefügt und auf seinen vorher glatt gefeilten oberen Rand und den von ihm umfaßten Stumpf ein Stück erwärmter Stentsmasse gelegt, in das man den Patienten einbeißen läßt (Abb. 50). Mit Vorteil kann

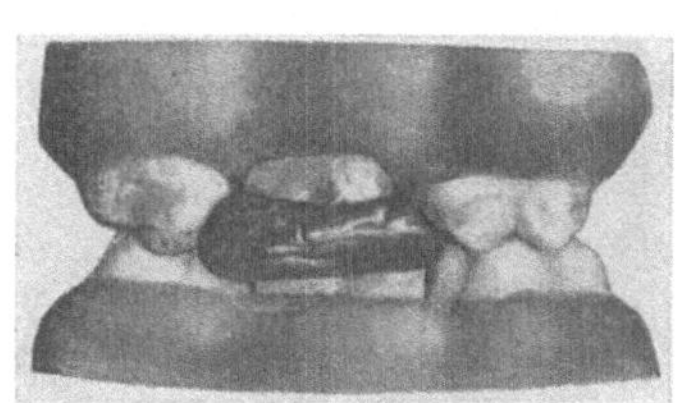

Abb. 50. Ring auf Stumpf mit Stentseinbiß.

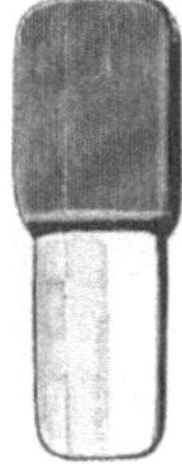

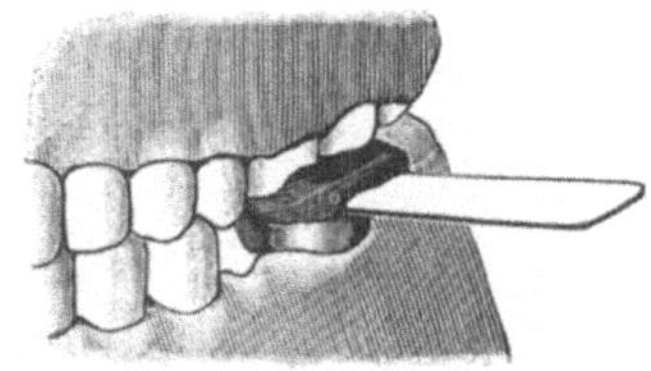

Abb. 51. Einbiß mit Aluminiumstreifen.

man sich zu diesem Bißnehmen eines kleinen Hilfsinstrumentes bedienen, nämlich eines Aluminiumstreifens, dessen eines Ende man, wie Abb. 51 zeigt, flach mit etwas Abdruckmasse (Stentsmasse oder dgl.) umkleidet. Die Masse erwärmt man, führt sie zwischen Kronenring und Gegenzahn und läßt den Patienten erst den einfachen Occlusionsbiß und dann alle Kaubewegungen ausführen, bis jedes Hindernis beseitigt ist. Dadurch erhält man auf der einen

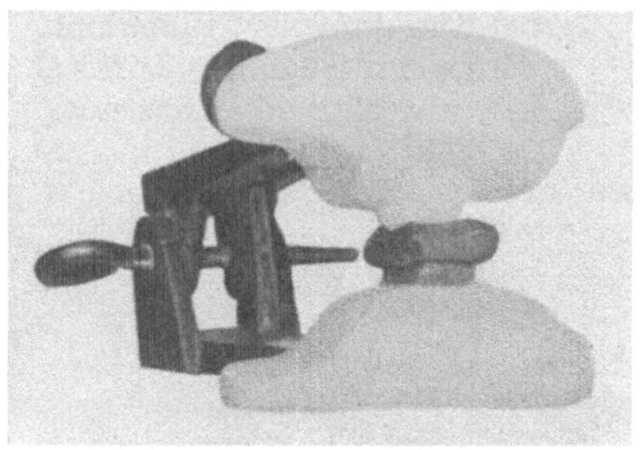

Abb. 52. Ring mit Stentseinbiß im Kronenartikulator.

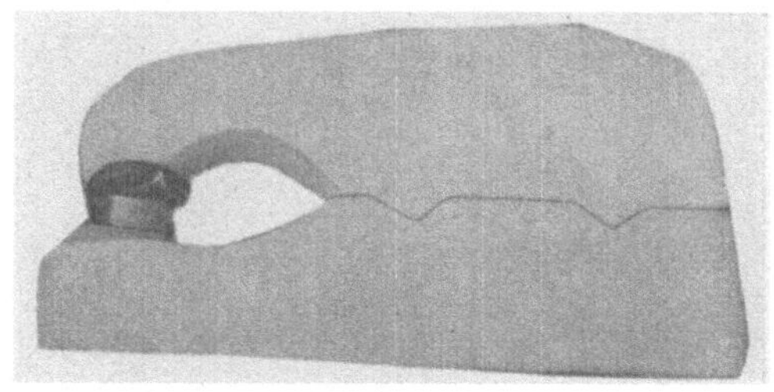

Abb. 53. Ring mit Stentseinbiß im Gipsartikulator.

Seite der Stentsmasse einen genauen Eindruck des Ringes, auf der anderen einen der Form der Kaufläche der Antagonisten und den individuellen Kaubewegungen entsprechenden Abdruck. Die Stentsmasse wird durch Aufspritzen kalten Wassers erhärtet, der Ring vom Stumpfe entfernt und in das an der Unterseite der Abdruckmasse ausgeprägte Ringlager eingesetzt.

Es werden nun zwei Gipsmodelle hergestellt, von denen eines den Ring trägt, während das andere den Gegenbiß wiedergibt. Diese beiden Modelle werden zunächst noch durch das Stentsstück, in das eingebissen wurde, in der richtigen Stellung zueinander gehalten. Um diese Stellung der Modelle auch nach der Entfernung des Stentsstückes festzuhalten, werden die beiden Gipsmodelle entweder mit dem dazu erforderlichen Stentsstück in einen kleinen Kronenartikulator gesetzt (Abb. 52), oder man fertigt Modelle (Abb. 53—55) an, die einander mit durch Furchen oder Vertiefungen markierten Flächen anliegen und so die Stellung des Ringes zur gegenüberliegenden Kaufläche in völlig sicherer Weise festhalten.

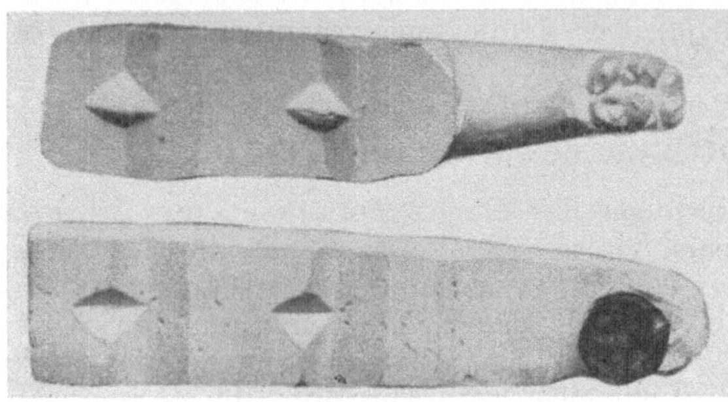

Abb. 54. Der Gipsartikulator, geöffnet.

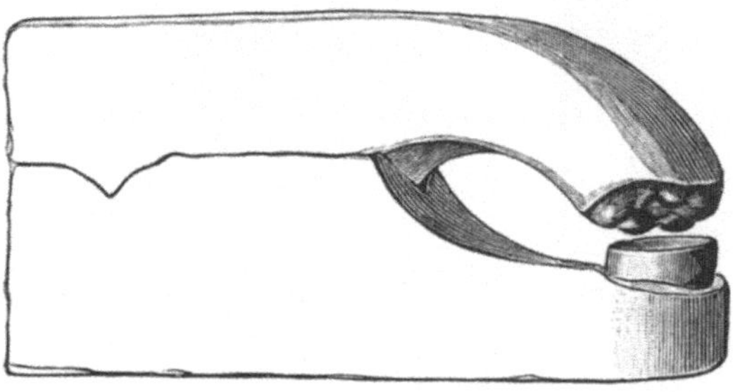

Abb. 55. Der Gipsartikulator, Stents abgenommen.

Um noch genauere Resultate bei der Feststellung des individuellen Bisses und eine funktionelle Vollwertigkeit der Kronen- und Brückenarbeiten zu erzielen, verwendet Balters den dreiteiligen Gipsokkludator nach Kantorowicz (Abb. 56) oder seinen Federartikulator (Abb. 57). Der Gipsokkludator gestattet eine Verschiebung der Antagonisten gegeneinander in verschiedenen Richtungen. Das gleiche wird in noch besserer Form durch den Federartikulator erreicht.

Wieviel inniger der Kontakt einer künstlichen Krone mit ihren Antagonisten bei funktioneller Bißnahme wird, veranschaulicht Jaffke in zwei Bildern, deren eines

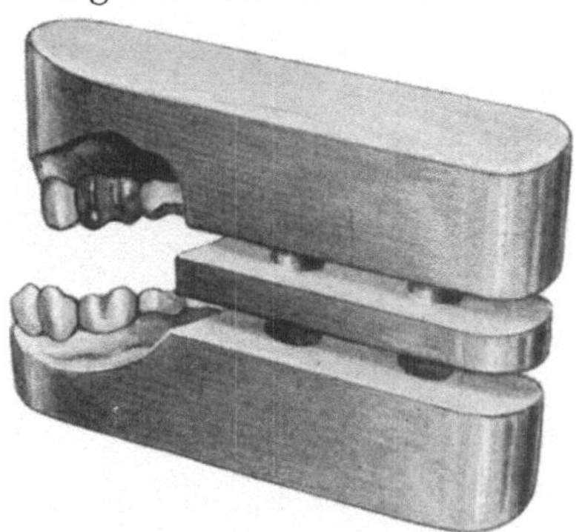

Abb. 56. Dreiteiliger Gipsokkludator nach Kantorowicz (aus Balters).

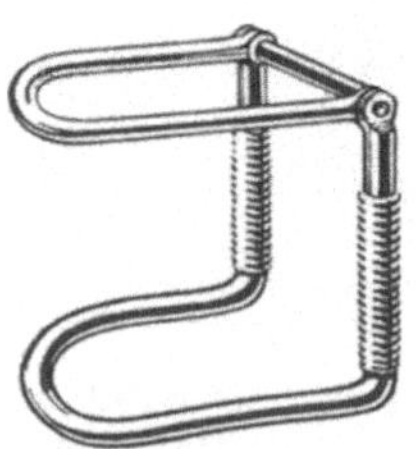

Abb. 57. Federartikulator nach Balters.

den einfachen Okklusionskontakt der Zahnreihen zeigt, während das andere die weit breiteren in der Funktion sich auswirkenden Berührungsstellen veranschaulicht (Abb. 58 und 59).

Lauper stellt in punkto Funktionskaufläche noch höhere Anforderungen; er hält es für notwendig, die Antagonisten einer Krone oder Brücke stets in

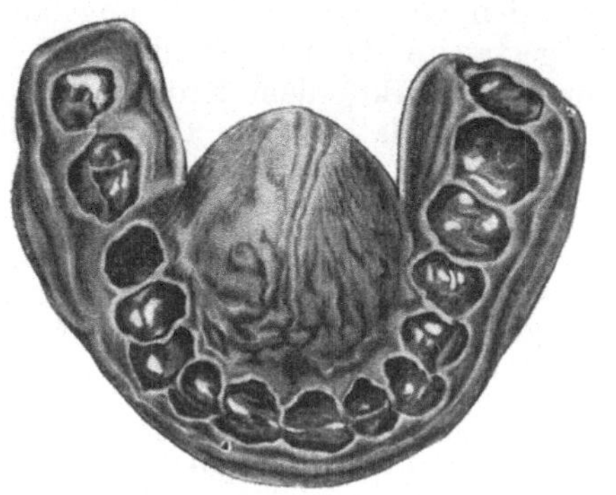

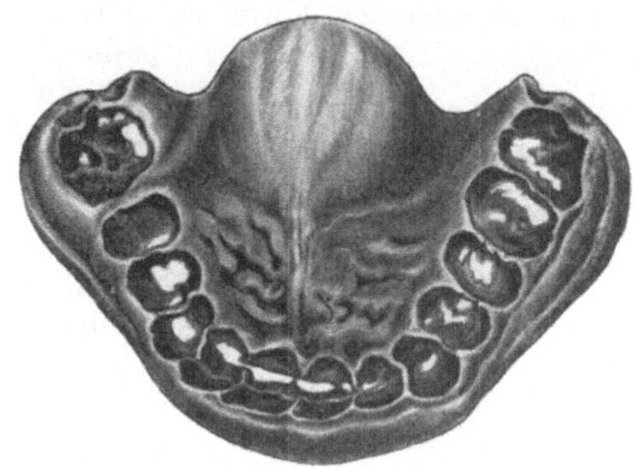

Abb. 58. Kontakt bei einfachem Okklusionsbiß (aus Jaffke).

Abb. 59. Wesentlich größere Kontaktflächen bei funktioneller Bißnahme (aus Jaffke).

die normale Bißebene einzuebnen. Bei der zu diesem Zweck vorzunehmenden Abtragung vorstehender natürlicher Zahnkronen muß entweder darauf geachtet werden, daß der Schmelz nicht durchgeschliffen wird, oder es muß die Schlifffläche durch konservierende Maßnahmen geschützt werden.

5. Die Herstellung und das Auflöten des Kronendeckels.

Durch das Auffügen eines Deckels auf den Kronenring entsteht die fertige Gold- (Metall-) Krone. Der Deckel bildet die Kaufläche. Da diese in Arti-

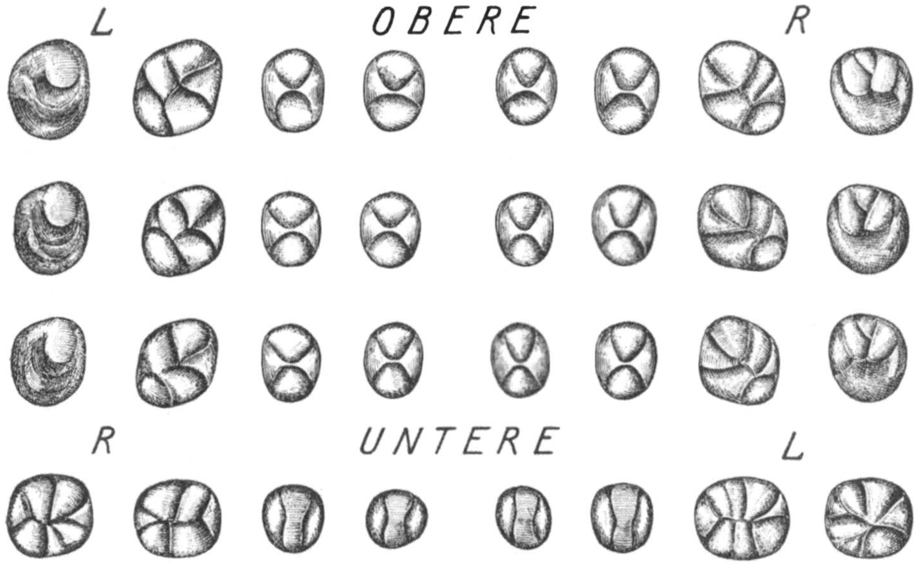

Abb. 60. Stanzplatte für Kronendeckel. (Nach Jung.)

kulation mit den Gegenzähnen stehen muß, wird der Deckel unter sorgfältiger Berücksichtigung des vorher ermittelten und im Artikulator festgehaltenen Bisses hergestellt. Die älteste Methode der Anfertigung des Kronendeckels war das Stanzen desselben. Mit Hilfe eines Satzes von Stempeln, die

die natürlichen Prämolaren- und Molaren-Kauflächen in verschiedenen Größen und Formen wiedergaben, war man imstande, auf einer Bleiplatte einem Stück Goldblech diejenige Form zu geben, die für den vorliegenden Fall ungefähr paßte. Der gestanzte Deckel wurde, durch Lotschwemmung verstärkt, dem Kronenring in möglichst guter Artikulation mit den Gegenzähnen aufgelötet. Dem gleichen Zweck diente eine Stanzplatte (Abb. 60), in welche die Kauflächenformen eingraviert waren. Auf eine derselben legte man das Goldblech, darauf eine Bleikugel und trieb diese dann mit Hammerschlägen in die Form.

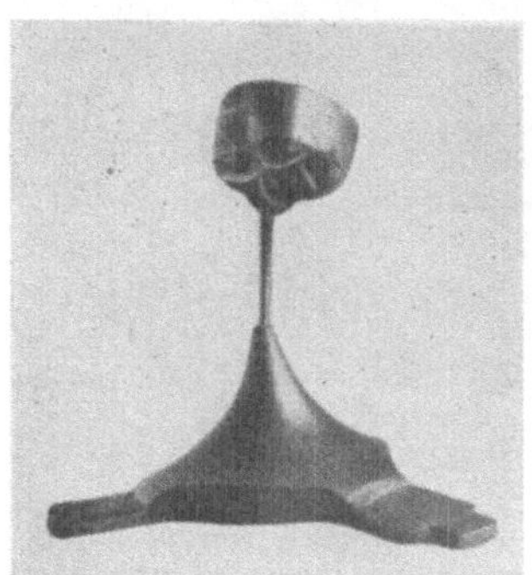

Abb. 61. Ring mit anmodellierter Wachskaufläche auf dem Gußkonus.

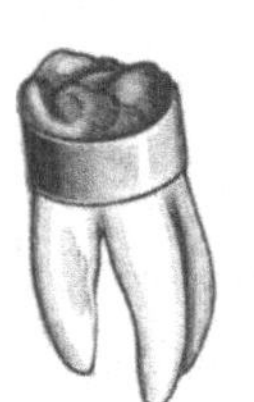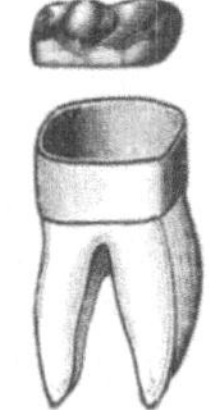

Abb. 62. Wachskaufläche auf dem Ring und vom Ring abgehoben.

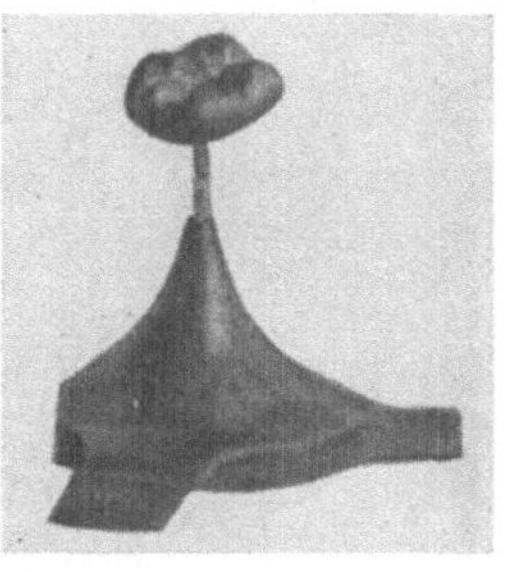

Abb. 63. Wachskaufläche auf dem Gußkonus.

Schönere Ergebnisse als durch die Verwendung fertiger Stanzformen werden erzielt, wenn die Kaufläche dem im Artikulator stehenden Ringe aus Wachs aufmodelliert und nach diesem Modell kleine Stanzen aus leichtflüssigen Metallen angefertigt werden. Mit Hilfe dieser Stanzen lassen sich gut passende Deckel mit vollkommener Artikulation in hinreichender Stärke herstellen, die bei der Lötung noch weiter verstärkt werden können. Heute ist das Stanzverfahren für die Anfertigung des Kronendeckels fast allgemein durch die Gußmethoden verdrängt. Bei ihrer Anwendung kann der Deckel dem Ring von vornherein so anmodelliert werden, daß er sich durch das Gußverfahren demselben angießen läßt. Es ist dies das heute am meisten geübte Verfahren, das sich besonders auch dann empfiehlt, wenn der Stumpf aus dem Ringe herausragt, der Deckel also über dem Stumpfe gewölbt werden muß (Abb. 61). Es läßt sich aber auch der gegossene Deckel für sich herstellen und dem Ringe auflöten. Will man so verfahren, dann wird der aus Wachs modellierte Kronendeckel (Abb. 62) vom Ringe abgehoben, auf einen Gußkonus gesetzt (Abb. 63), eingebettet und gegossen, oder er wird mit seiner Unterseite nach oben gekehrt, in weichen Gips- und Sandbrei eingebettet, Gips- und Wachsfläche genau in einer Ebene (Abb. 64). Nach dem Erhärten der Gips- und Sandform werden, nachdem das Wachs herausgehoben oder abgeschwemmt ist (Abb. 65), an den tiefsten Punkten der Matritze mit einer Nadel Luftabzugskanälchen angelegt. Dann wird von dem Gold oder demjenigen Metall, aus dem der Deckel hergestellt werden soll, eine genügende Menge klein geschnitten, in die Form gebracht und mit dem Gebläse geschmolzen, indem man die Schlagfläche eines Hammers so über die Form hält, daß der Hammer mit erhitzt wird (Abb. 66). Ist das Gold flüssig, dann drückt man es mit der heißen Schlagfläche fest in die Form. Der fertige Deckel wird befeilt und dem Ringe genau so aufgelötet, wie der Wachsdeckel auf dem Ringe saß. Vor dem Löten wird der gegossene Deckel auf dem Ringe mit

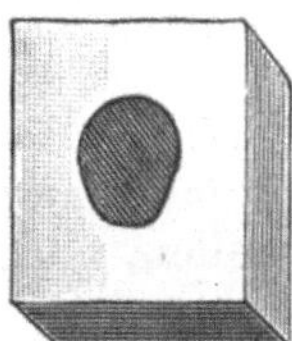

Abb. 64. Die eingebettete
Wachskaufläche.

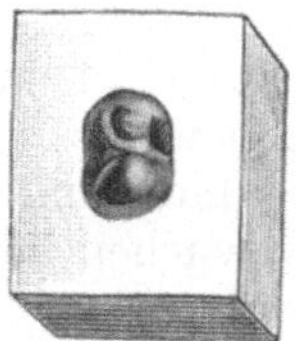

Abb. 65. Die Gipsform
der Kaufläche nach dem
Ausbrühen des Wachses.

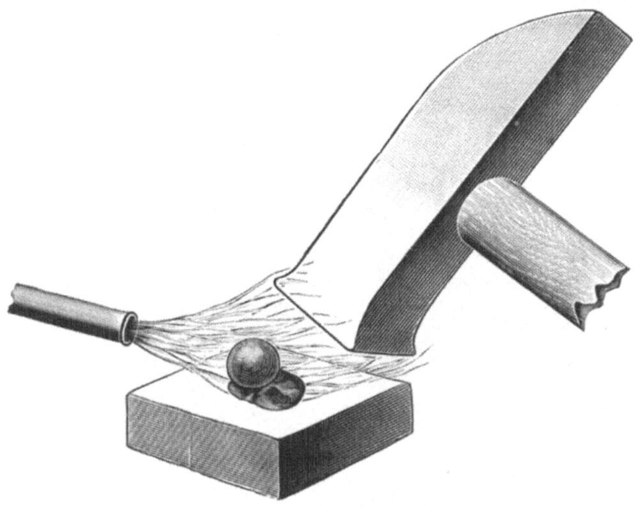

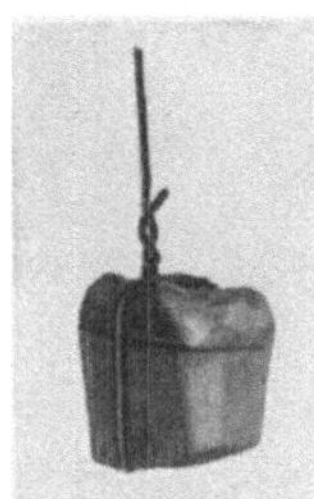

Abb. 66. Das Gießen der Kaufläche in der Gipsform
mittels Hammerdruck.

Abb. 67. Gegossener
Kronendeckel zum [Löten
auf den Ring gebunden.

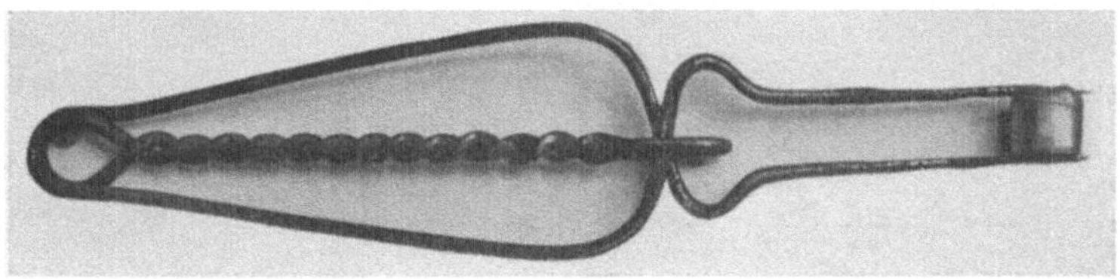

Abb. 68. Gegossener Deckel mit dem Ring durch eine Federpinzette zusammengehalten.

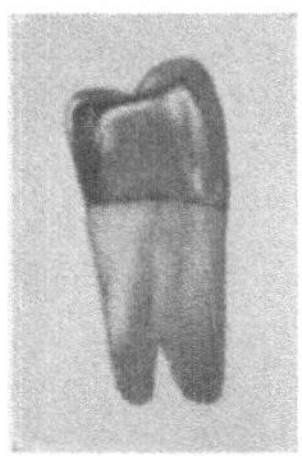

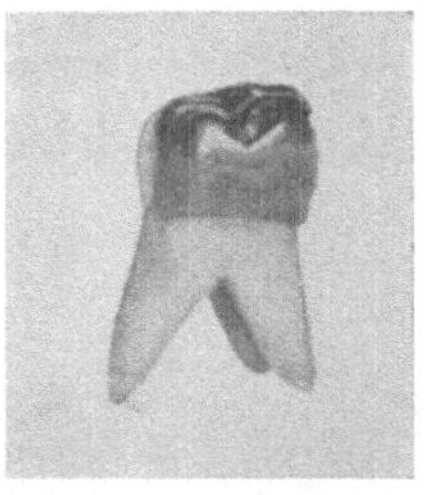

Abb. 69. Fertige Prämolarengoldkrone
mit gegossenem Deckel.

Abb. 70. Fertige Molarengoldkrone mit
gegossenem Deckel.

Bindedraht festgebunden (Abb. 67), oder er wird mit einer federnden Löt-
pinzette (Abb. 68) festgehalten.

Bevor die fertig gelötete Krone — einerlei, ob der Deckel aufgelötet oder
angegossen wurde — ihre Politur erhält, wird sie im Munde einprobiert, um die
Artikulation zu untersuchen und daran nachzuhelfen, und um die Berührungspunkte mit den Nachbarzähnen zu prüfen und eventuell zu verbessern. Dies kann
durch eine weitere Ausbuchtung der Kronenwandungen mittels der Konturenzange
oder durch Auflöten von Gold- bzw. Metallplättchen geschehen. Abb. 69 und 70
zeigen eine fertige Prämolaren- und Molarenkrone mit angegossener Kaufläche.

6. Die Anfertigung nahtloser Goldkronen.

Ehe das Gußverfahren die Herstellung der Goldkrone, die wir in vorstehendem beschrieben, vervollkommnete, war eine große Reihe von Methoden

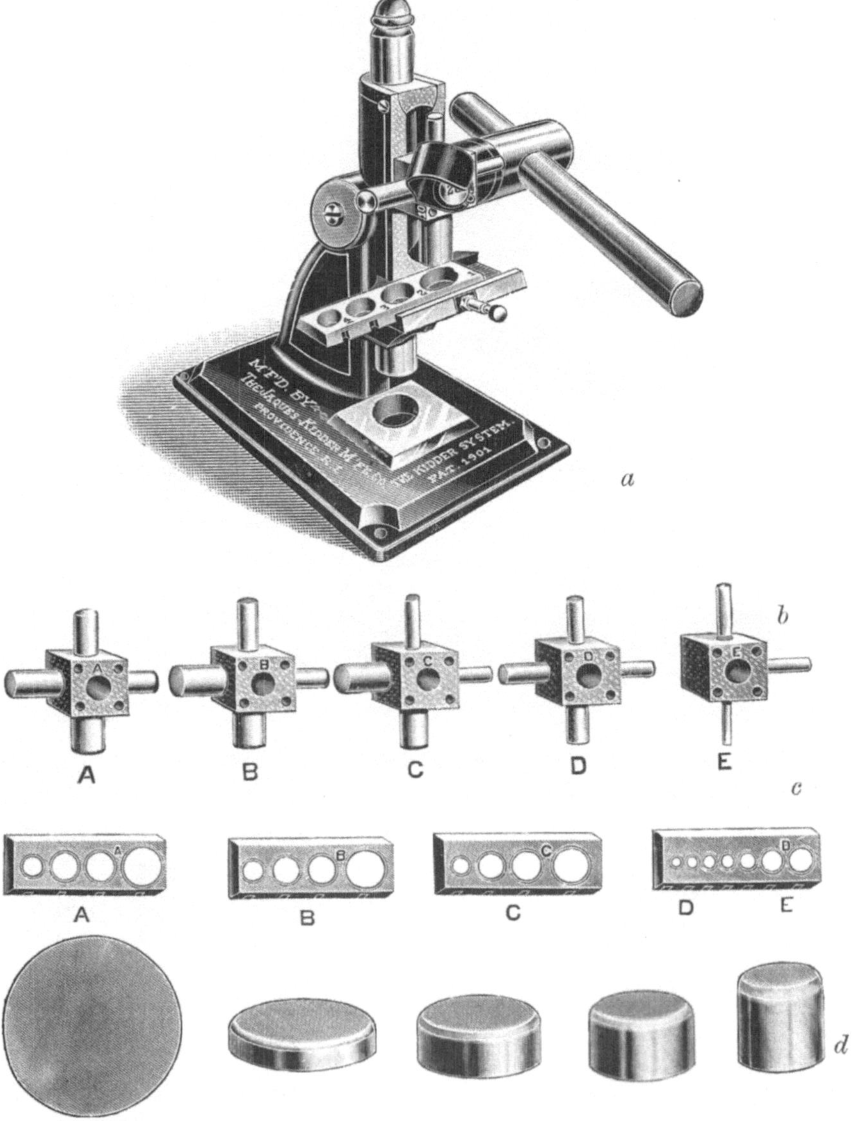

Abb. 71. Druckpresse nach Kidder zur Anfertigung nahtloser Kronen. (Aus Jung.)

beschrieben worden und zur Anwendung gekommen, die die Herstellung der Goldkronen aus einem Stück Blech mittels besonderer Apparate ermöglichten. Der erste, der dies Verfahren unter Benutzung stählerner Formstäbe und einer Prägeplatte mit Formlöchern anwandte und Kronen geprägt hat, war Call; andere Stanzverfahren sind von Sharp, Kidder, Robert Winter, Prosskauer u. a. angegeben. Es erscheint zweifelhaft, ob die Anfertigung saumloser Goldkronen heute noch neben dem Gußverfahren ihre volle Bedeutung hat; doch bringen wir in folgendem der Vollständigkeit halber einige Verfahren zur Darstellung.

1. Stanzverfahren nach Kidder. Kidder verwendet zur Anfertigung nahtloser Goldkronen einen Stanzapparat (Abb. 71), in den Stempel von verschiedener Stärke (Abb. 71 A—E) eingesetzt werden können, die genau in die zugehörigen Zieheisen passen. Diese Zieheisen werden auf einem Tischchen am Stanzapparat befestigt. Zur Anfertigung nahtloser Hülsen stanzt man zunächst ein kreisrundes Goldplättchen aus, das mit Hilfe des Stempels zur Hülse ausgezogen wird, wie es die unterste Reihe der Abb. 71 veranschaulicht. Ist der richtige Umfang für die zu stanzende Krone erreicht, so wird auf einem vom Zahnstumpfe genommenen Gipsabdruck die Krone aus Stents oder Wachs modelliert, mit dem unter ihr befindlichen Gipsteil aus dem Modell herausgesägt, zurechtgeschnitten und durch leichtflüssiges Metall reproduziert, indem man das Gipsmodell in Moldine drückt und die so gewonnene Hohlform mit leichtflüssigem Metall ausgießt. Auf dieses Modell, das in eine Stanzvorrichtung eingebettet wird, wird dann die gezogene Hülse gestülpt und durch die in Abb. 72 wiedergegebene Stanzvorrichtigung anatomisch, d. h. dem Modell entsprechend gestanzt.

2. Stanzverfahren nach Zundel. Eine einfache Methode, genau passende, die Form der natürlichen Zahnkrone wiedergebende, fugenlose Goldkronen herzustellen, ist von Zundel angegeben.

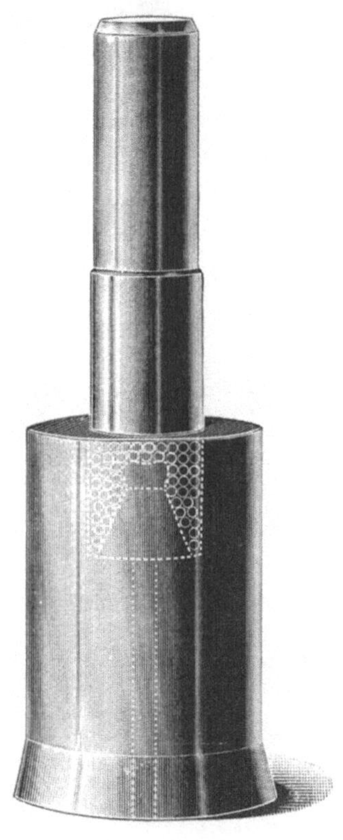

Abb. 72. Stanzvorrichtung zum Anpressen der Hülsen auf das Kronenmodell. (Aus Jung.)

Der Zundelsche Kronenstanzapparat (Abb. 73—80) besteht aus: a) einer kleinen Guß- oder Stanzcuvette, b) einer Hülse, c) einem Stempel, d) einem Ausschläger, ferner einem kleinen Abdrucklöffel (Abb. 75) und einer sog. Anke mit Bunzen. Der zu überkappende Zahn wird am Halse, der Dicke des Goldbleches 0,25 mm entsprechend, beschliffen. Man nimmt Maß vom Umfang des Zahnhalses und beschafft sich eine dieser Weite entsprechende Hülse. Alsdann nimmt man einen Gipsabdruck und setzt die dem Apparat beigegebene kleine Cuvette direkt auf den Abdruck (Abb. 76), verschließt die nicht genau dem Löffel anliegenden Stellen des Abdruckes mit Moldine und gießt durch das in der Cuvette befindliche Loch leichtflüssiges Metall. Das Resultat ist eine genau nach dem Abdruck erhaltene Metallkrone, die auch zu gleicher Zeit in der kleinen Guß- oder Stanzcuvette richtig befestigt ist. Sodann wird der Zahnhals mit Stichel und Feile etwas verlängert, so daß die fertig gestanzte Krone etwas länger wird als sie sein soll. Der Boden der gewählten Hülse wird jetzt mit

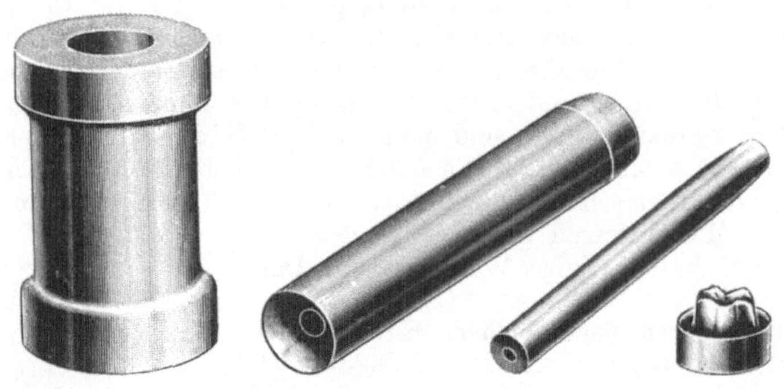

Abb. 73.

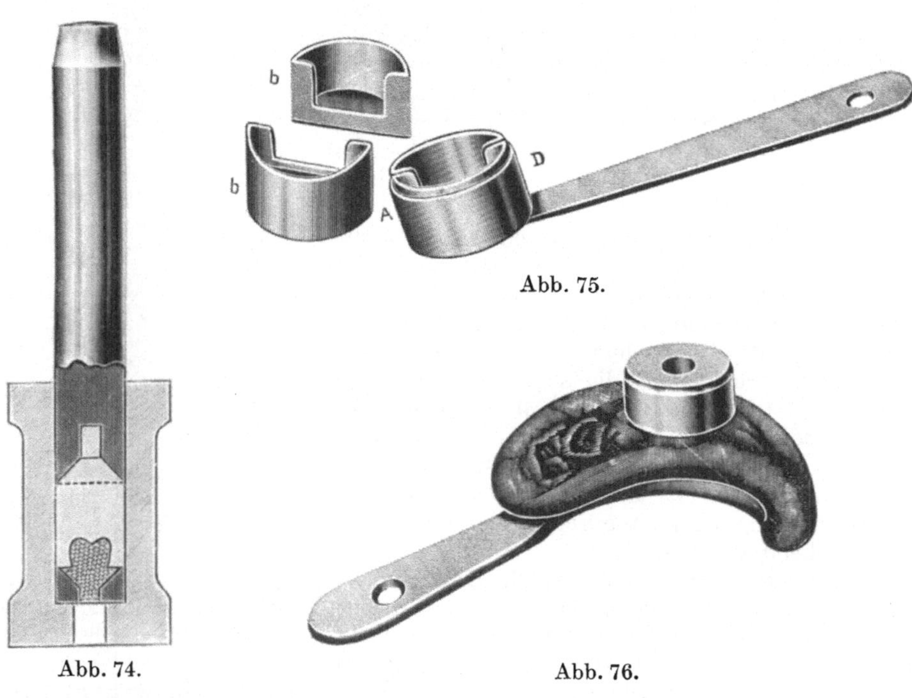

Abb. 75.

Abb. 74.

Abb. 76.

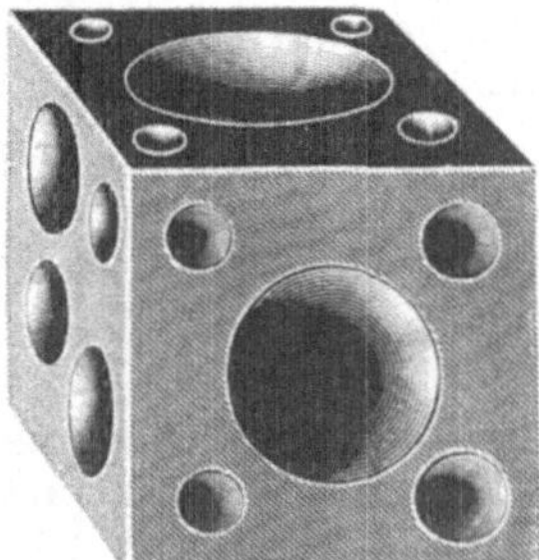

Abb. 77.

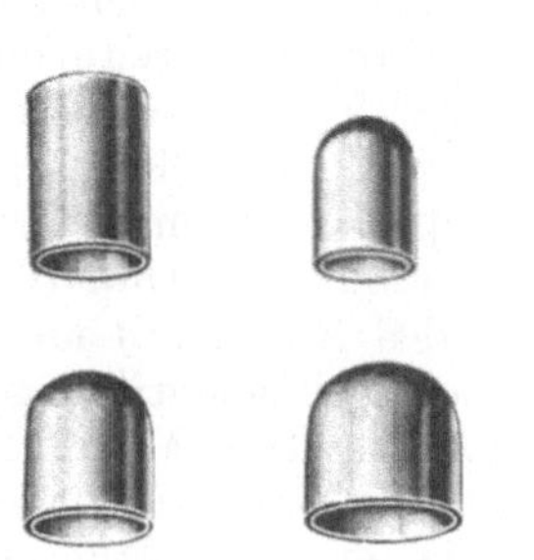

Abb. 78.

einem Bunzen in der beigegebenen Anke mehr herausgetrieben, um spätere Faltenbildungen an den Kauflächen zu vermeiden. Die gut ausgeglühte Hülse wird nun über den gewonnenen Metallzahn (Abb. 79), der vorher mit Goldschlägerhaut oder Ölpapier isoliert wurde, gestülpt und mit einigen leichten Hammerschlägen mit dem Modell in einem mittelharten Holzklotz getrieben, nachdem man zum besseren Vortreiben den Metallzahn aus der kleinen Cuvette herausgenommen und den Stempel, der genau zu dem Boden der Cuvette

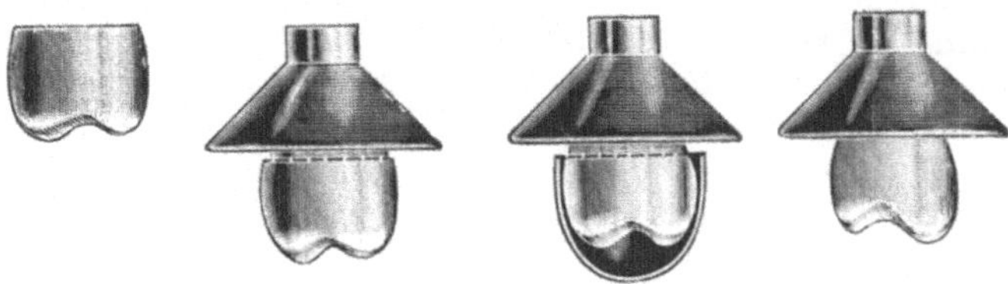

Abb. 79.

gearbeitet ist, auf den Metallzahn gesetzt hat (Abb. 80). Dadurch wird die Kontur des Zahnes leichter in das Gold eingetrieben, ohne das Modell zu verletzen, wie das leicht beim Anhämmern vorkommen kann.

Die so vorgeprägte Krone wird mit der Cuvette in den Stanzapparat gesetzt (Abb. 74), es wird Sägemehl eingefüllt und mit starken Hammerschlägen fertig getrieben. Jetzt wird das Spencemetall herausgeschmolzen, die Krone in verdünnter Salpetersäure abgekocht, zurechtgeschnitten, befeilt und poliert, nachdem der Deckel durch Ausschwemmen mit 20 karätigem Lote verstärkt wurde. Erst jetzt vor dem Aufsetzen der angefertigten Krone wird der natürliche Zahn beschliffen. Handelt es sich um die Überkappung eines Stumpfes, dann legt man eine dünne Metall- oder Celluloidmatritze um die Wurzel, füllt die Matritze mit Gips oder Zement aus, wobei vor allem darauf zu achten ist, daß die natürlichen Berührungspunkte mit den Nachbarkronen hergestellt werden. Nach dem Erhärten des Gipses oder Zementes wird die Matritze entfernt, der

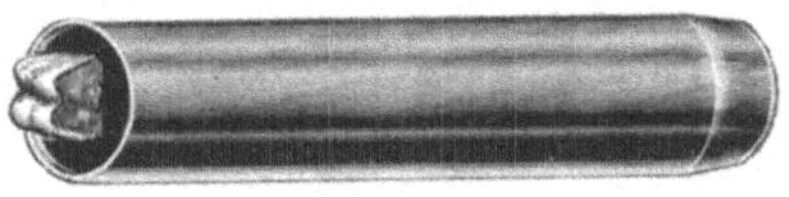

Abb. 80.

gewonnene Aufbau gut ausgearbeitet und von ihm ein Gipsabdruck genommen. Weiter verfährt man genau wie oben.

3. Galvanoplastisch hergestellte Kronen. Auch auf galvanoplastischem Wege lassen sich saumlose Goldkronen herstellen. Die Kronen werden in Stents modelliert, mit Gips umgossen, die Stentsmasse ausgebrüht, dafür leichtflüssiges Metall in die Gipsform gegossen. Dieses aus leichtflüssigem Metall bestehende Kronenmodell kann nun direkt in ein galvanoplastisches Goldbad gehängt und, nachdem der Niederschlag die erforderliche Dicke erreicht hat, das leichtflüssige Metall ausgeschmolzen werden.

4. Verwendung fertig vorrätiger Goldkronen. Bei der Verwendung fertig in den Handel gebrachter Goldkronen wird die Auswahl der für den einzelnen Fall passenden Goldkrone nach einem Ringmaß getroffen, das dem im Handel erhältlichen Satz der verschiedenen Kronenformen und Größen beigegeben ist. Das Anpassen fertiger Kronen geschieht zumeist im Munde. Genauere Resultate werden erzielt, wenn die fertigen Goldkronen nach einem Modell aus Gips oder leichtflüssigem Metall, das den Stumpf nach Form und Größe exakt wiedergibt und die Artikulation mit den Gegenzähnen erkennen läßt, ausgewählt und angepaßt werden. Der gewissenhaft arbeitende Zahnarzt wird die Selbstanfertigung der Goldkrone mit starkem gegossenem Deckel der Anwendung fertig käuflicher Goldkronen vorziehen. Schon vor zwei Jahrzehnten erhoben angesehene deutsche und amerikanische Zahnärzte (Goslee u. a.) ihre Stimme gegen ihre Verwendung.

Gegossene Vollkronen.

Gegossene Goldkronen sind zuerst von Wassal und Harris empfohlen worden. Harris war einer der ersten, der bei Kronenarbeiten auf die Entfernung des cervicalen Schmelzes verzichtete (Lauper).

Eine Kombination des Guß- und Stanzverfahrens stellt die Kappenkrone nach Orton dar. Einer Beschreibung des Herstellungsganges dieser Kronenart, die von Klughardt stammt, folgen wir hier: In großen Umrissen gezeichnet, besteht die Kappenkrone nach Orton aus einer gestanzten Feingoldkappe mit darüber gegossenem Mantel aus 22er Gold (Abb. 81). Beim Zuschleifen des Zahnes bleiben die Höcker als solche erhalten, werden nur soweit abgeschliffen, als es eine genügende Stärke des Kronendeckels erfordert. Die Erhaltung einer gewissen Höckerkontur ist für die Verankerung der Krone wichtig. Wesentlich ist, daß beim Beschleifen des Zahnes der cervicale Schmelzwulst stehen gelassen wird. Nach Präparation des Stumpfes legt Orton ihn unter Cofferdam und ätzt mit hochprozentiger Höllensteinlösung, um einer Irritation der Pulpa vorzubeugen; außerdem streut er feines Amalgampulver auf die Oberfläche des Zahnes und verreibt dieses mit Watte, um die Dentinkanälchen hermetisch abzuschließen, ein Ziel, das Klughardt auf diese Weise nicht für erreichbar hält.

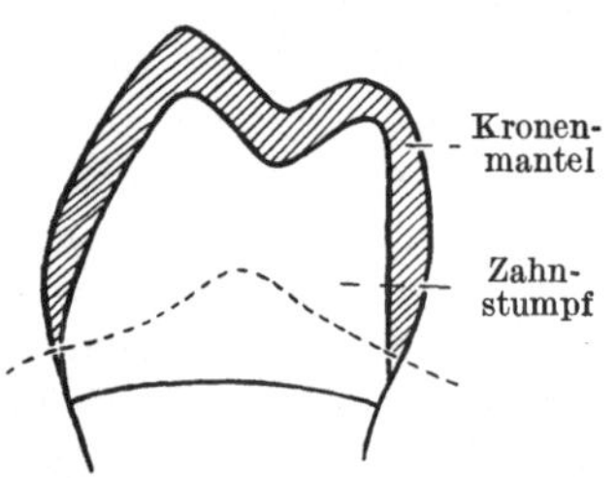

Abb. 81. Präparation des Pfeilers zur Aufnahme einer Kappenkrone nach Orton (Hildebrand).

Nachdem unter Zuhilfenahme eines Kupferringes mit Kerrmasse Abdruck vom Stumpf genommen ist, wird das Positivmodell aus S. S. White-Kupfer-Amalgam hergestellt. Auf diesem Amalgammodell wird aus einer 0,10—0,12 mm starken Goldfolie eine Kappe gestanzt. Um einen guten Randschluß zu erzielen, empfiehlt es sich, das Amalgammodell so herzurichten, daß es am cervicalen Rande nicht abgesetzt ist.

An die Goldfolienkappe wird am unteren Rande ein cervicaler Verstärkungsstreifen aus Feingold in spitzem Winkel angelötet. Dann modelliert man aus Gußwachs die Kaufläche und die übrige Krone und probiert das Modell im Munde ein. Nach genauer Kontrolle der Kontaktpunkte und des Bisses wird die Kappe wieder auf das Amalgammodell gebracht, nachmodelliert und der Mantel aus 22er Gold aufgegossen.

Der Mantel kann auch ohne vorheriges Anbringen des cervicalen Verstärkungsstreifens gegossen werden; allerdings stanzt man die Kappe dann besser aus Feingoldblech, da es sonst leicht infolge der Kontraktion des Goldes zur Aufstülpung des Randes kommt.

Die Gußkontraktion des Goldes, die sich besonders im oberen Drittel der Krone bemerkbar macht, führt ohne vorbeugende Maßnahmen leicht zu einer Verengung der Krone.

Klughardt begegnet dieser Komplikation, indem er um das obere Drittel des Amalgammodells einen 0,05 mm dicken Zinnfolienmantel legt. Dieser Zinnfolienmantel bleibt in dem Wachsmodell haften und wird vor dem Einbetten entfernt.

Thouren fertigt statt der gestanzten Kappe einen oben etwas abstehenden Ring an, der mit Deckel versehen wird.

Die exaktesten Resultate erzielt man nach Klughardt mit der Hildebrandschen Methode: hier überzieht man die Goldfolienkappe von 0,1—0,12 mm Stärke mit einer gestanzten Zinnfolienkappe (Folie Nr. 60), modelliert dann erst den Mantel, der dann nach Anprobe im Munde von der Doppelkappe abgezogen und für sich gegossen wird. Nach Entfernung der Zinnkappe wird Mantel und Goldfolienkappe zusammengelötet. Hildebrand läßt außerdem die Folienkappe noch 0,2 mm unter den marginalen Rand reichen, um ein feines Anpolieren und somit einen möglichst vollkommenen Abschluß des Kappenrandes zu erzielen.

Die Oettingerkrone.

Die Oettingerkrone stellt eine Kombination der Sharpschen nahtlosen Kronenmethode mit dem Gußverfahren dar (Abb. 82). Zum Beschleifen der Stümpfe hat Oettinger ein besonderes Instrumentarium angegeben.

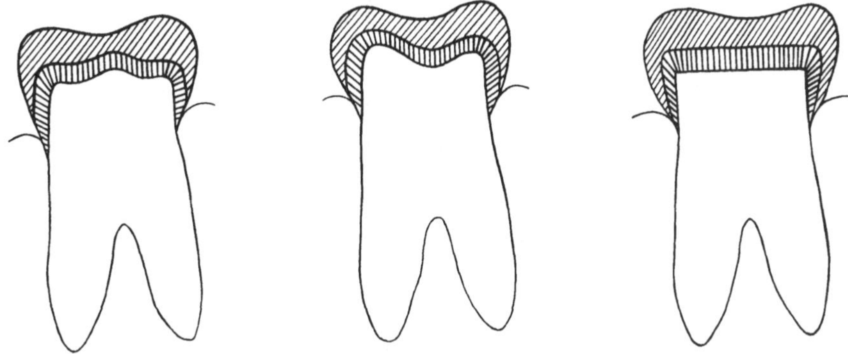

Abb. 82.   Krone nach Oettinger (aus Fritsch).

Nach der Präparation des Stumpfes mit einer den Dimensionen des Zahnes entsprechenden Schleifhülse wird zunächst eine nahtlose Kappe gestanzt und dieser Kappe eine gegossene Goldschicht, die der äußeren Kronenform entspricht, aufgefügt.

Fritsch verzichtet auf das Stanzen der Kappe, er paßt einen nahtlosen Goldring genau an, lötet ihn wie bei der Richmondkrone mit flachem Deckel zu und erreicht so dasselbe Ziel.

Die Stufenkrone nach Brill.

Eine andere Art der gegossenen Vollkronen stellt die Stufenkrone nach Brill dar (Abb. 83). Brill legt zuerst mit kleinen linsenförmigen Steinen am Zahnfleischrande in der Höhe, in der die Stufe verlaufen soll, eine Rinne in den Stumpf. Alsdann wird der darüberliegende Teil der Zahnkrone so parallelwandig beschliffen, daß der Zahn ringsum eine Stufe hat. Bei dieser Präparation leistet, wie Fritsch berichtet, das eben erwähnte Oettingersche Schleifhülseninstrumentarium gute Dienste. Zum Vertiefen der Stufe empfahl Fritsch, sich der Versenkbohrer zu bedienen, die bei der Präparation für die Jacketkronen angewandt werden. Brill legt die Stufe höchstens 0,5 mm unter das Zahnfleisch, damit keine Verletzung des Epithelansatzes erfolgt. Fritsch ist der Ansicht, daß man mit der Stufe nicht weit über den stärksten Umfang des Zahnes hinausgehen soll. Brill nimmt von dem fertig präparierten Stumpf einen Abdruck, den er mit Steinzement ausgießt, und fertigt auf diesem Positivmodell eine gegossene Goldkrone an, deren untere Ränder genau mit dem äußeren Rand der Stufe verlaufen. Da beim Gießen dieser Krone leicht Kontraktionen entstehen, empfiehlt Fritsch, den Guß mit Hilfe von Cadmiumringen vorzubereiten, wie sie von Bütow angegeben sind.

Es erübrigt sich, ein vergleichendes Werturteil über die beiden Kronenarten nämlich die aus einem Ring und einem gegossenen Deckel angefertigte und die in einem Stück gegossene Vollkrone abzugeben. Wenn man in Betracht zieht, daß man in den meisten Fällen, in denen die Kronenarbeit indiziert ist, weitgehende Zerstörungen der zu ersetzenden natürlichen Zahnkrone vorfindet, die zumeist wenigstens an einer Seite des Zahnes bis an oder über die Zahnfleischgrenze hinausreichen, wenn man ferner erwägt, daß der Zahnhals zumeist eines zuverlässigen Schutzes bedarf, dann wird man diejenige Krone gemeinhin für

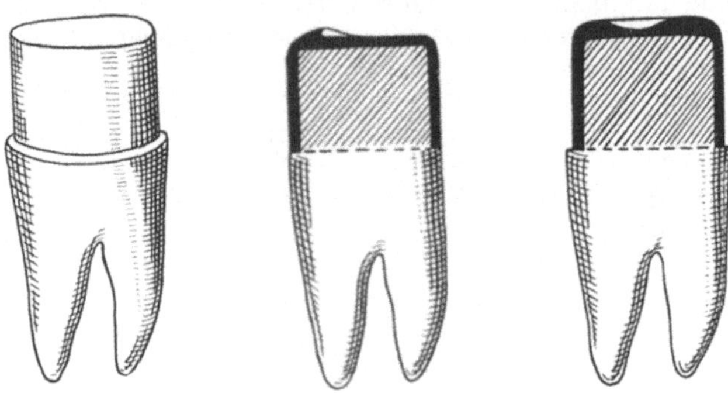

Abb. 83. Stufenkrone nach Brill (aus Fritsch).

die beste halten, die nach Beseitigung aller cariösen Substanz über den Defektrand hinwegreicht und dem Zahnhals den erforderlichen Schutz gewährt. Ob die Krone nach dieser oder jener Methode hergestellt ist, kann dabei gleichgültig sein, wenn nur die beiden wesentlichen Bedingungen erfüllt sind, daß sowohl eine Reizung der am Zahnhals ansetzenden Gewebe, wie eine Ablagerung von Fäulnisstoffen unter dem Ringrande vermieden wird.

Kronen, die den Zahnhals und Körper bis über den Zahnfleischrand hin freilassen, können für die einzelnen Fälle indiziert sein, nämlich dann, wenn die Kronen als Brückenanker gesunden Zähnen mit ringsum intaktem kräftigen Schmelz aufgefügt werden sollen. Wir ziehen auch für diese Fälle die Krone mit tiefgreifendem Ringe vor, ohne die Berechtigung der Anwendung von Kronen zu bestreiten, wie sie von Brill, Schroeder, Oettinger u. a. angegeben und empfohlen sind. An der Auseinandersetzung über die Frage, welcher Kronenart der Vorzug zu geben sei, haben sich insbesondere Greve, Vest, Fritsch, Schröder, u. a. beteiligt.

C. Die Goldkrone mit eingelassener Porzellanfüllung.

Nachdem Jenkins die Porzellanfüllungstechnik durch ein vorzügliches Material, das nach ihm benannte Prosthetik Porcelain, vervollkommnete und zugleich für die Bearbeitung desselben bequem zu handhabende Apparate und ein sicheres Schmelzverfahren angegeben hatte, suchte man sein Produkt auch der Prothetik nutzbar zu machen. Es geschah dies auf mancherlei Art, u. a. auch dadurch, daß man an sichtbaren Flächen der Goldkronen Porzellanfüllungen einließ, die in Farbe und Form dem Typus des zu ersetzenden natürlichen Zahnes entsprechend hergestellt wurden. Um die Einführung dieser auch von uns bearbeiteten Methode haben sich Mackwürth, Resch u. a. bemüht. Das Verfahren hat nie eine so allgemeine Anwendung gefunden, wie es dasselbe um der schönen dauerhaften Resultate willen verdient, die es hervorzubringen vermag. Es lag dies vor allem wohl daran, daß die feine Jenkinssche Porzellananfüllungstechnik niemals ·in dem Maße Allgemeingut der zahnärztlichen Welt wurde, wie sie es verdiente. Die als Ersatzmittel für das Porzellan eingeführten Silicatzemente verdrängten um ihrer mühelosen Verarbeitung willen das edlere Porzellan mehr und mehr aus dem Materialienschatz der konservierenden Zahnheilkunde. Wir können die Goldkrone mit eingelassener Porzellananfüllung jedoch nicht unerwähnt lassen und beschreiben sie hier im Anschluß an das über die Herstellung der einfachen Goldkrone Gesagte, da ihre Anwendung unter bestimmten Verhältnissen große Vorteile bietet.

IhreVerwendung ist dann indiziert, wenn man auf dem vorhandenen Zahnstumpf einen Stiftzahn mit oder ohne Wurzelring nicht anbringen, sondern denselben nur durch eine Goldkrone erfassen kann, andererseits aber aus ästhetischen Rücksichten nicht will, daß eine Goldfläche dem Auge sichtbar bleibt. Ist beispielsweise ein erster oberer Prämolar in mesio-distaler Richtung so tief gesplittert, daß die ganze palatinale Kronenhälfte und ein bis unter den Zahnfleischrand ragendes Stück des Zahnhalses und der Wurzel fehlt, dann würde man sich des letzten Haltes für eine künstliche Krone berauben, wenn man nun auch den stehen gebliebenen bucco-labialen Teil der natürlichen Krone soweit abtragen wollte, daß man hier einen künstlichen Zahn aufschleifen und hinstellen könnte. Sehr häufig ist es nicht möglich, in die Wurzeln eines ersten Prämolaren, zumal wenn die palatinale Wurzel durch den Bruch geschwächt ist, einen für die Befestigung einer Krone geeigneten Stift einzulassen. In solchen Fällen muß man den noch vorhandenen bucco-labialen Teil der natürlichen Krone stehen lassen und an ihm Halt für eine Goldkrone suchen. Um derselben ein natürliches Aussehen zu geben, läßt man an ihrer sichtbaren Seite eine Porzellananfüllung ein.

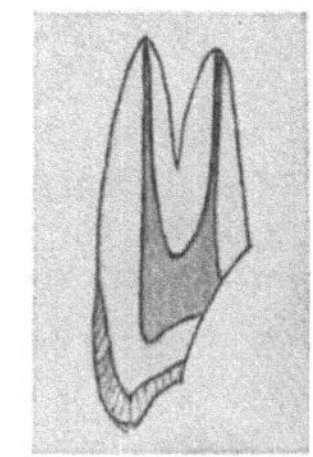

Abb. 84. Oberer Prämolar mit schräger Längsfraktur. Palatinale Kronenhälfte abgesplittert (schematisch gezeichnet).

Zur Veranschaulichung des dabei geübten Verfahrens behalten wir den eben gewählten Fall der schrägen Fraktur eines ersten oberen Prämolaren, durch die die palatinale Hälfte mit einem Teil des Zahn- und Wurzelhalses in Verlust geriet, als Beispiel bei. Wir setzen voraus, daß die Wurzeln des Zahnes bereits gefüllt sind (Abb. 84). Man drängt zunächst das Zahnfleisch an der Frakturstelle vom Zahnhalse bzw. der Wurzel fort. Es muß dies sehr behutsam geschehen, damit die Umgebung nicht zu sehr gereizt wird, und während des Wiederaufbaues des Stumpfes nicht blutet. Ist durch die Tamponade der Defekt ganz übersichtlich geworden, dann schneidet man jegliche Caries der Wurzel und den noch stehenden Kronenteil fort, bringt in den Seiten und dem Boden des Defektes Unterschnitte an und baut den fehlenden Kronen- und Wurzelkörper mit Zement auf. Glaubt man, ohne das noch vorhandene Zahn- und Wurzelgerüst zu sehr zu schwächen, in der Wurzel einen kleinen Stift verankern zu können, so bohrt man den am besten zugänglichen Wurzelkanal vorsichtig einige Millimeter tief auf und zementiert einen dünnen, etwas gebogenen Knopfstift so in die Wurzel ein, daß sein herausragendes Ende beim Wiederaufbau des fehlenden Kronenteiles als Stütze dient (Abb. 85). Der Stumpf wird nun in der gewohnten Weise als Träger einer Goldkrone hergerichtet.

Bei dem Beschleifen ist besonders darauf zu achten, daß zwischen der unter die Zahnfleischgrenze herabreichenden Zementwand und dem Wurzelkörper ein glatter Übergang erhalten wird, so daß weder durch den Defektrand eine Stufe, noch durch das Zement eine überstehender Rand entsteht. Der erhalten gebliebene (labiale) natürliche Stumpf darf beim Beschleifen nicht zu sehr geschwächt werden.

Nach der Herrichtung des Stumpfes wird eine Goldkrone angefertigt, deren Ring an der Defektstelle soweit unter das Zahnfleisch greift, daß er über den Defektrand reicht (Abb. 86). Mit der Konturzange wird der Ring beim Aufprobieren an den Approximalflächen soweit ausgebaucht, daß er hinreichende Kontaktpunkte mit den Nachbarzähnen erhält, ebenso an der bucco-labialen Seite, wo er dem natürlichen Teil des Stumpfes anliegt, etwas stärker vorgewölbt. Es geschieht dies, damit bei Herstellung der Kavität für die Porzellanfüllung nicht zuviel von der natürlichen Zahnsubstanz fortgenommen werden muß. An der labio-buccalen Seite der Goldkrone werden, nachdem dieselbe ihrem Stumpf aufzementiert ist, die Umrisse eines Fensters mit einem scharfen Instrument eingezeichnet, das hier zur Aufnahme der Porzellanfüllung angebracht werden muß. Man kann das Fenster auch vor der definitiven Befestigung der Krone in dieselbe einschneiden; es hat dies den Vorteil, daß dann wesentlich weniger im Munde geschliffen und gebohrt werden muß, und daß die Konturen des Fensters mit der Feile außerhalb des Mundes noch exakter und schärfer geformt werden können als im Munde mit Stein und Bohrer.

Verfährt man so — und dies ist für uns die Regel — dann muß man vor dem Aufzementieren der Krone das Fenster wieder mit vorsichtig aufgelöteter Folie oder sehr dünnem Blech provisorisch schließen, damit das weiche Zement beim Aufsetzen der Krone nicht aus dem Fenster herausquillt, statt sich in die feine Spalte zwischen Ring und Stumpf hineinzudrängen. Diese provisorisch aufgelötete Folie und ihre Lötstellen lassen sich nachträglich leicht wieder beseitigen. Wenn dies nach dem Erhärten des Zementes geschehen ist, legt man in dem Zement und dem darunter liegenden Stumpf eine flache, muldenförmige Kavität für die einzulassende Porzellanfüllung an (Abb. 86). Zieht man es vor, das Fenster in die aufzementierte Krone zu schneiden, so geschieht dies in der Hauptsache mit scharfen Carborundsteinen; man hält die vorher angezeichnete Grenze genau ein und glättet die Ränder mit Finierern. Die Kavität, die innerhalb des Fensters angelegt wird, braucht an ihrer tiefsten Stelle nicht mehr als 2 mm zu messen, man läßt sie zum Rande hin ziemlich flach verlaufen. Sie darf, wie jede für eine Porzellanfüllung geschaffene Kavität, vor dem Abdrucknehmen keine unter sich gehenden Stellen haben.

Zum Abdrucknehmen für die Porzellanfüllung nimmt man Goldfolie Nr. 30; das Brennen der Füllung geschieht in der üblichen Weise, indem man die Form einer labialen Fläche des betreffenden Zahntypes und die Farbe des Einzelfalles möglichst natürlich nachahmt. Der Körper der fertigen Füllung wird

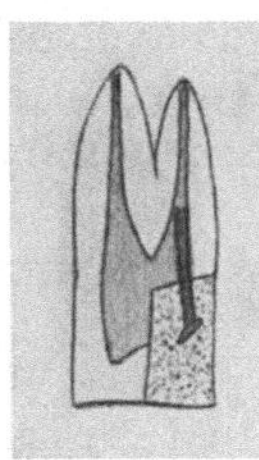

Abb. 85. Der durch Abb. 84 gezeigte Zahn für den Kronenaufbau vorbereitet (schematisch gezeichnet).

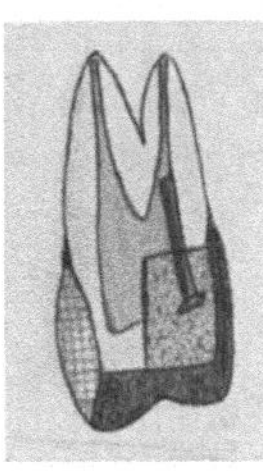

Abb. 86. Der durch Abb. 85 gezeigte Stumpf mit Goldkrone und ein gelassener Porzellanfront (schematisch gezeichnet).

rings unter dem Rand mit kräftigen Unterschnitten versehen (Abb. 88), ebenso wird die Kavität unter dem Rande des Fensters unterschnitten (Abb. 87). Die Kavität wird gründlich ausgetrocknet und trocken gehalten, alsdann wird die gleichfalls peinlichst getrocknete Füllung mit dünn angerührtem Zement eingesetzt. Man drückt die Füllung mit dem Finger oder einem Hölzchen genau in die Lage, die sie einnehmen soll und wischt das an den Rändern hervorquellende Zement mit Schwammstückchen fort, um den exakten Sitz der Füllung prüfen zu können. Dann bedeckt man die Füllung bis über den Rand mit dickem angerührtem Zement. Diese Schutz-

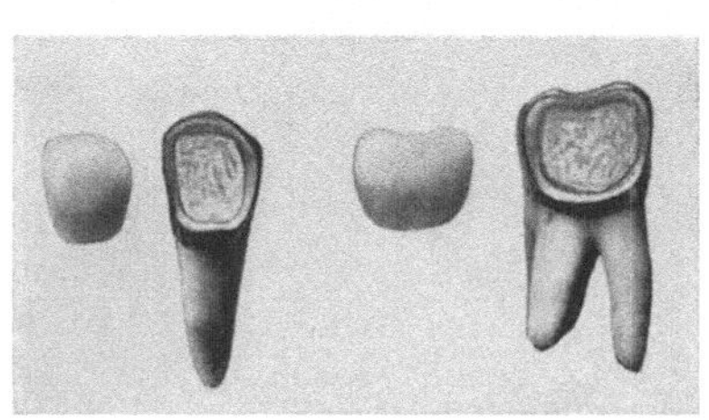

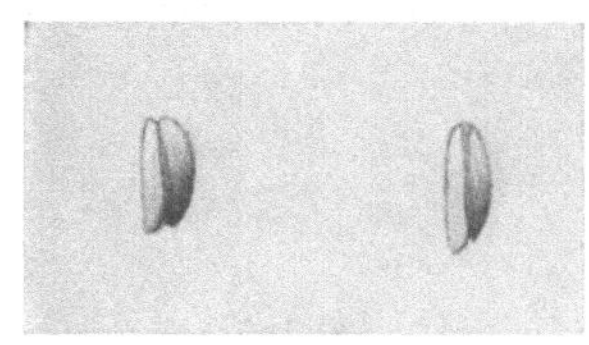

Abb. 87. Die Goldkrone mit Fenster. Vorbereitung der Kavität (Unterschnitte), daneben die Porzellanfacetten. a auf einem Prämolaren. b auf einem Molaren.

Abb. 88. Die Porzellanfüllungen von der Seite gesehen (mit Unterschnitten).

schicht läßt man nach dem Erhärten bis zum nächsten Tage, mindestens aber einige Stunden, liegen. Nachdem man sie dann entfernt hat, poliert man auch die Ränder der Füllung. Zu beachten ist, daß eine solche Füllung möglichst nicht vom Biß getroffen wird.

Abb. 88 zeigt diesen Kronentyp im Sagittalschnitt, während Abb. 89 eine fertige Prämolaren- und Molarenkrone mit eingelassener Porzellanfront wiedergibt.

Es läßt sich die ganze Außenfläche einer Goldkrone durch eine eingelassene Porzellanfüllung in sehr natürlicher, schöner Weise decken, doch fordert die Arbeit Übung und künstlerisches Geschick. Diese Kronen mit Porzellanfront können sehr dauerhaft sein. Wir sehen häufig derartige Arbeiten, die von uns vor Jahrzehnten gemacht worden sind, und die immer noch ein gutes Aussehen bewahrt haben.

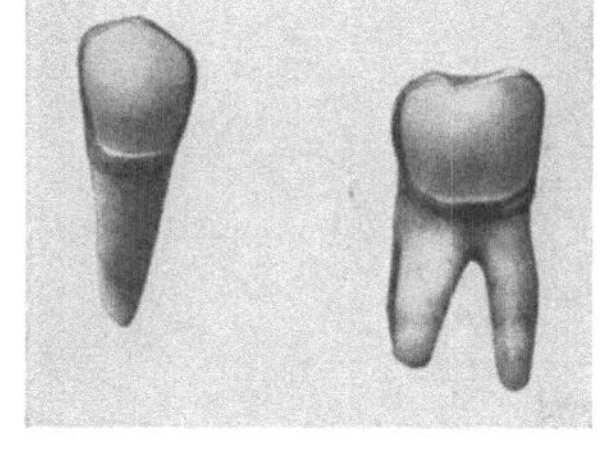

Abb. 89. Goldkronen mit eingelassenen Porzellanfüllungen.

Mackwürth empfahl, Facetten aus leicht schmelzbarer Porzellanmasse unmittelbar in Vollkronen aus 22 kar. Gold einzubrennen, nachdem ein Fenster eingeschnitten und ein Zwischenplättchen eingelötet war und erzielte mit diesem Verfahren gleichfalls schöne Erfolge.

Das sehr zu begrüßende Bestreben, das Gold der prothetischen Arbeiten auf möglichst natürliche Weise durch Porzellanfacetten zu decken, hat neben den von uns bereits erwähnten Methoden eine Reihe von Kronenarten entstehen lassen, deren gemeinsames Prinzip die Einfügung einer Porzellanfront in die dem Auge zugängliche buccale bzw. labiale Front der Kronen ist.

Hier ist die Grawinkelsche Methode zu erwähnen, der einen Porzellanzahn, der Wölbung des beschliffenen Stumpfes entsprechend, ausschleift und ihn als Facette in einer den Zahnstumpf umfassenden Halbkrone verwendet. Er gibt der Facette dadurch ihren Halt, daß er einen Falz über ihren abgeschrägten Rand übergreifen läßt, ohne ihn sichtbar werden zu lassen. Eine ausführliche Darstellung des Werdeganges dieser Krone gibt Grawinkel in seiner Arbeit über „Das Abdecken verfärbter Zähne mit ausgeschliffenen Porzellanzähnen".

Bei der von Rank (Abb. 90) beschriebenen Goldkrone mit Porzellanfront wird der für den deckenden Porzellanzahn erforderliche Platz dadurch geschaffen, daß der Stumpf an der Labial- bzw. Buccalseite entsprechend ausgehöhlt wird; die Krone gewinnt dadurch hinreichenden Halt, daß die palatinale

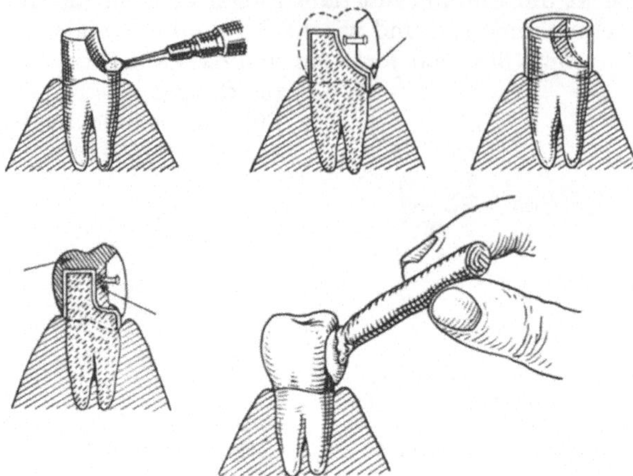

Abb. 90. Herstellungsgang der Goldkrone mit Porzellanfront nach Rank (aus Fritsch).

bzw. linguale Partie des Stumpfes hoch stehen gelassen und vom Ringe breit umgriffen wird (s. Abb. 90). Dieser Kronentyp ist daher im Prinzip eine

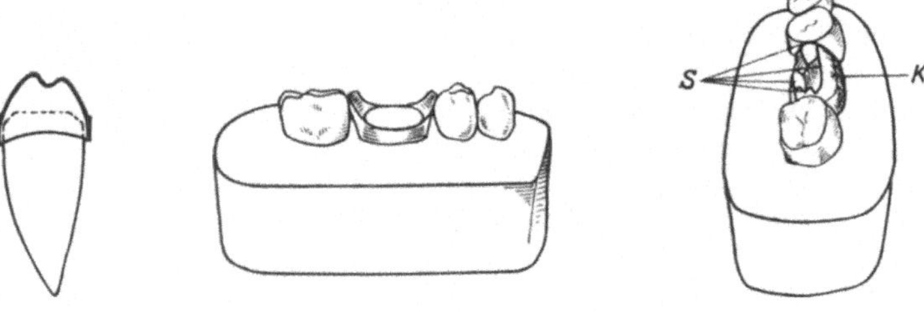

Abb. 91. a—c Entlastungskrone nach Riechelmann, K buccale Konvergenz der Kronenfläche. S die zu scharfen Schneiden ausgearbeiteten Leisten des Bewegungsbisses (aus Riechelmann).

Richmondkrone ohne Stift aber mit hoher Schulter des Stumpfes. Hinsichtlich der Einzelheiten ihrer Herstellung verweisen wir auf die erschöpfende Darstellung, die Fritsch in seiner Arbeit über „Einzelkronen" gibt.

Eine besondere Kronenart, die sog. Entlastungskrone, stammt von Riechelmann (Abb. 91a). Das Wesentliche derselben liegt in der Verjüngung des Kronenumfanges nach der Kaufläche hin. Dadurch wird eine erhebliche Verkleinerung der Kaufläche und eine geringere Belastung des Pfeilers erzielt. Der geminderte funktionelle Wert der Krone beim Kauakt wird durch eine

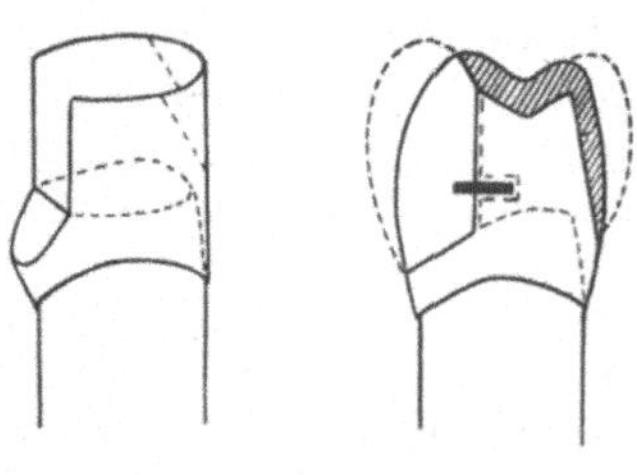

Abb. 91. d—e Entlastungskrone mit Porzellanfront nach Riechelmann. (Näheres in Fritsch, „Einzelkronen".)

scharfe Ausprägung von Kauhöckern und -furchen im Sinne des Gysischen Anatoformprinzips gehoben. Besonderen Wert legt Riechelmann auf die gute Ausbildung des Kontaktpunktes (Abb. 91b). Die Abbildung 91c zeigt eine fertige Molarenkrone in situ. Aus kosmetischen Gründen kann die Krone auch mit einer Porzellanfront versehen werden (Abb. 91d und e).

D. Die Befestigung der Goldkrone.

1. Zementbefestigung.

Bei der Befestigung der Goldkrone auf ihrem Stumpfe ist die vollkommene Sauberkeit und Trockenhaltung des Arbeitsfeldes die wichtigste Vorbedingung. Um den Patienten die beim Hinaufdrücken der Krone oft sehr erheblichen Schmerzen zu ersparen, empfiehlt sich die vorherige Anästhesierung der umgebenden Gewebe. Durch die Adrenalin-Novocain-Injektion wird zugleich die Neigung des Zahnfleisches zu bluten herabgesetzt. Um ein Bluten des Zahnfleischsaumes zu verhüten, genügt oft eine leichte Pinselung mit Jodtinktur.

Zur Fernhaltung des Speichels beim Aufsetzen einer Krone dienen Watterollen; die Trockenhaltung bietet im Oberkiefer selten Schwierigkeiten, während es im Unterkiefer bei starkem Speichelfluß, namentlich wenn es sich um die Befestigung von Kronen auf den Stümpfen hinterer Molaren handelt, oft nicht leicht ist, den Speichel solange vollkommen fernzuhalten, bis sich die Krone in richtiger Stellung an ihrem Platze befindet. Gute Dienste zum Trockenhalten der Stümpfe des Unterkiefers beim Aufsetzen von Goldkronen leisten die verschiedenen Formen des Egglerschen Zungenhalters „Automaton". Meist jedoch wird man sich ohne solche Apparate behelfen, um unmittelbar nach dem Einsetzen in der Lage zu sein, nachprüfen zu können, ob der die Krone treffende Biß vollkommen normal ist. Der Operierende hält sich bei dieser Arbeit die rechte Hand zum Einsetzen der Krone frei und drückt mit dem Zeige- und Mittelfinger der anderen Hand mit einer oder mehreren Watterollen die Wangentasche bzw. die Zunge tief herab, während die Assistenz die Watterollen auf der entsprechenden anderen Seite des Stumpfes hält und mit der linken Hand den Heißluftapparat bedient, dessen Luftstrom der Operierende auf den zu überkappenden Stumpf richtet, bevor er die mit dünn angerührtem Zement gefüllte Krone auf ihren Platz bringt. Auch diese Arbeit erfordert Übung und Geschick und darf, trotzdem sie sehr schnell erledigt werden muß, nicht übereilt werden. Das Zement muß sehr gleichmäßig in sahneartiger Konsistenz angerührt werden, der Zementbrei darf nicht zu dick sein, damit er sich nicht in der Kappe oder Krone staut und ein Hinaufdrücken derselben bis zu der für die Krone bestimmten Höhe verhindert.

Aller Überschuß ist nach dem Härten des Zementes sehr sorgfältig zu entfernen. Ein für die Befestigung von Kronen sehr brauchbares Zement ist Caulks Zement. Zur Trocknung der Stümpfe benutzt man dort, wo elektrische Leitung vorhanden ist, am besten einen Heißluftbläser mit elektrischem Antrieb und kontinuierlichen Luftstrom.

2. Guttaperchabefestigung.

In manchen Fällen ist es geboten, die Befestigung von Kronen nicht mit Zement, sondern mit Guttapercha vorzunehmen, um gegebenenfalls in der Lage zu sein, die Krone leicht wieder abnehmen zu können. Für die Guttaperchabefestigung trat u. a. Riegner ein. Bei ihrer Verwendung ist besonders darauf zu achten, daß der unter dem Zahnfleischrand heraustretende Überschuß an Guttapercha sorgfältig entfernt wird, damit derselbe keinen dauernden Reiz

auf die Umgebung ausübt. Gute Dienste leistet eine von Evans angegebene
Methode, bei der Guttapercha mit Zement kombiniert, zur Verwendung gelangt.
Zunächst werden die Innenwände der zu befestigenden Krone mit Chloropercha-
lösung bestrichen, dann ein wenig Guttapercha in weicher Konsistenz in die
Krone hineingebracht, diese auf den feuchten Stumpf gepreßt und wieder
abgehoben. Das zu viel eingeführte Material wird allmählich entfernt, bis sich
die Krone trotz der dünnen Guttaperchaschicht, die ihr Inneres überzieht,
genau in die Position bringen läßt, die ihr bestimmt ist. Dann wird der Stumpf,
sowohl wie die Guttapercha, die die Krone auskleidet, mit heißer Luft getrocknet
und die Krone mit ganz dünnem Zement befestigt. Durch eine Erwärmung
der Krone kann nun jederzeit die Guttapercha erweicht und alsdann die Krone
leicht entfernt werden. Solange eine solche Erhitzung der Krone nicht erfolgt,
gibt ihr das Zement einen festen Halt.

E. Die Reparatur der Goldkrone.

Stellt man die Goldkrone mit hinreichend starker Kaufläche her, so wird
es eine Seltenheit sein, daß eine solche Kaufläche sich in normalem Gebrauch
so abnutzt, daß der Deckel schließlich einen Defekt
zeigt. Tritt dieser Fall trotzdem ein, dann ist es
dringend notwendig, daß der Fehler frühzeitig bemerkt
und beseitigt wird. Geschieht das nicht, dann löst
sich das Zement von der Perforationsstelle aus auf,
und Fäulnisstoffe dringen in den Hohlraum, so daß
der die Krone tragende Stumpf bald zerstört wird.
Solange der Defekt noch klein ist und unter dem Deckel
noch keine umfangreichen Veränderungen stattgefunden
haben, ist die Reparatur eine einfache. Man schneidet
um die defekte Stelle ein Loch mit regelmäßigen Konturen, das so angelegt werden muß, daß es rings von
starkem Golde begrenzt ist. Dann bohrt man den
unter der Perforationsstelle etwa schon durch Aus-
waschung des Zementes oder durch Caries entstandenen
Defekt sorgfältig und übersichtlich aus, so daß man
sicher ist, daß keine Caries zurückbleibt und formt
die Höhlung wie für eine Gußfüllung. Die um den Gold-
deckel geschnittenen Grenzen der Höhlung schrägt man
nach innen etwas zulaufend ab, damit das einzufügende
Gußstück die Kanten deckt. Man formt dann aus
Gußwachs eine Füllung für die so vorbereitete Höhlung,
gießt dieselbe aus dem gleichen Golde, aus dem die
Krone besteht und zementiert sie, nachdem man in
ihrem Körper und unter dem Rande der Höhlung
ringförmige Unterschnitte angebracht hat, ein. Ein
sauberes Finieren und Polieren der Füllung läßt den
Übergang der Ränder der Füllung zu der Oberfläche
der Krone vollkommen verschwinden.

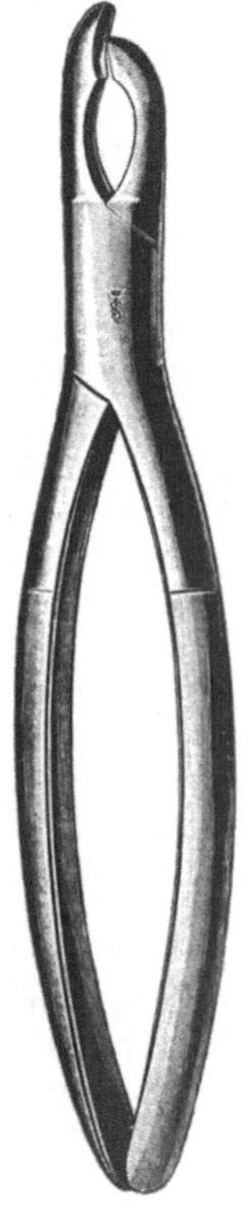

Abb. 92.
Kronenaufschneidezange.

Kleine Defekte im Kronendeckel wird man noch
einfacher durch gehämmerte Goldfüllungen schließen,
doch hat man auch bei der kleinsten Durchlochung eines Kronendeckels mit
der Möglichkeit weitgehender Zerstörung unter der Krone zu rechnen und
wenn man nicht deutlich sieht, daß das darunter liegende Zement den Defekt
nach innen fest verschließt, muß eine etwas tiefere und breitere Ausbohrung

stattfinden, damit nicht Fäulnisherde zugedeckt werden. Ist man seiner Sache nicht vollkommen sicher, dann ist es besser, die Krone herunterzunehmen und sich von dem Zustand des Stumpfes zu überzeugen.

Das Abnehmen einer Goldkrone, ihre Reparatur und Wiederbefestigung ist zumeist eine recht einfache Arbeit. Man legt zunächst an der buccalen Seite nahe der Linie, an der der Deckel dem Ringe aufgelötet ist, mit einem feinen scharfen Carborundstein einen horizontalen etwa 6—8 mm langen Schnitt an, dann von der Mitte dieses Schnittes rechtwinklig zu demselben einen zweiten Schnitt, mittels dessen man den Ring bis unter das Zahnfleisch, also in seiner ganzen Breite öffnet. Man kann auch diesen Schnitt mit einem kleinen Carborundstein ausführen, oder man bedient sich dafür einer Kronenaufschneidezange (Abb. 92), die auch dazu dient, die Krone abzuheben.

Eine von Grawinkel angegebene Kronenschneidezange zeigt Vorzüge gegenüber der Whiteschen Zange. Sie hat statt des schüsselförmigen Ansatzes, der keinen festen Ruhepunkt beim Hebeln gibt, eine scharfe Spitze, durch die das Maul der Zange beim Druck einen festen Halt gewinnt.

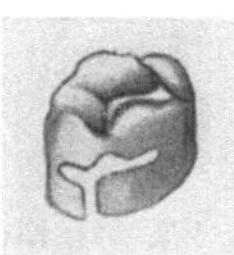

Abb. 93 T-förmiger Einschnitt in die Krone.

Die Krone zeigt nach dem Aufschneiden auf ihrer Wangenfläche einen T-förmigen Einschnitt (Abb. 93). Steht keine Kronenschneidezange zur Verfügung, dann durchtrennt man den Ring senkrecht zu dem horizontalen Einschliff mit dem Stein, rollt die Enden des aufgeschnittenen Kronenringes auf (Abb. 94) und bohrt von der Stelle aus, an der sich die beiden Schnitte treffen, ein Loch hart unter dem Deckel in das Zement oder den Stumpf. In dieses Loch führt man ein rundes Instrument, etwa einen abgebrochenen Exkavator oder dgl. ein und hebelt nun die Krone los. Hatte die Goldkrone zu ihrer stärkeren Befestigung an der Unterseite ihres Deckels einen eingelöteten

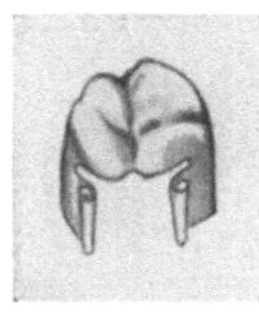

Abb. 94. Der Kronenring nach beiden Seiten aufgerollt.

Stift, so schneidet man vor dem Loshebeln mit einem Fissurenbohrer den Stift durch. Die Krone wird abgenommen, in ihrer Kontur wieder zurecht gebogen und einprobiert; dann wird ein entsprechend großes Stück Goldblech auf die zerschnittene Seitenfläche gelötet und der Defekt auf der Kaufläche geschlossen. Nachdem dies geschehen ist, wird die Krone wieder sauber poliert und dem auf seinen Zustand untersuchten Stumpf wieder aufzementiert. Ist am Gegenzahn etwa ein besonders hervortretender Schmelzhöcker vorhanden, der die starke Abnutzung verursachte, so wird derselbe abgeschliffen.

II. Der Stiftzahn.

Allgemeines über den Stiftzahn und die Stiftzahnarten.

Unter den Begriff Stiftzahn im weiteren Sinne fällt jeglicher Kronenersatz, der durch einen in das Wurzelinnere eingreifenden Stift in einer Wurzel seinen Halt sucht. Die Entwicklung der heute zur Anwendung kommenden Stiftzahnarten läßt sich zurückverfolgen bis zu einer künstlichen Zahnkrone, die der französische Zahnarzt Fauchard im ersten Drittel des 18. Jahrhunderts anwandte und beschrieb. Fauchard versenkte zunächst einen Stift in die präparierte Wurzel des Zahnes und fügte dann auf den Querschnitt der Wurzel und das aus diesem aufragende Stiftende eine von ihm konstruierte Porzellan krone auf, die innen einen Hohlraum zur Aufnahme und Einkittung des Stiftendes besaß. Es handelt sich mithin um eine Stiftzahnart, die wir heute unter den fertig käuflichen Kronen wieder finden. Aus dieser Form entwickelt sich, nachdem die Fabrikation der künstlichen Zähne Fortschritte gemacht und den Porzellanzahn mit Metallkrampons geschaffen hatte, über viele Zwischenstufen, die wir hier übergehen, hinweg, der eigentliche Stiftzahn, bei dem der auf dem Wurzelquerschnitt ruhende und diesen schützende Kronenkörper mit einem Stifte fest verbunden und auf der Lippenseite von einem künstlichen Zahne gedeckt ist (Abb. 95). Diese Form kann als der Stiftzahn in engerem Sinne gelten, wir nennen ihn den einfachen Stiftzahn.

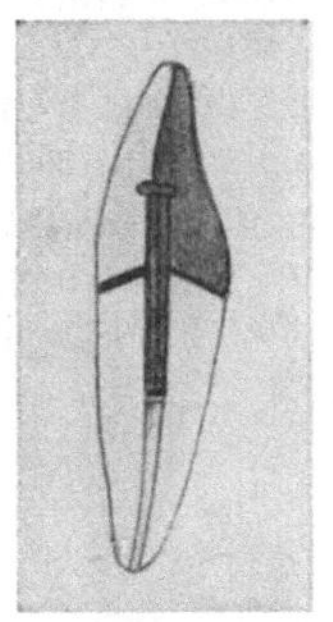

Abb. 95. Einfacher Stiftzahn im Längsschnitt.

Einen wesentlichen Fortschritt bedeutete die Vervollkommnung, die der Stiftzahn durch den englischen Zahnarzt Richmond erfuhr, der denselben mit einem Wurzelring versah. Dieser Ring umfaßt den oberen Wurzelrand und bildet mit der Kronenbasis eine der Wurzel fest aufsitzende Kappe, aus deren Mitte der Stift in die Wurzel hineingreift (Abb. 96). Die großen Vorteile dieser Konstruktion liegen in dem starken Halt, den die Krone durch den Ring an der Wurzel erhält, in dem Schutz, den sie der Wurzel gegen ihr von der Mundhöhle her drohende Schädlichkeiten (Fäulnis) gewährt und vor allem darin, daß der Bißdruck durch den Ring statt auf Stift- und Wurzelwand auf die Wurzel als ein ganzes übertragen wird. Diese Vorteile haben den Stiftzahn mit Wurzelring (Richmondkrone) zu dem brauchbarsten und meist angewandten Stiftzahntyp werden lassen. Die Vorbedingungen für die Anwendung dieser beiden Stiftzahntypen sind verschieden. Ebenso weicht entsprechend der Konstruktion und Anpassung des Wurzelgestelles die äußere Herrichtung der Wurzel für den einfachen Stiftzahn nicht unwesentlich von der Präparation

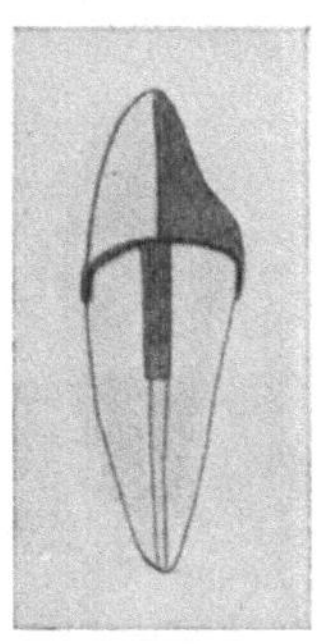

Abb. 96. Stiftzahn mit Wurzelband (Richmondkrone) im Längsschnitt.

für die andere Stiftzahnart ab. Auch ist der Werdegang, solange es sich um die Herstellung des Wurzelgestelles handelt, verschieden, während der weitere Arbeitsverlauf, der dem Aufbau der eigentlichen Krone dient, bei beiden Konstruktionen völlig gleich ist. Wir bringen daher dasjenige, was über den einfachen Stiftzahn und den Stiftzahn mit Wurzelring zu sagen ist, bis zur Fertigstellung des Gestelles in getrennten Kapiteln zur Darstellung, während wir die Anpassung und Befestigung des künstlichen Zahnes auf dem Gestell, also den Aufbau des Stiftzahnkörpers, in einem gemeinsamen Abschnitt behandeln.

Die fertig käufliche Stiftzahnkrone, die der Zahnarzt nicht selbst herstellt, sondern der Wurzel anpaßt und an ihr befestigt, werden wir als Gruppe für sich beschreiben. Sie findet ebensowohl als einfacher Stiftzahn, wie als Krone mit Wurzelring Verwendung.

A. Erster Abschnitt der Herstellung des Stiftzahnes bis zur Fertigstellung des Wurzelgestelles.

1. Die Anfertigung des Wurzelgestelles für den einfachen Stiftzahn.

a) Allgemeines.

α) Anforderungen an die Konstruktion des einfachen Stiftzahnes. Vorbedingung für die Verwendung des einfachen Stiftzahnes zum Kronenersatz ist das Vorhandensein einer gesunden Wurzel, die genügend Raum zur Aufnahme eines hinreichend langen und starken Wurzelstiftes bietet. Die Anforderungen, die an die Konstruktion des Stiftzahnes zu stellen sind, lassen sich in folgenden Punkten zusammenfassen:

1. Die Basis des Stiftzahnkörpers muß dem Querschnitt der Wurzel genau anliegen, ihn vollkommen decken, mit seinen Rändern exakt abschließen und dadurch die Wurzel dauernd gegen Fäulnis schützen.

2. Der Wurzelstift muß hinreichend lang und stark, sowie aus möglichst zähem, hartem Material gearbeitet sein, um eine feste Verankerung der künstlichen Krone und ein Verbiegen oder Brechen des Stiftes zu vermeiden.

3. Die Belastung der Stiftzahnkrone darf nicht über den normalen Biß-druck hinausgehen und muß durch die Artikulation des Gesamtgebisses kompensiert sein. Der Bißdruck soll sich durch den Stiftzahn auf die ganze Wurzelquerschnittfläche verteilen, so daß eine einseitige Belastung der Wurzelwand oder des Stiftes vermieden wird.

4. Der an der Frontseite des Stiftzahnkörpers angebrachte Porzellanzahn muß in Farbe, Form und Stellung zu den vorhandenen natürlichen Zähnen passen und mit dem Kronenkörper bzw. Rücken der Krone so verbunden sein, daß er stark befestigt, für die Funktion geeignet und genügend geschützt ist.

β) Die Indikation für die Verwendung des einfachen Stiftzahnes erscheint heute gegenüber der Verwendung der Krone mit Wurzelring dadurch wesentlich eingeschränkt, daß eine Reihe der oben genannten Anforderungen durch die letztere viel leichter und zugleich vollkommener erfüllt werden. Insbesondere ist der Schutz der Wurzel, die Befestigung der Krone und die Verteilung des Bißdruckes auf die ganze Wurzel durch die Krone mit Wurzel-ring in weit höherem Maße gewährleistet, als durch den einfachen Stiftzahn. Neben diesen Bedenken allgemeiner Natur sind es die besonderen Verhältnisse des einzelnen Falles, die nicht selten gegen die Verwendung des einfachen Stift-zahnes sprechen. Ist die Caries bereits bis unter die Zahnfleischgrenze vor-geschritten, so verbietet sich der Ersatz der Krone durch einen einfachen Stift-zahn. Der fehlende Teil der Wurzel muß alsdann wieder aufgebaut und diese durch eine Wurzelkappe mit Stift erfaßt werden, deren Verwendung auch dann geboten erscheint, wenn die Wurzel abnorm geformt und zur Anlage eines tieferen Stiftlagers ungeeignet ist. Auch die anatomische Eigenart gewisser Zahnkategorien schränkt die Verwendung des einfachen Stiftzahnes weiter ein. Untere Schneidezahnwurzeln haben in der Regel ein viel zu schmales Profil, ihr Wurzelkanal ein viel zu feines Lumen, als daß es sich empfehlen könnte, in sie Lager zu bohren, die geräumig genug wären, so lange und kräftige Stifte aufzunehmen, um einer Krone ohne Ringbefestigung genügenden Halt zu geben. Man wird daher gut tun, den unteren Schneidezähnen in der Regel nur ganz kurze, dünne, gut gerauhte Stifte einzufügen und diese aus-schließlich in Verbindung mit Wurzelkappen zu verwenden, von der Anwendung einfacher Stiftzähne aber als Ersatz zugrunde gegangener unterer Schneidezahnkronen gänzlich abzusehen.

Ähnliches gilt von der Herstellung von Stiftzähnen auf den Wurzeln von Bicuspidaten. Wenn zweifellos auch für manche Fälle, in denen es sich um den Ersatz von Prämolaren-Kronen handelt, die Möglichkeit einer ausreichenden Stiftbefestigung besteht, so sprechen doch gewichtige Gründe dafür, auch bei dieser Zahnkategorie möglichst von der Verwendung einfacher Stiftzähne Abstand zu nehmen und für ihren Ersatz die Anfertigung von Kronen mit Wurzelkappen als Regel gelten zu lassen. Der anatomische Bau der Wurzel der Bicuspidaten zeigt so häufig Abweichungen von der normalen Form und Stärke und oft so ungünstige Verhältnisse für die Aufnahme von hinreichend langen Stiften, daß schon deshalb bei der Herstellung eines Stiftlagers die größte Vorsicht geboten ist, wenn wir nicht die Verletzung der Wurzelwandung riskieren wollen. Auch der Umstand, daß die Caries an den kleinen Backenzähnen oft bis tief unter dasjenige Niveau, das zur Anlage des Wurzelquerschnittes und Adaptierung der Stiftzahnbasis günstig wäre, vorgedrungen ist, spricht dafür, hier Kronen auf Wurzelkappen, deren Ringe bis unter die Grenze der vorhandenen Defekte reichen, der Verwendung einfacher Stiftzähne vorzuziehen.

So bleibt die Verwendung der Krone ohne Wurzelring nur da indiziert, wo der Zahnarzt bei einer gewissenhaften Prüfung der gegebenen Verhältnisse zu der Überzeugung gelangt, daß die eingangs genannten Anforderungen vollkommen erfüllt werden können. Ein einfacher Stiftzahn kann dann bei sorgfältiger Berücksichtigung aller Konstruktionsregeln und exakter technischer Ausführung für lange Zeit hinaus vortreffliche Dienste tun. Freilich wird das Bessere stets des Guten Feind bleiben. Da aber die Zahnheilkunde auch einfacher Mittel bedarf, die sich mit geringerem Aufwand an Kosten und Zeit anwenden lassen, wird sie den einfachen Stiftzahn nicht ohne weiteres beiseite tun dürfen.

Die Vorarbeiten beginnen mit der Abtragung der natürlichen Krone bzw. der noch vorhandenen Kronenreste. Die Behandlung des Wurzelinnern, die Ausräumung und Füllung des Wurzelkanales und damit der Verschluß des Foramen apicale hat vorher zu geschehen, ebenso hat eine chirurgische Behandlung eines etwa in der Umgebung der Wurzelspitze bestehenden Herdes längere Zeit vor der Herrichtung der Wurzel zum Tragen eines Stiftzahnes zu erfolgen, damit die Eingriffswunde völlig verheilt ist, ehe die Wurzel belastet wird.

b) Die Herrichtung der Wurzel.

α) Das Abtragen der natürlichen Krone geschieht am besten und schonendsten in der Weise, daß man zunächst in den Schmelz der Labialfläche in der Höhe des Zahnfleischrandes mit einem scharfen Carborundsteinchen eine Furche schneidet, dann an den Approximalflächen etwa vorhandene Kavitäten mit scharfen Rosenbohrern aushöhlt und ihre Palatinalwand so weit öffnet, daß man einen Fissurenbohrer (Abb. 97) hindurchstecken kann. Darauf durchschneidet man mit dem Fissurenbohrer von der seitlichen Kavität aus, der eingeschliffenen Furche folgend, die Krone. Schmelzränder und Zacken, die dabei stehen bleiben, kneift man nachträglich mit einer schmalschnabligen Zwickzange bis etwa 1 mm über den Zahnfleischrand ab.

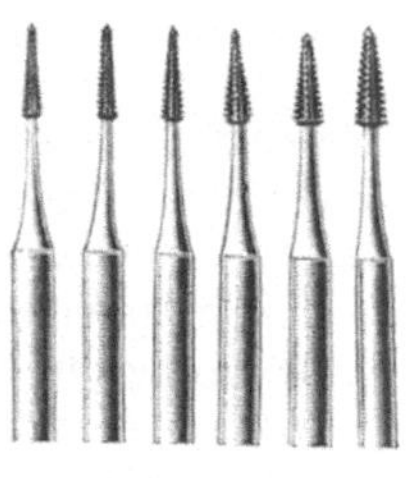

Abb. 97. Fissurenbohrer.

β) Wiederherstellung der normalen Interdentaldistanz. Sind nur Reste der natürlichen Krone vorhanden, oder hat diese schon längere Zeit ganz gefehlt, so ist die Lücke durch das Zusammenrücken der Nachbarzähne oft verengt; es empfiehlt sich dann, einige Tage, bevor man die Wurzel präpariert, die Nachbarzähne durch Watte- oder Gummieinlagen auseinander zu drängen und so die normale Interdentaldistanz wiederherzustellen.

γ) Es folgt nun die Präparation des Wurzelquerschnittes, auf dem die künstliche Krone ruhen soll. Dieser Arbeit geben zwei Gesichtspunkte die Richtung: Die Wurzel soll gegen Fäulnis geschützt bleiben, der Kaudruck

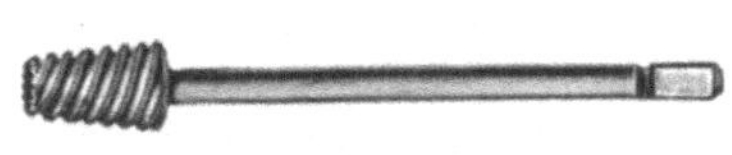

Abb. 98. Wurzelfräse.

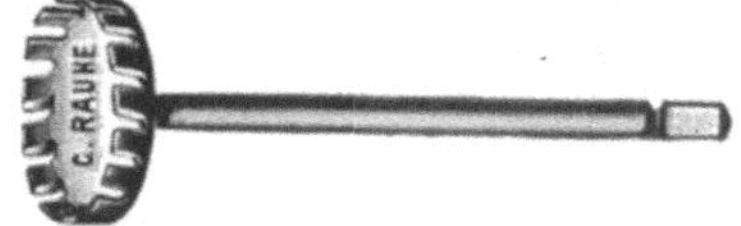

Abb. 99. Wurzelhobel nach Rauhe.

in einer die Wurzelwandungen zusammenfassenden Weise auf sie übertragen werden. Es muß daher rings um den Wurzelkörper ein gesunder Schmelzrand stehen bleiben und der Querschnitt so bearbeitet werden, daß eine sehr genaue Anpassung der Kronenbasis möglich ist. Die Oberfläche darf bei denjenigen Zähnen, auf die der Bißdruck in palato-labialer Richtung wirkt, nicht eben oder gar konkav gestaltet, sondern muß leicht dachförmig abgeschrägt werden, und zwar so, daß der abgeschrägte labiale Rand etwa 1 mm unter dem Zahnfleischrand liegt, der palatinale bzw. linguale Rand in der Höhe des Zahnfleischrandes stehen bleibt. Der Formung der Wurzeloberfläche dient die Wurzelfräse (Abb. 98) oder der sog. Wurzelhobel (Rauhe) (Abb. 99), Instrumente, die außerordentlich scharf schneiden und, da sie die Wurzel nicht erschüttern, schonend arbeiten. Auch das Carborundrad ist für diesen Zweck brauchbar. Für die dachförmige Gestaltung des Wurzelschnittes leistet die Wurzelfräse mit Führungsdorn gute Dienste. Man erweitert vor ihrer Anwendung den Eingang des Wurzelkanals einige Millimeter tief und wählt eine Fräse, deren Umfang nicht über den Rand der Oberfläche und des Querschnittes hinausgeht, wenn man, den Dorn schräg in den Wurzelkanaleingang gestützt, mit der Fräse die Abschrägung des Quer-

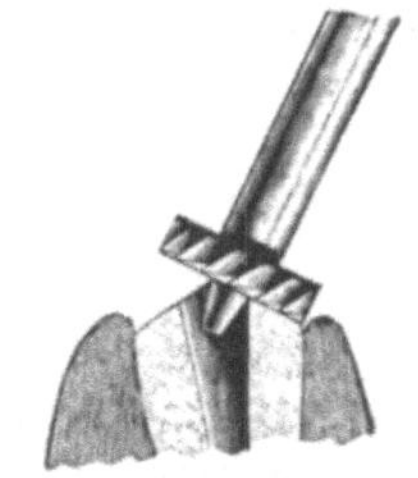

Abb. 100. Abschrägen der Wurzeloberfläche mittels Wurzelfräse mit Führungsdorn.

schnittes vornimmt. Auch nach der mesialen und distalen Seite hin kann man die Wurzel etwas abschrägen (Abb. 100).

Zeigt sich Caries im Kern der Wurzel in der Umgebung des Wurzelkanals, so kann man von der dachförmigen Herrichtung absehen und die Oberfläche in der Mitte um das zukünftige Stiftlager herum muldenförmig vertiefen, die Ränder aber doch abschrägen (Abb. 101).

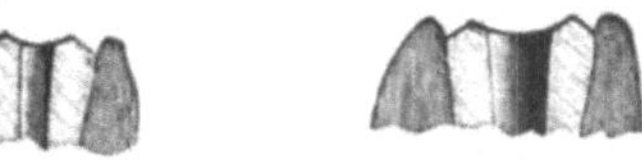

Abb. 101. Muldenförmige Vertiefung um das Stiftlager.

Wesentlich ist außer der Beobachtung der für den Schutz der Wurzel und die Verteilung des Bißdruckes gegebenen Richtlinien, daß alle Caries aufs sorgfältigste beseitigt wird. Es ist weiter überaus wichtig, daß die Präparation des Querschnittes der Wurzel ohne Verletzung ihrer Umgebung erfolgt. Jede Quetschung oder Zerreißung des Zahnfleischsaumes hat eine nachträgliche Schrumpfung und sehr zum Nachteil des natürlichen Aussehens eine Entblößung der Grenzlinie zwischen der künstlichen Krone und der Wurzel zur Folge. Die Verletzung der Zahnfleischpapille und des Ligamentum circulare läßt den Interdentalraum zu einem Schmutzwinkel werden, von dem aus Gärung und Fäulnis zur Entstehung von Wurzelcaries oder Erkrankungen des Zahnfaches führen können. Zeigt es sich bei der Bearbeitung des Wurzelquerschnittes, daß die Caries bereits tief im Wurzelkörper vorgeschritten ist, so daß nach Beseitigung aller infizierten Substanz erhebliche Teile des Wurzelumfanges fehlen, so muß man davon absehen, die fehlende Krone durch einen einfachen Stiftzahn zu ersetzen und sich entschließen, eine Krone mit Wurzelring herzustellen. Ein Wiederaufbau des Wurzelumfanges hat dann vorauszugehen. Diese Arbeit werden wir später besprechen.

δ) Bevor man mit der Erweiterung des Wurzelkanals zur Herrichtung des Lagers für den Wurzelstift beginnt, prüft man nochmals die Wurzelfüllung insbesondere darauf, ob sie bis zum Foramen apicale reicht und hier den notwendigen Abschluß herstellt. Das Röntgenbild gibt uns darüber Klarheit und zeigt zugleich etwaige Veränderungen in der Umgebung der Wurzelspitze, so daß hinsichtlich einer exakten Wurzelfüllung oder der Beseitigung peripikaler Herde etwa Versäumtes jetzt noch nachgeholt werden kann. Vor allem gibt uns das Röntgenbild einen gerade für den bevorstehenden

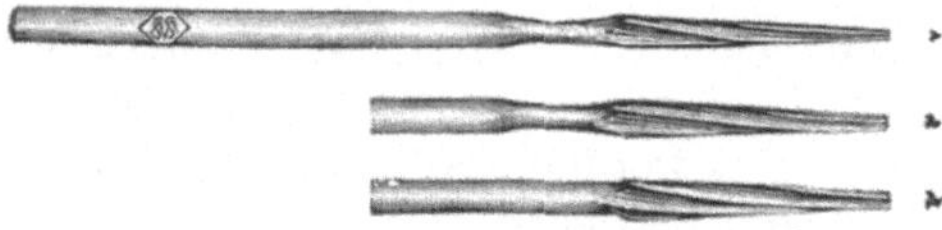

Abb. 102. Ottolenguibohrer.

Behandlungsabschnitt wertvollen Aufschluß über Form und Verlauf der Wurzel. Um für das Aufbohren des Stiftlagers aus dem Röntgenbild einen zuverlässigen Anhalt zu gewinnen, ist es freilich notwendig, daß der Film die Wurzel in ihren wirklichen Verhältnissen, also möglichst unverzeichnet, wiedergibt.

Die Erweiterung des Wurzelkanales zur Aufnahme des Stiftes hat mit um so größerer Vorsicht zu geschehen, als wir bei einem einfachen Stiftzahn den ganzen Halt durch den Stift erlangen und diesem daher eine ausreichende Länge und Stärke geben müssen. Hierdurch ist die Notwendigkeit bedingt, tiefer in die Wurzel einzudringen, als dies bei einer Krone mit Wurzelring nötig ist, die durch den Ring wesentlich an Halt gewinnt. Man stellt das Lager für den Stift am besten mit scharfschneidenden Rosenbohrern her und beginnt mit einem Bohrer, der nur ein wenig stärker ist als das Lumen des Wurzelkanals. Hat man die gewünschte Tiefe erreicht, so nimmt man einen etwas stärkeren Bohrer und fährt so fort, bis man den Kanal so stark erweitert hat, daß der Wurzelstift völlig in ihn hineinpaßt, ohne darin zu schlottern. Um eine genaue Übereinstimmung der Kanalweite mit der Stiftstärke zu erzielen, leistet eine Drahtlehre gute Dienste. Der zuletzt benutzte Bohrer muß in dasjenige Loch derselben passen, das der Dicke des zu verwendenden Wurzelstiftes entspricht. Es wäre unvorsichtig, den starken Bohrer gleich im Anfange zu benutzen; denn es könnte sich ereignen, daß er beim Bohren von dem natürlichen Verlauf des Wurzelkanals abwiche, während der dünne Bohrer diesem leicht folgt. Man schneidet ohne Druck jedesmal nur ein wenig Substanz fort und überzeugt sich dann, nachdem man den Bohrstaub mit kräftigem Wasserstrahl weggeschwemmt hat, daß sich der Querschnitt der Wurzelfüllung deutlich als Mittelpunkt des aufgebohrten Kanals markiert. Auch auf das Gefühl des Patienten ist zu achten, da eine erhebliche Schwächung der Wurzelwandung sich sofort durch einen feinen, aber empfindlichen Schmerz kundgibt. Langsam folgt man der Richtung des Wurzelkanals, indem man beim Bohren einen oder mehrere Finger der das Handstück führenden Hand fest aufstützt, um auch das kleinste Abgleiten, Ausweichen oder Fortlaufen des Bohrers zu verhindern. Bei seitlich zusammengedrückten Wurzeln empfiehlt es sich, dem Stiftlager ein ovales Profil zu geben. Gute Dienste zur Formung des Stiftlagers leisten die Bohrer von Ottolengui (Abb. 102).

c) Anfertigung des Wurzelgestelles.

Man schneidet und feilt sich den Stift, den die Wurzel aufnehmen soll, zurecht, ehe man die Wurzel aufbohrt, um mit ihm die Länge und Breite des Stiftlagers zu kontrollieren, läßt den Stift aber zunächst, damit er aus der Wurzel herausragt, um 5—6 mm länger. Wenn sich die Maße für den Wurzelstift eines Stiftzahnes auch nicht schematisch festlegen lassen, so können im allgemeinen doch folgende Zahlen gelten:

Für obere mittlere Schneidezähne eine Länge von 7 mm
„ Dicke „ 1,5 „
Für obere seitliche Schneidezähne „ Länge „ 6 „
„ Dicke „ 1,3 „
Für obere Eckzähne „ Länge „ 8 „
„ Dicke „ 1,8 „

Es ist, um eine Drehung des Wurzelstiftes in seinem Lager zu verhüten, empfohlen worden, denselben seitlich abzuflachen; auch hat man, um eine Drehung zu vermeiden, dem oberen der Krone zu gelegenen Teil des Stiftes eine kleine Fahne angelötet, die in ein entsprechendes Lager des Wurzelkörpers eingreift (Abb. 104). Bei einer genügenden Berücksichtigung der im Biß auf die Krone wirkenden Kräfte genügt die dachförmige Gestaltung der Kronenbasis und ein Anrauhen der Wandungen des Stiftlagers und des Stiftes selbst, um eine Drehung desselben nach der Befestigung völlig auszuschließen. Bei zierlichen Wurzeln tut man unter Umständen gut daran, den Kanal etwas nach der lingualen Seite hin zu erweitern, um den Stift bequemer bis hinter die Rückenschutzplatte des Zahnes führen zu können; zugleich gibt man dem Stift eine bajonettförmige Biegung (Jung, Abb. 105).

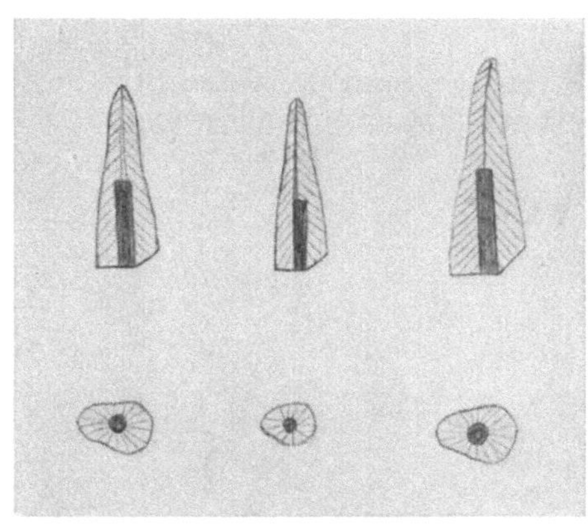

Abb. 103. Sagittal- und Horizontalschnitte durch die Wurzel eines oberen großen und kleinen Schneide- und Eckzahns mit den entsprechenden Wurzelstiften in 1¼ natürlicher Größe.

Um ein Brechen des Stiftes zu verhüten, ist neben der Beachtung der für die Herrichtung der Wurzel und die Konstruktion der Krone aufgestellten Regel die Wahl eines elastischen harten Materials wichtig. Unechtes Metall sollte nicht für Wurzelstifte verwandt werden. Als bestes Material für Wurzelstifte galt früher das Platin mit einem geringen Iridiumzusatz. Heute erschwert der Preis die Verwendung dieser edlen Legierung, die ein überaus hartes und zähes Material abgab. 14karätiges Hartgold oder 16karätiges sog. Klammergold ist für denselben Zweck geeignet. Das Klammergold ist elastisch und widerstandsfähig. Die Formel für seine Legierung ist (nach Bach) 16 Teile Feingold, 2 Teile Feinsilber, 6 Teile Kupfer. Vorzüglich geeignet zur Verwendung für Wurzelstifte ist das Wienandsche Stahlgold.

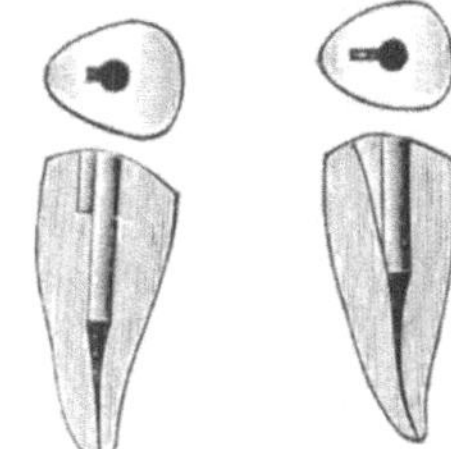

Abb. 104. Fahnenstiftlager und Fahnenstift.

Der fertig hergerichtete Stift muß gut in das Lager passen und darf sich in demselben weder klemmen noch in demselben schlottern. Der Stift wird in die Wurzel eingeführt und alsdann ein Abdruck genommen (Abb. 106), der die Einzelheiten, vor allem die Fläche des Wurzelquerschnittes sehr exakt wiedergeben und den Stift genau in der Position halten muß, in der derselbe in die Wurzel eingreift. Ehe man nach diesem Abdruck ein Positivmodell herstellt (Abb. 107), tut man gut daran, den Stift ein wenig einzufetten, um ihn später aus dem Modell leichter herausziehen und einsetzen zu können, ohne die Umgebung zu verletzen. Eine gute Methode ist es, über den im Abdruck befindlichen Stift eine passende Röhre aus unedlem Metall zu schieben. Diese Röhre entspricht dann im Positivmodell dem Stiftlager und verhütet, daß das Gipsmodell bei der Arbeit durch das häufige Herausnehmen und Wiedereinführen des Stiftes geschädigt wird. Ohne die Metallröhre würde sich der Wurzelkanal im Modell bald erweitern und leicht eine ungenaue Stellung des Stiftes ergeben. Solche Metallröhrchen hält man sich in verschiedenen Stärken vorrätig, sie sind als „Scharnierröhrchen" käuflich.

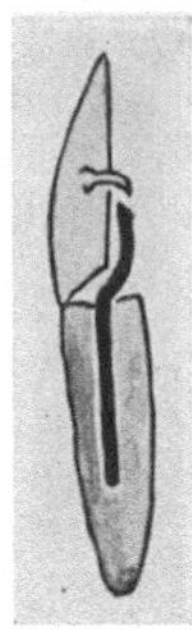

Abb. 105. Bajonettförmig gebogener Stift bei Raummangel. (Aus Jung.)

Man entfernt dann den Stift aus dem Modell und fertigt ein dem Wurzelquerschnitt genau anliegendes und mit den Rändern desselben völlig über-

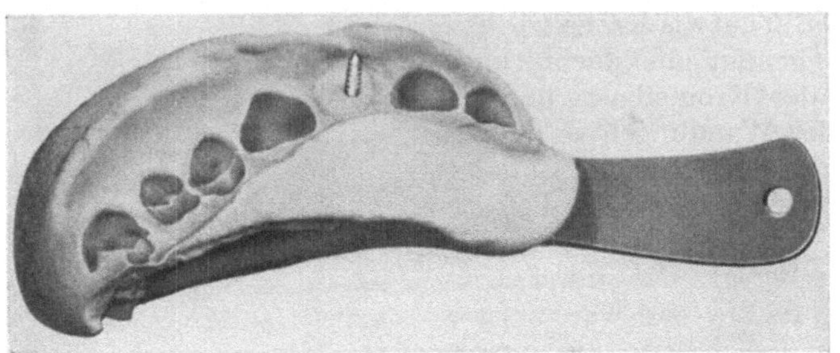

Abb. 106. Abdruck mit Stift.

einstimmendes 0,2 mm starkes Wurzelplättchen aus 18 karätigem Goldblech an, das man nur nach der Lippenseite ein wenig kürzt, um den Zahnrand gut unter das Zahnfleisch setzen zu können. An der Stelle, an der sich der Eingang zum Stiftlager im Plättchen beim Andrücken markiert, durchlocht man dasselbe der Dicke des Stiftes entsprechend, führt durch die Öffnung den Stift wieder in die Wurzel ein und überzeugt sich, daß das Wurzelplättchen noch genau aufliegt und mit den Wurzelrändern abschließt. Dann verbindet man beide Teile durch Klebewachs, hebt sie vereinigt ab, bettet sie ein und verlötet sie (Abb. 108).

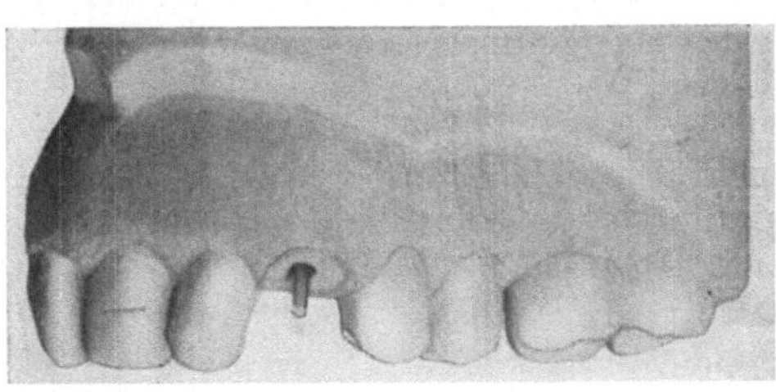

Abb. 107. Gipsmodell mit Stift, auf dem das Wurzelplättchen angefertigt wird.

Ehe man das frei über das Wurzelplättchen hinausragende Stiftende abschneidet, setzt man das fertige Gestell im Munde auf seinen Platz und drückt das Wurzelplättchen nochmals mit geeigneten Instrumenten fest der Wurzeloberfläche an. Sitzt das Gestell ganz genau, dann nimmt man, während sich dasselbe an seinem Platz befindet, einen Abdruck vom Kiefer und stellt ein Positivmodell her, das das Gestell in der richtigen Stellung trägt. Um der Artikulation des Stiftzahnkörpers mit seinem Antagonisten ganz sicher zu sein, ist es besser, das Aufschleifen des Zahnes nicht auf einem Modell vorzunehmen, das nur die eine Kieferseite wiedergibt, sondern nach Modellen zu arbeiten, die Biß und Gegenbiß des ganzen Gebisses erkennen lassen. Man tut gut, vor dem Gießen des Positivmodelles die Unterseite des Gestelles und

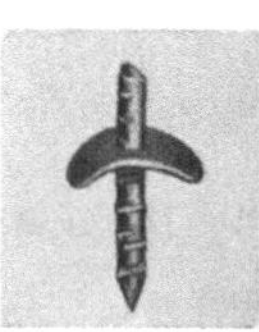

Abb. 108. Wurzelgestell für den einfachen Stiftzahn.

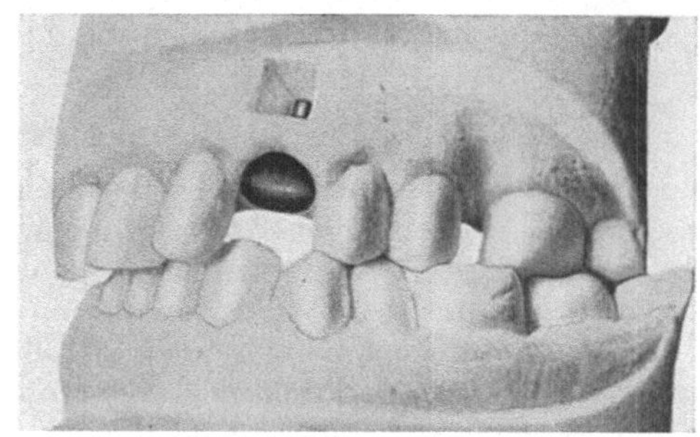

Abb. 109. Modell mit Stiftzahngestell in Artikulation mit dem Gegenkiefer, Fenster über dem Stiftende.

den Stift einzufetten, um das spätere Abheben desselben vom Modell zu erleichtern. Es wird dann auch ein Positivmodell des Gegenkiefers hergestellt und beide Modelle in Artikulation gebracht. Nun erst beseitigt man das freiragende Stiftende und befeilt die Oberfläche des Wurzelplättchens.

Ehe man mit dem Aufschleifen des Porzellanzahnes beginnt, bringt man im Gipsmodell über dem Ende des Stiftes ein Loch oder Fenster an, durch welches man an das Stiftende gelangen und dasselbe herabdrücken kann (Abb. 109). Es geschieht dies, um den fertig aufgeschliffenen mit Wachs auf dem Gestell befestigten Porzellanzahn leicht abheben zu können, ohne ihn aus der richtigen Stellung zum Stift und Wurzelplättchen zu bringen. Der weitere Verlauf der Herstellung des Stiftzahnes ist derselbe wie beim Aufbau des Kronenkörpers eines Stiftzahnes mit Wurzelring und findet, wie bereits gesagt, für beide Stiftzahnarten in einem späteren Kapitel seine Darstellung.

2. Die Anfertigung des Wurzelgestelles für den Stiftzahn mit Wurzelring (Richmond-Krone).

a) Allgemeines.

Wie schon einleitend hervorgehoben wurde, bedeutete die Vervollkommnung, die der Stiftzahn durch den englischen Zahnarzt Richmond erfuhr, einen großen Fortschritt. Derselbe liegt, wie wir wiederholen, darin, daß die von Richmond eingeführte Wurzelkappe nicht nur den Querschnitt der Wurzel deckt, sondern zugleich ihren Rand fest umfaßt. Die Wurzel erhält hierdurch einen wesentlich besseren Schutz gegen ihr drohende Schädlichkeiten und gegen die Gefahr, durch den auf der Krone ruhenden Kaudruck gesprengt zu werden. Dadurch, daß die Krone die Wurzel mit ihrem Wurzelring umfaßt, überträgt sie den Bißdruck auf die Wurzel als ein Ganzes. Es entsteht daher keine einseitige Belastung des Stiftes, die diesen verbiegen oder brechen, noch ein einseitiger Druck im Stiftlager, der die Wurzelwand sprengen könnte. Auch gewinnt die Krone durch den Ring einen so wesentlich stärkeren Halt an der Wurzel, daß man kürzere Wurzelstifte verwenden kann, als sie bei dem einfachen Stiftzahne erforderlich sind, um eine genügende Befestigung der Krone sicher zu stellen. Dadurch wird ein tiefes Aufbohren des Wurzelkanals unnötig und eine Schwächung der Wurzelwandungen vermieden.

Die eben genannten Vorteile sind freilich nur dann gegeben, wenn der Wurzelhals von einem exakt anliegenden Wurzelringe fest umgriffen ist. Um dieses zu erreichen, ist eine sehr sorgfältige Herrichtung der Wurzel und eine saubere Anpassung der Wurzelkappe nötig.

b) Die Herrichtung der Wurzel.

Ehe man mit der Herrichtung der Wurzel beginnt, vergewissert man sich, daß dieselbe den allgemeinen Anforderungen, die an sie als Trägerin einer Wurzelbandkrone gestellt werden müssen, genügt und daß hinsichtlich der Behandlung und Füllung des Wurzelkanales und des Verschlusses des Foramen apicale alle unerläßlichen Bedingungen erfüllt sind. Bei nicht völlig klaren Verhältnissen sucht man durch das Röntgenbild über die Lage, Form und Füllung der Wurzel Aufschluß zu gewinnen.

α) Wiederaufbau und Verstärkung defekter Wurzeln. Zeigt sich, daß die Wurzelwandungen krank sind und abgetragen werden müssen, oder

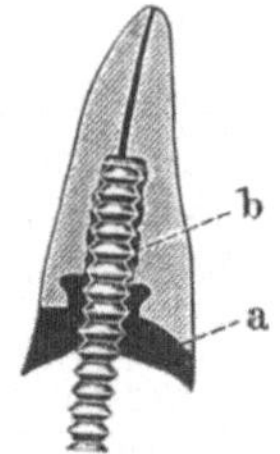
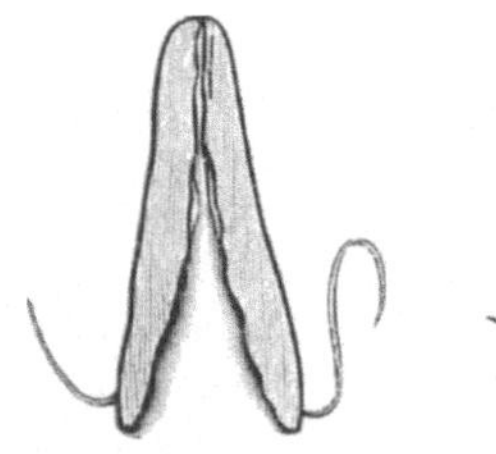
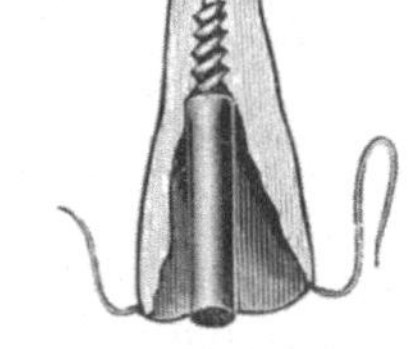

<table>
<tr><td>Abb. 110. Verstärkung einer geschwächten
Wurzel nach Sachs.</td><td>Abb. 111. Verstärkung einer geschwächten
Wurzel nach Schroeder.</td></tr>
</table>

fehlen erhebliche Partien der Wurzel schon vorher, erscheint die Wurzel aber trotzdem noch zum Tragen der Krone mit Wurzelring geeignet, so muß das Fehlende vor der weiteren Präparation der Wurzel wieder aufgebaut werden. In manchen Fällen läßt sich dieser Aufbau einfach mit Füllungsmaterial, z. B. mit Amalgam, vornehmen. Auch können durch das Goldgußverfahren dem Defekte nachgeformte Stücke der Wurzel eingefügt werden, oft aber bedarf es bei umfangreichen Substanzverlusten eines komplizierten Wiederaufbaues. Sachs versenkt eine außen mit Schraubengewinde versehene Röhre in den erweiterten Wurzelkanal, an der er für das Material Halt gewinnt, das er zum Ersatze des zugrunde gegangenen Wurzelstückes verwendet (Abb. 110). Der Wurzelstift des Stiftzahnes wird in der Röhre befestigt. Ähnlich verfährt Schröder, der ein Röhrchen, das dem Wurzelstift Aufnahme und festen Halt bieten soll, an einem Ende mit einer kleinen Schraube versieht (Abb. 111) und diese in den unteren Teil der zu restaurierenden Wurzel schraubt, so daß die Röhre in die ausgeräumte defekte Wurzel hineinragt. Den Hohlraum zwischen der Röhre und der Wurzelwand füllt Schröder mit Zement aus. Man entschließe sich nur dann dazu, eine defekte Wurzel nach ihrer Ergänzung als Kronenträgerin zu verwenden, wenn das noch vorhandene natürliche Material der Wurzel gesund, stark und reichlich genug ist, um eine solide Wiederherstellung und feste Umfassung durch den Wurzelring zu gestatten.

β) **Die Formung des Wurzelquerschnittes und des Wurzelhalses.**
Die Herrichtung der Oberfläche des Wurzelquerschnittes und des Wurzelhalses
ist von größter Bedeutung für den Sitz des Wurzelringes und für die Erfüllung
seiner Aufgaben als Befestigungsmittel für die Krone und als Schutz der Wurzel.
Der Ring soll diese Aufgaben erfüllen, ohne die umgebenden, am Wurzelhals
ansetzenden Gewebe zu schädigen oder zu zerstören. Die Verbindung, die
die Wurzelhaut zwischen Zahnhals, Alveo-
larrand und Wurzel im Verlauf des Ligamentum circulare schafft, muß intakt bleiben.
Wollte man nun die Wurzel in der Höhe des
Zahnfleischrandes geradlinig abschneiden,
so wäre es auch dann nicht möglich, einen
Ring anzulegen, der die Wurzel fest erfaßte
und dabei das Ligamentum circulare schonte,
wenn man den Wurzelquerschnitt lingualwärts etwas über das Zahnfleischniveau
legte, da dann die knöcherne und bindegewebige Begrenzung der Wurzel im Niveau
der Wurzeloberfläche läge [Schröder
(Abb. 112)]. Ein auf eine derartig präparierte Wurzel gesetztes Band würde, auch
wenn es ganz schmal angelegt wäre, unbedingt das Ligamentum circulare verletzen.

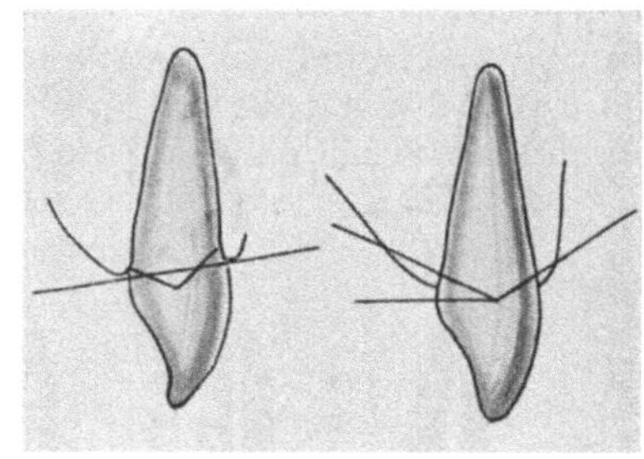

Abb. 112. Die Bedeutung des Liga-
mentum circulare für die Anlage des
Wurzelquerschnittes.
(Aus Schroeder.)

Die Wurzeloberfläche ist der Schmelzgrenze entsprechend zu formen und zwar
läßt man die linguale Partie möglichst den Zahnfleischsaum um $^1/_2 - 1$ mm
überragen, während man den labialen Wurzelrand etwa $^1/_2$ mm unter das
Zahnfleisch legt. Der Wurzelquerschnitt hat dann, von der
Seite gesehen, die in Abb. 113 wiedergegebene Form. Freilich hat man sich hinsichtlich der Höhe, in der man den
lingualen Teil der Wurzel stehen läßt, auch nach den
Raumverhältnissen des einzelnen Falles zu richten. Es
kommt dabei in Betracht, wieviel Platz man für den
künstlichen Zahn und seine Befestigungsteile braucht.
An sich ist es von Vorteil, wenn man ziemlich viel von
der lingualen bzw. palatinalen Partie des Wurzelstumpfes
stehen lassen kann. In sehr vielen Fällen ist man aber
durch die Enge des Bisses, oft auch durch die Stellung
der Stifte des Porzellanzahnes genötigt, Raum zu sparen
und die linguale Hälfte des Querschnittes ziemlich tief

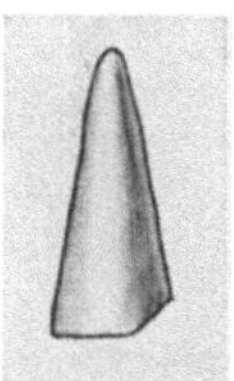

Abb. 113. Richtige
Anlage des Wurzel-
querschnittes.
(Aus Schroeder.)

abzutragen. Es darf dies jedoch weder auf Kosten der festen Umfassung
der Wurzel, noch zum Schaden des Ligamentum circulare geschehen. In
ganz ungünstigen Fällen wird man lieber für die Befestigung des Zahnes statt
der Einzementierung eine andere Befestigungsart (Lötung, Nietung), die weniger
Raum beansprucht, wählen, als daß man die feste Umfassung der Wurzel
durch die Kappe in Frage stellt.

Von gleicher Bedeutung wie die Präparation der Oberfläche des Wurzelquerschnittes ist für den Sitz der Wurzelkappe die Herrichtung des Wurzelhalses, den der Wurzelring umfassen soll. Vergegenwärtigen wird uns die Aufgaben, die der Ring bzw. die Kappe hat, die die Wurzel fest erfassen und zugleich
schützen soll, so ergibt sich daraus die Notwendigkeit einer äußerst genauen
Anpassung des Ringes. Der Wurzelhals muß so geformt werden, daß sich der
Ring knapp auf ihn aufschieben läßt, fest auf ihm sitzt, nirgends übersteht und
auf keinen Vorsprung und keiner Stufe ruht. Dafür ist eine parallele Gestaltung

der Wurzelhalswand bis zu derjenigen Tiefe erforderlich, bis zu der der Ring hinabreichen darf, d. h. unter normalen Verhältnissen bis zur Schmelzgrenze, oder, wenn durch atrophische Vorgänge eine weitere Entblößung des Zahnhalses vorliegt, soweit wie es die knöcherne und bindegewebige Umgebung der Wurzel gestattet. Wir sind für die parallele Gestaltung der Wurzelwand, während andere, u. a. Schröder sich mehr für eine schwach konische Formung aussprechen. Es hat für die Anpassung des Ringes und für seinen Sitz nicht zu unterschätzende Vorteile, wenn derselbe eine feste Führung an der Wurzel- bzw. Stumpfwand hat und von vornherein festsitzt.

Schröder hat die Frage, ob es möglich sei, der Wurzel die Form zu geben, die einen exakten Anschluß des Bandes auch unterhalb des Zahnfleisches möglich

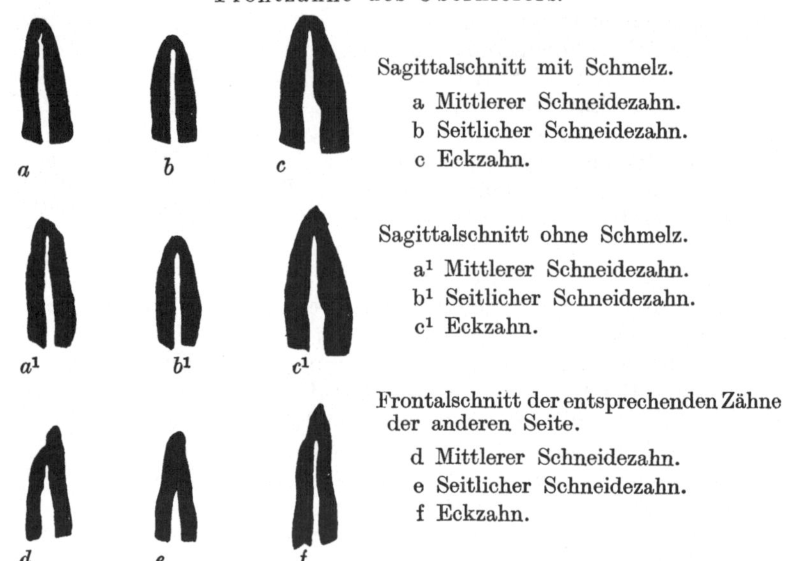

Abb. 114. Sagittal- und Frontalschnitte durch Wurzeln der Frontzähne des Oberkiefers. (Aus Schroeder.)

macht, eingehend untersucht. Er bestätigt die allgemeine Erfahrung, daß dies bei den Backenzähnen auf Schwierigkeiten stößt, bei den unteren Molaren oft unmöglich ist, zeigt aber, daß sich an den Frontzähnen eine parallele oder schwach konische Formung des Wurzelhalses gut durchführen läßt. Jede bis annähernd zur Zahnfleischgrenze abgetragene Wurzel eines Vorderzahnes zeigt zwar von der Wurzelspitze bis zur Schlifffläche eine konisch verlaufende Form, die Beseitigung der labialen und palatinalen Schmelzwand genügt aber, um den vom Wurzelring zu erfassenden Wurzelhals parallel zu gestalten, da die Divergenz der approximalen Fläche des Wurzelumfanges sehr gering ist. Schröder erläutert diese Verhältnisse durch die in Abb. 114 u. 115 wiedergegebenen Schnitte. In Abb. 114 entsprechen a, b, c sagittalen Flächendurchschnitten eines mittleren, eines seitlichen Schneidezahnes und eines Eckzahnes des Oberkiefers, die derselben Kieferhälfte angehören und deren Wurzelquerschnitte für einen Stiftzahn mit Wurzelring präpariert sind. Man sieht, daß an der labialen und lingualen Seite der noch vorhandene Schmelz eine konische Form des Wurzelhalses bedingt. a', b', c' zeigt dieselben Schnitte nach Entfernung der Schmelzränder und läßt leicht erkennen, daß dadurch die entstandenen

Flächen ungefähr parallel verlaufen. d, e, f zeigen die Wurzeln der korrespondierenden Zähne der anderen Seite im Frontalschnitt und veranschaulichen deutlich, daß an den approximalen Flächen eine Divergenz kaum vorhanden ist. Ähnliche Verhältnisse weisen die Frontzähne des Unterkiefers auf. Unter Berücksichtigung dieser Verhältnisse ist die Herrichtung des Wurzelhalses leicht so durchzuführen, daß der Wurzelring seine Aufgaben einwandfrei erfüllt.

Auf die bereits vorher besprochene Notwendigkeit, bei der Präparation des Wurzelhalses und bei der Anpassung des Wurzelringes das Ligamentum circulare zu schonen, ist von allen Autoren, die sich mit diesem Kapitel befaßten,

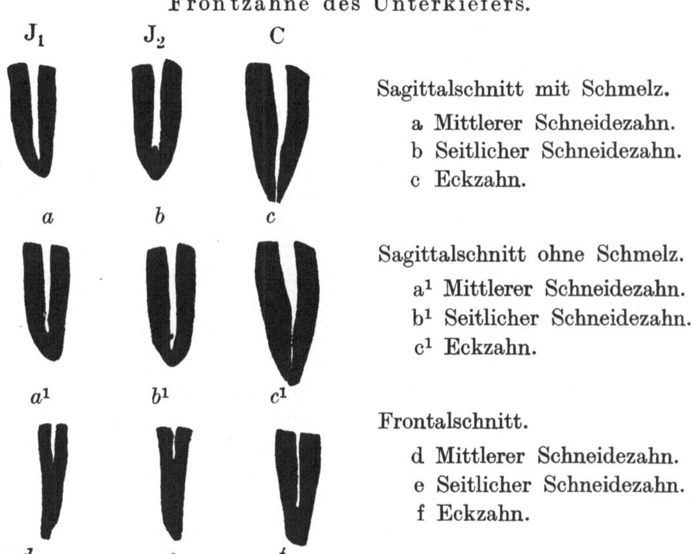

Abb. 115. Sagittal- und Frontalschnitte durch Wurzeln der Frontzähne des Unterkiefers. (Aus Schroeder.)

zur Genüge hingewiesen worden. Es verdient aber nach den Beobachtungen, die man oft zu machen Gelegenheit hat, immer wieder betont zu werden, was Schröder hervorhebt, daß nämlich das Ligamentum circulare nicht nur für den Theoretiker, sondern auch für den Praktiker vorhanden sein sollte, da dasselbe für die Kronenarbeit dieselbe Bedeutung besitzt, die die Pulpa für die konservierende Zahnheilkunde hat.

Die Beseitigung des Schmelzes rings um den Zahnhals erfolgt in derselben Weise, wie sie bei Herrichtung der Kronenstümpfe zur Aufnahme einer Goldkrone beschrieben wurde. Wir verweisen auf das auf S. 465 ff. über die Anwendung der Schmelzreißer von Case und von Harper Gesagte. Für die Beseitigung der Schmelzränder der Frontzähne empfiehlt Pichler, neben den eben erwähnten auf Zug wirkenden Schmelzreißern die auf Stoßwirkung berechneten Blackschen Meißel zu verwenden. Pichler setzt einen sehr scharfen Blackmeißel Nr. 10 oder 15 (1—1,5 mm breit) bei sicherer Stützung der Hand am Wurzelquerschnitt fast parallel zur Wurzelachse genau an der Schmelz-Dentingrenze an und läßt leichte Hammerschläge auf ihn wirken (Abb. 116). Der Schmelz wird dadurch in der Regel leicht vom Zahnbein abgesprengt. Wenn dies aber nicht gelingt, setzt Pichler den Meißel wohl parallel zur Wurzelachse, seine Schneide aber nicht, wie eben, parallel, sondern senkrecht zur Schmelzdentingrenze an (Abb. 117) und schwächt den Schmelz, indem er ihm Längsrisse beibringt. Dadurch ist die weitere Abtragung des Schmelzes durch die zuerst gezeigte Meißelführung wesentlich erleichtert. Zum Entfernen kleiner Schmelzreste wendet Pichler den Meißel in anderer Richtung, nämlich tangential zum Wurzelumfang und parallel zum Querschnitt an (Abb. 118). Pichler rühmt die

wirksame, sichere und zugleich schonende Handhabung des Meißels, die durch den Antrieb durch leichte Hammerschläge möglich ist.

Das Abtragen des Schmelzes mit Schmelzreißern und Meißeln ist ebenso wie die nun folgende Bearbeitung des vom Schmelze befreiten Wurzelhalses an der Lippen- und Zungenseite der Wurzeln naturgemäß leichter durchzuführen, als an den approximalen Seiten derselben, namentlich, wenn die Nachbarzähne vorhanden sind und die Interdentaldistanz zwischen ihnen und dem Stumpfe verringert ist. Um das Abtragen des Schmelzes, das Beschleifen und Polieren des Wurzelhalses an diesen Stellen zu ermöglichen und normale Kontaktpunkte zwischen der Krone und ihren Nachbarn vorzubereiten, müssen, wie auch Pichler und Sandbloom hervorheben, die Nachbarzähne durch Einlagen oder durch Gummizug vorsichtig und langsam soweit beiseite gedrängt werden, bis die normale Interdentaldistanz wiederhergestellt ist.

Man wird, nachdem dies geschehen ist, zunächst mit einer feinen Sandpapierscheibe zwischen den Stumpf und seine Nachbarn gelangen, allmählich auch gröbere Scheiben zur Anwendung bringen und schließlich, sofern dies überhaupt noch erforderlich ist, mit einer Diamantscheibe den Zwischenraum erweitern und den letzten Rest der Schmelzschicht des seitlichen Wurzelrandes fortschleifen können. Gute Dienste leisten zur Herrichtung des Wurzelumfanges auch schlanke knospenförmige Finierer und kleine knospen- und linsenförmige Steine und Carborundspitzen (Abb. 119).

Auch bei einer vorsichtigen Vorbereitung der Wurzel findet leicht

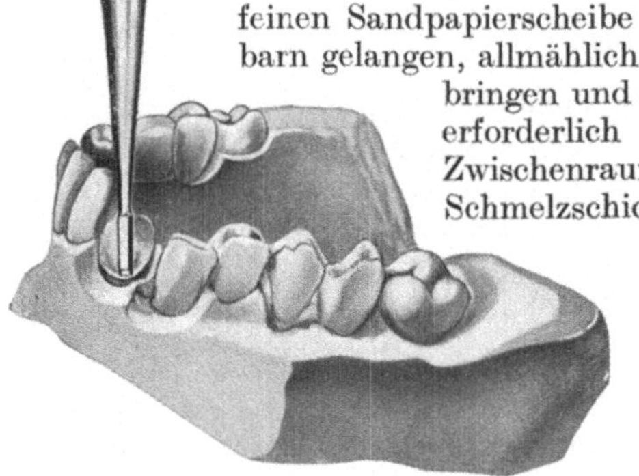

Abb. 116. Meißel an einem Wurzelquerschnitte zum Abmeißeln des Schmelzes aufgesetzt. (Aus Pichler.)

eine Verletzung der Umgebung statt. Es ist mit größter Vorsicht zu verfahren, um die umgebende Schleimhaut, das im Interdentalraum höher hinaufreichende Ligamentum circulare und die Approximalflächen der benachbarten Zähne zu schonen. Fast jede Verletzung des Zahnfleisches in der nächsten Umgebung der Wurzel hat eine Schrumpfung und damit eine spätere Freilegung des Wurzelringes, oft über seinen Rand hinaus, zur Folge. Die Verletzung des Ligamentum circulare führt zur Verkümmerung der Zahnfleischpapille und damit zur Bildung eines Schmutzwinkels im Interdentalraum, und jeder kleinste Schnitt oder Kratzer an der Approximalfläche des Nachbarzahnes kann später oder früher zum Ausgangspunkt für die destruktiven Vorgänge der Caries werden.

γ) Anlage des Stiftlagers. Ist die Herrichtung des Wurzelquerschnittes und -halses beendet, dann wird das Stiftlager angelegt. Wir haben uns bei Beschreibung der Herstellung des einfachen Stiftzahnes ausführlich über diesen Arbeitsabschnitt ausgesprochen, der hier völlig der gleiche ist, und verweisen auf unsere Ausführungen auf Seite 496. Die Anlegung des Stiftlagers ist bei

Herstellung einer Krone mit Wurzelring insofern einfacher, als der Stift hier von geringerer Länge sein kann und der Wurzelkanal daher nur weniger tief aufgebohrt zu werden braucht. Wir verwenden für die Krone mit Wurzelring Stifte mit folgenden Maßen:

für obere mittlere Schneidezähne Stifte von   7   mm Länge
                                                 1,5   ,, Stärke
für obere seitliche Schneidezähne Stifte von   6   ,, Länge
                                                 1,3   ,, Stärke
für obere und untere Eckzähne Stifte von   8   ,, Länge
                                                 1,8   ,, Stärke.

Bei oberen und unteren Bicuspidaten richtet sich die Länge, Stärke und Form des Stiftes nach den im Einzelfall gegebenen anatomischen Verhältnissen der Wurzel. Auf die Stiftbefestigung bei Molaren werden wir weiter unten eingehen.

δ) **Provisorischer Verschluß fertig präparierter Wurzeln.** Es empfiehlt sich, die zur Aufnahme künstlicher Kronen präparierten Wurzeln während der Zeit der Anfertigung der Kronen gut zu verschließen und zu schützen. Einerseits ist es wichtig, daß die Wurzel selbst sauber gehalten wird, andererseits wird durch einen provisorischen Verschluß das Zahnfleisch von den Wurzelrändern abgedrängt, so daß die Wurzeloberfläche und ihre Ränder nach Entfernung eines Guttapercha-Verschlusses ein übersichtliches klares Bild bieten. Es ist dann leicht und mit voller Sicherheit festzustellen, ob die Wurzel richtig präpariert ist, ob sie auch keine überstehenden Ränder, Vorsprünge oder Stufen aufweist und ob, unter dem Zahnfleischrande verborgen, keine cariös infizierten Stellen oder Reste von Zahnsteinablagerungen zurückblieben.

Es ist von größter Wichtigkeit, sich vor dem Maßnehmen für den Wurzelring und vor dem Adaptieren der Wurzelkappe völlige Sicherheit darüber zu verschaffen, daß die Präparation der

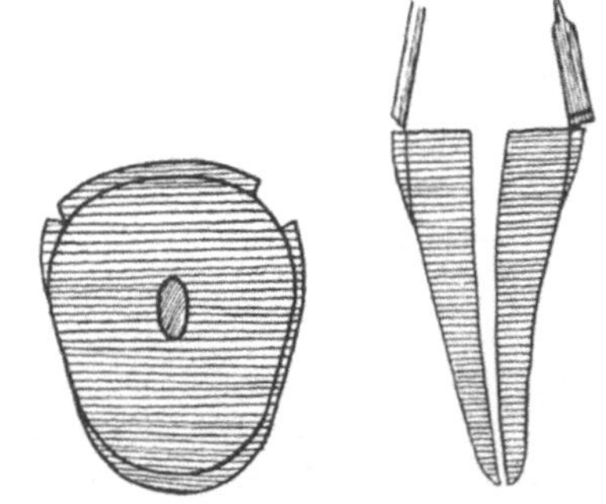

Abb. 117. Ansatzrichtungen des Meißels am Wurzelquerschnitt, links zum Absprengen des Schmelzes an der Schmelzdentingrenze, rechts zur Herstellung der ersten Breschen in den Schmelzüberzug. (Aus Pichler.)

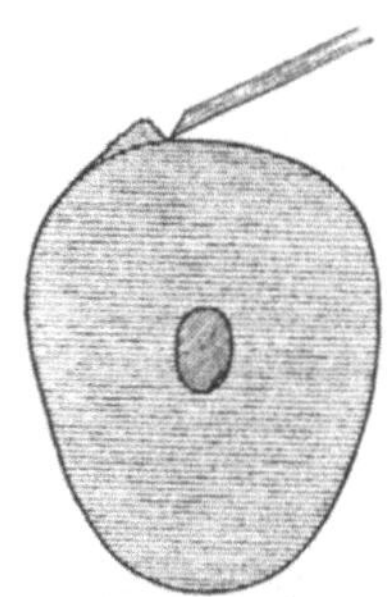

Abb. 118. Abmeißeln kleiner Schmelzreste mit dem quer auf die Längsrichtung der Wurzel tangential zu dieser angesetzten Meißel. (Aus Pichler.)

Wurzeloberfläche und des Wurzelhalses durchaus korrekt ist. Man darf daher den Wert und die Beobachtung eines provisorischen Guttaperchaverbandes nicht unterschätzen. Ein vorsichtiges Zurückdrängen des Zahnfleisches erleichtert zudem die genaue Anpassung des Wurzelringes und der Kappe. Man formt sich die Guttapercha-Verschlüsse aus einer plastischen, ein wenig klebenden Guttapercha in Pilzform, hält die Oberfläche derjenigen Wurzel, die man verschließen will, mit Hilfe einer Watterolle vollkommen trocken, trocknet den erweiterten Wurzelkanal mit dem Heißluftstrom sauber aus und drückt das erwärmte Guttaperchastück mit dem angefeuchteten Zeigefinger in den Kanal und auf die

Fläche des Wurzelquerschnittes. Wenn die Oberfläche der Wurzel, der Kanal und das Guttaperchastück völlig trocken waren, dann bleibt ein derartiger Verschluß sehr fest sitzen und kann oft tagelang getragen werden.

Ein wenig anders verfährt man, wenn man die Wurzel eines Vorderzahnes provisorisch verschließen und dabei zugleich die vorhandene Zahnlücke verdecken will. Man formt sich zu diesem Zweck ein kleines stiftförmiges und ein größeres rundes Guttaperchastück, preßt nach sauberer Austrocknung des Stiftlagers und der Wurzeloberfläche zunächst den etwas erwärmten Guttaperchastift in den Kanal, so daß er einige Millimeter herausragt (Abb. 120). Dann drückt man das runde Guttaperchastück so in die Lücke, daß es dieselbe vollkommen ausfüllt und an beiden Seiten, vorne und hinten die Seitenränder der Nachbarzähne ein wenig umgreift und so an ihnen Halt gewinnt. Ein solcher Verschluß, den man vom Biß freihält, sitzt außerordentlich fest und läßt eine Lücke nur wenig auffallen (Abb. 121). Sind mehrere Wurzeln

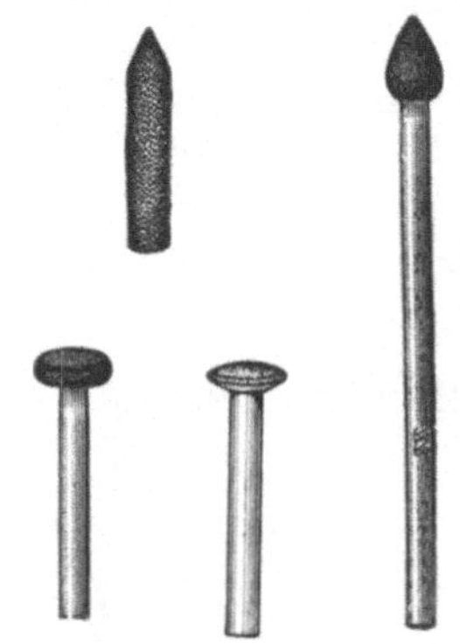

Abb. 119. Zum Glätten des Wurzelhalses geeignete Carborundsteine.

nebeneinander zur Aufnahme künstlicher Kronen präpariert, so kann man in ähnlicher Weise auch für die größere dann entstandene Lücke einen Verschluß herstellen. Man formt sich soviel zapfenförmige Guttaperchastücke, wie Wurzeln vorhanden sind und ein größeres längliches Guttaperchastück, das zum Verschluß

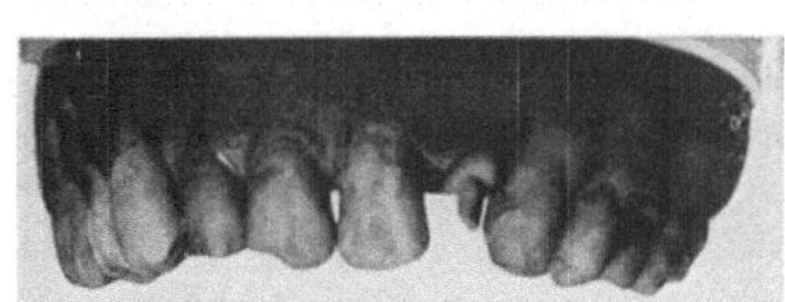

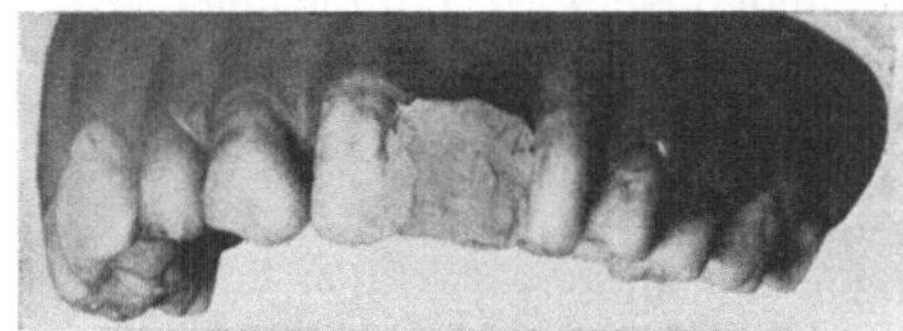

Abb. 120.　　　　　　　　　　　Abb. 121.
Provisorischer Guttaperchaverschluß der Lücke eines einzelnen Frontzahnes.

der ganzen Lücke genügt. Dann trocknet man alle Wurzeln und führt die erwärmten Guttaperchazapfen so in die Kanäle ein, daß sie gut darin haften (Abb. 122), erwärmt und durchknetet das größere Guttaperchastück und drückt es in

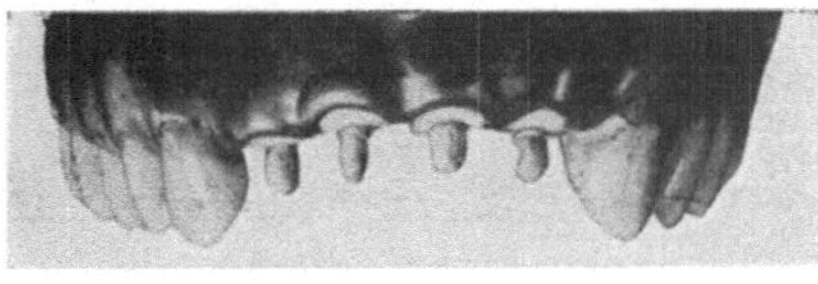

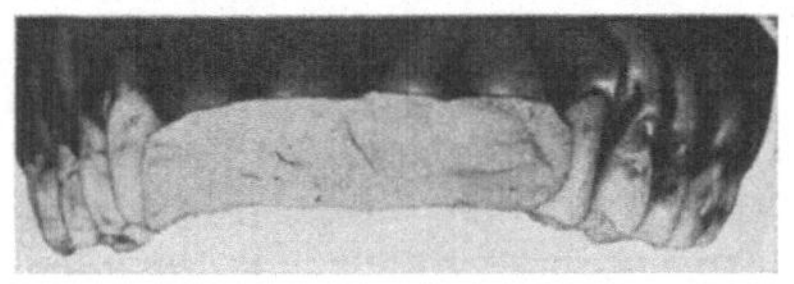

Abb. 122.　　　　　　　　　　　Abb. 123.
Provisorischer Guttaperchaverschuß der Lücken von vier abgetragenen Frontzähnen.

ziemlich weichem Zustande über die trockene Wurzeloberfläche und die aus dem Kanal herausragenden Guttaperchazapfen. Die nunmehr die ganze Lücke ausfüllende Guttapercha wird in einer dem Zahnbogen ähnlichen Form so zurechtgedrückt und modelliert, daß der Biß sie nicht trifft; sie sitzt nach dem Erhärten außerordentlich fest. Ein solcher Verband macht nicht nur das Arbeitsfeld bis zur nächsten Behandlung völlig übersichtlich und bildet einen guten Abschluß für die Wurzeln, sondern hilft dem Patienten zugleich über das unangenehme Aussehen und Gefühl der vorhandenen Lücke hinweg (Abb. 123).

Für zweiwurzelige Prämolaren kann man sich zur Fixierung des Verbandes eines Wurzelplättchens bedienen, durch das die Enden eines U-förmig gebogenen Drahtes gesteckt werden. Der Verschluß wird mit erwärmter Guttapercha auf der Wurzeloberfläche und in den Wurzelkanälen befestigt; die in die Lücke ragende Schlinge wird mit Guttapercha umkleidet. Diese Wurzelplättchen mit U-förmig gebogener Drahtschlinge sind im Handel käuflich zu haben.

Ein anderer Weg, eine Lücke provisorisch auszufüllen, bis der Ersatzzahn angefertigt ist und zugleich das Zahnfleisch kräftig von dem Wurzelrande abzudrängen, ist das Einsetzen eines provisorischen Zahnes in die Lücke. Man hält sich eine größere Zahl von Schneide- und Eckzähnen in verschiedenster Form, Größe und Farbe mit unechtem Stift und Wurzelplatte vorrätig. Hat man von jeder Zahnart 20—30 Stück bereit, so findet man mit ziemlicher Sicherheit darunter einen Zahn, der nach Vornahme kleiner Nachhülfen in die Lücke paßt. Der Wurzelstift muß so dünn sein, daß er sich bequem in den provisorisch aufgebohrten Kanal einführen läßt. Man belegt die nach der Wurzelfläche zugelegene Seite des Wurzelplättchens mit erwärmter Guttapercha, fügt einen dünnen Span Orangeholz in den getrockneten Wurzelkanal und setzt den provisorischen Zahn in die Lücke ein. Die noch weiche Guttapercha drängt das Zahnfleisch kräftig von den Wurzelrändern ab, der Guttapercha-Überschuß wird nach dem Erkalten mit einem scharfen Messerchen abgetragen. Der Patient weiß dem Zahnarzte für ein solches Provisorium, das zugleich alle Zwecke des vorgeschriebenen Guttapercha-Verschlusses erfüllt, großen Dank.

c) Anfertigung des Wurzelgestelles.

α) Das Messen des Wurzelumfanges. Nach beendeter Präparation der Wurzel nimmt man das Ringmaß. Es geschieht dies mit Hilfe einer Schlinge aus feinem Messingdraht, die man mittels des sog. Dentimeters um den Wurzelhals legt und zudreht. Wir haben das Verfahren bei Besprechungen der Herstellung der Goldkrone auf S. 466 beschrieben. Sehr exakt läßt sich die Form und das Maß des Wurzelumfanges für die Anfertigung einer Wurzelkappe mittels eines 2—3 mm breiten, dünnen und sehr weichen Metallstreifens gewinnen. Die Streifen müssen sehr schmiegsam sein. Sie legen sich dann, mit der Pinzette angelegt

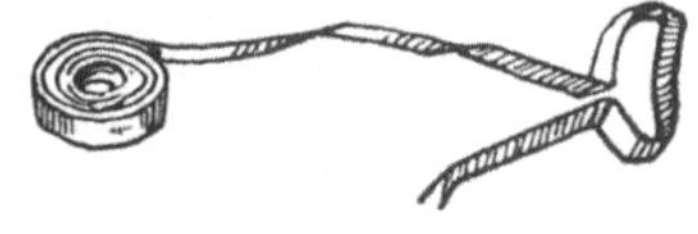

Abb. 124. Dünnes Neusilberband zum Ringmaßnehmen. (Aus Werkenthin.)

und zugepreßt, sehr exakt um den Wurzelhals, geben eine genaues Maß und scharfes Bild der Form des Wurzelumfanges (Abb. 124). Ein Meßinstrument für Neusilberstreifen [Stöne (Abb. 125)], das unter dem Namen „Bandometer Trestoni" in den Handel gebracht wird, bietet den Vorteil einer handlichen Einführung des Bandmaßes an jeder Stelle des Mundes und großer Exaktheit des Maßes selbst. Wenn das 3 mm breite Band sich fest um den Wurzelhals geschlossen hat, sind Ungenauigkeiten, die durch ein Heraufrutschen der Drahtschlinge oder durch ein Erfassen in verschiedener Höhe des Wurzelhalses entstehen können, ausgeschlossen.

β) Herstellung des Wurzelringes. Die Anfertigung des Wurzelringes nach dem Ringmaß geschieht genau so, wie dies auf S. 468 für den Ring der Goldkrone beschrieben und durch Abb. 34 und folgende veranschaulicht ist. Das gewonnene Draht- oder Bandmaß bettet man auf eine Unterlage von weichem Gips, den man glatt streicht. Nach dem Erhärten hebt man das Maß vorsichtig ab und hat nun ein Modell, das genau den Wurzelumfang wiedergibt. Man schneidet das Maß auf und bemißt nach dem gestreckten Band oder Draht einen Streifen weichen 23 kar. Goldbleches von 0,20—0,25 mm Stärke (das wir heute an Stelle des Platinbleches verwenden), der zur Herstellung des Wurzelringes dienen soll. Man schneidet sich den Goldstreifen in der gemessenen Länge in reichlicher Breite ab und biegt den Ring nach dem vom Gipsmodell wiedergegebenen Verlaufe des Maßes. Die Ringenden werden genau einander anliegend zusammen gebracht und mit einem kleinen Stückchen 23 kar. Lotes in der offenen Flamme verlötet. Die Lötstelle wird sauber befeilt, ebenso wird der nach dem Zahnfleischrand hin gelegene Rand des Ringes mit der Feile fein abgeschrägt.

γ) Anpassen des Ringes an die Wurzel. Nun wird der Ring der Wurzel aufprobiert. Die Versuchung liegt nahe, das wiederholte Einprobieren der Ringe, Kappen und Kronen, namentlich bei sehr empfindlichen Patienten, stets unter Anwendung lokaler Anästhesie vorzunehmen. So sehr es unsere Pflicht ist, dem Patienten jede Erleichterung zuteil werden zu lassen, die wir ihm durch Anwendung der heutigen Mittel der Anästhesie verschaffen können, so wenig ratsam ist eine zu häufige Injektion in dieselben Gewebe innerhalb eines kurzen Zeitraumes, da die zu oft wiederholte Infiltration schließlich eine derartige Reizung der Gewebe mit sich bringt, daß die später auftretende Empfindlichkeit und Schmerzhaftigkeit den im Augenblick erzielten Vorteil der Unempfindlichkeit beim Einprobieren der Ringe und Kronen oft illusorisch macht. Es dürfte richtig sein, bei großer Empfindlichkeit der Umgebung der Wurzel beim ersten Anprobieren der Ringe und eventuell noch beim Einsetzen der Kronen eine Injektion zu machen, bei den dazwischen liegenden Anproben aber nach Möglichkeit davon abzusehen. Die Empfindlichkeit der Gewebe ist individuell sehr verschieden. Patienten, deren Zahnsubstanz beim Ausbohren lebender Zähne eine verhältnismäßig geringe Sensibilität zeigt, empfinden oft jeden Eingriff in die nächste Umgebung der Wurzel als außerordentlich schmerzhaft. Wiederum

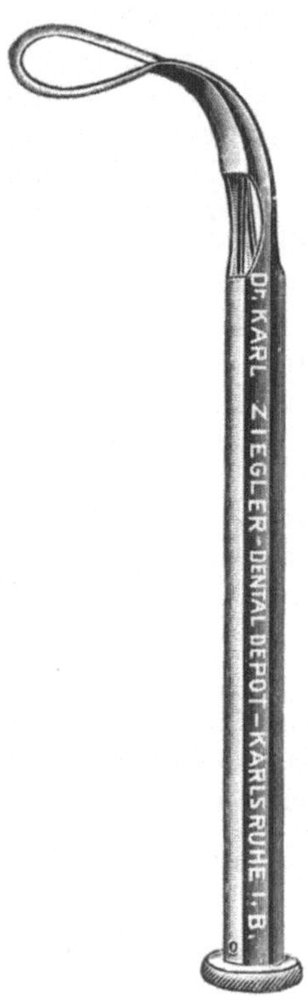

Abb. 125. Bandometer Trestoni.

verhalten sich viele Patienten gegen das Einprobieren der Ringe recht gleichgültig, während ihnen jede Berührung des lebenden Dentins höchst unangenehm ist. Es muß daher die Frage, ob lokale Anästhesie erwünscht und notwendig ist, von Fall zu Fall sorgfältig erwogen und dabei nicht vergessen werden, daß die Exaktheit der Arbeit das Anpassen der Ringe sehr erleichtet. Wir verweisen in dieser Hinsicht auf das auf S. 470 über das Einprobieren eines Kronenringes Gesagte. Zur Anästhesierung der für das Einprobieren des Ringes in Betracht kommenden Zone genügt meist die Injektion einer sehr geringen Flüssigkeitsmenge oder die Einführung der von uns empfohlenen mit Novocain imprägnierten Fäden unter den Zahnfleischrand, die rings um den Wurzelumfang gelegt und an dieser Stelle etwa 10 Minuten belassen werden.

Um den einzuprobierenden Ring auf den Platz hinaufzudrücken, den er später als Bestandteil der Wurzelkappe einnehmen soll, bedient man sich des durch ein zusammengefaltetes Serviettchen geschützten Zeigefingers oder Daumens. Das feine Gefühl, das der Finger auch bei stärkstem Druck für etwa vorhandene Widerstände hat, ist nicht zu ersetzen. Als Hilfsinstrument kann das in Abb. 7 wiedergegebene Instrument nützliche Verwendung finden. Nachhilfen können durch ein leichtes Aushämmern einzelner Stellen des Ringes oder durch eine Verengerung des Ringes durch Ausschneiden und Wiederzusammenlöten erfolgen; doch sollen solche Veränderungen möglichst vermieden werden; sie erübrigen sich auch bei einem nach genauem Maß angefertigten Ringe, der sich in der Regel dem Wurzelumfang fest anschließt und von vornherein einen guten Sitz zeigt.

δ) **Abtragen des Ringes bis zur richtigen Höhe.** Ehe man den Ring hinsichtlich seiner Höhe der Wurzel anpaßt, prüft man nochmals nach, ob diese völlig richtig abgetragen ist, vor allem, ob der Wurzelrand an der Labialseite tief genug unter dem Zahnfleischrand liegt, um zu ermöglichen, daß der Ring völlig vom Zahnfleisch gedeckt wird, damit später der auf der Kappe befestigte künstliche Zahn unmittelbar aus dem Zahnfleisch heraustritt. Man beschneidet den überstehenden Teil des Goldringes und beschleift den oberen Rand mit einem feinen Carborundrädchen, bis seine Höhe genau dem Niveau der Wurzelfläche entspricht. Dann fügt man dem Ringe einen Deckel aus Goldblech von einer Stärke von 0,25 mm und einem Karat auf, das dem Gehalte des Ringes entspricht.

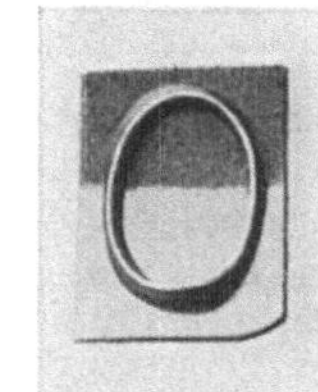

Abb. 126. Das Auflöten des Deckels.

ε) **Auflöten des Deckels.** Das Auflöten des Deckels erfolgt in folgender Weise: Nachdem die Ringränder wie oben beschrieben, mit der Wurzelfläche glatt verlaufend gestaltet sind, wird der Ring sehr vorsichtig von der Wurzel abgehoben, damit er ganz genau die Form des Wurzelumfanges behält. Dann wird derselbe mit dem oberen Rand auf ein 0,25 mm dickes Stück Goldblech gelegt und an einer Stelle durch ein wenig dem Karat des Bleches entsprechendes Goldlot mit diesem verlötet. Nachdem erst eine Stelle verlötet ist, kann man leicht, ohne den Ring zu verbiegen, fortfahren, das Goldblech an den Rand des Ringes anzulegen und Stelle für Stelle mit ihm zu verlöten, bis der Ring ringsum aufgelötet ist, wie dies Abb. 126 zeigt.

ζ) **Aufpassen der Kappe auf die Wurzel.** Das über den Ring überstehende Goldblech wird ausgeschnitten, der Rand ringsum sauber befeilt und die fertige Kappe der Wurzel wieder aufprobiert. Zeigt es sich, daß sich die Kappe noch nicht vollkommen auf ihren Platz herunterdrücken läßt, dann läßt man in das Innere der Kappe etwas flüssiges Wachs laufen und probiert, während dasselbe noch weich ist, die Kappe wieder auf den Wurzelstumpf auf. Es markiert sich nun deutlich diejenige Stelle der Wurzeloberfläche, die es verhindert, die Kappe in die für sie bestimmte Lage zu bringen. Man nimmt mit dem Schleifrad oder einem Bohrer von der betreffenden Stelle des Wurzelquerschnittes etwas fort und probiert die Kappe wieder ein, bis es gelingt, den Ring so tief unter das Zahnfleisch zu drücken, wie dies ursprünglich vorgesehen war. Sollte sich bei sonst korrektem Sitz der Kappe zeigen, daß der Kappenrand oder der Wurzelring an der Lippenseite doch noch über dem Zahnfleischrand sichtbar bleibt, dann schrägt

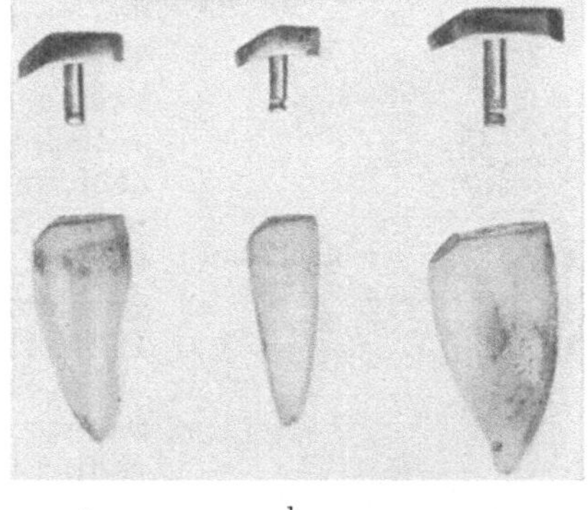

Abb. 127. a Wurzel mit Stiftkappe eines oberen mittleren Schneidezahnes, b eines oberen seitlichen Schneidezahnes, c eines oberen Eckzahnes (sämtlich vergrößert).

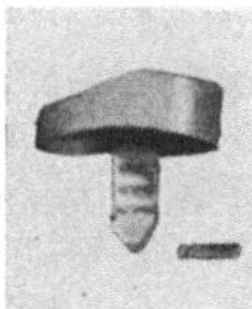

Abb. 128. Wurzelkappe mit schwertförmigem Stift für einen Prämolaren mit seitlich zusammengedrücktem Wurzelkanal (Vergrößert.)

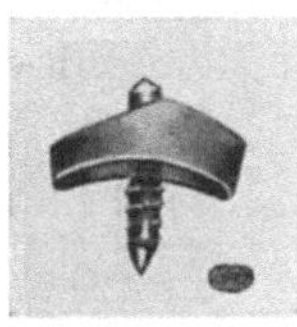

Abb. 129. Wurzelkappe mit ovalem Stift für einen einwurzeligen Prämolaren. (Vergrößert.)

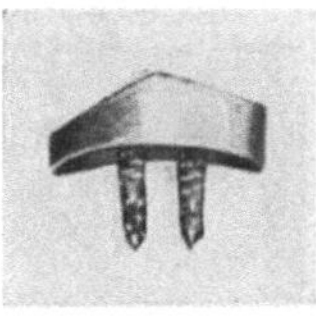

Abb. 130. Wurzelkappe mit zwei Stiften für einen zweiwurzeligen Prämolaren. (Vergrößert.)

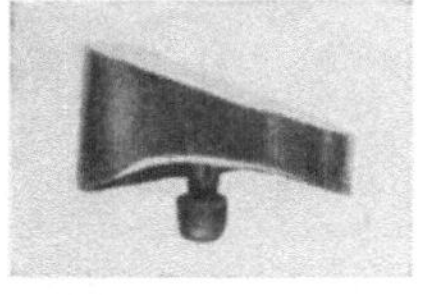

Abb. 131. Wurzelkappe mit kurzem Knopfstift für oberen Molaren. (Vergrößert.)

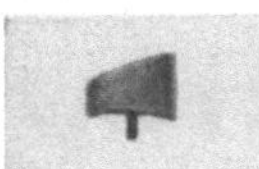

Abb. 132. Wurzelkappe mit kurzem Stift für unteren Schneidezahn.

man die Wurzel unter dieser Stelle noch mehr ab und drückt den Kappenrand sowie den labialen Teil des Wurzelplättchens so weit herunter, bis derselbe völlig unter dem Zahnfleischrand liegt. Man bedient sich hierzu entweder des in Abb. 7 gezeigten Instrumentes oder eines stumpfen Schmelzmessers, das man mit der Schneide quer auf den Rand aufsetzt, hin und her gehen läßt und mit leichten Hammerschlägen antreibt. Man kann vor dieser Nachhilfe den Kappenrand an der betreffenden Stelle durch Schleifen oder Feilen etwas schwächen.

Neben dem eben beschriebenen Verfahren der Herstellung der Wurzelkappen aus einem Ring und einem auf diesem gelöteten Deckel gibt es verschiedene andere Methoden. So hat man Wurzelkappen aus einem Stück gestanzt und neuerdings auch Kappen mittels des Gußverfahrens hergestellt.

η) **Maße des Wurzelstiftes**[1]. Wir besprachen bereits bei der Herrichtung der Stiftlager die Stärke und Länge der bei Kronen mit Wurzelring zur Verwendung kommenden Stifte (Abb. 103). Man kann den Stiften für obere mittlere Schneidezähne eine Länge von 7 mm, eine Stärke von 1,5 mm, denjenigen oberer seitlicher Schneidezähne eine Länge von 6 mm, eine Stärke von 1,3 mm geben und die Stifte der Eckzähne normalerweise mit einer Länge von 8 mm, mit einer Stärke von 1,8 mm bemessen. Je nach der Stärke und Länge der Wurzel und der durch sie für die Aufbohrung des Wurzelkanales gegebenen Möglichkeit, sowie nach der zu erwartenden Belastung der künstlichen Krone und dem im Verhältnis zu ihr bereits durch die Kappe gegebenen Halt wird man von den vorstehend gegebenen Normen nach oben oder unten hin abweichen. Die Stifte zur Befestigung von Wurzelkappen auf Bicuspidaten sind nach Form und Größe völlig nach den im einzelnen Falle vorliegenden anatomischen Verhältnissen zu wählen. Da wir bei einwurzeligen zweiten Bicuspidaten im Oberkiefer zumeist eine seitlich zusammengedrückte Wurzel und einen scheidenförmigen Wurzelkanal vorfinden, muß die Erweiterung desselben zur Aufnahme des Wurzelstiftes diese Grundform beibehalten und ein schwertförmiger Stift gewählt werden (Abb. 128). Auch für die unteren Bicuspidaten können seitlich ein wenig flach gehämmerte Stifte Verwendung finden (Abb. 129), während zweiwurzelige erste obere Bicuspidaten mit zwei dünnen Stiften versehen werden (Abb. 130). Wenn obere Molaren mit Wurzelringkronen versehen werden sollen, ist es oft recht schwierig, Stifte in mehrere Wurzeln einzulassen. Man gewinnt hier dadurch den erforder-

---

[1] Wir verweisen auf die eingehendere Besprechung der Stiftverankerung im Kapitel „Brückenarbeit".

lichen Halt für die Krone, daß man den gaumenwärts gelegenen Teil des Stumpfes so hoch stehen läßt, wie es die Raumverhältnisse mit Rücksicht auf den Biß und die Anlegung des Stiftlagers für die Krampons des an der Wangenseite anzubringenden Porzellans zulassen. Eine über einen so hoch hervorragenden, an der Innenseite mit Unterschnitten versehenen Stumpf greifende Kappe bedarf nur eines kurzen in das Cavum pulpae eingreifenden knopfförmigen Stiftes, um einen genügend festen Halt zu gewinnen (Abb. 131). Für solche Bicuspidaten und Molaren, bei denen eine Aufbohrung der Wurzel zur Schaffung von Stiftlagern gefährlich erscheint, ist eine Befestigung der Wurzelkappen durch gegossene Zapfen zu empfehlen, eine von uns vor Jahren angegebene Methode, auf die wir weiter unten näher eingehen werden. In vielen Fällen wird man statt der Molarenkrone mit Wurzelring und einzementiertem Porzellanzahn mit Vorteil die einfache Goldkrone mit eingelassener Porzellanfüllung verwenden, wie wir sie auf S. 487ff. beschrieben haben. Für die Überkappung unterer Molaren kommt in der Regel nur die einfache Goldkrone mit starkem gegossenem Deckel in Betracht.

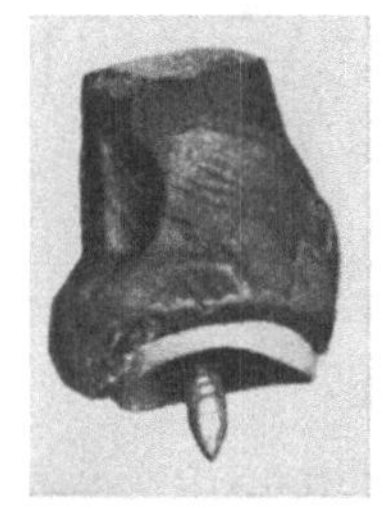

Abb. 133. Wurzelkappe und Stift im Munde durch Abdruckmasse verbunden.

Besonders Vorsicht ist geboten, wenn es sich darum handelt, in die Wurzel eines unteren Schneidezahnes einen Stift zu versenken. Da das Profil der Wurzeln dieser Zähne sehr schmal ist, kann sich beim Aufbohren des Stiftlagers sehr leicht eine Verletzung der Wurzelwandungen ereignen. Man beugt dieser Gefahr vor, indem man hier einen ganz dünnen nadelförmigen Stift verwendet, das Lager für denselben sehr vorsichtig, höchstens 3—4 mm tief aufbohrt und den Halt für die Krone dadurch verstärkt, daß man den zungenwärts gelegenen Teil des Stumpfes ziemlich hoch stehen läßt und mit entsprechend hoher Kappe erfaßt (Abb. 132).

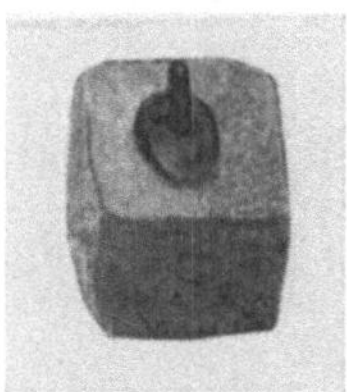

Abb. 134. Wurzelkappe und Stift zum Löten eingebettet.

ϑ) Bei der Einlötung der Stifte in die Kappe verfährt man folgendermaßen: Man bringt die Kappe auf die Wurzel und drückt den Deckel fest auf die Wurzeloberfläche, dann durchlocht man den Deckel der Kappe an derjenigen Stelle, an der sich beim festen Andrücken desselben an die Wurzeloberfläche der Eingang in das Stiftlager markiert und steckt den oder die Stifte hindurch. Dann nimmt man mit einem Stück erwärmter Stentsmasse einen kleinen Abdruck von der Kappe und dem herausragenden freien Stiftende, kühlt die Stentsmasse durch Aufspritzen kalten Wassers ab, fügt dem aus dem Munde herausgenommenen Abdruck Kappe und Stift ein (Abb. 133) und fertigt ein kleines Modell aus Sand und Gips an, auf dem sich die Teile in der richtigen Stellung befinden (Abb. 134). Kappe und Stift werden alsdann durch Lötung miteinander verbunden, das fertige Gestell sauber ausgearbeitet und im Munde einprobiert.

Der Sitz der Kappe auf der Wurzel muß vor dem Einlöten der Stifte so sorgfältig kontrolliert werden, daß bei dem Einprobieren des fertigen Gestelles nur noch durch den Stift bedingte Widerstände zu beseitigen sein können. Jedes Biegen des Stiftes sollte vermieden werden. Zeigt es sich wirklich einmal, daß die Stiftkappe nicht auf die Wurzel paßt, für die sie angefertigt ist, so soll man lieber einen Schritt zurückgehen, indem man den Stift loslötet, Stift und Kappe wieder an ihren Platz bringt, erneut Abdruck nimmt und beide Teile nochmals zusammenlötet, als daß man durch Biegen oder Feilen an der Kappe oder durch Schleifen oder Bohren an der Wurzel die vielleicht in unrichtiger Stellung zusammengelötete Stiftkappe passend zu machen sucht. Nur auf einer ganz exakt passenden Kappe darf sich die weitere Arbeit, das Aufschleifen des Zahnes und der Aufbau des Kronenkörpers vollziehen.

ι) Ehe wir uns diesem Arbeitsabschnitt zuwenden, ist das bereits erwähnte

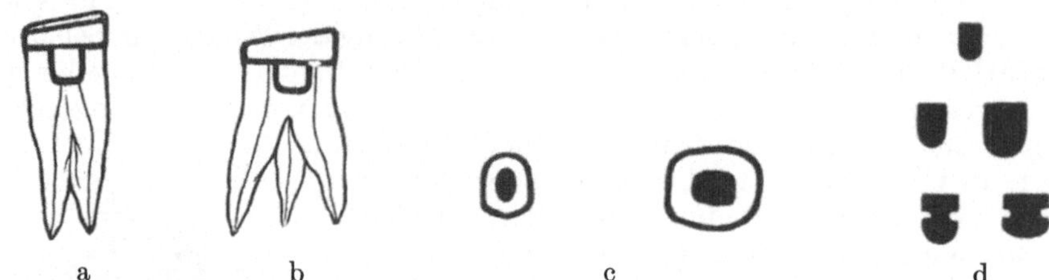

a   b   c   d

Abb. 135. Kappen mit gegossenem Zapfen.
a Längsschnitt durch einen Prämolaren mit solcher Kappe, b Längsschnitt durch einen Molaren mit solcher Kappe, c Querschnitt durch Wurzel, Ring und Zapfen, d Form und Größe der Zapfen.

Verfahren, die Kappen statt mit Stiften mit gegossenen Zapfen zu versehen, zu beschreiben. Wir wiederholen, daß die Verwendung gegossener Zapfen in solchen Fällen indiziert und von Nutzen ist, in denen sich ein tieferes Vordringen in die Wurzel zur Anlage eines Stiftlagers verbietet. Der Verlauf ihrer Herstellung ist folgender: Die Kappen werden gleich denen, die mit Stiften versehen werden sollen, recht genau schließend und fest auf dem Wurzelstumpf sitzend angefertigt. Dann wird in dem oberen Teil des Wurzelkanals das Lager für den Zapfen angelegt. Die Form des Querschnittes solcher Lager ist, schematisch gezeichnet, in nebenstehenden Abbildungen (135 a, b, c) wiedergegeben. Die Zapfen brauchen nicht tiefer als in den Kopfteil des Cavum pulpae einzugreifen, es genügt, die Lager wenige Millimeter tief anzulegen. Die Länge der Zapfen im richtigen Verhältnis zur Länge der Wurzeln wird durch die nebenstehenden Längsschnitte veranschaulicht. Abb. 135a zeigt den schematisch gezeichneten

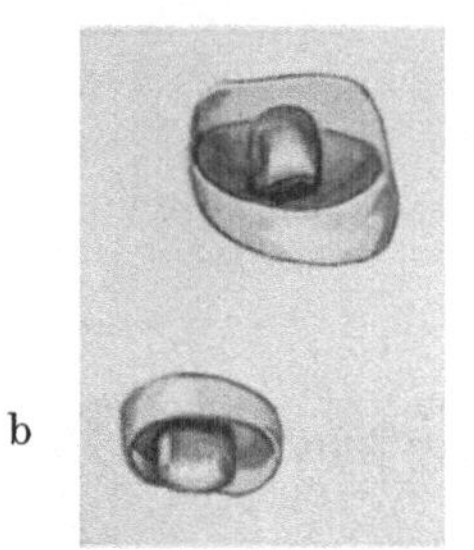

Abb. 136. Wurzelkappe mit gegossenem Zapfen.
a für Molaren, b für Prämolaren.

Längsschnitt eines zweiwurzeligen Bicuspidaten, Abb. 135b denselben eines Molaren. Es kommt darauf an, daß die Lager nach unten hin nirgends unter sich gehen, so daß sich die Stentsform für den Zapfen unverzogen herausheben und der gegossene Zapfen gut hineinfügen läßt. Die Deckel der Kappen, die mit Gußzapfen versehen werden sollen, erhalten genau dem Querschnitt und der Lage des Zapfenlagers entsprechende Öffnungen (Abb. 135c), dann wird das Lager gut eingefettet, die Kappe aufgesetzt und ein Stück erwärmte Stentsmasse fest auf die Kappe gepreßt, so daß die weiche Masse das Stiftlager vollkommen ausfüllt und die Kappe bedeckt. Durch Aufspritzen kalten Wassers bringt man die Stentsmasse zum Erhärten und hebt dann die Kappe mit dem Stentszapfen ganz vorsichtig ab, damit ein Verziehen desselben vermieden bleibt. Die Kappe mit der Stentsmasse wird in Gips eingebettet, die Stentsmasse wieder erwärmt und sauber entfernt; die Gipsform eingefettet und in Verbindung mit der Kappe mit einem für das Gußverfahren geeigneten Wachs gefüllt. Dann hebt man die Kappe mit dem Wachszapfen ab und ersetzt den letzteren mittels des Gußverfahrens durch einen gegossenen Goldzapfen. Durch eine saubere Ausführung der Durchlochung der Kappe und eine starke Erhitzung des eingebetteten Objektes ist dafür zu sorgen, daß das Gold des Gußzapfens sich fest mit der Kappe verbindet; eventuell muß eine nachträgliche Lötung vorgenommen werden.

Trebitsch weist auf die Möglichkeit hin, unter Benutzung von Cadmium das ganze Wurzelgestell der Richmondkrone auf einmal zu gießen, indem man das ganze Gerüst aus Cadmium herstellt und weiterhin beim Guß wie ein Wachsmodell behandelt. Das Cadmium verflüchtet sich in der Hitze und läßt so die Hohlform zurück.

Die fertige Kappe mit dem Zapfen wird der Wurzel aufprobiert. Nachdem etwaige Widerstände beseitigt sind, paßt sie so genau auf ihre Wurzel, wie etwa ein Druckknopf in seine Fassung und bietet als Kronenbasis einen sehr starken Halt. Man kann den Gußzapfen mit einem radförmigen Bohrer unterschneiden

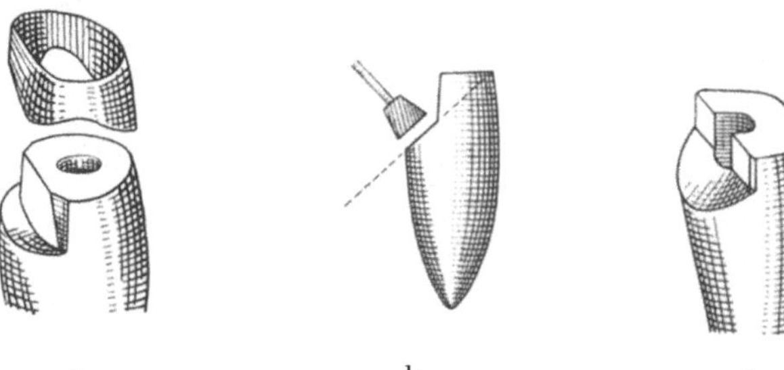

a   b   c

Abb. 137. Stumpfpräparation bei „verdeckter Richmondkrone" nach Schwarz.

(Abb. 135d) und ebenso das Zapfenlager in der Wurzel mit Unterschnitten versehen. Abb. 136 zeigt Wurzelkappen mit eingegossenen Stiften für einen Bicuspidaten und einen Molaren. Die fertige Kappe, gleichviel ob mit Stift oder Zapfen versehen, wird auf die Wurzel gesetzt und nochmals auf ihren Sitz hin geprüft.

Mannigfache Vorschläge zu besonderer Formung des Wurzelstumpfes und entsprechender Konstruktion des Wurzelgestelles finden sich in der Literatur. Schwarz präpariert den Stumpf mit labialer Stufenbildung. Die Abbildung 137a zeigt die Herrichtung des Zahnstumpfes und die Art des zur Verwendung kommenden Kronenringes. Neuerdings legt Schwarz die Stufe schräg an, wie dies aus Abb. 137 b und c ersichtlich ist. Es geschieht dies, um das Anpassen der Facette zu erleichtern. Die Stufe kann bis zum Kanallumen vergrößert werden (Abb. 137c). Schwarz empfiehlt zur Erhöhung der Festigkeit des Wurzelgestells die Kappe für den Stumpf nach einem Amalgammodell herzustellen und zu gießen.

Vest [1] beschreibt die auch von Schröder und von Fritsch erwähnte Stiftkrone mit ogivaler, d. i. spitzbogenförmiger Wurzelkappe, von der er sagt, daß sie alle Vorteile der Richmondkrone aufweise, ohne deren Nachteile zu besitzen.

Über die Stumpfpräparation und Herstellung des Wurzelgestelles sagt Vest das folgende:

„Nachdem der Wurzelkanal versorgt ist, wird der Wurzelstumpf zu einer ogivalen Kuppel umgeformt, deren Scheitel über dem Wurzelkanal liegt. Labial und lingual reichen die Kuppelflächen etwas weiter apikalwärts als approximal, entsprechend dem Verlauf der Gingivallinie. Die Kuppelbasis ist gegen die Wurzelwandungen scharf abzugrenzen und soll sowohl am Zahn als auch am Modell deutlich sichtbar sein. Es empfiehlt sich des-

---

[1] Vest: Die cervicale Grenze der Kronenarbeiten (Schweiz. Mschr. Zahnheilk. **1926**).

halb, mit einer Einlage aus Baseplateguttapercha in Verbindung mit einer provisorischen Stiftkrone die Gingiva bis zum Taschenboden von der Wurzeloberfläche abzudrängen, sofern der cervicale Rand der Kappe unterhalb des Zahnfleischrandes liegen soll. Die Präparation des Wurzelstumpfes erfolgt ausschließlich mit kleinen, radförmigen Steinen von 2—4 mm Durchmesser und mit feinen Steinspitzen,

Je nach dem Zustand des natürlichen Kronenrestes läßt sich die ogivale Kuppel hoch oder weniger hoch (Abb. 138) schleifen. Je höher sie ist, umso fester sitzt später die Stiftkrone. Bei Brückenpfeilern wird man sie deshalb stets so hoch wie möglich präparieren und besonders bei Bicuspidaten möglichst viel vom Stumpf erhalten.

Um das Aufschleifen stark gewölbter Porzellanfacetten oder Porzellankronen zu erleichtern, ist es mitunter angezeigt, die labiale Kuppelwölbung etwas steiler zu formen, so

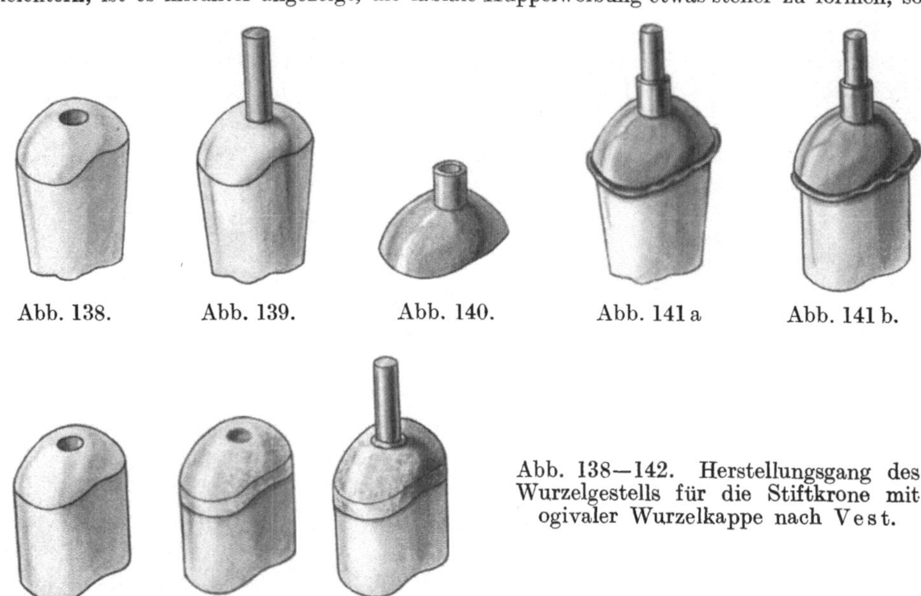

Abb. 138.   Abb. 139.   Abb. 140.   Abb. 141 a   Abb. 141 b.

Abb. 138—142. Herstellungsgang des Wurzelgestells für die Stiftkrone mit ogivaler Wurzelkappe nach Vest.

Abb. 142 a.   Abb. 142 b.   Abb. 142 c.

daß unmittelbar über der Basis eine kleine Abschrägung zentripetal verläuft. Bei besonders tiefem Biß ist diese Maßnahme oft auf der oralen Kuppelseite notwendig, mitunter gleichzeitig labial und oral.

Liegt der Boden der Zahnfleischtasche über der Schmelzzementgrenze, so bleibt der cervicale Schmelzwulst erhalten, liegt der Taschenboden dagegen an oder unter der Schmelzzementgrenze, so wird der Schmelzwulst weggeschliffen.

Hierauf wird der Wurzelkanal zwecks Aufnahme eines Stiftes von genügender Dicke erweitert, der Stift hineingesteckt, so daß er im Wurzelkanal festsitzt. Das Teilstück des Stiftes im Wurzelkanal soll — nach allgemein gültiger Regel — länger sein als die Krone, welche es zu tragen hat. Das Teilstück des Stiftes außerhalb des Wurzelkanals ist so lang wie möglich zu halten, doch darf es bei der Okklusion nicht stören. Meist wird es einige Millimeter über den Kanaleingang herausragen (Abb. 139).

Der Abdruck der ogivalen Kuppel verlangt Sorgfalt. Von seiner Genauigkeit hängt der Erfolg der Arbeit ab. Gute Dienste leisten dabei Abdrucklöffel aus Messingblech, wie sie Abb. 140 zeigt. Man stanzt eine kleine Scheibe aus Kupferblech, 0,20 mm dick, ebenfalls zu ogivaler Kuppelform. Sie soll etwas breiter und höher sein als die Wurzelkuppel, deren Abdruck man wünscht, sich aber auf diese legen lassen, ohne mit den Nachbarzähnen zu kollidieren.

In die Mitte des Löffelchens wird ein Loch gebohrt und über diese Öffnung, von der konvexen Seite, ein Röhrchen von etwa 3 mm Länge aufgelötet. Öffnung und Röhrchen sollen weiter sein als die Dicke des Stiftes, welcher aus dem Wurzelkanal herausragt, so daß sich Löffelchen und Röhrchen leicht über den Stift schieben lassen.

Ist dies der Fall, so füllt man das Löffelchen mit Kerr-Abdruckmasse, erweicht dieselbe und stülpt das Löffelchen auf den Wurzelstift und drückt es apikalwärts, so daß die Abdruckmasse über die Wurzelkappe gepreßt wird. Die Kerrmasse drängt dabei den Zahnfleischrand beiseite, so daß auch die Kuppelbasis, ja selbst ein kleines Stück des Wurzelumfanges unterhalb der Kuppelbasis im Abdruck erscheint. Für eine zentrische Führung des Löffelchens sorgt das aufgelötete Röhrchen (Abb. 141a).

Dasselbe füllt sich beim Abdrucknehmen ebenfalls mit Kerrmasse, wodurch Wurzelstift und Löffelchen fest miteinander verbunden werden. Immerhin soll der Wurzelstift etwa 2 mm aus dem Röhrchen herausragen, wenn das Löffelchen seine Abdruckendlage erreicht hat. Schließlich ist die Abdruckmasse mit dem Kaltwasserstrahl zu härten, worauf sich Stift und Abdrucklöffelchen gleichzeitig entfernen lassen.

Der Kanalteil des Wurzelstiftes wird hierauf mit einer dünnen Wachsschicht überzogen. Dabei ist zu vermeiden, daß Wachs auf die Kerrmasse gelangt. Nun wird der Abdruck der Wurzelkuppel mit Harwardzement ausgefüllt, und dieses auch so um den gewachsten Stift herumgebaut, daß eine zahnwurzelähnliche Zementform entsteht (Abb. 141b). Dabei ist es ratsam, die Stiftspitze unbedeckt zu lassen, um später die Stiftkrone leichter vom Arbeitsmodell abheben zu können. Sobald die Zementwurzel hart ist, läßt sich durch leichtes Erwärmen das Abdrucklöffelchen abheben und der Stift herausziehen (Abb. 142a). Über die ogivale Kuppel der Zementwurzel stanzt man nun eine Wurzelkappe aus 24karätigem Gold, 0,1—0,12 mm dick, und zwar so, daß die Kappenränder die Kuppelbasis 0,3—0,5 mm überlappen (Abb. 142b). Durch ein zentrales Loch in der Kappenfolie wird der Wurzelstift in die Zementwurzel gesteckt, Stift und Folie mit Klebwachs vereinigt, abgehoben und mit 22karätigem Goldlot verlötet (Abb. 142c)".

Auf das fertige Gestell des Stiftzahnes mit ovigaler Wurzelkappe kann eine Goslee- oder Daviskrone, eine Krampon- oder Einstiftfacette aufgeschliffen und in einer gegossenen Fassung befestigt werden.

B. Zweiter Abschnitt der Herstellung des Stiftzahnes.

Der Aufbau des Kronenkörpers.

Wir haben bislang die Herstellung sowohl des einfachen Stiftzahnes wie diejenige der Wurzelbandkrone bis zu demjenigen Punkte des Arbeitsverlaufes verfolgt, bis zu welchem wesentliche Unterschiede in dem Herstellungsgange bestehen. Von der Fertigstellung des Wurzelgestelles ab ist der weitere Arbeitsverlauf bei beiden Stiftzahnarten derselbe. Es handelt sich nunmehr darum, auf das Wurzelgestell einen Porzellanzahn aufzuschleifen, diesen mit dem Gestell zu verbinden und dadurch den Kronenkörper entstehen zu lassen.

Nachdem man sich von dem einwandfreien Sitz der Wurzelkappe oder des einfachen Stiftzahngestelles überzeugt hat, nimmt man einen Abdruck vom Ober- und Unterkiefer, während sich das Gestell auf der Wurzel befindet. Die beiden Positivmodelle, auf deren einem das Gestell in der ihm zukommenden Position sitzt, werden zur Ermittlung des normalen Zusammenbisses miteinander verglichen, eventuell in einen Artikulator eingegipst. Ist die richtige Artikulation nicht ohne weiteres erkennbar, so muß zuvor mit Hilfe einer Wachsschablone der Biß im Munde festgehalten werden. Alsdann wird der Porzellanzahn, der Verwendung finden soll, gewählt und aufgeschliffen (Abb. 143).

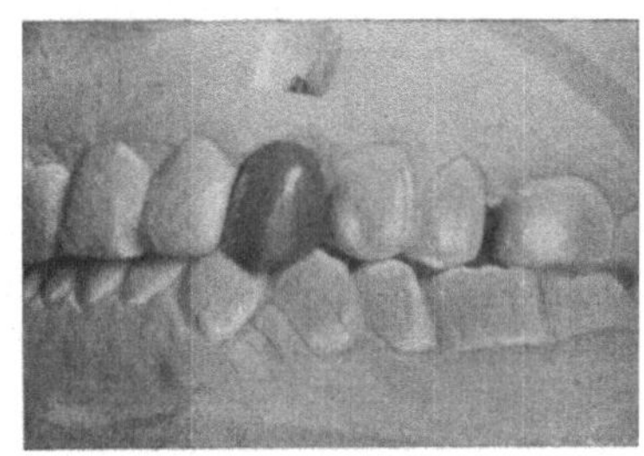

Abb. 143. Modell mit aufgeschliffenem Zahn.

1. Befestigung des künstlichen Zahnes in einem gegossenen Kronenkörper durch Einzementierung.

Zur Befestigung des Porzellanzahnes auf dem Wurzelgestell ist im Laufe der Zeit eine ganze Reihe von Methoden zur Anwendung gekommen. Unter diesen findet das Verfahren des Einzementierens in einen gegossenen

Kronenkörper heute so allgemeine Anwendung, daß andere Methoden eigentlich nur noch in Ausnahmefällen, d. h. dann in Betracht kommen, wenn die
Raumverhältnisse sehr beschränkt sind. Es muß nämlich, wenn die Zähne
in einen gegossenen Kronenkörper einzementiert werden sollen, für die Anlage
der Stiftkammer, die die Krampons und das Zement aufnimmt, genügend
Raum vorhanden sein. Die Krampons dürfen nicht dem Wurzelplättchen
aufliegen; es muß zwischen ihnen und diesem genügender Raum für eine Goldschicht bleiben; ebenso darf der Biß der Gegenzähne nicht auf die Krampons

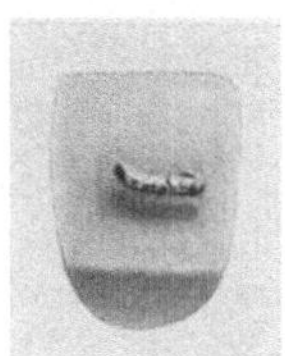 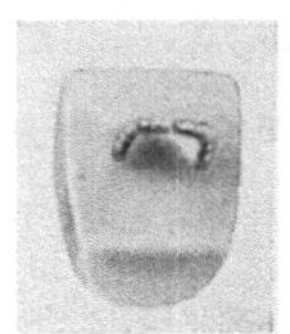 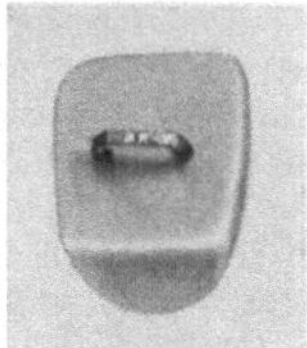

Abb. 144.   Abb. 145.   Abb. 146.
Die Biegung der Krampons.

auftreffen, sondern muß den für die Modellierung und den Guß des Kronen-
rückens bzw. -körpers erforderlichen Raum lassen. Um den im einzelnen Falle
gegebenen Raumverhältnissen in dieser Beziehung gerecht werden zu können,
ist bei der Wahl des Porzellanzahnes auf seine Dicke und auf die Stellung der
Krampons zu achten.

Ein Vorteil der Methode des Einzementierens liegt neben anderen wesentlichen Vorzügen des Verfahrens darin, daß sich alle Flachzähne mit Stiften
und Knopfkrampons, auch Zahnfleischzähne, zum Einzementieren eignen,

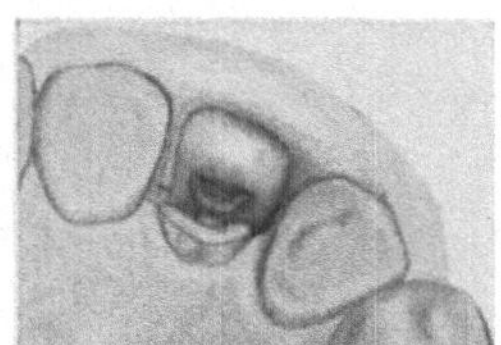 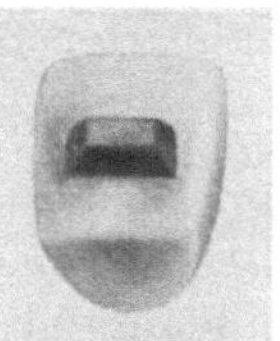

Abb. 147. Aufgeschliffener Zahn durch   Abb. 148. Umhüllung der Krampons mit
einen Gipsvorguß auf dem Modell in der   Stentsmasse zwecks Anlage der Stiftkammer
ihm zukommenden Stellung gehalten.   im Kronenkörper.

daß also der Zahnarzt bei der Auswahl der Zähne für seine Kronen- und Brückenarbeiten nicht auf einen beschränkten Vorrat einer Spezialform angewiesen
ist, sondern daß er aus seinem Zahnvorrat wählen kann, was ihm für den
Einzelfall besonders passend erscheint. Trotzdem ist es oft schwierig, einen
Zahn zu finden, der sich hinsichtlich seiner Farbe, Form, Stärke des Körpers
und Stellung der Krampons vollkommen für das Verfahren des Einzementierens
eignet.

a) Bedeutung der Raumverhältnisse für die Anwendung des
Verfahrens. Um die Befestigung des Porzellanzahnes durch das Verfahren
des Einzementierens bewirken zu können, müssen günstige Raumverhältnisse
gegeben sein. Es ist erforderlich, daß zwischen der Wurzelkappe und der Bißkante der Gegenzähne Platz genug für die Anlage der Stiftkammer oder der
Stiftlager und für eine hinreichend starke Goldschicht vorhanden ist. Wenn
der Raum beengt ist, müssen die Stifte der Porzellanzähne durch Biegen den
gegebenen Raumverhältnissen angepaßt werden.

b) Biegen der Stifte. Die Stiftchen werden zunächst platt gedrückt, gerauht und so zueinander gebogen, daß ihre Enden sich berühren (Abb. 144). Zeigt sich beim Aufschleifen des Zahnes, daß die Stiftchen der Kappe zu nahe liegen, so müssen sie nach oben (Abb. 145), umgekehrt, wenn sie vom Biß getroffen werden, nach unten gebogen werden (Abb. 146). Der fertig aufgeschliffene Zahn wird mit Hartwachs auf der Kappe befestigt und im Munde einprobiert. Zeigt der Zahn einen völlig richtigen Sitz und ist gegenüber dem Biß Raum genug für eine genügend starke Goldschicht zum Auftragen und zum Aufbau des Kronenkörpers, so wird die Stellung des Zahnes auf dem Modell durch einen Gegenguß festgehalten (Abb. 147).

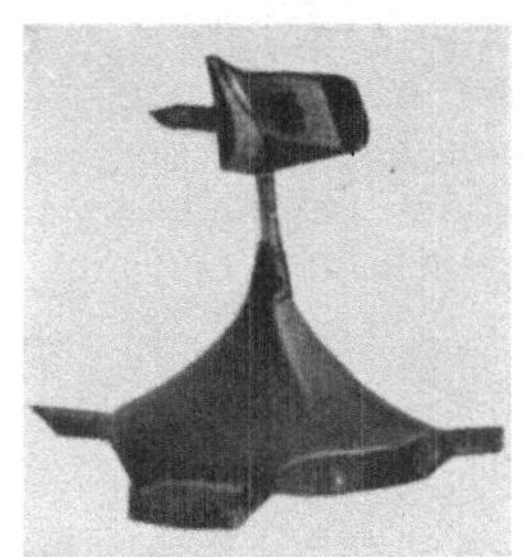

Abb. 149. Auf dem Wurzelgestell aus Gußwachs modellierter Körper eines seitlichen Schneidezahnes auf dem Gußkonus.

c) Anlage der Stiftkammer. Nun werden die Krampons mit einer kastenförmigen Umhüllung aus Stents oder ähnlicher Masse versehen, die die Form der im Kronenkörper für die Aufnahme der Krampons bestimmten Kammer abgibt. Es wird vielfach der Fehler gemacht, diese Kammer zu weit anzulegen, indem man den Stentsblock um die Krampons zu groß modelliert. Es empfiehlt sich, denselben so knapp wie möglich und zugleich scharfkantig zu gestalten. Die Krampons und das Zement, das sie umgibt, finden einen viel besseren Halt in einer engen Kammer, zudem sind die Wände einer solchen naturgemäß stärker und erlauben es, vor dem Einzementieren des Zahnes tiefere Unterschnitte anzulegen, als die dünnen Wände einer großen Kammer. Die Stentsumkleidung der Krampons wird so modelliert, daß sie sich in der Richtung vom Zahnrücken fort etwas verjüngt (Abb. 148).

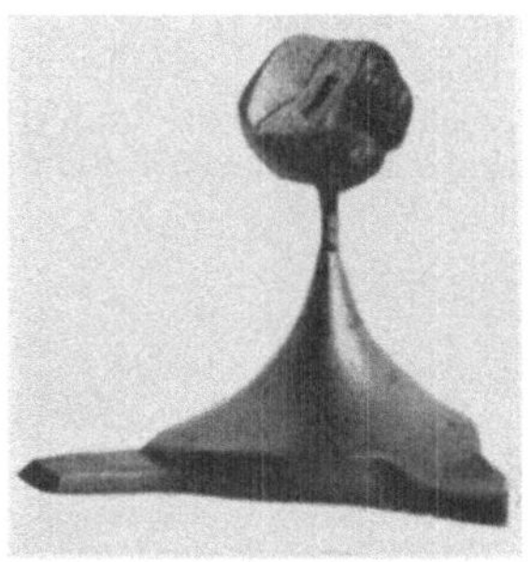

Abb. 150. Auf dem Wurzelgestell aus Gußwachs modellierter Körper eines Molaren auf dem Gußkonus.

d) Anlage von röhrenförmigen Stiftlagern. Neben diesem Verfahren, das für die umgebogenen Krampons des künstlichen Zahnes eine Kammer im gegossenen Kronenkörper herstellt, findet eine andere Methode vielfach Anwendung, die den Stiftchen Aufnahme in röhrenförmige Lager gewährt, die genau den Dimensionen der Stiftchen entsprechen.

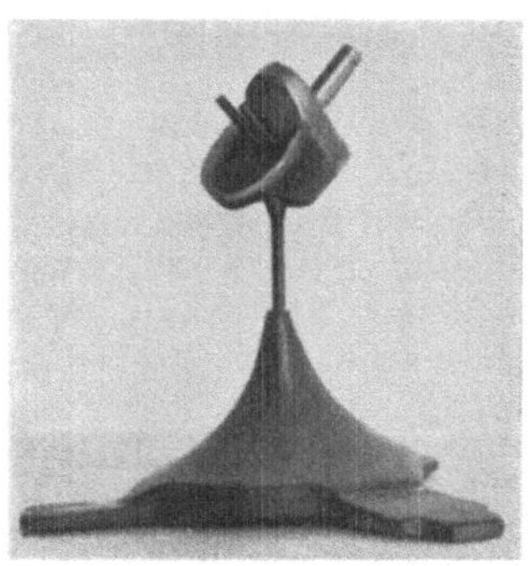

Abb. 151. Auf dem Wurzelgestell aus Gußwachs modellierter Körper eines Prämolaren mit röhrenförmigen Stiftlagern in die Graphitstifte eingeführt sind.

Diese müssen in ihrem Verlaufe genau parallel gerichtet sein, können aber den Raumverhältnissen entsprechend schräg nach oben oder unten geneigt werden, je nachdem, wie es der Biß und die Kappe erforderlich machen. Die Lager werden für den Guß dadurch offen gehalten, daß man in die aus Gußwachs modellierten Kronenkörper an diejenigen Stellen, an denen die Krampons in das Wachs hineinragten, Graphitstifte einführt.

e) **Das Modellieren des Kronenkörpers.** Nachdem der Rücken des Zahnes einschließlich der kleinen Stentsform eingefettet ist, wird der Zahn mit Hilfe des Gegengusses in der richtigen Stellung zu der Kappe auf dem Modell festgehalten und nun der Körper bzw. Rücken des Zahnes aus einem für das Gußverfahren geeigneten Wachs aufgebaut und der natürlichen Zahnform und dem Biß der Gegenzähne entsprechend modelliert. Hierauf wird das Kronengestell mit der Wachsform vorsichtig vom Modell abgehoben, der künstliche Zahn herausgenommen und die zu gießende Krone auf den Gußkonus gesetzt (Abb. 149—151).

Trebitsch empfiehlt bei der Einbettung Cadmiumgußstifte zu verwenden, eine Methode, die zweifellos gewisse Vorteile bietet. Die Stifte brauchen nach dem Erhärten der Einbettungsmasse nicht aus der Gußform herausgezogen zu werden, da das Metall mit dem Wachs herausschmilzt. Hierdurch ist jede Gefahr der Beschädigung der Gußform, die sonst beim Herausziehen des Stiftes droht, ausgeschaltet.

f) **Das Einbetten des aus Wachs modellierten Kronenkörpers.** Man trägt Einbettungsmasse in dünner Konsistenz mit dem Pinsel auf das Wachsmodell der Krone auf, nachdem man die Oberfläche desselben da, wo die eingefettete Rückseite des künstlichen Zahnes ihr anlag, mit Alkohol abgewaschen hat. Ist die Einbettungsmasse auf die ganze Oberfläche der Wachskrone, insbesondere in alle Vertiefungen gebracht, dann versenkt man die Krone in die Gußcuvette. Dieses Versenken des Wachsmodelles in die Einbettungsmasse hat mit großer Vorsicht zu geschehen, damit die Masse überall in die Form, vor allem auch in die für die Krampons bestimmte Kammer eindringt. Wenn dies nicht geschieht, sondern hohle Stellen bleiben, füllen diese sich beim Gießen mit Gold und es wird eine umständliche Nacharbeit nötig, wenn nicht gar der Guß als mißlungen gelten muß. Es erübrigt sich, hier auf die Einzelheiten des Gußverfahrens einzugehen, da dasselbe bereits an anderer Stelle eine eingehende Darstellung gefunden hat. Als Gußmaterial wählen wir in der Regel 20karätiges oder 18karätiges Gußgold, doch kann auch Gold niedrigeren Karates (16karätig) Verwendung finden.

Hervorgehoben sei, daß beim Gießen des Kronenkörpers darauf zu achten ist, daß sich das Gußgold fest mit dem Kappendach verbindet. Dies wird durch eine saubere Anfrischung der Kappe und durch eine starke Erhitzung des ganzen Objektes erreicht. Zuweilen ist eine nachträgliche Lötung angebracht, um eine starke Verbindung sicherzustellen.

g) **Die Ausarbeitung der Krone.** In die fertig gegossene Krone wird der künstliche Zahn zunächst vorläufig eingefügt und mit Wachs befestigt,

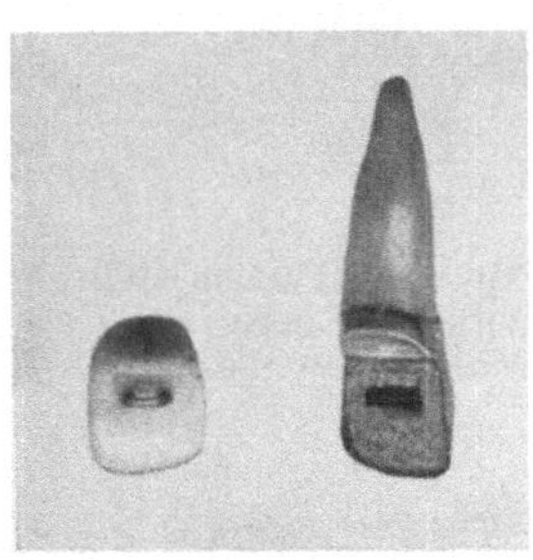

Abb. 152. Seitlicher Schneidezahn. Befestigung der Krampons in Kammer.

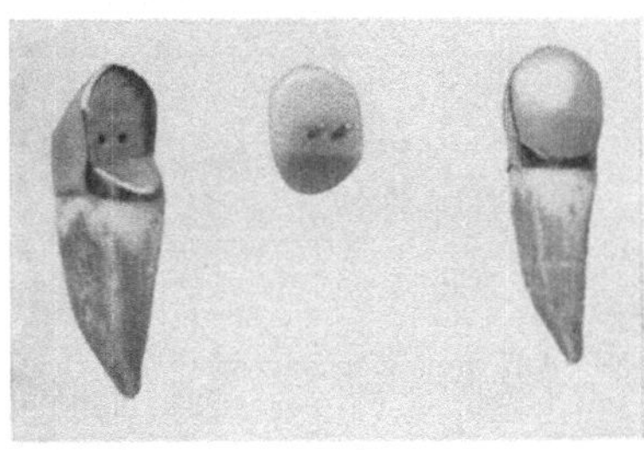

Abb. 153. Eckzahn. Befestigung der Krampons in röhrenförmigen Lagern.

nachdem alle in seinem Lager etwa vorhandenen kleinen Hindernisse, Rauheiten usw. beseitigt sind, so daß er genau in dasselbe hineinpaßt. Dann wird die Krone auf den Stumpf gesetzt und die Artikulation nochmals geprüft. Es ist dies eine wichtige Aufgabe, die mit besonderer Sorgfalt durchgeführt werden muß, damit sich später, nachdem der Zahn einzementiert, die Krone poliert und eingesetzt ist, alles Nachschleifen erübrigt. Durch Aufbeißen auf Blaupapier wird jede Bißstelle ermittelt und der Aufbiß bis zu leichtem Kontakt abgeschwächt. Erst wenn sowohl die Kontrolle mit dem Blaupapierstreifen, wie die Beurteilung nach dem Bißklang und dem Gefühl des Patienten jede Überlastung der Krone ausschließt, kann die Prüfung der Artikulation als beendet gelten; darauf wird die Krone fertig ausgearbeitet und poliert.

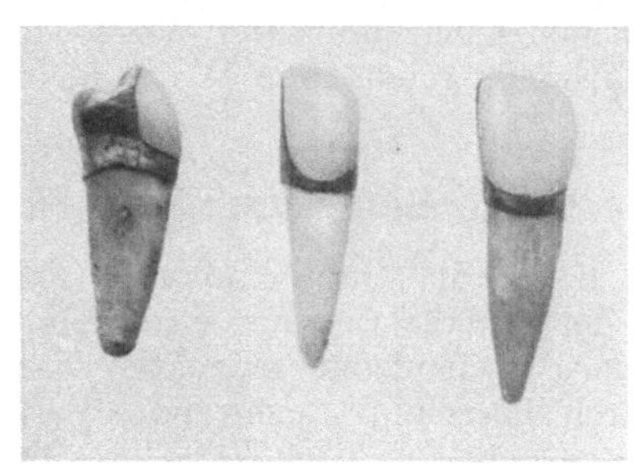

Abb. 154. Wurzelringkronen mit Porzellanfront (Richmondkronen) für einen Prämolaren, einen seitlichen und einen mittleren Schneidezahn.

h) Das Einzementieren des künstlichen Zahnes in den Kronenkörper. Das Innere der Kammer und die Krampons werden sorgfältig gereinigt und, damit dort auch nicht das kleinste Restchen Wachs oder Schmutz zurückbleibt, mit Benzin oder Alkohol ausgewaschen und gründlich getrocknet. Dann werden die Seitenflächen der Kammer mit einem radförmigen Bohrer unterschnitten. Darauf zementiert man die Zähne ein. Wohl alle guten Zinkphosphatzemente eignen sich für diese Methode. Es empfiehlt sich, das Zement in sahneartiger Konsistenz anzurühren, nur ein wenig dicker als man es zum Einzementieren von Porzellanfüllungen verwendet. Der Zementbrei muß sehr vorsichtig in

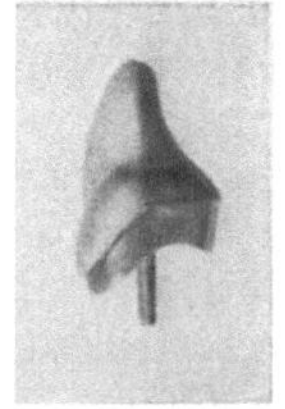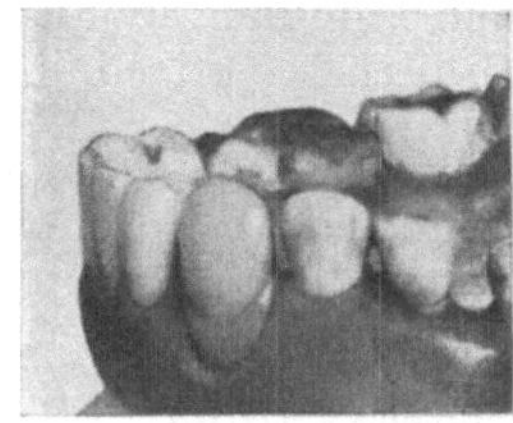

a   b

Abb. 155. Wurzelringkrone mit Porzellanfront und künstlichem Zahnfleisch für einen unteren Eckzahn.
a für sich, b in situ.

kleinen Portionen in die Kammer hineingebracht werden, damit er die ganze Kammer vollkommen und ohne Blasen füllt und sich fest um die Krampons drängt. Hat man nicht eine Kammer, sondern röhrenförmige Stiftlager angelegt, dann sind diese aufs sorgfältigste zu reinigen und das weiche Zement vorsichtig mit der Nadel in sie einzuführen. Nach dem Einzementieren des Zahnes wird der herausgequollene Überschuß beseitigt, ehe das Zement völlig erhärtet ist. Nach dem Erhärten wird die Krone auf ihren Platz im Munde gebracht und der Biß nochmals geprüft. Wenn der Kronenkörper oder die Porzellanfacette noch Stellen zeigt, die übermäßig getroffen werden, schleift man entsprechend ab und gibt der Krone,

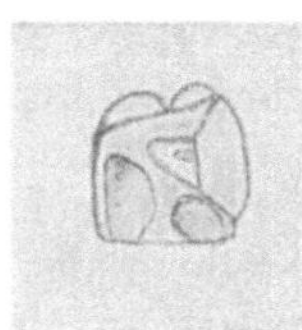

Abb. 156. Längsschnitt durch eine Molarenkrone.

nach dem diese letzte Regulierung des Bisses sehr sorgfältig erfolgt ist, eine schöne Politur.

Eine im Sinne der vorstehenden Ausführungen mit Sorgfalt hergestellte Wurzelringkrone muß so exakt auf ihren Stumpf passen, daß die Befestigung derselben zu einer einfachen Arbeit wird. Wir verweisen hinsichtlich der Befestigung auf das am Schluß dieses Kapitels Gesagte. Wie wir bereits eingangs ausführten, ist der Aufbau des Kronenkörpers durch das Gußverfahren sowohl für die Ringbandkrone wie für den einfachen Stiftzahn anwendbar. Wenn man den Kronenträger des einfachen Stiftzahnes mit dem Gußverfahren herstellen will, kann man das Wurzelplättchen fortlassen und den Wachskörper unmittelbar auf den Querschnitt der Wurzel modellieren und dann den Kronenkörper mit Stiftkammer oder den Wurzellagern als ein Ganzes um den Stift gießen.

2. Die Befestigung des künstlichen Zahnes durch Lötung.

Bevor die Gußtechnik die zahnärztliche Prothetik in den Stand setzte, in der vorbeschriebenen einfachen und sicheren Weise den Körper einer durch eine Porzellanfront gedeckten Krone herzustellen, war das bekannteste und durch Jahrzehnte angewandte Verfahren der Befestigung des Zahnes auf dem Stiftzahngestell die Lötung. Das Verfahren kommt auch heute noch in manchen Fällen zur Anwendung, insbesondere, wie wir bereits weiter vorne ausführten, wenn die Raumverhältnisse das Einzementieren in einen gegossenen Kronenkörper nicht gestatten. Man verfährt bei dem Aufbau des Stiftzahnkörpers durch Lötung folgendermaßen:

Zunächst wird ein in Form und Farbe passend gewählter Zahn sorgfältig aufgeschliffen. Bei der Auswahl des Zahnes sind nicht nur ästhetische Momente zu berücksichtigen, die in bezug auf das äußere Aussehen, die Breite und Länge auf den ganzen Typ entscheiden, es sind vor allem auch die durch den Biß gegebenen Raumverhältnisse zu beachten, denen die Dicke des Zahnes und die Stellung der Stifte entsprechen muß. Der Zahn muß scharf unter den Zahnfleischrand und mit seiner ganzen Dicke auf das Wurzelplättchen aufgeschliffen werden. Nachdem dies geschehen, wird der Zahn mit Klebewachs auf dem Gestell befestigt (Abb. 143), das Ganze von dem Modell abgehoben und im Munde einprobiert. Erweist sich die Stellung des Zahnes als völlig richtig, dann wird der Zahn wieder auf das Modell zurückgebracht und seine Stellung durch einen Gegenguß aus Gips festgehalten (Abb. 147).

Wenn man im Munde Korrekturen an der Stellung des Zahnes vornehmen muß, darf man den Zahn nicht wieder auf das Gipsmodell bringen, sondern muß den durch Wachs mit dem Gestell verbundenen Zahn vorsichtig aus dem Munde herausheben und so in Gips einbetten, daß die neue Stellung des Zahnes zu dem Gestell durch ein kleines Modell festgehalten wird. Nur dann ist man sicher, daß der Zahn die richtige, durch die Korrektur erreichte Stellung nicht wieder verliert.

Die Rückenschutzplatte. Es gilt nun, die definitive Verbindung zwischen dem künstlichen Zahn und dem Wurzelplättchen herzustellen. Man versieht zunächst den Rücken des Zahnes mit einer Schutzplatte. Auf einem Stück 18 kar. Goldbleches von 0,6 mm Dicke markiert man sich mit einer scharfen Spitze die Stellung der Krampons, durchlocht dann das Blech mit einer Kramponlochzange an den gezeichneten Punkten und probiert, ob sich die beiden Krampons bequem durch die Löcher schieben lassen, so daß die Blechfläche genau der Rückenfläche anliegt. Ist dies der Fall, dann zeichnet man mittels eines scharfen Instrumentes den Umriß des Zahnes, den Konturen desselben folgend, auf das Goldblech auf, schneidet das Stück aus und paßt es nun genau dem Rücken und den Umrissen an, so daß es fest anliegt und nirgends übersteht, sondern in sauber gefeilten Facetten mit den Konturen des Zahnes abschließt.

Bach beschreibt folgendes einfache und sichere Verfahren: „Man nimmt ein Stückchen Randpapier von Briefmarken oder sonst gummiertes Papier und drückt dieses mit der nicht gummierten Seite dem Zahnrücken an. Dabei ist zu beachten, daß man stets den Zahn erst vollständig genau passend an seine Stelle schleift, ehe man die Schutzplatte anfertigt. Liegt das Papier gut glatt am Zahnrücken an und sind die Krampons glatt und richtig durch das Papier gedrückt, dann schneidet man mit einer feinen Schere das Papier genau dem Zahnrücken entsprechend aus, achtet aber darauf, daß oben an der Schneide etwa 1 mm zugegeben wird, um die Schutzplatte hier über die Schneide des Zahnes biegen und somit einen besonderen Schutz gegen das Abbeißen des Zahnes schaffen zu können. Unten, wo die Schutzplatte der Wurzelplatte oder bei anderen Arbeiten der Platte aufliegt, paßt man die Schablone genau der Unterlage an und schneidet sie entsprechend aus. Man achtet ganz besonders darauf, daß der Zahn seine richtige Stellung hat, daß er vor allen Dingen nicht zu sehr nach innen geneigt steht, wodurch die Schutzplatte zu kurz würde und bei richtiger Stellung des Zahnes dann zwischen dem unteren Rande der Schutzplatte und der Metallunterlage (Wurzel- oder Gebißplatte usw.) ein Zwischenraum klafft, der nun erst wieder mit Goldschnitzel usw. ausgefüllt werden muß und die Arbeit nicht so sauber werden läßt, wie es erwünscht ist. Bei richtig aufgeschliffenen Zähnen ist diese Gefahr allerdings nicht zu befürchten, da ja der Zahn mit seiner ganzen Dicke auf der Platte aufliegt.

Hat man das Papier genau der Zahnform entsprechend abgeschnitten, so zieht man es von den Krampons und klebt es mit der gummierten Seite auf das Goldblech, aus dem man die Schutzplatte schneiden will. Man soll hierzu 18 kar. Goldblech von etwa 0,4—0,5 mm Stärke verwenden, niemals schwächeres Blech, da sonst die Schutzplatte der Zahnfront keinen genügenden Schutz verleiht. Bei besonders tiefem oder scharfem Aufbiß kann man auch bis zu 1 mm Dicke gehen, jedenfalls schadet es weniger, eine dickere als eine zu dünne Schutzplatte gefertigt zu haben, nur muß natürlich auch der Raum zwischen Zahnrücken und Gegenbiß berücksichtigt werden. Ebenso verhält es sich mit dem über die Schneidekante gehenden Teile der Schutzplatte, den man auch, je nach dem Falle, mehr oder minder stark und dadurch sichtbarer oder unmerklicher gestalten kann.

Durch das aufgeklebte genaue Papiermuster der Schutzplatte zeichnet man sich entweder die Kramponlöcher an oder drückt der Einfachheit halber gleich mit der Lochzange die Löcher durch die Papierlöcher ein, wodurch man sicher ist, die richtigen Stellen zu haben. Mit der Blechschere oder der Laubsäge sägt oder schneidet man sich die Schutzplatte, genau den Umrissen des Papiers folgend, aus, probiert sie genau an, feilt alles glatt und „bricht" die Kanten, d. h. man schrägt die Kanten der beiden Seiten und der Schneide mit einer Metallflachfeile sauber ab. Die untere auf die Schutzplatte stoßende Kante läßt man natürlich scharfkantig und korrigiert, soweit es noch möglich sein sollte, den genauen Anschluß der beiden unten aneinander stoßenden Goldflächen".

Den Rücken des Zahnes kann man, bevor die Schutzplatte aufgefügt wird, etwa 1,5 mm nach der Schneide zu etwas abschrägen und die Schutzplatte dieser Schrägung folgen lassen, damit der Biß nicht auf die Porzellanschneide, sondern gegen das Gold der Schutzplatte trifft. Um die Schutzplatte vor dem Löten dem Zahnrücken fest anliegend zu befestigen, kann man die Krampons abschneiden und die Enden in kleinen Lagern vernieten, die man vorher über dem Ausgang der Kramponlöcher anlegt (Abb. 157a, b). Man kann aber auch die Stiftenden einfach zusammenbiegen, so daß sie die Schutzplatte fest gegen den Zahnrücken halten (Abb. 158).

Um ein besonders genaues Anliegen der Schutzplatte an den Zahnrücken zu erreichen, empfiehlt es sich, derselben eine ganz dünne Unterlage von Feingold zu geben, das sich infolge seiner Weichheit dem Zahnrücken mit dem Polierstahl sehr exakt aufpolieren läßt. Bei der Lötung verbindet das durch die Kramponlöcher durchschießende Lot leicht diese Feingoldschicht mit der Schutzplatte. Hierdurch wird zugleich vermieden. daß der Porzellanzahn dunkler erscheint, wenn ein dunkles Gold dem Zahnrücken unmittelbar anliegt. Bevor man die mit der Schutzplatte versehenen Zähne zum Löten einbettet, läßt man über die Krampons und in die Kramponlöcher, einerlei, ob die Kramponenden vernietet oder über die Schutzplatte zusammengebogen sind, ein wenig Wachs fließen, um zu verhindern, daß etwa eine Spur von der Einbettungsmasse zwischen die Teile geraten könnte, die mit Lot überschwemmt und verbunden werden sollen. Man bettet dann den Zahn, dem man die Schutzplatte auflöten will, in soviel Sand und Gips oder Sand und Asbestbrei ein, daß er allseitig gut umfaßt und geschützt ist. Wenn man mehrere Zähne zu gleicher Zeit löten will, kann man dieselben zusammen einbetten, wie dies Abb. 159 für zwei Zähne zeigt, deren Krampons auf der Schutzplatte zusammengebogen sind.

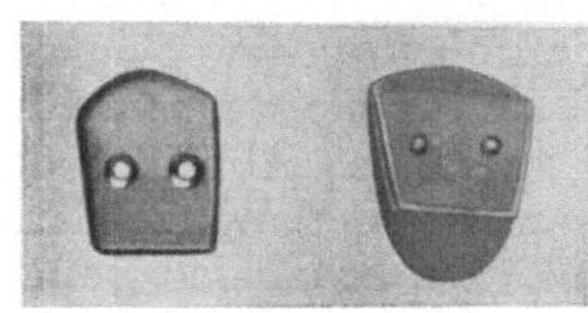

b   a

Abb. 157. a Schutzplatte mit Lagern für Nietköpfe. b Schutzplatte dem Rücken des Zahnes aufgenietet.

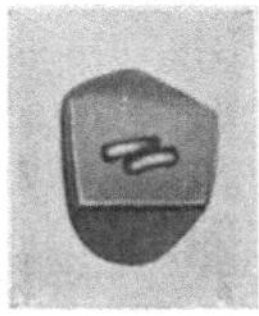

Abb. 158. Schutzplatte durch Zusammenbiegen der Krampons an dem Rücken des Zahnes befestigt.

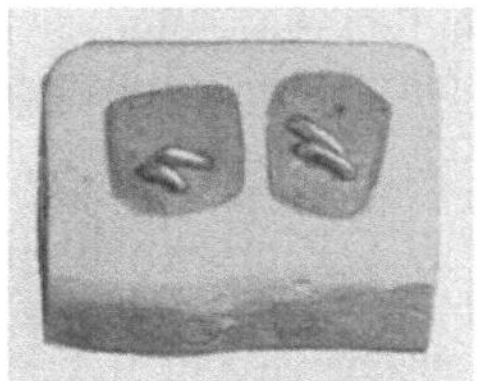

Abb. 159. Zähne mit Schutzplatten zum Löten eingebettet.

Nach dem Einbetten und Erhärten der Einbettungsmasse wird das Wachs durch Aufgießen kochenden Wassers aus der Umgebung der Krampons und den Fugen der Kramponlöcher bis auf die letzte Spur fortgeschwemmt und einige in Boraxlösung getauchte Lotstückchen aufgelegt. Dann werden die eingebetteten Zähne über dem Bunsenbrenner stark erhitzt und das Lot alsdann auf der Kohle mittels des Gebläses zum Schmelzen gebracht. Nach dem Fließen des Lotes läßt man das Ganze völlig erkalten, ehe man die Zähne aus der Einbettungsmasse herausnimmt.

Ist die Schutzplatte dem Zahnrücken fertig anmontiert, dann wird der Zahn mittels des Gegengusses auf dem Modell wieder in die richtige Stellung gebracht und die Schutzplatte durch Befeilen und Beschleifen des unteren Randes dem Wurzelplättchen ganz genau angepaßt. Alsdann werden Zahn und Wurzelplatte, mittels Harzwachses miteinander verbunden, eingebettet (Abb. 160) und dann verlötet. Hierbei verfährt man in der gleichen Weise wie bei der Verlötung der Krampons mit der Schutzplatte. Man kann — und dies geschieht vielfach —, um den Zahn nur einmal der Löthitze auszusetzen, die Verlötung der Krampons mit der Schutzplatte und die Verbindung der letzteren mit dem Wurzelplättchen zu einem Arbeitsvorgang machen, indem man den mit der Schutzplatte durch Nietung oder Umbiegen der Krampons verbundenen Zahn, nachdem derselbe mit Wachs auf dem Stiftzahnmodell befestigt und in seiner Stellung richtig befunden ist, zur Lötung einbettet. Nach der Lötung wird der Stiftzahn sauber ausgearbeitet und der Stift stark geraüht. Man nimmt die

Rauhung des Stiftes am besten mit einem scharfen Messer vor, indem man denselben in seinem ganzen Verlaufe ringsum mit Einhieben versieht, die in der Richtung zum Stiftende geführt werden. Bevor man die Rückenfläche des Stiftzahnkörpers fertig poliert, setzt man den Stiftzahn nochmals auf die Wurzel, die ihn tragen soll, prüft seinen Sitz nach, beseitigt etwa vorhandene Widerstände und untersucht, ob der Zahnrücken auch nicht zu stark vom Biß getroffen

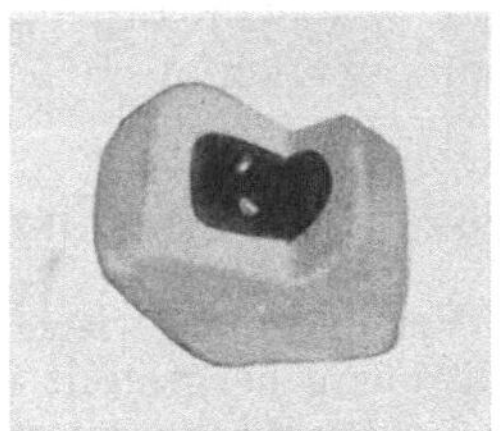

Abb. 160. Wurzelgestell mit Zahn eingebettet zum Verlöten der Schutz- und Wurzelplatte.

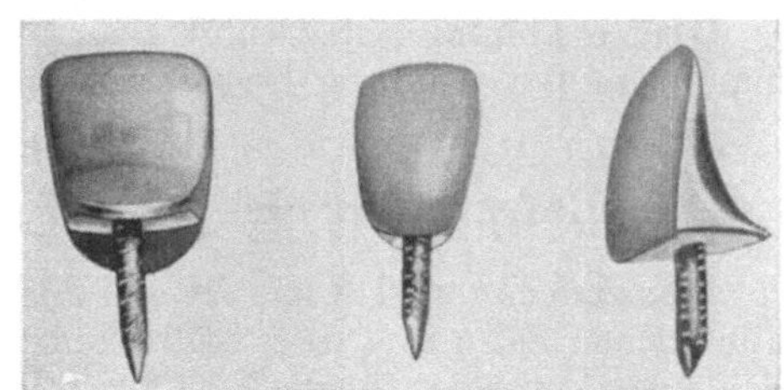

Abb. 161. Gelötete einfache Stiftzähne. (Vergrößert.)

wird. Der Biß muß völlig frei sein, d. h. der Körper des Stiftzahnes darf gerade von ihm getroffen, nicht von ihm belastet werden. Wenn man auf einen Streifen Blaupapier aufbeißen läßt, markieren sich die Bißstellen deutlich und man kann genau feststellen, an welchem Punkt man noch fortschleifen muß. Erst wenn uns sowohl die Kontrolle mit Hilfe des Blaupapierstreifens wie der Klang der im Biß aufeinander treffenden Zahnreihen und das Gefühl des Patienten die

Gewißheit geben, daß der Stiftzahnkörper, das feste Aufeinandertreffen der übrigen Zähne nicht im geringsten hindert, poliert man den Rücken des Stiftzahnes und zementiert ihn unter sorgfältigster Trockenhaltung in seine Wurzel ein (Abb. 161).

Durch lange Zeit ist die Lötung die zumeist angewandte, ja sogar die einzige Methode zur Verbindung künstlicher Zähne mit einer Metallbasis geblieben. Die Nachteile, die diese Arbeit mit sich brachte, bestanden in der Gefahr des Zerspringens der künstlichen Zähne beim Löten, in der häufig auftretenden Verfärbung derselben und in dem sehr leicht vorkommenden Abspringen gelöteter Zähne im Munde. Man hat daher

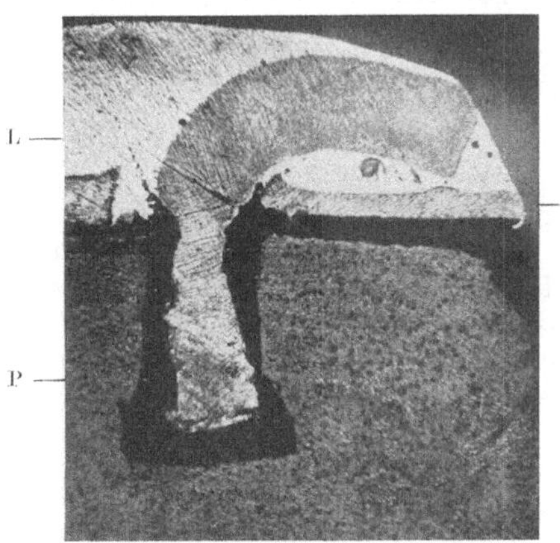

Abb. 162. Mikrophotogramm, das die Zerstörungsprozesse am unechten Krampon zeigt. L Lotrücken, P Porzellankörper, S Schutzplatte. (Aus K. Greve.)

andere Methoden ersonnen, durch die sich eine dauernde, zuverlässige Befestigung künstlicher Zähne an Kronen, Brücken und Platten ohne die ständige Gefahr der genannten Übelstände vornehmen läßt.

Mit der Frage der Lötung des Zahnes hat sich Karl Greve besonders beschäftigt. Er wies mittels des Metallmikroskopes nach, daß eine Vereinigung von Goldlot und Krampons aus unechtem Metall unvollkommen ist. Es kann bei derartigen Lötungen durch den Speichel an den Lötstellen zu elektrolytischen Vorgängen und zu Korrosionen kommen, die unter Umständen solchen Umfang annehmen, daß der Halt der Porzellanfront verloren geht (Abb. 162).

Entscheidend für die Widerstandsfähigkeit gegenüber elektrolytischen Einwirkungen ist der Lösungsdruck der Metalle. Das Platin hat die geringste Lösungstension und verfällt daher nicht der Auflösung.

Greve kommt auf Grund seiner Untersuchungen zu dem Ergebnis, daß man beim Lötverfahren besser auf unechte Krampons verzichtet.

3. Befestigung des künstlichen Zahnes durch Nietung.

Auf einfache und zuverlässige Weise kann die Verbindung zwischen dem künstlichen Zahn und dem Stiftzahngestell durch Nietung hergestellt werden. Schon als Vorarbeit für die Verlötung der Krampons mit der Rückenschutzplatte haben wir erwähnt, daß die vorläufige Befestigung der Schutzplatte in der Weise vorgenommen werden kann, daß man an der Gaumen- bzw. Zungenseite der Schutzplatte die Kramponlöcher zu kleinen flachen Lagern vertieft, die hindurchtretenden Kramponenden so weit kürzt, daß sie nur ein weniges über die Lager hinausragen und sie dann mittels eines Punzens zu Nietköpfen aushämmert, die fest in den für sie angelegten Lagern ruhen. Statt nun, wie vorher beschrieben, diese Nietung noch durch Verlötung der Krampons mit der Schutzplatte zu verstärken, kann man die Nietung auch sehr wohl als alleinige Befestigung künstlicher Zähne auf einer Metallbasis benutzen, und die Erfahrung hat gelehrt, daß auf diese Weise befestigte Zähne, wenn nicht besonders ungünstige Bißverhältnisse

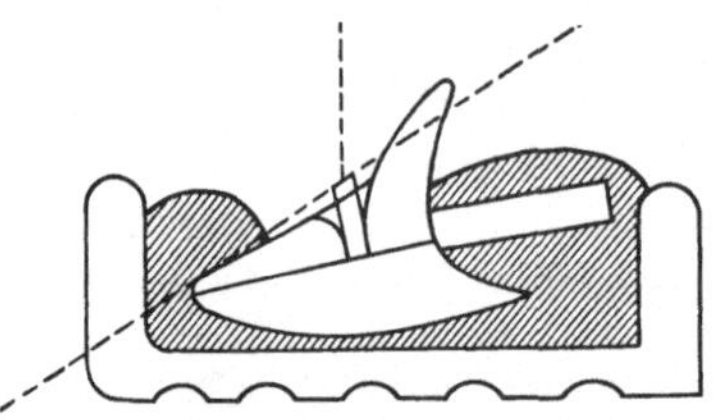

Abb. 163. Nietverfahren nach Kaiser.

vorliegen, vorzüglich halten. Es wird, wenn die Nietung eine definitive Befestigung bezwecken soll, die Schutzplatte mit ganz besonders genau für die Krampons passenden Stiftlöchern versehen und durch Anlage der Lager für die aufzunehmenden Nietköpfchen vorbereitet. Man verwendet, sofern der Biß dies gestattet, etwas stärkere Schutzplatten als für das Lötverfahren, da bei der Nietung die durch Lotschwemmung erreichbare nachträgliche Verstärkung der Schutzplatte wegfällt. Auf den Biß ist auch bei der Auswahl der durch das Nietverfahren zu befestigenden Zähne Rücksicht zu nehmen, indem man möglichst solche Zähne wählt, deren Krampons so hoch oder so niedrig stehen, daß der Biß nach der Nietung der Zähne möglichst nicht auf den Nietköpfchen ruht und diese abnutzt.

Ist die Schutzplatte dem Zahnrücken und dem Gestell angepaßt, mit dem der Zahn verbunden werden soll, dann wird sie mit dem Wurzelplättchen in der richtigen Stellung verlötet, vorher wird der künstliche Zahn vorsichtig von der Schutzplatte abgehoben. Nach der Verlötung der Schutzplatte wird der Zahn fest genietet. Als Widerlager oder Polster für den künstlichen Zahn bei Vernietung der Kramponenden benutzt man ein Stück Wachs. Selbstverständlich kann das Nietverfahren auch zur Befestigung von künstlichen Zähnen auf gegossenen Schutzplatten Anwendung finden. Diese Schutzplatten werden entweder einzeln gegossen und dann später der Kronen- oder Brückenbasis aufgelötet, oder sie werden als Bestandteile einer Krone oder Kronenbasis als ein Ganzes mit diesen durch das Gußverfahren hergestellt.

Die Kaisersche Kramponquetschzange und ihre Anwendung.
Kaiser wendet gegossene Schutzplatten für sein Nietverfahren an, für das
er eine besondere Nietzange konstruiert hat. Das Instrumentarium besteht
aus einer kleinen flachen Metallmulde, deren Boden an seiner Rückseite eine
ganze Anzahl halbkugelförmiger Vertiefungen besitzt. Der Innenraum der
Mulde wird mit Abdruckmasse gefüllt (Stents oder dgl.), die als Kissen für
den Rücken des Zahnes, dem die Schutzplatte aufgenietet werden soll, dient
(Abb. 163). Die Kramponquetschzange, mittels derer an dem eingebetteten
Zahn die Nietung vorgenommen wird, hat ein Maul, dessen einer Teil kugel-
förmig geformt und bestimmt ist, an der Unterseite der als Widerlager und Kissen

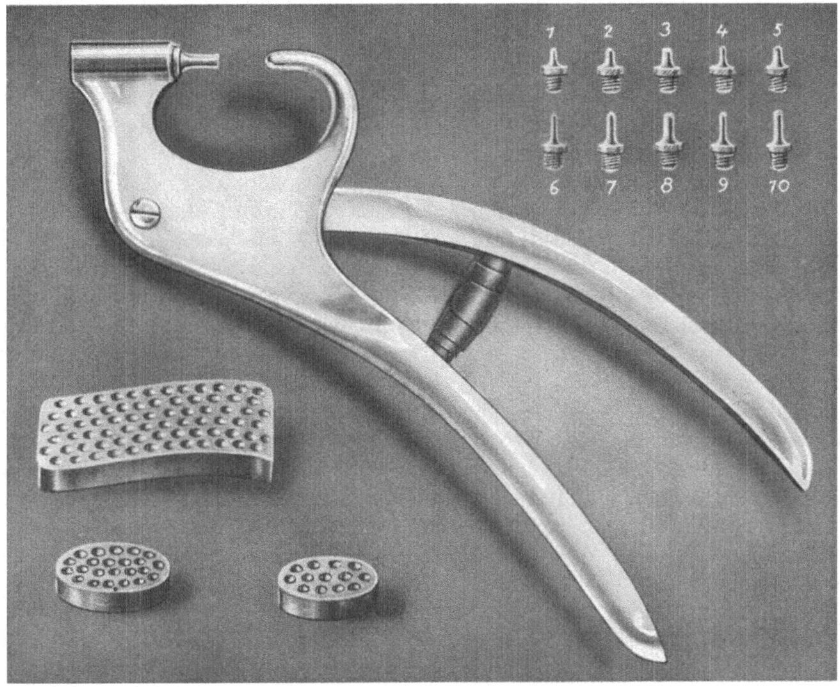

Abb. 164. Die Kaisersche Nietzange.

dienenden Metallmulde anzugreifen und dabei eine rotierende Bewegung zu
erlauben, während der andere Teil zur Aufnahme einschraubbarer Stift- oder
punzenartiger Einsätze bestimmt ist, mit denen die eigentliche Nietarbeit ausgeführt wird (Abb. 164).

Kaiser beschreibt die Verwendung seiner Kramponzange folgendermaßen:
Nach dem Anschleifen des Flachzahnes und Abschrägen der Schneidekante
wird die Schutzplatte aus Wachs modelliert und dann nach einem der bekannten
Goldgußverfahren aus 20 kar. Gold hergestellt. Die Dicke derselben wird man
ungefähr $^1/_2$ mm, in der Gegend der Krampons hingegen 1,5—2 mm betragen
lassen. Die Schutzplatten werden entweder der Kronen- oder Brückenbasis in
der richtigen Stellung aufgelötet oder gleich mit der Kronen- oder Brückenbasis
gegossen. Die Artikulation ist hierbei sorgfältig zu berücksichtigen; wenn
dies nötig erscheint, muß nach dem Auflöten der Schutzplatte, aber vor dem
Einnieten der Zähne, noch nachgeschliffen werden. Nach dem Nieten ist möglichst jedes Schleifen in der Gegend der Krampons zu vermeiden, damit keine

Schwächung der Nietköpfe eintritt. Bei Herstellung und Anpassung der Schutzplatten ist besonders auf eine exakte Herstellung der Kramponlöcher zu achten. Man wähle zur Einbettung der Wachsmodelle eine recht gute Einbettungsmasse, die sich leicht in die im Wachs vorhandenen Kramponlöcher hineinbringen läßt; dann wird es selten passieren, daß die Kramponlöcher beim Guß zufließen. Eventuell kann man Graphitstiftchen in die Kramponlöcher hineinstecken, die diese dann sicher offen halten. Ist trotzdem eine Erweiterung der Stiftlager durch Aufbohren nötig, so achte man darauf, daß die Krampons genau, aber auch nur knapp hineinpassen und doch gestatten, daß sich die Schutzplatte fest an den Zahnrücken anschmiegt. Am lingualen Ausgang der Löcher legt man mittels eines 2 mm starken Rosenbohrers kleine muldenförmige runde Vertiefungen als Lager für die Nietköpfe an.

Wenn man sich davon überzeugt hat, daß der zu nietende Zahn durch die Schutzplatte genau in der richtigen Position gehalten wird, dann kürze man die Krampons so, daß sie nicht mehr und nicht weniger als $^1/_2$ mm aus der Schutzplatte hervorragen und setze den Zahn alsdann mit Zement fest. Nach dem Erhärten des Zementes wird der zu vernietende Zahn mit seiner Frontseite so in die erweichte Abdruckmasse des Metallkissens gedrückt, daß er gerade in der Mitte desselben liegt, ohne den Boden zu berühren. Man beschleunigt das Erhärten der Abdruckmasse durch Aufspritzen kalten Wassers und setzt dann den Kugelteil der Zange in eine einem der Krampons gerade gegenüber liegende Vertiefung der Unterseite des Muldenbeckens ein, während man mit dem anderen Teil der Zange zunächst mittels eines kleinen Einsatzes die Ränder der Krampons niederdrückt, um dann mit dem großen Einsatz einen rotierenden Druck auf den ganzen Krampon auszuüben. Es ist, wie Kaiser ausführt, hierbei zweckdienlich, das Kugelende der Zange bald in diese, bald in jene der dem Krampon gegenüber liegenden Vertiefungen einzusetzen, um unter gelindem absichtlichem Abrutschen des Nieteinsatzes den Druck nach jeder gewünschten Richtung hinwirken lassen zu können. Um den flach gedrückten Nietkopf möglichst gleichmäßig und glatt in die ihn umgebende Fläche übergehen zu lassen, verwendet man mit Vorteil glatte Nieteinsätze und schleift die Oberfläche mit feinen Steinen und Polierern nach, ohne hierbei zuviel von den Nietköpfchen fortzunehmen. Man kann auf diese Weise eine völlig homogen aussehende Oberfläche herstellen, in der die Nietköpfe glatt in ihre Umgebung übergehen. Für das Nietverfahren kommen im allgemeinen nur Zähne mit Platinkrampons in Betracht.

4. Verwendung auswechselbarer Zähne.

Um die Porzellanfront künstlicher Kronen auswechselbar zu gestalten, sind eine Reihe von Konstruktionen und Zahnformen erdacht worden, die fast alle auf der Anwendung einer Schiebevorrichtung beruhen. Soweit das Prinzip dieser Schiebeverbindung in einer doppelten Schutzplatte bestand, deren eine dem Rücken des zur Verwendung kommenden Zahnes aufgelötet war und sich mit einem Falz auf die andere von dem Kronenkörper getragene Schutzplatte aufschieben ließ, hatte die Konstruktion den Nachteil, daß sie mehr Raum beanspruchte, als durch den Biß und die Zahnstellung in der Regel gegeben war. Es bedeutete daher einen Fortschritt, als eine Zahnform hergestellt und dem Zahnarzt zur Verarbeitung dargeboten wurde, die diesen Fehler nicht besaß. Solche auswechselbaren Porzellanzähne wurden zuerst von Evelin und von Steele angegeben.

a) Der Steele-Zahn. Der Körper des Steelezahnes hat an der Rückseite einen Schlitz (Abb. 165), der es ermöglicht, die Zähne auf besondere Rücken- oder Schutzplatten von normaler Dicke aufzuschieben. Die Rückenplatten tragen auf der dem Zahnrücken zugekehrten Seite in ihrer Längsachse einen zur Aufnahme in den Schlitz bestimmten Falz (Abb. 166). Die Verarbeitung dieser Zähne zu Stiftzähnen ist die denkbar einfachste. Der

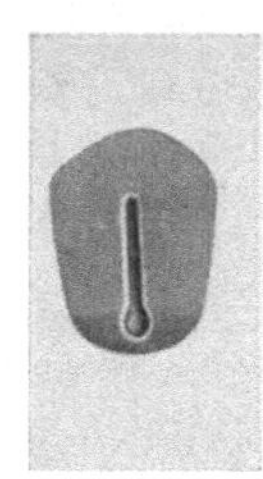

Abb. 165.
Steelefacette.

Steele-Zahn wird mit dem für ihn hergerichteten Rückenplättchen versehen, dem auf dem Gipsmodell befindlichen Gestell bzw. Wurzelplättchen aufgeschliffen, in der richtigen Stellung mit Harzwachs befestigt und im Munde einprobiert. Dann wird der Zahn vorsichtig wieder entfernt, während das Rückenplättchen mit der Stiftzahnbasis verbunden bleibt und mit derselben verlötet wird. Nach der Verlötung wird das fertige Gestell des Schieberstiftzahnes ausgearbeitet, poliert und getrocknet, dünn angerührtes Zement auf den Rücken der Porzellanfacette und in den Schlitz ge-

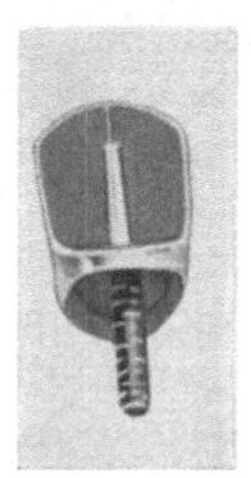

Abb. 166. Gestell
zur Steelefacette.

bracht, und der Zahn dann auf das Rückenplättchen aufgeschoben. Nach dem Erhärten des Zementes kann der Stiftzahn eingesetzt werden.

Neben den Steele-Facetten für Schneide-, Eck- und Backenzähne gibt es auch auswechselbare Steele-Bicuspidaten und Molaren mit vollem Körper,

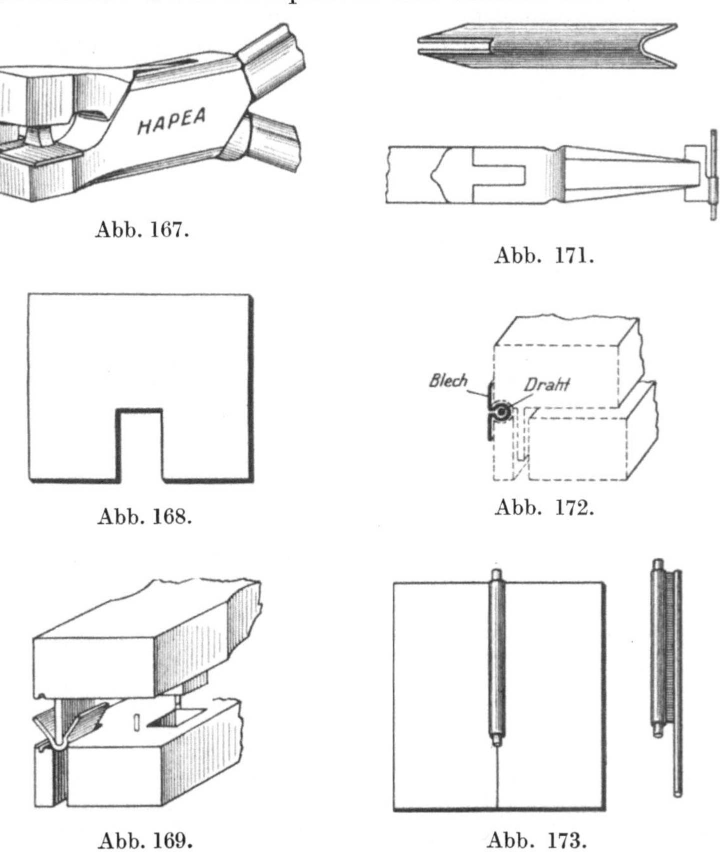

Abb. 167.

Abb. 171.

Abb. 168.

Abb. 172.

Abb. 169.

Abb. 173.

Abb. 167—173. Lucaszange und deren Anwendung zur Selbstherstellung von Rückenplatten für Steelefacetten.

die sich in ähnlicher Weise wie die Flachzähne auf eine Kappe aufschieben und befestigen lassen. Eine Schwierigkeit lag bei der Verwendung der Steeleschen Schieberzähne darin, daß der Zahnarzt genötigt war, stets ein größeres Lager an Steele-Zähnen und Rückenplättchen zu halten. Um diesen Übelstand wenigstens hinsichtlich der Rückenplättchen abzuhelfen, gab Silbermann ein Verfahren zur Selbstanfertigung der Rückenplättchen an. Auch wurde von Lucas eine äußerst praktische Zange beschrieben, die demselben Zwecke diente. Die Herstellung der Rückenplatten mittels der Lucasschen Zange vollzieht sich folgendermaßen:

Man schneide sich ein der Größe der benötigten Facette entsprechendes Stückchen Blech, 0,2 mm stark, aus, lege dasselbe nach erfolgtem Ausglühen unter den Ausschneider der Zange (Abb. 167) und drücke zu; das Blech erhält dadurch die in Abb. 168 ersichtliche Form. Dieses ausgeschnittene Stück wird nun, wie in Abb. 169 ersichtlich, gefalzt; Abb. 170 zeigt das gebogene Plättchen. Nun legt man einen Kompositionsdraht von 0,65 mm Stärke in das gefalzte Blechstück und preßt mittels einer Flachzange das Blech ohne jegliche Falte an den Draht an (Abb. 171). Man legt dann das geformte Blech mit dem Draht in die Rille der Zange, drückt zu, biegt die zusammengefalteten Flügel auseinander und preßt nun die Flügel ganz glatt an die Backen der Zange an (Abb. 172). Abb. 173 stellt die fertige Rückenplatte dar, welche auf der Rückenseite noch zusammengelötet werden muß.

Einen nicht unwesentlichen Nachteil bildet die nicht genügende Bruchsicherheit der Steele-Facetten. Sie halten, wie auch Klughardt hervorhebt, einen starken seitlichen Kaudruck nicht aus.

b) Der Biberzahn. Um die auswechselbare Facette ebensowohl für die Kautschuk- wie Metalltechnik brauchbar zu machen, wurde der auswechselbare Biberzahn konstruiert, der mit einer kleinen Hohlschiene geliefert wurde, die ebensowohl die Verbindung mit einem Kautschuk- wie mit einem Metallkörper herzustellen geeignet ist.

Das System der auswechselbaren Facetten bedeutet einen großen Fortschritt, und es scheint, daß sich dasselbe heute bereits einen sicheren Platz in der Kronen- und Brückentechnik erobert hat. Nichtsdestoweniger würde es verkehrt sein, in dieser Methode nunmehr den einzigen Weg für die Befestigung von Porzellanzähnen an Kronen- und Brückenarbeiten zu sehen. Dies gilt besonders darum, derweil Hauptvorzug auswechselbarer Zähne bislang nur in der Möglichkeit des leichten Ersatzes eines zersprungenen Zahnes liegt. Dem Vorteil, der in der Möglichkeit des leichten Auswechselns liegt, steht der Nachteil eines geringeren Schutzes der Porzellanfacette gegenüber, da es nicht möglich ist, die Schneide des Zahnes durch ein dachförmiges Übergreifen der Schutzplatte bzw. der gegossenen Kaufläche des Kronenkörpers zu schützen. Um den auswechselbaren Zahn auf das für ihn bestimmte Rückenplättchen aufschieben zu können, ist es notwendig, daß Zahn und Plättchen in der Längsrichtung völlig parallel und eben verlaufen. Darin liegt ein Mangel des Systems und zweifellos verdienen diejenigen Methoden den Vorzug, die gleichfalls ein leichtes, wenn auch nicht so einfaches Auswechseln der Zähne gestatten, dabei aber den zur Verwendung kommenden Porzellanzähnen einen wesentlich größeren Schutz gewähren.

Um die Auswechselung der Porzellanfronten von Stiftzähnen und ihre Anbringung unter schwierigen Raumverhältnissen zu erleichtern, hat man vielfach Porzellanzähne ohne Krampons, insbesondere die sog. Reparaturzähne verwandt. Statt diese Zähne erst für die Reparatur, also für den Ersatz abgesprungener Kramponzähne zu verwenden, empfahl eine Reihe von Autoren wie Rumpel, Heinemann, Weski, Puttkammer u. a., die Stiftkrone von vornherein mit einer aus einem sog. Reparaturzahn bestehenden Porzellanfront zu versehen. Der Befestigung dienen bei dieser Methode Knöpfe, Haken, T-förmige Bälkchen usw., die, an entsprechender Stelle der Rückenschutzplatte angebracht, in den Hohlraum der Porzellanfacette hineingreifen und hier festzementiert werden. Greve beschreibt die Umarbeitung von Kramponzähnen zu kramponlosen Facetten, wie es Abb. 174 veranschaulicht.

Dieselbe zeigt in Abb. 174a einen gewöhnlichen Kramponzahn. Dieser wird an der Rückwand, den jeweiligen Raumverhältnissen entsprechend abgeschliffen, wie es die punktierte Linie andeutet. Dabei wird ein Block mit unter sich gehenden Rändern herausgeschliffen (Abb. 174b). In Abb. 174c sehen wir die Porzellanfront in situ im Längsschnitt. Abb. 174d zeigt einen Querschnitt der Stiftkrone.

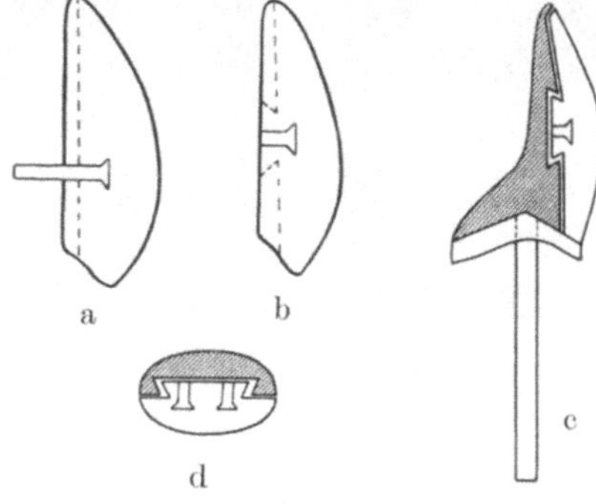

Abb. 174. Umarbeitung von Kramponzähnen zu kramponlosen Facetten. (Nach K. Greve.)

Weiser verwandte als Porzellanfronten selbstgebrannte Porzellaninlays aus Jenkinsmasse, die er mittels eines kräftigen Goldknopfstiftes in einem Kästchen verankerte.

Die Schröder-Facette. Eine Facettenform, die von Schröder angegeben wurde, erscheint sehr brauchbar. Es handelt sich um eine Hohlfacette, deren torbogenförmiger Hohlkörper sich an der Hinterseite befindet und bis zur Basis des Zahnes durchgeht. Die Rückenfläche der Facette ist im übrigen plan. Der Hohlkörper ist parallelwandig und im oberen Teil kuppelförmig nach hinten übergreifend ausgestaltet, um einen festen Halt für den Zahn an der Rückwand erreichen zu können. Die Rückwand für die Facette wird anmodelliert und gegossen. Auch ein direktes Angießen des Metalls verträgt die Porzellanmasse. Die Parallelität der Wände des Hohlkörpers gestattet ein Aufschieben der Facette auf die Metallrückwand. Die definitive Befestigung der Facette wird mittels Zementes vorgenommen. Der Kantenschutz erscheint Fritsch unter Berücksichtigung der Stabilität der Porzellanmasse überflüssig. Auch die ästhetischen Vorzüge dieses Zahnes sind wesentlich. Einen großen Vorteil bietet die Hohlfacette in vielen Fällen gegenüber dem vollen Körperzahn durch die erleichterte Unterbringungsmöglichkeit des Wurzelstiftes im Hohlkörper. Reparaturen, Ersatz der Facette sind ohne Schwierigkeiten ausführbar (Abb. 175).

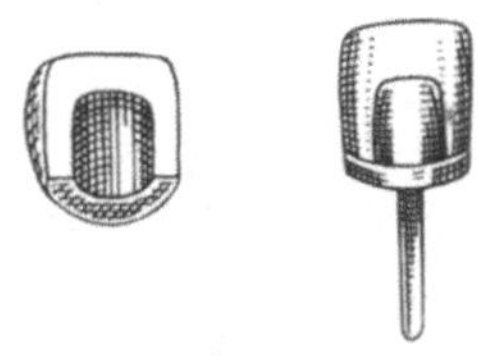

Abb. 175. Die Schröderfacette. (Aus Fritsch.)

Der Einstiftzahn nach de Terra (Ramcofacette).

Ein Zahn, der zugleich für eine primäre Verwendung sehr brauchbar ist und eine notwendige Reparatur der Porzellanfront sehr erleichtert, ist der Einstiftzahn nach de Terra. Der Zahn ist bei 1500 Grad gebrannt. Der Stift mit Stifttellerchen ist aus Gold und wird erst nachträglich in den Zahn eingelötet, und zwar in der Weise, daß das Stifttellerchen so großen Abstand von der plangeschliffenen Rückenfläche des Zahnes hat, wie es der Dicke der Rückenplatte des Zahnes entspricht, so daß der Zahn beim Aufschieben auf diese mit ihr in engem Kontakt bleibt. Die Rückenplatte ist aus Stahlgold und wird

eigens für den Zahn in zwei Größen aus 18 kar. und 22 kar. Golde hergestellt.
In der Mitte der Rückenplatte befindet sich ein viereckiger Ausschnitt, der der

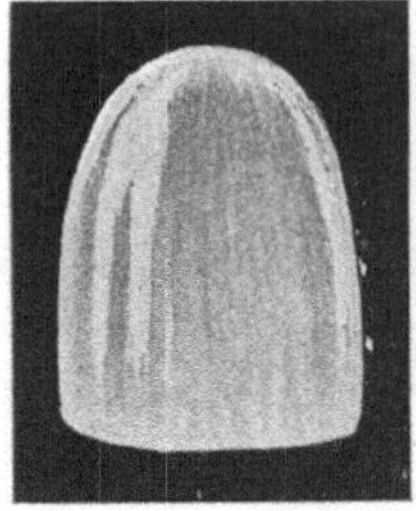 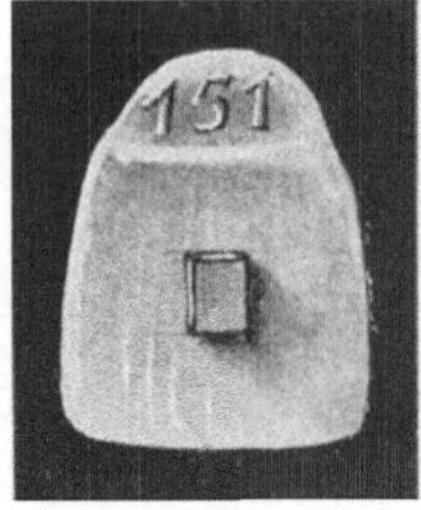 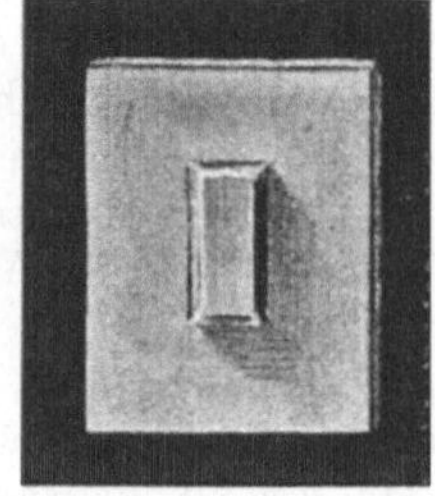 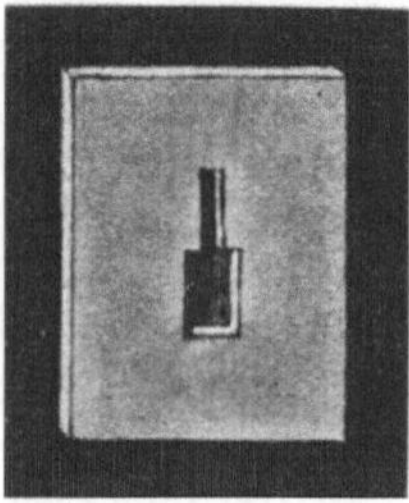

Abb. 176a. De Terrazahn mit Rückenplatte. (Aus de Terra.)

Größe des Stifttellerchens entspricht, von dem ein Schlitz ausgeht, in den man
den Zahn in vertikaler Richtung einschiebt (Abb. 176a—c). Die Rückenwand des

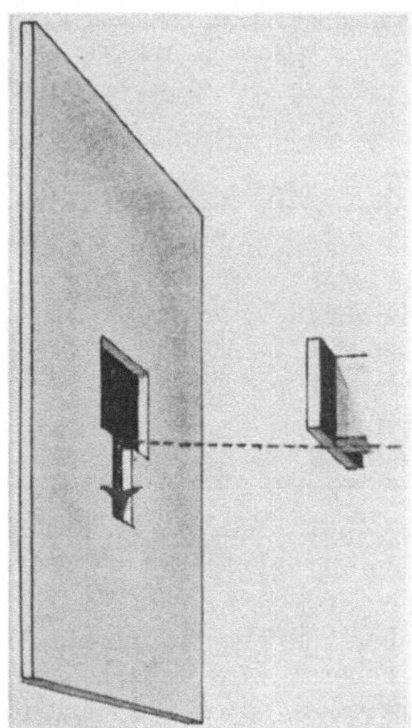

Ausschnittes der Rückenplatte ist durch
ein dünnes Golddeckelchen geschlossen.
Der Zahn ist auf den Halt des Zementes
nicht angewiesen und leicht auswechselbar. Er ist nach de Terra so widerstandsfähig, daß die Rückenplatte nicht ganz
bis zur Kaufläche zu reichen braucht.

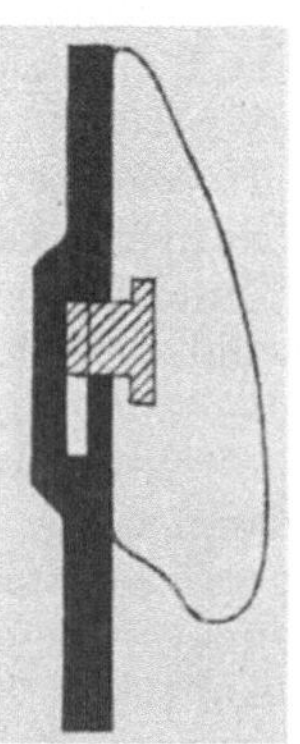 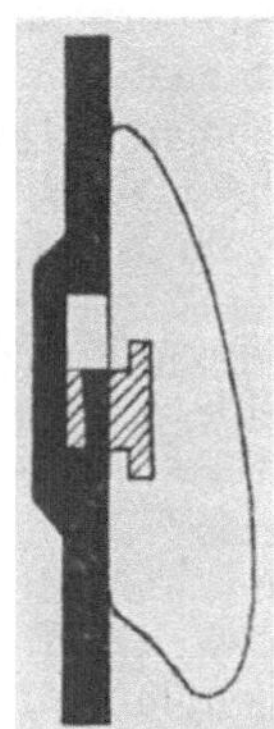

Abb. 176b. Rückenplatte und Stifttellerchen des de Terrazahnes.
(Aus de Terra.)

Abb. 176c. Aufschieben des de Terrazahnes
auf die Rückenplatte. (Aus de Terra.)

Dieser Einstiftzahn stellt nach Fritsch einen bedeutenden Fortschritt
gegenüber der Steelefacette dar.

5. Herstellung des Kronenkörpers aus leichtflüssigen
Legierungen oder Kautschuk.

Zum Schluß müssen wir auch noch der älteren Methoden der Herstellung
von Stiftzähnen gedenken, die heute noch keineswegs ihre Bedeutung verloren
haben; gerade die einfachsten unter ihnen, die den Stiftzahnkörper und die
Verbindung zwischen Stift und Zahn aus Zinn, leichtflüssigem Metall oder
Kautschuk herstellten, werden vielleicht in unserer Zeit um der geringen Kosten

willen wieder mehr in Aufnahme kommen. Wir geben daher in folgendem eine Beschreibung dieses Verfahrens: Nachdem die Wurzeloberfläche präpariert und das Stiftlager hergestellt ist, wird ein 14—16 kar. Golddraht von 1,5 mm Stärke so in den Wurzelkanal eingeführt, daß er weit genug aus der Wurzel herausragt, um von den Krampons eines Flachzahnes umgriffen zu werden. Dann wird ein Gipsabdruck von dem Kiefer genommen, der den Stift aufnimmt, so daß derselbe sich im Positivmodell in der richtigen Stellung befindet. Dieses Modell muß alle Einzelheiten, vor allem die Wurzelfläche, exakt wiedergeben. Auch ein Abdruck vom Gegenkiefer wird hergestellt, um die Stiftzahnkrone in genauer Artikulation mit den Gegenzähnen aufstellen zu

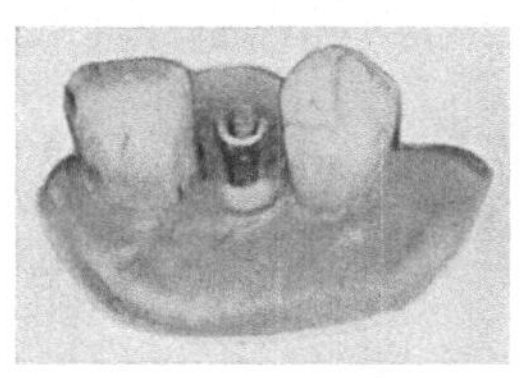

Abb. 177. Biegung der Krampons um den Stift zur Herstellung eines Stiftzahnes mit Zinn- oder Kautschukkörper.

können. Nun wird ein passend gewählter Flachzahn dem Modell angeschliffen und seine Krampons so um das aus der Wurzel ragende Stiftende gebogen, daß der Zahn an dem Stifte schon einen Halt gewinnt (Abb. 177). Das Stiftende und die Krampons werden vorher mit Schaber und Feile sorgfältig bearbeitet, damit später eine innigere Verbindung mit dem sie umgebenden Zinn entsteht. Alsdann wird der Körper bzw. der Rücken des Zahnes aus Wachs modelliert (Abb. 178) und bei dieser Arbeit besonders darauf geachtet, daß das Wachs der Wurzeloberfläche fest aufliegt und genau mit dem Rande des Wurzelquerschnittes abschließt. Man hebt den fertig modellierten Zahn vom Modell, das vorher gefettet war, ab, probiert ihn im Munde ein und überzeugt sich sowohl von der natürlichen Stellung des Zahnes wie auch von der richtigen Modellierung des Wachskörpers.

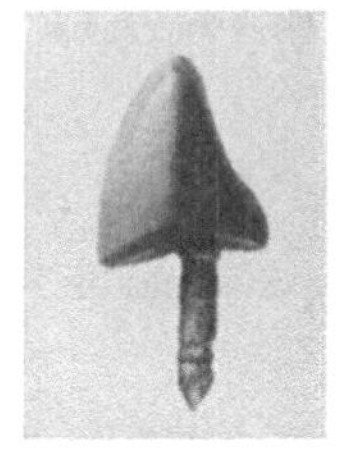

Abb. 178.
Aus Wachs modellierter Stiftzahnkörper.

Wenn der Zahn im Munde gut paßt, wird derselbe so in Lötgips eingebettet, daß die Wachsrückenfläche zutage liegt. Dann wird die Form mit kochendem Wasser ausgebrüht, bis die letzte Spur des Wachses fortgeschwemmt ist. Das Innere der Gipsform wird nach dem Ausbrühen mit einer Boluslösung bestrichen und der Gipsblock, der den eingebetteten Zahn enthält, über dem Bunsenbrenner getrocknet und erwärmt. Man bestreicht dann sowohl den Stift wie die Krampons mit Lötwasser (Lösung von Zink in Salzsäure) und bringt so viel Zinn mittels des Lötkolbens in der Form zum Schmelzen, daß die Höhlung reichlich mit geschmolzenem Zinn

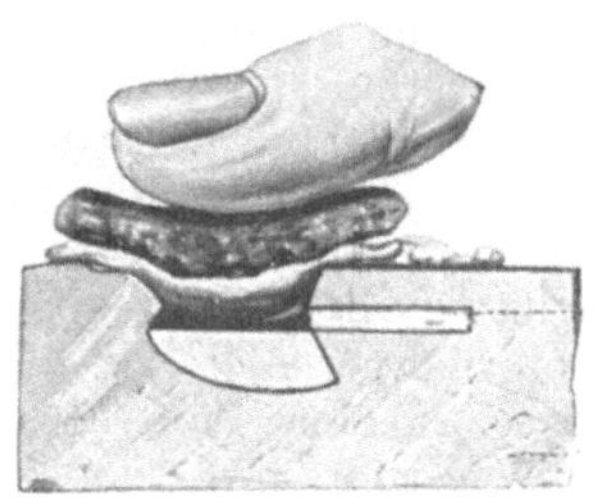

Abb. 179. Hineinpressen des geschmolzenen Zinnes in die Gipsform. (Aus Preiswerk.)

gefüllt ist. Die noch flüssige Masse drückt man mit dem durch ein kleines Lederpolster geschützten Daumen fest in die Form hinein (Abb. 179). Nach dem Erkalten probiert man die Krone ein, prüft und korrigiert die Artikulation, dann bearbeitet man den fertigen Stiftzahn mit Feile, Schaber und den üblichen Poliermitteln, läßt aber die Unterseite des Körpers, die der Wurzel aufliegen soll, bis auf die Beseitigung etwaiger Hindernisse unverändert. Es ist dies für die Befestigung wesentlich. Der äußere Zahnkörper erhält eine recht feine Politur, die ihn widerstandsfähiger macht. Abb. 180 zeigt den fertigen Zinn-Stiftzahn.

34*

Herbst, von dem die Methode der Herstellung von Stiftzähnen mit Zinnkörper stammt, empfiehlt, die ganzen Arbeiten, wie das Aufschleifen des Zahnes, das Zusammenbringen von Stift und Zahnkrampons, das Modellieren des Wachskörpers usw., in bzw. nach dem Munde vorzunehmen. Uns erscheint die Anfertigung nach einem guten Gipsmodell mit darauffolgendem Einprobieren im Munde zuverlässiger und praktischer. Statt des Zinnes kann jede andere leichtflüssige Metallegierung Verwendung finden. Es bedarf dabei in der Regel nicht der Anwendung eines Gußapparates. Die meisten Legierungen schmelzen, in kleinen Stücken in die Form gebracht, durch die Hitze der unter die Form gestellten Flamme.

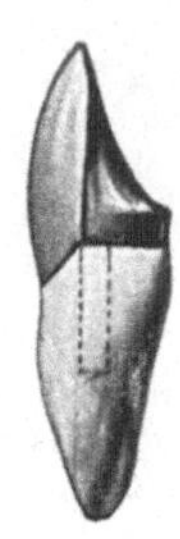

Abb. 180.
Fertiger Stiftzahn
mit Zinnrücken.
(Aus Preiswerk.)

Will man den Körper des Stiftzahnes aus Kautschuk herstellen, dann wird der fertig modellierte Zahn in eine Cuvette eingebettet und die Form nach sorgfältigem Ausschwemmen des Wachses mit Kautschuk ausgestopft, nachdem man vorher die Wände der Form mit dünnem weißen Kautschuk ausgekleidet die Kaufläche ganz aus weißem Kautschuk geformt hat. Es empfiehlt sich vorher sowohl das aus der Wurzel herausragende, von den Krampons umgriffene Stiftende, wie die Krampons selbst, wenn sie aus unedlem Metall sind, zu vergolden, wenn sie aus Gold oder Platin sind, anzufrischen und zu rauhen, da sich der Kautschuk dann besser mit diesen Teilen verbindet. Der fertig vulkanisierte Kronenkörper wird vorsichtig ausgearbeitet, poliert und eventuell im Sonnenlicht gebleicht.

6. Selbstgebrannte Porzellankronen.

Die Herstellung und Anwendung selbstgebrannter Porzellankronen gelangt in dem Abschnitt, der von der Keramik in ihrer Anwendung auf dem Gebiete des künstlichen Zahnersatzes handelt, zur Darstellung. Wir unterscheiden:

a) Die Platinkrone mit angebrannter Porzellanfront, bei der die dem Auge zugängliche Seite einer aus Platin hergestellten Vollkrone einen fensterartigen Kasten erhält, in den das Porzellan hineingebrannt wird.

b) Den Porzellanstiftzahn ohne und mit Wurzelring. Bei seiner Herstellung wird in der Regel auf ein aus Platin gefertigtes Wurzelgestell ein künstlicher Zahn (die Facette) in der üblichen Weise aufgeschliffen und durch Verlötung der Krampons mit dem Wurzelstift befestigt. Dann wird der Kronenkörper aus Porzellanmasse aufgebaut und angeschmolzen, so daß der Körper in einer dem natürlichen Biß angepaßten Form die Facette mit dem Wurzelgestell verbindet. Es kann auch die ganze Krone eines Porzellanstiftzahnes einschließlich der Front ohne Verwendung einer fertigen Facette aus Porzellanmasse modelliert, in einer Cuvette gepreßt und im Brennofen gebrannt werden.

c) Die Jacketkrone; dieselbe bildet einen um die beschliffene natürliche Krone eines Zahnes gelegten Mantel aus Porzellanmasse.

Die Jacketkrone, die in Amerika eine sehr verbreitete Anwendung findet, hat in den letzten Jahren auch in Europa wachsende Bedeutung gewonnen. Insbesondere ist es den Veröffentlichungen Lewins zu danken, daß diese als prothetisches Hilfsmittel äußerst wertvolle Kronenart auch bei uns weit mehr wie früher zur Anwendung kommt. Da die Jacketkrone in dem Abschnitt dieses Werkes, der die keramischen Arbeiten behandelt, durch Gutowski eine ausführliche Besprechung findet, verzichten wir hier auf ihre Beschreibung und verweisen auf das dort Gesagte.

C. Die von der Zahnindustrie fertig gelieferten Stiftzähne und ihre Verarbeitung.

Unter den fertig in den Handel gebrachten Stiftzahnkronen haben wir zwei Arten zu unterscheiden; solche, bei denen der Stift fest in die Krone eingelassen ist und mit der Krone zusammen der Wurzel angepaßt werden muß, und solche Kronen, bei denen der Stift und die Krone getrennt geliefert werden. Bei den letzteren ist die Krone in der Längsrichtung durchlocht, oder sie besitzt an der Unterseite einen tiefgehenden Hohlraum, der dazu bestimmt ist, das frei herausragende Ende des in den erweiterten Wurzelkanal einzementierten Stiftes in sich aufzunehmen. Wenn nun auch die Selbstanfertigung der künstlichen Krone, bei der jeder einzelne Teil den besonderen Verhältnissen des Einzelfalles entsprechend geformt und angepaßt wird, als die höherstehende Kronenarbeit erscheinen muß, die ohne Zweifel auch auf die Dauer bessere Resultate liefert, so sind auch mit den fertigen Kronen bei sorgfältiger Verarbeitung in geeigneten Fällen gute Resultate zu erzielen. Die

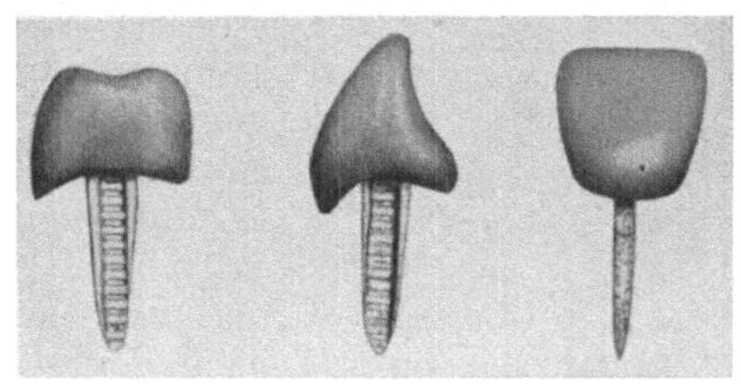

a   b   c

Abb. 181. Logankronen.
a Prämolarenkrone, b Eckzahnkrone,
c mittlere Schneidezahnkrone.

bekannteste und wohl auch beste unter den Kronen mit festem Stift ist die Logankrone (Abb. 181 a, b, c).

Der Körper der Logankrone zeigt die natürliche Zahnform massiv aus Porzellan gefertigt, an der Unterseite ist der Körper etwas ausgehöhlt. Zur Verarbeitung wird im Einzelfalle eine Logankrone gewählt, die in Farbe, Form und Größe zu den Nachbarzähnen paßt, und deren Querschnitt demjenigen des Wurzelquerschnittes entspricht. Beim Aufschleifen dieser Krone auf die Wurzelfläche wird von dem ringförmigen Rande fortgeschliffen und der Umfang des Kronenkörpers demjenigen des Wurzelkörpers angepaßt. Abb. 182 läßt die Aushöhlung an der Kronenbasis erkennen und zeigt die Art, wie der Rand bei der Aufpassung der Krone beschliffen wird. Um diejenigen Stellen zu finden, an denen beim Anschleifen der Kronenbasis an die Wurzeloberfläche von dem ringförmigen Rande fortgeschliffen werden muß, schneidet man sich ein Stückchen Blaupapier in der Größe der Kronenbasis aus, durchlocht dasselbe an der dem Stift

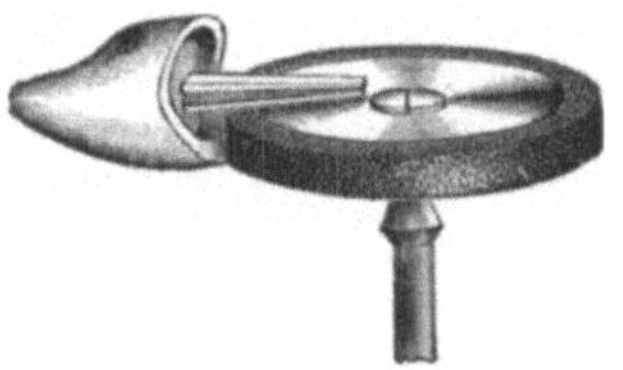

Abb. 182. Beschleifen der Unterseite einer Logankrone.

entsprechenden Stelle und streift es über den Stift, so daß es die Kronenbasis bedeckt. Dann probiert man die Logankrone dem Gipsmodell resp. der Wurzel auf und schleift so lange an den blau gefärbten Punkten der Unterseite der Krone von der Porzellanmasse fort, bis die Krone die gewünschte Stellung einnimmt und der Wurzeloberfläche genau anliegt. Zumeist muß man um der Krone die richtige Stellung zu geben, auch den Stift der Logankrone in der einen oder anderen Richtung biegen. Der Stift ist aus Platin oder einer widerstandsfähigen Legierung gefertigt, hat im Querschnitt eine I-Form und sitzt mit seinem stärksten Teil in dem Porzellankörper der Krone. Nach seinem freien Ende hin verjüngt sich der Stift allmählich (Abb. 183). Durch die Form des Stiftes ist jede Drehung desselben in der Wurzel verhindert, auch bietet er dadurch, daß seine seitlichen Flächen labial- und lingualwärts liegen, dem

Bißdruck einen kräftigen Widerstand, während die Furchen in der Querrichtung seinen Halt im Kanal sichern.

Die Vorbereitung der Wurzel zur Aufnahme einer Logankrone geschieht in derselben Weise wie für einen gewöhnlichen Stiftzahn. Der Wurzelkanal wird mittels eines Ottolenguibohrers zur Aufnahme des Stiftes erweitert, die Wurzeloberfläche labial- und lingualwärts abgeschrägt (Abb. 184). Um einen besseren Halt für den Stift zu gewinnen, wird der Wurzelkanal mit leichten Unterschnitten versehen. Das Aufschleifen der Logankrone nimmt man am besten nach einem Gipsmodell vor, für welches man die Richtung des Kanales dadurch gewinnt, daß man vor dem Abdrucknehmen einen dem Logankronenstift in Form und Länge entsprechenden Stift in die Wurzel steckt, der in dem Abdruck bleibt und aus dem Positivmodell herausgezogen wird. Die nach dem Gipsmodell aufgeschliffene Logankrone wird dann noch im Munde fein nachgeschliffen, um einen sehr scharfen Anschluß der Kronenbasis an die Wurzelfläche zu erreichen. Besondere Aufmerksamkeit ist bei der Auswahl und Montierung von Logankronen der Artikulation zu schenken. Bei sehr engem Biß verbietet sich die Verwendung von Logankronen überhaupt, da große Veränderungen an den Konturen der Krone sehr unvorteilhaft für das Aussehen der Krone sind und ein starkes Abschleifen an der Zungenseite, namentlich der oberen Schneidezähne die Haltbarkeit der Krone sehr verringert.

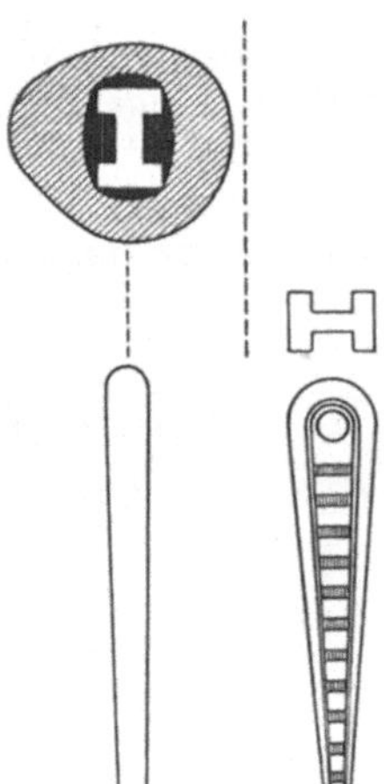

Abb. 183. Stift der Logankronen.

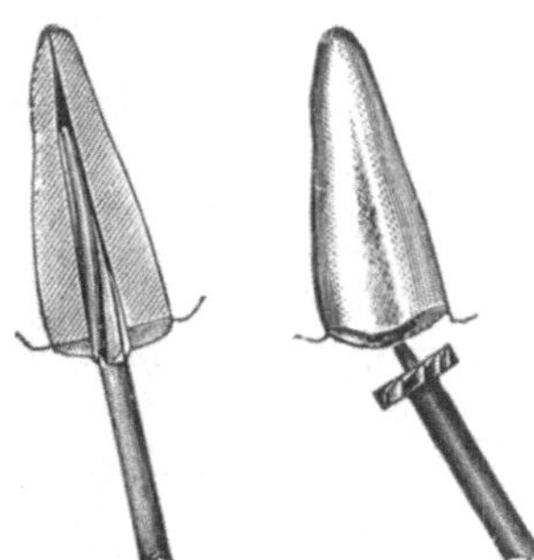

Abb. 184. Präparation des Wurzelkanals und des Wurzelquerschnittes.

Die Logankrone wird mit dünnem Zement befestigt, nachdem der Wurzelkanal, die Wurzeloberfläche, die Unterseite der Krone und der Stift sorgfältigst gesäubert und getrocknet sind. Abb. 185 zeigt eine fertig montierte Eckzahn- und Bicuspis-Logankrone. Abb. 186 zeigt eine Schneidezahnkrone, fertig montiert; die Wurzel ist mit Längsschnitt dargestellt, um die Lagerung des Stiftes erkennen zu lassen.

Fertige Kronen mit separatem Stift sind in mannigfachen Formen hergestellt und in den Handel gebracht worden. Unter ihnen befinden sich mehrere sehr brauchbare Arten, die sich im Prinzip alle mehr oder weniger gleichen. Wir wählen für die Darstellung als Beispiel die Ash - Dübel - Krone. Die Kronen selbst bestehen aus Porzellanmasse und sind in Schneide- und Eckzahnformen, sowie als Bicuspidaten, in verschiedenen Größen und Formen käuflich zu haben. Von der Unterseite geht eine röhrenförmige Öffnung, die zur Aufnahme des Stiftes bestimmt ist, in den Zahnkörper hinein. Diese Öffnung

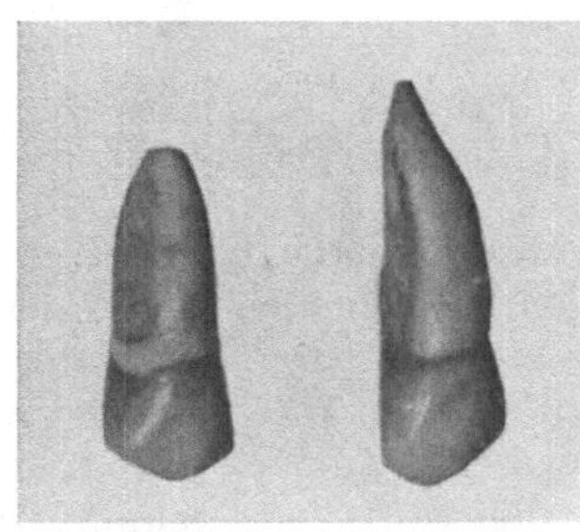

Abb. 185. Fertige Logankronen.

erweitert sich nach unten so, daß bei der Aufpassung des Zahnes auf die Wurzeloberfläche ebenso wie bei der Logankrone nur ein ringförmiger Rand der Wurzeloberfläche aufzuschleifen ist. Abb. 187 stellt die Frontseite solcher Zähne dar;

Abb. 188a zeigt die Anlage des Stiftlagers im Kronenkörper, die Aushöhlung an der Kronenbasis und den Dreikantstift. Abb. 188b zeigt einen Längsdurchschnitt durch eine montierte Dübelkrone. — Für zweiwurzelige Bicuspidaten werden auch gabelförmige Stifte benutzt, die, wie aus Abb. 189a, b, c ersichtlich ist, auf die Wurzeln montiert werden. Erwähnung verdient die Parriskrone, die speziell für untere Molaren bestimmt

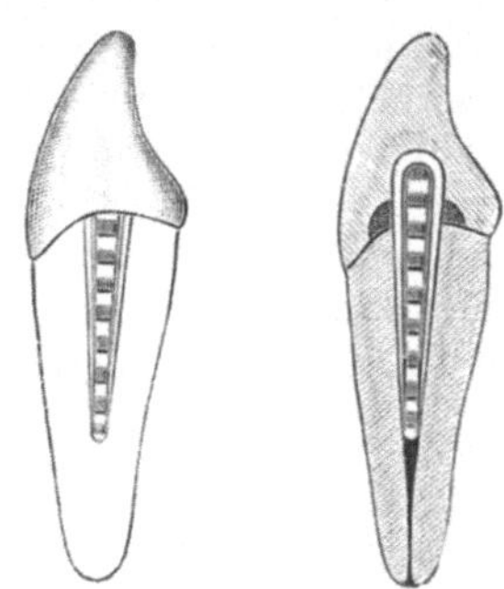

Abb. 186. Fertige Logankronen im Längsschnitt.

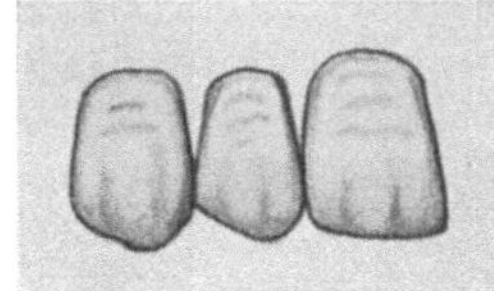

Abb. 187. Ash-Dübel-Kronen.

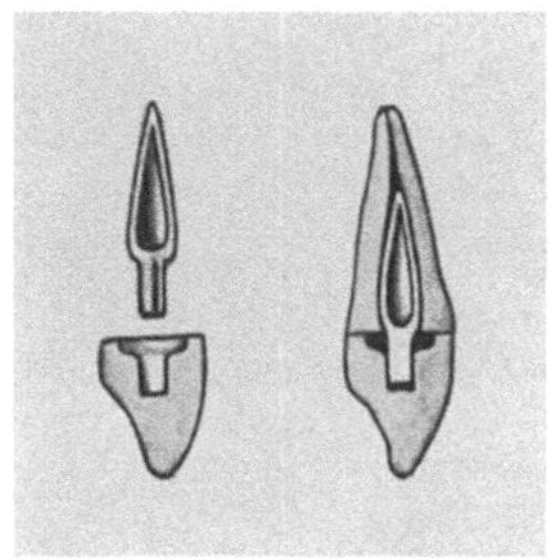

a   b
Abb. 188. Ash-Dübel-Krone im Längsschnitt.

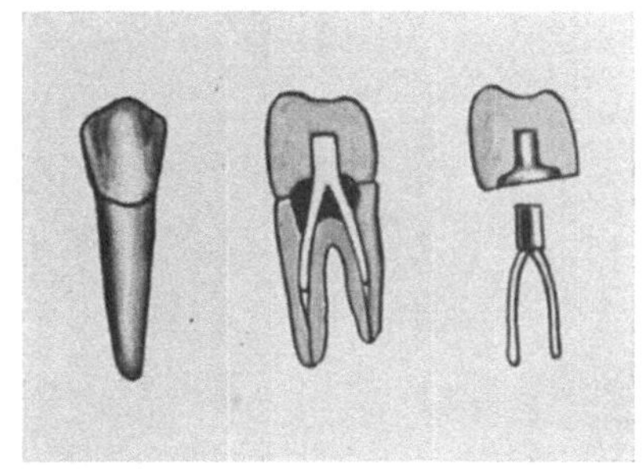

a   b   c
Abb. 189. Ash-Dübel-Krone mit Gabelstift.

ist und in einer Weise Verwendung findet, wie dies aus Abb. 190 ersichtlich ist.

Die Anpassung und Montierung fertiger Stiftzahnkronen sieht in der schematischen Wiedergabe der Abbildungen einfacher und sicherer aus, als sie sich in praxi gestaltet. Selten werden in Fällen, die tiefgehender cariöser Zerstörungen wegen den Ersatz der natürlichen Zahnkrone erheischen, so glatte Wurzelflächen mit exakten Rändern vorhanden sein, daß eine völlig genaue Anpassung der unteren Ränder der künstlichen Zahnkrone an die Ränder der natürlichen Wurzel erfolgen kann. Daß auch solche Fälle vorkommen und daß dann eine sehr sorgfältige Arbeit mit der Verwendung dieser Kronenarten gute Resultate erzielen kann, ist nicht zu bestreiten, in der Regel aber wird es besser sein, die Krone in allen Teilen selbst anzufertigen. Freilich lassen sich die fertigen Kronen auch in Verbindung mit selbstangefertigten Kappen verwenden. Mit Logankronen geschieht dies in der Weise, daß man den Stift durch eine für die Wurzel angefertigte Kappe durchtreten läßt und ihn, nachdem die Krone dieser Kappe genau aufgeschliffen ist, mit der Kappe verlötet (Griffis). Ein ähnliches Verfahren ist von Goodhugh

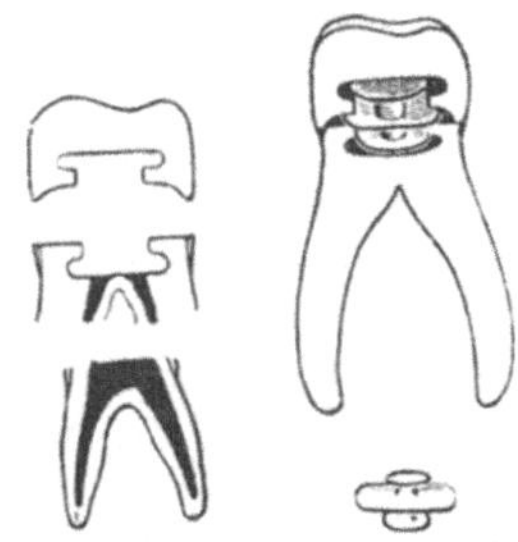

Abb. 190. Parriskrone.

zur Verwendung der Dübelkrone auf selbstangefertigter Kappe beschrieben worden. Auch diatorische Zähne und Röhrenzähne lassen sich in ähnlicher Weise auf Wurzelkappen befestigen und zu künstlichen Einzelkronen verarbeiten, indem man auf der Wurzelkappe einen exakt in den Hohlraum der Krone eingreifenden Zapfen befestigt und die Porzellankrone darauf zementiert. Es ist eine solche Konstruktion aus mehreren Gründen nur da zu empfehlen, wo sehr reichlicher Raum zwischen dem Stumpf und der Bißkante bzw. -fläche der Gegenzähne vorhanden ist. Sind die Raumverhältnisse beschränkt, so daß auf der Kappe nur eine verhältnismäßig dünne durchlochte Porzellankrone Platz fände, dann würde diese zu leicht vom Biß gesprengt werden. Unter der gleichen Voraussetzung günstiger Raumverhältnisse

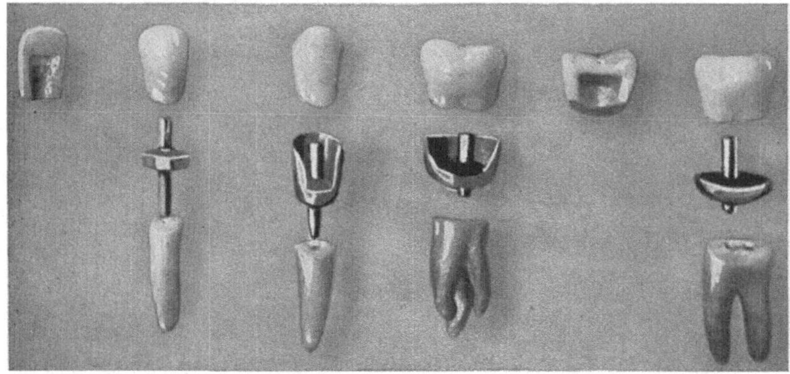

Abb. 191. Riechelmann-Kronen.

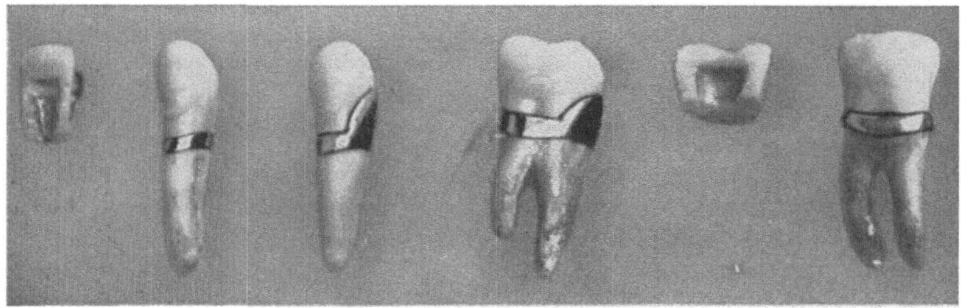

Abb. 192. Riechelmann-Kronen.

bedeutet die Herstellung einer von Riechelmann stammenden Kronenform einen wesentlichen Fortschritt gegenüber der eben beschriebenen Verwendung diatorischer und Röhrenzähne auf einer Stiftkappe. Diese Riechelmann-Krone wird in Bicuspidaten- und Molarenform fertig in den Handel gebracht. Die Riechelmannkrone wird entweder auf einer einfachen Wurzelkappe mit nach oben heraufragendem Stift montiert, oder es wird eine Wurzelkappe für sie angefertigt, deren Wurzelband in seinem approximalen und palatinalen bzw. lingualen Verlaufe so aufragt, daß die Porzellankrone in eine halbbecherförmige Hülse einzementiert werden kann, indem sie zugleich das aufragende Wurzelstiftende in ihrem Körper aufnimmt (Abb. 191 und 192 veranschaulichen die Riechelmannkrone und ihre Montierung).

Zweifellos wird die Zahnfabrikation, die heute in Deutschland mit großem Verständnis den Bedürfnissen und Fortschritten der wissenschaftlichen Zahnersatzkunde zu folgen bestrebt ist, noch manche für die Kronenarbeit wertvolle Zahnform finden. Es ist zu begrüßen, daß diese Industrie sich die ständige Mitarbeit hervorragender Prothetiker, wie Gysi, Fehr, Riechelmann u. a. gesichert hat. Dem praktischen Zahnarzte aber bietet sich in der Verarbeitung der verschiedenen Zahnarten zu künstlichen Zahnkronen eine sehr vielseitige und dankbare Aufgabe.

D. Die Befestigung des Stiftzahnes.

Es haben sehr verschiedene Methoden Anwendung gefunden, um den Stiftzahn in seiner Wurzel zu befestigen. Die früher bevorzugten Verfahren zielten alle darauf hin, gleichzeitig eine starke Befestigung des Wurzelgestelles in und auf der Wurzel zu erreichen und sich doch die Möglichkeit offen zu halten, den Stiftzahn, wenn eine Reparatur notwendig wurde, leicht herausnehmen zu können. So wurde um den gerauhten Stift eine Schicht Zinnfolie gelegt und diese mit in den Wurzelkanal hineingepreßt. Auch keilte man Späne stark quellenden Holzes (Hickory-Holz) neben dem Stift ein oder versenkte in den erweiterten Wurzelkanal ein Holzröhrchen, in das man den Stift eingreifen ließ. Durch das Quellen des Holzes wurde dann der Stift fest eingeklemmt.

Vielfach hat man die Stiftzähne mit Guttapercha befestigt und auch damit gute Resultate erzielt. Doch reicht die Guttaperchabefestigung nicht als allgemein brauchbare Stiftzahnbefestigung hin. Das von Evans für die Befestigung von Goldkronen angegebene Verfahren einer Kombination der Guttapercha- und Zementbefestigung kann auch für Stiftzähne angewandt werden. Der Stift und die Unterseite des Wurzelplättchens bzw. das Innere der Wurzelkappe wird mit Chlorperchalösung bestrichen und mit etwas weicher Guttapercha bedeckt. Dann wird der Stiftzahn auf den Stumpf aufgesetzt, ohne daß das Stiftlager und der Wurzelstumpf vorher getrocknet wäre. Der Stiftzahn wird fest in sein Lager hineingepreßt und dabei der Überschuß, der sich etwa im Stiftlager staut und den richtigen Sitz des Stiftzahnes hindert oder sich seitlich unter dem Wurzelgestell herauspreßt, beseitigt. Der Stiftzahn muß sich trotz der dünnen Guttaperchaschicht, die nun seinen Stift und die Unterseite der Wurzelkappe bedeckt, genau in die Position bringen lassen, die ihm zukommt. Nachdem der Stumpf, das Stiftlager und die mit der Guttaperchaschicht bedeckte Unterseite des Wurzelgestelles mit Alkohol ausgewaschen und mit heißer Luft getrocknet sind, wird der Stiftzahn mit dünn angerührtem Zement auf seinem Stumpf befestigt. Durch die Erwärmung des Stiftzahnes kann die Guttapercha erweicht und der Stiftzahn leicht entfernt werden. Solange eine Erhitzung nicht erfolgt, gibt der Zement dem Stiftzahn einen festen Halt.

Auch Mischungen von Guttapercha und Zement sind zur Befestigung von Stiftzähnen verwandt worden. Ein Rezept für eine solche Mischung lautet:

Chloroform 30,0
Ol. Eucalypt. 30,0
Aristol 1,25
Guttapercha q. s. ut. fiat pasta fluida.

Die Pasta wird bei ihrer Verwendung mit dünn angerührtem Zinc. oxyd. gemischt und gestattet nach ihrer Erstarrung ein Wiedererweichen durch zugeführte Wärme.

Solange die Verbindung des künstlichen Zahnes mit dem Wurzelgestell durch Lötung die Regel war und es zum Ersatz einer zersprungenen Porzellanfacette der Herausnahme des ganzen Stiftzahnes bedurfte, war das Bestreben, die Befestigung zwar dauerhaft, aber doch wiederum leicht lösbar zu machen, sehr gerechtfertigt. Durch die Einführung der inzwischen zu allgemeiner Anwendung gelangten Verfahren der Nietung und besonders der Einzementierung der künstlichen Zähne ist hierin ein Umschwung eingetreten. Es kommt heute, wo der künstliche Zahn leicht ersetzt werden kann, ohne daß darum der ganze Stiftzahn herausgenommen werden müßte, mehr auf die Stärke wie auf die Lösbarkeit der Befestigung an. Man ist daher allgemein dazu übergegangen, den Stiftzahn der Wurzel aufzuzementieren. Bei der Befestigung müssen alle Teile der Wurzel, mit denen das Wurzelgestell durch das Zement verbunden werden soll, ebenso wie der Stiftzahn selbst, vollkommen sauber und trocken sein. Nachdem das Stiftlager, die Wurzeloberfläche, der Wurzelhals, der Stift und die Unterseite des Stiftzahnes mit Alkohol gründlich abgewaschen und mit dem heißen Luftstrom getrocknet sind, wird der Speichel mit Hilfe von Watterollen von dem Arbeitsfeld ferngehalten. Das Zement wird in sahneartiger Konsistenz angerührt, mit der Nadel in das Stiftlager eingeführt und mit einem kleinen Spatel auf den Stumpf und auf die Unterseite des Wurzelgestelles aufgetragen. Der Stiftzahn wird nun fest auf den Stumpf gepreßt und bis zum völligen Erhärten des Zementes in der ihm zukommenden Stellung festgehalten. Der an der Seite herausquellende Überschuß des Zementes wird entfernt, ehe das Zement völlig erstarrt ist. Zum Einzementieren von Stiftzähnen eignen sich besonders das schnell härtende Havard- und Caulkszement.

E. Die Reparatur des Stiftzahnes.

Unter den Reparaturen künstlicher Kronen mit Porzellanfacetten ist zwischen denjenigen zu unterscheiden, bei denen es sich lediglich um die Wiederbefestigung bzw. den Ersatz der Porzellanfront handelt und solchen Reparaturen für die die ganze Krone mit dem Stift herausgenommen werden muß. Ist letzteres der Fall, dann wird man bei dem einfachen Stiftzahn durch vorsichtiges Erfassen und Rotieren des ganzen Zahnes den Stift zu lösen suchen. Auch bei Kronen mit Wurzelring wird man den Versuch machen, die Krone zu lösen, ohne einen ihrer Teile oder die Wurzel zu verletzen. In manchen Fällen wird dies wie bei dem einfachen Stiftzahn, durch vorsichtiges Erfassen und Drehen des Zahnes gelingen. Zum Entfernen von Stift- und Ringstiftzähnen ist von Steinschneider ein Instrument angegeben, das Abb. 193 zeigt. Bei einfachen Stiftzähnen werden die scharfen Schenkel des Instrumentes zwischen Wurzel und Wurzelplättchen eingeführt. Bei Ringstiftzähnen wird dasselbe unter dem Rand des Ringes angesetzt. Durch Hammerschläge auf den breiten Ansatz des anderen Schenkels soll der Stiftzahn gelockert werden. Oft jedoch wird man zunächst den Wurzelring aufschneiden, die Kappe aufbiegen müssen und, nachdem dies geschehen ist, gleichfalls die Krone durch vorsichtige Drehungen mit der Zange fassen und zu lockern suchen. Wenn der Stift nicht zu lang und nicht zu sehr gerauht war, gelingt dies meist unschwer. Liegt ein Bruch des Stiftes an der Einlötungsstelle vor, oder kann man die Krone erst nach Durchschneiden des Stiftes entfernen, so muß man den Stift für sich aus der Wurzel herausarbeiten.

Verschiedene Wege sind hierfür empfohlen worden: Wenn der Stift nicht zu lang ist, gelingt es meist, ihn dadurch zu lösen, daß man das obere in dem breiteren Teil gelagerte Ende mit ganz feinen Rosenbohrern in einer Weise umbohrt, daß man fast nur das Zement fortnimmt, das den Stift umgibt. Man legt den oberen Teil des Stiftes so tief wie möglich frei; eine Verletzung und Schwächung des Wurzelrandes ist bei dieser Arbeit dadurch zu vermeiden, daß man dem Bohrer eine ganz besonders vorsichtige Führung gibt und seine schneidende Wirkung nach innen, also auf den Stift zu, richtet. Ein aus einer

Wurzel herausgearbeiteter Stift ist infolgedessen von allen Seiten angeschnitten und zur Wiederverwendung unbrauchbar. Man erfaßt das freigelegte Ende des Stiftes entweder mit einer ganz spitzen Extraktionszange oder mit einem Instrument, das sich auf das freigelegte Ende des Stiftes aufschrauben läßt. Mit dieser Methode zur Entfernung von Wurzelstiften haben wir stets gute Resultate erzielt. Von anderer Seite ist empfohlen worden, den Stift röhrenförmig aufzubohren und dann zu entfernen. Auch dieser Weg führt zum Ziele, wenn derselbe auch meist weniger auf die Herstellung einer wirklichen Röhre, als auf ein allmähliches Zerbohren des ganzen Stiftes hinauskommt. Nachdem der Stift aus der Wurzel entfernt ist, wird die Frage zu entscheiden sein, ob sich die Reparatur der Krone und das Einfügen eines neuen Stiftes lohnt, oder ob die Anfertigung einer neuen Krone angezeigt ist.

Wenn die Porzellanfacette einer Krone abgesprungen ist, kommt es für die Reparatur darauf an, ob sie durch Lötung oder Nietung befestigt oder einzementiert war. Früher, als die Befestigungen von Porzellanzähnen ausschließlich durch Lötung erfolgte, war die durch Abspringen eines solchen notwendige Reparatur oft nicht ohne Schwierigkeiten. Es handelt sich in der Regel um eine Zersplitterung der Porzellanmasse rings um die in den Zahnkörper eingelassenen Krampons oder um Querbrüche in der Linie der Kramponstellung. Nach Entfernung der Bruchstücke ist das Bild in dem einen wie in dem anderen Falle dasselbe, die Facette fehlt, und die Stifte ragen aus der Schutzplatte heraus. Die Reparatur kann nun entweder unter Benutzung der stehengebliebenen Krampons erfolgen oder nach Entfernung derselben. Den ersteren Weg wählt ein von Robiczek empfohlenes Verfahren:

Derselbe nimmt einen Flachzahn, dessen Krampons genau dieselbe Stellung im Zahnkörper einnehmen, wie diejenigen des zersprungenen Zahnes. Er schneidet alsdann die Krampons des Ersatzzahnes glatt am Zahnrücken ab und bohrt den in den Zahnkörper eingelassenen Teil derselben vollkommen heraus, so daß im Zahne zwei der Kramponstellung entsprechende röhrenförmige Lager entstehen. Diese Lager werden in der Tiefe durch Ausschleifen mittels kleiner abgebrochener Bohrer, die man in Terpentingeist und Karborundpulver taucht, etwas erweitert. Man beseitigt an den alten Krampons, die aus der Schutzplatte herausragen, die knopfförmigen Verdickungen, die in dem zersprungenen Zahn saßen, achtet aber darauf, daß hierbei die Stifte selbst nicht geschwächt und gekürzt werden. Dann schleift man den zur Aufnahme der Stifte des zersprungenen Zahnes präparierten Ersatzzahn dem Zahnfleisch auf und bringt ihn in die richtige Stellung, so daß die alten Krampons in die röhrenförmigen Lager hineinragen. Paßt der Zahn ganz genau an seinen Platz, und liegt derselbe mit seinem Rücken der Schutzplatte fest an, dann schneidet man, um für die Krampons einen noch besseren Halt zu gewinnen, mit dem Bryanschen Schneideeisen Gewinde in dieselben ein, reinigt die neuen Kramponlager, rauht die Schutzplattenfläche und trocknet alle Teile sehr sorgfältig. Man befestigt alsdann den Ersatzzahn, indem man dünn angerührtes Zement in die Lager und auf die Schutzplatte bringt und hält ihn bis zum Erhärten des Zementes in der richtigen Position fest.

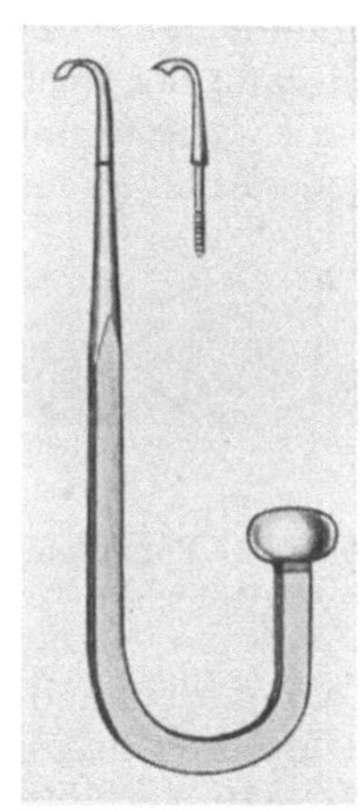

Abb. 193. Steinschneiders Instrument zum Entfernen von Stiftzähnen.

Ebenfalls unter Benutzung der stehengebliebenen alten Krampons, aber wesentlich einfacher, vollzieht sich die Reparatur bei Verwendung einer für Reparaturzwecke in den Handel gebrachten Art von künstlichen Zähnen. Dieselben haben, wie Abb. 194 zeigt, an ihrer Rückseite einen Hohlraum, der dazu dient, die alten Krampons, in Zement eingebettet, in sich aufzunehmen. Bei Verwendung dieser Zähne — die keiner besonderen Beschreibung bedarf — ist das Vorhandensein der kleinen Verdickung an den Stiftenden, die ursprünglich zur Verankerung der Krampons in der Porzellanmasse dienten, für den Halt der Zähne nach dem Erhärten des Zements von Nutzen.

In einzelnen Fällen, besonders wenn die abgesprungene Porzellanfacette an ihrer Schneide bzw. Kaufläche mit einem Schutzrande bedeckt war, kann man die stehengebliebenen Krampons mit ein wenig Zement oder Stentsmasse hügelförmig bedecken und dann mit dünnem Gold oder Platin einen Abdruck für eine Porzellaneinlage nehmen, die nach Entfernung des Zement- bzw. Stentsansatzes vermittels Zement befestigt wird.

Andere Wege zum Ersatz abgesprungener künstlicher Zähne haben die Beseitigung der noch vorhandenen Kramponreste zur Voraussetzung. So kann man die Befestigung eines Ersatzzahnes durch Nietung auf verhältnismäßig einfache Art vornehmen. Die alten Stifte werden entfernt, die Schutzplatte

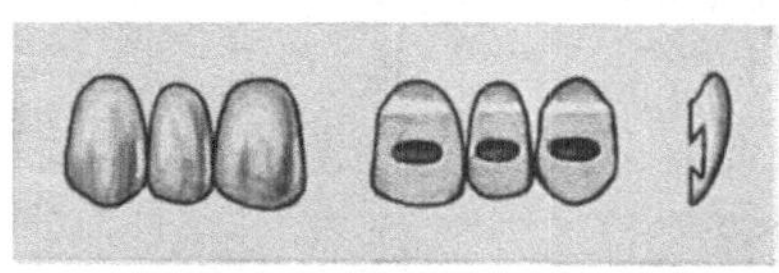

Abb. 194. Porzellanfacetten zur Reparatur von Stiftzähnen.

gesäubert und an der Krampon-Lötstelle ganz glatt und eben gemacht; dann nimmt man Abdruck und Gegenabdruck, schneidet auf dem Abdruck die in Gips wiedergegebene Schutzplatte fort, um den Zahn ungehindert aufschleifen zu können. Sitzt der Ersatzzahn auf dem Modell völlig richtig, dann ermittelt man durch Anpassen im Munde genau die Stellen der Schutzplatte, an denen die Stifte durch dieselbe hindurchtreten müssen, um den Zahn in der richtigen Stellung festzuhalten. Es ist bei dieser Arbeit mit großer Sorgfalt zu verfahren, weil eine ungenaue Durchlochung der Schutzplatte es notwendig machen würde, die Löcher nachträglich zwecks Korrektur der Zahnstellung zu erweitern. Dadurch würde eine solide Vernietung der Kramponenden sehr erschwert werden. Sitzt der Zahn in vollkommen richtiger Position auf dem Rücken der Schutzplatte, dann kürzt man die Stifte so weit, daß sie nur noch $^1/_2$ mm durch die Schutzplatte hindurchragen, bringt an der Rückseite der Schutzplatte kleine Lager um die Kramponenden an und nietet den Zahn an seinem Platze fest. Verschiedene Verfahren sind zur Ausübung der Nietung empfohlen:

Das Kaisersche Nietungsverfahren, dessen Anwendung bereits auf S. 525 beschrieben ist, leistet auch für die Reparaturen im Munde vortreffliche Dienste. Für Reparaturen von Facetten mit unechten Stiften hat Kaiser neuerdings ein Verfahren angegeben, durch das die unechten Stifte mittels Säure herausgekocht und durch Goldstifte ersetzt werden, die dann später genietet werden können. — Die Schrieversche Methode besteht darin, daß man die 0,5 mm durch die Schutzplatte hindurchragenden Krampons in ihrer Längsachse mit besonders dafür konstruierten Bohrern aufbohrt und sie dann mittels der Schrieverschen Nietzange nietet. — Williams versenkt die unverkürzten Kramponenden rechtwinklig abgebogen in Furchen, die er auf der Rückseite der Schutzplatte anbringt und hat für diesen Zweck gleichfalls eine besondere Zange konstruiert; oder er bohrt, wenn es sich um massive Kronenkörper handelt, in diese Lager, in die sich die Kramponenden in ihrer ganze Länge einzementieren lassen. — Schließlich ist noch das Reparaturverfahren von Bryan zu erwähnen, der auf

die Kramponenden, die durch die Schutzplatte hindurchragen, kleine Schraubenmuttern aufschraubt und durch festes Anziehen derselben den Ersatzzahn an
der alten Schutzplatte befestigt. Bryan hat für seine Befestigungsmethode ein
eigenes Instrumentarium zusammengestellt. Die bildliche Wiedergabe desselben (Abb. 195) läßt dessen Verwendung erkennen. Ähnlich dem Bryanschen Verfahren ist eine von White angegebene Befestigungsart, der zwischen
die gekürzten Platinstifte des Ersatzzahnes eine Platin-Iridiumschraube lötet,
die er durch die Schutzplatte hindurchtreten läßt und auf der Rückseite durch
eine Schraubenmutter befestigt.

Alle die im vorstehenden beschriebenen Methoden zum Ersatz abgesprungener
gelöteter Zähne haben insofern heute an Bedeutung verloren, als diejenige
Befestigungsart, die eine Auswechslung und den Ersatz der Porzellanfacetten
künstlicher Kronen zu einer leicht ausführbaren Arbeit macht (nämlich die
Einzementierung) bereits eine weite Ausbreitung erfahren und die Lötung der
Zähne verdrängt hat. Solange dies jedoch noch nicht allgemein der Fall ist,
muß dem Zahnarzt der Ersatz gelöteter Zähne eine geläufige Arbeit bleiben.
Die Wiederbefestigung einzementierter Zähne, die sich aus ihrer Fassung gelöst haben, erfolgt in der Weise, daß man den
Zahn und die Krampons ebenso wie die Fassung
gründlich von allem Zement befreit und nach
sorgfältiger Prüfung der für den Halt des Zahnes
wichtigen Momente denselben unter absoluter
Trockenhaltung wieder einzementiert. Besonders
zu prüfen ist, ob die Krampons in gehöriger
Weise gebogen und gerauht sind, ob die Kammer richtig geformt und gut unterschnitten
war, und ob der Biß die Goldschicht über der
Schneidekante des Zahnes nicht zu stark belastet. Zeigt es sich, daß die nicht genügende
Berücksichtigung eines dieser Momente die
Loslösung des Zahnes verschuldete, so muß

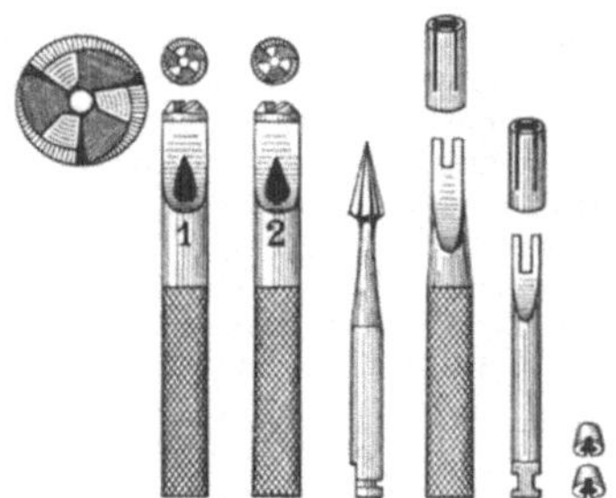

Abb. 195. Bryans Reparatur-
instrumentarium.

vor der Wiederbefestigung in entsprechender Weise nachgeholfen werden.

Ist ein einzementierter Zahn zersprungen, so daß er nicht wieder verwendet werden kann, dann nimmt man nach Ausreinigung der Kammer einen
kleinen Gipsabdruck von der Frontseite der Krone ohne Facette, der zugleich
die Stellung der Nachbarzähne wiedergeben muß. Man schleift nun einen dem
zersprungenen Zahn möglichst gleichartigen Zahn nach dem Gipsmodell genau
an, probiert ihn dann ein, gibt ihm nach dem Munde noch den letzten genauen
Schliff und zementiert ihn unter sorgfältiger Trockenhaltung ein. Ist es nötig,
eine ganze Krone mit einzementierten Zähnen aus dem Munde zu entfernen,
so geschieht das in der Weise, daß man die Befestigungsteile, also den Ring,
aufschleift und aufbiegt und, wenn dies nötig sein sollte, den Stift mit dem Bohrer
durchschneidet. Einzementierte Zähne, die man aus dem gegossenen Kronenkörper zu lösen wünscht, bettet man in Gips ein und erhitzt sie über dem Bunsenbrenner. Durch die Hitze wird das Zement in der Regel genügend mürbe, um
das Herausnehmen der Porzellanfacette zu ermöglichen. Auch das Kochen
solcher Zähne in Salpetersäure führt zu demselben Ziel.

Der Zahnarzt soll imstande sein, Wege zu jeder Reparatur einer Krone zu
finden; ein größerer Nutzen aber wird dadurch geschaffen, daß Reparaturen,
durch die Konstruktion und Ausführung der Kronenarbeit möglichst vermieden
bleiben.

Literaturverzeichnis.

Bach, Julius, Handbuch der Zahnersatzkunde. Augsburg: Selbstverlag. — *Balters,* Funktionskronen und Brücken. Zahnärztl. Rdsch. **1925.** — *Blumentritt,* Die Tiefenverhältnisse der physiologischen Zahnfleischtasche und der physiologische Zahndurchbruch. Vjschr. Zahnheilk. **1926.** — *Brill,* Neue Vorbereitungsmethoden von Kronen- und Brückenpfeilern. Zahnärztl. Rdsch. **1924,** Nr 27. — *Bruhn,* Über Kronen und Brückenarbeiten. Dtsch. Mschr. Zahnheilk. **1903.** — *Derselbe,* Über Kronen- und Brückenreparaturen. Zahnärztl. Kalender f. d. Dtsch. Reich. **1911.** — *Derselbe,* Über die Verwendung von Wurzelkappen mit angegossenem Stiftzapfen. Dtsch. zahnärztl. Wschr. **15,** Nr 44. — *Derselbe,* Über einige wichtige Punkte aus dem Gebiete der zahnärztlichen Technik. Korresp.bl. Zahnärzte **42,** H. 1 (1912). — *Bruhn* und *Morgenstern,* Kronen- und Brückenarbeiten. Scheffs Handbuch der Zahnheilkunde. 3. Aufl. **1910.** — *Bublitz, Walter,* Der Kontaktpunkt. Z. Stomat. **1921,** H. 11. — *Bütow,* Nachteile der naht- und fugenlosen Kronen, mittels Cadmiumringen hergestellt. Zahnärztl. Rdsch. **1926,** Nr 48.

Cieszinsky, Antoni, Reparatur von Stiftzähnen nach Bryan. Österr.-ungar. Vjschr. Zahnheilk. **1917,** H. 4.

Detzner, Philipp, Praktische Darstellung der Zahnersatzkunde. Berlin: C. Ash u. Sons.

Evans, George, Die zahnärztlichen Kronen-, Brücken- und Porzellanarbeiten, bearbeitet von Albert Werkenthin. Hamburg: F. W. Rademacher.

Friesell, H. E., Der Interproximalraum, seine Bedeutung und Erhaltung. Vortrag vor der Dental Society of the State of New York. J. Zahnheilk. u. Zahntechn. — *Fritsch,* Einzelkronen (einschließlich Porzellantechnik). Mischs Fortschr. Zahnheilk. **1925, 1926, 1927.**

Goslee, H. I., Die technischen Anforderungen und kosmetischen Chancen moderner Kronenarbeit. Internat. zahnärztl. Kongreß in St. Louis 1905. Österr.-ung. Vjschr. Zahnheilk. H. 2. — *Gottlieb, B.,* Die Prinzipien der Stumpfpräparation. Z. Stomat. **1924.** — *Grawinkel,* Kronenschneidezange. Dtsch. zahnärztl. Wschr. **1913,** H. 50. — *Derselbe,* Das Abdecken verfärbter Zähne mit ausgeschliffenem Porzellanzahn. Vjschr. Zahnheilk. **1923.** — *Greve, Karl,* Histologische Untersuchungen zur Frage der Schädigung des Paradontium durch Kronenringe. Dtsch. Mschr. Zahnheilk. **1926,** Nr 21. — *Derselbe,* Über die Befestigung von Porzellanfacetten in Kronen- und Brückenarbeiten bei tiefem Biß. Dtsch. Mschr. Zahnheilk. **1924.** — *Griffis,* Eine Logankrone mit Wurzelring. Neuheiten und Verbesserungen S. S. White **1904,** H. 5.

Harnack, Erich, Chronische Kupfervergiftung durch Tragen einer schlechten Goldlegierung im Munde. Österr.-Ung. Vjschr. Zahnheilk. **1914.** H. 4. — *Harris,* Construction of the Gold-Jacket-Crown. Dent. Cosm. **1917.** — *Heinemann,* Über die Befestigung von Porzellanfacetten bei Metallarbeiten. Dtsch. zahnärztl. Wschr. **1911,** H. 29. — *Herbst, Karl,* Zahnpflege im Altertum. St. zahnärztl. Wschr. **1921,** H. 21. — *Herbst, Wilhelm,* Methoden und Neuerungen auf dem Gebiete der Zahnheilkunde. Berlin: Berlinische Verlagsanst. — *Hildebrand, J.,* The Gold-Crown and its Method of Construction. Dent. Cosm. **1924.** — *Horina,* Gebißplatten und Kronen aus Wipla-Metall (Krupps nichtrostender Platinstahl V 2 A). Z. Stomat. **1926.**

Jaffke, Über Artikulation bei Kronen- und Brückenarbeiten. Vjschr. Zahnheilk. **1924.** — *Jung, Carl,* Praxis der Kronen- und Brückenarbeit. Österr.-ung. Vjschr. Zahnheilk. **1906.** — *Derselbe,* Lehrbuch der zahnärztlichen Technik. Leipzig und Wien: Franz Deuticke.

Klughardt, Brückenarbeiten. Mischs Fortschr. Zahnheilk. **1925.** — *Köhler* und *Orbán,* Die physiologische Zahnfleischtasche, Epithelansatz und Epithelwucherung. Z. Stomat. **1924.** — *Kühn, Max* (St. Gallen), Die Ursachen der Mißerfolge bei Kronen- und Brückenarbeiten. Schweiz. Vjschr. Zahnheilk. **1913.**

Lauper, Veneer-Kronen- und Brückenarbeiten. Schweiz. Mschr. Zahnheilk. **1927.** — *Lewin,* Die Jacketkrone. Zahnärztl. Rdsch. **1924,** Nr 32. — *Derselbe,* Die Jacketkrone und ihre Herstellung und praktische Anwendung. Berlin 1924/25. — *Lickteig,* Neue Hilfsmittel bei Kronen- und Brückenarbeiten. Dtsch. zahnärztl. Wschr. **1913,** H. 23. — *Logan, Franck, E.,* Versehen und Mißerfolge bei Brückenarbeiten und einiges Hilfsmittel. Odontol. Blätter **1907,** H. 11/12. — *Lucas,* Lucaszange und deren Verwendung zur Herstellung von Rückenplatten für Steelefacetten. Zahnärztl. Rdsch. **1912,** H. 26.

Machwürth, Fugenlose Gold- und Platinkronen mit eingebrannten Porzellanfacetten. Schweiz. Vjschr. Zahnheilk. **1904,** H. 2.

Oettinger, Eine kombinierte Ringkrone und eine neue Präparationsweise von Kronen- und Brückenpfeilern. Zahnärztl. Rdsch. **1925,** Nr 11. — *Orbán,* siehe unter *Köhler.* — *Orton, F. H.,* Foundamental Principles of Root Preparation. Dent. Cosm. **1913.** — *Derselbe,* The General Improvement of Technik in Crown-Work. J. nat. dent. Assoc. **6** (1919).

Pichler, Hans, Das Herrichten von Zahnstümpfen für Kronenringe, der antiseptische Verband der Zahnstümpfe durch provisorische Kronen. Österr.-ung. Z. Stomat. **1920,**

H. 8. — *Derselbe*, Der Schutz des freien Zahnfleischrandes bei Kronen- und Brückenarbeiten. Z. Stomat. **1924**. — *Preiswerk, Gustav*, Lehrbuch und Atlas der zahnärztlichen Technik. München: I. F. Lehmann. — *Prothero*, Prothetic Dentistry **1921**. — *Puttkammer*, Ein goldsparender Stift- und Brückenzahn. Zahnärztl. Rdsch. **1921**, Nr 51.

Rank, Alfred, Das Beschleifen von Prämolaren und Molaren und Zinnkappen als Schutzhülsen. Z. Stomat. **1921**, H. 4. — *Derselbe*, Die Facettenkrone. Vjschr. Zahnheilk. **1926**, Nr 1. — *Riechelmann, Otto*, 1. Der Wert der nahtlosen Ringe für Kronen- und Brückenarbeiten. Dtsch. zahnärztl. Wschr. **1911**, H. 7. 2. Beiträge zur systematischen Prothetik. — *Derselbe*, Entlastungskronen. Dtsch. Zahnheilk. **1925**, Nr 66. — *Riegner, Hans*, Das Aufsetzen von Kronen- und Brückenarbeiten mit Guttapercha und die Halbringkrone. Dtsch. Mschr. Zahnheilk. **1902**, H. 4. — *Rumpel*, Die moderne Klinik der Kronen- und Brückenarbeiten in Amerika und Deutschland. Zahnärztl. Rdsch. **1927**. — *Derselbe*, Kramponlose Zähne. Berlin 1915.

Sachs, Wilhelm, Stiftzähne. Österr.-ung. Vjschr. Zahnheilk. **1888**, H. 1. — *Sandbloom*, Die Präparation von Wurzeln für Kronen- und Brückenarbeiten. Dtsch. Mschr. Zahnheilk. **1907**, H. 7. — *Saville*, Funde in Ekuador. Dtsch. zahnärztl. Wschr. **1913**, 669. — *Scheff, Julius*, Handbuch der Zahnheilkunde 3. Wien und Leipzig: Alfred Hölder 1910. — *Scheiwe*, Herstellung von Kronen und Brücken aus einem Guß. Vjschr. Zahnheilkunde **1924**. — *Schmidt*, Bibers auswechselbare Universalzähne für Kautschuk-, Metall- und Porzellanarbeiten. Dtsch. zahnärztl. Wschr. **1913**, H. 45. — *Schoenbeck, F.*, Über die Bewertung der Legierungen als Prothesenmaterial in der Zahnheilkunde. Dtsch. Mschr. Zahnheilk. **1921**, H. 11. — *Schroeder, Hermann*, Über Kronenarbeit mit besonderer Berücksichtigung der Behandlung von Kronen und Wurzeln. Korresp.bl. Zahnärzte **1908**, H. 2. — *Derselbe*, Zur Frage der Erhöhung des Nutzeffektes der Plattenprothese **1924**. — *Derselbe*, Brückenarbeit. Dtsch. Zahnheilk. Sonderheft **1925**. — *Derselbe*, Lehrbuch der technischen Zahnheilkunde. Berlin 1925. — *Schwarz*, Eine Modifikation der Richmondkrone. Z. Stomat. **1926**. — *Silbermann*, Die Gußkrone. Berlin: Berlinische Verlagsanst. 1922. — *Steinschneider, E.*, Ein Instrument zum Entfernen von Stift- und Ringstiftzähnen. Österr.-ung. Z. Stomat. **1920**, H. 5.

de Terra, Die Verwendung von Porzellanzähnen bei Kronen- und Brückenarbeiten. Zahnärztl. Rdsch. **1925**, Nr 32. — *Thouren, G.*, Preparation for stiftstandskron och bry gprotes. Sv. Tandläkaretidskr. **5** (1912). — *Trebitsch*, Verwendung von Cadmium bei Goldgußformen. Zahnärztl. Rdsch. **1927**.

Vest, G., Die cervicale Grenze der Kronenarbeiten. Schweiz. Mschr. Zahnheilk. **1926**. — *Vehe*, Consideration of Factors involved in placing Porcelain Restorations under the Gingivs. J. nat. dent. Assoc. **1922**.

Weikart, Dtsch. Zahnheilk. H. 45. — *Weiser*, Selbstgebrannte Facetten für Kronen- und Brückenarbeiten. Z. Stomat. **1923**. — *Weski*, Die direkte Verwendung von Ash-Reparaturzähnen in der Metalltechnik. Korresp.bl. Zahnärzte **1911**, H. 1. — *Werkenthin, Albert*, System der zahnärztlichen Kronen- und Brückenarbeit. Berlin: Berlinische Verlagsanstalt 1921. — *Wustrow, Paul*, Pulpenschutz unter Zementen. Dtsch. zahnärztl. Wschr. **1922**, H. 6/7.

Die Brückenarbeit.

Von

Prof. Dr. **Chr. Bruhn**, Düsseldorf.

Mit 366 Abbildungen im Text.

Einleitung.

Wesen der Brückenarbeit. Definition.

Der Begriff „Brückenarbeit" wird auf sehr verschiedenartige Prothesenarten angewandt, die trotz äußerer Ähnlichkeiten in ihrer Konstruktion wesentlich voneinander abweichen und sich auch dadurch voneinander unterscheiden, daß die Prothetik von entgegengesetzten Ausgangspunkten und auf grundverschiedenen Wegen technischer Entwicklung zu dieser oder jener Form gelangte. Eine künstliche Krone, der zum Ersatz des fehlenden Nachbarzahnes eine freischwebende zweite Krone angelötet ist, pflegt man bereits Brücke zu nennen, obwohl sie nur den ersten Schritt von der Kronenarbeit zur Brückenarbeit darstellt. Der nächste Schritt führt zur wirklichen Brücke, wenn der jenseits der Lücke stehende Zahn ebenfalls mit einer Krone versehen und dieser mit der freischwebenden Krone verbunden wird, so daß dieselbe nun beiderseits gestützt ist. Wir haben dann eine Brückenarbeit im eigentlichen Sinne vor uns.

Aus der Plattenprothese läßt sich der andere Brückentyp entwickeln. Schon von jeher versuchte man, die Plattenprothese, sofern dieselbe an natürlichen Zähnen durch Klammern ihren Halt fand, möglichst schmal zu gestalten. So entstanden schmale spangenförmige Plättchen, die zwischen den eine Lücke begrenzenden Zähnen hinführten und die fehlenden natürlichen Zähne trugen. Solche schmale Plättchen, die sich beiderseits mit Klammern an und zuweilen auch auf die natürlichen Zähne stützten, hatten in Form und Konstruktion große Ähnlichkeit mit herausnehmbaren (Sattel-) Brücken, wie man sie heute baut, und dürfen, wenn auch nicht als Ausgangsform der Sattelbrücke, so doch als die Übergangsform von der Platte zur herausnehmbaren Brücke bezeichnet werden.

Für beide Prothesenarten, sowohl für die sich aus der Kronenarbeit entwickelnde freischwebende Brückenarbeit, wie für die der Plattenprothese nahe verwandte Sattelbrücke und eine Reihe von Zwischenformen hat der Sprachgebrauch die Bezeichnung „Brückenarbeit" beibehalten. Ihre Wesensverschiedenheit aber macht es schwierig, eine prägnante Definition zu finden, die — ohne das Negative in den Vordergrund der Erklärung zu stellen — das für alle heute unter der Bezeichnung Brückenarbeit verstandenen Prothesenarten Wesentliche scharf umgrenzt. Die meisten bislang gewählten Umschreibungen des Begriffes scheinen uns denselben nicht genügend zu erschöpfen. Neben die von Müller - Stade, Trost, Riechelmann, Salamon, Schröder u. a. gegebenen Definitionen möchten wir daher die folgende Umschreibung des Begriffes stellen:

Brückenarbeiten sind Stege, die künstliche Zähne bzw. zahnähnliche Körper tragen oder sich aus solchen zusammensetzen, bestimmt, unter möglichster Beschränkung auf den Raum, den die fehlenden Zähne einnahmen, diese zu ersetzen. Sie finden an den Lücken benachbarten oder innerhalb der Lücken stehenden natürlichen Zähnen ihren Halt und übertragen den auf ihnen ruhenden Kaudruck ganz oder teilweise auf diese Zähne oder zugleich auf die Kieferstrecken, über die sie hinführen, unter Umständen auch auf entferntere Stützpunkte.

Wenn man untersuchen will, wodurch es sich rechtfertigt, diese Prothesen „Brücken" zu nennen, muß man von der freischwebenden Brückenarbeit ausgehen, die sich zwischen zwei oder mehreren Stützpfeilern über eine Lücke spannt, und die ganze Last, die sie zu tragen hat, auf diese Stützpfeiler überträgt. Auch die zweite Hauptform der Brückenarbeiten, die herausnehmbare Sattelbrücke, bleibt äußerlich dem Bilde einer Brücke ähnlich, insofern sie über eine Lücke hin von Stützpunkt zu Stützpunkt führt. Unwesentlich ist es für das gewählte Bild, daß die Sattelbrücke zwar die Stützpfeiler erfaßt oder sich an ihnen verankert, aber nicht fest mit ihnen verbunden ist; in statischer Hinsicht entbehrt die Sattelbrücke den Charakter einer wahren Brücke, indem sie die Stützpfeiler zwar mitbelastet, einen Teil der Last aber auf die Kieferstrecke überträgt, über die sie sich hinzieht, der sie, unähnlich einer wirklichen Brücke, mit ihrer Unterseite aufliegt. Zwischen den beiden Brückentypen, der festsitzenden Schwebebrücke und der herausnehmbaren Sattelbrücke, liegen Zwischenformen, die als Übergänge der einen Art zur anderen zu betrachten sind. Beide Systeme finden auch eine kombinierte Anwendung.

Allgemeiner Teil.

1. Geschichtliches.

Wenn man die Brückenarbeit historisch betrachtet, so ergibt sich, wie Salamon hervorhebt, die äußerst interessante Tatsache, daß die Brückenarbeit der erste und älteste Zahnersatz ist, von dem uns die Geschichte aus grauem Voralter Kunde gibt. Salamon führt dies folgendermaßen aus [1]:

„Alles, was in dunkelsten und in dunklen Vorzeiten der Mensch in Altägypten, Phönizien, Etrurien, Rom an Zahnersatz schaffte, war Brückenarbeit. Die primitiven Drahtbindewerke, von denen uns die alten Schriften erzählen, die vielen kunstvolleren Ringwerke, die uns in einigen Exemplaren in italienischen und anderen Museen aufbewahrt sind, sind durchgehend prinzipiell Brückenarbeiten, denn sie stützen den Ersatz ausschließlich auf natürliche Zähne. Das Altertum kannte keinen anderen Zahnersatz. Die heutige Ersatzkunde kennt wohl auch andere Methoden, aber das ideelle Ziel unserer Zeit strebt demselben Wunsche zu: Ausschalten der anderen Methoden zugunsten der Brückenarbeiten. Der Brückenersatz ist also der historisch erste und ideell gedacht, der endzweckliche Ersatz."

und fährt dann fort:

„Im System des alten und neuen Brückenersatzes ist nur das Prinzip ähnlich, alle anderen Postulate sind grundverschieden. Die Alten gebrauchten den Brückenersatz, weil sie keine andere Methode kannten, also notgedrungen. Die neue Zeit: weil sie zur Einsicht kam, daß er neben den anderen Möglichkeiten den vollkommensten Ersatz bietet, also aus Überzeugung. Dieser eigentümliche historische Entwicklungsgang der Zahnersatzmethoden ist also nicht dahin zu deuten, als wäre nach einer ersten Blütezeit im Altertum eine lange Verfallsperiode eingetreten, um dann in neuester Zeit eine Auferstehung und

---

[1] Salamon: Eine Systematik der zahnärztlichen Brückenarbeiten. Berlin 1923.

Rückkehr zum verlorengegangenen Gedankengut zu feiern. Nein. Die Lehre dieses geschichtlichen Werdeganges in den Methoden des Zahnersatzes läßt sich dahin zusammenfassen: Der alte und der neue zahnärztliche Brückenersatz sind das erste und das heutige letzte Glied eines natürlichen geschichtlichen Entwicklungsprozesses."

Die moderne Brückenarbeit stammt aus den Vereinigten Staaten von Nordamerika; sie ist dort im letzten Viertel des vorigen Jahrhunderts zu einer hohen Entwicklung gelangt. Unter den Zahnärzten Amerikas, denen die Einführung und Entwicklung der Brückenarbeit zu danken ist, sind insbesondere die Namen: Evans, Webb, Bryant, Perry, Richmond, Litsch, Parr, Sharp, Starr und Waters zu nennen. Von der Mitte der achtziger Jahre des vorigen Jahrhunderts ab wurde die Technik der Brückenarbeit allmählich bei uns bekannt, von einem etwas späteren Zeitpunkte ab datiert die Beteiligung der deutschen Zahnärzte an dem Weiterausbau dieser Disziplin der Prothetik, um den sich bei uns Sachs, Weiser, Riegner, Thiersch, Rumpel, Schröder, Eug. Müller, Riechelmann, Addicks, Bryan, Bruhn u. a. bemüht haben.

2. Die Stellung der Brückenarbeit in der zahnärztlichen Prothetik.

Indikation ihrer Anwendung.

Die Brückenarbeit hat sich hinsichtlich ihrer Bewertung und Anwendung langsam gegenüber dem Plattenersatz durchsetzen müssen, der bis vor vier Dezennien die zahnärztliche Prothetik beherrschte. Wir finden in früheren Arbeiten häufig Hinweise auf eine beschränkte Anwendungsmöglichkeit der Brückenarbeit.

Bennet spricht noch im Jahre 1877 davon, daß sich an die Bezeichnung „Brückenarbeit" Vorstellungen knüpfen, die geeignet sind, den Zahnarzt zu diskreditieren und den Patienten mit Widerwillen zu erfüllen.

War es anfangs nur eine beschränkte Anzahl von Zahnärzten, die sich mit der Anwendung der Brückenarbeit befaßte, so wuchs allmählich mit der technischen Vervollkommnung, die sie erfuhr, und mit der klareren Erkenntnis der Vorbedingungen für die Anwendung der verschiedenen Brückensysteme das Verständnis des Zahnarztes für ihre Bedeutung und ihre Vorzüge. Damit bereitete sich die allgemeine Aufnahme vor, die die Brückenarbeit später fand, und nach ihrem Wert und Wesen finden mußte. Diese Entwicklung der Brückenarbeit aber wäre nicht möglich gewesen ohne die Wandlung und Vertiefung der Auffassung, die sich in der gesamten zahnärztlichen Prothetik vor reichlich anderthalb Jahrzehnten vollzog. Die Erforschung des Artikulationsproblemes durch Gysi, Eltner, Schröder, Rumpel, Andresen, Fehr, Eichentopf u. a., die Arbeiten Godons über die Frage des Artikulationsgleichgewichtes und die Untersuchungen der Mechanik der Kieferbewegung, sowie des Wesens und der Wirkung des Bißdruckes, wie sie von Walkhoff, Eckermann, Loos, Rumpel, Wiesner, Weiser, Wallisch, Breuer, Müller, Trost, Weigele, L. Köhler u. a. erfolgreich durchgeführt wurden, führten zu der Erkenntnis, daß den von einer wissenschaftlichen Grundlage aus durchgeführten prothetischen Aufgaben des Zahnarztes ein wesentlich höheres Ziel zu stellen und ein weit größerer Nutzen für den Gesamtorganismus zuzuschreiben sei, als die bloße Schließung vorhandener Zahnlücken, nämlich die Wiederherstellung des Gesamtgebisses mit einer normalen oder der Norm nahekommenden Okklusion und Artikulation der Zahnreihen. Insbesondere waren es die Arbeiten Riechelmanns, Rumpels u. a. über den Ausgleich von Belastung und Entlastung bei Brückenprothesen, die bahnbrechend für die Anwendung der statischen, dynamischen und physiologischen Gesetze auf die Zahnprothetik im allgemeinen und die Brückenarbeit im besonderen zu werden begannen. Mit der fortschreitenden Erkenntnis aber der Bedeutung dieser Gesetze für ihre Konstruktion öffnete sich dem Zahnarzte der Weg zu einer klaren Indikationsstellung und zu einer erfolgreichen Anwendung der Brückenarbeit. Ihre Überlegenheit gegenüber der Plattenprothese liegt vor allen Dingen darin, daß die letztere eine Ergänzung des menschlichen Lückengebisses durch rein prothetische Mittel bezweckt, während die Brückenarbeit eine konstruktive Wiederherstellung des Gebisses anstrebt und in gewissen Grenzen erreicht. Die sich daraus ergebenden Vorteile sind mannigfache.

Dadurch, daß die Brückenarbeit festsitzt, die Raumverhältnisse des Mundes wenig oder gar nicht beeinträchtigt und der Zunge uneingeschränkte Bewegungsfreiheit läßt, ist ein für das subjektive Gefühl des Patienten hoch zu veranschlagender Vorteil gegeben. Der Patient, der Brückenarbeiten trägt, hat nach einiger Gewöhnung kaum mehr das Gefühl, einen Fremdkörper im Munde zu haben. Er verliert den deprimierenden Gedanken, künstliche Zähne zu tragen um so mehr, als Brückenarbeiten den natürlichen Zähnen in der Funktion annähernd gleichwertig sind. Kauakt und Lautbildung sind durch die Brückenarbeit unbehindert, eine Verminderung der Geschmacksempfindung, die sich beim Tragen einer Platte oft störend zeigt, ist nicht bemerkbar. Für die Sauberkeit der Mundhöhle, für die Gesunderhaltung der Schleimhaut, des Zahnfleischsaumes, der Papillen und Zahnfächer schafft die Brückenarbeit günstigere Vorbedingungen. Die beim Tragen einer Platte durch das Anliegen der Plattenränder und Klammern bedingte Gefahr einer Schädigung der vorhandenen natürlichen Zähne wird durch die Brückenarbeit vermieden. Alles in allem bietet die Brückenarbeit, wo sie zur Lösung zahnprothetischer Aufgaben Verwendung finden kann, die größere Möglichkeit, der ursprünglichen Norm wieder nahe zu kommen und die durch den Zahnverlust bedingten unphysiologischen Verhältnisse auszugleichen. Über die Erfüllung ihres eigentlichen Zweckes als Zahnersatz hinaus leistet die Brückenarbeit wertvolle Dienste zur Ergänzung kieferorthopädischer Maßnahmen; sie ist vielfach zum Ausgleich entstellender Deformitäten der Kiefer und Stellungsanomalien der Zähne angewandt worden, so von Schenk, Rumpel, Bruhn u. a., ebenso als Hilfsmittel zur Stützung und Befestigung gelockerter Zähne.

So nimmt die Brückenarbeit heute, ihren großen Vorzügen und ihrer mannigfachen Anwendbarkeit entsprechend, in der Zahnersatzkunde einen hervorragenden Platz ein; sie bildet das wertvollste Glied der sich logisch entwickelnden Reihe der prothetischen Mittel. Wo die konservierende Zahnheilkunde die Krone eines natürlichen Zahnes nicht mehr zu erhalten vermag, beginnt die Prothetik mit der Kronenarbeit ihr Werk, setzt es am Lückengebisse, solange die zur Stützung einer Brücke erforderlichen Wurzeln vorhanden sind, als Brückenarbeit fort und gebietet da, wo die Stützpfeiler für eine Brücke fehlen, in der Plattenprothese über ein letztes Mittel des Zahnersatzes. In dieser Reihenfolge liegt die allgemeine Indikation für die Anwendung der verschiedenen Formen des Zahnersatzes.

Von der festsitzenden Brücke an, die eine bestimmte Anzahl fester Trägerstümpfe verlangt, bis zur herausnehmbaren Sattelbrücke, die auch da, wo die Stützpfeiler an sich nicht genügen, durch die Ausnutzung anderer entlastender Momente eine hinreichende Stützung erfährt, sind die Möglichkeiten der Anlage und Konstruktion der Brückenarbeiten so mannigfaltige, daß ihr Anwendungsgebiet sehr groß ist. Innerhalb dieses Gebietes erscheint sie überall da indiziert, wo die Erfüllung gewisser Grundanforderungen gewährleistet ist, auf die wir im nächsten Abschnitt eingehen werden.

35*

3. Grundanforderungen an die Brückenarbeit.

Eine Reihe von Gesetzen, die für alle Prothesen, insbesondere aber für jegliche Brückenarbeit Gültigkeit haben, verdienen einer Darstellung des Gebietes der Brückenarbeit vorausgestellt und soweit besprochen zu werden, als von der Möglichkeit ihrer Erfüllung die Indikation der Anwendung von Brückenarbeiten abhängt und sich aus ihnen wichtige Gesichtspunkte für die Wahl des Brückensystems, für die Konstruktion und Gestaltung der Brücke ergeben. Diese Gesetze sollten den Zahnarzt, der sich anschickt, eine prothetische Aufgabe durch eine Brückenarbeit zu lösen, vom ersten Augenblick an, in dem er sein Auge prüfend auf das Lückengebiß richtet, bis zur letzten Nachhilfe an der fertig eingesetzten Brücke leiten.

1. **Für die Aufstellung und Durchführung eines Behandlungsplanes, der die Anlage von Brückenarbeiten vorsieht, muß die Wiederherstellung des Artikulationsgleichgewichtes der leitende Gedanke sein.**

Grundlegend für die Erkenntnis der Bedeutung dieses Grundgesetzes für jegliche Prothese waren die eingehenden Untersuchungen, die in den letzten zwei Jahrzehnten über die anatomisch-physiologischen Verhältnisse des menschlichen Kauapparates, über die physikalischen Gesetze, die seine Funktion beherrschen, sowie über die Ursachen und das Wesen aller Abweichungen von der physiologischen Norm des Kauvorganges angestellt sind. Wir haben weiter vorne, als wir von der Stellung der Brückenarbeit in der zahnärztlichen Prothetik und von der Indikation ihrer Anwendung sprachen, die Namen einer Reihe von Männern genannt, die sich durch die Erforschung des Artikulationsproblems, der Mechanik der Kieferbewegung, sowie des Wesens und der Wirkung des Bißdruckes um die Schaffung dieser Grundlagen verdient gemacht haben. Unter denjenigen Autoren, die der Anwendung der Forschungsergebnisse in der praktischen Prothetik den Weg wiesen, sind die Namen Gysi, Riechelmann, Rumpel, und unter den jüngeren Ludwig Köhler zu nennen [1]. Hinsichtlich des allgemein über die Berücksichtigung der Bißverhältnisse bei dem Bau der Prothese zu Sagende verweisen wir auf die grundlegende Darstellung Gysis im Abschnitt „Die Artikulation" dieses Werkes.

Das normale Gebiß steht, wie Godon ausgeführt hat, im Artikulationsoder Konstruktionsgleichgewicht, d. h. treffen die beiden Zahnreihen in normaler Okklusion zusammen, so sind die einzelnen Zähne durch ihren anatomischen Bau, ihre Widerlager im Kiefer und ihre Stellung zueinander in der Lage, die schädigenden Komponenten des Kaudruckes zu kompensieren, das Parallelogramm der Kräfte ist lückenlos geschlossen, Druck und Gegendruck heben sich auf, der Zahn steht in der Gleichgewichtslage.

Bei dem im Artikulationsgleichgewicht stehenden Gebiß wird der vertikale Kaudruck, der der Aufwärtsbewegung des Unterkiefers gegen den Oberkiefer entspricht, durch seine Verteilung auf 16 Zähne in jedem Kiefer oder, da die Frontzähne dabei nur in geringem Maße beteiligt sind, durch jederseits fünf Backenzähne in jedem Kiefer aufgefangen. Die Intensität des vertikalen Kaudruckes wird reguliert durch die zwischen dem Kaumuskelzentrum und dem

---

[1] Rumpel: Die Wiederherstellung der normalen Okklusion. Dtsch. Mschr. Zahnheilk. 1914, H. 7. — Derselbe: Allgemeine Gesichtspunkte bei der Konstruktion zahnärztlicher Prothesen. Öster.-ung. Vschr. Zahnheilk. 1912. — Riechelmann, Otto: Der Entlastungsbügel (Transversalbügel) für Brückenarbeiten im Ober- und Unterkiefer sowie Brückenarbeiten im allgemeinen unter dem Gesichtspunkte der Druckwirkungen im Munde. Dtsch. Mschr. Zahnheilk. 1912. — Derselbe: Beitrag zur systematischen Prothetik. Berlin: H. Meußer 1920. — Köhler, Ludwig: Beitrag zur physiologischen Anatomie des menschlichen Kauapparates. Z. Stomat. 1923, H. 11.

Sensibilitätszentrum der Zahnwurzelhaut bestehende Assoziation, die verhindert, daß sich die Kraft der Kaumuskeln stärker entfaltet, als es für die Zahnwurzelhaut zuträglich ist (Rumpel).

Die sagittale Kaudruckkomponente kommt durch die Vor- und Rückwärtsbewegung des Unterkiefers in horizontaler Richtung zur Wirkung, sie wird durch die parabolische Gestalt des Zahnbogens und den lückenlosen Kontakt der Zähne kompensiert, der den von rückwärts wirkenden Druck auf die Gesamtheit der Zähne überträgt. Zur Kompensation der sagittalen Kaukraftkomponente trägt die Ausbildung der Okklusionslinie in leichter Kurve bei (Rumpel), die eine Konzentration des Kaudruckes in der Gegend der ersten Molaren zustande kommen läßt.

Die transversale Kaudruckkomponente, die den seitlichen Bewegungen des Unterkiefers entspricht und den Gleitflächen der Höcker der Prämolaren und Molaren gegenüber zur Wirkung kommt, wird kompensiert durch die Zwei- bzw. Dreiwurzeligkeit der Backenzähne, durch die Neigung ihrer Längsachse im Oberkiefer von innen (unten) nach außen und nach vorn (oben) im Unterkiefer von außen (unten) nach innen und nach vorn (oben) und durch die Verstärkungslinien des Kiefers in Gestalt des Processus zygomaticus für den Oberkiefer und durch die Linea obliqua externa und interna des Unterkiefers (Riechelmann).

Von den drei Bewegungsmöglichkeiten des Unterkiefers ist in der Funktion nur die einfache Öffnungsbewegung für sich allein möglich, die Vor- und Rückwärtsbewegung dagegen nur mit der Öffnungsbewegung zusammen und die seitliche Bewegung wiederum nur zusammen mit der Öffnungsbewegung und der seitlichen Verschiebung. Die Bewegungen wechseln im Kauakte und gehen ineinander über, sie lassen an den verschieden geneigten Gleitflächen der Kauhöcker der Zähne und ihrer Gegenzähne die verschiedenen Komponenten der Kaukraft entstehen und zur Wirkung kommen. Wie die Bewegungen, so lösen sich auch die einzelnen Komponenten der Kaukraft in ihrer Wirkung ab, ergänzen sich gegenseitig und verringern und vermehren die Hauptkräfte abwechselnd. Solange das Gesamtgebiß im vollkommenen Artikulationsgleichgewichte steht, gelangt keine Komponente zu einer schädigenden Wirkung. Erst wenn eine Störung des Artikulationsgleichgewichtes eingetreten ist, macht sich die überwiegende Einwirkung dieser oder jener Komponenten der Kaukraft als schädigend für den Einzelzahn, für Zahngruppen und schließlich für das Gesamtgebiß geltend. Betrachten wir die verschiedenen Kraftkomponenten hinsichtlich des Zustandekommens einer schädigenden Wirkung, so zeigt sich, daß die vertikale Kraft als diejenige, die am meisten in der Richtung der Achse der Zahnwurzeln auftrifft, am wenigsten geeignet ist, schädigend zu wirken. Ein der Wurzelachse gleichgerichteter Kaudruck findet in der Alveole, in die er den Zahn hineinzutreiben sucht, so lange einen hinreichenden Widerstand, als die Stärke der Kraft die physiologische Norm nicht erheblich überschreitet. Dagegen wirken sowohl die sagittal wie die transversal gerichteten horizontalen Kaudruckkomponenten, da, wo sie unkompensiert auftreffen, unmittelbar schädlich, indem sie eine Lockerung bzw. Kippung der Zähne bewirken, auf die sie auftreffen.

Die Störung des Artikulationsgleichgewichtes kann durch jede Veränderung hervorgerufen werden, die das Zahnsystem erleidet.

Godon hat gezeigt, welche Schädigungen das gesamte Gebiß durch die von dem Verlust eines einzigen Zahnes verursachte Störung des Artikulationsgleichgewichtes erfahren kann [1], wie eine solche Störung das ganze Gebiß in

---

[1] Godon: Application du parallelogramme et du polygone des forces pour demontrer le maintien et la rupture etc. Rev. trimest. Suisse Odontol. **1907**, Nr 2, 65. — Derselbe: L'importance et l'influence de l'occlusion normale. Verh. 5. internat. zahnärztl. Kongreß.

Mitleidenschaft zieht und bei ständiger Vernachlässigung zum Verlust sämtlicher Zähne führt.

Godon konstruiert für einen unteren ersten Molaren, der sich in vollständiger Gleichgewichtslage befindet, entsprechend den einwirkenden Kräften

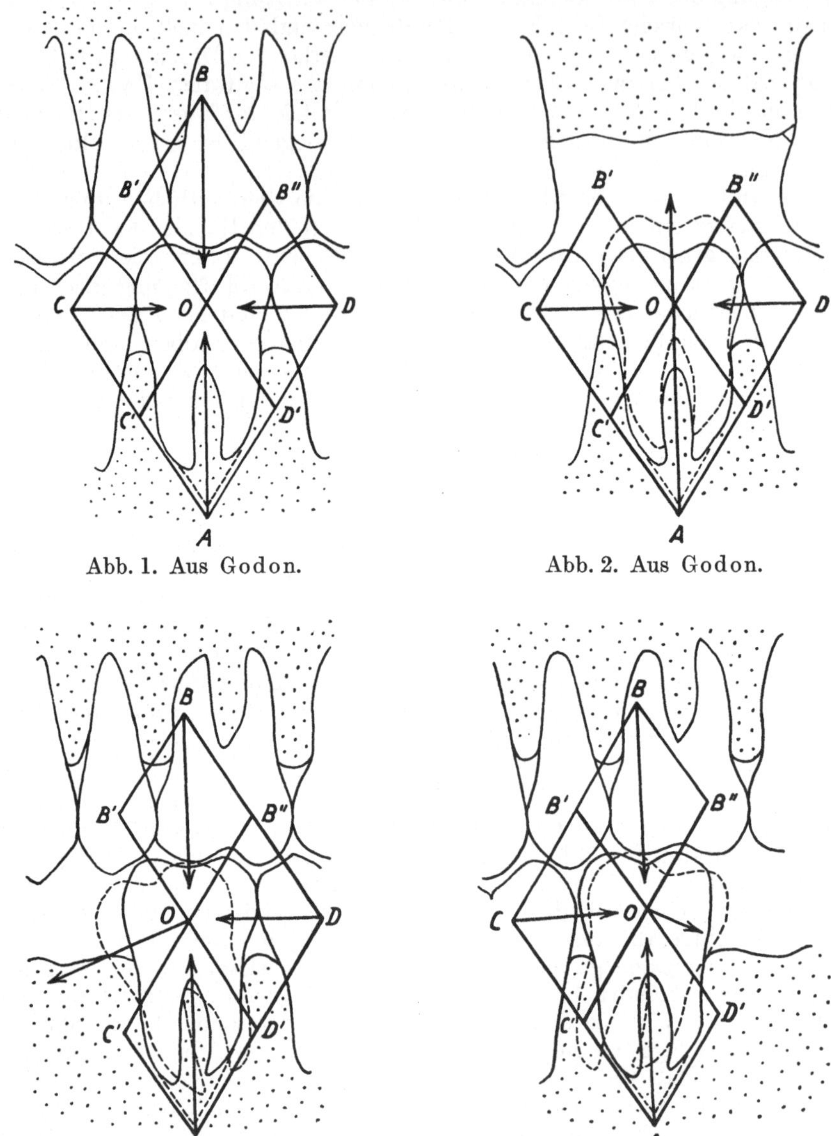

Abb. 1. Aus Godon.   Abb. 2. Aus Godon.

Abb. 3. Aus Godon.   Abb. 4. Aus Godon.

eine Reihe von Parallelogrammen, deren Diagonalen die Resultanten der verschiedenen Kräfte geben. Die Resultanten B—O, A—O entsprechen den senkrechten, die Resultanten C—O, D—O dem mesiodistalen und distomesialen Druck. In Abb. 1 stehen die verschiedenen Kräfte im Gleichgewicht, heben sich also gegenseitig auf. In Abb. 2 fehlt der Antagonist, das Parallelogramm der Kräfte ist nach oben offen, es wird hier also der Zahn in der Richtung A—O hochgedrückt. Abb. 3 und 4 zeigen das Parallelogramm der Kräfte mesial und distal geöffnet, wodurch ein Kippen des Zahnes nach der offenen Seite hin erfolgen muß.

Gehen wir den Folgen der von Godon schematisch dargestellten und mathematisch begründeten Aufhebung des Gleichgewichtes einzelner Zähne nach, so sehen wir, daß sich dieselben in ihrer Wirkung auf das Gesamtgebiß kundtun und zur Überlastung der übrigen Zähne führen. Die normale Biß-ebene geht durch das Hervortreten oder die Kippung der einer Lücke benach-barten oder ihr gegenüberstehenden Zähne verloren, die Mahlbewegung ist be-hindert, die Harmonie der Kräftewirkung in der Funktion des Gebisses hört auf. Die der Lücke oder ihren infolge des fehlenden Bißdruckes herausgewachsenen Antagonisten benachbarten Zähne verlieren den Kontakt mit ihren Nachbarn und werden vom Biß in unphysiologischer Weise belastet.

Mit der Aufhebung des Kontaktpunktes geht der Schutz für den Inter-dentalraum und die Interdentalpapille verloren. Speisereste gelangen reichlich zwischen die Zähne, reizen die Papille, die durch Druck und Entzündung allmählich zugrunde geht. Nachdem auch das Ligamentum circulare zerstört ist und der Abbau des knöchernen Alveolarrandes begonnen hat, setzt die Verschmutzung des Alveolarfaches und die Auflockerung und Infektion der periodontalen Gewebe ein. So reiht sich als Folge der ersten nicht ausge-glichenen Störung des Artikulationsgleichgewichtes, je nach den Verhältnissen des einzelnen Falles verschieden in Auftreten und Verlauf, aber unabwendbar in der letzten Auswirkung, ein destruktiver Vorgang an den anderen. Zugleich aber, während sich diese Vorgänge in der näheren Nachbarschaft der Lücken abspielen, werden die veränderten Druckverhältnisse verhängnisvoll für das Gesamtgebiß. Je größer die Zahnverluste ohne prothetischen Ausgleich sind, um so stärker pflegt die Überlastung der noch vorhandenen Zähne hervor-zutreten.

Es sind jedoch nicht nur durch Zahnverluste bedingte Störungen des Artikulationsgleichgewichtes bei der Wiederherstellung des Gebisses auszu-gleichen. Die durch Erkrankung einzelner Zähne und ganzer Zahngruppen erzeugte Beschränkung des Kaugeschäftes auf bestimmte Strecken des Zahn-bogens kann eine Überlastung und Schädigung der übrigen Zähne zur Folge haben. Dasselbe gilt von allen paradentalen Erkrankungen und Veränderungen, die die Gebrauchsfähigkeit derjenigen Zähne mindern, in deren Umgebung sie sich abspielen. Auch die durch Trauma hervorgerufenen Kieferdeformationen und Zahnverluste, sowie angeborene Anomalien der Kieferform und Zahnstellung verlangen Berücksichtigung.

Gleichzeitig mit der Anlage der Brückenarbeit, die wir nur als eine Teil-aufgabe des größeren Problemes der Wiederherstellung normaler Verhältnisse des Gesamtgebisses auffassen, ist daher außer der prothetischen Schließung aller vorhandenen Lücken die Beseitigung der an den vorhandenen natürlichen Zähnen und in ihrer Umgebung erkennbaren Krankheitserscheinungen durch-zuführen und auf den Ausgleich der durch die Form- und Zahnstellungs-anomalien bedingten Bißstörungen Bedacht zu nehmen. Der Ersatz der fehlen-den Zähne, der sich nicht auf die dritten Molaren zu erstrecken braucht, kann hierbei durch alle Prothesenarten vorgenommen werden, die recht wohl neben-einander und miteinander kombiniert Anwendung finden können, sofern da-durch die Wiederherstellung normaler oder annähernd normaler Bißdruckver-hältnisse am sichersten erreichbar ist.

Wie sich diese prothetische Arbeit nicht schlechthin durch die Einfügung den gegebenen Verhältnissen angepaßter Ersatzstücke vollzieht, sondern sich auf die Wiederherstellung der normalen Zahnbögen und einer normalen Bißebene richtet, so müssen sich auch die übrigen an der Erfüllung der Gesamtaufgabe beteiligten Disziplinen der Zahnheilkunde völlig auf das gleiche Ziel einstellen, gleichviel ob es sich um die Füllung cariöser oder um die Stützung gelockerter natürlicher Zähne, um die Abtragung und Einebnung herausgewachsener Zähne zur Wiederherstellung der normalen Bißebene, um Bißerhöhung oder sonstige Maßnahmen handelt.

Diese neben der Brückenarbeit zur Rekonstruktion des Gesamtgebisses erforderlichen Maßnahmen sind je nach den Verhältnissen, die wir im Einzelfalle vorfinden, nach Art und Umfang sehr verschieden. Wo ein im übrigen lückenloses, in sonst ungestörtem Artikulationsgleichgewicht stehendes gesundes Gebiß nur die Lücke aufweist, deren Schließung die vorliegende prothetische Aufgabe ist, kann mit ihrer Erfüllung auch die Gesamtbehandlung erledigt sein. Ebenso kommen einem Gebiß gegenüber, das sich stets unter der Aufsicht eines Zahnarztes befand, der die Erhaltung normaler Bißverhältnisse als das wesentlichste Ziel seiner Fürsorge betrachtete, die sorgfältige Behandlung der Einzelzähne und ihrer Umgebung unter diesem leitenden Gesichtspunkte durchführte und der Verhütung von Veränderungen wie der Beseitigung von Anomalien innerhalb des Zahnbogens seine volle Aufmerksamkeit schenkte, nur selten umfassende rekonstruktive Maßnahmen in Betracht. Schlecht behandelte und vernachlässigte Gebisse hingegen finden wir oft in einem Zustande vor, der zur Wiederherstellung einer annähernd normalen Artikulation und Okklusion einen völligen Umbau erforderlich macht.

An der Durchführung einer planmäßigen Behandlung des Gesamtgebisses, die auf die Wiederherstellung geschlossener, in möglichst vollkommenem Artikulationsgleichgewicht stehender Zahnreihen mit normaler Bißebene hinzielt, fehlt es vielfach noch sehr. Wenn die Verhältnisse des Mundes das Ziel nicht erreichbar erscheinen lassen, wenn beispielsweise das vorhandene natürliche Zahn- und Wurzelmaterial für eine der Rekonstruktion des Gebisses dienende Brückenarbeit qualitativ und quantitativ nicht genügt, dann entfällt von selbst die Aufstellung eines solchen umfassenden Behandlungsplanes. Oft aber ist es, wenn die Indikation für die Wiederherstellung des Gesamtgebisses unter Verwendung von Brückenarbeiten nach den vorliegenden Mundverhältnissen durchaus gegeben erscheint, aus äußeren Gründen nicht möglich, ihr zu folgen. Wenn es wirtschaftliche Rücksichten sind, die diese Unmöglichkeit bedingen, sollte stets versucht werden, mit einfacheren Mitteln zu einem der Gesunderhaltung und einer normalen Funktion des gesamten noch vorhandenen natürlichen Zahnmaterials zuträglichen Zustande zu gelangen. Es ist in solchen Fällen besser, auf die Anlage von Brückenarbeiten zu verzichten, als diese unter Vernachlässigung der allgemeinen Bißverhältnisse anzubringen. Verstöße gegen das erste Grundgesetz für die Konstruktion von Brückenarbeiten werden in den meisten Fällen nicht gemacht, weil die Vorbedingungen für die Rekonstruktion des Gesamtgebisses nicht erfüllbar wären oder weil der Zahnarzt nicht zu einem umfassenden Behandlungsplan und seiner Durchführung gelangen könnte, sondern weil es vielfach an der Auffassung des menschlichen Gebisses als eines organischen Ganzen mangelt, dessen Behandlung stets auf die Wiederherstellung des ganzen Organes gerichtet sein muß. Je mehr diese Auffassung, die mit der wissenschaftlichen Vertiefung der Zahnheilkunde im allgemeinen und der Prothetik im besonderen bereits sehr an Boden gewonnen hat, den Zahnarzt beherrscht und sich von ihm auf den Patienten überträgt, um so mehr wird auch die prothetische Tätigkeit des Zahnarztes zu einem für die Allgemeingesundheit des Patienten bedeutsamen ärztlichen Wirken.

Die Erforschung der im Biß zur Wirkung kommenden Kräfte, ihrer Art und

Richtung, ihres Ineinandergreifens, ihrer gegenseitigen Ergänzung und Kompensation und die Messung der Kaukraft gab der wissenschaftlichen Prothetik grundlegende Erkenntnisse, die insbesondere auch für die Brückenarbeit Bedeutung haben. Nach der Art und dem Maß der einwirkenden Kräfte, die für eine Brückenarbeit anzunehmen sind, ist die Eignung des für die Brückenarbeit gegebenen Fundamentes zu prüfen, ist die Konstruktion der Brücke und sind ihre Beziehungen zu und ihre Verbindung mit dem übrigen Zahnbogen einzurichten.

Es ist das Verdienst Riechelmanns, Rumpels und anderen Autoren, unter eingehender Untersuchung der Druckverhältnisse, die bei den Brückenarbeiten in Betracht kommen, besonders nachdrücklich auf die Notwendigkeit ihrer Berücksichtigung hingewiesen und wertvolle Vorschläge für den konstruktiv herbeizuführenden Ausgleich zwischen Belastung und Entlastung gemacht zu haben.

Unter den Bißdruckwirkungen, die im einzelnen Falle für die Strecke, die überbrückt werden soll, anzunehmen sind, sind alle diejenigen auszuschalten, die die Brücke schädigen und ihren dauernden Bestand gefährden könnten. Die Brücke ist so anzulegen, daß sie die Störungen, die das Artikulationsgleichgewicht des Gesamtgebisses durch die Lücke erfuhr, beseitigt und zur völligen Wiederherstellung der Harmonie der im Kauakte wirkenden Kräfte beiträgt. Die Betrachtung und Zerlegung des sich im Kauakte vollziehenden Kräftespieles läßt uns die horizontalen Bißdruckkomponenten als diejenigen erkennen, die am ehesten schädlich wirken. Ihre mangelnde oder unzureichende natürliche Kompensation wird in der Brückenarbeit durch eine künstliche ersetzt, indem die Brücke zwischen den der Stützung dienenden Pfeilern eine Versteifung herstellt, die eine isolierte Kräftewirkung auf die einzelnen Zähne nicht mehr zustande kommen läßt und auch dem zusammengefaßten Ganzen gegenüber schädigende Wirkungen ausschließt. Diese Versteifungen sind so anzulegen, daß sie nicht nur eine schädigende Komponente des Bißdruckes kompensieren, sondern alle an der unerwünschten Belastung beteiligten Kräftewirkungen ausgleichen. Wie dies im einzelnen durch die Herstellung von Verbindungen in und zwischen den verschiedenen Abschnitten des Zahnbogens zu geschehen hat, wird in einem späteren Kapitel besprochen werden. — Neben der durch Versteifung erzielten Kompensation ist durch die Form, die der Brücke, insbesondere ihrer Kaufläche gegeben wird, der Entstehung schädlicher Bißdruckwirkungen vorzubeugen und auf der anderen Seite dafür zu sorgen, daß die positive Leistung der Brücke den vollen Nutzeffekt des Gebisses wiederherstellen hilft.

Älter noch wie die auf eine theoretische Zerlegung des Bißdruckes und die praktische Ausschaltung bzw. Kompensation schädlicher Bißdruckwirkungen gehenden Untersuchungen ist die auf eine Messung der im Bisse aufgewandten Kraft gerichtete Forschung.

Wie Morelli berichtet, liegen die ersten Versuche der Kaudruckmessung schon Jahrhunderte zurück. Bei der historischen Aufzählung derselben erwähnt dieser Autor in seiner sehr beachtenswerten Arbeit „Über Kaudruckmessung"[1] daß Borelli in Italien schon im Jahre 1681 die Stärke des Kaudruckes zu ermitteln suchte und daß derselbe durch die Veröffentlichung der Ergebnisse seiner Forschungen das Interesse der wissenschaftlichen Welt jener Zeit erregte. Unseren Tagen näher liegen die Experimente Sauers, der sich um 1870 mit der Frage der Kaudruckmessung befaßte. Es ist bezeichnend für die tiefgründige Auffassung unseres alten Lehrers, daß er zu einer Zeit, als der Zahnersatz noch als reine Technik galt, der die wissenschaftlichen Grundlagen noch

---

[1] Morelli: Zahnärztl. Rdsch. **1928**, Nr 7.

fehlten, unter anderem auch diesem Problem auf den Leib rückte. Später nahmen in Amerika Black (1893) und Dennis mit selbstkonstruierten Apparaten Kaudruckmessungen vor, denen 1896 Rosenthal in Erlangen folgte.

Wir finden dann noch vor dem Kriege Arnone in Italien, Eckermann in Schweden, Dieck und Rumpel in Deutschland und während des Krieges Hentze (1916) an der Arbeit, die Frage der Kaudruckmessung durch praktische Versuche und theoretische Berechnungen zu fördern oder zu lösen. Die Annahme Morellis, daß die durch den Weltkrieg verursachten schweren Kiefer- und Gesichtsverletzungen die Notwendigkeit der Kaudruckmessung stärker haben erkennen lassen wie zuvor, daß daher die Kriegs- und erste Nachkriegszeit viele der dann folgenden Kaudruckmessungsversuche angeregt habe, dürfte richtig sein.

Bei ihren Versuchen suchten einige der zahlreichen Autoren, die sich nunmehr dem Problem der Kaudruckmessung zuwandten, durch theoretisch-mathematische Berechnung zum Ziele zu gelangen. Zu ihnen gehören Weber und Wustrow. Weber ging von den Untersuchungsergebnissen Ficks aus, nach denen die Kraft, die ein Muskel zu leisten vermag, der Größe des Muskelquerschnittes entspricht; Weber nahm den physiologischen Querschnitt der gesamten Kaumuskulatur mit 40 qcm an und berechnete nun, indem er den von Fick gefundenen Mittelwert von 1 qcm = 10 kg zugrunde legte den Mittelwert der Kaukraft auf 400 kg. Riechelmann hat mit Recht darauf hingewiesen, daß biologische Momente der Aufwendung einer so großen Kaukraft entgegenstehen, daß insbesondere die Sensibilität der Wurzelhaut eine solche Leistung nicht zulassen würde. Wustrow [1] hat für die mathematische Berechnung des Kaudruckes ein System aufgestellt, in dem er den Kaudruck zur belasteten Kaufläche in Beziehung setzt. Wir verweisen auf Wustrows Arbeit und auf die Hinweise auf sein System, die Wustrow in dem von ihm bearbeiteten Kapitel „Plattenprothese" dieses Werkes gibt. Die Grundlagen des Wustrowschen Systems haben eine Kritik erfahren, insbesondere von seiten Rumpels, Riechelmanns und Köhlers. Jeder rein mathematischen Berechnung des Kaudruckes haftet der Mangel an, daß man durch sie, selbst wenn man ihre Ergebnisse für richtig ansieht, nur zur Bestimmung der Höhe des absoluten Kaudruckes gelangt, also zu Zahlen, die in der praktischen Prothetik nicht verwendbar sind. Diese Tatsache schränkt den praktischen Wert der rein mathematischen Bißdruckberechnung sehr ein. Immerhin aber ist durch die Wustrowschen Untersuchungen und die Aufstellung seiner Tabellen ein bedeutsames Stück wissenschaftlicher Arbeit geleistet worden, das viel Anregung für den Weiterbau an dem Gebäude der systematischen Prothetik zu geben vermochte.

Der andere Weg zur Ermittlung der Höhe des Bißdruckes führt über direkt an den Kiefern vorgenommene Messungen zu Zahlen, die dem praktischen Kaudruck, also der in Wirklichkeit im Kauakt aufgewandten Kraft entsprechen. Köhler nennt diese Methoden mit Recht die „physiologischen" Messungen, da bei ihnen stets Zahn- und Wurzelhaut eingeschaltet sind.

Haber gibt in seinem Werk „Kaudruckmessung und Zahndruckprüfung" und in seiner kleineren Arbeit über „Kaudruckmesser, deren Konstruktion und Einteilung" eine Übersicht über die wichtigsten bislang angegebenen Systeme. Wir finden bei ihm eine Einteilung der Kaudruckmesser in Hebelkonstruktionen (Eckermann, Sauer, Rosenthal, Gysi u. a.), in reine Federkonstruktionen (Haber), in Meßapparate, bei denen die Hebel- und Federkraft kombiniert dem Bißdruck entgegengestellt ist (Kristiansen, Günther, Black, Morelli,

---

[1] Wustrow, Paul: Physikalische Grundlagen der zahnärztlichen Platten- und Brückenprothese. Berlin: H. Meußer 1919.

Hentze, Haber u. a.) und in Manometerkonstruktionen (Arnone, Dieck, Schwander - Lickteig).

Die von Haber als vierte Gruppe aufgeführten Meßapparate arbeiten nach dem Martens - Heynschen Verfahren (der Brinellschen Kugelprobe). Ihnen ist die Köhler - Etlingsche Methode zuzuteilen, auf die wir weiter unten eingehen werden.

Ein von Riechelmann konstruierter Quetschhebelapparat zeigt den für die Zertrümmerung eines harten Obstkernes oder eines Stückes Schokolade erforderlichen Kraftaufwand. Von ihm ging die Anregung aus, Messungen auch unter Anästhesie vorzunehmen.

Auch von Schröder ist gemeinsam mit Janicki, nach Haber unter Anlehnung an eine Konstruktion Heads (Chicago), ein Apparat konstruiert worden, der die Nachprüfung der Belastung der Nahrungsmittel bei verschieden gerichtetem Kaudruck bezweckt.

So ist die Konstruktion des Kaudruckmessers in langer Entwicklungsreihe von der primitiven Form, die sich damit begnügte, ein U-förmiges Eisenstück zwischen die Zahnreihen zu bringen und es durch angehängte Gewichte zu beschweren, die also nur die rohe Höchstleistung der Muskulatur ermitteln konnte, bis zu Meßapparaten von großer Feinheit gelangt, die die wirkliche Nutzleistung des Kaumechanismus zu messen vermögen. Daß auch damit nur eine Vorstufe erreicht ist, von der aus die Forschung zu noch exakteren, praktisch wertvolleren Resultaten fortschreiten wird, dürfte anzunehmen sein.

Auf dem seither zurückgelegten Weg der Forschung ist eine Reihe von Erkenntnissen zu verzeichnen, an denen wir nicht vorüber gehen dürfen, wenn wir uns über den heutigen Stand der Kaudruckmessung einen Überblick verschaffen wollen.

Der absolute Kaudruck ist nach Haber überhaupt nicht meßbar, da das höchste Kraftmaß nur beim zwischenraumlosen Zusammenbiß erzielt wird. Dieser Druck ist also durch einen zwischen die Zähne gelegten Meßapparat niemals zu ermitteln. Es kommt aber, wie Riechelmann, Haber, Morelli u. a. dargetan haben, für eine praktische Verwertung der Kaudruckmessung gar nicht auf die Höchstleistung der Kaumuskulatur an, sondern auf die Kraft, die im Kauakt gewohnheitsmäßig, effektiv aufgewandt wird. Es ist Morellis Verdienst, darauf hingewiesen zu haben, daß die Zeit der Einwirkung des Druckes bei der Kaudruckmessung eine bedeutsame Rolle spielt. Morelli multipliziert bei Messung der Arbeitsleistung des Kauapparates die in kg ausgedrückte Druckleistung mit der Dauer des Kauens in Minuten ausgedrückt.

Ein irrtümliches Vorgehen liegt in der unmittelbaren Übertragung der Hebelgesetze auf die Verhältnisse der Kiefer. Eckermann berechnete, ausgehend von dem Bißdruck der mittleren Schneidezähne, den er auf 20—25 kg bestimmt, die im Bereich der Molaren wirkende Kraft nach den Hebelgesetzen auf 40—50 kg. Eckermann läßt dabei bedeutsame Momente außer Betracht, die eine einfache mathematische Berechnung nach den Hebelgesetzen als nicht zuverlässig erscheinen lassen, vor allem die kräftigere Bewurzelung und im statischen Sinne bessere Fundamentierung der Prämolaren und Molaren im Kiefer, die diese, unabhängig von der Hebellänge, zu einer wesentlich höheren Kauleistung befähigt, ferner die durch eine stärkere Inanspruchnahme an sich gesteigerte Widerstandskraft des Periodontium der Backen- und Mahlzähne.

Wenn wir bei Messung des Kaudruckes an derselben Stelle zwischen den Zahnreihen zu verschiedenen Zeiten verschiedene Resultate erzielen, so ist hierfür nicht nur eine veränderte lokale Disposition des Zahnfundamentes als ursächlich anzusehen, sondern es sprechen zu gleicher Zeit allgemeine Ursachen und psychische Momente mit. Wir wissen, zunächst ganz allgemein betrachtet, daß sich die Willenskraft eines Menschen oft in seiner Bißenergie ausprägt. Wir finden bei energischen, in allen Dingen des Lebens sehr gewissenhaft und tatkräftig verfahrenden Menschen oft eine außergewöhnlich starke Abnutzung der Zähne durch die besonders exakt durchgeführte Kauarbeit. Ist damit auf ein allgemeines Moment hingewiesen, dessen Beobachtung bei der vergleichsweisen Messung des Kaudruckes bei verschiedenen Menschen zu empfehlen ist, so müssen daneben selbstverständlich auch diejenigen körperlichen und psychischen Ursachen aufgesucht und beachtet werden, die bei dem einzelnen Individuum zu verschiedenen Zeiten die Stärke des Kaudruckes schwankend machen. Erschöpfung, Müdigkeit und allgemeine Depression setzen die Intensität des Kaudruckes herab, während ein vollkommenes Wohlbefinden und eine starke Aktivität des Willens, wie alle Lebensfunktionen, so auch den Kaudruck steigern.

Tabelle
gewonnen durch Versuch mit gewalztem Reichszinn, Dicke 2,1 mm.
(Köhler und Etling.)

Druckkraft in kg	Kalottendurchmesser in Querstrichen	Kugeldurchmesser
2,32	12, 12, 12, 12, 12	5,73
4,38	17, 17, 17, 17, 16 (7), 17	
7,18	20, 20, 20, 21 (0), 20, 21, 20	
10,05	25, 24, 24, 24, 24, 24	
12,44	28, 28, 27, 28, 28	
14,84	30, 30, 31, 30, 29	
17,24	31 (2), 31, 31, 31, 31	
20,10	33, 33, 32 (3), 33, 33 (4)	
22,50	34, 33, 34, 34, 35 (4)	
24,89	36, 36, 36, 36, 36	
26,98	38 (7), 38, 38, 38 (7), 38	
30,16	40 (1), 39 (0), 39, 39, 40 (1)	
32,55	42 (1), 42, 41, 42 (1), 42	
34,95	43, 43 (2), 42, 42, 43	
37,81	44 (5), 44 (3), 44 (3), 44, 45	
40,21	46 (7), 45 (6), 45, 44, 46	
45,00	48, 47, 46 (7), 47, 48	
47,40	49, 48, 48, 48, 49	
50,27	49, 49 (8), 49, 49 (9), 50	
52,66	50 (9), 49, 49, 49, 50 (9)	
55,06	52, 51, 51, 51	
57,45	53, 52, 52, 53	
60,25	54, 53, 53, 53, 54	
62,72	55 (4), 54, 54, 55	
65,11	56, 52, 52, 56	
67,51	57, 56 (7), 56, 57 (8)	
70,37	58, 57 (6), 57, 58	
72,77	59, 57, 58 (7), 59	
75,16	61, 63, 63, 60	
77,56	63, 66 (Ausbuchtung) 64	

Wir haben an dieser Stelle, d. h. im Rahmen einer Abhandlung über die Brückenarbeit die Kaudruckmessung nur als eine für die richtige Indikationsstellung und Konstruktion der Brückenarbeit erforderliche Maßnahme zu betrachten und müssen es uns versagen, hier auf die vielen einzelnen Kaudruckmessersysteme beschreibend einzugehen. Wir verweisen diejenigen unserer Leser, die sich eingehend mit der Kaudruckmessung beschäftigen und dieselbe in ihrer Bedeutung für das Gesamtgebiet der Kiefer- und Zahnheilkunde betrachten wollen, auf die von uns angeführte Literatur, insbesondere auf die

Arbeiten Morellis und Habers. Wir beschränken uns darauf, die Kaudruckmessung an zwei Systemen, nämlich nach dem auf der Brinellschen Kugelprobe beruhenden Köhler - Etlingschen Verfahren und der 3. Konstruktion Habers zu veranschaulichen.

L. Köhler, der gleich Riechelmann mit einer von ihm angegebenen Methode auf indirektem Wege vorgeht, hat die Brinellsche Kugelprobe, die wir aus der Materialienkunde als ein zur Härtebestimmung von Metallen verwandtes Verfahren kennen, für die Messung des Kaudruckes umgestaltet. Bei der Brinellschen Kugelprobe wird eine Kugel aus gehärtetem Stahl von bestimmtem Durchmesser, wie sie für Kugellager benutzt wird, unter einem bekannten Druck in das zu prüfende Material eingedrückt. Aus der Größe der durch den Druck gebildeten Kugelkalotte wird auf den Härtegrad des Materials

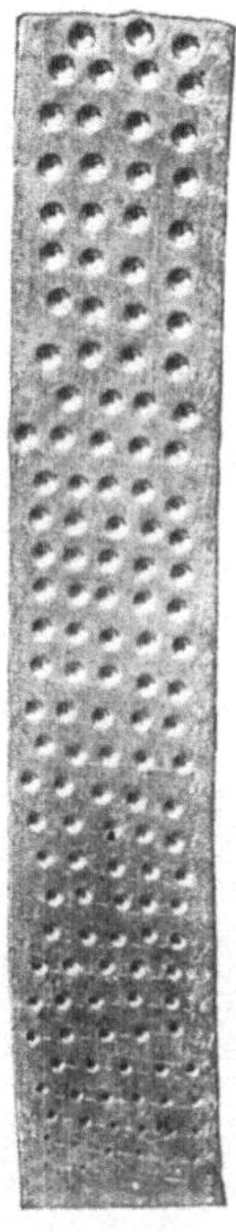

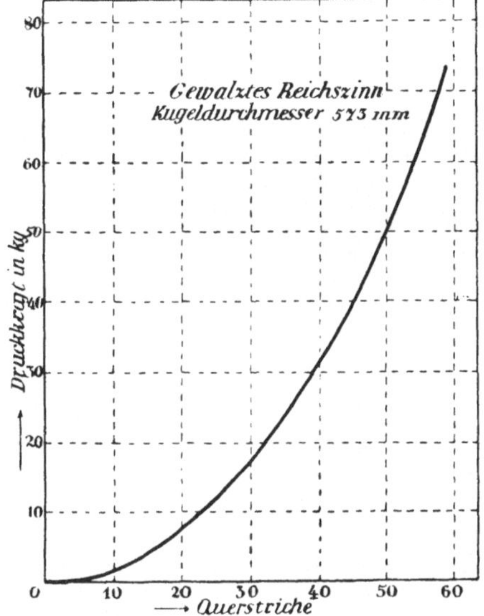

Abb. 5. Platte aus gewalztem Reichszinn, die die Eindrücke der Stahlkugel bei einem Druck von 2—77 kg zeigt (Köhler - Etling).

Abb. 6. Koordinatensystem zur graphischen Darstellung der bei der Bißdruckmessung gewonnenen Werte (Köhler - Etling).

geschlossen. Der Durchmesser des Eindruckkreises wird gemessen und mit seiner Hilfe die Oberfläche der Kugelkalotte berechnet. Neuerdings ist man von der Berechnung der Oberfläche abgekommen und bestimmt die Härte einfach nach dem Kalottendurchmesser. Dies geschieht auch bei der von L. Köhler und O. Etling angegebenen Anwendung des Verfahrens für die Kaudruckmessung. Köhler läßt eine Kugel von bekanntem Durchmesser mit den Zähnen in ein Metall von bekannter Härte einbeißen, mißt den Durchmesser des Eindruckskreises und liest an der Hand der gefundenen Zahl von einer Tabelle das Maß der angewandten Kraft ab.

Zwecks Aufstellung dieser Tabelle ermittelten Köhler und Etling zunächst durch eingehende Versuche als zweckmäßigstes Prüfungsmaterial Metallplättchen aus gewalztem Reichszinn von 2—3 mm Dicke, 2 cm Länge und 1 cm Breite, als geeignete Kugel eine solche von Stahl mit 5,73 mm Durchmesser.

Um vorbereitend die Tabellen zum Ablesen der Druckstärken herzustellen, wurde die Kugel an einem einarmigen Hebel befestigt und mit einem Druck von 2 kg beginnend und jeweils um 2 kg bis zu 77 kg steigend in eine Platte aus gewalztem Reichszinn eingedrückt (Abb. 5). Bei dieser Arbeit ist zu beachten, daß zwar die während des Druckes im Material auftretenden Kondensationen unberücksichtigt bleiben können, daß dagegen seitliche Ausbuchtungen vermieden werden müssen, um Ungenauigkeiten vorzubeugen. Die Anlage der Kalotte muß deshalb in entsprechender Entfernung vom Rande geschehen. Die Durchmesser der in der Oberfläche des Metallplättchens entstandenen Kalotten wurden unter dem Mikroskop mittels des Okularmikrometers nach Querschnitten gemessen. Die Eichung mittels des Objektmikrometers ergab 1/17 mm für jeden Querschnitt. Die gefundenen Zahlen wurden in eine Tabelle eingetragen, die in ihrer ersten Spalte die Druckkraft in Kilogramm, in der zweiten die Kalottendurchmesser in Querstrichen aufführte. Die Tabelle bzw. eine zur graphischen Darstellung der gefundenen Werte angelegte Kurve

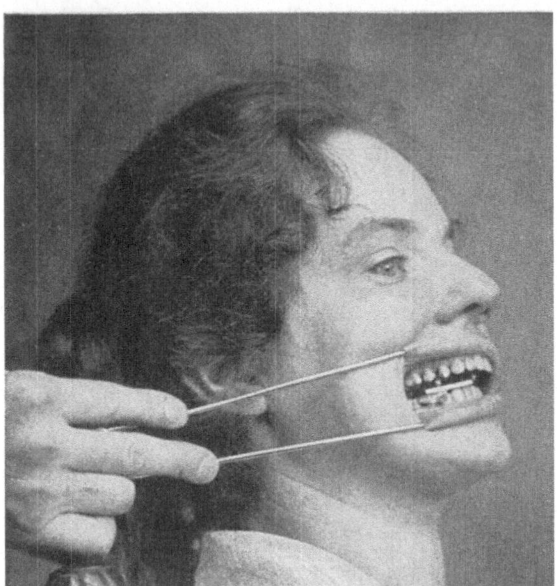

Abb. 7. Bißdruckmessung mittels der Brinellschen Kugelprobe (Köhler - Etling).

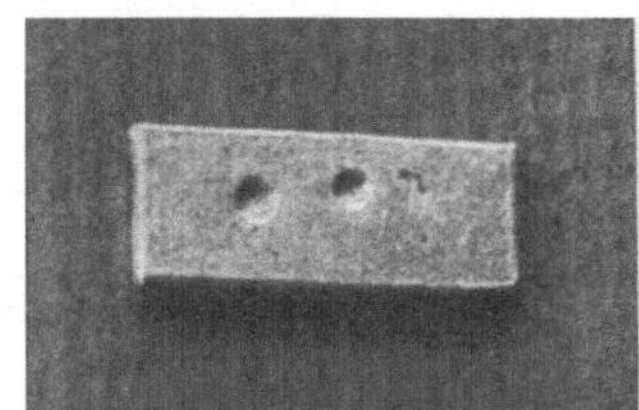

Abb. 8. Metallplättchen aus gewalztem Reichszinn mit Kugeleindrücken (Köhler-Etling).

erlaubt, die für die Kalottendurchmesser von 12—64 Querstrichen aufgewandte Druckkraft sofort abzulesen (Abb. 6).

Bei der praktischen Anwendung des Verfahrens zur Kaudruckmessung geht man folgendermaßen vor: Es wird auf einem oder mehreren Zähnen des Unterkiefers eine Metallschiene mit Zement oder Stentsmasse befestigt (Abb. 7). In der Kaurinne des Antagonisten befestigt man mit Wachs die Kugel (Durchmesser 5,73 mm). Gemessen wird also die kleinere der beiden gegeneinander wirkenden Flächen, d. h. die Belastungsgröße der Gesamtoberfläche des die Kugel tragenden Zahnes. Läßt man nun den Unterkiefer gegen den Oberkiefer pressen, so wird die Kugel in das Metallplättchen eingedrückt. Die Größe des dadurch entstehenden Eindruckskreises ist der Maßstab für die Stärke der aufgewandten Druckkraft.

Wichtig während der Messung ist, daß die Kalotte in der Mitte des Metallplättchens angelegt und die Kugel senkrecht zur Oberfläche der Platte eingedrückt wird. Gleichzeitig ist darauf zu achten, daß während der Druck-

wirkung keine Verschiebung der Kugel oder des Metallplättchens eintritt und daß
ein Kippen des letzteren lingual- oder buccalwärts vermieden wird.

Werden alle diese Momente nicht peinlichst berücksichtigt, so treten Abweichungen des Kugeleindruckes von der Kreisform auf, wodurch Ungenauigkeiten bei der Feststellung des Kalottendurchmessers nicht vermieden werden
können. Die Messung des Kalottendurchmessers in zwei zueinander senkrecht

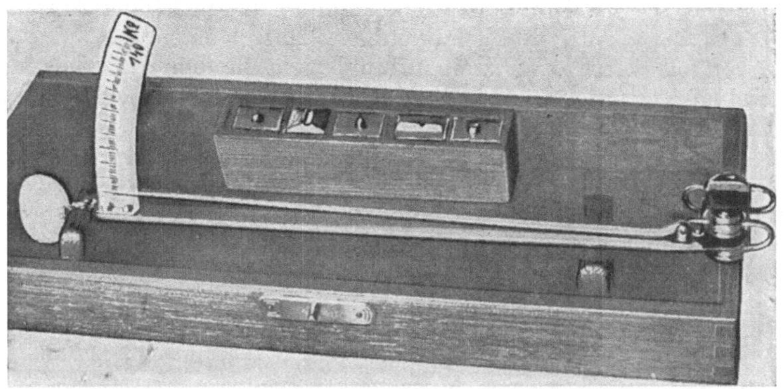

Abb. 9. Der Habersche Kaudruckmesser 3. Konstruktion mit Einsatzteilen. (Aus Haber.)

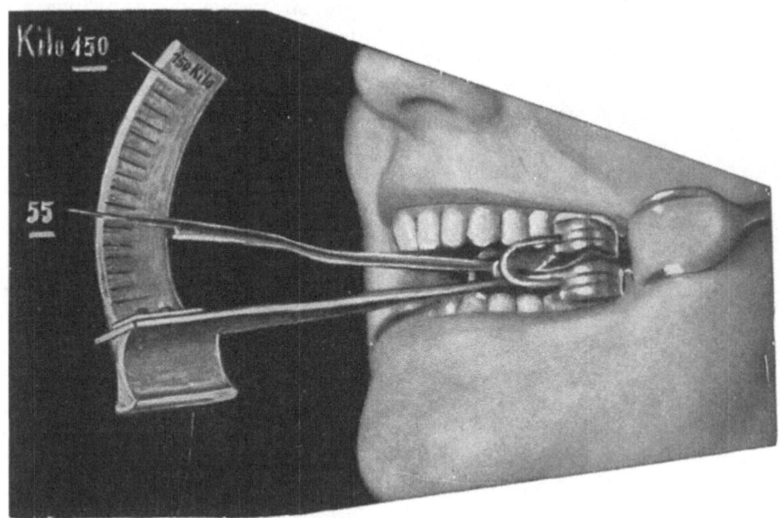

Abb. 10. Der Habersche Kaudruckmesser 3. Konstruktion in der Anwendung.
(Aus Haber.)

stehenden Richtungen gibt uns eine Kontrolle in die Hand zur Beurteilung
dafür, ob die angeführten Bedingungen erfüllt worden sind.

Hat man in der vorher beschriebenen Art durch Zusammenbeißen eine
Kugelkalotte erhalten (Abb. 8) und den Durchmesser der Kalotte mittels
Okularmikrometers nach Querstrichen gemessen, so ist es leicht, an Hand der
Tabelle oder Kurve die Stärke der aufgewandten Kaukraft festzustellen.

Die Vorzüge der von Köhler und Etling angegebenen Methode der Kaudruckmessung liegen darin, daß der Apparat den physiologischen Vorgang der

Kauleistung in der Phase der Kontraktion zu messen vermag, ohne daß durch Reibung innerhalb des Apparates Verluste an Kaukraft eintreten. Die Messung ist weder umständlich noch zeitraubend, sie kann an allen Zähnen erfolgen und weist noch kleinste Unterschiede nach.

Der Habersche Kaudruckmesser 3. Konstruktion beruht auf dem Prinzip der Federwage. Er wird — aus reinem Stahl angefertigt — in 3 Größen für 150, 60 und 25 kg hergestellt mit einer Eichung auf 2, auf 1 und $^1/_2$ kg.

Der Apparat setzt sich aus dem Träger mit Handgriff, dem Aufbißteil und der Skala mit Zeigervorrichtung zusammen (Abb. 9 und 10).

Der Aufbißteil besteht aus zwei Aufbißplatten, die den Kaudruck auffangen ihn auf zwei ellipsenartig in sich geschlossene Federn übertragen, die ihre Formveränderung wieder auf die Zeigervorrichtung weiterleiten. Die Aufsatzteile sind durch Anschlagwände begrenzt. Die Platte selbst ist zentral geeicht. In die Aufsatzteile lassen sich verschieden geformte Einsätze einfügen, je nach der Größe und Beschaffenheit des zu messenden Objektes (Abb. 9).

Zur Messung des Gesamtkaudruckes verwendet man mundlöffelartige Einsatzteile (Abb. 11).

Die Anwendung des Haberschen Kaudruckmessers 3. Konstruktion geschieht wie folgt: Der zu verwendende Einsatz wird in den Aufsatzteil eingefügt und zwar so, daß er — bei Einzelmessung von Kauflächen, Füllungen und Kanten — mit dem zu messenden Objekt in Berührung kommt, während die entgegengesetzte Aufsatzplatte mit einem Gummistreifen versehen wird. Den Meßzeiger stellt man auf den Nullpunkt ein. Dann führt man den Apparat, ihn am Handgriff haltend, in den Mund ein und bringt die Aufbißplatten zwischen die Zahnreihen (Abb. 10). Bei Messung im Bereiche der linken Kieferhälfte hat der Bogen mit der Skala nach oben gerichtet zu stehen, während er bei rechtsseitiger Messung nach unten zeigt (Abb. 11). Der Zeiger bleibt beim Ausschlag auf dem höchsten Punkt stehen. Zur Feststellung des Gesamtkaudruckes verwendet man zwei Kaudruckmesser (Abb. 11), schiebt die Mundlöffel in die Aufbißplatte und stellt sich mittels Kerrmasse eine gleichbelastete Druckfläche her.

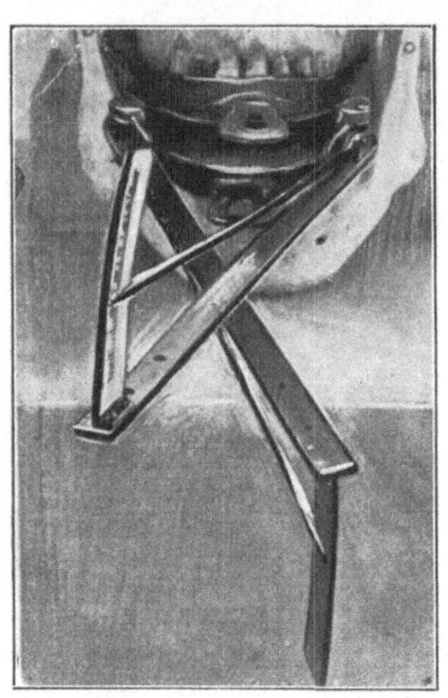

Abb. 11. Messung des Gesamtkaudruckes. (Aus Haber.)

Haber empfiehlt bei jeder Kaudruckmessung erst einige Probemessungen vorzunehmen, um den Patienten an das Ungewohnte zu gewöhnen und erst nach einer Pause zur definitiven Messung zu schreiten.

Der eben beschriebene Apparat ist nach Haber der einzige Kaudruckmesser, der eine Messung aller Kaudruckkomponenten, der vertikalen, horizontalen und transversalen gestattet, neben der Möglichkeit der stets gleichen Wiedereinstellung bei mehrfachen Messungen. Für die Praxis genügt es vollständig, die glatten Hartgummiauflagen unter Zuhilfenahme der Anschlagwand zu benutzen, nur muß der Apparat bei Vergleichsmessungen stets in dieselbe Lage gebracht werden. Dieses ist entweder mit Hilfe der Anschlagwände oder durch Eindruck in Abdruckmasse erreichbar.

Die mit dem Zentraleinsatz A (Abb. 12) sich ergebenden Zahlenwerte sind genau, also 30 kg Zeigerausschlag entsprechen 30 kg Druck. Bei Verwendung der nicht zentral gelegenen Einsatzteile (Abb. 9) ist zur Feststellung des absoluten Wertes eine einfache Umrechung an Hand einer Tabelle notwendig, die allerdings mehr wissenschaftliche Bedeutung hat, da für die Praxis Vergleichswerte genügen. ·

Wesentlich ist bei Kaudruckmessungen auch die gleichzeitige Feststellung der übrigen Körperkräfte, z. B. des Fingerdruckes, um bei einer bei späterer Messung festgestellten Veränderung des Kaudruckes Vergleichswerte zu haben, ob die Ursache im Kiefergebiet selbst zu suchen ist oder es sich um eine Schwankung der gesamten Körperkraft handelt.

Die Kraft des Handdruckes ist mittels besonderer Einsätze meßbar.

Der Habersche Kaudruckmesser hat von seiten Greves eine Kritik erfahren, auf die wir hier nicht näher eingehen können, weil uns dies zu weit von unserem Hauptthema, der Brückenarbeit, abführen und zuviel Raum beanspruchen würde. Wir verweisen auf die unten angeführten Arbeiten [1] und auf die auf eigene Untersuchungen gestützte sorgfältige Prüfung des Wertes des Haberschen Apparates durch Diedrich [2]. Derselbe kommt, obgleich er der Greveschen Kritik in manchen Punkten beipflichtet, zusammenfassend zu folgendem Urteil über den Haberschen Messer:

„Der Habersche Apparat ist zwar nicht in der Lage, Meßresultate zu liefern, die dem wirklich geleisteten Druck kilogrammweise entsprechen. Hingegen ist er zuverlässig, wenn nur Vergleichswerte zwischen den einzelnen Zähnen eines Mundes gegenübergestellt werden sollen und wenn die

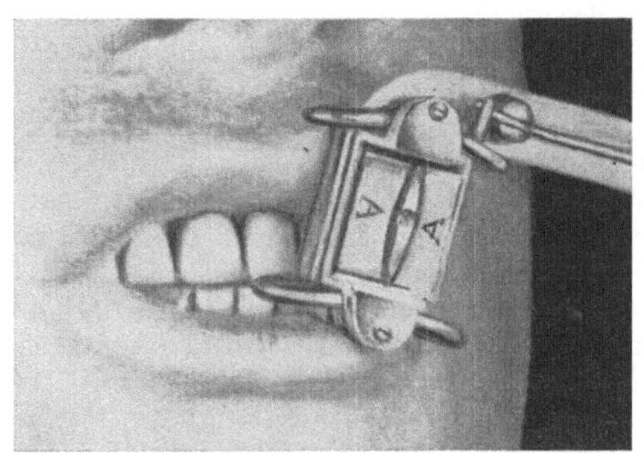

Abb. 12. Der Kaudruckmesser mit dem Zentraleinsatz A. (Aus Haber.)

Messung mit Stentsunterlage oder Aufbißkörper vorgenommen wurde. Dabei sind die Graduierungsmarken als Einheiten, nicht als Kilogramme aufzufassen. Unter diesen Bedingungen ist eine spätere Messung mit den vorangegangenen vergleichbar. Dieses gilt für Prämolaren und Molaren.

Alles in allem ist der Habersche Apparat trotz seiner Mängel der bei weitem beste auf dem Markte, allein schon durch seine uneingeschränkte Verwendbarkeit, die Handlichkeit und die Sicherheit für Vergleichsmessungen."

Morelli, der den Haberschen Kaudruckmesser klinisch praktisch erprobt hat, erklärt denselben gleichfalls für viel besser, als alle bis jetzt konstruierten Apparate.

Wenn wir nun zum Schlusse die Frage prüfen, wie weit die seither für die Kaudruckmessung geschaffenen Konstruktionen einen positiven Nutzen für die Prüfung der Brückenpfeiler, des Fundamentes der Brückenarbeit und für ihren Aufbau zu bringen vermögen, so ist unsere Ansicht in folgenden Sätzen zusammenzufassen.

Mit den ihr heute zur Verfügung stehenden Mitteln kann die Kaudruckmessung für die Brückenarbeit erstens durch die Prüfung der Valenz der einzelnen

---

[1] Greve: Dtsch. Mschr. Zahnheilk. **1926**, Nr. 17. — Haber: Dtsch. Mschr. Zahnheilk. 1928, H. 8. Zahnärztl. Rdsch. **1926**, Nr 45 u. 48.

[2] Diedrich: Die Kaudruckmessung und ihre Notwendigkeit in der zahnärztlichen Praxis. Zahnärztl. Rdsch. **1928**, Nr 13/14.

Pfeiler nützlich sein, wenn zu verschiedenen Zeiten und in verschiedenen Richtungen Messungen vorgenommen und Vergleichswerte ermittelt werden, sie kann zweitens durch eine Nachprüfung der Belastung der entstehenden Brücke an verschiedenen Stellen ihres Verlaufes wertvolle Anhaltspunkte für die Konstruktion der Brücke, insbesondere für die zur Stützung in bestimmter Richtung erforderlichen Maßnahmen geben. Doch sprechen für die Beurteilung der Eignung eines Zahnes zum Brückenpfeiler eine große Zahl klinischer Momente mit, denen gegenüber die Messung der augenblicklichen Widerstandskraft, oft auch die vergleichweise Messung zu verschiedenen Zeiten keine hinreichende Beweiskraft hat. Es wird die klinische Untersuchung eines zum Brückenpfeiler erkorenen Zahnes im Sinne unserer Ausführungen auf S. 570, die sorgfältige Berücksichtigung der Krankengeschichte, der Anamnese und des Röntgenbildes dem erfahrenen Zahnarzt weit sichere Unterlagen geben, wie eine einmalige oder wiederholte Kaudruckmessung. Beobachten wir doch insbesondere bei toten Zähnen lange Intervalle, in denen keinerlei Druckempfindlichkeit besteht, während sich bereits ein Wiederaufflammen von Entzündungen vorbereiten kann, die es nicht rätlich erscheinen lassen, einen solchen Zahn als Brückenpfeiler zu benutzen. So dürfen wir nicht vergessen, daß der Kaudruckmessung für die Brückenarbeit nur die Bedeutung eines diagnostischen Adjuvans zukommt.

Wir bleiben für die eigentliche Anlage und Konstruktion der Brücke im Hinblick auf die Kompensation schädlicher Bißdruckwirkungen in weitem Maße auf eine Prüfung aller Verhältnisse jedes einzelnen Falles angewiesen, die die Eigenart der gegebenen oder anzunehmenden Bißdruckwirkungen, ohne mit ziffernmäßig festgelegten Größen zu rechnen, im Lichte der darauf anwendbaren Gesetze der Mechanik betrachtet und dabei für die Herbeiführung eines möglichst vollkommenen Ausgleiches zwischen Belastung und Entlastung der Erfahrung nicht entraten kann.

Da eine Wiederherstellung des Artikulationsgleichgewichtes im Sinne der idealen Norm bei weitem nicht immer praktisch durchführbar ist, haben wir uns zu fragen, welche Abweichungen von dieser Norm bei der vorliegenden Brückenaufgabe auch dann bestehen bleiben werden, wenn ihre Lösung mit der bestmöglichen Rekonstruktion des Gesamtgebisses einhergeht und wie sich dieselben der zu bauenden Brücke gegenüber auswirken werden. Durch eine aufmerksame Prüfung aller gegebenen Verhältnisse erlangen wir dann in der Regel genügende Anhaltspunkte für den Ausgleich der Belastung und Entlastung der von uns zu bauenden Brücke.

Das Resultat dieser Untersuchungen ist vor allem für die Wahl des Brückensystems entscheidend.

Wenn das vorhandene Wurzelmaterial stark genug erscheint, um die zu schaffende Prothese allein zu tragen, ist die Verwendung einer festen Brücke die für den betreffenden Fall indizierte Form des Zahnersatzes, falls nicht sonstige Gründe gegen die Anwendung sprechen. Stehen jedoch nur Pfeiler in ungenügender Zahl und Stärke zur Verfügung, so müssen andere entlastende Momente zum Tragen der Brücke mit herangezogen werden. Man läßt dann den Brückenkörper als breiten Sattel fest auf den Kiefer aufliegen, so daß sich der Kaudruck gleichmäßig auf den Kiefer und die vorhandenen Pfeiler verteilt. Damit in diesem Falle eine tägliche Reinigung der Brücke und ihrer Umgebung vorgenommen werden kann, ist es notwendig, eine solche Sattelbrücke abnehmbar zu konstruieren.

Bei der Anlage und Gestaltung aller Brücken sind diejenigen Momente auszuschalten, die das Hervortreten einzelner Bißdruckkomponenten begünstigen und dadurch — sowohl auf das Gesamtgebiß, wie auf die Brücke als solche bezogen — eine Störung der Harmonie der Kräftewirkungen im Sinne des Ausgleiches von Belastung und Entlastung herbeiführen würden. So sind längere ohne Zwischenstützung des Brückenkörpers verlaufende Strecken möglichst nicht in Bogenform zu überbrücken, sondern gradlinig zu verbinden, um die Belastung abzuschwächen. Aus demselben Grunde ist die Anfügung freischwebender nur einseitig gestützter Fortsätze (Anhänger), da durch sie eine auf die ganze Brücke wirkende Hebelwirkung zu befürchten wäre, nach Möglichkeit zu vermeiden. Bei der Modellierung und Ausarbeitung der Brücke ist mit größter Sorgfalt darauf zu achten, daß auch nicht die kleinste Stelle der Kaufläche dem sie treffenden Biß der Gegenzähne gegenüber zu hoch bleibt und daß nicht durch die Hervorwölbung der Kauhöcker oder durch die Stellung der künstlichen Zähne Angriffsflächen für den seitlichen Bißdruck oder Hindernisse für die normale Mahlbewegung entstehen, die, im Sinne schiefer Ebenen wirkend, auch wenn sie sehr geringfügig erscheinen, zu einer einseitigen Belastung und über kurz oder lang zu einer Schädigung führen.

Diese Arbeit, die mit der letzten Nachhilfe an der eingesetzten Brücke ihren Abschluß findet, kann erst dann als wirklich ordnungsmäßig durchgeführt gelten, wenn die Artikulation der ganzen Zahnreihen im völligen Gleichgewicht steht, d. h. wenn die Molaren den vertikalen Bißdruck fest auffangen und eine überwiegende und daher schädigende Wirkung des sagittalen und transversalen Bißdruckes auf die Brücke durch die ungehinderte Artikulation der übrigen Zähne ausgeschlossen ist. Erst wenn dieser Zustand erreicht ist, kann die Forderung der Berücksichtigung des Bißdruckes als erfüllt gelten.

2. Die Brückenarbeit muß die von ihr beanspruchten Stützpfeiler schützen.

Daß eine Überlastung oder eine schädigende Druckwirkung auf die Stützpfeiler nicht eintreten darf, liegt bereits in der eben besprochenen Grundforderung. Daneben aber ist darauf zu achten, daß die Befestigungsteile der Brücke die Stützpfeiler in einer Weise erfassen oder sich in ihnen verankern, die auch sonstige Schädigungen ausschließt. Die Entstehung von Caries an den Trägerstümpfen, die Erkrankung der Pulpa, des Periodontium oder der Umgebung des Stumpfes darf durch die Befestigungsteile der Brücke nicht verursacht oder gefördert, sondern muß durch sie verhindert werden. Es gilt hier das Seite 499ff. im Kapitel „Kronenarbeit" über die Gestaltung der Krone zum Schutze der Wurzel Gesagte. Bei Aufstellung des Entwurfs für die Brückenarbeit sind möglichst solche Befestigungsteile vorzusehen, die den Pfeiler nach der Mundhöhle hin völlig abdecken.

3. Brückenarbeiten sollen Unsauberkeiten, Speiseresten und Niederschlägen aus den Mundflüssigkeiten möglichst wenig Halt und Unterschlupf bieten und sich von der Materie, die sich im Munde ablagert, leicht reinigen lassen.

Um diese Forderung bei festsitzenden Brücken in hinreichender Weise zu erfüllen, muß der Brückenkörper entweder völlig freischwebend und unterspülbar sein, oder er darf den Alveolarwall nur in feiner Linie berühren, während eine Abschrägung nach der Gaumen- bzw. Zungenseite die Ausspülung und Ausreinigung ermöglicht. Wir werden auf die Gestaltung des Brückenkörpers im „Speziellen Teil" dieser Arbeit näher eingehen. Bei herausnehmbaren Brückenarbeiten ist die Möglichkeit täglicher gründlicher Reinigung durch den Patienten selbst von vornherein gegeben.

Der Umstand, daß die Vorbedingungen für die Sauberkeit und Sauberhaltung der verschiedenen Mundhöhlen sehr unterschiedlich sind, daß wir Mundhöhlen finden, die an und für sich als „rein" gelten dürfen, — natürlich ohne darum Pflege und Reinhaltung entbehren zu können — und andere wieder, die sogleich nach stattgefundener Reinigung wieder verschmutzen, wird für die Wahl des Brückensystems, das man im Einzelfalle zur Anwendung bringen will, insofern sehr ins Gewicht fallen, als wir für einen Mund mit starker Ablagerung lieber eine herausnehmbare Brücke anfertigen, während wir in einem sauberen Munde vorziehen, festsitzende Brücken anzubringen, wenn die sonstigen Vorbedingungen hierfür gegeben sind. Es hängt somit die Sauberkeit nicht nur von der Gestaltung der Brücke ab, sondern auch von der Wahl des für den einzelnen Fall geeigneten Systemes. Eine feine Ausführung und Politur ist selbstverständlich der Sauberhaltung von Brückenarbeiten sehr förderlich.

4. **Eine Brückenarbeit muß so stark gearbeitet sein, daß sie dauernd der ihr obliegenden Funktion dienen kann, ohne sich wesentlich abzunutzen und für den Kauakt unbrauchbar zu werden. Auch ein Brechen oder sich Verbiegen soll durch die Stärke des Materials ausgeschlossen sein.**

Mit den heutigen Mitteln der Technik ist es in den meisten Fällen nicht schwer, dieser Forderung zu genügen. Mit Hilfe des Gußverfahrens, zu dessen Anwendung uns eine Anzahl vorzüglich arbeitender Apparate zur Verfügung steht, sind wir imstande, äußerst solide Arbeiten herzustellen. Weniger widerstandsfähig als Brückenarbeiten aus gegossenen Teilen, die von Kronen mit ebenfalls gegossenen Körpern getragen werden, sind die zuweilen noch in Anwendung kommenden Blecharbeiten, die sich auf Kronen mit gestanztem Deckel stützen oder von sogenannten Fensterkronen gehalten werden. Die geringere Stärke dieser Arbeiten spricht, ganz abgesehen von anderen Gründen, gegen ihre Anwendung.

5. **Die sichtbaren Teile der Brückenarbeiten sollen nach Möglichkeit durch künstliche Zähne (Porzellanfacetten) so verdeckt werden, daß sie einen vollkommen natürlichen Eindruck machen.**

Ein alter Grundsatz der Zahnheilkunde lautet: „Die höchste Kunst des Zahnarztes ist es, seine Kunst zu verbergen". Dieses Wort sollte für die Erzeugnisse einer hochentwickelten Prothetik, wie sie sich in der Brückenarbeit offenbart, volle Geltung behalten. Es unterliegt keinem Zweifel, daß die Anbringung von Porzellanfacetten vor den sichtbaren Teilen von Brückenarbeiten häufig durch die Raumverhältnisse erschwert ist, doch lassen sich diese Schwierigkeiten zumeist durch Auswahl passender Porzellanzähne und durch Anwendung der für den jeweilig vorliegenden Fall geeigneten Befestigungsmethode überwinden. Da sich durch das Abspringen von Porzellanfacetten notwendig werdende Reparaturen bei Anwendung der modernen Befestigungsmethoden weit leichter ausführen lassen als früher, als die Porzellanzähne angelötet wurden, steht die Besorgnis schwer auszuführender Reparaturen einer Deckung der sichtbaren Teile von Brücken durch Porzellanfacetten nicht mehr im Wege. Gewiß soll die Solidität und Brauchbarkeit der Arbeit bei der Herstellung von Brückenarbeiten wichtiger erscheinen als das Aussehen. Es wird sich in der Regel ein Weg finden lassen, auf dem man beiden Gesichtspunkten gerecht werden kann. Der Auswahl der zur Verwendung kommenden Zähne und ihrer Stellung ist die größte Aufmerksamkeit zu schenken.

Es liegt auf der Hand, daß die Erfüllung der vorstehend aufgestellten Grundanforderungen in jedem Falle eine sorgfältige Prüfung der für die Brückenarbeit gegebenen natürlichen Basis und aller sonstigen Verhältnisse erfordert, daß ferner eine völlige Beherrschung und Ausnutzung aller gegebenen Konstruktionsmöglichkeiten, sowie die Verwendung eines vorzüglichen Materials notwendig ist, um mit der Brückenarbeit als Zahnprothese gute dauernde Resultate zu erzielen.

4. Die Bezeichnungen für die Elementarteile der Brückenarbeit.

Wohl von allen Autoren, die sich auf dem Gebiet der Brückenarbeit betätigten, ist es als ein Mangel empfunden worden, daß einerseits hinsichtlich der Ausdrücke für die einzelnen Brückenteile und ihre Beziehungen zu ihrer Umgebung keine Einheitlichkeit der Auffassung und des Sprachgebrauches bestand, und daß andererseits eine lückenlose systematische Einteilung der Brückenarbeiten zu fehlen schien.

Salamon, der in seiner „Systematik der zahnärztlichen Brückenarbeiten" diese Mängel eingehend bespricht, weist die Inkonsequenz nach, mit der die seither üblichen Bezeichnungen in ganz verschiedenem Sinne gebraucht wurden und wählt unter denselben je einen bestimmten aus der technischen Bauwissenschaft entnommenen Terminus technicus für die vier Elementarteile der Brückenarbeit, nämlich „Brückenfundament, Brückenpfeiler, Brückenkörper und Brückenanker".

Es würde in der Tat für eine exakte Ausdrucksweise wertvoll sein, wenn man die im Wortschatz der Brückenarbeit vorhandenen Bezeichnungen einer Nachprüfung und Sichtung unterziehen und sich dabei für den allgemeinen zahnärztlichen Gebrauch auf eine Reihe in bestimmtem Sinne anzuwendender Bezeichnungen einigen würde. Eine solche Prüfung müßte freilich mehr auf eine Verfeinerung des Sprachgefühles als auf einen Zwang zum ausschließlichen Gebrauch bestimmter Bezeichnungen hinausgehen. Damit würde die verwirrende Anwendung nicht völlig synonymer Ausdrücke für denselben Begriff fortfallen, ohne daß dem Autor die Freiheit genommen wäre, je nach Zusammenhang und Beziehung für denselben Begriff oder Gegenstand verschiedene Ausdrücke zu wählen.

Betrachten wir die vier Elementarteile der Brücke daraufhin, wie die von Salamon gewählten Ausdrücke auf ihr Wesen zutreffen, so finden wir zunächst, daß die Bezeichnung „Brückenfundament" vorzüglich dasjenige zusammenfaßt, was wir seither zumeist als eine Reihe von Faktoren aufzuzählen pflegten, die für die Fundamentierung der Brücke Bedeutung haben. Salamon sagt:

„Das allgemeine Fundament gibt der ganze menschliche Organismus, dessen Geschlecht, Alter und Gesundheitszustand ab. Das Geschlecht hat einen kaum nennenswerten Einfluß, kann also in den allermeisten Fällen außer acht gelassen werden [1]. Das Alter ist schon von größerer Bedeutung, weil es eo ipso ein schwächendes Moment ist bezüglich aller zu belastenden Gewebe. Von noch ausschlaggebenderer Bedeutung ist der Allgemeingesundheitszustand des Organismus, der, wenn er gestört ist — selbst in den schleichendsten Formen der chronischen Erkrankungen — ungünstig auf die Fundamentierung der Brücke zurückwirkt.

Das lokale Fundament der Brücke sind der Kieferknochen, dessen Zahnfortsatz mit der Knochenstruktur (Dicke, Dichtigkeit) seiner Wände, die Aufhängefasern zwischen Kieferbeinhaut und Wurzelhaut, das Ligamentum circulare, die Weichteilpolsterung am Kieferkamm und weiterhin der Zustand der Mundschleimhaut und der Zunge."

Der Ausdruck Brückenfundament oder kurzhin Fundament in dem von Salamon vorgeschlagenen Sinne ist durchaus zu akzeptieren.

Auch die Bezeichnung Brückenpfeiler für diejenigen natürlichen Zähne, die von den Befestigungsteilen der Brücke erfaßt werden oder in die diese eingreifen, dürfte für den allgemeinen Gebrauch zu bevorzugen sein, doch wird man sich nicht völlig auf denselben beschränken können. Der Zahn, der zum

---

[1] Hauptsächlich kosmetische Rücksichten sind durch dasselbe bedingt.

Tragen bzw. Mittragen einer Brücke gewählt wird, bleibt, auch wenn die Hand des Zahnarztes ihn innerlich und äußerlich für diesen Zweck herrichtet, ein Zahn- bzw. ein Zahnstumpf und ein Teil des Organismus, mit dem ihn zahlreiche Beziehungen verbinden, die mehr biologisch, wie brückentechnisch-statisch aufzufassen sind. Da nun die Bezeichnung „Pfeiler" vorwiegend die letztere Seite seines Wesens betont, können wir für die Besprechung seiner biologischen Beziehungen wohl nicht auf andere Ausdrücke verzichten, die diese Verhältnisse stärker betonen. Wir behalten daher die Ausdrücke Trägerstumpf und Trägerzahn neben der Bezeichnung Brückenpfeiler bei.

Unter dem Brückenkörper verstehen wir den Teil der Brücke, der dem Ersatz der fehlenden Zähne dient. Die Bezeichnung entspricht vollkommen dem Sinne ihrer Anwendung und ist schon aus jener Zeit her üblich, als man — ehe das Gußverfahren für die Herstellung des Körpers in einem Stücke zur Verfügung stand — den Brückenkörper aus einer Reihe sog. Zwischenglieder zusammensetzte, die durch Lötung unter sich und mit den Befestigungsteilen verbunden wurden.

Diejenigen Teile, die der Befestigung der Brücke auf oder an den Trägerstümpfen (Pfeilern) dienen und die ganze oder einen Teil der Belastung auf die Pfeiler übertragen, nennt Salamon die Brückenanker. Salamon umschreibt die Bestimmung des Ankers insofern anders, als wir es vorstehend taten, als er neben seine Aufgabe, den Brückenkörper mit dem Pfeiler zu verbinden, die andere stellt, den Pfeiler vor Schädlichkeiten von außen zu schützen. Diese Abweichung hinsichtlich der Zweckbestimmung des Ankers hat nur für die systematische Einteilung der Brückenarbeiten nach den Funktionen des Ankers Bedeutung. An sich kann kein Zweifel darüber bestehen, daß der Befestigungsteil (Anker) der Brücke den Trägerstumpf (Pfeiler) schützen soll. Schätzen wir doch den Wert der als Befestigungsteile (Anker) dienenden Vorrichtungen unter diesem Gesichtspunkte verschieden ein und bewerten die Einlagefüllung oder die Fensterkrone bei weitem nicht so hoch wie eine Krone, die den Stumpf ringsum abschließt und vollkommen schützt. Nun stellt Salamon diese prophylaktische Bestimmung neben die Aufgabe des Ankers als Befestigungsteil der Brücke und gewinnt dadurch ein Einteilungsprinzip für seine Systematik, während wir die Anforderung, daß die Brücke das von ihr beanspruchte natürliche Zahnmaterial nach Möglichkeit schützen müsse, zu einem der Grundgesetze jeglicher Brückenarbeit machen und daraus ableiten, daß die Befestigungsteile so geartet und gestaltet sein müssen, daß sie dieser Forderung entsprechen.

Ob der Ausdruck „Brückenanker" sich in der Literatur oder im Sprachgebrauch als alleinige Bezeichnung für den Befestigungsteil der Brücke durchsetzen wird, läßt sich noch nicht übersehen. Das reine Bild des Schiffsankers ist ja von der Bauwissenschaft bereits aufgegeben, wenn sie von dem in das Gemäuer eingelassenen Anker spricht, es würde daher an sich wenig bedeuten, wenn wir uns im Gebrauch des Wortes innerhalb der zahnärztlichen Prothetik noch weiter von seinem ursprünglichen Sinne entfernten und für die Befestigungsteile der Brücke ein für allemal die Bezeichnung „Anker" annehmen würden, obgleich das Wesen der Befestigungsteile ebenso sehr in einem Erfassen und Umschließen des Pfeilers, wie in einer eigentlichen Verankerung zu sehen ist. Da aber die Urbedeutung eines Wortes uns kaum noch bei der Anwendung ins Bewußtsein tritt, wenn sich der allgemeine Sprachgebrauch in fachwissenschaftlichem oder technischem Sinne dieses Ausdruckes bemächtigt hat, so kann es recht wohl sein, daß sich die Bezeichnung „Brückenanker" oder kurzhin „Anker" als ausschließlicher Ausdruck für den Befestigungsteil der Brücke in die Lehre von der zahnärztlichen Brückenarbeit einführt, zumal das Wort, wie Salamon hervorhebt, „kurz und handlich" ist und ein gut anwendbares Zeitwort „verankern" und ebensolches Hauptwort Verankerung abgibt. Vorerst ist dies jedoch noch nicht geschehen, und da uns die allgemeiner gehaltene Bezeichnung Befestigungsteil in manchen Zusammenhängen der Darstellung des Gebietes noch nicht entbehrlich erscheint, behalten wir diesen Ausdruck noch neben dem Ausdruck Anker bei.

5. Die Einteilung der Brückenarbeiten.

Der Gedankenaustausch über die systematische Einteilung der Brückenarbeiten ist in der zahnärztlichen Literatur noch nicht abgeschlossen. Eine Einteilung, zu der sich alle Autoren bekennen, ist noch nicht gefunden. Die von Salamon neuerdings in seiner von uns mehrfach zitierten „Systematik der Brückenarbeiten" vorgeschlagene Klassifizierung ist zweifellos das Ergebnis eines sehr ernsten Eindringens in die Materie, sie zeigt den Stoff sorgfältig zerlegt und in ein geschlossenes System eingeordnet.

Salamon teilt die Brückenarbeiten ein:
1. nach der topographischen Verteilung der Pfeiler im Zahnfortsatz,
2. nach dem topographischen Verhältnis des Brückenkörpers zum Zahnfortsatz,
3. nach dem Aufbau des Brückenkörpers,
4. nach der Verankerung.

Diese Haupteinteilung erfährt in den einzelnen Positionen eine weitere nach allen Merkmalen der Brücke durchgeführte Untereinteilung. Die in wissenschaftlicher Hinsicht bedeutsamsten Gesichtspunkte gibt die Salamonsche Einteilung der Brückenanker und die Einteilung der Brückenarbeiten nach der Verankerung. Ob dieselbe in der Systematik der zahnärztlichen Prothesen ihren Platz behaupten wird, lassen wir dahingestellt sein. Wir können die von Salamon gewählte grundlegende Einteilung der Brückenarbeiten nicht uneingeschränkt anerkennen und auch der von demselben Autor an der seither üblichen Einteilung geübten Kritik nicht beipflichten.

Salamon geht davon aus, daß der Anker:
1. den Brückenkörper mit dem Pfeiler zu verbinden, und
2. den Pfeiler vor Schädlichkeiten von außen zu schützen habe.

Er nennt den Anker, der beide Funktionen zugleich erfüllt, Hauptanker, denjenigen, der nur eine Funktion ausübt, Nebenanker. Unter diesen wieder bezeichnet Salamon denjenigen Nebenanker, der den Brückenkörper mit dem Pfeiler verbindet, als den primären Nebenanker, den Nebenanker, der den Schutz des Pfeilers besorgt, als den sekundären Nebenanker. Dasjenige Verankerungsmittel, das dazu dient, zwischen dem sekundären und dem primären Anker eine starre Verbindung herzustellen, nennt Salamon den tertiären Anker.

Salamon teilt dann die Brücken in
1. Fixe Brücken, solche, an deren Verankerung Hauptanker teilnehmen.
2. Abnehmbare Brücken, solche, an deren Verankerung Nebenanker teilnehmen.
3. Zusammengesetzte Brücken, in denen eine fixe und eine abnehmbare Brücke gelenkig verbunden sind.

Zweifellos verdient das Salamonsche System, insbesondere die Einteilung der Anker und die aus ihr abgeleitete Klassifizierung der Brücken volle Beachtung. Neuerdings hat Carl Greve zu der Salamonschen Einteilung Stellung genommen.

Wir bevorzugen jedoch eine einfachere Einteilung nach wenigen wesentlichen Gesichtspunkten. Dieselbe gibt uns einen klaren Überblick über das ganze Gebiet und erleichtert die für den Zweck dieses Werkes wichtige Sichtung des Lehrstoffes.

Erste Haupteinteilung der Brücken.

(Nach der Lage des Brückenkörpers zum Alveolarwall.)

A. Freischwebende Brücken.

Merkmal: Der Brückenkörper führt von Pfeiler zu Pfeiler, ohne sich auf den Alveolarwall zu stützen; zwischen seiner Unterseite und der Schleimhaut besteht ein Zwischenraum oder ein leichter Randkontakt.

Anwendung: Wenn die zur Stützung vorhandenen Pfeiler hinreichen, um die ganze Belastung der Brücke zu tragen.

B. Aufliegende (Sattel- oder Platten-) Brücken.

Merkmal: Der Brückenkörper ruht sattelartig auf dem Alveolarwall und überträgt einen Teil der Brückenlast auf den Kiefer.

Zweite Haupteinteilung der Brücken.

(Nach der Bestimmung der Brücke, für längere Zeiträume im Munde zu bleiben oder zur täglichen Reinigung herausgenommen zu werden.)

A. Feste Brücken.

Merkmal: Die festen Brücken besitzen Anker, die nur durch Durchtrennung, Lockerung oder Handhabung besonderer Vorrichtungen gelöst werden können [1]. Der Patient hat die Vorschrift, die Brücke nicht herauszunehmen.

Anwendung: Wenn die Möglichkeit besteht, die Brücke freischwebend zu gestalten und sie in situ vollkommen rein zu halten.

Die feste Brücke muß stets freischwebend, ihre Unterseite so gestaltet und zum Alveolarwall gelagert sein, daß ihre vollkommene Reinigung und Reinhaltung in situ möglich ist; die auf ihr ruhende Belastung muß ausschließlich von den Pfeilern und darf nicht von der überbrückten Kieferstrecke mitgetragen werden. Würde man die Unterseite des Körpers einer festen Brücke flächenhaft (als Sattel) aufliegen lassen und damit den Alveolarwall mitbelasten, so würde ein solches Verfahren unhygienisch sein und gegen eines der Grundgesetze der Lehre vom Brückenbau verstoßen; würde man aber den Brückenkörper mit schmalem Rande auf der Schleimhaut ruhen und sich über dieselbe hinaus auf den Kieferknochen stützen lassen, so wäre eine

---

[1] Die Entscheidung darüber, ob eine Brücke den festen oder den abnehmbaren Brückenarbeiten zuzuzählen ist, kann sich nur aus der Beantwortung der Frage ergeben, ob der Brücke nach der Absicht des die prothetische Behandlung ausführenden Zahnarztes unter Erfüllung der an jede Brückenarbeit zu stellenden Grundanforderungen die konstruktiv wesentlichen Eigenschaften dieser oder jener Klasse gegeben wurden.

Zufällige Umstände, wie die Unzulänglichkeit des Materials oder der mechanischen Vorrichtungen, die der Befestigung dienen, ein Zuwiderhandeln des Patienten gegen die ärztliche Vorschrift oder ein Versäumnis des Zahnarztes hat nichts mit dem Wesen der Brücke zu tun und ist daher für die Einteilung der Brückenarbeiten ohne Bedeutung.

Wir erwähnen dies, weil in neueren systematologischen Arbeiten der Umstand, daß die Verbindung zwischen den Ankern und Pfeilern einer festen Brücke nur eine relativ feste ist, daß der Zahnarzt, nachdem er die Brücke provisorisch eingesetzt hat, vergessen kann, dieselbe festzuzementieren und andere Zufälligkeiten als für die Einteilung der Brückenarbeiten wesentlich angeführt wurden.

Schädigung der Gewebe (Decubitus) mit allen ihren Folgen unausbleiblich. Es muß daher auch diejenige Brücke, die man aus kosmetischen Gründen mit dem labialen Rande der Unterseite ihres Körpers die Schleimhaut des Alveolarkammes berühren läßt, in statischem Sinne eine freischwebende Brücke sein und als solche gelten.

B. Herausnehmbare Brücken.

Merkmal: Die Art der Verankerung bietet die Möglichkeit, die Brücke auf einfache Art einzusetzen und zu entfernen. Der Patient hat die Vorschrift, die Brücke zur Reinigung herauszunehmen.

Anwendung: Wenn die Möglichkeit, die Brücke in situ zu reinigen und rein zu halten, nicht besteht.

Die herausnehmbare Brücke ist stets als Sattelbrücke, d. h. mit für die Verteilung des Druckes hinreichend breitaufliegender Unterseite anzulegen. Den Körper einer herausnehmbaren Brücke freischwebend (im Sinne des oben umschriebenen Begriffes) zu gestalten, hieße gegen das Prinzip ihrer Konstruktion handeln, das die Indikation ihrer Anwendung aus der Insuffizienz der Pfeiler ableitet und auf die Entlastung derselben hinzielt.

Wenn daher im weiteren Verlauf dieser Abhandlung von festen und von herausnehmbaren Brücken die Rede sein wird, so ist stets die feste freischwebende und die herausnehmbare Sattelbrücke gemeint.

Untereinteilung der festen Brücken.

A. Ungeteilte feste Brücken.

Merkmal: Die Befestigungsteile und der Brückenkörper sind durch Lötung oder durch das Gußverfahren zu einem einheitlichen Ganzen verbunden. Die Brücke wird in einem Stück ihren Pfeilern aufgefügt und ist nur unter Durchtrennung oder Lockerung ihrer Befestigungsteile (Anker) abzunehmen.

B. Geteilte feste Brücken.

Merkmal: Diese Brücken bestehen, wie der Name sagt, aus mehreren Teilen, die, in einer bestimmten Reihenfolge eingefügt und zusammengesetzt, in situ eine feste Brücke bilden.

Unter den geteilten festen Brücken unterscheiden wir wiederum zwischen solchen Brücken, die nach ihrer Befestigung im Munde durch Handhabung ihrer Verbindungsteile auseinander genommen werden können (zerlegbare feste Brücken) und solchen, bei denen diese Möglichkeit nicht besteht, die infolgedessen wie die ungeteilten festen Brücken nur nach Zerstörung oder gewaltsamer Loslösung eines oder mehrerer Befestigungsteile (Anker) herausgenommen, bzw. zerlegt werden können.

Die Kombination der festen mit der herausnehmbaren Brücke, die in besonderem Abschnitt besprochen wird, stellt eine Anwendungsweise dar; sie schafft keinen neuen Brückentyp, der in der Einteilung den genannten Klassen zu koordinieren wäre.

Es ergibt sich also für unsere Darstellung folgende einfache Einteilung:

I. Feste (freischwebende) Brücken.
    A. Ungeteilte feste Brücken.
    B. Geteilte feste Brücken.
II. Herausnehmbare (Sattel-) Brücken.

Spezieller Teil.

I. Die feste Brückenarbeit.

A. Allgemeines.

Die feste Brücke ist bei richtiger Indikationsstellung und entsprechender Konstruktion der vollendetste Zahnersatz, der die wichtigsten an eine Brückenprothese zu stellenden Anforderungen erfüllt. Die festsitzende Brückenarbeit schafft die stärkste Verbindung nicht nur zwischen den Stützpfeilern, die sie tragen, sondern auch zwischen den Teilen des aus seinem natürlichen Gefüge und Gleichgewicht geratenen Zahnbogens. Die dauernde, nicht durch ein immer wiederholtes Herausnehmen unterbrochene Stützung, die der Zahnbogen durch die festsitzende Brückenarbeit erfährt, ist von größter Bedeutung für die Wiederherstellung des Artikulationsgleichgewichtes und damit für die Erhaltung des Gesamtgebisses. Die vorher getrennten Teile des Zahnbogens werden durch die lückenlose gegenseitige Verankerung nicht nur vor den schädlichen Einwirkungen der sagittalen Kaudruckkomponente geschützt, sondern dadurch auch in den Stand gesetzt, der transversalen Komponente größeren Widerstand entgegenzusetzen, vorausgesetzt, daß die Brücke der Artikulation der Zahnreihen auf das exakteste angepaßt ist. Indem sie zugleich auch die vertikale Komponente der Kaukraft über größere Flächen zur Verteilung bringt, ohne selbst nachzugeben, wirkt sie entlastend auf das ganze, noch stehende natürliche Gebiß (Schröder).

Für das subjektive Gefühl des Patienten läßt die festsitzende Brückenarbeit mehr als jede andere Prothese den Gedanken an eine künstlich ausgeglichene Unvollkommenheit seines Organismus in den Hintergrund treten, zumal sie in der Funktion der Leistung der natürlichen Zähne sehr nahe kommt.

Aus diesem Grunde ist der festen Brückenarbeit unter den verschiedenen Brückensystemen bei sonst gleichen Vorbedingungen der Vorzug zu geben, vorausgesetzt, daß gesunde Zähne, bzw. Wurzeln in genügender Anzahl und geeigneter Anordnung im Kiefer vorhanden sind, die stark genug erscheinen, um den gesamten auf der Brücke ruhenden Kaudruck dauernd ohne eine unmittelbare Mitbelastung des Kiefers auszuhalten.

B. Untersuchung des natürlichen Zahn- und Wurzelmaterials hinsichtlich seiner Eignung zum Tragen fester Brücken.

Um zu prüfen, ob diese Vorbedingung erfüllt ist, ist bei der Aufstellung des Heilplanes zunächst die prothetische Aufgabe als solche ins Auge zu fassen und zu sehen, welche natürlichen Zähne eventuell als Brückenträger in Betracht kommen; alsdann sind die Bißdruckverhältnisse des gesamten Gebisses und derjenigen Strecke des Zahnbogens zu untersuchen, deren prothetische Schließung als Aufgabe vorliegt. Es ist festzustellen, ob die Zahnreihen, abgesehen von der Lücke, die ausgefüllt werden soll, in ungestörtem Artikulationsgleichgewicht stehen, so daß auf der Brücke der normale Kaudruck ruhen würde, oder ob, durch andere Zahnverluste oder Abweichungen von der Norm der Kieferform und Zahnstellung bedingt, eine besondere Belastung der Brücke vorauszusehen ist. Es gilt in beiden Fällen die Richtung und das Maß der Kräftewirkungen zu ermitteln oder abzuschätzen, denen die zu bauende Brücke ausgesetzt sein wird. Wir verweisen auf das im allgemeinen Teil grundlegend über die Berücksichtigung des Kaudruckes bei der Konstruktion von Brückenarbeiten Gesagte und werden weiter unten nochmals auf die für eine zahlenmäßige Errechnung des Kaudruckes gegebenen Grundlagen eingehen. Im wesentlichen sind wir heute noch bei der Bestimmung der Belastung einer Brücke und bei der Bewertung der für die Entlastung in Betracht kommenden Faktoren auf die Erfahrung angewiesen, der wir — sofern wir sie wirklich besitzen — auch getrost vertrauen dürfen. Es verdient dies besonders hervorgehoben zu werden, um den angehenden Jüngern der Zahnheilkunde ins Gedächtnis zu hämmern, daß die mathematische Formulierung der Forschungsergebnisse und der aus ihnen abgeleiteten Gesetze wohl die höchst entwickelte Ausdrucksform der Naturwissenschaften ist, daß aber die Erfahrung, soweit sie sich auf eine bewußte Erkenntnis der ursächlichen Zusammenhänge stützt, ein unentbehrliches wertvolles Rüstzeug ärztlichen Handelns bleibt.

Es folgt nun die Untersuchung der einzelnen Zähne, die als Brückenträger ins Auge gefaßt wurden. Diese Untersuchung erstreckt sich zunächst auf den Zustand des Zahnkörpers, der Wurzeln, der Zahnpulpa, des Periodontium, des Alveolarfaches und des umgebenden Knochens. Nach Ausscheiden derjenigen Zähne, bzw. Wurzeln, die bei dieser Prüfung als nicht tauglich befunden werden, ist die Frage zu stellen, ob die verbleibenden natürlichen Zähne im Hinblick auf die zu erwartende Belastung ausreichen. Für die Beantwortung dieser Frage ist zunächst die Zahl der vorhandenen, bzw. zum Tragen der Brücke zu wählenden Zähne von Wichtigkeit; dann ist die Zahnkategorie, der die vorhandenen Zähne angehören, und die eine sehr verschiedene Eignung bedingt, von Bedeutung. Schließlich ist die Frage zu prüfen, ob die Anordnung und Stellung der als Brückenträger vorhandenen natürlichen Zähne eine hinreichende Stützung der festen Brücke gewährleistet. Wir folgen dieser vielseitigen Untersuchung in den verschiedenen Abschnitten.

a) Prüfung des Zustandes des Zahn- bzw. Wurzelkörpers.

Bei einer oberflächlichen Überschau über das natürliche Zahnmaterial, das zum Tragen einer festen Brücke vorhanden zu sein scheint, kann man sich hinsichtlich des Gesundheitszustandes des Zahn- und Wurzelkörpers leicht einer großen Täuschung hingeben. Die Erfahrung lehrt uns, daß äußerlich noch recht stattlich und gediegen aussehende Zähne, namentlich solche, die durch Füllungen wieder aufgebaut sind, oft nach Ausräumung derselben eine so tiefgehende Caries aufweisen, daß ihre Verwendung als Kronen- und Brückenträger ausgeschlossen ist. Die Möglichkeit einer Rekonstruktion der fehlenden Teile ist häufiger gegeben, wenn es sich um den Wiederaufbau eines Prämolaren- oder Molarenstumpfes handelt, der als Brückenträger mit einer einfachen Gold-(Metall)-Krone versehen werden soll. Wenn hier noch an einer Seite wenigstens ein Teil der natürlichen Krone steht, können Stifte in die Wurzeln einzementiert werden, deren kräftige Köpfe in den Kronendefekt aufragen (Abb. 13). Um und zwischen diese Stifte und den Rest des natürlichen Zahnmaterials wird dann die Krone aus Zement aufgebaut. Der auf diese Weise rekonstruierte Stumpf wird beschliffen und gibt, von dem tiefgreifenden

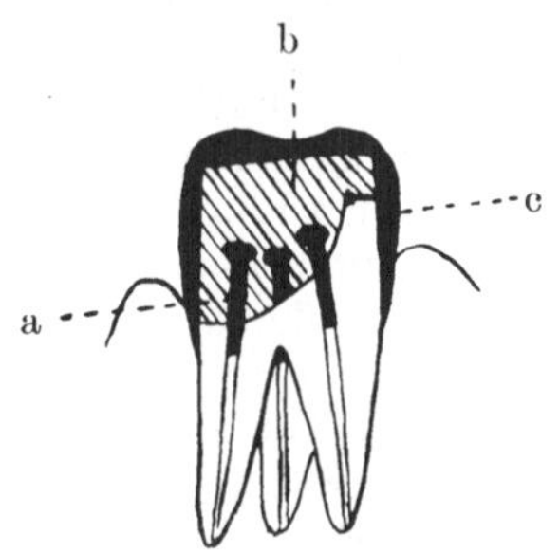

Abb. 13. Wiederaufbau einer tief cariös zerstörten Molarenkrone durch in die Wurzel einzementierte Stifte mit Zementumhüllung.
a = Stifte. b = Zementaufbau. c = Krone.

Ring einer Goldkrone erfaßt, oft noch einen guten Brückenträger ab. Es ist selbstverständlich, daß in solchem Falle alle cariöse Substanz mit besonderer Sorgfalt entfernt werden muß. Zeigt es sich dabei, daß nicht genügend Zahnmaterial übrig bleibt, so scheidet ein solcher Zahn für die Verwendung als Brückenträger aus. Kritischer noch, als gegenüber den für einfache Goldkronen ausersehenen Stümpfen muß die Prüfung auf ihre Eignung zu Brückenträgern bei tief cariösen Zähnen oder Wurzeln verfahren, die Wurzelring-(Richmond)-Kronen mit Porzellanfront tragen sollen. Wir haben im Abschnitt „Kronenarbeit" über den Wiederaufbau von Wurzeln für diesen Zweck gesprochen und die von Sachs, Schröder u. a. angegebenen Methoden zur Wiederherstellung bzw. Verstärkung der Wurzeln gezeigt. Für die Benutzung als Brückenträger kommen solche reparierte Wurzeln nur mit großer Einschränkung in Betracht. Bei der Auswahl der Wurzeln für Brücken tragende Wurzelringkronen dürfen nur solche Stümpfe gewählt werden, die eine feste Erfassung des Wurzelhalses durch den Wurzelring und eine feste Verankerung des Wurzelstiftes der Richmondkrone zulassen.

b) Prüfung des Zustandes der Zahnpulpa.

Bei jedem zum Träger einer festen Brücke ausersehenen Zahn muß der Zustand der Zahnpulpa untersucht und das Ergebnis dieser Prüfung für die Entscheidung über seine Mitverwendung in Betracht gezogen werden. Eine gesunde lebende Pulpa spricht naturgemäß stets für die Verwendungsfähigkeit eines Zahnes, einerlei, ob seine Vitalität bei dem Bau der Brücke erhalten bleiben kann oder nicht. Auch eine oberflächliche Verletzung oder Entzündung des Zahnmarkes schränkt diese Möglichkeit nicht ein, da alsdann eine Kauterisation der Pulpa mit nachfolgender Ausräumung und Füllung der Wurzelkanäle für die zuverlässige innere Vorbereitung des Zahnes zum Brückenträger genügt. Ist eine solche Behandlung bereits vor längerer oder kürzerer Zeit vorgenommen, so ist zu untersuchen, ob die Ausräumung und Füllung der Kanäle mit derjenigen Gründlichkeit erfolgen konnte und erfolgt ist, die eine vom Wurzelkanal ausgehende Infektion und dadurch verursachte periodontale und periapikale Reizungen ausschließt. Es ist oft sehr schwer, diese Frage mit voller Sicherheit zu beantworten. Ein Vordringen in die Kanäle und ihre Sondierung gibt neben dem Röntgenbild zwar einigen Aufschluß über die Präparation und den mechanischen Abschluß der Kanäle, läßt aber die Frage offen, ob Pulpenreste oder Ansteckungskeime zurückgeblieben sind, die eine Infektion oder Reinfektion verursachen könnten. Auch die Anamnese vermag uns in solchen Fällen selten mit Bestimmtheit darüber aufzuklären, ob die Pulpen eines Zahnes in toto entfernt und die Kanäle gefüllt sind, ehe sich septische Vorgänge in ihnen abspielten. In der Regel wird sich der Patient zwar auf Reizungen entsinnen, die nach der Behandlung aufgetreten sind, doch geben solche Berichte, wie jeder erfahrene Zahnarzt weiß, bei weitem nicht immer einen zuverlässigen Anhalt für die Beurteilung der zur Entscheidung stehenden Frage.

Finden wir in dem Wurzelkanal eines zum Brückenträger ausersehenen Zahnes eine tief erkrankte oder gangränös zerfallene Pulpa vor, so muß der nach den Regeln der konservierenden Zahnheilkunde durchgeführten Wurzelbehandlung und Füllung eine längere Bewährungsfrist folgen, ehe eine Benutzung und Belastung des Zahnes stattfinden darf.

Auch wenn in hinsichtlich der Sauberkeit der Wurzelkanäle verdächtigen Fällen die antiseptische Wurzelbehandlung nachträglich mit größter Sorgfalt durchgeführt ist, sollte man mit der Verwendung solcher Zähne zu Brückenträgern sehr vorsichtig sein und sich nur da für dieselbe entscheiden, wo schlimmstenfalls, wenn eine Infektion eintreten sollte, die chirurgische Ausräumung des periapikalen Herdes möglich wäre und der Zahn in seiner Eigenschaft als Brückenträger erhalten bleiben könnte.

c) Prüfung des Zustandes der Wurzelhaut.

Die Zahnwurzel ist in ihrer Alveole durch straffe Bindegewebselemente befestigt; dieselben gehen entwicklungsgeschichtlich aus dem jungen Periost der Alveole und dem jungen Periodontium des Zahnes hervor und verdicken sich allmählich zu einer einheitlichen Stützmembran. Am peripheren Alveolarrande tritt eine besonders dichte Verfilzung der straffen Bindegewebsbündel ein, dadurch daß das äußere Periost der Spongiosa in radiär auslaufenden Fasern zum Zahnhals hin ausstrahlt und mit der Wurzelhaut eine mehrfach gekreuzte Lage straffer Bindegewebsstränge formiert; so entsteht am Zahnhals eine außerordentlich resistente Bindegewebsschicht, die das Ligamentum circulare genannt wird (Fischer). Während diese straffe Webung von Bindegewebsfasern für das Periodontium eine gewisse Schutzvorrichtung gegen vom Mund her vordringende Einflüsse abgibt, ist die Wurzelhaut dadurch, daß sie am Wurzelloch des Zahnes durch Gefäße und Nerven in direkte Anastomose mit dem Zahnmark tritt, hier allen vom Wurzelkanale her zu ihr dringenden Schädlichkeiten preisgegeben. Dringt infektiöses Material, Zerfallsstoffe der Pulpa, durch das Foramen apicale, so reagiert die Wurzelhaut auf den dadurch gegebenen Reiz mit den entzündlichen Erscheinungen, die uns als Periodontitis und ihre Folgezustände bekannt sind.

Unter den Veränderungen, die die Wurzelhaut durch diese Erkrankungen erfährt, leiden zwei ihrer wichtigsten Funktionen: die physiologische, die ihr die Aufgabe zuweist, den Zahn festzuhalten und das Widerlager für den auf ihm ruhenden Bißdruck zu bilden und die sensorische als Gefühlsvermittlerin.

Eine Verminderung seiner Widerstandskraft bedeutet naturgemäß für den Zahn eine erhebliche Einbuße an Wert als Brückenträger, wenn nicht die völlige Unbrauchbarkeit für diesen Zweck. Die Tragkraft eines Zahnes hängt in hohem Maße von dem Zustande seiner Wurzelhaut ab, sinkt dieselbe durch pathologische Veränderungen unter die physiologische Norm herab, so ist es an sich bedenklich, den betreffenden Zahn, wie dies bei seiner Verwendung als Brückenträger geschehen würde, über diese Norm hinaus zu belasten. Hinzu kommt, daß der Patient an Wurzeln, an denen entzündliche Prozesse vor sich gingen, in der Regel ein unsicheres Gefühl behält, daß das Periodontium in wechselndem Maße empfindlich bleibt, und daß ein Wiederaufflammen der Entzündung jederzeit zum Verlust eines solchen Brückenträgers führen kann.

Die Untersuchung der Wurzelhaut ist daher bei der Auswahl zum Tragen fester Brücken geeigneter Zähne von größter Wichtigkeit und muß mit besonderer Umsicht und Sorgfalt durchgeführt werden. Es handelt sich bei ihr nicht darum, akute Periodontitiden mit stark hervortretenden Entzündungserscheinungen festzustellen und zu beobachten, sondern um die Bewertung gerade der geringfügigen im Bereich der Wurzelhaut wahrnehmbaren Veränderungen, die zumeist als Residuen abgelaufener akuter Entzündungen aufzufassen sind, und die zur Ursache späteren Aufflammens und Wiederaufflammens entzündlicher Vorgänge werden können. Es muß bei dieser Untersuchung vorausgesetzt werden, daß — wie wir dies weiter oben besprochen haben — die Ausräumung und Füllung der Wurzelkanäle mit zuverlässigem Abschluß des Foramen apicale so erfolgt ist, daß eine Infektion vom Zahninnern her nicht zu befürchten bleibt.

Die klinische Untersuchung hat allen bekannten Symptomen der chronischen Periodontitis ihre Aufmerksamkeit zu schenken. Sie richtet sich besonders auf diejenigen Stellen des Alveolarfortsatzes, die den Wurzelspitzen der zu prüfenden Zähne entsprechen. Hier ergibt die Betastung häufig eine Druckempfindlichkeit, die für eine Reizung der periapikalen Gewebe spricht; die Schleimhaut zeigt nicht selten kaum sichtbare Veränderungen und Narben, die von versiegten Fisteln stammen, vor allem aber ist die erhöhte Beweglichkeit der Wurzel ein für die Veränderung der Wurzelhaut beweisendes Symptom.

Die Struktur der gesunden Wurzelhaut gestattet nur eine geringe Bewegung des Wurzelkörpers in seiner Matrix, der Alveole; das durch entzündliche Prozesse aufgelockerte Periodontium hingegen läßt deutlich ein Schwingen der Wurzel fühlen, wenn man den Finger in der Gegend der Wurzelspitze auf den Alveolarfortsatz setzt und mit einem Instrument gegen den Stumpf- oder Kronenrand des zu untersuchenden Zahnes klopft. Es besteht ein nicht zu verkennender Unterschied zwischen dem Perkussionsschall eines Zahnes mit gesundem Periodontium und eines solchen mit erkrankter Wurzelhaut; man fühlt bei letzterem deutlich eine eigenartig schwirrende Bewegung der Wurzelspitze. Smreker vergleicht das Gefühl mit demjenigen, das einem bei der Untersuchung des Stimm- und Pectoralfremitus zuteil wird und nannte das Symptom daher Wurzelfremitus (Wurzelschwirren).

Das Röntgenbild hat die Ergebnisse der klinischen Untersuchungen zu ergänzen und zu kontrollieren. Ein gutes Radiogramm läßt weitgehende und zuverlässige Schlüsse auf den Zustand der Wurzelhaut und des umgebenden Knochens zu. Es gibt den erforderlichen Anhalt für die Erwägung der Möglichkeit, etwa bestehende periapikale Herde chirurgisch auszuräumen. Es empfiehlt sich bei der Aufnahme und Betrachtung des Bildes, sich nicht auf die nächste Umgebung der in Frage kommenden Wurzel zu beschränken, sondern das Augenmerk auch auf entfernter liegende Partien des Knochens zu richten, da häufig Zusammenhänge zwischen periodontischen Vorgängen und weit entfernt liegenden Erkrankungsherden im Knochen nachzuweisen sind.

Als eine Prüfung der Widerstandskraft der Wurzelhaut stellen sich die Messungen des Bißdruckes dar, die wir im allgemeinen Teil dieser Arbeit eingehend besprochen haben.

d) Prüfung des Zustandes des Alveolarrandes und Zahnfaches.

Während unsere seitherigen Erwägungen über die Prüfung des Periodontium eines zum Brückenträger ausersehenen Zahnes in der Hauptsache die pathologischen Veränderungen in Betracht zogen, deren Erreger durch das Wurzelloch zur Wurzelhaut gelangen, haben wir jetzt der Veränderungen und Erkrankungen des Alveolarrandes und des Zahnfaches zu gedenken, die nicht vom Zerfall der Pulpa und periodontitischen Vorgängen verursacht sind. Wir betrachten dieselben hier selbstverständlich nicht in ihrem gesamten klinischen Bilde, sondern nur hinsichtlich ihrer Bedeutung für den Wert der von ihnen befallenen Zähne als Brückenträger. Bei frühzeitiger Atrophie des Alveolarrandes, die ohne entzündlich infektiöse Erscheinungen, aber zumeist mit einer mehr oder minder starken Inkrustierung des vom Knochen entblößten Zahn- und Wurzelhalses einhergeht, tritt die Lockerung des Zahnes in sehr verschiedenem Grade und sehr unterschiedlichem Tempo auf.

Wo die Atrophia alveolaris praecox nur langsam fortschreitet, wo gleichzeitig von des Zahnarztes Hand in regelmäßigen Zeitabständen alle Beläge und Zahnsteinansätze entfernt werden, und wo zudem anzunehmen ist, daß eine unphysiologische Belastung der vorhandenen Zähne und Zahngruppen die Lockerung begünstigt hat, kann wohl daran gedacht werden, nach

Entfernung aller zu stark gelockerten Zähne die übrig bleibenden Zähne als Brückenträger zu verwenden und sie gleichzeitig durch die Ergänzung und Wiederherstellung des Gesamtgebisses unter einen für ihre Erhaltung günstigen Kaudruck zu bringen. In solchen Fällen wird die Brückenarbeit freilich ebenso sehr von dem Ziele der Stützung der vorhandenen Zähne wie von rein prothetischen Gesichtspunkten geleitet sein. Wir verweisen auf das im Abschnitt „Befestigungsarbeit" Gesagte.

Eine andere Frage ist es, ob die eitrig-infektiösen Erkrankungen des Zahnfaches die Verwendung der im Erkrankungsgebiet stehenden Zähne als Brückenträger gestatten. Wir stehen hinsichtlich der Beantwortung dieser Frage ganz auf dem von Schröder eingenommenen Standpunkte, daß sich hier eine grundsätzliche Entscheidung verbietet und daß nur von Fall zu Fall nach sorgfältiger Prüfung der vorliegenden Verhältnisse beurteilt werden kann, ob solche Zähne als Brückenträger in Betracht kommen.

Die mit Eiterabsonderung einhergehenden Erkrankungen des Alveolarfaches lassen sich nach Ursache, Erscheinungen und Verlauf nicht einheitlich auffassen und daher auch nicht generell hinsichtlich einer durch sie bedingten Kontraindikation für die Verwendung von Brückenarbeiten beurteilen. Zweifellos schließen sie eine solche Verwendung in allen Fällen aus, in denen die Krankheitserscheinungen einer gründlichen Behandlung nicht gewichen sind und zuverlässige Anhaltspunkte für die Beantwortung der Frage fehlen, ob es sich um eine durch örtliche Ursachen bedingte lokale Erkrankung handelt, oder ob Allgemeinleiden (Diabetes, Rheuma, Gicht, Lues u. a.) ätiologisch für ihre Entstehung in Betracht kommen und ob eine in allgemeingesundheitlichen Ursachen begründete Schwäche den Gewebszerfall im Alveolargebiet fördert. Eine Untersuchung des allgemeinen Gesundheitszustandes wird, unterstützt durch die Anamnese, in manchen Fällen für die Beurteilung dieser Fragen wesentliche Aufschlüsse geben. Treten die Krankheitserscheinungen nach Beseitigung aller erkennbaren örtlichen Schädlichkeiten und entsprechender Behandlung völlig zurück, so wird der Grad der Lockerung und die Prognose, die hinsichtlich der Wiederkehr der Erkrankung zu stellen ist, dafür entscheidend werden, ob die vorhandenen Zähne als Brückenträger Verwendung finden dürfen, oder ob sich der Ersatz der in Verlust geratenen Zähne durch Brückenarbeiten in dem betreffenden Munde überhaupt verbietet. Fällt die Entscheidung für die Verwendung aus, so hat eine sorgfältige Sichtung des gesamten Zahnmaterials und eine Prüfung jedes einzelnen Zahnes auf etwaige durch paradentäre Vorgänge verursachte Schädigung und deren Bedeutung für seine Tragfähigkeit zu erfolgen. Bei dieser Prüfung ist daran zu denken, daß sich nach der Devitalisation mäßig gelockerter Zähne mit nachfolgender Ausräumung und Füllung der Wurzelkanäle häufig eine Straffung der periodontalen Gewebe und damit ein Wiederfestwerden beobachten läßt, und daß solche Zähne, bzw. ihre Umgebung in Zukunft immun gegen eine erneute Infektion zu sein scheinen. Ferner ist in Betracht zu ziehen, daß die Entlastung einzelner Zähne und ganzer Zahnreihen und die Wiederherstellung des Artikulationsgleichgewichtes durch Brückenarbeiten von sehr günstigem Einfluß auf den Zustand der Alveolen und der Wurzelhaut zu sein pflegt. Wir sahen häufig, daß Zahngruppen, die durch eine unphysiologische Belastung sehr gefährdet schienen, wenn sie durch Brückenarbeiten zusammengefaßt, gestützt und unter normalen Bißdruck gestellt wurden, noch viele Jahre als Brückenträger vortreffliche Dienste leisteten, ohne daß die Ursachen, die zum Verlust ihrer Nachbarzähne und ihrer eigenen Lockerung geführt hatten, wieder in Erscheinung traten.

C. Die Beurteilung der verschiedenen Zahnkategorien als Träger fester Brücken.

Der Wert, den ein Zahn als Brückenträger für die Erfüllung der jeweils vorliegenden prothetischen Aufgabe hat, hängt, wie wir gesehen haben, sehr wesentlich von seinem Gesundheitszustand und seiner Umgebung ab. Neben dem dadurch bedingten relativen Wert der Zähne muß den einzelnen Zahnkategorien ein unterschiedlicher Wert als Brückenträger zugesprochen werden, der teils von anatomisch-morphologischen, teils von physiologisch-statischen Momenten bedingt ist.

Als die von der Natur nach beiden Richtungen hin am besten bedachten Zähne müssen die I. und II. Molaren beider Kiefer gelten. In der am stärksten entwickelten Partie des Kieferknochens wurzelnd, finden sie hier ein besonders kräftiges Widerlager, auf das sie die auf ihnen ruhende Last durch mehrere Wurzeln verteilen. Der aus dem Kronenkörper präparierte Stumpf gibt eine starke Auflage ab und läßt sich, sofern er nicht zu weitgehend zerstört ist, gut erfassen. Die Stellung der ersten und zweiten Molaren an nicht oder zumeist nur wenig sichtbaren Stellen des Mundes macht zudem vielfach die Anbringung einer Porzellanfront und damit eine tiefe Abtragung des Stumpfes unnötig.

Die Prämolaren des Ober- und Unterkiefers können gleichfalls hinsichtlich ihrer allgemeinen Eignung als gute Brückenträger betrachtet werden. Wenn die auf einem Prämolaren ruhende Last auch nicht in der gleich günstigen Weise verteilt wird, wie dies bei den ersten und zweiten Molaren der Fall ist, so sind die Prämolaren doch so kräftig bewurzelt und so gut im Knochen verankert, daß sie der im normalen Biß auf sie wirkenden, in der Hauptsache vertikal gerichteten Kraftwirkung einen starken Widerstand entgegen zu setzen vermögen.

Die III. Molaren sind, wenn sie auch nicht von der Verwendung als Brückenträger auszuschließen, ja in manchen Fällen sogar als solche sehr brauchbar sind, doch im allgemeinen als unzuverlässig zu betrachten. Die Wurzelbildung des III. Molaren zeigt große Variationen. Neben vollkommen verkümmerten, oft unter sich verwachsenen Wurzelformen, die namentlich im Oberkiefer rübenförmig kurz und spitz sind und nur sehr wenig Halt im Kiefer finden, sind besonders im Unterkiefer auch kräftige im Knochen mit Schmelzverdickungen und Haken äußerst fest verankerte Wurzeln anzutreffen. Im allgemeinen muß man daher die oberen Weisheitszähne als zum Tragen der Brücken wenig geeignet bezeichnen. Auch die Verwendung der III. Molaren des Unterkiefers muß völlig von der im einzelnen Falle erkennbaren Entwicklung der Krone und Wurzel und ihrer Lagerung im Knochen abhängig gemacht werden. Oft verbieten die beschränkten Raumverhältnisse die Verwendung dieser Zähne. Abgesehen von den für die mechanische Befestigung der Brücke und für ihre Belastung und Entlastung wichtigen Momenten spricht die Unregelmäßigkeit des Wurzelbaues des dritten Molaren nicht selten auch noch aus anderen Rücksichten gegen eine Benutzung als Brückenträger. Die schon bei den ersten und zweiten Molaren oft bestehende Schwierigkeit, die engen Wurzelkanäle bis zum Wurzelloch gründlich auszuräumen und zu füllen, steigert sich bei den 3. Molaren oft so sehr, daß auch von dieser Seite betrachtet, große Bedenken gegen die Verwendung dieser Zähne entstehen können. Wenn das Röntgenbild, das die sonstige Untersuchung zu ergänzen hat, eine wohl ausgebildete Wurzel zeigt, wird es der Zahnarzt im Interesse seines Patienten trotzdem oft begrüßen, wenn er einen dritten

Molaren als Träger einer festen Brücke zur Verfügung hat. Häufig kann der dritte Molar des Oberkiefers in Gemeinschaft mit dem ersten oder zweiten Molaren eine sehr nützliche Verwendung als Mitträger finden.

Bei der Bewertung der Schneide- und Eckzähne als Brückenträger fällt der Umstand in die Wagschale, daß in dem auf ihnen ruhenden Bißdruck die horizontale (sagittale) Kraft vorherrscht, die hier weit eher schädigend wirkt als im Bereich der Backen- und Mahlzähne. Ganz allgemein betrachtet ist dadurch der Wert der Frontzähne als Brückenträger herabgesetzt; da wiederum naturgemäß leichter eine Erweiterung des oberen Zahnbogens und eine Protrusion der oberen Frontzähne eintritt als eine Zurückdrängung der unteren Vorderzähne, so erscheinen die Schneide- und Eckzähne des Oberkiefers in dieser Hinsicht, d. h. was die schädigende Wirkung des sagittalen Kaudruckes anlangt, gefährdeter als die unteren. Durch die Form und Stärke ihrer Wurzeln wird kein hinreichender Ausgleich geschaffen, derselbe kann nur durch künstliche Maßnahmen (z. B. Versteifung) herbeigeführt werden.

Die mittleren Schneidezähne des Oberkiefers besitzen weniger kräftige Wurzeln als die Eckzähne, geben jedoch unter sonst günstigen Bißdruckverhältnissen gute Brückenträger ab. Die seitlichen oberen Schneidezähne sind schwächer bewurzelt als die letzteren und nur mit einer gewissen Einschränkung als alleinige Stütze einer Brückenseite tauglich. Dasselbe gilt von den Schneidezähnen des Unterkiefers. Hier pflegen die Wurzeln der mittleren Incisivi noch schmaler und schwächer zu sein als die sehr grazilen Wurzeln der seitlichen Schneidezähne. Für beide ist eine Verwendung als Brückenträger zwar nicht völlig auszuschließen, aber nur bei geeigneter Fassung und vorsichtiger Belastung unter Mitbelastung anderer kräftiger Trägerzähne anzuraten.

Die Eckzähne beider Kiefer sind vermöge ihrer langen und kräftigen Wurzel, deren Alveole tief in den Knochen des Kieferkörpers hineinreicht, als ausgezeichnete Brückenträger zu betrachten, vorausgesetzt, daß ein hinreichender Ausgleich gegenüber der Eigenart des sie treffenden Bißdruckes zustande kommt. Dieser setzt sich aus einer sagittalen, transversalen und vertikalen Kaudruckkomponente zusammen und läßt bei nicht völlig ausbalancierter Artikulation dem Eckzahn gegenüber ein schädigendes Drehmoment zur Wirkung gelangen.

D. Die Zahl und Anordnung der Stützpfeiler fester Brücken.

Die Erwägungen, die für die Aufstellung eines Brückenplanes grundlegend sind, gehen, wie wir in unseren seitherigen Betrachtungen schon sahen, immer wieder auf den Ausgleich zwischen Belastung und Entlastung hinaus. Da die gesamte Brückenlast bei der festen Brücke auf den tragenden natürlichen Zahnstümpfen, den Brückenpfeilern ruht, muß deren Tragkraft nach jeder Richtung hin so abgeschätzt werden, daß die Berechnung sich später und auf die Dauer als richtig erweist. Wenn wir bei dieser Abschätzung auch nach der Zahl der Brückenpfeiler fragen, die zur Verfügung, bzw. unter den vorhandenen Zähnen zu wählen sind, so muß als Norm gelten, daß mindestens zwei Stümpfe vorhanden sein müssen, die den allgemeinen Anforderungen für die Eignung als Brückenträger entsprechen.

Nun gibt es Fälle, in denen der Zahnarzt geradezu in einen Gewissenskonflikt gerät, wenn er zu erwägen hat, ob die Abtragung zweier gesunder kräftiger Zähne gerechtfertigt ist, um einen einzigen fehlenden Zahn zu ersetzen.

Einerseits möchte der gewissenhaft vorgehende Zahnarzt die Brücke hinreichend stützen, andererseits widerstrebt ihm begreiflicherweise die Vernichtung zweier schöner natürlicher Zahnkronen um eines scheinbar kleinen Nutzeffektes willen. Handelt es sich daher um eine die Funktion und das Aussehen wenig störende Lücke, so wird der Zahnarzt und Patient sich vielleicht dafür entscheiden, in solchen Fällen überhaupt auf einen Ersatz zu verzichten. Ist der Ersatz aber aus prophylaktischen Gründen erforderlich, die Anwendung einer Plattenprothese aber mit Rücksicht auf die anderen Zähne und aus anderen Gründen nicht angezeigt, so kann die natürliche Krone eines der beiden der Lücke benachbarten Zähne dadurch erhalten werden, daß man in sie eine Einlagefüllung einläßt, die das Lager für einen von der Approximalseite des Ersatzzahnes her eingreifenden Stift bildet und so die beiderseitige Stützung der kleinen Brücke bewirkt.

Die Belastung einer Wurzel mit zwei Kronen ist als eine Konstruktion zu betrachten, die nur in seltenen Fällen unter besonders günstigen Verhältnissen bei sorgfältiger Berücksichtigung des auf sie wirkenden Bißdruckes Anwendung finden darf.

Wir werden auf diejenigen Fälle, in denen eine solche Ausnahme zulässig erscheint, weiter unten des näheren eingehen. Hier ist nur festzustellen, daß das Vorhandensein von mindestens zwei Stützpfeilern für die Brücke als Regel gelten muß und daß die Verwendung nur von einer Wurzel gestützter fester Brücken, insbesondere von sog. Extensionsbrücken mit zwei oder mehreren freischwebenden Anhängern zu verwerfen ist. Wir können Schröder nur beipflichten, wenn er die Beschreibung derartiger fehlerhafter Konstruktionen in modernen Lehrbüchern der Prothetik tadelt.

In sehr vielen Fällen, in denen eine zahnprothetische Aufgabe durch eine feste Brücke gelöst werden soll, werden zwei Brückenträger, sofern sie den sonstigen allgemeinen Anforderungen entsprechen, für die Stützung genügen. Doch hängt es ganz von der Ausdehnung der Prothese, von dem Grade ihrer Belastung und von der Stärke der Stützpfeiler ab, ob weitere Träger zur Stützung einer festsitzenden Brücke herangezogen werden müssen, oder ob, wenn dieselben fehlen, von der Konstruktion einer solchen Prothese abzusehen ist. Jedenfalls ist zu raten, in dem Plan für eine festsitzende Brückenarbeit eher eine stärkere Stützung vorzusehen und dafür einen natürlichen Zahn mehr als Träger heranzuziehen, als die Widerstandskraft der gewählten Trägerzähne zu überschätzen und eine schwache, dem auf der Brücke lastenden Kaudruck gegenüber unzulängliche Stützung für genügend zu erachten.

Wenn die natürlichen Zähne eines Lückengebisses, das durch feste Brückenarbeiten wiederhergestellt werden soll, unter den seither in Betracht gezogenen Gesichtspunkten auf ihre Eignung zu Brückenträgern geprüft und brauchbar gefunden sind, richtet sich die weitere Untersuchung auf die Anordnung der Stützpfeiler. Die Anordnung der Stützpfeiler zueinander und ihre Stellung innerhalb und zu der zu überbrückenden Strecke ist für die Verteilung des Kaudruckes, der auf der von ihnen getragenen festen Brücken ruht, von größter Wichtigkeit. Wenn wir in folgendem die Bedeutung der Anordnung der Stützpfeiler für die Stützung fester freischwebender Brücken an Beispielen erörtern, die verschieden großen Lücken aller Abschnitte des Zahnbogens umfassen, so setzen wir dabei voraus, daß in den zu Beispielen gewählten Fällen die Trägerzähne allen sonstigen Bedingungen entsprechen, die wir bei unseren seitherigen Untersuchungen als für ihre Eignung zum Tragen fester Brücken unerläßlich gefunden haben. Wir nehmen ferner als Grundlage unserer Betrachtung der verschiedenen Brückenaufgaben an, daß das Gesamtgebiß eine normale Okklusion und ein bis auf das Vorhandensein der Lücke, deren Schließung die vorliegende prothetische Aufgabe ist, ungestörtes Artikulationsgleichgewicht aufweist.

Die bei dieser Betrachtung gewonnenen Richtlinien haben anormalen Verhältnissen gegenüber erhöhte Bedeutung. Es gilt, wenn solche vorliegen, abzuschätzen, welchen Einfluß die Abweichungen oder Veränderungen der Kieferform, der Zahnstellung und der Artikulation auf die Belastung der geplanten Brücke haben, und wie weit die Anordnung der als Träger vorhandenen natürlichen Zähne unter Berücksichtigung dieser Verhältnisse für das Tragen der Brücke geeignet oder ungeeignet ist.

In jedem Falle ist zu fragen, wie lang die Strecke ist, die zwischen den Stützpfeilern liegt, und wie sich der Kaudruck auf die einzelnen Stützpfeiler verteilt, bzw. in welcher Richtung derselbe auf jeden der Brückenträger wirken wird. Wenn wir uns darüber klar zu werden suchen, ob die Anordnung der vorhandenen Trägerstümpfe die Anwendung einer festen freischwebenden Brücke angezeigt sein läßt, sprechen unter Umständen auch kosmetische Rücksichten mit, doch müssen dieselben insofern als weniger bedeutsam gelten, als den Anforderungen, die sich aus ihnen ergeben, in der Regel viel leichter entsprochen werden kann als den Bedingungen, die hinsichtlich des Ausgleiches der auf die Brücke wirkenden Kräfte erfüllt werden müssen.

Die Schwierigkeit für ein systematisches Vorgehen bei der kritischen Betrachtung der Anordnung der Stützpfeiler der festen freischwebenden Brücke liegt, wie wir bereits weiter oben allgemein im Hinblick auf die Kaudruckberechnung ausführten, darin, daß wir bislang nicht imstande sind, den Kaudruck, der auf einer Brücke ruht, in seine Komponenten zerlegt, zu messen und den Widerstand, den die Stützpfeiler je nach ihrer Anordnung zu leisten vermögen, sowie den Ausgleich, der durch die Anlage und Gestaltung der Brücke herbeigeführt werden kann, zahlenmäßig zu berechnen. Die Entscheidung für oder gegen die Lösung einer zahnprothetischen Aufgabe durch eine feste Brücke würde weit bestimmter erfolgen können, wenn man auf Grund unanfechtbarer mathematischer Berechnungen die Größe der Belastung derjenigen der Entlastung gegenüber zu stellen vermöchte, und wenn zugleich auch die Konstruktion der Brücke in ihren Einzelheiten, wie die Teile einer Maschine, hinsichtlich ihrer Form, Stärke und Anlage zahlenmäßig zu berechnen wäre. Wir sind heute, trotz der Grundlagen, die in gewissen Grenzen hierfür gefunden sind, noch weit davon entfernt, Methoden für die Berechnung derjenigen Größen zu besitzen, die wir kennen und in Zahlen ausdrücken müßten, um sie praktisch zu verwerten. So bleiben wir auch in der Bewertung der Anordnung der Brückenträger in der Hauptsache auf die Erfahrung angewiesen und müssen unser Urteil in Worten ausdrücken, die dem Jünger der Zahnheilkunde weit weniger sagen und einer laxen Auffassung viel eher Spielraum lassen als die beweisende Zahl.

Die Prüfung der Anordnung ist gleichbedeutend mit der Wahl der Trägerzähne. Sie gibt die Grundlage für die Aufstellung des Brückenplanes.

Ist nur eine bestimmte Anzahl von Zähnen vorhanden, auf die man für die Stützung der Brücke angewiesen ist, so muß naturgemäß ihre Konstruktion der Stellung dieser Zähne angepaßt werden; ist dagegen unter einer Anzahl geeigneter Zähne die Auswahl zu treffen, so ist uns eine größere Freiheit für die Anlage der Brücke und die Möglichkeit gegeben, eine für alle in Betracht kommenden Gesichtspunkte günstige Anordnung der Stützpfeiler zu wählen und dabei die unnötige Abtragung gesunder Zähne zu vermeiden.

In der Regel sind unter dem vorhandenen Zahnmaterial bestimmte Zähne durch ihre Stellung zur Lücke als die gegebenen Brückenträger gekennzeichnet, doch brauchen wir uns bei Aufstellung des Planes durchaus nicht immer an die nächstliegende Lösung der Aufgabe zu halten und sind dadurch oft in der

Lage, einen Weg zu finden, auf dem die Abtragung schöner gesunder Zähne umgangen werden kann, eine Möglichkeit, die für den Patienten sehr viel be-

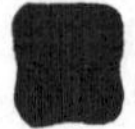 = Metall- (Gold-) Krone als Befestigungsteil.

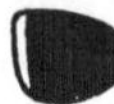 = Metall- (Gold-) Krone mit Porzellanfront als Befestigungsteil.

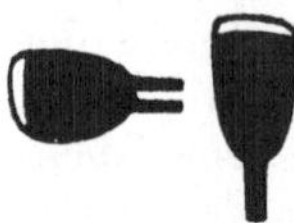 = Wurzelbandkronen mit Porzellanfronten und Stiften (Richmondkronen) als Befestigungsteile.

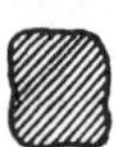 = Teil des Brückenkörpers (Zwischenglied) ohne Porzellanfront.

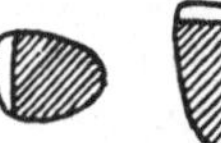 = Teil des Brückenkörpers (Zwischenglieder) mit Porzellanfronten.

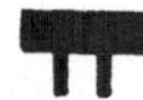 = Stiftschiene.

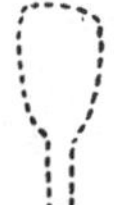 = Eventuell zur Verstärkung der Stützung heranzuziehender Pfeiler.

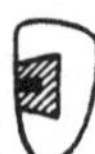 = Gußfüllung mit eingreifendem Zapfen.

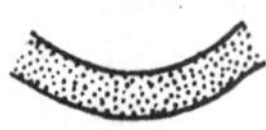 = Umgehungs- bzw. Versteifungs- oder Entlastungsbügel.

 = Schraubenkrone.

Abb. 14. Schematische Zeichen für die im folgenden gegebenen Lösungen prothetischer Aufgaben durch feste Brückenarbeiten.

deutet. So willig sich der verständige Patient allen Notwendigkeiten der Behandlung fügt und so sehr der Zahnarzt, der des richtigen Weges für sein Vorgehen sicher ist, auf der Durchführung aller Maßnahmen bestehen muß, die zur Erreichung des Endzieles erforderlich sind, so sehr muß er Verständnis für den Wunsch des Patienten haben, bei der prothetischen Versorgung seines Mundes nicht mehr an natürlichem Zahnmaterial herzugeben, als äußerst notwendig ist. Der Zahnarzt muß verstehen, daß im Bewußtsein des Patienten der Verlust eines jeden natürlichen Zahnes letzten Endes eine schmerzlich empfundene Einbuße an der Unversehrtheit seines Körpers bedeutet. Wo daher bei Anlage einer Brücke dem Patienten der Verlust natürlicher Zähne erspart werden kann, muß es geschehen, soweit es ohne Beeinträchtigung einer gediegenen Stützung der Brücke möglich ist.

Bestimmte Gesichtspunkte für die Wahl der Stützpfeiler können wir nur dadurch gewinnen, daß wir die Anlage von Brücken in den verschiedenen Abschnitten des Zahnbogens und die dabei für ihre Stützung gegebenen Möglichkeiten betrachten.

Wir teilen für diese Betrachtung den Zahnbogen in mehrere Segmente ein und beginnen mit der Wahl und Anordnung der Stützpfeiler für feste Brücken, die der Schließung einzelner, den Raum von 1—2 Zähnen umfassender Lücken dienen. Damit gewinnen wir die Grundlage für die Lösung umfangreicherer Aufgaben und können bei Aufstellung des Behandlungsplanes für die Wiederherstellung eines mehrere Lücken aufweisenden Abschnittes oder des ganzen Zahnbogens die Gesamtaufgabe in mehrere Teilaufgaben zerlegen und uns zunächst fragen, wie jede einzelne Lücke für sich bei der besten Ausnutzung der vorhandenen Stützpfeiler zu schließen wäre. Die weitere Überlegung richtet sich dann darauf, wie weit man durch eine Vereinigung der kleineren Brücken zu einer großen zu einem besseren Ausgleich zwischen den verschieden gerichteten Kräften, die auf den einzelnen Strecken ruhen und zu einem vollkommenen Gleichgewicht der Belastung und Entlastung der gesamten Brücke gelangen kann. Neben dem hierdurch gegebenen Vorteil für eine gründliche Auffassung des Brückenproblemes ist ein solches Vorgehen dadurch nützlich, daß es ein schonendes Verhalten dem vorhandenen Zahnmaterial gegenüber erlaubt. Durch die Verbindung der einzelnen Teilstrecken untereinander wird es möglich, statt mehrerer Stützpfeiler zweier Brücken einen gemeinsamen Träger einer Strecke der größeren Brücke zu wählen.

Dem Anfänger ist eine Zerlegung der Brückenprobleme in Einzelaufgaben und deren planmäßige Vereinigung bei verschiedener Anordnung der Stützpfeiler nicht genug anzuraten. Auf diesem Wege gelangt er zu einer klareren Erkenntnis und bewußteren Ausnutzung der Kräfte und Gegenkräfte, die für die ganze Brücke und ihre einzelnen Abschnitte in Betracht kommen. Vor keinem Irrweg hat sich der Jünger unseres Faches so zu hüten, wie vor der schematischen Nachahmung gegebener Beispiele. Auch der auf dem Gebiete der Brückenarbeit erfahrene Zahnarzt wird im Grunde in der gleichen Weise vorgehen, wenn er auch die Analyse der Gesamtaufgabe weniger umständlich auffassen und erledigen wird als der Anfänger.

Bei der außerordentlichen Mannigfaltigkeit der prothetischen Aufgaben können wir die Stützung größerer fester Brücken naturgemäß nur an einer beschränkten Anzahl typischer Beispiele veranschaulichen und besprechen.

Um hinsichtlich der Konstruktion von einer einheitlichen Grundlage auszugehen, ist für die Betrachtung der Anordnung angenommen, daß es sich um die Anlage fester Brücken handelt, die von Wurzelringkronen (Metall- und Richmondkronen) getragen werden sollen. Nur in einzelnen Fällen ist angenommen, daß eine Gußfüllung mit eingreifendem Zapfen die Brücke mittrage.

Bei der in Abb. 19—101 durchgeführten schematischen Darstellung der verschiedenen Brückenaufgaben und ihrer Lösungen sind die Befestigungsteile (Anker) schwarz, die Brückenkörperteile schraffiert eingezeichnet.

1. Wahl der Stützpfeiler für Brückenarbeiten zur Schließung von Lücken der Vorderzahnreihe des Oberkiefers.

Der Bißdruck setzt sich den oberen Schneidezähnen gegenüber aus vertikalen und sagittalen (horizontalen) Komponenten zusammen, während den Eckzähnen gegenüber noch eine transversale Kraft hinzukommt, die eine Drehwirkung erzeugt.

Max Müller hat die Belastung, die ein oberer Schneidezahn erfährt und die ihr gegenüber vorhandenen Widerstände schematisch dargestellt, wie es Abb. 15 zeigt. Die natürlichen Schutzmittel gegen eine schädigende Wirkung des Bißdruckes sind in der Wurzelhaut, die ein elastisches Zwischenlager zwischen der Knochenwand und der Wurzel bildet, im Ligamentum circulare, das das Zahnfach abschließt und den vertikal wirkenden Druck auffangen hilft, sowie in der Struktur der knöchernen Wandung der Alveolen zu suchen, deren Knochenbälkchen senkrecht zur Wurzeloberfläche stehen und dem Bißdruck gegenüber federnd nachgeben.

Es liegen im Bereich der Vorderzähne des Oberkiefers hinsichtlich der Brückenbelastung und der gegen sie zu schaffenden Widerstände kompliziertere Verhältnisse vor, als innerhalb derjenigen Strecken des Zahnbogens, die unter vorwiegend vertikalem Bißdruck stehen. Im Einzelfalle ist die Lage und Größe der Lücke, die Valenz der als Stützpfeiler in Betracht kommenden Zähne, die Entwicklung und der Zustand ihrer Wurzeln, des Brückenfundamentes, sowie die Bißverhältnisse des Gesamtgebisses für die Beantwortung der Frage entscheidend, welche und wieviele Zähne als Stützpfeiler Verwendung finden müssen, um jede schädigende Einwirkung des Bißdruckes zu kompensieren.

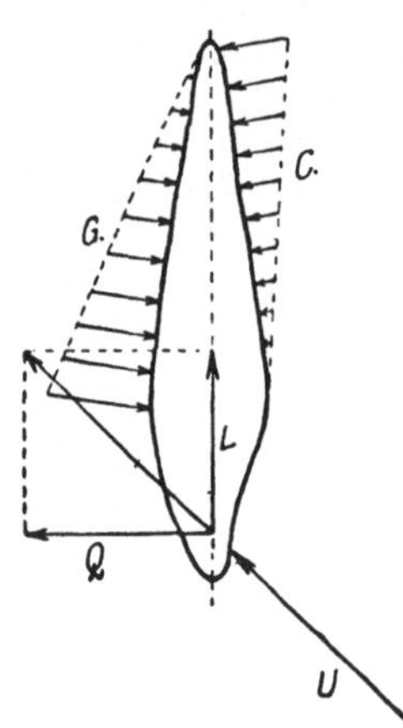

Abb. 15. (Max Müller.)

Insbesondere ist im Einzelfalle zu prüfen, ob in der Artikulation des Gesamtgebisses, in der Form und Stellung der Kiefer und Zahnreihen zueinander der Protrusion der oberen Frontzähne fördernde Momente gegeben sind. Ist anzunehmen, daß eine dem Ersatz der Frontzähne des Oberkiefers dienende feste Brücke durch den Biß nach vorne verdrängt oder gekippt werden könnte, so muß die Verankerung auf die unter vorwiegend vertikalem Bißdruck stehenden Backen- und Mahlzähne übergreifen, wenn nicht durch prothetische Maßnahmen im Bereich der Prämolaren und Molaren (Bißerhöhung) und durch die Gestaltung der Brücke und Stellung der Zähne der Gefahr vorgebeugt werden kann. Es ist von

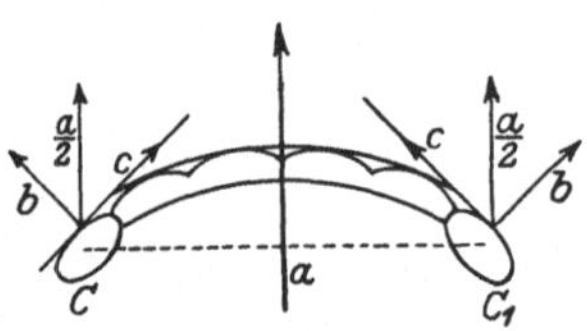

Abb. 16. Bogenkrümmung vorderer Brücken. Vogelschau. (Wustrow.)

verschiedenen Autoren (u. a. Peeso, Schröder) darauf hingewiesen worden, daß einer gradlinig von Pfeiler zu Pfeiler geführten Brücke gegenüber die schädigende Wirkung des Bißdruckes nahezu ausgeschaltet oder doch abgeschwächt wird, wenn gleichzeitig den Zähnen der Brücke die Kopf- bzw. Rückbißstellung zu ihren Antagonisten gegeben wird.

Wustrow stellt in seiner Arbeit „Über die physikalischen Grundlagen der zahnärztlichen Platten- und Brückenprothese" die Belastung einer bogenförmigen, im Verlauf des natürlichen Zahnbogens von Eckzahn zu Eckzahn geführten Brücke derjenigen einer gradlinig zwischen

denselben Pfeilern gespannten festen Brücke gegenüber und zerlegt die in beiden
Fällen auf die Brücke bzw. die Pfeiler gerichteten Kräftewirkungen. In Abb. 16
veranschaulicht Wustrow die Wirkung der horizontalen, in Abb. 17 diejenige
der vertikalen Kaukraftrichtung auf die bogenförmige Brücke. Wustrow
zeigt, daß die vertikale Kaukraftrichtung in ihrem Angriff den Erfolg einer
reinen Hebelwirkung hat, deren Größe gleich dem Produkt aus der Vertikal-
kraft und der Hebellänge ist, so daß diese Hebelwirkung um so größer wird,
je größer das vom Mittelpunkt des Krümmungsbogens auf
die Verbindungslinie der beiden Brückenpfeiler gefällte Lot
ist. Wustrow kommt zu dem Ergebnis, daß die Resultante
der horizontal-vertikalen Kaukräfte ein lippenwärts gerichtetes
Kippen der Brückenpfeiler bewirkt, während das Eigengewicht
des Brückenbogens die Brückenpfeiler nach hinten zu kippen
sucht und daher der Lockerung der Pfeiler dient.

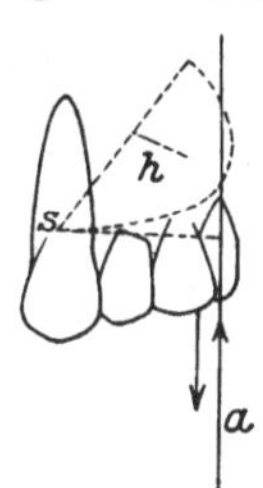

Abb. 17.
Bogenkrümmung
vorderer Brücken
Seitenschau.
(Wustrow.)

Dieser höchst ungünstigen Belastung der bogenförmigen
Brücke gegenüber zeigt Wustrow, daß auf der gerade gebauten Brücke nur die horizontale und die transversale Kaukraft im Sinne von Kräften wirken, welche die Brückenpfeiler
aus ihrer ursprünglichen Lage zu verdrängen suchen, daß
hier aber ein viel geringerer Bruchteil ihrer Größe in diesem
Sinne zur Wirkung kommt als der bogenförmigen Brücke
gegenüber, und daß an der gerade gebauten Brücke die Wirkung der vertikalen
Kaukraft fast ganz in die Richtung der Längsachse des Brückenpfeilers fällt,
so daß eine schädigende Wirkung ausgeschaltet ist (Abb. 18). Aus diesen
Betrachtungen ergeben sich Entlastungsmöglichkeiten, die
für die Wahl der Stützpfeiler bedeutsam sind. Wenn wir
daher im folgenden bei der Besprechung der Stützung
längerer Brücken im Bereich der oberen Frontzahnreihe von
Maßnahmen zur Ausschaltung bzw. Abschwächung schädlicher Bißdruckwirkungen sprechen, so ist in erster Linie an
eine sich von der Bogenform entfernende, der geraden Linie
nähernde Gestaltung der Brücke und an eine Kopf- bzw.
Rückbißstellung der Zähne der Brücke gedacht. Auch die
Bißerhöhung gehört, wie wir bereits sagten, zu den Maßnahmen, die der Stützung vorausgehen und dieselbe erleichtern
können, während die Verankerung der Brücke an den Prämolaren und Molaren Erwägungen unterliegt, die auf die
Wahl der Stützpfeiler hinausgehen und damit Gegenstand im
folgenden anzustellender Betrachtungen sind [1].

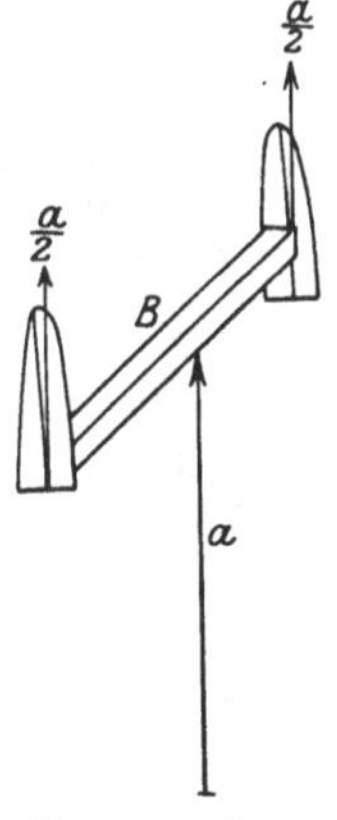

Abb. 18. Gerade
Verbindung der
Pfeiler.
(Wustrow.)

a) Einzellücken der oberen Vorderzahnreihe.

Wie wir bereits bei Besprechung der Anzahl der Stützpfeiler, die zum Tragen fester Brücken erforderlich ist,
ausführten, entschließt man sich in manchen Fällen nicht
leicht zur Abtragung zweier kräftiger gesunder Zähne zwecks Schließung
der durch den Verlust eines einzelnen Zahnes entstandenen Lücke und
zieht daher die einseitige Stützung der Brücke durch die Wurzel eines der

---

[1] Wie bereits gesagt, erfolgt die Betrachtung der in diesem Abschnitt veranschaulichten Brückenaufgaben und ihrer Lösungen lediglich nach statischen Gesichtspunkten.
Es sind der Einfachheit halber die Richmondkrone, die Goldkrone und daneben im Bereich
der unteren Vorderzähne die Stiftschiene als Anker angenommen. Andere konstruktive
Möglichkeiten finden weiter unten in dem Abschnitt, der von der Brückenkonstruktion
(z. B. den verschiedenen Ankerformen) handelt, ihre Besprechung.

beiden benachbarten Zähne in Erwägung. Hinsichtlich der allgemeinen Bedenken gegen eine solche Konstruktion verweisen wir auf das an früherer Stelle Gesagte. Wir haben dort festgestellt, daß die Verwendung von einer Wurzel mitgetragener sog. Anhänger im allgemeinen als unstatthaft zu gelten hat und nur unter besonders günstigen Bedingungen als Ausnahme zulässig ist.

1. Aufgabe.

Ersatz eines oberen seitlichen Schneidezahnes durch eine feste Brücke.

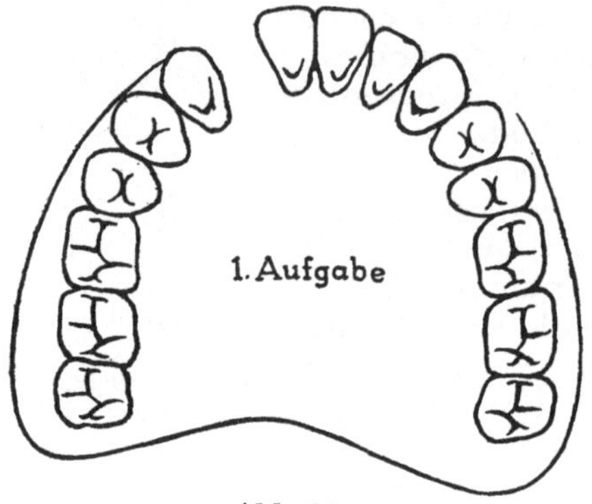

Abb. 19.

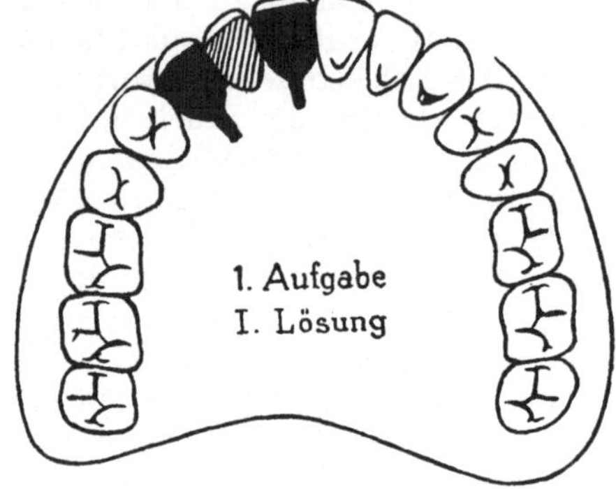

Abb. 20.
1. Lösung der 1. Aufgabe unter Abtragung der beiden benachbarten Zähne durch eine auf die Wurzeln des Eckzahnes und des mittleren Schneidezahnes gestützte Brücke.

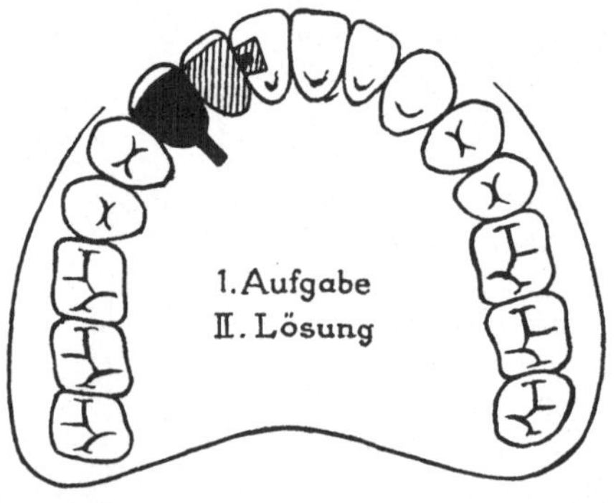

Abb. 21.
2. Lösung der 1. Aufgabe unter Abtragung nur des einen benachbarten Zahnes, des Eckzahnes. Die Brücke stützt sich auf der anderen Seite der Lücke mittels eines in eine Gußfüllung eingreifenden Zapfens auf den mittleren Schneidezahn.

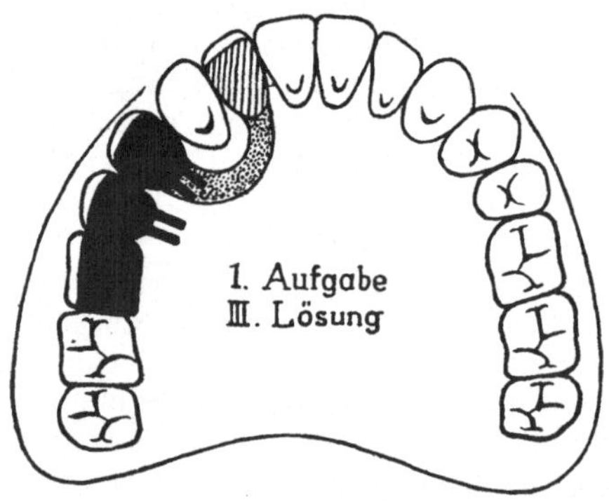

Abb. 22.
3. Lösung der 1. Aufgabe ohne Abtragung eines der Nachbarzähne durch einen von einer Kronenverbindung 6 5 4| ausgehenden um den Eckzahn herumgeführten Arm (Umgehungsbügel).

Es muß als Regel gelten, daß keiner der oberen Frontzähne als alleiniger Träger zweier künstlicher Kronen dienen darf, da die Wurzel dadurch einer zu starken Belastung und zudem einer Drehwirkung ausgesetzt sein würde, die unbedingt zu ihrer Lockerung führen müßte. Auch wenn dem Anhänger durch einen um die palatinale Zahnhalsseite des Nachbarzahnes herumgreifenden Haken eine Anlehnung und ein Widerstand gegen den von rückwärts wirkenden horizontalen Bißdruck gegeben würde, ist eine solche Konstruktion für keinen der oberen Frontzähne statthaft. Wenn man sich in solchem Falle nicht entschließen kann, beide der Lücke benachbarten Zähne abzutragen, bietet die Stützung des einen Brückenendes auf den anderen Nachbarzahn vermittels eines in eine Gußfüllung eingreifenden Zapfens einen Ausweg [1]. (Zweite Lösung der 1. Aufgabe.)

Die Stützung eines zur Schließung einer Einzellücke der Vorderzahnreihe dienenden künstlichen Zahnes kann auch durch einen Arm erfolgen, der von einer in der Prämolaren- und Molarengegend angebrachten Kronenverbindung zur Lücke geführt wird. Voraussetzung ist, daß der Zahn, um den der Arm herumführt, gesund und so wertvoll ist, daß er die Schonung verdient, und daß die Überkappung der Prämolaren und Molaren, unabhängig von ihrer Verwendung zum Mittragen eines einzelnen Vorderzahnes, an sich geboten ist (Abb. 22).

2. Aufgabe.

Ersatz eines oberen mittleren Schneidezahnes.

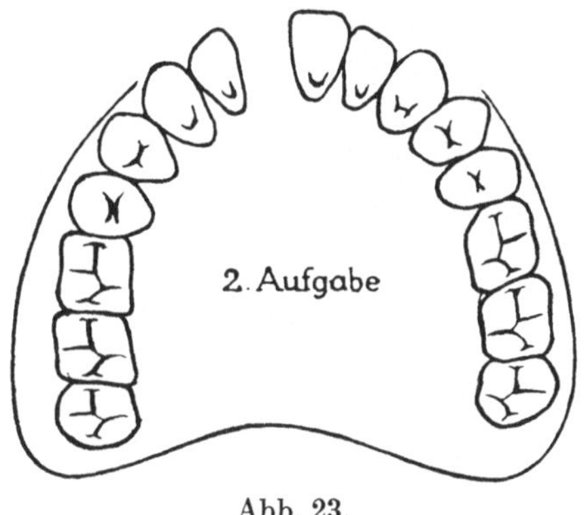

Abb. 23.

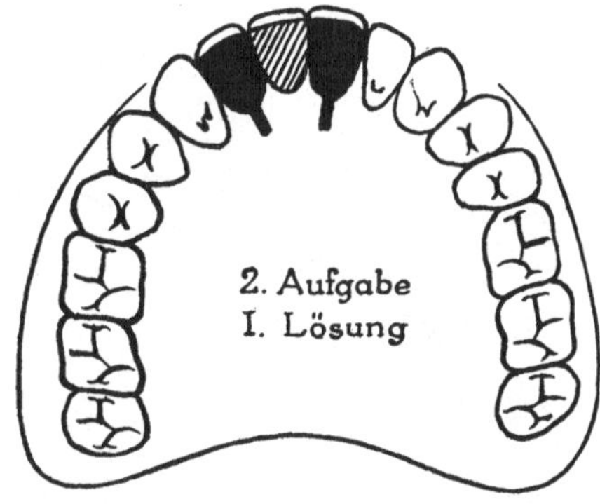

Abb. 24.
1. Lösung der 2. Aufgabe unter Abtragung der beiden Nachbarzähne durch eine auf die Wurzeln des seitlichen Schneidezahnes der einen und des mittleren Schneidezahnes der anderen Seite gestützte feste Brücke.

Die von dem Arm getragene einzelne Krone 2| muß durch die Artikulation der übrigen Zähne geschützt sein und darf mit den Antagonisten nur in leichtem Schleifkontakt stehen. Der Tragarm darf nicht zu lang sein und nur um einen natürlichen Zahn herumführen, der Arm selbst, die Ansatzstelle am Brückenkörper und die Verbindung mit der Vorderzahnkrone muß stark sein. Der Arm darf dem umgriffenen natürlichen Zahn nicht anliegen, um denselben nicht zu schädigen; er muß so geformt und angelegt sein, daß er die Entstehung von Schmutzwinkeln nicht begünstigt.

Eine einseitige Stützung auf nur einen der beiden Nachbarzähne ist nicht zulässig, dagegen kann mit Hilfe einer Gußfüllung, in die ein Zapfen eingreift, eine Stützung erfolgen, die der Lösung 2 der 1. Aufgabe entspricht. Auch kann

---

[1] Die Möglichkeit, die Devitalisation und Abtragung an sichtbarer Stelle stehender Brückenpfeiler durch die Verwendung von Halbkronen (die Carmichaelkrone und ihre Abwandlungen) als Brückenanker zu vermeiden, findet hier keine Berücksichtigung, sondern wird im Kapitel „Konstruktion der festen Brücke" im Abschnitt „Die Brückenanker" eingehend besprochen.

eine Verbindung mehrerer der Lücke einseitig benachbarter Kronen den Ersatz-
zahn für 1| als Anhänger mittragen.

Eine einseitige Stützung auf eine der beiden Nachbarwurzeln ist nicht
angängig; hingegen kann die Abtragung des seitlichen Schneidezahnes vermieden
werden, wenn die kräftig entwickelte Krone die Einlassung einer Gußfüllung
erlaubt, in die ein von der Brücke ausgehender Zapfen eingreift (s. Lösung 2
der 1. Aufgabe, Abb. 21).

3. Aufgabe.
Ersatz eines oberen Eckzahnes.

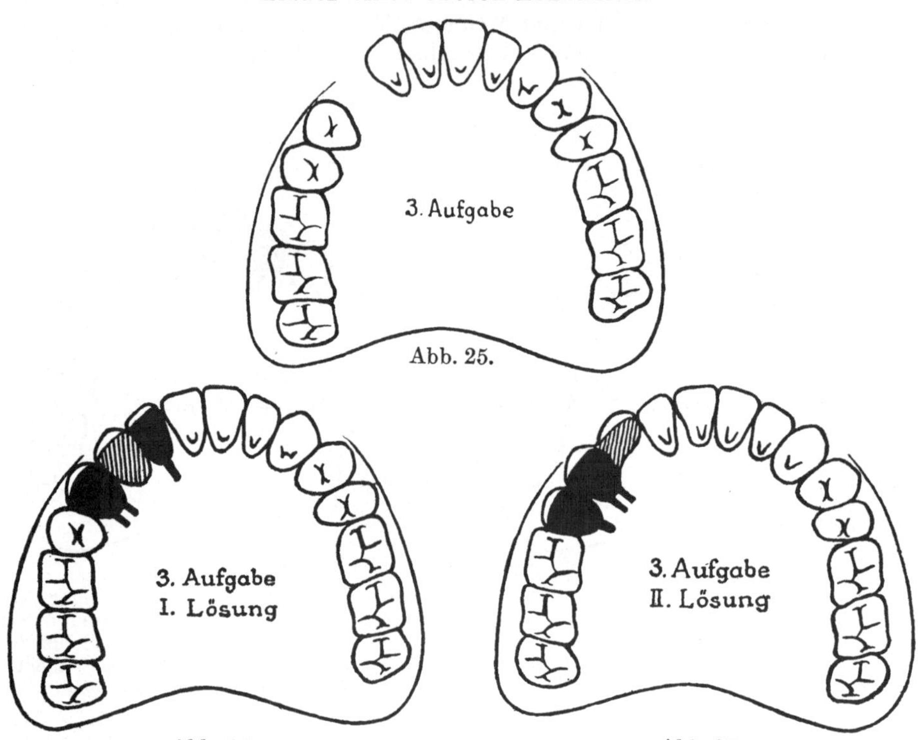

Abb. 26.
1. Lösung der 3. Aufgabe unter Abtragung der beiden Nachbarzähne durch
eine auf die Wurzeln des ersten Prämolaren
und des seitlichen Schneidezahnes gestützte
feste Brücke.

Abb. 27.
2. Lösung der 3. Aufgabe durch eine
Brücke, die sich auf die beiden untereinander verbundenen Prämolaren stützt.

Wenn 2| geschont werden soll, kann die 2. Lösung der Aufgabe darin
gefunden werden, daß die Ersatzkrone für 3| von zwei untereinander ver-
bundenen 5| und 4| aufgefügten Kronen mitgetragen wird (Abb. 27).

Unter Umständen kann auch eine der 3. Lösung der 1. Aufgabe ent-
sprechende Konstruktion dem Ersatz von 3| dienen.

b) Durch den Verlust mehrerer Zähne bedingte Lücken der oberen Vorderzahnreihe.

Wo der Ersatz mehrerer in der oberen Vorderzahnreihe fehlender Zähne
nach der Lage der Lücken in getrennte prothetische Aufgaben zu zerlegen ist,

gelten naturgemäß für deren Lösung durch feste Brücken die für die Schließung von Einzellücken gegebenen Richtlinien.

Die oberen Schneidezähne haben nur bedingten Wert als alleinige Stützpfeiler fester Brückenarbeiten. Wenn eine kräftige Entwicklung der Wurzeln, der gesunde Zustand des Periodontium, des Zahnfaches und des umgebenden Knochens, sowie die Stellung der Zähne und der auf ihnen ruhende Bißdruck ihrer Verwendung als Brückenpfeiler günstig sind, können je zwei obere Schneidezahnwurzeln eine hinreichende Stützung für eine dem Ersatz zweier Schneidezähne dienende feste Brücke abgeben.

4. Aufgabe.

Ersatz der beiden mittleren Schneidezähne des Oberkiefers.

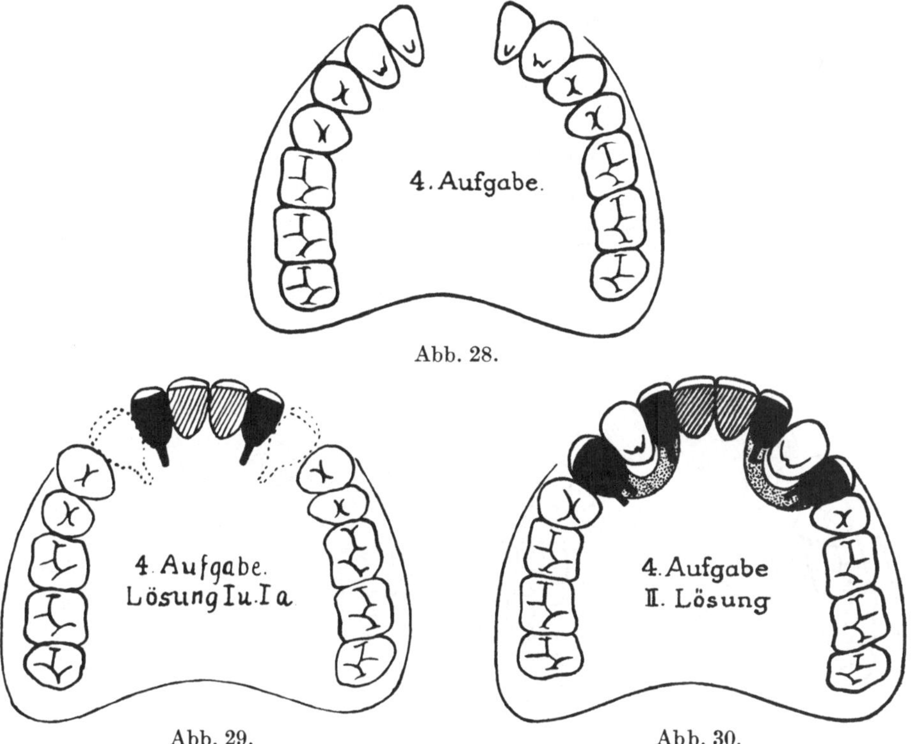

Abb. 28.

Abb. 29.

Abb. 30.
2. Lösung der 4. Aufgabe durch Anlage um die Eckzähne herumführender Stützarme.

Die Mitverwendung der Eckzähne zum Tragen der Brücke ist jedoch angezeigt, wenn die Tragfähigkeit der Schneidezahnwurzeln irgendwie gemindert erscheint oder eine starke horizontale (sagittale) Bißdruckwirkung auf ihnen ruht. Auf jeden Fall sind bei einer ausschließlich von zwei oberen Schneidezahnwurzeln getragenen Brücke die vorbeugenden Maßnahmen zu empfehlen, auf die wir einleitend hinwiesen: die steile Stellung der Zähne im Kopfbiß oder unter Vorbiß der Unterzähne und die Vermeidung einer bogenförmigen Anlage der Brücke.

Unter günstigen Verhältnissen sind die Wurzeln $\underline{2\,|\,2}$ kräftig genug, um die Ersatzzähne für $\underline{1\,|\,1}$ allein zu tragen (Abb. 29, Lösung I). Ist dies nicht der Fall oder ist nach den Bißverhältnissen mit einer starken horizontalen

Belastung der Brücke zu rechnen, so können 3| und |3 zum Mittragen heran-
gezogen werden (Abb. 29, Lösung I a). Bedarf es einer solchen Unterstützung,
sind aber 3| und |3 kräftige gesunde Zähne, während die Prämolaren der
Überkappung bedürfen, so können Stützarme von der Brücke um die Eckzähne
herumgeführt und mit den Prämolaren aufgefügten Kronen verbunden werden
(Abb. 30, Lösung II).

5. Aufgabe.

Ersatz der beiden seitlichen Schneidezähne des Oberkiefers.

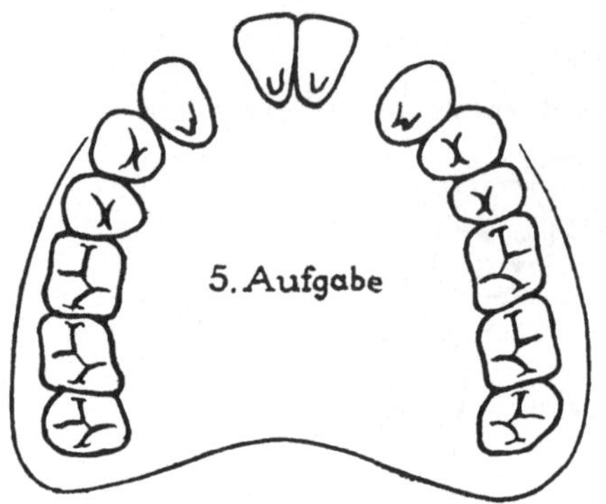

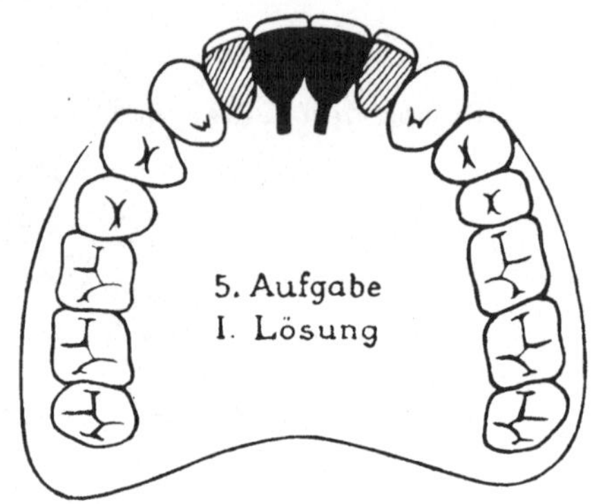

Abb. 31.

Abb. 32.
1. Lösung der 5. Aufgabe durch eine
von den Wurzeln der beiden mittleren
Schneidezähne getragene Brücke.

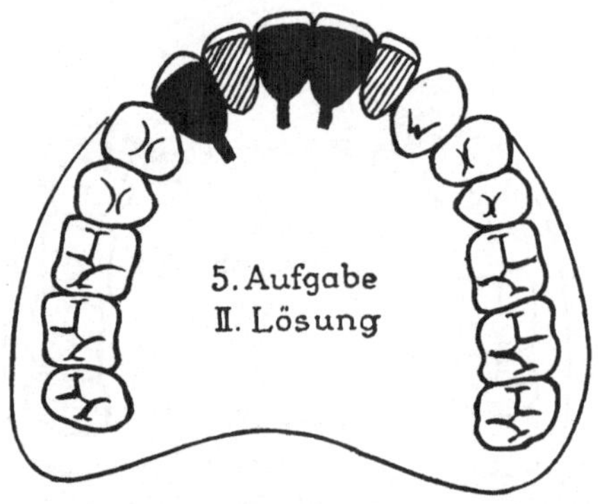

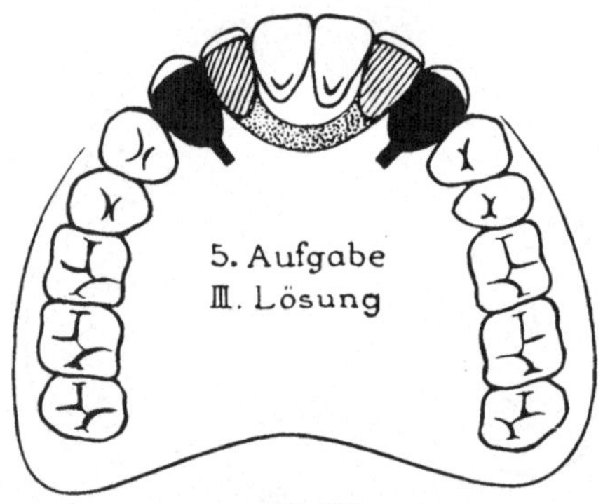

Abb. 33.
2. Lösung der 5. Aufgabe durch eine
von den Wurzeln der beiden mittleren
Schneidezähne und des Eckzahnes einer
Seite getragene Brücke.

Abb. 34.
3. Lösung der 5. Aufgabe durch eine
von den Wurzeln der beiden Eckzähne
getragene Brücke unter Umgehung der
beiden mittleren Schneidezähne.

Es muß eine Reihe von Vorbedingungen erfüllt sein, um die in Abb. 32
veranschaulichte Stützung der Ersatzzähne für 2|2 auf 1|1 gutheißen zu
können. Wenn die Wurzeln kräftig entwickelt und sehr stark im Knochen
verankert sind, wenn die Länge der Kronen nicht erheblich ist, so daß sie
an sich keine langen Hebelarme bilden und wenn außerdem günstige Biß-
verhältnisse bestehen, können die Wurzeln 1| und |1 die alleinigen Träger der
Ersatzkronen 2| und |2 abgeben. Der Biß muß die oberen Schneidezähne
steil, also in vorwiegend vertikaler Richtung treffen. Die Ersatzkronen für

2| und |2 dürfen in der Ruhestellung und in der Funktion nur ganz leicht von den Gegenzähnen berührt werden und müssen durch die innige Artikulation der übrigen Zähne vor einer zu starken Inanspruchnahme geschützt sein. Es ist in dieser Hinsicht größte Vorsicht geboten. Auch wenn die freischwebenden Ersatzkronen 2| |2 im Leerbiß kaum getroffen werden, ist nicht zu vermeiden, daß der Bißdruck im Kauakte durch die Zwischenlagerung des Bissens ungleichmäßig und abwechselnd einmal den einen und einmal den anderen Ersatzzahn belastet und dabei sowohl von rückwärts in sagittaler Richtung, wie von unten in vertikaler Richtung auftrifft, so daß eine rüttelnde Einwirkung auf die beiden tragenden Wurzeln zustande kommt. Dadurch kann auf die Dauer eine Lockerung der tragenden Wurzeln bzw. eine Loslösung der Brücke von den Stützpfeilern verursacht werden.

6. Aufgabe.

Ersatz eines mittleren und eines seitlichen Schneidezahnes
derselben Seite des Oberkiefers.

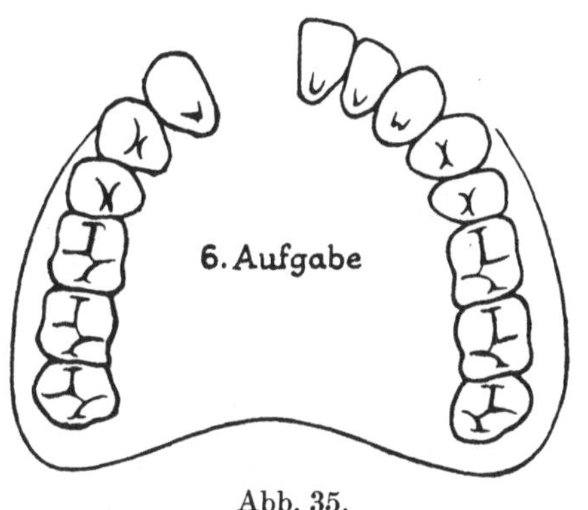

Abb. 35.

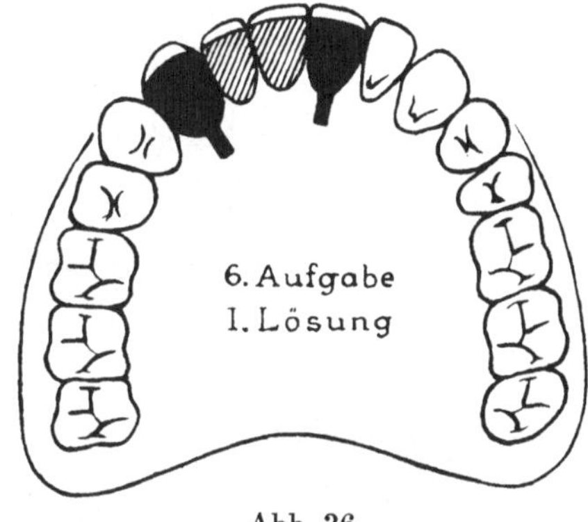

Abb. 36.
1. Lösung der 6. Aufgabe durch eine von den Wurzeln des Eckzahnes der rechten und des mittleren Schneidezahnes der linken Seite getragene Brücke.

Eine wesentlich sicherere Stützung ist dadurch zu erreichen, daß einer der Eckzähne der Brücke zur Stützung derselben herangezogen wird (II. Lösung Abb. 33).

Die besonderen Bißverhältnisse können es unter Umständen angezeigt erscheinen lassen, den Ersatz für 2| |2 auch durch den anderen Eckzahn zu stützen. Es entstehen dann zwei Brücken, die von 3| und 1| und |1 und |3 getragen sind (1. Lösung der 1. Aufgabe), oder durch Verbindung derselben eine 6zähnige von 3 1| 1 3 getragene Brücke. Eine solche starke Verankerung ist insbesondere bei ungünstigen Bißverhältnissen ratsam.

Unter günstigen Bißverhältnissen kann die Schließung der Lücken unter Schonung von 1|1 unter ausschließlicher Stützung auf 3| |3 erfolgen. Die beiden Ersatzzähne für die seitlichen Incisivi werden dann unter Umgehung von 1|1 durch einen Bügel verbunden.

Als Stützpfeiler einer dem Ersatz von 2| und 1| dienenden festen Brücke genügen unter normalen Bißverhältnissen die beiden der Lücke unmittelbar benachbarten Zähne 3| und |1.

Ähnliche Verhältnisse, wie sie in dem als 6. Aufgabe besprochenen Falle vorlagen, sind zu berücksichtigen, wenn 2| und |1 fehlen.

Es genügt unter normalen Bißverhältnissen, die zum Ersatz der fehlenden Zähne dienende Brücke von 3| und 1| tragen zu lassen (Abb. 38, Lösung I). Erscheint dieser Stützung nicht genügend, so muß |2 als Mitträger dienen (Abb. 38, Lösung Ia).

Eine stärkere Stützung kann jedoch auch durch einen weiter nach hinten geführten Umgehungsbügel erzielt werden (Abb. 39, Lösung Ib).

7. Aufgabe.

Ersatz eines mittleren und eines seitlichen Schneidezahnes
verschiedener Seiten des Oberkiefers.

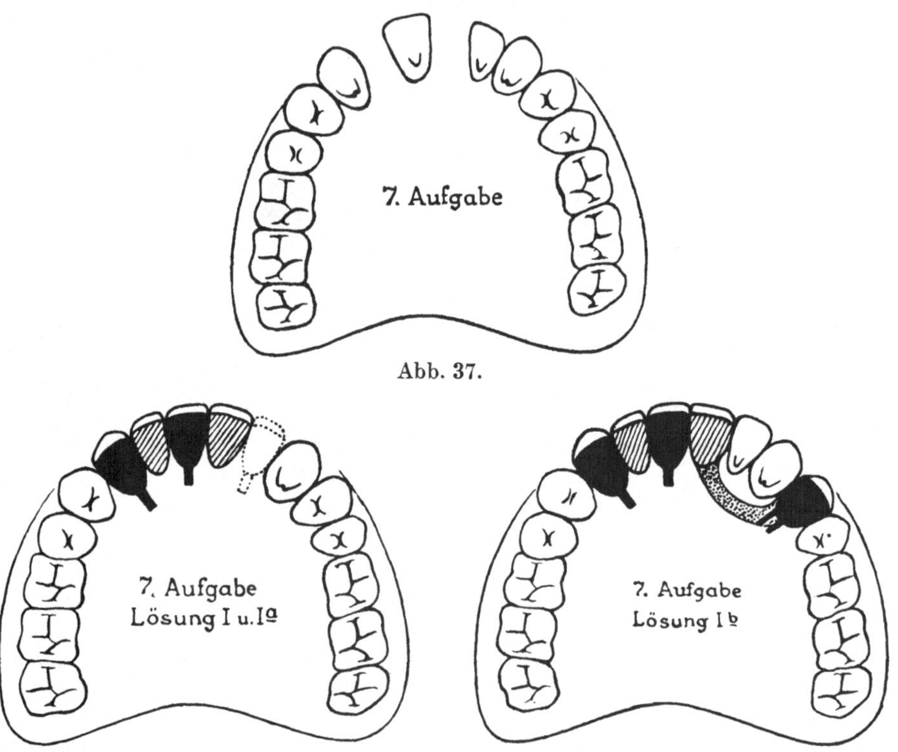

<table>
<tr><td>

Abb. 38.
1. Lösung der 7. Aufgabe durch eine von den Wurzeln des Eckzahnes und des mittleren Schneidezahnes der rechten Seite getragene Brücke.

</td><td>

Abb. 39.
Lösung Ib der 7. Aufgabe durch einen um den seitlichen Schneidezahn und den Eckzahn der linken Seite herumgeführten Arm.

</td></tr>
</table>

Unter normalen Bißverhältnissen genügt eine Stützung auf die Wurzeln der beiden der Lücke unmittelbar benachbarten Zähne, nämlich des ersten Prämolaren und des mittleren Schneidezahnes derselben Seite (Abb. 41, Lösung I). Bei starker Belastung und schwachen Wurzeln ist eine stärkere Verankerung durch Einbeziehung von |1 geboten (Abb. 41, Lösung Ia).

Wenn 3| und 1| fehlen, ist eine Stützung auf 4| und 2| in denjenigen Fällen, in denen ein normaler vertikaler Bißdruck auf 4| und nur ein mäßiger horizontaler Druck auf 3|, 2| und 1| ruht, genügend (Abb. 43, Lösung I).

8. Aufgabe.

Ersatz eines Eckzahnes und eines seitlichen Schneidezahnes
derselben Seite des Oberkiefers.

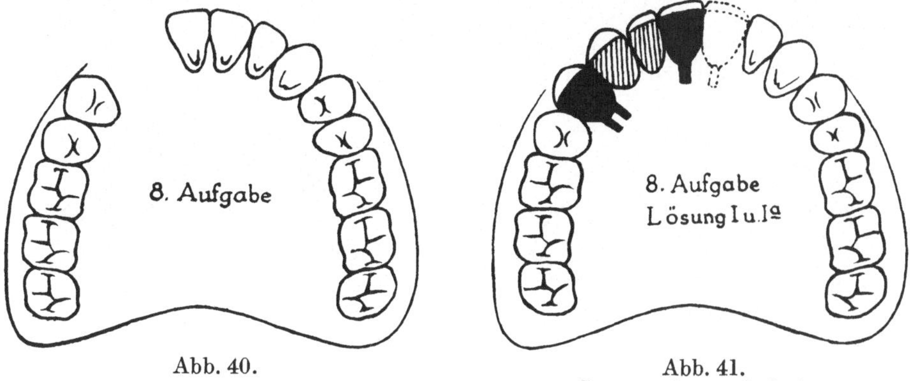

<table>
<tr><td>Abb. 40.</td><td>Abb. 41.
Lösung der 8. Aufgabe.</td></tr>
</table>

Eventuell muß ⌊1 als Stützpfeiler herangezogen (Abb. 43, Lösung Ia)
oder durch einen von dem Ersatzzahn 1⌋ ausgehenden Umgehungsbügel eine
Stützung an einem auf der linken Kieferseite stehenden Pfeiler gewonnen werden.

9. Aufgabe.

Ersatz des Eckzahnes und des mittleren Schneidezahnes
derselben Seite des Oberkiefers.

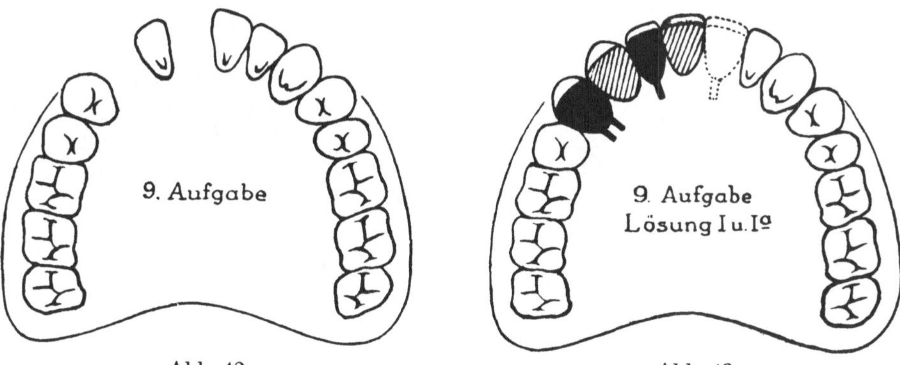

<table>
<tr><td>Abb. 42.</td><td>Abb. 43.
1. Lösung der 9. Aufgabe durch eine
von den Wurzeln des ersten Prämolaren
und des seitlichen Schneidezahnes derselben
Seite getragene feste Brücke.</td></tr>
</table>

Als normale Lösung dieser Aufgabe hat die Stützung der Brücke auf 3 1⌋1
und ⌊4 zu gelten (Abb. 45).

Nur wenn 1⌋1 und ⌊4 besonders kräftige, durch die Entwicklung und den
Zustand ihrer Wurzeln und im Hinblick auf die Festigkeit des umgebenden
Knochens wohlgeeignete Stützpfeiler abgeben, wenn sich zugleich durch die

Stellung, die man den künstlichen Zähnen gibt, der sagittale Bißdruck hinreichend abschwächen läßt, würde es statthaft sein, von der Stützung auf 3| abzusehen und die Ersatzzähne für 2|2 3 nur von 1|1 4 tragen zu lassen.

10. Aufgabe.

Ersatz des seitlichen Schneidezahnes und des Eckzahnes der einen und des seitlichen Schneidezahnes der anderen Seite.

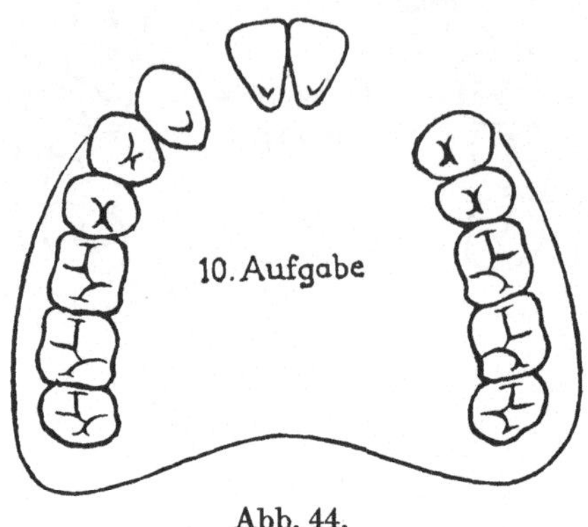

Abb. 44.

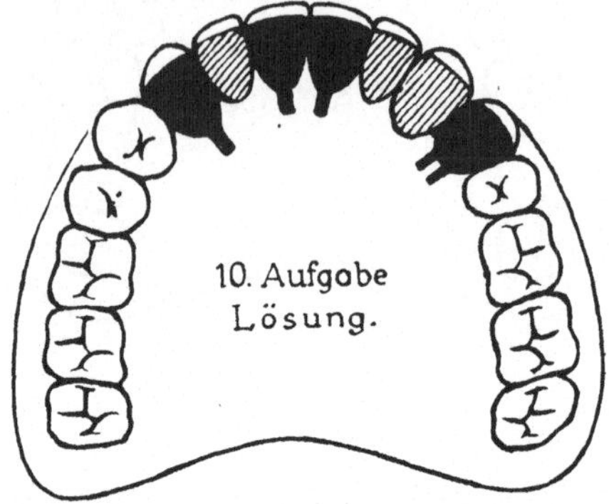

Abb. 45.
Lösung der 10. Aufgabe durch eine von den Wurzeln des ersten Prämolaren und des mittleren Schneidezahnes der linken und des mittleren Schneidezahnes und des Eckzahnes der rechten Seite getragene feste Brücke.

11. Aufgabe.

Ersatz der beiden mittleren Schneidezähne und eines Eckzahnes.

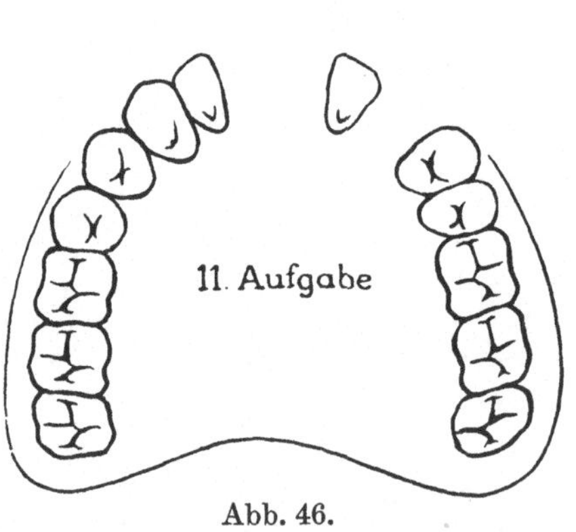

Abb. 46.

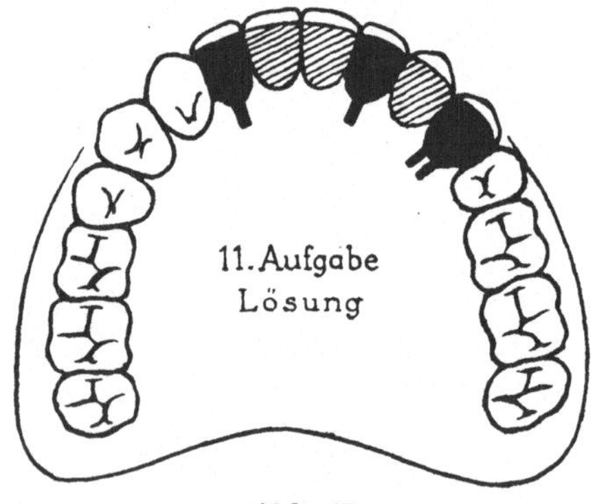

Abb. 47.
Lösung der 11. Aufgabe durch eine von den Wurzeln des ersten Prämolaren und des seitlichen Schneidezahnes der linken und des seitlichen Schneidezahnes der rechten Seite getragene feste Brücke.

Wenn ein kräftiges Wurzelmaterial zur Verfügung steht und günstige Bißverhältnisse vorliegen oder geschaffen werden können, genügt es, die Brücke nur auf 2|2 4 zu stützen (Abb. 47).

Sind die Wurzeln der beiden seitlichen Incisivi schwach entwickelt oder stehen sie unter ungünstigem Bißdruck, so muß 3| als vierter Stützpfeiler herangezogen werden.

12. Aufgabe.

Ersatz des mittleren und seitlichen Schneidezahnes, sowie des Eckzahnes einer Seite.

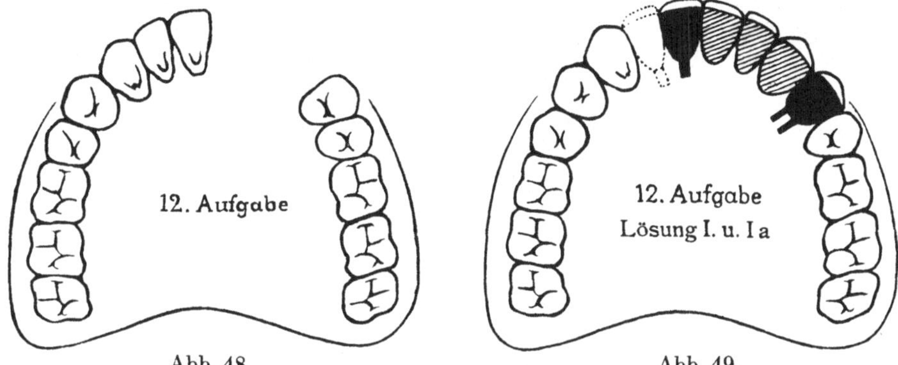

Abb. 48.

Abb. 49.
1. Lösung der 12. Aufgabe durch eine von den Wurzeln des ersten Prämolaren der linken und des mittleren Schneidezahnes der rechten Seite getragene feste Brücke.

Die Stützung einer dem Ersatz von |1 2 3 dienenden festen Brücke auf 1| und |4 kann unter normalen Verhältnissen genügen (Abb. 49, Lösung I). Ist eine besonders starke Belastung der Wurzel des mittleren Schneidezahnes anzunehmen, so ist der seitliche Schneidezahn als Pfeiler mit heranzuziehen (Abb. 49, Lösung I a).

13. Aufgabe.

Ersatz der beiden mittleren und eines seitlichen Schneidezahnes.

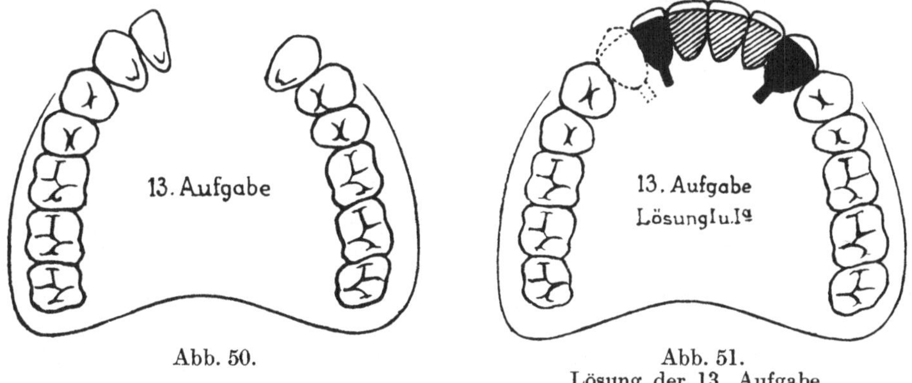

Abb. 50.

Abb. 51.
Lösung der 13. Aufgabe.

Die Stützung der zum Ersatz der fehlenden Zähne 1|1 2 dienenden Brücke auf 2| und |3 (Abb. 51, Lösung I) genügt nur, wenn 2| eine sehr kräftige feste Wurzel besitzt und günstige Bißverhältnisse bestehen oder geschaffen werden können. Eventuell ist 3| als dritter Pfeiler heranzuziehen (Abb. 51, Lösung I a).

Unter normalen Bißverhältnissen genügt die Stützung einer dem Ersatz
der vier oberen Schneidezähne dienenden Brücke auf die beiden Eckzahnwurzeln
auch dann, wenn dieselbe in der Form des natürlichen Zahnbogens angelegt
wird (Abb. 53, Lösung I).

14. Aufgabe.
Ersatz der vier Schneidezähne des Oberkiefers.

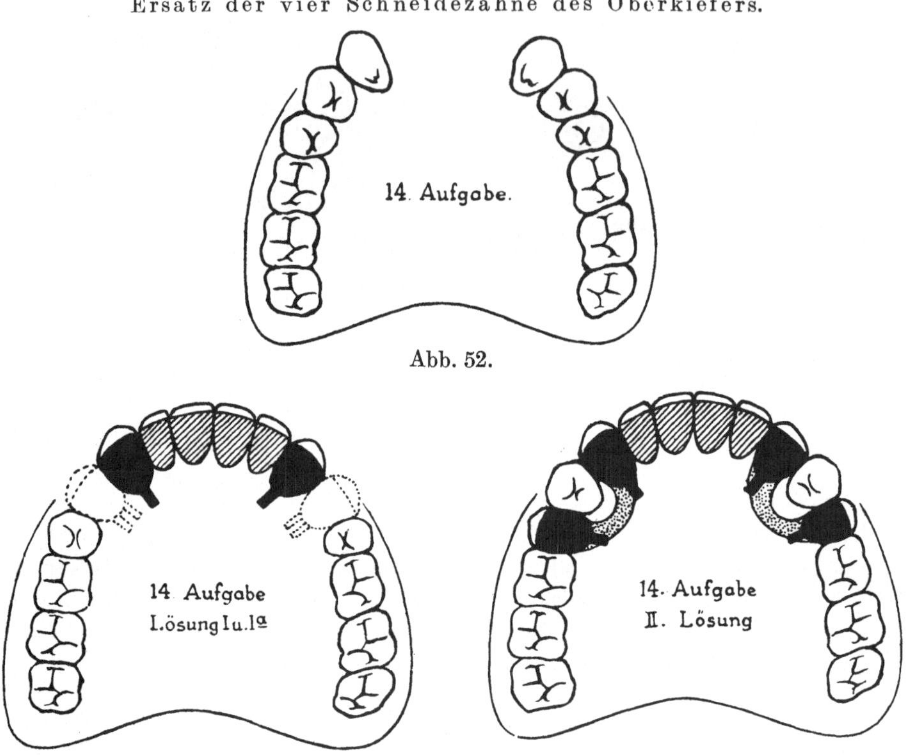

Abb. 52.

Abb. 53.
1. Lösung der 14. Aufgabe durch eine
von den Wurzeln der Eckzähne getragene
feste Brücke.

Abb. 54.
2. Lösung der 14. Aufgabe durch eine
von den Eckzähnen getragene feste Brücke
mit rückwärtiger Verankerung durch Umgehungsbügel an den zweiten Prämolaren.

Bestehen ungünstige Bißverhältnisse und gelingt es nicht, durch die Erhöhung des Gesamtbisses eine Entlastung der Vorderzähne herbeizuführen, so
kommen die weiter vorne besprochenen Maßnahmen (gradlinige Anlage der
Brückenachse, Kopf- oder Rückbißstellung der oberen Zähne) in Frage, sofern
sich dieselben nicht aus kosmetischen Gründen verbieten. Ferner können die
Backenzähne unmittelbar (Abb. 53, Lösung Ia) oder mit Hilfe von Umgehungs-
bügeln zur Stützung herangezogen werden, wies dies Abb. 54 zeigt.

Fehlen die vier Schneidezähne und die beiden Eckzähne des Oberkiefers,
so ist von der Verwendung einer festen Brücke zum Ersatz der sechs Vorderzähne
abzusehen. Die alleinige Stützung auf 4|4 würde nicht genügen; auch die Trag-
kraft von 5 4| und |4 5 würde nicht ausreichen, um dem in vertikaler und
sagittaler Richtung wirkenden Bißdruck, der auf der langen, einer Zwischen-
tützung entbehrenden Strecke zur Geltung kommt, auf die Dauer Widerstand
u leisten (Abb. 55). Wir stehen auf Grund unserer Erfahrungen durchaus auf

dem Standpunkte Peesos und Schröders, die die Abtragung einer zum
Tragen der sechs Vorderzähne hinreichenden Anzahl von Backen- und Mahl-
zähnen (mindestens 6 5 4| und |4 5 6) und ihre Verwendung als Stützpfeiler der
dem Ersatz von 3 2 1|1 2 3 dienenden festen Brücke verwerfen.

15. Aufgabe.

Ersatz der sechs oberen Vorderzähne.

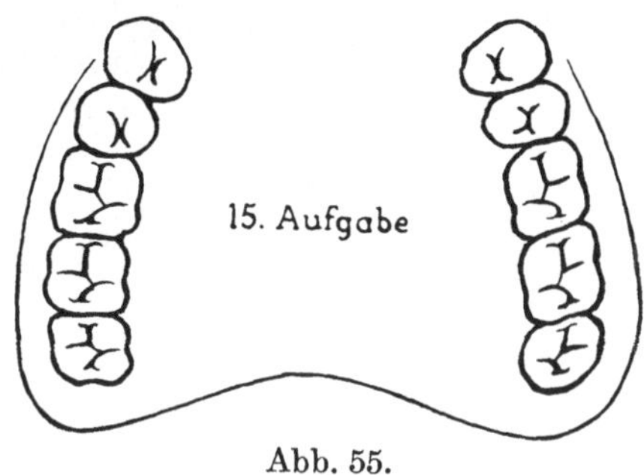

Abb. 55.

Auf die für die Lösung dieser prothetischen Aufgabe bestehenden Möglichkeiten werden wir in dem Abschnitt, der von den abnehmbaren Brückenarbeiten
handelt, näher eingehen.

2. Wahl der Stützpfeiler für Brückenarbeiten zur Schließung von Lücken der Vorderzahnreihe des Unterkiefers.

Der Biß trifft bei normaler Artikulation den labialen Rand der Schneide
und das obere Drittel der Lippenfläche der unteren Frontzähne. Während die
Schneide in fast vertikaler Richtung getroffen wird, kommt der Bißdruck der
Vorderfläche gegenüber in vorwiegend horizontaler (sagittaler) Richtung zur
Geltung. Je näher die Schneiden der oberen und unteren Vorderzähne in der
Okklusionsstellung zueinander liegen, um so stärker wirkt die vertikale Kom-
ponente in der Bißkraft (am stärksten im Kopfbiß). Je mehr hingegen die
oberen Frontzähne die unteren Vorderzähne decken und in festem Scherenbiß
an der Lippenfläche derselben herabgleiten, um so stärker ist die horizontale
Bißwirkung. Den unteren Eckzahn trifft außerdem noch eine transversale
Kraft in umgekehrter Richtung wie den oberen Caninus.

Die Eigenart des Bisses hat im einzelnen Falle für die Stützung von Brücken
im Bereich der unteren Frontzähne vor allem dann eine Bedeutung, wenn durch
eine starke horizontale Belastung die Widerstandskraft der an sich durch den
grazilen Bau ihrer Wurzeln nur schwach verankerten unteren Frontzähne
gemindert ist, oder wenn eine durch andere Ursachen veranlaßte Lockerung
derselben besteht. Wir können hier nicht auf die Lockerungsvorgänge und ihre
ätiologischen Zusammenhänge des näheren eingehen und verweisen auf das
hierüber im Abschnitt „Befestigungsarbeit" Gesagte. Die Lockerung kommt
im hier gegebenen Zusammenhang nur insoweit in Betracht, als sie die Wahl
der Stützpfeiler im Bereich der unteren Vorderzähne anzulegender fester
Brücken und Stützprothesen beeinflußt.

Wenn die Ursachen der Lockerung ersichtlich sind, muß die Lösung der
prothetischen Aufgabe gleichzeitig der Beseitigung der die Lockerung fördernden Schädlichkeiten dienen, z. B. durch die Verminderung oder den Ausgleich

38*

einer Überlastung. Ist innerhalb der unteren Vorderzahnreihe eine Lücke zu schließen, die durch den Verlust eines dem Lockerungsprozeß zum Opfer gefallenen Zahnes entstanden ist, dann muß die Stützung über diejenigen Zähne hinaus erfolgen, an denen sich Lockerungserscheinungen wahrnehmen lassen. Wohl darf die Brücke oder die Stiftschiene sich mit auf die leicht gelockerten Zähne stützen, sie muß aber mit ihren Enden auf völlig festen Pfeilern ruhen. Zu der prothetischen Aufgabe tritt hier die Stützung der gelockerten Zähne als Selbstzweck. Mäßig gelockerte untere Schneidezahnwurzeln können gute Mitträger der Brücke oder der Stiftschiene abgeben und zugleich gestützt werden, die Stützung der Brückenenden muß aber durch feste Wurzeln erfolgen.

Die Frage, ob eine Stiftschiene oder eine feste Brücke für die Schließung der Lücken der Vorderzahnreihe des Unterkiefers Verwendung finden soll, ist im einzelnen Falle nach dem Zustande der natürlichen Zähne, die als Stützen in Betracht kommen, nach der Größe und Lage der Lücken und nicht ohne Berücksichtigung des Umstandes zu beantworten, daß die Stützung durch eine Schiene bei richtiger Anlage (s. Befestigungsarbeit) bessere Aussichten für die Reinhaltung und Verhütung einer weiteren Verschmutzung des Alveolarfaches und des Wurzelkörpers bietet als Kronenverbindungen. Andererseits ist zu bedenken, daß die natürlichen Kronen der unteren Schneidezähne an sich so grazil gebaut sind, daß sie eine erhebliche Schwächung durch die Anlage des Lagers für die Stiftschiene nicht vertragen. Man kann dieselbe dadurch vermeiden, daß man die Schiene, ohne eine eigentliche Rinne einzuschleifen, auf den Rücken der Zähne auflegt und nur die Stifte nach vorheriger Ausräumung und Füllung der Wurzelkanäle eingreifen läßt. Die Beseitigung aller cariösen Substanz, alter Füllungen und Füllungsreste ist jedoch stets erforderlich. Bei dieser Arbeit ergibt sich oft, daß entweder zweifelhaftes Material zurückgelassen werden oder eine so weitgehende Ausräumung stattfinden müßte, daß der übrigbleibende Teil der Krone auf die Dauer nicht als Fassung für eine gegossene Schiene tauglich wäre. In diesem Falle muß von der Verwendung der Stiftschiene Abstand genommen und eine von Wurzelband- (Richmond-)Kronen getragene Brücke angelegt werden. Daneben kommt zuweilen noch ein anderer Gesichtspunkt für die Entscheidung in Betracht. Die Ausräumung und Füllung der Wurzeln unterer Schneidezähne ist wegen des feinen Lumens der Kanäle, die zudem bei älteren Personen durch die Ablagerung sekundären Dentins verengert sind, überaus schwierig. Oft ist es nahezu unmöglich, von einem in der Rückseite der Kronen angelegten Schienenlager aus in die Kanäle zu gelangen. Die sorgfältige Präparation und Füllung der Kanäle ist aber für die Verwendung der Zähne als Stützpfeiler Vorbedingung. Da es nun nach Abtragung der natürlichen Kronen viel eher gelingt, in den Kanal vorzudringen und denselben zu erweitern, spricht in manchen Fällen auch die für eine gründliche Wurzelpräparation gegebene größere Möglichkeit gegen die Erhaltung der natürlichen Kronen.

Die Notwendigkeit, jede gleichzeitig der Stützung gelockerter und dem Ersatz fehlender Zähne der unteren Frontzahnreihe dienende Schiene oder Brücke an ihren Enden auf völlig festen Pfeilern ruhen zu lassen, bringt es mit sich, daß in fast allen Fällen die Eckzähne als Endpfeiler dienen, und daß alle Vorderzähne in dem Stütz- bzw. Brückenverband zusammengefaßt werden müssen. Daraus ergeben sich für solche Fälle, in denen es sich um den Ersatz nur eines oder zweier Vorderzähne handelt, gegen die Anwendung einer Brücke sprechende Gründe. Angesichts der einfachen, das vorhandene Material schonenden Lösung, die diese Aufgabe durch eine Stiftschiene erfahren kann, würde die Abtragung von 4 bzw. 5 natürlichen Zähnen nicht gerechtfertigt erscheinen und die Herstellung von ebenso vielen Wurzelband-(Richmond-)Kronen als Anker einer dem Ersatz eines oder zweier fehlender Zähne dienenden Brücke eine Arbeits- und Materialvergeudung bedeuten.

Hingegen kann es wohl angezeigt sein, eine Brücke anzuwenden, wenn 3 Schneidezähne fehlen, wie in dem als Aufgabe 18 bezeichneten Falle, wo $\overline{1|1\,2}$ fehlen, $\overline{2|}$ leicht gelockert ist, $\overline{3|3}$ völlig feste Zähne sind.

<h3 style="text-align:center">16. Aufgabe.</h3>

Ersatz eines unteren mittleren Schneidezahnes.

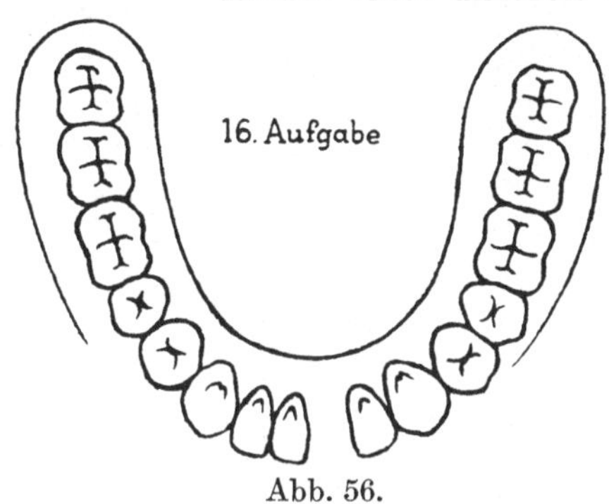

Abb. 56.

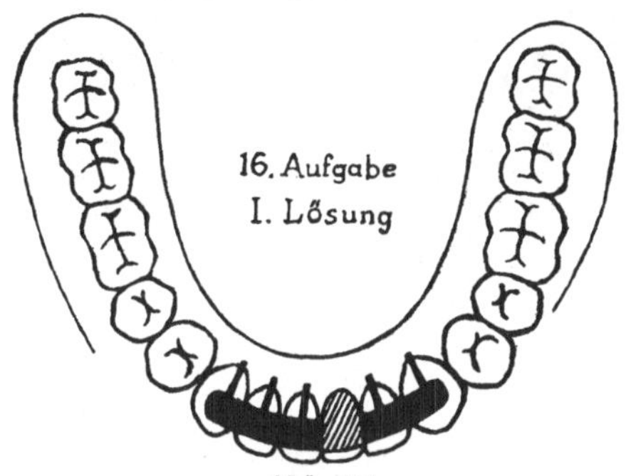

Abb. 57.
1. Lösung der 16. Aufgabe durch eine in die Rückseite sämtlicher Frontzähne eingelassene Stiftschiene.

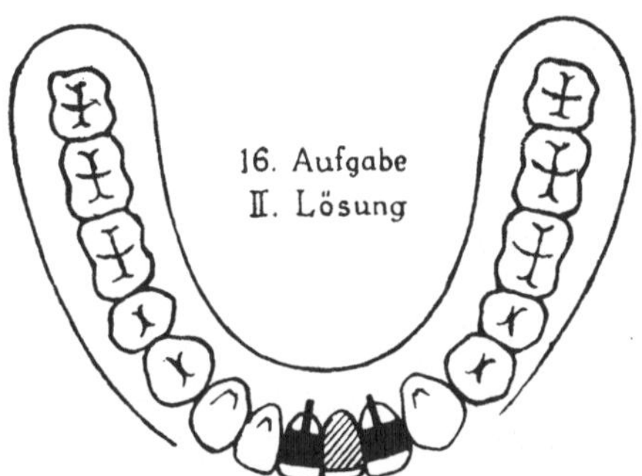

Abb. 58.
2. Lösung der 16. Aufgabe durch eine nur in die beiden Nachbarzähne eingelassene Stiftschiene.

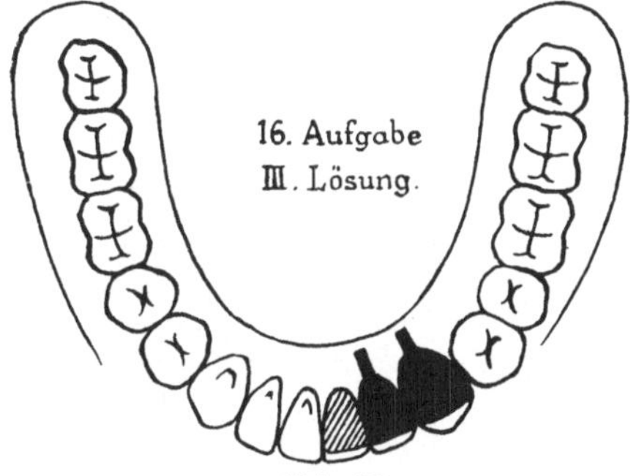

Abb. 59.
3. Lösung der 16. Aufgabe durch eine vom seitlichen Schneidezahn und Eckzahn der linken Seite getragene feste Brücke.

Die erste Lösung der 16. Aufgabe finden wir, wenn $\overline{2\,1|2}$ gelockert sind, durch eine Stiftschiene, die in die Rückseite von $\overline{3\,2\,1|}$ und $\overline{|2\,3}$ eingelassen wird und den Ersatzzahn für $\overline{|1}$ mitträgt (Abb. 57, Lösung I).

Für den Ersatz eines einzelnen Schneidezahnes kann unter günstigen Verhältnissen, d. h. wenn das Fundament gesund, die Pfeiler kräftig sind und günstige Bißverhältnisse bestehen, die Stützung auf die beiden Nachbarzähne genügen. Es gilt dies sowohl für den Ersatz des seitlichen wie des mittleren Schneidezahnes und gleichermaßen für die Verankerung durch eine Stiftschiene, wie durch Wurzelband-(Richmond-)Kronen. Wir würden somit für Aufgabe 16 unter der Voraussetzung, daß keine Lockerung besteht, die in Abb. 58 wiedergegebene Lösung haben, die sich, wenn der laterale Schneidezahn fehlen würde, entsprechend auf den mittleren Schneidezahn und den Eckzahn als Pfeiler übertragen ließe.

Um $\overline{1|}$ zu schonen, kann auch eine einseitige Stützung des Ersatzzahnes für $\overline{|1}$ auf $\overline{|2\,3}$ (s. Abb. 59) und des Ersatzzahnes für $\overline{|2}$ auf $\overline{|3\,4}$ als hinreichend

17. Aufgabe.

Es sind zu ersetzen: $\overline{1|1}$; es sind gelockert $\overline{2|2}$.

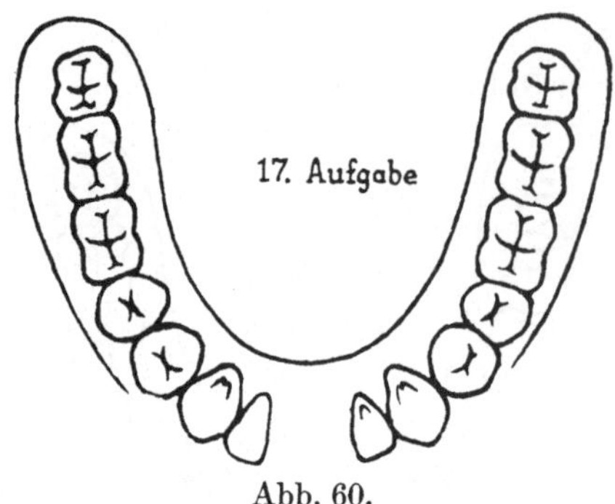

Abb. 60.

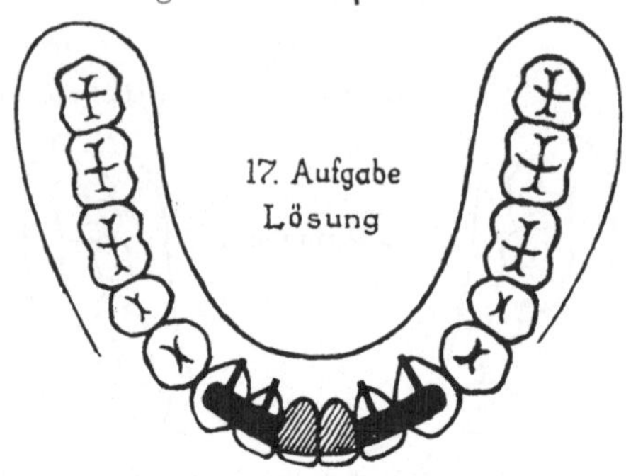

Abb. 61.
Lösung der 17. Aufgabe durch eine in die Rückseite von $\overline{3\,2|2\,3}$ eingelassene Stiftschiene, die die Ersatzzähne für $\overline{1|1}$ mitträgt.

18. Aufgabe.

Es sind zu ersetzen: $\overline{1|1\,2}$; es ist gelockert: $\overline{2|}$.

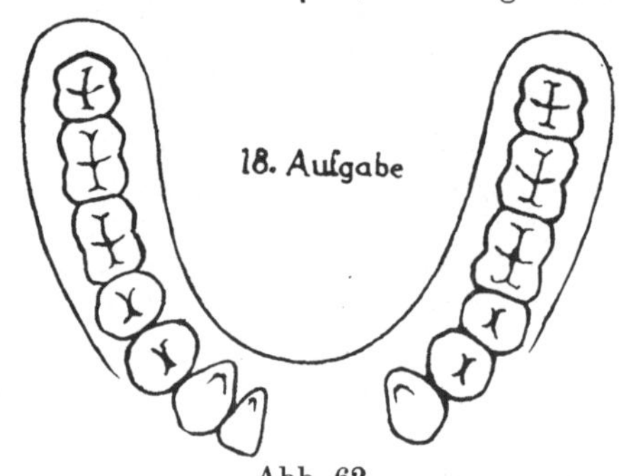

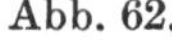

Abb. 62.

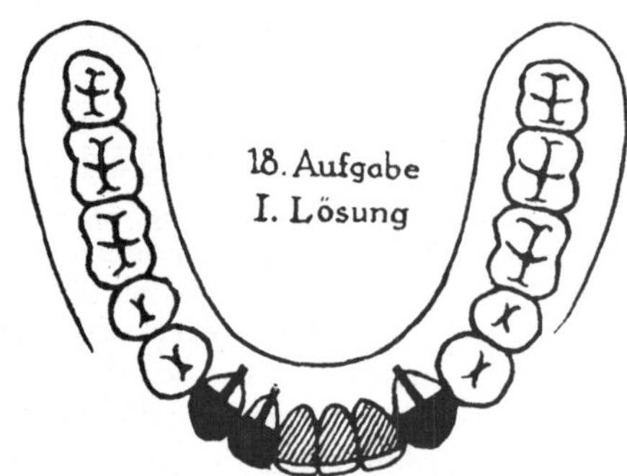

Abb. 63.
1. Lösung der 18. Aufgabe durch eine in die Rückseite von $3\,2|$ und $|3$ eingelassene Stiftschiene, die die Ersatzzähne für $\overline{1|1\,2}$ trägt.

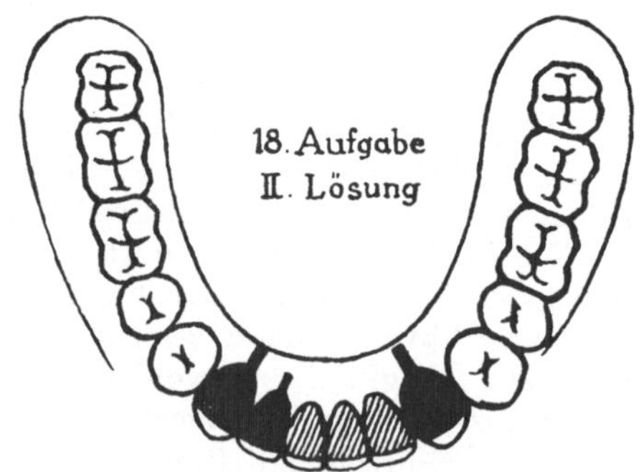

Abb. 64.
2. Lösung der 18. Aufgabe durch eine feste Brücke, die sich auf $\overline{3\,2|}$ und $\overline{|3}$ stützt.

angesehen werden, sofern keine Lockerung besteht und alle sonstigen Vorbedingungen für eine einseitige Stützung, Valenz der Stützpfeiler, Ausschaltung des Bisses dem Ersatzzahn gegenüber erfüllt sind. Die Verankerung hat dann durch Wurzelband-(Richmond-)Kronen zu erfolgen.

Die Lösung der Aufgaben 17 (Ersatz von $\overline{1|1}$) und 18 (Ersatz von $\overline{1|1\,2}$) wird von der Frage, ob $\overline{2|2}$ bzw. $\overline{2|}$ etwas gelockert sind, sofern $\overline{3|3}$ völlig feste Zähne sind, wenig berührt, da die Ersatzzähne, einerlei ob die Verankerung durch eine Stiftschiene oder ob sie mit Wurzelring-(Richmond)-Kronen geschieht, mit auf die beiden Eckzähne gestützt werden müssen. Eine dem Ersatz von $\overline{1|1}$ dienende feste Brücke darf nur dann ausschließlich auf $\overline{2|}$ und $\overline{|2}$ oder eine Brücke, die $\overline{1|1\,2}$ ersetzt, nur auf $\overline{2|}$ und $\overline{3|}$ gestützt werden, wenn diese Pfeilerzähne an sich sehr kräftig entwickelt und fest im Knochen verankert sind und eine nicht zu starke, in der Hauptsache in vertikaler Richtung wirkende Belastung erfahren.

19. Aufgabe.

Es sind zu ersetzen: $\overline{2\,1|1\,2}$.

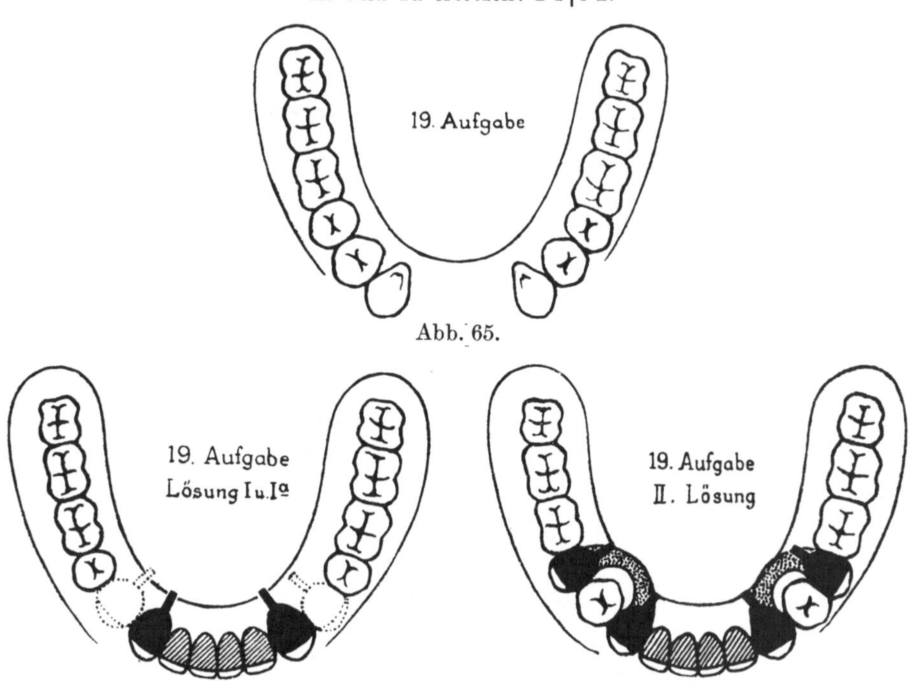

Abb. 65.

<table>
<tr><td>Abb. 66.
1. Lösung der 19. Aufgabe durch eine mit Wurzelring (Richmond-) Kronen auf $\overline{3|3}$ verankerte feste Brücke.</td><td>Abb. 67.
2. Lösung der 19. Aufgabe: Stützung auf $\overline{3|3}$ mit rückwärtiger Verankerung an den 2. Prämolaren durch Umgehungsbügel.</td></tr>
</table>

Unter normalen Verhältnissen genügt die Stützung einer dem Ersatz der vier unteren Schneidezähne dienenden festen Brücke auf die beiden der Lücke benachbarten Eckzähne (Abb. 66, Lösung I). Zur Verstärkung des Widerstandes gegen den Bißdruck können die ersten Prämolaren unmittelbar (Abb. 66, Lösung Ia) oder die zweiten Prämolaren mit Hilfe von Umgehungs-(Entlastungs-)bügeln zur Stützung der Brücke herangezogen werden (Abb. 67, Lösung II).

20. Aufgabe.

Es ist zu ersetzen: ‾3; keine Lockerung.

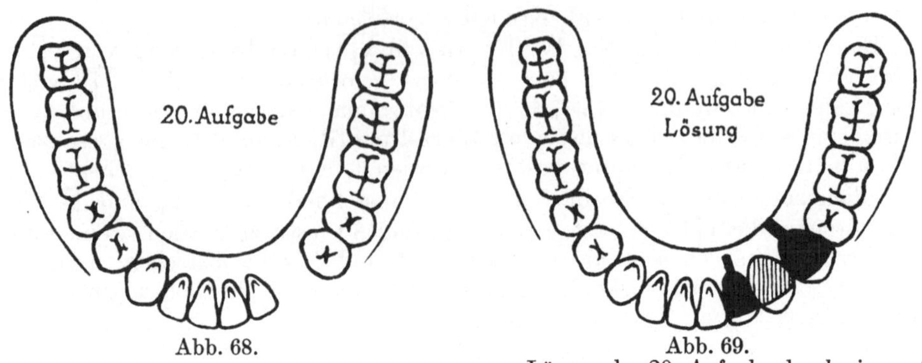

Abb. 68.   Abb. 69.

Lösung der 20. Aufgabe durch eine auf
‾2 und ‾4 gestützte feste Brücke.

3. Wahl der Stützpfeiler für Brückenarbeiten zur Schließung von Lücken im Bereich der Prämolaren uud Molaren.

a) Stützung von Brücken, die der Schließung von Einzahnlücken dienen.

α) *Im Oberkiefer.*

Als normale Lösung dieser Aufgabe hat die Stützung auf die Wurzeln der beiden der Lücke benachbarten Zähne zu gelten.

Eine einseitige Stützung auf den ersten Prämolaren ist nicht zulässig.

Dagegen erfährt die Brücke eine einwandfreie Stützung, wenn der Ersatzzahn für $\underline{4}|$ von $\underline{5}|$ und $\underline{6}|$ getragen wird. Doch ist es ratsam, auch hier einer starken Belastung des Ersatzzahnes vorzubeugen. Diese Konstruktion ist dann angezeigt, wenn $\underline{3}|$ ein intakter Zahn, $\underline{6}|$ hingegen der Überkappung bedürftig ist.

21. Aufgabe.

Ersatz eines oberen ersten Prämolaren.

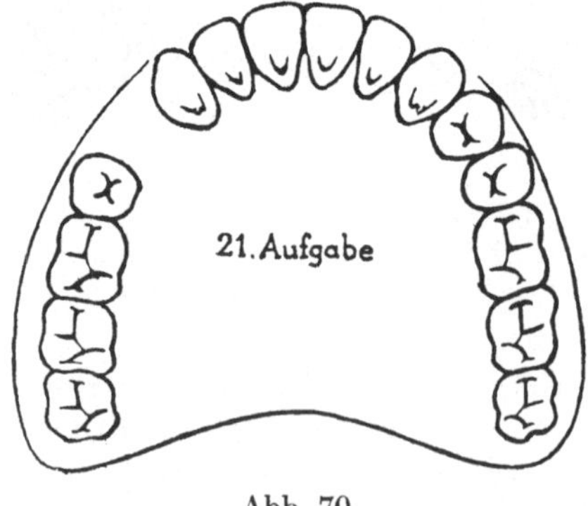

Abb. 70.

Als normale Lösung dieser Aufgabe hat die Stützung auf die Wurzeln des ersten Prämolaren und des ersten Molaren zu gelten.

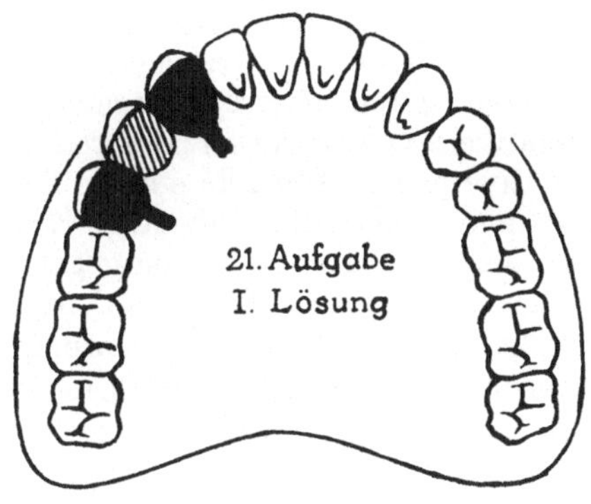

Abb. 71.
1. Lösung der 21. Aufgabe durch eine von den Wurzeln des Eckzahnes und des II. Prämolaren der rechten Seite getragene feste Brücke.

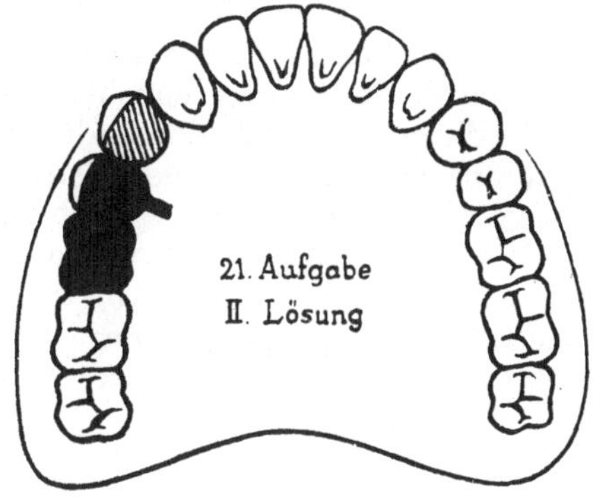

Abb. 72.
2. Lösung der 21. Aufgabe durch eine von den Wurzeln des II. Prämolaren und des ersten Molaren der rechten Seite getragene feste Brücke.

22. Aufgabe.
Ersatz eines oberen zweiten Prämolaren.

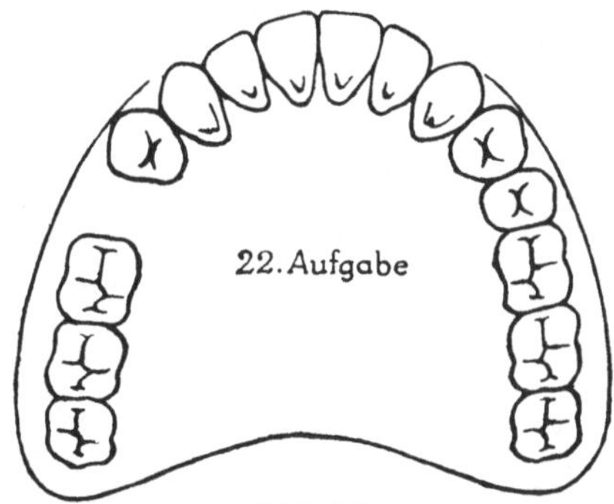

Abb. 73.

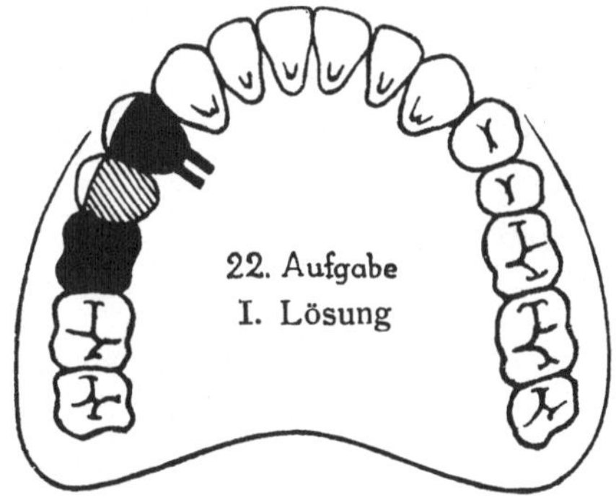

Abb. 74.
1. Lösung der 22. Aufgabe durch eine von den Wurzeln des ersten Prämolaren und des ersten Molaren der rechten Seite getragene feste Brücke.

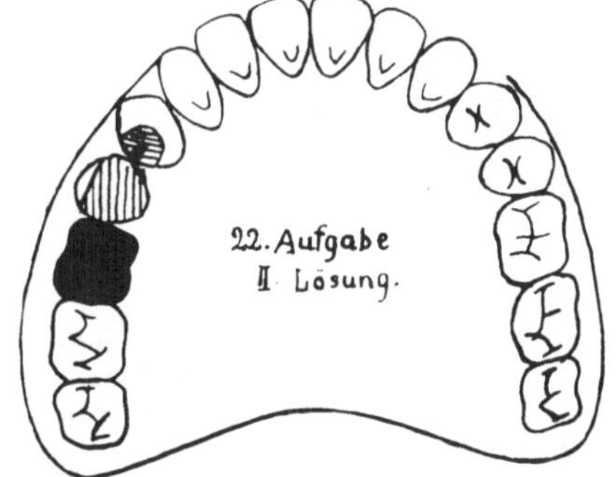

Abb. 75.
2. Lösung der 22. Aufgabe durch eine feste Brücke, die auf der einen Seite mittels einer Goldkrone auf den ersten Molaren, auf der anderen Seite durch einen in eine Gußfüllung eingelagerten Zapfen auf den ersten Prämolaren gestützt ist.

Das von der einseitigen Stützung einer dem Ersatz eines oberen ersten
Prämolaren dienenden Brücke Gesagte gilt auch von dem Ersatz des zweiten
Prämolaren durch einen sog. Anhänger, der vom ersten Molaren mitgetragen
wird. Wenn hier auch durch die starke Verankerung des ersten Molaren im
Kieferknochen mit drei in der Regel kräftigen, divergenten Wurzeln eine größere
Widerstandskraft sowohl gegenüber dem auf dem Trägerzahn ruhenden Kau-
druck wie auch gegen die von dem Anhänger ausgeübte Hebelwirkung gegeben
ist, so ist dennoch der einseitigen Stützung des Ersatzzahnes für 5| auf 6| zu
widerraten. Wenn 4| geschont werden soll, kann die Stützung des vorderen
Endes der Brücke entweder durch einen Umgehungsbügel auf 3| erfolgen, sie
kann auch mittels eines in eine Gußfüllung eingreifenden Zapfens (Abb. 75,
Lösung II) geschehen [1].

23. Aufgabe.

Ersatz eines oberen ersten Molaren.

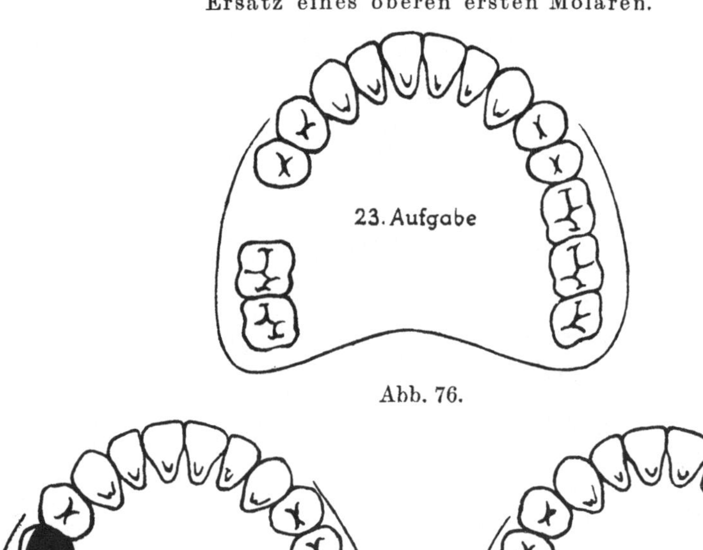

Abb. 76.

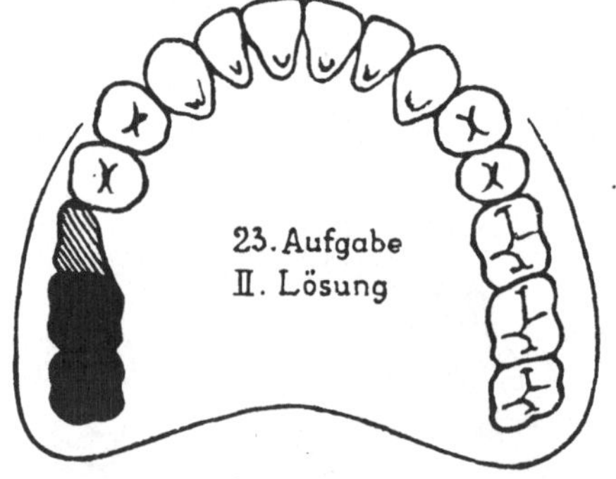

Abb. 77.
1. Lösung der 23. Aufgabe durch eine
von den Wurzeln des II. Prämolaren und
des II. Molaren der rechten Seite getragene
feste Brücke.

Abb. 78.
2. Lösung der 23. Aufgabe: Stützung
des Ersatzzahnes für 6| auf 7| und 8|.

Analog der in Abb. 72 für den Ersatz eines oberen ersten Prämolaren veranschaulichten Lösung, die eine Stützung auf den zweiten Prämolaren und

---

[1] Die durch die Verwendung von Halbkronen gegebenen Möglichkeiten werden, wie
wir bereits eingangs dieses Abschnittes erwähnten, hier nicht in Betracht gezogen, sondern
später in dem von der Konstruktion der festen Brücke handelnden Kapitel besprochen.

den ersten Molaren vorsieht, kann, wenn der erste Prämolar ein intakter Zahn ist, der erste und zweite Molar hingegen eher für die Abtragung und Überkappung reif erscheinen, der Ersatzzahn für 5| von einer auf 6| und 7| ruhenden Brückenarbeit mitgetragen werden.

Für den Ersatz des ersten oberen Molaren durch eine Brücke gibt die Stützung auf 5| und 7| die normale Lösung der Brückenaufgabe (Abb. 77 Lösung I). Es kommt eine einseitige Stützung des Ersatzzahnes für 6| auf 7| und 8| nur dann in Frage, wenn der II. und III. Molar geschwächte natürliche Kronen, aber kräftige gesunde Wurzeln besitzen und die Belastung des ersten Molaren gering ist (Abb. 78, Lösung II).

Für die Stützung des Ersatzzahnes für einen fehlenden 2. Molaren kommen nur der erste und der dritte Molar in Betracht. Der Ersatz eines dritten Molaren erübrigt sich.

β) Im Unterkiefer.

Die Schließung einer Einzelzahnlücke im Bereich der unteren Prämolaren und Molaren durch einen einseitig auf einen Nachbarzahn der Lücke gestützten Ersatzzahn ist im allgemeinen nicht statthaft. Die vertikale Bißdruck kommt im Kauakte durch die zwischen die Zahnreihen gelagerten Bissen einem solchen Anhänger gegenüber auch dann zur Geltung, wenn derselbe im Leerbiß in keinem Kontakt mit seinem Antagonisten steht. Lassen die besonderen Verhältnisse des einzelnen Falles einer Einzelzahnlücke der unteren Backenzahnreihe gegenüber keinen oder einen sehr abgeschwächten Bißdruck zur Wirkung kommen, wie dies beispielsweise der Fall sein kann, wenn im Oberkiefer eine Plattenprothese getragen wird, dann kann als Ausnahme die Lücke eines Prämolaren durch einen Anhänger geschlossen werden. Man sollte dann aber nicht einen einzelnen Nachbarzahn, sondern eine Verbindung mehrerer einander unmittelbar benachbarter Kronen den Anhänger tragen lassen. Es gelten hierfür dieselben Voraussetzungen, die wir für die Schließung von Einzellücken der Backenzahnreihe des Oberkiefers besprachen. Im allgemeinen sollte man aber, wie gesagt, auch im Unterkiefer von der Verwendung solcher Konstruktionen absehen.

Als Regel hat auch für die Schließung von Einzelzahnlücken der unteren Backenzahnreihe eine Stützung auf die beiden der Lücke unmittelbar benachbarten Zähne zu gelten. Eine bildliche Darstellung der sich hier ergebenden Aufgaben und ihrer Lösungen erübrigt sich im Hinblick auf die Analogie zu den gleichen Verhältnissen im Oberkiefer.

b) Stützung von festen Brücken, die der Schließung von Lücken dienen, die durch den Verlust mehrerer Zähne der Backenzahnreihen entstanden sind.

α) Lücken, die von dem Verlust zweier benachbarter Backenzähne herrühren.

Im Oberkiefer.

Wo zwei einander benachbarte Zähne der Backenzahnreihe fehlen, ist eine Stützung der ihrem Ersatz dienenden Brücke auf die beiden der Lücke benachbarten Zähne die normale Lösung. Ist die Valenz der Stützpfeiler nicht durch besondere Verhältnisse eingeschränkt, so kann jede Zweizahnlücke der Backenzahnreihe des Ober- und Unterkiefers durch eine von den beiden Nachbarzähnen der Lücke getragene Brücke geschlossen werden. Eine Einschränkung verdient diese Feststellung unter Umständen hinsichtlich der Verwendung des dritten Molaren des Oberkiefers als Brückenpfeiler.

24. Aufgabe.

Ersatz der beiden Prämolaren des rechten Oberkiefers.

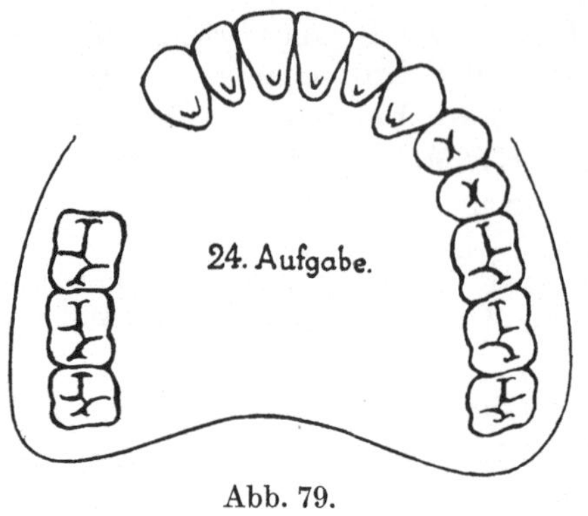
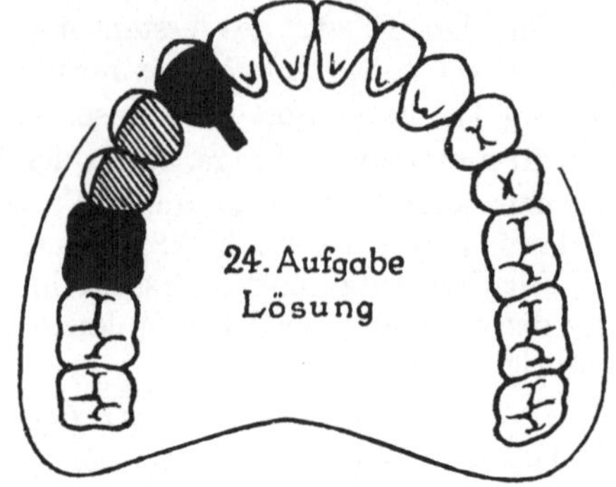

Abb. 79.   Abb. 80.

Lösung der 24. Aufgabe: Stützung der
Ersatzzähne für 5| und 4| auf 6| und 3|.

25. Aufgabe.

Ersatz des 1. und 2. Molaren des rechten Oberkiefers.

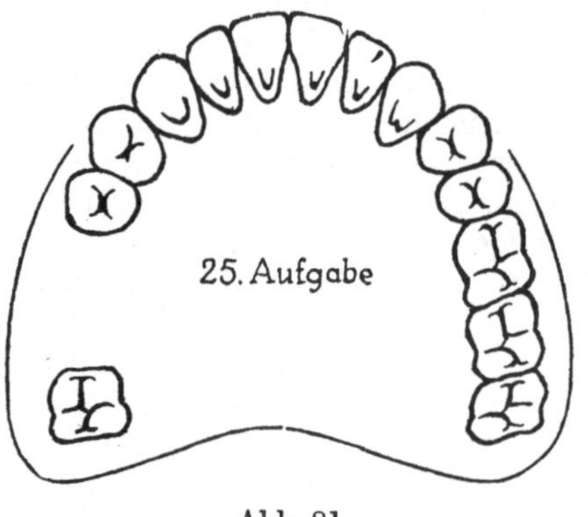
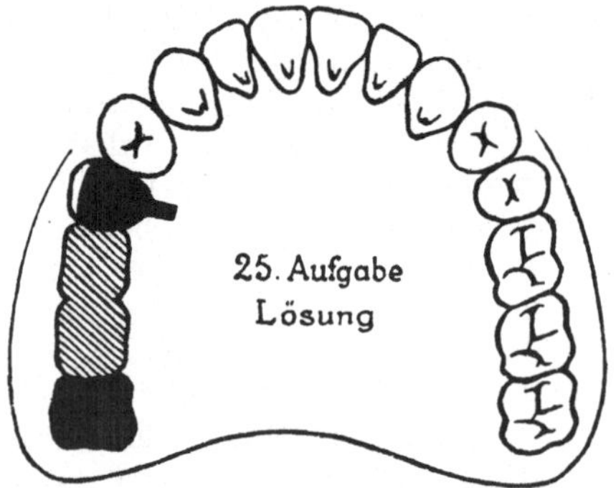

Abb. 81.   Abb. 82.

Lösung der 25. Aufgabe: Stützung der
Ersatzzähne für 7| und 6| auf 5| und 8|.

Die Stützung der Ersatzzähne für 7 6| auf 5| und 8| kann nur dann als
hinreichend gelten, wenn 8| ein kräftig bewurzelter Zahn ist, der, stark im
Knochen verankert, keine Lockerungserscheinungen aufweist. Der von uns
weiter vorne gegebene Hinweis auf die nur bedingte Eignung des oberen
dritten Molaren verlangt auch hier volle Beachtung. Die Gesamtstützung
der Brücke kann man dadurch verstärken, daß man sie nach vorn tangential
versteift, indem man 4| als Mitträger heranzieht.

Im Unterkiefer.

Für die gleiche Aufgabe im Unterkiefer verweisen wir auf das hinsichtlich
der allgemeinen Eignung des dritten unteren Molaren auf Seite 576 Gesagte.

β) Lücken, die von dem Verluste zweier nicht benachbarter Backenzähne herrühren.

Bei der Schließung von Lücken, die von dem Verluste zweier nicht benachbarter Zähne herrühren, hängt die Entscheidung der Frage, ob zwei Stützen als Träger einer dem Ersatz dieser beiden Zähne dienenden Brücke genügen, ganz von der Art und Stärke des für sie anzunehmenden Bißdruckes und von der Widerstandskraft der als Träger vorhandenen Zähne ab.

26. Aufgabe.

Ersatz des ersten Prämolaren und des ersten Molaren einer Oberkieferseite.

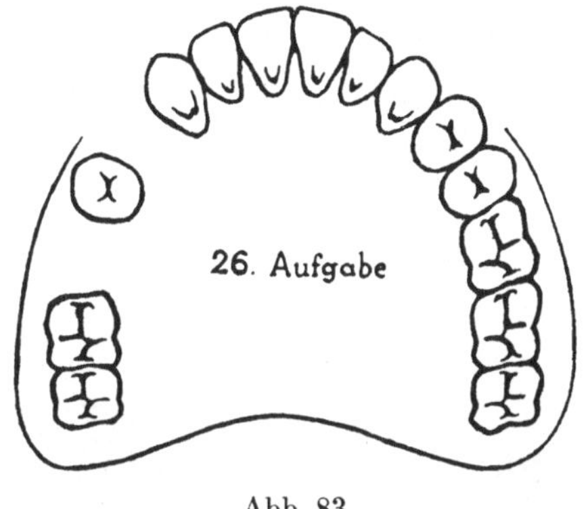

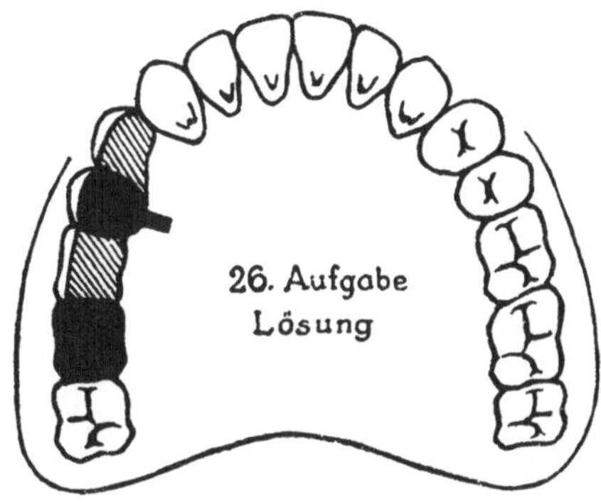

<table>
<tr><td>Abb. 83.</td><td>Abb. 84.
Lösung der 26. Aufgabe: Stützung der
Ersatzzähne für 4| und 6| auf 5| und 7|.</td></tr>
</table>

Wenn 5| und 7| kräftige Stützen abgeben und es nach den Bißverhältnissen des Mundes, sowie durch die Gestaltung der Kaufläche möglich ist, die Brückenglieder 4| und 6| im wesentlichen unter vertikalem Bißdruck zu halten, dem nur einseitig gestützten 4| gegenüber aber eine funktionelle Inanspruchnahme auszuschalten, genügt die Stützung auf 5| und 7|; der Ersatzzahn für 4| behält in diesem Falle über seinen kosmetischen Wert hinaus durch die seitliche Stüzung des rechten Eckzahnes Bedeutung für die Erhaltung des normalen Kontaktes der Vorderzähne.

Bestehen irgendwelche Bedenken gegen eine ausschließliche Stützung auf 5| und 7|, die in einer Überlastung der betreffenden Kieferseite oder in einer Neigung zur Lockerung begründet sein können, so ist 3| als dritte Stütze der Brücke heranzuziehen.

Das hier für die Stützung einer dem Ersatz von 4| und 6| dienenden Brücke Gesagte gilt auch für eine Brücke zur Schließung der Lücke 5| und 7|.

Im Unterkiefer haben wir uns der gleichen Aufgabe gegenüber nach denselben Gesichtspunkten zu richten.

γ) Lücken, die durch das Fehlen dreier Zähne der Backenzahnreihe bedingt sind.

Fehlen drei Backenzähne einer Kieferseite, so haben wir bei der Prüfung der Anordnung der Stützpfeiler einer Brücke, die dem Ersatz dieser Zähne dienen soll, zwischen denjenigen Fällen zu unterscheiden, in denen die Reihe der Prämolaren und Molaren zwei Lücken aufweist, deren eine einer, deren andere zwei fehlenden Kaueinheiten entspricht und denjenigen Fällen, in denen eine auf den Verlust dreier nebeneinanderstehender Zähne zurückzuführende Lücke besteht.

1. Fälle, in denen die drei fehlenden Zähne der Backenreihezahn zwei Lücken entsprechen.

27. Aufgabe.

Ersatz des ersten Prämolaren und des ersten und zweiten Molaren einer Seite des Oberkiefers.

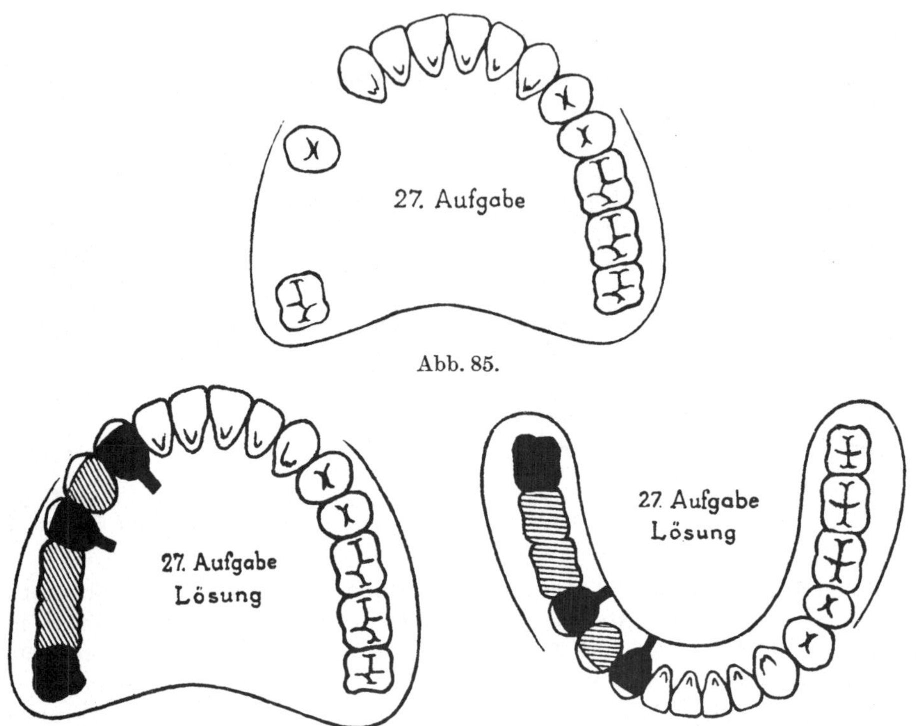

Abb. 85.

<table>
<tr><td align="center">Abb. 86.
Lösung der 27. Aufgabe durch eine auf
3│5│ und 8│ gestützte feste Brücke.</td><td align="center">Abb. 87.
Lösung der 27. Aufgabe im Unterkiefer
durch eine von 8 5 3│ getragene feste Brücke</td></tr>
</table>

Die normale Lösung der 27. Aufgabe wird stets die Stützung der festen Brücke auf 8 5 3│ sein; nur unter besonders günstigen Verhältnissen, d. h. wenn keine starke Belastung der Brücke anzunehmen ist und 5│ und 8│ besonders kräftige Pfeiler sind, darf von der Stützung auf 3│ abgesehen und diese auf 8 5│ beschränkt werden.

Im allgemeinen gewinnen für diese Aufgabe bereits die auf eine weitere Entlastung hinzielenden Erwägungen Bedeutung, wie sie bei der Überbrückung längerer Strecken der Backenzahnreihe erforderlich sind. Wir verweisen auf die an Aufgabe 28 geknüpften Erörterungen.

2. Lücken, die durch das Fehlen dreier nebeneinander stehender Zähne der Backenzahnreihe bedingt sind. Für den Ersatz der fehlenden drei Molaren einer Kieferseite kommt eine feste Brückenarbeit nicht in Betracht. Ist im Bereich des vorderen Zahnbogens von 5│ bis │5 eine Brückenarbeit oder eine Kombination von Brücken- und Befestigungsarbeiten gespannt, die eine bedeutende Festigkeit in sich besitzt, mit den tragenden Wurzeln stark verbunden und

durch dieselben über das für den Belastungsausgleich erforderliche Maß hinaus gestützt ist, so darf man es wagen, einer solchen vom zweiten Prämolaren der einen bis zum zweiten Prämolaren der anderen Seite reichenden Brücke beiderseits einen Anhänger in der Form und Stärke eines Molaren anzuhängen (Abb. 88). Steht der ganze Bogen in fester Artikulation mit der Gegenzahnreihe, so besteht keine Gefahr, daß durch solche Anhänger eine Überlastung eintreten würde; ist der Anhänger aus einem Guß mit den Kronenkörpern der Prämolaren hergestellt oder breit angelötet, so kann sich auch kein Bruch oder ein Verbiegen im Material ereignen.

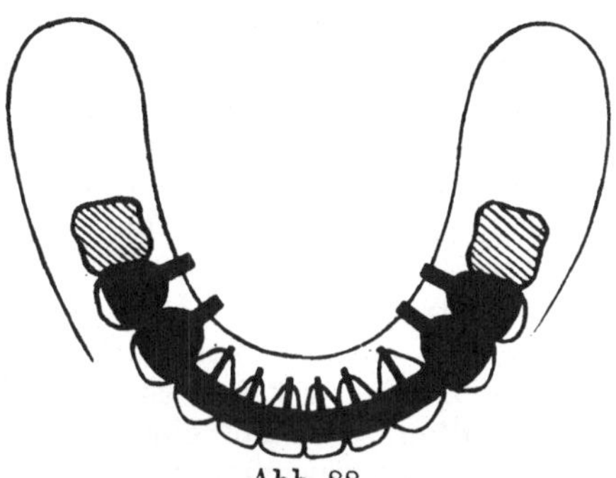

Abb. 88.

Dem Ersatz von $\overline{6|}$ $\overline{|6}$ dienende Anhänger, getragen an einem Stützverbande, der aus einer in $\overline{3\,2\,1|1\,2\,3}$ eingelassenen Stützschiene und beiderseits zwei Prämolarenkronen besteht.

28. Aufgabe.

Ersatz des 2. Prämolaren, des 1. und 2. Molaren einer Kieferseite.

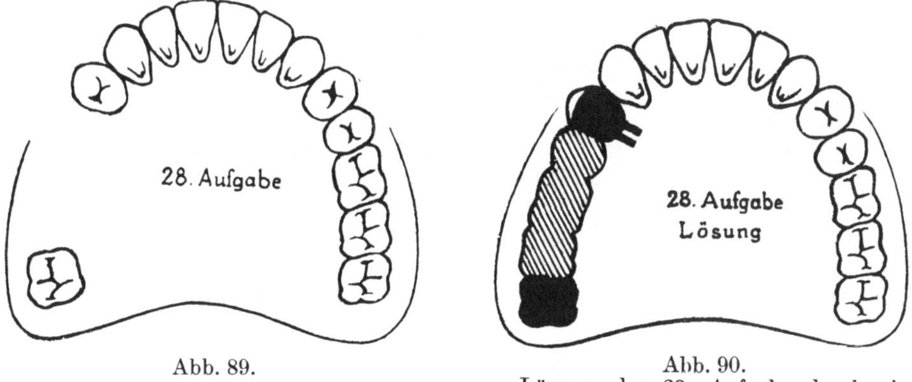

Abb. 89.

Abb. 90.
Lösung der 28. Aufgabe durch eine von $\underline{4|}$ und $\underline{8|}$ getragene Brücke.

Eine solche Konstruktion stellt zwar die Kaufähigkeit in ziemlich weitgehender Weise wieder her, sie bedeutet aber keineswegs eine Rekonstruktion des Gebisses im Sinne einer Wiederherstellung des vollkommenen Artikulationsgleichgewichtes. Sie kann daher auch nicht als Lösung der Aufgabe gelten, die drei Mahlzähne einer oder beider Seiten des Ober- oder Unterkiefers zu ersetzen; auch wird man in praxi die Konstruktion nur anwenden, wenn es an sich angezeigt ist, im Bereich des vorderen Zahnbogens Kronen, Brücken oder Stützverbindungen anzulegen, die die zweiten Prämolaren mit umfassen und stark genug erscheinen, um beiderseits je einen Anhänger mitzutragen.

Der Ersatz der drei nebeneinanderstehenden Backenzähne 7 6 5| oder 7 6 5| verlangt die Überbrückung einer relativ langen Strecke. Dieser an sich für die Wahl der Träger und den Ausgleich zwischen Belastung und Entlastung bedeutsame Umstand erhält dadurch erhöhte Bedeutung, daß es sich um den am stärksten vom vertikalen Kaudruck belasteten Teil des Zahnbogens handelt, daß dem ersten Prämolaren gegenüber unter Umständen die transversale Komponente der Bißwirkung nicht unerheblich zur Geltung kommen kann und daß die dritten Molaren, insbesondere diejenigen des Oberkiefers nur einen eingeschränkten Wert als Brückenpfeiler besitzen.

Nichtsdestoweniger kann unter normalen Bißverhältnissen, wenn die Artikulation der Zahnreihen, abgesehen von der zu schließenden Lücke eine vollkommene ist, wenn die Trägerzähne als in jeder Hinsicht wohl geeignete kräftige Brückenpfeiler gelten können und auch der umgebende Knochen durchaus widerstandsfähig und gesund ist, die Stützung auf den ersten Prämolaren und den dritten Molaren hinreichen, um den Ersatz der drei fehlenden Backzähne 7 6 5| bzw. 7 6 5| in der Form einer festen freischwebenden Brücke zu ermöglichen. Es muß bei der Konstruktion einer solchen Brücke alles geschehen, um einer Überlastung oder dem Zustandekommen schädlicher Bißwirkungen vorzubeugen. Die Kauflächen dürfen an keiner Stelle auch nur um ein weniges zu hoch und müssen so gehalten sein, daß eine völlige Verteilung des Bißdruckes auf die gesamten Zahnreihen gewährleistet ist. — Um den transversalen Bißdruck der Brücke gegenüber abzuschwächen, muß die Bildung steiler, zu stark hervortretender Kauhöcker vermieden werden.

Wenn ungünstige Belastungsverhältnisse für die Brücke vorliegen, oder wenn der erste Prämolar und der dritte Molar keine kräftigen Brückenpfeiler abzugeben versprechen, sondern nach Form und Größe ihrer Wurzel und ihrer Verankerung im Knochen der anzunehmenden Belastung nicht gewachsen erscheinen, so ist die Stützung auf 8 4| bzw. 8 4| nicht hinreichend. Wenn wir in solchem Falle nicht vorziehen, unter Verwendung einer abnehmbaren Sattelbrücke einen Teil der Brückenlast vom Kiefer tragen zu lassen oder durch eine Plattenprothese dieselbe ganz auf den Kiefer zu leiten, müssen wir weitere natürliche Zähne zur Stützung der festen freischwebenden Brücke heranziehen. Es kann dies zunächst dadurch geschehen, daß der neben dem vorderen Brückenpfeiler stehende Eckzahn als Mitträger der Brücke verwandt wird. Wenn es dabei gelingt, den sagittal wirkenden Bißdruck dadurch stark abzuschwächen oder ganz auszuschalten, daß man die Gegenzähne der beiden vorderen Trägerkronen auf diese im Kopfbiß oder wenigstens in möglichst steilem Biß auftreffen läßt, ist durch die Heranziehung des Eckzahnes ein beträchtlicher Nutzen für die Stützung der Brücke gewonnen. Gelingt es nicht, den beiden nach Einschaltung des Eckzahnes vorhandenen vorderen Trägerzähnen eine Kopfbißstellung zu geben, so kann unter Umständen auch dann noch dem ersten Prämolaren gegenüber die transversale Komponente des Bißdruckes, dem Eckzahne gegenüber aber eine aus der transversalen und der sagittalen Komponente resultierende Drehwirkung so stark zur Geltung kommen, daß die Brücke einer solchen Belastung auf die Dauer nicht ausgesetzt bleiben dürfte.

In diesem Falle ist es erforderlich, die sagittale Versteifung der Brücke mit einer transversalen Versteifung zu kombinieren, indem man Zähne der anderen Kieferseite mit heranzieht. Es kann dies dadurch geschehen, daß man die Brücke innerhalb des Zahnbogens über die Mittellinie hinaus weiterführt, oder man kann die transversale Versteifung durch einen über das Gaumendach hin weitergeführten Bügel bewirken. Die Weiterführung einer bislang nur in sagittaler Richtung versteiften Brücke innerhalb des Zahnbogens über die Mittellinie hinaus hat naturgemäß zur Voraussetzung, daß der Zustand der natürlichen Zähne, die zur Anlage dieser zirkulären Versteifung in Anspruch genommen werden müssen, ihre Abtragung oder Devitalisation rechtfertigt. Es kann dies der Fall sein, wenn die natürlichen Kronen so defekt sind, daß der Ersatz durch künstliche untereinander verbundene Kronen angezeigt ist; auch kann eine beginnende Lockerung der Vorderzähne die Stützung durch eine in die Rückseite eingelassene Stiftschiene erfordern, die dann, mit der Brücke verbunden, der transversalen Stützung dient und von der sagittalen Versteifung der Brücke profitiert, oder es kann, wenn Lücken in der Frontzahnreihe bestehen, die Anlage einer transversal versteiften Brücke an sich geboten sein, deren Verbindung mit der sagittal versteiften Brücke des Backzahnbereiches dann ein Gebot des Kräfteausgleiches ist. Wir werden diesen Weg bei Besprechung der nächsten Aufgabe an Beispielen erläutern (vgl. Abb. 97 und 98).

Wenn diese eben genannten Voraussetzungen nicht gegeben sind und eine geschlossene Reihe gesunder Zähne abgetragen werden müßte, um die Brücke innerhalb des Zahnbogens über die Mittellinie hinauszuführen, steht uns in dem Versteifungsbügel ein Hilfsmittel zur Verfügung, durch das eine transversal-sagittale Versteifung in vollkommener Weise erreicht werden kann, ohne daß erhebliche Opfer an natürlichem Zahnmaterial gebracht werden müssen. Da wir hier dem Bügel zuerst begegnen, seien an dieser Stelle einige Hinweise auf die Einführung und Entwicklung dieses für die Verankerung der Brücke überaus wichtigen Hilfsmittels gegeben. Auf die Anwendung des Bügels werden wir später zurückkommen.

Der Bügel wurde 1906 von Bryan[1] unter der Bezeichnung „Kieferbügel" (over-arch-bar) in der Form eines von einer Kieferseite zur anderen geführten, auf der einen Seite verlöteten, auf der anderen Seite abschraubbaren Bügels eingeführt. Der Bügel, den Bryan, wie er berichtet, bereits seit dem Jahre 1884 erprobt hatte, fand eine vielseitige Anwendung (Abb. 196). So wurde er von Thiersch[2] auch zur Versteifung der freien Enden um den ganzen Kieferbogen herumführender Stützprothesen gebraucht und von demselben Autor hinsichtlich seiner Befestigung verbessert; Thiersch versenkte die Bügelenden in die Brückenkörper und verschraubte sie. Er erzielte dadurch eine festere Verbindung. Der Bügel wurde bald von denjenigen Prothetikern, die sich um die systematische Lösung des Problems des Kräfteausgleiches bei Brückenarbeiten bemühten, in seinem Wert erkannt. Riechelmann[3] und kurz nach ihm Rumpel[4] betrachteten den Bügel im Lichte der inzwischen der Prothetik gewordenen Erkenntnisse auf seine Bedeutung und seine Aufgaben und suchten ihn der empirischen Anwendung zu entziehen. Rumpel führte den Begriff „Versteifungsbügel" ein, während Riechelmann auf Grund seiner Untersuchungen zwischen dem reinen Versteifungsbügel, der, über den Gaumen hingeführt, lediglich der Versteifung fester Brücken gegenüber schädlichen Bißdruckkomponenten dient, und dem Entlastungsbügel unterschied, der zur

---

[1] Bryan, L. C.: Der Kieferbügel (over-arch-bar) bei Brückenarbeiten. Dental Brief Philadelphia, Nov. 1904. Schweiz. Vjschr. Zahnheilk. 16, Nr 1 (1906).

[2] Thiersch: Eine Verbesserung von Bryans Überkieferbogen. Ref., gehalten an der 13. Jahresversammlung der American Dental Association of Switzerland. Zürich 1909 (Nov.). Schweiz. Vjschr. Zahnheilk. 20 (1910).

[3] Riechelmann, Otto: Der Transversalbügel für Platten und Brückenarbeiten. Vortrag gehalten auf der Versammlung Südwestdeutscher und Schweizer Zahnärzte, Okt. 1910. Dtsch. Mschr. Zahnheilk. 1911. — Derselbe: Der Entlastungsbügel (Transversalbügel) unter dem Gesichtspunkt der Druckwirkung im Munde. Dtsch. Mschr. Zahnheilk. 1912. — Derselbe: Beitrag zu systematischen Prothetik. Berlin: H. Meußer 1920.

[4] Rumpel, C.: Mechanisch-statische Betrachtungen über den Transversalbügel bei Unterkieferprothesen. Dtsch. zahnärztl. Wschr. 15, Nr 1 (1912).

Stützung des oder der freien Enden herausnehmbarer Brücken Verwendung findet, die mit festen Brücken kombiniert und gelenkig verbunden sind. Riechelmann betonte die Notwendigkeit, den Versteifungsbügel stets abnehmbar anzulegen und führte die Querreiterklammer zu seiner Befestigung ein, indem er darauf hinwies, daß es in vielen Fällen angezeigt sei, durch die vorzeitige Anlage der Querrille für diese Klammer die Möglichkeit vorzubereiten, die Brücke später durch einen Versteifungsbügel mit einem Stützpunkt der anderen Seite zu verbinden oder sie mit einer herausnehmbaren Brücke zu kombinieren.

Für die Verbindung des Versteifungsbügels mit der Brücke, deren Stützung er dienen soll, berechnet Riechelmann die Einwirkungsstelle der Mittelkraft. Für die Wahl der Stelle der Verankerung der Bügel auf der anderen Kieferseite ist in erster Linie die Richtung der Versteifungskraft, die erzielt werden soll, maßgebend. Wenn es sich darum handelt, unter mehreren Zähnen, die in einem

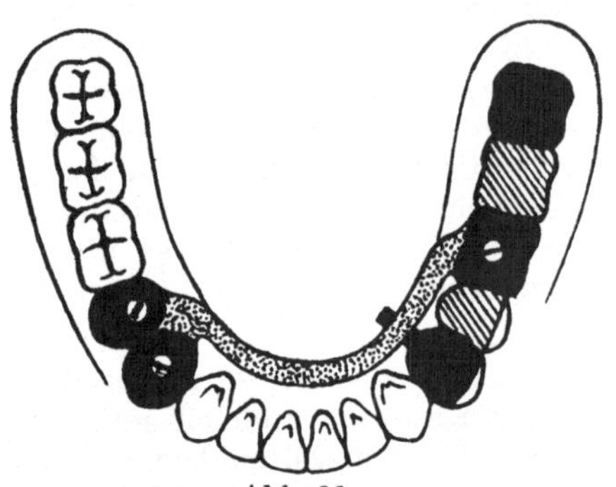

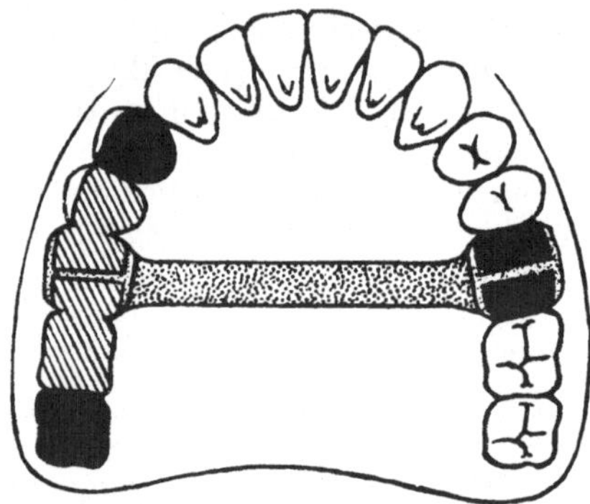

<table>
<tr><td align="center">Abb. 91.
Entlastung der Pfeiler einer von ⌊4 bis
⌊8 geführten festen Brücke durch einen zur
anderen Kieferseite geführten Versteifungs-
bügel mit Verschraubung.</td><td align="center">Abb. 92.
Stützung einer dem Ersatz von 7 6 5⌋
dienenden festen Brücke durch einen zum
ersten Molaren der anderen Kieferseite
geführten Versteifungsbügel mit Quersattel-
klammern nach Riechelmann.</td></tr>
</table>

Bereich liegen, innerhalb dessen jede Verankerung den gewünschten Ausgleich geben würde, den- oder diejenigen auszuwählen, an denen man den Bügel verankern will, so wird der Wunsch, gutes gesundes Zahnmaterial zu schonen und weniger wertvolle Zahnkronen für die Einlagerung der Querreiterklammer oder für die Anbringung einer Verschraubung abzutragen, für die Wahl mitbestimmend sein. Auch ist es für die Stützung an sich ohne Belang, ob die Befestigung des Bügels durch eine Verschraubung, wie wir sie in zahlreichen Fällen mit bestem Erfolge verwandten oder durch eine Querreiterklammer nach Riechelmann erfolgt. Wir sehen in Abb. 91 einen Bügel, der der transversalen Versteifung einer von ⌈4 zu ⌈8 führenden Brücke, an 4⌉ und 5⌉ verschraubt, dient, während Abb. 92 die Verankerung einer von 4⌋ zu 8⌋ führenden, dem Ersatz von 7 6 5⌋ dienenden Brücke mittels einer Riechelmannschen Querreiterklammer am ersten Molaren der linken Kieferseite zeigt.

δ) *Lücken der Backenzahnreihe, die durch das Fehlen von vier Zähnen bedingt sind.*

Die Strecke, die zwischen dem Eckzahn und dem dritten Molaren liegt, ist zu lang, als daß die Stützung auf die beiden der Lücke unmittelbar benachbarten Zähne 3⌋ und 8⌋ für eine dem Ersatz der fehlenden Prämolaren und

Molaren dienende feste Brücke genügen könnte; der Bißdruck der normalerweise auf den 6 Zähnen 3| bis 8| (|3 bis |8) ruht, ist als Summe zu bedeutend, um von den beiden Trägerzähnen 8| und 3| (|8 und |3) allein ausgehalten zu werden Durch eine solche unzulängliche Stützung auf jederseits nur einen Pfeiler würden sehr ungünstige Verhältnisse für den Belastungsausgleich entstehen. Während der hintere Teil der Brücke in vorwiegend vertikaler Richtung belastet ist, kommt der vorderen Partie der Brücke gegenüber auch bei vorsichtiger Gestaltung der Bißflächen die transversale, dem Eckzahn gegenüber auch noch die sagittale Bißdruckkomponente zur Geltung. So setzt hier eine Drehwirkung ein, die das vordere Brückenende im Oberkiefer buccalwärts, im Unterkiefer lingualwärts zu drängen sucht. Die Brücke wird nun zum Hebel, dessen Drehpunkt an dem dritten Molaren liegt, so daß die Kraft am Eckzahn im Sinne des dort wirkenden Bißdruckes ansetzt, während das andere Mal der Unterstützungspunkt am

29. Aufgabe.

Ersatz beider Prämolaren sowie des 1. und 2. Molaren einer Kieferseite durch eine feste Brückenarbeit.

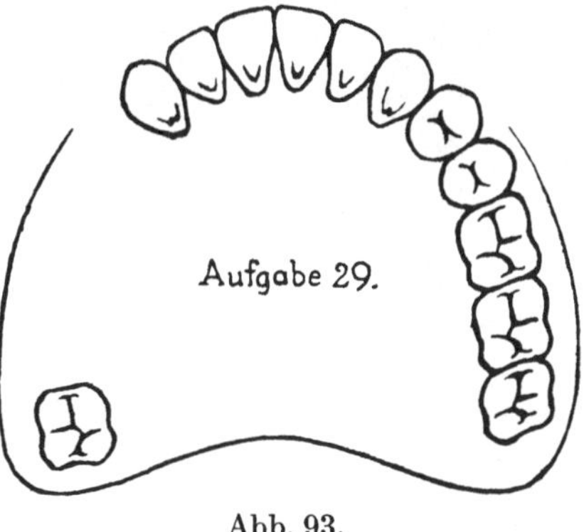

Abb. 93.

Eckzahn und der Angriffspunkt der Kraft am dritten Molaren liegt. Für die Art und Stärke der wechselnden, einander ablösenden und ineinander übergehenden Hebelwirkungen sind neben der Länge des Hebels, der Gestaltung der Brückenkaufläche und der Art des Bisses der Gegenzähne alle biologischen Momente von Bedeutung, die sich aus den normalen und pathologischen Verhältnissen der Trägerzähne und ihrer Umgebung ergeben. Die in Betracht kommenden Kraftwirkungen sind viel zu kompliziert, die Grundlagen für ihre Berechnung zu wenig zuverlässig und konstant, als daß wir das Kräftespiel entwirren, die Kräfte im einzelnen messen und ziffernmäßig für die Schaffung der erforderlichen Widerstände in Rechnung setzen könnten. So ist es unmöglich, diese Faktoren mathematisch formuliert in den Behandlungsplan einzusetzen.

Die schädlichen Folgen eines mangelhaften Ausgleiches der Belastung und Entlastung der Brücke 8| bis 3| bzw. |8 bis |3, denen die gleichen Einwirkungen an anderen langen Brücken im Backenzahnbereich entsprechen, sehen wir in der Loslösung eines oder beider Befestigungsteile von ihren Trägerstümpfen, in einer Verdrängung oder Lockerung der Pfeiler oder in einem Materialbruch zutage treten. Eine Loslösung der Befestigungsteile ist die am häufigsten beobachtete Erscheinung. Die Loslösung kann am vorderen Brückenpfeiler beginnen, indem die Eckzahnkrone gewissermaßen von dem Pfeiler losgedreht wird. Ist sie erst ein wenig gelockert, so kommt dem dritten

Molaren gegenüber eine der Länge des Hebelarmes entsprechende Hebelwirkung
zur Geltung, die allmählich zur Lockerung der hier als Anker dienenden·Krone
führt. Der Lockerungsvorgang kann sich auch in umgekehrter Reihenfolge
abspielen, indem zuerst die Molarenkrone und dann erst die Eckzahnkrone
ihren Halt verliert. Da die natürlichen Kronen der dritten Molaren bei ihrer
Herrichtung zu Trägerstümpfen zumeist im Verhältnis zu ihrer Größe ziemlich
weit abgetragen werden müssen, damit hinreichend kräftige Kronendeckel
angebracht werden können, finden die Kronenringe häufig keinen sehr starken
Halt an den Stümpfen. Auch die Einlötung von Stiften genügt oft nicht, um
die Krone im Verhältnis zu der starken Belastung der Brücke hinreichend zu
verankern. Nicht selten besteht lange Zeit eine einseitige kaum merkliche
Lockerung der Brücke, die sich im Biß zunächst nur durch ein feines Geräusch
kund tut, später aber, wenn sich der Zahnstumpf zu zersetzen und faules Material

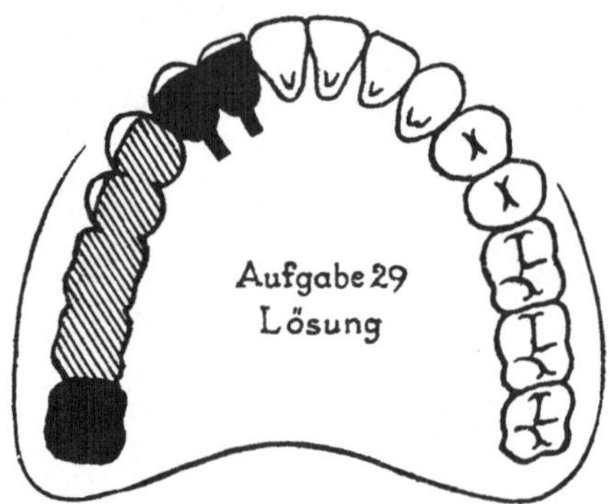

Abb. 94.
Bedingt zulässige Lösung der 29. Auf-
gabe durch eine von 8| und 3 2| getragene
feste Brücke.

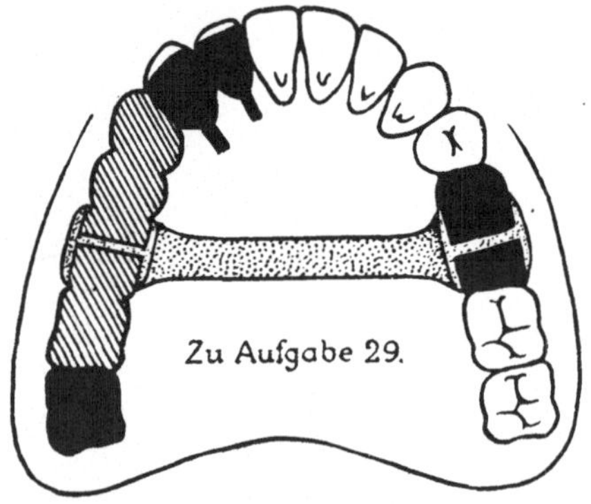

Abb. 95.
Die Anwendung des·Versteifungsbügels
mit Querreiterklammern (nach Riechelmann) zur transversalen Versteifung der
in Abb. 94 als bedingt zulässigen Lösung
der 29. Aufgabe gezeigten festen Brücke.

sich unter der Krone oder Kappe zu sammeln beginnt, auch durch den fauligen
Geruch und Geschmack bemerkbar wird.

Die Lockerung eines als Brückenpfeiler dienenden oberen Weisheitszahnes
ist häufig zu beobachten, eine Lockerung des unteren Weisheitszahnstumpfes
tritt selten ein, noch seltener beobachten wir eine Lockerung des Eckzahnes.

Zu einem Materialbruch kann es infolge der unausgeglichenen Belastung
an verschiedenen Stellen kommen. Vor allem ist der Stift der vorderen Trägerzähne sehr stark beansprucht, wenn die Eckzahnkrone dem seitlichen Bißdruck
nachzugeben beginnt, so daß der durch den Wurzelring gegebene Halt verloren
geht. Der ganze seitliche Bißdruck ruht dann auf dem Stifte und führt nicht
selten zu einem Bruch desselben. Auch zu einem Bruch des Brückenkörpers
oder der Verbindungsstellen desselben kann es infolge der starken Belastung
einer so langen, nur an den Enden gestützten Brücke kommen.

Jeder erfahrene Praktiker, der sich viel mit dem Bau und der Anwendung
fester Brückenarbeiten befaßte und öfter in die Lage kam, die Überbrückung der
langen Strecke vom Eckzahn bis zum dritten bzw. vierten Molaren vornehmen
zu müssen, hat zweifellos mit den Schwierigkeiten zu kämpfen gehabt die sich
daraus ergeben, daß die Eckzahngegend als Übergangsstelle des durch die vertikalen Komponenten verstärkten horizontalen Bißdruckes von der transversalen in die sagittale (bzw. umgekehrte) Richtung der Ort einer besonderen

Kräftespannung im Zahnbogen ist. Als äußeres Zeichen der Intensität des Gegenbisses pflegt sich an der Schneidekante und an der Rücken- bzw. Lippenfläche der natürlichen und künstlichen Eckzahnkronen die Stelle des Auftreffens der Gegenzähne als blank polierte, oft stark abgenutzte Gleitfläche auszuprägen. Diese Bißmarken, die wie schiefe Ebenen wirken, lassen an ihrer Lage und Abschrägung deutlich die seitliche Belastung bzw. die Drehwirkung des Bisses auf den Eckzahn erkennen. Sie finden sich auch dann, wenn das Artikulationsgleichgewicht des Gesamtbisses ein annähernd vollkommenes ist und es scheint als ob nicht die normale Kaufunktion allein, sondern in vielen Fällen eine vom Patienten gewohnheitsmäßig ausgeübte Verschiebung der vorderen Zahnbögen gegeneinander, die ohne ein Auftreffen der Molaren zustande kommt, mit für die Überlastung des Eckzahnes und für eine Verdrängung der von ihm getragenen künstlichen Krone verantwortlich ist (nächtliches Knirschen).

Dieser ungünstigen Belastung des vorderen Brückenendes gegenüber bringt die Einbeziehung des seitlichen Schneidezahnes nur in seltenen Fällen einen hinreichenden Ausgleich. Trotzdem diese Maßnahme bereits zu einer transversalen Versteifung der Brücke beiträgt, kann das in der Gesamtbelastung des Eckzahnes zur Geltung kommende Drehmoment durch die Einschaltung des seitlichen Incisivus unter Umständen infolge der Verstärkung der sagittalen Komponente zunehmen.

Die in Abb. 94 angenommene Stützung einer dem Ersatz von $\overline{7\ 6\ 5\ 4}|$ dienenden festen Brücke auf $\underline{8}|$ und $\underline{3\ 2}|$ kann daher nur unter besonders günstigen Verhältnissen genügen.

Die Voraussetzungen für die Zulässigkeit dieser Lösung sind:
1. Daß der Caninus sowohl wie der seitliche Incisivus lange kräftige Wurzeln besitzen, die in gesunden starkwandigen Alveolen ruhen und daß auch der dritte Molar gut entwickelte, im Knochen fest verankerte Wurzeln aufweist.
2. Daß den als vordere Anker der Brücke dienenden Zähnen $\underline{3\ 2}|$ eine für die Ausschaltung oder starke Abschwächung des seitlichen Bißdruckes günstige Stellung (Kopfbiß-, Vor- bzw. Rückbißstellung) gegeben werden kann.
3. Daß der Körper der Brücke möglichst gradlinig vom vorderen zum hinteren Pfeiler geführt wird und daß bei der Gestaltung der Kaufläche alle das Hervortreten der transversalen Bißdruckwirkung fördernden Formen vermieden werden.
4. Daß die Artikulation des Gesamtbisses für den Ausgleich der auf der Brücke ruhenden Belastung sehr günstig und der Dreipunktkontakt im Kauakt erhalten bzw. wiederhergestellt ist.

Sind die ebengenannten Vorbedingungen nicht erfüllt, so müssen wir uns, sofern die prothetische Aufgabe durch eine feste Brücke gelöst werden soll, nach anderen entlastenden Momenten umsehen. Es stehen uns, wie wir bereits bei Besprechung der vorigen Aufgabe anführten, zwei Wege offen, die Stützung zu verstärken. Der eine Weg ist in der Anwendung des von einer Kieferseite zur anderen geführten Bügels und der durch ihn bewirkten transversalen Versteifung, der andere in der Herumführung der Brücke um einen Teil des Zahnbogens bzw. um den ganzen Bogen gegeben (zirkuläre Versteifung). Beide Wege führen zu einer Entlastung der Pfeiler.

4. Die Stützung fester Brücken, die vom Bereich der Backenzähne auf die vordere Zahnreihe, bzw. um den Kieferbogen herumreichen.

Die Möglichkeiten für die Ausdehnung solcher Brücken, die dem Ersatz mehrerer nebeneinander fehlender Backen- und Mahlzähne dienen (s. Aufgabe 29) und dabei von den der Lücke nächstbenachbarten Pfeilern ungenügend gestützt erscheinen, auf die Vorderzahnreihe und darüber hinaus auf die andere Kieferseite sind sehr mannigfaltig.

Wenn wir dieselben zunächst unter Zugrundelegung des Falles betrachten, den wir als Aufgabe 29 besprachen, in dem es sich um den Ersatz der beiden Prämolaren, sowie des ersten und zweiten Molaren einer Kieferseite handelte, so sahen wir bislang, daß die Stützung auf die beiden der Lücke unmittelbar benachbarten Zähne 3| und 8| unter keinen Umständen als genügend angesehen werden konnte, und daß die Brücke nur unter ganz besonders günstigen Umständen als durch 3 2| und 8| hinreichend gestützt schien. Wenn wir nun innerhalb der Zahnreihe weitergehen, so zeigt es sich, daß selbst die Miteinbeziehung

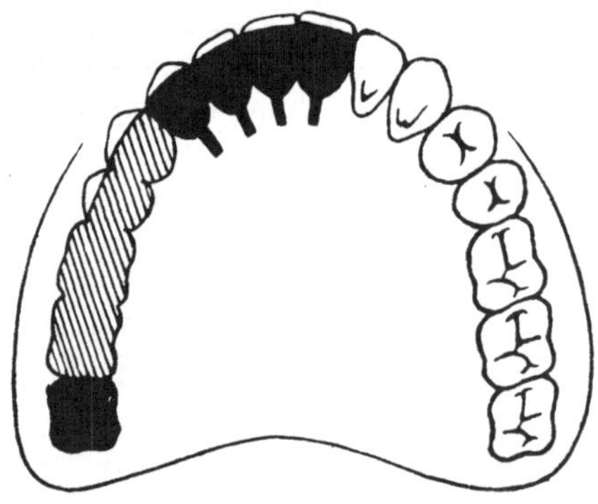

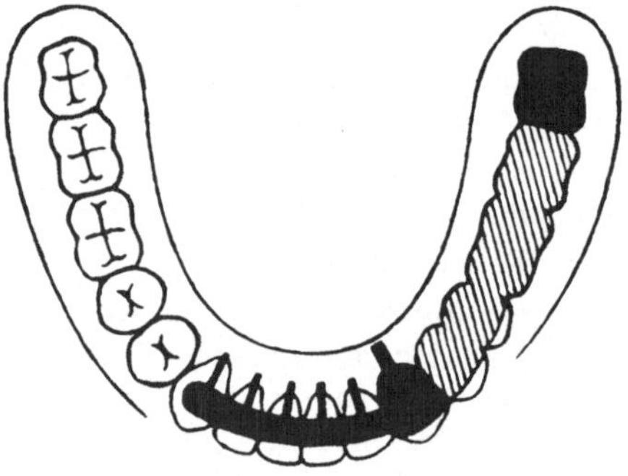

Abb. 96.

Stützung einer dem Ersatz von 7 6 5 4| dienenden festen Brücke auf 8| und 3 2 1|1.

Abb. 97.

Verbindung einer dem Ersatz von |4 5 6 7 dienenden festen Brücke mit einer der Stützung der Vorderzähne dienenden Stiftschiene.

des mittleren Schneidezahnes in manchen Fällen nicht hinreicht, um die Stützung der Brücke zu sichern. Die transversale Entlastung tritt erst in vollem Maße in Erscheinung, wenn die versteifende Verbindung sich über die Mittellinie des Zahnbogens erstreckt, sie wird um so vollkommener, je weiter die Brücke auf die andere Kieferseite hinübergreift. Wenn es gelingt, den vorderen Trägerkronen gegenüber die sagittale Bißdruckkomponente dadurch stark auszuschalten, daß man den Zähnen die Kopf- bzw. Rückbißstellung zu den Antagonisten gibt, so kann eine Stützung des vorderen Endes auf 3 2 1| genügen. Kosmetische Rücksichten aber verbieten im Hinblick auf den auffallenden unharmonischen Ausdruck, den die Frontzahnreihe erhält, wenn die künstlichen Vorderzähne eine von derjenigen ihrer natürlichen Nachbarn abweichende Stellung einnehmen, häufig eine solche Maßnahme. Wir müssen daher, sofern wir nicht auf die Anwendung einer festen Brückenarbeit verzichten oder mit Hilfe eines Versteifungsbügels eine Entlastung herbeiführen wollen, weitere benachbarte Zähne in den Brückenverband einbeziehen, wie dies Abb. 96 zeigt.

Die Entscheidung der Frage, ob solches Vorgehen zulässig ist, hängt, wie wir bereits sagten, sehr wesentlich von dem Zustand der Vorderzähne und von der Beantwortung der Frage ab, ob sich die Abtragung und Überkronung derselben an sich rechtfertigt. Eine Reihe gesunder wertvoller Zähne der Stützung einer Brücke zu opfern, die eine Lücke der Backenzahnreihe zu schließen bestimmt ist, würde nicht zulässig sein. Wenn es aber an sich geboten erscheint, mehrere nebeneinanderstehende Vorderzähne mit Kronen zu versehen, um sie zu erhalten, ist die Herstellung einer Kronenverbindung, die eine feste Stützung für die Brücke abgibt, recht wohl möglich und angezeigt. Besteht eine Lockerung der Vorderzähne, die ihre Stützung erheischt, so kann die Versteifung und damit die verstärkte Stützung einer im Bereich der Backen- und Mahlzähne über eine breite Lücke gespannten Brücke auch dadurch erfolgen, daß ihre vordere Trägerkrone (Anker) mit einer in die Rückseite der übrigen Vorderzähne eingelassenen Stützschiene verbunden wird (Abb. 97).

Häufiger als durch Kronenverbindungen und Stützverbände kann die Versteifung durch Brückenverbindungen innerhalb des Zahnbogens herbeigeführt werden. Wenn die Zahnreihe eines Kiefers mehrere Lücken aufweist, die so zueinander gelegen sind, daß eine Verbindung der ihrer Schließung dienenden Brücken zu einer großen Brücke möglich ist, wird man in der Regel die Herstellung einer solchen Verbindung vorziehen (Abb. 98).

Wenn auf beiden Kieferseiten innerhalb der Backenzahnreihen und zugleich im Bereich der Vorderzähne größere Lücken bestehen und kräftige Pfeiler in einer für die Verteilung des Kaudruckes günstigen Anordnung vorhanden sind, kann die Schließung der Lücken durch eine große den ganzen Zahnbogen ergänzende feste Brücke erfolgen. Je nach der Verteilung der vorhandenen natürlichen Zähne auf den Zahnbogen muß die für die einzelnen Strecken des Brückenbogens erforderliche Stützung nach den Gesichtspunkten beurteilt werden, die für Einzelbrücken Geltung haben würden. Auch

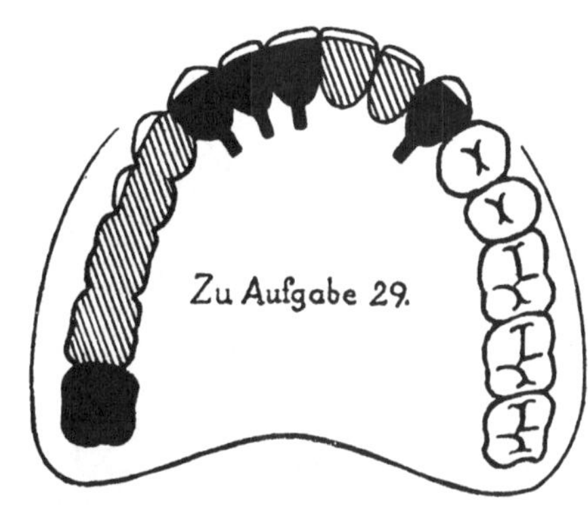

Abb. 98.
Zu Aufgabe 29. Ersatz von 7 6 5 4| und |1 2 durch eine von 8 3 2 1|3 getragene Brücke.

wenn infolge der Versteifung mit einer erheblichen Entlastung der Pfeiler zu rechnen ist, so hat diese immerhin ihre in der Valenz der einzelnen Stützpfeiler und in ihrer Stellung im Rahmen des ganzen Gefüges und der spezifischen Belastung der einzelnen Strecken des Bogens begründeten Grenzen. Der Umstand, daß die Brücke auf einem lebenden, in seinen verschiedenen Abschnitten ungleich widerstandsfähigen Fundament ruht, das im Laufe der Zeit Veränderungen erfährt, der Umstand, daß das Material der Brücke trotz aller Starrheit und inneren Festigkeit eine gewisse Elastizität und Nachgiebigkeit behält, läßt unter Umständen eine Ungleichheit der Widerstandskraft an den verschiedenen Punkten des Brückenbogens fortbestehen und sich auf die Dauer schädlich auswirken. Es ist daher ratsam, sich nicht absolut auf den durch die Versteifung gegebenen Kräfteausgleich zu verlassen, sondern immerhin die Belastung der einzelnen Strecken der Brücke und die gegen sie wirkenden Widerstände nach den für die einzelne Brücke geltenden Gesichtspunkten mit in Betracht zu ziehen.

Im vorderen Teil des Brückenbogens darf die Strecke, die ohne Zwischenstützung von dem Pfeiler der einen zu demjenigen der anderen Seite geführt wird, nicht länger sein, als bei einer einzelnen Brücke, die nur dem Ersatz der Vorderzahnreihe dient. Wir fanden für diese, daß mindestens die beiden Eckzähne vorhanden sein und als Träger ausgenützt werden müssen, wenn die Schließung einer durch den Verlust der vier Schneidezähne bedingten Lücke durch eine feste Brücke erfolgen soll. Wir sahen ferner, daß in vielen Fällen trotz der relativ starken Stützung, die eine von 3| bis |3 geführte feste Brücke von den Pfeilern erfährt, besondere Maßnahmen (gradlinige Anlage der Brücke, Kopfbißstellung der Zähne, rückwärtige Verankerung an unter vorwiegend vertikalem Kaudruck stehenden Zähnen) erforderlich sind, um der Kippung einer solchen Brücke entgegen zu wirken. Trotzdem nun da, wo die Brücke 3| bis |3 zur Teilstrecke eines großen festen Bogens wird, durch die Versteifung des Ganzen ein ziemlich vollkommener Ausgleich zwischen den verschiedenen Kräften des auf der Brücke ruhenden Kaudruckes erzielt wird, muß es als Regel gelten, daß die im Bereich der Vorderzähne liegende Teilstrecke ohne Zwischenstützung nicht weiter als über den Raum gespannt sein darf, den die vier Incisivi einnehmen. Wenn die vier Schneidezähne, der erste und der zweite Prämolar beider Seiten und auf jeder Seite noch ein Molar fehlt, so wird beispielsweise die Stützung auf 8 6 3| und |3 6 8 für den ganzen Zahnbogen einschließlich der vorderen Strecke hinreichen. Wenn aber in diesem Falle

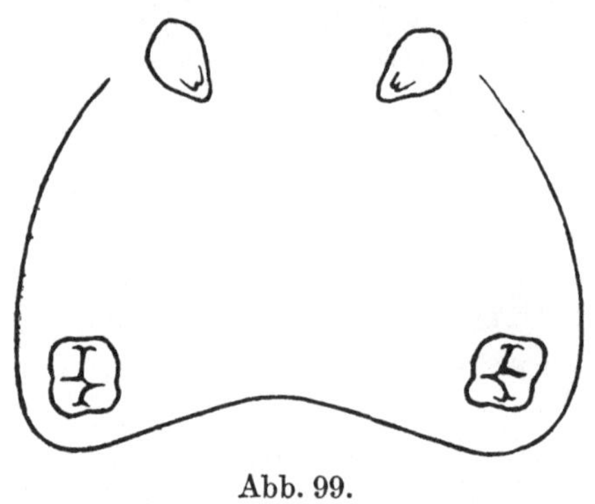

Abb. 99.
Es fehlen 7 6 5 4 2 1|1 2 4 5 6 7.

auf einer Seite auch der Caninus fehlen würde und statt seiner der erste Prämolar als Stütze dienen sollte, würde die Stützung einer dem Ersatz von 7 5 4 2 1|1 2 3 5 7 dienenden Brücke auf 8 6 3| |4 6 8 gewagt erscheinen. Selbst wenn hier die Stärke des Materials einen Bruch oder eine Verbiegung ausschließen würde, bliebe es zweifelhaft, ob die Festigkeit der Pfeiler und die Belastung der seitlichen bzw. hinteren Brückenstrecke auf die Dauer dem auf eine Kippung des vorderen Bogens hinwirkenden Bißdruck standhalten würde. Wir stehen demnach in solchem Falle an der Grenze der Indikation für eine feste Brücke und haben zu erwägen, ob hier nicht die Verwendung einer herausnehmbaren (Sattel-)Brücke bzw. die kombinierte Anwendung fester und herausnehmbarer Brücken angezeigt wäre.

Naturgemäß bildet die geringe Valenz eines Pfeilers und die relative Länge einer von ihm mitgetragenen Strecke innerhalb einer den ganzen Kieferbogen umspannenden festen Brücke weit weniger eine Gefahr für die Stützung des Ganzen, wenn der Pfeiler der Zwischenstützung dient, als wenn er das eine Ende der Brücke trägt und zwischen ihm und dem nächsten weiter vorne stehenden Pfeiler eine drei bis vier fehlenden Backenzähnen entsprechende Lücke liegt. Ein schwach bewurzelter 3. Molar kann in solcher Stellung häufig dem Kaudruck auf die Dauer nicht standhalten. Man beobachtet bei den um den Kieferbogen herumführenden festen Brücken, deren vorderer bzw. mittlerer Teil auf mehreren kräftigen Pfeilern ruht, während sich das hintere Ende einer oder beider Seiten auf den 3. Molaren stützt, selbst wenn der Belastungsausgleich ein vollkommener schien, nicht selten nach einigen Jahren eine völlige Loslösung dieses Pfeilers von seinem Fundament. Die übrigen Pfeiler der Brücke können dann immer noch eine relative Festigkeit aufweisen, und, wenn sie günstig verteilt stehen, imstande sein, die Brücke für längere Zeit weiter zu tragen. Der Loslösungsvorgang tritt in solchem Falle nicht eigentlich als Lockerung des Pfeilers in Erscheinung. Dieser behält, von dem festen Brückenverband gehalten, seine Stellung unverändert bei, während sich die Umgebung allmählich zurückzieht. Nachdem sich die paradentalen und periodontalen Gewebe bis zu einem gewissen Grade zurückgezogen haben, vollenden in der Regel die die Wurzel inkrustierenden Konkremente die völlige Lostrennung derselben von ihrer Umgebung.

Im Hinblick auf die geringe Stützkraft der 3. Molaren und die Länge der überspannten Strecken ist eine Anordnung der Pfeiler, wie sie Abb. 99 zeigt, für eine den ganzen Kieferbogen umspannende feste Brücke auf die Dauer unzureichend. Unter besonderen Verhältnissen kann auch diese Stützung genügen, und zwar dann, wenn 8| |8 besonders kräftige, im Kieferknochen fest verankerte Wurzeln besitzen, und wenn die Belastung der ganzen Brücke eine geringe ist. Es kann dies der Fall sein, wenn im Unterkiefer eine Plattenprothese als Ersatz der ganzen Zahnreihe oder eines Teiles derselben getragen wird, oder wenn der Gegenbiß aus anderen Ursachen abgeschwächt ist und sich nicht in voller Stärke wieder herstellen läßt. Wesentlich günstiger und für die Anlage einer festen Brücke durchaus genügend ist die Stützung, wenn zwischen 8| und 3| noch ein Zwischenpfeiler steht, sodaß die Brücke z. B. auf 8 6 3 | 3 5 8

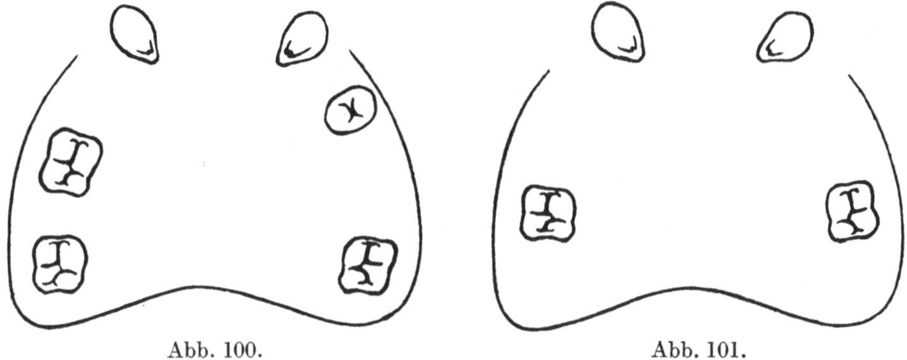

Abb. 100.Abb. 101.

(Abb. 100) ruhen würde, oder wenn statt der 3. Molaren die 2. Mahlzähne die hinteren Pfeiler abgäben (Abb. 101), deren weit kräftiger entwickelte Wurzeln den Kaudruck in besonders günstiger Weise auf ihre knöcherne Umgebung verteilen.

Die in Abb. 101 angenommene Stellung bildet gewissermaßen die Norm der Anordnung der vorhandenen natürlichen Zähne für eine Wiederherstellung des ganzen Zahnbogens durch eine von vier Pfeilern getragene feste Brücke. Jede Abweichung von dieser Stellung der Pfeiler kann die Indikation der Verwendung einer festen Brücke in Frage ziehen, sofern nicht entweder die Ausdehnung der Brücke eine Einschränkung erfährt oder eine Kompensation durch Hinzuziehung eines 5. oder 6. Pfeilers möglich ist. Es bedeutet dies praktisch angewandt, daß eine erhebliche Verminderung des Widerstandes, den die vier Pfeiler 7 3 | 3 7 der Gesamtbelastung entgegenzusetzen vermögen, anzunehmen wäre, wenn statt |3 etwa |2 als Pfeiler dienen müßte, und daß der vordere Bogen der Brücke nicht genügend gestützt sein würde, wenn 4| an Stelle von 3| träte, ohne daß durch eine Vermehrung der Pfeiler ein Ausgleich geschaffen werden könnte. Es bedeutet ferner, daß es ratsam sein würde, bei der Aufstellung des Planes, sofern nicht |7, sondern |6 der am weitesten nach hinten stehende Zahnstumpf einer Seite wäre, die Brücke mit der auf |6 ruhenden Krone enden zu lassen und darauf zu verzichten, |7 durch einen Anhänger zu ersetzen.

Wir wählten als Beispiele für die Stützung einer um den ganzen Kieferbogen herumführenden Brücke Fälle, in denen es sich um den Ersatz der Zahnreihe des Oberkiefers handelte. Das über die Anordnung der Pfeiler Gesagte gilt in gleichem Maße für den Unterkiefer.

Bei der Aufstellung des Planes für solche Brücken dürfen uns freilich nicht lediglich statische Erwägungen leiten. Der in der Versteifung und der durch sie bewirkten Entlastung der Pfeiler liegende Vorteil großer Brückenverbände spricht entschieden in vielen Fällen für die Anlage derselben, doch läßt der Gedanke an alle in der Zukunft möglichen Eventualitäten nicht selten auch ein Moment in die Wagschale fallen, das die Lösung der Gesamtaufgabe durch mehrere Einzelbrücken richtiger erscheinen läßt. Es muß die Möglichkeit bestehen, die Brücke gegebenenfalls herausnehmen zu können. Die Notwendigkeit hierfür kann trotz aller Vorsorge jederzeit eintreten. Zwar fällt der früher häufigste Anlaß, eine Brücke abzunehmen, um abgesprungene künstliche Zähne zu ersetzen, heute fort, nachdem Methoden der Befestigung der künstlichen Zähne dienen, die eine einfache Auswechselung zersprungener Zähne ermöglichen, während die Brücke im Munde verbleibt. Doch können immerhin Ursachen verschiedener Art (Materialbruch, Versagen eines Pfeilers usw.) gelegentlich zu der Notwendigkeit führen, eine große feste Brücke abnehmen zu müssen. Da sich aber die großen festen Brücken, wenn sie den Vorteil einer starken Versteifung des ganzen Bogens bieten sollen, nicht immer zerlegbar anlegen lassen, ihre Herausnahme, Reparatur und Wiederbefestigung aber unter Umständen eine für den Patienten höchst unangenehme, für den Zahnarzt technisch komplizierte und verantwortungsvolle Arbeit ist, kann darin, daß sich nach den im einzelnen Falle gegebenen Verhältnissen die Notwendigkeit einer gelegentlichen Herausnahme der Brücke voraussehen läßt, eine beachtenswerte Kontraindikation gegen die Anwendung großer um den Kieferbogen herumführender fester Brücken gegeben sein.

Die Auswahl bzw. Ausnutzung der im Lückengebiß vorhandenen natürlichen Zähne in der verschiedenen Anordnung zur Stützung fester Brücken, wie sie vorstehend besprochen und veranschaulicht ist, kann naturgemäß nicht als erschöpfend behandelt gelten. Es bestehen weit mehr Möglichkeiten hinsichtlich der Lage der Lücken und der Stellung der Pfeiler, als wir in Betracht ziehen konnten. Aber es ist in den von uns aufgestellten Regeln und den gezeigten Beispielen eine Grundlage gegeben, von der aus die Stützung jeder festen Brücke auch bei anderer Stellung der vorhandenen natürlichen Zähne und bei einer von der Norm abweichenden Belastung beurteilt werden kann. Von den von uns angenommenen normalen Verhältnissen ausgehend, wird man durch die Betrachtung der im einzelnen Falle vorliegenden Abweichungen und pathologischen Veränderungen der Kieferform, der Zahnreihen und ihrer Artikulation zu der Möglichkeit gelangen, die besonderen Verhältnisse des einzelnen Falles zu erkennen und bei der Entscheidung der Frage zu berücksichtigen, ob und in welcher Weise die Stützung einer festen Brücke erfolgen kann. Es ist wohl anzunehmen, daß die Ansichten über den Wert und die Berechtigung dieser und jener Wahl und Anordnung der Pfeiler auseinandergehen werden. Es läßt sich naturgemäß über solche Fragen bis ins Unendliche streiten, da die beweisende Zahl trotz aller Berechnungsversuche noch fehlt. Demgegenüber sei betont, daß die von uns gewählte Lösung der einzelnen Aufgaben sich auf die Erfahrung gründet, die heute als das Gemeingut derjenigen Zahnärzte gelten kann, die sich viel mit der Anwendung fester Brücken befaßten und dabei einer Auffassung huldigen, die eher eine zu starke Stützung für notwendig erachtet, als daß sie einen ungenügenden Ausgleich zwischen Belastung und Widerstand gutheißen würde.

E. Die Konstruktion der festen Brückenarbeit.

Die unzerlegbare feste Brückenarbeit ohne Fugen und Zwischenraum, in sich einheitlich fest und widerstandsfähig und mit den Brückenpfeilern unmittelbar durch Zementierung verbunden, ist die einfachste und stärkste Form der festsitzenden Brückenarbeit.

Wie jede Brückenarbeit, besteht die feste Brücke aus den Befestigungsteilen oder Ankern und dem Brückenkörper. Einen wichtigen, aber nur für gewisse Fälle erforderlichen Teil der Brückenkonstruktion bilden die Brückenbügel. Je nachdem die Anker und der Brückenkörper durch Lötung bzw. Guß zu einem Stück verbunden oder durch besondere, nur der Hand des Zahnarztes im Munde zugängliche Vorrichtungen zusammengefügt werden, unterscheiden wir die ungeteilte feste Brücke und die zusammengesetzte bzw. zerlegbare feste Brücke.

1. Die Konstruktion der ungeteilten festen Brücke.

a) Die Befestigungsteile (Anker).

Allgemeines.

Die Befestigungsteile der unzerlegbaren festen Brücke sind die mit dem Brückenkörper durch Lötung oder Guß vereinigten Verbindungsstücke, die die als Brückenpfeiler (Träger) dienenden Zahnstümpfe erfassen oder in dieselben versenkt sind, dadurch der Brücke ihren Halt geben und den auf ihr ruhenden Kaudruck auf die Träger fortleiten. Das im allgemeinen Teil über die Anforderungen, die an jede Brücke gestellt werden müssen, Gesagte, gibt wichtige Gesichtspunkte für die Konstruktion der Befestigungsteile der Brückenarbeit. Der Befestigungsteil einer ungeteilten festen Brücke muß den Pfeiler so erfassen, bzw. so fest in ihm verankert sein, daß der Pfeiler seine ganze Widerstandskraft für den Halt der Brücke hergibt und nicht, seiner Eigenbewegung folgend ausweichen kann. Der Befestigungsteil muß zweitens den Stumpf, der ihn trägt, gegen destruktive Vorgänge, die von der Mundhöhle ausgehen, schützen und drittens an sichtbaren Stellen ein möglichst natürliches Aussehen zeigen.

Als Befestigungsteile unzerlegbarer fester Brücken kommen
α) die Vollkrone:
    die Metall-(Gold)-Krone,
    die Wurzelring-(Richmond-)Krone;
β) die Halbkrone:
    die Carmichaelkrone,
    die Fournierkrone,
    die Ranksche Halbkrone;
γ) die Gußfüllung
zur Anwendung. Dieselben erfüllen, wie wir bei ihrer näheren Betrachtung sehen werden, in sehr unterschiedlichem Maße die vorstehend genannten Anforderungen.

Hinsichtlich des Materials, aus dem die Befestigungsteile der festen Brücke herzustellen sind, ist im allgemeinen das Folgende zu sagen:

Für alle Brückenanker, zugleich aber auch für den Brückenkörper, hat das edle Metall als das bei weitem überlegene Material zu gelten. Wohl kennen wir einige unechte Kompositionen, die sowohl der mechanischen Beanspruchung genügen, wie auch der chemischen Einwirkung der Mundflüssigkeiten hinreichenden Widerstand zu leisten vermögen, um den aus ihnen hergestellten Brückenarbeiten eine gewisse Lebensdauer zu gewähren. Unter den vielen

Kupfer-Zink-Legierungen (Messinglegierungen), die als Ersatz für Edelmetall zur Verarbeitung kommen, dürfte heute das Randolfmetall, das gebräuchlichste sein. Die Zusammensetzung dieser Legierung ist seitens der Hersteller nicht bekannt gegeben. Das Randolfmetall wird aber nach Analysen, die verschiedentlich vorgenommen wurden, in seiner Zusammensetzung folgendermaßen beurteilt:

Nach Leix, München:

Kupfer	$59,15\%$
Zink	$39,43\%$
Blei	$0,56\%$
Eisen und Aluminium	$0,07\%$

Nach dem Zahnärztl. Institut, Berlin:

Kupfer	$63,30\%$
Zink	$34,20\%$
Blei	$0,24\%$

Nach dem Wiener Generalprobieramt:

Kupfer	$62,90\%$
Zink	$35,69\%$
Blei	$0,3\%$.

Das Randolfmetall wird in Blech- und Drahtform geliefert und ist nach unseren bei der Versorgung poliklinischer Patienten gesammelten Erfahrungen für die Zwecke kleinerer Brückenarbeiten und zur Herstellung der als Anker dienenden Kronen verwendbar. Bei der Verwendung aller dieser Kupferlegierungen ist im Auge zu behalten, daß sie unter Umständen gesundheitsschädlich wirken können. Von Schoenbeck ist eine Legierung angegeben worden, die völlig ungiftig sein soll und als eine Art Edellegierung anzusprechen ist, da sie Silber, Zinn und Platin enthalten soll. Diese Legierung, das sog. Chekometall, kann auch für die Herstellung von Ankerkronen für feste Brücken verarbeitet werden. Insbesondere aber soll es sich als Material für den Brückenkörper eignen und sich dann, durch Lötung mit den aus Gold hergestellten Teilen verbunden, gut im Munde halten. Schlungbaum, Pfaff u. a. haben günstige Erfahrungen veröffentlicht, die sie sowohl bei der Verarbeitung dieses Ersatzmetalles wie bei der Beobachtung seiner Haltbarkeit im Munde gemacht haben. Wenn wir uns auf den Standpunkt stellen, daß edles Metall für die Herstellung von Brückenankern im Grunde das allein brauchbare Metall ist, so leitet uns dabei vor allen Dingen die Überzeugung, daß die geringe Kostenersparnis, die durch die Verarbeitung unechten Materials erzielt werden kann, in keinem Verhältnis zu der geringeren Haltbarkeit und Schönheit der Arbeit steht, die den aus unechten Legierungen hergestellten Brückenarbeiten nun einmal eigen ist. Ebensowenig wie sich die Herstellung der Brückenanker aus unedlem Metall rechtfertigt, ist es rätlich, Gold von zu niedrigem Karat für ihre Anfertigung zu wählen. 16 kar. Gold kann, mit entsprechendem Lote gelötet, der Herstellung von Brücken und somit auch als Material für die Herstellung der Ankerkronen dienen, doch wiegt auch hier die geringe Kostenersparnis nicht die Einbuße an Vollkommenheit auf, die die Arbeit durch die Verwendung geringwertigeren Goldes erfährt. Man sollte daher bei der Verwendung hochkarätiger Legierungen verharren und für die Herstellung der Ankerkronen im allgemeinen kein Gold unter 20 oder höchstens 18 Karat nehmen.

Wie wir schon weiter vorne hervorhoben, lohnt es sich heute nicht mehr für den Zahnarzt, das Gold und das Lot selbst zu legieren. Die guten zuverlässigen Produkte der Scheideanstalten, die in einer für zahnprothetische Verarbeitung wohlgeeigneten Qualität im Handel vorrätig sind, gestatten dem Zahnarzte, ein Gold von bestimmtem Gehalt und von bestimmten Eigenschaften, sowie in verschiedener Farbe und Härte mit dem dazu passenden Lote zusammen fertig zu beziehen, so daß es dem besonderen Zwecke des Einzelfalles entspricht. Wir können daher im großen und ganzen davon absehen, Rezepte für die Legierung der verschiedenen Goldarten zu nennen und geben im folgenden nur bei jedem einzelnen Brücktenteil an, welches Edelmetall, bzw. welche Goldart für den jeweils vorliegenden Zweck besonders geeignet ist. Dieses kann dann mit entsprechenden Angaben fertig von der Scheideanstalt bezogen werden.

a) Vollkronen als Brückenanker.

Als solideste Verankerung einer festen Brücke kann die Befestigung durch Kronen gelten, die den Trägerstumpf allseitig umgreifen und nach außen völlig abschließen. Durch ihre Verwendung wird der Erfüllung der an die Befestigungsteile einer festen Brückenarbeit in mechanischer, hygienischer und kosmetischer Hinsicht zu stellenden Anforderungen am besten entsprochen. Wir sehen daher an nicht sichtbaren Stellen die Metall-(Gold-)Krone mit massiv gegossenem Deckel, an den sichtbaren Stellen des Mundes die Wurzelring-(Richmond-)Krone mit gegossenem Körper und Porzellanfront als Befestigungsteil der festsitzenden Brücke allgemein bevorzugt.

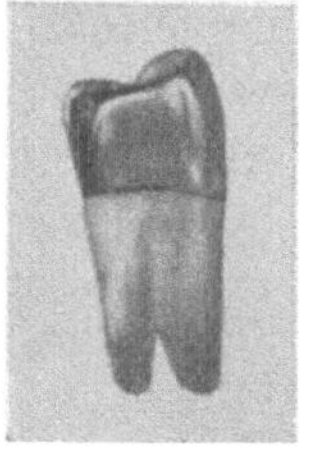
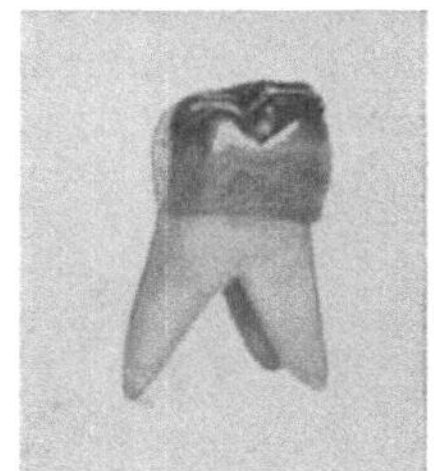

a · b

Abb. 102. Goldkronen. a für einen Prämolaren, b für einen Molaren.

Die Metall-(Gold-)Krone als Brückenanker.

Die einfache Goldkrone mit massiv gegossenem Deckel gibt den stärksten und widerstandsfähigsten Befestigungsteil einer festsitzenden Brücke ab. Ein großer Vorteil ihrer Anwendung liegt darin, daß der Stumpf nicht völlig abgetragen, sondern nur beschliffen zu werden braucht, so daß er der auf ihm befestigten Krone einen weit größeren Halt zu gewähren vermag, als eine bis zum Zahnfleischniveau abgetragene Wurzel. Ein weiterer Vorteil ist durch das homogene starke Material gegeben, aus dem die Metall-(Gold-)Krone hergestellt ist, da an ihr alles Zerbrechliche, und, wenn der Deckel stark genug gegossen, der Ring fest schließend um den Hals gelegt ist,

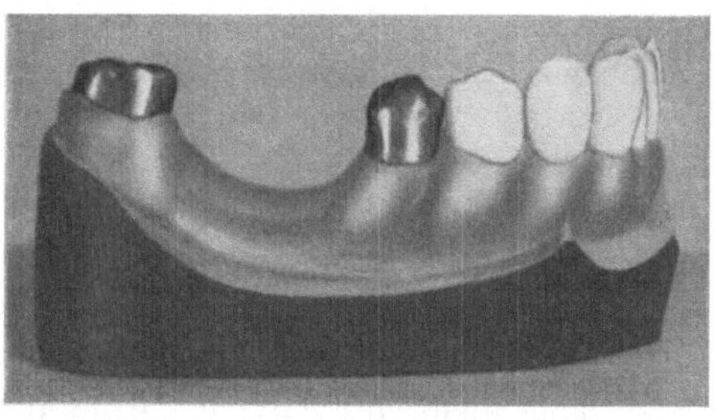

Abb. 103. Goldkronen als Anker einer dem Ersatz von 7| und 6| dienenden Brücke in situ von der Buccalseite gesehen.

nahezu alles Verschleißbare fehlt (Abb. 102). Es ist daher die Verwendung der Goldkrone an allen nicht sichtbaren Stellen des Mundes und überall da geboten, wo die Erfassung des Stumpfes durch eine mit einer Porzellanfront versehene Krone nicht genügend gesichert, oder wo eine solche Krone gegenüber dem Bißdruck nicht genügend widerstandsfähig erscheint (Abb. 103). Im Bereiche der Vorderzähne verbietet sich die Anwendung der Goldkrone bis auf seltene Ausnahmen

aus kosmetischen Rücksichten gänzlich. Trotzdem sehen wir dieselben häufig
an sichtbarer Stelle angewandt. Es scheint, als ob vielen Zahnärzten das Gebot,
ihrer prothetischen Arbeit ein natürliches unauffälliges Aussehen zu geben,
aus dem Bewußtsein geschwunden und als ob den Patienten das Gefühl für
die Entstellung verloren gegangen wäre, die die Zahnreihe, der Mund und
damit das Antlitz des Menschen durch die unschönen Goldhülsen erfährt,
die über vordere Zähne gestülpt werden, um entweder als Einzelkronen oder
als Anker von Brücken zu dienen. Zweifellos gibt es Fälle, in denen die feste
Verankerung auch des vorderen Endes einer Brücke nur durch eine Goldkrone
gewährleistet erscheint, so daß die Möglichkeit der Verwendung einer Brücke
entfiele, wenn Zahnarzt und Patient sich nicht zu ihrer Anwendung entschließen
könnten. Diese Zwangslage, die die Anwendung der Goldkrone an sichtbarer
Stelle rechtfertigen würde, besteht aber sehr selten. Zumeist führt auf Seiten
des Patienten Gedankenlosigkeit und Geschmacksverirrung, auf Seiten des
Zahnarztes aber Bequemlichkeit zur Anwendung der Goldkrone als vorderen
Brückenpfeiler, da ein geringerer Aufwand an Zeit, Mühe und Geschicklichkeit
für die Anfertigung einer Goldkrone als für diejenige einer Wurzelringkrone
mit Porzellanfront erforderlich ist. Durch solche Momente und durch die verhältnismäßig geringen Mehrkosten der Anfertigung einer Krone mit Porzellan-

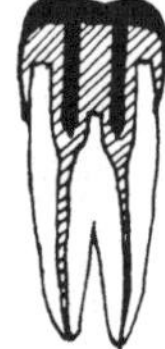

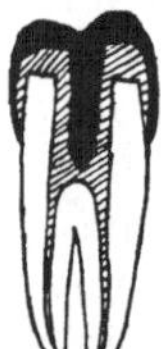

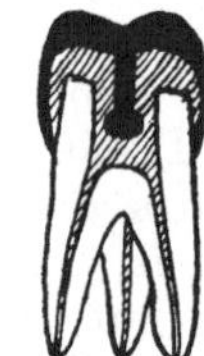

| Abb. 104. Prämolarengold-
krone mit zwei eingelöteten
Stiften. | Abb. 105. Prämolarengold-
krone mit schwertförmigem
Stift. | Abb. 106. Molarengoldkrone
mit Knopfstift. |

front sollte sich der Zahnarzt niemals bestimmen lassen, eine unschöne Arbeit
herzustellen, für die er, auch wenn er nach dem Wunsche des Patienten
verfuhr, verantwortlich bleibt.

Hinsichtlich der Anfertigung der Goldkrone verweisen wir auf das im
Kapitel „Kronenarbeit" Gesagte. Wenn die Goldkrone als Brückenanker dient,
müssen alle ihre Teile noch solider und widerstandsfähiger ausgeführt werden,
als wenn sie Einzelkrone bleibt, da sie unter Umständen im Brückenverbande
stärker beansprucht wird. Es gilt dies im gleichen Maße von dem Kronenringe
wie von dem Kronendeckel. Der Ring bildet die Ansatzstelle für den Brückenkörper und kann bei einer starken Belastung der letzteren leicht ausreißen,
während der Deckel im Kauakte einer erheblichen Abnutzung ausgesetzt ist.
Es ist daher nicht statthaft, den Ring aus zu dünnem oder aus brüchigem Goldblech herzustellen und den Deckel zu stanzen. Die Krone muß einen gegossenen,
möglichst massiven Deckel und einen an der Ansatzstelle des Brückenkörpers
breit verstärkten Ring haben.

Die Goldkrone muß als Befestigungsteil (Anker) einer Brücke nicht nur
stärker sein, sondern es muß ihr auch ein festerer Halt an dem Zahnstumpf
gegeben werden, als wenn sie als Einzelkrone dem Ersatze einer natürlichen
Krone dient. Während sie als solche alle Eigenbewegungen des Zahnes mitmacht,
muß im Brückenverbande die Umfassung des Stumpfes und die Verankerung
in ihm den verschiedenen im Biß wirkenden Kräften standhalten. Es genügt
daher der genaue Anschluß des Kronenringes um den Zahnhals oft nicht, um

eine genügende Befestigung des betreffenden Brückenendes durch die Metall-(Gold-)Krone dauernd zu sichern; es empfiehlt sich in solchen Fällen, einen oder mehrere in das Cavum pulpae eingreifende Stifte in die Krone einzulöten (Abb. 104—106).

Von Riechelmann ist eine Kronenform angegeben worden, deren schmale Kaufläche bei ihrer Verwendung als Brückenanker eine Überlastung der Brücke vermeiden soll (Abb. 91). Damit ein als Pfeiler einer festen Brücke dienender Stumpf, der als Befestigungsteil (Anker) eine Metall-(Gold-)Krone trägt, nicht durch die Retraktion der verheilenden Gewebe einer ihm benachbarten Extraktionsstelle allmählich freigelegt und dadurch der cariösen Infektion verfällt, muß da, wo eine solche Schrumpfung zu erwarten ist und die Anfertigung der Brücke nicht so lange hinausgeschoben werden kann, bis jede weitere Retraktion der umgebenden Gewebe ausgeschlossen wäre, der Ring so tief unter den Zahnfleischsaum greifen, daß er den Zahnhals bzw. die Wurzel innerhalb der ganzen Strecke, von der sich der Zahnfleischsaum zurückziehen könnte, hinreichend deckt (Abb. 107). Schon wenn es sich um die Überkappung eines einzelnen Zahnes handelt, muß, wie wir im Kapitel „Kronenarbeit" ausgeführt haben, im Hinblick auf die zu erwartende Schrumpfung so verfahren werden, wenn eine Extraktionswunde, deren letzte Auswirkungen auf die Form des Alveolarfortsatzes noch nicht abzusehen sind, in der unmittelbaren Nachbarschaft des zu überkappenden Stumpfes liegt. Wenn dies bei der Einzelkrone geschieht, die wir leicht von ihrem Stumpfe abnehmen können, um den Ring nachträglich an der betreffenden Stelle zu verlängern, so ist eine solche Voraussicht und Berücksichtigung kommender Veränderungen des Fundamentes erst recht bei einer Brücke notwendig, deren Herausnahme

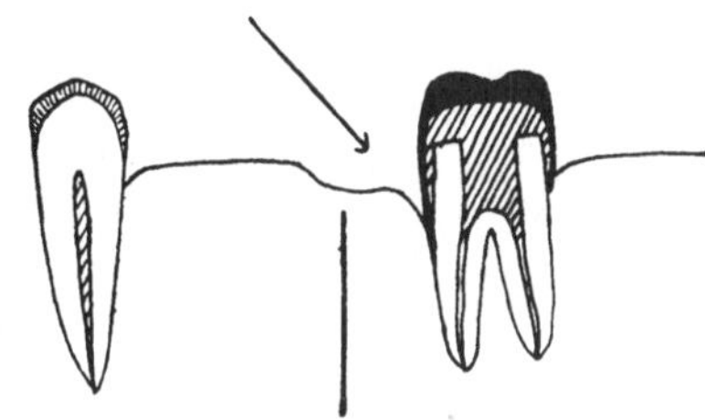

Abb. 107. Eine einer Extraktionswunde benachbarte Goldkrone, deren Ring an der Extraktionsstelle tiefer greift.

und Veränderung schwieriger, für dem Patienten unangenehmer und für den Zahnarzt weit umständlicher ist.

Wenn die Retraktion der paradentalen Gewebe in der Umgebung eines Brückenpfeilers nicht auf Narbenschrumpfung, sondern auf atrophische Vorgänge zurückzuführen ist, hat man neben der Erwägung, ob ein solcher Zahn überhaupt als Brückenträger in Betracht kommt — eine Frage, die weiter vorne ihre prinzipielle Besprechung fand — zu überlegen, wie einem solchen Stumpfe bei seiner Überkappung mit einer Metall-(Gold-)Krone der beste Schutz gewährt werden kann. Wir können entweder die ganzen freiliegenden Wurzeln durch eine verlängerte und entsprechend geformte Krone decken und schützen (s. Kronenarbeit, S. 469, Abb. 41—43), oder wir können den Pfeiler mit einer cervicalwärts nur bis zum größten Umfang der Krone des lebenden Zahnes reichenden künstlichen Krone versehen und die Wurzeln ganz freilassen. Man kann bei diesem Verfahren beobachten, daß solche Zähne sich oft viele Jahre ohne jede cariöse Erkrankung der unbedeckten Wurzelpartien halten und ihre Dienste als Brückenpfeiler tun. Walkhoff hat auf die Zweckmäßigkeit dieses Verfahrens aufmerksam gemacht, Weiser empfiehlt es für solche Fälle, „in denen weit von Zahnfleisch und Alveole entblößte, stark divergierende Mahlzahnwurzeln älterer Patienten nicht mehr korrekt von einem Kronenringe zu umfassen waren oder wo der Zahnhals eine sehr tiefe, durch Beschleifen der Krone nicht mehr zu nivellierende Furche bildet". Weiser weist darauf hin, daß bei einer solchen Anlage der Goldkrone der Zahnhals fast immer von

Caries verschont bleibt, im übrigen aber, wo solche auftreten würde, leicht mit einer Amalgamfüllung zu schützen sei.

Als Material für die Goldkrone hat man früher vielfach das deutsche Münzgold verwendet und sowohl den Kronenring wie den Deckel aus diesem Material gefertigt. Das Münzgold setzt sich aus 900 Teilen Feingold und 100 Teilen Kupfer zusammen. Gegen die Verwendung des Münzgoldes sind Einwände erhoben worden. Schoenbeck wies darauf hin, daß dadurch, daß sich das Münzgold nur aus Feingold mit dem in ihm schwer löslichen Kupfer zusammensetzte, oft eine gewisse Heterogenität dieser Legierung bedingt sei, die ihre Verfärbung im Munde erklärt. Wir haben bei langjähriger Verwendung des Münzgoldes diesen Mangel niemals beobachtet. Es hat sich uns dasselbe sowohl hinsichtlich der Verarbeitung, wie der Haltbarkeit im Munde als ein einwandfreies Material bewährt.

Wenn man für den Ring und den Deckel der Goldkrone, die als Anker einer Brücke dienen soll, Gold von gleicher Zusammensetzung verwenden will, so muß dasselbe von mittlerer Härte sein, damit es weich genug ist, um sich als Ring dem Stumpfhalse anzuschmiegen, hart genug, um sich als Kaufläche nicht zu leicht abzunutzen. Ein solches Gold ist 18 und 20karätig unter der Bezeichnung „Kronengold" im Handel zu haben. Für die Anpassung des Kronenringes an den Stumpf liegt freilich ein großer Vorteil in der Verwendung eines ganz weichen 23karätigen Goldes, das sich außerordentlich fein anschmiegt. Man kann nun recht wohl die Ringe der Goldkronen, die als Brückenanker dienen sollen, aus weichem 23karätigem Golde herstellen und ihnen eine Kaufläche aus härterem 20karätigem Golde auffügen. Es muß aber im allgemeinen als Regel gelten, daß man als Material für den Deckel dasselbe Gold nimmt, wie man es für den Brückenkörper zu verarbeiten gedenkt. Von untergeordneter Bedeutung ist die Materialfrage bei Stiften, die in Goldkronen eingelötet werden, um, von der Unterseite des Bodendeckels herab in die Pulpakammer eingreifend, eine stärkere Befestigung der Krone an ihrem Stumpfe herbeizuführen. Diese Stifte dienen hauptsächlich der Verankerung in vertikaler Richtung, sie erfahren in der Regel eine sehr geringe seitliche Beanspruchung. Da ein Bruch oder ein Verbiegen dieser Stifte nahezu ausgeschlossen ist, dürfen sie auch aus Gold von geringem Gehalte angefertigt werden.

Die Wurzelring-(Richmond-)Krone als Brückenanker.

Die Verwendung der durch eine Porzellanfront nach außen gedeckten Richmondkrone als Brückenanker ist angezeigt, wenn der Pfeiler, auf dem sie ruhen soll, beim Öffnen des Mundes sichtbar ist. So umfaßt ihr Verwendungsgebiet die ganze Vorderzahnreihe, den ersten, häufig auch den zweiten Prämolaren, in selteneren Fällen den ersten Molaren.

Wir brauchen nicht auf den Herstellungsgang der Richmondkrone einzugehen und können hinsichtlich desselben auf den Abschnitt „Kronenarbeit" verweisen. Wohl aber verdient die Befestigung der Richmondkrone an ihrem Stumpf hier eine nähere Betrachtung, da die Krone als Brückenanker eine stärkere Beanspruchung erfährt wie als Einzelkrone und daher auch einer festeren Verankerung bedarf. Die Richmondkrone findet ihren Halt durch den Wurzelring und durch ihre Stifte. Die feste Umfassung des Stumpfhalses durch den Ring ist bei einer als Brückenanker dienenden Richmondkrone von noch größerer Bedeutung als bei der Einzelkrone, da die Krone als Brückenanker vielfach einer stärkeren Belastung durch den horizontalen Bißdruck ausgesetzt ist. Gerade dieser Bißdruckkomponente gegenüber schafft das festsitzende Wurzelband den stärksten Widerstand. Es überträgt den Druck auf die ganze Wurzel und verhütet, daß der seitliche Druck auf die Stifte und durch sie von innen auf die Wurzelwand wirkt. Um dem Wurzelring einen guten Sitz zu verschaffen, ist eine exakte parallelwandige Gestaltung des Stumpfhalses, eine hinreichend tiefe Erfassung desselben und eine sehr genaue Anpassung des Ringes erforderlich (Abb. 108).

Ebenso wichtig für den Brückenanker wie die feste Umfassung des Wurzelhalses durch den Ring ist die Verankerung der Wurzelkappe, auf der sich die Krone aufbaut, durch die Wurzelstifte. Um durch die Stifte einen starken Halt zu gewinnen und dabei die Gefahr einer Verletzung der Wurzelwandung auszuschalten, ist es nötig, daß die Stifte in ihrer Form der anatomischen Gestalt der Wurzeln, in die sie eingreifen sollen, angepaßt werden. Es kommt dabei nicht so sehr auf die Länge der Stifte an, wie auf ihre Form und ihr Verhältnis zu ihrer Umgebung. Mit relativ kurzen Stiften ist, wie die Erfahrung lehrt, bei entsprechender Gestaltung sowohl des Stiftes wie des Stiftlagers ein sehr starker Halt für die als Brückenanker dienende Richmondkrone zu gewinnen. Wir geben in folgendem eine Übersicht über die Form, Stärke und Art der Einlagerung der Stifte, die bei den verschiedenen Zahnarten zur Verankerung als Brückenanker dienender Richmondkronen Verwendung finden können. Es liegt auf der Hand, daß die von uns in Zahlen angegebenen Maße nur mittleren Werten entsprechen:

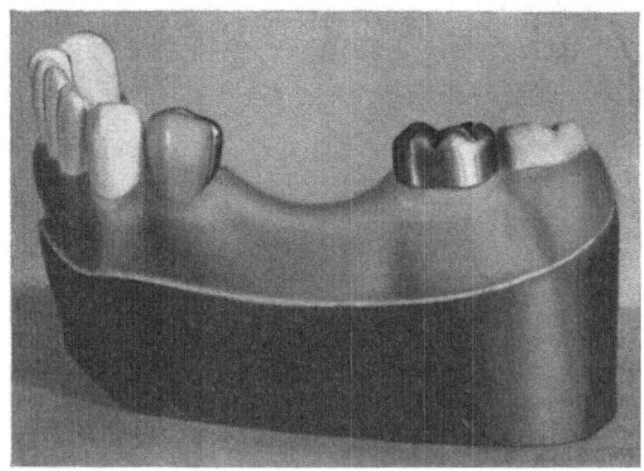

Abb. 108. Wurzelband-(Richmond-)Krone als vorderer Brückenanker einer dem Ersatz von ⌐5 6 dienenden festen Brücke, von der Buccalseite gesehen. Goldkrone als hintererAnker auf ⌐7.

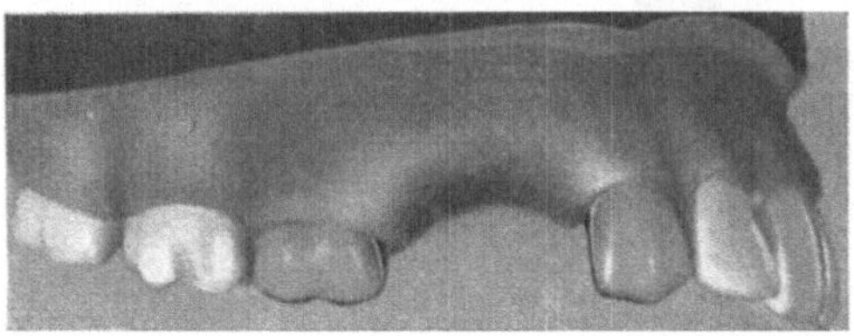

Abb. 109. Wurzelband-(Richmond-)Kronen als Anker einer dem Ersatz von 5 4⌐ dienenden festen Brücke in situ.

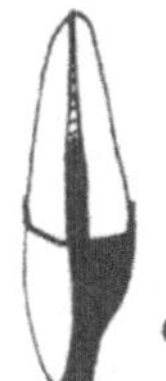

Stiftlänge 7 mm.
Stiftstärke 1,5 mm.
Stiftform (Querschnitt) rund.

Abb. 110. Sagittalschnitt durch einen eine Wurzelringkrone als Brückenanker tragenden oberen mittleren Schneidezahn. (Nat. Größe.)

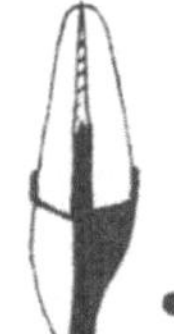

Stiftlänge 6 mm.
Stiftstärke 1,3 mm.
Stiftform (Querschnitt) rund.

Abb. 111. Sagittalschnitt durch einen eine Wurzelringkrone als Brückenanker tragenden oberen seitlichen Schneidezahn. (Nat. Größe.)

Wir haben bei der Wahl des Materials für die Wurzelringkrone zwischen ihren drei Hauptbestandteilen zu unterscheiden, dem Wurzelring, dem Stifte und dem Kronenkörper. Das für den Wurzelring und Deckel des Richmondkronengestelles geeignetste Material ist reines Platinblech. Da, wo es um der Kosten willen möglich ist, sollte auch heute wieder Platin für diesen

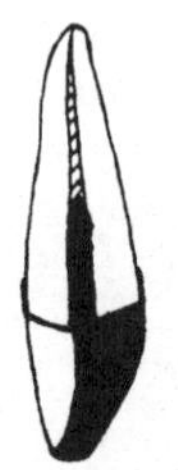

Stiftlänge 8 mm.
Stiftstärke 1,8 mm.
Stiftform (Querschnitt) rund.

Abb. 112. Sagittalschnitt durch einen eine Wurzelringkrone als Brückenanker tragenden Eckzahn. (Nat. Größe.)

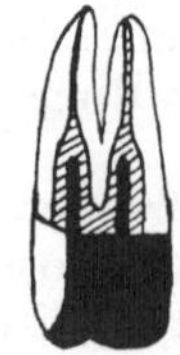

Stiftlänge 4—6 mm.
Stiftstärke 0,7 mm.
Stiftform (Querschnitt) rund.

Abb. 113. Sagittalschnitt durch einen eine Wurzelringkrone als Brückenanker tragenden oberen ersten Prämolaren. (Nat. Größe.)

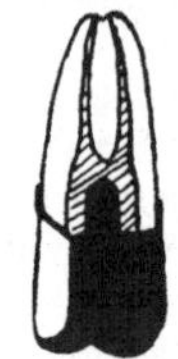

Stiftlänge 3,5—5 mm.
Stiftstärke 2,2 mm.
Stiftform (Querschnitt) oval bzw. Abgeflacht rechteckig.

Abb. 114. Sagittalschnitt durch einen eine Wurzelringkrone als Brückenanker tragenden oberen zweiten Prämolaren. (Nat. Größe.)

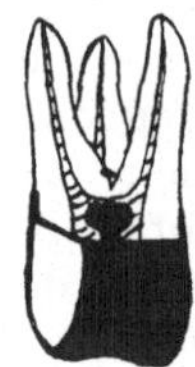

Stiftlänge 3—4 mm.
Stiftstärke, Schaft 1 mm, Knopf 3 mm.
Stiftform knopf- oder nagelförmig.

Abb. 115. Sagittalschnitt durch einen eine Wurzelringkrone als Brückenanker tragenden oberen ersten Molaren. (Nat. Größe.)

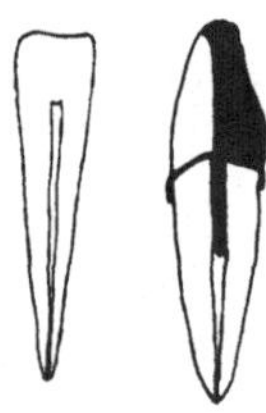

Stiftlänge 5—6 mm.
Stiftstärke labio-lingual gemessen 0,7 mm.
Stiftform nadelförmig oval und seitlich eingedrückt.

Abb. 116. Frontal-, Sagittal- und Querschnitt durch einen unteren mittleren Schneidezahn. Der Sagittalschnitt zeigt eine Wurzelringkrone als Brückenanker. (Nat. Größe.)

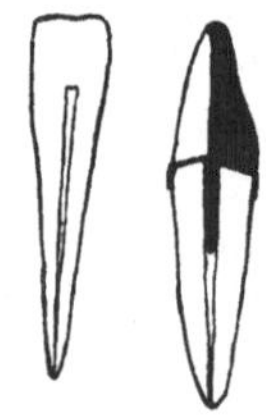

Stiftlänge 5—6 mm.
Stiftstärke labio-lingual gemessen 0,8 mm, mesio-distal gemessen 0,6 mm.
Stiftform nadelförmig oval und seitlich eingedrückt.

Abb. 117. Frontal-, Sagittal- und Querschnitt durch einen unteren seitlichen Schneidezahn. Der Sagittalschnitt zeigt eine Wurzelringkrone als Brückenanker. (Nat. Größe.)

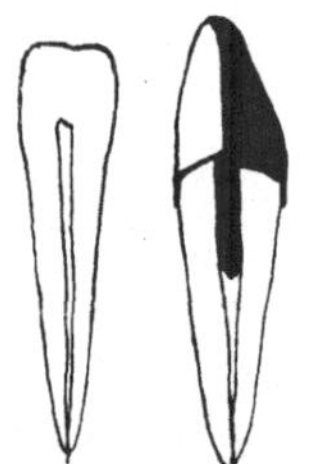

Stiftlänge 8 mm.
Stiftstärke 1,5 mm.
Stiftform rund.

Abb. 118. Frontal-, Sagittal- und Querschnitt durch einen unteren Eckzahn. Der Sagittalschnitt zeigt eine Wurzelringkrone als Brückenanker. (Nat. Größe.)

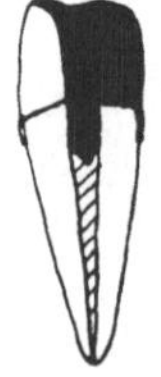

Stiftlänge 6 mm.
Stiftstärke 2,2 mm.
Stiftform (Querschnitt) oval bzw. schwertförmig spitz zulaufend.

Abb. 119. Sagittalschnitt durch einen eine Wurzelringkrone als Brückenanker tragenden unteren ersten Prämolaren. (Nat. Größe.)

Zweck Verwendung finden. Für die Basisteile von Brückenarbeiten, insbesondere für die Wurzelkappe, ist Platin, mit Feingold gelötet, auch darum zu bevorzugen, weil dasselbe der im weiteren Lötprozeß zur Anwendung kommenden Temperatur den größten Widerstand zu leisten vermag.

Während der Zeit, als es sich in Deutschland um des hohen Preises willen verbot, Platin für zahnprothetische Zwecke zu verwenden, wurde dasselbe vielfach durch 23karätiges Gold ersetzt. Auch 20 und 18karätiges Gold kann für die Herstellung der Wurzelringe der Richmondkrone verarbeitet werden, doch ist es nicht ratsam, ein Material zu verwenden, das die für den Wurzelring bedeutsamste Eigenschaft, die Schmiegsamkeit, entbehrt. Aus diesem Grunde ist der Verwendung von Gold niedrigeren Karates zu widerraten.

Für den Stift des Wurzelgestelles der als Brückenanker dienenden Richmondkrone ist Platiniridium (Platin mit 20% Iridiumzusatz) das geeignetste Material. Wenn man diese Legierung ihres hohen Preises wegen nicht verarbeiten will, findet man in 16karätigem überwiegend mit Kupfer legiertem Golde ein hartes elastisches Material für die Herstellung der Stifte. Auch die als Klammergold in den Handel gebrachten Legierungen und das Wienandsche Stahlgold eignen sich für diesen Zweck.

Den Körper der als Brückenanker dienenden Kronen haben wir früher stets aus deutschem Münzgolde hergestellt, auf dessen Zusammensetzung wir bereits weiter vorne hinwiesen. Wir verwenden heute eine dem Münzgold ähnliche 20karätige Legierung, wie sie von der Scheideanstalt unter der Bezeichnung 20karätiges Kronengold zu beziehen ist. Auch 18karätiges Gold kann für die Herstellung des Kronenkörpers dienen. Als Regel muß gelten, daß der Körper der als Brückenanker dienenden Kronen aus dem gleichen Golde gegossen werden muß, aus dem der Brückenkörper hergestellt werden soll.

Die Jacketkrone als Brückenanker.

Auch die Jacketkrone hat als Brückenanker Verwendung gefunden. Bock berichtet über die Herstellung solcher Brücken mit Hilfe der sog. Fingerhutkronen [Thimbles] (Abb. 120).

Der Brückenpfeiler wird wie für eine Jacketkrone zurechtgeschliffen, jedoch ohne cervicale Stufe. Dann wird in der üblichen Weise eine gegossene Goldkappe angefertigt und dem Stumpfe angepaßt. Auf dieser Kappe markiert man mit einem scharfen Instrument den Verlauf der Zahnfleischgrenze und modelliert, dieser Linie folgend, aber an der zukünftigen Verbindungsstelle höher heraufragend (s. Abb. 120) eine Schulter, die aus gleichkarätigem Golde angegossen und eventuell noch nachgelötet wird. Nach Ausarbeitung dieser Kappe wird über ihr der Porzellanmantel modelliert und dann gebrannt, und zwar mit flachem Verlauf an der Seite des hohen Schulteraufbaues.

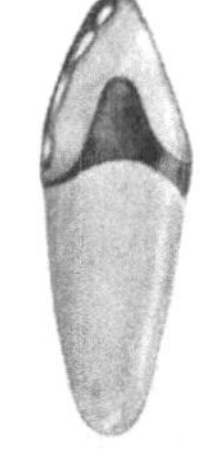

Abb. 120. Eine Fingerhutkrone; der dunkle Teil ist Gold, an welchem die Brücke angelötet wird. (Aus Bock.)

Der Mantel wird wieder abgenommen und die hohe Schulter durch Auflötung einer kräftigen Platin-Goldschicht verstärkt, um hier eine starke Verbindung mit dem Brückenkörper zu ermöglichen. Auf die Goldkappe, die als eigentlicher Brückenanker dient, wird der Porzellanmantel erst nach der Zwischenlötung des Brückenkörpers, der ganz aus Porzellan bestehen oder aus Zwischengliedern, wie wir sie weiter unten beschreiben werden, zusammengesetzt werden kann, aufzementiert (s. auch Porzellanbrücken im Abschnitt „Gutowski, Keramik" auf S. 907 dieses Werkes).

β) *Die Halbkrone als Brückenanker.*

In noch nicht lange zurückliegender Zeit hat die sog. Fensterkrone vielfach als Brückenanker Verwendung gefunden.

Die Fensterkrone ist eine Goldkappe, die den Hals des als Brückenpfeiler dienenden natürlichen Zahnes rings umfaßt, die Rückenfläche, die Approximalflächen und die Schneidekante deckt und nur die labiale Fläche frei läßt. Der wertvolle Umstand, daß bei ihrer Anwendung die natürliche Krone nicht abgetragen zu werden brauchte und der Vorteil, den man darin sah, daß die Frontseite der Zähne sichtbar blieb, war für die Einführung der Fensterkrone bestimmend. Man darf sich demgegenüber die Nachteile und Gefahren nicht verhehlen, die ihre Verwendung mit sich bringt. Weder hinsichtlich ihrer Solidität noch in bezug auf die Stärke der Verbindung mit dem tragenden Stumpfe ist die Fensterkrone mit der Vollkrone zu vergleichen, ganz abgesehen von dem bei weitem geringeren Schutze, den diese Kronenart dem sie tragenden Zahne gegen das Eindringen von Unsauberkeiten und Fäulniserregern bietet.

Damit werden zwei Hauptanforderungen, die an jede als Befestigungsteil einer festen Brücke dienende Krone zu stellen sind, nur mangelhaft erfüllt. Der Schutz, den der natürliche Stumpf durch die Fensterkrone erhält, ist auf die Dauer ungenügend, die Verankerung, die die Brücke durch sie erfährt, ist häufig zu schwach. So bleibt die Fensterkrone ein unvollkommenes Verankerungsmittel der festen Brücke, deren Anwendung wir nicht gutheißen können.

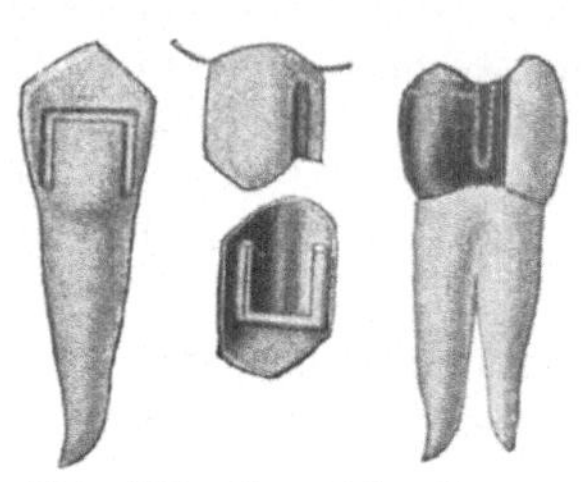

Abb. 121. Carmichaelkrone.
(Aus Schroeder.)

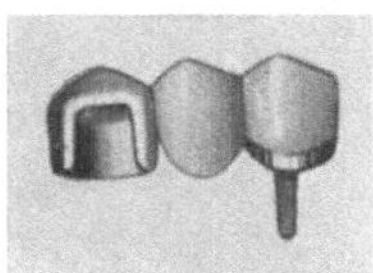

Abb. 122. Carmichaelkrone als vorderer Anker einer dem Ersatz des ersten oberen Prämolaren der rechten Seite dienenden Brücke. Die Brücke für sich. (Gehört zu Abb. 123 und 124.)

Die Carmichaelkrone als Brückenanker.

Einen höheren Wert als der Fensterkrone können wir der Carmichaelkrone als Befestigungsteil fester Brücken zusprechen. Sie gibt dem Zahne, auf den sie sich stützt, einen besseren Abschluß nach dem Munde hin und schützt ihn dadurch besser gegen die von dorther drohenden Schädlichkeiten. Auch kann die Verankerung einer nicht zu starken Belastung gegenüber als hinreichend gelten. Die Carmichaelkrone besteht aus einer Goldkappe, die die palatinale bzw. linguale Hälfte der natürlichen Krone bedeckt. Sie findet ihre Stützpunkte in einer dreiteiligen grubenartigen Rille, welche an beiden Seiten des Zahnes senkrecht und hinter der Schneidekante oder in der Kauflächensubstanz wagerecht verläuft. Das Zurichten des Zahnes geschieht folgendermaßen:

Die Seitenwände werden parallel geschliffen, aber nur von der Facies palatina an bis zur halben Breite; damit wird bezweckt, daß Raum genug für die Dicke des verwendeten Goldbleches entsteht und daß sich die Seitenwände der Kappe beim Überschieben nicht halswärts auseinanderspreizen, sondern einen festen Anschluß am Zahnhals erhalten. Dann wird auch die palatinale Hälfte der Kaufläche abgeplattet und soviel von derselben fortgenommen, daß hier eine kräftige Goldschicht Platz findet. Am labialen Ende dieser Abdachung schneidet man nun mit einer dünnen Scheibe eine Querrinne ein. An Schneide- oder Eckzähnen wird diese Rinne so nahe der labialen Schmelzplatte angelegt, wie es ohne eine Schwächung der Schneidekante geschehen kann. Bei Bikuspidaten läßt man den Einschnitt ein wenig palatinalwärts der Fissur in der

Abschrägung des buccalen Höckers verlaufen, bei Molaren in der Längsfissur. Im Anschluß an diese horizontale Rinne bringt man mittels eines feinen Fissurenbohrers vertikal verlaufende seitliche Rinnen an. Diese Rinnen in ihrer umgekehrt U-förmigen Gestalt bilden vortreffliche Verankerungen. Man schneide

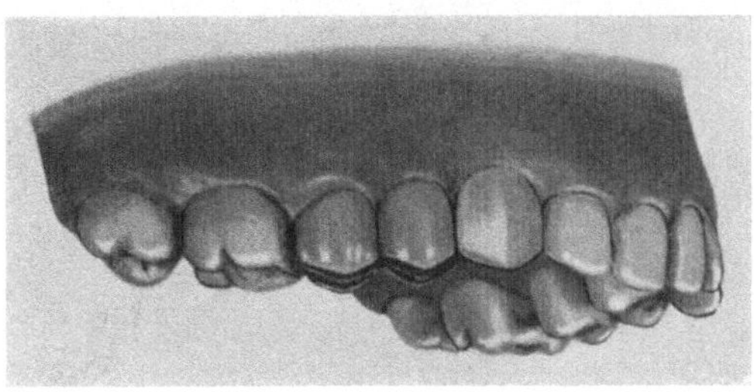

Abb. 123. Carmichaelkrone als vorderer Anker einer dem Ersatz des ersten oberen Prämolaren der rechten Seite dienenden Brücke. Die Brücke von der Buccalseite gesehen. (Gehört zu Abb. 122 und 124.)

sie nicht zu tief und achte hauptsächlich darauf, daß die vertikalen Schenkel des U-Bogens parallel verlaufen (Abb. 121).

Ist der Zahn in der vorbeschriebenen Weise hergerichtet, dann wird ein Abdruck von ihm genommen und ein Positivmodell hergestellt, auf dem man

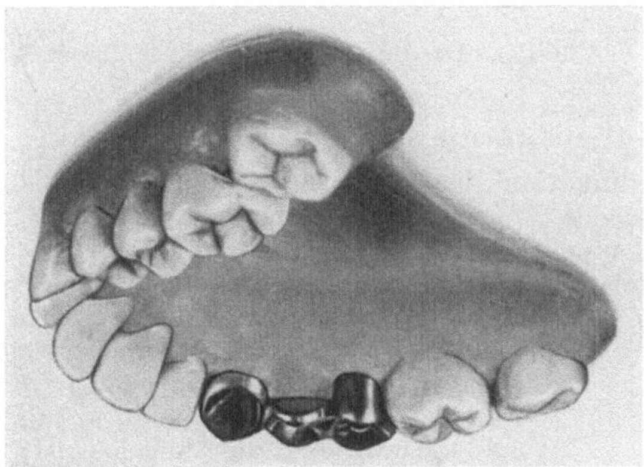

Abb. 124. Carmichaelkrone als vorderer Anker einer dem Ersatz des ersten oberen Prämolaren der rechten Seite dienenden Brücke. Die Brücke von der Palatinalseite gesehen. (Gehört zu Abb. 122 und 123.)

die Kappe aus Gußwachs modelliert. Dieselbe wird alsdann aus 18 oder 20karätigem Golde gegossen. Beim Modellieren und Gießen der Carmichaelkrone ist besonders darauf zu achten, daß die der U-förmigen Rinne entsprechenden Leisten gut ausfließen und daß an der Innenseite keine Rauheiten bleiben, die das Heraufschieben der Kappe auf den Zahn hindern.

Die Marshallkrone als Brückenanker.

Eine schon bald nach der Einführung der Carmichaelkrone von Frank L. Marshall angegebene Modifikation derselben (1901) weicht nur darin von ihrem Urbild ab, daß Marshall statt in die in die Rückseite des Trägerzahnes angelegte Rinne das Gold der Krone selbst eingreifen zu lassen, einen Platin-iridiumdraht dem Verlauf der Rinne entsprechend biegt, ihn in die Rinne einlagert und ihn dann der Innenseite der Krone einlötet. Abb. 125 zeigt die Marshallkrone und erläutert ihr Wesen.

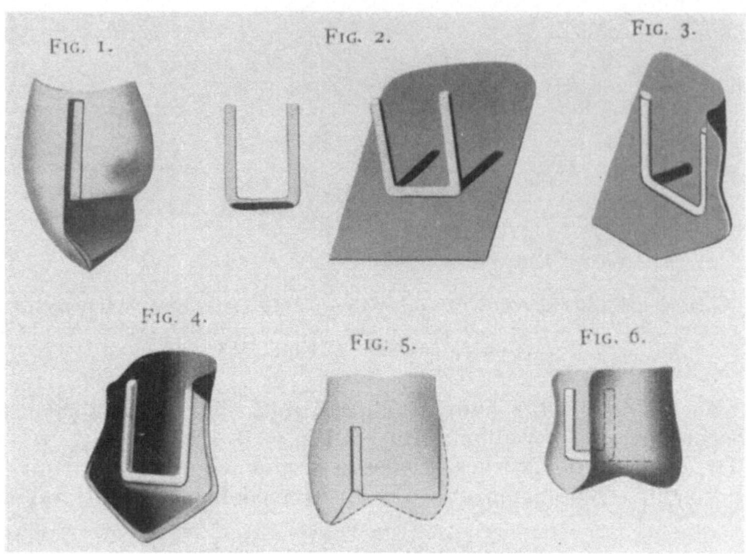

Abb. 125. Die Herstellung der Marshallkrone.

Die Fournierkrone als Brückenanker.

Als eine Modifikation der Carmichael- und Marshallkrone ist die von Brekhus angegebene Fournierkrone anzusehen. Dieselbe besteht aus einer gegossenen Halbkappe, die die Rückseite, die Approximalflächen, die Schneidekante und bei Molaren und Prämolaren die Kaufläche bedeckt. An der Innenseite trägt die Halbkappe eine Leiste, die sich in eine im Zahnkörper angelegte Rinne einlagert.

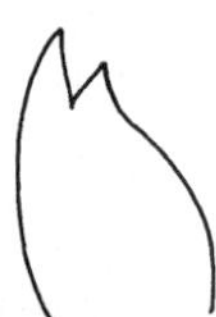

Abb. 126. Längsschnitt durch einen Eckzahn, die Anlage der spitzwinkeligen keilförmigen Nute für die Fournierkrone zeigend. (Aus Grawinkel.)

Die Rinne unterscheidet sich von derjenigen der Carmichaelkrone dadurch, daß sie nicht wie diese halbrund, sondern keilförmig angelegt ist, und zwar so, daß die Seitenflächen der Nute sich in einem Winkel von etwa 30 Grad treffen (Abb. 126). Brekhus läßt die seitlichen Rinnen nicht parallel zur Längsachse, sondern parallel zur labialen Fläche des Zahnes verlaufen. Nach der Zahnfleischgrenze zu geht die Rinne allmählich in die Fläche über.

Nach der Anlage der Nute wird der ganze lingual von derselben liegende Teil des Zahnkörpers im Sinne einer Verjüngung der natürlichen Form soweit beschliffen, bis Raum genug für eine hinreichend starke Goldschicht gewonnen ist. Die Form eines fertig präparierten mittleren Schneidezahnes ist aus Abb. 127 ersichtlich, während Abb. 129 die Herrichtung der lingualen Hälfte eines Eckzahnkörpers zeigt . Für diese Zahngattung bevorzugt Brekhus einen prismatischen Schliff, der den Vorzug hat, den Goldüberzug zu verstärken (Grawinkel).

Zwecks Herstellung der Fournierkrone nimmt Brekhus von dem fertig präparierten Zahn einen Abdruck mit Kerrmasse und fertigt mit Hilfe desselben ein Modell aus Amalgam an. Dieses Modell wird mit einem guten Klebstoff eingepinselt und dann mit einer dünnen Schicht Stanniolfolie überzogen. Nach

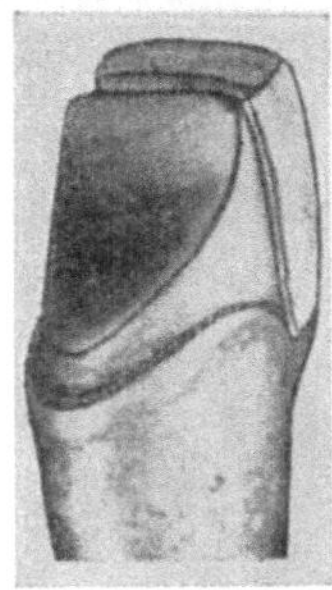

Abb. 127. Zur Aufnahme einer Fournierhalbkrone präparierter mittlerer oberer Schneidezahn. (Aus Grawinkel.)

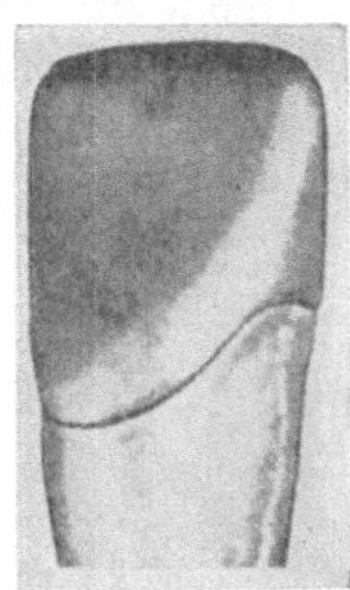

Abb. 128. Mittlerer oberer Schneidezahn mit der Fournierhalbkrone in situ. (Aus Grawinkel.)

dem Erhärten des Bindemittels wird die Stannioloberfläche mit einem Polierinstrument glatt gestrichen und eingeölt. Dann überzieht man das Modell, soweit die Fournierkrone reichen soll, mit einer Wachsschicht von derjenigen Dicke, die man der Kronenwand zu geben wünscht. Diese Wachshaube wird vorsichtig abgehoben und zum Guß eingebettet; als Material für die Fournierkrone eignet sich im Hinblick darauf, daß es sich um ein sehr dünnes Objekt

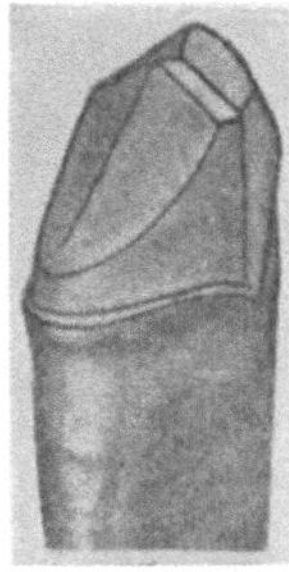

Abb. 129. Zur Aufnahme einer Fournierkrone fertig präparierter Eckzahn. (Aus Grawinkel.)

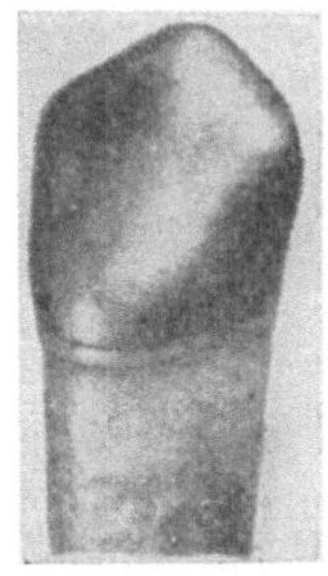

Abb. 130. Derselbe Zahn mit der Fournierhalbkrone in situ. (Aus Grawinkel.)

handelt, das bei seiner Verwendung als Brückenanker einer starken Beanspruchung durch Druck und Zug ausgesetzt ist, in besonderem Maße ein hartes hochkarätiges Gold wie die Roachsche Legierung, die aus 900 Teilen Gold, 50 Teilen Silber und 40 Teilen Kupfer besteht. Als Gold niedrigeren Karates kann eine 18 karätige Legierung von folgender Zusammensetzung für die Herstellung der Fournierkrone Verwendung finden:

750 Teile Gold
100 Teile Silber
150 Teile Kupfer. (Grawinkel.)

Veneer-Kronen als Brückenanker.

Eine der Fournierkrone ähnliche Kronenart, die als Brückenanker Verwendung finden kann, ist die Veneer-Krone. Tinker und Orton haben sich besonders mit dem Ausbau dieses Kronentyps befaßt. Nach Lauper unterscheidet man partielle und totale Veneer-Kronen. Bei der Stumpfpräparation (Abb. 131) herrscht das Bestreben vor, die Schliffflächen der natürlichen Form der Zähne entsprechend zu gestalten und unter Erhaltung der Vitalität des Trägers möglichst wenig von der Zahnsubstanz zu opfern. Eine cervicale Stufenbildung ist nicht erforderlich.

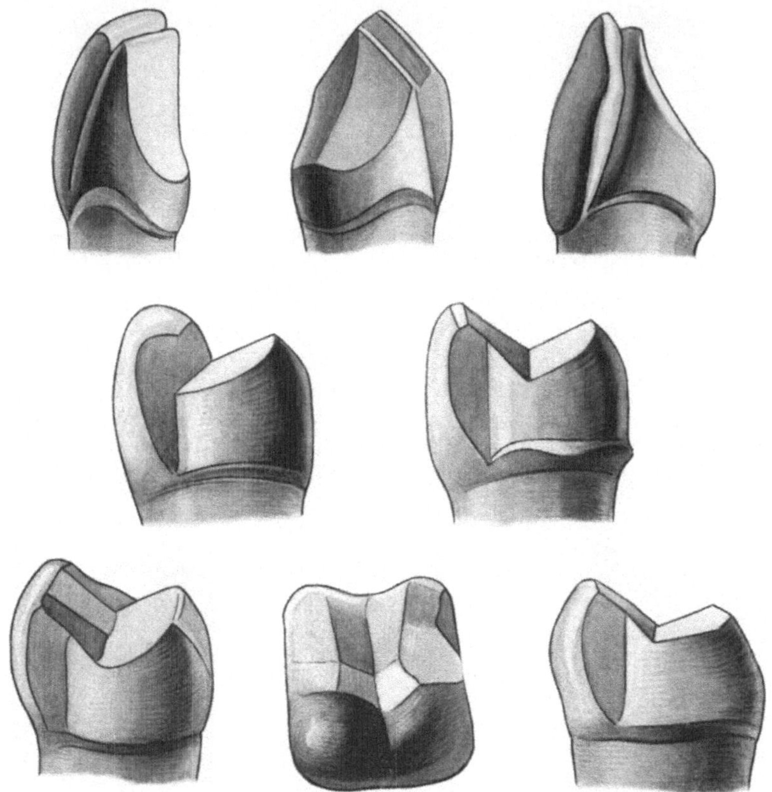

Abb. 131. Stumpfpräparation für Veneer-Kronen. (Aus Lauper.)

Das Wachsmodell für den Goldmantel, der den beschliffenen Zahn umgreifen soll, kann entweder unmittelbar auf dem präparierten Zahne oder außerhalb des Mundes auf einem Amalgammodell des Zahnes modelliert werden. Wenn man den letzteren indirekten Weg geht, fertigt man sich erst eine Matritze aus Platingoldfolie an, die man 0,2 mm über die cervicale Grenze der beschliffenen Fläche übergreifen läßt. Der Matrize wird dann der Goldmantel aufgegossen.

Bei der Herstellung ganzer Veneer-Kronen legt man um das Modell noch ein Band aus 22karätigem Golde (0,2 mm) zur Wiederherstellung der cervicalen Form, das man bis zur Höhe der Kontur reichen läßt. Den Raum zwischen Goldkappe und Goldband schwemmt man mit 22karätigem Golde aus. Zur Vermeidung der Folgen der Gußkontraktion genügt es nach Lauper, die Goldmatrize mit einer dünnen Vaselineschicht zu überziehen. Hierüber modelliert man das Wachsmodell der Kappe, bzw. des Inlays. Es empfiehlt sich, zur Erhöhung der Festigkeit des teilweise sehr dünnen Wachsmodelles auf die Vaseline eine dünne Schicht von Klebwachs aufzutragen. Das Wachsmodell wird zur Kontrolle im Munde eingesetzt. Nach dem Guß verlötet man die gegossene und gestanzte Kappe durch 22 karätiges Lot miteinander. Vor dem Einsetzen der Krone poliert man den Rand derselben am Amalgammodell an.

Eine Brückenkonstruktion, bei der Veneer-Kronen die Anker bilden, zeigt Abb. 132.

Die Ranksche Halbkrone als Brückenanker.

Durch Rank hat die Carmichaelkrone eine Veränderung und Ergänzung erfahren, deren wesentlichste Punkte in der Fortsetzung der horizontalen Querleiste, die bei der Carmichaelkrone nahe der Schneide- bzw. Kaufläche verläuft, und in der Verankerung der Kappe durch Stiftchen zu sehen ist, wie sie von Hinman und Burgeß zur Befestigung von Inlays verwendet werden. Rank hat die Kombination der Halbkappe mit dem Pinlaysystem sehr durchdacht ausgebaut, indem er die Herrichtung der natürlichen Krone, die Gestaltung der Kappe und die Anordnung der Stifte dem anatomischen Bau der verschiedenen Zahnkategorien anpaßte.

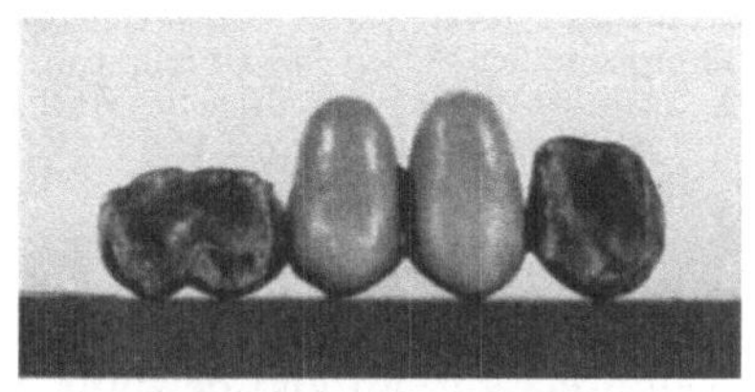

Abb. 132. Brücke mit Veneer-Kronen. (Aus Lauper.)

Die Herrichtung des Trägerzahnes beginnt Rank damit, daß er mit diamantierten walzenförmigen Instrumenten die palatinale Fläche des Zahnes parallel zur Zahnachse beschleift. Er legt dann an beiden approximalen Seiten des Zahnes Facetten an, die vom Zahnrücken zur buccalen Fläche hin abfallen. Diese Schliffe haben den Zweck, unter Erhaltung bzw. Ausbildung des Kontaktpunktes den Berührungsflächen des Zahnes durch die Kappe einen vollkommenen Schutz gegen cariöse Infektion zu geben. An freistehenden Zähnen läßt sich diese Arbeit leicht mit derselben diamantierten Walze ausführen, die dem Beschleifen des Zahnrückens diente, in der geschlossenen Zahnreihe wendet Rank nach der Separation mit einer biegsamen Separierfeile die Stahlkarboscheibe und im Winkelstück einen kleinen Teller an, der an seiner ebenen Fläche diamantiert ist (Abb. 133).

Es folgt nun das Einschleifen der Rillen, die parallel zur Längsachse an den Seitenflächen des Zahnes angelegt werden; bei Prämolaren sollen sie genau zwischen der buccalen und palatinalen Fläche, bei Eckzähnen ein wenig, bei Schneidezähnen etwas mehr palatinalwärts liegen, damit die Vorderwand des Zahnes nicht zu sehr geschwächt wird. Rank bohrt die Rillen mit einem Fissurenbohrer von 1,0 mm Durchmesser vor und schleift sie dann mit einem walzenförmigen Finierer von 1,3 mm Durchmesser nach; wichtig ist, daß die Rillen bis unter das Zahnfleisch führen und vor allem, daß sie völlig parallel verlaufen.

Ein Beschleifen der Rücken- bzw. Kaufläche und Schneidekante ist je nach der Zahnkategorie, um die es sich handelt und der Art des Bisses verschieden vorzunehmen. Bei oberen Schneide- und Eckzähnen genügt es, bei hohem Biß die schmalen Kanten oder die Spitzen, mit denen die unteren Zähne die oberen treffen, ein wenig abzutragen und die Rückenfläche des Zahnes, der die Kappe tragen soll, glatt zu schleifen. Bei tiefem Biß und breitem Kontakt muß soviel vom Zahnrücken fortgeschliffen werden, daß Raum genug für eine hinreichend starke Goldschicht gewonnen wird. Bei den unteren

Schneide- und Eckzähnen braucht man die linguale Seite nicht zu beschleifen, nur die Schneidekante und die Ecken müssen unter Umständen etwas gekürzt werden.

Unter den Bikuspidaten nimmt der erste untere Prämolar hinsichtlich seiner Vorbereitung zum Tragen einer Halbkappe eine besondere Stellung ein. Da bei ihm der linguale Höcker wenig ausgebildet ist und die Krone in ihrer Form derjenigen des Eckzahnes nahekommt, ist der Zahn ganz ähnlich wie

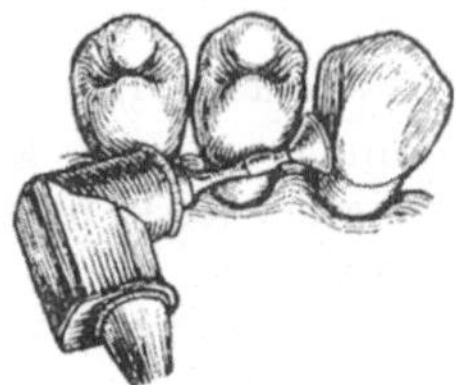

Abb. 133. Anlage der Facetten an den approximalen Seiten bei Herrichtung eines Eckzahnes für eine Ranksche Halbkrone. (Aus Rank.)

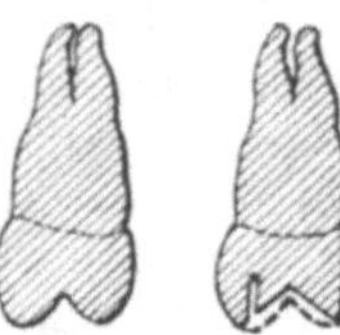

Abb. 134. Herrichtung eines oberen Prämolaren für die Ranksche Halbkrone. (Aus Rank.)

der Eckzahn vorzubereiten. Bei den oberen und dem zweiten unteren Prämolaren hingegen schrägt Rank den palatinalen Kauhöcker zur vertieften Kaufurche hin ab und gewinnt dadurch einen Widerstand gegen die transversale Kaukraftkomponente. Spitze Kauhöcker der Antagonisten sind abzuschleifen, um Raum für einen starken Kappendeckel zu schaffen (Abb. 134).

Schließlich ist als letzte Vorbereitung für die Aufnahme der Halbkrone die Anlage der Stiftkanälchen vorzunehmen. Es wird zu diesem Zweck mit einem kugelförmigen Steinchen auf der Höhe der Schneidekantenspitze eine kleine Delle und am Tuberculum mit einem scharfkantigen Walzenstein eine Stufe eingeschliffen. Dann dringt man von diesen Stellen aus parallel zur Zahnachse mit einem Rosenbohrer von 0,5 mm Stärke etwa 1—2 mm tief in das Zahnbein vor und arbeitet diese Kanälchen mit 0,5 mm starken walzenförmigen Finieren aus. Rank legt das Stiftlager an der Spitze höchstens $1^1/_2$ mm, dasjenige am Tuberculum bis 2 mm tief an. Abb. 135 veranschaulicht diesen Arbeitsgang für den oberen und unteren Eckzahn und die ersten unteren Prämolaren. Auch bei den oberen Schneidezähnen verfährt

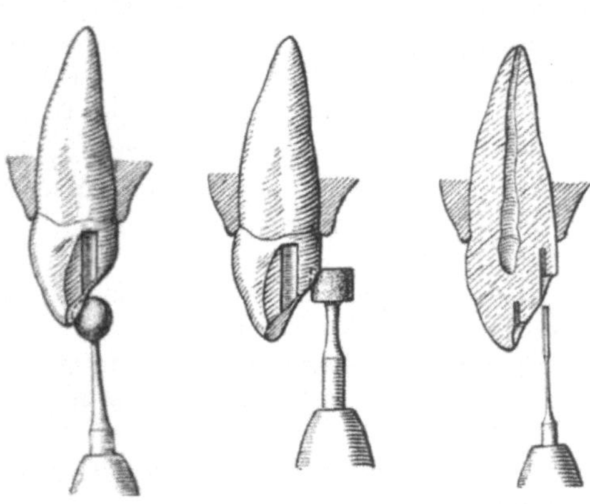

Abb. 135. Anlage der Stiftkanälchen an einem Eckzahn. (Aus Rank.)

man, wie Rank ausführt, ebenso, wenn dieselben eine meißelförmige Krone besitzen oder wenn die Schneidekante soweit abgekaut ist, daß man die Stiftchen hier unmittelbar in das Dentin versenken kann. Wenn der Schneidezahn aber eine schaufelförmige Krone besitzt, läßt sich das Stiftchen nicht in die Schneidekante versenken; die Verwendung der Rankschen Halbkappe ist daher in solchen Fällen in Frage gestellt. Bei Prämolaren mit starken lingualen bzw. palatinalen Höckern versenkt Rank nur buccal ein Stiftchen.

Da der grazile Bau der unteren Schneidezähne die Anlage von Rillen ver-
bietet, kann die Halbkappe an ihnen nur durch die Stiftchen Halt gewinnen.
Rank empfiehlt, für beide Stiftchen eine Stufe anzulegen und dieselben in einer
Stärke von höchstens 0,45—0,50 mm zu verwenden.

Abb. 136 zeigt die für die verschiedenen Zahntypen erforderliche Präparation für die Aufnahme der Halbkrone.

Die Herrichtung des oberen und unteren Eckzahnes sowie des ersten
unteren Prämolaren ist fast die gleiche; der in Abb. 135 gezeigten Präparation
des oberen Eckzahnes entspricht die Herrichtung der beiden anderen Zahntypen. Die oberen Prämolaren und der zweite untere Prämolar (Abb. 136c

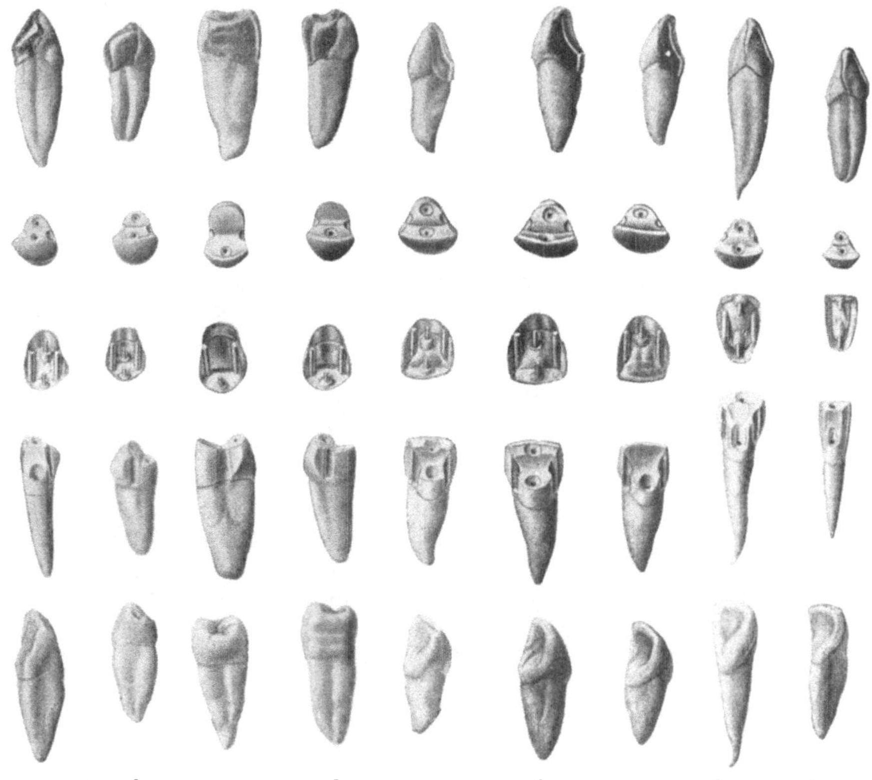

a   b   c   d   e   f   g   h   i

Abb. 136. Präparation der verschiedenen Zahntypen für die Ranksche Halbkrone.
(Aus Rank.)

und d) haben kein linguales bzw. palatinales Stiftchen, dafür aber die Abschrägung der zur vertieften Kaufurche abfallenden Kauhöcker. Von den mittleren Schneidezähnen (Abb. 136e, f, g) zeigt der erste (Abb. 136e) die typische
Meißelform, der zweite eine wenig ausgebildete Schaufelform, beide lassen sich
gut zum Tragen der Halbkrone herrichten, während Abb. 136g einen oberen
mittleren Incisivus von stark ausgeprägter Schaufelform zeigt, die die Einlassung
eines Stiftchens in die Schneidekante nur dann erlauben würde, wenn man sich
entschlösse, ein entsprechendes Stück der natürlichen Schneidekante abzutragen und durch Gold zu ersetzen. Abb. 136h zeigt einen oberen seitlichen
Schneidezahn, bei dem die seitlichen Rillen nur in geringer Abmessung angelegt
werden können und Abb. 136i einen unteren Schneidezahn, bei dem die Rillen
gänzlich fehlen.

Rank, dessen Ausführungen wir folgen, weist darauf hin, daß er, seit ihm das vorzügliche Material des Platins mit 25% Iridiumzusatz zur Verfügung stehe, Stifte von 0,5 mm Stärke anwende, während er früher Stifte von 0,8 mm Stärke angebracht habe.

Die Herstellung der Rankschen Halbkrone kann entweder unmittelbar auf dem natürlichen Zahn erfolgen (direkte Methode) oder nach einem Gipsmodell (indirekte Methode). In beiden Fällen wird zunächst ein Streifen 20 bis 22karätigen Goldbleches von 0,2 mm Stärke um den Zahnhals gelegt und so fest angezogen, daß es sich der palatinalen Zahnwand, die parallelwandig beschliffen ist, fest anlegt. Die Zahnfleischgrenze wird mit einem Exkavator angezeichnet und der Ring so geschnitten, daß er überall gleichmäßig unter das Zahnfleisch geht und da, wo er die Zahnfleischpapille passiert, diese nicht verletzt.

Die Höhe des Ringes wird so bemessen, daß derselbe nicht bis zum Tuberculum hinaufreicht. Unter die seitlichen Rillen soll der Ring nach Ranks Angabe höchstens $^1/_2$ mm hinunterreichen und sie höchstens $^1/_2$ mm bedecken.

Der fertig angepaßte Ring wird mit der Zange fest angezogen und mit feinem Bindedraht in der ihm zukommenden Stellung festgebunden. Der Herrichtung der Stiftchen, die nun folgt, ist, wie Rank hervorhebt, große Sorgfalt zu widmen, damit dieselben ganz genau in die für sie angelegten Lager passen. Aus 0,5 mm starkem Platiniridiumdraht (Platin mit 25% Iridiumzusatz) werden 3 mm lange Stücke geschnitten. Von diesen Stücken wird mit einem Steinchen der Grat, der beim Abschneiden entsteht, fortgenommen und die Schnittfläche völlig eben, und zwar rechtwinkelig angelegt, damit der Stift fest auf dem Boden des für ihn im Zahnkörper angelegten Lagers ruht. Die Stiftchen werden in die Kanälchen einprobiert, und wenn sie tief genug in dieselben hineingehen, wird das hervorragende Ende mit einer Zange breitgequetscht und umgebogen, damit sie später im Wachs Halt finden. Bis zu diesem Punkte des Arbeitsverlaufes geht man bei der direkten und indirekten Methode in gleicher Weise vor. Bei der direkten Methode wird nun die Wachsform für die Halbkappe auf den natürlichen Zahn über den Ring und die Stifte modelliert. Alle Teile werden vorher sorgfältig vaseliniert. Rank empfiehlt, ein hartes Blauwachs zu verwenden, das weichgeknetet auf den Zahn gebracht wird. Zuerst werden die Rillen sorgfältig mit Wachs gefüllt, dann wird eine dünne Wachsplatte auf den Rücken des Zahnes gebracht, angedrückt und modelliert und mittels eines heißen Spatels mit dem die beiden Rillen füllenden Wachs verbunden. Dann wird die Artikulation geprüft und korrigiert. Rank verwendet zum feinen Modellieren des Äußeren der Kappe Zahnreinigungsinstrumente, zum Andrücken des Wachses an die Approximalflächen eingefettetes Matrizenband oder einen Kofferdamstreifen. Nachdem die Kappe fertig modelliert ist, wird sie eingebettet und gegossen. Als Material bevorzugt Rank ein hartes Gold, und zwar 18kar. Gold mit $5-8^1/_2$% Platinzusatz; auch aus unedlen Legierungen, wie Kosmos- und Randolfmetall, lassen sich Halbkappen gießen; über ihre Verwendung gilt das weiter vorne im allgemeinen Teil Gesagte. Nachdem die gegossene Halbkappe fein ausgearbeitet und aufprobiert

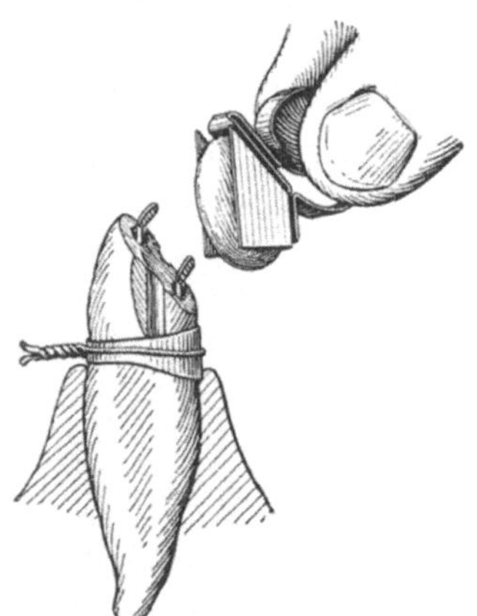

Abb. 137. Das Abdrucknehmen bei der Anfertigung der Rankschen Halbkrone nach der indirekten Methode. (Aus Rank.)

ist, wird der Ring vom Zahn abgehoben und in die Vertiefung eingesetzt, die sich für ihn am inneren Rande der Halbkappe ausprägt. Der Ring wird mit Wachs befestigt, eingebettet und mit der Kappe verlötet. Um bei dem nun folgenden Einprobieren die fertige Kappe leichter aus ihrem Lager, in dem sie oft sehr fest sitzt, herausnehmen zu können, läßt Rank bei der Ausarbeitung zunächst an der palatinalen Seite einen kleinen Überschuß stehen, an dem man beim Abheben der Krone das Instrument ansetzen kann. Diese kleine Stufe wird erst beseitigt, wenn die Brücke einzementiert wird. Um bei der Herstellung der Brücke, der die Halbkappe als Anker dient, der flachen Kappe einen genauen Sitz in dem Gipsabdruck zu sichern, kann ihr ein Stückchen Draht aufgelötet werden, wie dies auch bei anderen flachen Befestigungsteilen vor dem Abdrucknehmen geschieht.

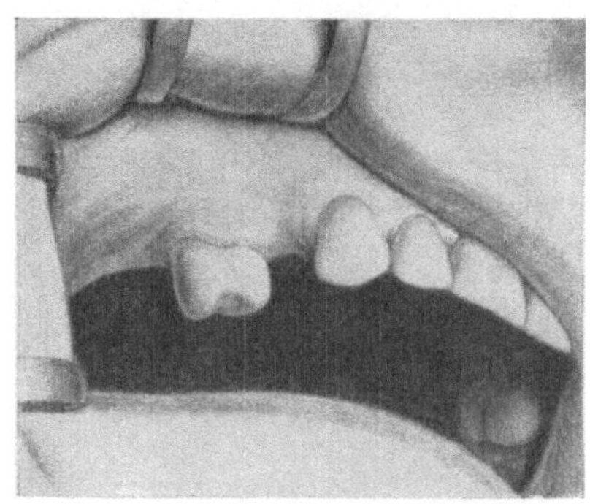

Abb. 138. Verwendung einer Rankschen Halbkrone als vorderer Anker einer dem Ersatz des ersten Prämolaren im rechten Oberkiefer dienenden festen Brücke. (Aus Rank.)

Bei der indirekten Methode der Anfertigung der Rankschen Halbkappe wird von der hergerichteten Rückseite des Zahnes, während sich der Ring und der Stift in situ befinden, mit plastischer Masse ein Abdruck genommen (Abb. 137). Dieser Abdruck hebt die Stiftchen mit heraus, der Ring wird ihm eingefügt. Dann wird der Abdruck mit Zement ausgegossen.

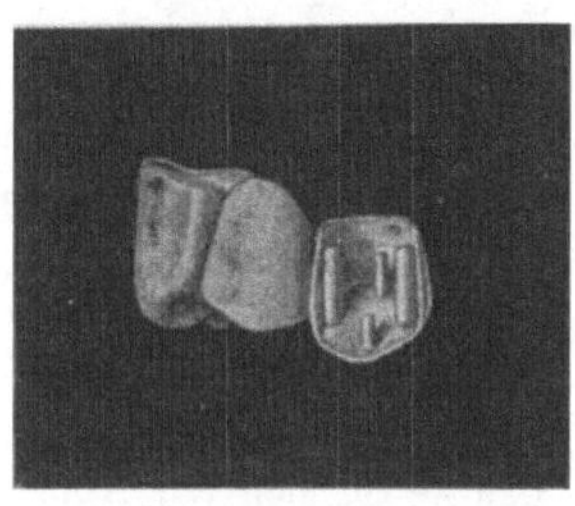

Abb. 139. Die Brücke, die der Lösung der in Abb. 138 gezeigten Aufgabe dient. (Aus Rank.)

Nach diesem Modell wird eine Halbkrone aus 22karätigem Golde mit 0,15 bis 0,20 mm starken Wandungen hergestellt und mit dem Halbring verlötet. Die Stiftchen läßt Rank zunächst fort und fügt sie erst ein, nachdem die Kappe mit dem Halbring fertig adaptiert ist. Eine zweite indirekte Methode zur Anfertigung der Halbkappe hat Rank angegeben, indem er nach dem Vorgehen von Marshall für die seitlichen Rillen passende Drähte anfertigt, sie in der ihnen zukommenden Stellung in den Halbring einlötet und dann erst nach einem Abdruck die Kappe anfertigt und mit den zuerst hergestellten Teilen verbindet. Hinsichtlich der Einzelheiten des Rankschen Verfahrens verweisen wir auf die bereits weiter vorne erwähnte Arbeit dieses Autors.

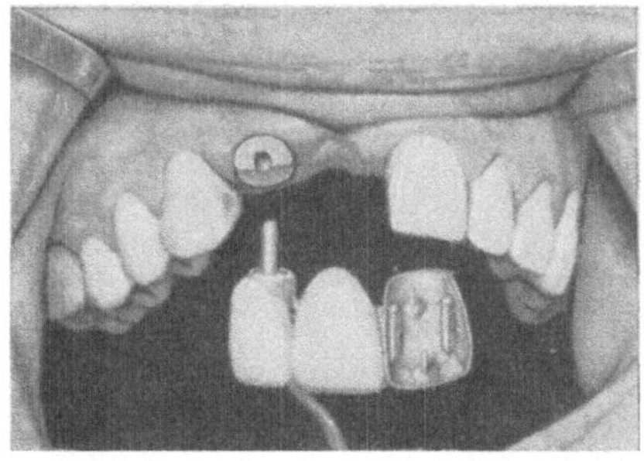

Abb. 140. Verwendung einer Rankschen Halbkrone als Anker einer dem Ersatz des mittleren Schneidezahnes im rechten Oberkiefer dienenden festen Brücke. (Aus Rank.)

Die Anwendung der Halbkrone kann innerhalb des dem Auge zugänglichen Bereiches der Zahnreihe eine sehr vielseitige und nützliche sein. Man wird jedoch gut tun, sie keiner zu erheblichen Belastung auszusetzen und daher auf ihre

Verwendung als Anker großer, in der Funktion stark beanspruchter Brücken zu verzichten.

Wenn wir zusammenfassend den Wert der Halbkronen für die Verwendung als Anker fester Brücken abwägen, so ist zu wiederholen, daß die Fensterkrone kaum mehr für diesen Zweck in Betracht kommt, da sie nur unter ganz außergewöhnlich günstigen Verhältnissen dem sie tragenden natürlichen Zahne den Schutz gewährt, den ein Pfeiler von seinen Brückenanker beanspruchen muß. An sich dürften die Halbkappen (Carmichael-, Marshall-, Fournier- und Rank-Krone) als Befestigungsteile fester Brücken gleichwertig sein; die Rankkrone erhält durch die Stiftbefestigung eine stärkere Verankerung als die anderen, doch schließt die Stiftbefestigung unter Umständen die Gefahr einer Pulpenreizung nicht völlig aus. Rumpel weist darauf hin, daß infolge des Fehlens der Querleiste der Widerstand der Rankkrone gegen ein bei ihrer Belastung hervortretendes Aufbiegungsmoment nicht so groß sein kann wie bei den anderen Halbkronen, die eine solche Versteifung besitzen. Die Erfahrungen Ranks rechtfertigen jedoch eine solche Befürchtung nicht.

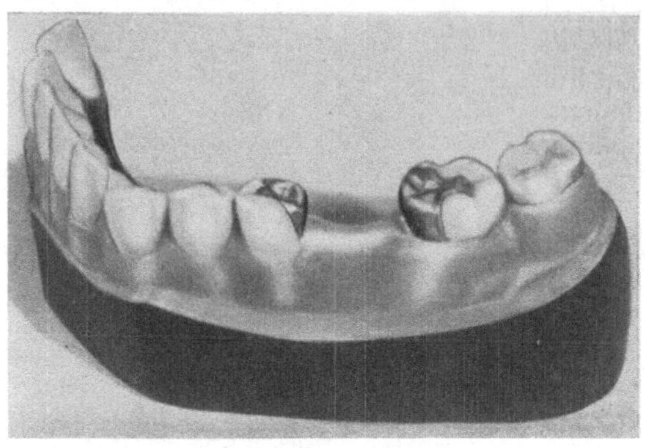

Abb. 141. Als Anker einer dem Ersatz von $\lceil\overline{6}$ dienenden festen Brücke in $\lceil\overline{5}$ und $\lceil\overline{7}$ eingelassene Gußfüllungen.

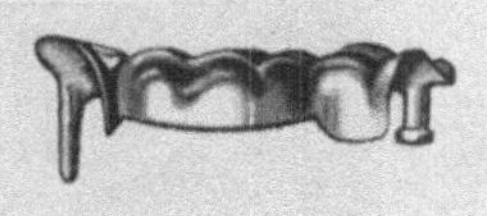

Abb. 142. Die durch Gußfüllungen verankerte feste Brücke für sich (zu Abb. 141 gehörig).

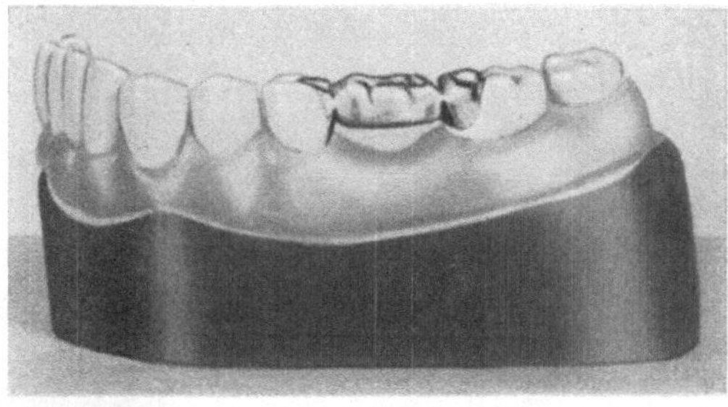

Abb. 143. Die durch Gußfüllungen verankerte feste Brücke in situ (zu Abb. 141 und 142 gehörig).

γ) Die Gußfüllung als Brückenanker.

Auch Gußfüllungen können unter gewissen Voraussetzungen zur Befestigung von festen Brückenarbeiten dienen. Die Pfeiler, in die sie zu diesem Zwecke eingelassen werden sollen, müssen kräftig, gesund und widerstandsfähig sein. Die Mundverhältnisse dürfen die Entstehung und das schnelle Fortschreiten der Caries nicht begünstigen, da eine progrediente, an den Trägerzähnen auftretende Caries die Gußfüllung und damit die Brücke sehr bald ihres Haltes berauben würde.

Die Gußfüllungen müssen so in die Brückenpfeiler eingelassen werden, daß die Zähne durch sie gegen die Caries geschützt werden. Hierzu ist erforderlich, daß alle gefährdeten Stellen in der Umgebung der Kavität mit ausgeschnitten werden, so daß die Ränder überall, besonders auch am Cervicalrande der Höhlung stark und glatt in gesundem Material verlaufen und daß nirgends der Reinigung unzulängliche Winkel entstehen, von denen aus eine Infektion des Trägerzahnes stattfinden könnte. Ferner müssen die Gußfüllungen überall einen exakten Randschluß erhalten, so daß die Flächen der Füllung und des Zahnkörpers glatt ineinander verlaufen, ohne daß der geringste Spalt vorhanden wäre (Abb. 141).

Ihrem Zweck entsprechend, muß den Gußfüllungen, als Ankern einer Brücke, ein sehr starker Halt in den Brückenpfeilern gegeben werden. Es ist vielfach versucht worden, einen hinreichenden Halt für die als Brückenanker dienende Gußfüllung unter Erhaltung der Vitalität des Trägerzahnes zu gewinnen. Durch mehrere feine Stifte, die der Unterseite der Gußfüllung angelötet wurden und denen man eine solche Richtung gab, daß die Pulpa beim Aufbohren der Lager für die Stifte nicht verletzt und nach der Einzementierung nicht gereizt werden sollte, suchte man die Gußfüllung sehr stark in dem Brückenpfeiler zu befestigen.

Eine solche Verankerung in lebenden Zähnen erscheint aber im Hinblick auf die oft sehr unregelmäßige Lage der Pulpa gewagt und nur in Zähnen durchführbar, bei denen damit zu rechnen ist, daß bereits eine erhebliche Ablagerung von sekundärem Dentin stattgefunden hat. Selbst wenn man bemüht ist, die Druckverhältnisse, unter denen eine durch Gußfüllungen zu befestigende Brücke steht, möglichst günstig für den Halt der Einlage zu gestalten, ist es nicht leicht, in einem lebenden

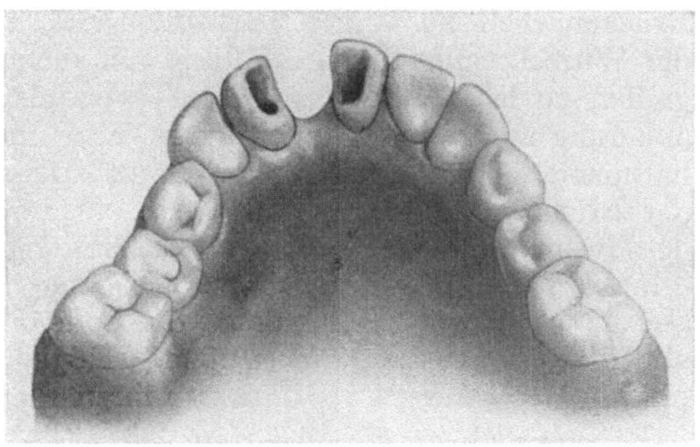

Abb. 144. Die für die Aufnahme von Gußfüllungen als Anker einer dem Ersatz von ⌐1 dienenden festen Brücke präparierten Kavitäten.

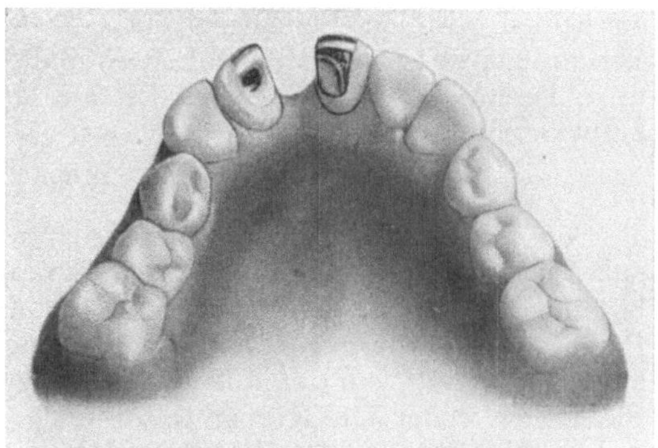

Abb. 145. Gußfüllungen in 1⌐ und ⌐2 als Brückenanker (zu Abb. 144 gehörig).

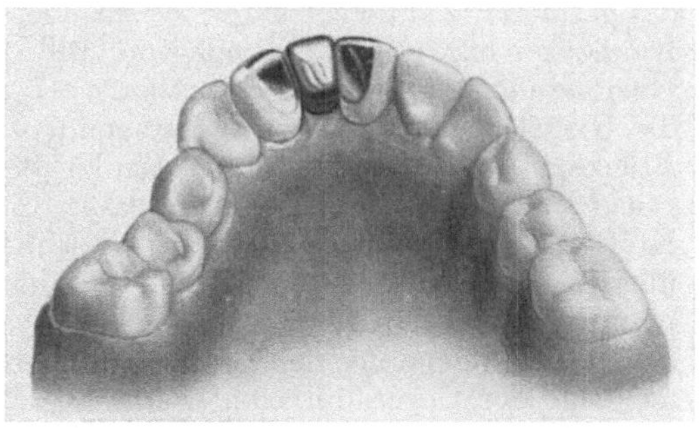

Abb. 146. Die dem Ersatz von ⌐1 dienende durch Gußfüllungen verankerte Brücke in situ, von der lingualen Seite gesehen (zu Abb. 144 und 145 gehörig).

Zahn soviel Halt für eine Gußfüllung zu gewinnen, daß weder eine Verletzung und Reizung der Pulpa, noch eine Loslösung der Gußfüllung durch den auf der Brücke lastenden Druck zu befürchten ist. Man wird daher in der Regel gut daran tun, Zähne, die Gußfüllungen zur Befestigung einer Brückenarbeit zu tragen bestimmt sind, zu devitalisieren und nach Füllung der Wurzelkanäle die Gußfüllung mit einem Zapfen in das Cavum pulpae eingreifen zu lassen. Nur auf diese Weise ist die vollkommen zuverlässige Verankerung zu erreichen. Man kann, wenn man so verfährt, die Gußfüllung verhältnismäßig flach gestalten und hat dadurch den Vorteil, daß das Einsetzen der Brücke nicht durch ihre Form erschwert wird. Dienen an beiden Enden der Brücke Gußfüllungen der Befestigung, so müssen dieselben so geformt sein, daß sie sich in derselben Richtung in ihre Lager einführen lassen. Ist auf einer Seite eine Krone, auf der anderen Seite der Brücke eine Gußfüllung als Anker angebracht, so muß die Möglichkeit vorhanden sein, die Einlagefüllung in derjenigen Richtung an ihren Platz zu bringen, die für das Einsetzen der Brücke durch die Richtung der Wandungen der Krone gegeben ist.

Die Gußfüllung tritt in ihrer Bedeutung als Befestigungsteil fester Brücken gegenüber der künstlichen Krone sehr in den Hintergrund. Die wesentlich bessere Erfassung des tragenden Stumpfes und der weit größere Schutz desselben durch die Vollkrone läßt diese weit geeigneter als Befestigungsteil fester Brücken erscheinen. Einige Bedeutung hat die Gußfüllung als Lager einer labilen Verbindung zwischen Brückenkörper und Befestigungsteil, wie sie von Sachs u. a. beschrieben ist. Wir werden auf diese ihre Verwendung weiter unten zurückkommen.

b) Der Brückenkörper.

Der Körper der festen unzerlegbaren Brücke deckt, auf die Brückenanker gestützt und mit ihnen durch Lötung verbunden, die Lücken des Zahnbogens, deren Schließung die eigentliche Aufgabe der Brückenarbeit ist. Eine Reihe von Anforderungen sind an den Brückenkörper zu stellen. Derselbe muß stark genug sein, um den auf ihm ruhenden Kaudruck auszuhalten, so daß auf die Dauer weder am Körper selbst noch an den Verbindungsstellen mit den Ankern ein Bruch eintreten kann. Die Kau- bzw. Bißfläche des Körpers muß für das Kaugeschäft wohl geeignet, d. h. den natürlichen Bißflächen ähnlich gestaltet werden, darf aber keine Formen aufweisen, die im Biß besondere Kaudruckkomponenten zu stark hervortreten lassen würden. Es muß auf das sorgfältigste darauf geachtet werden, daß weder eine Stelle der Brückenkaufläche des gesamten Zahnbogens an sich zu hoch ist, noch daß sie zu hohe und steile Kauhöcker hat. Während jede vom Biß getroffene Stelle, die zu hoch ist, eine Überlastung der Brücke in vertikaler Richtung bewirkt, führt der Aufbiß auf die Gleitflächen zu stark hervorragender Kauhöcker zu einer Überlastung der Brücke in horizontaler und vertikaler Richtung. Die Kaufläche muß so angelegt und geformt sein, daß bei allen Kaubewegungen die im Biß ausgelösten Kräfte in vollkommener Harmonie wirken, so daß keine Kraftkomponente überwiegend hervortritt. Hierfür ist insbesondere die Erhaltung des Dreipunktkontaktes bei der seitlichen Kaubewegung wesentlich. Die Ebene, in der die Kaufläche angelegt werden muß, ist naturgemäß im wesentlichen durch die Lage der Gegenbißfläche bestimmt. Doch gilt dies nur mit einer gewissen Einschränkung, da eine genaue Anpassung der Brückenkaufläche an die Kauflächen stark hervortretender Gegenzähne unter Umständen die Mahlbewegung stören oder ganz unmöglich machen würde. Es hat als allgemeiner Gesichtspunkt zu gelten, daß der Kaufläche der Brücke diejenige Lage zu geben ist, die für die Wiederherstellung der normalen Bißebene des Gesamtgebisses am günstigsten ist. Alle Flächen des Brückenkörpers müssen so geformt und gelagert sein, daß sie sich leicht reinigen lassen und daß sie ihre Umgebung nicht

reizen. Die Wangen- bzw. Lippenfläche muß glatt und in der Richtung von
Alveolarwall zur Kaufläche leicht gewölbt sein. Die Leiste oder Kante, die
zwischen der Abschrägung und der Kaufläche liegt, darf nicht zu schmal und
muß vollkommen abgerundet und stumpf sein. Die Zunge ist diesen Leisten
gegenüber, denen sie im Bereich der Backenzähne anliegt, sehr empfindlich.
Es können durch diese Kante, selbst wenn dieselbe nicht eigentlich scharf ist,
leicht Verletzungen der Schleimhaut entstehen. Der Brückenkörper muß hinsichtlich des Verlaufes seiner Längsachse und seiner Ausladung nach der Wangen-,
Lippen-, bzw. Zungen-Gaumenseite hin den natürlichen Verhältnissen angepaßt
werden; er darf nicht zu breit sein und weder zu weit nach außen noch zu weit
nach innen reichen. Die Kaufläche der festen Brücke soll nicht breiter angelegt
werden, als es für die Zermalmung der Speisen erforderlich ist. Schon durch
eine relativ schmale Kaufläche läßt sich ein guter Nutzeffekt erzielen (7,5—8 mm

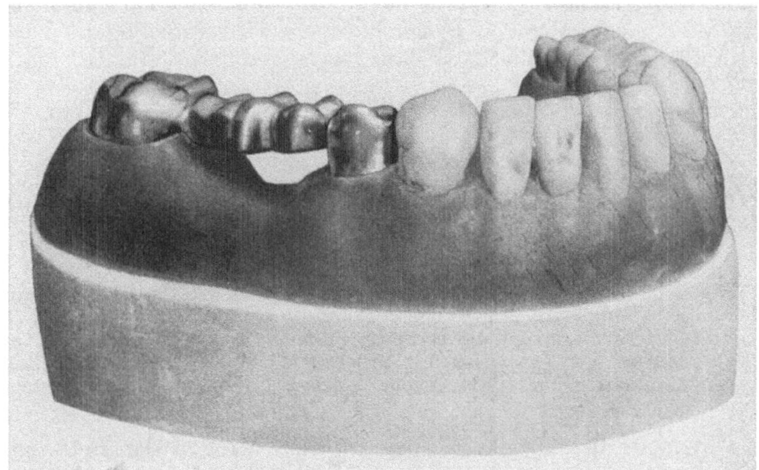

Abb. 147. Gestaltung des Brückenkörpers. Buccale Ansicht einer dem Ersatz von $\overline{6\,5|}$
dienenden ungeteilten festen Brücke.

bei Molaren, 6—7 mm bei Prämolaren). Eine zu breite Anlage des Brückenkörpers wirkt leicht für die Belastung der Brücke ungünstig, auch kann sie
zur Folge haben, daß die Wange, bzw. die Zunge durch den Biß verletzt wird.
Für das Verhältnis des Körpers zu der Strecke des Alveolarwalles, über die
er hinführt, sind zwei Gesichtspunkte maßgebend:

1. Der Körper einer festen Brücke darf sich nicht auf den Alveolarwall
stützen; es darf durch ihn keine unmittelbare Übertragung eines Teiles der
Brückenlast vom Brückenkörper auf den Kiefer stattfinden.

2. Der Brückenkörper muß so gestaltet und gelagert werden, daß an
seiner Unterseite keine Ablagerungsstätte für Speisereste und Konkremente
entsteht.

Unter günstigen Raumverhältnissen ist es nicht schwer, diesen Anforderungen zu genügen. Wir können dann den Körper einer festen Brücke und
seine Lötstellen so stark machen, daß auch der schwächste Punkt dem Kaudruck nicht nachgibt. Je länger die ohne Zwischenstützung zu überbrückende
Strecke ist, um so stärker muß der Querschnitt des Körpers und um so kräftiger
seine Verbindung mit den Ankern sein, um so mehr auch muß auf die Verteilung des Kaudrucks geachtet werden. Wenn nach der Eigenart des Bisses

mit einer besonders starken Belastung einer Strecke oder einer Stelle zu rechnen ist, so muß dieselbe der anzunehmenden Beanspruchung entsprechend verstärkt werden. Günstige Raumverhältnisse gestatten es aber nicht nur, dem Brückenkörper solche Dimensionen zu geben und ihn so stark mit den Befestigungsteilen zu verbinden, daß jeglicher Bruch oder eine beträchtliche Abnutzung ausgeschlossen ist, sie machen es auch leicht, die Brücke so zu formen, daß eine Retention von Speiseresten und Ausscheidungen durch sie nicht zu befürchten ist.

Ursprünglich setzte man den Körper einer festen Brücke aus einer Reihe zahnähnlicher Zwischenglieder zusammen, deren jedes einer der Kaueinheiten entsprach, die in der Lücke zwischen den Pfeilern ersetzt werden sollten. Diese Zwischenglieder wurden unter sich und mit den Trägerkronen verlötet. Heute ist man allgemein dazu übergegangen, den Brückenkörper einer unzerlegbaren festen Brücke als ein Ganzes zu gießen und ihm durch Lötung mit den Befestigungsteilen (Ankern) zu verbinden. Die dem Alveolarkamm zugekehrte Unterseite des freischwebenden Brückenkörpers wird vom lingualen bzw. palatinalen Kauflächenrande buccoalveolarwärts abgeschrägt, die Übergangsstellen

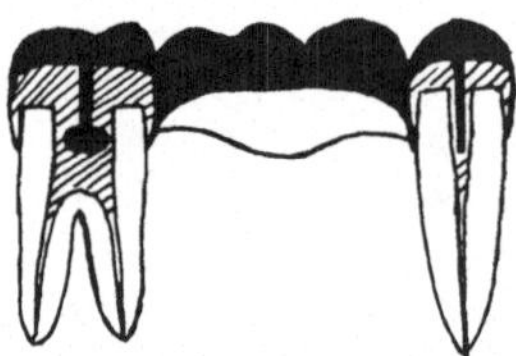

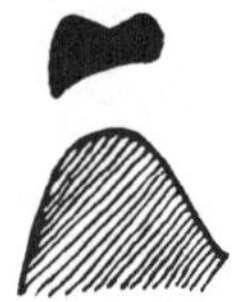

Abb. 148. Gestaltung des Brückenkörpers. Sagittalschnitt durch die in Abb. 147 gezeigte ungeteilte feste Brücke, der die Materialstärke und die Abrundung der Übergangsstellen von der Unterseite des Brückenkörpers zu den Wänden der Trägerkrone erkennen läßt.

Abb. 149. Gestaltung des Brückenkörpers (zu Abb. 147 und 148 gehörig). Querschnitt durch den Brückenkörper der freischwebenden festen Brücke.

von der Unterseite des Brückenkörpers zu den Wänden der Befestigungsteile werden ausgeschwemmt und gerundet, damit auch hier keine Nischen entstehen, in denen sich Rückstände festsetzen können (Abb. 148 un 149).

Die Abschrägung, die dem Raum zwischen der Brücke und dem Alveolarkamm nach dem Munde zu eine wesentlich weitere Öffnung gibt als nach dem Vestibulum oris hin, schafft für die Reinigung und Sauberhaltung der Brücke, und zwar sowohl für den natürlichen Reinigungsvorgang wie für die Anwendung der Zahnbürste günstigere Verhältnisse als jede andere Form. Die wirksamste Kontrolle der Nischen und Winkel des Mundes, und zwar sowohl der natürlichen Spalten und Zwischenräume, als auch der durch die Prothese geschaffenen erfolgt durch die Zunge. Diese arbeitet spontan mit großer Feinfühligkeit und geht ihrer Lage entsprechend beim Absuchen der auf dem Alveolarwall vorhandenen natürlichen und künstlichen Gebilde in der Hauptsache von innen nach außen vor. Je mehr wir der Zunge von der Mundhöhle aus den Zugang zu dem unter einer Brücke vorhandenen Raum öffnen, um so mehr erleichtern wir ihr die Kontrolle und das Reinigungsgeschäft. Es spricht daneben noch ein anderer gewichtiger Grund dafür, die Unterseite der Brücke so abzuschrägen, daß der unter der Brücke liegende Hohlraum die breiteste Öffnung nach der Mundhöhle hin erhält, nämlich der Umstand, daß der für die selbsttätige Reinigung aller Schlupfwinkel und Spalten wichtigste Vorgang: die Absaugung, nur nach der Mundhöhle hin möglich ist. Die Abschrägung ist die für die Unterseite der freischwebenden festen Brücke am meisten angewandte Form, doch begegnen wir auch anderen Vorschlägen für ihre Gestaltung. So hat Schroeder die in Abb. 150 gezeigte leichte Abschrägung nach der Mitte der Unterseite hin empfohlen.

Rumpel befürwortet eine ähnliche Form, die keilförmig unter möglichst spitzem Winkel dem Alveolarwall aufliegt und sowohl von der buccalen wie von der lingualen Seite aus leicht gereinigt werden kann.

Es sind bei der Anlage fester Brücken so verschiedene Verhältnisse zu berücksichtigen, daß man sich, auch wenn reichlich Raum vorhanden ist, nicht auf eine bestimmte Form festlegen und diese in allen Fällen anwenden kann. Es gibt Fälle, in denen die Bißhöhe eine so beträchtliche ist, daß unter der Brücke, wenn wir dem Körper ähnliche Proportionen geben würden, wie in dem von uns in Abb. 147 gewählten Beispiel, ein Leerraum entstände, der für die Bewegung des Bissens im Kauakte störend wirken würde. Ein solcher Leerraum kann auch dadurch lästig sein, daß sich die Wange hineinsaugt oder daß bei der Lautbildung Nebengeräusche entstehen. Es kann daher gerade in Fällen, in denen sehr reichlich Raum vorhanden ist, geboten erscheinen, die buccale Wand des Brückenkörpers nahezu oder ganz bis zum Alveolarwall herab- oder heraufzuziehen und sie hier mit ganz feinem Saume anliegen zu lassen, damit die Mundhöhle gegen das Vestibulum oris abgeschlossen bleibt.

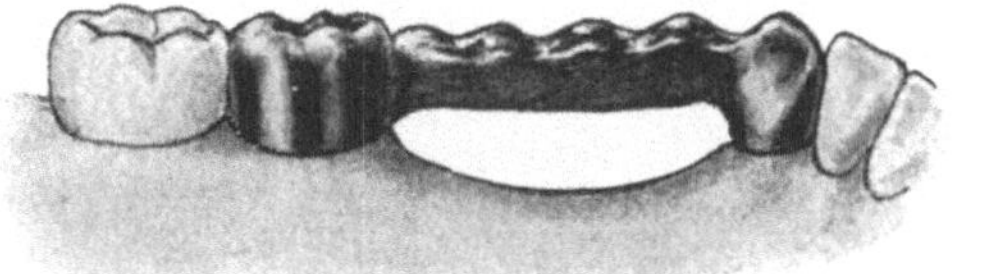

Abb. 150. Gestaltung der Unterseite einer festen freischwebenden Brücke.
(Aus Schroeder.)

Die Reinhaltung des Brückenbereiches braucht darunter nicht zu leiden, da die Abschrägung an der Zungenseite die Ausräumung aller Speisereste zuläßt.

Das Problem der Sauberhaltung gewinnt da an Bedeutung und Schwierigkeit, wo es nicht möglich ist, eine feste Brücke vollkommen freischwebend anzulegen. Es ist dies dann der Fall, wenn der Zwischenraum zwischen dem Alveolarwall und der Kaufläche der Gegenzähne zu niedrig ist, um einem hinreichend starken Brückenkörper mit Unterspülung Platz zu gewähren. Wenn der Raummangel dadurch entstanden ist, daß die zu ersetzenden Zähne schon lange fehlten und ihre Antagonisten infolgedessen weit aus dem Kiefer herausgetreten sind, so gehört, wie wir schon weiter vorne ausführten, eine entsprechende Kürzung der herausragenden Zähne zu den Vorarbeiten, die der Durchführung der eigentlichen prothetischen Maßnahmen vorauszugehen haben. Nur selten genügt freilich in diesem Falle ein Beschleifen der Kaufläche zur Wiederherstellung der normalen Bißebene. Oft ragen die Gegenzähne so stark hervor, daß zu einer hinreichenden Kürzung nicht nur die Abtragung der ganzen Schmelzschicht ihrer Kaufläche nötig ist, sondern daß ein Querschnitt durch den Zahnkörper gelegt werden muß. Da eine so weitgehende Abtragung eine schwere Verletzung der natürlichen Zähne darstellt, muß zu ihrer dauernden Erhaltung oft eine umfassende konservierende Behandlung, die Kauterisation der Pulpa, die Ausräumung und Füllung der Wurzelkanäle, die Füllung der Schnittflächen oder die Überkappung der Stümpfe mit hinreichend niedrigen Kronen folgen. Nicht immer ist es möglich, eine so umfassende Vorarbeit durchzuführen, wenn auch die Wiederherstellung der normalen Bißebene an sich als unerläßliche Vorarbeit für die Konstruktion einer Brücke gelten muß. Die Gesundheitsverhältnisse des Patienten können unter Umständen gegen eine

41*

Ausdehnung der Behandlung über die äußerst notwendigen Arbeiten hinaus sprechen. In diesem Falle muß·man entweder auf die Anwendung einer festen Brückenarbeit verzichten oder die Form des Brückenkörpers den gegebenen Raumverhältnissen anpassen. Dies gilt auch dann, wenn der vorhandene Raum, ohne daß eine Verlängerung der Gegenzähne daran schuld wäre, an sich so eng ist, daß ein hinreichend starker Brückenkörper mit Unterspülung keinen Raum findet (Abb. 151). In zweifelhaften Fällen ist es besser, die Brücke mit feinem Saume aufliegen zu lassen, den Brückenkörper an sich schmal zu gestalten und ihn an der Zungen- bzw. Gaumenseite steil abzuschrägen, als die Möglichkeit einer Unterspülung anzustreben, wo eine solche ausgeschlossen ist. Erhält eine feste Brücke unter ungünstigen Raumverhältnissen eine breite und flache Abschrägung, so entsteht unter ihr ein niedriger, der natürlichen und künstlichen Ausreinigung schwer zugänglicher Zwischenraum. Es sprechen nicht nur Reinlichkeitsgründe dafür, daß dies vermieden werde, sondern auch die Rücksicht auf den Zustand der Schleimhaut. Während diese in der Regel unter einer mit schmalem Saume aufliegenden Brücke keine nennenswerten Veränderungen zeigt, kommt es unter einer Brücke mit breiterer Auflage zu leicht blutenden schwammigen Wucherungen der Schleimhaut.

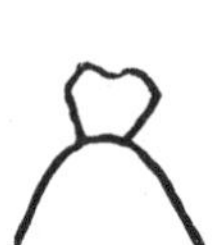
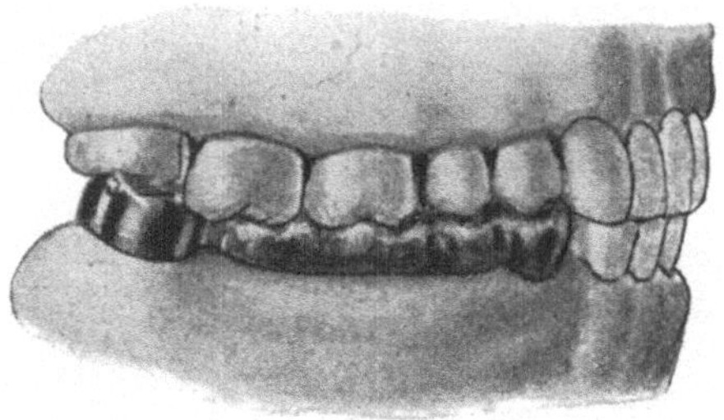

Abb. 151. Brücke, die infolge Raummangels nicht durchspülbar angelegt werden konnte, mit schmalem Saum dem Alveolarrand aufliegend. (Aus Schroeder.)

Die Indikation für die Anwendung eines mit schmalem Saume dem Alveolarkamm aufliegenden Brückenkörpers ist jedoch nicht nur um des beschränkten Raumes willen, sondern auch dann gegeben, wenn der Brückenkörper aus kosmetischen Gründen von künstlichen Zähnen gedeckt werden muß, eine Notwendigkeit, die im Bereich der Vorderzähne stets und zumeist auch beim Ersatz der Prämolaren vorliegt.

Deckung des Brückenkörpers durch künstliche Zähne.

Wir unterscheiden, wie schon weiter vorne in dem Abschnitt, der von den künstlichen Zähnen und ihrer Bearbeitung handelt, ausgeführt ist, künstliche Zähne, die dem ganzen Körper des natürlichen Zahnes nachgebildet sind, und solche, die nur den labialen bzw. lingualen Abschnitt des Kronenkörpers wiedergeben.

Für die Verarbeitung an festen Brücken kommen in der Hauptsache nur die letzteren in Betracht. Feste Brücken, die dem Ersatz der Vorderzähne dienen, sind mit Flachzähnen zu decken, und zwar sind Zähne mit langen Stiften für diese Verwendung denjenigen mit Knopfkrampons vorzuziehen.

Für die Deckung im Backenzahnbereich eignen sich vor allem die halben Backenzähne, da der eigentliche Brückenkörper nicht durch die Einlagerung ganzer Porzellanzähne geschwächt werden darf. Die halben Zähne haben den Vorzug, daß sie nur verhältnismäßig wenig Raum beanspruchen. Sie besitzen in kosmetischer Hinsicht denselben Wert wie die Zähne mit vollem Porzellankörper. Auch die Funktion erleidet bei ihrer Anwendung keine Beeinträchtigung da der Kronenkörper bei dem Aufbau des Brückenkörpers mit entsteht und einerseits als Fassung für die Porzellanfacette, andererseits als Kauwerkzeug dient.

Da die künstlichen Zähne um des natürlichen Aussehens willen auf dem

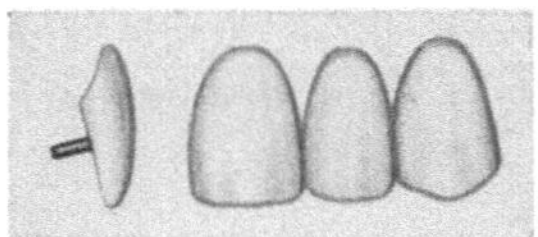

Abb. 152. Zur Verwendung als Facetten an festen Brücken geeignete obere Schneide- und Eckzähne mit langen Stiften.

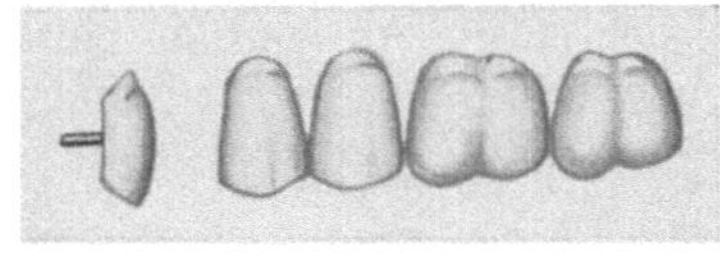

Abb. 153. Zur Verwendung als Facetten an festen Brücken geeignete obere halbe Backenzähne mit langen Stiften.

Zahnfleisch stehen müssen, damit es den Anschein hat, als seien sie aus demselben herausgewachsen und da der Übergang des künstlichen Zahnfleisches in das natürliche nur dann unauffällig bleibt, wenn es demselben ganz fein und fest aufgeschliffen ist, bildet die cervicale Schlifffläche der künstlichen Zähne

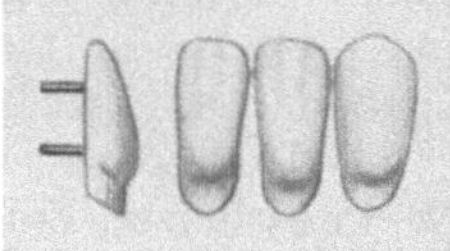

Abb. 154. Zur Verwendung als Facetten an festen Brücken geeignete untere Schneide- und Eckzähne mit langen Stiften.

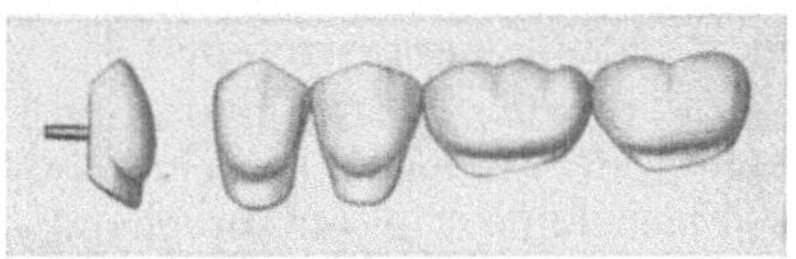

Abb. 155. Zur Verwendung als Facetten an festen Brücken geeignete untere halbe Backenzähne mit langen Stiften.

den Saum, mit dem der Brückenkörper den Alveolarwall berührt (Abb. 156 und 157). Der Metallkörper, die Fassung der künstlichen Zähne, braucht nicht immer bis zum äußersten Rande des künstlichen Zahnes zu gehen, der aufgeschliffene Zahnrand kann zum Rücken des künstlichen Zahnes hin einige

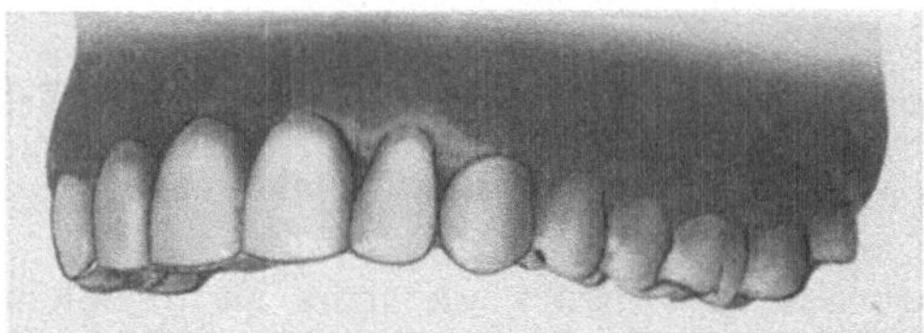

Abb. 156. Die Front einer dem Ersatz von $\underline{2\,1}|\underline{1\,2}$ dienenden auf $\underline{3}|\underline{3}$ gestützten festen Brücke.

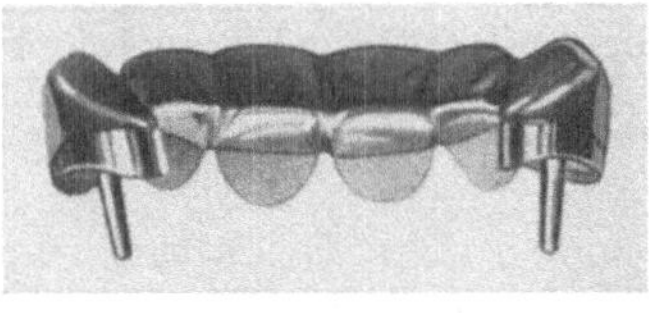

Abb. 157. Die Rückseite der in Abb. 156 gezeigten Brücke.

Millimeter breit freibleiben (Abb. 157). Doch ist es vielfach wiederum angebracht, die Fassung des künstlichen Zahnes bis an oder unter den Schliffrand gehen zu lassen. Ein durch den Brückenkörper geführter Sagittalschnitt zeigt, durch einen Schneidezahn gelegt, die in Abb. 158, durch einen Prämolaren gelegt, die in Abb. 159 wiedergegebene Form.

Die Raumverhältnisse sind mitbestimmend für die Auswahl der künstlichen Zähne, die im Einzelfalle Verwendung finden sollen, und für die Stellung, die man ihnen gibt. Ihre Form und Stellung muß es gestatten, den Brückenkörper

stark genug für die anzunehmende Belastung anzulegen und ihm eine für die
Sauberhaltung geeignete Form zu geben. Wenn der Alveolarfortsatz annähernd
seine normale Form und Höhe behalten hat, finden Flachzähne zur Deckung
des Brückenkörpers Anwendung. Sie werden mit schmalem Rande aufgeschliffen und lassen sich vom Brückenkörper so fassen, daß die Entstehung
von Schmutzwinkeln vermieden wird. Wenn es sich jedoch um die Überbrückung einer tief eingesunkenen Alveolarstrecke handelt, verbieten kosmetische
Rücksichten die Anwendung einfacher Flachzähne, da diese, in die Einsenkung
hineingestellt, entweder zu lang oder zu schräg stehend erscheinen würden.

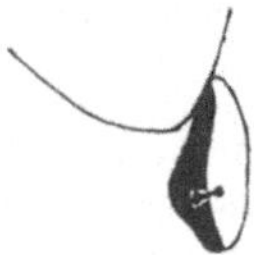

Abb. 158. Sagittalschnitt durch den Kiefer
und den Schneidezahn der in Abb. 156 u. 157
gezeigten Brücke, die Lage des Brückenkörpers zum Alveolarwall veranschaulichend.

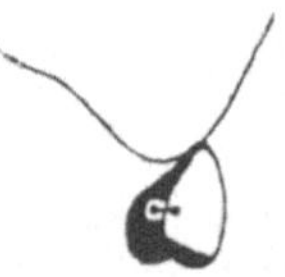

Abb. 159. Sagittalschnitt durch einen in den
Körper einer festen Brücke eingelassenen
Prämolaren, die Lage des Brückenkörpers
zum Alveolarwall veranschaulichend.

In solchen Fällen muß die eingesunkene Alveolarpartie durch künstliches Zahnfleisch gedeckt werden, aus dem die künstlichen Zähne in der natürlichen Länge
und Richtung heraustreten.

Für diesen Zweck finden entweder die im Handel erhältlichen Zahn-
fleisch- oder Blockzähne Verwendung (Abb. 160 und 161), oder es wird an
die Flachzähne ein entsprechend geformtes Stück künstlichen Zahnfleisches
anmodelliert und im Schmelzofen angeschmolzen. (Wir verweisen auf das
über die hierfür in Betracht kommenden Verfahren im Abschnitt „Keramik"

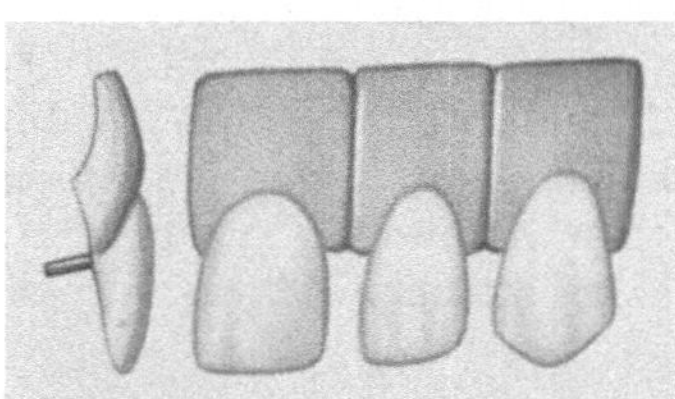

Abb. 160. Zur Verwendung an festen Brücken
geeignete Zähne: Zahnfleischzähne mit
flachem Rücken und langen Stiften.

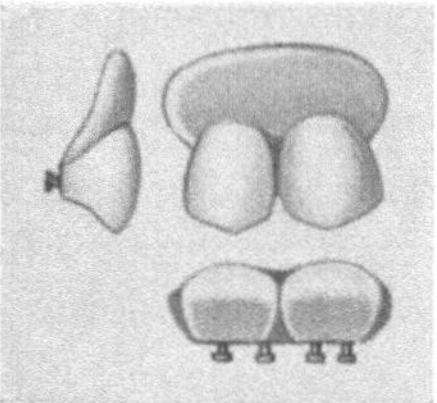

Abb. 161. Zur Verwendung an festen Brücken
geeignete Zähne: Halbe Zahnfleischbacken-
zähne mit Knopfkrampons.

Gesagte.) Der Gestaltung der Unterseite des Brückenkörpers ist in solchem
Falle besondere Aufmerksamkeit zuzuwenden, damit die Entstehung von
Schmutzwinkeln vermieden wird. Der Zahnfleischblock darf nicht breit auf
oder gegen den Alveolarwall gesetzt werden, sondern muß mit dem freien Rande
fein aufgeschliffen, nur in ganz schmaler Auflagerung über die labiale Böschung
des Walles hingehen. Der Brückenkörper muß so modelliert werden, daß der
Winkel zwischen seiner Unterseite und dem Alveolarwall möglichst weit nach
der Mundhöhle hin offen zugänglich ist (Abb. 165, Sagittalschnitt). Man hat zu
prüfen, ob die Basis schmal genug bleibt, und ob der Zwischenraum zwischen
Brücke und Kieferschleimhaut, und zwar sowohl die Partie, die unter der schmal
aufliegenden Leiste, wie diejenige, die unter der Abschrägung liegt, durch die
natürliche Absaugung und die künstlichen Reinigungsmittel sauber gehalten
werden können. Ist dieses nicht sicher, so muß von der Konstruktion einer

festen Brücke abgesehen und eine andere Lösung der prothetischen Aufgabe gesucht werden.

Der Befestigung der künstlichen Zähne am Brückenkörper dienen die-selben Methoden, die wir im Kapitel „Kronenarbeit" eingehend beschrieben

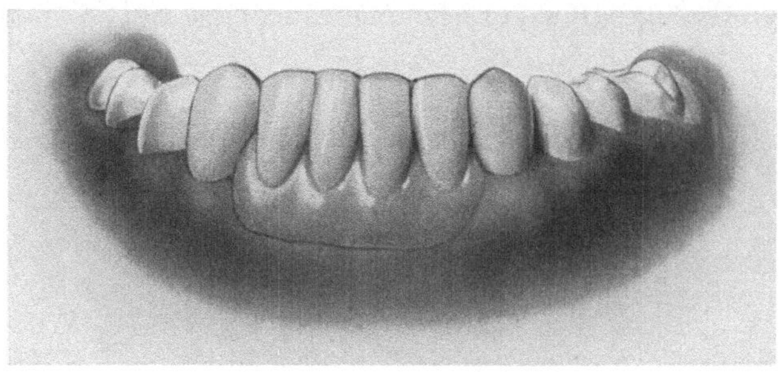

Abb. 162. Die Front einer dem Ersatz von $\overline{2\,1|1\,2}$ dienenden auf $\overline{3|3}$ gestützten Brücke mit Zahnfleischzähnen (in situ).

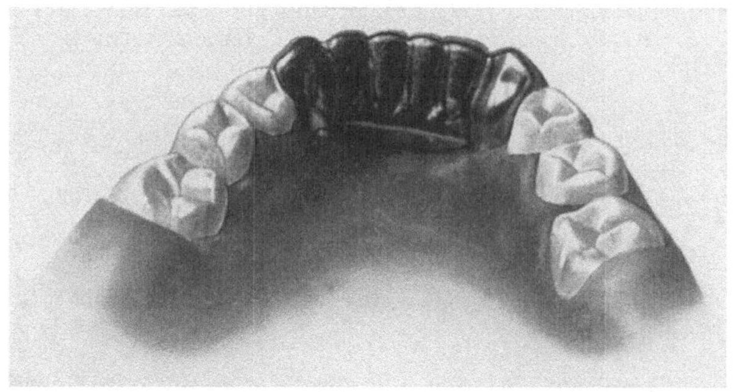

Abb. 163. Die Rückseite der in Abb. 162 gezeigten festen Brücke.

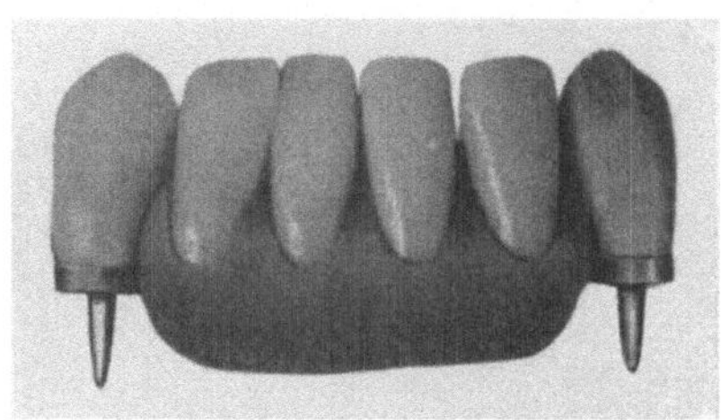

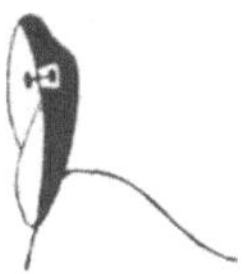

Abb. 164.   Abb. 165.

Abb. 164. Die in Abb. 162 und 163 gezeigte Brücke für sich.

Abb. 165. Sagittalschnitt durch einen Schneidezahn und den Kiefer, die Lage des Körpers der in Abb. 162—164 gezeigten Brücke zum Alveolarfortsatz zeigend.

und veranschaulicht haben. Wir verweisen auf das Seite 515—530 Gesagte. Heute ist die Befestigung durch Einzementierung das allgemein bevorzugte Verfahren. Der Rücken des Zahnes wird in seine Fassung, die Stifte entweder in eine Kammer oder in röhrenförmige Lager mit Zement einzementiert. Die Zähne finden dadurch einen sehr starken Halt und die Auswechslung bzw. der Ersatz zersprungener Facetten gestaltet sich sehr einfach.

Auch durch Nietung lassen sich künstliche Zähne an festen Brücken befestigen, sofern der Brückenkörper nicht zu dick ist, um das Hindurchstecken der Stifte und die Anlage von Nietköpfen an seiner Rückseite zu gestatten. Am besten bewährt hat sich das Nietverfahren für die Befestigung oberer Frontzähne. Näheres über das Verfahren und die für seine Anwendung erforderlichen Werkzeuge (Kaisersche Nietzange) ist auf S. 525 nachzulesen.

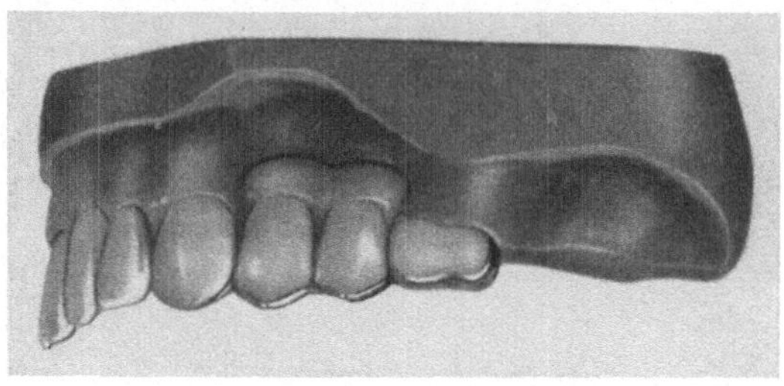

Abb. 166. Buccale Ansicht einer dem Ersatz des ersten und zweiten Prämolaren des linken Oberkiefers dienenden Brücke, die auf dem Eckzahn und dem ersten Molaren mit je einer Wurzelband- (Richmond-) Krone verankert ist und zur Ausfüllung der tief eingesunkenen Alveolarpartie angebranntes Zahnfleisch trägt.

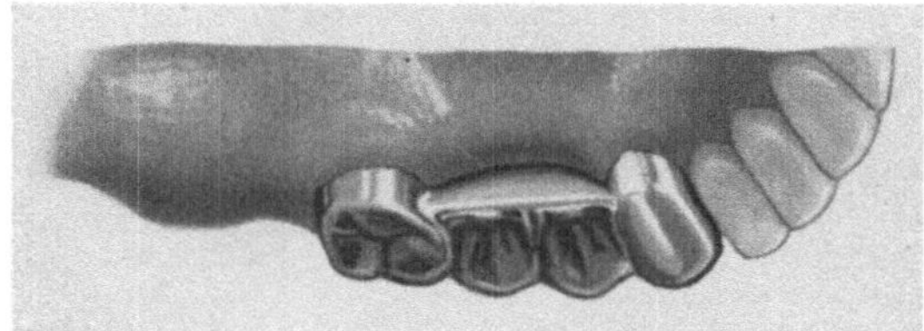

Abb. 167. Palatinale Seite der in Abb. 166 gezeigten Brücke. (Abschrägung.)

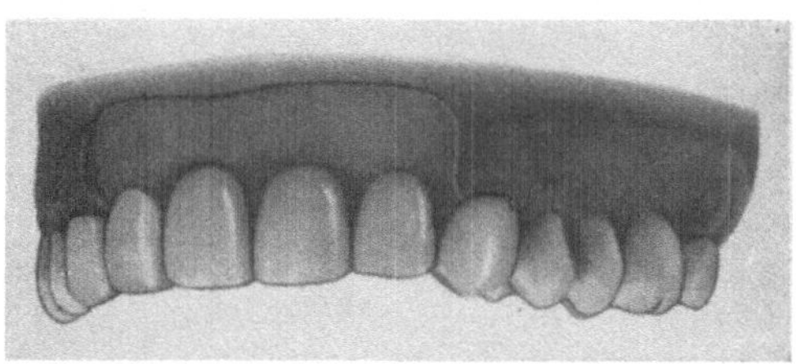

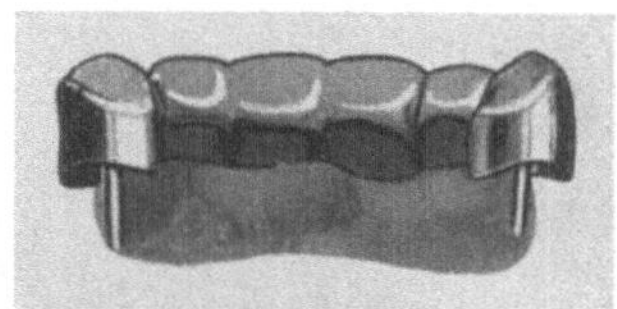

Abb. 168. Die Front einer dem Ersatz von 2 1|1 2 dienenden auf 3|3 gestützten festen Brücke mit Zahnfleischzähnen in situ.

Abb. 169. Die Rückseite der in Abb. 168 gezeigten festen Brücke.

Die Lötung kommt heute zur Befestigung künstlicher Zähne am Brückenkörper nur dann in Betracht, wenn ungünstige Raumverhältnisse keine andere Befestigung erlauben. Das über die Lötung künstlicher Zähne Wissenswerte findet sich im Abschnitt „Kronenarbeit" auf S. 520—524.

Ganze, d. h. die ganze Form der natürlichen Zahnkrone wiedergebende künstliche Zähne in den Körper fester Brücken einzulassen, ist im allgemeinen nicht zu empfehlen. Bei ihrer Verarbeitung für diesen Zweck besteht die Gefahr, daß der ihrer Fassung dienende Brückenkörper entweder zu schwach oder zu klobig wird. Unter sehr günstigen Raumverhältnissen kann man in manchen Fällen ganze Prämolaren und Molaren zur Deckung des Körpers fester Brücken verwenden, nachdem man von der palatinalen bzw. buccalen Hälfte ihres

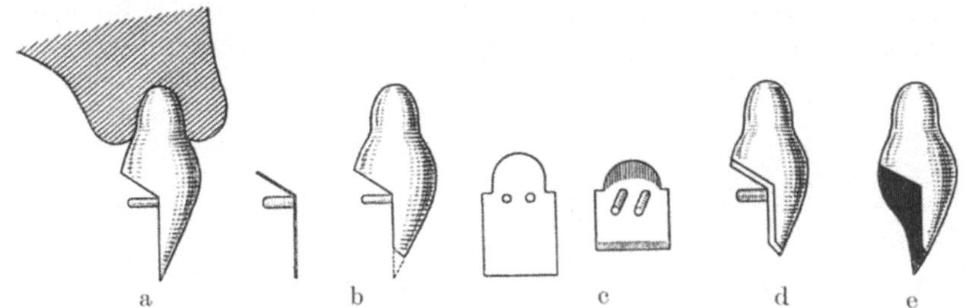

Abb. 170. Der Pontopinzahn und seine Einzelteile. (Aus Bock.)
a Pontopinzahn in Alveole sitzend. b Pontopinzahn und Rückenplatte. c Rückenplatte: Buccal- und Lingualansicht. d Pontopinzahn mit Rückenplatte in situ und abgeschrägter Kaukante. e Pontopinzahn mit angegossener Rückwand.

Körpers und von ihrer Kaufläche so viel fortgeschliffen hat, daß der Brückenkörper als solcher stark genug wird, ohne in seinen Konturen über die natürliche Zahnform hinaus verstärkt zu werden. Auch diatorische Zähne können, entsprechend beschliffen, als Facetten an Brückenkörpern Verwendung finden.

Unter denselben Cautelen für eine hinreichend starke Gestaltung des Brückenkörpers lassen sich auch die sogenannten Pontopinzähne zu Zwischengliedern von Brücken verarbeiten. Diese Zähne, deren Rücken einen Absatz für die Einlagerung der Rückenschutzplatte zeigt, besitzen eine Porzellanwurzel, die man bei der Verarbeitung entweder kuppelförmig oder flach gestalten, der Schleimhaut aufliegen oder in

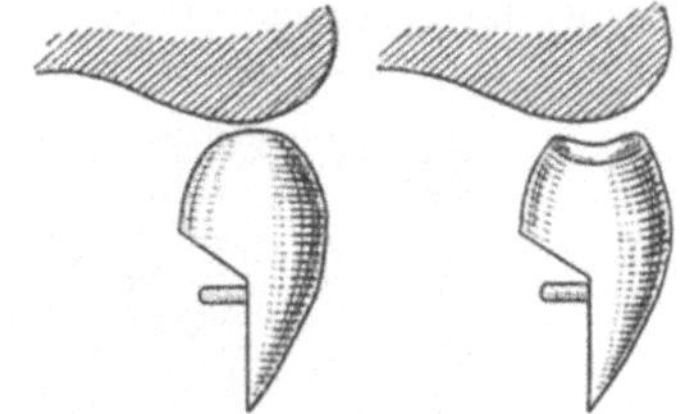

Abb. 171. Pontopinzahn auf dem Alveolarkamm rund aufsitzend und aufgeschliffen.

das Zahnfach eingreifen lassen kann. Der Vorteil der Verwendung der Pontopinzähne ist in der größeren Sauberkeit der Unterseite des Brückenkörpers zu sehen,

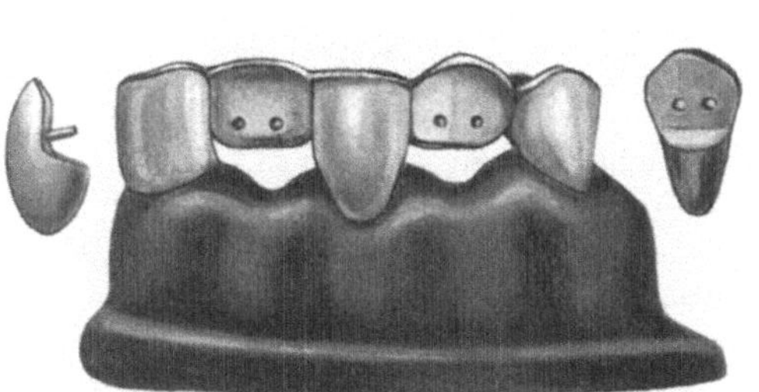

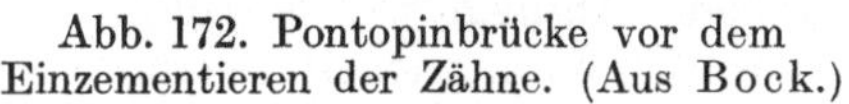

Abb. 172. Pontopinbrücke vor dem Einzementieren der Zähne. (Aus Bock.)

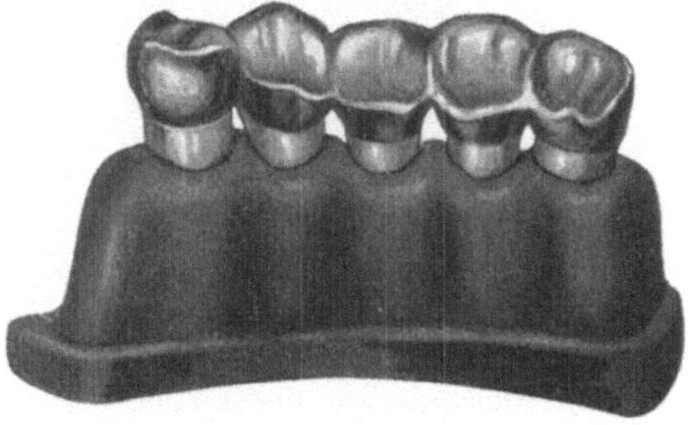

Abb. 173. Die Brücke fertig von der Lingualseite. (Aus Bock.)

da sich Unsauberkeiten weniger leicht an Porzellan- wie an Metallflächen festsetzen. Die Verarbeitung ist aus Abb. 170—173 ersichtlich.

Um die Auswechselung zerbrochener Facetten noch einfacher zu machen, als dieselbe bereits durch die Einzementierung der Zähne ist, können an festen

Brücken auswechselbare Steele- und Biberzähne, wie auch die de Terrazähne angebracht werden (Abb. 174).

Die Steelezähne und ihre Anwendung sind im Abschnitt „Kronenarbeit" beschrieben worden, auch die Herstellung der Rückenplatten, auf die Steelefacetten aufgeschoben werden, fand dort ihre Darstellung. Bei der Brückenarbeit, die nach außen mit auswechselbaren Steelefacetten gedeckt werden soll, muß naturgemäß ein hinreichend starker Brückenkörper der Träger der Rückenplättchen sein.

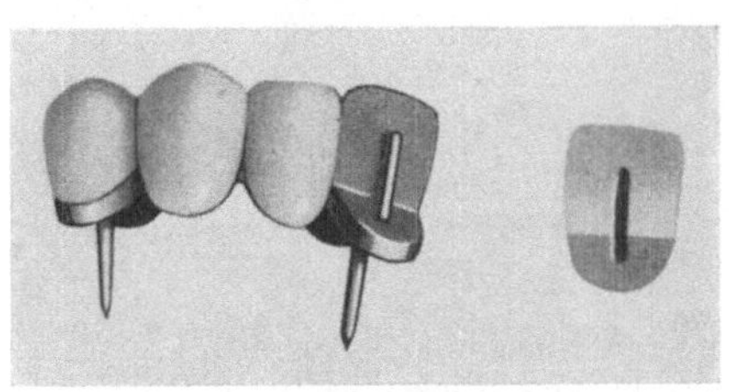 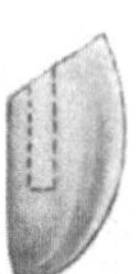 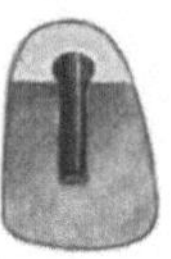 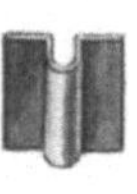

Abb. 174. Feste Brücke
mit Steelefacetten.

Abb. 175. Bibers auswechselbarer
Universalzahn. (Aus Schmidt.)

Die Biberzähne (Abb. 175) sind den Steelefacetten ähnlich (s. Kronenarbeit S. 528).

Sie können gleichfalls an Brückenarbeiten Verwendung finden. Das gleiche gilt von den auswechselbaren de Terrazähnen (Abb. 176), Porzellanfronten, die

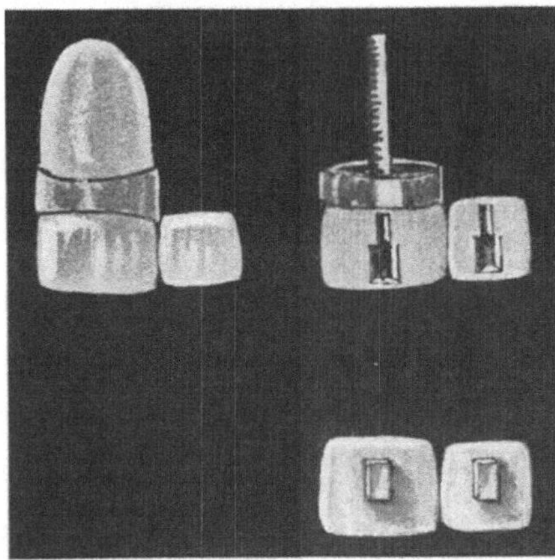 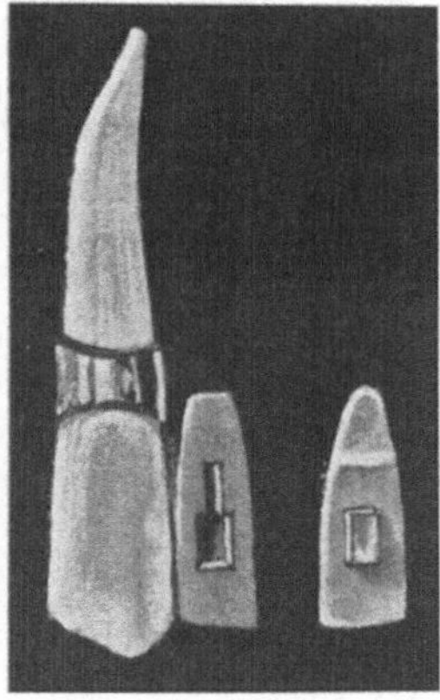

Abb. 176. De Terrazahn mit Rückenplatte. (Aus de Terra.)

durch einen mit vierkantigem Knopf versehenen Stift, der in eine Schiebevorrichtung der dazu gehörigen Rückenplatte genau hineinpaßt, ihren Halt finden.

Schließlich ist noch die Deckung des Brückenkörpers durch eingelassene Porzellanfüllungen zu erwähnen. Ähnlich wie bei ihrer Verwendung an Einzelkronen, die wir im Abschnitt „Kronenarbeit" beschrieben haben, werden in der labialen und buccalen Seite des Brückenkörpers flache muldenförmige Vertiefungen angelegt, die in ihren Konturen dem Frontalumriß der fehlenden Zähne entsprechen. Die Ränder dieser Fassungen für die Facetten, die schon beim Modellieren und Gießen des Brückenkörpers vorgesehen werden, glättet man mit dem Finierer in ähnlicher Weise, wie die

Kavitätenränder des natürlichen Zahnes vor dem Abdrucknehmen für die Porzellanfüllung präpariert werden. Die Lager für die Porzellanfüllungen brauchen an ihrer tiefsten Stelle nur 3—4 mm und an den Rändern so tief zu sein, daß die Füllung hier stark genug für die Anlage der Unterschnitte ist. Die Abdrucknahme und Herstellung der Füllung erfolgt genau wie diejenige der Füllung für den natürlichen Zahn. Durch eine kunstvolle Modellierung und Färbung der Porzellanfacetten kann ein außerordentlich natürliches Aussehen der Brücke erreicht werden. Die in den Brückenkörper nach sorgfältiger Anlage der Unterschnitte in die Fassung und Füllung einzementierten Porzellanfacetten besitzen eine große Haltbarkeit.

Als Material für den Brückenkörper wählt man am besten das gleiche Gold, das für die Anker der Brücke verwendet wird, nämlich ein 20 oder 18kar, Kronengold. Auch Legierungen von geringerem Gehalt können für die Herstellung des Brückenkörpers Verwendung finden, doch gilt hinsichtlich der geringen Ersparnis, die dadurch erzielt wird, das bei Besprechung der Materialfrage für die Brückenanker Gesagte.

c) Der Brückenbügel.

Bei Anlage der Brückenarbeit ist das vorhandene natürliche Zahnmaterial so sehr wie möglich zu schonen. Diese Schonung darf jedoch nicht auf Kosten einer zuverlässigen Stützung der Brücke geschehen. In manchen Fällen ist

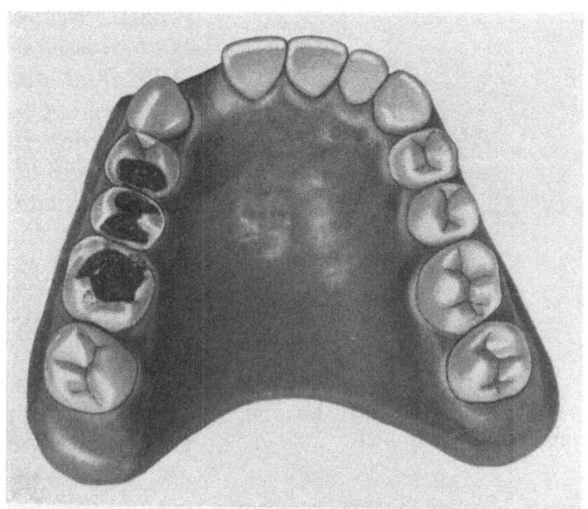

Abb. 177. Prothetische Aufgabe: Es fehlt der seitliche Schneidezahn des rechten Oberkiefers. Der Eckzahn ist gesund. Die beiden Prämolaren und der erste Molar derselben Seite sind durch Caries tief zerstört.

die Erhaltung gesunder natürlicher Zähne dadurch möglich, daß man sie bei Anlage der festen Brücke umgeht und andere weniger wertvolle Zähne für die Stützung der Brücke verwendet. Diesem Zweck dienen die sog. Umgehungsbügel. Die Umgehungsbügel haben die Bestimmung, den künstlichen Zahn, der der Schließung einer Lücke dienen soll, unter Umgehung eines dieser Lücke unmittelbar benachbarten Zahnes zu tragen und einen entfernter stehenden Zahn als Pfeiler heranzuziehen. Wenn es sich beispielsweise um den Ersatz eines oberen seitlichen Schneidezahnes durch eine feste Brücke handelt, wird in der Regel die Abtragung des mittleren Schneidezahnes und des Eckzahnes und die Inanspruchnahme ihrer Stümpfe als Brückenpfeiler der gewiesene Weg sein. Wenn 1| und 3| aber kräftige gesunde Zähne sind, so daß man sich um des Ersatzes eines fehlenden Zahnes willen nur schwer zu ihrer Abtragung entschließen würde, während die Prämolaren und der erste Molar derselben Seite an sich für die Überkappung reif erscheinen (Abb. 177), dann kann eine Kronenverbindung 6 5 4| als Ankerblock dienen, von dem aus ein den Ersatzzahn tragender Arm um 3| herumgeführt wird (Abb. 178).

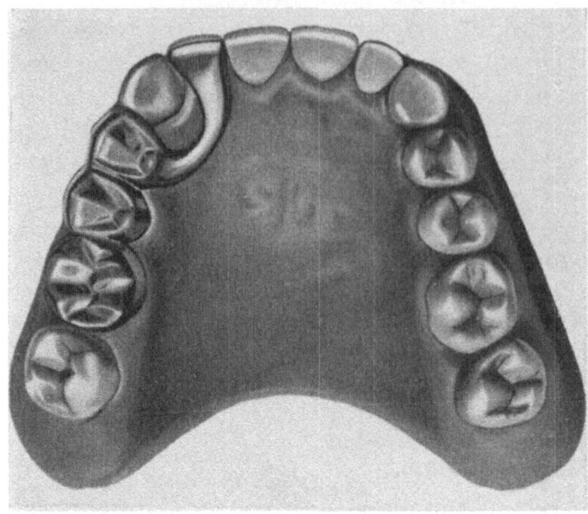

Abb. 178. Lösung der in Abb. 177 gezeigten Aufgabe durch eine auf 4 5 6| gestützte feste Brücke. Umgehungsbügel zur Schonung des gesunden Eckzahnes angewandt.

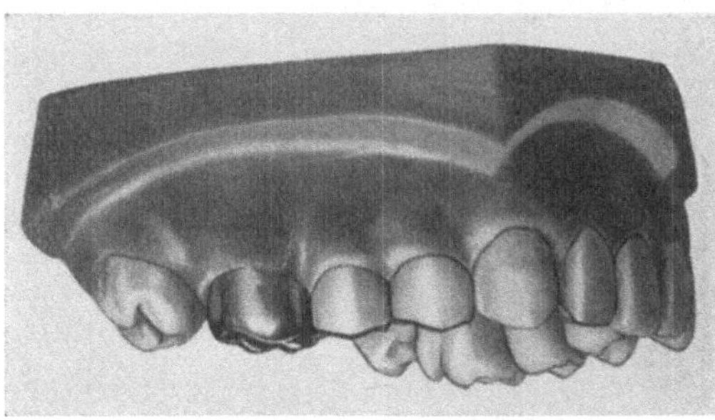

Abb. 179. Die in Abb. 178 gezeigte Brücke von der Lippenseite aus gesehen.

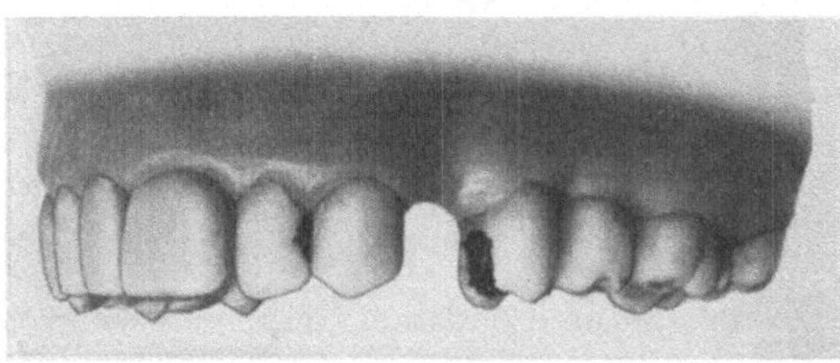

Abb. 180. Prothetische Aufgabe: Es fehlt |4, |3 und |6 sind gesund, |2 und |5 tief cariös infiziert.

Vorbedingung für die Anwendung solcher Umgehungsbügel ist eine starke Verankerung der Brücke oder der Kronenverbindung, von der man den Bügel ausgehen läßt, ferner eine ausgeglichene Belastung der ganzen Brücke bzw. des Gesamtgebisses. Eine Einzelkrone darf nicht als Träger des Umgehungsbügels verwendet werden. Die Hebelwirkung ist, selbst wenn der vom Arm getragene Ersatzzahn im Biß nur leicht von seinen Antagonisten berührt wird, zu stark, als daß ein einzelner Zahn derselben auf die Dauer Widerstand leisten könnte. Wenn ein erster Molar, wie man das häufiger sieht, mit einer Goldkrone versehen ist, von der aus ein Umgehungsbügel um den zweiten Prämolaren herumführt und den Ersatzzahn für den fehlenden ersten Prämolaren trägt, so wird man, sofern der Ersatzzahn überhaupt vom Biß betroffen wird, zumeist beobachten, daß sich der Molar mit der Zeit neigt und daß sich der Bügel mit dem Ersatzzahn in seine natürliche Unterlage hineinbeißt. Es kann dies nicht geschehen, wenn der Umgehungsbügel von mehreren untereinander verbundenen Kronen ausgeht, die unter normalem vertikalen Kaudruck stehen. Ein Umgehungsbügel, der an seinem Ende einen freischwebenden, d. h. nicht auf seinen Pfeiler gestützten künstlichen Zahn trägt, darf nicht zu lang sein und höchstens einen Zahn umgehen. Der

Bügel muß stark und elastisch sein, so daß er weder bricht, noch sich verbiegt. Man fertigt ihn halbrund mit nicht zu breiter Basis an, die der Schleimhaut aufliegen soll.

Sehr geeignet für die Herstellung der Bügel ist das Wienandsche Stahlgold, das in zwei verschiedenen Zusammensetzungen geliefert wird. Die erste Legierung, das Stahlgold Nr. 3, entspricht an Feingehalt und Federkraft dem amerikanischen Casting Clasp. Es ist höher karätig als das Stahlgold Nr. 4 P, das aber eine größere Härte und Elastizität besitzt. Wenn die Unterseite des Umgehungsbügels nur 3,5 bis 3,7 mm breit ist und der Schleimhaut anliegt, ohne sie zu drücken, besteht keine Gefahr, daß sich unter dem Bügel Speisereste ansammeln und zersetzen, oder daß die Schleimhaut durch den Bügel gereizt, sich entzündlich verändert; wir haben dann dieselben Verhältnisse wie bei einer festen unzerlegbaren Brücke, deren Unterseite wir um der beschränkten Raumverhältnisse willen mit schmalem Saum aufliegen lassen. Es ist jedoch nicht nur darauf zu achten, daß sich unter dem Umgehungsbügel keine Stoffe ablagern können, sondern vor allem auch darauf, daß zwischen der den Arm tragenden Brücke, dem Arm selbst und dem umgangenen Zahn keine Schlupfwinkel für Rückstände entstehen, die unhygienisch wären und zur Erkrankung des umgangenen gesunden Zahnes führen würden. Der Bügel wird so geführt, daß zwischen ihm und dem zu umgehenden Zahne ein Schleimhautstreifen von etwa $2^1/_2$ mm Breite unbedeckt bleibt. Besondere Aufmerksamkeit ist

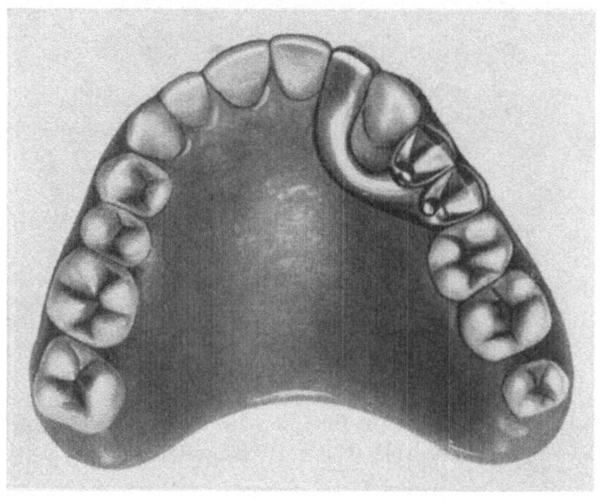

Abb. 181. Lösung der in Abb. 180 gezeigten Aufgabe durch eine dem Ersatz von ⌊4 dienende Brücke, die auf ⌊5 und ⌊2 gestützt ist und den gesunden Eckzahn mit einem Bügel umgeht.

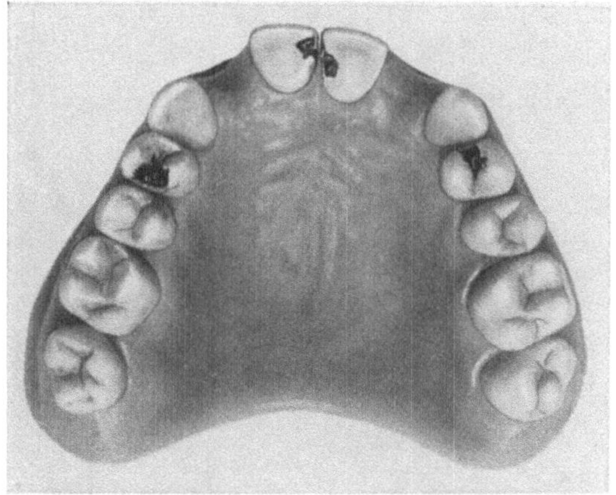

Abb. 182. Aufgabe: Es fehlen die beiden seitlichen Schneidezähne des Oberkiefers, die beiden mittleren Schneidezähne und die ersten Prämolaren weisen tief cariöse Defekte auf, während die Canini gesunde, kräftige Zähne sind.

der Ansatzstelle des Bügels an dem Kronenblock bzw. der Brücke zu schenken. Hier muß nicht nur die Verlötung des Armes mit der Kronenwand eine starke sein, sondern es muß die Kronenwand selbst rings um den Arm verstärkt werden, damit sie nicht ausreißen oder ausbrechen kann.

Ein Beispiel der Stützung auf einen entfernter gelegenen Zahn zeigt Abb. 180—181.

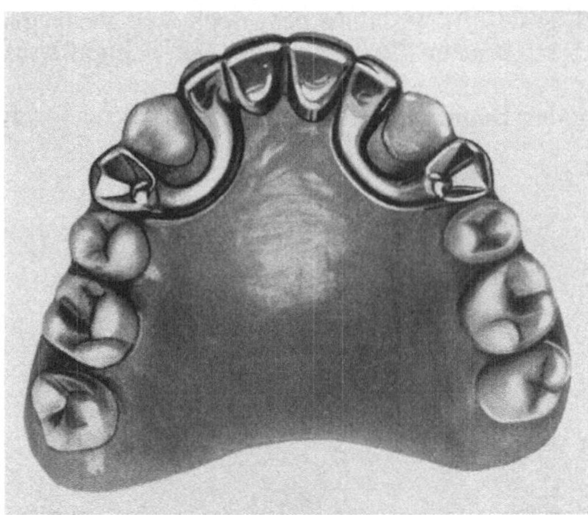

Abb. 183. Lösung der in Abb. 182 gezeigten Aufgabe durch eine feste Brücke, die sich auf 1|1 und 4|4 stützt und 3|3 mit Bügeln umgeht.

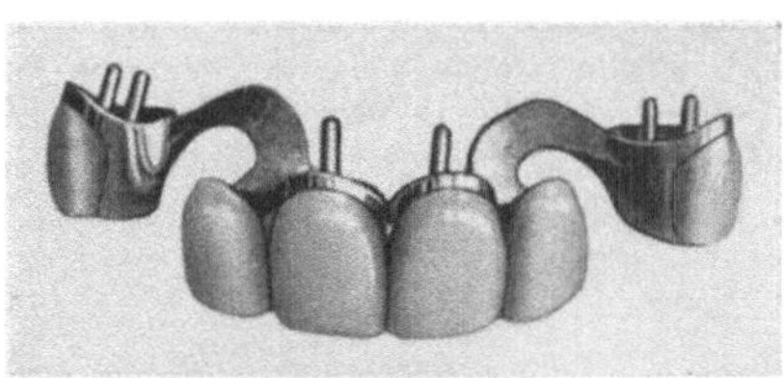

Abb. 184. Die in Abb. 183 in situ gezeigte Brücke für sich.

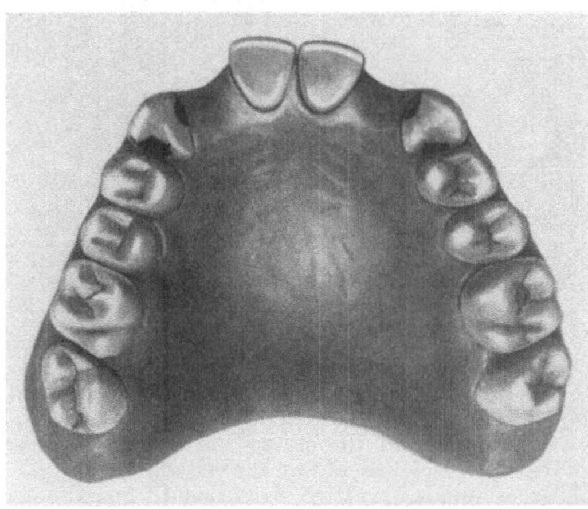

Abb. 185. Die gleiche Aufgabe (Ersatz von 2|2) bei anderem Zustand der benachbarten Zähne: 1|1 sind gesund, 3|3 tief cariös zerstört.

Hier fehlt der erste Prämolar des rechten Oberkiefers. Die einseitige Stützung des Ersatzzahnes auf den zweiten Prämolaren würde nicht genügen. So müßte entweder der erste Molar die Brücke mittragen, so daß der Ersatzzahn für |4 von |5 und |6 getragen wäre, oder es müßte der Eckzahn als vorderer Pfeiler der Brücke dienen. Wenn nun sowohl |6 wie |3 schöne gesunde Kronen besitzen, die man abzutragen Bedenken hätte, wenn man |3 auch nicht zum Träger einer Halbkrone (Carmichael- oder Rankkrone) herrichten möchte, |2 hingegen eine geschwächte Krone besitzt, kann dieser Zahn unter Anwendung eines um |3 herumführenden Umgehungsbügels zur Stützung der Brücke herangezogen werden.

Die Abb. 182—187 veranschaulichen verschiedene Möglichkeiten der Anlage des Umgehungsbügels bei ein und derselben Aufgabe. Es fehlen die beiden seitlichen Schneidezähne des Oberkiefers. Die einfachste Lösung wäre der Ersatz durch zwei feste Brücken, deren jede auf den Eckzahn und den großen Schneidezahn der betreffenden Seite gestützt wäre. Mit Rücksicht auf den guten Zustand der natürlichen Kronen kann man von dieser normalen Lösung absehen und mit Hilfe von Umgehungsbügeln andere Stützmöglichkeiten suchen, wie dies im Abschnitt „Wahl der Stützpfeiler" in der 5. Aufgabe besprochen ist. Wir sahen dort, daß es unter besonders günstigen Verhältnissen zulässig erscheint, die Ersatzzähne für 2|2 lediglich auf 1|1 als zwei miteinander verbundene Pfeiler zu stützen.

Um nun die Stützung zu verstärken, dabei aber die Eckzähne zu schonen, kann auf einer oder auf beiden Seiten ein Umgehungsbügel um sie herumgeführt und der Prämolar statt des Eckzahnes als Pfeiler benutzt werden (Abb. 182—184).

Sind in dem gleichen Falle die mittleren Schneidezähne völlig intakt, die Eckzahnkronen geschwächt, so kann bei Anwendung eines hinter den mittleren Schneidezähnen hergeführten Umgehungsbügels die Stützung auf $\underline{3|3}$ hinreichen (Abb. 186).

Die Grenzlinie zwischen den Fällen, in denen die zur Anwendung kommenden Brückenbügel als Umgehungs- und denjenigen, in denen sie als Versteifungsbügel anzusprechen sind, ist nicht immer scharf zu ziehen. In allen Fällen, in denen unter Umgehung der Zähne, die der zu schließenden Lücke unmittelbar benachbart sind, ein Stützpunkt an einem weiter entfernt liegenden Zahne gesucht wird, tritt durch die starre Verbindung eine Versteifung ein. Es fragt sich nur, ob diese Versteifung der Zweck der Umgehung ist oder ob die Stützung auf die nächsten Nachbarn der Lücke für den erforderlichen Belastungsausgleich an sich genügend wäre, so daß nur die Schonung gesunder Zähne für die Wahl des entfernter stehenden Pfeilers und die Anlage des Bügels bestimmend ist. In sehr vielen Fällen werden beide Zwecke miteinander verbunden sein.

Betrachten wir als Beispiel hierfür einen Fall, in dem eine von $3|$ zu $|3$ geführte Brücke dem Ersatz der durch den Biß allmählich aus ihrer Stellung gedrängten oberen Vorderzähne dient (Abb. 188—192), wie dies in dem durch Abb. 188 wiedergegebenen Falle einer ungewöhnlich starken Prognathie die Aufgabe war.

Hier würde die Stützung auf die Eckzähne im Hinblick auf den zu

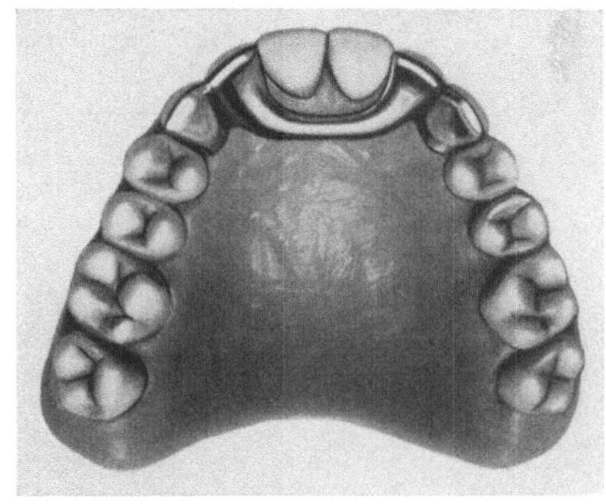

Abb. 186. Lösung der in Abb. 185 gezeigten Aufgabe durch eine feste Brücke, die sich auf $\underline{3|3}$ stützt und $\underline{1|1}$ mit einem Bügel umgeht.

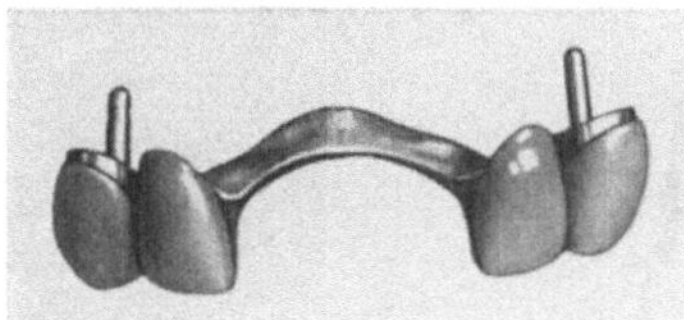

Abb. 187. Die in Abb. 186 in situ gezeigte feste Brücke für sich.

erwartenden sagittalen Bißdruck nicht ausreichend sein, um einer Überlastung der Brücke durch die horizontale Kaudruckkomponente vorzubeugen. Die Versteifung, die erforderlich wäre, um die Gefahr einer Überlastung der Brücke völlig auszuschließen, könnte durch eine Fortführung der Brücke innerhalb des Zahnbogens herbeigeführt werden. Es würde ein solches Vorgehen die Regel bilden, da es die Möglichkeit in sich schlösse, durch eine Überkappung sämtlicher Prämolaren und Molaren eine erhebliche Bißerhöhung und durch ihre Verbindung mit der Brücke die gewünschte Versteifung herbeizuführen. Nicht immer aber sind wir in der Lage, so radikal zu verfahren. Wenn wir in dem oben als Beispiel gewählten aus der täglichen Praxis entnommenen Fall $8\,7\,5\,4|$ und $|4\,5\,7\,8$ gesunde Zähne sind, $6|$ und $|6$ aber auf kräftigen gesunden Wurzeln minderwertige Kronen besitzen, können wir die Versteifung durch Bügel erreichen, die vom Brückenkörper um $5\,4|$ und $|4\,5$ herum zu $6|$ $|6$ geführt

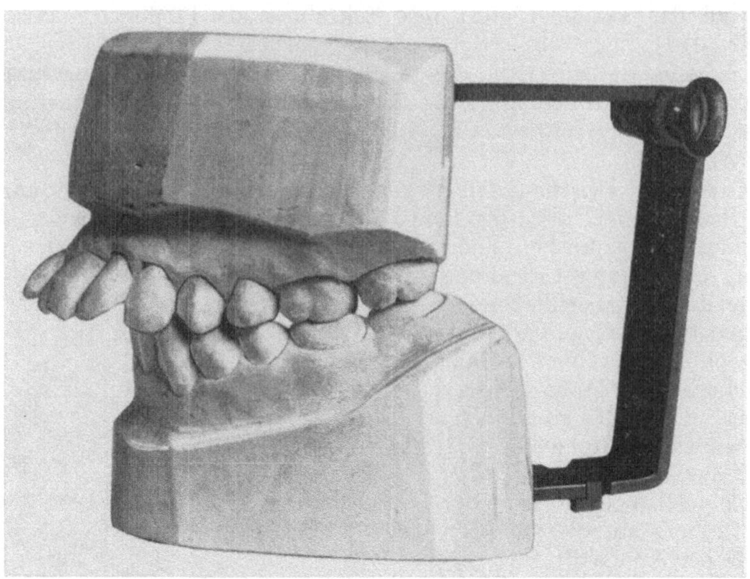

Abb. 188. Ein Fall ungewöhnlich starker Protrusion der oberen Schneidezähne.

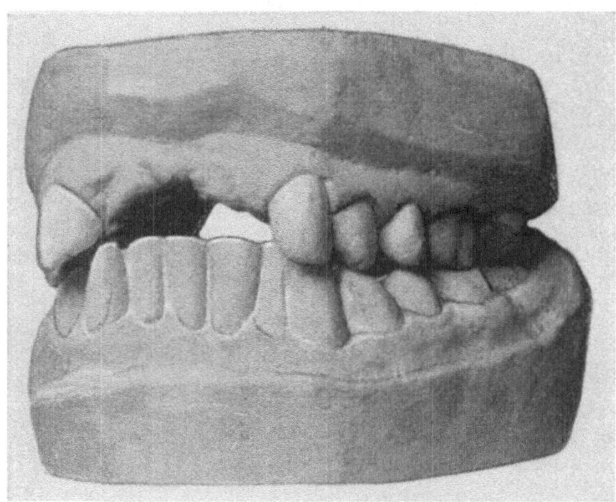

Abb. 189. Der in Abb. 188 gezeigte Fall nach Extraktion von 2 1|1 2 und Abtragung des
Alveolarfortsatzes.

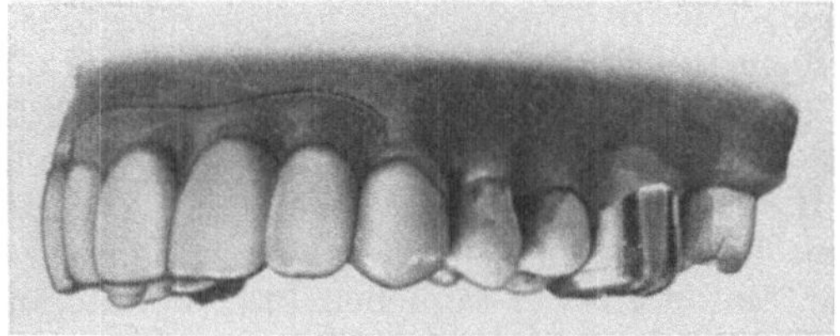

Abb. 190. Die Front einer dem Ersatz von 2 1|1 2 dienenden auf 3|3 gestützten und mit
Versteifungsbügeln an 6|6 verankerten Brücke (zu Abb. 188, 189, 191 und 192 gehörig).

und hier mit Schraubenkronen verankert werden. Da in dem als Beispiel gewählten Falle, Abb. 188 bis 193 bei diesem Vorgehen die Bißhöhe unverändert blieb, wurde bei der Extraktion von 2 1 | 1 2 der Alveolarfortsatz tief abgetragen (Abb. 189). Hierdurch entstand Raum genug für einen kräftigen Brückenkörper, der so gelagert und geformt wurde, daß der Aufbiß der unteren Vorderzähne durch den Zusammenbiß der Prämolaren und Molaren aufgefangen und erheblich abgeschwächt werden konnte.

Die Bügel, die in dem eben besprochenen Falle Anwendung fanden, dienen der Versteifung unter Umgehung der Prämolaren. Solche von einer im Bereich der Vorderzähne angebrachten Brücke zu den Backen- und Mahlzähnen führende Bügel lassen sich selten abnehmbar anlegen. Die Raumverhältnisse gestatten es in der Regel nicht, das vordere Bügelende mit dem Brückenkörper oder dem Anker der Vorderzahnbrücke durch eine Verschraubung oder sonstwie lösbar zu verbinden, während das hintere Ende ohne Schwierigkeit an einem der Backen- oder Mahlzähne verschraubt werden kann. Diesem Umstande muß Rechnung getragen werden. Die Bügel dürfen höchstens $3^1/_2$ mm breit sein, müssen äußerst kräftig gearbeitet und aus widerstandsfähigem Material hergestellt werden, damit sie der Beanspruchung genügen, der sie ausgesetzt sind. Ein vortreffliches Material ist, wie bereits gesagt, das Wienandsche Stahlgold.

Als Versteifungsbügel im engeren Sinne ist der quer über das Gaumendach oder bogenförmig über den vorderen Bereich des Mundbodens von einer Kieferseite zur anderen geführte Bügel anzusehen, der der transversalen Versteifung dient.

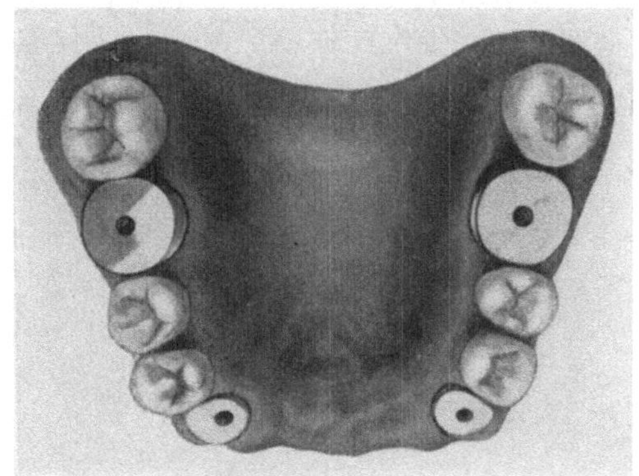

Abb. 191.

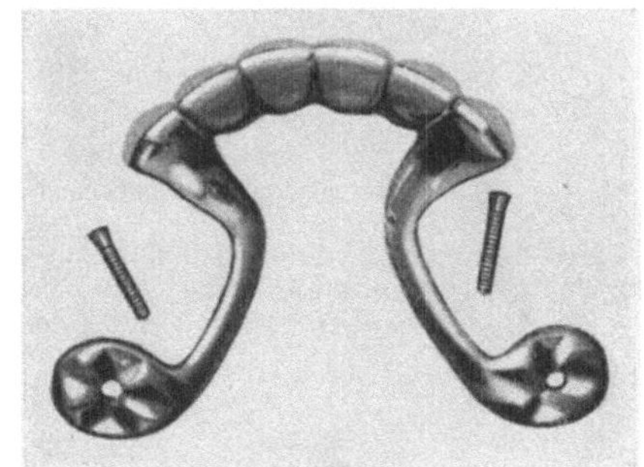

Abb. 192.

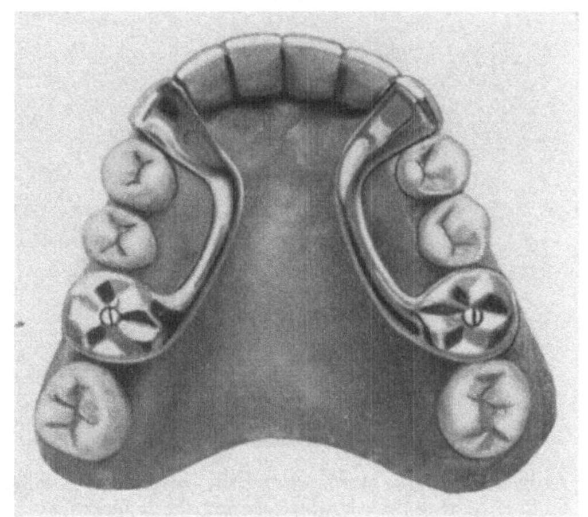

Abb. 193.
Abb. 191—193. Die zu Abb. 188—190 gehörige Brücke in der Aufsicht.

Man kann den Versteifungsbügel mit den Brücken, deren Stützung er dient, verlöten oder durch Verschraubungen verbinden. Er ist alsdann für die Hand des Zahnarztes lösbar, oder er kann mit Klammern in den

Brückenkörper eingreifen, so daß er vom Patienten selbst entfernt und wieder eingesetzt werden kann. Die Verlötung des Bügels mit den Brücken findet wohl kaum mehr Anwendung, ihr ist zu widerraten, da die Notwendigkeit,

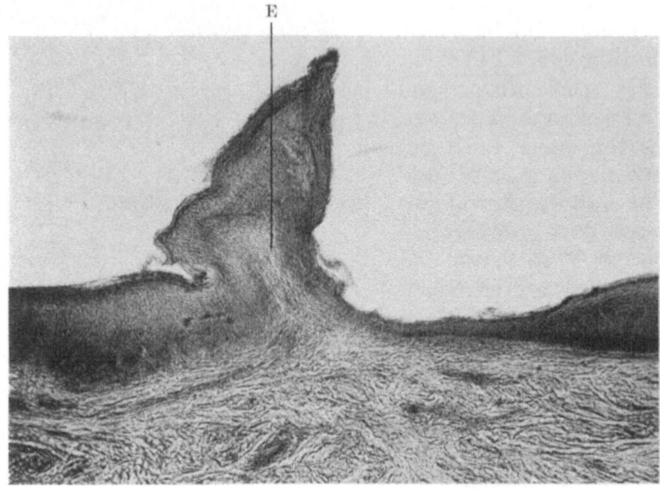

Abb. 194. Einwirkung eines Brückenbügels auf die Kieferschleimhaut. Bügel 4 Wochen dicht der Schleimhaut anliegend. E = durch Proliferation hervorgerufene Erhabenheit der Schleimhaut an der Grenze des Bügels. (Aus K. Greve.)

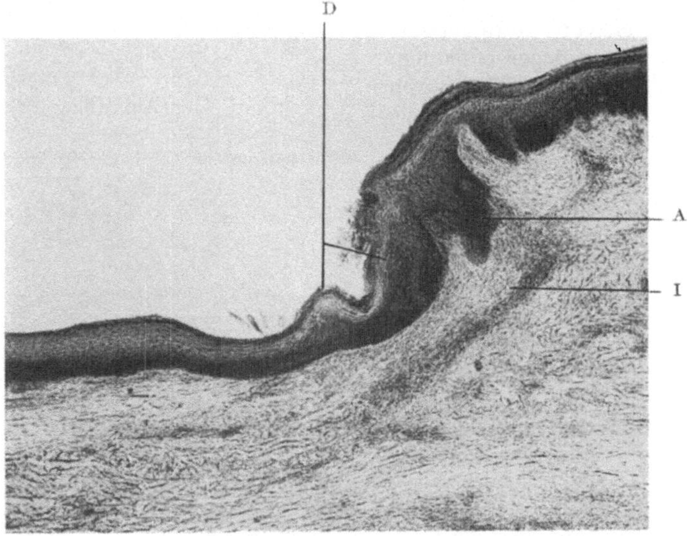

Abb. 195. Bügel 4 Wochen mit geringem Abstand der Schleimhaut anliegend. A = Auflockerung der Basalzellenschicht. D = Desquamation. I = Infiltrationsherd. (Aus K. Greve.)

solche Brücken oder den sie verbindenden Bügel zu entfernen, leicht eintreten kann und dann stets eine mehr oder minder große Zerstörung der Brückenteile erforderlich wäre.

Karl Greve glaubt, die auf Grund klinischer Erfahrungen aufgestellte Forderung nach abnehmbarer Anbringung der Brückenbügel unterstützen zu müssen, um im Falle einer Schleimhautreizung den Weg für erfolgreiches therapeutisches Vorgehen frei zu haben. Er kommt bei seinen ausgiebigen Untersuchungen an Hunden zu dem Ergebnis, daß „die Bedeckung der Schleimhaut durch Bügel keineswegs gleichgültig ist, die zu beobachtenden Veränderungen allerdings relativ gering sind" (Abb. 194 und 195).

Die Verschraubung [1] wurde bereits von Bryan zur Befestigung der Versteifungsbügel angewandt und ist auch heute noch ein für die Bügelbefestigung durchaus brauchbares und viel angewandtes Verfahren (Abb. 196).

Das Brückenende, das durch die Schraube gehalten werden soll, wird dabei in den Brückenkörper in einer Weise versenkt, daß die Spannung zwischen Bügel und Brücke nicht ausschließlich von der Schraube ausgehalten werden muß, sondern sich zum größeren Teil unmittelbar von dem Bügel auf den Brückenkörper überträgt, während die Schraube nur der Fixierung dient.

Von Steinschneider ist die Befestigung des Bryanschen Bügels dahin abgeändert worden, daß er dieselbe nicht durch eine vertikale, sondern durch eine horizontal gelegte Schraube vornahm. Steinschneider modelliert an der Stelle der Brücke, die das Ende des Bügels aufnehmen soll, keinen Zahn, sondern lötet einen 2 mm starken Balken aus 16 karätigem Gold von entsprechender Tiefe — bis zum Alveolarfortsatz und um die Höhe der zukünftigen Kaufläche niedriger — in die Brücke ein (Abb. 197b).

Um diesen Balken modelliert Steinschneider aus Wachs die linguale, mastikale und buccale Seite des Zahnes und hebt die „u"-förmige Wachsform, die den Balken umgreift, zum Gießen ab. Nachdem beide Enden des Bügels mit parallelen Wänden fertig gestellt sind, werden sie an ihren Platz gebracht und der linguale Schenkel des U in horizontaler Richtung quer durchbohrt und mit konischer Vertiefung zur Aufnahme des Kopfes einer Versenkschraube versehen. Der Goldbalken in der Brücke

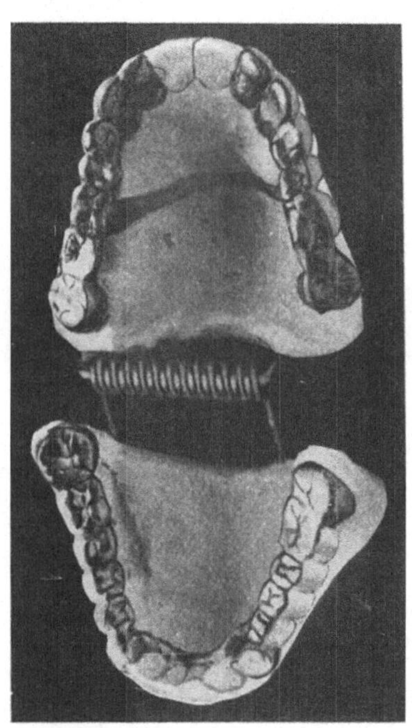

Abb. 196. Versteifung zweier Oberkieferbrücken durch einen beiderseits verschraubten Bügel. (Aus Bryan.)

wird in der Fortsetzung dieses Loches gleichfalls durchbohrt und mit Gewinde versehen. Es ist nun möglich, durch eine mit konischem Kopf versehene Schraube die Teile fest aneinander zu schrauben. Sind die Enden des Bügels soweit fertig, werden sie mit dem nach der Kontur des Gaumens gebogenen Mittelstück verlötet. Der fertige Bügel sieht dann so aus, wie Abb. 197a zeigt. Abb. 198 zeigt den Bügel in situ und festgeschraubt.

Wenn der Versteifungsbügel durch Verschraubung befestigt wird, ist dem Umstande Rechnung zu tragen, daß der Bügel nicht täglich oder in kürzeren

---

[1] Der Umstand, daß der Versteifungsbügel abnehmbar ist, ändert nichts an dem Wesen der festen ungeteilten Brücke. Bekanntlich wird der Sattel für die Querreiterklammer des Bügels oder das Lager für das einzuschraubende Bügelende bei festen ungeteilten und unzerlegbaren Brücken vielfach vorgesehen, ehe der Bügel Verwendung findet. Es kommt, nachdem später der Bügel eingesetzt ist, eine andere Klassifizierung der Brücke nicht in Frage, da die Brücke als solche durchaus ihren ursprünglichen Charakter behält.

Zwischenräumen zur Reinigung herausgenommen werden kann. Der Bügel, der der Schleimhaut leicht anliegen muß, ohne auf sie zu drücken, darf eine Breite von $3^1/_2$—4 mm haben. Die Unterseite des Bügels kann im Oberkiefer flach, die dem Munde zugekehrte Seite halbrund gestaltet werden. Der Bügel hat dann das in Abb. 199 wiedergegebene Profil.

Auch ein ovaler Draht, von einem Profil, wie es Abb. 199 zeigt, eignet sich zur Verwendung als Versteifungs-

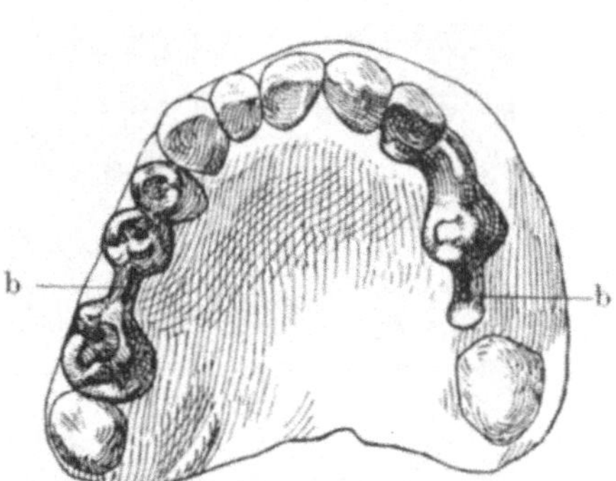

Abb. 197. Versteifungsbügel mit beiderseitig durch eine horizontal geführte Schraube bewirkte Befestigung. a der Bügel mit den Schrauben, b die Lager für die Bügelenden an den zu versteifenden Brücken.
(Aus Steinschneider).

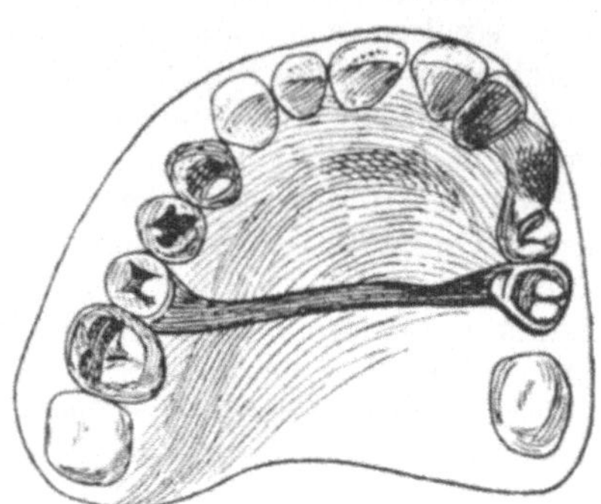

Abb. 198. Der in Abb. 197 gezeigte Versteifungsbügel in situ.
(Aus Steinschneider.)

Abb. 199. Profile eines Versteifungsbügels.

bügel. Elastischer Draht von der in Abb. 199 wiedergegebenen Form ist in den Scheideanstalten erhältlich.

Im Unterkiefer wird der von der festen Brücke einer Kieferseite zu einer solchen der anderen Seite geführte Versteifungsbügel in der Regel aus ovalem Draht hergestellt. Da der Versteifungsbügel im Unterkiefer dem beweglichen Mundboden und der Zunge nahe liegt, darf er keine scharfen Ränder aufweisen. Besondere Aufmerksamkeit ist bei den durch Verschraubung befestigten

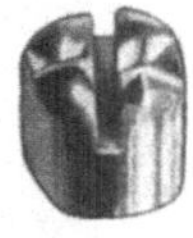

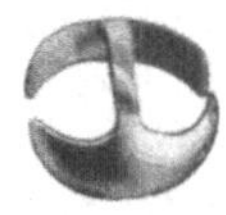

Abb. 200. Krone mit Quersattel und Querreiterklammer.

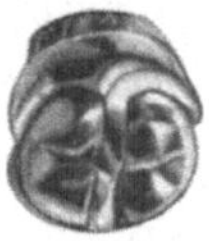

Abb. 201. Die Querreiterklammer in situ.

Versteifungsbügeln dem Ansatz des Bügels an den Brückenkörper, bzw. dem Übergang des eigentlichen Bügels zu dem verschraubten Endstück zu schenken. Es muß vermieden werden, daß sich an dieser Stelle ein Schmutzwinkel zwischen dem Brückenkörper und dem Bügelarm bildet. Der Sorge, daß durch die Versteifungsbügel unhygienische Mundverhältnisse entstehen oder gefördert werden könnten, sind wir enthoben, wenn wir den Bügel herausnehmbar gestalten, so daß der Patient ihn täglich entfernen, reinigen und wieder einsetzen kann.

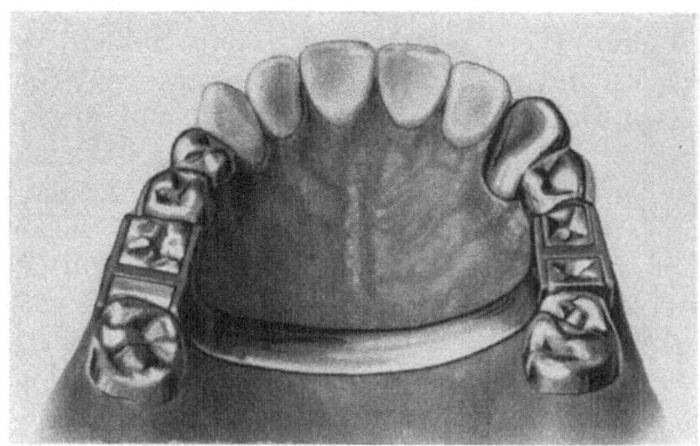

Abb. 202. Zwei feste Brücken, deren eine, auf 4| und 7| gestützt, dem Ersatz von 6 5| dient, während die andere, auf |3 und |7 gestützt, |4 5 6 ersetzt, sind durch einen abnehmbaren Versteifungsbügel mit Querreiterklammer verbunden. (Riechelmann.)

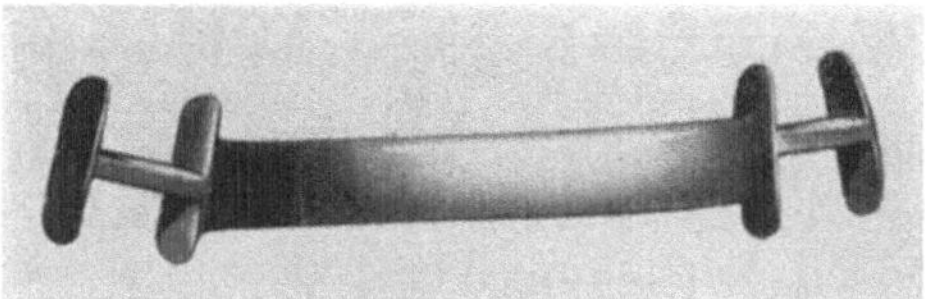

Abb. 203. Der in Abb. 202 in situ gezeigte Versteifungsbügel für sich. (Riechelmann.)

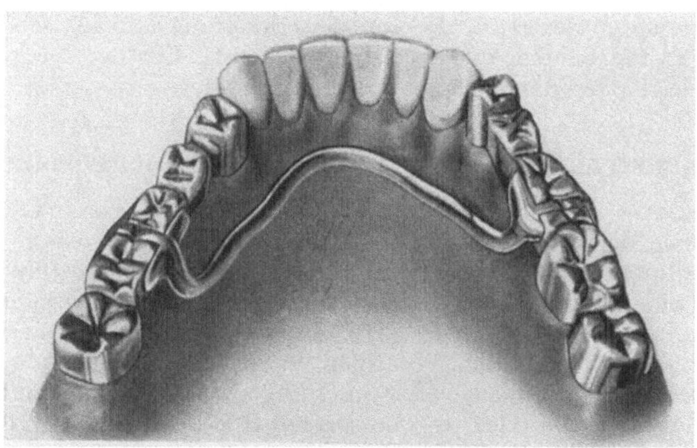

Abb. 204. Zwei feste Brücken im Unterkiefer beiderseits auf den ersten Prämolaren und den dritten Molaren gestützt und die zwischen diesen Pfeilern liegenden Zähne 7 6 5|5 6 7 ersetzend sind durch einen abnehmbaren Versteifungsbügel mit Querreiterklammern verbunden. (Riechelmann.)

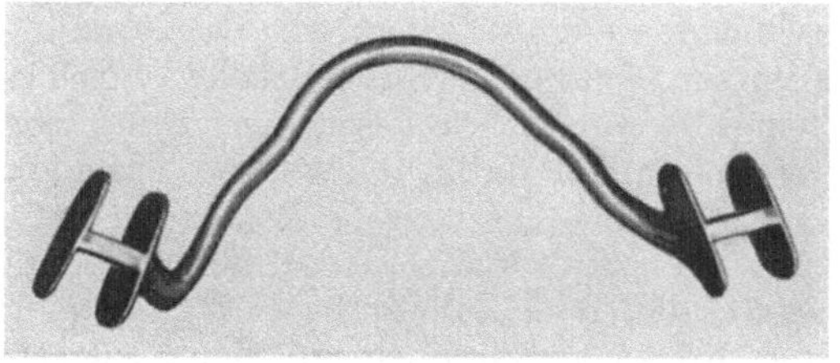

Abb. 205. Der in Abb. 204 in situ gezeigte Versteifungsbügel für sich. (Riechelmann.)

Riechelmann führte die sog. Querreiterklammer zur Befestigung des Versteifungsbügels ein. Diese besteht aus einem Balken, der in den Brückenkörper eingelagert ist und so genau in sein Lager paßt, daß er in demselben schon einen gewissen Halt findet. Dieser Balken hat an seinen beiden Enden rechtwinklig zu seiner Achse verlaufende Platten, die sich an den Brückenkörper fest anlegen und mit dem Querbalken einen Anker bilden, der in und an der Brücke einen starken Halt findet (Abb. 200—201). Ein über das Gaumendach geführter Versteifungsbügel, der auf jeder Seite mit einer solchen Querreiterklammer in eine Brücke eingreift, gewinnt dadurch einen so starken Halt, daß keine Gefahr besteht, daß der Bügel sich lockert. Die Konstruktion der Querreiterklammer ist dadurch für den Zweck des Versteifungsbügels besonders günstig, weil sich die Klammern dem Brückenkörper an der palatinalen und an der buccalen Seite anlegen und so dem transversalen Kaudruck gegenüber einen kräftigen Widerstand zu leisten vermögen. Wenn sich die Notwendigkeit der späteren Anlage eines Versteifungsbügels voraussehen läßt, kann das Lager für eine Querreiterklammer schon in dem Körper einer Brücke vorgesehen werden, ehe die Brücke auf der anderen Seite, mit der später die versteifende Verbindung hergestellt werden soll, gebaut wird. Da die durch Querreiterklammern befestigten Bügel auch für den Patienten herausnehmbar sind und somit die Möglichkeit einer täglichen Reinigung gegeben ist, kann man dem über das Gaumendach führenden Versteifungsbügel eine größere Breite geben. Riechelmann legt den Versteifungsbügel im Oberkiefer etwa 5 mm breit und 1—5 mm dick an. Im Unterkiefer wird dem Bügel derselbe Querschnitt, wie wir ihn weiter vorne für den verschraubten Versteifungsbügel zeigten, gegeben (Abb. 199).

Das geeignetste Material für die Querreiterklammer ist elastisches Klammergold, wie es in den Scheideanstalten erhältlich ist. Für den Bügel wählt man dasselbe Material oder das Wienandsche Stahlgold.

2. Die Konstruktion der geteilten (zusammengesetzten und zerlegbaren) festen Brücke.

Wir haben in der ungeteilten festen Brücke den einfachen, bei richtiger Indikationsstellung für ihre Anwendung und entsprechender Ausführung zugleich besten Typus einer festen Brückenarbeit erkannt. Zwei Gesichtspunkte können jedoch bestimmend dafür sein, die feste Brücke nicht in einem Stück herzustellen. Wenn die Pfeiler eine Stellung haben, die es nicht gestattet, die Befestigungsteile (Anker) gleichzeitig aufzufügen, so daß es unmöglich wäre, die feste Brücke als ein Ganzes einzusetzen, bedarf es einer Konstruktion, die es erlaubt, die feste Brücke in mehreren Abschnitten an ihren Platz zu bringen und im Munde zusammenzusetzen. Eine solche zusammengesetzte Brücke braucht nicht in dem Sinne zerlegbar zu sein, daß man sie durch eine entsprechende Handhabung der Verbindungsvorrichtungen wieder auseinandernehmen und aus dem Munde entfernen kann, ohne einen ihrer Befestigungsteile aufzuschneiden oder zu zerstören. Die zusammengesetzte Brücke ist daher keineswegs immer eine zerlegbare Brücke. Sie kann aber als solche konstruiert werden, und es muß dies geschehen, wenn ein weiterer Zweck hinzukommt oder für sich allein dafür maßgebend ist, nämlich dann, wenn der Zustand eines Pfeilers eine beginnende Lockerung zeigt oder irgendein sonstiges seine Zuverlässigkeit als Mitträger der Brücke einschränkendes Moment es wünschenswert macht, daß dem Zahnarzte die Möglichkeit gewahrt bleibt, auf eine leichte Art die Brücke herauszunehmen, den Pfeiler zu behandeln oder zu entfernen, und die Brücke, sofern die übrigen Pfeiler genügen, dann wieder einzusetzen, oder wenn eine Ausdehnung der Brücke vorgesehen werden soll. Wenn sich bei dem Bau einer festen Brücke voraussehen läßt, daß in ihrer Nachbarschaft in absehbarer Zeit Zähne verloren gehen werden, die man zunächst noch im Munde belassen will, deren Ersatz sich aber später am besten in Verbindung mit der benachbarten festen Brücke durchführen läßt, ist es gleichfalls ratsam, die feste Brücke zerlegbar zu konstruieren, um sie, wenn der Zeitpunkt gekommen ist, leicht herausnehmen, erweitern und wieder einsetzen zu können. Auch wenn nach der Eigenart eines Falles anzunehmen ist, daß bald die Notwendigkeit eintreten wird, eine feste Brücke den inzwischen veränderten Verhältnissen ihrer Umgebung anzupassen oder an ihr Reparaturen vorzunehmen, kann der Wunsch, die Brücke für diesen Zweck leicht herausnehmen und wieder einsetzen zu können, für die Anwendung einer zerlegbaren Brücke bestimmend sein.

Mit den vorstehend aufgeführten Zwecken ist die Indikation für die Verwendung zerlegbarer Brückenkonstruktionen im großen und ganzen erschöpft; die Gewähr, die durch sie für ein leichtes Herausnehmen der festen Brücke gegeben ist, kann jedoch Veranlassung geben, die zerlegbare Brücke auch da anzuwenden, wo keiner der von uns eben genannten Gesichtspunkte hierfür maßgebend sein würde. Man wird dem Zahnarzte, der die kompliziertere Arbeit nicht scheut, durchaus recht geben müssen, wenn er die zerlegbare Brücke mit einer gewissen Vorliebe anwendet, sofern er Konstruktionen wählt, die den Grundanforderungen entsprechen, die an jede Brückenarbeit zu stellen sind. Einer irrtümlichen Auffassung muß man freilich entgegentreten, nämlich derjenigen, als ob eine zerlegbare Brücke im Hinblick auf die Reinigung und Reinhaltung anders gestaltet werden dürfe wie eine feste, unzerlegbare Brücke. Die Möglichkeit, von Zeit zu Zeit durch die Hand des Zahnarztes entfernt und gereinigt zu werden, ist keine Gewähr für die Reinhaltung in der Zwischenzeit. Die zerlegbare Brücke muß daher genau wie die in einem Stück hergestellte ungeteilte feste Brücke entweder unterspülbar sein oder höchstens mit einem schmalen Saum aufliegen, niemals aber darf sich die Unterseite ihres Körpers auf den Alveolarwall stützen.

Die Vorrichtungen, die der Verbindung der Teile dienen, aus denen die geteilte feste Brücke besteht, liegen entweder ganz in den Befestigungsteilen (Ankern) oder im Brückenkörper, sie können auch von einem dieser Teile in den anderen übergreifen.

a) Die zerlegbaren Befestigungsteile (Anker).

Mannigfaltig wie die Mittel, deren die Technik sich bedient, um feste, aber doch lösbare mechanische Verbindungen herzustellen, sind die Vorrichtungen, mit denen man die Befestigungsteile der Brücken versah, um durch sie einerseits eine feste Erfassung der Pfeiler durch die Anker, andererseits eine starke Verbindung des Brückenkörpers mit den Ankern zu erreichen, diese Verbindung aber wiederum so herzustellen, daß sie sich leicht und sicher lösen und wieder schließen läßt. Wie überall in der Technik, ist auch für diesen zahnprothetischen Zweck die Schraube in gewissem Sinne ein souveränes Mittel. Die Einfachheit und Sicherheit der Handhabung, die Festigkeit der durch sie hergestellten Verbindung, die Möglichkeit, die Schraube in jeder Größe und aus den verschiedensten Materialien herzustellen, sie in der mannigfachsten Art einzulagern und sie auch für sehr kompendiöse Konstruktionen zu verwenden, hat die Schraube für die Brückenarbeit und ganz besonders für die zerlegbare, feste Brücke, unentbehrlich gemacht. Wir wenden sie hier insbesondere als Teil der sog. Schraubenkrone an, einer Krone, die aus einem Basisteil besteht, der dem Pfeiler aufzementiert ist und einem diesem aufgeschraubten Deckel, der mit dem Brückenkörper durch Lötung fest verbunden ist. Wir haben die Schraubenkrone in dem Abschnitt „Befestigungsarbeit" als wichtiges Hilfsmittel zur Stützung gelockerter Zähne beschrieben und verweisen hinsichtlich ihrer Konstruktion und Herstellung auf das dort Gesagte. Die Schraubenkrone mit vertikal durch den Deckel in das Cavum pulpae eingreifender Schraube ist von Winder in die Prothetik eingeführt worden und hat sich als vorzügliches Hilfsmittel bewährt. Gegen die vertikale Einlagerung der Schraube ist der Einwand erhoben worden (Trost), daß die Ausschachtung der Wurzel für die Aufnahme der Mutterschraube zu sehr mit der Gefahr einer Perforation der Wurzelwandung verbunden sei und daß die Positivschraube zu sehr durch den seitlichen Bißdruck belastet werde, um dieser Beanspruchung auf die Dauer standzuhalten. Wir können demgegenüber feststellen, daß wir bei der ständigen Anwendung der Schraubenkrone mit vertikal eingelassener Schraube niemals genötigt waren, die Pulpakammer oder den Wurzelkanal bis zu einer Tiefe und Breite auszuschachten, die die Wurzelwandung gefährdet hätte. Exakt gearbeitete Schrauben mit gut ineinanderlaufenden Gewinden, die in richtig präparierte, sich wurzelwärts etwas erweiternde bzw. unterschnittene Lager eingelassen werden, brauchen nur wenige Millimeter lang zu sein, um der Schraubenkrone dauernd einen festen Halt zu sichern. Wenn aber keine zu langen Schrauben verwandt werden, besteht auch keine Gefahr für die Verletzung der Wurzelwandungen. Auch die andere Einwendung gegen die Krone mit vertikal eingelassener Schraube ist, wie uns eine sehr lange Erfahrung gelehrt hat, so berechtigt sie, theoretisch betrachtet, erscheint, praktisch ohne Bedeutung. Wir haben niemals einen Bruch oder ein Verbiegen der Positivschraube beobachtet, sondern höchstens, wenn die Durchtrittsstelle für die Schraube ungünstig in der Kaufläche angelegt war, eine Abnützung des Schraubenkopfes durch den Biß gesehen, die es nötig machte, die Nute zum Einsetzen des Schraubenschlüssels gelegentlich zu vertiefen. Eine Abnutzung des Schraubenkopfes läßt sich aber leicht vermeiden, wenn man den Schraubenkopf so tief in den Deckel versenkt oder ihn so lagert, daß er vom Bisse nicht getroffen wird. Einer zu starken Beanspruchung durch den seitlichen Bißdruck kann dadurch vorgebeugt werden, daß man dem Basisteile ringsum oder an der buccalen und palato-lingualen Seite eine Abschrägung gibt, der der Deckel folgt (Abb. 206 und 207).

Abb. 208 und 209 zeigen eine feste Brückenarbeit, die dem Ersatz des ersten und zweiten Molaren im rechten Unterkiefer dient. Der als hinterer Brückenpfeiler vorhandene III. Molar ist so stark mesialwärts gekippt, daß es auch bei einer erheblichen Abtragung der überhängenden Wände nicht gelingen würde, die Befestigungsteile einer in einem Stück hergestellten festen Brücke gleichzeitig den Pfeilern 8⌋ und 5⌋ aufzufügen. Der nach außen sichtbare zweite Prämolar ist mit einer Richmondkrone, der dritte Molar mit einer Schraubenkrone versehen, deren Basisteil an der buccalen und lingualen Seite je eine Abschrägung aufweist, der der massive Deckel fest anliegt. Hierdurch wird eine vollkommenere Verteilung des Bißdruckes auf den ganzen Pfeiler und eine Entlastung der Positivschraube erreicht.

Eine große zerlegbare Brücke ist durch Abb. 210—213 wiedergegeben. Die Frage, ob als Lösung der hier gegebenen prothetischen Aufgabe etwa die Anlage einer abnehmbaren Brücke vorzuziehen wäre, ist an dieser Stelle unwesentlich, da es sich hier nur darum handelt, die Konstruktion der zerlegbaren Brücke zu veranschaulichen. Wir wählen einen Fall aus der täglichen Praxis, in dem eine solche Brücke als ein fester und dabei doch für Reparaturzwecke lösbarer Zahnersatz vortreffliche Dienste zu leisten vermag.

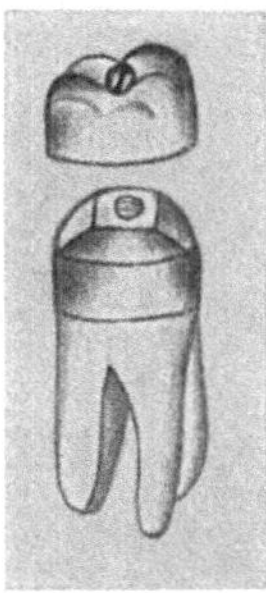

Abb. 206. Schraubenkrone mit
vierseitig abgeschrägtem
Basisteil.

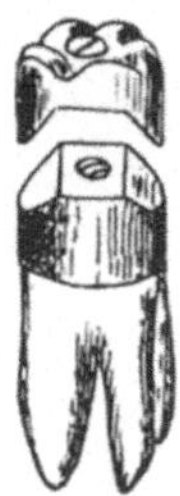

Abb. 207. Schraubenkrone, deren Basisteil
an der palatinalen und buccalen Seite
abgeschrägt ist.

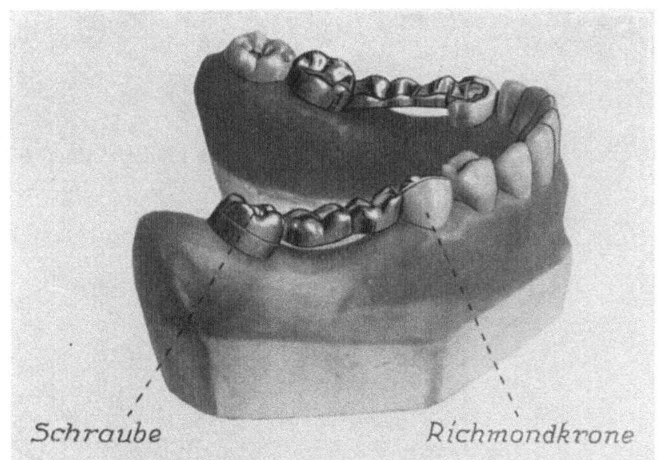

Abb. 208. Dem Ersatz des ersten und zweiten Molaren der rechten Unterkieferseite dienende
geteilte feste Brücke, deren vorderes Ende mit einer Wurzelband-(Richmond-)krone
auf dem Stumpf des II. Prämolaren ruht, während das hintere Ende auf dem stark nach
der mesialen Seite gekippten III. Molaren mit einer Schraubenkrone verankert ist.
Buccale Ansicht.

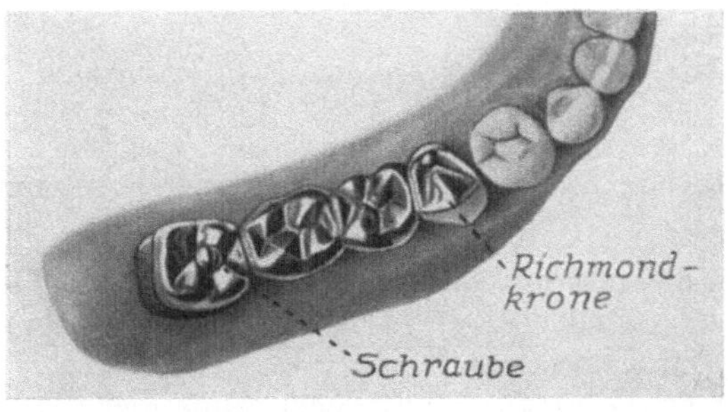

Abb. 209. Die in Abb. 208 gezeigte feste Brücke in der Aufsicht.

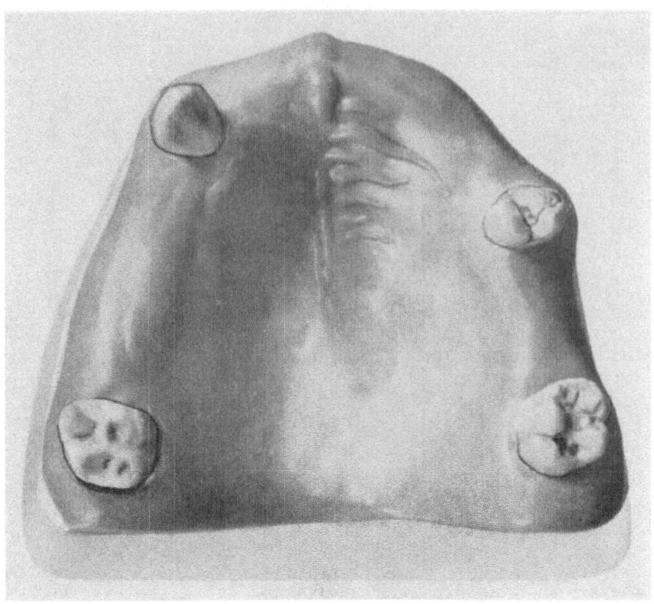

Abb. 210. Aufgabe: Ersatz von 7 6 5 4 2 1|1 2 3 4 6 7; als Pfeiler vorhanden 8 3|5 8.

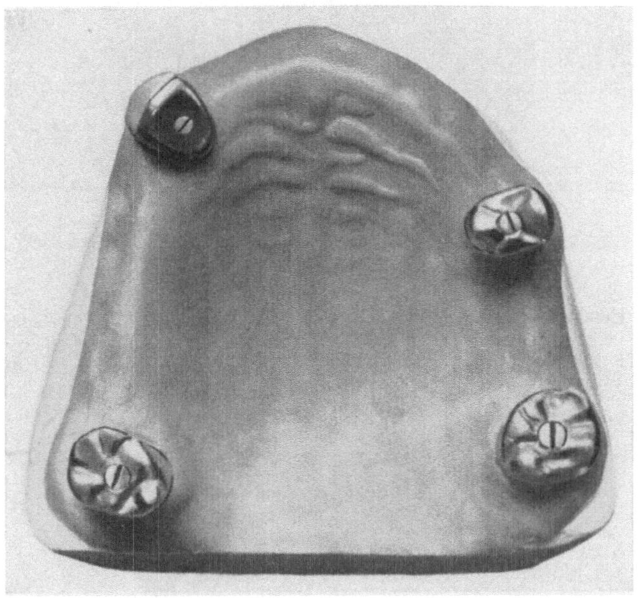

Abb. 211.   Die Pfeiler mit den aufgefügten Schraubenkronen (zu Abb. 210 gehörig).

Abb. 210 zeigt die prothetische Aufgabe. Es sind im Oberkiefer 8 3|5 8 vorhanden. Zu ersetzen sind 7 6 5 4 2 1|1 2 3 4 6 7. Die Pfeiler sind sehr kräftige, im Kieferknochen gut verankerte Zähne.

Im Unterkiefer wurde in dem praktischen Falle, der die Aufgabe bot, eine Plattenprothese getragen, so daß mit einer mäßigen Belastung zu rechnen war.

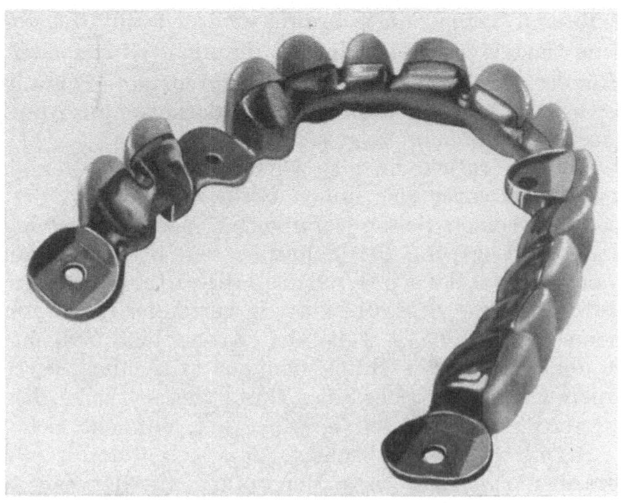

Abb. 212. Der Lösung der in Abb. 210 gegebenen Aufgabe dienende Brücke von unten gesehen (zu Abb. 210—211 gehörig).

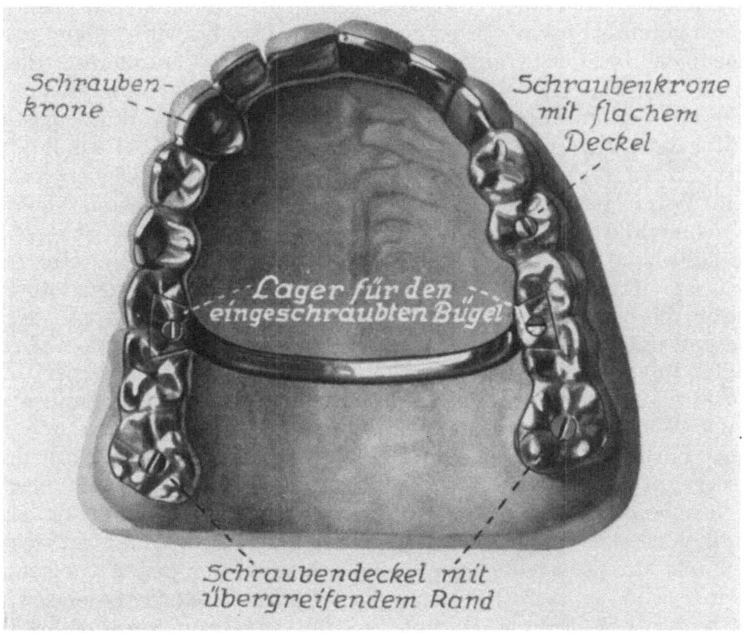

Abb. 213. Die in Abb. 212 gezeigte Brücke in situ (zu Abb. 210—212 gehörig).

Abb. 211 zeigt die Anker für eine zerlegbare feste Brücke, 8 3 | 5 8 tragen Schraubenkronen.

Die auf 3| sitzende Krone mit Porzellanfront hat eine Doppelkappe, deren untere mit der in sie eingelöteten Mutterschraube dem Stumpf aufzementiert ist, während die obere mit der Brücke verbundene Kappe den Porzellanzahn trägt und der unteren Kappe aufgeschraubt wird. Die auf ⌊5 sitzende Schraubenkrone hat einen flachen Deckel, während die auf 8|8 sitzenden Basisteile abgeschrägte Ränder und entsprechend übergreifende Schraubendeckel aufweisen. Diese Gestaltung der Schraubenkronendeckel ist aus Abb. 212 ersichtlich, die die Unterseite der Brücke zeigt.

Abb. 213 gibt die Brücke in situ wieder mit einem von der Gegend des ersten und zweiten Molaren der linken Seite zur gleichen Stelle der rechten Seite geführten auf beiden Seiten verankerten Versteifungsbügel.

Eine horizontale Lagerung der Schraube der als Brückenanker dienenden Schraubenkrone ist von Rumpel, Steinschneider, Trost u. a. empfohlen worden. Dadurch, daß die Schraube statt in vertikaler in horizontaler Richtung durch die ineinandergreifenden Teile der Krone hindurchgeht, erscheint die Konstruktion des zerlegbaren Brückenankers tatsächlich verbessert, da eine geringere Beanspruchung der Schrauben durch den seitlichen Kaudruck erfolgt. Ob sich die Anordnung praktisch bewährt hat, entzieht sich jedoch unserer Beurteilung. Rumpel hat beobachtet, daß sich die durch eine horizontal gelagerte Schraubenkrone gesicherte Verzapfung mit der Zeit ausleierte, wenn in den Brückenverband gelockerte Zähne eingeschlossen waren.

An sichtbaren Stellen im Bereich der Eckzähne und Prämolaren kann eine zerlegbare Wurzelringkrone mit Porzellanfront und Schraube als Anker geteilter Brücken dienen.

Wir kennen verschiedene Formen zerlegbarer Richmondkronen, die sich zu Ankern geteilter fester Brücken eignen. Die brauchbarsten unter ihnen sind diejenigen, bei denen eine Schraubenröhre der Verankerung des Wurzelgestelles in der Wurzel, eine in diese Mutterschraube eingreifende Positivschraube der Verbindung des Kronenkörpers mit dem Wurzelgestell dient. Abb. 214 zeigt diese zerlegbare Richmondkrone, deren Herstellung wir im Abschnitt „Befestigungsarbeit" auf S. 819—820 beschrieben haben. Hier bildet ein Wurzelgestell den Basisteil, das dem Wurzelgestell einer gewöhnlichen Richmondkrone völlig gleicht, nur daß statt eines Stiftes eine den Raumverhältnissen des Wurzelinnern entsprechend gewählte Mutterschraube eingelötet ist. Das Gestell trägt die aufgelötete oder aufgenietete Porzellanfacette, die die Krone nach außen deckt. Der aus der Kappe, der Mutterschraube und dem Zahn bestehende Basisteil wird dem Stumpfe aufzementiert. Das Verbindungsstück zwischen ihm und dem Brückenkörper bildet ein Schraubendeckel, der den Raum zwischen dem Rücken des Zahnes und dem Deckel der Wurzelkappe einnimmt, die Kau- bzw. Bißfläche der Krone in natürlicher Form ergänzt, mit dem Brückenkörper verlötet und mit dem Basisteil verschraubt wird. Abb. 215—217 zeigen die Verwendung dieser zerlegbaren Schraubenkrone in einem Falle, in dem die Prämolaren an einer Seite des Oberkiefers vor kurzem extrahiert sind, so daß damit zu rechnen ist, daß im Laufe der Zeit eine erhebliche Schrumpfung des Alveolarwalles eintreten wird. Um es dem Patienten zu ersparen, während der Zwischenzeit eine Plattenprothese tragen zu müssen und ihm von vornherein die Zähne durch eine feste Brücke zu ergänzen, sind ⌊3 und ⌊6 mit Schraubenkronen versehen worden, die zwischen sich die Ersatzzähne ⌊4 und ⌊5 tragen. Nachdem die Schrumpfung des Alveolarwalles zum Stillstand gekommen ist, muß die Brücke mit breiterem und dickerem Zahnfleisch versehen werden, damit die ganze Einsenkung ausgefüllt und der Übergang des künstlichen zum natürlichen Zahnfleisch unsichtbar wird. Die Verschraubung an ⌊3 und ⌊6 macht die Auswechslung des Zwischenstückes für ⌊4 und ⌊5 leicht, dem Patienten aber wird dadurch, daß er gleich nach der oberflächlichen Verheilung eine Brücke erhält, eine Wohltat erwiesen.

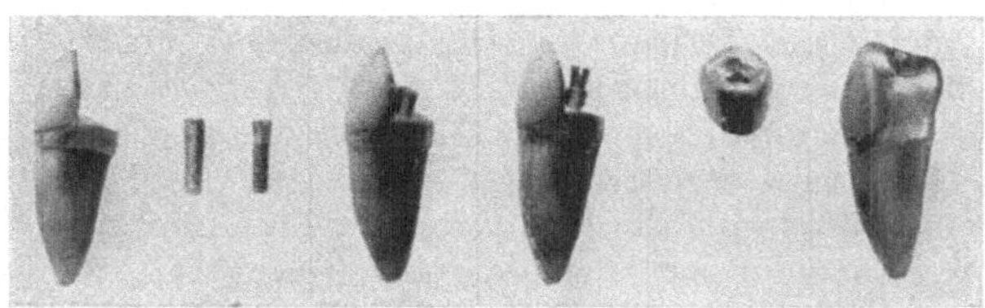

a   b   c   d   e   f

Abb. 214. Zerlegbare Wurzelband-(Richmond-)krone mit Verschraubung und einfacher Kappe. a die Kappe mit aufgelötetem bzw. eingenietetem Zahn vor Einlötung der Schraubenröhre, b die Schraube, c die Kappe mit eingelöteter Schraubenröhre, d die Kappe mit eingeschraubter Positivschraube vor dem Modellieren des Schraubendeckelstückes, e das Schraubendeckelstück, f die fertige Schraubenkrone mit Porzellanfront.

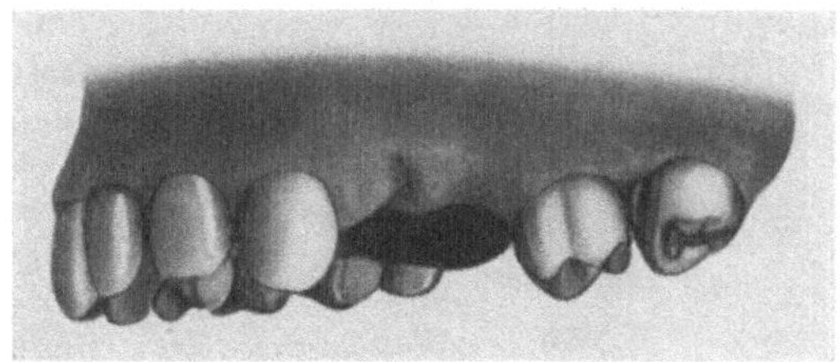

Abb. 215.

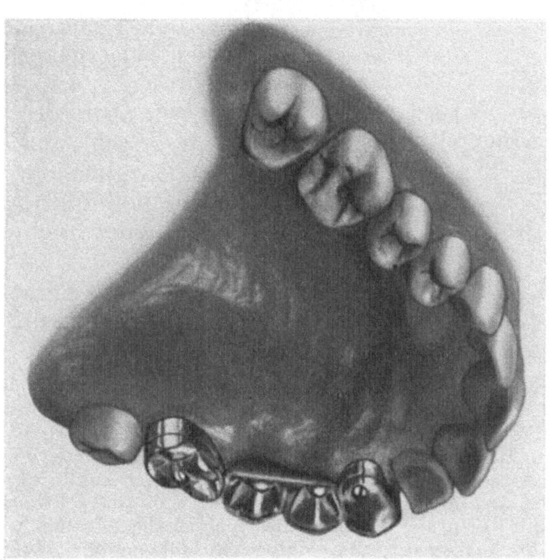

Abb. 216.

Abb. 215 u. 216. |3 und |6 sind mit den Basisteilen von Schraubenkronen mit Porzellanfront versehen, um eine Brücke zu tragen, die dem Ersatz der beiden Prämolaren dient.

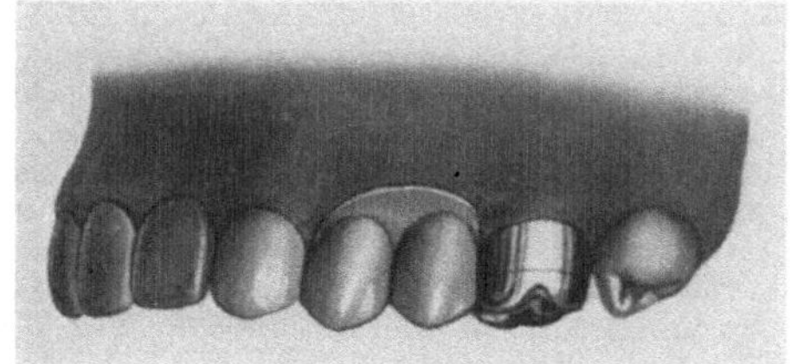

Abb. 217. Die fertige Schraubenbrücke in situ.

Die zweite Form der zerlegbaren Richmondkrone unterscheidet sich von der eben beschriebenen Konstruktion dadurch, daß sie zwei Wurzelkappen besitzt, die genau übereinanderpassen. Die Wurzelkappe, der eine Schraubenröhre eingelötet ist, wird dem Stumpf aufzementiert, die zweite Kappe trägt den Kronenkörper, durch den die Positivschraube hindurchtritt. Die Porzellanfacette ist dem Kronenkörper angelötet oder angenietet. Abb. 218 zeigt die Krone, in ihre Teile zerlegt und zusammengeschraubt. In ihrer Anwendung sahen wir sie in dem durch Abb. 210—213 wiedergegebenen Falle einer großen zerlegbaren festen Brücke, die auf 8|8 und |5 durch einfache Schraubenkronen, auf 3| durch eine zerlegbare Richmondkrone verankert war.

Bei Brückenpfeilern mit schmalem Wurzelprofil lassen sich zerlegbare Richmondkronen mit in die Wurzel eingreifenden Schrauben nicht verwenden. Hier ist die Gefahr einer Perforation der Wurzelwandung bei der Ausschachtung der Wurzel zu groß. Man kann solche Pfeiler aber zerlegbare Richmondkronen tragen lassen, die aus einer am Stumpfe aufzementierten Stiftkappe bestehen, auf die eine zweite, den künstlichen Zahn tragende Kappe ohne Stift oder Schraube sehr fest und genau paßt. Diese Konstruktion kommt hauptsächlich für Ergänzungen und Erweiterungen zerlegbarer Brücken in Betracht, die an sich bereits stark verankert sind. Bei der Anwendung der beiden zuletzt beschriebenen Kronenarten, bei denen Kappe auf Kappe ruht, bringen wir bei der Befestigung der Brücke in die erhitzten Kappen ein wenig erweichte Guttapercha. Es wird dadurch vermieden, daß Flüssigkeiten eindringen und sich unter der Kappe zersetzen können.

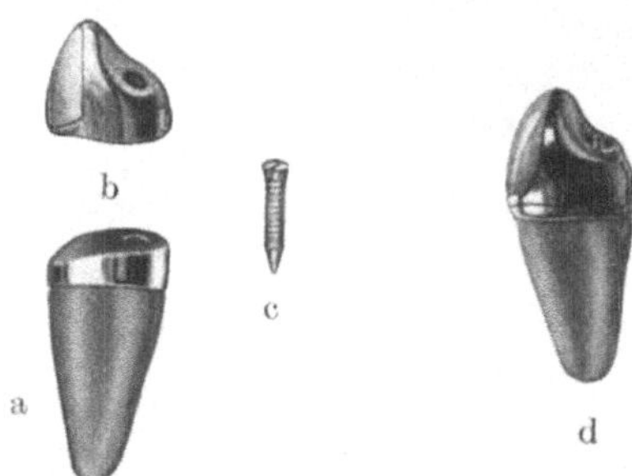

Abb. 218. Zerlegbare Richmondkrone mit Verschraubung und doppelter Kappe. a die Wurzelkappe mit eingelöteter Mutterschraube, b die Kronenkappe mit Porzellanfront, c die Schraube, d die zusammengeschraubte Krone.

Von Steinschneider ist eine zerlegbare Krone mit horizontal eingelagerter Schraube angegeben worden. Steinschneider beschreibt die Herstellung dieser Krone folgendermaßen:

„Die Wurzel bekommt eine (etwas höhere) Kappe, wie wir sie bei Richmondkronen zu machen gewohnt sind (mit oder ohne Stift). Auf diese Kappe wird ungefähr in halber Höhe der Krone ein Balken modelliert, der ein Segment eines Zylinders darstellt, mit der Konvexität gegen die Mundhöhle. An der der Schneide zugekehrten Fläche dieses Zylindersegmentes wird ein vierkantiger Zapfen bis zur Höhe der zukünftigen Krone modelliert und das ganze direkt an die Kappe, die vorher mit Lot überschwemmt wurde, gegossen (Abb. 219 a a' und b b'). Vorher hat man den Wachsbalken in der Mitte durchbohrt und einen Graphitstift hineingesteckt, den man nach vollendetem Guß herausbohrt. Nun modelliert man mit Berücksichtigung des Bisses den anderen Teil der Krone, durchbohrt diesen Teil in der Fortsetzung des früher angebrachten Loches und gießt ihn. Nach der Ausarbeitung passen die Teile genau ineinander (Abb. 219 d d'). Durch die Löcher wird eine mit einem konischen Kopf versehene Schraubenspindel (Abb. 219 c c') gesteckt und mit einer Schraubenmutter, die etwas größer als die bekannte Bryansche Mutter ist, verschraubt. Kopf und Schraubenmutter liegen — ersterer oralwärts — in einer entsprechend konischen Vertiefung. Will man das Gold nicht sichtbar haben, z. B. an Eckzähnen, nimmt man aus dem Wachsmodell soviel heraus, daß eine entsprechende Vertiefung zur Aufnahme einer Porzellaneinlage oder Silikatfüllung entsteht. In diesem Falle wird die Schraubenmutter nicht versenkt, sondern man läßt sie vorstehen, einerseits um der Füllung besseren Halt zu geben, andererseits der Schraube. Um für eine Porzellaneinlage in diesem Falle Abdruck zu nehmen, wird die vorstehende konische Schraube, die unter sich gehende Flächen hat, mit Stentsmasse derart umgeben, daß ein allseits schräg abfallender Hügel entsteht. So läßt sich leicht mit Goldfolie in der üblichen Weise Abdruck

nehmen, der dann, so wie die fertige Einlage, entsprechend dem Schraubenkopf, eine mehr
oder minder tiefe Delle hat."

Eine zerlegbare Ringstiftkrone ohne Schrauben stellt eine von Litch angegebene Kronenform dar, die als Anker zusammengesetzter oder zerlegbarer

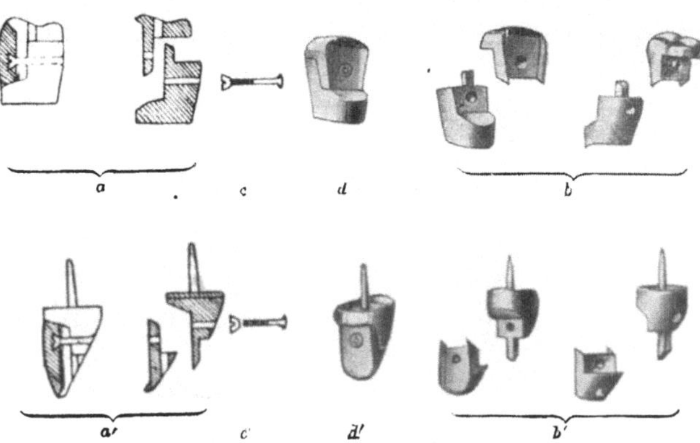

Abb. 219. Schraubenkronen mit Porzellanfacetten und horizontal geführter Schraube nach
Steinschneider. a a' Schematische Darstellung einer Prämolaren- und Eckzahnkrone
mit Silikatfacette, b b' Prämolaren- und Eckzahnkrone mit Aussparungen für die Silikat-
facetten, c c' Schraubenspindel mit konischem Kopf und Mutter, d d' Die zusammengesetzten Kronen.

Pfeilerbrücken brauchbar ist (Abb. 220). Eine Stiftkappe ist dem Pfeiler aufzementiert. Von dieser Kappe ragt ein kräftiger, halbrunder Zapfen auf, um
den ein Ring herumgreift, der an seiner labialen Seite den auf die Kappe aufzementierten Zahn trägt. Zahn, Zapfen und Ring werden so angeordnet und
gestaltet, wie es die Raumverhältnisse, der Biß und das natürliche Aussehen
verlangen. Der Ring, der mit dem Brückenkörper durch Lötung verbunden wird,
muß sehr kräftig sein und den Zapfen sehr exakt umfassen,
um einen genügenden Halt zu geben.

Wenn der Anker der einen Seite einer festen Brücke
mit dem Brückenkörper verlötet und seinem Pfeiler als
ein unzerlegbares Ganzes aufzementiert ist, genügt unter
Umständen auf der anderen Seite die Einlagerung eines
kräftigen Zapfens in eine Goldkrone oder eine Gußfüllung,
um die Brücke hinreichend zu stützen (feste Brücke mit
einseitig labiler Stützung). Ein solches Verfahren stellt
den einfachsten Weg zur Überwindung der durch die
Divergenz der Pfeiler gegebenen Schwierigkeiten dar. Es
muß dabei die Eigenart des auf der Brücke und ihren
Pfeilern ruhenden Bißdruckes, insonderheit die Druck-
verteilung, größte Beachtung finden. Die primitivste
Form eines solchen zerlegbaren Brückenankers ist die

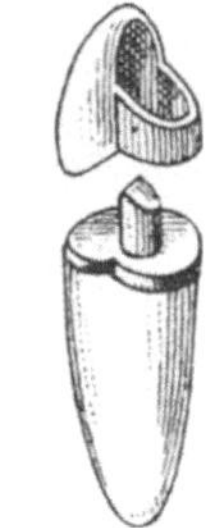

Abb. 220. Zerlegbare
Ringstiftzahnkrone
nach Litch.

Einlagefüllung mit eingelagertem Stift, wie sie von Sachs u. a. empfohlen
und vielfach angewandt wurde. Dieselbe ist besonders für kleinere Brücken
sehr brauchbar (Abb. 221—223).

Wenn die sagittale Kaudruckkomponente durch den Kontakt der natürlichen Zahnreihe und der Brückenteile gut kompensiert erscheint, auch der
transversale Bißdruck ausgeglichen und jeder Überlastung in vertikaler Richtung
vorgebeugt ist, dann genügt die Einlagerung eines kräftigen Stiftes in den
Brückenanker, um das betreffende Ende des Brückenkörpers dauernd zu stützen

und unverändert in seiner Lage festzuhalten. Bei längeren Brücken muß jedoch ein kräftiger gegossener Zapfen in den Anker eingelagert und mit dem Brückenkörper durch Guß oder Lötung verbunden werden, auch ist es unter Umständen rätlich, den Zapfen schwalbenschwanzförmig zu gestalten, um ein Entweichen in disto-mesialer oder mesio-distaler Richtung zu verhüten.

Ein besonderer Vorteil der Konstruktion einer zusammengesetzten festen Brücke mit einseitig labiler Verbindung ist darin gesehen worden, daß bei ihr

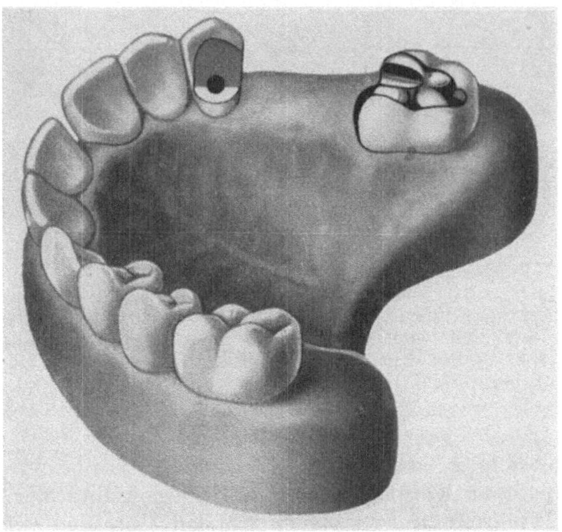

Abb. 221. Herrichtung der Kavität in ⌊3 und Einlassung einer Gußfüllung mit Lager in ⌊6 zur Aufnahme einer geteilten festen Brücke. (Aus Sachs.)

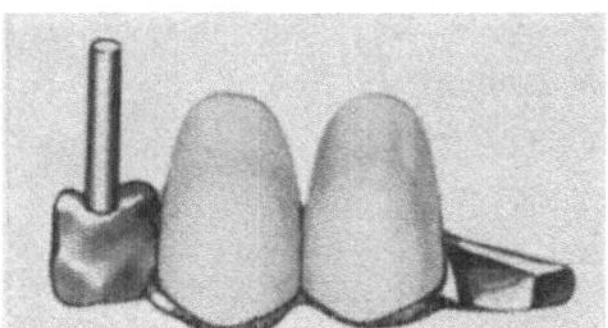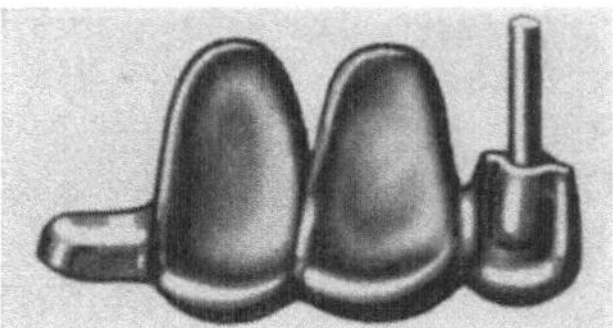

Abb. 222. Geteilte feste Brücke mit Gußfüllung für ⌊3 und Zapfen für ⌊6 von der buccalen Seite (linkes Bild) und der palatinalen Seite (rechtes Bild) gesehen. Gehört zu Abb. 221. (Aus Sachs.)

die starre Einspannung fortfällt und die Eigenbewegung der Brückenpfeiler erhalten wird. Auf die Bedeutung dieses Umstandes als eines biologisch wichtigen Momentes ist von verschiedenen Autoren, wie Rumpel, Boitel und neuerdings auch von Chayes hingewiesen worden. Nach ihnen ist die starre Verbindung von Zähnen, die sehr verschieden gerichteten Kraftwirkungen ausgesetzt sind, zu vermeiden, während die starre Verbindung unter gleichgerichtetem Kaudruck stehender Zähne zulässig ist. Boitel stellte das Prinzip auf, daß man eine feste Brücke im allgemeinen nur mit einem Ende fest verankern, mit dem anderen Ende aber beweglich in seinen Pfeiler einlagern solle. Die feste Brücke mit einseitig in eine Gußfüllung oder Goldkrone eingelagertem Zapfen (Abb. 223) stellt daher die von Boitel bevorzugte Konstruktion dar. Auf das Chayessche

Brückensystem werden wir im Abschnitt „Abnehmbare Brückenarbeiten" näher eingehen.

Praktisch stehen der Aufstellung und Durchführung des Grundsatzes, daß den als Brückenpfeiler dienenden natürlichen Zähnen ihre Eigenbewegung gelassen werden müsse, einige Bedenken entgegen. Wir finden, wenn wir an

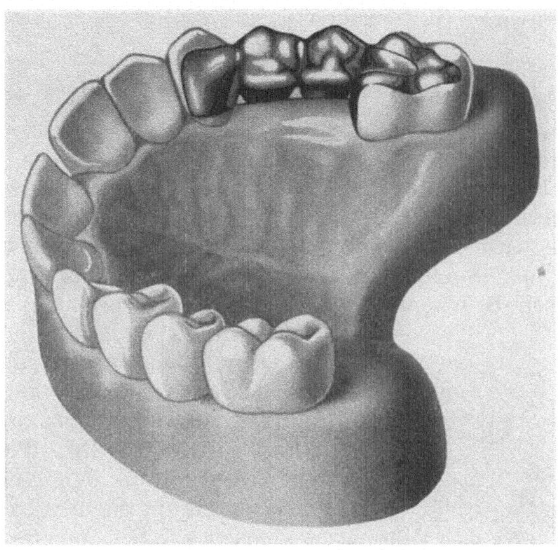

Abb. 223 zeigt die in Abb. 221 und 222 wiedergegebene Brücke in situ. (Aus Sachs.)

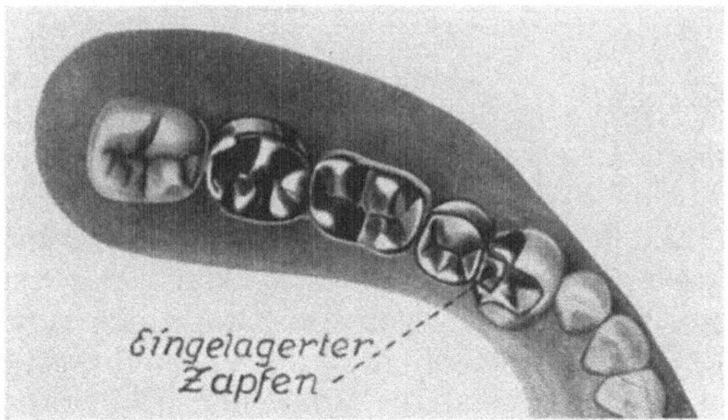

Abb. 224. Geteilte (zusammengesetzte) feste Brücke, die dem Ersatz des zweiten Prämolaren und des ersten Molaren im linken Unterkiefer dienend, auf ⌐7 durch eine Vollkrone, auf ⌐4 durch eine Gußfüllung mit eingreifendem Zapfen verankert ist (einseitig labile Verankerung).

eine Brückenaufgabe herantreten, die Pfeiler niemals in normalen physiologischen Verhältnissen vor und können diese auch nicht wieder vollkommen herstellen. Die Belastung der Pfeiler kann wohl den Verhältnissen des Einzelfalles und der Tragfähigkeit der Pfeiler entsprechend ausbalanciert werden, sie wird aber stets über die physiologische Norm hinausgehen. Für den Belastungsausgleich aber ist die Versteifung, die sich nicht unter Erhaltung der Eigenbewegung durchführen läßt, eines der wichtigsten Mittel. Die Erfahrung hat zudem gelehrt, daß die Pfeiler eine von der physiologischen Norm abweichende Belastung wohl ertragen, wenn die Belastung der Brücke im Rahmen der Artikulation des Gesamtgebisses gut ausgeglichen ist, und daß sich die knöcherne Umgebung des Zahnes, den auf sie wirkenden Kräftewirkungen entsprechend, durch Knochenanbau den veränderten Verhältnissen anpaßt.

An Stelle der eingelagerten Zapfen werden auch die Ankerkrone umfassende Ringe und Halbringe zur Stützung des freien Endes des Brückenkörpers angewandt, die ringsum oder soweit sie herumgreifen, auf einer in die Seitenwand der Krone angebrachten Stufe ruhen (Abb. 225).

b) Der zusammengesetzte Brückenkörper.

Die Möglichkeit, eine feste Brücke in mehreren Abschnitten an ihren Platz zu bringen, im Munde zusammenzusetzen und, sofern dies gleichzeitig vorgesehen ist, durch Lösen der Verbindungsteile wieder auseinanderzunehmen und aus dem Munde zu entfernen, kann, wie wir eben gesehen haben, durch Verwendung zerlegbarer Befestigungsteile (Anker) vorbereitet werden. Wenn die Verbindungsstelle in einem der Anker liegt und das Ende des Brückenkörpers so in diesen Brückenanker eingelagert oder mit demselben verbunden ist (Verschraubung, Schwalbenschwanz usw.), daß es durch den transversalen und sagittalen Kaudruck nicht bewegt und vom vertikalen Kaudruck in der Richtung der Achse des Pfeilers getroffen wird, dann kommt eine Hebelwirkung auf den anderen Brückenpfeiler überhaupt nicht zustande, der Druck verteilt sich wie bei einer festen, ungeteilten Brücke.

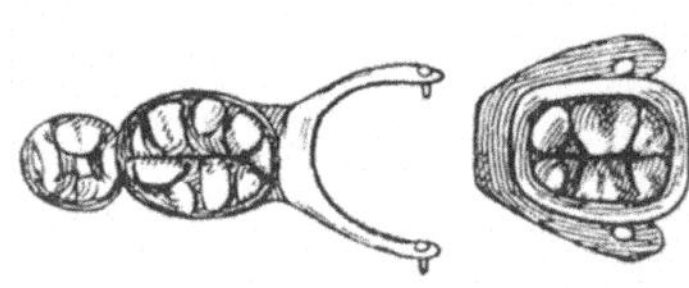

Abb. 225. Geteilte feste Brücke, die an dem einen Ende durch eine Vollkrone verankert, an dem anderen Ende durch einen Halbring gestützt ist, der sich auf eine an der Ankerkrone vorgesehene Stufe legt und mit zwei Stiftchen durch diese Stufe hindurchgreift. (Aus Bock.)

Weit ungünstiger für den Widerstand, den die Brücke der auf ihr ruhenden Belastung zu leisten hat und für die Versteifung, die durch die Pfeiler bezweckt wird, sind die Verhältnisse, wenn die Verbindungsstelle einer geteilten Brücke in den Brückenkörper hineingelegt wird. Es entstehen dann stets zwei Hebel, deren jeder an einem der beiden Pfeiler ansetzt und deren freie Arme sich an der Verbindungsstelle treffen. Durch die Art, wie sich die freien Enden des geteilten Brückenkörpers aneinanderlegen, wie sie ineinander eingreifen und miteinander verkeilt oder verschraubt werden, läßt sich ein kräftiger Widerstand gegen die Kaudruckwirkungen schaffen. Es bleibt aber stets die Gefahr bestehen, daß die Verbindungsteile nachgeben und sich allmählich lockern, insbesondere unter der Einwirkung des vertikalen Kaudruckes. Hat sich aber erst die ursprüngliche feste Verkuppelung der Brückenteile gelockert, dann macht sich mit der zunehmenden Beweglichkeit bald eine schädigende Hebelwirkung auf die Brückenpfeiler geltend. Wir finden daher auch bei fast allen Konstruktionen fester Brücken mit geteiltem Körper, die in der Literatur bekanntgegeben sind, eine Abweichung von dem unerläßlichen Prinzip, daß eine feste Brücke sich nicht auf die Kieferstrecke, über die sie führt, stützen darf.

Fast alle Beispiele solcher Brücken, die veröffentlicht wurden, zeigen diesen Fehler. Es verbietet sich daher heute, wo wir über die Grundanforderungen, die an jeden Brückentypus zu stellen sind, volle Klarheit besitzen, ihre Nachahmung. Eine Ausnahme bildet eine von Léger-Dorez angegebene Konstruktion, bei der eine überaus feste Verschraubung der Brückenkörperteile die Möglichkeit bietet, die geteilte und zerlegbare Brücke freischwebend zu gestalten (Abb. 226—228).

In dem in Abb. 226—228 wiedergegebenen Falle handelt es sich um den
Ersatz des ersten und zweiten Molaren im rechten Unterkiefer durch eine zerlegbare feste Brücke. Die Anker sind gegossene Ringe (Abb. 227) mit zwei
ungleich langen Schenkeln. Die Ringe, die gewissermaßen gegossene Kronen
ohne Deckel bilden, werden den Pfeilern aufzementiert, die Schenkel, die einander
anliegen und fest gegeneinander gestützt sind, werden miteinander verschraubt

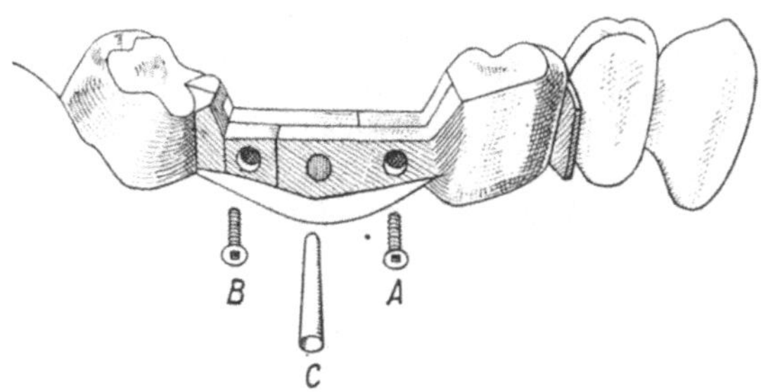

Abb. 226. Geteilte feste Brücke mit zusammengesetztem Körper.
(Aus Léger - Dorez.)

(Abb. 226 A und B). Um dem Gefüge der Schenkel einen noch festeren Halt
zu sichern, den Kaudruck auf das Ganze zu verteilen und dem Brückenkörper
die für die Kaufunktion erforderliche Form zu geben, wird ein gegossener
Mantel, der exakt auf die verschraubten Schenkel paßt und eine artikulierende
Kaufläche besitzt, mittels einer Schraube (Abb. 226 C) befestigt, die durch die

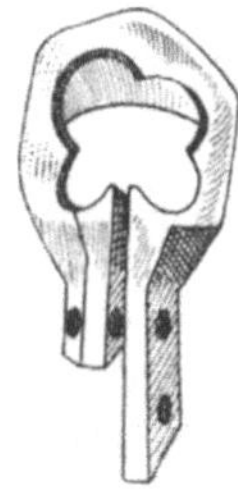

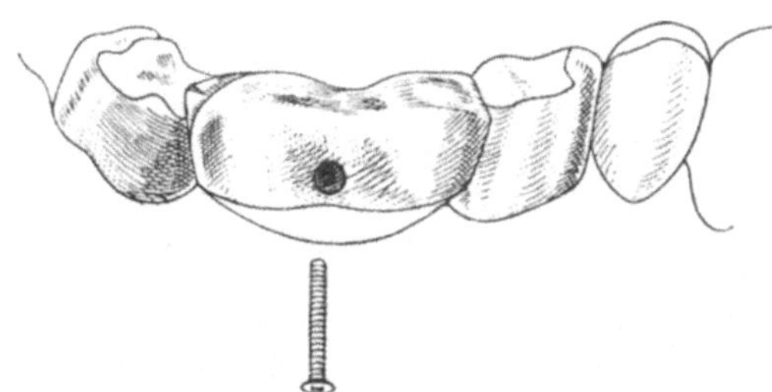

Abb. 227. Anker der in Abb. 226
gezeigten geteilten festen Brücke
nach Léger - Dorez.

Abb. 228. Die zusammengesetzte Brücke nach
Léger - Dorez, deren Einzelteile in Abb. 226
und 227 gezeigt werden. (Aus Léger - Dorez.)

Mitte der verschraubten Schenkel sowie den buccalen und lingualen Überhang
des Mantels hindurchgeht (Abb. 228).

Wenn die Anwendung zerlegbarer fester Brücken angezeigt ist, sollte man
um der Mängel willen, die ein geteilter Brückenkörper im allgemeinen aufweist,
die Lösung der Aufgabe in der Konstruktion des Ankers suchen und auf die
Verwendung zusammengesetzter Brückenkörper ganz verzichten.

F. Der Herstellungsgang der festen Brücke.

Die Herstellung einer Brücke umfaßt die gesamte Arbeit, die von der
Aufstellung des Behandlungsplanes bis zur letzten Nachhilfe geleistet werden
muß. Um eine Übersicht über die einzelnen Phasen des Werdeganges zu gewinnen, tut man gut, den ganzen Arbeitsweg in mehrere Strecken zu teilen,

deren erste von der Präparation der Brückenpfeiler bis zur Stellungs- und Bißprüfung der fertigen Befestigungteile (Anker) reicht. Zu Beginn des zweiten Abschnittes finden wir die Anker in der ihnen zukommenden Stellung und Artikulation im Munde vor und führen diese Arbeit nun bis zur Verlötung des Brückenkörpers und der rohen Ausarbeitung der Brücke weiter. Der dritte Abschnitt schließlich umfaßt die wichtige Aufgabe der letzten Einartikulation der rohen Brücke, die dann folgende Fertigstellung und äußere Verfeinerung, sowie das Einsetzen und die Nachprüfung.

Jeder dieser Abschnitte setzt sich aus einer Anzahl von Arbeitsvorgängen zusammen, die sich teils im Munde des Patienten abspielen und, von der Hand, des Zahnarztes ausgeführt, der Vorbereitung des Brückenfundamentes und der Anpassung der Brückenteile an ihre lebende Umgebung gelten, teils in der technischen Werkstatt vor sich gehen.

Aus dieser Unterscheidung zwischen dem Arbeitsanteil, der am lebenden Objekt ausgeführt wird und daher einen mehr ärztlichen Charakter trägt und der rein technischen Laboratoriumsarbeit, ist vielfach eine zu weitgehende Arbeitsteilung, d. h. eine völlige Trennung der zahnärztlichen und der zahntechnischen Aufgabe hervorgegangen. Es kann dies nur zum Schaden der Gesamtarbeit und des Resultates geschehen.

Für die Durchführung des Behandlungsplanes, der die Arbeit unter die allgemeinen Gesichtspunkte der von uns früher besprochenen Grundanforderungen stellt und auf die besonderen Verhältnisse des gegebenen Falles Bedacht nimmt, ist der Zahnarzt in allen Stadien der Entstehung der Brücke verantwortlich, auch da, wo die technische Ausführung nicht in seiner, sondern des Technikers Hand liegt. Es bleibt seine Aufgabe, den Plan in allen Einzelheiten so zu verwirklichen, daß einerseits den allgemeinen an jede Brückenarbeit zu stellenden Anforderungen, andererseits der Eigenart des gegebenen Falles und allen besonderen Verhältnissen Rechnung getragen wird. Wenn der Zahnarzt die hierfür erforderlichen wissenschaftlichen Grundlagen und die Technik hinreichend beherrscht und über einiges Konstruktionstalent verfügt, kann er zu einem Ergebnis gelangen, das nicht die schablonenhafte Anwendung eines Brückentyps, sondern eine individuelle Arbeit darstellt, die sich auf eigenen Gedanken und einer Erfassung der Einzelaufgabe aufbaut. Nur wenn dies der Fall ist, kann eine prothetische Behandlung als eine ärztliche Leistung gelten. Es ist aber hierfür nicht nur erforderlich, daß der Zahnarzt selbst in der Lage ist, die Gestaltung einer Brücke im einzelnen anzugeben, es ist ebenso notwendig, daß der Techniker, der der Anleitung des Zahnarztes über das Schematische hinaus folgen soll, den Sinn der von ihm verlangten Arbeit versteht und in jedem Punkte des Arbeitsverlaufes weiß, warum die Konstruktion und Form der Brücke und ihrer einzelnen Teile so, wie es ihm für den einzelnen Fall angegeben wird und nicht anders gewählt werden muß. Es läßt sich dies nicht lediglich vom Modelle ablesen, sondern es bedarf eingehender Erläuterung, eventuell sogar die Veranschaulichung am Patienten, um dem Techniker volles Verständnis für die Einzelheiten zu geben. Die Arbeit wird unvollkommen bleiben, wenn bei ihrer Herstellung die gegebenen natürlichen Verhältnisse nicht bis in die letzten Einzelheiten eine verständnisvolle Berücksichtigung finden, wie es nur durch eine wirkliche Zusammenarbeit des Zahnarztes mit dem Techniker zu ermöglichen ist.

Erster Abschnitt des Herstellungsganges. Alle Vorarbeiten, wie die allgemeine Sanierung des Mundes, die Prüfung des Brückenfundamentes und die Untersuchung der zu Pfeilern gewählten natürlichen Zähne, müssen auf das sorgfältigste erledigt sein, ehe mit der Herstellung der Brücke begonnen wird. Gar zu leicht kann, wenn das nicht geschehen ist, eine nach Beginn des Brückenbaues gemachte Entdeckung die Möglichkeit, den ursprünglichen Plan durchzuführen, in Frage stellen.

Bevor dann nach Abschluß der Vorarbeiten mit der Abtragung bzw. Herrichtung der Trägerzähne begonnen wird, sind einige Feststellungen erforderlich, die nicht versäumt werden dürfen. Dieselben richten sich insbesondere auf die Frage, wie weit die natürlichen Zahnkronen für die Bißermittelung, für die Auswahl der künstlichen Zähne, ihre Form und Farbe und für die Stellung, die ihnen zu geben ist, von Bedeutung sind. Alle charakteristischen Eigenschaften des natürlichen Zahnes, gleichviel ob sie in Besonderheiten der Form, Stellung und Farbe oder in kleinen Abweichungen von der Norm liegen, sind festzustellen, um, soweit dies möglich ist und wertvoll erscheint, bei dem Bau der Brücke nachgeahmt und berücksichtigt zu werden. Man tut in vielen Fällen gut daran, vor der Abtragung der natürlichen Krone Abdrücke zu nehmen, um an den nach ihnen hergestellten Positivmodellen Vorbild und Anhalt für das Aufstellen der künstlichen Zähne zu haben. In der Regel nimmt man

die Auswahl der künstlichen Zähne,

die an der Brücke Verwendung finden sollen, vor, ehe die natürlichen Kronen abgetragen werden, damit ein unmittelbarer Vergleich zu einer möglichst gelungenen Nachahmung der Natur führen kann. Häufig wird dieser Arbeit nicht diejenige Aufmerksamkeit geschenkt, die sie verdient. Die fertige Brücke soll ein so natürliches Aussehen haben, daß sie im Munde und neben den natürlichen Zähnen überhaupt nicht als ein Kunstprodukt erscheint. Dies kann aber nur erreicht werden, wenn die künstlichen Zähne mit größter Sorgfalt nach dem Munde gewählt und nicht — wie dies nicht selten geschieht — nach dem Gipsmodell und einem Farbenmuster im Labarotorium ausgesucht werden. In vielen Fällen empfiehlt es sich, nicht sog. Garnituren zu verwenden, um eine Reihe fehlender Zähne zu ersetzen; es macht einen viel natürlicheren Eindruck, wenn die künstlichen Zähne aus verschiedenen Garnituren und in verschiedenen Farben zusammengestellt werden. Es unterliegt keinem Zweifel, daß die künstliche Nachahmung der natürlichen Zahnformen und -farben sehr weit vorgeschritten ist. Eines vermag aber die Industrie nicht — obwohl auch dies durch die Zahnfabriken längst versucht wurde — sie kann nicht die durch Zufälligkeiten bedingten Unterschiede nebeneinander stehender natürlicher Zähne in den Garnituren so wiedergeben, daß sich der Zahnarzt zu ihrer Nachahmung bereitliegender Garnituren bedienen kann. Vielfach ist es nötig, um durch die Prothese den natürlichen Verhältnissen möglichst nahe zu kommen, die Zähne zusammenzustellen und auf diese Arbeit die denkbar größte Sorgfalt zu verwenden. Sehr verschiedene Umstände können die Nuancierung der natürlichen Zähne beeinflussen. Eine gedrängte Stellung kann es mit sich bringen, daß sich einzelne Zähne durch die Ablagerung von Niederschlägen aus den Mundflüssigkeiten verfärben, die Devitalisation der Zahnpulpa kann ihre Farbe verändern, Füllungen können durch die natürliche Zahnsubstanz durchschimmern oder, frei zutage liegend, als Flecke wirken. Die Abnutzung der Schneidekante oder der Lippenfläche führt oft, namentlich bei starkem Rauchen, zu einer dunklen Imprägnierung des Zahnbeines. Kurz, es sind sehr zahlreiche Momente vorhanden, die zu einer Verfärbung der natürlichen Zähne führen und bei einem auch in kosmetischer Hinsicht wertvollen Zahnersatz Nachahmung verdienen. Es wäre wünschenswert, wenn das ästhetische Vergnügen an einer möglichst vollkommenen Nachahmung der Natur bei der Anlage von Brücken vom Zahnarzte viel stärker empfunden würde, als es gemeinhin der Fall ist. Neben der Farbe kommt bei der Auswahl der künstlichen Zähne für eine Brückenarbeit zunächst die Zahnform in Betracht. Der Typus der künstlichen Zähne, die Verwendung finden sollen, muß mit demjenigen der natürlichen Zähne des betreffenden Mundes übereinstimmen, er muß, sofern keine anderen natürlichen Zähne als Vorbild vorhanden sind, zum Gesicht und zur Kopfform des Patienten passen.

Aber nicht allein Form und Farbe der künstlichen Zähne dürfen für ihre Wahl bestimmend sein: die Bißverhältnisse erfordern hinsichtlich der Dicke des Zahnkörpers und der Stellung der Krampons größte Beachtung. Künstliche Zähne, die sich nach ihrem Typ, ihrer Größe und Nuance vortrefflich zu eignen scheinen, können für die Verwendung an einer Brückenarbeit völlig unbrauchbar sein, weil ihre Stifte der aufzuschleifenden Basis der künstlichen Zähne oder im entgegengesetzten Falle der Schneidekante zu nahe stehen, so daß es einmal nicht möglich wäre, dem Zahn die für ihn notwendige Stellung zu geben, während sich im anderen Falle die Stiftkammer des Bisses wegen nicht in geeigneter Weise in dem Kronenkörper anlegen lassen würde. So ist es notwendig, eine ganze Reihe für die Eignung der künstlichen Zähne in Betracht kommender Momente bei der Wahl zu berücksichtigen. Hinsichtlich der für die Brückenarbeit geeigneten Fabrikate ist im allgemeinen zu sagen, daß hauptsächlich nur Zähne mit Platinkrampons oder zum wenigstens solche Zähne verwendet werden dürfen, deren Stifte durch Platin oder Goldüberzug geschützt sind und daß sich Zähne mit langen Stiften für die Brückenarbeit besser eignen als solche mit Knopfkrampons. Auch sollten nur solche Zähne gewählt werden, die man einer Temperatur auszusetzen vermag, die genügt, um eine Ergänzung des Zahnes im Brennofen durch ein Stück künstlichen Zahnfleisches oder durch eine Verlängerung des Zahnkörpers vorzunehmen, zum mindesten sollten die an einer Brückenarbeit zu verwendenden Zähne die Brennhitze vertragen, die erforderlich ist, um ihnen durch Einbrennen bestimmter Farbentöne ein natürlicheres, den individuellen Verhältnissen des Einzelfalles entsprechendes Aussehen zu geben.

Das Aussuchen der künstlichen Zähne sollte stets bei Tageslicht und möglichst bei verschieden einfallendem Lichte vorgenommen werden. Künstliche Zähne sind, der Art und Dichtigkeit ihres Materials entsprechend, von sehr verschiedener Transparenz und erscheinen, je nachdem wie das Licht auf sie fällt und wie die Strahlen gebrochen werden, dunkler, heller als lebendes Material, oft glasartig und tot. Er ist daher zu empfehlen, die künstlichen Zähne, die man verwenden will, bei von vorne und von der Seite auffallendem, bei direktem und bei zerstreutem Lichte zu betrachten. Die Farbe der Zähne ist stets im Munde zu prüfen, der künstliche Zahn muß bei der Auswahl angefeuchtet sein. Im voraus muß beachtet werden, daß die Farbe der künstlichen Zähne durch die Einzementierung leicht eine recht erhebliche, oft nicht sehr natürlich anmutende Aufhellung erfährt. Mit der Notwendigkeit, die künstlichen Zähne nachträglich durch Auftragen und Einbrennen von Mineralfarben zu tönen und dadurch nicht nur die Grundfarbe zu beeinflussen, sondern auch den Ansatz von Niederschlägen und kleine individuelle Eigentümlichkeiten nachzuahmen, muß von vornherein gerechnet werden. Ein wirklich natürliches Aussehen ist in sehr vielen Fällen nur durch solche Nachhilfen zu erreichen. Das Aussuchen der künstlichen Zähne ist, wie wir schon weiter vorne hervorhoben, eine äußerst wichtige Arbeit, die nicht leicht zu nehmen ist, die nicht nur Farben- und Formensinn, sondern auch Geduld erfordert und niemals in Eile oder mit müden Augen getan werden sollte.

Die Bißbestimmung.

Die normale Bißstellung der Kiefer zueinander muß feststehen und erkennbar sein, ehe mit der Herrichtung der als Pfeiler einer Brücke ausersehenen Zähne begonnen wird. In manchen Fällen ist dieselbe an der Artikulation der natürlichen Zähne, die außer den Brückenpfeilern vorhanden sind, so sicher zu erkennen, daß kein Zweifel entstehen kann. Es ist dies der einfachste Fall, in dem sogleich mit der Abtragung der natürlichen Kronen und der Anfertigung der Ankerkronen begonnen werden kann. Wenn beispielsweise 5 4| fehlen, die übrigen Zähne aber eine innige Artikulation aufweisen, bleibt die Bißstellung auch dann, wenn 6| und 3| zu Pfeilern präpariert sind, an dem exakten Ineinandergreifen der natürlichen Zahnreihen erkennbar. Die Herrichtung von 6| und 3| als Pfeiler und die Anfertigung der von ihnen zu tragenden Kronen als Brückenanker wird wie es im Abschnitt „Kronenarbeit" beschrieben ist,

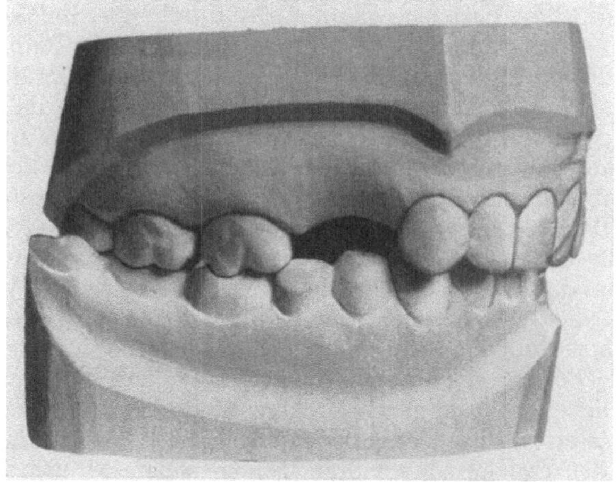

Abb. 229. Beispiel für solche Fälle, in denen die Bißstellung an der Artikulation der Zähne ersichtlich bleibt, die außer den Pfeilern vorhanden sind.

vorgenommen. Nachdem der Sitz der Goldkronen, auch der Kontakt mit den Nachbarn und die Artikulation mit ihren Antagonisten geprüft und richtig befunden wurde, ist in diesem einfachsten Falle der erste Abschnitt der Anfertigung einer festen Brückenarbeit abgeschlossen. Die Kiefer dienen hier allein als Artikulator (Abb. 229).

Ebenso wie die einfache Goldkrone werden die Einlagefüllung, die Carmichaelkrone, die Schraubenkrone und alle anderen zerlegbaren und unzerlegbaren Brückenanker, die keine Porzellanfront tragen, unmittelbar nach dem Munde und, sofern durch die Artikulation der übrigen Zähne die Bißstellung festliegt, ohne besondere Bißbestimmung angefertigt, an ihren Platz gebracht und einartikuliert.

Die Anfertigung der Wurzelband-(Richmond-)Krone mit Porzellanfront als Brückenanker muß stets auf dem Gipsmodell vorgenommen werden; wenn aber die Artikulation deutlich ersichtlich ist, kann auch ihre Herstellung ohne besondere Bißnahme und ohne Benutzung des Artikulators erfolgen.

Wenn beispielsweise die vier Schneidezähne eines Kiefers fehlen, die Kauflächen der Prämolaren und Molaren aber so innig ineinandergreifen, daß ein Zweifel an der normalen Artikulation nicht aufkommen kann und eine

Kippung oder Verschiebung nicht zu befürchten ist, kann das Aufschleifen der künstlichen Zähne und die Herstellung der Ankerkronen auf den von der Hand zusammengehaltenen Gipsmodellen des Unter- und Oberkiefers geschehen (Abb. 230).

Der Arbeitsverlauf ist in dem als Beispiel gewählten Falle folgender: 3|3 werden in der üblichen Weise zum Tragen von Stiftkappen hergerichtet, die Wurzelgestelle (Stiftkappen) nach dem Munde (siehe Kronenarbeit) angefertigt und provisorisch eingesetzt. Dann werden Abdrücke vom Ober- und Unterkiefer genommen. Das Positivmodell des Oberkiefers trägt die Stiftkappen in situ. Bei dem nun folgenden Aufbau des Kronenkörpers auf den Wurzelgestellen darf das Aufschleifen der für sie bestimmten Porzellanzähne nicht von dem Aufstellen der übrigen künstlichen Zähne getrennt werden, die den Brückenkörper nach außen hin decken sollen. Es läßt sich in vielen Fällen nicht mit Sicherheit sagen, ob sich die künstlichen Zähne, die zur Schließung einer Lücke ausgewählt sind, in natürlicher Stellung auf die Lücke verteilen lassen. Man darf sich dann nicht durch die Stellung, die man den Porzellanfacetten der Ankerkronen gibt, hinsichtlich der Raumverteilung festlegen. Auch sind häufig die als Pfeiler dienenden Stümpfe, während die Lücken bestanden, infolge des fehlenden Kontaktes gewandert, so daß sie nicht mehr ihre normale Stellung im Kieferbogen einnehmen. Wenn in solchen Fällen die für die Anker gewählten künstlichen Zähne auf ihre Stiftkappen aufgestellt werden, ohne daß die Raumverhältnisse der ganzen Strecke des Zahnbogens, die durch die Brücke gedeckt werden sollen, in Betracht gezogen werden, entstehen oft große technische Schwierigkeiten für das Aufstellen der künstlichen Zähne zwischen den Ankerkronen. Man sieht in solchen Fällen häufig, daß diese Zähne in den vorhandenen Raum hineingequetscht oder in einer Weise auf die Strecke verteilt sind, die nicht der normalen anatomischen Anordnung entspricht. Die Brücke macht dann innerhalb der Zahnreihe und des Gesichtes einen unnatürlichen und unharmonischen Eindruck. Man schleift daher am besten bei der Herstellung der Ankerkronen bereits die sämtlichen künstlichen Zähne, die in der Brücke Verwendung finden sollen, zusammen auf. Es ist dabei darauf zu achten, daß die künstlichen Zähne die Stiftkappen, die sie tragen, ganz decken. Es läßt sich dies in manchen Fällen nicht völlig erreichen, namentlich nicht, wenn die Verteilung der Zähne auf den vorhandenen Raum es nicht erlaubt, den künstlichen Zahn so auf die Kappe zu stellen, daß die Mittelachse der künstlichen Krone der Verlängerung der Längsachse der Zahnwurzel entspricht. Oft muß der Porzellanzahn der Trägerkrone um der Verteilung des Raumes willen auf der Kappe verschoben werden, so daß nicht selten eine Stiftkappe zwei künstliche Zähne je zur Hälfte trägt (Abb. 231 und 232). Gelingt es dann nicht, die Kappe so tief unter den Zahnfleischrand zu legen und die Flachzähne so zu stellen, daß die Kappe unsichtbar wird, so muß man entweder versuchen, durch Verwendung von Zähnen mit künstlichem Zahnfleisch die Kappe unsichtbar zu machen, oder man kann, wenn die Lippe die Zähne einigermaßen deckt, und kosmetische Rücksichten nach Geschlecht und Art des Patienten nicht zu stark mitsprechen, auf die völlige Deckung der Kappe verzichten und den freiliegenden Rand durch Goldschwemmung ein wenig verstärken.

Nach dem Aufschleifen sämtlicher Zähne werden dieselben zunächst alle zusammen an einer Gaumenplatte im Munde einprobiert, während sich die Wurzelkappen und Ankerkronen, die für die Brücke bestimmt sind, an ihrem Platze befinden. Sind etwa erforderliche Änderungen vorgenommen und erscheint die Stellung der Zähne richtig, so erfolgt eine zweite Einprobe, nachdem die Porzellanfronten mit Wachs auf den Wurzelgestellen befestigt, die

Kronenkörper modelliert sind, während die zur Deckung des Brückenkörpers bestimmten Zähne an der Gaumenplatte bleiben und so einprobiert werden. Wenn sich auch bei dieser Prüfung zeigt, daß die Zähne eine für die Wiederherstellung des Zahnbogens, für die Funktion und das Aussehen gute Stellung haben, werden die Körper der Ankerkronen nach einem der Gußverfahren aus Gold oder dem für die Brückenanfertigung gewählten Metall gegossen und ausgearbeitet. Die Porzellanzähne werden in ihre Fassung einprobiert, eingearbeitet und dann mit Wachs in derselben befestigt. Die nunmehr fertigen Ankerkronen werden auf ihre Stümpfe gesetzt und nochmals auf Sitz und Artikulation geprüft. Nicht selten sind jetzt noch kleine Nachhilfen erforderlich. Es kommt vor, daß beim Gießen etwas Gold in das Innere der Wurzelkappe eindringt, das erst beseitigt werden muß, ehe die Krone genau auf ihren Stumpf paßt. Auch muß unter Umständen der Kronenkörper dem Gegenbiß noch feiner angepaßt werden. Solche Nachhilfen müssen gerade in diesem Punkte des Arbeitsverlaufes mit Sorgfalt und Gewissenhaftigkeit vorgenommen werden, da sie für das Resultat der Brückenarbeit von größter Bedeutung sind. Nur absolut einwandfrei sitzende Befestigungsteile (Anker) vermögen einer Brücke dauernd einen guten Sitz zu geben.

Im Gegensatz zu dieser ersten Gruppe, bei der wir für die Bißermittlung von den Pfeilerzähnen unabhängig sind, umfaßt eine zweite Gruppe solche Fälle, in denen die Bißstellung der Kiefer ausschließlich oder zum Teil an der Artikulation der natürlichen Kronen der Pfeilerzähne und ihrer Antagonisten erkennbar ist. Hier muß bei der Abtragung und Herrichtung der Pfeilerstümpfe eine gewisse Reihenfolge eingehalten werden, damit die Artikulation möglichst in jedem Stadium der Arbeit an den noch nicht abgetragenen natürlichen Zähnen oder den inzwischen entstandenen künstlichen Kronen kontrolliert werden kann. Ist es nicht möglich, die Bißstellung und Bißhöhe auf diese Weise während des ganzen Arbeitsverlaufes festzuhalten, so muß dieselbe mit Hilfe der sog. Bißschablone ermittelt werden (Abb. 234).

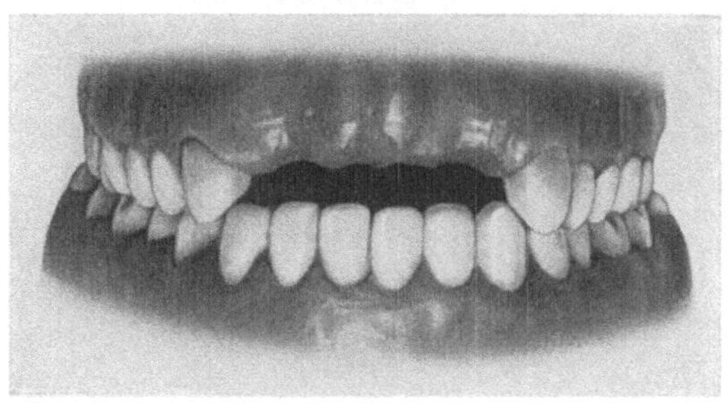

Abb. 230. Aufgabe: Es sind zu ersetzen 2 1 | 1 2. Beispiel für solche Fälle, in denen die Bißstellung an der Artikulation der Zähne ersichtlich bleibt, die außer den Pfeilern 3 | 3 vorhanden sind.

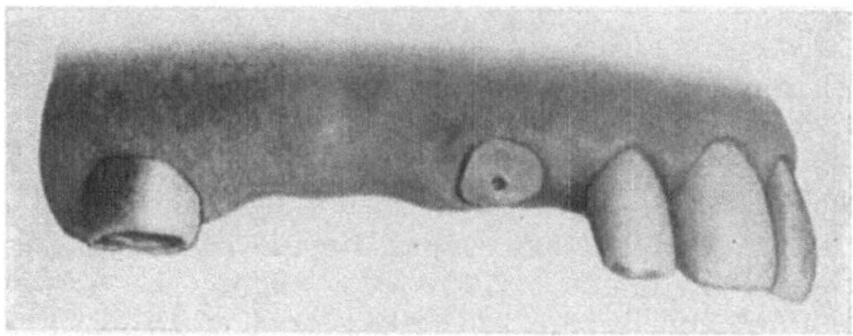

Abb. 231.

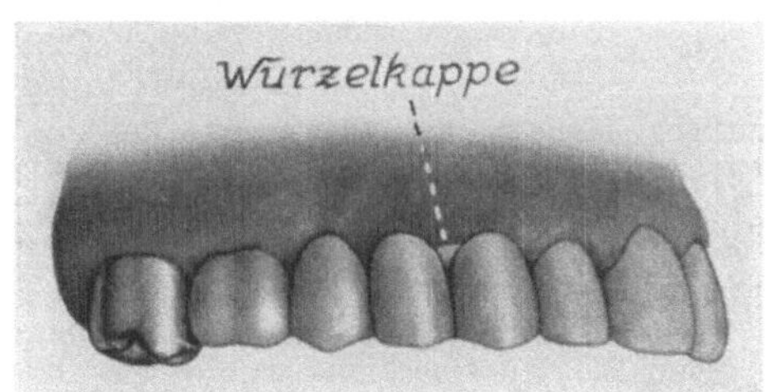

Abb. 232.

Abb. 231/232. Verteilung der künstlichen Zähne auf eine Brückenstrecke, ohne Rücksicht auf die Stellung der vorderen Pfeilerwurzel, die nach distal gewandert ist.

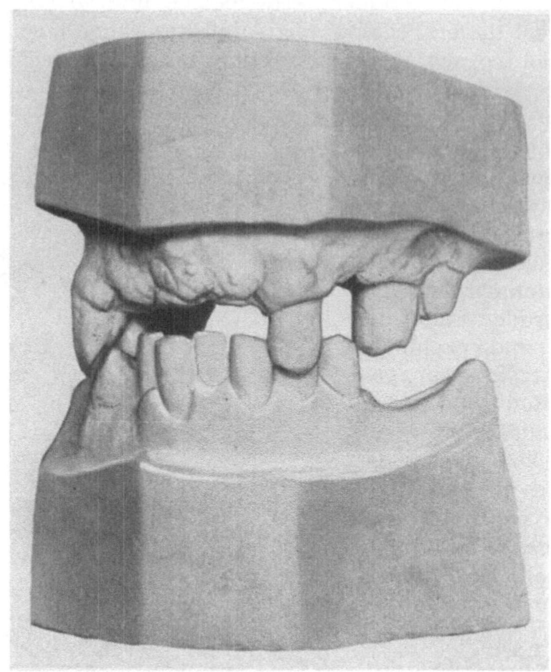

Abb. 233. Beispiel für die Bißbestimmung in einem Fall, in dem die vorhandenen Zähne
zwar im Munde einen Anhalt für die Bißstellung und Bißhöhe geben, aber nicht zur sicheren
Einstellung in den Artikulator genügen. Diese Abbildung zeigt das Lückengebiß eines 40 jähr.
Mannes von der linken Seite gesehen; die Zahnreihe des Oberkiefers soll durch eine feste,
unzerlegbare Brücke ersetzt, diejenige des Unterkiefers durch eine herausnehmbare Prothese
ergänzt werden. Die Kiefer bieten das hier wiedergegebene Bild. An Zähnen sind vorhanden:

$$\frac{\text{im Oberkiefer } 8 \quad\quad 4\,3 \quad | \quad 3 \quad\quad 6\,7}{\text{im Unterkiefer} \quad\quad 5\,4 \quad 1\,|\,1\,2\,3\,4\,5}$$

Sämtliche Zähne haben eine gesunde lebende Pulpa, sind kräftig und zu Trägern einer
festen Brückenarbeit geeignet.

Bei der Bißbestimmung (Bißnahme) ist in diesem Falle nach folgenden Gesichtspunkten
zu verfahren:

1. Es bedarf für die Ermittlung und Festhaltung des Bisses einer Bißschablone für
den Oberkiefer und einer solchen für den Unterkiefer. Es würde nicht genügen,
nur für den Oberkiefer eine Bißschablone anzufertigen und die Zähne des Unterkiefers einbeißen zu lassen. Da im Unterkiefer die Molaren fehlen, würde den
Molaren des Oberkiefers ein Widerlager mangeln, die Gipsmodelle der Kiefer würden
daher leicht gekippt werden; sie würden dadurch die richtige Stellung zueinander
verlieren, ehe dieselbe durch den Artikulator festgehalten wäre.

2. Vor der Bißnahme sind die Molaren des Oberkiefers als Kronenträger herzurichten,
die Kronen für sie anzufertigen und in der ihnen zukommenden Stellung provisorisch
aufzusetzen, damit sich die Kauflächen der künstlichen Kronen in der Bißschablone
des Unterkiefers ausprägen. Es ist so zu verfahren, damit die Bißschablone auch
dem späteren Arbeitsmodell gegenüber, das nicht die natürlichen, sondern die künstlichen Kronen trägt, für die Bißkontrolle Verwendung finden kann.

3. Die Bißbestimmung ist vor der Abtragung derjenigen natürlichen Zähne $(\overline{4\,3\,|\,3})$
vorzunehmen, die mit den Zähnen des Unterkiefers artikulieren. Würde man diese
Zähne vorher abtragen, so ginge ein wertvoller Anhalt für die Bißstellung und
Bißhöhe verloren.

Eine dritte Gruppe umfaßt diejenigen Fälle, in denen die im Ober- und Unterkiefer vorhandenen Zähne keine für die Ermittlung der Bißstellung und

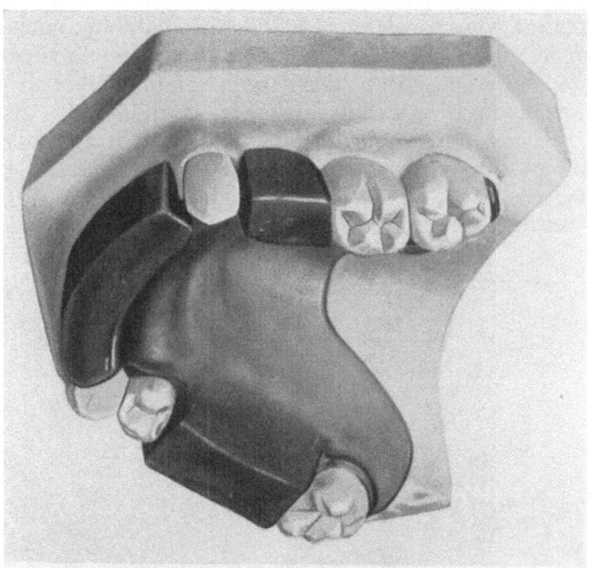

Abb. 234. Die Bißschablone für den Oberkiefer des in Abb. 233 gezeigten Falles.

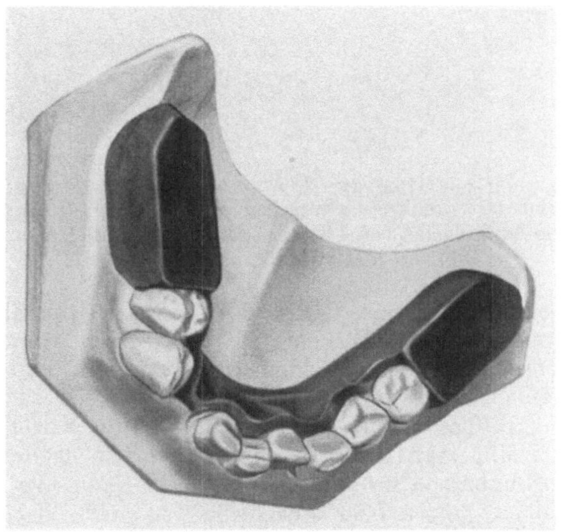

Abb. 235. Die Bißschablone für den Unterkiefer des in Abb. 233 und 234 gezeigten Falles. Die Bißbestimmung durch die Bißschablone.

Bißhöhe verwertbare Artikulation aufweisen. Hier ist man völlig auf die Biß-bestimmung mittels der Bißschablone und die Festhaltung der Biß-stellung mittels des Artikulators angewiesen.

Eine Bißschablone besteht, wie uns bereits aus dem Abschnitt „Arti-kulation" bekannt ist, aus einer durch eine Drahteinlage verstärkten Stents-

oder Guttaperchaplatte, die im Bereiche der fehlenden und zu ersetzenden
Zähne einen Wachswall trägt (Abb. 234 und 235). Fehlen erhebliche Strecken
des Zahnbogens des Ober- und Unterkiefers, so muß für beide Kiefer eine Bißschablone angefertigt werden. Man fügt die Bißschablone, nachdem das Wachs
erweicht worden ist, dem Munde ein und läßt nun den Patienten die normale
Bißbewegung machen. Die Zähne des Gegenkiefers beißen in den Wachswall
hinein und hinterlassen hier Bißmarken, die, nachdem die Bißschablone auf
das Gipsmodell zurückgebracht ist, dazu dienen, die richtige Stellung der Modelle
des Ober- und Unterkiefers zueinander festzuhalten. Man setzt die Modelle
so zusammen, daß die Gipszähne des Gegenmodelles scharf in die entsprechenden
Eindrücke der natürlichen Zähne im Wachswall hineinpassen. Dann wachst

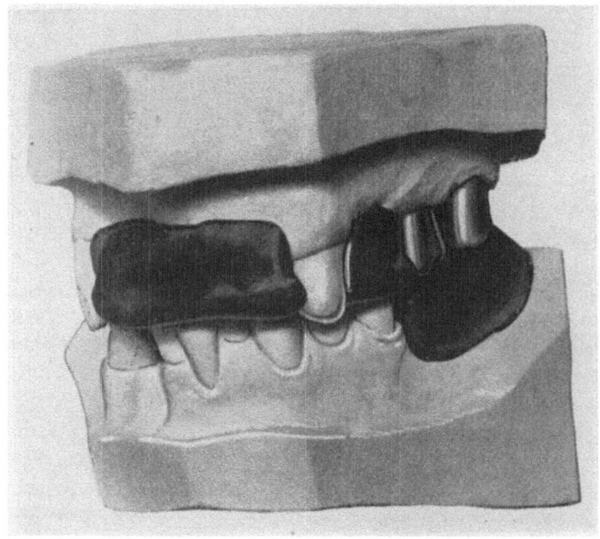

Abb. 236. Bißbestimmung mit Hilfe der in Abb. 234 und 235 gezeigten Bißschablonen.
8| und |6 7 sind vorher mit Goldkronen versehen worden, deren Höhe der normalen Biß-
ebene entspricht. Die Artikulation von 4 3| und |3 mit ihren Antagonisten läßt die normale
Bißhöhe und Bißstellung erkennen.

man die Bißschablone auf ihrem Gipsmodell und die Gipszähne des Gegenkiefers in den Eindrücken des Wachswalles fest, so daß die beiden Modelle
in der ihnen zukommenden Stellung zueinander fixieit in den Artikulator eingegipst werden können (Abb. 236).

Ist es für die Bißbestimmung nötig, für beide Kiefer Bißschablonen
anzufertigen, dann läßt man den Patienten gleichfalls nach Erwärmung des
Wachses mit den Schablonen im Munde zusammenbeißen. Es zeigt sich dann,
ob die Wachswälle im ganzen oder stellenweise zu hoch oder zu niedrig sind,
und ob sie im Verlaufe des Zahnbogens miteinander korrespondieren. Man
trägt soviel Wachs auf oder ab, daß die Oberflächen der Wachswälle schließlich
in der richtigen Höhe und Bißstellung der Kiefer aufeinander ruhen. Dann
markiert man entweder durch quergeführte Einschnitte die Stellen der Wachswälle, die einander entsprechen, oder man schmilzt die beiden Bißschablonen
im Munde mit einem heißen Spatel zusammen, hebt sie als ein Ganzes heraus,
setzt die Modelle in die Bißschablonen und gipst sie in den Artikulator ein.

Sind Zähne vorhanden, die in einer für die Bißstellung charakteristischen
Weise miteinander artikulieren, dann ist die Bißkontrolle leicht, ebenso ist

dann die Bißhöhe sicher erkennbar (Abb. 236). Anders ist es, wenn ein derartiger Anhalt für die Richtigkeit der Bißstellung und Bißhöhe fehlt. In diesen Fällen muß die richtige Bißstellung dadurch gesichert werden, daß man, während der Patient die Schließbewegung ausführt, den Unterkiefer mit der rechten Hand zurückschiebt und den Patienten anweist, im Augenblick der Ausführung der Schließbewegung zu schlucken. Die Höhe des Bisses wird,

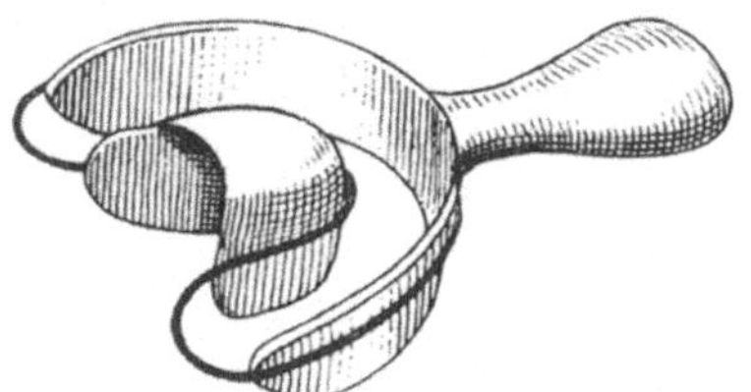

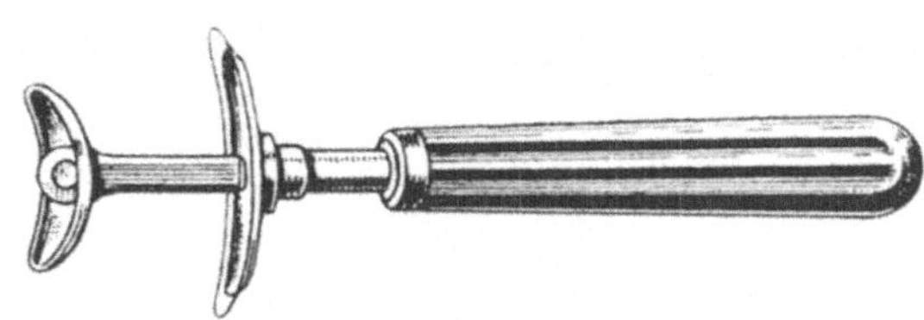

Abb. 237. Abdrucklöffel nach Toomey zum gleichzeitigen Abdrucknehmen im Ober- und Unterkiefer.

Abb. 238. Abdrucklöffel nach Müller, Wädensweil, zum gleichzeitigen Abdrucknehmen im Ober- und Unterkiefer für kleinere Brückenarbeiten.

wenn dieselbe nicht an der Artikulation der Zähne erkennbar ist, nach dem Augenmaß bestimmt. In der Regel wird man bei Brückenarbeiten durch die vorhandenen natürlichen Zähne den zur Bißbestimmung mit der Bißschablone erforderlichen Anhalt gewinnen. Wenn der Biß erhöht werden soll, läßt man beim Bißnehmen nicht bis zum völligen Aufeinandertreffen der natürlichen Zähne, sondern nur so weit die Bißschablone einbeißen, bis die erwünschte Bißhöhe erreicht ist. Diese Erhöhung des Bisses dient, wie wir bereits weiter

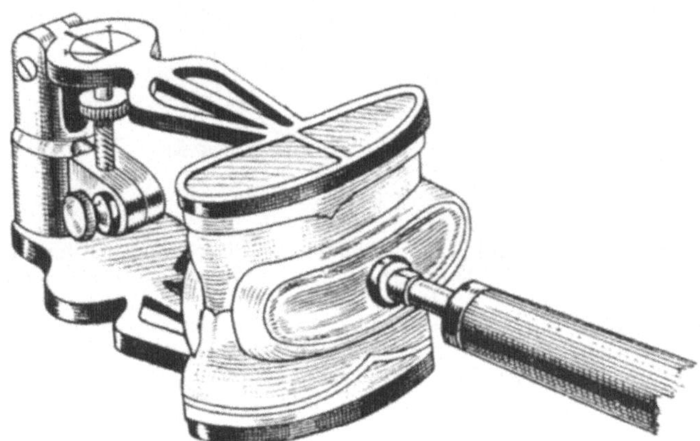

Abb. 239. Das Einsetzen der mit Hilfe des Müllerschen Abdrucklöffels gewonnenen Modelle in den Artikulator.

vorne ausgeführt haben, der Wiederherstellung der normalen Bißebene, der Verbesserung der Raumverhältnisse für die Brücke und zugleich dem Ausgleich der durch das Zusammensinken der Kiefer verloren gegangenen Proportion des Gesichtes. Der beabsichtigten Bißerhöhung muß schon bei Anfertigung derjenigen Befestigungsteile Rechnung getragen werden, die etwa schon vorher frei im Munde hergestellt wurden.

Um den Biß auch in solchen Fällen, in denen er nicht durch den Zusammenbiß der vorhandenen natürlichen Zähne festliegt, ohne Bißschablone zu ermitteln und zu fixieren, ist die Methode angewandt worden, die im Munde befindlichen Brückenanker, die Brückenstrecke und die nächste Nachbarschaft hoch mit weichem Gips zu bedecken, in richtiger Bißstellung die Schließbewegung machen zu lassen und die Kiefer geschlossen zu halten, bis der Gips erhärtet ist. Der damit entstehende Doppelabdruck enthält nun die Kiefer, die Zähne und die Anker in der richtigen Stellung zueinander. Die Positivmodelle, die mit dem in situ befindlichen Ankern hergestellt werden, sind beim Gießen zugleich in den Artikulator zu setzen, damit die Stellung der beiden Modelle zueinander für die weitere Arbeit erhalten bleibt. Um ein solches Vorgehen handlicher zu gestalten, sind besondere Abdrucklöffel konstruiert worden. Das

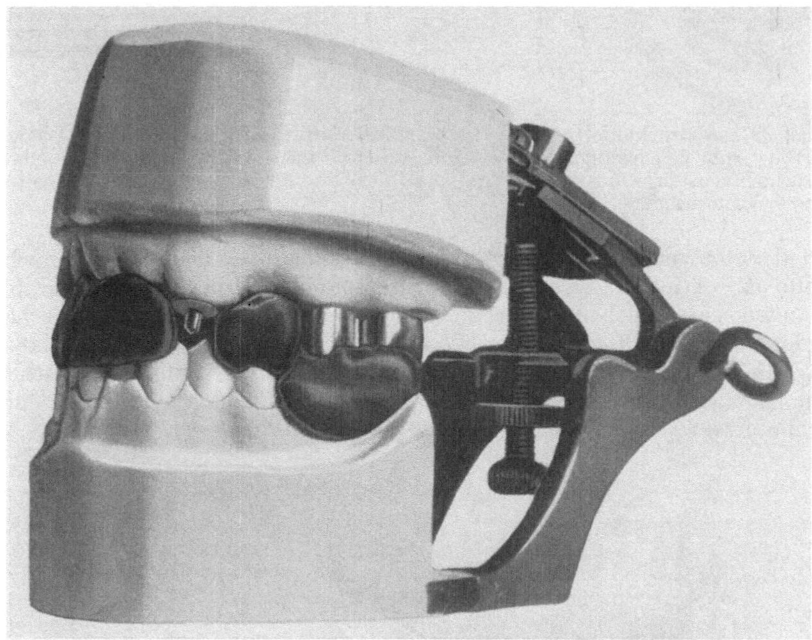

Abb. 240. Die Modelle im Artikulator. Nachdem die Bißstellung der Kiefer mit Hilfe der Bißschablonen — wie dies Abb. 236 zeigt — im Munde ermittelt und festgestellt wurde, sind diejenigen Zähne, die bisher der Bißkontrolle dienten (4 3 | 3) abgetragen, ihre Stümpfe mit Stiftkappen versehen worden. Dann ist ein die Kappen und Kronen tragendes Positivmodell mit Hilfe der Bißschablonen zum Unterkiefermodell in die ihm zukommende Bißstellung gebracht und in den Artikulator eingegipst worden. (Zu Abb. 233—236 gehörig.)

älteste derartige Modell stammt von M. E. Toomey und entspricht einem gewöhnlichen Abdrucklöffel ohne Boden (Abb. 237), so daß der Biß der Zähne beider Kiefer zugleich in den Gips eindringen kann. Ein anderer für den Brückenabdruck im Bereich der Vorderzähne bestimmter Löffel (Abb. 238 und 239) ist von Eugen Müller (Wädensweil) angegeben. Abb. 239 zeigt das Einsetzen der mit Hilfe dieses Abdrucklöffels gewonnenen Modelle in den Artikulator.
	Im allgemeinen gelten für die Bißbestimmung bei der Herstellung der Brückenarbeiten dieselben Regeln wie für die gleiche Maßnahme im Werdegang der Plattenprothese. Wir können daher hinsichtlich aller Einzelheiten auf den Abschnitt „Artikulation" im allgemeinen Teil dieses Werkes verweisen. Das Aufstellen der künstlichen Zähne kann bei der Brückenarbeit sowohl im Scharnier- wie im Gelenkartikulator vor sich gehen. Nach der Bißermittlung werden die natürlichen Zähne, die zu Brückenpfeilern bestimmt sind, abgetragen

und mit Stiftkappen versehen. Auch die sonstigen Anker werden angefertigt, soweit sie nicht schon vor der Bißnahme hergestellt waren; alle diese der Verankerung der Brücke dienenden Teile werden den Pfeilern in der ihnen zukommenden Stellung aufgesetzt, dann wird ein Gipsabdruck genommen, dem man alle Befestigungsteile einfügt. Mit Hilfe dieses Abdruckes wird ein Positivmodell hergestellt, auf dem die Kappen und Kronen die ihnen zukommende

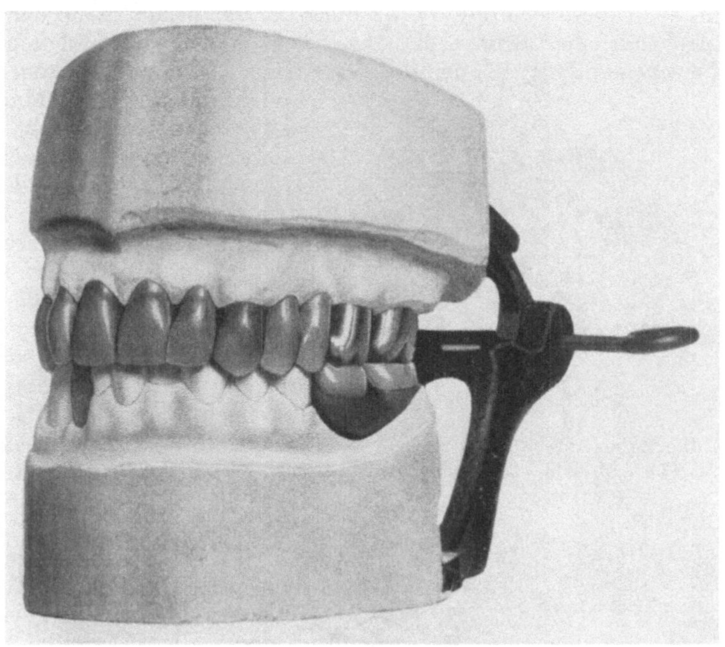

Abb. 241. Die Modelle im Artikulator mit allen aufgeschliffenen künstlichen Zähnen.
(Zu Abb. 233—236 und 240 gehörig.)

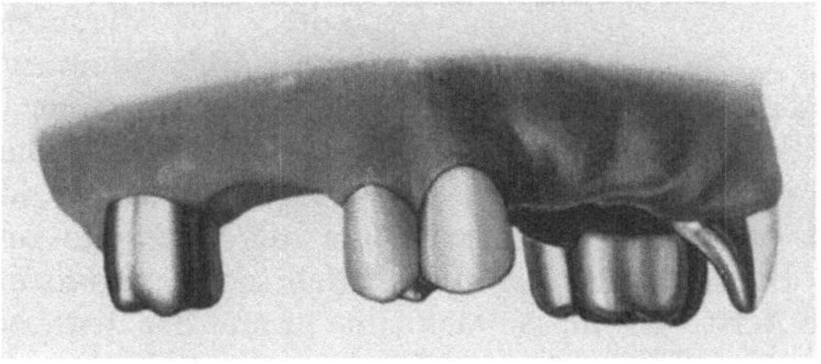

Abb. 242. Die Ankerkronen für die Oberkieferbrücke im Munde.
(Zu Abb. 233—236 und 240—241 gehörig.)

Stellung einnehmen. Die bei der ersten Bißbestimmung zusammengewachsten oder mit Marken versehenen Bißschablonen werden nun benutzt, um das eben hergestellte Gipsmodell, das die Befestigungsteile der entstehenden Brücke trägt, zu dem Modell des Gegenkiefers in die richtige Bißstellung zu bringen und die Modelle in dieser Stellung zueinander im Artikulator zu fixieren.

Es folgt nun das Aufschleifen der künstlichen Zähne (Abb. 241). Wir verweisen auf dasjenige, was wir weiter vorne über die Notwendigkeit gesagt haben, alle Zähne gleichzeitig aufzustellen und sie zunächst zusammen an einer Platte einzuprobieren. Es geschieht dies, damit man hinsichtlich der Raumverteilung und der Stellung, die man den Zähnen geben will, möglichst freie Hand behält. Erweist sich die Stellung bei dieser Einprobe und nach Vornahme der erforderlichen Nachhilfen als gut und richtig, dann werden die für die Ankerkronen bestimmten Zähne ihren Kappen aufgefügt, die anderen Zähne aber an einer Platte gelassen und ihre Stellung nochmals im Munde kontrolliert. Erst wenn auch diese Prüfung die Stellung der Zähne im Sinne der früher für die Konstruktion einer Brücke und ihrer Teile gegebenen Gesichtspunkte einwandfrei erscheinen läßt, können die Wurzelband-(Richmond-)Kronen gegossen und alle Anker dem Munde eingepaßt werden (Abb. 242).

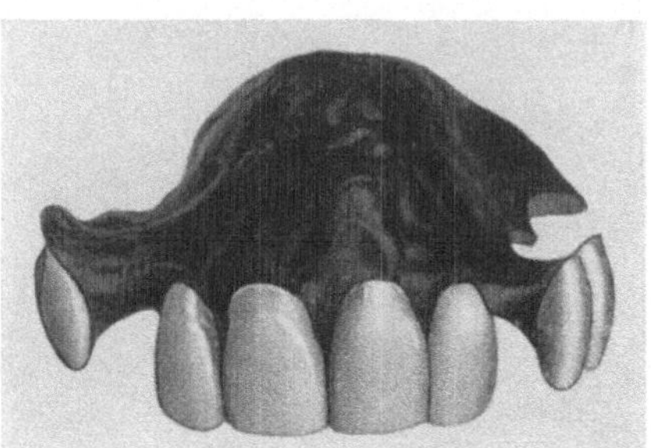

Abb. 243. Die Zähne des Brückenkörpers an einer Platte. (Zu Abb. 233—236 und 240—242 gehörig.)

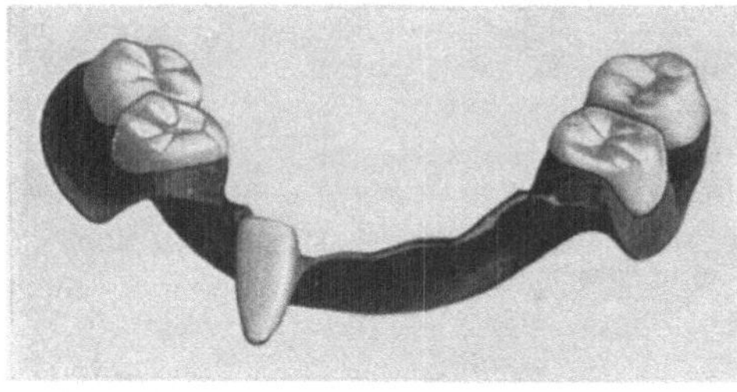

Abb. 244. Die Zähne der Unterkieferprothese an einer Platte. (Zu Abb. 233—236 und 240—243 gehörig.)

Der zweite Abschnitt des Herstellungsganges einer festen Brücke setzt mit dem Zeitpunkte ein, in dem die Befestigungsteile (Anker) im Munde auf ihren Sitz, die Artikulation und alle an sie zu stellenden Anforderungen geprüft und richtig befunden sind. Diese Prüfung muß mit größter Sorgfalt durchgeführt werden, da die Funktion und der Bestand der Brücke sehr wesentlich von der Vollkommenheit der Brückenanker und ihrer Verbindung mit den Pfeilern abhängt. Es ist darauf zu achten, daß sich die Anker, während die Prüfung vorgenommen wird, genau in der Stellung befinden, die ihnen zukommt. Jede Verschiebung, Lokkerung oder Verkantung eines Befestigungsteiles macht die Prüfung wertlos, weil sie ein falsches Bild gibt. Vor allem muß die Artikulation aufs genaueste reguliert und jede Gefahr einer Überlastung oder einer falschen Belastung der Anker ausgeschaltet werden. Für die ganze weitere Arbeit ist dies von größter Bedeutung, da eine ungenaue Bißhöhe oder Stellung der Befestigungsteile die unrichtige Artikulation des Brückenkörpers zur Folge hat. Wenn es sich im Laufe der Untersuchung und der dabei etwa vorzunehmenden Nachhilfen zeigt, daß die Verbindung eines Ankers mit seinem Pfeiler und der Schutz, den er diesem gewährt, nicht genügt, oder daß ein Anker durch das Einschleifen der Artikulation zu sehr geschwächt ist, so ist es besser, einen neuen Befestigungsteil, der allen Anforderungen entspricht, anzufertigen.

Es folgt nun die Anfertigung eines Arbeitsmodelles, auf dem sich alle Anker der entstehenden Brücke in derselben Stellung wie im Munde befinden. Die Befestigungsteile werden zunächst ihren Stümpfen aufgefügt; sofern die Gefahr besteht, daß sich einer der Anker beim Abdrucknehmen verschieben könnte, wird derselbe mit Fletcherzement oder Wachs provisorisch befestigt. Es ist hierbei darauf zu achten, daß sich das Befestigungsmittel nicht in oder

unter dem Anker staut und dadurch verhindert, daß der Anker in seine richtige
Stellung gelangt. Hier liegt eine häufig nicht genügend beachtete Fehlerquelle.
Alsdann wird ein Gipsabdruck genommen, der die Anker der Brücke erfaßt
und mit heraushebt. Sitzen die Anker zu fest, um sich mit dem Abdruck aus
dem Munde entfernen zu lassen, so werden sie nachträglich von ihren Stümpfen
heruntergenommen und dem Abdrucke eingefügt. Das Einfügen der Befestigungsteile in den Abdruck muß mit großer Sorgfalt geschehen, da die
geringste Ungenauigkeit zur Folge hat, daß die Brücke nicht auf ihre Stümpfe
paßt. Bei sehr flachen Kronen, ebenso bei der Verwendung von Gußfüllungen

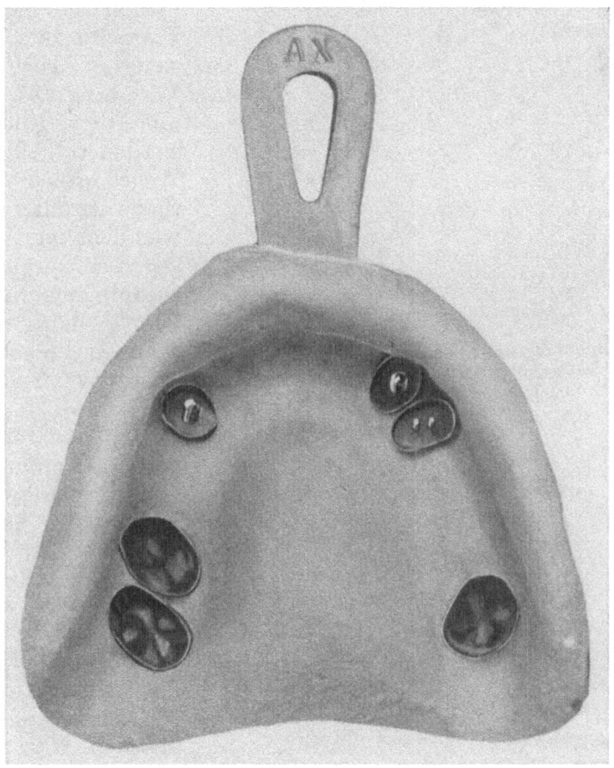

Abb. 245. Gipsabdruck des Oberkiefers mit den eingefügten Brückenankern.
(Gehört zu Abb. 233—236 und 240—244.)

als Anker, ist unter Umständen zu befürchten, daß diese im Negativabdruck
nicht fest genug sitzen und beim Ausgießen des Abdruckes ihre Stellung verändern. Es empfiehlt sich in solchen Fällen, ihnen vor dem Abdrucknehmen
eine kleine markante Erhebung aufzulöten, die fest vom Abdrucke erfaßt wird
bzw. sich so scharf in demselben ausprägt, daß die flache Kronen- oder Gußfüllung ganz genau in das Lager eingefügt werden kann. Diese Erhöhung kann
ein kleines Drahtende, eine Metallwarze oder etwas Ähnliches sein, sie muß
sich nachträglich leicht wieder beseitigen lassen.

Bei der Herstellung geteilter fester Brücken mit zerlegbaren Ankern können
entweder die ganzen Anker mit dem Abdruck aus dem Munde genommen und
mit auf das Lötmodell gebracht werden, auf dem sich die weitere Arbeit vollzieht, oder es kann der Basisteil des zerlegbaren Ankers schon jetzt dem Pfeiler

aufzementiert und nur der Verbindungsteil mit dem Abdruck herausgehoben und ihm eingefügt werden, so daß sich auf dem Positivmodell nur diejenigen Teile befinden, die mit dem Brückenkörper verlötet werden sollen.

Nachdem ein Abdruck gewonnen ist, in dem alle Anker bzw. Ankerteile genau in der ihnen zukommenden Stellung sitzen, ist, ehe das Positivmodell hergestellt wird, die Frage zu entscheiden, wie im weiteren Arbeitsverlauf bei der Verlötung des Brückenkörpers mit den Ankern verfahren werden soll. Es gibt hier zwei Wege: Nach der ersten Methode wird der Brückenkörper, nachdem er modelliert und gegossen ist, mit den Ankern zusammengewachst, die ganze Brücke dann vom Modell abgehoben, eingebettet und verlötet. Wenn dieser Weg gewählt wird, kann das Positivmodell aus reinem Gips hergestellt werden. — Im allgemeinen wird wohl das andere Verfahren bevorzugt, das zweifellos in höherem Maße eine unveränderte Stellung der Brückenteile zueinander und zu den Pfeilern gewährleistet. Bei dieser Methode werden die Brückenanker, nachdem das Positivmodell gegossen und aus dem Negativabdruck herausgenommen ist, nicht eher von dem Modell abgenommen, als bis der Brückenkörper auf diesem Modell mit ihnen verlötet ist. Der Aufbau, das Modellieren des Brückenkörpers und die Verlötung desselben mit den Ankern vollzieht sich auf dem Positivmodell, das wir daher als Lötmodell bezeichnen.

Der Negativgipsabdruck wird zwecks Herstellung des

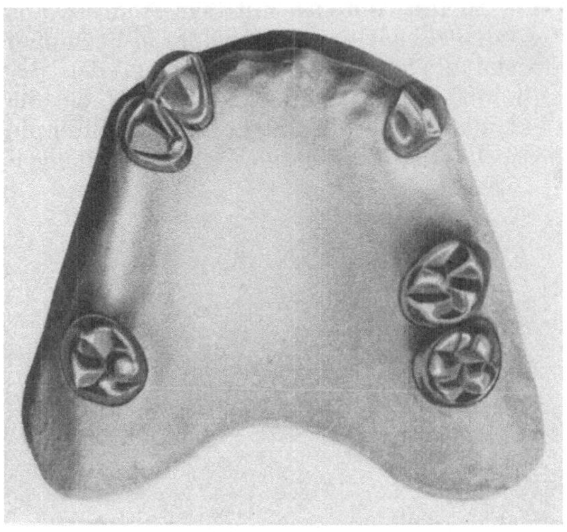

Abb. 246. Die Brückenanker des durch Abb. 233—236 und 240—245 veranschaulichten Falles auf dem Lötmodell.

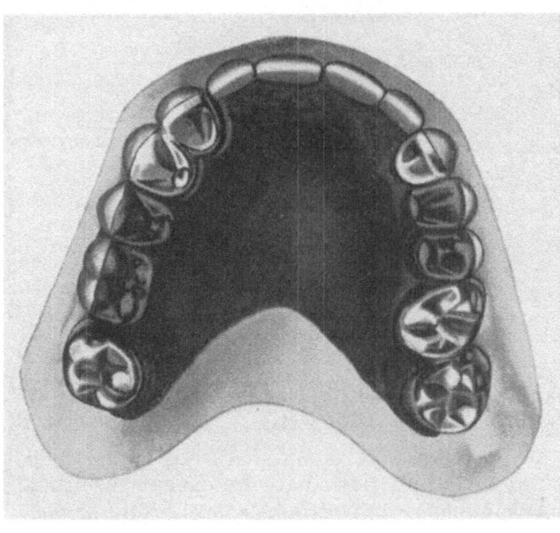

Abb. 247. Die Brückenanker des durch Abb. 233—236 und 240—246 veranschaulichten Falles auf dem Lötmodell mit den für den Brückenkörper bestimmten Zähnen und den modellierten Kauflächen an einer Platte.

Lötmodells mit einer Mischung von Sand und Gips im Verhältnis von ein Teil Sand zu zwei Teilen Gips ausgegossen. Das Modell muß aus einem Material bestehen, das sich stark erhitzen läßt, ohne zu bersten oder zu zerfallen, das

also in der Löthitze formbeständig ist. Nur dadurch ist es gewährleistet, daß
die Trägerkronen während des Lötprozesses die Stellung zueinander behalten,
die sie im Munde und im Abdruck inne hatten. Ehe man den Abdruck ausgießt,
um das Positivmodell zu erhalten, ist nachzuprüfen, ob die Trägerkronen auf
dem Sand-Gips-Modell genügend Halt finden werden. Bei Kronen mit Wurzelstift wird dies in der Regel der Fall sein, bei Goldkronen jedoch ist unter
Umständen zu befürchten, daß der Gipsstumpf, der sie trägt, abbricht. Man
kann denselben, um dies zu verhüten, durch einen Stift verstärken, den man
vor dem Ausgießen des Abdruckes mit Wachs in der Krone befestigt. Das
frei aus dem Kroneninnern herausragende Ende des Metallstiftes greift dann

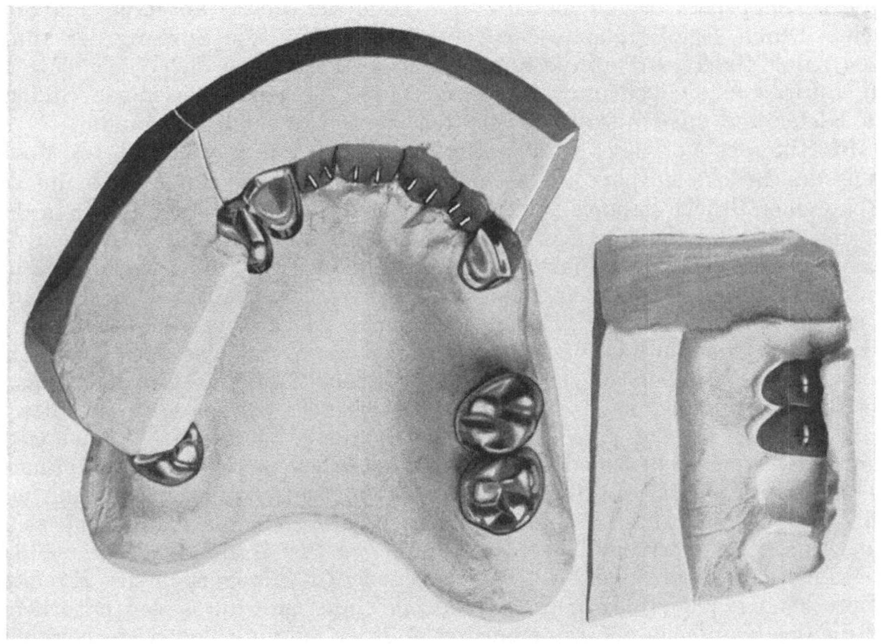

Abb. 248. Die künstlichen Zähne des in Abb. 233—236 und 240—247 wiedergegebenen
Falles auf dem Modell durch Vorgüsse (Contres) in der Stellung gehalten, die ihnen beim
Aufschleifen (Abb. 241) gegeben war.

in den Gipskörper des Positivmodells mit hinein und gibt eine hinreichende
Verstärkung des die Krone tragenden Gipsstumpfes ab.

Da das Material, aus dem das Lötmodell hergestellt wird, an sich sehr wenig
widerstandsfähig ist, muß mit demselben während des ganzen weiteren Arbeitsverlaufes sehr vorsichtig umgegangen werden, damit nicht Teile desselben abbrechen oder dasselbe Beschädigungen erleidet, die die Stellung der Befestigungsteile, die Gestaltung des Brückenkörpers und die Herstellung der richtigen
Verbindung beeinträchtigen könnten.

Dem Aufbau und der Modellierung des Brückenkörpers hat — einerlei,
ob das Arbeitsmodell aus Hartgips oder aus Lötgips hergestellt ist, gleichviel
auch, ob die Brücke zum Löten abgehoben oder ob die Verlötung des Brückenkörpers mit den Ankern auf dem Modell erfolgen soll — die wiederholte Prüfung
und Feststellung des Bisses vorauszugehen. Wenn die Stellung der Kiefer
ohne weiteres an der Artikulation der vorhandenen natürlichen Zähne erkennbar

ist oder sich an dem Zusammenbiß der Befestigungsteile mit ihren Antagonisten zweifelsfrei erkennen läßt, kann die Modellierung des Brückenkörpers auf dem in der Hand mit dem Modell des Gegenkiefers zusammengehaltenen Arbeitsmodell vorgenommen werden. Sofern dies nicht der Fall ist, wird das Arbeitsmodell mit Hilfe der bereits früher angefertigten und zur Ermittlung des Bisses verwandten Bißschablone zum Modell des Gegenkiefers in die ihm zukommende Stellung gebracht und beide Modelle in den Artikulator eingegipst.

Wenn künstliche Zähne den Brückenkörper decken und bereits mit den Zähnen der Brückenanker aufgeschliffen und an einer Platte einprobiert sind, werden an dem Modell, das entweder in der Hand oder im Artikulator in der richtigen Bißstellung gehalten wird, diese Zähne, ehe mit der Modellierung des Brückenkörpers begonnen wird, mit Hilfe der Platte an ihren Platz gebracht. Durch sog. Vorgüsse oder Contres wird dann die Stellung der künstlichen Zähne fixiert, so daß diese, nachdem die Platte und das Wachs entfernt sind, durch einen Gipsmantel (Vorguß, Contre) in genau derjenigen Stellung zum Kiefer und zu den Ankern gehalten werden, die ihnen zukommt.

Mit Hilfe des Vorgusses werden die künstlichen Zähne während des Modellierens des Brückenkörpers an ihrem Platze gehalten. Wenn es sich um den Aufbau einer Brücke handelt, wie bei derjenigen, deren Entstehung wir in dem von uns gewählten Beispiel (Abb. 233—236 und 240—248) folgen, die um den ganzen Kieferbogen herumführt, tut man gut daran, für jede Strecke zwischen den verschiedenen Pfeilern ein besonderes Contre herzustellen, d. h. den Gipsmantel in mehrere mit den Enden aneinander gut anliegende Abschnitte zu teilen, deren jedes für sich Verwendung finden kann, die aber auch gleichzeitig um das ganze Modell herumgelegt werden können. Es ist ein weit handlicheres Arbeiten, wenn man nur das Stück des Gipsmantels, das einer kurzen Strecke entspricht und die auf derselben zur Verwendung kommenden Zähne trägt, beim Modellieren des Brückenkörpers gegen das Arbeitsmodell zu halten braucht. Für die Form, die der Kaufläche des Brückenkörpers zu geben ist, kann man sich dadurch einen guten Anhalt verschaffen, daß man die Kauflächen schon beim Aufstellen der künstlichen Zähne auf der Platte aus Wachs modelliert im Munde einprobiert und hier den verschiedenen Bewegungen des Kauaktes entsprechend korrigiert. Auf diese Weise gewinnt man durch den natürlichen Biß die der Kaufläche der Antagonisten und der individuellen Kieferbewegung angepaßte Form, die man durch ein Contre festhalten und bei der Modellierung des Körpers aus Gußwachs benutzen kann. Wenn man nicht so verfahren kann, weil die Verhältnisse des gegebenen Falles es verbieten, muß die Modellierung des Brückenkörpers ganz frei nach dem Zusammenbiß der in den Artikulator eingespannten Gipsmodelle erfolgen. Auch wenn die Kauflächenform bereits vorher im Munde nach dem natürlichen Biß ermittelt und durch Contres festgehalten war, muß die endgültige Modellierung des Brückenkörpers auf dem durch den Artikulator zu seinem Gegenmodell in Bißstellung gebrachten Arbeitsmodell vor sich gehen. Nur wenn die natürlichen Zähne, allein oder mit den Brückenpfeilern zusammen, die Artikulation ganz zweifelsfrei erkennen lassen, darf auf die Hilfe des Artikulators verzichtet werden. Ehe mit der Modellierung des Brückenkörpers begonnen wird, muß die Stellung der Stifte der künstlichen Zähne geprüft werden. Die Krampons müssen — einerlei, ob sie in eine Kammer oder in röhrenförmige Lager einzementiert werden sollen — so in den Körper eingelagert sein, daß das Lager starke Wandungen behält. Bei sehr niedrigem Biß ist es zuweilen recht schwierig, diese Bedingungen zu erfüllen.

Wir verweisen auf das in dem Abschnitte, der von dem Brückenkörper handelte, Gesagte. Schon bei der Auswahl der Zähne muß die Stellung der Stifte berücksichtigt werden. Diese werden dem Biß und den Raumverhältnissen entsprechend gebogen (s. „Kronenarbeit") und, wenn sie in Kammern einzementiert werden sollen, kastenförmig umhüllt (s. „Kronenarbeit").

Bei der Modellierung des Brückenkörpers muß, sofern in denselben ein Versteifungsbügel eingreifen soll, die dafür gewählte Befestigungsvorrichtung vorgesehen werden. Für Bügel, deren Enden am Brückenkörper verschraubt werden (Abb. 213), müssen die Lager für die Brückenenden an entsprechender Stelle ausgespart und mit Schraubenlagern versehen werden. Wenn der Versteifungsbügel mit einer Querreiterklammer in den Brückenkörper eingreifen soll, muß der Sattel für den Querreiter vorgesehen werden. Wenn ein abnehmbarer Versteifungsbügel zwei feste Brücken verbinden und auf beiden Seiten mit einer Querreiterklammer in den Brückenkörper eingelagert werden soll, müssen die Wände des Sattels völlig parallel angelegt werden. Um die Erfüllung dieser Bedingung beim Modellieren des Brückenkörpers vollkommen sicherzustellen, bedient man sich mit

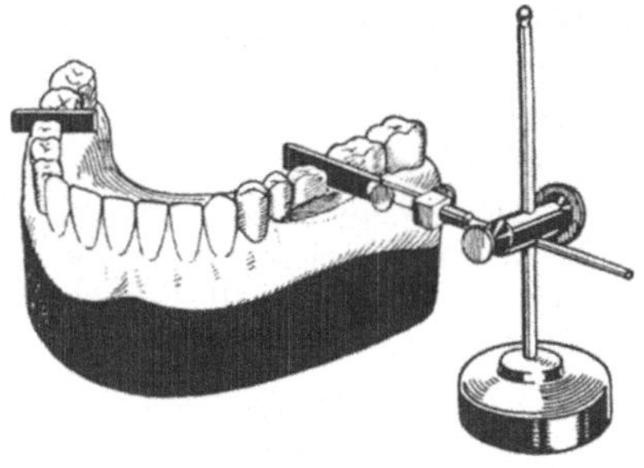

Abb. 249. Das Einschmelzen der Graphitkerne zur Anlage der Sättel für die Querreiter zweier durch einen abnehmbaren Versteifungsbügel zu verbindender fester Brücken im Unterkiefer mit Hilfe des Riechelmannschen Gleichrichters. (Aus Riechelmann.)

Vorteil einiger Hilfsmittel, die von Riechelmann angegeben sind, nämlich des Gleichrichters und der im Handel vorrätigen Graphitkerne, die genau die Form und die Maße aufweisen, die für den Querreiter erwünscht sind. Nachdem der Körper der beiden Brücken auf dem Modell aus Wachs modelliert ist, wird erst auf der einen Seite, dann auf der anderen ein Graphitkern an denjenigen Stellen der Brückenkörper eingeschmolzen (Abb. 249), an denen man die Querreiterklammer eingreifen lassen will. Dadurch, daß die Kerne auf beiden Seiten durch den Gleichrichter in derselben Richtung gehalten werden, ist die Parallelität der vertikalen Wände des Sattels und der Klammer gewährleistet.

Als Material zur Modellierung des Brückenkörpers dient ein gutes Gußwachs; über die Formgebung verweisen wir auf den Abschnitt „Der Brückenkörper".

Ehe mit dem Modellieren begonnen wird, ist das Modell

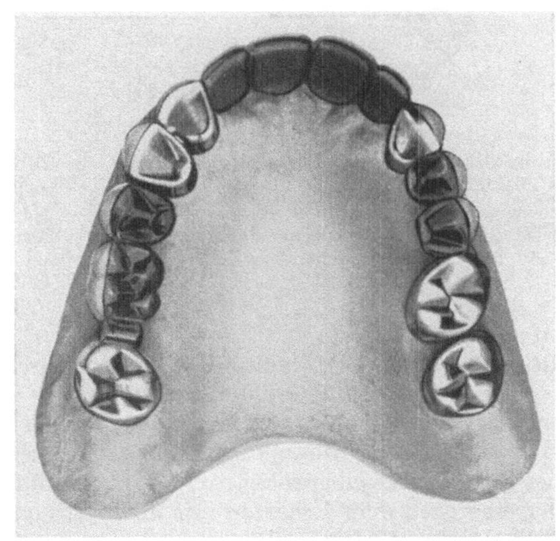

Abb. 250. Die aus Wachs fertig modellierten Brückenkörper des in Abb. 233—236 und 240—248 gezeigten Falles auf dem Modell.

und, sofern Vorgüsse Verwendung finden, das Innere der Gipsmäntel leicht einzufetten, damit das Wachs, aus dem der Gußkörper gebildet wird, nicht anklebt.

Die aus Gußwachs modellierten Brückenkörper werden nochmals auf den Biß genau kontrolliert, dann von den Pfeilern gelöst und nun nach einem der

Gußverfahren aus dem für die Brücke gewählten Material gegossen (Abb. 251 und 252).

Nach der Rohbearbeitung des gegossenen Körpers (Beseitigung der Gußzapfen, Perlen usw.) werden seine Endflächen ebenso wie die korrespondierenden Stellen der Brückenanker, also die eigentlichen Lötstellen der Brückenteile mit dem Schaber angefrischt und die Brücke nun auf dem Modell zusammengewachst. Dabei ist darauf zu achten, daß das Wachs, durch das die Teile verbunden werden, überall dahin gelangt, wohin bei der Lötung das Lot fließen soll, daß es aber nicht über die Lotstellen hinausläuft, damit die Einbettungsmasse nicht von Stellen ferngehalten wird, die sie bedecken soll.

Nachdem der Biß nochmals an dem Modell geprüft und richtig befunden ist, wird das Lötmodell mit der auf ihm befindlichen zusammengewachsten

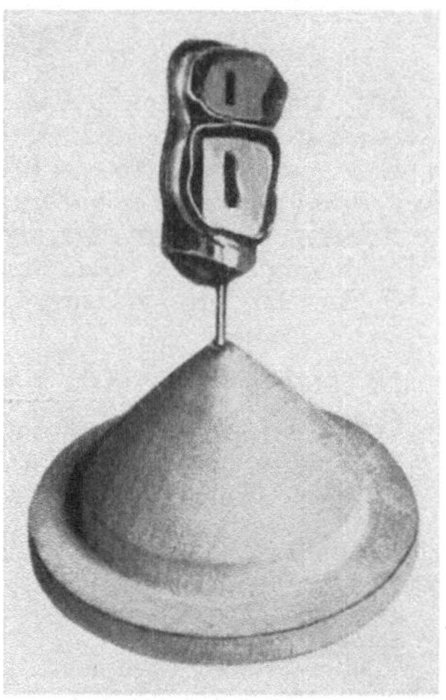

Abb. 251. Ein seitlicher Brückenkörper (|5 6) der in Abb. 233—236, 240—248 und 250 gezeigten Brücke auf dem Gußkonus. Kästchen für die Aufnahme der Krampons sind sichtbar.

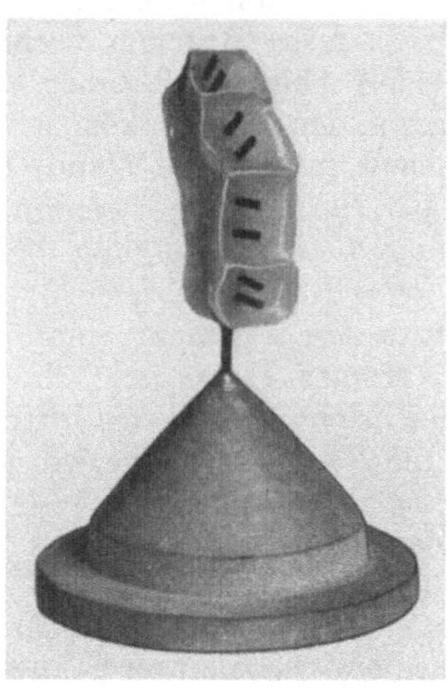

Abb. 252. Das Mittelstück des Brückenkörpers (2 1|1 2) auf dem Gußkonus. Die Röhrenlager für die Aufnahme der Stifte sind sichtbar und durch eingelagerte Graphitstiftchen vor dem Zufließen geschützt. (Gehört zu Abb. 233—236, 240—248 und 250—251.)

Brücke aus dem Artikulator gelöst und durch vorsichtiges Beschneiden soweit verkleinert, daß nur der die Brücke tragende Teil möglichst knapp bemessen erhalten bleibt. Dieses verkleinerte Modell wird in den ziemlich dünn angerührten Brei einer Sandgipsmischung oder einer der im Handel erhältlichen Löt-Einbettungsmassen eingebettet, d. h. ringsherum so mit dem Brei umgeben, daß derselbe nach dem Erhärten mit dem Lötmodell einen Block bildet, in dem die Teile der Brücke fest in der ihnen zueinander zukommenden Stellung zusammengehalten werden. Nur diejenige Seite der Brücke bleibt frei, von der aus die Lötung vorgenommen werden soll. (Abb. 253).

Der Block wird so weit beschnitten, wie dies geschehen kann, ohne daß zu befürchten wäre, daß die Schicht der Einbettungsmassen zu schwach würde, um die Brückenteile fest zusammenzuhalten. Für den Lötprozeß ist es einerseits vorteilhaft, wenn die umgebende Schicht nicht zu dick ist, damit von ihr nicht zuviel Hitze absorbiert wird, andererseits aber ist es durchaus notwendig, daß die Brückenanker und der Brückenkörper unverrückbar festgehalten werden.

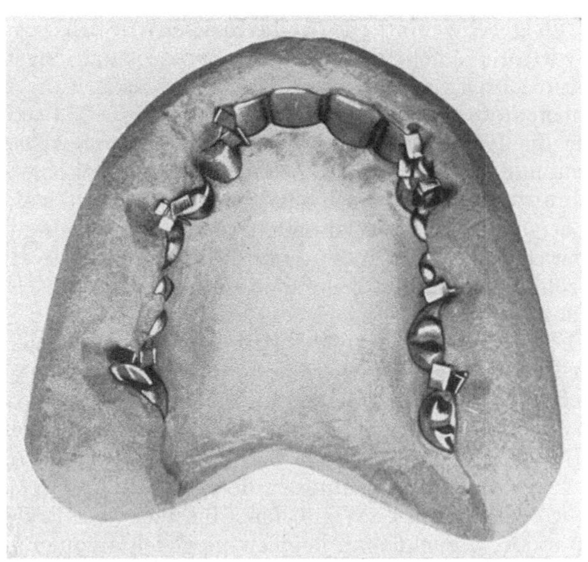

Abb. 253. Die Brücke, deren Herstellung in Abb. 233—236, 240—248 und 250—252 veranschaulicht wird, auf dem Modell zum Löten eingebettet.

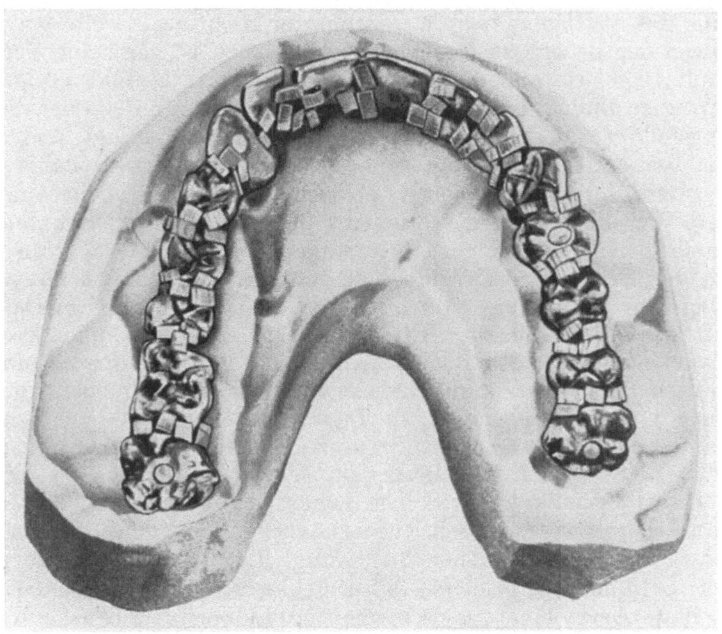

Abb. 254. Die in Abb. 210—213 veranschaulichte zerlegbare Brücke zum Löten fertig eingebettet und mit Lot belegt.

Um den Zusammenhalt des ganzen Lötblockes zu verstärken, kann man ein Eisenband rings um das beschnittene Modell und die Einbettungsmasse legen.

Die eingebettete Brücke wird nach dem Erhärten der Einbettungsmasse solange mit heißem Wasser übergossen, bis alles Wachs bis auf die letzte Spur ausgebrüht und fortgeschwemmt ist. In die Spalten, die mit Lot ausgeschwemmt werden sollen, wird mit einem feinen Pinsel Boraxlösung eingeträufelt und mit Boraxpulver vermischtes Lot in kleinen Stücken zwischen die zu verbindenden Flächen geschoben und auf die Lötstelle gelegt (Abb. 253 und 254).

Das nun für die Lötung vorbereitete Objekt wird zunächst im Vorwärmeofen vorgewärmt und dann mit der Lötflamme auf Holzkohle so stark erhitzt, daß das Lot schmilzt und in die Ritzen, die es ausfüllen soll, eindringt. Um das fließende Lot genau dahin zu leiten, wo es die Verbindung der Brückenteile herstellen soll, ist es unter Umständen notwendig, die stärkste Hitze auf einzelne Stellen zu konzentrieren, damit das Lot dorthin „schießt". Es geschieht dies mit der Stichflamme.

Wenn der Lötprozeß beendet ist, wird die Brücke nach langsamer Abkühlung aus der Einbettungsmasse herausgenommen, gründlich gereinigt und von allem anheftenden Gips sowie von etwaigem Lotüberschuß befreit. Es muß dann zunächst die Richtigkeit der durch die Lötung hergestellten Verbindung geprüft werden. Diese Prüfung richtet sich auf zwei Fragen: einmal ist festzustellen, ob die Anker diejenige Stellung zu den Pfeilern und zueinander behalten haben, die ihnen bestimmt ist. Wenn das Einsetzen der Brücke zunächst auf Schwierigkeiten stößt, braucht man keineswegs gleich anzunehmen, daß sich die Anker bei der Lötung verschoben. Auch bei der sorgfältigsten Herrichtung der Pfeiler kann die Parallelität aller Stumpfwände nicht immer eine so vollkommene sein, daß sich die Brücke unmittelbar nach dem Löten ungehindert einsetzen läßt. Häufig muß diese oder jene Stumpfwand oder Kante ein wenig abgetragen, der Eingang des Stiftlagers noch in bestimmter Richtung erweitert werden, um das Einsetzen der Brücke zu ermöglichen. Oft auch ist gar keine Veränderung der Stümpfe, sondern nur der Aufwand von etwas Geduld nötig, um den richtigen Weg zu finden, indem man erst den einen, dann den oder die anderen Befestigungsteile (Anker) auf ihren bzw. ihre Pfeiler bringt und dann die Brücke in bestimmter Richtung hinaufdrückt. Man sollte daher erst mit aller Ruhe und Vorsicht versuchen, ob sich eine Brücke nicht auf die eine oder andere Weise an den Platz bringen läßt, ehe man die Stümpfe beschleift und dadurch den Sitz des einzelnen Ankers verschlechtert. Von Veränderungen an der Brücke selbst sollte man möglichst überhaupt absehen. Eine Erweiterung der Wurzelringe ist im Interesse einer exakten Arbeit ebenso unstatthaft wie ein Biegen der Stifte. Sollte es sich nach dem Löten zeigen, daß die Brückenanker und der Körper in unrichtiger Stellung verbunden sind, dann tut man besser daran, die Brücke auseinanderzuschneiden und sie auf einem neuen Lötmodell nochmals zu löten. Dasselbe gilt, wenn es sich beim Einprobieren zeigt, daß die Anker zwar zueinander die richtige Stellung behielten, daß aber der Brückenkörper in seinem Verhältnis zu den Gegenzähnen verkehrt eingelötet ist. Solche Fehler kommen bei einem vorsichtigen Vorgehen auf dem von uns beschriebenen Arbeitswege nur selten vor. Es gibt jedoch schwierige Fälle, in denen die richtige Lage des Brückenkörpers nicht ganz leicht zu finden ist, in denen daher Fehler vorkommen können. Man tut dann gut daran, erst eine provisorische Verbindung der Brückenteile herzustellen, indem man den Körper und die Anker nicht durch reichliche Lotschwemmung vereinigt, sondern sie zunächst nur durch seitlich aufgelötete Drahtstücke verbindet. Nachdem die Einprobe ergeben hat, daß die Stellung der Brückenteile richtig ist, werden die Verbindungstücke nach erneuter Einbettung der Brücke losgelötet und nun die definitive Verbindung hergestellt. Wenn man in zweifelhaften Fällen so verfährt, hat man die Möglichkeit, die Brücke ohne Mühe wieder in ihre Teile zu zerlegen und die Stellung des Brückenkörpers zu korrigieren. Zeigt es sich nach der definitiven Lötung, daß die Brücke einen in jeder Hinsicht guten Sitz hat, dann ist der zweite Abschnitt des Herstellungsweges beendet. Wenn man den von uns bisher beschriebenen Weg zurückblickend überschaut, ist es ersichtlich, daß die Arbeit, die schrittweise vor sich geht und bei jedem wichtigen Punkte ihres Verlaufes einer Kontrolle im Munde unterworfen ist, zu vollkommeneren Resultaten führen muß, als eine Anfertigung, die sich ausschließlich nach dem Modell ohne zwischenzeitliche Vergleichung und Anpassung vollzieht. Dieses vorsichtige Vorgehen findet seine Ergänzung in der Aufgabe, die eingangs des dritten Abschnittes der Herstellung einer Brücke zu erfüllen ist.

Wir haben jetzt die fertig gelötete, roh bearbeitete Brücke in der Hand, deren Sitz im Munde nachgeprüft und richtig befunden wurde. Es gilt jetzt, ehe die Brückenoberfläche fertig ausgearbeitet und poliert wird, ihre Artikulation mit ihren Antagonisten in allen Feinheiten zu regeln. Dieses letzte Einschleifen geht auf die Beseitigung aller Stellen hinaus, die zu hoch sind und eine zu starke Belastung in vertikaler Richtung zur Folge haben würden, sowie auf die Abflachung aller Kauhöcker und Bißflächen, die die transversalen und sagittalen Kaudruckkomponenten zu stark hervortreten lassen würden. Die Arbeit wird unter ständiger Bißvergleichung teils im Munde, teils außerhalb desselben mit kleinen Karborundsteinen vorgenommen; das Kiefergelenk gibt dabei den vollkommensten natürlichen Artikulator ab, der die individuelle Bißstellung und alle Kieferbewegungen mit Hilfe der natürlichen oder künstlichen Zahnreihe des Gegenkiefers zur Wirkung kommen läßt. Es ist von besonderer Wichtigkeit, daß dieses letzte Einartikulieren der Brücke an diesem Punkte des Arbeitsverlaufes vorgenommen und aufs sorgfältigste durchgeführt wird. Das Nachschleifen an der fertig polierten oder der bereits eingesetzten Brücke ist eine für den Zahnarzt wie für den Patienten gleich unangenehme Arbeit, deren Notwendigkeit beweist, daß in dem vorausgegangenen Arbeitsverlauf eine wichtige Kontrolle versäumt, oder daß die Brücke nicht richtig eingesetzt wurde.

Um die Brücke in vollkommener Weise einartikulieren und auch die kleinste Störung der Harmonie des Gesamtbisses beseitigen zu können, ist es erforderlich, daß die Bißfläche der Brücke von vornherein so stark modelliert und gegossen wurde, daß durch das Einschleifen des Bisses keine eigentliche Schwächung der Brücke und keine Gefährdung des festen Sitzes der Facetten zu befürchten ist. Wir haben auf diese Notwendigkeit bereits weiter vorne hingewiesen, als von der Gestaltung des Brückenkörpers und der Anker die Rede war.

Das feine Einartikulieren einer Brücke ist in besonderem Maße eine Geduldsarbeit. Nachdem die deutlich hervortretenden und leicht zu ermittelnden Stellen beseitigt sind, die den Biß störten, ist eigentlich erst der Anfang gemacht. Es läßt sich zwar mit Hilfe von Blaupapierstreifen, die man zwischen die Brücke und ihre Gegenzähne hält, die Inanspruchnahme der Brückenkaubzw. Bißfläche recht wohl nachprüfen, doch genügt diese Kontrolle durchaus nicht; auch die Angaben des Patienten sind nicht zuverlässig genug für die Beurteilung der Frage, ob jede den Gesamtbiß störende Stelle beseitigt ist. Zwar wird der intelligente und gewissenhafte Patient zumeist bei Ausführung der verschiedenen Kaubewegungen herausfinden, wo noch ein Hindernis besteht und entsprechende Hinweise geben. Wir haben es aber nicht ausschließlich mit solchen Patienten zu tun und müssen auch damit rechnen, daß der Patient, von der länger währenden Arbeit ermüdet, nicht mehr imstande ist, scharf zu beobachten und sich klar zu äußern. Viele Patienten glauben auch, daß es nur das „Neue" sei, was noch störe, das sich von selbst geben werde und suchen sich und den Zahnarzt mit dieser Annahme zu beruhigen.

In diesem Punkte des Arbeitsverlaufes kann infolgedessen Wichtiges leicht versäumt werden, da auch eine an sich geringe Überlastung der Brücke auf die Dauer verhängnisvoll wird. . Erst wenn sich eine vollkommene Harmonie des Gesamtbisses zeigt, ist die Brücke hinreichend entlastet. Für die Kontrolle gibt neben der Markierung durch Blaufärbung und dem Gefühl des Patienten der Klang des Auftreffens der Zahnreihen aufeinander einem geübten Ohr einen wertvollen Anhalt. Die Artikulation muß so exakt reguliert werden, daß später, nachdem die Brücke finiert und poliert ist, keine Nachhilfen nötig sind. Wenn der Biß fertig reguliert ist, werden die künstlichen Zähne, die von ihr getragen werden sollen, nochmals in ihre Fassung einprobiert. Beim Gießen der Brücke kann sich sowohl an den Flächen, an die sich die Rücken der Zähne anlehnen, wie in der Kammer, in die die Stifte eingebettet werden sollen, ein geringer Materialüberschuß in der Form von Gußperlen und Graten bilden, der den exakten Sitz der Facetten hindern würde, auch kann an den Lötstellen

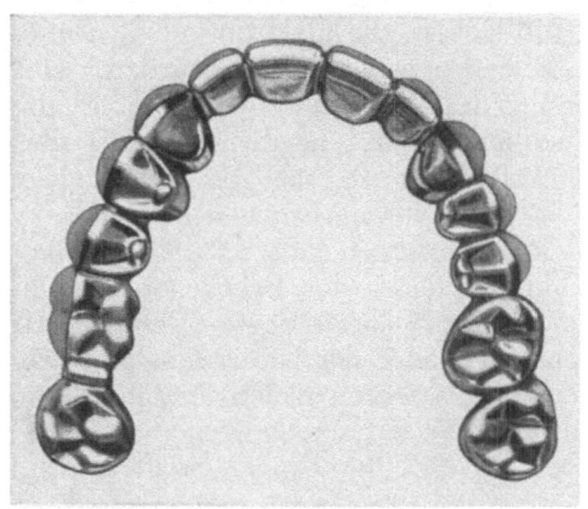
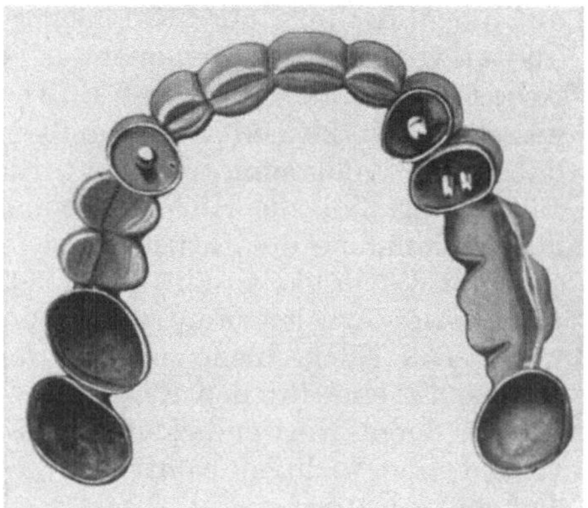

Abb. 255.   Abb. 256.

Abb. 255—256. Die Brücke, deren Herstellung in Abb. 233—236, 240—248 und 250—253 veranschaulicht wurde.

ein wenig Lot übergeflossen sein und dieselbe unerwünschte Wirkung haben. Dieser Überschuß muß aufs sorgfältigste beseitigt und die Zähne ihren Lagern so eingepaßt werden, daß sie genau so in denselben ruhen, wie es ihnen beim Modellieren der Brücke bestimmt war. Erst wenn man sich davon überzeugt hat, daß dies der Fall ist, kann die weitere Ausarbeitung, das Schleifen und Polieren der Brücke vor sich gehen.

Damit die Politur einer Brücke eine vollkommene wird, ist es notwendig, daß eine gewisse Reihenfolge in der Anwendung der verschiedenen Schleif- und Poliermittel eingehalten wird. Der Bearbeitung mit Feile, Schaber, Stichel und Fräse folgt das Schleifen, zunächst mit gröberem und dann mit feinem und feinstem Schmirgel und Sandpapier. Von der Schleifmaschine und der Bohrmaschine getrieben, dienen Filzräder und -kegel, sowie knospen- und radförmige Bürsten und walzenförmige Holzspitzen dieser Schleifarbeit. Die Furchen der Kauflächen, die Ecken und Winkel werden mit einem spitzen Holz und mit in Öl oder Wasser verrührtem Schmirgel und Bimsteinpulver solange ausgerieben, bis sie ebenso gleichmäßig glatt und ohne Kratzer und Schrammen sind wie die Flächen. Wenn die ganze Brücke glatt geschliffen ist, keine tiefgehenden Kratzer mehr aufweist und eine gleichmäßige matte Metallfarbe zeigt, folgt das Polieren der Oberfläche. Die Brücke wird mit weichen rotierenden

Bürsten und Schlemmkreidebrei, stellenweise auch mit feinen Polierinstrumenten bearbeitet, bis alle Flächen, Vertiefungen und Winkel eine gleichmäßige Politur angenommen haben. Man beobachtet häufig, daß diese letztere Verfeinerungsarbeit recht oberflächlich ausgeführt wird, indem mit der feinen weichen Bürste und dem Wollrade wohl den Flächen und hervortretenden Stellen der Brücke Glanz verliehen wird, während die Vertiefungen, in die die Polierräder nicht hineingelangen, matt und unsauber bleiben. Nur eine an allen Stellen gleichmäßige Politur gibt der Brücke den Stempel einer bis ins letzte sorgfältig durchgeführten Arbeit.

Zuletzt wird die Brücke mit Wolle und weichem Leder abgerieben; das sog. Pariser Rot dient dabei als Poliermittel. Hierdurch wird eine ausgezeichnete Hochglanzpolitur erzeugt.

Die fertig polierte Brücke wird ausgekocht und gewaschen, bis die letzte Spur Wachs oder Polier- und Schleifmittel, die sich an ihr oder in den Stiftlagern und -kammern festsetzte, fortgeschwemmt ist, dann wird die ganze Brücke, besonders aber die Stiftlager und -kammern gründlich mit Alkohol gewaschen und getrocknet. Nachdem die Kammern nochmals geprüft und, sofern dies nicht schon früher geschehen ist, mit feinen Radbohrern unterschnitten sind, werden die künstlichen Zähne mit weichem Zement einzementiert. Das Zement wird etwas weniger flüssig angerührt, als man es zur Befestigung von Porzellanfüllungen verwendet. Als gutes Material für den Zweck der Befestigung der Porzellanfacetten an Brücken hat sich das Harvard- und das Caulkszement bewährt. Das letztere wird auch in einer Goldfarbe geliefert. Dadurch wird eine Veränderung und Aufhellung der Farbe verhindert, die oft beobachtet wird, wenn eine Schicht hellfarbigen Zementes hinter künstlichen Zähnen liegt.

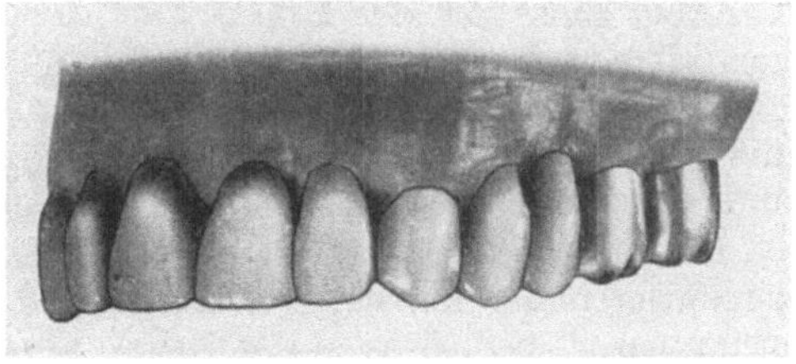

Abb. 257. Die Brücke in situ.
(Abb. 233—236, 240—248, 250—253 und 255—256.)

Wenn es sich um die Befestigung einer größeren Zahl von künstlichen Zähnen handelt, tut man gut daran, das Einzementieren in mehreren Abschnitten vorzunehmen, damit man sich der Arbeit in Ruhe widmen kann, ohne daß das angerührte Zement zu dick wird. Wenn die Zähne gedrängt stehen, muß man vorher ausprobieren, in welcher Reihenfolge sie eingefügt werden müssen, damit nicht ein bereits eingefügter Zahn es hindert, daß sein Nachbar genau in der ihm zukommenden Stellung in sein Lager gelangt. Dieser Reihenfolge entsprechend teilt man sich dann die Zähne in mehrere Gruppen, für deren jede das Zement frisch angerührt wird. Der Zementbrei wird mit feinen Spatelchen oder mit der Nadel so in das Lager gebracht, daß dasselbe ohne Blasenbildung vollkommen gefüllt werden kann, dann wird der Rückenfläche der Zähne noch eine Schicht aufgetragen und der sauber gewaschene und getrocknete Zahn in sein Lager gedrückt. Es ist hierbei darauf zu achten, daß die Zähne sich nicht verschieben, damit man sie nicht nach dem Erhärten des Zementes in ungenauer Stellung findet. Der Überschuß an Zement, der beim Einsetzen des Zahnes in sein Lager unter dem Rande hervorquillt, wird mit einem Schwammstückchen fortgewischt, damit man den exakten Sitz der Facette kontrollieren kann. Wie wir bereits weiter vorne ausführten, muß eine Brücke, die in der von uns beschriebenen Weise entstanden ist, indem jedem wichtigeren Arbeitsvorgang eine Kontrolle folgte, am Ende ihrer

Herstellung, zu dem wir jetzt gelangt sind, in jeder Hinsicht genau passen, so daß sich alle Nachhilfen erübrigen. In der Tat läßt sich dies bei konsequentem Vorgehen und vollkommener Beherrschung der Technik erreichen, und jeder Zahnarzt, der in der gleichen Weise verfährt, wird die Schönheit des dadurch erzielten Arbeitserfolges mit Genugtuung begrüßen. Daß wir, wie bei jeder komplizierteren Behandlung, auch bei der gewissenhaftesten Herstellung der Brückenarbeit Zufälligkeiten, Irrtümern und unvorhergesehenen Schwierigkeiten begegnen, die unter Umständen Änderungen und Nachhilfen an der fertigen Brücke erforderlich machen, braucht nicht hervorgehoben zu werden. Die Notwendigkeit hierfür aber wird die Ausnahme bilden.

G. Das Einsetzen der festen Brücke.

Eine korrekte Präparation der Pfeiler ist Vorbedingung für die Anpassung der Anker und der ganzen Brücke. Im Verlauf der Herstellung dürfen an der Form der Stümpfe keine wesentlichen Veränderungen vorgenommen werden. Vor dem Einsetzen der Brücke sind die als Pfeiler dienenden Stümpfe nur noch von kleinen Herden, Infektionsstellen und allen Unsauberkeiten zu befreien. Auch diese Arbeit ist mit größter Sorgfalt durchzuführen, damit jede Gefahr, daß cariöse Vorgänge unter den Ankern der Brücke ihren Fortgang nehmen und allmählich zur Zerstörung der Pfeiler führen, ausgeschlossen bleibt.

Da die Brücke bereits vor der Verfeinerung ihrer Oberfläche, dem Einzementieren der künstlichen Zähne und der letzten Politur auf ihren Sitz geprüft wurde, bedarf es in der Regel, bevor die Brücke im Munde befestigt wird, nur einer letzten kurzen Einprobe, die uns nochmals die Gewißheit geben soll, daß dem Einsetzen der Brücke kein Hindernis entgegensteht und daß der Biß völlig frei ist. Nach dieser letzten Einprobe wird die ganze Brücke, insbesondere aber das Innere der Anker, mit Alkohol ausgewaschen und gründlich getrocknet. Auch die Pfeiler werden mit Alkohol abgewaschen, mit Watterollen gegen den Zufluß von Speichel geschützt und mit dem Heißluftstrom getrocknet. Während der Zahnarzt die Watterollen, die der Trockenhaltung des Arbeitsfeldes dienen, mit der linken Hand hält, reicht die Assistenz zunächst den Heißluftstrom und mischt dann das auf vorher bereitgestellter Glasplatte dem jeweiligen Bedarf entsprechend zugeteilte Zement. Während das Zement von der Assistenz in die Anker eingefüllt wird, bringt der Zahnarzt mit Nadeln oder kleinen Spatelchen soviel von dem Zementbrei in die Stiftlager oder Hohlräume der Pfeiler, daß beim Einsetzen der Brücke bestimmt damit gerechnet werden kann, daß sich auch der kleinste Zwischenraum mit Zement füllt und jede Blasenbildung vermieden wird. Das Zement muß so dünn wie möglich angerührt sein, damit es nicht zwischen den Ankern und den Pfeilern einen Widerstand gegen die exakte Einfügung der Brücke entstehen läßt. Das Harvardzement kann in derselben Konsistenz, in der es für die Befestigung von Porzellanfüllungen dient, für die Einzementierung von Brücken verwendet werden. Auch Caulks Zement ist für denselben Zweck sehr geeignet und erhärtet auch, wenn es sehr dünn angerührt wird, vollkommen. Beide Materialien haften gut an der Zahnsubstanz und anden Innenwänden der Brücke. Daneben existieren zahlreiche andere Zementarten, die gleichfalls für die Brückenbefestigung durchaus brauchbar sind.

Im Augenblick des Einsetzens der Brücke bedarf es von seiten des Operierenden größter Aufmerksamkeit, damit nicht im letzten Augenblick Speichel über den Stumpf rinnt und so die feste Verbindung durch das Zement hindert. Damit die Arbeit schnell und sicher vonstatten geht, ist es notwendig, daß der Zahnarzt den Weg, auf dem die Brücke einzufügen ist, genau kennt, daß er die Übersicht über das ganze Operationsfeld behält und das Einsetzen mit sicherem Griff vornimmt. Eine geschickte Assistenz ist gerade beim Einsetzen einer Brücke sehr wichtig. Watterollenhalter und sonstige der Trockenhaltung dienende Apparate sind wohl in manchen Fällen bei der Befestigung kleiner Brücken verwendbar, wenn es sich darum handelt, ein relativ beschränktes Arbeitsfeld mit wenigen Pfeilern vor dem Naßwerden zu schützen. Bei großen, um einen erheblichen Teil des Kieferbogens herumführenden festen Brücken ist man darauf angewiesen, alle Zuflußstellen abzudichten und die Watterollen so zu verteilen und mit den Fingern oder Handinstrumenten so festzuhalten, daß kein Speichel zu den Stümpfen gelangt.

Nachdem die Brücke eingesetzt und in die ihr zukommende Stellung hinaufgedrückt ist, läßt man den Patienten auf eine Watterolle oder ein ähnliches zwischen die Zahnreihen gebrachtes Material mit ruhig festem Druck beißen. Es soll hierbei keine zu große Gewalt angewendet werden, der Kraftaufwand des Bisses muß aber genügen, um die Brücke, falls sie etwa noch etwas zu wenig hochgedrückt ist, vollends auf ihren Platz gelangen zu lassen. Damit dies möglich ist, muß diese letzte Einwirkung durch den Bißdruck unmittelbar nach dem Einsetzen der Brücke erfolgen, solange das Zement noch schmiegsam ist. Um zu vermeiden, daß die Brücke durch den Biß zu hoch hinaufgedrückt werden kann, muß schon bei der Anfertigung und der Anpassung der Anker darauf geachtet werden, daß die Anker in der ihnen bestimmten Stellung fest auf den Pfeilern ruhen. In Fällen, in denen es nach der Höhe des Pfeilers nicht möglich ist, den Deckel einer als Brückenanker dienenden Goldkrone der natürlichen Oberfläche des Stumpfes, der sie tragen soll, aufliegen zu lassen, muß der Stumpf so weit aufgebaut werden, daß der Anker ihm fest aufsitzt. Sollte die Höhe nicht schon bei der Präparation eines Stumpfes festgelegt sein, so kann vor dem Einsetzen der Brücke dadurch noch nachträglich eine Arretierung geschaffen werden, daß man einen Stift von bestimmter Länge in die Wurzel einzementiert, der es nicht zuläßt, daß die Krone zu weit hinaufgedrückt wird. An sich gehört diese Maßregel zu der in einem früheren Stadium der Brückenherstellung vorzunehmenden Anpassung der Krone an den Stumpf. Man prüft nun den Biß und wird, sofern man sorgsam verfahren ist, in der Regel feststellen, daß die Stellung der Brücke und die Bißhöhe genau den Verhältnissen entspricht, die beim Einschleifen geschaffen wurden. Sollte es sich versehentlich ereignen, daß die Brücke nicht genau die Stellung erhielt, die ihr zukam, dann darf dieselbe nicht auf ihren Pfeilern belassen, sondern muß wieder abgenommen und nach Entfernung des auf den Pfeilern und in den Ankern sitzenden Zementes von neuem befestigt werden. Damit dies geschehen kann, ohne daß die Anker zerschnitten werden, muß die Kontrolle des Sitzes der Brücke erfolgen, ehe das Zement völlig erhärtet ist. Nur ganz leichte Korrekturen an der Höhe des Bisses dürfen nach dem Einsetzen der Brücke durch Nachschleifen vorgenommen werden. Ein erhebliches Nachschleifen ist nicht statthaft. Wir verweisen auf das weiter vorne über das Einartikulieren der festen Brücke Gesagte.

Statt des Zementes ist vielfach, insbesondere zur provisorischen Befestigung von Brücken und zur Ermöglichung einer leichten Herausnahme Guttapercha verwendet worden. Man hat zur Verarbeitung dieses Materials besondere Hilfsinstrumente konstruiert, die bei richtiger Anwendung gute Dienste leisten; sie bestehen aus einem mit Lagern für Kronen und Brücken versehenen Metallblock (Abb. 258), einem Spatel mit Verdickung zur Aufspeichrrung der Hitze (Abb. 259) und einer Kupferbirne, die gleichfalls zum Erhitzen dient (Abb. 260).

Die Innenwandungen der Anker werden ein wenig angerauht, die ganze
Brücke ausgewaschen und getrocknet und auf dem erhitzten Metallblock erwärmt. Die Guttapercha wird, nachdem sie auf dem Metallblock erweicht
und sehr plastisch geworden ist, in die Anker eingefüllt. Das einzufüllende
Quantum muß sorgfältig bemessen werden, damit sich die Guttapercha nicht
beim Hinaufdrücken der Brücke zwischen dem Kronendeckel und der Oberfläche des Stumpfes staut. Die erwärmte Brücke hält man mit einer Pinzette
in einer passenden Vertiefung des Metallblockes fest, während man mit dem
Spatel die Guttapercha aufträgt, oder man hält sie mit einer Serviette in den
Fingern und erwärmt sie, wenn nötig, von neuem, indem man sie nach dem
Auftragen der Guttapercha wieder in die Vertiefung des Erhitzers bringt. Um
die Verbindung von Stumpf, Guttapercha und Kronenwand noch inniger zu
gestalten, kann man den trockenen Stumpf sowohl wie die inneren Kronenwandungen vorher mit einer Lösung von Guttapercha in Chloroform bestreichen
und dann mit dem Heißluftstrom trocknen.

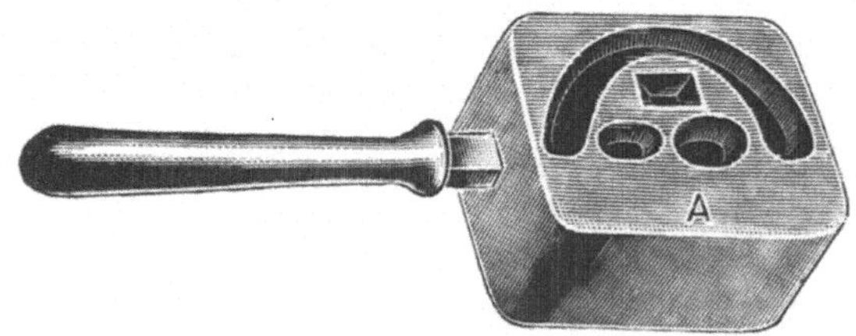

Abb. 258. Metallblock mit Lagern für Kronen und Brückenarbeiten.

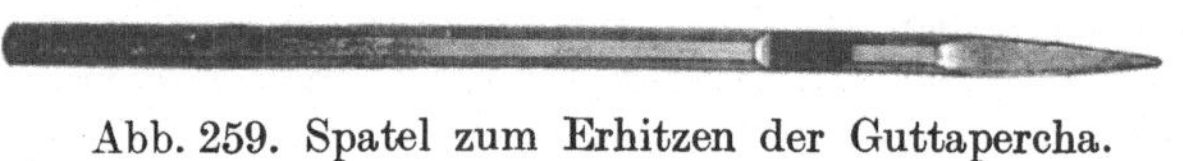

Abb. 259. Spatel zum Erhitzen der Guttapercha.

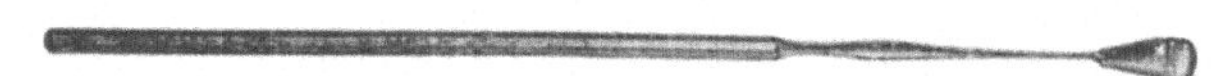

Abb. 260. Kupferbirne zum Erhitzen der Guttapercha.

Beim Einsetzen der erwärmten Brücke ist naturgemäß sehr darauf zu achten,
daß keine Verbrennung der die Pfeiler umgebenden Schleimhaut stattfindet.
Eine kombinierte Anwendung von Guttapercha und Zement ist von Evans
angegeben. Derselbe füllt, nachdem das Innere der Anker ausgetrocknet und
mit Chloropercha bestrichen ist, in die erhitzte Brücke sehr erweichte Guttapercha ein und preßt die Brücke dann auf die nassen Pfeiler. Da die Feuchtigkeit verhindert, daß sich die Guttapercha mit den Stumpfwandungen verbindet,
läßt sich die Brücke leicht wieder abnehmen. Die Brücke muß vollkommen
in die ihr zukommende Stellung gelangen; es ist dann zu prüfen, ob zuviel
oder zu wenig Guttapercha eingefüllt war. Erst wenn die richtige Auskleidung
der Innenwandungen der Anker erreicht ist, erfolgt nach gründlicher Austrocknung der Pfeiler und erneuter Erwärmung der Guttapercha die endgültige
Befestigung. Es wird ganz dünn angerührtes Zement in die Ankerkronen eingefüllt und die Brücke dann auf die gut getrockneten Pfeiler aufgesetzt. Es
liegt auf der Hand, daß die Anwendung eines Verfahrens, das die Verbindung
zwischen dem Anker und dem Pfeiler durch eine Doppelschicht aus Guttapercha
und Zement herstellt, selbst wenn das Material sehr dünn und geschmeidig ist,
leicht zwischen Stumpf und Ankerwand mehr Raum beansprucht, wie es für

exakt passende Anker wünschenswert ist. Nichtsdestoweniger ist die Evansche Methode für manche Fälle recht wohl brauchbar. Das Abnehmen mit Guttapercha oder Guttapercha und Zement befestigter Brücken geschieht auf die Weise, daß man die Ankerkrone mit Hilfe der stark erhitzten Birne (Abb. 260) oder mittels des Heißluftstromes solange erwärmt, bis die Guttaperchaschicht, die unter dem Metall liegt, weich wird und das Abheben der Brücke gestattet. Die Erhitzung muß langsam vorgenommen und genau kontrolliert werden, damit keine schädliche Reizung der Umgebung stattfindet.

H. Die Reparatur der festen Brücke.

Der Anlaß, Reparaturen an einer festen Brücke vornehmen zu müssen, ist am häufigsten dadurch gegeben, daß eine Porzellanfacette sich aus ihrer Fassung loslöst oder zerspringt. In früheren Zeiten, als die Befestigung der künstlichen Zähne fast ausschließlich durch Lötung geschah, bedeutete das Abspringen einer Facette ein recht unangenehmes Mißgeschick, das sich nur mit großer Mühe, meist nur unter Herausnahme der Brückenarbeit wieder gutmachen ließ. Es wurde daher nach Methoden gesucht, die das Einsetzen künstlicher Zähne an im Munde befindlichen Brücken ermöglichten und eine große Anzahl von Spezialinstrumentarien konstruiert, die diesem Zwecke dienten. Es erübrigt sich heute, diesen Wegen nachzugehen, da an die Stelle der Lötung inzwischen andere Befestigungsmethoden getreten sind, die den Ersatz eines abgesprungenen künstlichen Zahnes an der in situ befindlichen Brücke leicht machen.

Es ist in erster Linie die Einzementierung der künstlichen Zähne, die eine vorzügliche Befestigung ermöglicht, zugleich aber eine bequeme Auswechslung der künstlichen Zähne gestattet. Hat sich eine Facette gelöst und ist dabei intakt geblieben, so wird dieselbe gründlich gereinigt, von allen anhaftenden Zementresten befreit und mit Alkohol abgewaschen. Dasselbe geschieht mit ihrem Lager in der Brücke. Es wird dafür gesorgt, daß keine Spur von Zement oder Schmutz zurückbleibt, insbesondere werden die Stiftkammern und die röhrenförmigen Stiftlager mit feinen Bohrern ausgeräumt, die Unterschnitte ausgekratzt und die Metallflächen angefrischt. Wenn die genaue Prüfung dann ergibt, daß die Porzellanfacette noch ganz exakt in das Lager paßt, kann sie nach gründlichem Austrocknen mit dem Heißluftstrom unter Fernhaltung der Mundflüssigkeit wieder einzementiert werden.

Ist eine Facette zersprungen, so daß sie nicht wieder eingesetzt werden kann, so wird ihr Lager in der Brücke gleichfalls ausgereinigt und gewaschen, alsdann mit Gips oder Stentsmasse ein kleiner Abdruck genommen und ein Positivmodell hergestellt, das das Lager des fehlenden künstlichen Zahnes und die Form der benachbarten Zähne genau wiedergibt. Auf diesem Modell wird ein Ersatzzahn in das Lager eingeschliffen. Derselbe muß so gewählt werden, daß er nicht nur in Farbe und Form zu den Nachbarzähnen paßt, sondern vor allem auch so, daß er mit seiner Rückenfläche der Metallwand der Brücke gut anliegt und daß die Stellung seiner Stifte der Lage der Stiftkammer oder Stiftröhren entspricht. Es ist oft nicht leicht, einen Ersatzzahn zu finden, der alle diese Anforderungen erfüllt, man sollte sich aber nicht mit einem mangelhaft passenden Zahne zufrieden geben, da nur ein exakt in dem Lager sitzender Zahn Aussicht hat, dauernden Halt zu finden.

Das Losspringen einer Porzellanfacette kann unter Umständen nur vom Zufall bedingt und durch einen unglücklichen Biß verursacht sein. Wenn aber eine Facette sich immer wieder aus ihrer Fassung löst oder zerspringt, dann ist, wie die Erfahrung lehrt, irgendein Moment vorhanden, das auf diesen unerwünschten Vorgang hinwirkt. Es können Mängel der Fassung daran schuld sein. Eine zu breite oder flache Stiftkammer, eine ungenaue Anlagerung der Rückenfläche, das Fehlen jeder Umgreifung des Zahnkörpers und jedes Schutzes für die Schneidekante des künstlichen Zahnes können das häufige Abspringen derselben Facette zur Folge haben. Es ist dann zu prüfen, ob sich diese Fehler noch nachträglich beseitigen lassen, oder ob es besser ist, die Brücke aus dem Munde zu entfernen und eine neue exakte Fassung für den betreffenden Zahn einzufügen. Zumeist wird gründliche Abhilfe nur dadurch möglich sein, daß man sich zu letzterem Vorgehen entschließt. Zuweilen freilich kann durch kleine Nachhilfen, wie durch ein tieferes Unterschneiden der Stiftkammer, ein stärkerer Halt für den künstlichen Zahn geschaffen werden.

Sehr häufig liegt es an der Überlastung durch den Biß, wenn ein künstlicher Zahn sich immer wieder löst. Auch wenn die Artikulation einer Brücke sehr gut ausgeglichen war und eine volle Harmonie des Gesamtbisses erzielt schien, ist es nach einiger Zeit an der Abnutzung des Metalles und den blanken Bißmarken erkennbar, daß bestimmte Stellen einer besonders starken Inanspruchnahme ausgesetzt sind. Die an solchen Stellen angebrachten Porzellanfacetten sind am meisten gefährdet, zumal wenn der Biß die der Schneide zu gelegene Partie der Fassung trifft und der Kantenschutz allmählich durch die Abnutzung so dünn wird, daß sie dem Bisse nachgibt und dann für den Zahn keinen eigentlichen Schutz mehr bildet. Es ist daher geboten, den Gegenbiß an den gefährdeten Punkten abzuschwächen und den getroffenen Brückenzahn entsprechend zu kürzen. Hat eine Stelle der Brücke durch Abnutzung oder Nachschleifen eine zu große Schwächung erfahren, dann ist es besser, die Brücke aus dem Munde zu nehmen und die verschlissene Zahnfassung zu verstärken oder sie durch eine neue massive Fassung zu ersetzen, die günstiger im Biß steht. Sind die an einer Brücke befestigten Zähne angenietet, so ist die Reparatur mit Hilfe der Kaiserschen Nietzange eine einfache Arbeit, die wir weiter vorne im Abschnitt „Kronenarbeit" eingehend beschrieben haben. Ist ein angelöteter Zahn abgesprungen, so nimmt man die Reparatur am besten gleichfalls so vor, daß man einen passenden Ersatzzahn nach entsprechender Herrichtung der Schutzplatte des abgesprungenen Zahnes annietet. Hinsichtlich der Auswechslung der Steele- und Biber-Facetten verweisen wir auf das bereits früher über die Verwendung auswechselbarer Zähne Gesagte.

Die Notwendigkeit, Reparaturen an festen Brücken vorzunehmen, tritt, abgesehen von der Wiederbefestigung oder dem Ersatz abgesprungener Porzellanzähne, verhältnismäßig selten an uns heran. Das Gußverfahren ermöglicht es, alle Teile der Brücke so massiv zu gestalten, daß sie einer starken Belastung Widerstand zu leisten vermögen, ohne zu brechen und sich zu verbiegen, wenn sie kräftige Anker besitzen, die mit einem der Länge der überbrückten Strecke entsprechend stark modellierten Brückenkörper durch hinreichend kräftige Lötstellen verbunden sind. Trotzdem kann es durch Überlastung, durch Materialfehler oder eine zu schwache Anlage einzelner Stellen der Brücke gelegentlich zu einem Bruch des Brückenkörpers oder zu einer weitgehenden Abnutzung der Anker kommen. Hinsichtlich der Reparaturen der als Anker dienenden Kronen verweisen wir auf das im Abschnitt „Kronenarbeit" über die Reparatur der Einzelkrone Gesagte. Ebenso ist dort darüber nachzulesen, wie bei dem Abnehmen einer Krone von ihrem Stumpfe vorzugehen ist und welche Instrumente dabei Anwendung finden. Wenn der Brückenkörper oder die Verbindung zwischen ihm und einem der Anker gebrochen ist, ebenso wenn größere Reparaturen an den Fassungen der künstlichen Zähne oder an den Brückenankern vorzunehmen sind, muß die Brücke herausgenommen und die Reparatur außerhalb des Mundes vorgenommen werden. Handelt es sich dabei lediglich um die Wiederherstellung oder Verstärkung einer Verbindung, so werden die Brückenteile nach der Loslösung von ihren Pfeilern und ihrer Ausreinigung wieder in die ihnen im Munde zukommende Stellung zurückgebracht und provisorisch in derselben befestigt. Dann wird ein Gipsabdruck genommen, der, nachdem ihm die Brückenteile eingefügt sind, mit Sand und Gips ausgegossen wird. So entsteht ein Lötmodell, auf dem die Brückenteile miteinander verlötet werden können. Die reparierte Brücke wird nach der Verlötung hinsichtlich der Bißkontrolle und Fertigstellung wie eine neu entstehende Brücke behandelt (siehe Herstellungsgang der festen Brücke).

Sind umfangreiche Reparaturen und Veränderungen an der Brücke auszuführen, so wird man dieselbe nach ihrer Herausnahme völlig zerlegen und unter Verwendung der brauchbaren Brückenteile wie bei der Herstellung einer neuen Brücke verfahren.

II. Die abnehmbare Brückenarbeit.

A. Allgemeines über die abnehmbare Brücke.

1. Das Wesen der abnehmbaren Brücke.

Unter abnehmbaren Brückenarbeiten verstehen wir solche Brücken, die der Patient, ihrer Bestimmung und der gegebenen Vorschrift entsprechend, selbst aus dem Munde entfernen, reinigen und wiedereinsetzen soll. Die Befestigungsteile (Anker) der abnehmbaren Brücke sind so eingerichtet, daß sie der Prothese in situ einen genügenden Halt sichern, ein ungehemmtes Herausnehmen und Wiedereinsetzen derselben gestatten und einen Anteil an der Brückenlast auf die Pfeiler übertragen. Eine unphysiologische Belastung der Pfeiler vermeidet die abnehmbare Brücke dadurch, daß sie mit der Unterseite ihres Körpers auf derjenigen Strecke des Kiefers ruht, über die sie hinführt, und einen entsprechenden Teil der Belastung unmittelbar (d. h. nicht durch Vermittlung der Pfeiler) auf denselben überträgt. Trotz der breiten Auflagerung des Brückenkörpers wirkt die abnehmbare Brücke nicht unhygienisch, wenn sie, ihrer Konstruktion und der gegebenen Vorschrift entsprechend, zur täglichen oder häufigeren Reinigung herausgenommen wird.

In dem Wesen der abnehmbaren Brücke sind somit Eigenschaften der Brücke im engeren Sinne mit solchen der Plattenprothese vereint. Sie ist daher besser noch als durch die Bezeichnung Sattelbrücke durch die Benennung Plattenbrücke gekennzeichnet, die ihr schon bei ihrer ersten Anwendung von G. Evans, Parr, Waters u. a. gegeben wurde.

Klughardt hob folgende Eigenschaften der abnehmbaren Brücken als besondere Vorteile hervor:

1. Die leichte Reinigungsmöglichkeit der Pfeilerzähne und Brückenanker,
2. die gleichmäßige Verteilung des Kaudrucks auf den Sattel, der die Pfeiler entlastet,
3. die größere Möglichkeit einer Rekonstruktion der anatomischen Form des Zahnbogens auf der lingualen und buccalen Seite,
4. die leichte Reparaturmöglichkeit,
5. die Erfüllung aller kosmetischen Anforderungen.

Neben diesen Punkten ist auch die Erhaltung der physiologischen Beweglichkeit der Pfeiler und somit die Erhaltung der biologischen Norm wichtig.

Daß die abnehmbare Brücke in der praktischen Prothetik noch nicht denjenigen Platz einnimmt, der ihr gebührt, hat mehrere Gründe. Schon die Aufstellung des Planes für eine abnehmbare Brückenarbeit innerhalb ihres eigenen Anwendungsgebietes stellt größere Anforderungen an den Prothetiker als die Planung einer festen Brücke. Um den an jegliche Brückenarbeit zu stellenden Grundanforderungen durch eine abnehmbare Brücke voll und ganz zu genügen, bedarf es einer klaren Erkennung der im einzelnen Falle gegebenen Verhältnisse, die zumeist komplizierter sind als diejenigen, die für eine durch eine feste Brücke lösbare Aufgabe bestehen. Der Zahnarzt muß sich völlig in die Aufgabe vertiefen und alle konstruktiven Möglichkeiten beherrschen, um da, wo die Rekonstruktion durch eine feste Brücke nicht mehr möglich ist, den Weg zu finden, durch eine abnehmbare Brücke oder die Kombination von festen und abnehmbaren Brücken zu einer Wiederherstellung des menschlichen Gebisses in möglichst vollkommener Funktion zu gelangen. Die Ausführung des Planes aber verlangt ein erhebliches technisches Können und eine sehr exakte Arbeit. Schon vor 30 Jahren, als sich die Brückenarbeit in Deutschland einzuführen begann, wies Riegner auf die höheren Anforderungen hin, die die abnehmbare Brückenarbeit an den Zahnarzt stellt, indem er sagte: ,,Sind schon bei fest plombierter Brückenarbeit Sorgfalt und Gewissenhaftigkeit der Ausführung Bedingung für das Gelingen, so gilt dies im höchsten Maße für die Konstruktion der abnehmbaren Brückenarbeiten''. Das damals Gesagte hat auch jetzt noch Gültigkeit. Auf eine von uns kürzlich über die heutige Anwendung der abnehmbaren Brücke in Amerika gestellte Anfrage antwortete ein mit den Verhältnissen sehr vertrauter Kollege, der als einer der bekanntesten Prothetiker gelten kann, daß auch dort ,,nur die leistungsfähigsten Zahnärzte die abnehmbare Brückenarbeit in vollendeter Weise zur Anwendung bringen.''

So blieb die abnehmbare Brückenarbeit bislang stets die Spezialität einzelner Zahnärzte, die von ihnen angegebenen Methoden aber trugen früher mehr oder weniger den Stempel der systemlosen Auffassung, die sie schuf, sie waren mehr durch die Eigenart ihrer Befestigungsteile gekennzeichnet, als daß sich in ihrem Wesen ihre Bestimmung, das fehlende Glied zwischen der festen Brücke und der Plattenprothese zu bilden, ausgedrückt hätte. Dies ist zu bedenken, wenn wir die verschiedenen Formen abnehmbarer Brücken betrachten, die im Laufe der letzten Jahrzehnte Anwendung gefunden haben. Unter denselben befinden sich manche Typen, die wohl nie irgendeine praktische Bedeutung besaßen, sondern, in wenigen Fällen angewandt und dann veröffentlicht, im Bilde ihren Weg durch die Literatur nahmen. Diese Form abnehmbarer Brücken zu betrachten, erübrigt sich. Daneben sehen wir andere wohldurchdachte Konstruktionen die sich auf die an der Plattenprothese und den festen Brücken gewonnenen Erfahrungen aufbauten und, wenn sie auch nicht ausschließlich auf die strenge Indikation für die Verwendung abnehmbarer Brücken zugeschnitten waren, doch da, wo dieselbe gegeben war, gute Dienste leisten konnten. Solche Konstruktionen, die vielfach bereits erfahrungsgemäß den Anforderungen an Belastungsausgleich und Kaudruckverteilung in weitgehendem Maße entsprachen, stammen von Starr, Litch, Parr, Evans, Waters, Peeso, Eugen Müller u. a. In ihnen sind die Grundformen gegeben, aus denen sich die heutige Brückenarbeit im Rahmen der systematischen Prothetik entwickeln konnte. Diese Entwicklung, um die sich bei uns Männer wie Riechelmann, Rumpel, Weiser und andere verdient gemacht haben, führte zu einer bewußten Anwendung der in Betracht kommenden Gesetze der Physik und zur vollkommenen Berücksichtigung aller für die Konstruktion und Anwendung abnehmbarer Brückenarbeiten wichtigen Verhältnisse. Auf dieser wissenschaftlichen Grundlage baut sich ein von Riechelmann im Rahmen einer strengen

Indikationsstellung geschaffenes System abnehmbarer Brückenarbeit auf. Dasselbe erhält durch die Ausgestaltung der einzelnen Brückenteile und durch die Ausstattung mit sehr brauchbaren Hilfsmitteln einen besonderen Wert.

2. Die Indikation der Anwendung der abnehmbaren Brücke.

Die Beurteilung der Indikation für die Verwendung der abnehmbaren Brücke ruhte bisher auf recht unsicherer Grundlage. Die Erfüllung ein und derselben prothetischen Aufgabe durch eine feste oder durch eine abnehmbare Brücke galt zumeist als eine Lösung, die zwei gleichberechtigte Möglichkeiten in sich schloß, zwischen denen die Wahl nach recht äußerlichen Gesichtspunkten erfolgte.

Um aber den Begriff der Indikation für die Verwendung dieses oder jenes Systems bei der Erfüllung zahnprothetischer Aufgaben richtig zu erfassen, müssen wir uns darüber klar sein, daß es nur eine Beurteilung der Indikation gibt, nämlich diejenige nach wissenschaftlichen Gesichtspunkten. Andere Rücksichten können zwar die Anwendung einer Prothesenart hindern, sie haben aber mit der Indikation als solcher nichts zu tun. In erster Linie sind es biologische und statische Momente, die die Wahl des Brückensystems bestimmen; hinzu kommen, wie wir bereits hervorhoben, hygienische und kosmetische Rücksichten. Die letzteren sind, wenn man die prothetische Behandlung als Heilweg betrachtet, der zu einer möglichst vollkommenen Wiederherstellung eines Organes führen soll, das für das Aussehen und damit für die Persönlichkeit des Kranken von großer Bedeutung ist, unbedingt zu den Gesichtspunkten zu zählen, die bei der Indikationsstellung mitbestimmend sein müssen.

Im Lichte der systematischen Auffassung, die, wie wir weiter vorne eingehender besprachen, in den letzten Jahrzehnten auf dem gesamten Gebiete der zahnärztlichen Prothetik zur Geltung kam, erkennen wir die Linie, die, nach den Hauptgesichtspunkten gezogen, von der festen über die abnehmbare Brücke zur Plattenprothese führt.

In allen denjenigen Fällen, in denen die bereits früher besprochenen Bedingungen für die Verwendung fester Brücken zur Lösung prothetischer Aufgaben erfüllt sind, ist die Verwendung der abnehmbaren Brücke nicht indiziert. Die Abgrenzung der Indikation der festen Brücke gegenüber derjenigen der abnehmbaren Brücke liegt da, wo eine ausschließliche Stützung der Brücke auf die vorhandenen Pfeiler für die anzunehmende Belastung nicht ausreichen oder die Anlage fester Brücken nur in beschränkter Ausdehnung gestatten würde, während die Anwendung abnehmbarer oder einer Kombination fester und abnehmbarer Brücken eine vollkommenere Wiederherstellung des ganzen Zahnbogens möglich machen würde. Hat die Prüfung nach diesen Gesichtspunkten ergeben, daß die Indikation der festen Brücke nicht gegeben ist, so dürfen auch hygienische, kosmetische und andere Rücksichten nicht zur Verwendung einer solchen führen. Wohl aber kann da, wo die Pfeilerung für eine feste Brücke vollauf genügen würde, der Umstand, daß durch eine abnehmbare Brücke eine vollkommenere Reinigung und Reinhaltung der Mundhöhle ermöglicht würde, oder daß durch eine solche ein natürlicheres Aussehen erreicht werden könnte, für die Verwendung einer abnehmbaren Brücke bestimmend werden. Dieser Fall kann dann vorliegen, wenn für die Reinhaltung der Mundhöhle ungünstige Raumverhältnisse oder eine besonders starke Ablagerung von Rückständen und Konkrementen aus den Mundflüssigkeiten eine ständige Verschmutzung der festen Brücke befürchten ließen oder wenn an sehr sichtbarer Stelle des Mundes, wo weitgehende kosmetische Rücksichten geboten sind, die Verwendung von Zahnfleischzähnen oder die Anbringung künstlichen

Zahnfleisches nur bei einer breiten Gestaltung der Prothesenbasis möglich wäre. Auch aus der Allgemeingesundheit und der psychischen Einstellung des Prothesenträgers können sich Momente ergeben, die trotz der an sich für die Verwendung einer festen Brücke gegebenen Indikation gegen dieselbe und für die Anwendung einer abnehmbaren Brücke sprechen. Um hierfür ein Beispiel zu geben, erwähnen wir den seltenen aber mehrfach von uns beobachteten Fall, daß Neurastheniker und Hysteriker sich gegen die feste Zusammenfassung des in ihrem Munde vorhandenen Zahnmaterials durch eine feste Brücke sträubten und diese als für sie unerträglich erklärten. In der Mehrzahl der Fälle ist die Frage der Indikation der abnehmbaren Brücke, wie wir bereits eingangs sagten, nach der Zahl, dem Zustand und der Anordnung der vorhandenen natürlichen Zähne zu beurteilen. Als wir die Frage der Stützung fester Brücken prüften, gelangten wir, je mehr sich die prothetische Aufgabe hinsichtlich der Größe der Lücken erweiterte und demgegenüber die Zahl und Tragfähigkeit der Pfeiler verringerte, an die Grenze der Anwendbarkeit der festen Brücke. Von dieser Grenze müssen wir ausgehen und fragen, wie diejenigen Aufgaben, deren Lösung durch feste Brücken nicht mehr möglich war, durch abnehmbare Brücken oder durch die Kombination fester und abnehmbarer Brücken erfüllt werden können. Auf diese Weise gelangen wir über das Verwendungsgebiet der abnehmbaren Brücke hin wiederum an eine Grenze, an der infolge zu geringer Zahl und Tragfähigkeit der vorhandenen Pfeiler die Möglichkeit der Anwendung der abnehmbaren Brücke aufhört und die Notwendigkeit, den gesamten auf der Prothese ruhenden Druck auf den Kiefer zu übertragen und ihn hier auf eine möglichst große Fläche zu verteilen, zur Verwendung der Plattenprothese führt.

3. Die Beurteilung der natürlichen Zähne für ihre Verwendung als Pfeiler abnehmbarer Brücken.

Das hinsichtlich der allgemeinen Eignung der verschiedenen Zahnkategorien zum Tragen fester Brücken Gesagte hat für abnehmbare Brücken nur mit gewissen Einschränkungen Gültigkeit. Da die Einlassung der Befestigungsteile der abnehmbaren Brücken in die als Pfeiler dienenden Stümpfe zumeist eine tiefere Ausschachtung derselben nötig macht, als sie für die Aufnahme der Befestigungsteile fester Brücken erforderlich ist, so ist die Stärke des Zahn- bzw. Wurzelkörpers der als Träger abnehmbarer Brückenarbeiten ausersehenen Zähne bei diesen in höherem Maße mitbestimmend für ihre Eignung als bei festen Brücken. Damit entfällt die Verwendung gewisser Zahnkategorien als Träger abnehmbarer Brücken oder wenigstens die Einlassung tiefgreifender Befestigungsteile in dieselben. Zu diesen zählen die unteren Schneidezähne, die oberen seitlichen Schneidezähne und die oberen ersten Prämolaren. Wir werden bei der Besprechung der Befestigungsteile abnehmbarer Brücken auf die Eignung der verschiedenen Zahnkategorien zu ihrer Aufnahme näher eingehen.

Während wir keine Bedenken zu haben brauchen, Zähne, die eine leichtere Lockerung aufweisen, mit in den Verband einer festen Brücke einzuschließen, sofern nicht eitrig-infektiöse oder entzündliche Vorgänge die Ursache der Lockerung bilden und nach erfolgtem Belastungsausgleich ein Fortschreiten des Lockerungsprozesses nicht zu erwarten ist (wir verweisen auf das im Abschnitt „Feste Brücken" und im Kapitel „Befestigungsarbeit" über die Verwendung und Stützung gelockerter Zähne Gesagte), scheiden gelockerte Zähne für eine Verwendung als Pfeiler abnehmbarer Brücken aus, da die Stümpfe hier nicht, wie bei der festen Brücke, dauernd immobilisiert werden, sondern bei dem täglichen Einsetzen und Herausnehmen der abnehmbaren Brücke eine sich immer wiederholende, die Lockerung fördernde Beanspruchung erfahren. Über diese Einschränkung hinaus müssen für die Verwendung natürlicher Zähne und Wurzeln als Pfeiler abnehmbarer Brücken dieselben Vorbedingungen erfüllt sein wie für die Pfeiler fester Brücken.

4. Die Stützung der abnehmbaren Brücke.

Dieselben Gesetze, die wir bei der Konstruktion fester Brücken angewandt sehen, haben für den Kräfteausgleich bei abnehmbaren Brücken Gültigkeit, doch sind für die Beurteilung der Stützung, d. h. des gegenüber der Belastung zu schaffenden Widerstandes, bei der abnehmbaren Brücke wesentlich andere Verhältnisse in Betracht zu ziehen als bei der festen Brücke. Wir haben hier zu unterscheiden zwischen der Anwendung der abnehmbaren Brücke ohne strenge Indikationsstellung, d. h für solche Fälle, in denen sie der Lösung prothetischer Aufgaben dient, die nach der Valenz, Zahl und Anordnung der vorhandenen Pfeiler ebensowohl durch eine feste Brücke hätte gesucht werden können, und denjenigen Fällen, in denen die Indikation im engeren Sinne dadurch gegeben ist, daß die vorhandenen Pfeiler als alleinige Träger einer die prothetische Aufgabe erfüllenden Brücke nicht ausreichen würden.

Im ersteren Falle, in dem die Stützung auf die vorhandenen Pfeiler genügen würde, liegen naturgemäß bei Verwendung einer abnehmbaren Brücke, die einen erheblichen Teil der Belastung auf den Kiefer überträgt, noch günstigere Verhältnisse für die Entlastung vor. Es bedarf hier keiner Prüfung der Frage, ob die Pfeiler auch für die Stützung einer abnehmbaren Brücke genügen würden, sofern nicht die anatomische Form der Pfeiler die Versenkung der Befestigungsteile und damit die Verwendung dieses Brückensystems verhindern würde.

Im anderen Falle, d. h. bei Anwendung der abnehmbaren Brücke nach strenger Indikation, gibt die Prüfung der Pfeiler nach Valenz, Zahl und Anordnung nur ein Moment für die Betrachtung des Gesamtkräfteausgleiches ab. Daneben ist das Ausmaß der Fläche, auf der der Brückenkörper ruht, die Frage, wie dieselbe geformt ist und wie sich ihre Wölbung als Widerlager gegen den seitlichen Kaudruck ausnutzen läßt, für die Entlastung von Bedeutung. Je geringer die Zahl und Stützkraft der vorhandenen Pfeiler wird, um so mehr bemühen sich die konstruktiven Mittel der heutigen Brückentechnik, der Prothese den Charakter der Brücke und damit ihre Vorzüge zu erhalten. Mit der schwindenden Möglichkeit ihrer Stützung auf die Pfeiler nähert sich die abnehmbare Brücke in ihrem Wesen mehr und mehr der Plattenprothese, der sie in vielen Formen ihrer heutigen Anwendung nahe verwandt ist.

5. Allgemeines über die Teile der abnehmbaren Brücke.

a) Der Brückenkörper.

Die Unterseite des Körpers der abnehmbaren Brücke muß breit genug sein, um den Druck auf den Alveolarwall so zu übertragen, daß derselbe in einer für die Entlastung günstigen Weise auf den Kiefer weitergegeben und verteilt wird. Es wird dadurch die Entstehung von Druckreiz und Drucknekrose vermieden. Die unteren Ränder des Brückenkörpers sind abzurunden. Andererseits darf die Basis der abnehmbaren Brücke nicht breiter gemacht werden, als es für die ebengenannten Zwecke nötig ist. Eine Brücke soll möglichst nicht mehr Platz im Munde einnehmen, als ihn die natürlichen Zähne beanspruchten, die ersetzt werden sollen. Für die abnehmbare Brücke ist es schwerer, dieses Ziel zu erreichen, als für die feste Brücke, aber es muß innerhalb der Grenzen, die durch andere Rücksichten gezogen sind, versucht werden, demselben nahezukommen, um die durch die Plattenprothese hinsichtlich der Funktion und des Gefühls gegebenen Nachteile nach Möglichkeit zu vermeiden. Für die Gestaltung der Kaufläche gelten die im Allgemeinen Teil für jegliche Brückenarbeit aufgestellten Regeln. Um schädliche Bißdruckwirkungen nicht zur Wirkung kommen zu lassen, ist die Höhe aller Punkte, die in Kaukontakt treten, zu prüfen und sorgfältig zu regulieren. Die Kaufläche soll nicht zu breit angelegt werden und darf keine zu hohen Kauhöcker aufweisen.

b) Die Befestigungsteile (Anker).

Die Anker der abnehmbaren Brücke bestehen aus zum mindesten zwei Teilen, deren einer mit dem Pfeiler fest verbunden ist, während der andere an der Brücke sitzt. Diese Teile der Anker greifen so ineinander, daß sie aneinander und dadurch für die Brücke einen festen Halt gewinnen. Damit aber die Brücke hemmungslos herausgenommen und wieder eingesetzt werden kann, ohne daß dabei Widerstände geleistet werden, deren Überwindung auf die Dauer zur Lockerung der Pfeiler führen würde, ist es erforderlich, daß alle Flächen der Ankerteile, deren festes, teilweise federndes Aneinanderliegen der Brücke ihren Halt gibt, in der Richtung des Einsetzens und Herausnehmens, also in vertikaler Richtung zur Brückenbasis, völlig parallel verlaufen, so daß sie in innigem Kontakt aneinander hingleiten. Es gilt dies sowohl für die Flächen und Wände des einzelnen Ankers unter sich, wie für diejenigen aller Anker einer herausnehmbaren Brücke untereinander. Diese Parallelität muß so vollkommen sein, daß die Gleitflächen in jeder Phase des Herausnehmens und des Einsetzens der Brücke den gleichen Schluß der korrespondierenden Punkte und Flächen zeigen. Wie diesen Anforderungen im einzelnen zu entsprechen ist, werden wir im speziellen Teil bei der Beschreibung der verschiedenen Konstruktionen und Systeme sehen.

B. Die Konstruktion abnehmbarer Brücken.

1. Ältere Systeme abnehmbarer Brücken.

Wir sind geneigt, die frühen Formen abnehmbarer Brückenarbeiten, die wir in älteren Lehrbüchern beschrieben und veranschaulicht finden, als längst überholte Versuche geringzuschätzen. Diese Einstellung zu jenen Arbeiten ist nicht berechtigt. Wohl fehlte ihnen, wie wir bereits hervorhoben, die Anwendung nach bestimmter Indikationsstellung, auch waren sie in Wesen und Form primitiver als die neuzeitliche Brücke, doch setzte die der heutigen Technik an Feinheit und Genauigkeit nicht nachstehende Arbeit der damaligen Zeit den Prothetiker wohl in den Stand, durch eine exakte und gediegene Ausführung einfacher, den natürlichen Verhältnissen gut angepaßter Konstruktionen eine sehr brauchbare abnehmbare Brücke zu schaffen, die dem Patienten für lange Zeit vorteilhafte Dienste zu leisten vermochte. Es ist daher zur Einführung in das Gebiet durchaus nützlich, auch die älteren Typen abnehmbarer Brücken zu betrachten, zumal wir an ihnen erkennen können, wie damals oft schon den hinsichtlich des Belastungsausgleiches zu stellenden Anforderungen rein erfahrungsgemäß in ziemlich weitgehendem Maße entsprochen wurde. Auch sehen wir die Grundformen der einzelnen Brückenteile schon bei den älteren Systemen angewandt und überblicken von ihnen aus die Entwicklung, die die Konstruktion der abnehmbaren Brückenarbeit seitdem genommen hat.

Wir übergehen die Versuche, künstliche Zähne in den Lücken des Gebisses durch Ringe und Klammern festzuhalten, die die benachbarten natürlichen Zähne umfaßten. Um solchen Prothesen einerseits einen einigermaßen festen

Halt zu geben und sie andererseits bequem einsetzen und herausnehmen zu können, war oft ein starkes Beschleifen der Zahnkronen erforderlich, das diese ihres natürlichen Schutzes beraubte. Das Scheuern der Klammern und Ringe führte infolgedessen in der Regel zu vorzeitiger Erkrankung der beanspruchten Zähne. Solche Klammerzähne, „Spinnen" genannt, und Ringverbindungen hatten dabei einen sehr geringen funktionellen Wert.

a) Abnehmbare Brücke nach Evans.

Einen Fortschritt zur wirklichen abnehmbaren Brücke bedeutete die Anwendung breiter parallel gestellter Ringe, die die mit Goldkronen versehenen

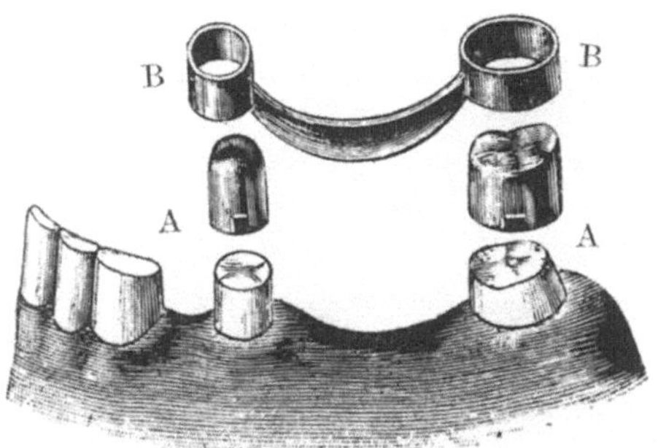

Abb. 261. Plattenbrücke nach Evans. A. Die präparierten Pfeiler und die für sie bestimmten Goldkronen. B. Ringgerüst der Brücke. (Aus Riegner.)

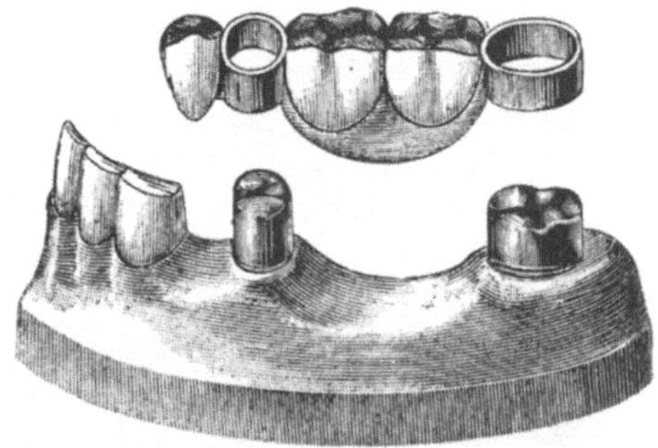

Abb. 262. Plattenbrücke nach Evans. (Aus Riegner.) (Zu Abb. 261 gehörend.)

Pfeiler umgriffen. Die Goldkronen schützten einerseits die natürlichen Stümpfe, die als Pfeiler dienten, und gaben durch den allseitig genauen Anschluß der Ringe an ihre Wandungen der Brücke einen guten Halt. An ihrer Buccalseite trugen die Kronen in der Höhe des Zahnfleischsaumes einen kleinen Absatz, auf dem der Ring ruhte. Es wurde dadurch verhindert, daß der Ring unter das Zahnfleisch rutschte. Auch diese von G. Evans beschriebene in Abb. 261, 262 und 263 veranschaulichte Methode kann kaum mehr als ein historisches Interesse beanspruchen.

Wesentlich brauchbarer war der Brückenanker, der sich aus der von einem Ring umgriffenen Goldkrone entwickelte, „die Teleskopkrone".

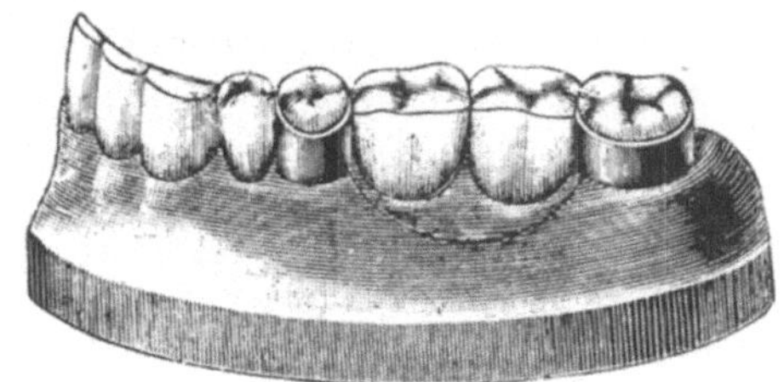

Abb. 263. Plattenbrücke nach Evans. (Aus Riegner.) (Zu Abb. 261 und 262 gehörend.)

Teleskopkronen sind Metallhülsen mit Deckel, die genau aufeinanderpassen und durch die Reibung und die Elastizität des Materials einen so festen Halt aneinander gewinnen, daß es des Aufwandes einer gewissen Kraft bedarf, die Außenhülse von der inneren abzuziehen. Bei ihrer Verwendung als Befestigungsteile abnehmbarer Brücken wird die innere Krone auf den Pfeiler, der sie tragen soll, aufzementiert und die äußere Krone in entsprechender Stellung an der abnehmbaren Brücke befestigt. Die völlige Parallelität der Wandungen einer Teleskopkrone und wenn mehrere Teleskopkronen als Anker einer Brücke dienen, aller

Kronenwandungen untereinander, ist Voraussetzung für die Möglichkeit des
ungehemmten und sicheren Einsetzens und Herausnehmens der Brücke. Der
Fortschritt, der in der Teleskopkrone als Befestigungsteil abnehmbarer Brücken
liegt, besteht in der allseitigen festen Umfassung des Pfeilers und in der Auflagerung der Deckel aufeinander, durch die ein erheblicher Teil des Kaudruckes
auf die Pfeiler übertragen und ein zu tiefes Hineinbeißen des Brückenkörpers
in die Schleimhaut verhindert wird (Abb. 264).

b) Abnehmbare Brücke nach Waters.

Um den einer Brücke durch Teleskopkronen gegebenen Halt noch zu verstärken, brachte Waters in einer Seite der auf dem Pfeiler aufzementierten

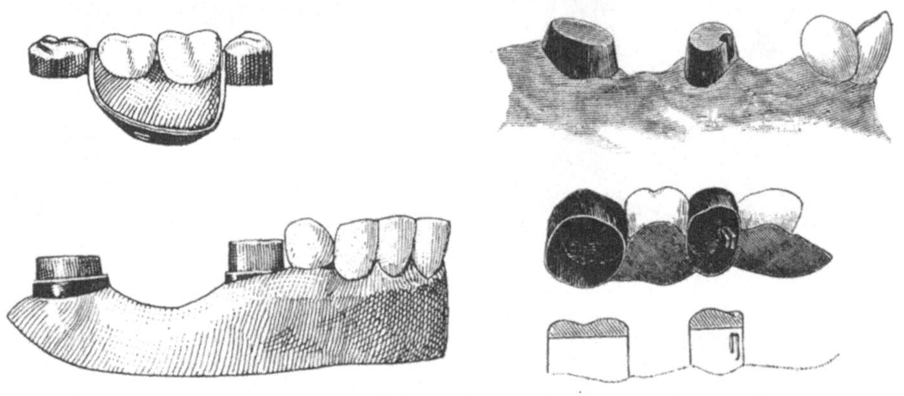

Abb. 264. Sattelbrücke, mit Teleskopkronen
auf ihren Pfeilern ruhend. (Aus Riegner.)

Abb. 265. Abnehmbare Plattenbrücke
nach Waters. (Aus Riegner.)

Krone eine Nute an, in die eine an der entsprechenden Stelle der darüber ge-
schobenen Krone eingelötete Feder beim Einsetzen der Brücke einschnappte
(Abb. 265).

c) Abnehmbare Brücke nach Parr.

A. H. Parr benutzte parallelwandige Kästchen, die an die mesiale oder
distale Seite der Pfeilerkronen angelötet wurden, und in die an der Unterseite
der abnehmbaren Plattenbrücke angebrachte Federn eingriffen. Diese Prothesen, die hauptsächlich im Unterkiefer Anwendung fanden, entbehrten im
wesentlichen den Charakter der Brücke, da sie die vorhandenen natürlichen
Pfeiler nicht unmittelbar mitbelasteten, sondern nur einen minimalen Teil des
Kaudruckes auf dieselben übertrugen und durch die Federstifte im Grunde
nur ihre Befestigung erfuhren. Das Prinzip solcher Kästchen, die über eine
Feder übergreifen, oder in die sich eine Feder einlagert, fand später wieder
bei den sog. Gilmore-Reitern Anwendung, die insbesondere dem Ersatz von
Backenzähnen dienten, wenn ein hinterer Brückenpfeiler für eine auf beiden
Enden gestützte feste oder abnehmbare Brücke fehlte.

d) Die Federstiftprothese nach Rauhe.

Gespaltene federnde Stifte wurden schon frühzeitig von Evans, Waters
u. a. angewandt und beschrieben. Ehe wir auf ihre Verwendung näher eingehen,
müssen wir einer Federbefestigung deutschen Ursprungs gedenken, die bereits
in den siebziger Jahren des vorigen Jahrhunderts der Verankerung abnehmbarer Brücken diente. Dieselbe kam an den sog. Federstift - Prothesen nach

Rauhe zur Anwendung. Diese Federstiftbrücken zeigen eine einfache Konstruktion, die auch heute noch als durchaus brauchbar gelten kann, wenn sie auch nicht — gleich den vielen Typen abnehmbarer Brücken aus früherer Zeit — innerhalb der Grenzen einer strengen Indikationsstellung liegt. — Carl Rauhe, durch den die zahnärztliche Prothetik in ihren verschiedenen Zweigen

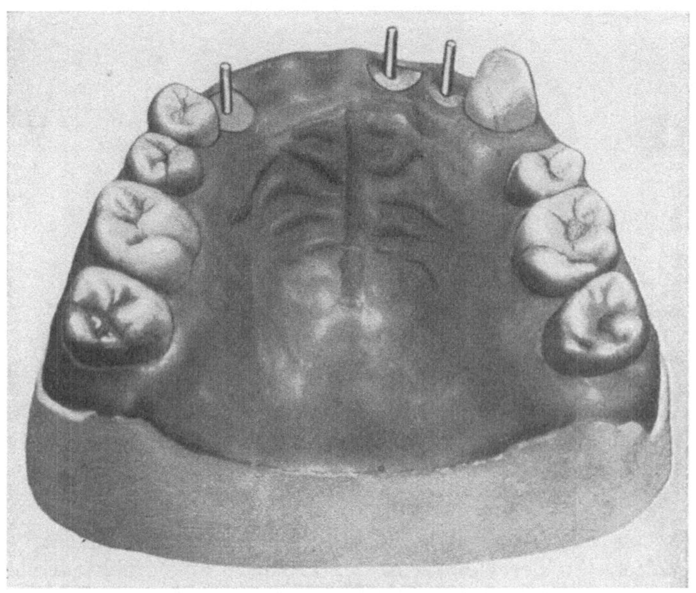

Abb. 266. Für die Aufnahme einer Federstiftprothese nach Rauhe vorbereiteter Oberkiefer; in die Wurzeln von 3|1 2 sind hervorragende runde Stifte mit Wurzelplättchen einzementiert.

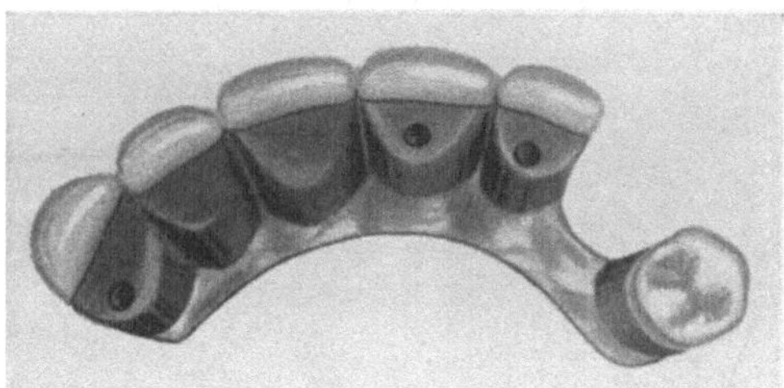

Abb. 267. Rauhesche Federstiftprothese (abnehmbare Plattenbrücke) für den in Abb. 266 gezeigten Kiefer. In die Prothese sind Spiralfedern einvulkanisiert, die fest um die aus 3|1 2 herausragenden Stifte greifen und der Brücke einen festen Halt geben.

manche wertvolle Bereicherung erfahren hat, ließ ein schmales Plättchen mit künstlichen Zähnen, das auf dem Alveolarfortsatz ruhte, dadurch seinen Halt finden, daß er in das Plättchen Spiralfedern einvulkanisierte, in welche in die Wurzeln einzementierte Stifte eingriffen. Die Querschnitte der Wurzeln waren durch Abschlußplättchen geschützt, die mit den Stiften durch Lötung verbunden waren. Eine solche Prothese ist in Abb. 266—268 wiedergegeben. Es handelt sich hier um den Ersatz der Schneidezähne, des rechten Eckzahnes und des linken ersten Prämolaren des Oberkiefers; als Träger der Brücke sind die

Wurzeln des rechten Eckzahnes, sowie des großen und kleinen Schneidezahnes der linken Seite vorhanden.

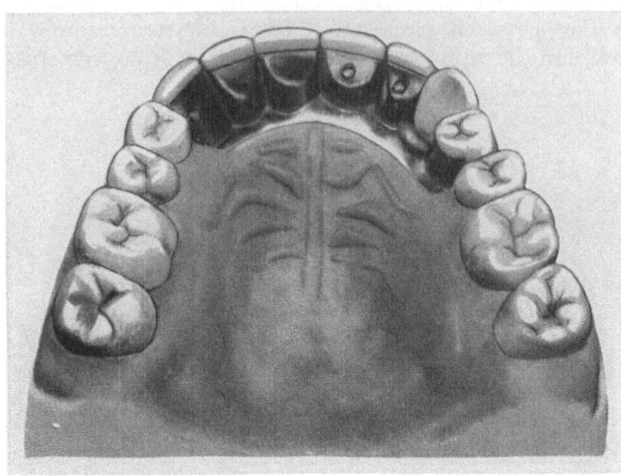

Abb. 268. Rauhesche Federstiftprothese (abnehmbare Plattenbrücke) in situ. (Zu Abb. 266 und 267 gehörend.)

e) Die Plattenbrücken nach Waters.

Waters benutzte ebenso wie Evans neben anderen Ankern, wie bereits gesagt, gespaltene an der Unterseite der Prothese angebrachte Federstifte zur Befestigung seiner Plattenbrücke und ließ diese Stifte in parallel gerichtete mit Wurzelabschlußplättchen verbundene Röhrchen eingreifen. Abb. 269, 270 und 271 zeigt eine dem Ersatz des ganzen Zahnbogens des Oberkiefers dienende Plattenbrücke, die mit Federstiften in die Wurzeln von $\underline{3\,2\,1\,|\,1\,2\,3}$ eingreift.

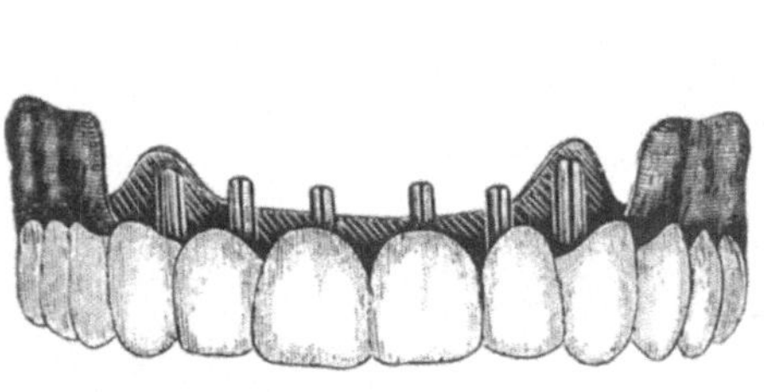

Abb. 269. Plattenbrücke nach Waters, mit gespaltenen Federstiften in die Wurzeln der 6 Frontzähne des Oberkiefers eingreifend. (Aus Riegner.)

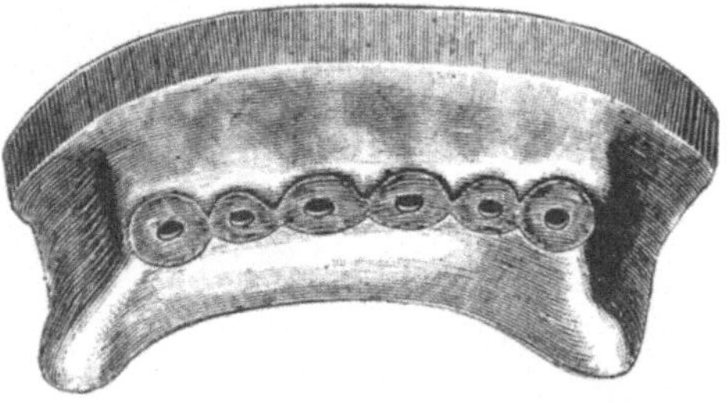

Abb. 270. Die durch Wurzelplättchen mit eingelöteten Röhren für die Aufnahme von Federstiften hergerichteten Wurzeln. (Aus Riegner.) (Gehört zu Abb. 269.)

Abb. 272—274 zeigt eine herausnehmbare Plattenbrücke von Waters, die dem Ersatz des ganzen Zahnbogens des Oberkiefers dient, mit breitem Sattel dem Alveolarwall aufliegt und an $\overline{7\,3\,|\,3\,4}$ ihren Halt findet. Die Stützung auf die vorhandenen Brückenpfeiler erfolgt auf $\underline{3\,|\,3}$ durch Federstifte, auf $\underline{|\,4}$ durch eine Teleskopkrone mit eingelagerter Feder und auf $\underline{7\,|}$ mit Hilfe einer federnden Hülse, die über einen Pfosten greift.

Diese Plattenbrücken von Waters halten den Vergleich mit den neuzeitlichen herausnehmbaren Brücken aus, ohne wesentliche Mängel gegenüber denselben zu zeigen. Auch bei strenger Indikationsstellung ist die Verwendung einer abnehmbaren Brücke zur Wiederherstellung des ganzen Zahnbogens in

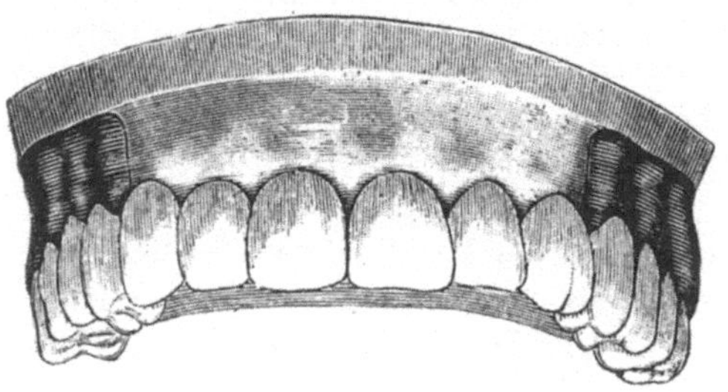

Abb. 271. Die Waterssche Plattenbrücke mit Federstiften (Abb. 269—270) in situ. (Aus Riegner.)

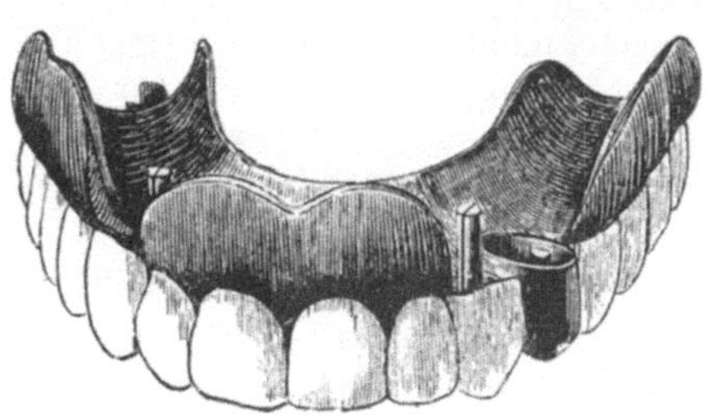

Abb. 272. Plattenbrücke nach Waters. (Aus Riegner.)

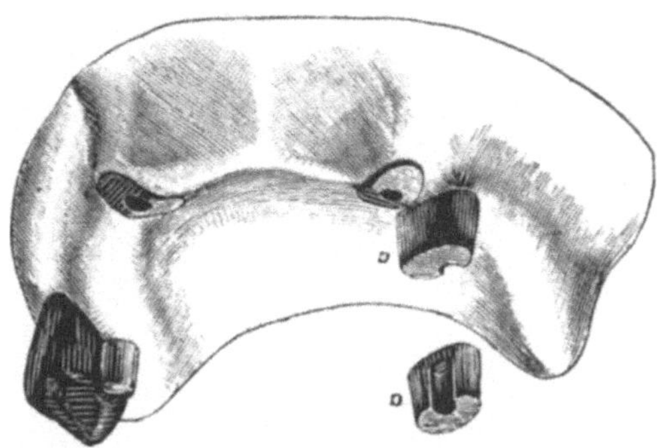

Abb. 273. Die Befestigungsteile der in Abb. 272 gezeigten Plattenbrücke nach Waters. (Aus Riegner.)

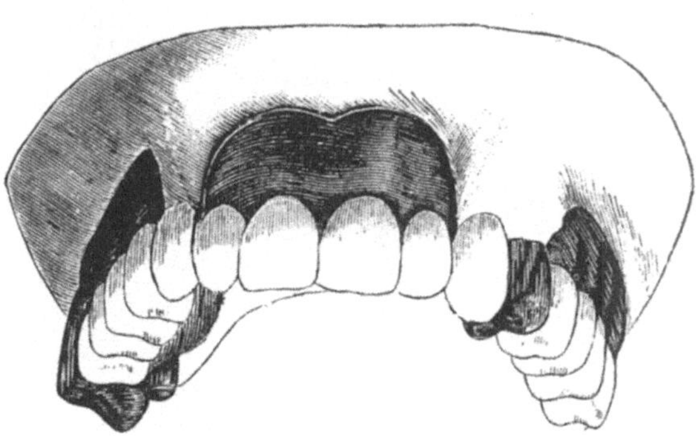

Abb. 274. Die in Abb. 272 und 273 gezeigte Plattenbrücke nach Waters in situ. (Aus Riegner.)

beiden Fällen durchaus gerechtfertigt, wenn wir auch in dem 2. Falle heute anders verfahren und unter Umständen die kombinierte Anwendung einer festen und einer abnehmbaren Brücke vorziehen würden.

Die beiden abnehmbaren Brücken von Waters lassen nach der Art ihrer Befestigung, nach der Auflagerung des buccalwärts und platinalwärts hoch an

dem Alveolarwall hinaufreichenden Körpers und nach der Versteifung des
ganzen Bogens bei normalem Gegenbiß eine vollkommene Verteilung des Bißdruckes erwarten. Der Umstand, daß bei Verwendung der modernen Hilfsmittel (Entlastungs- und Versteifungsbügel) die Basis der Brücke schmaler
angelegt werden könnte, so daß sie mehr den Charakter der Brücke behielte,
spricht nicht gegen die richtige Anlage der Prothese, die völlig sinngemäß von
Waters als Plattenbrücke bezeichnet wurde. Die Befestigungsteile sind
zwar noch nicht bis zur heutigen Vollkommenheit entwickelt, sie zeigen aber
die durchaus brauchbare Grundform derselben.

f) Die Federbefestigung abnehmbarer Brücken nach Peeso, Eugen Müller, Dill.

Je mehr das Interesse der Zahnärzte an der abnehmbaren Brückenarbeit
zunahm, um so mehr sehen wir einzelne Prothetiker darum bemüht, die Teile

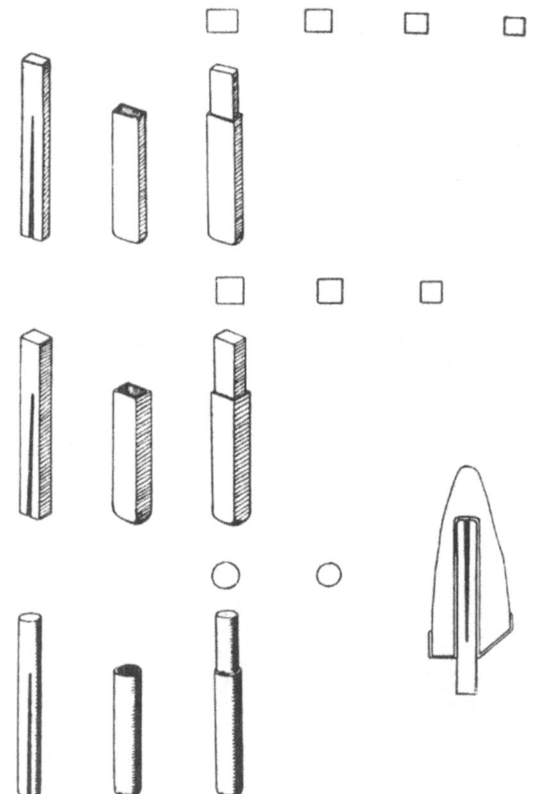

Abb. 275. Gespaltene Stifte nach Peeso. (Aus Riechelmann.)

der Brücke, insbesondere ihre Befestigungsteile zu verbessern. Der federnde
Stift behielt seine Bedeutung als Anker abnehmbarer Brücken; wir sehen ihn
in der Folgezeit wesentlich vervollkommnet zur Anwendung kommen. Peeso
gab dem Federstift neue Formen. Er fertigte quadratische, rechteckige und
runde Stifte an, die, der Länge nach eingesägt, in entsprechende Hülsen paßten.
Dieselben wurden dadurch federnd gemacht, daß ein kleiner Spatel zwischen
die beiden Schenkel geschoben und die Schenkelenden alsdann mit der Flachzange zusammengekniffen wurden. Dadurch bauchten sich die Schenkel an

der Stelle, an der der Spatel eingeklemmt war, soweit aus, daß der Stift in seiner Hülse einen starken Halt gewann (Abb. 275—277).

Die eingesägten Federstifte nach Peeso wiesen, mit der Hülse gemessen, im Querschnitt folgende Dimensionen auf:

$$1,85 \times 1,85; \quad 2,10 \times 2,10; \quad 2,25 \times 2,25; \quad 1,45 \times 1,65;$$
$$1,75 \times 1,95; \quad 2,00 \times 2,20; \quad 2,00 \times 2,50 \text{ mm};$$

die runden Stifte hatten einen Durchmesser von 2 und 2,20 mm.

Eine wesentliche Veränderung erfuhr der Federstift durch den schweizerischen Zahnarzt Müller-Wädensweil, der, statt den Stift einzusägen, demselben

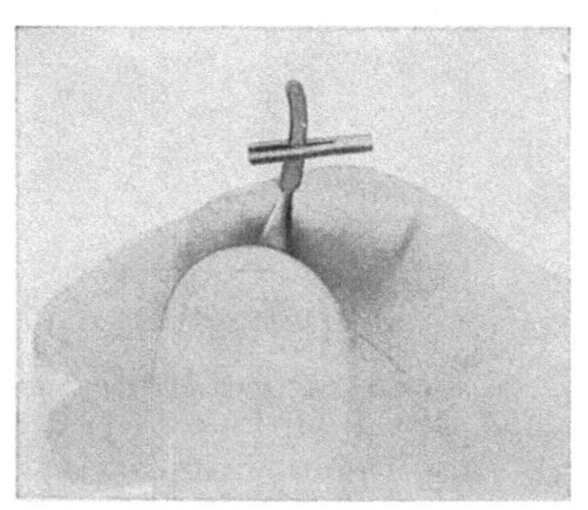
Abb. 276.

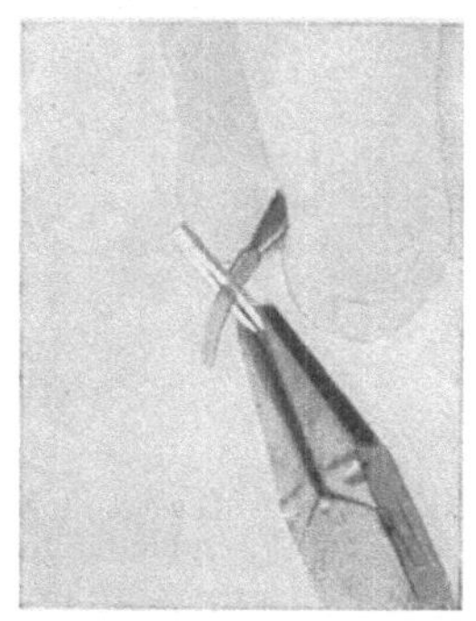
Abb. 277.

Abb. 276—277. Verstärkung der Federung der Peesostifte. (Aus Riechelmann.)

dadurch Federkraft verlieh, daß er einem Stift seitlich eine kleine Feder aufnietete. Die Federstifte wurden, je nach der Federkraft, die zur Wirkung kommen sollte, mit einer einseitigen Nietfeder (Abb. 278a) oder mit einer Doppelnietfeder (Abb. 278b) versehen. Eine sog. Doppelschiebefeder (Abb. 278c) gebrauchte Müller zur Versenkung in Molaren und Prämolaren. Da hier kürzere

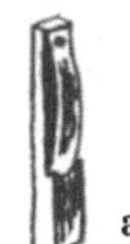 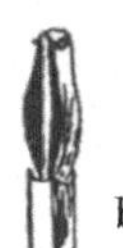 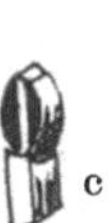 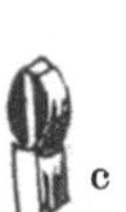 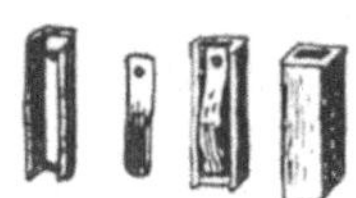

Abb. 278. Stifte mit seitlich angenieteter Feder nach Eugen Müller.
a Stift mit einseitiger Nietfeder.
b Stift mit Doppelnietfeder.
c Stift mit Doppelschiebefeder.

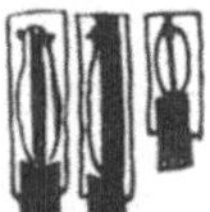

Abb. 279. Die Federstifte nach Müller in ihren Hülsen.

Abb. 280. Die Federstifte nach Müller von Dill dahin verbessert, daß die Nietfeder in einer ausgefrästen Rinne ruht.

Stifte Verwendung finden müssen, zog Müller es vor, für diese ein breiteres Federchen zu verwenden, das, am oberen Stiftende durch eine wagerecht angebrachte Öffnung hindurchgeschoben und dem Stifte entlang gebogen, eine genügende Federkraft besaß.

Dill verbesserte die Müllerschen Federstifte dadurch, daß er das Federchen statt auf die ganze Seitenfläche des Stiftes nur in eine ausgefeilte Rinne derselben legte (Abb. 280). Die Müllerschen Federstifte waren in einer Größe von 2 × 2 mm (mit der Hülse) für seitliche Schneidezähne, 2 × 2,3 mm für mittlere Schneidezähne und 2 × 2,6 mm für Eckzähne bzw. für die entsprechenden Raumverhältnisse der Wurzeln anderer Zähne bestimmt. Müller-Wädensweil brachte entweder alle Federstifte, die der Befestigung einer Brücke dienen

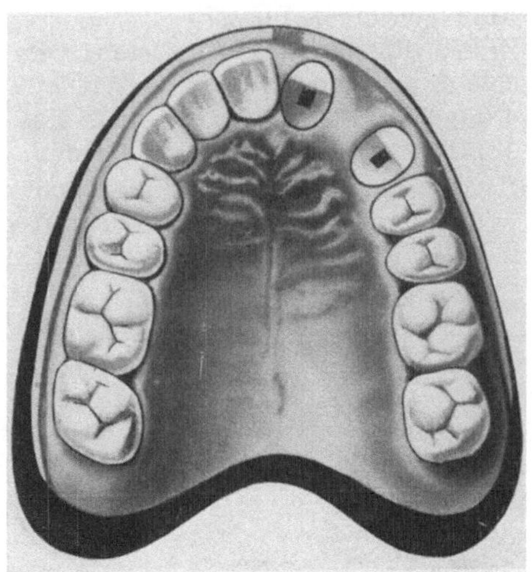

Abb. 281. Für die Aufnahme einer abnehmbaren Brücke nach Eugen Müller präparierter Oberkiefer. Die Wurzeln der beiden Pfeiler ⌊1 und ⌊3 sind mit Wurzelkappen versehen, in die Stifthülsen eingelötet sind. (Aus Eugen Müller.)

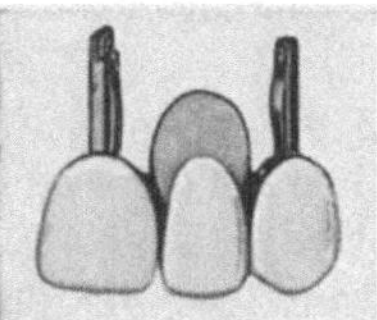

Abb. 282. Abnehmbare Brücke, die mit zwei Federstiften in den Wurzeln von ⌊1 und ⌊3 verankert ist (zu Abb. 282 gehörend). (Aus Eugen Müller.)

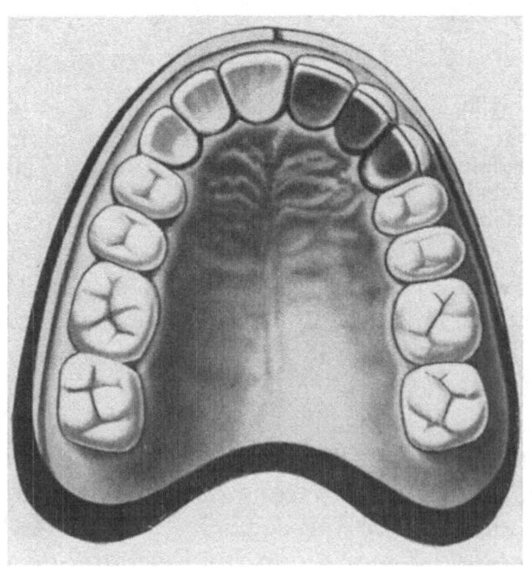

Abb. 283. Die in Abb. 281 und 282 gezeigte Brücke in situ. (Aus Eugen Müller.)

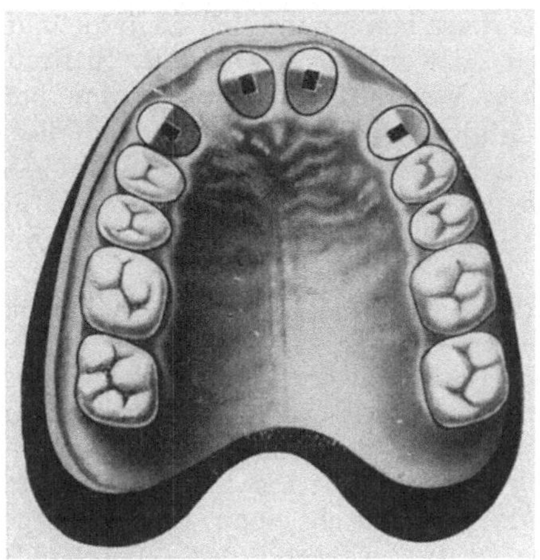

Abb. 284. Ein für die Aufnahme einer abnehmbaren Brücke nach Eugen Müller präparierter Oberkiefer. Die Wurzeln der vier Pfeiler 3 1|1 3 sind mit Wurzelkappen versehen, in die Stifthülsen eingelötet sind, und zwar in 3|3 Federstifthülsen, in 1|1 kurze Röhren. (Aus Eugen Müller.)

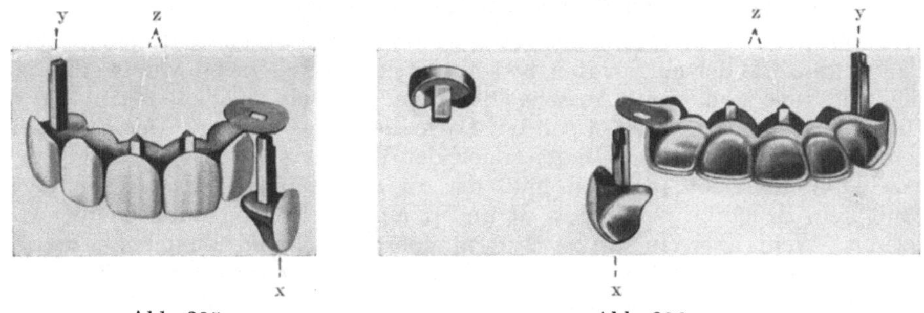

Abb. 285.   Abb. 286.

Abb. 285—286. Die für den in Abb. 284 gezeigten Fall bestimmte abnehmbare Brücke nach Eugen Müller. y Fest mit der Brücke verbundener Federstift. x Einzelverschlußzahn. z Kurze einfache Stifte. (Aus Eugen Müller.)

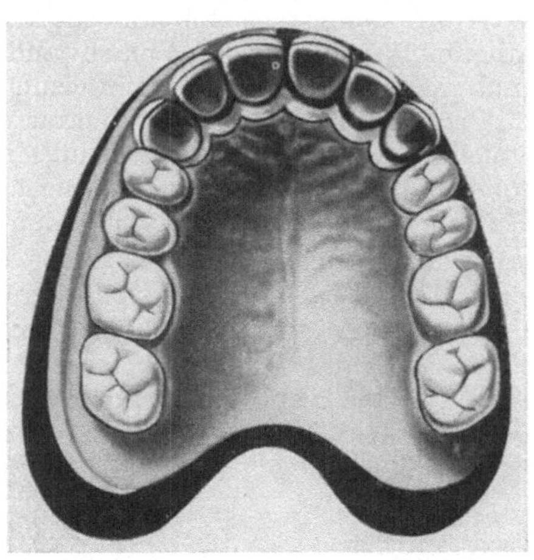

Abb. 287. Die in Abb. 284 und 286 gezeigte abnehmbare Brücke nach Eugen Müller in situ. (Aus Eugen Müller.)

sollten, an der Unterseite derselben an und ließ sie in die in die Wurzeln einzementierten Hülsen eingreifen, oder er brachte einen der Stifte fest an der Brücke an, während er den anderen Federstift an einer Krone befestigte, die ihm als Schlüssel — oder Verschlußzahn diente. In diesem Falle war an der Brückenbasis ein dem Eingang der Hülse und dem Querschnitt des Stiftes entsprechendes Loch ausgespart, durch das der Stift hindurch in die Hülse eingeführt wurde, um hier seinen Halt zu finden und damit der Befestigung der Brücke zu dienen, Darin, daß bei dieser Verwendung des Federstiftes die Notwendigkeit einer parallelen Versenkung der Hülse fortfiel, lag ein erheblicher Vorteil für die Ausschachtung der Wurzeln.

Abb. 281—283 zeigen eine abnehmbare Brücke nach Müller-Wädensweil, die dem Ersatz des linken oberen seitlichen Schneidezahnes dient.

Abb. 284—287 zeigen eine abnehmbare Brücke nach Müller-Wädensweil, die dem Ersatz der beiden seitlichen Schneidezähne des Oberkiefers dient. Das rechte Brückenende wird durch einen Federstift befestigt, der mit der Brücke fest verbunden ist (y), während das linke Brückenende durch einen Schlüsselzahn (x) verankert wird; die Wurzeln an beiden mittleren Schneidezähnen sind mit Hülsen versehen, in die kurze Vierkantstifte eingreifen.

g) Messung und Beurteilung der natürlichen Zähne hinsichtlich des für die Einlagerung von Federstiften gegebenen Raumverhältnisses.

Die Verwendung beider Federstiftarten, sowohl der Nietfederstifte nach Müller-Wädensweil, wie der eingesägten Federstifte nach Peeso setzt voraus, daß eine genügend tiefe und breite Ausschachtung der Wurzeln möglich ist, in die die Hülsen einzementiert werden sollen. Darin liegt eine Gefahr. Der Stift kann nicht immer nur nach den Dimensionen der Wurzel gewählt werden, in die er versenkt werden soll, sondern muß der zu erwartenden Belastung genügen, damit kein Bruch zu befürchten ist und damit die Brücke hinreichenden Halt gewinnt. Wenn aber ein starker Stift in eine schwache oder ungünstig gebaute Wurzel eingelassen werden muß, besteht die Gefahr einer zu großen Schwächung oder einer Perforation der Wurzelwandung. Eingehende Untersuchungen über die bei den verschiedenen Zahnkategorien hinsichtlich der Versenkung der Federstifte gegebenen Verhältnisse sind von Trost angestellt worden. Trost scheidet die Molaren und die unteren Schneidezähne als für die Aufnahme von Federstiften überhaupt nicht in Frage kommend, von vornherein aus. Er nimmt an, daß die Hülse wenigstens 2,5 mm stark sein und mindestens 7 mm teif versenkt werden muß, daß aber die Wurzelwand an ihrer schwächsten Stelle wenigstens 0,4 mm stark bleiben muß, um Reizungen der periodontalen Gewebe zu vermeiden. Trost fand unter diesen Voraussetzungen durch seine Messungen Zahlen, die auch die Versenkung der Stifthülse in den zweiten oberen Prämolaren und die oberen seitlichen Schneidezähne bedenklich erscheinen lassen. Trost maß bei einer großen Anzahl von Zähnen der verschiedenen Kategorien am Zahnhals und nochmals 7 mm nach der Wurzelspitze hin den kleinsten Durchmesser der Wurzel, zog 2,5 mm für die Hülse ab und dividierte die so gefundene Zahl durch 2. Es ergaben sich die folgenden Zahlen für die Wandstärke an der tiefsten Stelle des Schachtes nach einer 7 mm tiefen für die Versenkung einer 2,5 mm starken Hülse genügenden Ausschachtung:

bei oberen mittleren Schneidezähnen . . . 0,95 mm
„ unteren II. Prämolaren . . . . 0,60 „
„ oberen Eckzähnen . . . . 0,50 „
„ unteren I. Prämolaren . . . . 0,45 „
„ unteren Eckzähnen . . . . 0,40 „
„ oberen II. Prämolaren . . . . 0,30 „
„ oberen seitlichen Schneidezähnen . . . 0,25 „

Die Verhältnisse sind für die gleichmäßige Erhaltung der Wandstärke in praxi noch ungünstiger, als sie nach den an extrahierten Zähnen vorgenommenen Messungen erscheinen. Insbesondere kommt hier in Betracht, daß die Notwendigkeit der parallelen Versenkung der Hülsen in mehrere Zähne, die Anlage der Schächte oft in anderer Richtung erfordert, wie es nach dem anatomischen Bau der Wurzeln für die Erhaltung der Wandstärke am günstigsten wäre. Es bestehen daher in sehr vielen Fällen für die Versenkung der Müller- und Peesostifte ungünstige Verhältnisse, die die Möglichkeit ihrer Anwendung sehr einschränken. Erst durch die wesentliche Veränderung und Verbesserung, die der Federstift durch Riechelmann erfuhr, wurde derselbe zu einem für die Befestigung abnehmbarer Brückenarbeiten vielseitig zu verwendenden Hilfsmittel.

2. Neuere Systeme abnehmbarer Brücken.

Riechelmann stellte die abnehmbare Brückenarbeit in ihrer Anwendung auf den Boden der strengen Indikation, in ihrer Konstruktion aber völlig unter den Gesichtspunkt des Belastungsausgleiches. Riechelmann und neben ihm

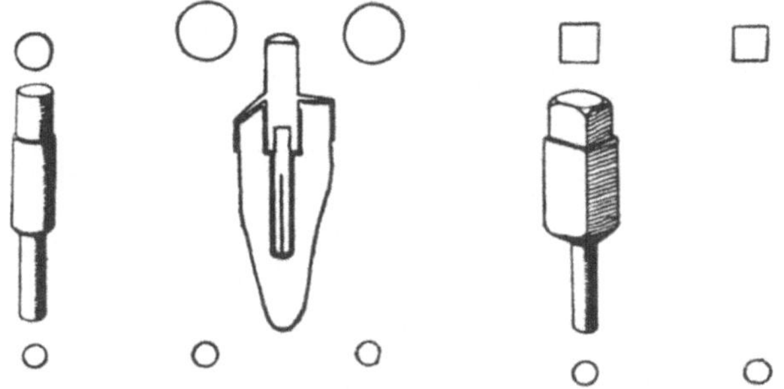

Abb. 288. Federstifte nach Riechelmann.

Rumpel halfen unsere Erkenntnis der für die Belastung und Entlastung der abnehmbaren Brücken in Betracht kommenden Kräfte erweitern und lehrten dieselben, sowohl in der gesamten Konstruktion der abnehmbaren Brücke, wie in der Gestaltung und Anlage ihrer einzelnen Teile berücksichtigen. Förderlich für die allgemeine Anwendung der abnehmbaren Brücke war es, daß Riechelmann die Befestigungsteile vervollkommnete, insbesondere den Federstiften und ihren Hülsen eine Form gab, die den natürlichen Verhältnissen der Zähne, in die sie versenkt werden, weit besser angepaßt ist als die älteren Formen, und daß er Hilfsmittel ersann, um das bei jeder abnehmbaren Brücke wichtige Prinzip der parallelen oder rechtwinkeligen Anlage korrespondierender Flächen und Linien leicht durchführbar zu machen.

a) Die Befestigungsteile der modernen abnehmbaren Brücken.

α) *Die Federstifte nach Riechelmann.*

Wir haben die eingesägten Federstifte nach Peeso bereits weiter vorne beschrieben. Die Riechelmannschen Federstifte zeigen dasselbe Prinzip, weichen aber in der Konstruktion insofern von ihnen ab, als sie zweiteilig hergestellt sind. Ein dünner eingesägter Stift aus Platiniridium in der Stärke von 1,4 mm ist in einem 2,5 mm starken runden, quadratischen oder rechteckigen Stift aus Goldplatin genau zentrisch eingeschraubt (Abb. 288). Die dazu passenden Hülsen werden gezogen oder bei runden Stiften aus dem Kern gedreht dazu

geliefert. Die Länge des dünnen und des dicken Teiles beträgt je 6 mm, die
Wandstärke 0,2 mm. Für einzelne Fälle sind Hülsen mit 8—10 mm an dem
dicken Teil zu verwenden. Es liegt auf der Hand, daß für die Verwendung
dieser Stifte hinsichtlich der Ausschachtung der Wurzeln wesentlich günstigere
Verhältnisse vorliegen als für die Verwendung der Müller- und Peeso-Stifte.
Riechelmann berechnet, indem er von den Trostschen Zahlen ausgeht, die
nach dem Ausschachten der Wurzeln für die Versenkung seiner Federstifte
verbleibenden Wandstärken:

bei mittleren Schneidezähnen mit. . . . . 1,20 mm
„ unteren II. Prämolaren . . . . 0,90 „
„ oberen Eckzähnen . . . . 0,85 „
„ unteren I. Prämolaren . . . . 0,80 „
„ unteren Eckzähnen . . . . 0,75 „
„ oberen II. Prämolaren . . . . 0,65 „
„ oberen seitlichen Schneidezähnen . . . 0,60 „

Es geht daraus hervor, daß bei einer für die Verwendung der Riechel-
mannstifte hinreichenden Ausschachtung die Wandstärke selbst bei den oberen
seitlichen Schneidezähnen, die sich nach den Trostschen Untersuchungen für die Versenkung der Müller- und Peesostifte als ungeeignet erwiesen, bei weitem größer bleibt, als sie Trost als Mindestmaß forderte. Der dünne Teil ist bei sämtlichen Riechelmannstiften von gleichem Durchmesser. Es ist dies von besonderem Vorteil für die Herstellung der Parallelität mehrerer Hülsen resp. Stifte. Riechelmann gibt überhaupt den runden

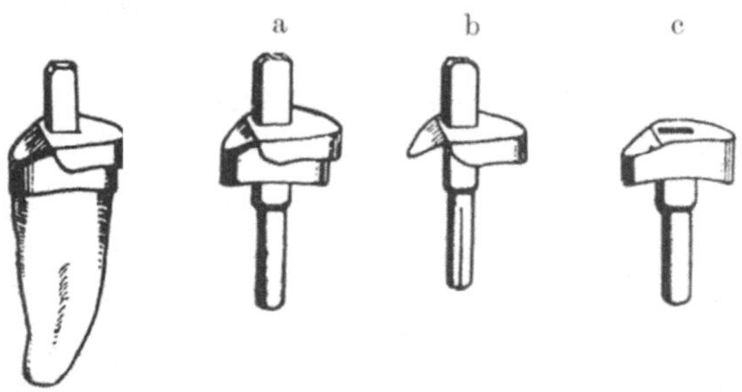

Abb. 289. Mittlerer Schneidezahn mit montierter
Wurzelkappe und Stiftkappe. a Wurzelkappe mit
Hülse, Stift und Stiftkappe. b Federstift mit Stift-
kappe. c Wurzelkappe mit Hülse.
(Aus Riechelmann.)

Stiften den Vorzug und verwendet hauptsächlich Größe Nr. II.

Außer der geringeren Schwächung und der bequemeren Ausschachtung der
Wurzeln haben die Riechelmannschen Federstifte gegenüber den anderen
folgende Vorteile: Durch die Verstärkung des dicken Stiftes ist die Bruchgefahr so gut wie ausgeschlossen, nur muß darauf geachtet werden, daß der
massive Teil des Stiftes, dem die Führung obliegt, mindestens 4—5 mm in
die Hülse reicht, also tiefer als die Gewindebohrung zur Aufnahme des Federstiftes im dicken Stift langt. Bei schwachen Wurzeln ist es besser, den Federstift bis auf 3—4 mm zu kürzen, als den Führungsstift zu kurz zu wählen.
Der dünne Stift hat lediglich den Zweck, die Federung in der Hülse zu erreichen, und dazu genügt noch eine Länge von 3—4 mm; der dicke Stift dient
ausschließlich zur Führung.

Der Federstift hat weiter den Vorteil, daß er nach dem Löten eingeschraubt
wird, also seine volle Federspannung behält und daß er bei Bruch auch ausgewechselt werden kann. Der einzige Nachteil liegt darin, daß das Gewinde
durch den Lötprozeß etwas leidet, so daß sich der dünne Stift bei längerem
Tragen leichter lockert. Dem kann durch Einschrauben mit einer Spur erhitzten Schellacks abgeholfen werden, der Stift muß alsdann vor dem Aus-
schrauben erwärmt werden. Die Verwendung der Riechelmannschen Federstifte mit der Wurzel- und Stiftkappe veranschaulichen die Abb. 289 a b c.

β) Die Stiftführungskrone nach Riechelmann.

Das Prinzip der Stiftführungskrone nach Riechelmann liegt darin, da, wo die anatomischen Verhältnisse es nicht gestatten, die Hülse eines Federstiftes ganz in die Wurzel des als Brückenpfeiler dienenden Zahnes einzulassen, einen Teil der natürlichen Krone zu erhalten und die Hülle so zu versenken, daß nur ihr dünner Teil in der Wurzel, der obere breite Teil aber in dem Kronenteil des Stumpfes ruht. Von der Kau- bzw. Schneidefläche der Zähne, die als Träger von Stiftführungskronen dienen sollen, braucht dann nur so viel fortgeschliffen zu werden, daß zwischen dem flachen Deckel der Stiftführungskrone und der Bißfläche der Gegenzähne Raum genug für eine gegossene Kaufläche von 2—3 mm Dicke bleibt; es ist daher eine Versenkung der Stifthülse, wie sie für die Stiftführungskrone notwendig ist, auch da möglich, wo die Wurzel eine für die Ausschachtung ungünstige Form aufweist. Die Stiftführungskrone besteht aus einem den Stumpf umfassenden zylindrischen Ring, dem in der Höhe des Stumpfes ein flacher Deckel aufgelötet ist. In den Deckel ist die in den Zahn eingreifende Stifthülse eingelötet. Dieser Basisteil der Stiftführungskrone wird dem Zahnstumpf aufzementiert. Auf dem Basisteil der Stiftführungskrone ruht die gegossene Kaufläche mit dem genau dem Eingang und dem Verlauf der Hülse entsprechend angebrachten Federstift. Die Kaufläche ist mit der Brücke verbunden, man läßt ihren Buccalrand etwa 1 mm über den Deckel der Basis überstehen, damit der Patient beim Herausnehmen der Brücke einen Anschlag für den Fingernagel findet. Die Stiftführungskrone mit rundem Stift dient u. a. zur Herstellung einer gelenkigen Verbindung zwischen dem freiragenden Ende einer abnehmbaren Brücke und einem Pfeiler oder einer festen Brücke dergestalt, daß der Basisteil der Stiftführungskrone mit dem Pfeiler, bzw. der festen Brücke, die Kaufläche und der Federstift mit der abnehmbaren Brücke verbunden wird. Damit bei dieser Verwendung der Stiftführungskrone die Möglichkeit einer geringen Drehung um den Stift gegeben ist, muß der Deckel des Basisteiles, bzw. die auf ihr ruhende Unterseite der Kaufläche in zwei Ebenen rechtwinklig zum Stift verlaufen. Um diese rechtwinklige Lagerung zu kontrollieren, bedient sich Riechelmann der ,,Testplatte‘‘. (Beschreibung der Testplatte siehe S. 727.) Man läßt die Kaufläche bei dieser Verwendung der Stiftführungskrone an der Distal- und Buccalseite in Halbkreisform ein wenig übergreifen, doch darf die Führung, die sie dadurch an der Außenwand des Basisteiles gewinnt, nicht enger sein, als daß eine Drehung der Kaufläche nach rechts und links um wenigstens 10 Grad möglich ist, auch ist es wichtig, daß der Eingang der Stifthülse den Mittelpunkt des übergreifenden Halbkreises bildet.

Riechelmann verwendet die Stiftführungskrone vor allem auf I. und II. Prämolaren, aber auch auf Eck- und Schneidezähnen, für die alsdann der Ring der natürlichen Form des Zahnes angepaßt werden muß. Der Nachteil der Anwendung der Stiftführungskrone auf Vorderzahnstümpfen liegt darin, daß durch sie das Gold in unschöner Weise sichtbar wird. In vielen Fällen wird hierfür eine so bedeutsame Kontraindikation gegen die Anwendung dieser Krone als Befestigungsteil einer abnehmbaren Brücke liegen, daß eine andere Lösung der prothetischen Aufgabe gesucht werden muß. In manchen Fällen aber wird man die großen konstruktiven Vorteile, die die Stiftführungskrone bietet, so viel höher veranschlagen, daß die kosmetischen Rücksichten zurücktreten müssen. Die Vorzüge der Stiftführungskrone sind darin zu suchen, daß trotz einer mäßig tiefen Ausschachtung der Wurzel die Stifthülse sehr tief und fest eingelassen wird. Dadurch, daß der dickere Teil des Stiftes in dem Kronenteil des natürlichen Zahnes nach entsprechender Ausschachtung sehr viel Spielraum hat, wird es erleichtert, der Stifthülse die im Einzelfall erwünschte parallele

Stellung zu den anderen Befestigungsteilen zu geben. Auch in palatinale Wurzeln oberer Molaren läßt sich die Stifthülse einlagern. Wenn dies nach dem Bau der Wurzel nicht möglich ist, legt Riechelmann bei sehr langen Molarenkronen die Stifthülse parallel zu den übrigen Stiften auf die Kronenwand auf und verstärkt sie, indem er sie in der Umgebung mit Lot verschwemmt;

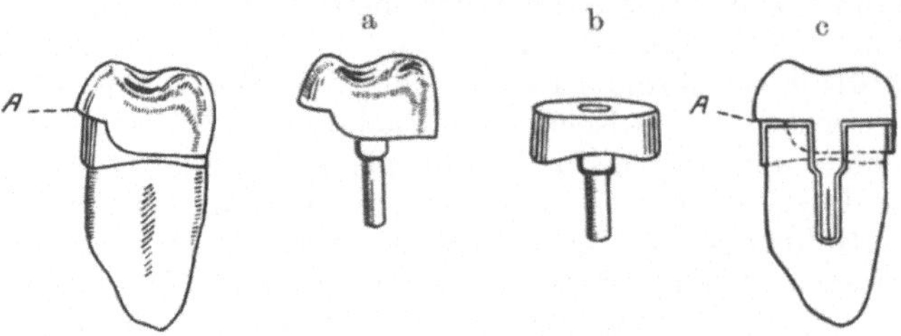

Abb. 290. Prämolar mit Stiftführungskrone. A = Anschlag für den Fingernagel. a Kaufläche mit Federstift. b Kronenring mit Stifthülse. c Zahn im Längsschnitt. (Aus Riechelmann.)

Riechelmann weist darauf hin, daß eine solche Außenverankerung nur in Ausnahmefällen Anwendung finden soll, da die zentrale Versenkung der Stifthülse einen besseren Widerstand gegenüber dem Kaudruck verspricht.

γ) Die Sattelklammer.

Die Sattelklammer ist dadurch in ihrem Wesen charakterisiert, daß sie, um an einer Krone Halt zu gewinnen und sich auf dieselbe zu stützen, die Krone nicht nur umgreift, sondern zugleich einen gegossenen Zapfen in einen in der Kaufläche vorgesehenen Sattel eingreifen läßt. Sattelklammern wurden von Rumpel 1909 gezeigt.

Die von Riechelmann angegebene zylindrische Krone mit umfassender Sattelklammer besteht aus einer zylindrisch geformten Goldkrone, die von einer kräftigen Klammer so umfaßt wird, daß sie nach keiner

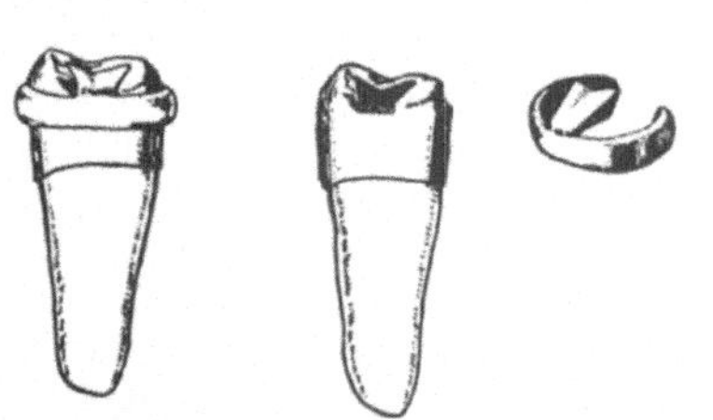

Abb. 291. Prämolar mit umfassender Sattelklammer. (Aus Riechelmann.)

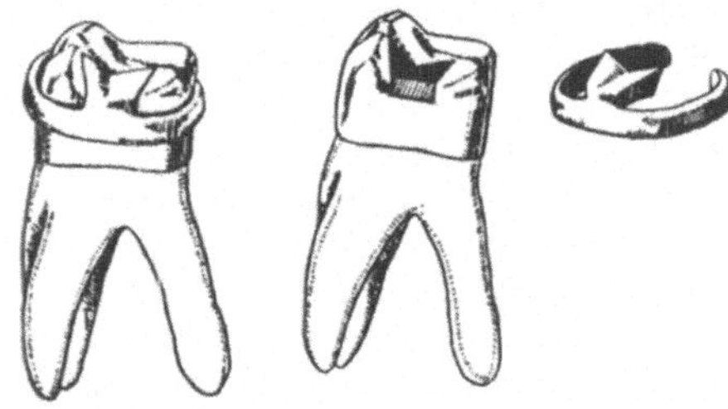

Abb. 292. Oberer Molar mit umfassender Sattelklammer. (Aus Riechelmann.)

Seite entweichen kann. In dem Deckel der Krone ist das schwalbenschwanzförmige Lager (Sattel) für einen von der Klammer ausgehenden Fortsatz vorgesehen. Die vertikalen Wände des Lagers stehen senkrecht auf dem Boden desselben, die Oberfläche des Fortsatzes paßt sich der Kauflächenform an. Der Fortsatz liegt so exakt in seinem Lager, daß er fest auf dem Boden ruht und beim Einsetzen und Herausnehmen feste Fühlung mit den Seitenwänden behält. Dadurch wird der Halt, den die Klammer findet, noch verstärkt und verhütet, daß die Klammer nach dem Zahnhals zu hinaufrutscht. Ein Teil der Brückenlast wird durch den Fortsatz auf die Pfeiler übertragen. Das Lager wird in der Regel an einer der approximalen Seiten der Krone angelegt, doch kann es ebensowohl, wenn irgendeine Rücksicht dies gebietet, an anderer Stelle angebracht werden. Bei der Herstellung der zylindrischen Krone mit umfassender Sattelklammer ist darauf zu achten, daß alle vertikalen Flächen der einander anliegenden Teile unter sich und zu den korrespondierenden Flächen der übrigen Brückenanker parallel verlaufen.

δ) *Die Querreiterklammer nach Riechelmann.*

Während die umfassende Sattelklammer für ihre Anwendung eine freie oder wenigstens einseitig frei Stellung des Zahnes verlangt, den sie umfassen soll, ist die Querreiterklammer bestimmt, an Zähnen, die in der geschlossenen Zahnreihe stehen, oder in dem Körper von Brücken einen Halt zu suchen. Die Querreiterklammer ist ein richtiger Anker, dessen Schaft in eine tiefe, von der Zungen- bzw. Gaumen- zur Wangenseite einer Krone oder des Körpers einer Brücke führende Rinne so hineinpaßt, daß seine freie Fläche in die Kaufläche übergeht, und dessen Arme an der Buccal- und Palatinal-Lingualseite des von ihm erfaßten Körpers fest und ein wenig federnd anliegen.

Der vierkantige Schaft der Querreiterklammer wird möglichst tief versenkt; die Wände des Schachtes, in dem der Schaft ruht, werden unter sich und zu den anderen Gleitflächen aller Befestigungsteile der Brücke, der die Klammer dient, parallel angelegt. Um der Klammer einen besonders guten Halt zu sichern, wölbt man die Kaufläche buccalwärts ein wenig vor, damit die Klammerarme federnd darüber greifen.

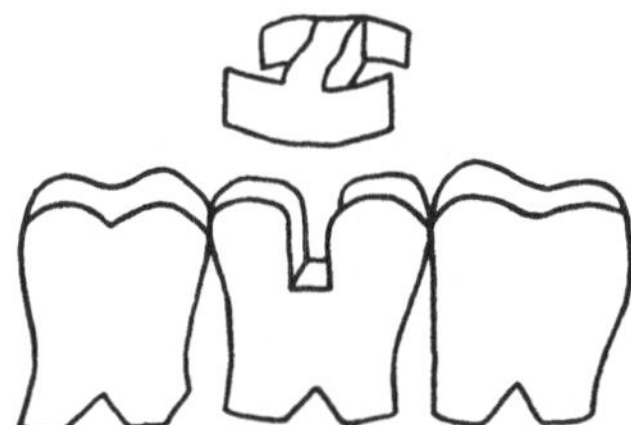

Abb. 293. Querreiterklammer auf der Krone eines II. unteren Molaren in geschlossener Zahnreihe.

Die Querreiterklammer findet in der Hauptsache an Entlastungs- bzw. Versteifungsbügeln Anwendung.

b) Der Herstellungsgang.

Der Werdegang einer abnehmbaren Brücke weicht von demjenigen einer festen Brücke im wesentlichen nur hinsichtlich der Herrichtung der natürlichen Zähne zu Pfeilern und der technischen Ausführung der Befestigungsteile (Anker) ab. Die Präparation der Stümpfe zu Trägern abnehmbarer Brücken geht darauf hinaus, sie so herzurichten, daß die eben beschriebenen Befestigungsteile (Federstifte, zylindrische Kronen mit umfassender Sattelklammer, Querreiterklammer usw.) in der ihnen für ihren Zweck zukommenden Stellung auf und in ihnen angebracht werden können.

Die Bestimmung aber der Anker abnehmbarer Brücken ist von dem Prinzip der Parallelität beherrscht, die, wie wir bereits weiter vorne ausführten, für die Möglichkeit des ungehinderten Einsetzens und Herausnehmens, sowie für den Halt, den die Brücke findet, ausschlaggebend ist.

a) *Die Hilfsmittel für die Herstellung der abnehmbaren Brücke.*

Für die Herstellung der abnehmbaren Brückenarbeiten sind eine Reihe von Spezialinstrumenten ersonnen worden, mit deren Hilfe es möglich wird, den Anforderungen zu entsprechen, die an die Lage der Befestigungsteile zueinander gestellt werden müssen. Einige von Riechelmann angegebene Hilfsmittel besitzen eine für ihren Zweck besonders gute Eignung.

Der Parallelometer.

Instrumente, die der parallelen Anlage von Linien und Flächen bzw. der Prüfung der Parallelität dienen, sind vielfach konstruiert und wie in der allgemeinen Technik, so auch in der zahnärztlichen Prothetik zur Anwendung gekommen.

Ein einfacher Parallelometer, der freilich nur dem Vergleich der Richtung zweier Kanäle oder Flächen dient, ist von Herbst angegeben worden (Abb. 294). Derselbe besteht aus zwei aufeinander verstellbaren Metallröhren, auf deren jede ein Metallstift aufgelötet ist. Die Stifte stehen parallel und können zueinander durch Verschiebung der Röhren näher und weiter entfernt eingestellt werden.

Riechelmann hat einen Paralellometer angegeben, der aus drei gelenkig verbundenen rechteckigen Schienen besteht. Auf diesen Schienen reiten Schieber, durch die 1,4 mm starke Stahlstifte rechtwinklig zu den Schienen und parallel zueinander hindurchtreten und sich beliebig fixieren lassen, so daß man mit ihnen die Parallelität mehrerer an den verschiedenen Stellen des Zahnbogens liegender Flächen, Schächte usw. kontrollieren kann (Abb. 295). Das Mittelstück des Riechelmannschen Parallelometers läßt sich, wenn es sich nur um Messungen im Bereiche der Vorderzahnreihe handelt, auch für sich allein gebrauchen, ebenso das Mittelstück und

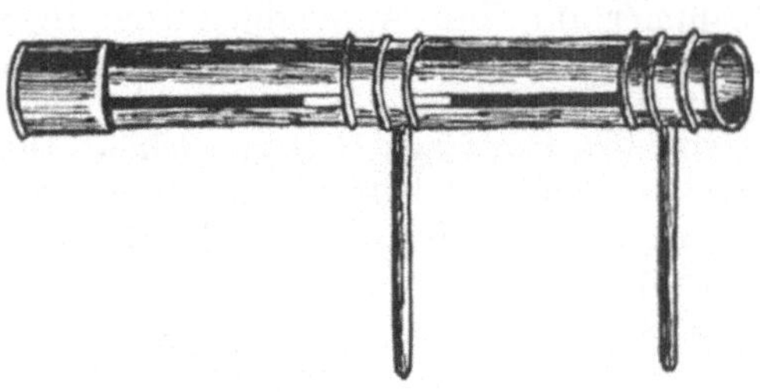

Abb. 294 Parallelometer nach Herbst.

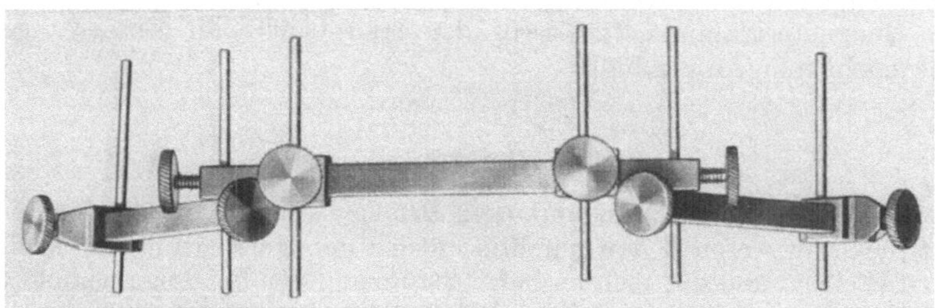

Abb. 295. Parallelometer nach Riechelmann.

eine der Seitenschienen, wenn die Kontrolle der Parallelität sich auf Punkte beschränkt, die innerhalb des vorderen Kieferbogens und auf einer Seite desselben liegen.

Der Anwendung der Parallelometer stellen sich im Munde oft Schwierigkeiten entgegen, da namentlich im hinteren Mundbereich die Raumverhältnisse oft nicht genügen, um einen Apparat mit vielen langen Stiften einzuführen und zu den auf ihre Parallelität zu prüfenden Teilen in eine exakte Stellung zu bringen. Der Parallelometer findet auch auf dem Modell Anwendung.

Der Gleichrichter nach Riechelmann.

Der Gleichrichter ist zur Prüfung der Parallelität der auf dem Gipsmodell befindlichen Befestigungsteile bestimmt. In Abb. 296 sehen wir den Apparat mit allen Vorrichtungen, die der parallelwandigen Anlage des Sattels der Querreiter- und der Sattelklammer, sowie der Stifthülsen und der Ringwände dienen.

Der Gleichrichter besteht aus einem Fuß mit genau senkrechter runder Führungsstange F. Auf derselben läuft in der Höhe verstellbar eine Drehgelenkführung (D), welche die Drehung um die eigene Achse, sowie die Kreisbewegung eines runden Stiftes (S) gestattet. Letzterer hat an seinem Ende zum Fassen der Querreiter (Q) ein Klemmschraubenfutter (K 1), in dessen massivem Teil sich eine zum Futter genau paralle Durchbohrung befindet zur Aufnahme eines der Kontrollstifte des Parallelometers.

In diese Durchbohrung wird ein Stift P 1 von 1,2 mm Durchmesser geführt und in beliebiger Höhe und Stellung fixiert. An seinem Ende trägt der Stift genau im rechten Winkel ein zweites Klemmfutter (K 2) zur Aufnahme eines schwalbenschwanzförmigen Kerns (R) für den Reiter der Reiterklammer. Sowohl der Querreiter wie auch die Reiter werden in richtiger Stärke und Form in Graphit geliefert, in die Klemmfutter in richtiger Lage eingespannt, in die in Wachs modellierte Brücke resp. Kronenaufläche eingeschmolzen und ergeben nach dem Guß die gewünschte Aussparung im Metall. Durch die Verstellbarkeit der Führungsstange und des Drehgelenkes sowie des ganzen Gleichrichters auf der glatten Tisch-

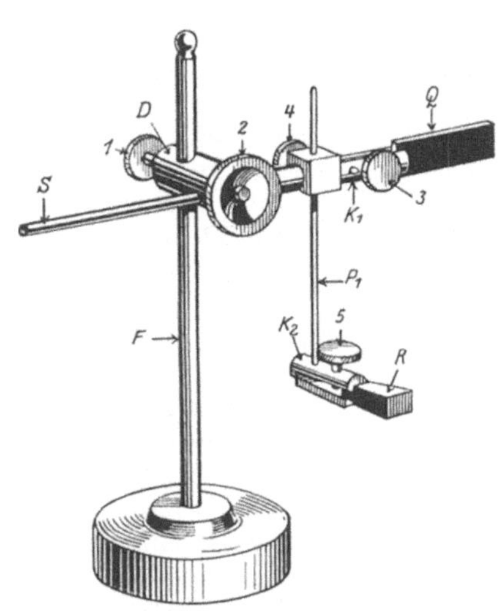

Abb. 296. Der Gleichrichter nach
Riechelmann.

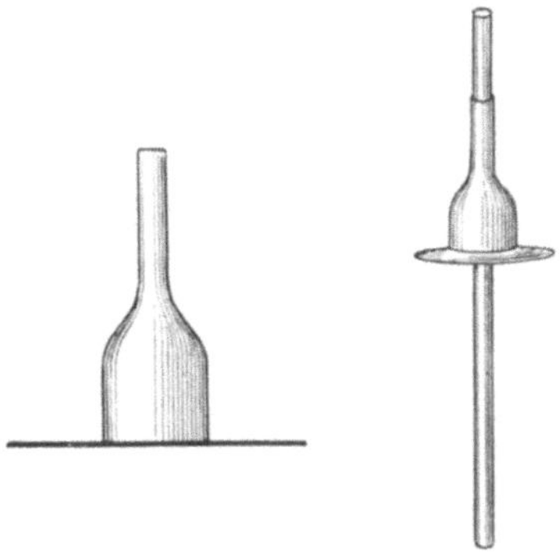

Abb. 297. Die Testplatte nach
Riechelmann.

oder Glasplatte ist die Einstellung in jedem gewünschten Winkel mit leichter Mühe möglich und die Gewißheit gegeben, daß die Befestigungsmittel untereinander vollständig gleichgerichtet sind. Bedingung ist nur, daß die Modelle mit ebener Unterfläche gegossen sind.

Die Testplatte nach Riechelmann.

Diese dient dazu, die in zwei Ebenen senkrechte Lage eines flachen Kronendeckels zu einer in die Wurzel eingelassenen Stifthülse sicherzustellen; sie ist den Maßen und der Form der Riechelmannschen Federstifte angepaßt. Die Testplatte besteht aus einem beiderseits offenen dünnen Hülsenteil und der Federstifthülse und trägt an dem breit ausgebauchten Ende eine zur Hülse in zwei Ebenen genau senkrechte Platte (Abb. 297). Die Ausbauchung der Hülse muß stärker sein als die stärkste Nummer der runden Federstifthülse, damit sie über diese geschoben werden kann. Der Durchmesser des dünnen Halses der Testplatte entspricht der Stärke der Federstifte; bei der Anwendung der Testplatte wird ein langer Stahlstift von gleicher Stärke durch die Hülse hindurchgeschoben und in die Federstifthülse eingeführt, die sich mit dem Ring auf dem Modell befindet. Dann wird die Testplatte so weit zum Ring hingeschoben, bis sie den Ring berührt. Nachdem der Ringrand alsdann so eingeebnet ist, daß er der Platte in seinem ganzen Verlauf anliegt, ist es gewährleistet, daß ein aufgelöteter Deckel in 2 Ebenen senkrecht zur Stifthülse liegt.

β) Die Präparation der Stümpfe, Anpassen und Fertigstellung der Befestigungsteile.

Die äußere Herrichtung der Stümpfe und gleichgerichtete Anpassung der Ringe.

Die äußere Herrichtung der Zahnstümpfe und die Anpassung der Ringe ist im Abschnitt „Kronenarbeit" eingehend beschrieben worden; wir verweisen hinsichtlich des allgemeinen Vorgehens und der Anwendung der Instrumente, die der Abtragung des Schmelzes und der Beschleifung dienen, auf das dort Gesagte. Hinsichtlich der besonderen Präparation der Stümpfe für die Aufnahme der Anker abnehmbarer Brücken ist das Folgende zu sagen:

Die Frontzahnstümpfe werden für die Aufnahme von Wurzelkappen labialwärts bis unter den Zahnfleischsaum herabgeschliffen, während man sie buccalwärts etwa 1—2 mm über die Zahnfleischgrenze hinausragen läßt. Prämolaren und Molaren werden so weit gekürzt, daß den Antagonisten gegenüber 2 bis 4 mm Platz für eine massive Kaufläche bleibt. Soll ein Querreiterklammer Verwendung finden, so muß die Anlage einer noch dickeren Kaufläche vorgesehen werden, damit der Querbalken der Klammer tief genug versenkt werden kann. Das Beschleifen der Wandungen der Stümpfe, das auf eine zylindrische Gestaltung des einzelnen Pfeilers und auf die völlig parallele Anlage aller für die Brückenbefestigung beanspruchter Pfeilerwände untereinander hinzielt, läßt sich nicht von der Anfertigung der Ringe trennen. Mit den Ringen selbst muß die Parallelität der Wandungen bzw. die Möglichkeit, die Ringe in paralleler Stellung zueinander auf die Stümpfe zu bringen, kontrolliert werden; diese Möglichkeit aber muß gegeben sein, ohne daß der genaue Halsschluß des Ringes und der durch ihn zu gewinnende Halt vermindert wird. Wir können leicht einen Stumpf so präparieren, daß sich ein völlig zylindrischer Ring mit genauem Anschluß um den Zahnhals auf den Stumpf aufsetzen läßt. Weit schwieriger ist es, mehreren zylindrischen Ringen zueinander oder einem Ring zu anderen Befestigungsteilen eine bestimmte durch die Notwendigkeit der Parallelität der Wände bedingte Stellung zu geben. Mit schlotternden oder auf dem Stumpf beweglichen Ringen ist die Parallelität der Ringe unter sich und mit den anderen Befestigungsteilen leicht zu erreichen. Da aber der straffe Sitz der Ringe ebenso notwendig ist wie der parallele Verlauf der Wände, muß die Gleichrichtung der Ringe mit der Forderung eines festen Anschlusses am Zahnhals in Einklang gebracht werden. Es kann dies nur dadurch geschehen, daß die Ringe während des Zurechtschleifens der Stümpfe aufprobiert und unter Wahrung des festen Halsschlusses nach dem Augenmaß und mit Hilfe des Parallelometers angepaßt und aufgestellt werden. Die Divergenz der Pfeiler bedingt dabei, daß die Ringachse nicht immer die Fortsetzung der Achse des Stumpfes bilden kann. Solange die Abweichung keine erhebliche ist und nicht etwa den Halt des Ringes am Stumpfe beeinträchtigt oder der Versenkung einer Stifthülse in den betreffenden Pfeiler hinderlich wird, hat sie keine erhebliche Bedeutung.

Riechelmann benutzt zur Abmessung des Wurzelumfanges Maßringe und fertigt die Ringe aus 22kar. Gold oder Platinblech von 0,25 mm Dicke an. Er zieht den Ring mit Hilfe desjenigen Stempels der Kronenziehpresse, der dem als genau passend befundenen Ringe entspricht und treibt ihn mittels eines Holzstabes und des Hammers auf den Stumpf hinauf. Auf diese Weise läßt sich die Richtung, in der man den Ring hochtreiben will, beliebig ändern und die Stellung des Ringes zu anderen Ringen oder Befestigungsteilen regeln.

Wenn die Stümpfe und Ringe im Munde nach dem Augenmaß und mit Hilfe des Parallelometers gleichgerichtet sind, kann noch eine Nachprüfung außerhalb des Mundes auf dem Gipsmodell vorgenommen werden. Man nimmt, während sich die noch nicht niedriger gemachten Ringe im Munde befinden, einen Gipsabdruck und fertigt nach diesem ein Positivmodell an, das die Ringe trägt. Die Parallelität der Kronenwandungen wird alsdann mit dem Gleichrichter geprüft (Abb. 298).

Ergeben sich dabei Abweichungen, so muß die Stellung der Ringe entsprechend abgeändert werden. Erst nachdem man sicher ist, daß alle Wurzel-ringe, deren Außenwände von den Befesti-gungsteilen einer abnehmbaren Brücke umgriffen werden, unter sich und mit den Stifthülsen derselben Brücke parallel stehen, darf man in dem weiteren Aufbau der Brückenanker fortfahren. Die im nächsten Abschnitt beschriebene Aus-schachtung der Wurzeln wird man natur-gemäß, wenn exakt übereinander passende Ringe, z. B. zylindrische Kronen mit umgreifenden Sattelklammern, Teleskop-kronen oder Doppelkappen zusammen mit Federstiften der Befestigung einer ab-nehmbaren Brücke dienen sollen, zeitlich nicht von der Herrichtung der Stümpfe und der Adaptierung der Ringe trennen,

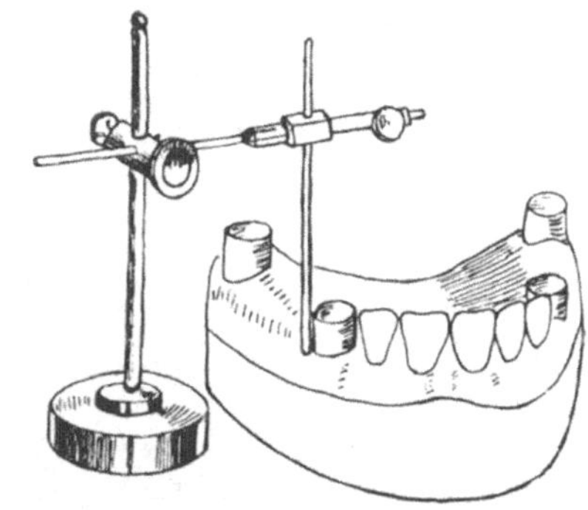

Abb. 298. Anwendung des Riechel-mannschen Gleichrichters zur Kon-trolle der Parallelität der Ringwände.

sondern die Arbeit im Munde schrittweise gleichzeitig vornehmen. Nachdem man im Munde zu einer vollkommenen Parallelität gelangt zu sein glaubt, folgt eine Kontrolle aller Teile auf dem Modell.

Die innere Herrichtung der Stümpfe (Ausschachtung) und gleich-gerichtete Einlagerung der Stifthülsen.

Bei der Herrichtung der Lager für die Stifthülsen in den Wurzeln der Pfeiler bleibt die zu erzielende Parallelität aller korrespondierenden Teile der Brücken-anker das leitende Prinzip. Wir haben bei Besprechung der äußeren Herrich-tung der Stümpfe und Anpassung der Wurzelringe bereits darauf hingewiesen, daß man aus diesem Grunde die Ausschachtung gleichzeitig mit der Präparation der Stümpfe und der Adaptierung der Ringe vornehmen sollte, oder daß wenigstens jeder dieser Arbeitsabschnitte im Einklang mit dem anderen vor sich gehen muß.

Die Ausschachtung der Wurzeln ist eine schwierige, verantwortungsvolle Arbeit. Die ungleichen Raumverhältnisse, die wir bei den verschiedenen Zahn-kategorien vorfinden, die häufig schwer festzustellenden Abweichungen von der Norm des anatomischen Baues der Wurzeln und des Verlaufes des Wurzel-kanales bedingen diese Schwierigkeit. Um festzustellen, welche Divergenzen zu überwinden sind, um zu einer vollkommenen Parallelität der einzulassenden Stifthülsen unter sich und mit den korrespondierenden Flächen zu gelangen, gilt es zunächst, eine Übersicht über die verschiedenen Richtungen der aus-zuschachtenden Wurzeln zu gewinnen und zu beurteilen, ob sich wohl eine für das Einsetzen und Herausnehmen der Brücke geeignete mittlere Richtung finden läßt, die allen aneinander hingleitenden Teilen der Brückenanker gegeben werden kann.

Man steckt zu diesem Zwecke in die Wurzeln, die zur Aufnahme der Stifthülsen präpariert werden sollen, lange Stahlstifte, nachdem die gefüllten Wurzelkanäle in der Stärke dieser Stifte so aufgebohrt sind, daß die Stellung der Stifte der Richtung der Zahnachse entspricht (Abb. 299). Es läßt sich alsdann nach der Richtung der herausragenden Enden abschätzen, ob die Möglichkeit besteht, die Lager so anzulegen, daß die Stifthülsen zueinander und zu den korrespondierenden Befestigungsteilen parallel liegen.

Neben diesen Feststellungen geht die Untersuchung der einzelnen Wurzeln einher. Da bei der Verwendung der eingesägten Stifte nach Peeso das Lager in seiner ganzen Tiefe gleichmäßig ausgehoben werden muß, ist die Länge und der Verlauf der Wurzeln schon bei der Präparation und Füllung der Kanäle

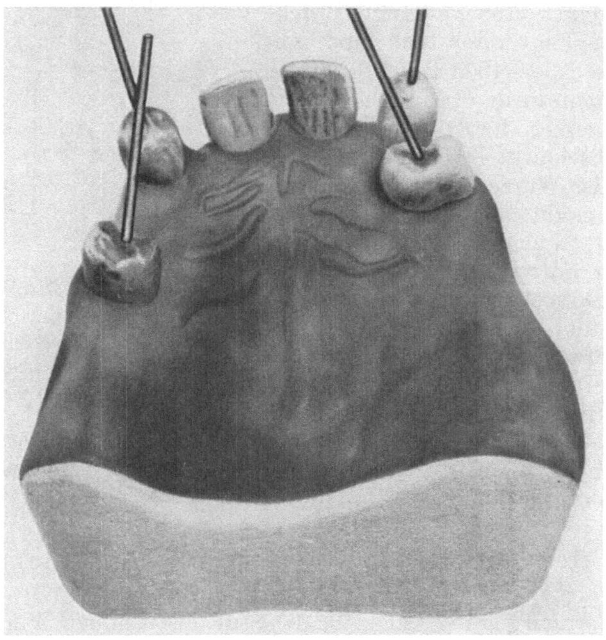

Abb. 299. Die Anwendung der Richtstifte zur Ermittlung der Wurzelrichtung vor ihrer Ausschachtung. (Aus Riechelmann.)

mit der Sonde zu prüfen; es ist in Betracht zu ziehen, um welche Zahnkategorie es sich handelt und ob ein kräftig entwickeltes Zahn- und Wurzelmaterial die Pfeiler abgibt.

Erscheinen die bei den einzelnen Stümpfen vorgefundenen Verhältnisse für die Einlagerung der Stifthülsen günstig, und wird dieser Befund auch durch das Röntgenbild bestätigt, so kann mit der Ausschachtung begonnen werden.

Man bohrt zunächst mit einem Rosenbohrer, der kaum dicker ist als das Lumen des Kanals (Nr. 3—4) eine kurze Strecke (etwa 3 mm tief) auf. Ein solcher Bohrer folgt leicht und sicher dem Kanal, so daß eine Abeichung von seinem Verlauf nicht zu befürchten ist. Dann erweitert man diese Strecke erst mit einem etwas stärkeren Bohrer, schließlich mit Bohrerstärke 8—9. Man achtet dabei sorgfältig darauf, daß sich der Querschnitt der Wurzelfüllung stets auf dem Boden des Schachtes deutlich in der Mitte abzeichnet, so daß man sicher ist, daß Wurzelkanal und Schacht zentrisch verlaufen. Nach der Erweiterung der ersten Strecke folgt man zunächst wiederum mit einem schwachen Bohrer eine kleine Strecke dem Wurzelkanal, um dieselbe dann auch wieder entsprechend zu erweitern. Wenn man nicht schon vor Beginn der Ausschachtung, wie wir dies eben beschrieben, Stifte in die eröffneten Wurzelkanäle steckte, um die Möglichkeit des Richtungsausgleiches zu beurteilen, so muß dies jetzt geschehen, um einen Anhalt für das Vorgehen bei der weiteren Ausschachtung zu gewinnen. Man sondiert gleichzeitig bei jedem Schrittchen weiteren Vordringens und mißt immer wieder die Länge der aufgebohrten Strecke, um eine zu tiefe Ausschachtung und eine Verletzung der Wurzelwandungen zu vermeiden. Man achtet dabei aufmerksam auf die Angaben des Patienten über ein etwa von ihm wahrgenommenes Hitzegefühl. Ein leichter Schmerz tritt schon auf, ehe die Wandung der Wurzel geschädigt ist; der Patient ist daher immer wieder anzuweisen, jede, auch die geringste Schmerzempfindung zu melden.

Die Federstifte nach Peeso erfordern eine Ausschachtung bis zu einer Tiefe von 8—10 mm. Die Stifte können an dem gespaltenen Ende gekürzt und müssen so tief verankert werden, daß der nicht gespaltene Schaft wenigstens 2 mm tief in die Hülse hineinragt. Es ist dies erforderlich, weil die Austrittsstelle aus der Hülse die am stärksten beanspruchte Stelle des Stiftes ist. Die Ausräumung in der Breite und die Richtung, in der die Abtragung nach der Seite hin vor sich geht, hängt von der Art der Divergenz ab, die im Einzelfalle auszugleichen ist. Statt sich den Anhalt hierfür durch besondere Stifte zu verschaffen, kann man die Peesostifte selbst als Richtpfosten benutzen. Nachdem die Lager soweit ausgebohrt sind, daß die Hülsen bis zur erforderlichen Tiefe in sie eingefügt werden können, steckt man sie in die Wurzeln, für die sie bestimmt sind, hinein und zieht die Federstifte soweit heraus, daß man ihre Richtung mit dem Augenmaß vergleichen kann. Man visiert von der Seite und von vorne bis man der Parallelität jedes Stiftpaares in zwei Ebenen und damit aller Stifte untereinander, zugleich aber ihrer Parallelität mit den korrespondierenden Flächen anderer Befestigungsteile sicher zu sein glaubt. Der im Munde vorgenommenen Prüfung kann man eine solche auf dem Modell folgen lassen, indem man die Stifthülsen mit den etwas herausragenden Federstiften in der Stellung, die ihnen bestimmt ist, mit Wachs in den Schächten befestigt, ebenso die Wurzelringe, nachdem sie in der ihnen für ihren Zweck zukommenden Höhe beschnitten und befeilt sind, ihren Stümpfen auffügt und einen Gipsabdruck nimmt. Auf dem nach diesem Abdruck hergestellten Positivmodell läßt sich die Parallelität der Hülsen bzw. Stifte unter sich und mit den Ringen mit Hilfe des Parallelometers oder des Gleichrichters nachprüfen. Wenn man besonders vorsichtig verfahren will, kann man die Federstifte provisorisch an einen Drahtbügel löten und dann probieren, ob sie sich ohne Hemmung gleichzeitig in die im Modell stehenden Hülsen einführen lassen.

Wesentlich einfacher als für die Peesostifte ist die innere Herrichtung der Wurzeln, wenn die weiter vorne beschriebenen Federstifte nach Riechelmann zur Befestigung der abnehmbaren Brücke verwendet werden. Wir haben gesehen, daß diese Stifte zweiteilig hergestellt sind, indem ein dünner eingesägter Stift aus Platiniridium in der Stärke von 1,4 mm in einen 2,5 mm starken runden, quadratischen oder rechteckigen Stift aus Goldplatin genau zentrisch eingeschraubt ist (s. Abb. 288, S. 721). Da die Hülsen für diese Stifte nur eine Wandstärke von 0,2 mm aufweisen, braucht die Ausschachtung in der Tiefe der Wurzel nur für einen Durchmesser von 1,8 mm vorgenommen zu werden; es kann dies mit einem Bohrer von der Stärke Nr. 6—7 geschehen, während die obere Strecke des Lagers, die für den stärkeren Teil des Federstiftes bestimmt ist, je nachdem die runden, quadratischen oder rechteckigen Stifte gewählt werden, etwa 3—5 mm tief, dem Querschnitt der Hülse entsprechend breit

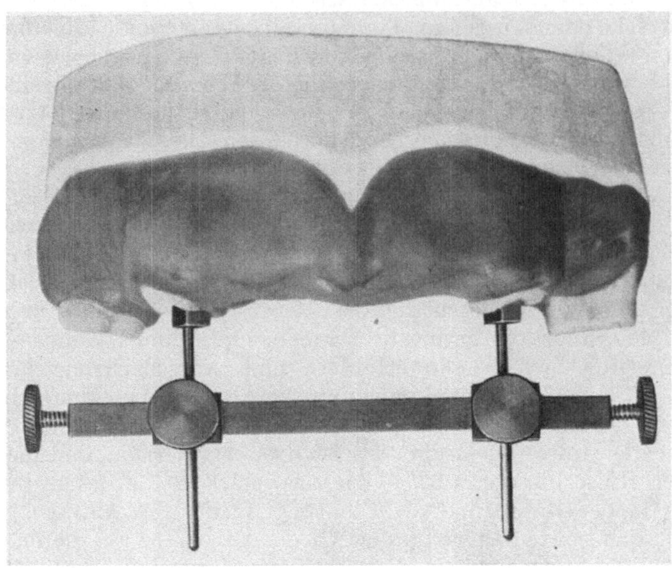

Abb. 300. Das Mittelstück des Riechelmannschen Parallelometers in seiner Anwendung bei der Einlassung von Stifthülsen in 3|3.

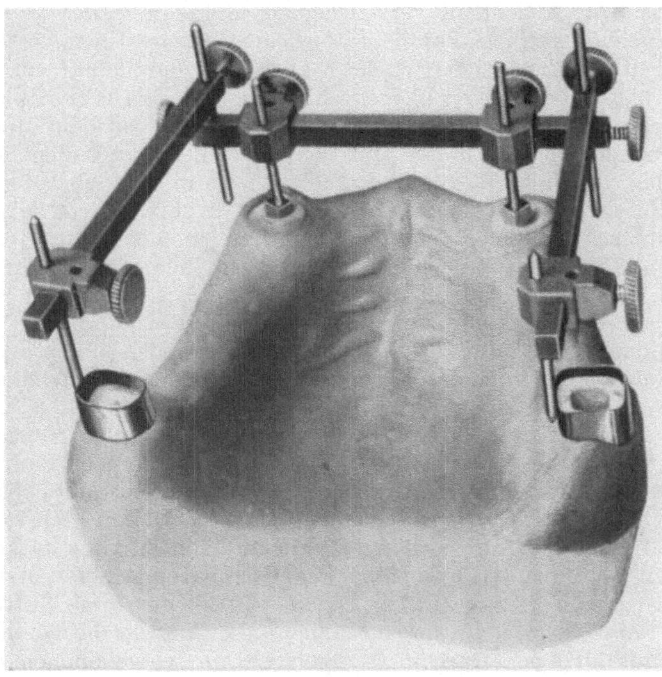

Abb. 301. Gleichrichtung der in 3|3 eingelassenen Federhülsen und der auf 8|8 aufgesetzten Ringe für zylindrische Kronen mit Sattelklammern. (Gehört zu Abb. 300.)
(Nach Riechelmann.)

ausgeschachtet werden muß. Riechelmann bedient sich zur Kontrolle der Parallelität bei der Herrichtung der Lager für die Hülsen etwa 5 cm langer und 1,4 mm starker Federstifte. Wir haben die Verwendung dieser Richtstifte bereits bei der Ausschachtung der Wurzeln für die Aufnahme der Peesostifte beschrieben, sie sind von Riechelmann speziell für Versenkung seiner Federstifte angegeben und passen diesem Zwecke entsprechend genau in diesen Teil der Hülsen. Die Stifte können frei benutzt werden, indem man sie in die in den Schächten der Wurzeln ruhenden Hülsen einführt. Sie dienen dann der Kontrolle der Parallelität durch das Augenmaß. Bei dieser Verwendung erleichtert die Länge der Stifte das Visieren in zwei Ebenen.

Besonders genau läßt sich die Parallelität der Stifthülsen bei ihrer Versenkung in die Pfeiler abnehmbarer Brücken mit Hilfe des von uns weiter vorne beschriebenen Riechelmannschen Parallelometers kontrollieren. Die Stifte passen genau in die Löcher der Klemmen hinein, die auf den Schenkeln des Parallelometers reiten und lassen sich, stets parallel zueinander gerichtet, in verschiedener Entfernung voneinander fixieren. Wenn beispielsweise in 3|3 Stifthülsen eingelassen werden sollen, werden am Mittelstück des Parallelometers zwei Stifte befestigt (Abb. 300) und so durch die Verschraubungen fixiert, daß ihre Entfernung voneinander zunächst genau der Distanz der Eingänge der Wurzelkanäle von 3|3 entspricht. Beim Ausschachten der Wurzeln bedient man sich nun der eingespannten Stifte zur Kontrolle und sieht darauf, daß der Wurzelkanal und jeder Stift möglichst in der Mitte des Schachtes bleibt. Da es bei dem Ausgleich der Divergenz der Wurzeln unmöglich ist, daß der Schacht und der Wurzelkanal konzentrisch bleiben, müssen die ursprünglich auf den Eingang der Wurzelkanäle eingestellten Stifte bei fortschreitender Ausschachtung etwas nachgestellt werden, bis die Lager so weit ausgeräumt sind, daß die über die Stifte gestülpten Hülsen sich bequem bis zu der erforderlichen Tiefe in die Wurzeln versenken lassen.

Wir haben weiter vorne darauf hingewiesen, daß die Ausschachtung der Wurzeln für die Aufnahme der Federhülsen und deren Versenkung nicht ohne Berücksichtigung der Richtung der korrespondierenden Ringwände geschehen darf, damit nicht durch die etwaige Divergenz der Hülsen- und Ringwände entweder Hemmungen oder ein Schlottern der Befestigungsteile verursacht werde. Diese Parallelität ist bei der Anlage der Schächte im Munde mit dem Augenmaß und, wo die Raumverhältnisse es gestatten, mit dem Parallelometer nachzuprüfen, indem man die Stellung der Ringe mit derjenigen der Federstifte vergleicht und in Einklang bringt. Auf dem Modell erfolgt dann die Nachprüfung (Abb. 301).

Auch mit Hilfe des Riechelmannschen Gleichrichters läßt sich die Richtung der Ringe und Hülsen auf dem Modell nachprüfen. Erst nachdem man der Parallelität der Hülsen und Ringwände völlig sicher ist, ist die Grundlage für den weiteren Aufbau der Befestigungsteile gegeben.

γ) Die Fertigstellung der Befestigungsteile.

Nachdem die Wurzelringe für die Kappen beschnitten und der Höhe der ausgeschachteten Stümpfe entsprechend beschliffen sind, werden die Stifthülsen in genau derjenigen Stellung, die ihnen im Hinblick auf die Parallelität aller Teile zukommt, mit Wachs in den ausgeschachteten Pfeilerstümpfen befestigt. Die Kappen werden so durchlocht, daß die aus den Wurzeln herausragenden Hülsenenden, ohne sich zu zwängen, durch sie hindurchtreten können. Nachdem die Federstifte in die Hülsen hineingeschoben sind, wird mit einem Stück erwärmter Stentsmasse ein kleiner Abdruck über Kappe und Stift genommen. Man verfährt dabei so, wie wenn man den Wurzelstift in die Wurzelkappe einer Richmondkrone einlöten will und zu diesem Zwecke Stift und Kappe durch einen kleinen Abdruck in der richtigen Stellung zueinander festhält. Der Abdruck wird mit Sand und Gips oder Einbettungsmasse ausgegossen und nach dem Erhärten des Lötmodelles ausgebrüht; dann wird der Stift herausgezogen und die Hülse mit Asbest gefüllt. Es geschieht dies, damit bei der nun folgenden Verlötung kein Lot in die Hülse geraten kann. Nach der Verlötung der Hülse wird das herausragende Ende abgeschnitten und die Kappe befestigt und poliert. Der Sitz der Kappe und die unveränderte Richtung der eingelöteten Stifthülse wird wieder geprüft.

Nachdem festgestellt worden ist, daß der Sitz der Wurzelkappen mit den eingelöteten Stifthülsen unverändert ist, und daß die Hülsen und die Wurzelringe zu allen korrespondierenden Teilen parallel verlaufen, werden Kappen angefertigt, die genau auf die Wurzelkappen passen. Die Ringe dieser zweiten Kappen läßt man labialwärts nicht um den Ring der Wurzelkappe herumgreifen, sondern nur um den approximalen und palatinalen Teil derselben. Dieser wird labialwärts verlaufend befeilt. Dem Eingang der Hülse entsprechend wird die zweite Kappe so durchlocht, daß der starke Teil der Federstifte gerade hindurchtreten kann. Bevor man den Stift mit der Kappe verlötet, wird der dünne eingeschraubte Teil derselben entfernt, damit er nicht in der Hitze an Elastizität verliert. Nach der Verlötung wird er wieder eingeschraubt. Der aus der Wurzelkappe und der Federstiftkappe bestehende Befestigungsteil (Anker) der abnehmbaren Brücke ist nunmehr fertig (Abb. 289, s. S. 722)

Wenn zur Befestigung einer abnehmbaren Brücke neben den Federstiften zylindrische Kronen mit umfassender Sattelklammer Verwendung finden sollen, wie dies in dem durch Abb. 301 wiedergegebenen Falle vorgesehen ist, wo eine dem Ersatz von $\overline{7\,6\,5\,4\,2\,1}|\overline{1\,2\,4\,5\,6\,7}$ dienende abnehmbare Brücke auf $3\,|\,3$ mit Federstiften, und $\underline{8}\,|\,\underline{8}$ mit Sattelklammern

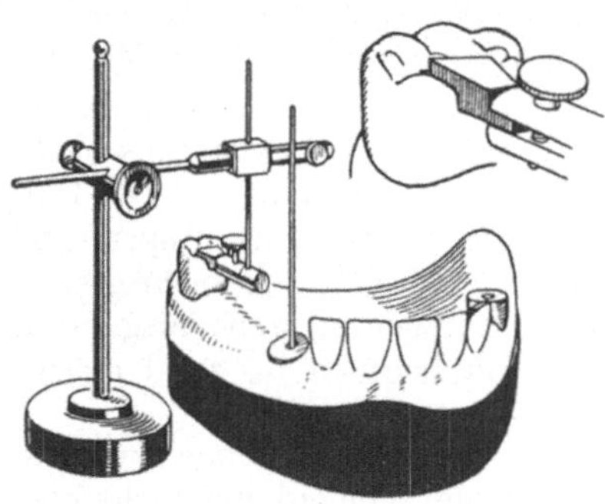

Abb. 302. Anwendung des Riechelmannschen Gleichrichters zur Anlage des Klammersattels.

ihren Halt finden soll, dann werden zunächst die Federstiftkappen und alle Ringe angefertigt und gleichgerichtet, wie wir das vorne beschrieben haben. Alsdann werden die Ringe für die zylindrischen Kronen in der Höhe so beschnitten und befeilt, daß zwischen ihnen und den Gegenzähnen Raum für eine starke gegossene Kaufläche mit Sätteln bleibt. Während sich die Federstiftkappen und die Ringe für die zylindrischen Kronen auf den Stümpfen befinden, werden Abdrücke von beiden Kiefern genommen und nach diesen Positivmodelle hergestellt. Nachdem mit Hilfe einer Bißschablone die Bißstellung und -höhe festgestellt ist, werden die Modelle in den Artikulator eingegipst. Nunmehr können die Befestigungsteile, deren Grundelemente sich auf dem Modell befinden, weiter aufgebaut werden.

Wir haben gesehen, daß bislang alle miteinander korrespondierenden Teile der Brückenanker, die beim Einsetzen und Herausnehmen der Brücke aneinander hingleiten und durch die Anlehnung aneinander der Brücke den Halt geben, im Hinblick auf diese Bestimmung völlig parallel angelegt wurden. Dieses Prinzip muß auch bei dem weiteren Aufbau und der Fertigstellung der Befestigungsteile durchgeführt werden.

Zunächst werden die Kauflächen der zylindrischen Kronen aus Wachs modelliert, alsdann gilt es, die Sättel für die schwalbenschwanzförmigen Fortsätze der Klammern an derjenigen Stelle der Deckel anzulegen, an der man sie um des Gegenbisses willen, oder weil dies aus einem anderen Grunde zweckmäßig erscheint, anbringen möchte. Die vertikalen Wände der Sättel müssen parallel zu den Wänden der zylindrischen Kronen sowie zu den Federstiften und Hülsen verlaufen. Die Abmessung und Kontrolle kann mit dem Parallelo-

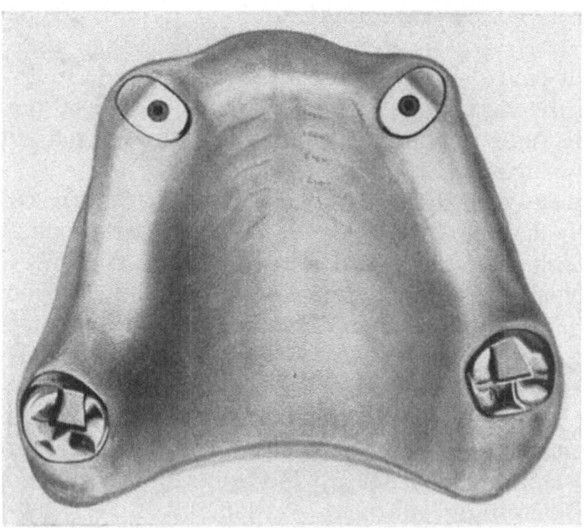

Abb. 303. Die Hülsenkappen auf 3|3 und zylindrischen Kronen auf 8|8. (Gehört zu Abb. 300—302.)

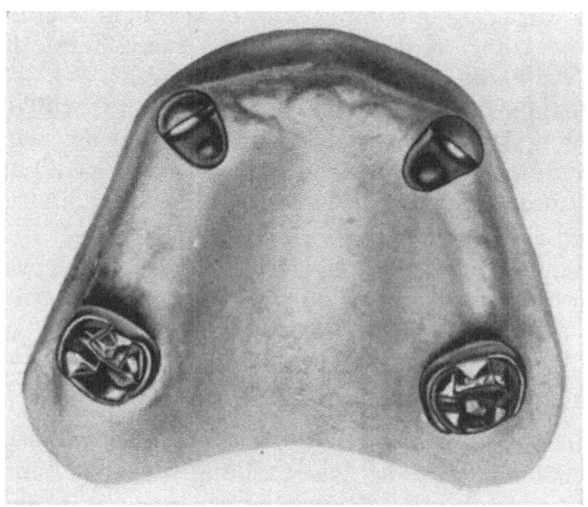

Abb. 304. Das Arbeits- (Löt-) Modell des in Abb. 300—303 wiedergegebenen Falles mit allen Befestigungsteilen (Ankern) in situ. (Auf 3|3 Kronen mit Doppelkappen und Federstiften, auf 8|8 zylindrische Kronen mit Sattelklammern.)

meter ausgeführt werden, indem man denselben ähnlich handhabt, wie dies in Abb. 301 für den Vergleich der Richtung der Ringwände und der Hülsen gezeigt ist. Einfacher und sicherer ist es, die Anlage der Sättel durch Einschmelzen eines von dem Gleichrichter gehaltenen Graphitkernes vorzunehmen, wie dies Abb. 302 für einen Fall veranschaulicht, indem mit Hilfe des Gleichrichters ein Sattel in der Kaufläche eines Molaren so angelegt wird, daß seine vertikalen

Wände parallel zu einer in die Eckzahnwurzel versenkten Hülse verlaufen. In den Gleichrichter sind zwei parallel gerichtete Stahlstifte eingespannt, deren einer in die Hülse der Eckzahnwurzel eingreift, während der andere neben dem Molaren herabführt, in dessen Kaufläche der Sattel angelegt werden soll. Dieser Stift trägt einen in ein Klemmfutter wagerecht eingespannten Graphitkern, der der Form des Sattels entspricht und zu dem Stift parallel verlaufende vertikale Wände hat. Durch Verstellung der Gestänge und Verschiebung des Gleichrichters läßt sich der Graphitkern an derjenigen Stelle des Wachsdeckels einschmelzen, an die man den Sattel legen möchte. Der parallele Verlauf der vertikalen Sattelwände zu der Hülse bleibt dabei durch die Einstellung des Gleichrichters gewährleistet.

Der Graphitkern wird beim Gießen des Deckels mit eingebettet; er hält den Sattel frei. Nach dem Gusse braucht der Sattel nur noch ausgefeilt und seine Wände von Rauhigkeiten und Gußperlen befreit zu werden. Da das Modell, auf dem die Gleichrichtung der Flächen usw. erfolgen soll, während der Anwendung des Gleichrichters mit diesem auf derselben Fläche stehen muß, ist es unter Umständen nötig, nachdem die Kaufläche modelliert ist, das Modell aus dem Artikulator zu lösen und während des Einschmelzens des Graphitkernes neben den Gleichrichter auf die Tischfläche zu stellen. Nachdem die Krone mit Sattel fertig ist, kann das Modell für den weiteren Arbeitsgang mit Hilfe der noch vorhandenen Bißschablone wieder in den Artikulator und zum Gegenkiefer in die gegebene Bißstellung gebracht werden.

Nachdem die Krone nunmehr fertig ist, wird die Sattelklammer entweder im ganzen mit dem schwalbenschwanzförmigen Zapfen, der in den Sattel eingreift, modelliert, dann vorsichtig von der vorher eingefetteten Krone abgehoben und aus federndem Golde (Wienands Stahlgold oder Casting Claspgold) gegossen, oder es wird die Klammer aus elastischem Klammergoldblech den Kronenwänden angebogen und der im Sattel modellierte und dann für sich allein gegossene Zapfen in die Klammer eingelötet.

Nach Fertigstellung der zylindrischen Kronen mit Sattelklammern befinden sich auf dem in den Artikulator eingegipsten Modell des von uns als Beispiel für die Herstellung einer abnehmbaren Brücke gewählten Falles (Abb. 300 bis 304) die beiden Hülsenkappen auf 3|3 und die beiden zylindrischen Goldkronen mit Sätteln auf 8|8 (Abb. 303).

Die zweiten Kappen mit den eingelöteten Federstiften werden alsdann auf die Hülsenkappen 3|3 aufgesetzt, ebenso die Sattelklammern den zylindrischen Kronen auf 8|8 aufgefügt (Abb. 304).

δ) *Die Modellierung des Brückenkörpers.*

Es kann nun mit der Modellierung der Brückenkörper 2 1|1 2 und 7 6 5 4|4 5 6 7 begonnen werden. Die Stellung, die den Zähnen an der Platte gegeben war, hält man während der Modellierung der Basis durch Gegengüsse fest.

Der Brückenkörper wird als eine sattelartige Platte modelliert, die stark genug ist, um jeglicher Beanspruchung durch den Biß und durch die Handhabung beim Herausnehmen und Einsetzen dauernd Widerstand zu leisten, ohne sich zu verbiegen oder brechen zu können. Sie erhält eine Breite, die für die Übertragung des Kaudruckes jeder Richtung auf den Kiefer günstig ist, indem man sie labial-buccal- und palatinal-lingualwärts über den Alveolarwall übergreifen läßt. Ihre Unterseite muß der Schleimhaut der von ihr bedeckten Fläche gut anliegen, ihre Ränder müssen abgerundet sein und dürfen keine scharfen Kanten haben. Die obere Seite der sattelförmigen Platte trägt die Vorrichtungen zur Befestigung der künstlichen Zähne. Alle Methoden, die der Befestigung künstlicher Zähne an anderen Prothesenarten dienen, können auch für die abnehmbare Brückenarbeit Verwendung finden. Das Brückengestell, d. h. die Basisplatte mit den Brückenankern, muß, wie bereits gesagt, an sich für jegliche Beanspruchung der Brücke stabil genug sein und soll nicht erst durch die Befestigungsvorrichtungen für die künstlichen Zähne eine hinreichende Verstärkung erhalten. Wenn auch ein massiv aus Gold oder einem Ersatzmetall gegossener Brückenkörper mit einzementierten Zähnen wesentlich

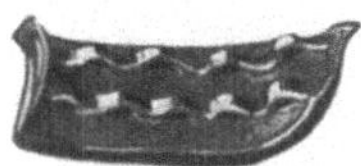

Abb. 305. Brückenkörper mit Schlangen für die Kautschukbefestigung der Zähne.

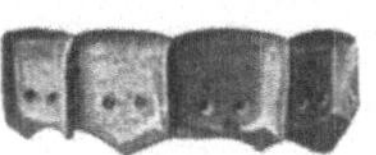

Abb. 306. Brückenkörper (Fassung für obere Schneidezähne mit röhrenförmigen Stiftlagern).

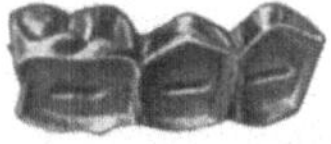

Abb. 307. Seitlicher Brückenkörper; für die Einzementierung der Zähne sind Kammern vorgesehen.

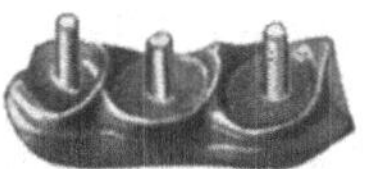

Abb. 308. Seitlicher Brückenkörper; für die Befestigung von Röhrenzähnen sind Stifte vorgesehen.

stärker ist als eine Sattelbrücke mit anvulkanisierten künstlichen Zähnen, so muß doch die Stärke des Brückengestelles genügen, um auch die Befestigung der Zähne mit Kautschuk zu gestatten (Abb. 305).

Da äußere Gründe in der zahnärztlichen Prothetik häufig für die Anwendung einfacher Mittel sprechen, ist die Möglichkeit, auch hier den Kautschuk als verbindendes Material zu verwenden, das weder kostspielig, noch einer umständlichen Verarbeitung bedarf, sehr beachtenswert.

Fast allen Zahnarten kann man an der abnehmbaren Brücke eine solide Befestigung geben, da infolge der breiten Basis des Brückenkörpers die Raumverhältnisse viel günstiger zu sein pflegen als bei der abgeschrägten festen Brücke.

In den meisten Fällen wird man die Zähne einzementieren, die Stifte der Zähne können dabei in röhrenförmigen Lagern (Abb. 306) oder in Kammern (Abb. 307) eingebettet werden. Vorteilhaft ist es, wenn die Zähne dabei eine Fassung erhalten, die sie mehr oder weniger umgreift, damit die Stifte entlastet werden. Unter dieser Voraussetzung können nicht nur Zähne mit langen Stiften, sondern auch solche mit Knopfkrampons und diatorische Zähne Verwendung finden. Apffelstädt brachte auf dem Brückensattel Kästchen an, in die er Molaren und Prämolaren einzementierte.

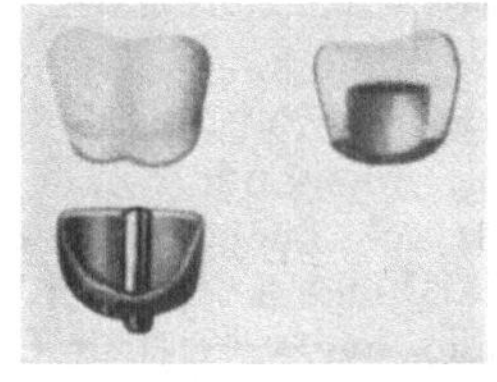

Abb. 309. Riechelmannzähne: eine Zahnfront, eine Fassung, ein Durchschnitt durch einen Zahn.

Röhrenzähne können durch Stifte, die dem Brückensattel in entsprechender Stellung aufgelötet werden (Abb. 308), einen starken Halt finden; sie eignen sich unter günstigen Raumverhältnissen vortrefflich zur Verwendung an abnehmbaren Brückenarbeiten. Riechelmann hat besondere künstliche Zähne (Prämolaren und Molaren) für die Kronen- und Brückenarbeit angegeben, die sich für die Verwendung an der abnehmbaren Brückenarbeit besonders eignen. Wir haben diese Zähne bereits im Abschnitt „Kronenarbeit" auf S. 536 u. 537 beschrieben und im Bilde gezeigt. Die Zähne haben die volle natürliche Kronenform und können den Bißverhältnissen entsprechend ziemlich stark beschliffen werden, ohne dadurch zu sehr geschwächt zu werden (Abb. 309). Die Zähne haben im Innern einen von der Unterseite zugänglichen Hohlraum, der sich bei der Befestigung der Kronen mit Zement füllt und einen der Brückenbasis an entsprechender Stelle aufgelöteten Knopf oder Stift aufnimmt. Die Befestigung kann dadurch verstärkt werden, daß für jede einzelne Krone ein Ring auf dem Brückensattel aufgelötet ist, der den künstlichen Zahn an seiner palatinalen und der approximalen Seite hoch umfaßt, während er an der buccalen Seite nur 1 mm hoch übergreift. Daß an unsichtbarer Stelle auch massiv aus Metall (Gold) gegossene Kronen schon beim Modellieren des Körpers abnehmbarer Brückenarbeiten vorgesehen werden können, bedarf keiner besonderen Erwähnung.

ε) Die Lötung der Brücke.

Verwendung und Zweck der Zwischenscheibe.

Die fertig modellierten Strecken des Brückenkörpers werden nach einem der verschiedenen Gußverfahren gegossen. Nach dem Guß werden die Teile befeilt und ausgearbeitet und auf dem Modell zwischen die Befestigungsteile eingepaßt. Zeigt es sich, daß alle Teile die für sie bestimmte Lage auf dem Modell und die richtige Stellung zueinander haben, dann kann ihre Verlötung vorbereitet werden. Zunächst handelt es sich nun darum, dem Umstande Rechnung zu tragen, daß die Kaulast, die auf einer abnehmbaren Sattelbrücke ruht, an der lebenden Unterlage einen verschiedenen Widerstand findet. Während die Sättel sich unter dem Bißdruck in ihre Unterlage hineinbeißen und je nachdem die Schleimhaut das Kieferperiost als ein straffer und wenig nachgiebiger Überzug deckt oder ein weiches Polster bildet, mehr oder weniger tief in dieselbe einsinken, können die Pfeiler dem auf sie entfallenden Teil der Brückenbelastung nur in geringem Maße nachgeben. Riechelmann hat zuerst auf diesen Umstand hingewiesen und dadurch einen Ausgleich gefunden, daß er vor der Verlötung der Brückenanker mit dem Brückenkörper in die Anker, und zwar zwischen die der Wurzel aufmontierte Kappe und die zweite Kappe, die den Federstift trägt, ebenso zwischen den schwalbenschwanzförmigen Fortsatz und den Boden des Sattels Zwischenscheiben aus Blei oder Zinn legt, die je nach dem Zustand der Schleimhaut und dem danach zu erwartenden Einsinken des Brückenkörpers in dieselbe 0,2—0,6 mm stark sind. In der Stellung, die die Teile der Brücke dann zueinander haben, werden dieselben miteinander verlötet. Die Arbeit läßt sich auch in Teilabschnitten vornehmen, indem man erst eine Strecke des Brückenkörpers mit den benachbarten Brückenankern durch Wachs verbindet, sie vorsichtig vom Modell abhebt, einbettet und verlötet, dann diese Strecke wieder auf das Modell bringt, sie nun mit der nächsten Körperstrecke und einem weiteren Anker zusammenwachst, wieder einbettet und so fortfährt, bis die ganze Brücke verlötet ist. Auf diese Weise wird vermieden, daß sich die Brücke im Feuer „wirft" oder daß sich beim Abheben der mit Wachs zusammengeklebten Teile ein Teil verschiebt. Zweifellos hat ein vorsichtiges Vorgehen Schritt für Schritt gerade beim Zusammenlöten eines Gefüges, das ganz besonders exakt in verschiedene Lager passen muß, seine großen Vorzüge. Man kann jedoch, ohne ein ungenaues Resultat befürchten zu müssen, auch so verfahren, wie es bei der Herstellung fester Brücken üblich ist, indem man über die in situ befindlichen Befestigungsteile einen Gipsabdruck nimmt und nach diesem Abdruck aus einem Sand- und Gipsgemisch ein Lötmodell herstellt, das die mit den Brückensätteln zu verbindenden Ankerteile genau in der ihnen zukommenden Stellung festhält und auf dem nun die Körperteile mit den Ankerteilen verlötet werden können. Das fertig verlötete Brückengestell wird ausgearbeitet und geschliffen und dann den noch auf dem ersten Modell befindlichen Teilen der Anker aufprobiert. Zeigt es sich, daß alle Befestigungsteile exakt ineinandergreifen, so daß sich die Brücke ungehindert einsetzen und herausnehmen läßt, und daß sich auch die Brückensättel genau in der ihnen zukommenden Lage befinden, dann werden die künstlichen Zähne zunächst mit Wachs in ihren Lagern befestigt, die Basisteile der Anker auf ihre Pfeiler gesetzt und die Brücke im Munde einprobiert. Es geschieht dies ebenso wie das spätere Einzementieren der Anker, während sich die Zwischenscheiben an ihren Plätzen befinden. Zeigt diese letzte Einprobe, daß die Brücke genau auf ihre Pfeiler paßt, gut auf ihrem Fundamente ruht und mit der Zahnreihe des Gegenkiefers richtig artikuliert, so kann die letzte Hand zu ihrer vollkommenen Fertigstellung angelegt werden. Nachdem die mit Wachs eingefügten künstlichen Zähne wieder herausgenommen sind, wird die Brücke gründlich ausgekocht, bis volle Sicherheit dafür gegeben ist, daß aus den Lagern für die Zahnstifte das letzte Restchen Wachs herausgeschwemmt ist. Dann werden die Lager auf ihre Unterschnitte nachgeprüft, und nachdem dieselben gegebenenfalls noch vertieft sind, die Zähne einzementiert. Schließlich erhält die Brücke im Laboratorium den letzten Schliff und ihre Politur.

c) Das Aufzementieren der Befestigungsteile auf die Pfeiler. (Einsetzen der abnehmbaren Brücke.)

Das Aufzementieren der Ankerteile der abnehmbaren Brücke, die fest mit den Pfeilern verbunden werden sollen, geschieht mit Hilfe der Brücke selbst, indem diese Teile in die mit der Brücke verlöteten Ankerteile eingefügt, mit Zement gefüllt und mit der Brücke auf ihre Pfeiler gepreßt werden. Es geschieht dies, wie wir bereits erwähnten, mit eingelegten Zwischenscheiben. Die abnehmbaren Ankerteile der Brücke werden vorher eingefettet, damit sich das überquellende Zement nicht an ihnen festsetzen kann. Riechelmann empfiehlt folgendes Vorgehen: Zunächst wird die Hülsenkappe und die zylindrische Krone der einen Seite mit Zement gefüllt, und nachdem die Pfeiler der betreffenden Seite exakt getrocknet sind, die ganze Brücke mit allen Ankerteilen eingesetzt. Der Patient wird angewiesen, die Brücke durch den Druck des Kiefers so lange in ihrer Stellung festzuhalten, bis das Zement erhärtet ist. Dann wird die Brücke vorsichtig herausgenommen, damit die eben eingesetzten Ankerteile sich nicht lockern und nun die Hülsenkappe und die Krone der anderen Seite auf dieselbe Weise befestigt. Wenn das Zement, das der Befestigung der vier Ankerteile diente, völlig erhärtet ist, wird die Brücke endgültig eingesetzt. Vorher werden die Zwischenscheiben entfernt. Dem Zwecke der letzteren entsprechend wird man nun finden, daß die Brückenkörper fest auf der Schleimhaut der Strecke ruhen, über die sie hinführen, während zwischen den horizontalen Berührungsflächen der Ankerteile ein der Dicke der Zwischenscheiben entsprechender Spalt besteht. Nachdem die Sättel aber durch den Kaudruck in ihre Unterlage hineingebissen sind, verschwindet dieser Spalt vollkommen. So wird durch die Verwendung der Riechelmannschen Zwischenscheiben eine vollkommen gleichmäßige Verteilung des Kaudruckes auf die Pfeiler und den Kiefer erzielt.

Ein Ausgleich hinsichtlich der Verteilung der Last auf die Pfeiler und den Alveolarwall kommt naturgemäß auch dann zustande, wenn keine Zwischenscheiben angewandt werden. Die anfänglich stärkere Belastung der Pfeiler führt zum Knochenabbau im Alveolarfach und damit zu einer allmählichen Senkung der Pfeiler, bis der Alveolarwall seinen vollen Anteil an der Last trägt und die Pfeiler entsprechend entlastet werden.

Nach dem Einsetzen und der letzten Kontrolle ist der Patient darin zu unterweisen, wie er die Brücke herausnehmen und wieder an ihren Platz bringen soll; er muß lernen, mit dem Fingernagel die Anschlagstellen zu finden und die Brücke vorsichtig in einer Weise herunterzuziehen, daß sich dabei alle aneinander hingleitenden Flächen der Anker parallel bewegen, damit jede Klemmung vermieden wird. Dasselbe gilt von dem Wiedereinsetzen der Brücke durch den Patienten.

d) Die Reinigung der abnehmbaren Brücke. (Einsetzen und Herausnehmen durch den Patienten.)

Es erscheint aus hygienischen Gründen wünschenswert, daß der Patient, der eine abnehmbare Brücke im Munde trägt, dieselbe täglich herausnimmt, sie gründlich mit Seife und Bürste von allen Niederschlägen und Unsauberkeiten reinigt und nach einer ebenso sorgfältigen Säuberung der Mundhöhle und der Pfeiler wieder einsetzt. Riechelmann macht nach seinen Erfahrungen die Fristen für die Reinigung von der mehr oder minder starken Neigung der einzelnen Mundhöhlen zur Verschmutzung abhängig und hält im allgemeinen eine alle 8—10 Tage vorgenommene Reinigung für genügend, hat jedoch unter besonders günstigen Verhältnissen keine Bedenken dagegen, eine abnehmbare Brücke mehrere Monate im Munde zu lassen, ohne sie zur Reinigung herauszunehmen. Riechelmann empfiehlt, den Zustand der Schleimhaut unter den Sätteln zu beobachten und regelmäßige Spülungen mit Wassersuperoxyd vorzunehmen. Ob es ratsam ist, Brücken mit breiten Sätteln solange

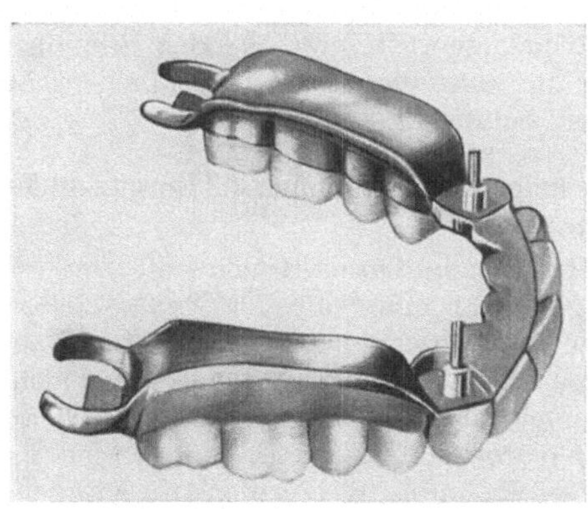

Abb. 310. Die Unterseite der Brücke, deren Herstellung in Abb. 300—304 veranschaulicht wurde. (Nach Riechelmann.)

ohne Reinigung im Munde zu lassen, erscheint uns zweifelhaft. Der von Riechelmann gegebene Hinweis, daß ein tägliches Herausnehmen und Wiedereinsetzen der Brücke es nötig mache, die abschraubbaren Federstifte in Zwischenräumen von einem viertel bis zu einem halben Jahre frisch anzuspannen oder auszuwechseln, ist zu beachten.

e) Die Anwendung der abnehmbaren Brücke.

Wenn wir in folgendem an einer beschränkten Anzahl von Fällen die Anwendung der abnehmbaren Brücke zeigen, so wird sich uns dabei die Gelegenheit bieten, über das bisher Gesagte hinaus gewisse Fragen grundsätzlicher Natur zu erörtern und einige Hinweise auf die Einzelheiten der Konstruktion zu geben. Die von uns gewählten Beispiele sind, soweit dies nicht anders hervorgehoben wird, von Riechelmann behandelte oder nach seinen Angaben bearbeitete Fälle; wir folgen in der Beschreibung derselben seiner Darstellung.

Wir beginnen mit einer Aufgabe, in der es sich um den Ersatz von 7 6 5 4 | 4 5 6 7 handelt und die dem von uns als Beispiel für die Herstellung einer abnehmbaren Brücke gewählten Falle insofern ähnlich ist, als zu ihrer Lösung dieselben Zähne, nämlich die beiden Eckzähne und die beiden III. Molaren als Pfeiler gewählt werden. Im Gegensatz zu dem ersteren Falle sind aber hier außer den genannten Pfeilern auch noch die 4 Frontzähne vorhanden. Die Möglichkeit, die fehlenden Zähne durch eine feste Brücke zu ersetzen, würde nur für den Fall anzunehmen sein, daß man alle vorhandenen Zähne zu Trägern einer großen um den ganzen Kieferbogen herumführenden auf $\overline{8\,3\,2\,1\,|\,1\,2\,3\,8}$ gestützten Brücke heranziehen würde. Auch dann wäre eine sehr kräftige Entwicklung und starke Verankerung der Wurzeln von $\underline{8\,|\,8}$ im Kieferknochen Vorbedingung für eine zuverlässige Stützung der hinteren Enden der Brücke. Eine Lösung der Aufgabe durch zwei feste Brücken, deren jede von dem Eckzahn und dem III. Molaren der betreffenden Seite gestützt wäre, müßte auch dann als gewagt erscheinen, wenn die Pfeiler kräftige und fest im Knochen wurzelnde Zähne wären und wenn besonders günstige Bißdruckverhältnisse vorlägen. Selbst wenn man in diesem Falle durch einen von der einen zur

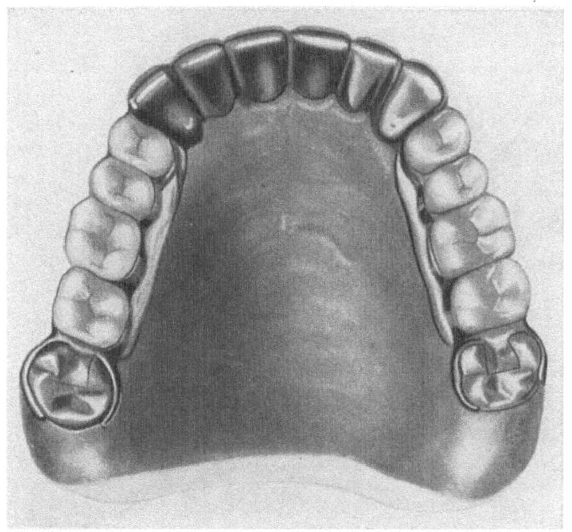

Abb. 311. Die Brücke (Abb. 300—304 und 310) in situ. (Nach Riechelmann.)

anderen Seite geführten Versteifungsbügel einen Ausgleich zwischen den horizontal-transversal gerichteten Komponenten der Kaukraft herbeiführen würde, bliebe die Stützung der Brücken im Hinblick auf die Länge der beiderseits überbrückten Strecken auf die Dauer unzureichend.

Auch die Anlage zweier abnehmbarer Sattelbrücken würde trotz der Übertragung eines sehr beträchtlichen Teiles der Brückenlast auf den Kiefer im Hinblick auf die Verankerung und den von den Pfeilern zu leistenden Widerstand nicht genügen. Erst durch die Verbindung der beiden Brücken durch einen breiten über das Gaumendach geführten Bügel und die durch ihn erzielte Versteifung und Entlastung wird die volle Sicherheit für einen hinreichenden Ausgleich zwischen der Belastung der Brücke und dem von den Pfeilern und dem gesamten Fundament zu leistenden Widerstand gegeben.

Die Pfeiler erhalten dabei, wie bei der den ganzen Kieferbogen umspannenden auf $\overline{8\,3\,|\,3\,8}$ verankerten Brücke auf $3\,|\,3$ Doppelkappen mit Stifthülsen und Federstiften, auf $\underline{8\,|\,8}$ zylindrische Kronen mit umfassenden Sattelklammern; den Brückensätteln wird dieselbe Breite gegeben wie bei jener Brücke. Durch den Bügel wird statt der zirkulären Versteifung des ersten Falles eine transversale

Versteifung herbeigeführt, die mit einer Entlastung einhergeht, da der Bügel sich auf das Gaumendach stützt (Abb. 312—314).

Riechelmann gibt für die Anlage und Herstellung des Bügels besondere Anweisungen: Wie wir gesehen haben, wird die abnehmbare Brücke in ihre Unterlage hineingebissen; sie sinkt je nach der Dicke und Weichheit der Schleimhaut, auf der sie ruht, etwa 0,2—0,6 mm tief ein. Diesem Umstande wird den Pfeilern gegenüber durch die Zwischenscheiben Rechnung getragen, die vor der Verbindung der Brückenkörper mit den Befestigungsteilen zwischen die Teile der Anker gelegt werden. Die Zwischenscheiben werden, wie wir bereits wissen, nach dem Einsetzen der Brücke entfernt und die Brücke

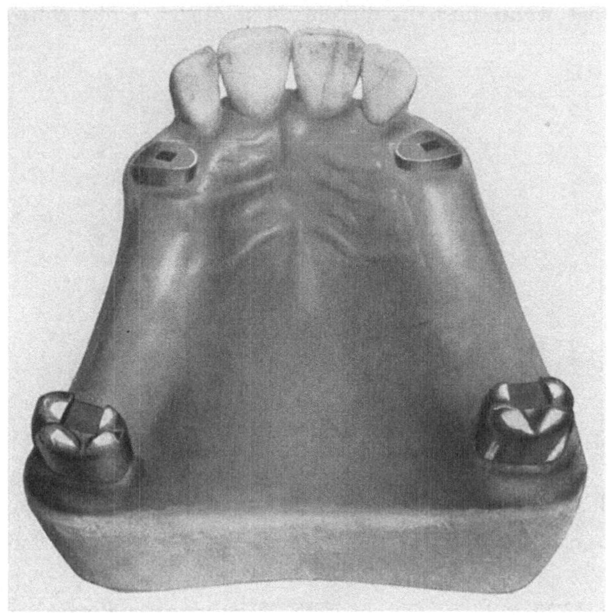

Abb. 312. Die mit den Pfeilern verbundenen Ankerteile einer abnehmbaren Sattelbrücke, die dem Ersatz von 7 6 5 4 | 4 5 6 7 dient; auf 3 | 3 Wurzelkappen mit eingelöteten Stifthülsen, auf 8 | 8 zylindrische Kronen mit Sätteln. (Aus Riechelmann.)

kann sich nun ungehindert durch die Pfeiler um die Dicke der Zwischenscheiben senken. Das in diesen Maßregeln waltende Prinzip muß auch bei der Anlage des Versteifungsbügels der mittleren Raphe des harten Gaumendaches gegenüber gewahrt werden. Würde man den Bügel überall gleichmäßig anliegend über den Gaumen führen und in die beiden seitlichen Brücken einlöten, dann würde der Bügel bei der Senkung der Brücke an der harten Raphe einen Widerstand finden, der hier zu einem Decubitus führen würde. Dadurch würde es nötig werden, an der Gaumenseite des Bügels an dieser Stelle etwas fortzunehmen und damit den Bügel zu schwächen. Um dies zu vermeiden, befestigt Riechelmann bei Anlage des Bügels auf dem Modell an der Stelle der mittleren Gaumenraphe ein Stanniol- oder Bleiplättchen von 0,3—0,6 mm Stärke. Er wählt dasselbe stets 0,1—0,2 mm stärker als die übrigen Zwischenscheiben. Der Bügel wird, wenn dies geschieht, auch bei einer der Dicke der Zwischenscheiben entsprechenden Senkung niemals die Gaumenraphe wunddrücken.

Riechelmann lagert die Enden der Bügel in den Brückenkörper ein, indem er schon beim Modellieren des letzteren die Lager für die Bügelenden vorsieht. Er stellt die Bügel aus elastischem Bügeldraht von flachovalem Profil her, der 1,5 mm dick und 5 mm breit ist, aus 18 kar. Gold mit $20^0/_0$ Platin-

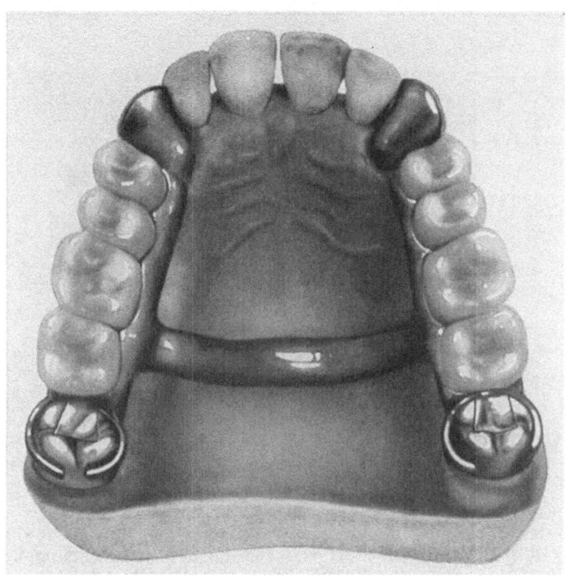

Abb. 313. Die abnehmbare Brücke in situ. (Gehört zu Abb. 312.)

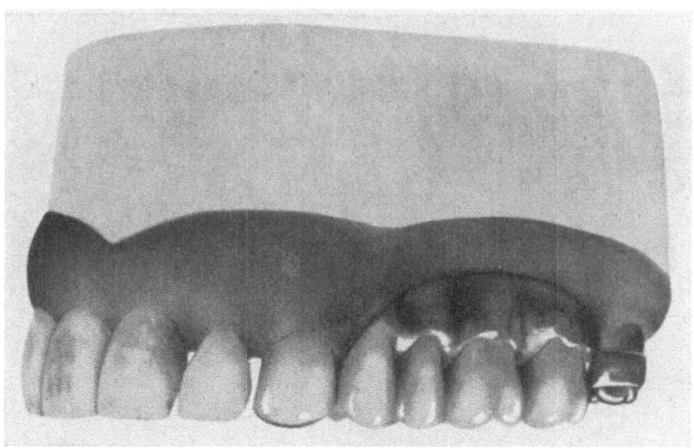

Abb. 314. Die abnehmbare Brücke in situ von der Seite gesehen. (Gehört zu Abb. 312—313.)

iridiumzusatz besteht und eventuell noch durch Auflöten eines schmäleren halbovalen Drahtes verstärkt werden kann.

Wir gelangten bei der Besprechung der Stützung fester Brücken und der für sie erforderlichen Anordnung der Pfeiler zu dem Schluß, daß der Ersatz der fehlenden 6 Vorderzähne durch eine feste Brücke, selbst wenn man auf jeder Seite mehrere kräftige Zähne zu Pfeilern herrichten und die Brücke tragen ließe, kaum als zuverlässig gelten könne. Wohl ließe sich in einzelnen Fällen durch Vermeidung der Bogenform und Aufstellung der Zähne im Kopf- bzw. Rückbiß die Gefahr einer Überlastung so weit ausschalten, daß die Verwendung einer auf 5 4|4 5 oder 6 5 4|4 5 6 gestützten festen Brücke zum Ersatz der fehlenden 6 Frontzähne statthaft erscheinen könnte. Da aber, wie wir bereits hervorhoben, solche Abweichungen von der normalen Stellung sich aus kosmetischen

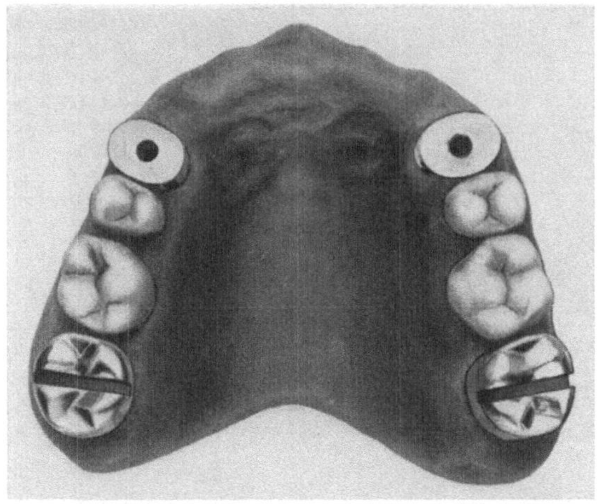

Abb. 315. Ersatz der 6 Frontzähne des Oberkiefers durch eine abnehmbare Brücke (nach einem Vorschlage Riechelmanns). Die Basisteile der Stiftführungskronen befinden sich auf 4|4, die Kronen mit Quersattel auf 7|7.

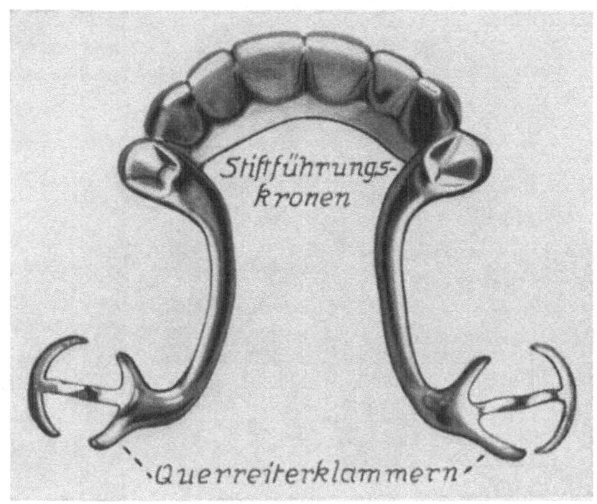

Abb. 316. Die zu Abb. 315 gehörige abnehmbare Brücke.

Gründen vielfach verbieten und auch den funktionellen Wert der Prothese herabsetzen, da zudem die Möglichkeit der Verwendung einer festen Brücke mit dem Opfer der Devitalisierung und Abtragung einer unverhältnismäßig großen Zahl von natürlichen oft intakten Zähnen erkauft werden müßte, ist die Lösung der Aufgabe durch eine abnehmbare Brücke, die solche Opfer nicht erfordert, vorzuziehen.

Riechelmann hat für den Ersatz der 6 Frontzähne des Oberkiefers die in Abb. 316 und 317 gezeigte Konstruktion einer abnehmbaren Brücke vorgeschlagen.

Die 6 Vorderzähne werden von dem breiten Sattel getragen, der mit Stiftführungskronen auf 4|4 verbunden ist. Von den Kronen führen Versteifungsbügel über den Gaumen zu 7|7 hin und greifen mit Querreiterklammern in die von den 2. Molaren getragenen Kronen ein. Diese Lösung kann dem Zustand der Prämolaren und Molaren entsprechend eine mannigfache Abwandlung erfahren.

Wir berühren hier die Frage der Verwendung von Stiftführungskronen an sichtbarer Stelle, wie sie in dem eben besprochenen Falle auf 4|4 vorgesehen sind. Pflicht des Zahnarztes ist es, auch an der Brückenarbeit nach Möglichkeit

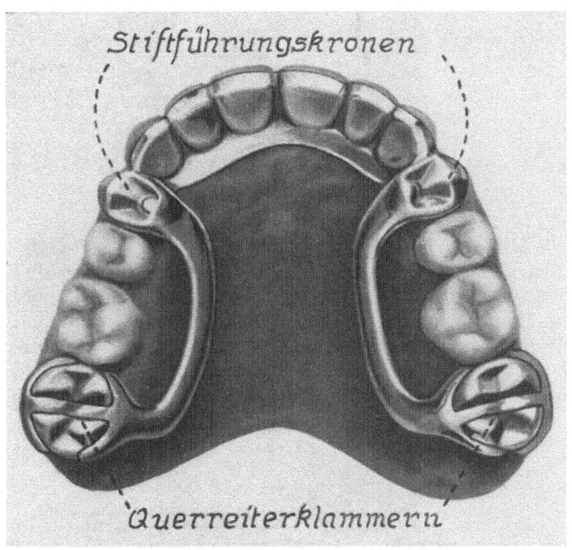

Abb. 317. Die zu Abb. 315 gehörige und in Abb. 316 gezeigte abnehmbare Brücke in situ (nach einem Vorschlage Riechelmanns.)

das Sichtbarwerden von Gold zu vermeiden und die Natur durch die Brücke deckende künstliche Zähne bis zur täuschenden Wiedergabe der individuellen Farbe und Form der Zähne nachzuahmen. Diese Pflicht sollte der Zahnarzt schon aus ästhetischem Vergnügen an seiner Arbeit zu erfüllen suchen, es bedarf daher, allgemein gesprochen, keines Hinweises auf diesen Gesichtspunkt. In der Praxis aber stellen sich oft gewichtige Momente konstruktiver und funktioneller Natur der Möglichkeit entgegen, den kosmetischen Anforderungen völlig gerecht zu werden. Sehr gewichtige Gründe können dafür sprechen, eine prothetische Aufgabe durch eine abnehmbare Brücke zu erfüllen, deren Verankerung an einem oder mehreren an sichtbarer Stelle stehenden Pfeilern nur durch Stiftführungskronen möglich ist.

Nun liegt ein Mangel der Stiftführungskrone darin, daß sie nicht mit einer Porzellanfront versehen werden kann. Die Möglichkeit, sie als Brückenanker anzuwenden, entfällt daher in allen denjenigen Fällen, in denen die kosmetischen Rücksichten dem funktionellen Zwecke der Prothese gleichzuordnen sind. Nicht nur beim weiblichen Geschlecht kann dies der Fall sein, sondern auch nicht selten im Munde des Mannes.

Ein einzelner Goldzahn kann das Antlitz in einem Maße entstellen, daß
der Vorteil, der durch die abnehmbare Brücke gegeben scheint, diesem Fehler
gegenüber nichts bedeutet. Es wird daher in solchen Fällen von der Verwendung der Stiftführungskrone zum mindesten auf dem Eckzahn, vielfach aber
auch auf dem ersten Prämolaren abzusehen sein. Andererseits soll man da,
wo die Zahnreihen wenig sichtbar sind, und in allen Fällen, in denen kosmetische

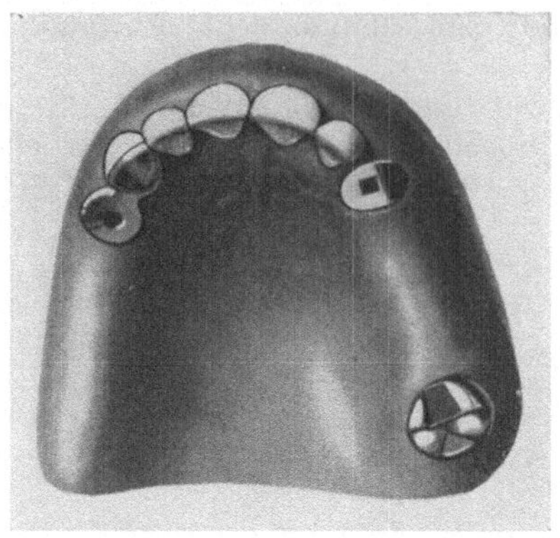

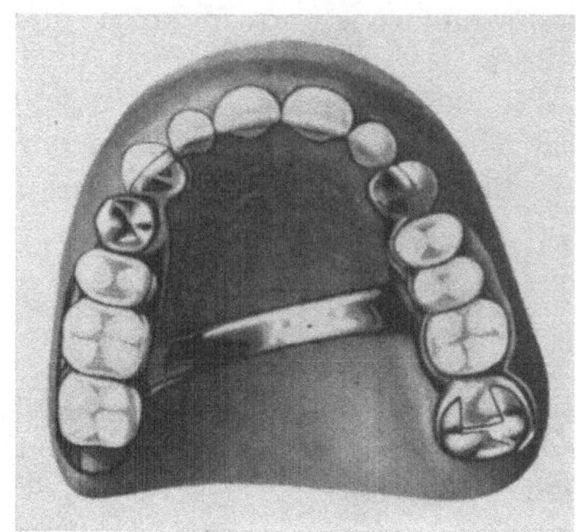

Abb. 318.   Abb. 319.

Abb. 318. Die mit den Pfeilern fest verbundenen Ankerteile einer abnehmbaren Sattel-
brücke, die dem Ersatz von 7 6 5|4 5 6 dient, in situ. 4| trägt den Basisteil einer Stift-
führungskrone, der mit einer von 3| getragenen Wurzelband- (Richmond-) Krone verlötet
ist. |3 ist mit einer Wurzelkappe mit eingelöteter Federstifthülse, |7 mit einer zylindrischen
Krone für eine Sattelklammer versehen. (Aus Riechelmann.)
Abb. 319. Die abnehmbare Sattelbrücke in situ. Die Lagerung der Bügel ist zu beachten.
(Gehört zu Abb. 318.) (Aus Riechelmann.)

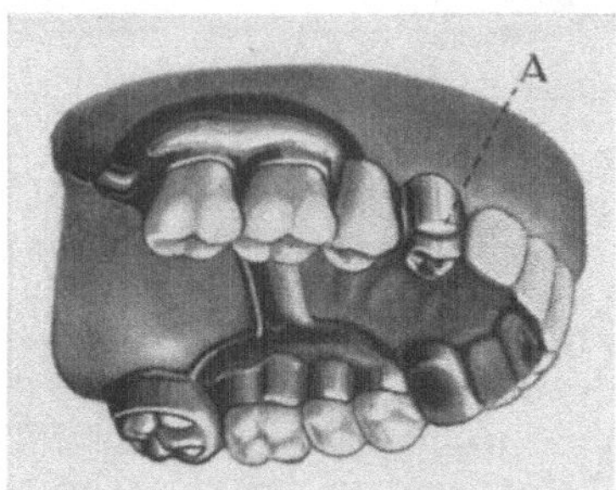

Abb. 320. Die in Abb. 318 und 319 gezeigte abnehmbare Sattelbrücke von [der Seite
gesehen; bei A Anschlag für den Fingernagel. (Aus Riechelmann.)

Rücksichten in den Hintergrund treten, die großen Vorzüge, die die Stiftführungskrone bietet, hoch genug einschätzen, um sie überall da der Verankerung
abnehmbarer Brücken dienstbar zu machen, wo ihre Verwendung indiziert ist.
Unter diesen Gesichtspunkten ist auch die Verwendung der Stiftführungs-
kronen auf 4|4 in dem von uns eben besprochenen Falle zu betrachten.
Ein weiterer Fall der prothetischen Deckung breiter Zahnlücken des Backen-
und Molarenzahnbereiches stellt sich nach Riechelmann folgendermaßen dar:
Es fehlen im Oberkiefer 8 7 6 5|4 5 6 8. Auf der rechten Seite sollen der
2. Prämolar sowie der erste und zweite Molar, auf der linken Seite die beiden

Prämolaren und der erste Molar ersetzt werden. Der III. Molar beider Seiten bleibt unersetzt.

Auf der rechten Seite dienen der Eckzahn und der erste Prämolar als Pfeiler: von diesen wird der Caninus mit einer Richmondkrone mit Porzellanfront versehen und mit einer von dem ersten Prämolaren getragenen Stiftführungskrone verbunden. Es geschieht dies, um die Verankerung zu verstärken und den ersten Prämolaren gegen den sagittal gerichteten Kaudruck zu schützen. Auf der linken Seite erhält der Eckzahn eine Federstiftkrone mit Doppelkappe

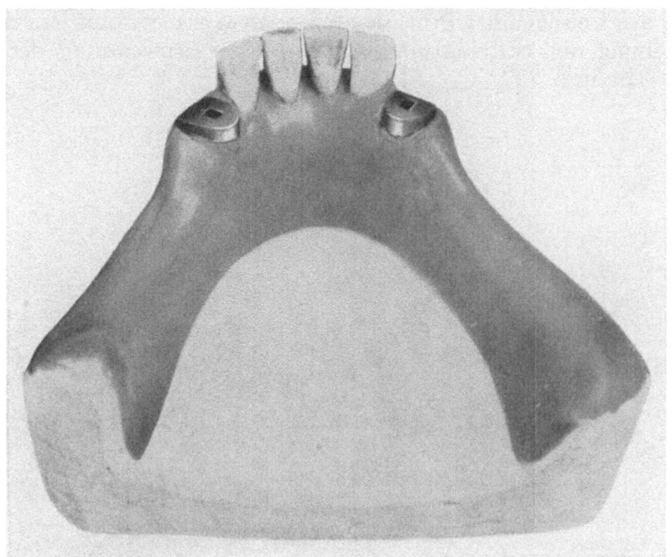

Abb. 321. Ersatz von $\overline{7\,6\,5\,4|4\,5\,6\,7}$ durch eine abnehmbare Sattelbrücke. $\overline{3|3}$ sind mit Wurzelkappen mit eingelöteten Stifthülsen für Peesostifte versehen. (Aus Riechelmann.)

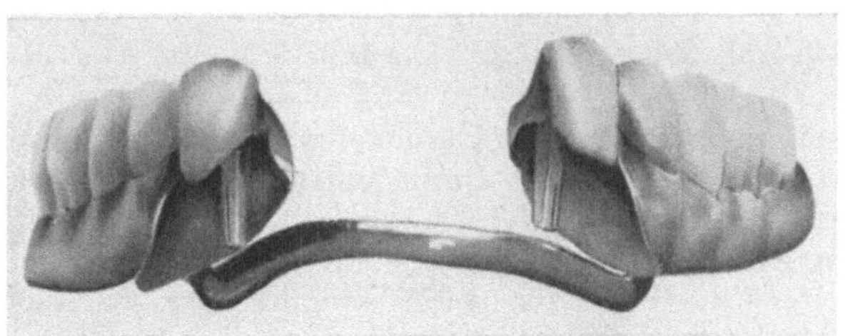

Abb. 322. Abnehmbare Sattelbrücke mit Peesostiften in $\overline{3|3}$ eingreifend; ein Versteifungsbügel führt von der Gegend zwischen dem I. und II. Molaren der einen Seite zu derselben Stelle der anderen Seite. Der rechtwinklige Ansatz der Bügelenden am Sattel ist zu beachten. (Gehört zu Abb. 321.) (Aus Riechelmann.)

und Porzellanfront, der zweite Molar eine zylindrische Krone mit umfassender Sattelklammer (Abb. 318).

Die Verankerung ist für eine mit breiten Sätteln auf dem Alveolarwall ruhende Brücke, auch wenn mit einer normalen Belastung gerechnet werden muß, hinreichend. Der rechtsseitige nur an seinem vorderen Ende gestützte Sattel ist mit $\underline{4|}$ gelenkig verbunden. Riechelmann empfiehlt, die Verbindungsstelle zwischen dem Sattel und der Kaufläche der Stiftführungskrone möglichst stark zu gestalten, da sie die durch den Kaudruck am stärksten belastete Stelle ist. Der Freiendteil der Brücke wird durch einen Bügel entlastet, der von der Mitte des Sattels der linken Seite über das Gaumendach zu derjenigen Stelle führt, die als Einwirkungsstelle der Mittelkraft anzusehen ist (Abb. 319). Der Umstand, daß auf 4| die Porzellanfront fehlt, bedeutet im Sinne unserer bei Besprechung des vorigen Falles gegebenen Ausführungen einen Mangel, der in manchen Fällen Veranlassung geben wird, statt einer abnehmbaren Brücke eine Plattenprothese zu verwenden. Bezüglich der Herstellung der Stiftführungskrone und der durch sie zu schaffenden gelenkigen Verbindung des freiragenden Prothesenteiles verweisen wir auf das weiter vorne bei Beschreibung der Stiftführungskrone und der Anwendung der Testplatte Gesagte (S. 724 und 727).

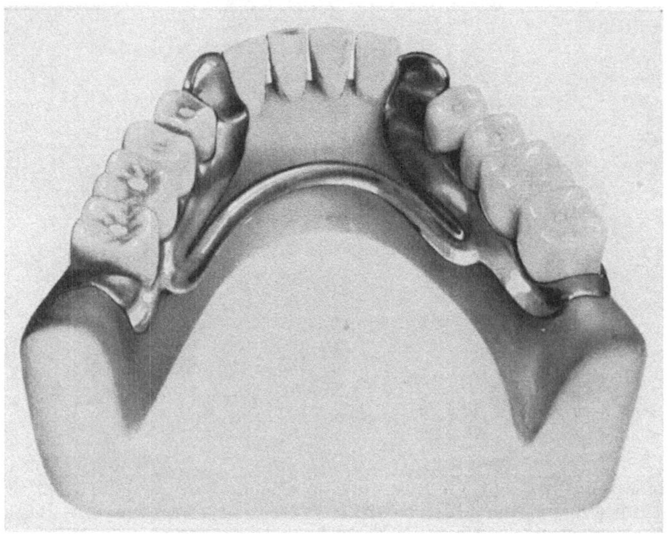

Abb. 323. Die in Abb. 321 und 322 gezeigte Brücke in situ. (Aus Riechelmann.)

Die nur einseitig gestützten Brückensättel müssen, wenn durch den Schwund des Alveolarfortsatzes unter ihnen Raum entsteht, so daß sie nicht mehr fest anliegen, unterfüttert werden. Riechelmann kontrolliert die Sattelbrücke in regelmäßigen Zwischenräumen sowohl auf die Federung der Befestigungsteile und die seitens des Patienten geübte Reinhaltung, wie auch auf das feste Anliegen der Sättel auf ihrer Unterlage. Federn die Sättel, so werden sie mit schwarzer Guttapercha unterlegt und der Patient wird angewiesen, die Kiefer in der Schlußbißstellung zusammenzubeißen, aber ein Kauen zu vermeiden, damit nicht mehr Guttapercha unter dem Sattel fortgepreßt wird, als nach der Ausfüllung des Zwischenraumes überschüssig ist. Die Guttaperchaschicht, die an der Unterseite des Sattels verbleibt, wird an den Rändern modelliert und dann nach bekanntem Verfahren durch Kautschuk ersetzt.

Die Konstruktion der abnehmbaren Unterkieferbrücke gleicht ihrem Wesen und Aussehen nach sehr der Plattenprothese. Sie bildet bei um den ganzen Zahnbogen herumführenden Brücken einen dem Alveolarfortsatz aufliegenden Sattel, zu dessen Befestigung mehrteilige Anker, wie sie im Oberkiefer demselben Zwecke dienen, mit den vorhandenen Pfeilern verbunden sind. Handelt es sich um die Anlage mehrerer Brückenstrecken, fehlen z. B. die Backen- und

Mahlzähne beider Seiten ganz oder teilweise, so werden die Sättel durch Bügel miteinander verbunden.

Rumpel hat 1909 auf die Verwendung eines im Unterkiefer von der einen zur anderen Seite geführten Bügels hingewiesen, Riechelmann untersuchte die für die Anlage des Entlastungs- und Versteifungsbügels im Unterkiefer gegebenen Verhältnisse und stellte wichtige Gesichtspunkte für seine Anwendung auf. Dadurch, daß die Bügel im Unterkiefer nicht einfach quer von einer Seite zur anderen

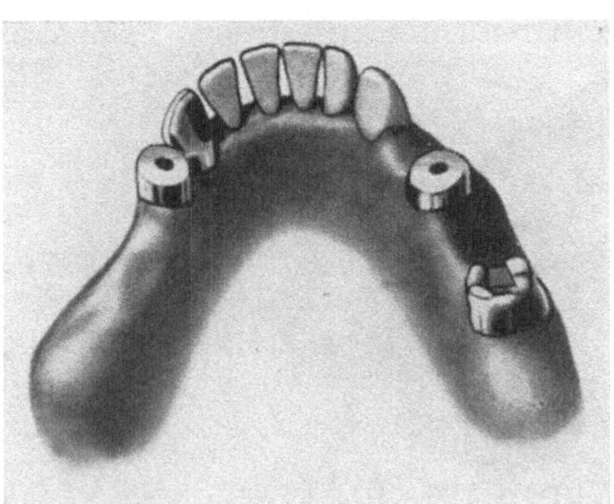

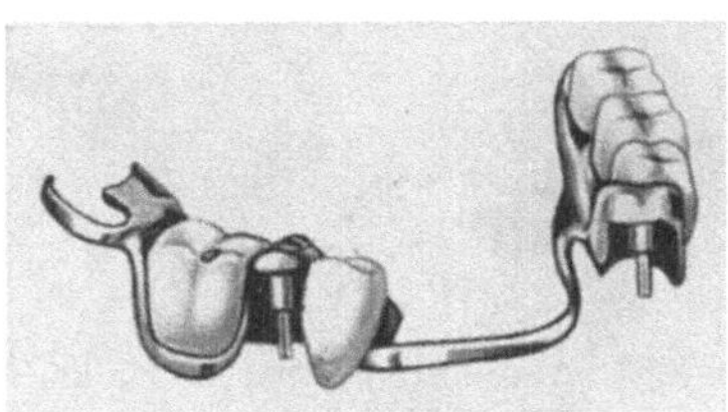

Abb. 324.   Abb. 325.

Abb. 324. Die mit den Pfeilern fest verbundenen Ankerteile einer abnehmbaren Brücke, die dem Ersatz von 6 4 | 5 6 7 dient, in situ. | 3 trägt eine Wurzelring-(Richmond-)Krone, die mit dem auf | 4 ruhenden Basisteil einer Stiftführungskrone verlötet ist. Durch die Verwendung eines starken runden Riechelmannstiftes und die in zwei Ebenen rechtwinklige Anlage des Deckels zur Stifthülse ist hier eine gelenkige Verbindung des linken Brückensattels vorbereitet. 5 | trägt den Basisteil einer Stiftführungskrone, 7 | eine zylindrische Krone mit umfassender Sattelklammer. (Aus Riechelmann.)

Abb. 325. Die dem Ersatz von 6 4 | 5 6 7 dienende abnehmbare Sattelbrücke mit Entlastungsbügel von 6 | zu | 6 7. (Zu Abb. 324 gehörend.)

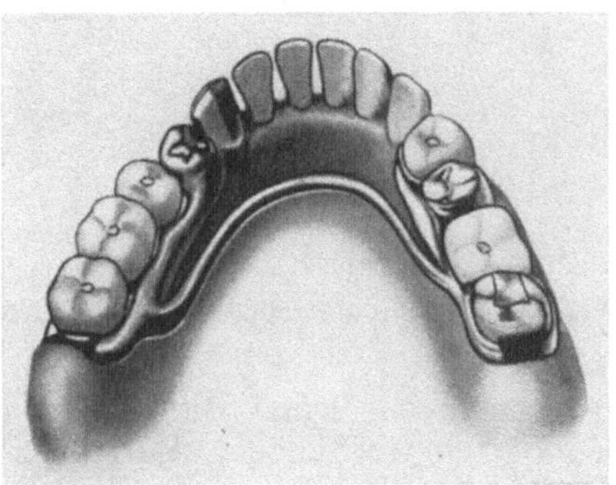

Abb. 326. Die dem Ersatz von 6 4 | 5 6 7 dienende abnehmbare Sattelbrücke in situ. (Zu Abb. 324 und 325 gehörend.) (Aus Riechelmann.)

geführt werden können, sondern der Bogenform des Unterkiefers folgen müssen, ist ein die entlastende Wirkung schwächendes Moment gegeben, das nur durch eine Materialverstärkung ausgeglichen werden kann. Riechelmann fertigt den Entlastungsbügel für den Unterkiefer aus ovalem 2×3 mm starkem Draht an, der aus elastischem 18 kar. Gold mit 20% Platiniridiumzusatz gezogen ist und legt den Bügel so tief unter die Zunge, daß für den Zungengrund, der sich mit der Zunge ständig hebt und bewegt, genügend Spielraum bleibt, um sich nicht an dem Bügel wund zu reiben oder zu verletzen. Der Bügel muß von dem in der Ruhelage befindlichen Zungengrunde mindestens 2—3 mm, von den den Alveolarwall deckenden Weichteilen 2 mm Abstand haben. Riechelmann führt die Enden des Entlastungsbügels an seinen Einmündungsstellen rechtwinklig auf die Sättel zu und glaubt dadurch die Spannkraft und die Leistung des Bügels als Entlastungsmittel zu erhöhen, ein Moment, das bei Bügeln, die nur der Versteifung der abnehmbaren Unterkieferbrücke dienen, nicht

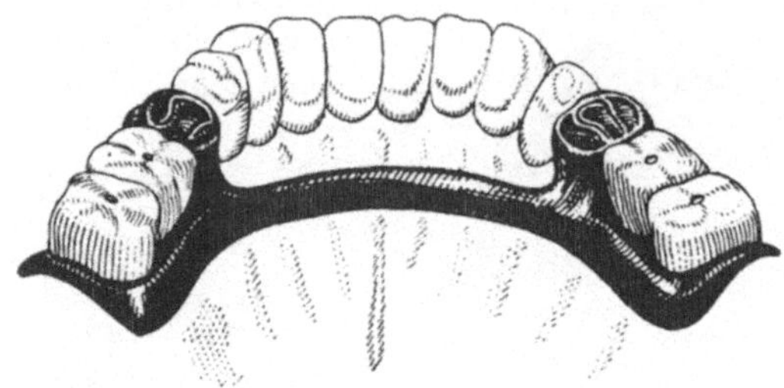

Abb. 327. Abnehmbare Sattelbrücke, die dem Ersatz von $\overline{7\,6\,|\,6\,7}$ dient. (Aus Rumpel.)

in Betracht kommt. Die Versteifungsbügel werden, je nach der Länge der Strecke, über die sie hinführen, stärker oder weniger stark gewählt; sie können durch das Gußverfahren hergestellt werden, da sie für ihren Zweck nicht elastisch zu sein brauchen.

Abb. 321—323 zeigen einen Fall, in dem es sich um den Ersatz von $\overline{7\,6\,5\,4\,|\,4\,5\,6\,7}$ handelt. $\overline{3\,|\,3}$ sind mit Stifthülsenkappen versehen, auf denen

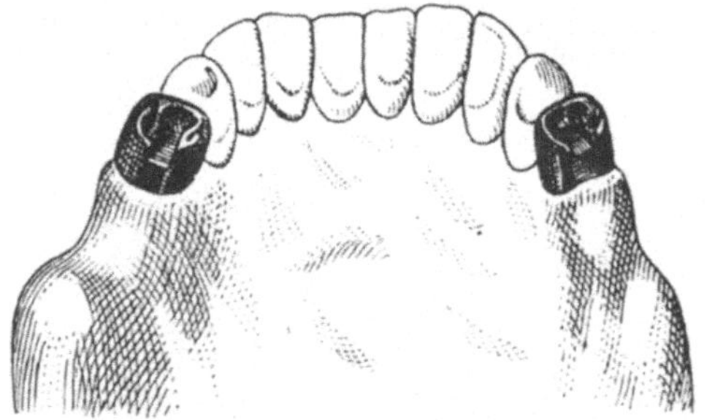

Abb. 328. Die Ankerkronen auf $\overline{5\,|\,5}$ mit Sätteln. (Gehört zu Abb. 327.) (Aus Rumpel.)

Stiftkappen mit Peesostiften sitzen. Diese Stiftkappen sind mit den die künstlichen Zähne tragenden Sätteln verbunden. Ein Entlastungsbügel führt von der Gegend zwischen dem I. und II. Molaren der einen Seite zu derselben Stelle der anderen Seite.

Unter Umständen würde zur Lösung derselben Aufgabe die Anlage einer festen Brücke $\overline{3\,2\,1\,|\,1\,2\,3}$ mit Stiftführungskrone auf $\overline{3\,|\,3}$ und gelenkigen Verbindungen mit den Sätteln der abnehmbaren Brücke in Betracht kommen.

Abb. 324—326 veranschaulichen einen Fall, in dem im Unterkiefer auf der rechten Seite der erste Prämolar und der erste Molar, auf der linken Seite der zweite Prämolar, sowie der erste und zweite Molar durch eine abnehmbare Sattelbrücke ersetzt werden sollen. Die Brücke ist an $\overline{5\,|}$ und $\overline{|\,4}$ mit Stiftführungskronen, auf $\overline{7\,|}$ an einer zylindrischen Krone mit umfassender Sattelklammer verankert und hat bei $\overline{|\,4}$ eine gelenkige Verbindung. Die Stiftführungskrone auf ⌐4 ist mit einer auf ⌐3 sitzenden Richmondkrone verlötet. Ein Entlastungsbügel führt von ⌐6 7 zu 6⌐.

Auch für diese Aufgabe gibt es eine Lösung durch die Kombination einer abnehmbaren mit einer festen Brücke.

Wir bemerkten bereits an den bislang für die Anwendung abnehmbarer Brückenarbeiten im Unterkiefer gewählten Beispielen eine große Ähnlichkeit dieser Brückenformen mit der partiellen Plattenprothese. Bei den seither gezeigten von Riechelmann stammenden Fällen bleibt die Art der Verankerung an den Pfeilern noch mehr im Bilde der Brücke, wie dies bei manchen anderen Konstruktionen der Fall ist. Auch von Rumpel werden zylindrische Kronen mit umfassenden Sattelklammern der Befestigung und der Übertragung eines Teiles der Brückenlast auf die Pfeiler dienstbar gemacht (Abb. 327—330), um den vertikalen Kaudruck gleichmäßig auf Alveolarfortsatz und Stützzahn zu verteilen, ohne die schädlichen Komponenten auf die Stützpfeiler wirken zu lassen. Wir finden hier für den Übergang der eigentlichen abnehmbaren Brücke zur Plattenprothese charakteristische Formen, die zweifellos besonders da zur

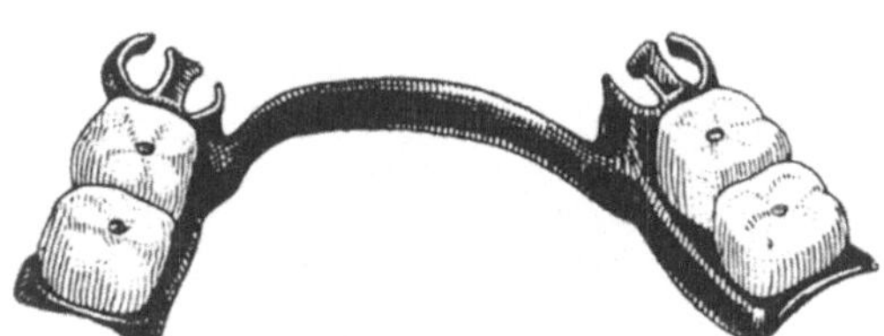
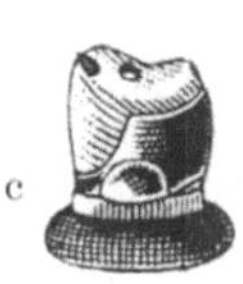
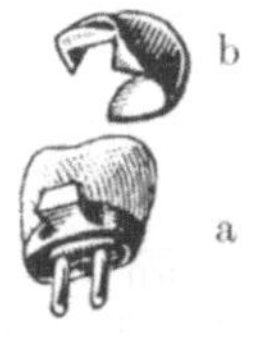

<table>
<tr><td>

Abb. 329. Die abnehmbare Sattelbrücke
für sich. (Gehört zu Abb. 327 und 328.)
(Aus Rumpel.)

</td><td>

Abb. 330. a Röhrenzahnkrone mit
Zapfen. b Die Klammer mit der über
den Zapfen greifenden Kappe. c Die
Klammer in situ. (Aus Rumpel.)

</td></tr>
</table>

Erfüllung prothetischer Aufgaben im Unterkiefer wertvolle Dienste zu leisten vermögen, wo etwa die Versenkung von Federstifthülsen nach der Art des vorhandenen natürlichen Pfeilermaterials auf Schwierigkeiten stößt, oder wo die Verwendung von Goldkronen an sichtbaren Stellen vermieden werden soll.

Rumpel verwendet, wenn kosmetische Gesichtspunkte im Vordergrunde stehen, an Stelle der Goldkrone eine Röhrenzahnkrone, an deren Wurzelplatte distalwärts ein starker schwalbenschwanzförmiger Zapfen angegossen ist. Auf diesem Zapfen ruht die Klammer, die an ihrer Unterseite ein über den Zapfen greifendes Lager besitzt. Die Klammer wird statt an der Lippenseite an der Zungenseite breit um die entsprechend geformte Röhrenzahnkrone herumgeführt, während an der Lippenseite nur eine schmale wenig sichtbare Klammer angebracht oder ganz auf eine Klammer verzichtet wird (Abb. 330).

3. Die kombinierte Anwendung abnehmbarer und fester Brücken.

Wie wir eben sahen, bilden die Übergangsformen einer Prothesenart zu der anderen wichtige Glieder in der Reihe der mit Nutzen anwendbaren Zahnprothesen. Nicht minder bedeutsam aber als diese Ausnutzung aller Konstruktionsmöglichkeiten an der Grenze zwischen der Brückenarbeit und der Plattenprothese ist die Beachtung der mannigfachen Wege zu einer vollkommenen prothetischen Wiederherstellung des menschlichen Gebisses durch die Kombination der Anwendung der abnehmbaren und der festsitzenden Prothese. Die mannigfache Verbindung der Plattenprothese mit der festen Brücke ist längst von denjenigen Prothetikern, die das Ziel ihrer Arbeit stets in der Wiederherstellung des Gesamtgebisses sehen, in ihrem Wert erkannt und in mannigfachen

Kombinationen ausgenutzt worden. Der Nutzen liegt hier in der Möglichkeit der Platte eine besonders gute Befestigung zu verschaffen und ihren Widerstand gegen den horizontalen Kaudruck durch die innige Anlehnung an die feste Brücke zu verstärken. In noch höherem Maße als durch eine Verbindung der Platte mit der festen Brücke, sind die prothetisch konstruktiven Möglichkeiten durch die Kombination der abnehmbaren mit der festen Brücke bereichert.

Die feste Brücke bildet auch dabei den Block, an den sich die abnehmbare Brücke entweder unmittelbar anlehnt, oder an dem sie durch über das Gaumendach führende Bügel die Kompensation horizontaler Kau-

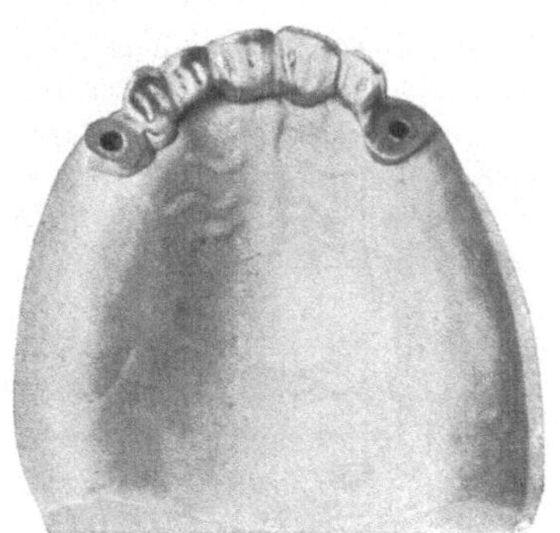

Abb. 331. Feste Brücke, auf 4 3 1 | 1 3 ruhend, an der sich eine dem Ersatz von 7 6 5 | 4 5 6 7 dienende abnehmbare Brücke verankern soll. 4| trägt eine Stiftführungskrone, |3 eine Wurzelkappe mit einer (parallel zu der Stifthülse in 4| stehenden) runden Stifthülse. Der auf 4| ruhende Basisteil der Stiftführungskrone und die auf |3 sitzende Wurzelkappe haben beide in zwei Ebenen rechtwinkelig zu den Stifthülsen verlaufende Deckel, so daß auf beiden Seiten eine gelenkige Verbindung der abnehmbaren mit der festen Brücke vorbereitet ist. (Nach Riechelmann.)

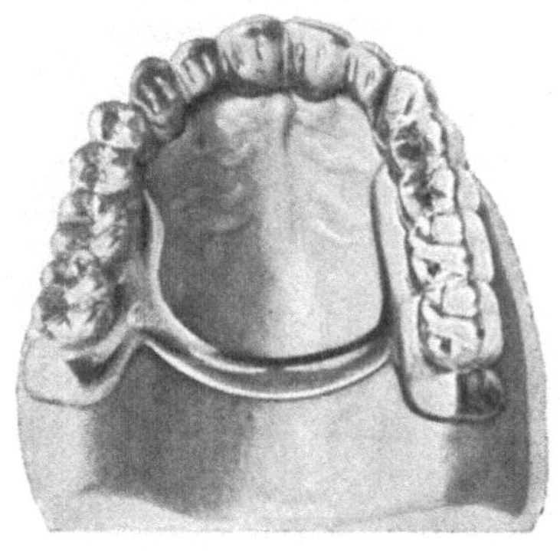

Abb. 333. Die kombinierten Brücken in situ. (Gehört zu Abb. 331 und 332.) (Nach Riechelmann.)

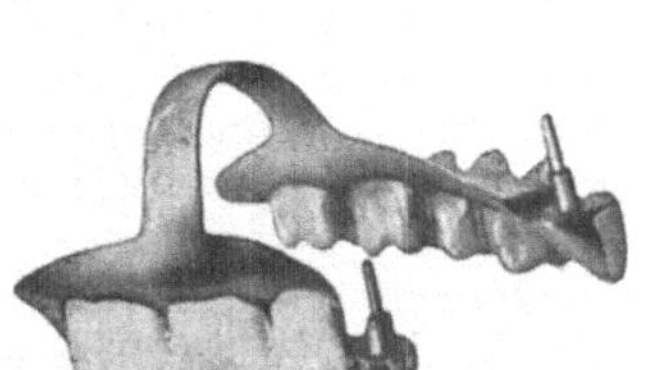

Abb. 332. Die abnehmbare Brücke für sich mit 7 6| zu |6 7 geführtem Entlastungsbügel und in 4| und |3 eingreifenden runden Riechelmannstiften. |3 ist durch eine Porzellanfacette gedeckt. (Gehört zu Abb. 331.) (Nach Riechelmann.)

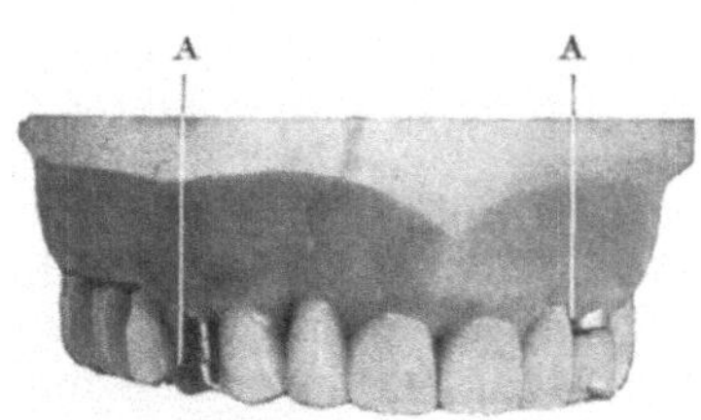

Abb. 334. Die Frontseite der kombinierten Brücken. A Anschlag für den Fingernagel. (Gehört zu Abb. 331—333.) (Nach Riechelmann.)

druckkomponenten und eine Entlastung gegenüber dem vertikalen Kaudruck erfährt. Gerade die prothetische Versorgung solcher Kiefer, bei denen im hinteren Mundbereich die Pfeiler für eine Verankerung von Prothesen fehlen, erfährt durch die Kombination der abnehmbaren mit der festen Brücke eine wertvolle Vervollkommnung. Es muß als das Verdienst Rumpels und Riechelmanns gelten, die Prothetik auf diesem Gebiete theoretisch durch die Untersuchung der zu berücksichtigenden Verhältnisse, praktisch aber durch konstruktive Vorschläge gefördert zu haben.

In dem von uns besprochenen und in Abb. 321—323 gezeigten Falle würde beispielsweise die feste Verbindung der sechs Vorderzahnstümpfe durch eine Brücke den besten und dauerhaftesten Halt für eine abnehmbare Brücke, mit breiten Sätteln auf dem Alveolarwall ruhend, abgeben, die durch Stiftführungskronen mit $\overline{3|3}$ gelenkig verbunden und durch einen von $\overline{6|}$ zu $\overline{|6}$ geführten Entlastungsbügel entlastet wäre.

Da, wo sich die Verwendung von Stiftführungskronen aus kosmetischen Gründen verbieten würde, könnten die auf $\overline{3|3}$ ruhenden Anker der Brücke auch Kronen mit Porzellanfront sein.

Vortrefflich illustriert ist der Nutzen der kombinierten Verwendung einer abnehmbaren mit einer festen Brücke durch die von Riechelmann durchgeführte Aufgabe, den ganzen Zahnbogen in einem Falle wiederherzustellen,

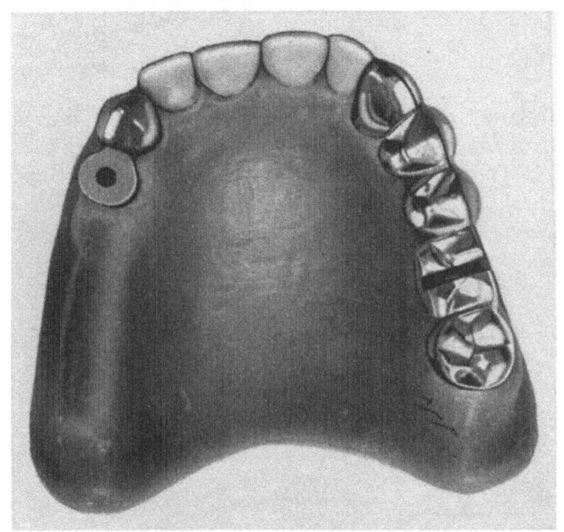

Abb. 335. An natürlichem Zahnmaterial im Oberkiefer vorhanden: 4 3 2 1|1 2 3 7. Aufgabe: Ersatz der fehlenden Zähne 7 6 5|4 5 6 durch die kombinierte Anwendung einer abnehmbaren Sattelbrücke mit einer festen (Schwebe-) Brücke. Die Abbildung zeigt: 1. Die von |3 bis |7 geführte feste Brücke mit Quersattel in |6. 2. 3| mit Wurzelring- (Richmond-) Krone versehen und mit dem von 4| getragenen Basisteil einer Stiftführungskrone verlötet. Letztere ist durch die Verwendung eines starken runden Riechelmannstiftes, durch den in zwei Ebenen rechtwinklig zur Stifthülse angelegten Deckel und die zentrische Einlötung der Hülse in den Deckel für eine gelenkige Verbindung eingerichtet. (Nach Riechelmann.)

in dem im Oberkiefer nur die beiden mittleren Schneidezähne, die Eckzähne und der erste Prämolar der rechten Seite vorhanden waren, während der Unterkiefer eine vollständige durch Brücken wiederhergestellte Zahnreihe aufwies (Abb. 331).

Riechelmann setzte auf die Stümpfe der natürlichen Zähne des Oberkiefers eine Brücke, an deren beiden Enden die gelenkige Verbindung mit einer abnehmbaren Sattelbrücke vorgesehen wurde. Es geschah dies in der Weise, daß 4| eine Stiftführungskrone erhielt, während auf |3 eine Krone mit Porzellanfront ihren Platz fand. Damit auch hier eine gewisse Drehung möglich bleibe, schrägte Riechelmann den Stumpf labialwärts nicht ab, sondern ließ ihn ein wenig über dem Zahnfleischrande so verlaufen, daß der Deckel der ihm aufzementierten Hülsenkappe in zwei Ebenen senkrecht zu Hülse und Stift lag. Mit Hilfe des runden Federstiftes war hier nun eine gelenkige Verbindung geschaffen, ohne daß die Möglichkeit, auf der Stiftkappe eine Porzellanfront anzubringen, verloren gegangen wäre. Die Stiftkappe ließ Riechelmann ebenso wie den gegossenen Deckel der Stiftführungskrone der anderen Seite ein wenig überstehen, um dem Fingernagel für die Herausnahme der Brücke einen Anschlag zu geben (Abb. 334). Ein elastischer Entlastungsbügel wurde von 7 6| zu |6 7 hinübergeführt. Da bei der Ausdehnung der abnehmbaren

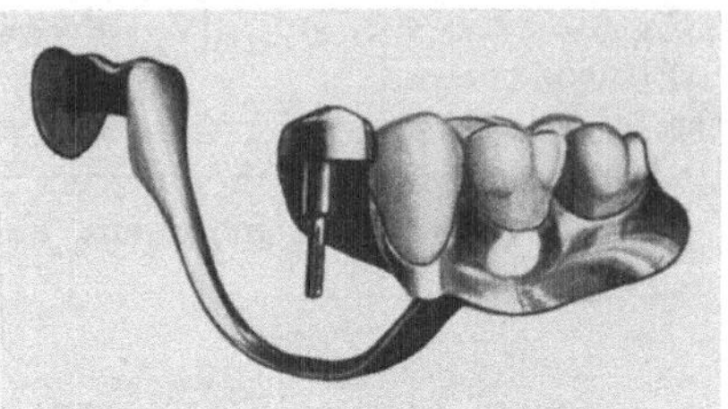

Abb. 336. Die abnehmbare Brücke mit dem die künstlichen Zähne 7 6 5| tragenden Sattel, dem Deckel der Stiftführungskrone und dem Riechelmannstift für 4|, dem Entlastungsbügel und der in |6 eingelagerten Querreiterklammer. (Gehört zu Abb. 335.)
(Nach Riechelmann.)

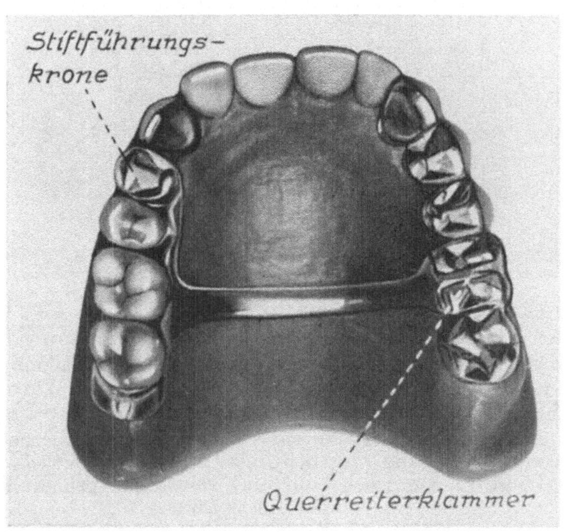

Abb. 337. Die abnehmbare und die feste Brücke in situ. (Gehört zu Abb. 335 und 336.)
(Nach Riechelmann.)

Brückenarbeit und der erheblichen Belastung mit einer ziemlich starken Senkung zu rechnen war, ließ Riechelmann vor der Befestigung 0,5 mm starke Zwischenscheiben in die Anker 4| und |3 ein.

Wir haben in Abb. 318—320 einen Fall gezeigt, in dem der Ersatz der fehlenden 7 6 5|4 5 6 durch eine abnehmbare Brücke vorgenommen wurde. Dieselbe Aufgabe ließe sich mit Vorteil durch die Verbindung einer abnehmbaren mit einer festen Brücke lösen. Die feste Brücke würde von |3—7 geführt, die abnehmbare Brücke aber, mit breitem Sattel auf den Alveolarwall gestützt, würde auf 4| durch eine Stiftführungskrone eine gelenkige Verbindung erhalten und durch einen zwischen dem ersten und zweiten Molaren verlöteten breiten

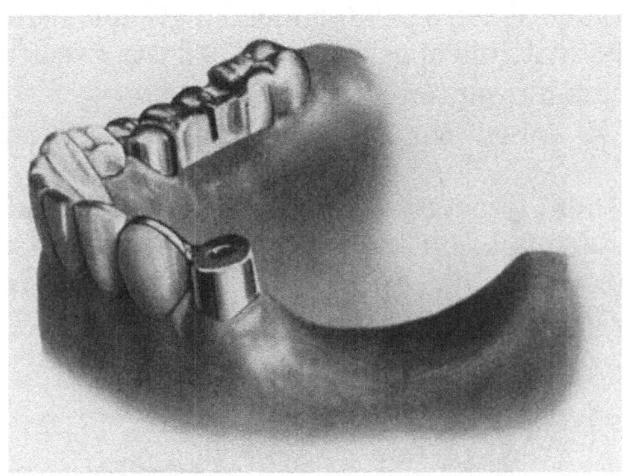

Abb. 338. An natürlichem Zahnmaterial im Unterkiefer ist vorhanden: $\overline{7\,5\,4\,3\,2\,1|1\,2\,3\,4}$.
Aufgabe: Ersatz der fehlenden Zähne $\overline{6|5\,6\,7}$ durch die kombinierte Anwendung einer
abnehmbaren und einer festen Brücke. Die Abbildung zeigt: 1. Die feste von $\overline{5|}$ zu $\overline{7|}$
geführte Brücke mit Quersattel in $\overline{6|}$. 2. $\overline{|3}$ mit Wurzelring- (Richmond-) Krone versehen,
die mit dem von $\overline{|4}$ getragenen Basisteil einer für die Herstellung einer gelenkigen Ver-
bindung eingerichteten Stiftführungskrone verlötet ist. (Nach Riechelmann.)

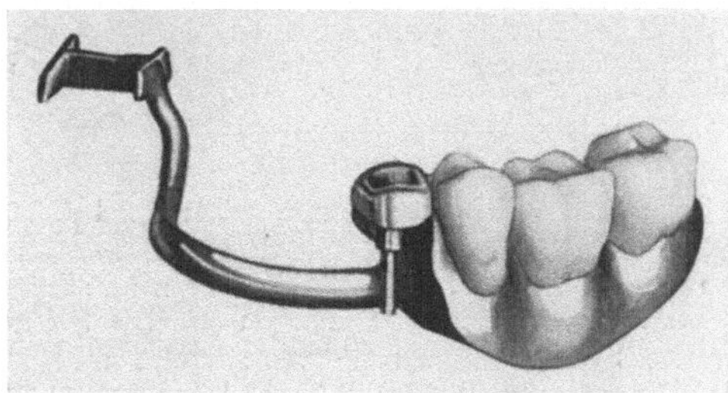

Abb. 339. Die abnehmbare Brücke für sich mit Sattel, Stiftführungskronendeckel und
Riechelmannstift, Entlastungsbügel und Querreiterklammer. (Zu Abb. 338 gehörend.)
(Nach Riechelmann.)

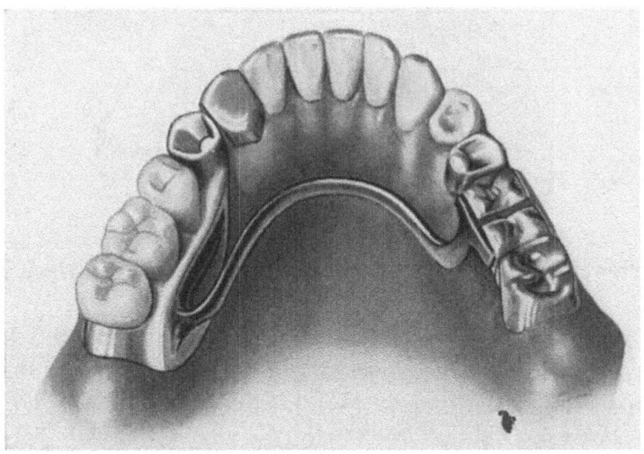

Abb. 340. Die abnehmbare und die feste Brücke in situ. (Gehört zu Abb. 338 und 339.)
(Nach Riechelmann.)

elastischen Bügel entlastet werden, der in die Mitte des Brückenkörpers der
festen Brücke mit einer Querreiterklammer eingreifen würde (Abb. 335—336).

Der Basisteil der Stiftführungskrone auf 4| ist zwecks stärkerer Veranke-
rung mit der Richmondkrone auf 3| verlötet.

In Abb. 338—340 sehen wir dieselbe Aufgabe auf den Unterkiefer übertragen.

Für die umfassende Wiederherstellung des ganzen Zahnbogens des Oberkiefers durch die Kombination einer abnehmbaren mit einer festen Brücke
schlägt Riechelmann die in Abb. 341—344 veranschaulichte Lösung vor.

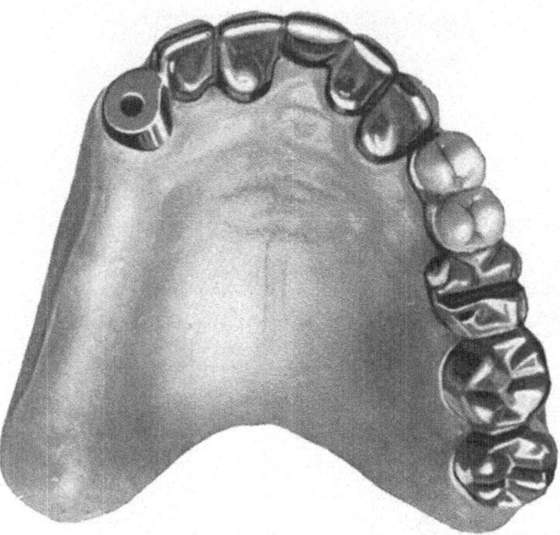

Abb. 341. Vorhanden ist an natürlichem Zahnmaterial: 3 2 1|2 3 7 8. Aufgabe: Wieder-
herstellung des ganzen Zahnbogens des Oberkiefers durch die kombinierte Anwendung einer
festen und einer abnehmbaren Brücke. Die Abbildung zeigt: Die feste Brücke in situ,
die auf 2 1|2 3 7 8 ruht, mit dem auf 3| ruhenden Basisteil einer für eine gelenkige
Verbindung eingerichteten Stiftführungskrone verlötet ist und in |6 einen Quersattel
aufweist. (Nach Riechelmann.)

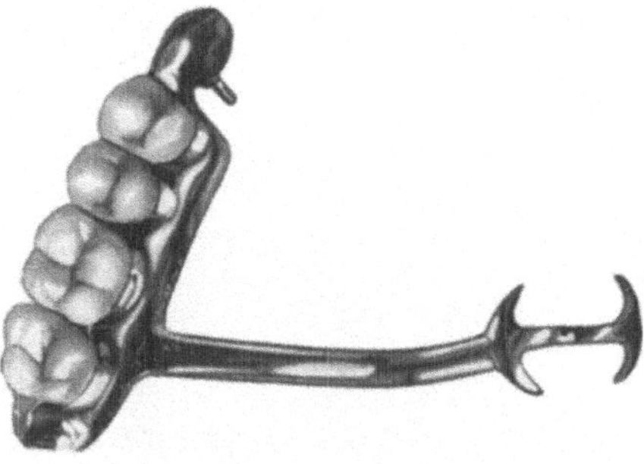

Abb. 342. Die abnehmbare Brücke für sich. (Gehört zu Abb. 341.) (Nach Riechelmann.)

Es sind vorhanden 3 2 1|2 3 7 8. Es sind zu ersetzen 7 6 5 4|1 4 5 6. Eine
feste Brücke wird auf 2 1|2 3 7 8 gesetzt und mit dem auf 3| ruhenden Basisteil
einer Stiftführungskrone verbunden. Durch einen starken runden Riechelmannstift, durch den in zwei Ebenen rechtwinklig zur Stifthülse gelagerten Deckel
und durch die zentrische Einlötung der Stifthülse ist die gelenkige Verbindung
des Sattels einer abnehmbaren Brücke hergestellt, die 7 6 5 4| trägt. Von der
Gegend zwischen 6| und 7| führt ein breiter Bügel quer über das Gaumendach

und greift bei ⌊6 mit einer Querreiterklammer in den Körper der festen Brückenarbeit. Auch bei den Kombinationen müssen um der Senkung des abnehmbaren
Teiles willen die Anker, also die Stiftführungskronen sowohl wie die Querreiterklammern, mit Zwischenscheiben versehen werden.

Die Kombination der abnehmbaren mit der festen Brücke scheint dazu
bestimmt zu sein, in vielen nach Zahl und Anordnung der Pfeiler ungünstigen

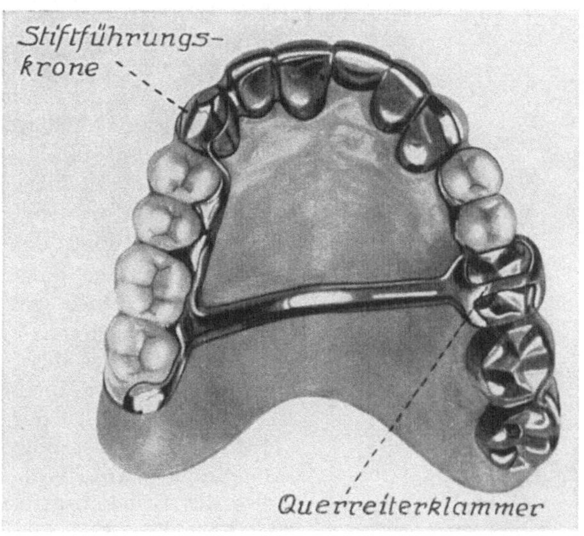

Abb. 343. Die abnehmbare und die feste Brücke in situ. (Gehört zu Abb. 341 und 342.)
(Nach Riechelmann.)

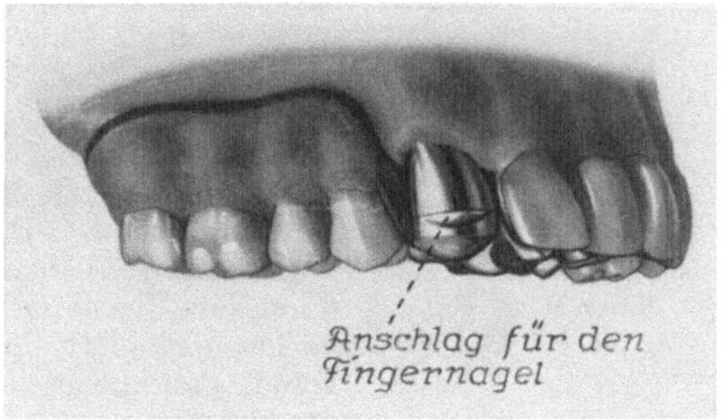

Abb. 344. (Gehört zu Abb. 341—343.) (Nach Riechelmann.)

Fällen noch eine gediegene Lösung prothetischer Aufgaben durch Brückenarbeiten zu ermöglichen.

4. Andere neuzeitliche Systeme abnehmbarer Brücken.

Es sind im vorigen Abschnitte Wege gewiesen worden, um die fehlenden
Zähne der Backenzahnreihe auch dann durch abnehmbare Brücken zu ersetzen,
wenn keine hinteren Pfeiler vorhanden sind. Zum Belastungsausgleich und zur
Kompensation der seitlichen Kaudruckkomponenten ist, wie wir gesehen haben,
für diese Fälle in dem Entlastungsbügel, ein Mittel gegeben, dessen Anwendung

die abnehmbare Freiendbrücke zu einer für den Kauakt durchaus geeigneten Prothese macht. Man hat versucht, das gleiche Resultat zu erreichen, ohne von der Seite, auf der die Zähne fehlen, auf die andere Seite hinüberzugreifen. Diesem Zwecke dienten die sog. Extensionsbrücken, wie sie von Chayes u. a. angegeben wurden. Eine solche Extensionsbrücke ist durch Abb. 345—346 wiedergegeben. Es handelt sich hier um den Ersatz des I. und II. Molaren im linken Unterkiefer. Als Pfeiler für die Brücke dienen der I. und II. Prämolar. Diese beiden Zähne sind devitalisiert, ihre Wurzeln gefüllt, die natürlichen Kronen abgetragen. Alsdann sind ihre Stümpfe mit zwei untereinander verbundenen Wurzelband-(Richmond-)Kronen mit Porzellanfront versehen. Die beiden auf ihren Wurzeln kräftig verankerten und unter sich stark verbundenen Kronen bilden den Block, der einer kleinen, den Ersatz für $\boxed{6}$ und $\boxed{7}$ tragenden Sattelbrücke den erforderlichen Halt geben soll. Der Befestigung dient ein Federschloß, das an der Unterseite des Sattels liegt und aus zwei exakt ineinanderpassenden Teilen besteht. An der Distalseite des II. Prämolaren ist eine kräftige Feder angebracht (Abb. 345), an der Unterseite des Brückensattels ein Kästchen, das über diese Feder paßt und innerlich so geformt ist, daß die Feder in ein Lager einschnappt. Die kräftige Bauart des Federarmes genügt der Beanspruchung des Materials beim Herausnehmen und Einsetzen der kleinen Brücke. Ein Teil des vertikalen Kaudruckes wird von dem Arm aufgefangen und mit auf die Pfeiler $\boxed{4\ 5}$ übertragen, einen Teil der Last überträgt der Sattel auf den Kiefer. Die Beanspruchung durch den seitlichen Kaudruck wird durch eine flache Gestaltung der Kauhöcker gemindert, doch liegt es auf der Hand, daß die Pfeiler auch in transversaler Richtung belastet werden und

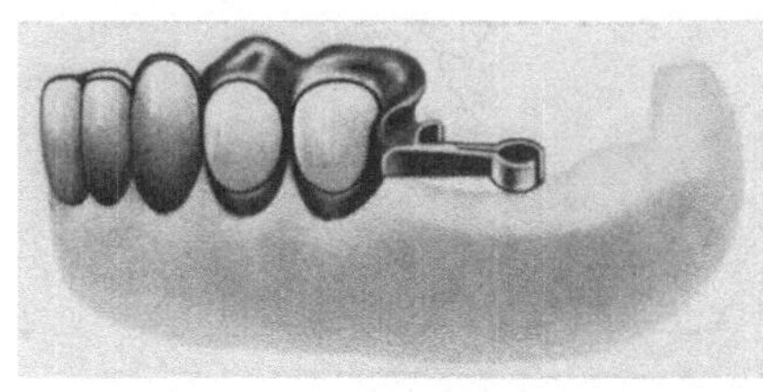

Abb. 345. Extensionsbrücke nach Chayes. Die beiden untereinander verbundenen Ankerkronen auf $\boxed{4\ 5}$ mit der Feder (buccale Ansicht).

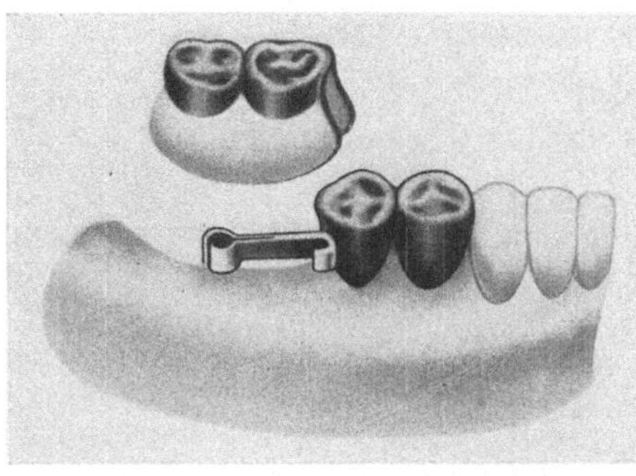

Abb. 346. Extensionsbrücke nach Chayes. Die beiden untereinander verbundenen Ankerkronen auf $\overline{4\ 5}$ mit der Feder (linguale Ansicht), daneben der Sattel mit den Ersatzzähnen für $\boxed{6\ 7}$, der an seiner Unterseite ein Kästchen trägt, in das die Feder eingreift.

daß eine Hebelwirkung nicht völlig ausbleibt. Die Konstruktion, die nicht nur in Amerika, von wo sie zu uns kam, sondern auch bei uns Anwendung fand, kommt daher in ihrem Werte nicht der abnehmbaren Brücke gleich, die denselben Zweck mit weit vollkommenerem Belastungsausgleich und größerer Schonung der Pfeiler erreicht.

a) Die Roachbrücke.

Schon bevor die Besorgnis um eine von periapikalen Herden devitalisierter Zähne ausgehende Allgemeininfektion zu einer gewissen Abneigung gegen diejenigen prothetischen Verfahren führte, die eine Abtötung der Zahnpulpa und eine Füllung der Wurzelkanäle der als Brückenpfeiler dienenden natürlichen

Zähne zur Voraussetzung haben, war man zum Teil aus Achtung vor der biologischen Norm, zum Teil auch, um dem Patienten die Devitalisation und Wurzelbehandlung zu ersparen, geneigt, auch bei der Anwendung abnehmbarer Brücken solchen Systemen den Vorzug zu geben, bei denen die Brückenpfeiler lebend blieben. Nachdem die Furcht vor der fokalen Infektion erheblich zunahm und auch bei uns größere Beachtung fand, wurde naturgemäß noch stärker auf die Erhaltung der Vitalität der Brückenpfeiler hingearbeitet. Dieser Tendenz verdanken einige Systeme abnehmbarer Brücken wenn nicht ihre Entstehung, so doch das verstärkte Interesse, das ihnen in der Fachwelt entgegengebracht wurde. Zu diesen Verfahren gehört das Roachsystem.

Das Prinzip der Roachbrücke liegt in der Erfassung der als Pfeiler dienenden natürlichen Zähne durch äußerst genau anliegende und aus besonders elastischem Golde hergestellte Klammern.

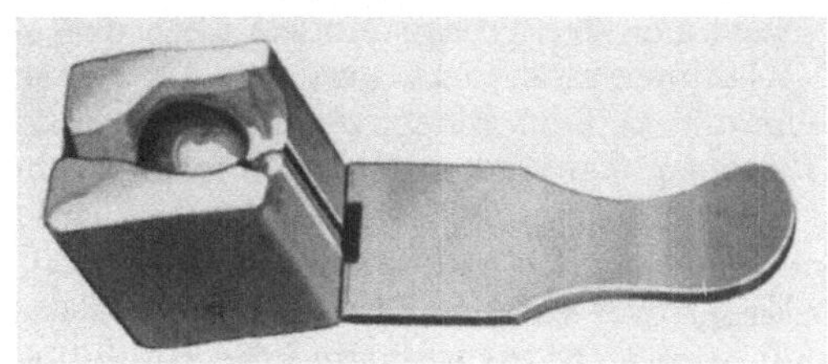

Abb. 347. Ein geschlossener Abdruck nach Roach.

Ein neues Abdruckverfahren, das die Form der zu umfassenden Zähne ganz exakt wiedergibt, und ein Material für die Klammern, das die Federkraft des Federstahles besitzt, sind die unentbehrlichen Hilfsmittel des Roachsystems.

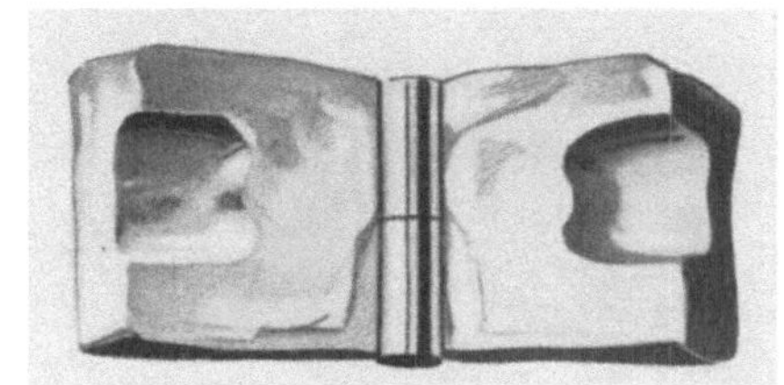

Abb. 348. Ein gesprengter Abdruck nach Roach.

Mit geteilten Löffeln werden von den Pfeilerkronen, für die Klammern angefertigt werden sollen, Abdrücke genommen.

Die Form der natürlichen Kronen wird völlig unverändert gelassen. Es wird nicht an ihnen geschliffen, damit keine Schwächepunkte für die cariöse Infektion entstehen.

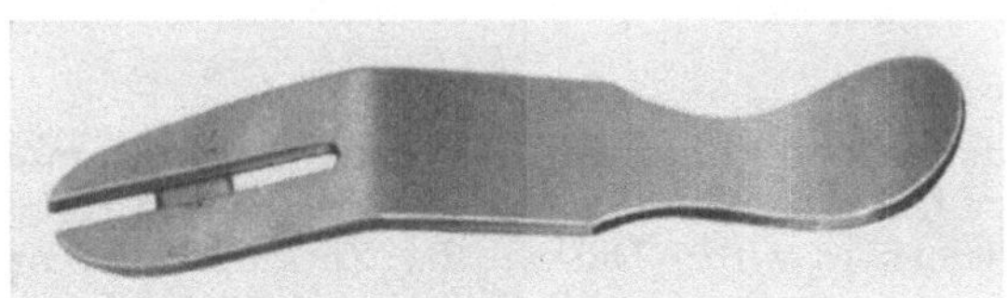

Abb. 349. Der abnehmbare Griff des Roachschen Abdrucklöffels.

Die Roachabdruckmasse, die der Abformung der Kronen dient, wird, in rahmartiger Konsistenz angerührt, in einen für den betreffenden Zahn passenden Abdrucklöffel gebracht, der aus zwei durch einen Schieber zusammengehaltenen Teilen besteht. Nach dem Erhärten der Masse wird der Schieber herausgezogen und der Abdruck an der Schlitzstelle des Löffels in zwei Teile zersprengt (Abb. 347—349). Damit sich der Abdruck dabei in zwei gleiche Teile teilt, sind den Löffeln kleine Messerchen angestanzt, die in den Abdruck eingreifen und in der Mitte eine Rinne anlegen, der der Bruch beim Zerspringen des Abdruckes folgt. Nachdem die beiden Hälften des Abdruckes vorsichtig von dem Zahn abgehoben und wieder in den Abdrucklöffel gebracht sind, wird der Löffel wieder zugeklappt und der Metallschieber wieder eingeschoben. Der Abdruck darf jetzt keinen Spalt oder Fehler aufweisen; jede Korrektur, die etwa vorgenommen werden müßte, würde das Modell unbrauchbar machen, da die Klammer, die nach demselben gearbeitet werden soll, haarscharf um den Zahn passen muß. Beim Abdrucknehmen ist darauf zu achten, daß auf allen Seiten eine hinreichend dicke Schicht Abdruckmasse zwischen dem Zahn und der Löffelwand bleibt; man muß sich beim Abdrucknehmen davor hüten, daß der Abdruck verwackelt wird, jede kleine Bewegung kann in dieser Hinsicht verhängnisvoll werden. Der Abdruck wird mit verdünntem Wasserglas ausgepinselt, getrocknet und mit einer besonderen Modellmasse ausgegossen. Nach dem Erhärten dieser Masse wird der Abdruck in kochendes Wasser gebracht. Die Abdruckmasse wird, nachdem das Ganze 2—3 Minuten gekocht ist, so weich wie Glaserkitt und läßt sich leicht von dem Positivmodell loslösen.

Nachdem das fertige Modell über der Bunsenflamme getrocknet ist, kann die Klammer modelliert werden. Als Material für die Wachsform dient Blauwachs mit weißem Bienenwachs im Verhältnis 2 : 1 gemischt. Das Wachs wird in flüssigem Zustand mit dem Haarpinselchen auf das Modell aufgetragen und die Klammer so modelliert, daß ihr Mittelstück am stärksten ist und die Schenkel nach den Enden hin schwächer werden. Nur der vom Schmelz geschützte Teil der Krone darf von der Klammer bedeckt werden, auch darf diese an den Seitenwandungen nicht zu weit über die Rundung des Kronenkörpers hinübergreifen,

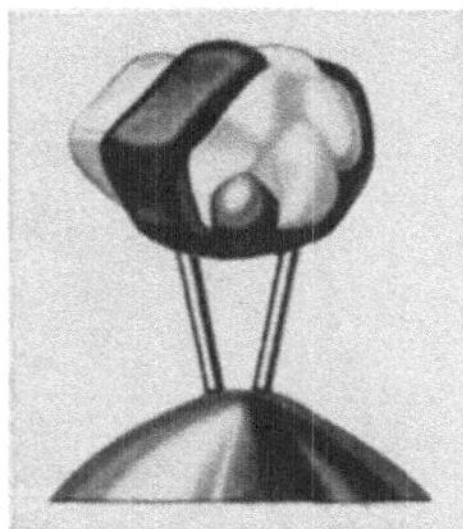

Abb. 350. Eine Roachklammer in Wachs modelliert auf dem Gußkonus.

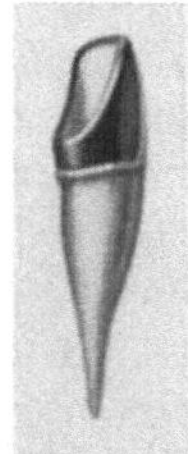

Abb. 351. Die Roachklammer für einen Schneidezahn. Die Aufbißstelle des Gegenzahnes ist freigelassen.

damit weder die Zahnsubstanz von der Klammer arrodiert, noch der ganze Zahn zu fest erfaßt und beim Hineinsetzen und Herausnehmen der Prothese allmählich gelockert wird. Da, wo der Zusammenbiß mit den Gegenzähnen es gestattet, kann man die Klammer in die Fissuren der Kauflächen hinein auslaufend modellieren (Abb. 350).

Die Roachklammer läßt sich auch auf Eck- und Schneidezähnen verwenden, bei der Modellierung muß hier in besonderem Maße dem Biß Rechnung getragen werden, indem die von den Gegenzähnen getroffene Stelle des Zahnrückens freigelassen wird. Aus kosmetischen Rücksichten wird die Klammer an den dem Auge zugänglichen Zähnen nur über die palatinale bzw. linguale und um die approximalen Seiten geführt, auf die labiale Seite darf sie an solchen Zähnen nur wenig übergreifen. Die approximale Partie der Klammer braucht nur 0,3 mm stark zu sein (Abb. 351).

Das Modell wird mit der auf ihm modellierten Klammer eingebettet und der Guß der letzteren nach dem bekannten Verfahren vorgenommen.

Als Material für die Roachklammer wurde ursprünglich das amerikanische „Casting Clasp-Gold" verwendet. Wienand hat an die Stelle desselben das sog. „Stahlgold" gesetzt, das in zwei verschiedenen Zusammensetzungen geliefert wird. Die erste derselben entspricht an Feingehalt und Federung dem genannten amerikanischen Golde, während die zweite Legierung etwas geringer an Feingehalt, aber von größerer Elastizität ist.

Die fertig gegossene Klammer darf nur an ihrer Außenseite bearbeitet, an der Innenseite aber, mit der sie dem natürlichen Zahn anliegen soll, nur von ihr anhaftenden Gußperlen usw. befreit werden. Jede Bearbeitung der Innenseite der Klammer beeinträchtigt ihren Sitz. Wenn das beachtet wird, liegt die Klammer dem Zahnkörper sehr genau an und findet vermöge ihrer Federkraft und Härte einen vortrefflichen Halt an demselben.

Nachdem die Klammern auf die Zähne gesetzt sind und man sich von ihrem einwandfreien Sitz überzeugt hat, wird zunächst von der palatinalen Seite mit einem Halblöffel ein Abdruck genommen, der die Hälfte der Kaufläche und des Alveolarwalles bedeckt. Die buccale Seite des Abdruckes wird, nachdem derselbe erhärtet und aus dem Munde entfernt ist, glatt beschnitten und mit Führungsschnitten versehen. Die Fläche wird eingeölt und die Abdruckhälfte wieder an ihren Platz im Munde gebracht. Dann nimmt man mit dem für die buccale Seite bestimmten Abdrucklöffel die zweite Abdruckhälfte.

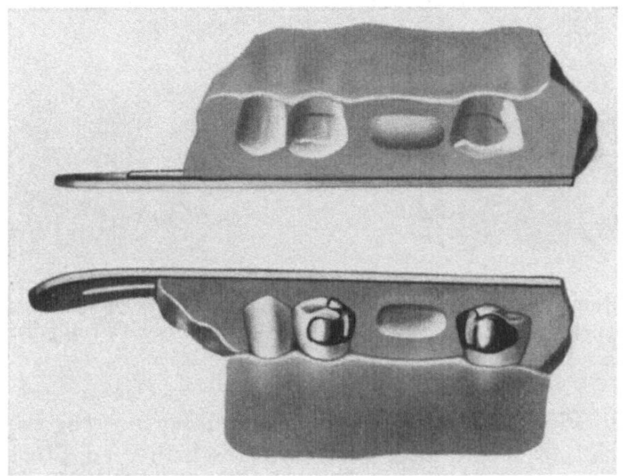

Abb. 352. Abdrücke für die Herstellung des Arbeits- (Löt-) Modelles mit den in situ befindlichen Roachklammern.

Die einander zugekehrten Seiten der beiden Abdrücke liegen einander ganz genau an (Abb. 352); sie werden, nachdem die Klammern in sie eingesetzt und in ihnen fixiert sind, mit Roachmodellmasse ausgegossen. Auf dem aus der Roachmodellmasse hergestellten Modell haben die Klammern die ihnen zukommende Stellung. Sie dürfen niemals von diesem Modell abgenommen werden, ehe im weiteren Verlauf der Arbeit der Sattel zwischen ihnen modelliert und auf dem Modell zwischen sie eingelötet ist. Die Modellierung und der Guß des Brückensattels, die Verlötung desselben mit den Klammern, sowie das Aufstellen und die Befestigung der künstlichen Zähne wird in der üblichen Weise vorgenommen. Die Zähne können wie bei jeder anderen Brückenarbeit einzementiert oder durch Kautschuk befestigt werden. Auch Röhrenzähne können auf dem Sattel Verwendung finden. Bei der Verlötung des Sattels mit der Klammer ist darauf zu achten, daß eine starke Verbindung entsteht.

Die Frage, ob es berechtigt ist, die Roachbrücke anzuwenden, muß in bejahendem Sinne beantwortet werden, wenn man die Befestigung anderer herausnehmbarer Prothesen (Platten) durch Klammern gutheißt, die natürliche Zähne umgreifen. Ein Nachteil wird in der Gefahr, daß diese Zähne leiden können, stets zu sehen sein. Eine gründliche tägliche Reinigung der Roachbrücke und der von ihr umfaßten Zähne ist erforderlich.

Der Frage der Schädigung der natürlichen Zähne durch eine Umklammerung, wie sie bei Klammerbrücken nötig ist, ist neuerdings u. a. Bock mit besonderem Ernst nachgegangen. Bock sieht in der Erfassung der natürlichen Zähne durch angegossene Klammern eine geringere Gefahr für den Zahnschmelz, wie sie bei der Verwendung gebogener Blechklammern zur Befestigung von Prothesen gegeben war. Verschiedene Momente sprechen dabei ursächlich mit. Während die gegossenen Brückenklammern der natürlichen Krone fest und ruhig anliegen, nicht am Schmelze scheuern und keinen Unterschlupf für Unsauberkeiten bieten, reiben die Ränder der Blechklammern oft die Stellen des Schmelzes, denen sie anliegen, durch, auch bilden sie meist Nischen und Winkel, in denen sich Speisereste ablagern und zersetzen können. Hinzu kommt, daß die Blechklammern früher zumeist um den Zahnhals gelegt wurden, also an diejenige Stelle des Zahnes, an der der Schmelz an sich schwächer ist, während die heutige gegossene Brückenklammer die Stelle des größten Zahnumfanges und damit auch der größten Schmelzdicke umfaßt. Schließlich ist noch zu bedenken, daß

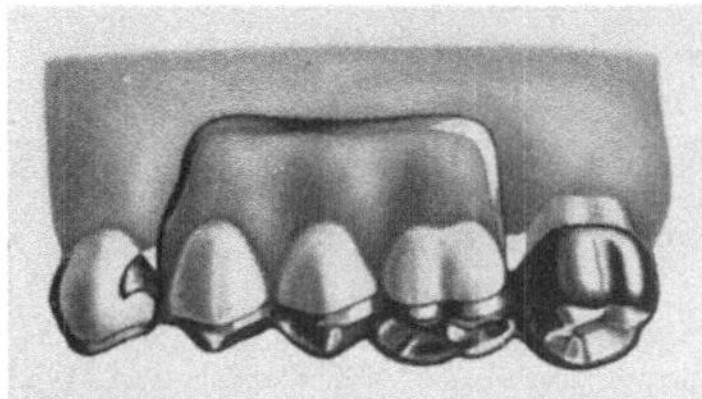

Abb. 353. Eine dem Ersatz von ⌊4 5 6 dienende Roachbrücke in situ, von der Buccalseite aus gesehen.

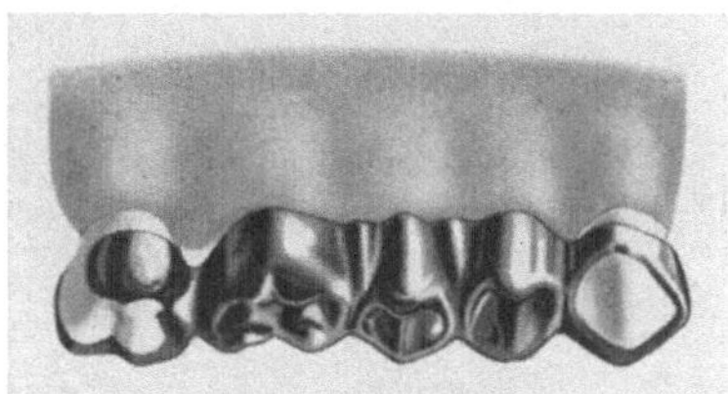

Abb. 354. Die in Abb. 353 gezeigte Brücke von der Palatinalseite gesehen.

sich das federnde Platingold, das für die Herstellung der gegossenen Klammern Verwendung findet, weit sauberer hält, wie das früher zu Blechklammern verarbeitete 18karätige Goldblech.

Die Möglichkeit der Anwendung der Roachbrücke ist in vielen Fällen durch den Zustand und durch die Stellung, insbesondere durch eine erhebliche Divergenz oder Konvergenz der Pfeilerzähne eingeschränkt.

Über die Anwendung der Roachbrücke haben Bolte, dem wir in unserer Darstellung folgen, Mann, Frey u. a. in günstigem Sinne berichtet.

b) Die Chayesbrücke.

Als der modernste Brückentyp, den die zahnärztliche Prothetik besitzt, ist wohl die bewegliche abnehmbare Brücke zu bezeichnen, die von dem amerikanischen Zahnarzte Herman E. S. Chayes ersonnen und bekanntgegeben ist.

Der für ihre Konstruktion leitende Gedanke ist die Erkenntnis, daß die normale Beweglichkeit der Zähne ein wesentlicher Faktor für die Gesunderhaltung der Umgebung der Zahnwurzeln, insbesondere für die Erhaltung der Elastizität des Zahnfaches ist. Da die Bewegung der Zähne im Kauakte den intermittierenden Druck abgibt, der als Reiz für die normale Blutzufuhr erforderlich ist, muß dieses biologische Moment auch bei den als Brückenpfeilern dienenden Zahnwurzeln wirksam erhalten werden. Diese bereits früher von Boitel u. a. aufgestellte, von uns in dem Abschnitte, der von den festen Brücken mit einseitig labiler Verankerung handelt, besprochene Forderung erfüllt Chayes dadurch, daß er zwischen dem Sattel und den Ankern seiner Brücke eine Verbindung herstellt, die den Pfeilern eine gewisse Beweglichkeit läßt und im

Kauakte durch den Sattel den intermittierenden Druck auf das Brückenfundament verstärkt.

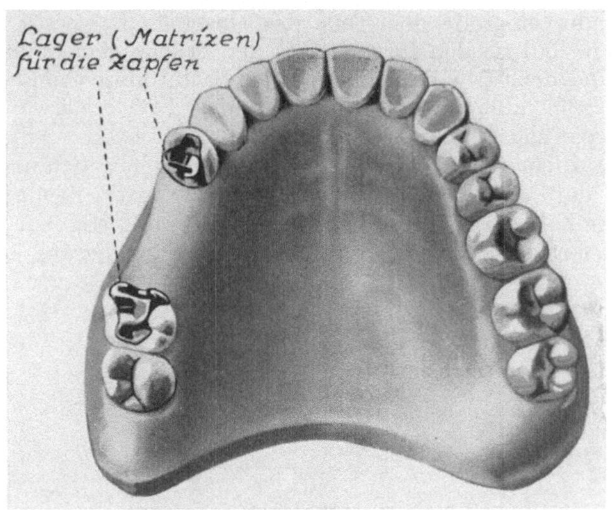

Abb. 355. Bewegliche abnehmbare Brücke nach Chayes. 6 5| ist zu ersetzen, in 4| und 7|,
die als Brückenpfeiler dienen, sind Gußfüllungen eingelassen, die Lager (Matrizen) für die
Zapfen zeigen. (Aus Chayes.)

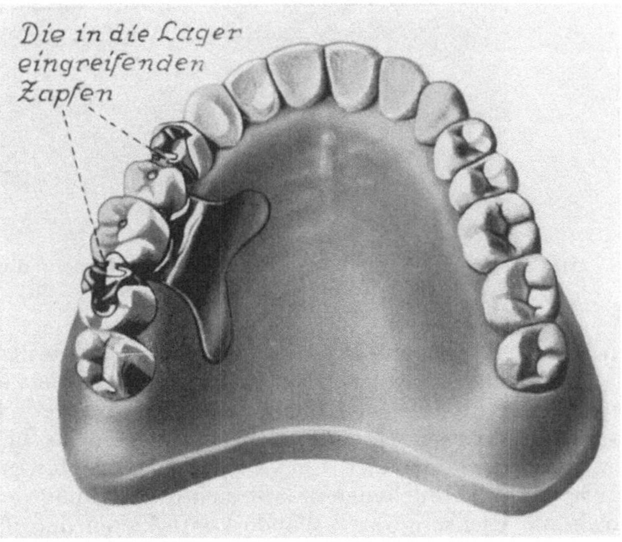

Abb. 356. Bewegliche abnehmbare Brücke nach Chayes in situ; die Abbildung zeigt das
Eingreifen der Zapfen in die Lager. (Aus Chayes.)

Die Chayes-Brücke ist eine abnehmbare Sattelbrücke, die an dem mesialen
und distalen Ende ihres Körpers je einen flachen in mastico-gingivaler Richtung verlaufenden gespaltenen Zapfen trägt. Diese federnden Zapfen sind
genau parallel gerichtet und greifen in Matrizen oder Lager ein, die in den der

Lücke zugekehrten Wänden der Anker angebracht sind. Als Anker dienen vornehmlich Gußfüllungen. Falz und Lager zusammen bilden gewissermaßen ein Schloß, das die Verbindung zwischen dem Brückenkörper und den Ankern herstellt.

Die ineinander eingreifenden Teile des einzelnen Schlosses müssen so ineinander passen, daß sie den für den Sitz der Brücke genügenden Halt aneinander finden und doch den Pfeilern und dem Sattel hinreichende Beweglichkeit lassen. Die korrespondierenden Teile aller an einer Brücke verwandten Schlösser müssen völlig parallel gerichtet sein.

Ein exaktes Ineinandergreifen der Teile des einzelnen Schlosses ist dadurch gewährleistet, daß dieselben in besonderen Laboratorien maschinell hergestellt und dem Zahnarzte in verschiedenen Größen fertig zur weiteren Verarbeitung geliefert werden. Zur nachträglichen Regulierung der Weite der

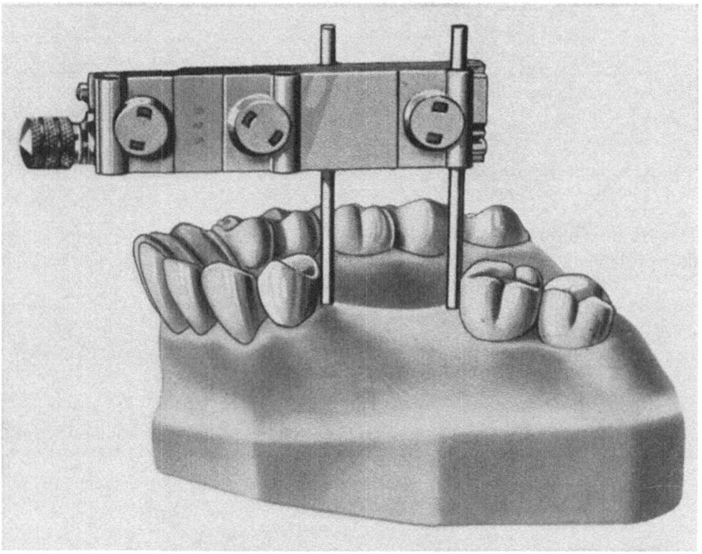

Abb. 357. Das Messen der Entfernung der Pfeiler voneinander durch den Chayes-Parallelometer. (Aus Chayes.)

Matrize dienen besondere Zangen. Für die Herstellung der Parallelität zwischen den Teilen mehrerer Schlösser, die an einer Chayesbrücke Verwendung finden sollen, sind von dem Autor eigene Hilfswerkzeuge konstruiert worden, unter denen ein Parallelometer von besonderer Bedeutung ist, da er während des gesamten Herstellungsverlaufes der Chayesbrücke mannigfaltige Anwendung findet. Mit Hilfe dieses Parallelometers läßt sich die Stellung der Pfeilerzähne zueinander, sowie die Richtung ihrer Wände kontrollieren und die Entfernung derselben voneinander abmessen (Abb. 357). Der Parallelometer dient ferner zur parallelen Einlassung der Schlösser in die Anker der Brücke und zur Einschaltung zweier Steine oder Bohrer in das sog. Parallelbohrhandstück, das zwei Bohrköpfe besitzt, die zusammen oder einzeln gebraucht werden können. Wenn man mit zwei Bohrern oder Steinen (Abb. 358) zugleich arbeiten will, stellt man die Bohrköpfe in derjenigen Distanz zueinander fest, die man vorher mit dem Parallelometer als für die gleichzeitige Bearbeitung der sich gegenüberliegenden Pfeilerwände in Betracht kommend fand, und schaltet dann die

Bohrer und Steine ein, die in dem Parallelbohrhandstück, wie der Name sagt, stets gleichgerichtet stehen. Will man nur an einem Zahn arbeiten, so läßt sich der eine Bohrkopf durch eine Umdrehung aus dem Wege räumen.

Mit der Anlage der Kavitäten für die Einlagefüllungen, die als Anker dienen, beginnt die Herstellung der Brücke; das Einschleifen der beiden Kavitäten läßt sich mittels des Parallelbohrhandstückes nicht bis zur fertigen Ausarbeitung der Lager durchführen, in den meisten Fällen gibt das gleichzeitige Einschleifen mit zwei Steinen nur den sicheren Anhalt für die Anlage der Kavitäten (Abb. 358). Diese werden alsdann mit Einzelsteinen weiter bearbeitet und in Kastenform so angelegt, daß die Kavität in die Kaufläche übergreift, so daß die Einlagefüllung stark verankert wird. Von den fertig präparierten Pfeilerzähnen werden Abdrücke mit Kerrmasse genommen und diese mit Amalgam ausgefüllt, so daß man Positivmodelle aus Metall erhält, die die Pfeiler-

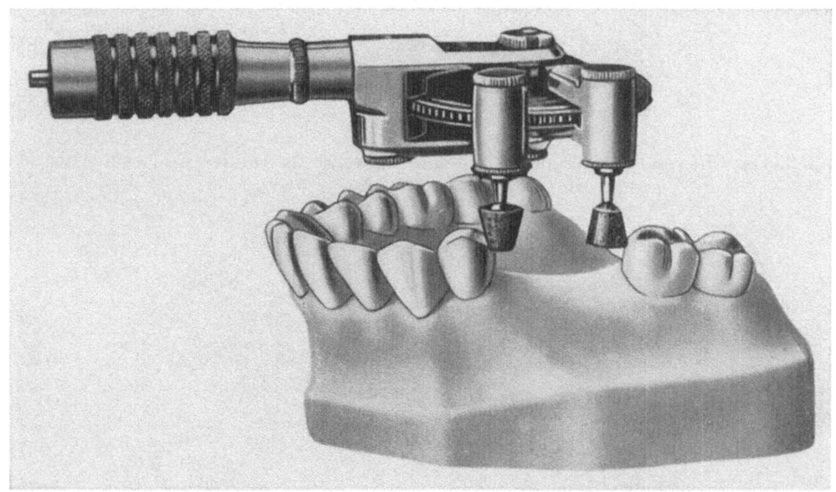

Abb. 358. Gleichzeitige Bearbeitung der Pfeiler für eine Chayesbrücke mit Hilfe des Parallelbohrhandstückes. (Aus Chayes.)

zähne und die Kavitäten sehr genau wiedergeben. In diesen Metallzähnen werden die Inlays aus Gußwachs modelliert und dabei bereits der Raum für die Matrize (d. h. den in die Füllung einzulötenden Teil des Schlosses) ausgespart. Nachdem die Wachsform der Inlays im Munde einprobiert ist, wird sie gegossen und wieder einprobiert. Zeigt es sich, daß die Inlays genau passen, so wird ein Gipsabdruck genommen, während sich die Füllungen in den Kavitäten befinden. In diesem Abdruck werden die vorher angefertigten Metallzähne mit den in sie eingefügten Inlays eingesetzt, dann wird der Abdruck ausgegossen. Man gewinnt dadurch ein Positivmodell, das die Mahlzähne mit den in ihnen sitzenden Gußfüllungen trägt, auf dem also die für die weitere Arbeit besonders wichtigen Partien sehr scharf ausgeprägt und widerstandsfähig sind. Es werden nun auf dem Modell in den Inlays die Lager für die Matrizen des Schlosses so erweitert, daß Raum genug für ihre parallele Einlassung entsteht. Es geschieht dies mit Hilfe des Parallelometers, in den statt der Richtstifte Träger für die Matrizen (sog. Mandrels) eingespannt werden (Abb. 359). Die Matrizen werden quer über die Trägerenden geschoben, in die Lager eingepaßt und mit dem Bohrer noch so viel mehr aus dem Inlay ausgeschachtet, daß beide Matrizen in der ihnen

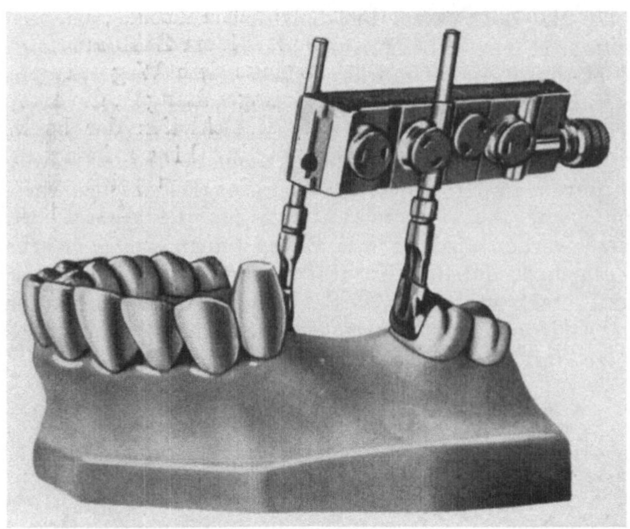

Abb. 359. Der Chayes-Parallelometer in seiner Anwendung bei der Einlassung der Matrizen in die Gußfüllungen. (Aus Chayes.)

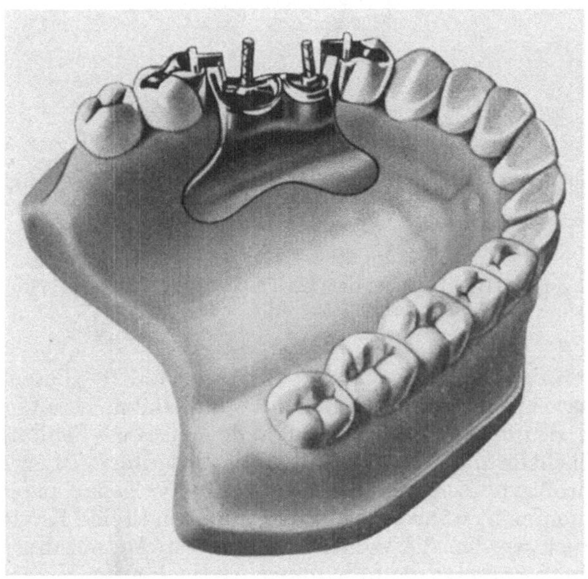

Abb. 360. Die Herstellung der Verbindung zwischen dem Sattel und in den Matrizen steckenden parallel gerichteten federnden Zapfen. (Aus Chayes.)

zukommenden Stellung in die Höhlungen hineinpassen. Bei dieser Adaptierung werden die in den Pfeilern sitzenden Inlays mit Gips bedeckt, um sie in ihrer Stellung festzuhalten.

Es folgt nun die Verlötung der Matrizen mit den Einlagefüllungen. Zunächst wird die eine Matrize in der mit dem Parallelometer für sie bestimmten

Stellung mit der Einlagefüllung durch Klebewachs verbunden, der Parallelometer herausgezogen und an Stelle des Parallelometerarmes, der in der Matrize saß, ein Graphitstäbchen, das genau in die Matrize hineinpaßt, in diese hineingesteckt. Dann wird die Einlagefüllung mit der Matrize und dem in ihr steckenden Kohlenstäbchen vom Modell abgehoben und eingebettet. Bei der nun stattfindenden Einlötung der Matrizen in die Einlagefüllung wird an den Matrizenrändern eine Verstärkung angebracht, die zu den maschinell hergestellten Schloßteilen gehört.

Nachdem die eine Matrize eingelötet ist, wird die Einlagefüllung wieder auf das Arbeitsmodell gebracht und durch einen Gipsaufguß fixiert. Dann wird der eine Arm des Parallelometers in die eingelötete Matrize gesteckt, der andere Arm in diejenige, die in die Gußfüllung des anderen Brückenpfeilers eingelötet werden soll. Die Stellung dieser Matrize wird nun nochmals nachgeprüft und evtl. mit dem Bohrer die Höhlungen in der Gußfüllung erweitert, in der die Matrize Platz finden soll. Wenn auch diese Matrize richtig steht, wird sie mit Klebewachs befestigt und bei ihrer Einlötung ebenso verfahren, wie wir es eben für die andere Matrize beschrieben haben. Abb. 359 zeigt die beiden Gußfüllungen mit den beiden Matrizen in ihren Lagern.

Die Herstellung der Chayesbrücke ist jetzt so weit vorgeschritten, daß die stark verankerten Einlagefüllungen sich provisorisch an ihrem Platz befinden und die Matrizen, in die die flachen gespaltenen Zapfen der Schlösser eingreifen sollen, parallel gerichtet in sich tragen. Man geht jetzt an die Herstellung des Brückenkörpers. Der Sattel wird modelliert, die Zähne aufgestellt. Chayes benutzt für seine Brücke Röhrenzähne, dementspre-

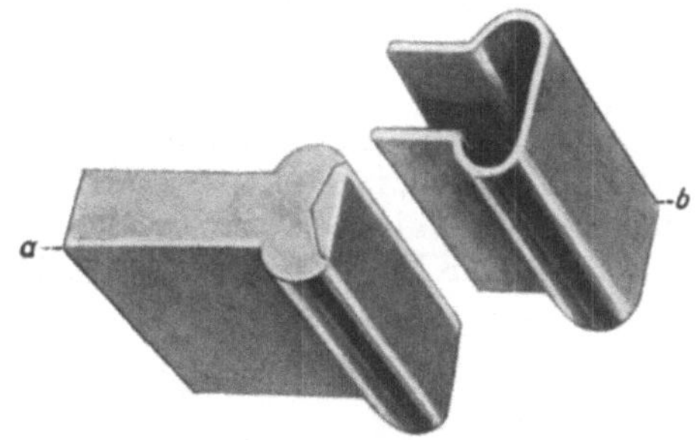

Abb. 361. Federzapfen und Hülse des Federgeschiebes nach Gollobin.
a Federzapfen, b Hülse.
(Aus Klughardt.)

chend werden beim Gießen des Sattels auf demselben Stifte und die Zähne buccalwärts umgreifende niedrige Fassungen angebracht. An den Enden des Brückenkörpers muß nun zur Anbringung der in die Matrize eingreifenden Zapfen Raum geschaffen werden. Zu diesem Zweck wird vom Golde des Sattels und von den den Gußfüllungen anliegenden Flächen der künstlichen Zähne so viel fortgeschliffen, daß für die Verbindungsteile Platz genug bleibt. Abb. 360 zeigt den Sattel mit den Stiften und den Umfassungen für die Röhrenzähne, ferner die Herstellung der Verbindung zwischen dem Sattel und dem in die Matrize eingreifenden Zapfen. Die fertige Brücke in situ ist bereits in Abb. 356 gezeigt.

Die Chayesbrücke findet nicht nur im Bereich der Backenzähne, sondern auch zum Ersatz von Vorderzähnen Anwendung. Für alle Zahnkategorien sind die der Verbindung zwischen dem Brückenkörper und den in die Pfeiler eingelassenen Anker dienenden Schloßteile in entsprechender Abmessung fertig zu beziehen.

Der komplizierte Herstellungsvorgang einer Chayesbrücke verlangt ein völliges Vertrautsein mit der maschinellen Anfertigung und Verwendung der einzelnen Teile und der Handhabung der besonderen Werkzeuge; er erfordert eine Vertiefung in das System, die nur durch das eingehende Studium der über sie erschienenen Spezialliteratur gewonnen werden kann.

Es werden heute vielfach an den Chayesbrücken die Federgeschiebe nach Gollobin verwandt.

Klughardt beschreibt dieselben folgendermaßen:

„Der Federschieber besteht aus dem Brückenteil, dem Federzapfen (s. Abb. 361a) und dem Ankerteil, einer Hülse (s. Abb. 361b), welche in die Einlagefüllungen oder in die Kronenanker versenkt wird. Der Brückenteil ist ein fester, massiv hergestellter Körper, der aus einer hochkarätigen Gold-Platin-Palladiumlegierung besteht. Die Basis und die der Hülse zugewendete Fläche des Körpers trägt eine V-förmige Rille, in welche eine aus einem außerordentlich elastischen Material gezogene Feder von gleichfalls V-förmigem Querschnitt mit 23 karätigem Goldlot eingelötet ist. Diese V-förmige Rille bedeutet keine Schwächung für den Körper, sie gestattet vielmehr eine für eine Feder besonders zweckmäßige Konstruktion. Im Kopfteile des Brückenkörpers, also in dem in der Hülse verankerten Teil, ist die Feder lose; sie ist also nur an der Basis des Körpers festgelötet.

Wird der Brückenteil in das Lager eingeschoben, so wird die Feder nach einwärts gedrückt, eine Drehung der Anker ist durch diese Konstruktion ausgeschlossen. Er sitzt absolut fest in der Hülse. Die Hülse ist aus reinem Platin hergestellt. Ihre Flügel sind besonders verstärkt. Dadurch, daß der Brückenteil aus einer härteren Legierung als die Hülse hergestellt ist, wird die Abnutzung des Geschiebes beträchtlich vermindert.

Der Gollobinsche Federschieber wird in drei Größen hergestellt: schmal, mittel und groß. Durch seine geringen Dimensionen läßt er sich nicht allein als Attachement für Seitenzahnbrücken, sondern auch für Frontzahnbrücken verwenden.“

c) Die geteilte abnehmbare Brücke nach Moffit.

Mannigfache andere Ankerkonstruktionen sind für die abnehmbare Brücke ersonnen worden, insbesondere solche, die es erlauben, die Vitalität des Brückenpfeilers zu erhalten. Beachtenswert ist eine Doppelfederverankerung nach Moffit, die Klughardt wie folgt beschreibt:

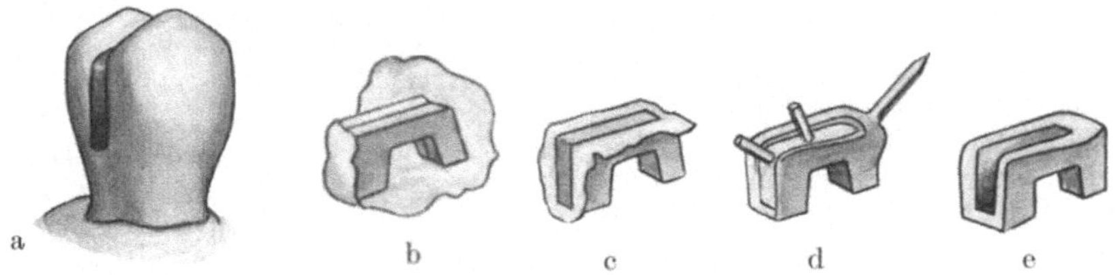

Abb. 362. Die Anker der abnehmbaren Brücke nach Moffit. (Aus Klughardt.)

Sie besteht aus einer aus Gußklammermetall angefertigten Doppelfeder, die in einem mit Platinfolie ausgeschlagenen Inlaylager ruht. Dieser Doppelfederanker findet am vitalen Pfeiler (Abb. 362a) Verwendung. Die Doppelfederverankerung besteht aus einer aus zwei flachen Stücken Gußklammermetall zusammengelöteten Feder, die nach der Form der Kavität des Zahnes hergestellt ist (s. Abb. 362a). Die Herstellung dieser Feder geschieht auf folgende Weise: „Nach der Präparation der Kavität schneidet man, der Form der Kavität entsprechend, zwei Stücke aus Gußklammermetall etwas kleiner als die Kavität ist, aus. Darauf lötet man beide Teile am äußeren Ende mit 20 karätigem Goldlot zusammen, und zwar so, daß das Lot nicht an den Seiten überfließt (s. Abb. 362b). Um zu verhindern, daß das Lot zwischen die Stücke fließt, legt man eine dünne Glimmerscheibe dazwischen. Nach dem Löten wird die Doppelfeder zur gewünschten Form befeilt und ein Stück Platinfolie um die Feder anpoliert (s. Abb. 362c). Auf diese Weise wird eine Hülse gewonnen, die in das Inlay versenkt werden soll. Um die Hülse zu versteifen, was aber nicht unbedingt nötig ist, überschwemmt man sie mit 22 karätigem Gold oder 20 karätigem Goldlot. Wenn die Hülse in der Wachsform des Inlays eingesetzt ist, wird die Feder entfernt. Darauf werden zwei dünne Graphitstiftchen in der mit Einbettungsmasse beschickten Hülse befestigt. Die Graphitstiftchen müssen aus der Hülse herausragen, damit nach dem Abdampfen des Wachses in der Gußmuffel eine Verschiebung der Folienhülse und eine Lockerung des Einbettungskernes in der Hohlform verhindert wird (s. Abb. 362d). Nach dem Guß des Inlays (s. Abb. 362e) befindet sich die Platinhülse in der gleichen Lage im Goldinlay, wie es vorher im Wachsabdruck war. Die Platinhülse kann, um die Lage der Feder genau im Munde festzulegen, zusammen mit dem Wachsabdruck bereits vorher im Munde einprobiert werden, oder man kann sie auch auf einem Gipsmodell nach erfolgter Markierung der Lage des Attachements einprobieren.“

Eine geteilte abnehmbare Brücke nach Moffit zeigt Abb. 363.

Die Verankerung findet diese Brücke mesial durch eine oben beschriebene Federklammer (Abb. 363b), distal durch einen Zapfen eines Federstiftinlays (Abb. 363d), der in einen entsprechenden Ausschnitt der Brücke greift (Abb. 363e) und ein Emporgleiten derselben verhindert. Das Federstiftinlay findet sein Lager wieder in einem Röhrchenstiftinlay des devitalisierten Molaren (Abb. 363a.) Abb. 363f zeigt die Brücke in situ.

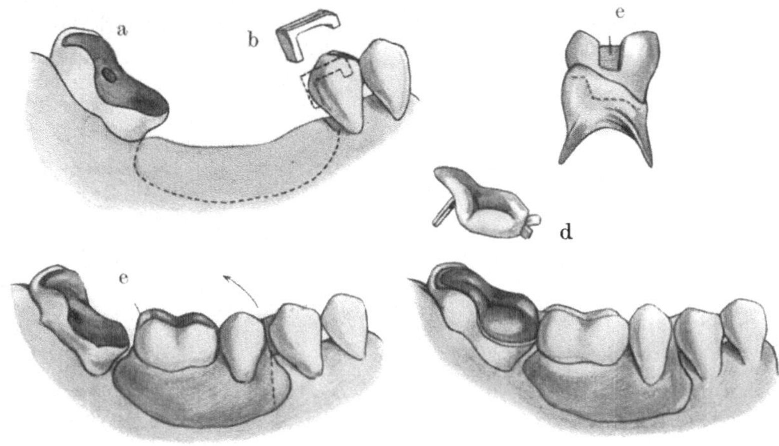

Abb. 363. Die geteilte abnehmbare Brücke nach Moffit. (Aus Klughardt.)

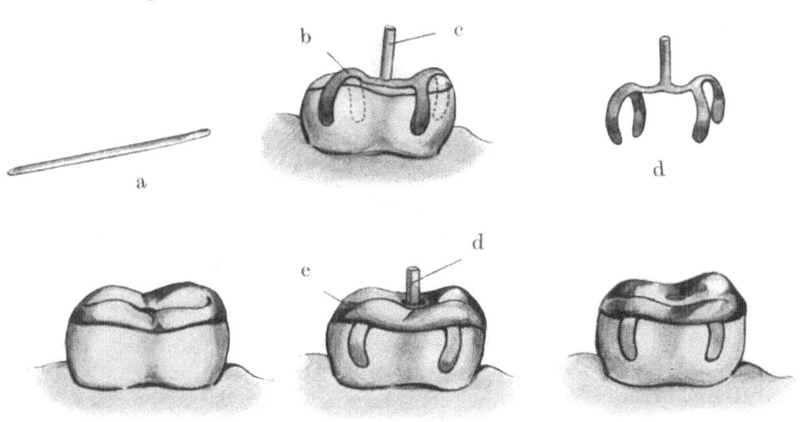

Abb. 364. Die Aufsitzklammer nach Moffit. (Aus Klughardt.)

Für die Verwendung als Brückenanker abnehmbarer Brücken bei Prämolaren und Molaren, denen eine feste Okklusion fehlt, insbesondere bei gekippten Zähnen, erscheint die Moffitaufsitzklammer brauchbar, die gleichzeitig mit der Anklammerung der Brücke an den Zähnen eine Erhöhung ihrer Kaufläche (Bißerhöhung) bewirkt. Die Moffitklammer besteht dementsprechend aus einer mit mehreren Armen von der Kaufläche her über den Zahnkörper greifenden Klammer mit einer den jeweiligen Bißverhältnissen entsprechend modellierten Kaufläche, in deren Mitte der Mittelstift der Klammer so eingelötet ist, daß die Klammerarme freibleiben und nichts an Elastizität einbüßen (Abb. 364).

Hinsichtlich des Herstellungsganges verweisen wir auf die Darstellung Klughardts[1].

Auch Bock berichtet ausführlich über die Selbstanfertigung von Geschieben für abnehmbare Brückenarbeiten[2]. Man lese die Einzelheiten nach.

Unter anderem beschreibt Bock auch eine in Amerika viel angewandte Maschine (the marvel dental machine), die es ermöglicht, durch einfachen Handdruck an beliebigen Stellen der Ringe und Kronen, die als Befestigungsteile abnehmbarer Brücken dienen sollen, Knöpfe und Nuten einzupressen, die ein Tiefergleiten der Brücken verhindern. Solche in Abb. 365 und Abb. 366 bildlich wiedergegebenen Brücken erinnern durchaus an Konstruktionen, die bereits in der Frühzeit der Brückenarbeit zur Anwendung kamen und von uns auf Seite 711 u. 712 beschrieben sind.

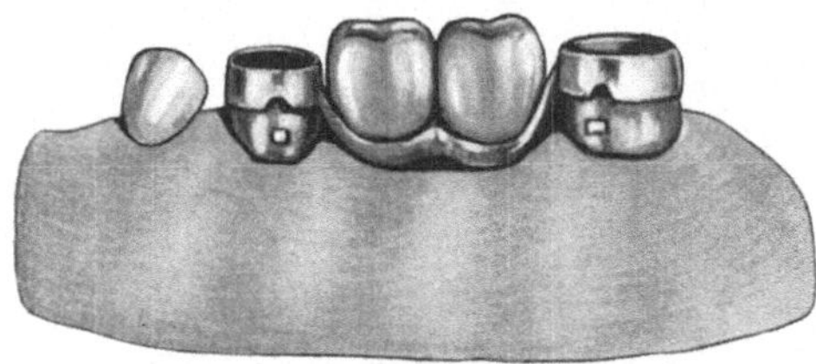

Abb. 365. Die Brücke vor dem Einschnappen. (Aus Bock.)

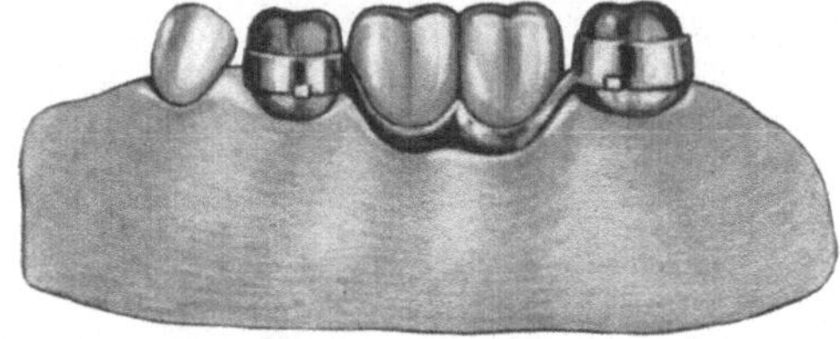

Abb. 366. Die festgesetzte Brücke. (Aus Bock.)

Schlußwort.

Ein Überblick über die mannigfaltigen, auf dem Gebiete der zahnärztlichen Prothetik zur Anwendung kommenden Brückenformen zeigt, wie wir bereits eingangs dieses Kapitels hervorhoben, die immer mehr hervortretende Beherrschung der Brückenkonstruktionen und ihrer Anwendung durch wissenschaftliche Gesichtspunkte. Wir sehen zugleich eine wachsende Bereicherung der technischen Hilfsmittel und eine Verfeinerung der Konstruktionen, durch die es erst möglich wird, allen biologischen Momenten zu entsprechen, die für die Ergänzung des menschlichen Gebisses durch die Brückenarbeit wichtig sind. Dieser Entwicklung sollte die wissenschaftliche Auffassung prothetischer Aufgaben entsprechen, die der Zahnarzt durch die Brückenarbeit praktisch zu erfüllen hat. Auch sollte sein technisches Können und Denken das Gebiet und alle auf ihm gegebenen Möglichkeiten beherrschen. In der vorliegenden Arbeit versuchten wir, den Studierenden und den Praktiker, der in dieser Richtung voranzuschreiten strebt, durch die Aufschließung des Gesamtgebietes und die Beleuchtung der von wissenschaftlich und praktisch hervorragenden Prothetikern gegangenen Wege zu fördern. Wir sind uns wohl bewußt, daß damit kaum mehr als die Grundlage für eine weit fruchtbarere und umfassendere Bearbeitung des Gebietes gegeben ist.

Literaturverzeichnis.

Addicks, Schwebebrücken mit Falzverbindung und abnehmbaren Zähnen und Fixation loser Zähne durch Brücken. Korresp.bl. Zahnärzte **1906**, H. 4. — *Derselbe,* Kronen- und Brückenarbeiten. Dtsch. zahnärztl. Wschr. **1907**, H. 13. — *Derselbe,* Kronen- und Brückenarbeiten. Dtsch. Mschr. Zahnheilk. **1907**, H. 10. — *Derselbe,* Brückenarbeiten. Verh. 5. internat. zahnärztl. Kongreß **2**, 168 (1909). — *Andresen,* Die Artikulation der Kiefergelenke und der Zahnreihen. Dtsch. Mschr. Zahnheilk. **1912**, 895. — *Derselbe,*

---

[1] Klughardt, Brückenarbeiten (Fortschr. Zahnheilk. **1926**, 699).
[2] Bock, Brückenarbeiten (Fortschr. Zahnheilk. **1927**, 989ff.).

Die theoretischen Grundlagen des Präzisionsartikulators Andresen. Dtsch. zahnärztl. Wschr. **1913**, 376. — *Angel*, Goldankereinlagen anstatt Goldkronen bei Befestigung von Brücken, besonders bei inaktiver Pulpa. Verh. 5. internat. zahnärztl. Kongreß 2, 194 (1909). *Apffelstädt*, Mein Kastensystem. Korresp.bl. Zahnärzte **1908**, H. 4. — *Arnone*, Dinamometro Oris. Stomat. **1906**, H. 1. — *Ash*, Eine neue Befestigungsmethode für abnehmbare Brücken. Dtsch. zahnärztl. Ztg. **1913**, H. 8.

Bach, Handbuch der Zahnersatzkunde. Augsburg 1912. — *Barthelmae*, Systematische Vorbereitung von Wurzeln und Zähnen zur Aufnahme von Kronen und Brücken. Dtsch. zahnärztl. Wschr. **1911**, H. 14. — *Bettinghaus*, Brückenersatz bei schiefen Stützpfeilern. Dtsch. Mschr. Zahnheilk. **1911**, H. 4. — *Biber*, Bibers auswechselbarer Universalzahn. Prospekt der Firma Biber Pforzheim. — *Black*, Konservierende Zahnheilkunde.— *Derselbe*, An investigation of the physical characters of the human teeth in relation to their diseases, and to practical dental operations, together with the physical characters of filling materials. Dent. Cosmos **1895**, H. 5—9. — *Bock*, Eine neue Brückenverankerung bei schief stehenden Brückenpfeilern. Dtsch. zahnärztl. Wschr. **1912**, H. 4. — *Derselbe*, Brückenarbeiten. Misch, Fortschr. Zahnheilk. **1927**. — *Derselbe*, Über Einlagen, feste und abnehmbare Brückenarbeiten. Dtsch. zahnärztl. Wschr. **1926**, Nr 24. — *Boitel*, Ponts fixes et élasticité physiologique des dents. Rev. trim Suisse Odontol. — *Boronow*, Eine neue Brückenarbeit. Österr. Z. Stomat. **1912**, H. 10. — *Breuer*, Was lehrt uns das Röntgenbild des Kiefergelenkes? Österr.-ung. Vjschr. Zahnheilk. **1910**, H. 1, 24. — *Derselbe*, Die Gesetze des einarmigen Hebels, angewendet in Bau und Funktion des menschlichen Unterkiefers. Festschr. Ver. österr. Zahnärzte. Dtsch. Mschr. Zahnheilk. **1912**, H. 1, 70. — *Bruhn*, Demonstrationsvortrag. Dtsch. zahnärztl. Wschr. **1905**, H. 14. — *Derselbe*, Brückenarbeiten eigenen Systems in Kombination von Gold- und Porzellanarbeit. Dtsch. Mschr. Zahnheilk. **1905**, H. 8, 496. — *Derselbe*, Über Kronen- und Brückenarbeiten. Dtsch. Mschr. Zahnheilk. **1903**. — *Derselbe*, Über Kronen- und Brückenreparaturen. Zahnärztlicher Kalender für das deutsche Reich. Berlin: Julius Springer 1911. — *Derselbe*, Über die Verwendung von Wurzelkappen mit angegossenem Stiftzapfen. Dtsch. zahnärztl. Wschr. **15**, H. 44. — *Derselbe*, Über einige wichtige Fragen aus dem Gebiete der zahnärztlichen Technik. Korresp.bl. Zahnärzte **1912**, H. 1. — *Derselbe*, Die Verwendung massiv gegossener Brückenarbeiten zur Überbrückung frisch verheilter Kieferdefekte. Die gegenwärtigen Behandlungswege der Kieferschußverletzungen H. 1. — *Derselbe*, Die mechanische Wiederbefestigung gelockerter Zähne. Deutsche Zahnheilkunde in Vorträgen **1911**, H. 17/18. — *Bruhn-Morgenstern*, Kronen- und Brückenarbeiten. Scheff, Handbuch der Zahnheilkunde, 3. Aufl., 1910. — *Bryan*, Der Kieferbügel bei Brückenarbeiten. Schweiz. Vjschr. Zahnheilk. **1906**, H. 1. — *Derselbe*, Brücken. Schweiz. Vjschr. Zahnheilk. **1899**, H. 3. — *Derselbe*, Brückenarbeiten. Schweiz. Vjschr. Zahnheilk. **1900**, H. 1. — *Derselbe*, Brückenarbeiten. Arch. Zahnheilk. **1905**, H. 8. — *Burgeß*, Moderne Befestigungen für Brückenarbeiten und Befestiger für lose Zähne. Korresp.bl. Zahnärzte **1916**, H. 3/4. — *Burkhart*, Das Einbetten von Kronen und Brücken. Dent. Cosmos **1908**.

Chance, Ash' Röhrenzähne. Schweiz. Vjschr. Zahnheilk. **1908**, H. 3. — *Chayes*, Movable, removable Bridgework. Zahnärztl. Rdsch. **1925**, H. 7. — *Derselbe*, Movable, removable Bridgework. Eigenverlag, New York.

Dalma, Ein neues Brückensystem. Österr.-ung. Vjschr. Zahnheilk. **1910**, H. 2, 275. — *Detzner*, Praktische Darstellung der Zahnersatzkunde. Berlin: C. Ash & Sons 1899. — *Dennis*, Studie über die Kaukraft der Kiefer. Dtsch. Mschr. Zahnheilk. **1894**, H. 3. — *Diedrich*, Die Kaudruckmessung und ihre Notwendigkeit in der zahnärztlichen Praxis. Zahnärztl. Rdsch. **1928**, Nr 13/14. — *Dill*, Abnehmbare Brücken aus Edelmetall und Edelmetall mit Kautschuk kombiniert. Schweiz. Vjschr. Zahnheilk. **1896**, H. 4; **1897**, H. 1. — *Derselbe*, Altes und Neues über Brückenarbeiten. Schweiz. Vjschr. Zahnheilk. **1899**, H. 2/3/4. — *Dirks*, Fugenlose Kronen. Dtsch. Mschr. Zahnheilk. **1919**, H. 9.

Eckermann, Physiologische Bedeutung der Kieferbelastung und ihre Ermessung. Dtsch. Mschr. Zahnheilk. **1911**, H. 9. — *Egner*, Aluminiumarbeiten für Zahnärzte. Oppeln: Georg Maske 1901. — *Eichentopf*, Ein neuer Artikulator. Z. Orth. u. Proth. **1915**, 1. — *Derselbe*, Die Kieferbewegung, deren Beziehung zur Artikulation der Zahnreihen usw. Zahnärztl. Rdsch. **1921**, H. 27. — *Derselbe*, Die Verwertung der individuellen Kaubewegungen usw. Dtsch. zahnärztl. Wschr. **1921**, 435. — *Derselbe*, Der Eichentopfsche Artikulator. Dtsch. zahnärztl. Wschr. **1921**, 407. — *Derselbe*, Einige Worte über Artikulation und Artikulationsverwendung. Dtsch. zahnärztl. Wschr. **1921**, 576. — *Elliot*, Brückenarbeit. Korresp.bl. Zahnärzte **1885**, 266. — *Eltner*, Mechanik des Unterkiefers und der zahnärztlichen Prothese. Deutsche Zahnheilkunde in Vorträgen **1911**, H. 20. — *Derselbe*, Der anatomische Artikulator Eltner in der Praxis. Schweiz. Vjschr. Zahnheilk. **1912**, 7. — *Derselbe*, Kiefergelenk und neuer Artikulator. Verh. 5. internat. zahnärztl. Kongreß. **2**, 162 (1909). — *Engbert*, On successful Bridge-Work. Verh. 5. internat. zahnärztl. Kongreß. **2**, 193 (1909). — *Escher*, Goldkronen mit Porzellanfront. Korresp.bl.

Zahnärzte **1911**, H. 4. Ref. Dtsch. zahnärztl. Wschr. **1912**, H. 16. — *Derselbe,* Vereinfachtes
Verfahren bei der Herstellung von Goldkronen mit Facetten. Dtsch. zahnärztl. Wschr.
1912, H. 16. — *Evans,* Die zahnärztlichen Kronen-, Brücken- und Porzellanarbeiten.
Deutsche Übersetzung v. A. Werkenthin. Hamburg u. Berlin 1908.
Faulhaber, Moderne Anforderungen an Kronen- und Brückenarbeiten. Korresp.bl.
Zahnärzte **1914**, H. 2. — *Fehr,* Das Artikulationsproblem und ein neuer Artikulator. Dtsch.
zahnärztl. Wschr. **1921**, H. 32. — *Derselbe,* Ein neuer Artikulator. Zahnärztl. Rdsch. **1921**,
H. 11. — *Fenchel,* Metallkunde für Zahnärzte. Hamburg 1911. — *Fick,* Handbuch der
Anatomie und Mechanik der Gelenke. Jena: Gustav Fischer 1904 u. 1910. — *Fischer,*
Biologie des menschlichen Gebisses. Schweiz. Vjschr. Zahnheilk. **1910**, H. 3. — *Derselbe,*
Bau und Entwicklung der Mundhöhle des Menschen. Leipzig 1909. — *Forty,* Folge-
erscheinungen unhygienischer Brückenarbeiten. Dtsch. zahnärztl. Wschr. **1912**, H. 52. —
Frey, Roachsche Brücken. Österr. Z. Stomat. **21**, H. 8. — *Frisch,* Die Grenzen der fest-
sitzenden Brücken. Dtsch. Mschr. Zahnheilk. **1922**, 348. — *Fritsch,* Leitfaden für Kronen-
und Brückenarbeiten. Berlin: H. Meusser 1921. — *Derselbe,* Einzelkronen (einschl.
Porzellantechnik). Misch, Fortschr. Zahnheilk. **1925**, 914.
Godon, Betrachtungen über die mechanischen Wirkungen des Kiefers und die An-
wendung auf die praktische Zahnheilkunde. Z. Orth. u. Proth. **1907**, H. 11/12; **1908**, H. 1. —
Derselbe, L'importance et l'influence de l'occlusion normale. Verh. 5. internat. Kongreß
1, 102 (1909). — *Goslee,* Neuerungen auf dem Gebiete der Kronen- und Brückenarbeiten.
Orthopädie 1914, H. 1/2. — *Grawinkel,* Die Fournierkrone. Vjschr. Zahnheilk. **1922**,
H. 2. — *Greve,* Ergebnisse meiner Untersuchung über den Haberschen Kaudruckmesser.
Dtsch. Mschr. Zahnheilk. **1926**, Nr 17 u. Zahnärztl. Rdsch. **1926**, Nr 48. — *Derselbe,*
Über die Befestigung von Porzellanfacetten in Kronen- und Brückenarbeiten bei tiefem
Biß. Dtsch. Mschr. Zahnheilk. **1924**. — *Derselbe,* Die Einwirkung der Brückenbügel auf
die Kieferschleimhaut. Korresp.bl. Zahnärzte **1927**. — *Grieves,* The Bridge in Pyorrhea.
Dent. Cosmos **1904**, H. 1. — *Grieswold,* A System of removable Bridgework. Dtsch. Mschr.
Zahnheilk. **1901**, H. 11. — *Guttmann,* Die zweckmäßige Verwendung von Halbkronen,
Kronenringen und Halbkappen. Korresp.bl. Zahnärzte. **1910**, H. 4. — *Derselbe,* Über
Brückenarbeiten. Dtsch. zahnärztl. Wschr. **1912**, H. 19. — *Derselbe,* Läßt sich Dekapi-
tation und Devitalisation bei der Herstellung von Brückenarbeiten einschränken? Korresp.bl.
Zahnärzte **1911**, H. 4. — *Gysi,* Beitrag zum Artikulationsproblem. Berlin 1908. — *Derselbe,*
Gysis Artikulationssystem 1908. — *Derselbe,* Die Vereinfachung der korrekten Artikulation.
Dent. Digest **1913**, H. 1—3. — *Derselbe,* Neuere Gesichtspunkte im Artikulationssystem.
Schweiz. Vjschr. Zahnheilk. **1912**. — *Derselbe,* Der neue verstellbare Gysi-Artikulator
mit der Rumpelschen Schablonenführung. Schweiz. Vjschr. Zahnheilk. **1915**, 199 u. 261. —
Derselbe, Der neue einfache Simplexartikulator. Schweiz. Vjschr. Zahnheilk. **1916**, 197. —
Derselbe, Der gegenwärtige Stand des Artikulationsproblems. L'Odontologie **1914**,
H. 9/10. — *Derselbe,* Das Aufstellen künstlicher Zähne im Dreipunkt-Artikulator Simplex.
De Trey A. G. Zürich.
Haas, Stiftlose Frontzähne. Dtsch. zahnärztl. Ztg. **1909**, H. 39. — *Haber,* Über
Ergebnisse mit dem Haberschen Kaudruckmesser. Zahnärztl. Rdsch. **1927**, Nr 28. —
Derselbe, Ergänzungen für die Praxis der Kaudruckmessung. Dtsch. Mschr. Zahnheilk.
1928, Nr 8. — *Derselbe,* Bemerkungen zum Kapitel „Kaudruck und Kaudruckmessung".
Schweiz. Mschr. Zahnheilk. **1927**, H. 11. — *Derselbe,* Zur Arbeit Dr. Horváth. Dtsch.
Mschr. Zahnheilk. **1928**, H. 9. — *Derselbe,* Über Anwendung der Kaudruckmessung.
Dtsch. Mschr. Zahnheilk. **1927**, H. 11. — *Derselbe,* Die Aufgabe der Kaudruckmessung
und Zahndruckprüfung und die verschiedenen Kaudruckmeßapparate und deren Anwendung.
Derselbe, Der funktionelle Wert der Brückenarbeit. Dtsch. zahnärztl. Wschr. **1925**,
Nr 11. — *Derselbe,* Über Kaudruckmesser, deren Konstruktionen und Einteilung. Korresp.bl.
Zahnärzte **1927**, H. 9. — *Derselbe,* Kaudruckmeßapparate, ihre Bedeutung und Ver-
wendungsmöglichkeit in der zahnärztlichen Praxis. Zahnärztl. Rdsch. **1926**, Nr 7 u. 8. —
Derselbe, Der Habersche Kaudruckmesser. Zahnärztl. Rdsch. **1926**, Nr 9 u. 12, Nr 45
u. 48. — *Hafke,* Methoden, das Zwischenstück einer gegossenen Brücke mit Porzellan-
facetten zu versehen. Dtsch. zahnärztl. Wschr. **1912**, H. 10. — *Hamecher,* Vereinfachte
Kronen- und Brückenarbeiten. Korresp.bl. Zahnärzte **1895**, H. 3. — *Hentze,* Kiefer- und
Zahnerkrankungen und ihre Beurteilung vom militärärztlichen Standpunkt. Jahrbücher
d. Hamburgischen Staatskrankenanstalten, 1917, Beiheft. — *Herbst,* Die Theorie der
Brückenarbeiten. Korresp.bl. Zahnärzte **1902**, H. 3. — *Hoever,* Zur Technik der Kronen-
herstellung. Zahnärztl. Rudsch. **1901**, H. 29. — *Hoffmann,* Beitrag zur Brückenarbeit.
Dtsch. zahnärztl. Ztg. **1909**, H. 42. — *Hruska,* Über Brückenarbeiten. Zahnärztl. Rdsch.
1913, 1427 u. 1471. — *Hübner,* Brücken mit auswechselbaren Zähnen. Österr.-ung. Vjschr.
Zahnheilk. **1911**, H. 2, 164.
Jung, Lehrbuch der zahnärztlichen Technik. Leipzig und Wien: Franz Deutike 1897. —
Derselbe, Aus der Praxis der Kronen- und Brückenarbeiten. Österr.-ung. Vjschr. Zahnheilk.
1906, H. 1. — *Derselbe,* Brücken- und Plattenarbeit nach der Kästchenmethode. Dtsch.

zahnärztl. Ztg. **1910**, H. 36. — *Johnson*, Observation on Crown- an Bridgework. Dent. Cosmos **1909**, H. 8. Ref. Dtsch. zahnärztl. Wschr. **1911**, H. 2. — *Julitz*, Der Stiftzahn unter Berücksichtigung der Physiologie des normalen und pathologischen Gebisses. Dtsch. Mschr. Zahnheilk. **1915**, H. 6.

Kanaga, Wesentliches über Kronen- und Brückenarbeiten. Dent. Cosmos **1911**, Ref. Dtsch. zahnärztl. Ztg. H. 10. — *Kaiser*, Die Cramponquetschzange. Diss. Köln. — *Kelly*, Brückenarbeiten. Korresp.bl. Zahnärzte **1904**, H. 4. — *Kerber*, Geteilte fixe Brücken. Österr.-ung. Vjschr. Zahnheilk. **1911**, 463. — *Kieffer*, Gesichtspunkte bei Konstruktion von festsitzenden Brückenarbeiten. Zahnärztl. Rdsch. **1909**, H. 1/2. — *v. Klingelhöfer*, Über Brückenarbeiten vor 80 Jahren. Verh. 5. internat. zahnärztl. Kongreß **2**, 697 (1909). — *Klughardt*, Ein neuer bandloser Kronenersatz. Dtsch. zahnärztl. Wschr. **1912**, H. 23. — *Derselbe*, Kritischer Beitrag zur Frage der Indikation und Konstruktion der neueren Systeme der Kronen- und Brückenarbeiten. Berlin: Berlinsche Verlagsanstalt 1921. — *Derselbe*, Brückenarbeiten. Misch, Fortschr. Zahnheilk. **1925**. — *Derselbe*, Brückenarbeiten. Misch, Fortschr. Zahnheilk. **1926**. — *Köhler*, Beitrag zur physiologischen Anatomie des menschlichen Kauapparates. Österr. Z. Stomat. **1923**, H. 11. — *Köhler-Etling*, Über den Kaudruck und eine neue Methode zu seiner Messung. Österr. Z. Stomat. **1922**, H. 3. — *Kokkoris*, Physiologie und Hygiene der Brückenarbeit. Dtsch. zahnärztl. Ztg. **1913**, H. 28/30. — *Kristiansen*, Der funktionelle Wert der Brückenarbeiten. Korresp.bl. Zahnärzte **1926**. — *Kronfeld*, Brücken und Brückenpfeiler. Österr.-ung. Vjschr. Zahnheilk. **1914**, 189. — *Derselbe*, Über Brückenarbeiten. Dtsch. Mschr. Zahnheilk. **1910**, H. 1. — *Kukay*, Ein neues System der Brückenarbeit. Dtsch. zahnärztl. Ztg. **1913**, H. 16. — *Kunert*, Erprobte Methode des Brückenersatzes. Dtsch. Mschr. Zahnheilk. **1909**, H. 11. — *Derselbe*, Beitrag zum Kapitel Brückenarbeiten. Dtsch. Mschr. Zahnheilk. **1906**, H. 12.

Landsberg, Auswechselbare Facetten bei Stiftzähnen, Kronen und Brücken. Dtsch. zahnärztl. Wschr. **1912**, H. 10. — *Langh*, Facettenvollgoldkrone. Österr. Z. Stomat. **1923**, H. 12. — *Lauper*, Veneer-Kronen- und Brückenarbeiten. Schweiz. Mschr. Zahnheilk. **1927**. — *Léger-Dorez*, Kontaktpunkt an Goldkronen. Dtsch. Mschr. Zahnheilk. **1922**, 382. — *Dieselben*, Natürliche Zahnkronen auf festsitzenden Brücken. Laboratoire 1911, H. 28. — *Dieselben*, Zapfenbrücken, deren Keile auf gegossenen Ringen befestigt sind. Dtsch. zahnärztl. Wschr. **1911**. — *Dieselben*, Abnehmbare Brückensattel, gehalten durch einen festsitzenden Ring. Z. Orth. u. Proth. **1914**, H. 6. — *Dieselben*, Pont wessé sur baques vendues. Laboratoire **1912**, H. 9. — *Lewinski*, Festsitzende Brücken mit auswechselbaren Diatorix. Zahnärztl. Rdsch. **1912**, H. 26. — *Lind*, Befestigung von Prothesen nach Roach. Z. Orth. u. Proth. **1914**, H. 6. — *Litch*, The American System of Dentistry. Philadelphia. — *Loewe*, Kronen- und Brückenarbeiten in ihrer Berechtigung gegenüber dem lebenden Zahn. Dtsch. zahnärztl. Wschr. **1912**, H. 21. — *Loos*, Einiges über Zusammenhang von Artikulation und Kiefergelenk. Festschr. Ver. österr. Zahnärzte zum 50. Bestehen. Wien 1911. — *Derselbe*, Über die Zweckmäßigkeit, Ästhetik und Hygiene des Brückensatzes unter Berücksichtigung der amerikanischen Methodik. Vjschr. Zahnheilk. **1927**.

Mann, Roachbrücken und die Verwendung des neuen Stahlgoldes. Zahnärztl. Rdsch. **1922**, H. 10, 145. — *Mattfuß*, Über das Beschleifen der Brückenpfeiler in Verbindung mit einem Zungen- und Wangenschützer. Österr. Z. Stomat. **1922**, H. 8. — *Marshall*, The Staple Crown. Dent. Cosmos **1901**. — *Moffit*, New Methods in removable Bridgework. The J. amer. dent. Assoc. **1925**, Nr 9. — *Morelli*, Über Kaudruckmessung. Zahnärztl. Rdsch. **1928**, Nr 7. — *Morgenstern*, Kronen- und Brückenarbeiten mit neuen Befestigungsmethoden. Dtsch. Mschr. Zahnheilk. **1891**, H. 4. — *Müller, Eugen*, Atlas und Lehrbuch der modernen zahnärztlichen Metalltechnik. Leipzig 1906. — *Derselbe*, Die Goldgußarbeit in der zahnärztlichen Metalltechnik. Schweiz. Vjschr. Zahnheilk. **1910**, Nr 2, 109. — *Derselbe*, Zwei Brücken. Schweiz. Vjschr. Zahnheilk. **1906**, Nr 1. — *Derselbe*, Bryans Kieferbügel bei Brückenarbeiten. Dtsch. zahnärztl. Wschr. **1907**, H. 51. — *Derselbe*, Goldkronen, Kapselstiftzähne und abnehmbare Brückenarbeiten. Österr.-ung. Vjschr. Zahnheilk. **1897**, H. 3/4, **1898**, H. 1. — *Derselbe*, Neues System abnehmbarer Brückenarbeiten (Federbrücken). Schweiz. Vjschr. Zahnheilk. **1895**, H. 4. — *Müller, Max*, Über die Hebeverhältnisse unsereres Unterkiefers. Dtsch. Mschr. Zahnheilk. **1912**, H. 10. — *Derselbe*, Gewebsspannungen im Kieferknochen. Dtsch. Mschr. Zahnheilk. **1915**. — *Müller-Stade*, Zahnärztliches Lexikon. Berlin 1910.

Öhrlein, Über das zahnärztliche Gußverfahren. Dtsch. Mschr. Zahnheilk. **1923**, 267. — *Öttinger*, Fugenlose Kronen. Dtsch. Mschr. Zahnheilk. **1920**, H. 7.

Peeso, Feste und abnehmbare Brücken. Schweiz. Vjschr. Zahnheilk. **1907**, H. 3. — *Derselbe*, Über abnehmbare Brücken. Z. Orth. u. Proth. **1913**, H. 11/12. — *Perry*, The Art of Crowning the Root of Teeth. Dent. Cosmos **1911**, H. 10. — *Pflüger*, Eine neue Methode zur Befestigung von Stiftzähnen auf resezierten Wurzeln. Dtsch. Mschr. Zahnheilk. **1923**, H. 3. — *Pfaff*, Über die Chekolegierung. Dtsch. zahnärztl. Wschr. Aug. **1922**. — *Plötz*, Theoretische Betrachtungen über labile Brückenbefestigungen. Dtsch. Mschr.

Zahnheilk. **1924**, 164. — *Pichler*, Das Herrichten von Zahnstümpfen für Kronenringe usw. Dtsch. Mschr. Zahnheilk. **1921**, H. 12. — *Polscher*, Lehrbuch der zahnärztlichen Metallarbeit. Oppeln 1898. — *Preiswerk*, Zahnärztliche Technik. München 1906. — *Purlitz*, Kronen- und Brückenarbeiten. Hamburg 1895.

Rank, Die Halbkrone und ihre Bedeutung beim Verschluß von Zahnlücken. Dtsch. Mschr. Zahnheilk. **1921**, H. 15. — *Derselbe*, Die Halbkrone. Berlin 1921. — *Riechelmann*, Beitrag zur systematischen Prothetik. Berlin 1920. — *Derselbe*, Gleichrichterprospekt. — *Derselbe*, Der Entlastungsbügel für Brückenarbeiten im Ober- und Unterkiefer. Dtsch. Mschr. Zahnheilk. **1912**, Nr 8. — *Derselbe*, Neue Federstifte und abnehmbare Sattelbrücken mit Entlastungsbügel. Z. Orth. u. Proth. **1913**, H. 3. — *Derselbe*, Über Goldgußfüllung als Brückenpfeiler. Z. Orth. u. Proth. **1913**, H. 5. — *Derselbe*, Das System meiner abnehmbaren Sattelbrücken usw. Schweiz. Vjschr. Zahnheilk. **1913**, H. 4. — *Derselbe*, Entlastungsbügel (Transversalbügel) im Ober- und Unterkiefer. Dtsch. Mschr. Zahnheilk. **1912**, H. 8. — *Derselbe*, Der Transversalbügel im Unterkiefer für Platten- und Brückenarbeiten. Dtsch. Mschr. Zahnheilk. **1911**, H. 2. — *Derselbe*, Meine Universalgußpresse zum Gießen von Einlagefüllungen, Kronen- und Brückenarbeiten usw. Dtsch. zahnärztl. Wschr. **1908**, H. 50. — *Riegner*, Künstliche Zahnkronen. Dtsch. Mschr. Zahnheilk. **1892**, H. 9, 367. — *Derselbe*, Continusgum und seine Anwendung bei Kronen- und Brückenarbeiten. Dtsch. Mschr. Zahnheilk. **1893**, H. 6, 219. — *Derselbe*, Das Aufsetzen von Kronen -und Brückenarbeiten mit Guttapercha und die Halbringkrone. Dtsch. Mschr. Zahnheilk. **1902**, Nr 4, 145. — *Derselbe*, Der heutige Stand der zahnärztlichen Prothetik. Dtsch. Mschr. Zahnheilk. **1910**, Nr 1, 38. — *Derselbe*, Kronen- und Brückenarbeiten. Leipzig 1895. — *Derselbe*, Die Physiologie und Pathologie der Kieferbewegungen. Arch. Anat. u. Phys. **1904**, 98. — *Derselbe*, Goldkronen. Dtsch. Mschr. Zahnheilk. **1891**, H. 7. — *Rosenthal*, Über die Kraft der Kaumuskeln. Sitzgsber. physik.-med. Soc. Erlangen **1895**, H. 27. — *Rumpel*, Die Ausschaltung der schädlichen Kaudruckkomponenten bei der Konstruktion der zahnärztlichen Prothese. Vjschr. Zahnheilk. **38**, H. 3 (1922). — *Derselbe*, Korrektur einer entstellenden Progenie durch prothetische und orthodontische Maßnahmen. Z. Orth. u. Proth. **1913**. — *Derselbe*, Röhrenzähne und deren Verarbeitung bei Kronen. Brücken und Platten. Dtsch. Mschr. Zahnheilk. **1908**, H. 5. — *Derselbe*, Die Carmichaelkrone. Vjschr. Zahnheilk. **1925**, H. 1. — *Derselbe*, Das Mittelstück bei Brückenarbeiten. Zahnärztl. Rdsch. **1922**, H. 5. — *Derselbe*, Allgemeine und spezielle Betrachtungen über zahnärztliche Prothese mit besonderer Berücksichtigung der Brückenprothese. Dtsch. zahnärztl. Wschr. **1910**, H. 29. — *Derselbe*, Interessante Brückenfälle. Verh. 5. internat. zahnärztl. Kongreß 2 (1909). — *Derselbe*, Die Wirkungen des Kaudrucks im normalen und pathologischen Gebiß und die zahnärztliche Prothese. Z. Orth. u. Proth. **1913**, Nr 3/4. — *Derselbe*, Die erhöhte Artikulation. Dtsch. zahnärztl. Wschr. **1907**, 489. — *Derselbe*, Das Kiefergelenk, seine Anatomie und Mechanik und der Gelenkartikulator von Gysi. Korresp.bl. Zahnheilk. **1911**, 40. — *Derselbe*, Das Artikulationsproblem. Dtsch. Mschr. Zahnheilk. **1913**, 389. — *Derselbe*, Beitrag zur Klärung der das Artikulationsproblem beherrschenden Grundfragen. Dtsch. Mschr. Zahnheilk. **1914**, 525. — *Derselbe*, Die Wiederherstellung der normalen Okklusion durch die Prothese. Dtsch. Mschr. Zahnheilk. **1914**, 550. — *Derselbe*, Mechanisch statische Betrachtungen über den Transversalbügel bei Unterkieferprothesen. Dtsch. zahnärztl. Wschr. **1912**, H. 1. — *Derselbe*, Befestigung lockerer Zähne zur Gewinnung von Stützpunkten für abnehmbare Prothesen. Dtsch. zahnärztl. Wschr. **1911**, H. 44. — *Derselbe*, Allgemeine Gesichtspunkte bei der Konstruktion zahnärztlicher Prothesen. Österr.-ung. Vjschr. Zahnheilk. **1912**, H. 2. — *Derselbe*, Die moderne Klinik der Kronen- und Brückenarbeit in Amerika und Deutschland. Zahnärztl. Rdsch. **1927**. — *Rymer*, Kronen- und Brückenarbeit. Korresp.bl. Zahnärzte **1893**, H. 1.

Sachs, Goldeinlagen als Stützpunkte für Brückenarbeiten. Korresp.bl. Zahnärzte **1910**, 104. — *Derselbe*, Stiftzähne. Österr.-ung. Vjschr. Zahnheilk. 1888, H. 1. — *Salamon*, Eine Systematik der zahnärztlichen Brückenarbeiten. Slg. Meußer, Berlin 1923. — *Sauer*, Inwieweit ist die Brückenarbeit neu und welchen Wert hat sie? Dtsch. Mschr. Zahnheilk. **1887**, H. 12. — *Derselbe*, Mit wieviel Gewicht beißt der Mensch? Dtsch. Mschr. Zahnheilk. **1891**, H. 12. — *Schenk*, Geteilte fixe Brücken. Österr.-ung. Vjschr. Zahnheilk. **1911**, H. 1. — *Derselbe*, Moderne Brückenprothesen. Erg. Zahnheilk. **1913**, H. 4. — *Schleuerholz-Boerma*, Eine Betrachtung über den Gnatho-Dynamometer. Erg. Zahnheilk. **2** (1912). — *Schlungbaum*, Über die Chekolegierung. Dtsch. zahnärztl. Wschr., März **1922**. — *Schmidt*, Der Parallelometer nach Herbst. Korresp.bl. Zahnärzte **1897**, 344. — *Derselbe*, Bibers auswechselbare Universalzähne für Kautschuk- Metall- und Porzellanarbeiten. Dtsch. zahnärztl. Wschr. **1913**, Nr 45. — *Schoenbeck*, Materialkunde der zahnärztlichen Technik. Berlin 1923, Teil 1 u. 2. — *Schröder*, Über Kronenarbeit mit besonderer Berücksichtigung der mechanischen Behandlung von Kronen und Wurzeln. Korresp.bl. Zahnärzte **1908**, H. 2. — *Derselbe*, Vorbereitung von Zähnen und Wurzeln für Kronenarbeiten. Dtsch. zahnärztl. Wschr. **1909**, H. 14. — *Derselbe*, Über Brückenarbeiten. Deutsche Zahnheilk. in Vorträgen. Walkhooff Ehrensonderheft. —

S chwarzkopf, Die Brückenarbeit. Dtsch. Mschr. Zahnheilk. 1886, H. 11. — *Smreker*, Ein besonderer Fall eines Alveolarabscesses. Österr.-ung. Vjschr. Zahnheilk. 1891, H. 3. — *Sörup*, Einige interessante Fälle von Kronen- und Brückenarbeiten, welche auf dem Wege der Gußtechnik gelöst wurden. Dtsch. Mschr. Zahnheilk. 1913, H. 6. — *Derselbe*, Festsitzende massiv gegossene, im Munde reparierbare Brücken und deren Herstellung. Erg. Zahnheilk. 1, 1134. — *Spinner*, Sind unsere heutigen Methoden der Goldeinlagefüllungen und der abnehmbaren Brückenarbeiten nicht als ein großer Fortschritt in der Zahnheilkunde zu betrachten? Zahnärztl. Rdsch. 1911, Nr. 39. — *Spitzer-Steinschneider*, Facetten an Kronen und Brücken. Österr. Z. Stomat. 1922, H. 10. — *Stärke*, Welche Brückenarbeit entspricht den Ansprüchen, die vom Zahnarzt und vom Patienten an einen guten Zahnersatz gestellt werden, am meisten? Dtsch. zahnärztl. Wschr. 1911, H. 2. — *Derselbe*, Über Brückenkonstruktionen. Korresp.bl. Zahnärzte 1914, H. 3. — *Simon*, Das Problem der Verankerung von Frontzahnbrücken. Vjschr. Zahnheilk. 1921, H. 2. — *Derselbe*, Zahnärztliche Kronen- und Brückenarbeiten. Slg. Meußer, Berlin 1921. — *Stallmann*, Ein neues Verfahren zur Herstellung von Brückenpfeilern und Porzellankronen. Österr.-ung. Z. Stomat. 1911, H. 10. — *Steinberg*, Feste abnehmbare und bewegliche Brückenarbeiten. Vjschr. Zahnheilk. 1922, H. 1. — *Steinschneider*, Über die Zweckmäßigkeit von Schraubenbrücken. Österr.-ung. Vjschr. Zahnheilk. 1914, 220. — *Derselbe*, Winke für Brückenarbeiten und eine Modifikation des Bryanschen Bügels. Österr. Z. Stomat. 1911, H. 10. — *Stoppany*, Neue abnehmbare Porzellanfacetten nach Dr. Steele. Schweiz. Vjschr. Zahnheilk. 1908, H. 1.

de Terra, Die Verwendung von Porzellanzähnen bei Kronen und Brückenarbeiten. Zahnärztl. Rdsch. 1925, Nr 32. — *Thiersch*, Eine Verbesserung an Bryans Überkieferbogen. Schweiz. Vjschr. Zahnheilk. 1910, H. 1. — *Derselbe*, Die Nützlichkeit der Goldeinlage auf dem Gebiete der zahnärztlichen Prothese. Schweiz. Vjschr. Zahnheilk 1910, Nr 2, 125. — *Derselbe*, Die Anwendung des Gysischen Artikulators bei ausgedehnten Brückenarbeiten. Schweiz. Vjschr. Zahnheilk. 1911, Nr 3, 162. — *Tinker*, Fixed Bridgework. J. nat. dent. Assoc. 1920, 519; Summary 1920, 175. — *Derselbe*, Attachement to Vital Teeth. Rev. 1928. — *Derselbe*, Sanitary Dummies. Rev. 1928, 401. — *Thomson*, Brückenarbeit und deren praktische Anwendung. Korresp.bl. Zahnärzte 1896, H 1, 55. — *Toomey*, Apparat zur Entnahme von Abdrücken der ganzen Mundhöhle in einer Operation. Korresp.bl. Zahnärzte 1880, 222. — *Torger*, Zeitgemäße Betrachtungen. Zahnärztl. Rdsch. 1911. — *Triebitsch*, Ein neues Verfahren bei Brücken mit Porzellanzähnen. Dtsch. Mschr. Zahnheilk. 1923, H. 1, 21. — *Trost*, Grundzüge der Kronen- und Brückenarbeit. Dtsch. Mschr. Zahnheilk. 1914, H. 50. — *Derselbe*, Abschraubbare Brückenarbeiten. Verh. 5. internat. zahnärztl. Kongreß 2 (1909). — *Derselbe*, Die Brückenarbeiten im Jahre 1912. Zahnärztl. Rdsch. 1912, H. 14/15. — *Tryanham*, Abnehmbare partielle Metalloder Kautschukbrücken. Korresp.bl. Zahnärzte 1904, H. 4.

Villain, Das Emaillieren der Innenseite und der Zahnfleischpartien an Brücken. L'Odontologie 65, Nr 3 (1927). Ref. Zahnärztl. Rdsch. 1927, 736.

Wallisch, Einiges über den Zusammenhang von Artikulation und Kiefergelenk. Österr. Z. Stomat. 1911, Nr 12, 368. — *Derselbe*, Das Kiefergelenk. Verh. 5. internat. zahnärztl. Kongreß 1, 164 (1909). — *Derselbe*, Leitfaden der zahnärztlichen Metallarbeit. Leipzig 1905. — *Walkhoff*, Der menschliche Unterkiefer im Lichte der Entwicklungsmechanik. Dtsch. Mschr. Zahnheilk. 1900. — *Wasermann*, Die Plättchenstifthalbkrone. Österr. Z. Stomat. 1924, H. 1. — *Weigele*, Ein Versuch am Bau des Unterkiefers usw. Korresp.bl. Zahnärzte 1921, H. 4. — *Derselbe*, Die Anwendung gegossener Klammern in der Prothetik. Zahnärztl. Rdsch. 1921, H. 52, 828. — *Weinstein*, Ein festes und zugleich herausnehmbares Brückensystem. Korresp.bl. Zahnärzte 1902, 324. — *Weiser*, Kronen- und Brückenarbeiten. Österr.-ung. Vjschr. Zahnheilk. 1896, H. 1 u. 4. — *Derselbe*, Erfahrungen bei Kronen- und Brückenarbeiten. Österr.-ung. Vjschr. Zahnheilk. 1893, H. 3/4; 1894, H. 1 u. 4. — *Derselbe*, Die Indikation und Kontraindikation für den Brückenzahnersatz im allgemeinen und die Wahl der Methoden im besonderen. Verh. 5. internat. zahnärztl. Kongreß 2, 149 (1909). — *Derselbe*, Allerlei aus der operativen und technischen zahnärztlichen Praxis. Österr.-ung. Vjschr. Zahnheilk. 1899, H. 4. — *Derselbe*, Über die Dauerhaftigkeit des Zahnersatzes durch Brücken. Österr.-ung. Vjschr. Zahnheilk. 1903, H. 1. — *Werkenthin*, System der zahnärztlichen Kronen- und Brückenarbeiten. Berlin 1923. — *Winder*, Sectional Crown Method. Evans, Philadelphia 1893. — *Witt*, Indikationen für Brückenarbeiten. Verh. 5. internat. zahnärztl. Kongreß 2, 191 (1909). — *Witthaus*, Der Wert eines Gnatho-Dynamometers für die Praxis. Z. Orth. u. Proth. 1911, Nr 2, 59. — *Wustrow*, Physikalische Grundlagen usw. Berlin: H. Meußer 1919.

Zimmer, Verschiedene Brückensysteme. Verh. 5. internat. zahnärztl. Kongreß 2, 187 (1909). — *Derselbe*, Welchen Zahn verwendet man zu Kronen- und Brückenarbeiten am vorteilhaftesten? Z. Zahnheilk. 1910, Nr 2, 15; Nr 3, 27. Verh. 5. internat. zahnärztl. Kongreß 2, 204. — *Zsigmondy*, Über die Bewegung des Unterkiefers beim Kauakt. Österr. Z. Stomat. 1912, Nr 6, 175. — *Zuntz*, Der Riegelzahn. Zahnärztl. Rdsch. 1911, Nr. 30, 1111.

Die Befestigungsarbeit.

(Stützung gelockerter natürlicher Zähne.)

Von

Prof. Dr. **Chr. Bruhn**, Düsseldorf.

Mit 118 Abbildungen im Text.

Einleitung.

Dem Arbeitsziele nach, das sich auf die Erhaltung natürlicher Zähne richtet, ist die Befestigungsarbeit eine Disziplin, die nicht der Prothetik, sondern der konservierenden Zahnheilkunde zuzuzählen ist.

Nach dem Wesen der Arbeit selbst aber, nach den Gesichtspunkten, die für ihre Durchführung zu beachten sind, und nach den Arbeitsvorgängen, die in ihrem Verlaufe einander folgen, überwiegen die Beziehungen zur Prothetik so sehr, daß es richtiger erscheint, die Verfahren zur mechanischen Stützung gelockerter natürlicher Zähne als Lehrgegenstand in dem Abschnitt „Prothetik" unterzubringen.

Allgemeiner Teil.

Ursachen der Lockerung. Nach den Ursachen, die zur Lockerung einzelner Zähne oder ganzer Zahnreihen des menschlichen Gebisses führen, haben wir zu unterscheiden zwischen einer Lockerung, die durch abnorme Druckverhältnisse veranlaßt wurde, zwischen einer solchen, die auf atrophische Vorgänge in der Umgebung der von ihr betroffenen Zähne zurückzuführen ist, und schließlich einer durch entzündlich-infektiöse Erkrankungen des Zahnfaches verursachten Lockerung.

Der ersten Gruppe haben wir diejenigen Fälle zuzuzählen, in denen offensichtlich äußere Ursachen die Lockerung verschuldet haben. Wenn durch Trauma eine Verletzung des Alveolarfortsatzes des Kiefers eintrat, oder wenn äußere Gewalt unmittelbar auf die Zähne wirkte und diese aus ihrer Stellung löste, tritt in der Mehrzahl der Fälle durch die Heilung von selbst ein Wiederfestwerden der Zähne ein. In manchen ungünstigen Fällen jedoch wird die Lockerung bestehen bleiben, und man wird sich der äußeren Verletzung als ihrer Ursache zu erinnern haben.

Neben dieser in plötzlicher Einwirkung einer äußeren Gewalt liegenden Ursache für die Lockerung müssen wir die letztere häufig in dem langsam wirkenden Druck des Gegenbisses, und zwar entweder in einer Überlastung einzelner Zähne oder in dem einseitigen Auftreten der Gegenzähne suchen. Auch mangelhafte oder gänzlich fehlende Artikulation führt häufig zur Lockerung einzelner Zähne oder ganzer Zahnreihen. Bei beginnender Atrophie des Alveolarrandes ist das erste und zunächst einzige Symptom das Zurücktreten des Zahnfleisches, die Entblößung des Zahnhalses, mithin die Erscheinung des Längerwerdens der Zähne. Bald stellt sich dann eine Lockerung ein, und zwar von der leichtesten, kaum wahrnehmbaren Minderung der Festigkeit an bis zu starker Beweglichkeit des Zahnes. Wenn sich die Alveolaratrophie bereits sehr früh bemerkbar macht, wie das sehr häufig der Fall ist, bezeichnen wir dieselbe als „Atrophia alveolaris praecox", im Gegensatz zu der im späteren Alter unter den gleichen Symptomen auftretenden „Atrophia alveolaris senilis".

Der fortschreitende Lockerungsprozeß bei bestehender Alveolaratrophie bringt es mit sich, daß die Reinigung und Reinhaltung der sich lockernden Zähne immer schwieriger wird, während sich in dem erweiterten Alveolarfach und unter dem Zahnfleisch immer reichlicher Gelegenheit zur Ablagerung von Niederschlägen aller Art bietet. Durch diese Verschmutzung der nächsten Umgebung der gelockerten Zähne tritt oft eine Verwischung der Grenzlinie zwischen der Alveolaratrophie und denjenigen eitrig-infektiösen Krankheitserscheinungen ein, die wir heute unter dem Begriff der Paradentosen zusammenfassen.

Die Pathologie und Therapie dieser Alveolar- und Zahnfleischerkrankungen findet an anderer Stelle und in einem anderen Bande dieses Werkes durch Sachs ihre Darstellung und interessiert uns hier nur insoweit, als diese unendlich verbreitete Krankheit als eine der häufigsten Ursachen der Lockerung der Zähne zu betrachten ist, die da, wo eine entsprechende Behandlung unterbleibt, mit Sicherheit zum Verlust der von ihr befallenen Zähne führt. Hervorzuheben ist, daß die mechanische Wiederbefestigung der Zähne, die wir im nachstehenden zur Darstellung bringen werden, wie zur Beseitigung der durch die anderen bereits aufgeführten Ursachen veranlaßten Lockerung, so auch als Ergänzung der Behandlung der Paradentose in den letzten beiden Jahrzehnten eine hervorragende Bedeutung gewonnen hat. Erwähnt sei noch, daß wir die Lockerung der Zähne häufig als ein vorübergehendes Krankheitssymptom bei einer ganzen Reihe von Allgemeinerkrankungen, ebenso bei Vergiftungen, bei den verschiedenen Gingivitiden und schließlich auch während der Schwangerschaft beobachten können, sie alsdann aber in der Regel nach Beseitigung des ursächlichen Momentes bald wieder verschwinden sehen. Während hier eine dauernde Stützung der vorübergehend gelockerten Zähne überflüssig erscheint, hat sich die mechanische Wiederbefestigung in allen anderen Fällen, in denen zu befürchten ist, daß die Lockerung dauernd bestehen bleiben würde, als eine für die Erhaltung der betroffenen Zähne und somit für den Patienten äußerst nützliche Hilfe erwiesen, gleichviel welche Ursache die Lockerung hatte.

Geschichtliches. Wie sich überall auf dem Gebiete der Zahnheilkunde Wissenschaft und Technik ergänzen und unterstützen, so ist dies auch bei dieser Arbeit in besonderem Maße der Fall. Technisch hoch entwickelte Methoden der mechanischen Wiederbefestigung gelockerter Zähne, die zusammen mit den sonstigen therapeutischen Maßnahmen des Zahnarztes zur Anwendung kommen und dieselben ergänzen, liefern uns heute sehr befriedigende Resultate. Lange aber ehe diese Hilfe als ein Glied wissenschaftlich durchdachter Arbeit betrachtet werden konnte, ist die Stützung und Erhaltung gelockerter Zähne in rein empirischer Weise ausgeübt worden. Wir besitzen in einem altetruskischen Schädelfunde den Beweis, daß bereits in ältester Zeit eine Wiederbefestigung gelockerter Zähne durch Bindungen mit Golddraht ausgeführt wurde, wir lesen in altrömischen Gesetzesdokumenten auf solche Arbeiten bezügliche Vorschriften, und wir erfahren aus den Berichten der Autoren der römischen Kaiserzeit, daß die Lockerung der Zähne — wohl ein Symptom der üppigen Lebensweise jener Periode — eine damals sehr verbreitete Erscheinung war, zu deren Beseitigung Ärzte wie Celsus und Plinius d. Ä. neben einer medikamentösen Behandlung durch Mundwasserspülungen das Zusanmmebinden der Zähne durch Ligaturen von Golddraht oder Roßhaar empfahlen. Auch während der maurischen Kulturepoche in Spanien scheinen die Paradentosen und die durch sie bedingte Lockerung der Zähne eine starke Verbreitung gehabt zu haben. Die von den arabischen Ärzten ausgeübte Heilkunde gab eingehende Vorschriften zu ihrer Behandlung und besaß Instrumente zur Entfernung des Zahnsteines, die, wie wir heute noch an den in Museen wohl erhaltenen Exemplaren sehen können, durchaus zweckentsprechend waren. Ein Autor jener Zeit, der Arzt Abdul Kasem, gibt neben der Anweisung zum Gebrauch der Zahnreinigungsinstrumente Ratschläge für die Wiederbefestigung der gelockerten Zähne durch Gold- und Silberligaturen und hebt die Vorzüge der Anwendung des Goldes für diesen Zweck besonders hervor.

In primitiver Form ist die Fixierung lockerer Zähne durch Bindung (Drahtligaturen) wohl zu jeder Zeit vorgenommen worden. So berichtet Roberts, daß die Eingeborenen Indiens lockere Zähne mittels einer 8-förmigen Schlinge befestigten; ein Präparat von größter Merkwürdigkeit, das dieses Verfahren zeigte, war das Gebiß einer eingeborenen Königin, das in Madras gefunden wurde. Es bestand aus allen Zähnen des Unterkiefers, welche mit Golddraht aneinander gebunden waren. Die Alveolaren waren vollständig resorbiert und nur die Spitzen der Wurzeln der Weisheitszähne steckten noch im Kiefer. Die Wurzeln der Schneidezähne waren in Zahnstein eingehüllt, ihre Farbe schwarz vom Betelkauen.

In den medizinischen Werken wird später lange Zeit wenig oder gar nichts über die Erhaltung gelockerter Zähne berichtet. Von den ersten Versuchen in dieser Richtung hören wir erst wieder mit dem Beginn der Entwicklung einer eigentlichen Zahnheilkunde, die mit dem Beginn des 19. Jahrhunderts einsetzt. Es sind in erster Linie einige Vertreter der in technischer Beziehung früh entwickelten amerikanischen Zahnheilkunde, die an das Problem der mechanischen Wiederbefestigung gelockerter Zähne herantraten, auf diesem Gebiete beachtenswerte Erfolge erzielten und darüber in der Literatur berichteten. Unter anderen sind hier die Namen Case, Guilford, Trueman, Warren und Rhein zu nennen.

Erst um die Wende des vorigen Jahrhunderts wandte sich auch in Deutschland das Interesse weiterer zahnärztlicher Kreise auf die Stützung der natürlichen Zähne. Am Ausbau und an der Verbesserung der Stützungsverfahren beteiligten sich Sachs, Weiser, Witkowsky, Mamlok, Thiersch u. a.

Wenn die Versuche auf diesem Gebiete und die Entwicklung der Methoden der mechanischen Wiederbefestigung gelockerter Zähne heute auch noch keineswegs als abgeschlossen gelten können, so haben doch die bisher gewonnenen Erfahrungen schon immerhin für die Indikation der Befestigungsarbeit, für die Beurteilung des Wertes und der Brauchbarkeit der verschiedenen zur Anwendung empfohlenen Stützapparate und für die Zusammenarbeit der mechanischen Wiederbefestigung mit der chirurgischen und medikamentösen Behandlung der Zahnlockerung ganz bestimmte Gesichtspunkte ergeben. Es ist, wie schon hervorgehoben wurde, für die Frage der Indikation der mechanischen Wiederbefestigung gleich, welche Ursache zur Lockerung der Zähne geführt hat, es sei denn, daß es sich um Vorgänge handelt, bei denen mit Bestimmtheit zu erwarten steht, daß nach Beseitigung des ursächlichen Momentes auch die Lockerung der Zähne von selbst verschwinden werde. In allen Fällen der Lockerung jedoch, in denen diese Aussicht nicht besteht, erscheint es zur Erhaltung der gelockerten Zähne angezeigt, ihre mechanische Stützung vorzunehmen.

Zeitpunkt für die Stützung. Der Zeitpunkt für eine Stützung ist dann gegeben, wenn sich ein Fortschreiten der Lockerung deutlich bemerkbar macht und trotz sorgfältiger chirurgischer und medikamentöser Behandlung ein Stillstand des Lockerungsprozesses nicht erzielt wird. Einsichtige Patienten die sich über die Gefahr, die ihren Zähnen durch die beginnende Lockerung droht, nicht täuschen wollen und die für den hohen Wert frühzeitigen vorbeugenden Eingreifens allen Krankheitsvorgängen gegenüber Verst\ndnis haben, werden sich leicht von dem Nutzen überzeugen lassen, den die Stützung gelockerter Zähne ihnen bringen wird und werden es dem Zahnarzte nicht schwer machen, den für die Vornahme dieser Arbeit richtigen Moment zu wählen. Der Zahnarzt sollte um so bestimmter auf eine rechtzeitige Durchführung der mechanischen Wiederbefestigung bestehen, je weniger wahrscheinlich es im Einzelfalle erscheint, daß der Patient den Verlauf des Lockerungsprozesses selbst aufmerksam verfolgen und aus eigenem Antrieb die Vornahme der Stützung veranlassen werde, ehe es für die Wiederbefestigung zu spät ist. Nur solchen Patienten, die gewohnt sind, allen gesundheitlichen Vorgängen eine peinliche Aufmerksamkeit zu schenken und frühzeitig bei Veränderungen irgendwelcher Art den Rat und die Hilfe des Arztes in Anspruch zu nehmen, kann man es überlassen, den Verlauf der Lockerung selbst zu überwachen und den Augenblick für die mechanische Wiederbefestigung mitzubestimmen. Alles in allem ist jedenfalls die frühzeitige Wiederbefestigung bei weitem richtiger als ein abwartendes Verhalten.

Indikation der Stützung. Auf die Frage, bis zu welchem Grade der Lockerung die Stützung der Zähne noch geboten und möglich erscheint, läßt sich schwer eine allgemein gehaltene Antwort geben. Eine Regel läßt sich hierfür nicht aufstellen, da die die Lockerung begleitenden Umstände sehr verschieden sind. Wenn die pathologischen Vorgänge in der Umgebung der Zähne, die zur Lockerung derselben führten, einen so progredienten Charakter zeigen, daß auch die sorgsamste medikamentöse und chirurgische Behandlung sie nicht zum Stillstand bringen kann, so wird man die Frage, ob man die von diesen Vorgängen betroffenen, stark gelockerten Zähne noch immobilisieren soll, in der Regel verneinen müssen.

Falk umschreibt die Notwendigkeit, gelockerte Zähne zu entfernen, indem er alle Zähne, die sich durch Fingerdruck vor oder hinter das Niveau ihrer Nachbarzähne schieben lassen, alle Zähne, die einem in apikaler Richtung ausgeübtem Druck nachgeben und Resorptionserscheinungen aufweisen, ferner alle Zähne, die der Wiederherstellung einer normalen Artikulation unüberwindbare Schwierigkeiten entgegenstellen, zu entfernen rät. Voraussetzung für die Vornahme der mechanischen Wiederbefestigung ist jedenfalls, daß die entzündlichen und infektiösen Vorgänge, die zu der Lockerung führten, unter der Einwirkung der Alveolarbehandlung sehr zurückgingen oder ganz verschwanden. In manchen Fällen wird man dann allerdings auch sehr stark gelockerte Zähne, sofern dieselben noch einen Rest gesunden Periostes besitzen, mit Erfolg durch einen Stützapparat erhalten können.

Die medikamentöse und chirurgische Behandlung der Alveolar- und Zahnfleischerkrankungen muß mit der mechanischen Wiederbefestigung der gelockerten Zähne Hand in Hand gehen. Wie die medikamentöse und chirurgische Behandlung unbedingte Vorbedingung für die mechanische Wiederbefestigung ist, so ist es andererseits, wo bereits eine erhebliche Lockerung besteht, zumeist unmöglich, lediglich durch die Alveolarbehandlung die veränderten Gewebe so wiederherzustellen, daß die von ihnen gehaltenen Zähne durch sie ihre frühere Festigkeit wiedergewinnen. Die mechanische Wiederbefestigung muß daher die Wirkung der medikamentösen und chirurgischen Behandlung ergänzen und vervollkommnen. Jeder Zahnarzt, der sich mit der Behandlung von Paradentosen und der Wiederbefestigung gelockerter Zähne befaßt, muß sich der Untrennbarkeit beider Behandlungsvorgänge stets bewußt bleiben, um nicht Augenblickserfolge, sondern dauernde Resultate zu erzielen.

Allgemeine Grundsätze für die Konstruktion der Stützapparate.
Die medikamentöse und chirurgische Behandlung der Umgebung der gelockerten
Zähne hat ihrer Stützung nicht nur voranzugehen, sie muß nach der Immobilisation der Zähne regelmäßig wiederholt werden, und aus dieser Notwendigkeit ergeben sich überaus wichtige Forderungen für die Konstruktion der Stützapparate.

Man hat früher, als man mit der mechanischen Wiederbefestigung gelockerter Zähne begann, vielfach Stützapparate zur Anwendung gebracht, die aus
Ringverbindungen bestanden, welche den gelockerten Zähnen und ihren feststehenden Nachbarn aufzementiert wurden. Diese Verbindungen saßen zumeist
unmittelbar über dem Zahnfleisch und verhinderten die Reinigung und Reinhaltung der Alveolarfächer, ließen also die wichtigste Forderung jeglicher
Behandlung von Erkrankungen des Zahnfleisches und der Alveole, die Reinhaltung der Zähne, nicht nur unerfüllt, sondern förderten geradezu die Unsauber-
keit, indem sie allen Niederschlägen aus den Mundflüssigkeiten, Speiseresten
und Unreinigkeiten aller Art Unterschlupf und eine Stätte zu ihrer völligen
Zersetzung boten. Wenn sich heute auch schon die Erkenntnis Bahn gebrochen
hat, daß derartige Apparate eher geeignet sind, eine Verschlechterung des Zustandes der erkrankten Alveolen als ihre Heilung herbeizuführen und daß somit
ihre Anwendung eine direkte Schädigung des Patienten bedeutet, so verführt
doch die Möglichkeit, durch die relativ einfache Herstellung eines solchen Gestelles dem Patienten auf eine leichte Art das Gefühl des Wiederfestseins seiner
gelockerten Zähne zu verschaffen, vielfach noch Zahnärzte, derartige unzweck-
mäßige, ja schädliche Konstruktionen zu verwenden. Demgegenüber muß
mit allem Nachdruck die Forderung aufgestellt werden, daß Stützapparate,
die dazu bestimmt sind, dauernd an Zahnreihen befestigt zu werden, so konstruiert sein müssen, daß sie der Reinigung, Reinhaltung und medikamentösen
Behandlung der Zähne und ihrer Umgebung, insbesondere der Interdentalräume, des Zahnfleischsaumes und der Alveolarfächer in keiner Weise im Wege
stehen.

Je mehr der Mund, in welchem die Befestigungsarbeit angebracht werden
soll, zur Ausscheidung von Niederschlägen aus dem Speichel und zur Ablagerung
von Unsauberkeiten an den Zähnen neigt, und je stärker da, wo eine eitrige
Alveolarerkrankung bestand, die Neigung zu Rezidiven hervortritt, um so
dringender ist die Beachtung dieses Gesetzes geboten.

Für die Wahl des im Einzelfalle zu gehenden Weges der Wiederbefestigung
ist die Frage von größter Wichtigkeit, wie weit sich die einzelne Methode in
mechanischer Beziehung den gegebenen Verhältnissen anpassen läßt. Hier
spricht die Eigenart der Stellung und der Artikulation der Zähne und der Grad
ihrer Lockerung sehr erheblich mit. Auch allgemeingesundheitliche Faktoren
sind in Betracht zu ziehen. Wir werden uns beispielsweise leichter dazu entschließen, eine Wiederbefestigungsmethode zu wählen, welche die Exstirpation
der Pulpen der zu befestigenden Zähne zur Voraussetzung hat, wenn wir dieselbe
an einem kräftigen und widerstandsfähigen Patienten ausführen müssen, als
wenn es sich um die Immobilisation der Zähne eines schwächlichen, alten Individuums handelt. Ebenso werden häufig rein persönliche Gründe, z. B. das
Maß an Verständnis, das der Patient dem Vorgange der Wiederbefestigung
entgegenbringt, mitbestimmend sein für die Wahl eines einfacheren oder eines
komplizierteren Weges für diese Arbeit. Muß es doch als wesentlich schwieriger
gelten, die mechanische Wiederbefestigung mit Pulpenexstirpation und Aufbohrung der Wurzelkanäle dünnwandiger unterer Schneidezähne bei einem
Patienten vorzunehmen, der dem Werte dieser Arbeit nur geringes Verständnis
entgegenbringt und daher nur wenig Geduld für dieselbe besitzt, als wenn

man für denselben Patienten einen Stützapparat herzustellen hat, der den gelockerten Zähnen äußerlich aufgefügt wird. Wenn solche Momente selbstverständlich für die Wahl des anzuwendenden Systems nicht ausschlaggebend sein dürfen, so tut man doch gut daran, sie beim Planen der Arbeit nicht völlig auszuschalten.

Schließlich dürfen wir, wenn wir vor der Aufgabe der Wiederbefestigung gelockerter Zähne stehen, auch kosmetische Rücksichten nicht völlig außer acht lassen und müssen daran denken, daß wir Methoden wählen, die es erlauben, die Befestigungsarbeit in möglichst wenig sichtbarer Weise vorzunehmen. Man sah seither oft gerade durch Stützapparate ganz besonders verunstaltete Zahnreihen. Heute ist man mit Hilfe der modernen Immobilisationssysteme recht wohl imstande, diese für den Patienten sehr nützliche Arbeit so zu verbergen, daß ihr Wert nicht durch ein häßliches Aussehen gemindert wird.

Einteilung der Stützverfahren. Die zur Wiederbefestigung gelockerter Zähne zur Anwendung kommenden Methoden lassen sich in zwei Gruppen teilen:

Die erste Gruppe umfaßt diejenigen Stützverfahren, deren Anwendung unabhängig ist vom Zustande der Pulpen der zu stützenden Zähne, die also unter Erhaltung des Lebens der Zahnpulpa angebracht werden können.

Die zweite Gruppe hat die Devitalisation und Exstirpation der Pulpen und die Füllung der Wurzelkanäle zur Voraussetzung. Wir gehen daher, ehe wir uns der Darstellung der verschiedenen Befestigungsmethoden zuwenden, kurz auf die Bedeutung der Frage der Erhaltung oder der Devitalisation der Pulpen für die Wiederbefestigung gelockerter Zähne ein.

Die Prüfung der Frage, ob die Devitalisation und Exstirpation der Pulpen gelockerter bzw. von der Lockerung bedrohter Zähne im Verlaufe der Befestigungsarbeit angezeigt und berechtigt ist, läßt sich nicht in der Weise vornehmen, daß man den Wert, den die Pulpa eines gesunden Zahnes an sich für diesen hat, zum Vergleich heranzieht. Niemand wird an dem alten Gesetz der konservierenden Zahnheilkunde rütteln wollen, das dem Zahnarzt gebietet, die Lebenderhaltung der Zahnpulpa mit allen Mitteln zu versuchen, weil die Erhaltung der Pulpa für die Gesunderhaltung des Zahnes von größter Wichtigkeit ist. Es gibt aber unter den mannigfachen Aufgaben der modernen Zahnheilkunde solche, in denen nicht mehr die Erhaltung der Vitalität der Zahnsubstanz, sondern die Sicherung der Wurzeln und der periostalen Gewebe als der wichtigere Gesichtspunkt erscheint. Ein solcher Fall ist gegeben, wenn es sich um die Wiederbefestigung gelockerter Zähne handelt.

Die Zähne sind durch die Lockerung in ihrer Existenz schwer bedroht, und lediglich die Beantwortung der Frage, ob durch die Schonung der lebenden Pulpa oder durch ihre Devitalisation und Exstirpation bessere Aussichten für ihre Wiederbefestigung und Erhaltung geschaffen werden, kann in solchem Falle maßgebend sein.

Für die Devitalisation der Pulpen und die Füllung der Wurzelkanäle gelockerter Zähne, deren mechanische Wiederbefestigung vorgenommen werden soll, spricht erstens die Erfahrung, daß nach Ausführung der Pulpenexstirpation und Wurzelfüllung sehr oft ein Wiederfestwerden der Zähne zu beobachten ist. Der Eingriff scheint eine Straffung und Festigung der periostalen Gewebe herbeizuführen. Dabei gibt uns die Devitalisation der gelockerten Zähne die Möglichkeit, die zu ihrer Wiederbefestigung notwendigen Eingriffe, z. B. das Beschleifen und Aufbohren der Zähne, das Einlassen von Befestigungsteilen usw. vorzunehmen, ohne im Gefolge dieser Arbeiten eine Reizung oder Entzündung der Pulpa befürchten zu müssen. Wir sind durch die dadurch gegebene größere Arbeitsfreiheit imstande, zweckentsprechendere, reinlichere und stabilere Stützapparate anzubringen, als dies in der Regel an lebenden Zähnen möglich ist.

Selbstverständlich ist, wenn wir uns für die vorherige Entfernung der Pulpa entscheiden, vorauszusetzen, daß die Möglichkeit der vollkommenen Exstirpation der Pulpengewebe und einer exakten Füllung der Kanäle im einzelnen Falle gegeben erscheint. Da wir aber bei Zähnen, die wir immobilisieren wollen, zumeist in der Lage sind, uns einen bequemen Zugang zu den Wurzelkanälen zu verschaffen, so ist hier die Ausführung der Wurzelbehandlung sehr erleichtert. Wir brauchen daher die Gefahren, die der Erhaltung der Zähne durch mangelhafte Exstirpation und Wurzelfüllung entstehen, bei der Erwägung der Gründe, die für und wider die Devitalisation sprechen, kaum mit in Rechnung zu ziehen. Immerhin müssen wir da, wo anzunehmen ist, daß sich eine starke Ablagerung von sekundärem Dentin in den Wurzelkanälen findet, dieses Moment als gegen die Devitalisation sprechend anerkennen. Ebenso wird hohes Alter und geschwächte Widerstandskraft des Patienten es häufig geraten erscheinen lassen, von der Exstirpation der Pulpen vor der Immobilisation gelockerter Zähne abzusehen, zumal wenn allgemein-gesundheitliche Gründe die Anwendung lokaler Anästhesie zur Erleichterung des Eingriffes verbieten.

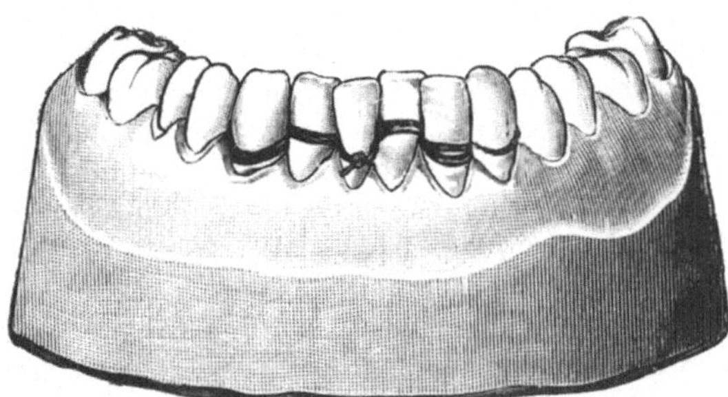

Abb. 1. Zurückdrängen eines mittleren unteren Schneidezahnes.

Vorarbeiten. Zu den Arbeiten, die der Immobilisation vorauszugehen haben, gehört die Beseitigung der im Verlaufe des Lockerungsprozesses entstandenen Verschiebungen und Stellungsveränderungen der gelockerten Zähne. In der Regel wird man sich hierfür keiner komplizierten Regulierungsapparate bedienen, sondern den Zweck durch Bindungen mit Seidenfäden (gedrehte Seide Nr. 20) zu erreichen suchen (Abb. 1). Man knotet zu diesem Zwecke je einen gewachsten Seidenfaden von 25—30 cm Länge, dessen Mitte man etwa 2 cm von Wachs freihält, mit diesem ungewachsten Teil rechts und links an die feststehenden Eckzähne als Stützpunkte für die Kräftewirkung. Ist ein Abgleiten des Fadens oder ein Hinaufgleiten desselben zum Zahnfleisch zu befürchten, so legt man vorher um die Ankerzähne durch Schrauben angezogene Bänder, wie man sie in der Orthodontie verwendet, oder man zementiert ihnen schmale Goldbänder auf, an denen dann der Faden Halt findet. Alsdann geht man mit dem am linken Eckzahn befestigten Faden von links nach rechts, ebenso mit dem anderen von rechts nach links, knotet die nächsten Zähne ein und führt die Fäden in straffer Bindung hinter den Zähnen her, die man nach vorne drängen will und umgekehrt vor den Zähnen hin, die man zurückzuschieben wünscht. Man kann die Druckwirkung noch verstärken, indem man ein Gummistückchen unter dem Faden befestigt, so daß es in der gewünschten Richtung gegen den Zahn drückt. Gilt es, nicht die Einreihung einzelner hervoroder zurückgetretener Zähne, sondern die Retraktion einer ganzen Zahnreihe vorzunehmen, so verfährt man, wie dies durch Abb. 2 veranschaulicht wird. Hier sind die Schneide- und Eckzähne des Oberkiefers zurückzuziehen. Man versieht die ersten oder zweiten Prämolaren (in vorliegendem Falle sind die zweiten Prämolaren gewählt) mit Ankerbändern, verbindet dieselben durch einen Gummiring und bindet nun die einzelnen zurückzuziehenden Zähne an die elastische Sehne an. Die temporäre Retention und Stützung gelockerter Zähne kann gleichfalls durch Seidenligaturen bewirkt werden. Man kann sich auch, um Zähne für geraume Zeit untereinander zu verbinden und zu stützen, der Drahtligaturen bedienen. So läßt sich der gewöhnliche Angleregulierungsdraht, platt gewalzt und im Feuer vergoldet, verwenden. Auch Celluloidschienen können der vorübergehenden Befestigung von Zähnen dienen. Derartig temporäre Befestigungen sollten jedoch nur für kurze Zeit im Munde belassen werden.

Es genügt nicht, die momentan vorhandene Stellungsunregelmäßigkeit der gelockerten und zu stützenden Zähne zu korrigieren, es muß gleichzeitig, wenn ungünstige Druckverhältnisse die Ursache der Verschiebung waren, auf die Ursache eingewirkt und dieselbe beseitigt werden. Dies kann durch Beseitigung von Unregelmäßigkeiten im Bereiche der Antagonisten oder durch prothetische Maßnahmen geschehen. Letztere kommen insbesondere dann in Betracht, wenn die Backen- und Mahlzähne zum großen Teile fehlen und dadurch eine Überlastung der Front- und der noch vorhandenen Backenzähne bedingt ist; ebenso bei fehlerhafter Bißebene und dadurch hervorgerufener Überlastung einzelner Zähne oder Zahngruppen. Es gilt in allen diesen Fällen, vor oder gleichzeitig mit der Stützung der gelockerten Zähne das Artikulationsgleichgewicht des Gesamtgebisses wiederherzustellen und dadurch zu verhüten, daß die gelockerten und zu stützenden Zähne der Einwirkung eines zu starken oder einseitigen Kaudruckes ausgesetzt bleiben. Hinsichtlich des Materials für Be-

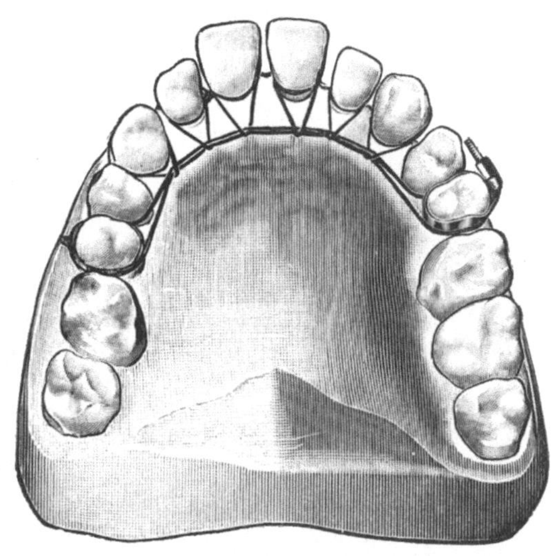

Abb. 2. Zurückdrängen der oberen Frontzähne durch Gummiring und Seidenligaturen.

festigungsarbeiten kann auf den entsprechenden Abschnitt in der „Kronenarbeit" hingewiesen werden, soweit nicht bei der speziellen Beschreibung der einzelnen Stützapparate auf besondere Materialien aufmerksam gemacht wird. Horina hat die Möglichkeit, Stützschienen aus Wipla-Metall herzustellen, besprochen. Trebitsch empfiehlt die Zuhilfenahme von Cadmium bei Herstellung von Zahnschienungsapparaten.

Spezieller Teil.

I. Stützverfahren, die unter Erhaltung der Vitalität der Zähne Anwendung finden.

Von einer Beschreibung der Ringverbindungen, die ursprünglich vielfach zur Wiederbefestigung gelockerter lebender Zähne Anwendung fanden, wie sie unter anderen Herbst angab, sehen wir aus dem bereits früher angegebenen Grunde ab, weil dieselben eine der Hauptanforderungen, die an Stützapparate zu stellen sind, unerfüllt lassen. Sie erlauben nicht die Reinigung und ständige Reinhaltung der Zahnhälse und Alveolarfächer und stehen der zu wiederholenden chirurgischen und medikamentösen Behandlung der Umgebung der Zähne im Wege. Aus den Ringverbindungen sind verschiedene Konstruktionen hervorgegangen, die diese ersetzen und ihre Mängel vermeiden wollen, doch können wir einigen von ihnen aus den gleichen hygienischen Gründen, die gegen die Ringverbindungen sprechen, nur eine sehr bedingte Anwendungsmöglichkeit einräumen. Zu diesen sind die von Addicks und Resch angegebenen Schienen zur Stützung gelockerter Zähne zu zählen.

Die Addicksschiene (Abb. 3) besteht in einer Spange, die der Rückenfläche der zu stützenden Zähne in ihrer Höhe anliegt, an der Frontseite schmal über dem Zahnfleischsaume verläuft. Auf der einen Seite greift die Spange mit einer federnden Verbindung um den dem gelockerten Zahn nächststehenden festen Zahn herum, an der anderen Schmalseite ist sie, wiederum um einen festen Zahn herumgreifend, mit dem Ende der Rückenspange durch eine Verschraubung verbunden. In der Mitte der Front- und Rückseite sind korrespondierende, mit Schraubengewinden versehene Löcher angebracht, die bestimmt sind, eine Schraube aufzunehmen. Dieselben müssen so angebracht

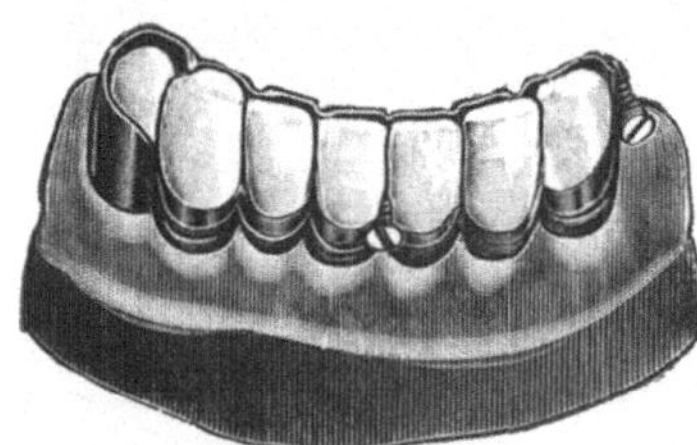

sein, daß die Schraube zwischen den Zahnhälsen zweier der wieder zu befestigenden Zähne hindurchtreten kann. Durch das Anziehen dieser Schraube wird die Schiene zusammengepreßt und den Zähnen ein fester Halt gegeben. Bevor die Schiene an ihren Platz gebracht wird, müssen die Zähne und Zahnhälse sorgfältig gesäubert und getrocknet werden. Zwischen die Zähne und die Schiene bringt Addicks eine dünne Schicht erwärmter Guttapercha. Die Spangen der Schiene können

Abb. 3. Die Addicksschiene.

sowohl gestanzt, wie gegossen werden, die elastische Verbindung hingegen muß auf jeden Fall aus federndem Blech hergestellt werden.

Eine Methode, gelockerte Zähne durch untereinander verbundene Halbringe zu stützen, ist von Case angegeben und von Wilhelm Sachs vervollkommnet und beschrieben worden. Zu ihrer Darstellung wählen wir dasselbe Beispiel wie bei den seither beschriebenen Fällen, die Fixierung der unteren Schneide- und Eckzähne. Die Körper derjenigen Zähne, denen eine Halbringschiene aufgefügt werden soll, müssen parallelwandig sein, um einen genauen Schluß der einzelnen Halbringe und einen festen Sitz des Apparates zu ermöglichen. Man beschleift das obere Drittel der betreffenden Zähne seitlich mit dünnen Diamantscheiben und rundet und poliert die beschliffenen Flächen dann zuerst mit gröberen, dann mit feineren und feinsten Sandpapierscheiben (Abb. 4). Gerade diese vorbereitende Arbeit ist für das Gelingen des Ganzen von größter Bedeutung und sollte mit besonderer Sorgfalt ausgeführt werden. Die Herstellung der Ringe für die einzelnen Zähne kann sowohl nach einem guten Gipsmodell wie nach dem Munde vorgenommen werden. Man fertigt die Ringe aus 0,3 mm dickem 20 kar. Goldblech an, gibt ihnen eine Breite von 2—2,5 mm und läßt sie etwa so auf dem Zahnkörper aufsitzen, daß der untere Rand des Ringes in halber Höhe der Zahnkrone liegt. Wenn man die Ringe unmittelbar nach den natürlichen Zähnen anfertigt, so muß dies mit größter Vorsicht geschehen. Man stützt bei dieser Arbeit die Zähne sorgfältig mit dem Finger oder mittels eines Contres. Dasselbe gilt für das Aufpassen der nach einem Gipsmodell hergestellten Bänder. Man preßt die Enden des Goldbandes, das man in der richtigen Höhe um den Zahnkörper legt, mit einer

Zange fest zusammen, so daß sich das Goldblech gut an die Wandung anlegt, hebt den geschlossenen Ring mit der Zange ab und lötet ihn mit 20 kar. Goldlot. Die miteinander verbundenen Ringenden läßt man vorerst an allen Ringen stehen und fügt sämtliche Ringe den natürlichen Zähnen auf. Die Eigenart der Konstruktion der Halbringverbindung verlangt es, daß die einzelnen Ringe besonders da, wo sie der Rückfläche und den Seitenwänden anliegen, einen besonders exakten Anschluß erhalten. Um dessen sicher zu sein, empfiehlt W. Sachs, einen Polierstahl oder ein lanzettförmiges Amalgaminstrument an der Lippenseite unter den Ring zu schieben und die Rücken- und Seitenflächen

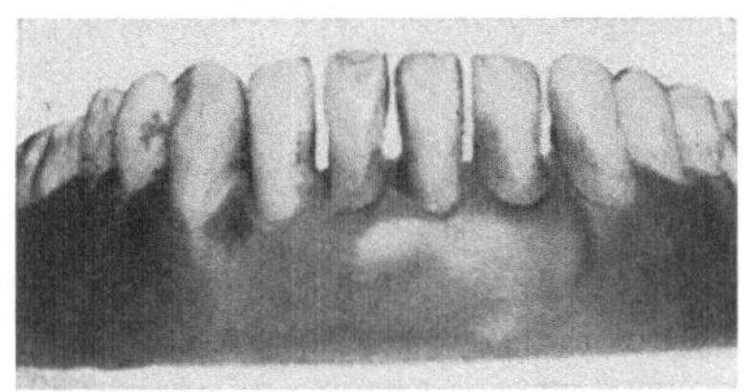

Abb. 4. Die Herstellung der Caseschiene. Die Frontzähne des Unterkiefers für die Aufnahme der Halbringschiene beschliffen (von vorne gesehen).

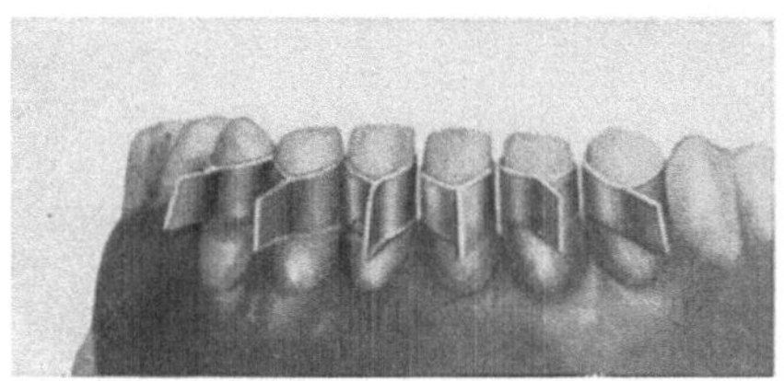

Abb. 5. Die Herstellung der Caseschiene. Die zu stützenden Zähne mit aufgefügten Bändern (von vorne gesehen).

des dadurch straff angezogenen Bandes mit einem blanken Stahl den Zahnwänden anzureiben. Um die Ringe alsdann genau in ihrer Position zu halten, schiebt man nach dem Herausnehmen des Instrumentes, mit dem man den Ring fest anzog, an die Stelle, an der das Instrument saß, einen kleinen Holzkeil. Sind alle Ringe auf diese Weise befestigt, dann nimmt man über dieselben einen Gipsabdruck, fügt diesem alle Ringe genau ein und gießt den Abdruck mit Sand und Gips aus, um ein Modell zu erhalten, auf dem man die Ringe genau in derselben Position wie im Munde miteinander verlöten kann. Bei dieser Verbindung wird der Rückseite der Ringe zu ihrer Versteifung ein schmaler Streifen

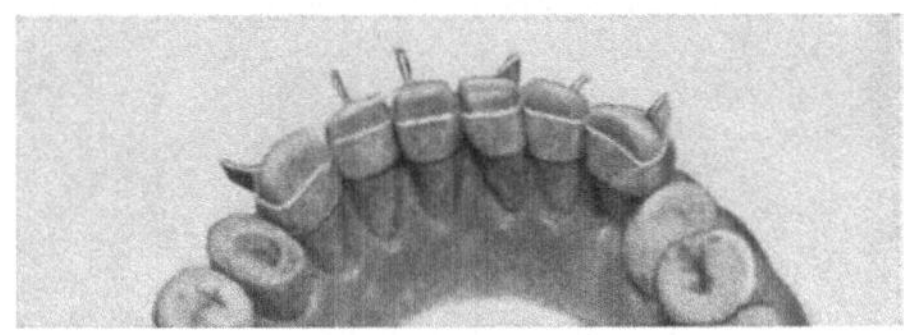

Abb. 6. Die Herstellung der Caseschiene. Die zu stützenden Zähne mit aufgefügten Bändern (von der Rückseite gesehen).

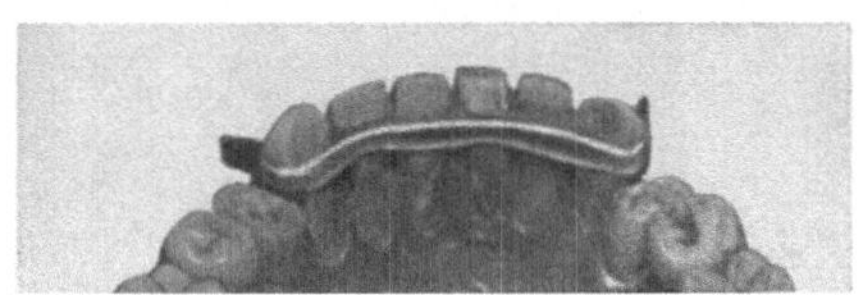

Abb. 7. Die Herstellung der Caseschiene. Die Halbringverbindung nach der Verstärkung der Rückseite durch einen Drahtbalken.

18 kar. Goldes aufgelötet (Abb. 7), den man auch die beiden Eckpfeiler seitlich umfassen läßt. Bei der Lötung ist darauf zu achten, daß das Lot vorne zwischen den Ringen bis zur Vorderseite hindurchschießt. Nach dieser Lötung schneidet man die vordere Partie der Ringe fort. Ist zu wenig Lot zur Vorderseite durchgeflossen, um die kleinen Ringenden, die zur Umklammerung der Zähne dort stehen bleiben, genügend zu verstärken, dann trägt man nachträglich noch etwas Lot auf, ehe man an die Ausarbeitung geht. Das fertige Gestell muß nach dem Befeilen ganz genau und ohne Schwierigkeit auf seinen Platz passen, jeder einzelne der Halbringe muß seinem Zahn exakt anliegen, und die gelockerten Zähne müssen in der richtigen Position festgehalten werden.

Nachdem der Stützapparat sauber poliert ist, werden die zu stützenden Zähne und ihre nächsten Nachbarn unter Cofferdam gelegt, mit Alkohol abgewaschen und mit heißer Luft getrocknet, dann wird der Apparat an der Innenseite mit dünnem Zement bestrichen und eingesetzt.

Man treibt den Apparat an seinen Platz, indem man leichte Hammerschläge auf ein gerades Schmelzmesser wirken läßt, dessen Schneide man von einem Punkte der Schiene zum anderen gehend aufsetzt. In manchen Fällen mag die durch die Anwendung dieses einfachen Apparates gegebene Sicherheit nicht genügend erscheinen. Es empfiehlt sich dann, um der Festigkeit des Ganzen für die Dauer sicher zu sein, die Schiene an beiden Seiten mit einer

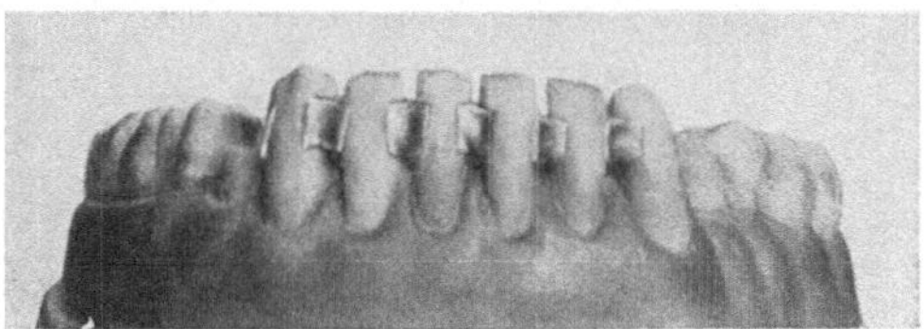

Abb. 8. Die Herstellung der Caseschiene. Die Halbringverbindung verstärkt und vorne geöffnet.

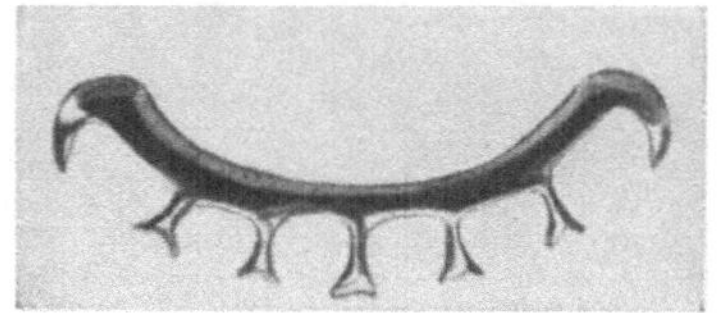

Abb. 9. Die fertige Halbringschiene nach Case.

Verschraubung zu versehen. Dies kann durch kleine Howsche Ankerschrauben geschehen, die man durch die Enden des Apparates hindurch etwa 1 mm tief in die Eckzähne schraubt. Auch läßt sich der Halbringstützapparat beiderseits mit den Deckeln von Schraubenkronen verbinden, die man von den ersten Prämolaren tragen läßt, ähnlich wie wir dies weiter unten für in die Zahnwurzeln eingelassene Schienen zeigen werden.

Neben den bislang zur Darstellung gebrachten Methoden, die die Stützung gelockerter Zähne dadurch bezwecken, daß sie die Zähne äußerlich umgreifen

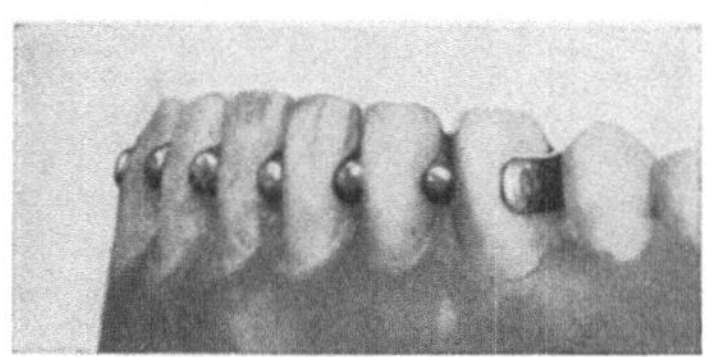

Abb. 10. Die Halbringverbindung nach Case mit beiderseitiger Verschraubung an den Eckzähnen befestigt.

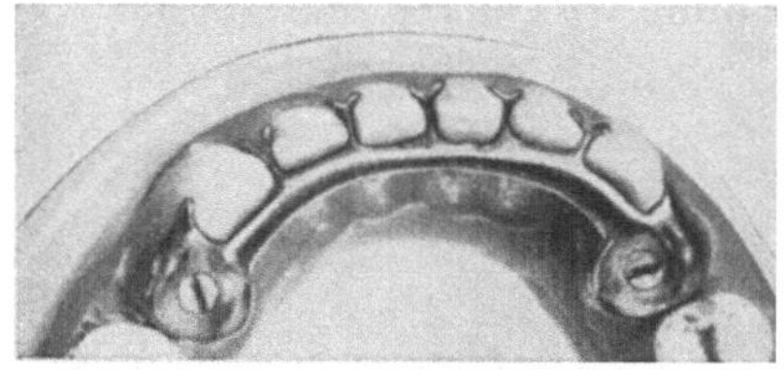

Abb. 11. Die Halbringschiene nach Case mit Schraubenkronen verbunden.

oder festzwängen, ist ein Befestigungssystem zu erwähnen, das die Immobilisation zwar auch unter Erhaltung der lebenden Pulpa, aber durch ein Eingreifen bzw. Hindurchtreten der Befestigungsteile des Stützapparates durch den Zahnkörper erreicht. Das Prinzip dieser Methode liegt darin, daß dem Rücken der zu immobilisierenden Zähne eine Schiene genau angepaßt wird, an der so viele parallel sagittal verlaufende Stifte angelötet sind, als Zähne befestigt bzw. verbunden werden sollen. Diese Stifte werden durch Löcher geführt, die unter Schonung der Pulpa in horizontaler Richtung durch die Zahnkörper gebohrt werden. Die Stifte werden in diese Löcher festzementiert und ihre Enden an der Frontseite der Zähne in kleinen Lagern durch Nietung oder Verschraubung verankert.

Die Idee dieser Befestigungsart stammt aus Amerika und ist dort auch zuerst praktisch angewandt und in der Fachpresse beschrieben worden. Nachdem sich Trueman schon Jahre zuvor ihrer bedient und seine Erfahrungen mit derselben veröffentlicht hatte, berichtet Warren im Jahre 1903 über ihre Anwendung.

Bei uns in Deutschland hat Witkowsky diese Befestigungsmethode seit langem besonders gepflegt, dieselbe ausgebaut und ihre Anwendung empfohlen. Das System eignet sich besonders für die Wiederbefestigung der unteren Schneide- und Eckzähne.

Die Durchbohrung der Zahnkörper muß in einer Weise vorgenommen werden, daß weder die Pulpa verletzt oder gereizt, noch die Schneidekante der Zähne geschwächt wird. Diese letztere Gefahr ist um so größer, als man die Arbeit häufig an Zähnen mit abgekauten, oft schon etwas zersplissenen Schneideflächen und Kanten auszuführen hat. Um für die richtige Anlage der Löcher einen Anhalt zu gewinnen, empfiehlt es sich, vor der Durchlochung der natürlichen Zähne die gleiche Arbeit an einem Gipsmodell vorzunehmen, das man sich nach einem Abdruck von dem vorliegenden Fall herstellt. Die Löcher werden mit lanzettförmigen Fissurenbohrern angelegt. Die Rückenschiene soll die Rückenseite der Zähne von der Schneidekante bis etwa zur Mitte der eigentlichen Kronenlänge bedecken; in der Mitte des Schienenkörpers sitzen die in die Löcher eingreifenden Stifte. Die Löcher in den Zähnen müssen dementsprechend angelegt werden. Während der Durchbohrung wird der Zahn mit der linken Hand gestützt. Der Lanzettbohrer, mit welchem die Durchbohrung vorgenommen wird, muß völlig wagerecht geführt werden, das Instrument äußerst scharf sein, gefettet und durch Aufspritzen kalten Wassers ständig gekühlt werden. Um eine möglichst vollkommene Parallelität sämtlicher Kanäle zu erzielen, legt man die Richtung des zuerst geschaffenen Kanales für das Auge dadurch fest, daß man eine Stecknadel so hindurchsteckt, daß sie mit der Spitze ziemlich weit in den Mund hineinragt. Die Spitze kann man, um Verletzungen dadurch zu vermeiden, mit ein wenig Stentsmasse oder Guttapercha umkleiden. Nun richtet man sich bei der Durchbohrung der anderen Zähne möglichst nach der Richtung der ersten Stecknadel und führt bei jedem weiteren Kanal eine weitere Nadel durch das geschaffene Loch. In der Regel wird es gelingen, auf diese Weise völlig gleichgerichtete Stiftlager in sämtlichen Zähnen herzustellen (Abb. 12).

Man entfernt hierauf die Stecknadeln und nimmt nun, um die Rückenschiene anzufertigen, einen Abdruck von der Rückseite der Zähne. Es kommt sehr darauf an, daß sich die Zähne, während dieser Abdruck genommen wird, genau in derjenigen Position befinden, die sie später nach erfolgter Immobilisation einnehmen sollen. Es ist daher meist notwendig, sich vorher aus einem plastischen Material ein Contre anzufertigen, das nach dem Erhärten ein festes Widerlager für die Zähne bietet und das fest gegen die Front der Zähne gepreßt wird, während man die Rückseite der Zähne mit Gips abformt. Der kleine so gewonnene Abdruck wird mit Gips ausgegossen. Auf dem Positivmodell markieren sich dann deutlich die Perforationsstellen. Man zeichnet sich nun auf demselben die Linie an, bis zu der man die Schiene gehen lassen will und modelliert sich dieselbe aus Gußwachs in einer Dicke von etwa 1 mm, hebt das Wachsmodell vorsichtig ab, bettet es ein und gießt die Schiene (aus 20 kar. Golde). Nachdem man sich davon überzeugt hat, daß die Schiene der Rückenfläche der Zähne genau anliegt und mit der Schneidekante den Innenrand deckend abschließt, durchbohrt man die Schiene an allen den Stellen, an denen sich die durch die Zähne geführten Löcher markieren. Die Durchlochung der Schiene wird so ausgeführt, daß sich die Stecknadeln bequem hindurchstecken lassen; die Löcher dürfen nicht zu weit sein, noch weniger dürfen sich die Nadeln in denselben zwängen. Erst nachdem man sich davon überzeugt hat, daß die Löcher in der Schiene genau den Löchern in den Zähnen entsprechen und den Stecknadeln bequem Durchgang gewähren, bringt man die Schiene an ihren Platz und steckt sämtliche Stecknadeln von hinten durch die Schiene und durch die Zähne (Abb. 13). Es ist jetzt zu prüfen, ob die Schiene durch die Nadeln in keiner Weise von den Zähnen abgehoben und in ihrem genauen Sitz beeinträchtigt wird. Es kommt deshalb auf einen ganz genauen Sitz sowohl der Rückenschiene, wie der durch die Schiene und die Zähne gesteckten Nadeln an, weil die Stellung, die beide zueinander einnehmen, durch einen Abdruck festgehalten werden soll, auf dem die Teile miteinander verlötet werden. Nach diesem Abdruck wird ein Modell geschaffen, auf dem sich die Schiene und die Nadeln in derselben Stellung zueinander befinden müssen wie im Munde, denn auf dem aus Sand und Gips hergestellten Modell sollen die Nadeln durch

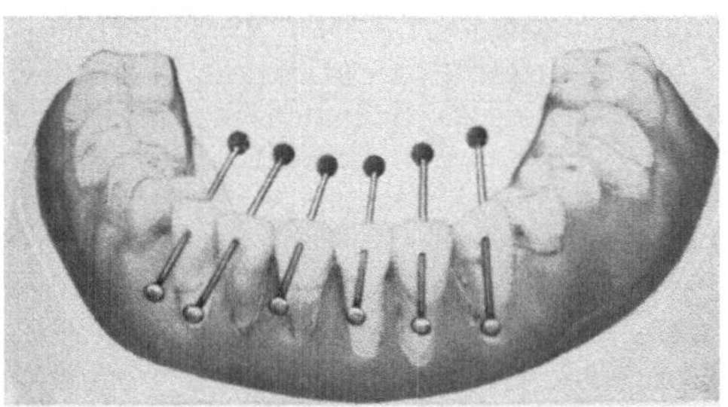

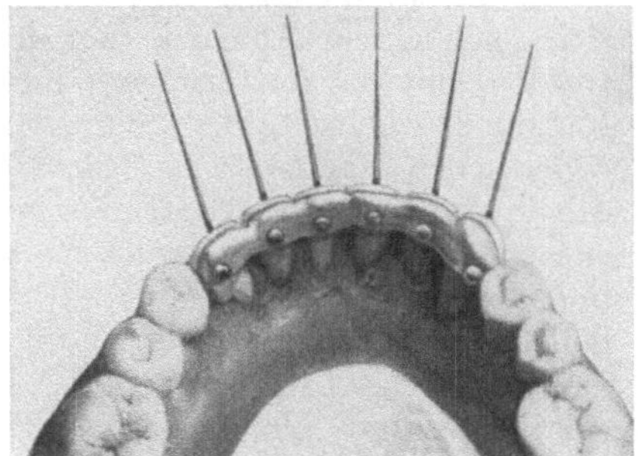

Abb. 12. Herstellung der Truemanschiene. Parallele Durchlochung der zu stützenden Zähne.

Abb. 13. Herstellung der Truemanschiene. Die gegossene Schiene mit Stecknadeln für die Abdrucknahme vorbereitet.

Goldstiftchen ersetzt und diese mit der Stützwand verlötet werden. Die Richtung der Nadeln ist also für die richtige Stellung der Stifte maßgebend, eine fehlerhafte Stellung der Nadeln würde es mit sich bringen, daß nachher auch die Stifte unrichtig säßen und es unmöglich machen, den fertigen Stützapparat an seinen Platz zu bringen, da die Stifte dann nicht durch die für sie in den Zähnen geschaffenen Löcher hindurchtreten könnten. Es kommt infolgedessen nicht nur darauf an, die Schiene und die Nadeln vorher aufs genaueste anzupassen, sondern es muß auch beim Abdrucknehmen mit der größten Vorsicht und Sorgfalt verfahren werden. Man achte daher darauf, daß sich weder die Schiene noch die Nadeln verschieben können und fixiere, wo die Beweglichkeit der gelockerten Zähne dies ratsam erscheinen läßt, die Zähne durch starke Ligaturen. Beim Abdrucknehmen läßt man die Masse an der Innenseite über die Schiene, an der Außenseite aber nur bis an die Nadeln gehen, so daß der Abdruck sich gut herausnehmen läßt und dann deutlich und genau die Lager für die Schiene, die Nadelköpfchen und die Nadeln selbst erkennen läßt. Man fügt dem Abdruck die Schiene mit durchgesteckten Nadeln ein und stellt nach demselben ein Positiv aus Sand und Gips her, auf dem sich alle Teile genau in der Stellung wie im Munde befinden. Dann zieht man die Nadeln heraus und bringt Goldstiftchen von der Stärke der Stecknadeln an ihren Platz. Man läßt die Goldstiftchen vorne und hinten ein wenig aus dem Gips bzw. aus der Goldschiene herausragen und verlötet sie auf dem Modell mit dem Stützapparat. Nach der Lötung werden die an der Zungenseite vorstehenden

Enden fortgeschnitten, der Apparat in allen Teilen sauber ausgearbeitet und im Munde einprobiert. Wenn die Stifte glatt durch die für sie gebohrten Löcher hindurchgehen, markiert man, während sich der Apparat an seinem Platze befindet, mit scharfem Instrument die Stellen, wo dieselben vorne durch die Zähne hindurchtreten und kürzt sie dann so weit, daß sie nur noch 1 mm aus den Zähnen herausragen. Darauf spaltet man die vorderen Stiftenden von oben nach unten durch langsames, vorsichtiges Aufschneiden mittels einer feinen Bandsäge. Die etwa beim Aufschneiden auseinander gebogenen Enden werden vor dem Einsetzen des Apparates mittels einer Zange wieder fest zusammengepreßt, damit sie die Öffnungen gut passieren können. Man legt an der Austrittsstelle der Öffnungen kleine, sich nach innen ein wenig verbreiternde Querrillen an, um die vernieteten Stiftenden versenken und dann mit einem Füllungsmaterial bedecken zu können. Unter sorgfältigster Fernhaltung jeglicher Feuchtigkeit, also möglichst unter Cofferdam, setzt man hierauf den Apparat ein. Die zu stützenden Zähne, die Kanäle für die Stifte und alle Teile des Stützapparates werden vorher mit Alkohol abgewaschen und mit heißer Luft vollständig getrocknet, darauf wird dünner Zementbrei auf die Rückseite der zu befestigenden Zähne, auf die den Zähnen zuliegende Seite der Stützwand und mit einer Sonde in die Stiftlager gebracht und der Apparat eingefügt. Wenn der Stützapparat fest an seinem Platze ruht, biegt man die gespaltenen Enden der Stifte mit einem Schmelzmesser auseinander und preßt sie mit einer Nietzange in die Rinne hinein. Vor dem vollständigen Erhärten des Zementes kratzt man den

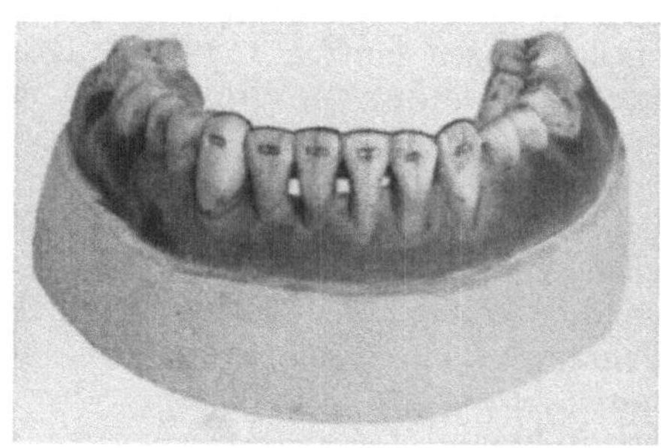

Abb. 14. Herstellung der Truemanschiene. Die Schiene ist mit Stiften versehen, deren vordere Enden in ein Lager versenkt sind, um mit Zement bedeckt zu werden.

Überschuß fort, unterschneidet den noch nicht gefüllten Teil der Rinne und füllt dieselbe, die Stiftenden bedeckend, mit Silicatzement, das man nach dem Erhärten sorgfältig schleift und poliert. Wie wir bereits bei Besprechung der Anlage der Kanäle durch die Zähne erwähnten, ist der Fall nicht selten, daß die Eigenart der Stellung eines der Zähne, die den Befestigungsapparat tragen sollen, eine Durchbohrung in der Richtung der anderen Kanäle nicht erlaubt. In diesem Falle verfährt man folgendermaßen: Man durchbohrt den betreffenden Zahn so, wie es seine Stellung und die Lagerung der Pulpa zuläßt, markiert sich an der Stützwand die Stelle, wo sich die Durchlochung des Zahnes befindet und perforiert die Schiene genau an dieser Stelle. Dann fertigt man sich einen Stift an in der Stärke der Stifte, die für die übrigen Zähne angelötet wurden, mit einem kleinen Nagelkopf. Für diesen Nagelkopf vertieft man an der Zungenseite der Stützwand die Durchtrittsstelle zu einem kleinen Lager, bringt, nachdem die Schiene befestigt ist, diesen Stift, mit Zementbrei bedeckt, durch das Loch in Schiene und Zahn, so daß der Kopf in diesem Lager ruht und das vorher gespaltene Ende an der Frontseite durchtritt, wo seine beiden Hälften nach dem Erhärten des Zementes genau so in dem Lager vernietet und mitbedeckt werden, wie dies bereits für die angelöteten Stifte beschrieben wurde. Der in seinem Lager ruhende Nagelkopf des Stiftes wird dann noch glatt geschliffen und poliert.

Wenn es sich um die Wiederbefestigung der Frontzähne des Oberkiefers handelt, fragt es sich, ob es der Artikulation wegen möglich ist, die Stützwand auf die der Schneide zugelegene Hälfte der Zahnrücken zu legen. Verbietet der dort auftretende Biß die Anlage der Schiene in dieser Höhe, so würde man gezwungen sein, dieselbe tiefer, etwa auf dem der Wurzel zugelegenen Drittel der Zahnkronen anzubringen. Damit würde sich die Notwendigkeit ergeben, der Perforation der Zähne die Exstirpation der Pulpa und die Füllung der Wurzelkanäle vorausgehen zu lassen. Es empfiehlt sich in diesem Falle, die später zur Darstellung kommende Methode der Stützung der Zähne durch eine in ihre Rückseite eingelassene Schiene anzuwenden, die es erlaubt, den Biß auf die Schiene und nicht gegen die durch die Schiene befestigten Zähne wirken zu lassen.

Um der Stützung gelockerter Zähne durch die Truemanschiene eine gute Prognose stellen zu können, hat in jedem einzelnen Falle die sorgfältigste Erwägung der Frage vorauszugehen, ob es nicht nach den jeweilig vorliegenden Verhältnissen zu befürchten ist, daß durch die Perforation und die Verankerung von Stiften in der Nachbarschaft der Pulpa eine Entzündung der letzteren mit ihren für die Erhaltung des betreffenden Zahnes bedrohlichen Folgeerscheinungen eintreten werde. Es kommt für die Beurteilung dieser Frage vor allem darauf an, ob die Form und Größenverhältnisse der Zähne insofern günstig sind, als sich die Durchbohrung in geeigneter Entfernung von der Pulpa vornehmen läßt, ohne eine Schwächung des Zahnkörpers nach der Schneidekante oder nach der Seitenfläche hin mit sich zu bringen. Es wird hierbei vor allem zu prüfen sein, ob eine reichliche Ablagerung von sekundärem Dentin an den Wandungen des Cavum pulpae stattgefunden und einen natürlichen Schutz der Pulpa geschaffen hat und man wird gut tun, sich in jedem Falle durch eine Röntgenaufnahme über Lage und Umfang der Pulpakammer zu orientieren.

Die Eigenart dieser Befestigungsmethode bringt es mit sich, daß selbst da, wo günstige Vorbedingungen vorhanden sind, die Gefahr später auftretender Reizungen der Pulpa nicht ausgeschlossen erscheint; man wird sich daher in solchen Fällen, in welchen die Intakterhaltung der Pulpa unsicher ist, besser von vorneherein für die Devitalisation der Pulpa und die Füllung der Wurzelkanäle entscheiden. Hervorheben müssen wir, daß wir eine Reihe von Fällen beobachten konnten, in denen die vorbeschriebene Methode vortreffliche Dienste leistete, allerdings klagten alle Träger eines solchen Befestigungsapparates über eine starke Temperaturempfindlichkeit ihrer Zähne.

Eine ähnliche Schiene gibt Wolff an. Er vernietet nicht die Stifte an der Labialseite, sondern versieht sie mit Gewinden und Muttern, die er in die Zähne versenkt. Die Schiene ist nur bei kräftigen nicht cariösen Zähnen verwendbar.

Stützung durch Inlayverbindungen unter Erhaltung der Zahnpulpa.

Es ist vielfach versucht worden, die Stützung gelockerter Zähne unter Erhaltung ihrer Vitalität durch untereinander verbundene Inlays vorzunehmen. Einer Reihe von Vorbedingungen, die sich nur schwer gleichzeitig erfüllen lassen, muß entsprochen werden, um dieses Verfahren angezeigt erscheinen zu lassen. Zunächst muß jede der zur Verwendung kommenden Einlagen so gut ihren Zweck als Zahnfüllung erfüllen, daß sie den Zahn, in den sie eingelassen wird, in möglichst vollkommener Weise gegen eine erneute cariöse Infektion schützt; es muß ferner die Verankerung der Füllung in dem von ihr beanspruchten Zahn trotz der Erhaltung seiner Vitalität für den Zweck der Stützung genügend sein, und schließlich muß bei Herstellung der Verbindung zwischen den Inlays die Entstehung von Schmutzwinkeln und

Ablagerungsstellen für Niederschläge aus den Mundflüssigkeiten und für Speisereste völlig vermieden werden. Diese Bedingungen sind bei weitem besser zu erfüllen, wenn der Einlassung von Gußfüllungen die Abtötung der Pulpa, sowie die Ausräumung und Füllung der Wurzelkanäle vorausgeht. Wir werden daher bei Besprechung der Methoden, die mit der Devitalisation der Pulpa einhergehen, auf die Inlaybefestigung zurückkommen und wollen hier nur kurz einige Verfahren erwähnen, die unter Lebenderhaltung der Zahnpulpa eine Befestigung durch Inlays bezweckten.

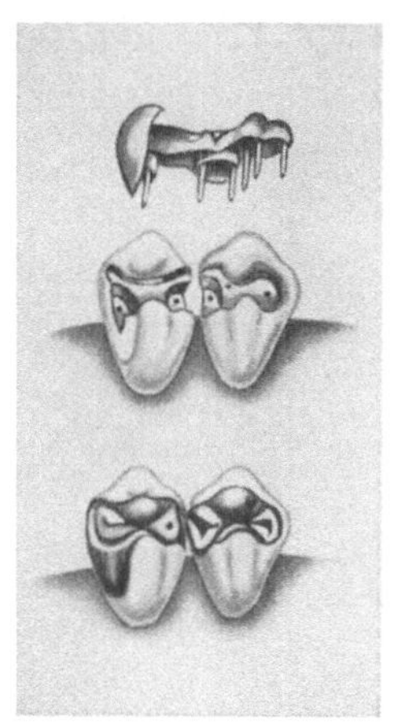

Abb. 15. Pinlaybefestigungsschiene nach Burgeß.

Eine von Burgeß beschriebene Methode sucht die Stützung der gelockerten Zähne unter Lebenderhaltung der Pulpa dadurch zu erreichen, daß sie flache, dem Zahninnern und der Pulpakammer fernbleibende Inlays durch Stifte so im lebenden Zahn verankert, daß diese Stifte nirgends die Pulpa verletzen oder derselben so nahe kommen, daß sie einen bedrohlichen Reiz auf sie ausüben können. Eine solche Verbindung mehrerer Zähne untereinander durch sog. Pinlays ist durch Abb. 15 wiedergegeben. Diese Befestigungsmethode mag in manchen Fällen für Backen- und Mahlzähne in Frage kommen, doch ist die Verwendung tiefgreifender Stifte in schmalen Schneidezahnwurzeln in der Nähe der Pulpa zu gefährlich, als daß man ihre Anwendung für die Befestigung von Frontzähnen empfehlen könnte.

Zu den Inlaystützverbindungen zählt die Kettenschiene nach Stein. Dieselbe besteht aus einer Kette von Inlays, die durch I-förmige Schuber zu-

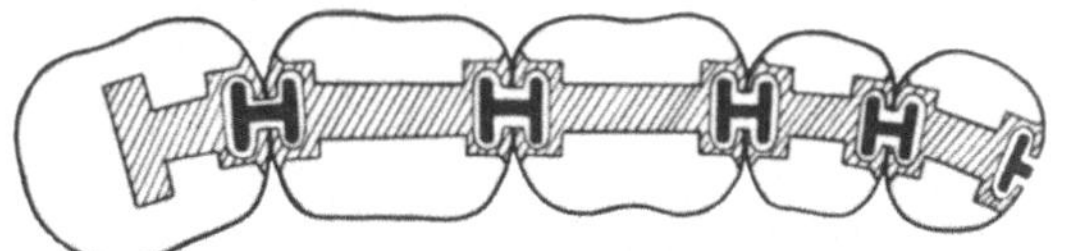

Abb. 16. Die Kettenschiene nach Stein.

sammengehalten werden. Die Inlays durchlaufen die zu stützenden Zähne von der mesialen zur distalen Seite und besitzen an beiden Approximalseiten Führungen nach Art der Chayes-Attachements, in die die Schuber hineingreifen

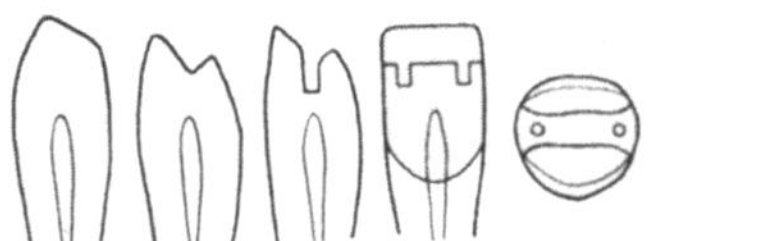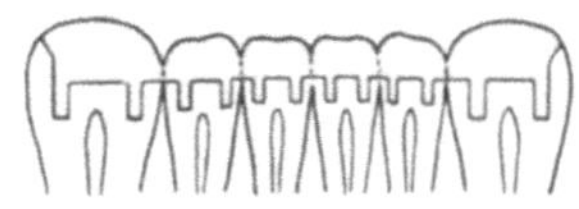

Abb. 17.   Abb. 18.
Abb. 17 u. 18. Fixierungsschiene nach Per von Bonsdorff

(Abb. 16). Die Schuber werden mit Chloropercha, oder, falls man auf Auswechselbarkeit keinen Wert legt, mit Zement befestigt [1].

Auch von Per von Bonsdorf ist ein Befestigungsapparat angegeben worden, der sich aus Inlays zusammensetzt und eine besondere Präparation der Zahnstümpfe verlangt (s. Abb. 17 u. 18).

---

[1] Stein, Die Kettenschiene zur Verbindung und Fixation der Zähne. (Z. Stomat. **1928,** H. 1).

Stützung durch Halbkappenverbindungen.

Um die Immobilisation unter Erhaltung der Pulpa, gleichzeitig aber unter fester Erfassung der gelockerten Zähne zu erzielen, haben Halbkappenver-

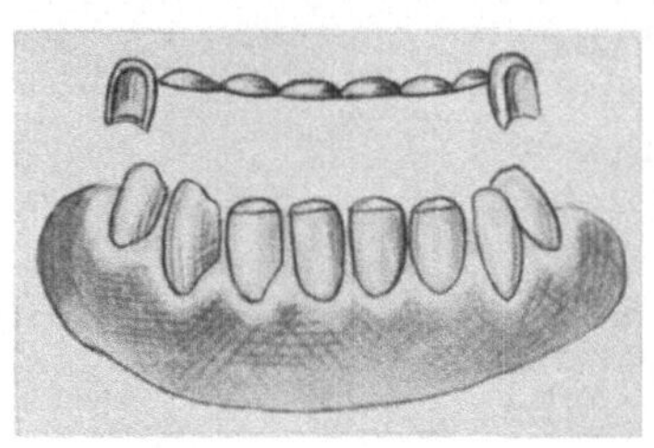

Abb. 19. Die Befestigungsschiene nach Guttmann (Kappenschiene).

bindungen Verwendung gefunden. Das von Guttmann angegebene einfache Befestigungsverfahren zum Befestigen durch untereinander verbundene, auf die Schneidekanten der zu stützenden Zähne aufgesetzte Kappen kann wohl in mechanischer Hinsicht nicht in allen Fällen denjenigen Anforderungen genügen, die an einen soliden Stützapparat zu stellen sind. Wallisch beschreibt eine Schiene, die aus zwei Halbkronen über die festen Eckzähne besteht, die ihrerseits durch einen gegossenen lingualen Bügel miteinander vereinigt sind. Zwischen dem ersten und zweiten Schneidezahn rechts und links geht je eine Schraubenspindel hin, durch welche labial die beiden Schneidezähne mit schmalen, eng anliegenden, verdickten Doppelklammern umfaßt und lingual durch je eine in den Bügel versenkte Schraubenmutter fest angezogen werden (Abb. 20 u. 21).

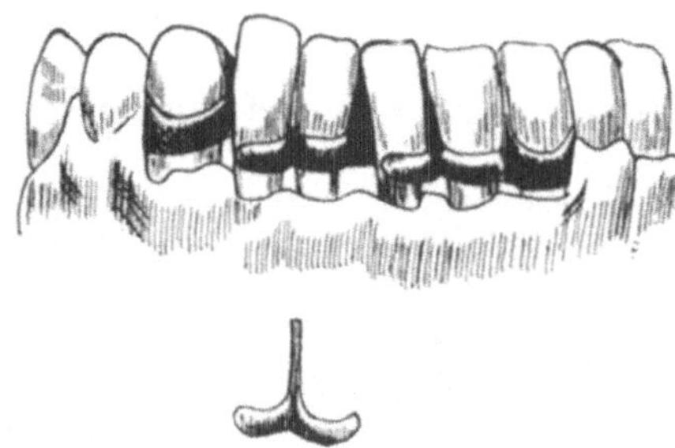

Abb. 20. Nach Wallisch.

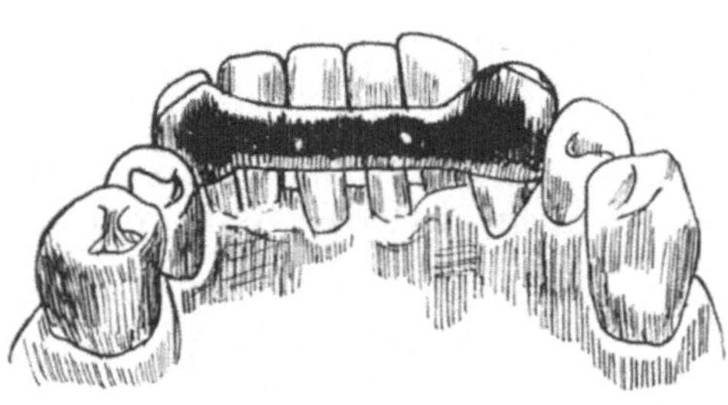

Abb. 21. Nach Wallisch.

Verfahren nach Hruska. Von Hruska ist eine Befestigungsschiene angewandt und beschrieben worden, die sich aus soviel untereinander verlöteten Einzelhalbkappen zusammensetzt, als Zähne erfaßt und gestützt werden sollen (Abb. 22). Die Kappen sind im Zahnrücken ähnlich verankert, wie die

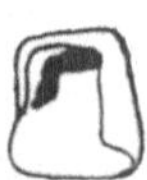

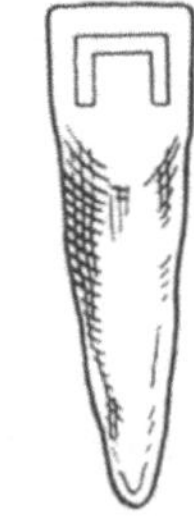

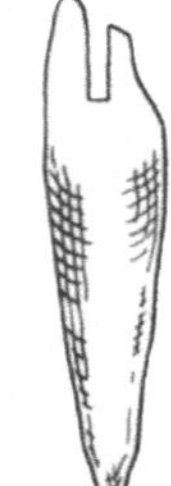

Abb. 22. Die Befestigungskappe mit steigbügelartigem Vorsprung (Hruska).

Abb. 23. Beschliffener Schneidezahn mit zwei vertikalen und einer rechtwinklig zu diesen verlaufenden horizontalen Rinne (Hruska).

Abb. 24. Seitenansicht eines beschliffenen Schneidezahnes (Hruska).

Carmichaelkrone in dem sie tragenden Zahne. Jede Einzelkappe deckt die Schneide und das obere Drittel des Zahnrückens, sie greift seitlich in der gleichen Höhe über die Approximalflächen. Abb. 23 zeigt den Zahnrücken mit der steigbügelförmigen Rinne, deren vertikale Schenkel in die Approximalflächen eingeschnitten sind, während eine über die Rückenfläche hinführende

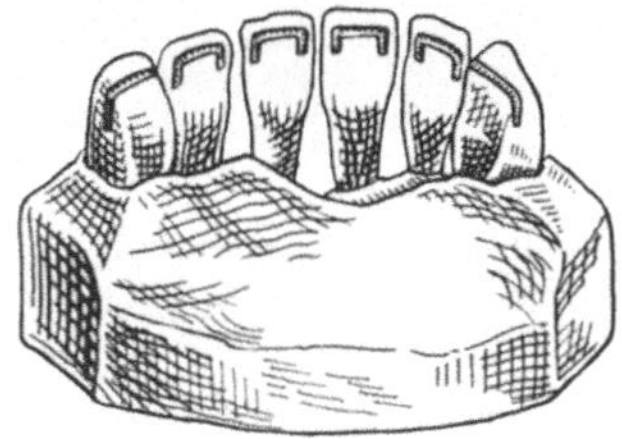

Abb. 25. Die für die Aufnahme der Stütz-schiene präparierte Zahnreihe (Hruska).

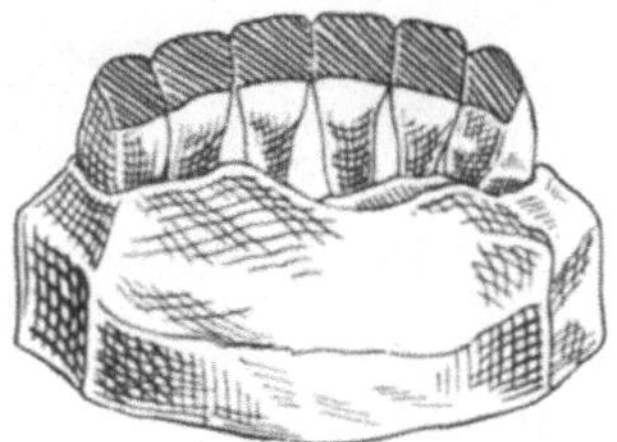

Abb. 26. Die Befestigungsschiene in situ (Hruska).

horizontale Rinne rechtwinkelig zu ihnen verläuft. Abb. 24 zeigt den für die Aufnahme der Kappe vorbereiteten Zahn von der Seite gesehen.

Bei der Herrichtung der Zähne für die Aufnahme der Kappen verfährt Hruska folgendermaßen: Zunächst schleift er die Approximalflächen der

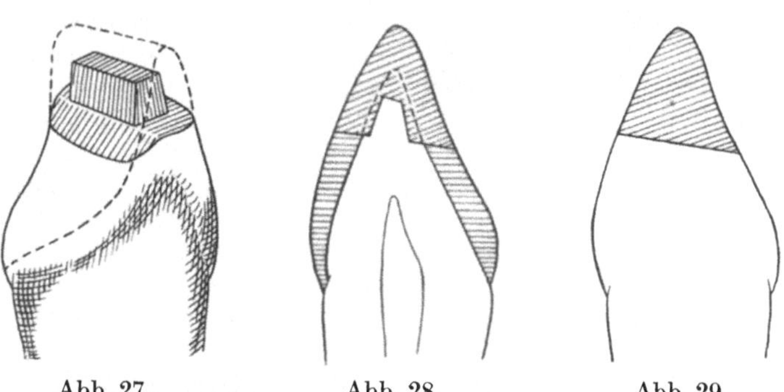

Abb. 27.   Abb. 28.   Abb. 29.
Abb. 27—29. Auflageschiene nach Katzner, Ausführung I.

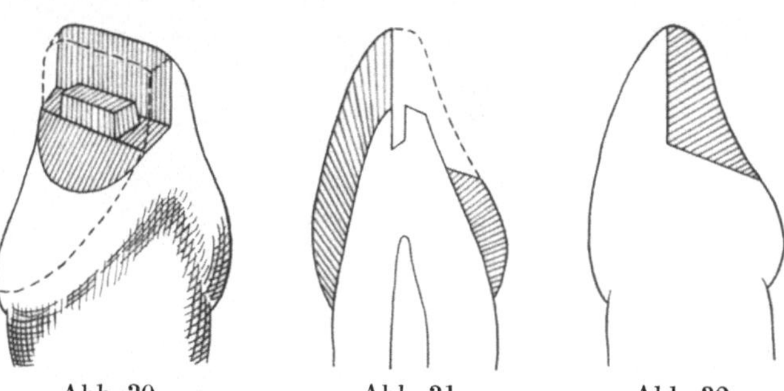

Abb. 30.   Abb. 31.   Abb. 32.
Abb. 30—32. Auflageschiene nach Katzner, Ausführung II.

Zähne zueinander parallel und dringt dann mit einem feinen Fissurenbohrer im Winkelstück zwischen die Approximalflächen und schneidet im oberen Drittel, aber nicht bis an die Schneidefläche führend, auf jeder Seite eine vertikale Rinne ein. Diese Rinnen müssen wie die zurecht geschliffenen Approximalflächen der Zähne völlig parallel gerichtet sein; darauf wird die Schneidefläche in labio-lingualer Richtung abgeschliffen, so daß ein genügend großer Raum zur Aufnahme eines starken Goldkörpers entsteht. Die Abschrägung verläuft von der labialen Seite oben nach der lingualen Seite unten; auch die Rückseite des Zahnes wird leicht abgeschrägt und mit einem dünnen Carborundrade eine

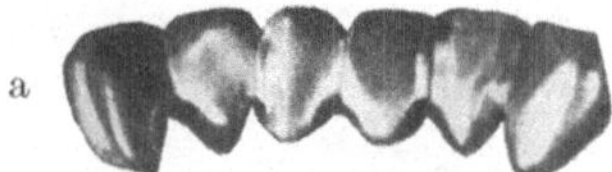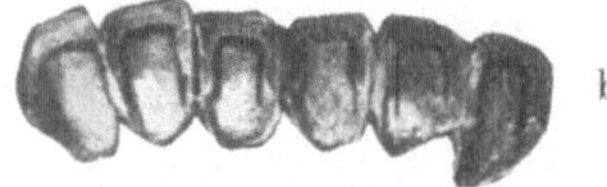

Abb. 33. Die Fournierkronenschiene für sich. (Aus Bock.)
a Außenseite, b Innenseite.

horizontale Rinne in sie eingeschliffen, die die oberen Enden der vertikalen Rinne miteinander verbindet. Die Eckzähne werden ähnlich präpariert, nur daß die Schneide nicht völlig horizontal, sondern der anatomischen Form des Zahnes entsprechend geformt wird; auch wird die horizontale Rinne beim Eckzahn nicht in die Nähe der Schneidekante, sondern mehr in den Rücken des Zahnes verlegt. Über dem so präparierten Zahne werden die Kappen aus Gußwachs modelliert und gegossen. Eine solche Kappe muß dem Zahnrücken, den Seiten und der Schneidefläche vollkommen anliegen, so daß auch der an der inneren Seite der gegossenen Kappe liegende steig-bügelartige Vorsprung genau in die

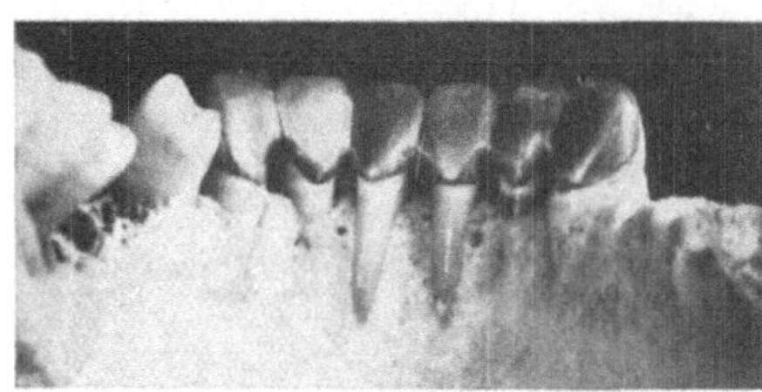

Abb. 34. Die Fournierkronenschiene in situ, von der Rückseite gesehen. (Aus Bock.)

für ihn bestimmte Rinne paßt. Die fertigen Kappen werden den unter sich zu verbindenden Zähnen aufgesetzt und nun entweder mit Wachs ver-einigt abgehoben, eingebettet und durch Lotschwemmung verbunden, oder

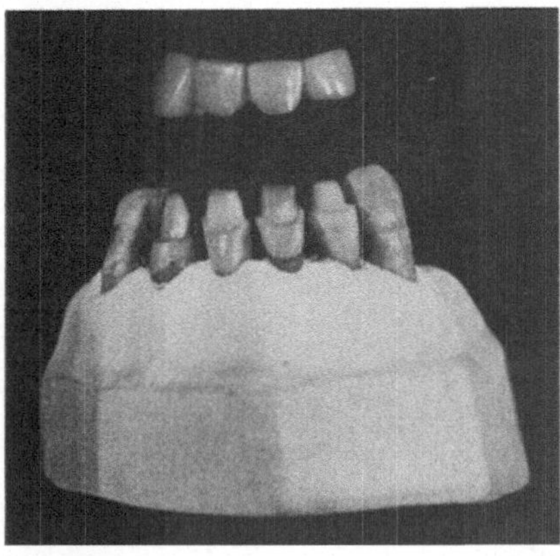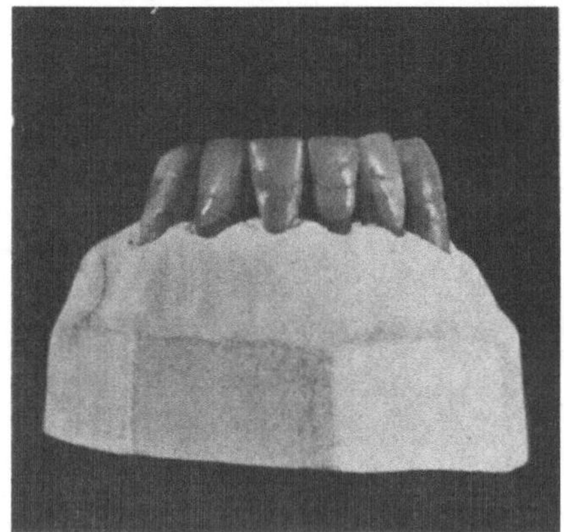

Abb. 35. Zur Aufnahme einer Porzellan-kronenschiene fertig präparierte Zähne. (Nach Goldberger.)

Abb. 36. Porzellankronenschiene nach Goldberger in situ.

es wird ein Gipsabdruck genommen; die Kappen werden dann auf dem aus Sand und Gips hergestellten Modell miteinander verlötet. Die fertigen Kappen werden den zu stützenden Zähnen in der üblichen Weise aufzementiert (Abb. 26).

Die Auflageschiene nach Katzner. Von Katzner sind Schienen zur Stützung gelockerter Zähne beschrieben worden, die aus untereinander verlöteten Goldauflagen bestehen. Die Goldauflagen ersetzen entweder die Schneide- oder Kaufläche der zu stützenden Zähne nach einer entsprechenden Präparation, deren Einzelheiten aus Abb. 27—29 ersichtlich sind, oder sie sind von der Mitte des Zahnrückens bis zur Schneidekante eingelagert. Auch hier ist eine entsprechende Präparation (s. Abb. 30—32) erforderlich, um der Schiene unter Erhaltung der Vitalität der Zähne den Halt zu geben, den die ihr verwandte alte Inlayschiene unter Devitalisation in den Wurzelkanälen findet.

Die Fournierkronenschiene. Auch die Fournierkrone ist zur Herstellung von Fixationsschienen zu gebrauchen (Bock). Diese Fournierkronenschiene ist der von Hruska angegebenen Schiene nahe verwandt. Die Herstellung der Fournierkrone ist bereits im Abschnitt „Brückenarbeit" auf Seite 630 beschrieben worden. Die Stützschiene setzt sich aus einer Reihe untereinander verlöteter Founierkronen zusammen (s. Abb. 33 und 34).

Porzellankronenschiene nach Goldberger. Goldberger setzt eine Fixationsschiene aus Jacketkronen zusammen (Abb. 35 und 36). (Siehe Literaturhinweis).

II. Stützverfahren, die mit der Devitalisation der gestützten Zähne einhergehen.

Wir erwähnten bereits, daß häufig nach der Abtötung der Zahnpulpa mit nachfolgender Ausräumung und Füllung der Wurzelkanäle gelockerter Zähne auch ohne mechanische Stützung derselben ein Wiederfestwerden der Zähne, eine gewisse Immunität ihres Zahnfaches gegen diejenigen infektiösen Erkrankungen zu beobachten ist, die die Ursache der Lockerung abgeben. Dieser Umstand spricht an sich schon für die Anwendung der Stützungsverfahren, die mit der Devitalisation der Pulpa einhergehen. Da nun die Stützapparate, die diesem Verfahren dienen, zugleich die Anforderungen, die an die Sauberkeit des Stützgefüges gestellt werden müssen, in höherem Maße erfüllen als wie die lebenden Zähne äußerlich umgreifende Vorrichtungen, da sie ferner im Bereiche der Frontzähne dem Auge gänzlich oder nahezu verdeckt angebracht werden können, und da sie in mechanischer Hinsicht Vorzügliches leisten, ist es wohl zu verstehen, daß heute die mit der Devitalisation verbundene Wiederbefestigung gelockerter Zähne allgemein als das zu bevorzugende Verfahren anerkannt ist. Ob nicht trotzdem heute noch diejenigen Methoden, die eine rein äußerliche Erfassung der lebenden gelockerten Zähne bezwecken, die häufigere Anwendung finden, müssen wir dahingestellt sein lassen. Jedenfalls verdienen die Stützverfahren, die nach der sorgfältigen Füllung der Wurzelkanäle in das Innere der zu stützenden Zähne eingreifen, trotz der weit schwierigeren Vorarbeit und des höheren konstruktiven Könnens, das die Herstellung der Apparate zur Voraussetzung hat, die größte Aufmerksamkeit des Jüngers der Zahnheilkunde und des ausübenden Praktikers.

A. Stützung der Frontzähne.

1. Die einfache Stiftschiene.

a) Allgemeines.

Die Entwicklung des Verfahrens von der Drahtverbindung bis zur gegossenen Schiene. Der Gedanke, gelockerte Zähne nach vorheriger Devitalisation durch eine starre, in dieselben eingelassene Einlage unter sich und mit den festen Nachbarn zu verbinden, stammt von M. L. Rhein in New York. Das von ihm angegebene Verfahren hat sich auch bei uns eingebürgert und bewährt, auch sind einige Modifikationen desselben veröffentlicht worden. Wir haben, ehe wir zu der Rheinschen Methode gelangten, die Stützung unterer Schneidezähne in folgender Weise vorgenommen: Wir öffneten die gelockerten Zähne und ihre festen Nachbarn, z. B. $\overline{3\,2\,1\,|\,1\,2\,3}$ von der Rückseite aus, kauterisierten und extrahierten die Pulpen, füllten die Wurzelkanäle und legten dem oberen Teil des Wurzelkanals folgende Stiftlager an. Dann versenkten wir das eine Ende eines 0,5 mm dicken weichen Golddrahtes in das Stiftlager des einen Eckzahnes und zementierten es hier so ein, daß das Stiftlager ganz mit Zement geschlossen, das gerauhte Drahtende fest im Zement verankert war. Wir führten dann den Draht zum nächsten Zahne, drückten hier eine Schlinge des Drahtes in das Stiftlager, schoben einen kleinen, aus dünnem Platindraht gefertigten Haken so in das Stiftlager hinein und über die Schlinge, daß das gerade Ende des Hakens in das mit weichem Zement gefüllte Stiftlager eindrang, der Haken aber die Schlinge erfaßte und in der Tiefe des Stiftlagers verankerte. Der Eingang des Stiftlagers wurde nach dem Einfügen der Schlinge und des Hakens in der Höhe des Zahnrückens mit Zement eingeebnet. Wir führten dann den Draht zum nächsten Zahn, verankerten denselben ebenso und fuhren so fort, bis das Ende des Drahtes in das Stiftlager des anderen Eckzahnes versenkt werden konnte und die sechs Frontzähne verbunden waren.

Die zwischen je zwei Zähnen liegende Strecke des Drahtes mußte stets straff angezogen sein. Für manche Fälle haben wir mit diesem zuerst von Floris beschriebenen Verfahren recht gute Erfolge erzielt, doch riß der Draht nicht selten nach einiger Zeit, namentlich wenn eine starke Lockerung der Zähne bestand. Eine erheblich bessere Stützung, als sie durch eine solche Drahtverbindung möglich war, wurde durch dasjenige Verfahren erzielt, das wir bei der weiteren Ausbildung der Wiederbefestigungsarbeit anwandten. Die Stiftlager wurden nach Füllung der Wurzelkanäle wie bei dem eben beschriebenen Verfahren angelegt, zugleich aber in der Höhe der Eingänge derselben eine Querrinne in den Rücken der zu stützenden Zähne geschliffen. In diese Rinne drückten wir entweder unmittelbar im Munde oder auf einem Gipsabdruck ein Stück Platinfolie, das den Rändern der Rinne folgend beschnitten wurde. Den Stiftlagern entsprechend wurde die Folie durchlocht, Platinstifte hindurchgeführt, in die Stiftlager gesteckt und in der Platinfolie mit Wachs befestigt. Das im Munde einprobierte Gestell wurde alsdann eingebettet und die Platinrinne mit hochkarätigem Golde ausgeschwemmt. Die so entstandene Stiftschiene wurde, nachdem ihre linguale Fläche poliert war, in die Rückseite der Zähne einzementiert.

Wir waren auf diesem Wege zu der — wie bereits erwähnt — von Rhein zuerst beschriebenen Stützungsmethode durch eine starre in die Rückseite der devitalisierten Zähne gesenkte Einlage gelangt. Dieses Verfahren hat sich inzwischen als das brauchbarste und sicherste Stützungsverfahren für die Vorderzähne durchgesetzt. Die Modifikationen und Verbesserungen, die dasselbe später erfuhr, waren nicht grundlegender Natur, sondern bestanden in unwesentlichen Veränderungen und Ergänzungen, sowie in Kombinationen mit prothetischen Maßnahmen. Von großer Bedeutung für die Herstellung von Stiftschienen war die Einführung des Gußverfahrens in die zahnärztliche Technik.

Die Indikationsstellung für die Anwendung der Stiftschiene. Bei der Prüfung der Frage der Indikation des Verfahrens ist zunächst der Grad der Lockerung in Betracht zu ziehen. Wir haben einleitend bereits die allgemeinen

Richtlinien für die Beurteilung der Möglichkeit einer Stützung stark gelockerter Zähne gegeben. Auch recht erhebliche Beweglichkeit gibt an sich keine Kontraindikation gegen die Immobilisierung durch eine Stiftschiene. Einerseits ist in vielen Fällen durch eine vorausgehende und nach der Stützung regelmäßig zu wiederholende medikamentöse bzw. chirurgische Behandlung die Reinigung und Gesundung des Zahnfaches und somit die dauernde Beseitigung der Lockerungsursachen erreichbar. Andererseits ist von der Devitalisation eine Förderung des Wiederfestwerdens zu erwarten, und schließlich ist die mechanische Stützung, die die Zähne durch eine in ihre Rückseite eingelassene Stützschiene erfahren, so zuverlässig, daß auch eine starke Beweglichkeit nicht wieder in Erscheinung tritt, wenn die Schiene lege artis konstruiert, angelegt und verankert ist. So erscheint die Anwendung des Schienungsverfahrens auch dann angezeigt, wenn das Röntgenbild in der Umgebung einzelner Zähne der zu stützenden Zahnreihe eine sehr weitgehende Atrophie oder Einschmelzung des knöchernen Alveolarrandes zeigt. Es empfiehlt sich nach unseren Erfahrungen eine gewisse Vorsicht hinsichtlich der aus dem Röntgenbild für die Indikationsstellung des Stützungsverfahrens zu ziehenden Schlüsse, soweit es sich nicht um die Ermittelung krankhafter Gewebsveränderungen in der Umgebung der Wurzeln, sondern um die Feststellung handelt, wieviel gesunder Knochen die gelockerten Zähne umgibt. Die Verzeichnungen des Röntgenbildes treten am stärksten in der Gegend hervor, um die es sich bei der Prüfung dieser Frage handelt.

Während wir uns nun einerseits in vielen Fällen durch eine relativ starke Lockerung nicht abhalten lassen, die Stützung durch eine Stiftschiene vorzunehmen, spricht in anderen Fällen oft schon eine sehr geringe, nur durch ein feines Betasten oder Beklopfen festzustellende Beweglichkeit gegen die Anwendung des Verfahrens. Es muß dies dann als Regel gelten, wenn in dem betreffenden Munde die eitrige Erkrankung des Zahnfaches in sehr progredienter Form auftritt und die chirurgisch medikamentöse Behandlung ihr gegenüber an einzelnen Zähnen oder Zahngruppen versagte. Ob in diesen Fällen die Stützung der vorhandenen gelockerten Zähne durch eine äußere Umfassung mittels eines im ersten Teil dieser Arbeit erwähnten Stützapparates in Frage kommt, bedarf im Einzelfalle der sorgfältigsten Prüfung. Nicht selten wird hierdurch immerhin eine längere Erhaltung dieser Zähne zu ermöglichen sein, sofern nicht eine Ausräumung des vorhandenen Zahnmaterials mit nachfolgender prothetischer Wiederherstellung des Gesamtgebisses vorzuziehen ist.

Neben diesen grundlegenden Erwägungen, die sich auf die Lockerung, ihren Grad, ihre Ursache und ihren Verlauf zu richten haben, um zu einer sicheren Indikationsstellung für das Stützverfahren zu gelangen, ist der Zustand der Zähne selbst hierfür von Bedeutung. Die Unlösbarkeit der Verbindung, die eine Stiftschiene zwischen den Zähnen, in die sie eingelassen wird, schafft, hat zur Voraussetzung, daß das Auftreten periodontaler Erkrankungen der Zähne nicht zu erwarten ist. Wenn die Untersuchung und das Röntgenbild Veränderungen der periapikalen Gewebe oder des Periodontium zeigt, oder wenn eine gründliche Ausräumung der septisch zerfallenen Pulpa wegen der Unzugänglichkeit des Wurzelkanals unmöglich ist, ist entweder von einer Stützung durch eine einzementierte Schiene abzusehen, oder es hat die chirurgische Beseitigung des Infektionsherdes vorauszugehen, wenn man nicht vorzieht, den oder die suspekten Zähne zu entfernen und in Verbindung mit dem Stützapparat durch künstliche Zähne zu ersetzen. Kann man sich hierzu nicht entschließen, so ist die Anlegung eines lösbaren Stützapparates (Resch- oder Addicksschiene), die jederzeit zwecks Beseitigung eines erkrankten Zahnes herausgenommen werden kann, der Verwendung einer einzementierten Stiftschiene vorzuziehen.

Der Zustand der Zahnkronen, in deren Rückseite die Schiene eingelassen werden soll, ist nach zwei Richtungen hin zu untersuchen. Es ist zu prüfen, ob die Kronen stark genug sind, um die Schiene aufzunehmen, ohne später im Gebrauch Schaden zu leiden. Obgleich durch die Art der Gestaltung des Schienenlagers eine übermäßige Schwächung des Zahnkörpers vermieden werden kann, so ist dieser doch in manchen Fällen, namentlich bei den unteren Schneidezähnen, nicht stark genug, um die Anlegung des Schienen- und Stiftlagers zu erlauben. ·Auch scheiden Zahnkronen mit sprödem Schmelz, zumal wenn derselbe Risse und Schrunden aufweist, für die Anwendung dieses Schienungsverfahrens aus. Eine entschiedene Kontraindikation bildet ferner das Vorhandensein tiefer cariöser oder gefüllter Defekte in den Frontzähnen, in die die Stiftschiene eingelassen werden soll. Kleine Füllungen, deren Kavität der Rinne oder den Stiftlagern nicht zu nahe liegt, kommen nicht in Betracht. Auch können approximale Kavitäten, wenn die labiale Zahnwand stark erhalten ist, unter Umständen mit in die Rinne einbezogen werden. Sind an der labialen Seite der zu stützenden Zähne Zahnhalsdefekte oder Füllungen vorhanden, so ist zu prüfen, ob sie nicht einen Unterschnitt der natürlichen Krone bilden, der die Anlage eines zweiten Unterschnittes an der anderen Seite verbietet, weil an dieser schwächsten Stelle nur eine unzureichende Verbindung zwischen Zahnwurzel und Zahnkrone bliebe. Erfahrung und technische Beherrschung des Verfahrens sind hier besonders wichtig für die Beurteilung der Frage, ob die Stützung durch eine Stiftschiene vorgenommen und gegebenfalls so durchgeführt werden kann, daß sie die immobilisierten Zähne nicht schwächt, sondern im Gegenteil durch die Gestaltung der Schiene Rücken und Schneide der Zähne schützt.

Neben der Prüfung der Frage, ob das natürliche Zahnmaterial innerhalb des Stützgefüges stark genug bleibt, um dauernd funktionell in Anspruch genommen zu werden, ist bei der Aufstellung des Planes für die Stützarbeit sorgfältig zu untersuchen, ob sich die Gefahr der Entstehung sekundärer Caries neben der Stützschiene und den vorhandenen Füllungen dauernd ausschalten läßt. Ist dies nicht sicher, oder handelt es sich um ein Gebiß, an dem die Disposition zu sehr schnell fortschreitender, nicht nur an den Prädilektionsstellen, sondern überall auftretender Caries besteht, dann ist in der Regel von der Stützung abzusehen. Immerhin ist die Immobilisierung durch eine Stiftschiene um der Möglichkeit einer vollkommenen Reinigung und Reinhaltung willen auch unter diesen Verhältnissen den übrigen Verfahren weit überlegen.

b) Die Vorbereitung der Zähne zur Aufnahme der Schiene.

Ausräumung und Füllung der Wurzelkanäle. Die Frage, ob die Kauterisation der Zahnpulpa derjenigen Zähne, die zwecks Einlassung einer Stiftschiene devitalisiert werden sollen, der Ausräumung der Wurzelkanäle vorauszugehen hat, ist nach denselben Gesichtspunkten zu beantworten wie bei jeder Abtötung eines lebenden Zahnes. Aus Zähnen mit geräumigem Wurzelkanal, in den der Nervextraktor leicht einzudringen und die restlose Entfernung der Pulpa mit Sicherheit vorzunehmen vermag, bedarf es der vorherigen Kauterisation nicht, sofern sich die Anwendung lokaler Anästhesie nicht verbietet. In Zähnen hingegen, in denen ein enger unzugänglicher Kanal dem Vordringen der Nadel schwer zu überwindende Widerstände entgegensetzt, bei denen daher eine vollkommene Entfernung der Pulpa auf Schwierigkeiten stößt oder unmöglich ist, empfiehlt sich die vorherige Kauterisation im Hinblick auf ihre Einwirkung auf etwa zurückbleibende Pulpenstümpfe, ebenso dann, wenn mit Rücksicht auf den Allgemeinzustand des Patienten Bedenken gegen die Anwendung einer lokalen oder Leitungsanästhesie bestehen. In diesem Falle würde die sofortige Ausräumung der Wurzelkanäle zu einer so schmerzhaften Arbeit werden, daß die Möglichkeit einer Erfassung der letzten erreichbaren Fasern der lebenden Pulpa oft zweifelhaft würde. Da sich nun in vielen Fällen, namentlich bei den Zähnen älterer Personen, die Möglichkeit, in die Kanäle einzudringen, schwer abschätzen läßt, da auch das Röntgenbild keinen sicheren Anhalt hierfür gibt, und eine tiefere Sondierung sich verbietet, ist es besser, stets zu kauterisieren, als dies in zweifelhaften Fällen zu unterlassen.

Bei der Kauterisation der Pulpa solcher Zähne, die durch Einlassung einer Stiftschiene gestützt werden sollen, sind wir früher so vorgegangen, daß wir nach gründlicher Anästhesierung die Rinne gleich so tief einschliffen, daß die Pulpa freilag, dann eine Causticumeinlage auf jede der freiliegenden Pulpen brachten und die Rinne mit Guttapercha verschlossen. Wir sind heute von diesem Verfahren insofern abgekommen, als wir stets nur zwei Zähne zugleich in Behandlung nehmen und nicht in der Form der Rinne zur Pulpa vordringen, sondern durch einen im Bereiche der später anzulegenden Rinne und Stiftlager aufzubohrenden Schacht. Wir ritzen den Schmelz über dem Tuberculum mit einem linsenförmigen Stein so an, daß das Dentin an dieser Stelle etwa 2—3 mm breit freiliegt, dann gehen wir mit einem Rosenbohrer im stumpfwinkeligen Handstück von dieser Stelle aus nach abwärts zur Pulpa hin vor. Diese Arbeit ist aufs vorsichtigste vorzunehmen, um jede unnötige Schwächung oder Verletzung der Zahnwandung zu vermeiden. Liegt die Pulpa ein wenig frei, was durch eine während des Bohrens häufig wiederholte Kontrolle festzustellen ist, dann wird die Causticumeinlage auf die Pulpa gebracht und der Schacht durch einen mit Mastix getränkten Wattetampon verschlossen. Am nächsten Tage wird, wenn erforderlich, wieder unter lokaler Anästhesie, der Schacht verbreitert und so gestaltet, daß er in seiner Form derjenigen des zukünftigen Schienenlagers nahekommt und an seiner tiefsten Stelle den Querschnitt des Cavum pulpae zeigt. Nun kann die Nadel senkrecht in den Wurzelkanal eindringen, um die Pulpa zu erfassen und zu entfernen; während bei den Eckzähnen, den mittleren und zumeist auch den seitlichen Schneidezähnen des Oberkiefers die Extraktion der Pulpa, wenn ein hinreichender Zugang zur Pulpakammer geschaffen ist, keinerlei Schwierigkeit bereitet, ist das Innere der Wurzel der unteren Incisivi in der Regel zu schmächtig, als daß der Extraktor bis in die Tiefe eingeführt werden könnte. Es genügt aber gerade bei dieser Zahnkategorie, wie die Erfahrung lehrt, die Erfassung des oberen im geräumigeren Teile des Kanales gelegenen Pulpengewebes mit einer feinen, scharf gezahnten Nadel, um die im unteren Bereiche des Wurzelkanales verlaufenden Fasern ganz mit herauszuziehen. Gelingt die Extraktion der Pulpa in toto nicht völlig, so muß der Kanal etwas erweitert und möglichst bis zum Foramen apicale ausgearbeitet werden. Man bringt mit der glatten Nadel etwas Aqua regia in den Kanal und läßt die Säure einige Minuten wirken. Dann neutralisiert man mit Natrium bicarbonicum und dringt nun mit feinen Kanalerweiterern immer weiter vor, bis die zugängliche und ausgereinigte Strecke des Kanals der Länge der Wurzel entspricht. Vorzüglich eignen sich für die Sondierung dieser engen Wurzelkanäle die Wurzelkanalsucher, für ihre Erweiterung die Wurzelkanal-(Rattenschwanz)-feilen, wie sie von Kerr eingeführt und neuerdings von Prinz empfohlen wurden [1] (Abb. 37). Diese Feilen lassen sich in den engsten Wurzelkanal einführen. Man beginnt die Arbeit mit einem sehr feinen Instrument und fährt dann mit einer etwas stärkeren Feile fort,

---

[1] In Deutschland werden diese Instrumente von den Antäns-Werken G. m. b. H., München hergestellt und in den Handel gebracht.

bis der Kanal bis zur tiefsten zugänglichen Stelle die zur Einführung der Wurzelfüllung erforderliche Weite hat.

Nicht zu empfehlen ist die Anwendung von Bohrern zur Erweiterung der
Wurzelkanäle. Bei allen Zahnkategorien, auch denjenigen mit stärkeren Wurzelwandungen, ist die Aufbohrung der Kanäle durch von der Bohrmaschine ange-
triebene Wurzelkanalbohrer mit Gefahr verbunden; besonders gilt dies aber
von den unteren Schneidezähnen. Die Eröffnung und Behandlung des engen
Kanales eines unteren Incisivus ist eine Arbeit, bei der die vorsichtige Führung

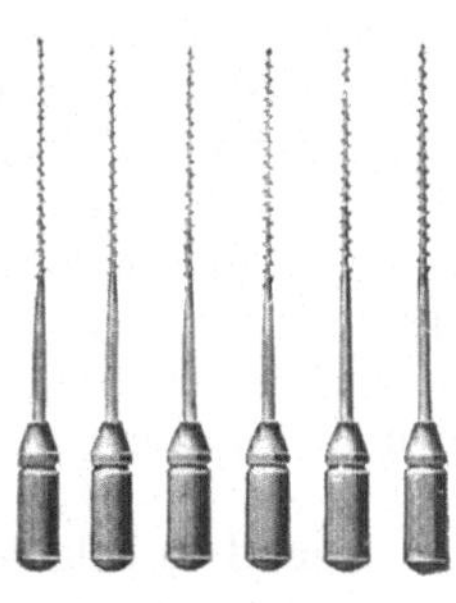

Abb. 37. Kerrbohrer.

des Instrumentes durch das feine Gefühl der Finger-
spitzen gerade genügt, um eine Verletzung der Wurzelwandungen auszuschließen. Die Anwendung der Bohrmaschine als Antrieb der Wurzelkanalbohrer führt leicht
zu Perforationen und stellt dann den Erfolg der ganzen
weiteren Arbeit in Frage.

Die Pulpenextraktion, Wurzelkanalausräumung und
-erweiterung ist unter ständiger Ausspritzung mit Wasser
vorzunehmen. Man hat auf diese Weise die Gewähr
größter Sauberkeit. Sind die Wurzelkanäle bis zur
größten erreichbaren Tiefe völlig frei und zugänglich, so
legt man den Cofferdam an, wäscht die Zähne und ihre
Wurzelkanäle gründlich mit absolutem Alkohol aus,
trocknet das ganze Operationsfeld mit Hilfe des heißen
Luftstromes und überzeugt sich durch Sondierung mit feinen, watteumwickelten
Nadeln von der völligen Trockenheit des Inneren der Wurzelkanäle. Erst dann
läßt man mittels der Tropfpinzette Jodoformäther in die Kanäle hineinlaufen
und pumpt nach dem Verdunsten des Äthers mit der Nadel Chloropercha (in
Chloroform gelöste Guttapercha mit Jodoformzusatz) in die Kanäle, taucht
ganz feine Guttaperchaspitzen erst in Chloropercha und dann in Jodoform
und schiebt sie so hoch wie möglich in die Kanäle hinauf.

Oft erfordert die Einführung der an ihrer Spitze haarfeinen Guttaperchaspitzen in die Wurzeleingänge große Geduld und Geschicklichkeit. Da aber

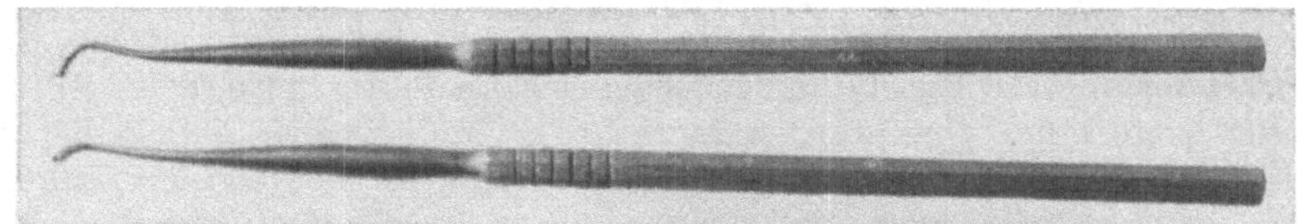

Abb. 38. Instrument zum Hinaufschieben der Guttaperchapoints.

ein fester Abschluß des Kanales in seinem ganzen Verlauf wichtig ist, ist es
ratsam, diese Arbeit mit besonderer Sorgfalt auszuführen. Die Guttaperchaspitzen lassen sich nicht in die Kanäle hineinzwängen, sie müssen in die mit
Chloropercha gleitig gemachten Kanäle ohne Druck hineingeschoben werden.
Gute Dienste leistet ein von uns für diesen Zweck angegebenes Hilfsinstrument,
das in Abb. 38 wiedergegeben ist. Das gebogene Ende dieses Instrumentes
ist dünn genug, um mit ihm bis vor den Eingang eines jeden Wurzelkanals
gelangen zu können. Der Querschnitt des Endes ist ein wenig ausgehöhlt.
Diese Höhlung paßt auf das untere Ende der Guttaperchaspitzen und verhütet,
daß das Instrument bei dem Hinaufschieben derselben abgleitet.

Nachdem das erste Paar der zu befestigenden Zähne vorbehandelt ist,
nimmt man in einer zweiten und dritten Sitzung die Wurzelbehandlung der
weiteren Zähne vor. Selbstverständlich läßt sich unter günstigen Umständen

an einem widerstandsfähigen Patienten in einer Sitzung die Behandlung von mehr als zwei Zähnen durchführen, doch darf dies nie auf Kosten einer bis ins letzte exakt durchgeführten Arbeit geschehen. Auch dürfen wir durch diese Vorarbeiten die Kräfte des Patienten nicht erschöpfen. Ein vorzeitiger Verbrauch der passiven Energie des Patienten würde gerade bei einer solchen Arbeit, deren Erfolg in besonderem Maße von ihrer exakten Durchführung abhängt und die daher ohne Rücksicht auf den Zeitaufwand geschehen muß, höchst unökonomisch sein.

Bei Unterbrechung der Arbeit verbindet und schließt man die Zähne, deren Wurzelkanäle gefüllt sind, durch ein in die an ihrer Rückseite angelegte Rinne gedrücktes Stück erwärmter Guttapercha. Wenn die Rinne sorgfältig ausgetrocknet und das Guttaperchastück gut in dieselbe hineinpassend geformt wurde, hält ein solcher Guttaperchaverband vorzüglich für mehrere Tage und gibt dem Patienten bereits ein sicheres Gefühl in den auf diese Weise provisorisch verbundenen Zähnen.

Den Öffnungen an der Rückseite der zu stützenden Zähne hatten wir bei ihrer Erweiterung ungefähr die Gestalt der Rinne gegeben, in die die Stützschiene versenkt werden soll. Diese Rinne exakt und zweckmäßig zu gestalten, ist die nächste Aufgabe, an die wir herantreten, nachdem die innere Versorgung des Zahnes abgeschlossen ist. In solchen Fällen, in denen sich eine Empfindlichkeit einzelner Zähne bemerkbar macht, ist es ratsam, 1—2 Tage zu warten, bis sich die Reizung verloren hat. Der Patient ist in der Regel durch den vorhandenen Zustand gar nicht geniert, vorausgesetzt, daß ein festschließender Guttaperchaverband angelegt wurde.

Ermittelung der Stellung, in der die gelockerten Zähne zu befestigen sind. Bevor man das Schienenlager an der Rückseite der zu stützenden Zähne ausarbeitet, muß man sich über die Stellung klar werden, in der man die lockeren Zähne festhalten will. Da dieselben oft sehr beweglich sind, besteht häufig ein Unterschied von mehreren Millimetern zwischen den verschiedenen Stellungen, die sie einnehmen können, je nachdem man sie gegen die hintere oder vordere Alveolarwand drückt. Damit nun durch Anlegung der Schiene weder eine Überlastung der immobilisierten Zahngruppe, noch ihre Ausschaltung aus der Artikulation bedingt ist, ist es notwendig, diejenige Stellung zu ermitteln und durch einen Gipsvorguß, ein sog. Contre, festzuhalten, in der die zu stützenden Zähne sich unter normalem Kaudruck im Sinne des Artikulationsgleichgewichtes des Gesamtgebisses befinden. Die Ausarbeitung des Schienenlagers muß unter ständiger Kontrolle der Stellung der Zähne mit Hilfe des gewonnenen Gegengusses erfolgen, damit die Rinnenränder bei richtiger Zahnstellung sowohl in ihrem horizontalen Verlauf, wie in sagittaler Richtung keine Absätze und Unterbrechungen aufweisen.

Die Gestaltung des Schienenlagers. Für die Form des Schienenlagers sind folgende Gesichtspunkte bestimmend: Die Rinne darf weder in den Zähnen des Oberkiefers noch in denjenigen des Unterkiefers zu nahe dem Zahnhalse verlaufen, damit die Schiene nicht die Durchspülung der Interdentalräume, sowie die Reinigung und eventuelle Behandlung der Zähne hindert. Man wird daher den der Zahnfleischgrenze zugewandten Rinnenrand etwa in der Höhe des Tuberculum verlaufen lassen. Bei der Stützung der Frontzähne des Oberkiefers legen wir im Gegensatz zu früher den unteren, d. h. den der Schneidekante zu gelegenen Rand der Rinne in der Regel bis an diese hinauf. Die Rinne muß hier so gestaltet werden, daß die Schiene, ohne sichtbar zu sein, die Schneidekante deckt. Hierfür ist eine leichte Abschrägung der Zahnschneide von ihrem labialen Rande hinab zur Rinne hin nötig (Abb. 39 und 42). Die Rinne für eine Stützschiene für die Frontzähne des Oberkiefers muß auf jeden

Fall so breit angelegt werden, daß der Gegenbiß bei allen Kaubewegungen
die Schiene und nicht den Zahnrücken trifft, damit die Zähne nicht von der
Schiene abgedrängt werden.

Bei der Stützung der unteren Frontzähne kann der obere, zur Schneidekante hin liegende Rinnenrand entweder so weit von dieser fern bleiben, daß
eine kräftige, widerstandsfähige Leiste des Zahnkörpers bestehen bleibt (Abb. 40
und 43), oder er kann auch hier bis zur Schneide hinaufgelegt werden (Abb. 41
und 44). Zu dieser breiteren Formung der Rinne und damit der Schiene ist

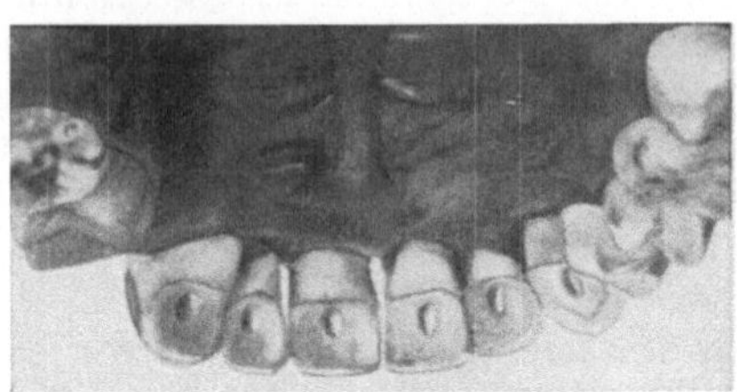

Abb. 39. In die oberen Frontzähne
eingeschliffene Rinne.

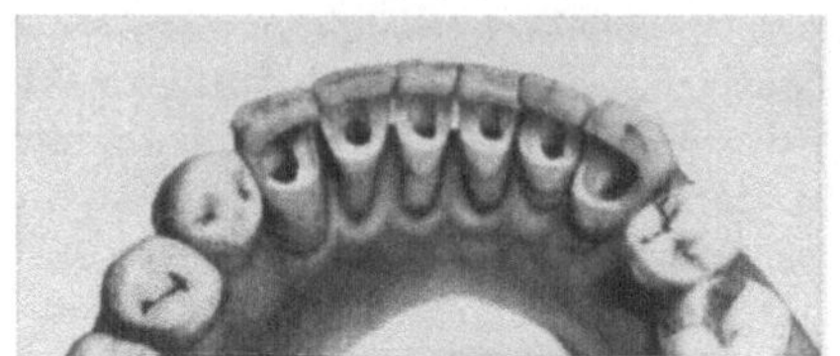

Abb. 40. In die unteren Frontzähne
eingeschliffene Rinne.

namentlich dann zu raten, wenn die Frontzähne im Kopfbiß auftreffen oder
einen leichten Vorbiß der unteren Zähne aufweisen.

Bei der inneren Gestaltung der Rinne ist einmal Bedacht darauf zu nehmen,
daß die Schiene hinreichend stabil wird, um dauernd die Inanspruchnahme
ihres Querschnittes auszuhalten. Das Lager muß daher tief genug sein, um
eine starke Schiene aufzunehmen, darf aber andererseits nicht so weit ausgehoben
werden, daß der Zahn zu sehr geschwächt wird. Bei den Zähnen des Unterkiefers ist dies dadurch zu vermeiden, daß man das Lager relativ flach gestaltet,

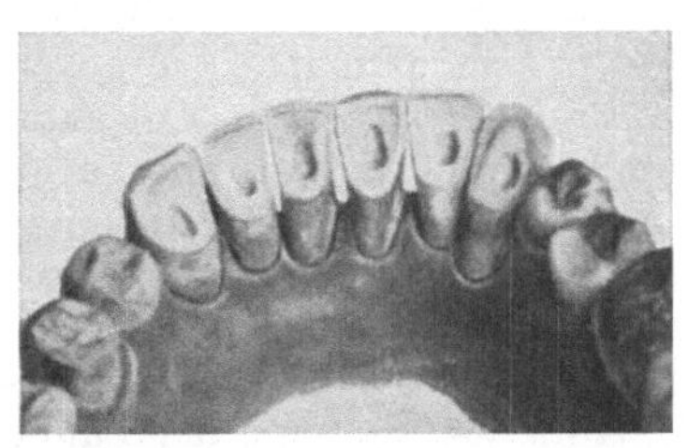

Abb. 41. In die unteren Frontzähne
eingeschliffene Rinne, die bis zur
Schneidekante hinaufreicht.

dafür aber die linguale Oberfläche der Schiene
vorwölbt und die Schiene dadurch verstärkt.
Im Oberkiefer verbietet sich dies zumeist
des Bisses wegen, dafür aber erlaubt die
Stärke des Zahnkörpers hier, das Lager tiefer
anzulegen und der Schiene dadurch die erforderliche Dicke zu geben (Abb. 42).

Für das Profil der Schiene ist bestimmend,
daß später, wenn die Stifte eingelötet sind,
die Möglichkeit bestehen muß, die Schiene
ohne Schwierigkeit in ihr Lager einzufügen.
Damit der nach der Schneidekante zu
liegende Rinnenrand der Einführung der
Schiene nicht im Wege ist, darf derselbe nicht zu sehr überhängen. Man
gibt daher dem Lager nicht ein völlig halbrundes, sondern ein mehr halb-
birnenförmiges Profil, dessen breiterer Teil wurzelwärts über dem Stift-
lagereingang liegt. Zur Herstellung der Rinne bedient man sich zuerst kleiner
rad- und linsenförmiger Carborundsteine, deren Größe und Profil aus nebenstehenden Abbildungen erkennbar ist (Abb. 45). Um die gelockerten Zähne
während dieser Arbeit zu stützen und Verschiebungen derselben zu vermeiden,
legt man den Daumen der linken Hand oder das vorher gefertigte Contre
fest gegen die Front der Zähne: Nachdem die Schmelzschicht in der ganzen
Breite der angelegten Rinne weggeschliffen ist, vertieft man mit großen Rosenbohrern die Rinne. Man bedient sich dabei, je nachdem wie man am besten an
die zu bearbeitende Stelle gelangt, eines Stumpfwinkelstückes oder des geraden

Handstückes. Eine äußerst vorsichtige Führung des Bohrers ist erforderlich. Das Beschleifen der Ränder der Rinne im Sinne des über die Form derselben in vorstehendem Gesagten geschieht teils mit Bohrern, teils mit Finierern und

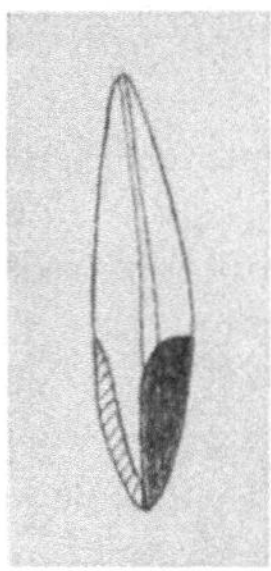

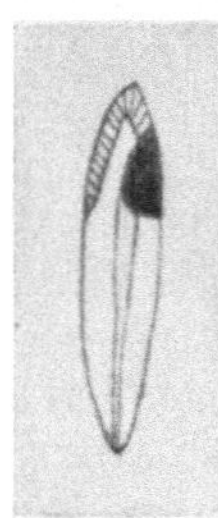

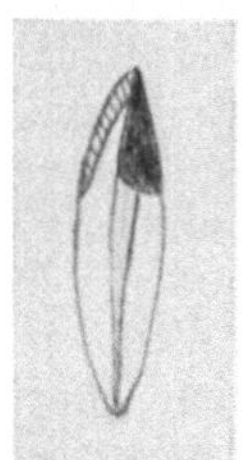

Abb. 42. Das Profil der Rinne, wie sie in Abb. 39 angelegt ist.

Abb. 43. Das Profil der Rinne, wie sie in Abb. 40 angelegt ist.

Abb. 44. Das Profil der Rinne, wie sie in Abb. 41 angelegt ist.

Steinen. Die Arbeit gleicht durchaus der Präparation von Kavitäten für Einlagefüllungen; besonders zu beachten ist — wie wir schon früher ausführten —, daß die Herrichtung der Rinne und ihrer Ränder unter sorgfältigster Beobachtung und Einhaltung derjenigen Stellung der Zähne erfolgt, die man ihnen durch die Stützung sichern will. Die Ränder müssen geradlinig verlaufen, scharfkantig und fest sein, das Lager selbst gleichmäßig in der Ausschachtung und nirgends unter die Ränder gehend.

Um während der Arbeit an der meist wenig übersichtlichen Rückenfläche eine stete Kontrolle üben und nachprüfen zu können, wieweit die gewünschte Form erreicht ist, ob noch Unebenheiten in den Konturen vorhanden sind, nimmt man von Zeit zu Zeit mit einem rundgeformten halbweichen Stück Stentsmasse, dessen Oberfläche man über der Flamme erhitzt, einen kleinen Abdruck. Vorher verschließt man die Zwischenräume der Zähne durch Schwammstücke oder Watte. Ein solcher Abdruck läßt die Form der

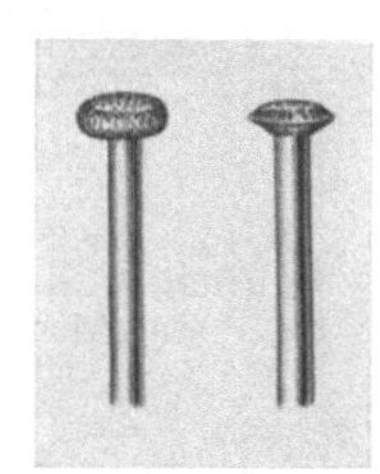

Abb. 45. Carborundsteine zur Herstellung der Rinne.

Rinne, ihre Konturen und etwaige Fehler ganz genau erkennen und gibt den besten Anhalt für eine exakte Durchführung der Arbeit.

c) Die Herstellung der Stiftschiene.

Das Abformen der Rinne. Nachdem die Rinne fertig geschliffen ist, nimmt man einen Gipsabdruck von derselben. Um diesen möglichst unverletzt von der Rückseite der Zähne abheben zu können, verschließt man vorher die Interdentalräume mit Wachs, die Eingänge der Wurzelkanäle mit Guttapercha. Man markiert in dieser Guttapercha den Wurzeleingang, damit sich diese Stelle im Abdruck und später an der Unterseite der fertig gegossenen Schiene deutlich erkennen läßt. Es ist dies für die Durchlochung der Schiene an den richtigen Stellen von Vorteil. Den Abdruck von der Rinne nimmt man mit einem Gipskloß, den man mit dem Zeige- und Mittelfinger der rechten Hand gegen die Rückseite der Zahnreihe drückt, nachdem man dieselbe ein wenig eingefettet hat. Den Gips nehme man nicht zu dick. Die Zähne werden mit Hilfe des bereits früher hergestellten Contres während des Abdrucknehmens festgehalten. Einen vortrefflichen Abdruck der Rückseite zu stützender gelockerter Zähne mit der eingeschliffenen Rinne kann man aus Guttapercha herstellen. Man trocknet die Rinne gut aus und drückt ein Stück erweichter Guttapercha so gegen die Rückseite der Zähne, daß sie hier haften bleibt und mindestens einen halben Tag an diesem Platze belassen werden kann. Die innerhalb dieser Zeit sehr fest erhärtete Guttapercha wird dann vorsichtig abgehoben und gibt nun einen sehr zuverlässigen und scharfen Abdruck der Rinne.

Das Modellieren und Gießen der Schiene. Nach dem Abdruck wird ein Positivmodell hergestellt, das die Form der auf der Rückseite der Zähne angelegten Rinne genau erkennen läßt. Diese Rinne wird nun ein wenig eingefettet und mit Gußwachs ausgefüllt. Man modelliert die Schiene und hebt das Wachsmodell vorsichtig heraus, bettet es ein und gießt die Schiene aus 18 kar. Golde. Wenn man mit der genügenden Vorsicht verfährt, gelingt es stets, nach einem scharfen unverletzten Gipsabdruck eine genau in die Rinne passende Schiene herzustellen. Ob man die aus Wachs modellierte Schiene den natürlichen Zähnen einprobieren oder den Versuch machen will, das Wachsmodell der Schiene im Munde herzustellen, wird von der Geschicklichkeit und Übung in solchen Arbeiten abhängen. Wenn man nach einem Gipsabdruck arbeitet,

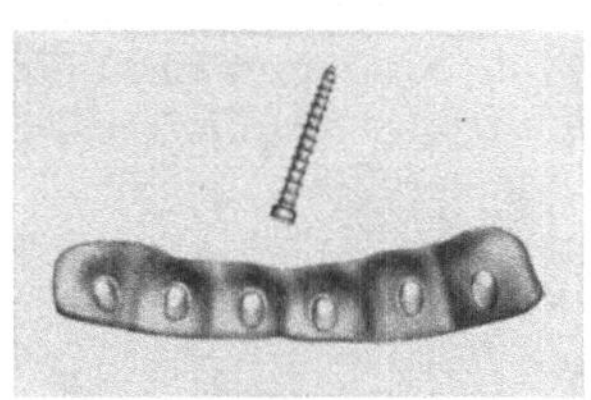

Abb. 46. Die Schiene zur Aufnahme der Stifte durchlocht.

der entstand, während die gelockerten Zähne in der für sie richtigen Position festgehalten wurden, und der die völlig unverletzte Form der Rinne wiedergab, wird eine auf ihm hergestellte Schiene stets ganz genau passen. Man sehe, um dessen sicher zu sein, nach dem Abheben des Wachsmodelles von allen weiteren Manipulationen an demselben ab. Die fertig gegossene Schiene wird den Zähnen anprobiert, etwa vorhandene Rauheiten usw., die im Wege stehen, beseitigt.

Die Anlage der Stiftlager. Wenn man sich überzeugt hat, daß die Schiene bei der für ihre Belastung richtigen Stellung der Zähne ganz genau in ihr Lager paßt, folgt die Durchlochung zwecks Einlötung der Stifte. An der Unterseite der Schiene markieren sich die Eingänge der Wurzelkanäle. Diesen Stellen entsprechend durchlocht man die Schiene mit Hilfe der Bohrmaschine in der Richtung des Verlaufes der Wurzelkanäle (Abb. 46). Alsdann beginnt man mit der Herstellung der Lager für die Stifte, die in die Wurzeln eingreifen sollen. Diese Lager müssen dem Verlauf der Wurzelkanäle folgend von dem Boden der Rinne aus etwa 3—4 mm tief gebohrt werden. Während diese Arbeit an den oberen Schneide- und Eckzähnen und an den unteren Eckzähnen in der Regel ohne große Schwierigkeit und ohne die Gefahr einer Verletzung der Wurzelwandungen ausgeführt werden kann, erfordert dieselbe bei den unteren Schneidezahnwurzeln ihres äußerst schmalen Profiles wegen die größte Vorsicht. Da gerade diese Zähne besonders häufig der Stützung bedürfen, ist jedem Anfänger auf dem Gebiete der Befestigungsarbeit dringend zu empfehlen, die Aufbohrung von unteren Schneidezahnwurzeln zwecks Schaffung von Stiftlagern zunächst wiederholt an extrahierten, in Gips aufgestellten Zähnen vorzunehmen. Wenn die Erfahrung und Übung, die diesen kleinen Eingriff ohne Gefahr vorzunehmen ermöglicht, auch erst durch die Praxis gewonnen werden kann, so gibt doch die Ausführung der Arbeit am Phantom für die Art der Bohrerführung, für die Schnittrichtung und die Abmessung der Tiefe einen gewissen Anhalt, der für die erstmalige Durchführung im Munde wertvoll sein kann. Wir pflegen die Stiftlager mittels des stumpfwinkeligen Handstückes aufzubohren und runde, ganz scharfe Bohrer zu verwenden, indem wir mit Stärke 4 beginnen und allmählich bis zu Stärke Nr. 9 gehen. Der Bohrer muß mit feinem Gefühl für die Richtung des Schnittes so geführt werden, daß sich der Querschnitt der Wurzelfüllung stets genau in der Mitte des Bohrkanals zeigt. Die Sondierung der Kanäle vor ihrer Füllung gibt dem Operierenden schon vorher Aufschluß darüber, ob Abweichungen von der normalen Richtung der Wurzeln vorliegen, nötigenfalls kann eine Röntgenaufnahme weiteren Aufschluß darüber geben. Wenn man nur ganz langsam vorgeht und nach Wegspülung des Bohrstaubes durch kräftiges Ausspritzen mit Wasser immer wieder kontrolliert, ob sich die Wurzelfüllung genau in der Achse der aufgebohrten

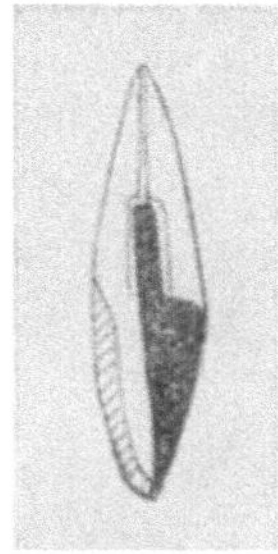

Abb. 47. Längsschnitt durch einen oberen Eckzahn, die Anlage des Stiftlagers zeigend.

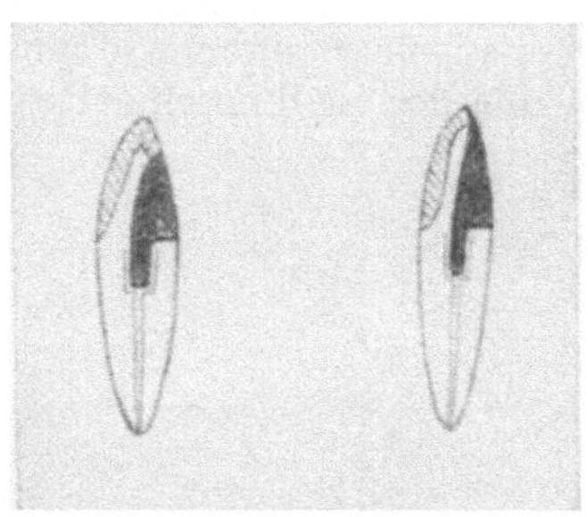

Abb. 48. Längsschnitte durch untere Schneidezähne, die Anlage des Stiftlagers zeigend.

Kanalstrecke als weißer und rötlicher Punkt markiert, wenn man ferner nicht zu tief vorzudringen sucht, dann wird eine Verletzung der Wurzelwandungen fast ausgeschlossen sein. Abb. 47 zeigt den Längsschnitt eines oberen Eckzahnes, Abb. 48 den Längsschnitt unterer Schneidezähne, die die Anlage der Stiftlager erkennen lassen. Während der Herstellung eines Stiftlagers kontrolliert man die Tiefe desselben am besten, indem man den für dasselbe bestimmten Stift durch die durchlochte Schiene hindurch in das Lager steckt und das in die Wurzel hineinragende Ende mißt. Die Stifte stellt man für die unteren Schneidezähne aus gerauhtem 0,8—0,9 mm starkem 18kar. Golddraht her, für die oberen Schneide- und Eckzähne nimmt man dieselben etwas stärker. Man erweitert die Löcher der Schiene so ausgiebig, daß man die Stifte bequem hindurchstecken und ihnen eine beliebige Richtung geben kann, ohne daß dieselben die geringste Zwangsführung haben. Nur dadurch ist man in der Lage, allen Stiften eine unter sich parallele Richtung zu geben. Nach Herstellung aller Stiftlager probiert

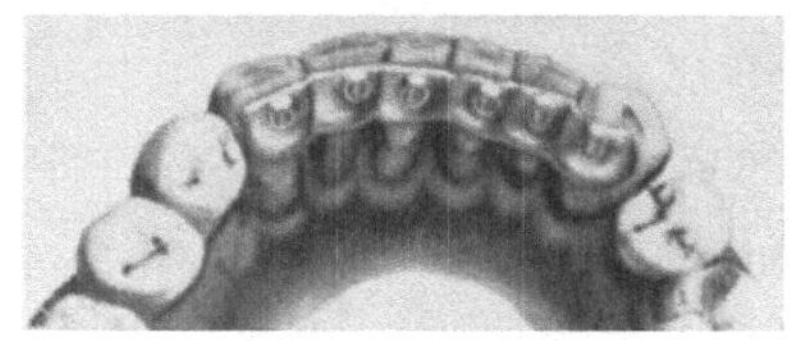

Abb. 49. Einprobe der Schiene mit den durchgesteckten Stiften.

man die Schiene mit sämtlichen hindurchgesteckten Stiften nochmals ein (Abb. 49).

Das Einlöten der Stifte. Das Einlöten der Stifte in die Schiene nimmt man am besten einzeln vor, denn nur so weiß man genau, wenn sich beim Einprobieren der Schiene eine Veränderung in ihrem Sitz oder ein Hindernis für das Einsetzen zeigt, daß der zuletzt eingelötete Stift diese Schwierigkeit veranlassen muß. Lötet man hingegen zugleich mehrere Stifte in die Schiene ein, so ist es oft nicht leicht, wenn sich Widerstände zeigen, festzustellen, welcher der Stifte durch seine Richtung oder irgendwie sonst den guten Sitz der Schiene hindert. Man verfährt beim Einlöten der Stifte folgendermaßen:

Die durchlochte Schiene wird eingesetzt und mit der linken Hand an ihrem
Platz gehalten, die Zahnreihe durch das Contre gestützt, so daß die Schiene
und die Zähne genau in der richtigen Stellung fixiert sind. Nun steckt man
den Stift, den man einlöten will, durch das für ihn bestimmte Loch in sein
Lager und preßt ein erweichtes, aber nicht zu weiches Stück Stentsmasse,
dessen Oberfläche man im letzten Augenblick nochmals durch die Flamme
zieht, auf das durch die Schiene frei hinaufragende Ende des Stiftes und den
Teil der Schiene, in dem der Stift befestigt werden soll. Es ist peinlichst darauf zu achten, daß hierbei keine Verschiebungen der einzelnen Teile aus ihrer
richtigen Lage vorkommen. Durch reichliches Aufspritzen von kaltem Wasser
bringt man die Stentsmasse zu völligem Erhärten, hebt dann den kleinen Abdruck mit der in ihm eingebetteten Schiene und dem Stift heraus, prüft, ob

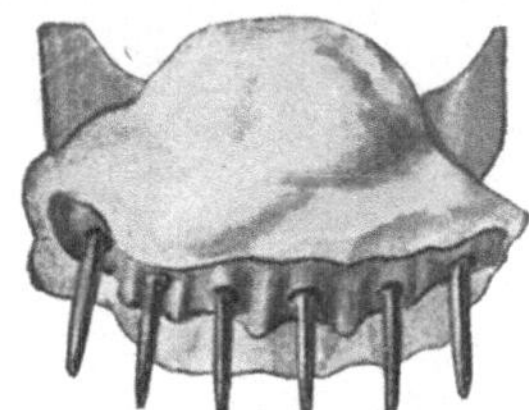

Abb. 51. Das gleichzeitige Einlöten
sämtlicher Stifte. Die Plättchenschiene im Gipsabdruck (Mamlok).

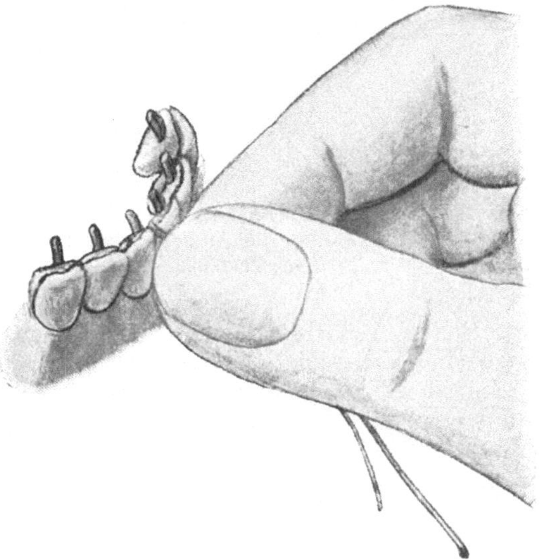

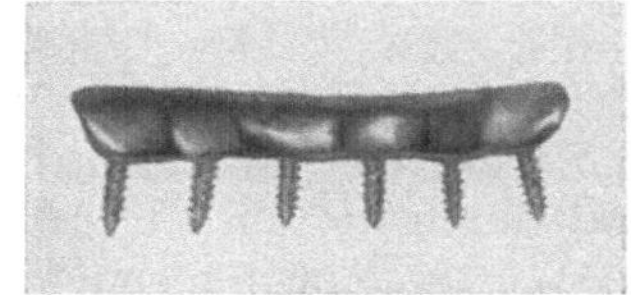

Abb. 50. Das gleichzeitige Einlöten sämtlicher
Stifte (Mamlok).

Abb. 52. Die fertige Stützschiene.

Schiene und Stift fest in ihrem Lager sitzen, reponiert und befestigt sie gegebenenfalls und bettet sie dann zum Löten ein. Nach dem Einlöten des ersten
Stiftes probiert man die Schiene ein, geht, wenn man sich überzeugt hat, daß
nicht die geringste Veränderung im Sitze der Schiene gegen vorher stattgefunden
hat, zum Einlöten des zweiten Stiftes über und fährt so unter jedesmaliger
genauester Kontrolle der unveränderten Lage der Schiene fort, bis sämtliche
Stifte eingelötet sind. Beim Einfügen des zweiten und jedes weiteren Stiftes
fühlt man schon vor der Lötung beim Herausnehmen des Ganzen, ob sich ein
Widerstand durch den neuen Stift bemerkbar macht, ebenso sieht man im
Abdruck, ob der Stift in seiner Richtung von derjenigen der bereits eingelöteten
Stifte abweicht. Es empfiehlt sich dann, schon vor der Lötung nachzuhelfen
und eventuell nach Veränderung der Richtung des Stiftes einen neuen Abdruck
zu nehmen. Während wir bei der Anfertigung der Stiftschiene in der vorbeschriebenen Weise langsam Schritt für Schritt vorgehen, sind von anderen
Autoren Verfahren beschrieben worden, die die Durchlochung der Schiene
und das Einfügen der Stifte in schnellerer, mehr summarischer Weise erledigen.
Mamlok steckt sämtliche Stifte durch die in situ befindliche Schiene, fixiert

dieselbe durch einen dünnen Ligaturendraht und nimmt von dem ganzen einen Gipsabdruck (Abb. 50 und 51).

Sind alle Stifte eingelötet, dann wird die Schiene zunächst roh noch einmal einprobiert. Wenn sie genau paßt, werden alle Stiftenden, die an der Zungenseite des Apparates herausragen, bis auf eines abgeschnitten und die Oberfläche poliert. Wir lassen gerne eines der Stiftenden bis unmittelbar vor dem Einzementieren des Apparates stehen und schneiden es erst dann ab, wenn wir den Stützapparat einfügen und nicht wieder herausnehmen wollen. Ohne ein solches hinausragendes Stiftende ist das Wiederherausnehmen der Schiene oft recht schwierig, weil man die Schiene an den glatt verlaufenden Rändern nicht anfassen kann.

Um sich die Arbeit des Durchbohrens der Schiene zu ersparen, hat man empfohlen, die Löcher für die Stifte schon im Wachsmodell anzulegen und während des Gusses dadurch freizuhalten, daß man Graphitstifte von entsprechender Stärke durch das Wachsmodell steckt. Wenn man so verfahren will, muß man die Lager für die Stifte schon vor dem Gießen der Schiene aufbohren, damit man die Graphitstifte durch die Wachsschiene hindurch in die Lager stecken und für die Löcher in der Schiene dadurch die Richtung gewinnen kann. Wir halten es für richtiger, die Wachsschiene ohne Löcher herzustellen und diese erst hinterher in der Goldschiene anzubringen, um jede unnötige Berührung und Bearbeitung des Wachsmodelles zu vermeiden und so eine recht genau passende gegossene Schiene zu erhalten. Werden mehrere oder alle Stifte zugleich angebracht, dann ist die Gefahr viel größer, daß sich einzelne Stifte beim Herausnehmen der Schiene verschieben, zugleich aber ist es dann viel schwerer, die Ursache zu finden, wenn die Schiene nach dem Einlöten der Stifte nicht paßt. Wir sind, wie wir schon früher hervorhoben, mehr für ein schrittweises Vorgehen, um jeden einzelnen Schritt genau kontrollieren zu können und glauben, auf diese Weise ebenso schnell, aber wesentlich sicherer zu einem guten Resultat zu kommen.

Wenn der fertige Stützapparat nochmals einprobiert ist und genau paßt, wird das letzte Stiftende, das wir noch an der Zungenseite des Apparates stehen ließen, um denselben daran herausheben und einsetzen zu können, fortgeschnitten und die ganze Fläche sauber befeilt, geschliffen und poliert (Abb. 52). Die Rauhung der Stifte wird nochmals nachgeprüft und wenn nötig, verstärkt. In Fällen, in denen wir genötigt waren, in einzelnen Kanälen besonders kurze Stifte zu verwenden, weil es uns riskant schien, das Stiftlager tiefer in den betreffenden Zahn hineinzuführen, löteten wir zum Schluß ein ganz kleines Flitterchen Feingold an die Spitze des kurzen Stiftes, das beim Hineinpressen des Stützapparates nachgibt. Für den Stift ist dies eine vorzügliche Verankerung.

d) Das Einsetzen der Stiftschiene.

Die Stützschiene muß nicht nur exakt in das Schienenlager hineinpassen, sondern auch leicht und sicher einzusetzen sein. Ehe man das Operationsfeld trocken legt, um die Schiene zu befestigen, hat man sich davon zu überzeugen, daß dies der Fall ist. Überall da, wo es möglich ist, den Frontzähnen, um deren Stützung es sich handelt, den Cofferdam anzulegen, wird man dieses Verfahren jeder anderen Trockenhaltung vorziehen. Es sind dann nicht nur die sechs Frontzähne, sondern auch beiderseits ein Bicuspis mit in den Cofferdam einzuspannen, um das Arbeitsfeld übersichtlich und die Trockenhaltung an den Eckzähnen sicherer zu machen (Abb. 53). Fehlen diese Prämolaren oder dienen sie als vordere Träger einer Brücke, so muß man sich darauf beschränken, die sechs Vorderzähne unter Cofferdam zu legen.

Nicht immer ist dieser sicherste Weg der Trockenhaltung gangbar, in manchen Fällen müssen wir von der Anlegung des Cofferdams absehen und versuchen, den Speichel auf andere Weise fernzuhalten. Die Schwierigkeiten, die hierfür bestehen, hängen hauptsächlich von der Stärke des Speichelflusses, von der Öffnungsmöglichkeit des Mundes und teilweise auch von der Geduld und Selbstbeherrschung des Patienten, sowie von der Sicherheit und Geschicklichkeit des Operierenden ab. Wenn sich auch das Einzementieren einer Stiftschiene einschließlich aller dabei erforderlichen Maßnahmen unter Umständen sehr leicht und schnell durchführen läßt, so ist doch zu bedenken, daß verschiedene Arbeits-

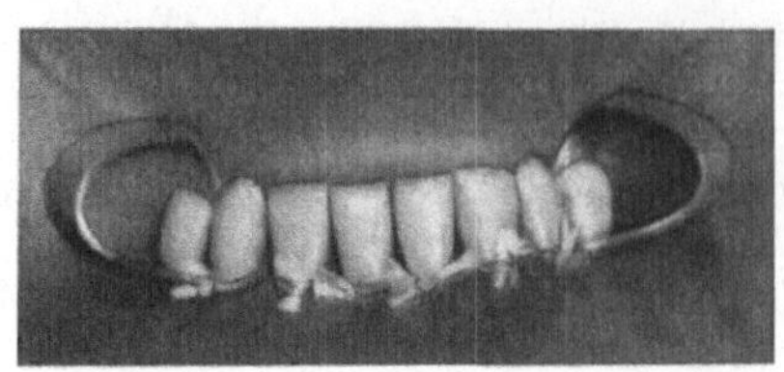

Abb. 53. Die Frontzähne des Unterkiefers einschließlich der ersten Prämolaren durch Cofferdam zwecks Einsetzens der Schiene trocken gehalten.

vorgänge hemmungslos ineinander eingreifen müssen, um die Schiene kunstgerecht und sicher zu befestigen. Dafür ist eine gewisse Ruhe für den Arbeitenden nötig, und diese ist nur möglich, wenn derselbe weiß, daß das Arbeitsfeld für eine gewisse Zeitspanne mit Sicherheit trocken bleibt. Das Trockenhalten durch mit der Hand gehaltene Watterollen genügt zumeist nicht. Die Hände des Arbeitenden müssen beide frei sein, die Finger der Assistenz aber können unter Umständen das Arbeitsfeld unübersichtlich machen und die Arbeit stören. Unter den Wattehaltern, die für die Trockenhaltung der Vorderzähne gute Dienste leisten, ist der

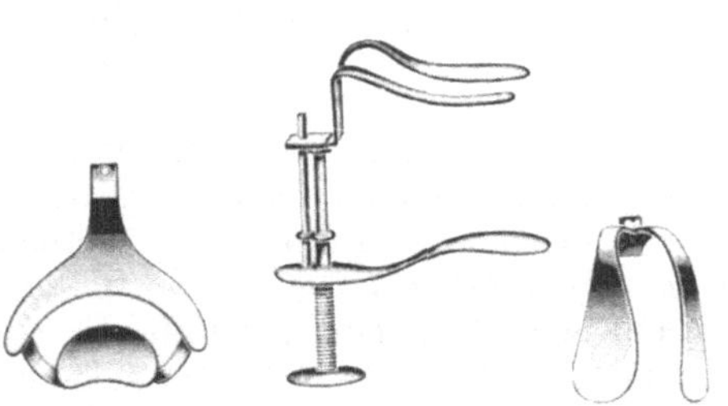

Abb. 54. Der Egglersche Zungenhalter.

Egglersche Apparat (Abb. 54) „Automaton" und ein von De Trey in den Handel gebrachter Halter als gerade für diesen Zweck besonders brauchbar zu nennen. Der letztere stützt, da er zwischen die obere und untere Zahnreihe geklemmt wird, den Unterkiefer bei der Offenhaltung des Mundes.

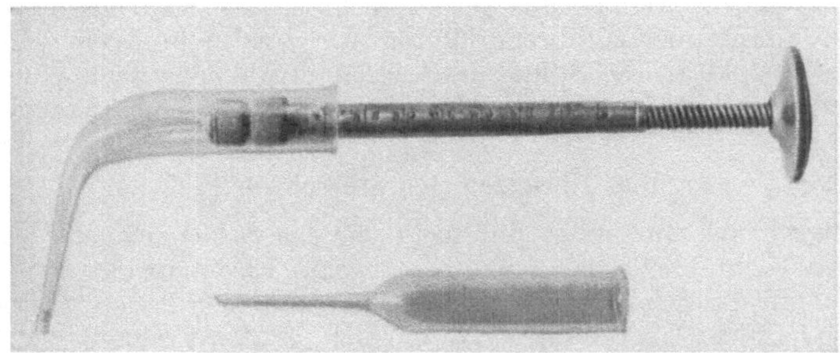

Abb. 55. Spritze zum Einfüllen des Zementes in die Stift- und Schienenlager (nach Bruhn).

Nachdem die für die Trockenhaltung des Arbeitsfeldes erforderlichen Vorkehrungen getroffen sind, wird das Schienenlager gründlich mit Alkohol ausgewaschen und alsdann mit dem Heißluftstrom getrocknet. Es ist jetzt darauf zu achten, daß in der Rinne und in den Stiftlagern keine Spur von Guttapercha,

Speiseresten usw. zurückbleibt, damit der exakte Sitz der Stützschiene nicht beeinträchtigt ist. Hat man sich davon überzeugt, daß das Lager vollkommen sauber und trocken ist, dann kann die Schiene einzementiert werden. Wir verwenden für die Befestigung der Stiftschiene das normalhärtende Havard- oder Caulks Zement. Das letztere Material ist für diesen Zweck ganz besonders geeignet. Während der Operierende die Trockenhaltung des Arbeitsfeldes überwacht und sich zum Einsetzen der Schiene bereit hält, wird ein reichliches Quantum Zement in rahmartiger Konsistenz angerührt und nun in das Schienenlager eingefüllt. Wir haben früher das Zement mittels gebogener stumpfer

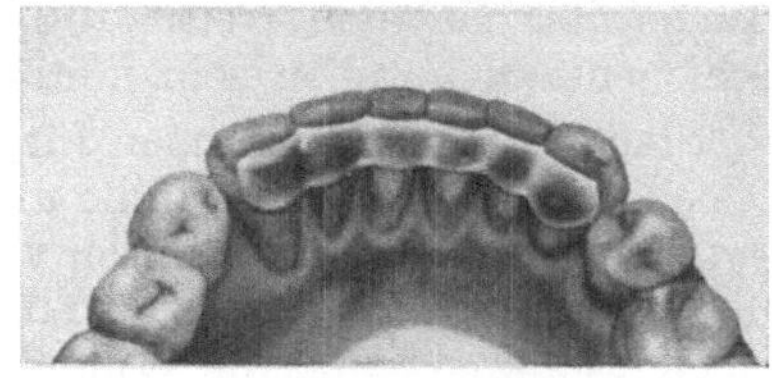

Abb. 56. In der Mitte des Zahnrückens angelegte Stiftschiene, in situ.

Sonden in die Stiftlager eingepumpt, dann die Rückseite der gut getrockneten Schiene mit Zement bedeckt, dasselbe an den Stiften etwas gehäuft und die Schiene in ihr Lager gepreßt. Da nun die Stiftlager ziemlich eng sind, kam es

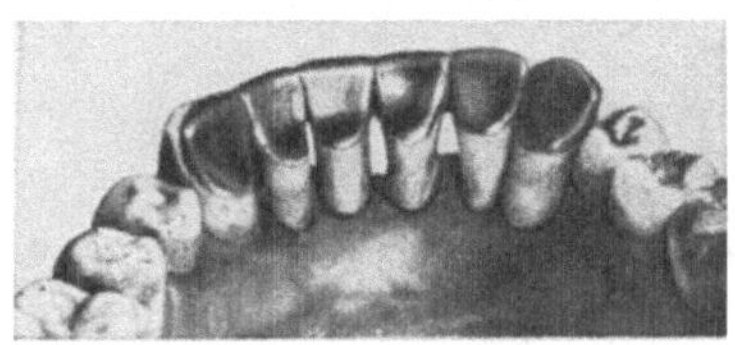

Abb. 57. Bis zur Schneidekante hinaufreichende Stiftschiene für die Frontzähne des Unterkiefers, in situ.

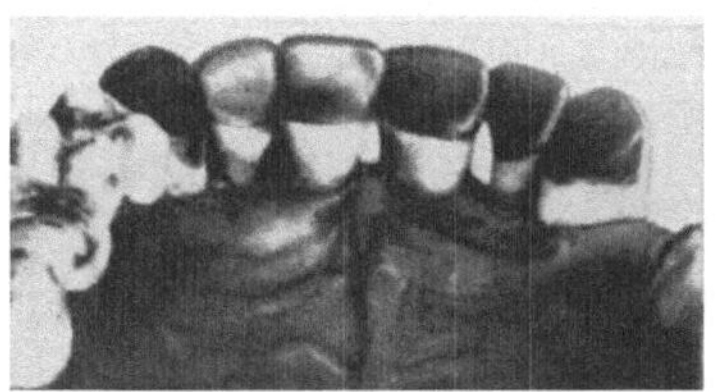

Abb. 58. Bis zur Schneidekante hinaufreichende Stiftschiene für die Frontzähne des Oberkiefers, in situ.

vor, daß wir in der kurzen Frist, die die steigende Speichelflut und das schnelle Erhärten des Zementes uns ließ, nicht die Stiftlager gehörig füllen und die Bildung von Blasen in ihnen verhindern konnten. Wir haben uns daher vor Jahren für den speziellen Zweck des Einfüllens des Zementes in die Stiftlager eine Spritze konstruiert, die in Abb. 55 wiedergegeben ist. Das nicht zu dickflüssige, aber sehr gut durchgerührte Zement läßt sich gut in die Spritze einfüllen und mit dem Druck des Stempels leicht und sicher in die Stiftlager hineinpressen. Die Arbeit vollzieht sich mit diesem Hilfsmittel weit schneller und sauberer, die Entstehung von Hohlräumen in dem das Stiftlager füllenden Zement wird völlig vermieden.

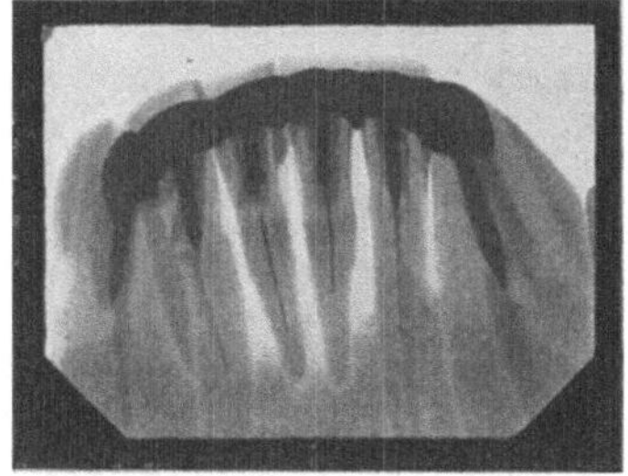

Abb. 59. In die unteren Frontzähne eingelassene Stiftschiene nach zwölfjähriger Stützung unverändert.

Nachdem die Schiene mit der Hand eingesetzt ist, wird sie in ihr Lager gepreßt und so lange festgehalten, bis das Zement zu erhärten beginnt. Die Zähne werden dabei von vorne fest gegen die Schiene gedrückt. Erfolgte das Einsetzen der Schiene unter Cofferdam, so wird derselbe so lange im Munde belassen, bis das Zement erhärtet ist. Vorher aber wird der Überschuß an Zement entfernt, der unter der Schiene hervorquoll. Es hat dies vor dem völligen Erhärten zu geschehen, damit das Zement sich nicht zu fest in der Umgebung der Schiene und zwischen den Zähnen festsetzt. Die Trockenhaltung durch andere Apparate ist gleichfalls solange wie möglich durchzuführen, damit das Zement, ehe der Speichel das Arbeitsfeld überschwemmt, möglichst hart wird. Nach dem Erhärten des Zementes geht man mit einem Polierinstrument über die Ränder der Schiene und beseitigt mit Schleif- und Poliersteinen etwaige Hindernisse für den freien Biß, die an der Schneide der Zähne durch den Schienenrand gegeben sein können.

Sind alle Vorbedingungen für die Anwendung der Stiftschiene zur Stützung gelockerter Frontzähne erfüllt, und ist die Vorbereitung der Zähne und die Anlegung der Schiene in technisch vollkommener Weise erfolgt, dann ist der Arbeit eine sehr gute Prognose zu stellen, auch wenn die Atrophie des Alveolarfortsatzes weitergeht und die Wurzeln einzelner im Stützverbande stehender Zähne vollkommen vom Knochen entblößt. Vor mehr als einem Jahrzehnt von uns vorgenommene Stützungen der Frontzähne sowohl des Ober- wie des Unterkiefers haben wir unter ständiger Beobachtung und können in den meisten Fällen die volle unveränderte Festigkeit und Beständigkeit der Stützgefüge und Zähne feststellen. Abb. 59 zeigt eine untere Frontzahnschiene, die 12 Jahre bevor die Röntgenaufnahme gemacht wurde, von uns angelegt war. Der Umstand, daß die mittleren Schneidezähne heute fast völlig frei schweben, hat die Festigkeit derselben und ihrer Nachbarn in keiner Weise gemindert.

2. Besondere Formen der Stiftschiene.

Stiftschiene mit in die Eckzähne eingreifenden Schrauben (Bruhn). Für solche Fälle, in denen durch eine starke Divergenz der Eckzahnwurzeln die Unmöglichkeit bedingt ist, die sechs Stifte der einfachen Stiftschiene gleichzeitig in die Schneide- und Eckzahnwurzeln zu versenken, haben wir eine Modifikation der Schiene in Anwendung gebracht, die für die vier Schneidezahnwurzeln angelötete Stifte beibehält, an den Enden der Schiene aber durch Schrauben in den Eckzähnen Halt gewinnt (Abb. 60). Die Rinne wird, wie bei der gewöhnlichen Stiftschiene, in den Rückenflächen sämtlicher sechs Zähne angelegt, nur in den Eckzähnen etwas mehr über die Mitte des Rückens hingezogen und etwas geräumiger gestaltet. Dann werden nach Füllung der Wurzelkanäle die Stiftlager in den Schneidezähnen in gewohnter Weise aufgebohrt, die Eckzahnwurzeln aber vom Boden der Rinne aus so weit ausgeschachtet, daß man Schraubenröhren in sie versenken kann. Wir haben besondere Schrauben hierfür anfertigen lassen, die äußerlich die verjüngte Form einer Eckzahnwurzel zeigen und eine Größe haben, die sie bequem in einer solchen Platz finden läßt (Abb. 60a und c). Diese Schraubenröhren werden von der Rinne aus so tief in die beiden Eckzahnwurzeln versenkt und festzementiert, daß die Köpfchen der eingeschraubten Positivschrauben in der Rinne ihren Platz finden.

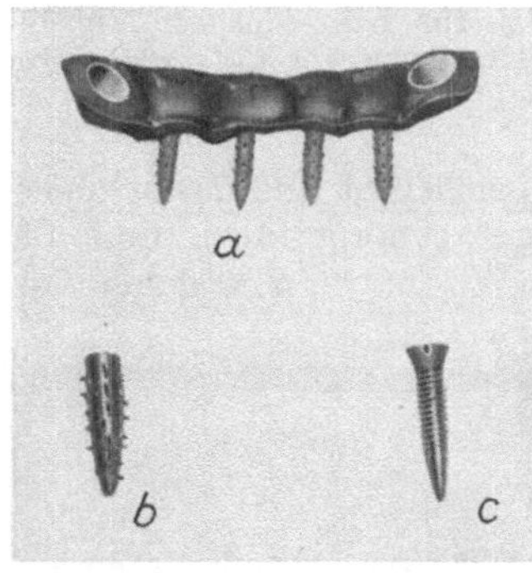

Abb. 60. a) Stiftschiene für die unteren Schneidezähne mit Schrauben für die Eckzähne. b) Schraubenröhren, die in die Eckzähne versenkt werden (Bruhn). c) Schrauben zur Befestigung der Schiene, die in die Röhren eingeschraubt werden.

Bei Anfertigung der Schiene werden bereits im Wachsmodell die Lager für die Schraubenköpfe angelegt, die dann in der gegossenen Schiene noch ausgefräst und der Form und Lagerung der Schraubenköpfe entsprechend zurecht geschliffen werden müssen.

Schiene nach Bruck. Bruck hat einen Apparat angegeben, der dem vorbeschriebenen nicht unähnlich ist. Er läßt, wenn es sich um die Stützung der unteren Schneide- und Eckzähne handelt, in die vier Schneidezähne Hülsen ohne Schraubengewinde, in die Eckzähne Hülsen mit Schraubengewinden ein. Er versieht die der Rückseite der zu stützenden Zähne anliegende Schiene mit vier Stiften, die in die Schneidezahnhülsen eingreifen. Der Öffnung der in die Eckzähne eingelassenen Mutterschrauben entsprechend, trägt die Schiene an ihren Enden je einen Ring, der genau vor die Öffnung der eingelassenen Schraubenhülse zu liegen kommt. Durch diesen Ring wird auf jeder Seite eine

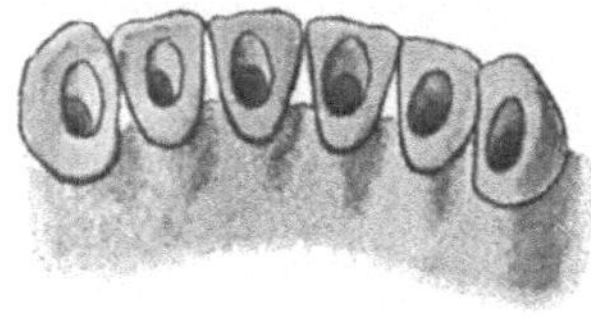

Abb. 61. Herrichtung der unteren Frontzähne für die Plättchenschiene (Mamlok).

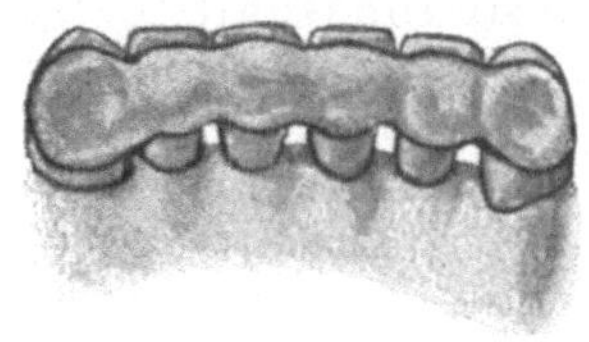

Abb. 62. Die Plättchenschiene in situ (Mamlok).

Schraube eingeschraubt und durch diese Schraube wird die Schiene an ihrem Platz gehalten.

Gabelschiene nach Neuschmidt. Eine vereinfachte Befestigungsschiene, die freilich auch als weniger sicher und vollkommen gelten muß, ist von Neuschmidt angegeben und unter der Bezeichnung „Gabelfixierapparat" beschrieben worden. Neuschmidt schleift nach vorhergegangener Devitalisation der Pulpen eine möglichst gleichmäßige Quermulde in die Rücken der gelockerten und zu verbindenden Frontzähne. Von dieser Mulde aus erweitert er den oberen Teil der Pulpenkanäle zu Stiftlagern. Die eingeführten

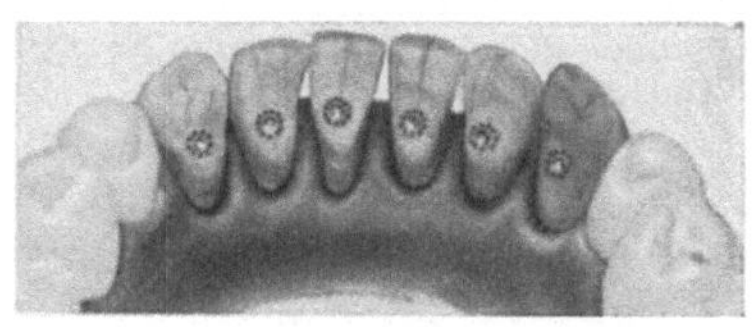

Abb. 63. Die Rückseite der unteren Frontzähne mit eingelassenen Schraubenröhren (nach Luniatschek).

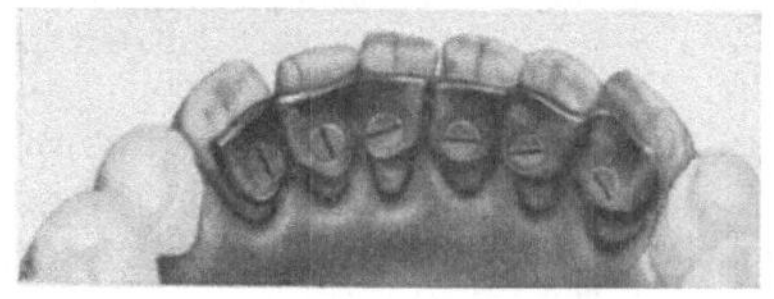

Abb. 64. Die durch Schrauben befestigte Schiene (nach Luniatschek).

Wurzelstifte werden zunächst mit Wachs in den Kanälen befestigt, damit sie bei dem nun folgenden Abdrucknehmen ihre Lage nicht verändern können. Nach diesem Abdruck wird aus Sand und Gips ein Lötmodell hergestellt, auf dem die Stifte, nachdem sie entsprechend gekürzt sind, mit einem in der Mulde verlaufenden Querbügel verlötet werden. So entsteht eine Gabel mit so vielen Zinken, wie Zähne zu stützen sind. Die Einbettung des Apparates in sein Lager geschieht mittels Guttapercha. Die Vorzüge dieses Apparates sollen einmal in der schnellen und leichten Ausführung und der Sparsamkeit an Material, zum anderen in der Möglichkeit liegen, die Schiene durch einfaches Erhitzen der Guttapercha mühelos zu entfernen.

Plättchenschiene nach Mamlok. Von Mamlok ist eine sog. Plättchenschiene beschrieben worden, deren Eigenart darin besteht, daß die Schiene nicht in den Zahnrücken eingelassen ist, sondern demselben aufliegt, während die Stifte in die Zähne eingreifen. Mamlok läßt die Schiene stets bis zur Schneide hinaufreichen (Abb. 61 und 62).

Schraubenschiene nach Luniatschek. Auch von Luniatschek ist eine Modifikation der Befestigungsschiene angegeben, die dem Zahnrücken anliegt und dabei die Befestigung sämtlicher Zähne durch kleine Schrauben bewerkstelligt. Die Schrauben sind kurz, aber sehr exakt gearbeitet, eine Rinne zur Einlagerung der Schiene wird nicht angelegt. die Schiene liegt dem Rücken der Zähne in seiner natürlichen Form auf. In vielen Fällen werden die beschränkten Raumverhältnisse in den unteren Schneidezähnen das Einlassen solcher Schraubenröhrchen verbieten, wenn man eine zu große Schwächung der Zähne vermeiden will.

Befestigungsschiene nach Loewe. Eine weitere Modifikation einer abschraubbaren Befestigungsschiene stellt die Schiene nach Loewe dar. Statt in die Wurzelkanäle glatte Stifte zu versenken, benutzt Loewe Stifte mit Schraubengewinde. Auf das Schraubengewinde paßt eine konische Schraubenmutter mit einem Führungsmantel. Die Stifte werden in die Wurzelkanäle einzementiert, und alsdann wird die entsprechend durchlochte Schiene mit

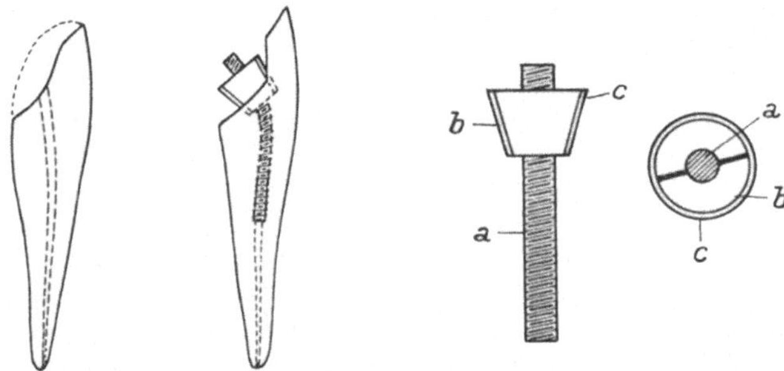

Abb. 65. Vorbereitung der Zähne und Verschraubung einer Befestigungsschiene nach Loewe. a Schraubenstift, b Schraubenmutter, c Führungsmantel.
(Aus Loewe, Abschraubbare Befestigungsschiene nach dem Rheinschen System. Korrespondenzblatt 1921.)

Hilfe der konischen Schraubenmuttern auf den Stiftenden festgeschraubt. Bei Frontzähnen wird das mit dem Gewinde versehene obere Ende nach lingual etwas abgebogen (Abb. 65). Dieser Befestigungsapparat bietet die Möglichkeit, ihn ohne Schwierigkeit mit jeder nachträglich notwendig werdenden Brückenarbeit zu kombinieren. Auch gestattet er, einer gelegentlichen leichten Lockerung des einen oder anderen fixierten Zahnes durch Anziehen der Schraubenmuttern abzuhelfen.

B. Die Stützung der Prämolaren und Molaren.

1. Stützung durch Gußfüllungsverbindungen.

Für jegliche Stützung gelockerter natürlicher Zähne ist die Erfüllung einer Reihe von Anforderungen unerläßlich, die — wie wir bereits im allgemeinen Teil ausführten — vor allem auf die größtmögliche Sauberkeit der Umgebung der gestützten Zähne und des Stützapparates, die Verhütung der Entstehung sekundärer Caries und die Festigkeit des gesamten Stützgefüges gerichtet sind. Wenn wir untersuchen, wie weit diesen Forderungen bei der Immobilisation gelockerter Prämolaren und Molaren durch tief verankerte, untereinander verbundene Guß-(Inlay-)Füllungen genügt .werden kann, so zeigt sich, daß die Bedingungen zwar in ziemlich weitgehendem Maße zu erfüllen sind, daß die Methode aber trotzdem nicht ohne Einschränkung zur allgemeinen Anwendung empfohlen werden kann.

Um der Sauberkeit einer Inlayverbindung einigermaßen sicher zu sein, müssen die Gußfüllungen einen tadellosen Randschluß sowie glatte Flächen und Konturen haben, die Speisereste und Ausscheidungen aus den Mundflüssigkeiten keinen Halt und Unterschlupf bieten, es gehört ferner dazu, daß die Verbindung zwischen den Füllungen so hergestellt wird, daß auch in den Interdentalräumen Ablagerungen verhindert bleiben. Man legt zu diesem Zwecke die Verbindungsstelle unmittelbar über die Zahnfleischpapille, ohne über ihr Raum zu lassen oder einen Druck auf sie auszuüben. Schwierig ist es, die Sauberkeit dann zu erhalten, wenn es sich um die Stützung von Bicuspidaten und Molaren handelt, deren Wurzeln freiliegen: hier ist der Inlaybefestigung völlig zu widerraten.

Wieweit durch untereinander verbundene Gußfüllungen den durch sie immobilisierten Zähnen ein hinreichender Schutz gegen die Entstehung sekundärer Caries gewährt wird, hängt einerseits von der bei dem einzelnen Individuum bestehenden Disposition zu cariösem Verfall der Zähne, andererseits von der Anlage und Gestaltung der Füllungen ab. Der große Vorteil der Methode, der darin liegt, daß die gestützten Zähne in ihrer Form und ihrem natürlichen Aussehen erhalten bleiben, trägt andererseits naturgemäß eine Schwäche des Verfahrens in sich. Die Gefahr, daß neben den Gußfüllungen, die der Stützung dienen, sekundäre Caries entsteht oder daß die Zähne an anderen Stellen cariös erkranken, kann auch die sorgsamste Behandlung nicht ausschalten. Zwar wird eine sehr sorgfältige Präparation der Kavitäten für die Einlagefüllungen, insbesondere die Beseitigung aller cariösen Substanz und die exakte Herrichtung der Kavitätenränder die Gefahr der Entstehung sekundärer Caries sehr mindern, auch kann eine breite Anlage der Kavitäten die gefährdeten Stellen der Nachbarschaft mit einbeziehen und schützen; trotzdem bleibt die Gefahr einer erneuten Erkrankung der durch Einlagefüllungen immobilisierten Zähne bestehen, auch wenn alle Prädilektionsstellen der Caries gleichzeitig mit der Einlassung der Inlays gefüllt wurden. Solange später entstehende Herde noch ausgeräumt und unter Erhaltung der natürlichen Kronen durch Füllungen geschlossen werden können, hat die erneute Erkrankung keine erhebliche Bedeutung. Wird aber mangels frühzeitigen Eingreifens oder infolge eines besonders progredienten Charakters der Caries eine der natürlichen Zahnkronen zu sehr geschwächt, so kann dies für das ganze Stützgefüge verhängnisvoll werden. So liegt auch in dieser Gefahr ein Moment, das im allgemeinen gegen die Verwendung von Inlayverbindungen zur Stützung der Backen- und Mahlzähne spricht.

Prüft man schließlich noch die Frage, ob und wie weit durch dieses Verfahren die Gewähr für eine solide Verankerung des Apparates und dauernde Befestigung der verbundenen Zähne gegeben ist, so kann man die in devitalisierte Zähne tief eingelassene Inlayverbindung entschieden als zuverlässige Stützung bezeichnen. Auch läßt sich eine zu große Schwächung der Zähne durch eine zu ausgiebige Ausschachtung dadurch vermeiden, daß man das Lager für die Füllung an sich flach gestaltet und von ihm nach der Pulpakammer hin nur mit so breitem Schacht vordringt, daß eine zuverlässige Ausräumung und Füllung der Kanäle möglich ist und die tiefe Versenkung eines an der Unterseite eingelöteten Stiftes zur Verankerung der Füllung erfolgen kann. Wir sehen also, daß eine Reihe wichtiger Bedingungen, die an jede Stützung gelockerter Zähne gestellt werden müssen, durch Gußfüllungsverbindungen, die in devitalisierte Prämolaren und Molaren eingelassen werden, erfüllt werden können. Da wir jedoch in der Befestigung durch Schraubenkronenverbindungen für die Mehrzahl der Fälle ein weit zuverlässigeres und in jeder Hinsicht überlegenes Verfahren besitzen, tritt die Inlaybefestigung heute als Mittel der mechanischen Wiederbefestigung gelockerter Zähne mehr in den Hintergrund.

Man verfährt bei der Herstellung eines Verbindungsstückes aus Inlays folgendermaßen: Die Kavitäten werden so angelegt und gestaltet, daß die Füllungen, die sie aufnehmen sollen, diejenige Stellung zueinander erhalten, die sie unter Berücksichtigung aller Anforderungen, die an die Befestigungsarbeit zu stellen sind, haben müssen. Die Kavitäten müssen daher alle in ihrer Nachbarschaft hinsichtlich der Entstehung sekundärer Caries gefährdeten Punkte einschließen. Sie müssen so liegen, daß die Verbindung mit den anderen Gußfüllungen an der richtigen Stelle, d. h. über der Interdentalpapille hergestellt werden kann. Der Gegenbiß der Antagonisten soll möglichst die Füllungen und die Kaufläche treffen, nicht letztere allein, damit nicht eine Kräftewirkung zur Geltung kommt, die zu einer Lockerung des Inlays führen könnte. Die Füllungen brauchen nur flach zu sein, da eine starke Verankerung durch Stifte, Zapfen oder dergleichen genügt. Die Kavitäten dürfen im Inneren keine Ausbuchtungen haben, die unter ihre Ränder reichen, die Wandungen der verschiedenen Kavitäten einer zu stützenden Zahngruppe dürfen keine Abweichungen in der Richtung aufweisen, die verhindern würden, daß das Verbindungsstück sich exakt in sein Lager einfügen ließe.

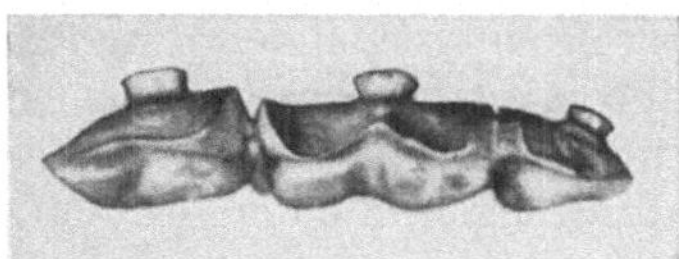

Abb. 66. Die Inlayverbindung.

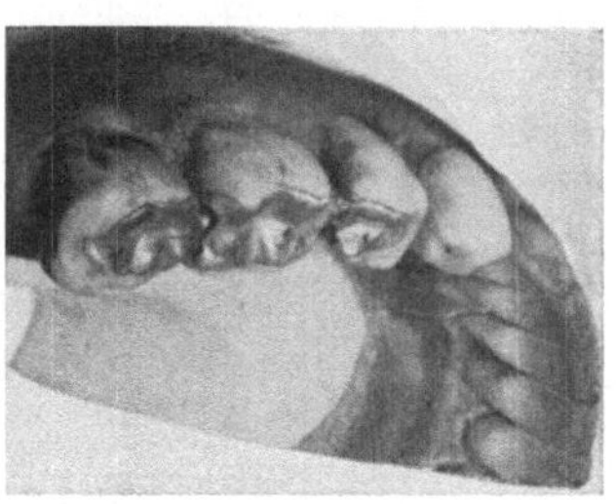

Abb. 67. Die Inlayverbindung, in situ.

Neben diesen Richtlinien gelten alle für die Kavitätenpräparation und die Herstellung einfacher Gußfüllungen maßgebenden Vorschriften. Man modelliert die Gußfüllungen von vorneherein so, daß sie in richtiger Artikulation mit den Antagonisten stehen und daß sie sich an denjenigen Stellen, an denen man sie verbinden will, leicht berühren. Wenn die Inlays gegossen sind und genau an ihren Platz passen, nimmt man einen Gipsabdruck von der Zahngruppe, während sich die Inlays in ihren Kavitäten befinden. Man stellt nach dem Abdruck ein Positivmodell aus Gips und Sand her, auf dem die Verlötung der Inlays miteinander vorgenommen wird. Es empfiehlt sich, die beim Gießen der Inlays entstandenen Gußzapfen vor dem Abdrucknehmen teilweise stehen zu lassen, damit die Füllungen gut und genau im Abdruck haften bleiben.

Die miteinander verlöteten Inlays werden einprobiert, etwa vorhandene Widerstände, die einen guten Sitz des Verbindungsstückes hindern, beseitigt und geprüft, ob der Biß die Inlayverbindung auch nicht an irgendeiner Stelle zu stark trifft. Ist dies der Fall, dann wird so viel fortgeschliffen, daß die Gefahr der Überlastung eines Punktes der unter sich verbundenen Zähne und des Verbindungsstückes ausgeschlossen ist. Diese Arbeit ist mit ganz besonderer Sorgfalt vorzunehmen; der Patient gibt häufig an, daß der Biß vollkommen frei sei, wenn eine Befestigungsarbeit noch wesentlich zu hoch ist. Man verlasse sich daher bei Prüfung der Artikulation weder allein auf die Angaben der Patienten und den Klang der aufeinander treffenden Zähne, noch auf die Kontrolle durch Blaupapier, sondern beobachte alle Momente, die zur Prüfung des Zusammentreffens der Zähne in Betracht gezogen werden können. Nur auf diese Weise kann man die volle Sicherheit erhalten, daß für den normalen Biß keine Widerstände mehr vorhanden sind.

Wenn die untereinander verbundenen Gußfüllungen nunmehr ein massives Ganze bilden, das an keinem Punkte für den Biß zu hoch ist, sich gut in sein

Lager einfügen läßt und überall an den Rändern genau schließt, dann geht man dazu über, dem Verbindungsstück in jedem einzelnen Zahne eine Verankerung zu geben. Um diese Verankerung anzubringen, geht man von Zahn zu Zahn, bohrt nach der Pulpakammer und dem Wurzelkanal zu ein Lager für ein Stiftchen oder einen Haken, lötet denselben an die betreffende Füllung an und probiert das Gußstück wieder ein. Dadurch, daß man diese Arbeit an jedem Zahne für sich vornimmt und jedesmal nachprüft, ob der Sitz des ganzen Verbindungsstückes durch das Anfügen des betreffenden Stiftchens nicht gelitten hat, erhält man demselben den unveränderten tadellosen Sitz, den es ursprünglich hatte. Nach Anlötung aller Verankerungen und nochmaliger Nachprüfung des Sitzes und Bisses wird die Oberfläche des Verbindungsstückes poliert und dasselbe unter Fernhaltung jeglicher Feuchtigkeit einzementiert. Wo es möglich ist, bei dieser Arbeit den Cofferdam anzulegen, hat dies zu geschehen, andernfalls wird die Feuchtigkeit durch Watterollen ferngehalten. Mit Hilfe des Heißluftstromes trocknet man die Kavitäten in den Zähnen gründlich aus. Das Zement wird in rahmartiger Konsistenz angerührt, damit man die Gußfüllungen fest an die Wandungen der Höhlungen anpressen kann. In den Tiefen der Kavitäten ist beim Hineinbringen des Zementes darauf zu achten, daß keine Blasen entstehen. Man vermeidet dies dadurch, daß man das Zement in die tiefgelegenen, etwas schwer zugänglichen Stellen mit der von uns auf S. 808 beschriebenen Zementspritze einführt. Dann preßt man die Inlayverbindung mit einem geeigneten Instrument an ihren Platz und hält sie so lange ganz fest, bis eine Verschiebung des Verbindungsstückes oder ein Entweichen einzelner Zähne aus der Verbindung nicht mehr möglich ist. Nach dem völligen Erhärten des Zementes gibt man der Arbeit mit Carborundsteinen, Finierern und Polierern die letzte Politur.

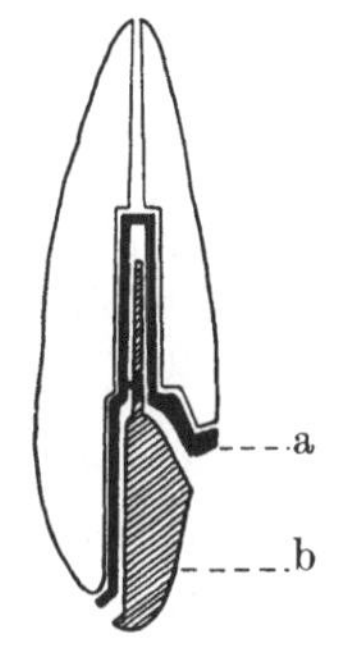
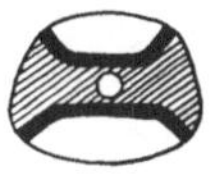

Abb. 68. Inlayschiene nach Stein. a = Primärinlay mit Platiniridiumröhrchen; b = Sekundärinlay mit Platiniridiumstift.

Schiene nach Stein. Stein schildert einen Fixationsapparat, der unter Verwendung des Prinzipes Inlay in Inlay hergestellt ist. Für die Kavität, deren Präparation aus der Abb. 68 ersichtlich ist, wird ein Inlay mit Röhrchen angefertigt, in das schon im Wachsmodell eine neue Kavität für das Sekundärinlay hineingeschnitten wird. Als Röhrchen, das in dem Wurzelkanal versenkt wird, wählt man eine Platiniridiumhülse von 1—1,2 mm lichter Weite und 0,2 mm Wandstärke. In das Primärinlay wird aus hartem Golde (20kar. oder Platingold) ein Stiftinlay eingepaßt.

Nach einzelnem Einsetzen der Primärinlays bringt man die zweiten Inlays in ihre Lager, nimmt Abdruck und lötet sie etappenweise zusammen. Die Primärinlays sorgen für guten Randschluß, während die Sekundärinlays die eigentliche Schiene darstellen. Diese Fixationsschiene ist sowohl bei geschlossener Frontzahnreihe als auch zum gleichzeitigen Ersatz einzelner Zähne verwendbar. Äußerst wichtig ist die Parallelität der Röhrchen. Um diese zu erreichen, empfiehlt Stein, die Primärinlays erst ohne die Röhrchen zu gießen, im Munde einzusetzen und die Röhrchen nach Befestigung mittels Klebewachses mit Hilfe des Parallelometers oder durch genaues Visieren in eine völlig parallele Stellung zu bringen.

2. Stützung durch Kronenverbindungen.

Die Befestigung gelockerter Stümpfe und Wurzeln durch unter sich verbundene Kronen gleicht in ihrer Konstruktion und in der technischen Ausführung vollkommen der Herstellung von Brückenarbeiten. Was im Abschnitt „Brückenarbeit" über die Verwendung bereits gelockerter Stümpfe zum Tragen von Brückenarbeiten gesagt ist, gilt im gleichen Maße für die Stützung solcher Zähne. Man wird die Aufgabe je nach den Verhältnissen, die im einzelnen Falle vorliegen, entweder mehr von der Seite des Zahnersatzes oder der Stützung ansehen. Zwei Momente, die schon für Brückenarbeiten auf festen Pfeilern größte Bedeutung haben, sind bei der Verbindung lockerer Stümpfe und Wurzeln ganz besonders zu berücksichtigen. Erstens muß die Möglichkeit peinlichster Reinhaltung solcher Brücken dadurch erhalten werden, daß die Verbindung der Kronen untereinander nicht nahe dem Zahnfleisch erfolgt, sondern an den Kauflächen vorgenommen wird, so daß unter den Verbindungsstellen eine Durchspülung stattfinden kann, und zweitens müssen die Druckverhältnisse ganz besonders geprüft, es muß dem Ausgleich zwischen Entlastung und Belastung solcher Brücken eine besondere Aufmerksamkeit geschenkt werden. Hierfür ist die Wiederherstellung des Artikulationsgleichgewichtes des Gesamtgebisses und die Versteifung der in den Kronen- oder Brückenverbindungen zusammengefaßten Zahngruppen von Bedeutung. Die Versteifung kann entweder innerhalb des Zahnbogens oder durch Versteifungsbügel herbeigeführt werden, die man von der einen Kieferseite zur anderen hinübergreifen läßt. Die hierfür in Betracht kommenden Richtlinien sind im Abschnitt „Brückenarbeit" nachzulesen. Im übrigen deckt sich der Arbeitsverlauf völlig mit dem Vorgehen bei der Herstellung der Brücken auf gelockerten Stümpfen.

3. Stützung durch Schraubenkronenverbindungen.

a) Allgemeines.

Zur mechanischen Wiederbefestigung gelockerter Bicuspidaten und Molaren bietet die Verwendung von Schraubenkronen mit untereinander verbundenen massiven Deckeln einen vortrefflichen sicheren Weg. Man hat gegen dieses Verfahren eingewendet, daß es die Abtragung gesunder oder halbwegs gesunder natürlicher Kronen erfordere. Dieses Bedenken ist nicht berechtigt. Die Erhaltung der natürlichen Zahnkrone und der Vitalität der Zahnpulpa ist an sich ein wichtiges Ziel der konservierenden Zahnheilkunde. Wenn aber prothetische oder auf die Stützung gelockerter Zähne gerichtete Maßnahmen durchzuführen sind, ist lediglich danach zu fragen, wie die Aufgabe auf die Dauer sicherer und erfolgreicher zu erfüllen ist, mit oder ohne Erhaltung der Krone und der Vitalität.

Da nun den an jedes Stützverfahren zu stellenden Anforderungen bei der Stützung der Backen- und Mahlzähne am besten durch Schraubenkronenverbindungen genügt werden kann, deren Verwendung die teilweise Abtragung der natürlichen Zahnkrone und die Devitalisation der Pulpa zur Voraussetzung hat, so kann über die Zulässigkeit oder die Indikation des Vorgehens kein Zweifel entstehen. Es gilt, durch die Immobilisation ein dauerndes Resultat zu erzielen, dessen Wert nicht leicht durch pathologische Vorgänge an den gestützten Zähnen gemindert werden kann. Bei allen anderen Methoden zur mechanischen Wiederbefestigung der Bicuspidaten und Molaren ist aber, wie wir gesehen haben, die Gefahr, daß Schmutzwinkel entstehen, daß sekundäre Caries auftritt und daß dadurch das mühsam erreichte Resultat wieder verloren geht, nicht auszuschalten.

Hingegen erfüllt die Methode der Immobilisation durch untereinander verbundene Schraubenkronen nahezu alle Bedingungen, die an ein Stützverfahren zu stellen sind. Wenn alle Caries von den zu verbindenden Zahnstümpfen weggeschliffen und die Pulpakammer breit von oben geöffnet ist, so daß jeder einzelne Wurzelkanal von der Seite zugänglich wurde, von der aus die Nadel am bequemsten in denselben zur Pulpenexstirpation eingeführt werden kann, wenn nach gründlicher Entfernung aller Pulpengewebe die Wurzeln sauber gefüllt wurden und jeder Stumpf für sich mit einem Schraubenkronenbasisteil versehen wird, dessen Ring den Zahnhals genau umschließt, dann sind für die Zukunft alle erreichbaren Garantien gegeben.

Die Schraubenkrone ist durch ihre Schraube außerordentlich gut verankert und schützt den Trägerzahn vollkommen gegen die Entstehung sekundärer Caries. Die Verbindung der Kronendeckel läßt sich so gestalten, daß entweder eine Durchspülung der Zwischenräume möglich bleibt, oder daß durch den Kontakt der Kronen eine Ablagerung von Speiseresten usw. verhindert wird. Die Deckelverbindung kann, so oft dies für die Reinigung und Behandlung der Umgebung der immobilisierten Zähne erforderlich ist, mit Leichtigkeit abgeschraubt und wieder befestigt werden, auch bietet das Verfahren die Möglichkeit, einzelne der unter sich verbundenen gestützten Zähne nach Entfernung der Deckelverbindung zu entfernen, wenn sich etwa im Laufe der Zeit eine Entblößung der Wurzeln und eine Lockerung zeigen sollte. Die Deckelverbindung läßt sich, wenn dies geschehen ist, entweder unverändert oder durch eine freischwebende Krone ergänzt, wieder aufschrauben, ohne daß der Stützapparat seinen Wert für die übrigen durch ihn verbundenen Zähne verlöre.

Wenn daher bei diesem Verfahren die Abtragung der einzelnen natürlichen Zähne in demselben Maße erforderlich ist, wie für die Anpassung jeder exakt sitzenden Goldkrone, wenn ferner die Verwendung der Schraubenkrone in jedem Falle die Devitalisation des Trägerstumpfes verlangt, so rechtfertigt sich die Vornahme beider Maßnahmen durchaus durch das überlegene Resultat, das durch das Verfahren zu erzielen ist.

b) Die einfache Schraubenkrone.

Die Schraubenkrone besteht aus einem Basisteil, der mit einem Ring die Wurzel umgreift und einen flachen Deckel trägt, in dessen Mitte eine in das Innere des Zahnstumpfes ragende Röhre mit Gewinden eingelötet ist (Abb. 69).

Auf den Basisteil wird ein massiv gegossener Deckel, der mit seiner Unterseite dem flachen Deckel genau anliegt und mit den Antagonisten gut artikuliert, aufgeschraubt; in seiner Mitte, dem Eingang in die Schraubenröhre genau entsprechend, befindet sich ein Loch für die Positivschraube und ein Lager für den Schraubenkopf. Ähnlich wie man den Querschnitt der Wurzel, die man zum Träger des Stiftzahnes herrichtet, abschrägt, damit der Druck, der sich auf die Stiftzahnkrone richtet,

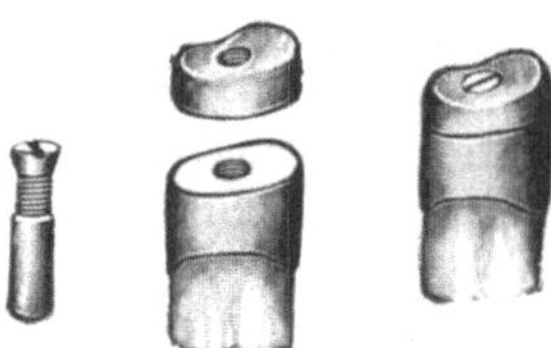

Abb. 69. Die Schraubenkrone und ihre Teile.

sich auf die Wurzel als ein Ganzes überträgt und nicht den Stift allein beansprucht, so kann man den aufgelöteten Deckel einer Schraubenkrone, dem die Mutterschraubenkrone eingelötet ist, an einer oder mehreren Seiten abschrägen und den gegossenen oberen Deckel dieser Abschrägung folgen lassen. Der Schraubendeckel erhält dadurch eine oder mehrere Schuppen, die zugleich starke Verbindungsstellen für diejenigen Teile abgeben, die mit dem Schraubendeckel verlötet und von diesem getragen werden sollen. Auch kann man

den Schraubendeckel rings um den oberen Rand des Basisteiles ein wenig übergreifen lassen (Abb. 70 und 71).

Die Backen- und Mahlzähne, die man mit einer Schraubenkrone versehen
will, müssen hinsichtlich der Höhe der natürlichen Krone und der im oberen
Teil der Wurzel gegebenen Raumverhältnisse den Ansprüchen genügen, die
für den Kronenring für einen flachen und einen kräftigen gegossenen Deckel
einerseits, wie für die Einlagerung der Schraube in das Zahninnere andererseits
zu stellen sind. Zähne mit ganz niedrigen Kronen, Bicuspidaten und Molaren
mit flacher Pulpakammer und gespreizten dünnen Wurzeln können zum Tragen
von Schraubenkronen ungeeignet sein. Die Herstellung der Schraubenkrone
vollzieht sich folgendermaßen:

Der Stumpf des natürlichen Zahnes wird genau wie für eine gewöhnliche
Goldkrone präpariert und beschliffen und in der Höhe gegen die Antagonisten
hin etwas mehr abgetragen, damit für den doppelten Deckel reichlich Platz
bleibt. Nachdem mit dem Drahtmaß der Umfang gemessen und der Kronenring angefertigt und einprobiert ist, schneidet man so viel von demselben ab

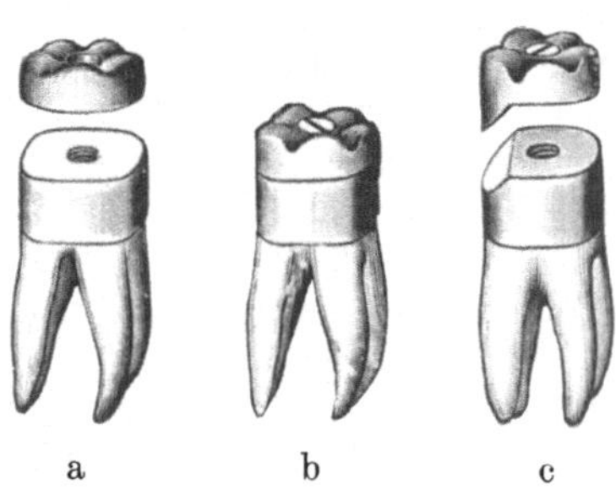

a   b   c

Abb. 70. Die Schraubenkronen für einen
Molaren. a Mit abgeschraubtem Deckel.
b Mit aufgeschraubtem Deckel. c Mit
Deckel mit Nase.

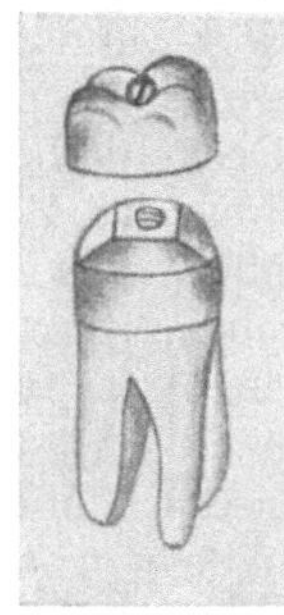

Abb. 71. Die Schraubenkrone für einen
Molaren mit mehreren Abschrägungen des
Deckels.

und befeilt den oberen Rand so, daß er mit der Oberfläche des Kronenstumpfes
genau in einer Ebene liegt. Man lege hierauf besonderes Gewicht, damit man
später beim Befestigen des Basisteiles der Schraubenkrone einen ganz genauen
Anhalt dafür hat, wie weit man denselben hinaufdrücken darf.

Nun lötet man einen flachen Blechdeckel von 0,2 mm Dicke auf den Ring
und bringt in der Mitte desselben ein kreisrundes Loch an, groß genug, um eine
in ihrem äußeren Durchmesser 2—2,2 mm starke Schraubenröhre hindurchstecken zu können. Die möglichst senkrecht durch das Loch im Deckel in das
Innere des Stumpfes eingeführte Röhre fixiert man provisorisch durch ein
Stück erwärmter Stentsmasse, das man durch Aufspritzen von kaltem Wasser
härtet, bettet den Basisteil der Krone mit der Schraubenmutter ein und lötet
die Röhre in den Deckel. Alsdann setzt man den fertigen Basisteil auf den
Stumpf, schraubt die Schraube in die Mutter und prüft, ob der Schraubenkopf auch nicht zu stark vom Biß getroffen wird. Wenn dies der Fall sein sollte,
kann man den Schraubenkopf leicht niedriger machen oder seitlich von ihm
abtragen. Wird der Kopf nicht oder nicht mehr zu stark vom Biß getroffen,
dann trägt man rings um denselben auf den flachen Deckel des Basisteiles
Stentsmasse auf, läßt zubeißen, kühlt die Stentsmasse ab, setzt Krone und
Gegenbiß in Artikulation und modelliert aus Wachs den eigentlichen Deckel
für die Schraubenkrone. Dieser wird dann massiv gegossen, finiert, aufgeschraubt

und in der Artikulation probiert. Es ist sehr wichtig, daß die Unterseite dieses massiven Deckels absolut genau dem flachen Deckel des Basisteiles aufliegt und daß Loch und Lager genau mit der Schraubenröhre korrespondieren.

c) Die Schraubenkrone mit Porzellanfront.

An den sichtbaren Stellen des Mundes wird man den Wunsch haben, die buccale Seite der Schraubenkrone mit einer Porzellanfront zu decken. In vielen Fällen ist es der Raumverhältnisse wegen unmöglich, dieser kosmetischen Rücksicht zu genügen. Wenn man aber den vorhandenen Raum geschickt ausnutzt und die Bißverhältnisse einigermaßen günstig sind, gelingt es zumeist auch auf dem Eckzahn und den Prämolaren eine Schraubenkrone mit Porzellanfront anzubringen und durch ihren Deckel mit dem Stützgefüge für eine Reihe gelockerter Backen- und Mahlzähne zu verbinden. Eine solche Schraubenkrone wird folgendermaßen hergestellt:

Die Wurzel wird präpariert wie für jede Krone mit Wurzelring, doch trägt man den lingualen Teil des Stumpfes ziemlich tief ab, damit zwischen dem Wurzelquerschnitt und der Kaufläche des Gegenzahnes möglichst reichlich Raum bleibt. Dann wird eine sehr exakt sitzende Wurzelkappe angefertigt, zunächst ohne Stift oder Schraube. Auf den Zahnfleischsaum bzw. den buccalen Kappenrand wird ein passender Zahn aufgeschliffen, der nicht zu dick sein darf, damit er in bucco-palatinaler Richtung nicht zu viel Raum in Anspruch nimmt. Aus dem gleichen Grunde wird für die Befestigung dieses Zahnes nicht das Verfahren des Einzementierens der Crampons in eine Kammer oder in röhrenförmige Lager, sondern die Verbindung mittels einer Rückenschutzplatte gewählt, mit der der Zahn verlötet oder vernietet wird. Die Schneidekante des Zahnes wird nach dem Rücken zu etwas abgeschrägt, damit die Schutzplatte sie deckt und schützt. Es hat dies jedoch so zu geschehen, daß das Gold nicht von der Frontseite aus sichtbar wird. Der aufgeschliffene und mit einer Schutzplatte versehene Zahn wird nun in der ihm zukommenden Stellung durch Lötung mit der Kappe verbunden. Die Stifte des Zahnes, die durch die Rückenschutzplatte hindurchragen und hier vernietet sind, können mit verlötet werden, doch genügt eine solide Nietung, die zugleich die Möglichkeit gewährt, den Porzellanzahn später durch einen Ersatzzahn auszuwechseln, ohne das Gestell der Krone von der Wurzel lösen zu müssen. Bei der Lötung ist darauf zu achten, daß jede unnötige Aufschwemmung von Lot unterbleibt. Wenn die Cramponenden fest in den Löchern und Lagern vernietet sind, die man in der Rückenschutzplatte für sie anlegte, und wenn der untere Rand der Schutzplatte dem Kappendeckel fein angefeilt war, genügt sehr wenig Lot, um eine starke Verbindung zwischen dem Zahne und der Wurzelkappe herzustellen, ohne daß der für die Schraube und den Schraubendeckel benötigte Raum beeinträchtigt wird. Das Nähere über die Anpassung und Verlötung von Schutzplatte und Wurzelkappe lese man im Abschnitt „Kronenarbeit" auf S. 520 ff. nach.

Wir haben jetzt eine der Wurzel fest aufsitzende Kappe mit einem angenieteten oder aufgelöteten Zahn (Abb. 72a), der nur so viel Platz auf der Wurzelkappe beansprucht, daß hinter ihm Raum genug für den Kopf einer Schraube und für ein von dem Schraubenkopf zu haltendes Blockstück bleibt. Der Deckel der Wurzelkappe wird nun durchlocht, so daß die Schraubenröhre hindurchgesteckt werden kann, und zwar wird das Loch soweit nach der Mitte gelegt, wie es der Zahn gestattet. Wir nehmen eine Schraube, deren Röhre 1,55 mm dick und 6 mm lang ist, während der mit Gewinden versehene Teil der Positivschraube 5,9 mm lang und 1,15 mm dick ist. Der Schraubenkopf ist 2 mm hoch und oben 1,75 mm breit. Für diese Schraube wird in der Wurzel ein etwa 4 mm tiefes Lager angelegt. Wenn die Kappe die Wurzel fest umfaßt, ist durch sie schon ein so starker Halt für die Krone gegeben, daß es keiner tieferen Verankerung durch die Schraubenröhre bedarf. Bei ungünstigen Raumverhältnissen ist man genötigt, das Loch für die Schraube nicht in die Mitte des Kappendeckels, sondern mehr palatinalwärts zu legen und das Lager für die Schraubenröhre etwas schräg zu führen. Nicht selten muß die Schraube auch kürzer und dünner gewählt werden, als wir sie in Abb. 72 zeigen. Man steckt die Schraubenröhre mit eingeschraubter Positivschraube durch den Kappendeckel in das für sie in der Wurzel angelegte Lager hinein, so daß das obere Ende der Röhre noch etwa 2 mm über den Deckel hinausragt. Dann hält man durch einen kleinen Abdruck die Stellung der Röhre zur Kappe fest und lötet sie in dieselbe ein. Nun zeigt die entstehende Schraubenkrone das in Abb. 72c und d wiedergegebene Bild.

Man probiert nun die Krone mit eingeschraubter Positivschraube im Munde ein. Das Einlöten der Schraube hat auf dem Modell unter genauester Berück-

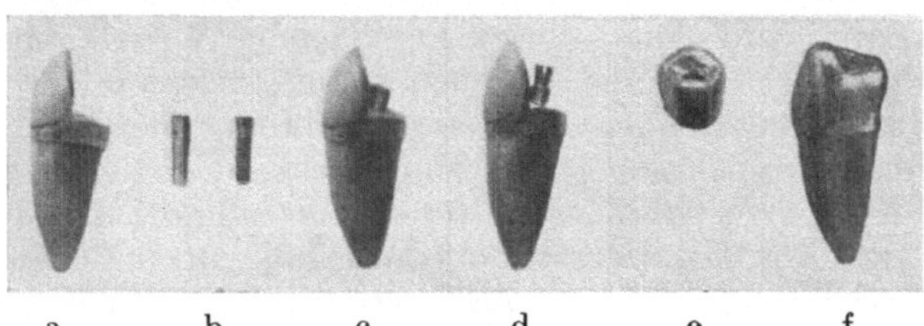

a   b   c   d   e   f

Abb. 72. Die Schraubenkrone mit Porzellanfront. a die Kappe mit aufgelötetem bzw. angenietetem Zahn vor Einlötung der Schraubenröhre. b Die Schraube. c Die Kappe mit eingelöteter Schraubenröhre. d Die Kappe mit eingeschraubter Positivschraube vor dem Modellieren des Schraubendeckelstückes. e Das Schraubendeckelstück. f Die fertige Schraubenkrone mit Porzellanfront.

sichtigung des Bisses zu geschehen; es ist zu vermeiden, daß der Schraubenkopf zu hoch und dem Bisse im Wege steht. Sind die Raumverhältnisse ungünstig, dann schneidet man das aus dem Deckel hervorragende Ende der Röhre ab und kürzt die Positivschraube entsprechend, so daß nur der Schraubenkopf hervorsteht. An sich ist es für den Halt des auf die Krone aufgeschraubten Körperstückes sehr wertvoll, wenn das Röhrenende von unten und der Schraubenkopf von oben in dasselbe eingreift (Abb. 72d).

Hat man sich im Munde überzeugt, daß der Biß frei ist und hat man etwa nötige Korrekturen vorgenommen, dann modelliert man auf der Kappe um den herausragenden Teil der Schraubenröhre und den Schraubenkopf herum den palatinalen bzw. lingualen Teil des Kronenkörpers. Auch diese Arbeit muß auf dem Modell unter sorgfältiger Beachtung der Artikulation vorgenommen werden. Die Kappe, der Zahnrücken und die Schraube werden vorher ein wenig eingefettet, damit man das fertig modellierte Wachsstück, nachdem die Positivschraube abgeschraubt ist, abheben kann. Das Wachsmodell wird nun aus Gold oder demjenigen Metall gegossen (Abb. 72e), aus dem die übrigen Teile der Krone hergestellt sind; das gegossene Körperstück wird ausgearbeitet und wieder aufgeschraubt. Die fertige Schraubenkrone kann nun im Munde aufprobiert und dann poliert werden; sie ist in Abb. 72f gezeigt. Auch für Molaren lassen sich Schraubenkronen gleicher Konstruktion mit Porzellanfront verwenden, doch liegt naturgemäß im hinteren Mundbereiche seltener die Notwendigkeit zu solcher die Stützarbeit immerhin komplizierenden Deckung vor.

d) Die Herstellung der Schraubenkronenverbindungen.

Die Art der Verwendung der Schraubenkronen zu Stützungszwecken ist eine sehr einfache. Die Schraubenkronen werden einzeln fertiggestellt und in guter Artikulation auf ihren Stümpfen festzementiert. Dann wird ein Gipsabdruck genommen und die abgeschraubten Deckel in den Abdruck eingefügt, darauf ein Positivmodell aus Gips und Sand hergestellt, auf dem sich die Kronendeckel genau in derselben Stellung befinden, wie im Munde. Die Kronendeckel werden dann auf dem Modell stark miteinander verlötet. Damit die Kronendeckel sich auf dem Positivmodell nicht verschieben können, empfiehlt es sich, kleine Nägel, deren Köpfe in die Lager für die Schraubenköpfe passen, durch die Deckel zu stecken, ehe man dieselben dem Abdruck einfügt. Die Nagelköpfe dürfen nicht zu groß sein, damit sie dem exakten Sitz der Deckel im Abdruck nicht im Wege stehen. Die in das Positivmodell eingreifenden Stifte halten dann die Kronendeckel während des Lötens auf dem Modell fest. Nach der Lötung wird die Deckelschiene ausgearbeitet und den Basisteilen der Kronen, die sie verbinden soll, aufprobiert. Die verbundenen Deckel müssen nach der

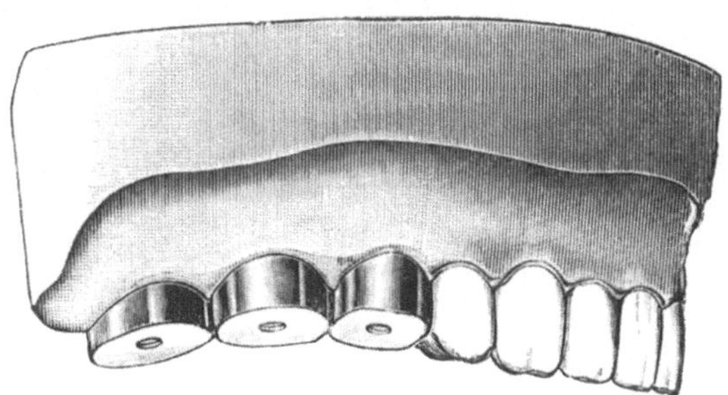

Lötung ebenso genau auf die Basisteile passen wie vorher. Es zeigt sich dies ebensowohl durch ein genaues Anliegen der Unterseite auf ihrer Basis, wie in einer unveränderten

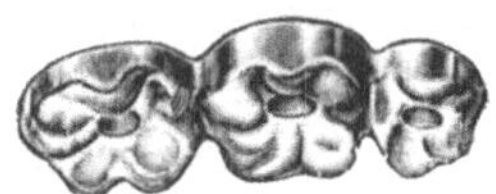

Abb. 73. 7 6 5| mit den Basisteilen von Schraubenkronen versehen.

Abb. 74. Kronendeckelverbindung für 7 6 5|. (Zu Abb. 73 gehörig.)

Artikulation und in der dem Eingang der Schraubenröhre entsprechenden Lage der Löcher der Deckel und der Lager für die Schraubenköpfe. Nach dem Einschrauben der zu den einzelnen Kronen gehörigen Positivschrauben ist der Stützapparat vollständig fertig.

Sollte die Extraktion eines der Stümpfe notwendig werden, so wird die Deckelverbindung gelöst, der betreffende Zahn extrahiert und je nachdem, um welchen Zahn es sich handelt, verfahren. Wenn beispielsweise in dem Falle, der in Abb. 73 veranschaulicht ist, in dem es sich um die Stützung von 7 6 5| handelt, der 1. Molar extrahiert werden muß, so können nach der Extraktion die unter sich verbundenen Deckel (Abb. 74) wieder aufgeschraubt werden, ohne daß irgendeine Änderung an dem Apparat vorgenommen werden muß. Nach Extraktion des 2. Molaren würde man seinen Deckel abschneiden ohne eine Ergänzung vorzunehmen. Wenn hingegen der Stumpf des zweiten Prämolaren extrahiert werden muß, so kann an Stelle seines Deckels ein künstlicher Zahn an die von den beiden Molaren getragene Deckelverbindung angelötet werden, wenn sich eine Belastung des freischwebenden Zahnes vermeiden läßt. Voraussetzung für die Verminderung der Zahl der Pfeiler eines solchen Stützgefüges bei gleichbleibender Belastung ist eine hinreichende Widerstandskraft der verbleibenden Pfeiler und eine kräftige Konstruktion der Deckelverbindungen. Auf die nach der Extraktion eintretende Schrumpfung muß geachtet und derselben gegebenenfalls durch eine Verlängerung der Wurzelringe Rechnung getragen werden.

Auch bei der Stützung der Backen- und Mahlzähne dürfen nur Gruppen

von Zähnen zusammengefaßt und gestützt werden, in denen neben einzelnen
stärker gelockerten Zähnen festere Nachbarn stehen. In manchen Fällen ist
die Verbindung der nebeneinander stehenden Zähne nicht ausreichend, um
dem Ganzen eine hinreichende Versteifung zu geben. Man kann dann die Zähne
der anderen Kieferseite mit zur Stützung heranziehen, indem man die Deckelverbindung der einen Seite durch einen Bügel mit dem Deckel einer von einem
festen Mahlzahn getragenen Schraubenkrone oder einer Kombination von
Kronendeckeln der anderen Seite verbindet.

   Abb. 75 und Abb. 76—78 zeigen einen Fall, in welchem auf beiden Seiten
des Oberkiefers die Prämolaren, sowie die ersten und zweiten Molaren Schraubenkronenverbindungen tragen, die durch einen Versteifungsbügel verbunden sind.

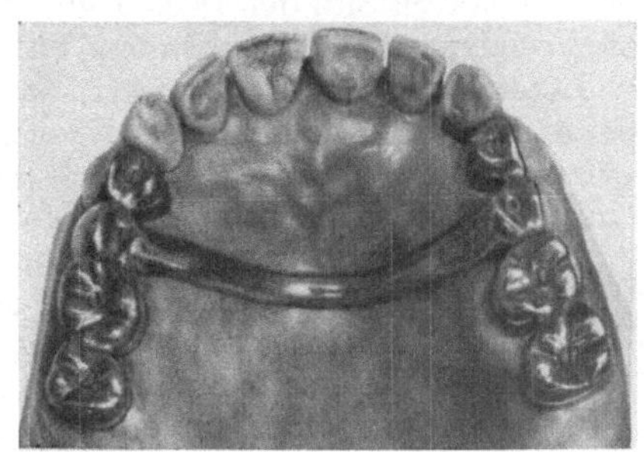

Abb.75. Stützung der Prämolaren und Molaren
des Oberkiefers durch Schraubenkronenverbindungen und Querbügel. (Die Schraubenkronen der Prämolaren sind mit Porzellanfronten versehen.)

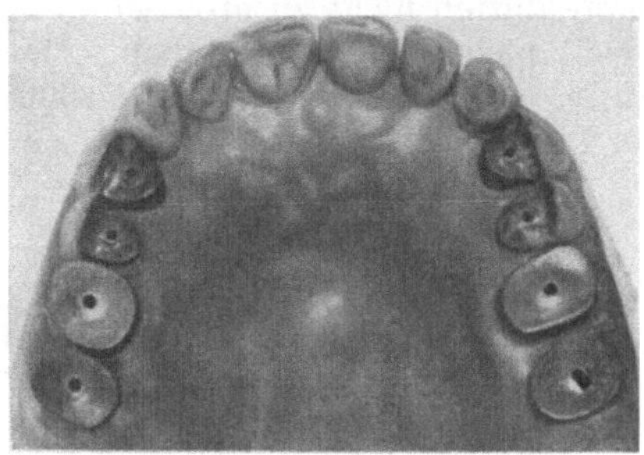

Abb. 76.
Die Basisteile der in Abb. 75 gezeigten
Stützverbindungen.

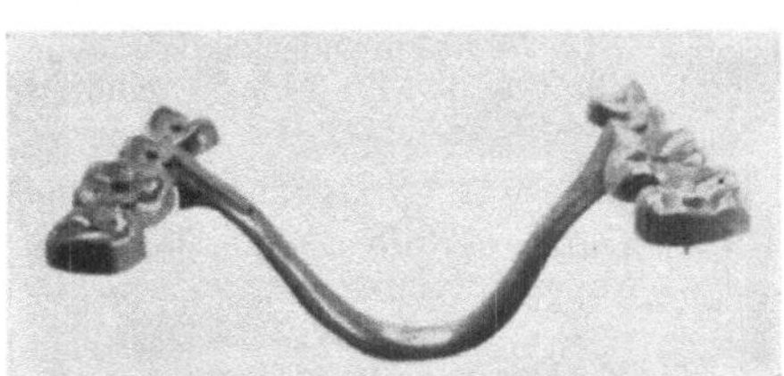

Abb. 77. Die durch den Stützbügel verbundenen Deckelverbindungen des in Abb. 75
veranschaulichten Stützapparates.

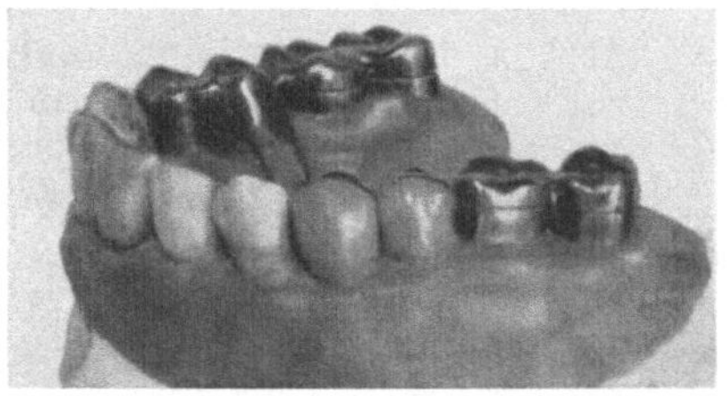

Abb. 78. Seitliche Ansicht des in Abb. 75
wiedergegebenen Stützapparates.
(Abb. 75—78 gehören zusammen.)

Um auf beiden Seiten eine starke Verbindung des Bügels mit den Deckelverbindungen zu haben, läßt man die Schraubendeckel, mit denen der Bügel verlötet ist, mit einer starken Schuppe bis zur Zahnfleischgrenze hinabreichen.
   Man verfährt bei Herstellung einer solchen Stützvorrichtung so, daß man
die Schraubenkronenverbindungen der rechten und linken Seite jede für sich
anfertigt und festzementiert, dann einen Gipsabdruck nimmt, dem man die
beiden Deckelverbindungen einfügt, ehe man ihn mit Sand und Gips ausgießt.
Der Querbügel wird dann auf einem aus Sand und Gips hergestellten Lötmodell
zwischen die beiden Deckelverbindungen gelötet.

C. Gemeinsame Stützung der Front- und Backenzähne.

   Wie die Möglichkeit besteht, bei Verwendung der Schraubenkronenverbindungen später sich in der Nachbarschaft der erstmals gestützten Zahngruppe
lockernde Zähne dadurch mit in den Verband des Stützapparates einzuschließen,

daß diese mit Schraubenkronen versehen werden, deren Deckel man mit den bereits vorhandenen Deckelverbindungen zusammenlötet, so kann man auch die Stützverbindung von den Backen- und Mahlzähnen auf die Vorderzähne ausdehnen und, umgekehrt, von der Stützschiene der Frontzähne auf die hinteren Zähne übergreifen und so die Vorderzähne an den mehr vertikal beanspruchten Prämolaren und Molaren verankern. Zum Ausgleich der schädlichen Wirkung eines einseitigen Bißdruckes ist schon die beiderseitige Verbindung einer in die Rückseite der oberen oder unteren Vorderzähne eingelassenen Stiftschiene mit je einer Schraubenkrone, wie dies Abb. 79 und 80 zeigen, von Nutzen. Die Verbindung von Stützapparaten für die Vorderzähne mit solchen für die Backenzähne läßt sich beliebig ausdehnen. Abb. 81—84 zeigt eine solche, den ganzen Unterkiefer umfassende Kombination einer Stiftschiene mit acht Schraubenkronen. Abb. 81 zeigt die präparierten Zähne und Stümpfe.

Von Eckzahn zu Eckzahn führt das Lager für die Stiftschiene; die Bicuspidaten und Molaren sind, wie für Goldkronen, parallelwandig geschliffen; aus sämtlichen Zähnen sind die Pulpen extrahiert, die Wurzelkanäle sind gefüllt. Als Zugang zu den Wurzelkanälen und als Lager für die Schraubenröhren ist das Zahninnere weit ausgehöhlt. In praxi wird natürlich häufig viel weniger

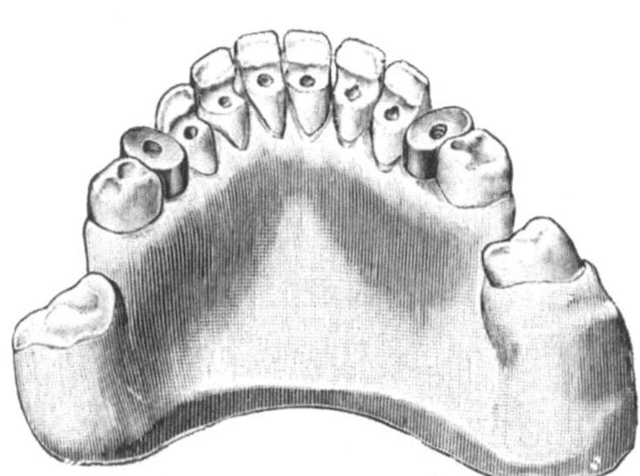

Abb. 79. Stützung der unteren Vorderzähne: Lager für die Schiene und Basisteile für die Schraubenkrone.

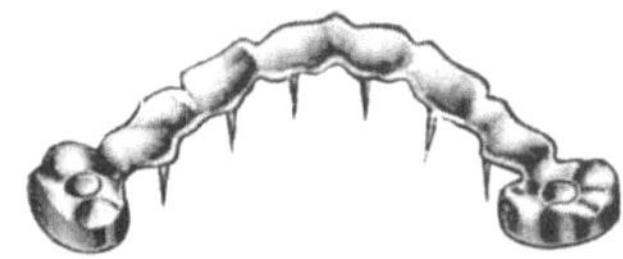

Abb. 80. Die Schiene für die in Abb. 79 vorbereitete Stützung.

von dem Zahnkörper vorhanden sein, da alle cariös infizierten Stellen, ebenso alle Füllungen, weggeschnitten werden müssen. Abb. 82 zeigt denselben Fall mit den acht aufzementierten Schraubenkronenbasisteilen. Abb. 83 stellt den fertigen Stützapparat für sich dar, während Abb. 84 ihn aufzementiert und aufgeschraubt zeigt. Die Festigkeit eines solchen großen Stützgefüges in sich und in den erfaßten und gestützten Zähnen ist sehr groß. Wir haben derartige umfangreiche Stützungen in einer ganzen Reihe von Fällen vorgenommen und halten dieselben unter ständiger Beobachtung. Das Resultat war stets ein dauernd gutes; die einzige Nachhilfe, die erforderlich ist, besteht darin, daß die Schrauben der Apparate von Zeit zu Zeit ein wenig angezogen werden müssen.

Die Verbindung von Schraubenkronen mit Stiftschienen kann in sehr verschiedener Weise modifiziert werden. Die in Abb. 81—84 gezeigte Arbeit kann in mehrere Teile zerlegt und die Verbindung des Bogens zu einem Ganzen dadurch erreicht werden, daß man auf jeder Seite zwischen zwei Basisteilen eine Lötverbindung herstellt. Man kann beispielsweise in dem vorliegenden Falle die Stiftschiene der Frontzähne auf jeder Seite mit dem Schraubendeckel des ersten Prämolaren verbinden und zwischen dem Basisteil dieses Zahnes und demjenigen des zweiten Prämolaren durch einen schmalen Goldsteg eine Verbindung herstellen, dann die drei Schraubenkronendeckel $\overline{7\,6\,5}|$ und $|\overline{5\,6\,7}$ miteinander verlöten. Es ist dann, da diese Deckelverbindung jederzeit abgeschraubt werden kann, eine gewisse Zerlegbarkeit des ganzen Apparates gegeben.

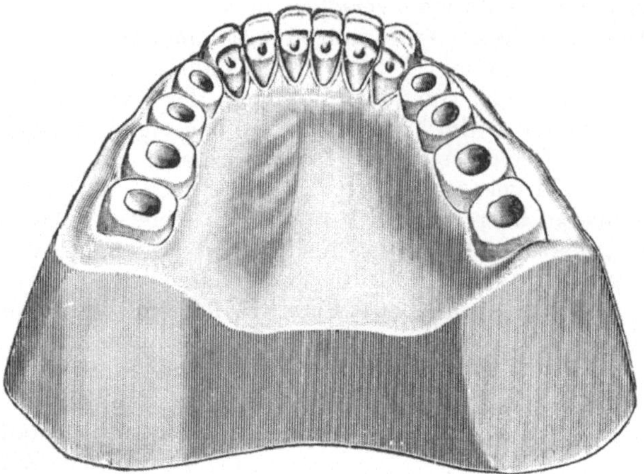

Abb. 81. Befestigungsarbeit für den ganzen Unterkiefer. Die präparierten Zähne und Stümpfe.

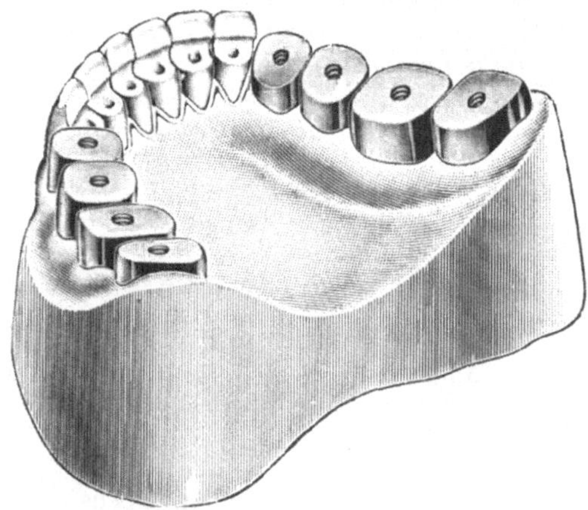

Abb. 82. Befestigungsarbeit für den ganzen Unterkiefer. Die präparierten Zähne und Stümpfe
mit aufzementierten Kronenbasisteilen.

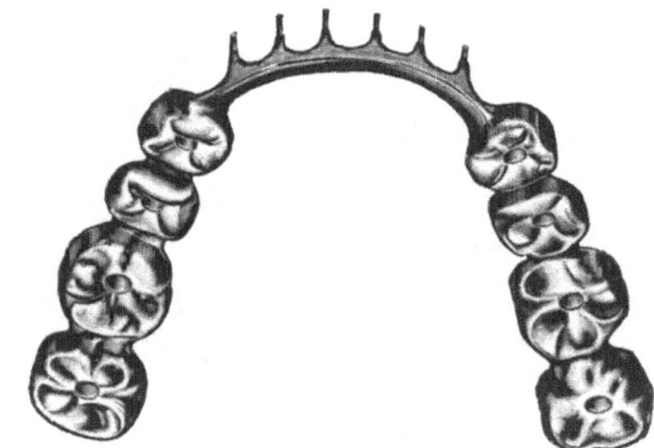

Abb. 83.
Die Schiene für sich.

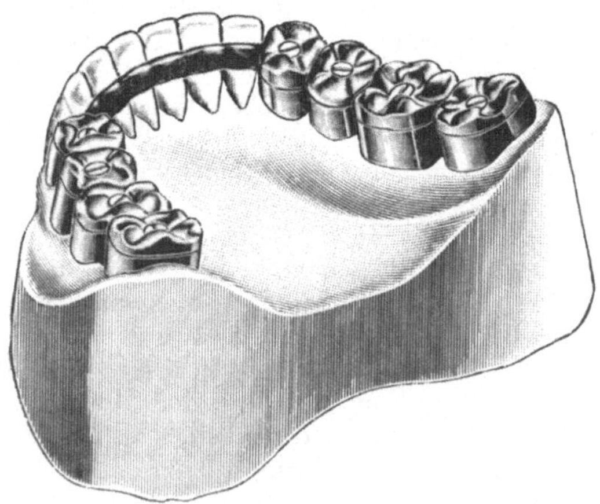

Abb. 84. Die Schiene in situ. (Abb. 81—84 gehören zusammen.)

III. Verbindung der Stützverfahren mit prothetischen Arbeiten.

Die Fälle, in denen sich die mechanische Wiederbefestigung gelockerter natürlicher Zähne mit prothetischen Arbeiten verbinden läßt, sind in drei Gruppen einzuteilen: Bei der ersten Gruppe handelt es sich darum, die Festigkeit des Stützgefüges zu verstärken oder einen Ausgleich gegenüber einer auf demselben ruhenden Kräftewirkung dadurch herbeizuführen, daß man den Stützapparat mit einer in seiner Nachbarschaft befindlichen Brückenarbeit durch eine Verschraubung oder auf ähnliche Art in eine lösbare Verbindung bringt. Die zweite Gruppe ist durch die Aufgabe gekennzeichnet, natürliche Zähne, die zwischen oder neben den gelockerten Zähnen fehlen, gleichzeitig mit deren Stützung und in fester Verbindung mit dem Stützapparat zu ersetzen Es entstehen dann Konstruktionen, die entweder mehr den Charakter des Stützapparates oder das Wesen der Brückenarbeit zeigen, je nachdem, welche Seite der Gesamtaufgabe im Vordergrunde steht. Die dritte Gruppe schließlich umfaßt diejenigen Fälle, in denen die natürlichen gestützten Zähne und der für diesen Zweck besonders gestaltete Stützapparat einer herausnehmbaren Prothese den für sie erforderlichen Halt gewähren.

Die Möglichkeiten der Kombination von Zahnstützung und Zahnersatz sind so mannigfaltig, daß sie sich in der Darstellung nicht erschöpfen lassen. Wohl aber lassen sich für die Erfüllung der Aufgaben, die in jeder der drei Gruppen an uns herantreten, Richtlinien und Beispiele geben. Der Zahnarzt muß ebensowohl die verschiedenen Stützverfahren wie die Prothetik beherrschen, er muß konstruktiv denken können und die zur Wiederherstellung eines Gebisses vorzunehmenden Arbeiten im Sinne einer Gesamtaufgabe aufzufassen gewöhnt sein, um die Möglichkeiten, die für die Verbindung der Stützverfahren mit prothetischen Maßnahmen gegeben sind, voll und ganz ausnutzen zu können.

A. Lösbare Verbindungen zwischen Stützschienen und Brückenarbeiten.

Eine im Bereiche der Backen- und Mahlzähne angebrachte festsitzende Brückenarbeit, die unter normaler Belastung steht, bildet, mit einer in die Vorderzähne zu deren Stützung eingelassenen Stiftschiene verbunden, ein kräftiges Widerlager gegenüber dem auf den Vorderzähnen ruhenden Bißdruck. Eine an dem vorderen Anker der Brücke angebrachte Verschraubung stellt die einfachste leicht lösbare Verbindung dar. Eine solche Verankerung eines Stützapparates an einer Brücke kann bei der Konstruktion der letzteren schon vorgesehen werden, ehe die Stützung der Vorderzähne durchgeführt wird. Wenn man beispielsweise bei Ergänzung des Zahnbogens des Unterkiefers durch eine zwischen ⌐4 und 7 angebrachte feste Brückenarbeit die ersten Anzeichen einer beginnenden Lockerung der Vorderzähne beobachtet, kann man die Verbindung zwischen einer später in die Rückseite der Vorderzähne einzulassenden Stiftschiene und der Brückenarbeit schon bei der Herstellung der letzteren vorsehen, indem man eine auf ⌐4 befestigte Schraubenkrone als vorderen Träger der Brücke benutzt. Man verbindet den Brückenkörper mit dem Basisteil dieser Schraubenkrone und schraubt den Deckel einstweilen frei dem Basisteil auf, um ihn später, wenn eine Stützschiene in die Vorderzähne eingelassen wird, mit diesem durch Lötung zu verbinden.

Will man die vordere Trägerkrone mit einer Porzellanfront versehen, so kann man sie entweder als Schraubenkrone mit Porzellanfront ausbilden, oder man kann eine einfache Wurzelringkrone mit Porzellanfront zum vorderen Träger machen und die Verschraubung in das erste Zwischenglied des Brückenkörpers verlegen. In diesem Falle stellt man die Verbindung zwischen der Stiftschiene und der Brückenarbeit durch einen um die vordere Trägerkrone herum-

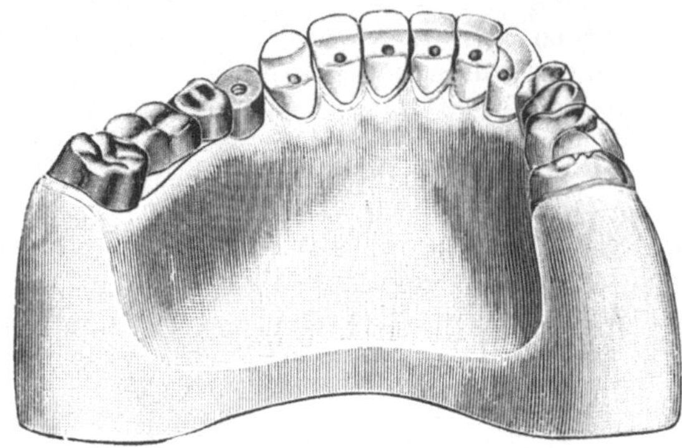

Abb. 85. Verbindung einer Stiftschiene mit einer Brückenarbeit. Die Brücke ohne Stiftschiene. (Abb. 85 und 86 gehören zusammen.)

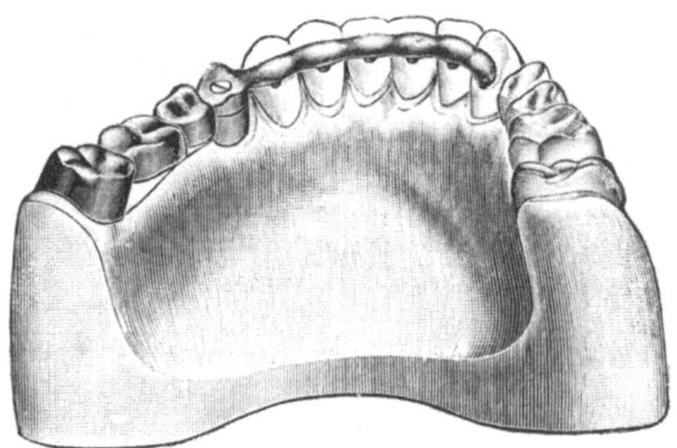

Abb. 86. Verbindung einer Stiftschiene mit einer Brückenarbeit. Die Brücke mit der Stiftschiene verbunden. (S. Abb. 85.)

greifenden Arm her. Ähnliche Verbindungen lassen sich in mannigfaltiger Weise schaffen; es ist dem Konstruktionstalent des Zahnarztes ein weites Feld zur Anwendung des durch das vorstehende Beispiel veranschaulichten Prinzipes gegeben.

B. Feste Verbindung von Stützapparaten mit künstlichen Zähnen und Brückenarbeiten.

Da es in der Natur des Lockerungsprozesses liegt, daß die gelockerte Zahnreihe häufig Lücken aufweist, die von dem Verluste einzelner oder mehrerer Zähne herrühren, sind die zur Stützung angewandten Apparate von jeher vielfach mit künstlichen Zähnen verbunden worden, um zugleich mit der Stützung die Zahnreihe zu ergänzen. Auch hat man die natürlichen Zähne, die dem Lockerungsprozeß zum Opfer fielen, präpariert und dem zur Stützung der gelockerten Zähne angewandten Stützapparat eingefügt, um die vorhandenen Lücken in möglichst natürlicher Weise zu schließen und dem Patienten das Gefühl zu lassen, nicht künstliche, sondern die eigenen Zähne im Munde zu haben. Unter denjenigen Verfahren, die unter Lebenderhaltung der Pulpa anzuwenden sind, ist wohl keines, das nicht irgendwie mit solchen prothetischen Maßnahmen verbunden worden wäre.

Herbst befestigt an der von ihm empfohlenen Ringverbindung künstliche Zähne und weist darauf hin, daß deren Zahl in einem gewissen Verhältnis zur Zahl der gestützten den Apparat tragenden Zähne stehen müsse. Resch verbindet die von ihm angegebene Stützschiene mit künstlichen Zähnen, ebenso Wallisch seine Modifikation des Reschschen Apparates. Addicks beschreibt die Befestigung natürlicher Zähne an der von ihm konstruierten Schiene; er kürzt die Wurzel und fertigt einen kleinen Goldschuh an, der dem Zahn an der Schiene den Halt gibt. Die Verbindung des Caseschen Stützapparates mit künstlichem Zahnersatz ist von dem um die Einführung des Verfahrens zur Immobilisation gelockerter Zähne hochverdienten Thiersch (Basel) mehrfach

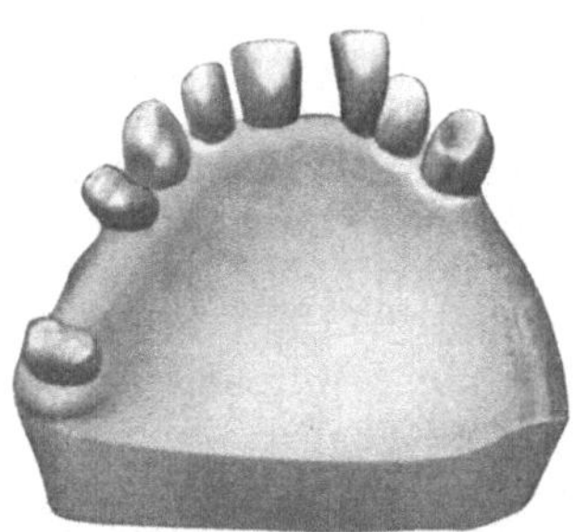

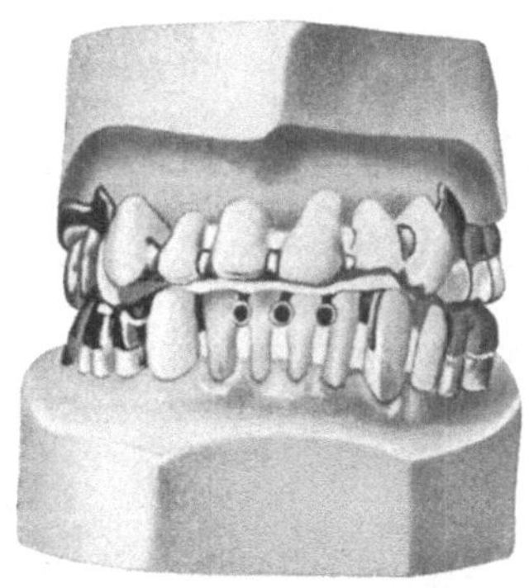

Abb. 87. Die Halbringverbindung nach Case im Ober- und Unterkiefer in Verbindung mit Zahnersatz angewandt. Die zu stützenden Zähne ohne Apparat (Thiersch).

Abb. 88. Die Halbringverbindung nach Case im Ober- und Unterkiefer in Verbindung mit Zahnersatz angewandt. Der Apparat auf dem Modell (Thiersch).

beschrieben worden (Abb. 87 u. 88). Alle Verfahren, die die Stützung gelockerter Zähne durch eine Umfassung oder Einklammerung bezwecken, bergen, wie wir bereits früher ausführten, in mehr oder minder hohem Maße die Gefahr in sich, daß durch sie Ablagerungsstätten für Unsauberkeiten entstehen. Die verschiedenen Systeme sind unter diesem Gesichtspunkte zu betrachten und zu bewerten, vor allem aber hat man, wenn diese Apparate mit künstlichen Zähnen verbunden werden sollen, darauf zu achten, daß dadurch nicht erst recht die Retention von Speiseresten und Ausscheidungen gefördert wird. Diese Gefahr ist wesentlich geringer, wenn man die Stiftschiene dazu benutzt, einzelne oder mehrere Zähne zur Schließung von Lücken zu tragen.

Auch Witkowski fügt an die von ihm modifizierte Truemann-Schiene künstliche und natürliche Zähne an. Er befestigt natürliche Zähne, die er aus der Reihe der gelockerten Zähne zu entfernen genötigt war, auf dieselbe Weise an dem Stützapparat, wie die übrigen noch in den Alveolen stehenden Zähne, d. h. er richtet den Stützapparat so her, als wenn kein Zahn fehlte und zementiert und nietet den extrahierten Zahn nach der Befestigung des Stützapparates auf den für ihn bestimmten Stift. Vorher wird die Wurzel gefüllt und soweit reseziert, wie es die für sie offengehaltene Wunde verlangt. Auch lassen sich einzelne oder mehrere künstliche Zähne an dem Stützapparat anbringen, und zwar verwendet Witkowski hierfür Röhrenzähne, in die er einen an die Stützwand gelöteten Stift eingreifen läßt. Man kann jedoch durch jede andere Befestigungsart den gleichen Zweck erreichen.

Rhein, Ames, Weiser, Thiersch u. a. berichten über die auch von uns beschriebene mannigfaltige Kombination der Stiftschiene mit künstlichen Zähnen; auch Mamlok ergänzt seine Plättchenschiene durch einzelne künstliche Zähne, die er durch eine Schiebevorrichtung, durch Lötung oder Einzementierung mit der Schiene verbindet. Luniatschek, der die Stützschiene durch Schrauben verankert, befestigt ausgefallene natürliche Zähne in der gleichen Weise an der Schiene, während er künstliche Zähne in eine mit der Schiene verlötete Fassung einzementiert. Die Einzementierung, die heute als das bevorzugteste und sicherste Verfahren gelten kann, wird auch von uns seit langer Zeit angewandt, um künstliche Zähne an Stützschienen zu befestigen. Eine sehr häufig in Verbindung mit der Stützung der unteren Frontzähne zu erfüllende Aufgabe ist der Ersatz eines oder zweier Schneidezähne. Sehr oft ist einer dieser Zähne bereits dem Lockerungsprozeß zum Opfer gefallen, sei es, daß er bereits vorher verloren ging, oder daß er entfernt werden mußte, weil seine Stützung aussichtslos war. Es bleiben dann vier oder fünf Zähne für die Stützung übrig, von denen die Schneidezähne in der Regel schon merklich gelockert sind. Selbst wenn in solchem Falle die Lockerung der Eckzähne noch kaum fühlbar ist, können doch Bedenken dagegen auftreten, gleichzeitig mit der Stützung eine Belastung dieser Gruppe von Zähnen für sich eintreten zu lassen. Es ist vielmehr zumeist ratsam, in solchen Fällen das Stützgefüge

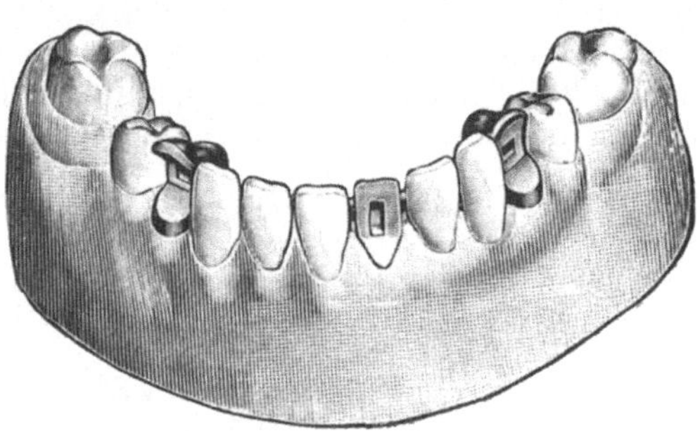

Abb. 89. Stützprothese mit Fassungen für die einzelnen Zähne.

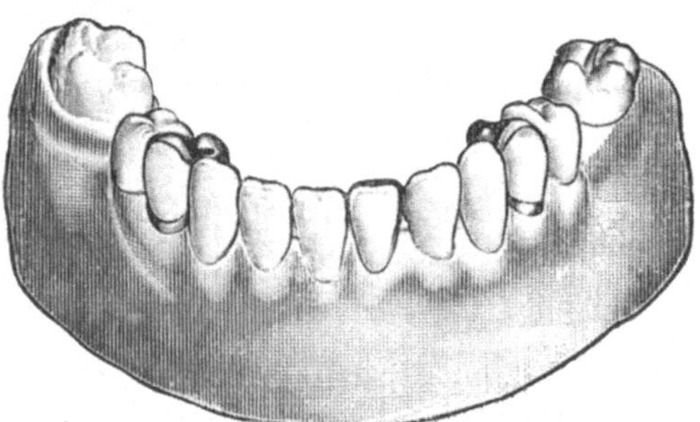

Abb. 90. Stützprothese in situ, von vorne gesehen.

beiderseits an einem unter vertikalem Kaudruck stehenden Zahne zu verankern. Hierfür wählt man, sofern die Verhältnisse nicht auf eine andere Verbindung hinweisen, den beiderseits nächststehenden ersten Prämolaren. Die Stiftschiene wird aus zwei Teilen hergestellt, von denen beispielsweise der eine in $\overline{3\,2\,1}|$, der andere in $|\overline{2\,3}$ eingelagert ist; für die beiden ersten Prämolaren werden Kronen mit Porzellanfront angefertigt. Während diese Teile sich in genauer Stellung an ihrem Platz befinden, wird ein Gipsabdruck genommen und ein Positivmodell aus Sand und Gips hergestellt, auf dem ein passender Zahn in die Lücke eingeschliffen wird. Die Fassung für denselben mit Stiftkammer zum Einzementieren der Crampons wird modelliert und gegossen. Dann werden auf dem Lötmodell die Schienenteile mit den Prämolarenkronen und der Fassung für den künstlichen Zahn verlötet. In der ausgearbeiteten und polierten Stützprothese werden nun die künstlichen Zähne befestigt. Der fertige Apparat (Abb. 89 und 90) wird einprobiert und, wenn er sich ohne Schwierigkeit exakt einfügen läßt, in sein Lager einzementiert.

Ist der Alveolarfortsatz stark geschrumpft, so können zum Ersatz einzelner oder mehrerer Frontzähne, namentlich wenn sie von der Lippe wenig gedeckt

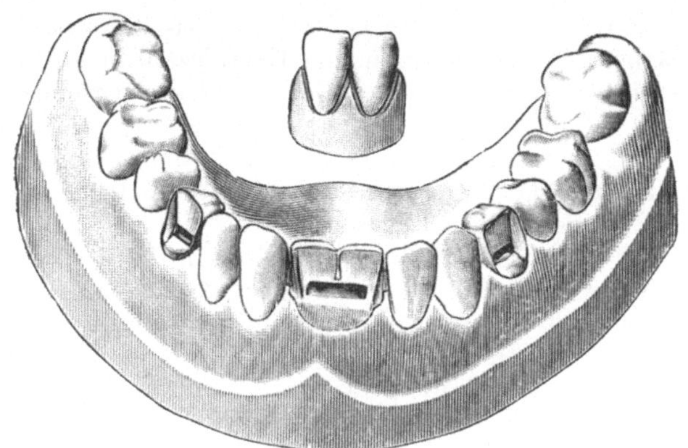

Abb. 91. Stützprothese vor dem Einzementieren der künstlichen Zähne.
(Abb. 91—93 gehören zusammen.)

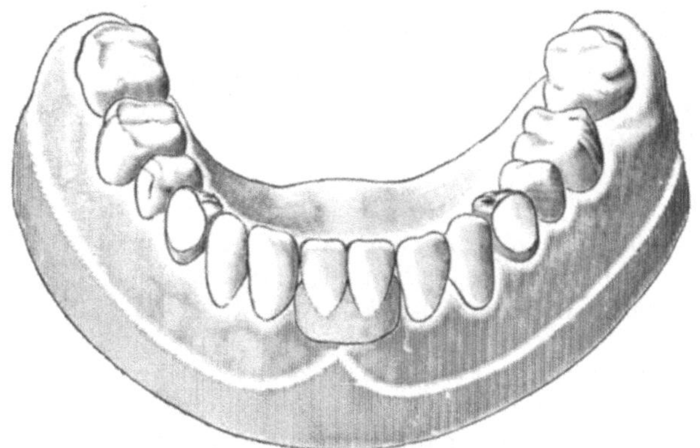

Abb. 92. Stützprothese nach dem Einzementieren der künstlichen Zähne. (S. Abb. 91.)

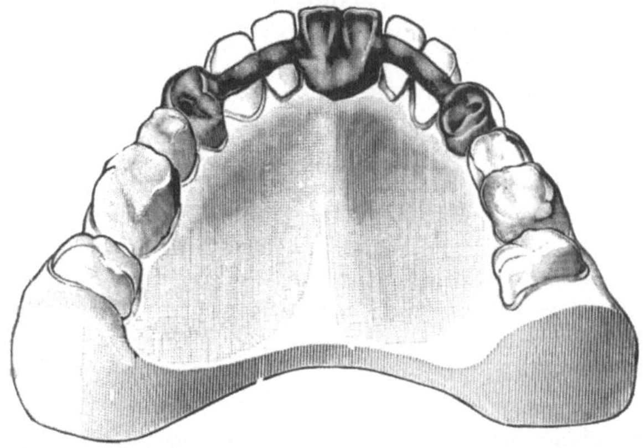

Abb. 93. Stützprothese von hinten gesehen. (S. Abb. 91 u. 92.)

sind, Zahnfleischzähne Verwendung finden, indem man entweder einen fertigen Zahnfleischblock in die Lücke einschleift oder das Zahnfleisch modelliert und an den künstlichen Zahn anschmilzt. Die Verwendung eines solchen Zahnfleischblockes an einer der eben beschriebenen ähnlichen Stützprothese ist durch Abb. 91—93 veranschaulicht. Es handelt sich um den Ersatz von $\overline{4\,u.\,1\,|\,1\,u.\,4}$.

Die Schönheit des Ersatzes der geschwundenen Zahnfleischpartie liegt bei einer solchen Arbeit darin, daß man das Emaillezahnfleisch des Blockes nach allen Seiten so fein verlaufen läßt, daß die Linie des Überganges des künstlichen Zahnfleisches in das natürliche völlig verschwindet. Da die Schrumpfung über den ursprünglich von den beiden fehlenden Zähnen eingenommenen Raum hinausgeht, muß auch das künstliche Zahnfleisch seitlich etwas weiterreichen. Das künstliche Zahnfleisch ist daher breiter als der zwischen den beiden seitlichen Schneidezähnen vorhandene Platz und kann, da der Stützapparat seiner Schiene und Stifte wegen von oben eingeführt werden muß, nicht mit diesem zusammen an seinen Platz gelangen. Man müßte den Zahnfleischblock seitlich stark beschleifen und dadurch seine Schönheit zerstören, wenn man sich diese Möglichkeit schaffen wollte. Infolgedessen tut man gut daran, das Einzementieren des Zahnfleischblockes erst nach der Befestigung des Stützapparates vorzunehmen. Bei genügender Vorsicht hinsichtlich des Austrocknens und Trockenhaltens der Fassungen für die künstlichen Zähne während des Einzementierens sitzen die künstlichen Zähne, wenn sie im Munde einzementiert werden, ebenso fest, als wenn diese Arbeit außerhalb des Mundes vorgenommen wurde (Abb. 91).

Es muß dabei in allen Phasen des Arbeitsvorganges äußerst vorsichtig verfahren werden. Abgesehen davon, daß das Lager für die Zähne gut unterschnitten, dabei absolut sauber und trocken sein muß, hat das Anrühren und vor allem das Einführen des Zementes in das Lager der Zähne bzw. des Blockes recht sorgfältig zu geschehen. Es ist darauf zu achten, daß die Kammer völlig blasenlos gefüllt wird. Der Block wird dann in sein Lager gepreßt und mit dem Finger festgehalten, bis das Zement völlig erhärtet ist. Läßt man den Block früher los, so besteht die Gefahr, daß die elastische Unterlage des natürlichen Zahnfleisches den Block loshebt (Abb. 92).

Nur einseitig befestigte Ersatzzähne dürfen — wie an Brückenarbeiten — so erst recht an Stützapparaten für gelockerte Zähne nur in seltenen Fällen Verwendung finden. Nur wenn das Stützgefüge an festen Brücken so stark verankert ist, daß keine übermäßige oder einseitige Kräftewirkung auf den gestützten Zähnen oder den freischwebenden Kronen ruht, darf der Zahnbogen unter Umständen durch freischwebende künstliche Kronen erweitert werden. Es ist dabei nicht zu vergessen, daß dann nicht der Stützapparat, sondern die Brückenarbeiten die eigentlichen Träger sind. Eine solche Konstruktion wollen wir an einem Falle aus der Praxis (Abb. 94—100) erläutern, in dem die Bißdruckverhältnisse insofern besonders günstig waren, als dem auf kräftigen Wurzeln ruhenden Stütz- und Ersatzgefüge des Unterkiefers eine vom Oberkiefer getragene Plattenprothese entgegenwirkte, von der eine Überlastung der gestützten Zähne oder des freischwebenden Brückenteiles nicht zu erwarten stand. Es handelt sich um einen Fall, in welchem auf der einen Seite eine Verschraubung die Verbindung einer Stützschiene mit einer Brückenarbeit herstellt, während auf der anderen Seite eine feste Verlötung zwischen der Schiene und einer festsitzenden Brückenarbeit besteht. Die vier Schneidezähne des Unterkiefers (Abb. 94) sind gelockert, doch verspricht ihre Stützung durch eine Stiftschiene noch für die Dauer Erfolg. Der linke Eckzahn ist noch fest, ebenso der Eckzahn der rechten Seite. Auf der rechten Seite ist außerdem der erste Prämolar, auf der linken Seite die beiden Prämolaren und ein kräftiger dritter Molar vorhanden.

Die Pulpa ist in sämtlichen Zähnen bis auf $\overline{4|}$ lebend, aus diesem Zahn, der mehrere Füllungen zeigt, ist die Pulpa entfernt, der Wurzelkanal ausgeräumt und gefüllt.

Der Behandlungsplan zielt auf die Wiederherstellung des Zahnbogens von etwa dem ersten Molaren der rechten bis zum dritten Molaren der linken Seite unter Stützung der Vorderzähne und unter Ausnutzung und Zusammenfassung des gesamten natürlichen Zahn- bzw. Wurzelmaterials (Abb. 98—100).

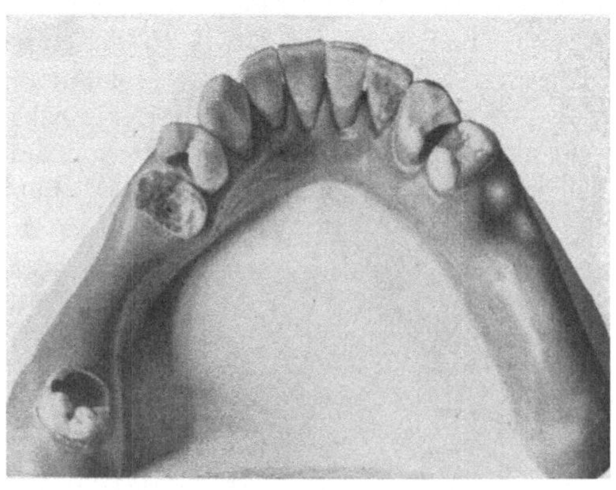

Abb. 94. Zustand vor Beginn der Behandlung. (Abb. 94—100 gehören zusammen.)

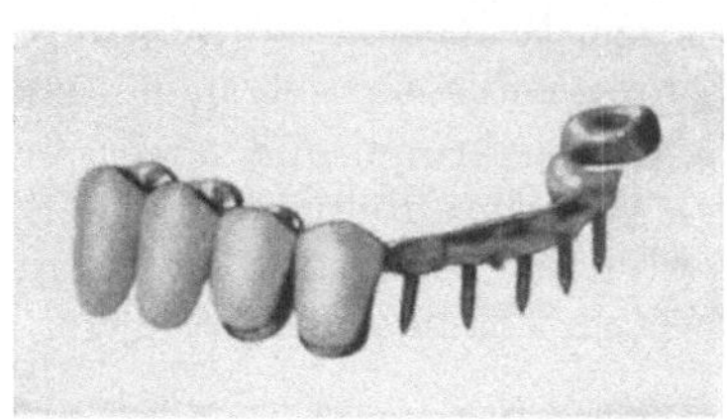

Abb. 96. Stiftschiene für die Frontzähne auf der linken Seite mit einer um den ersten Prämolaren herumgreifenden Verschraubung, auf der rechten Seite mit einer festen Brücke verbunden. (S. Abb. 94 u. 95.)

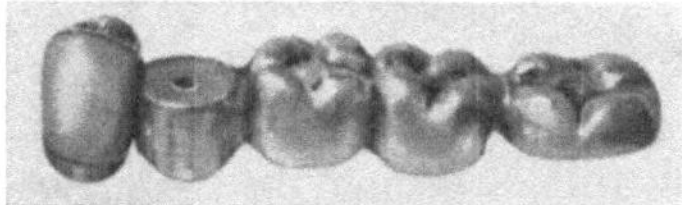

Abb. 97. Brücke für die linke Seite, in welche die Verschraubung der Stiftschiene eingreift. (S. Abb. 98—100.)

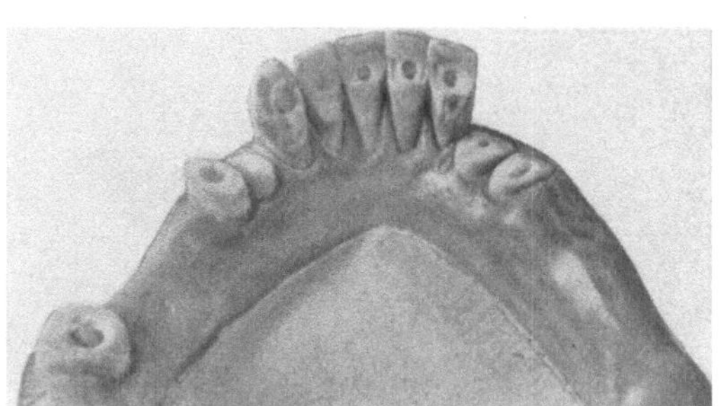

Abb. 95. Zustand nach der Herrichtung des Zahn- und Wurzelmaterials. (S. Abb. 94.)

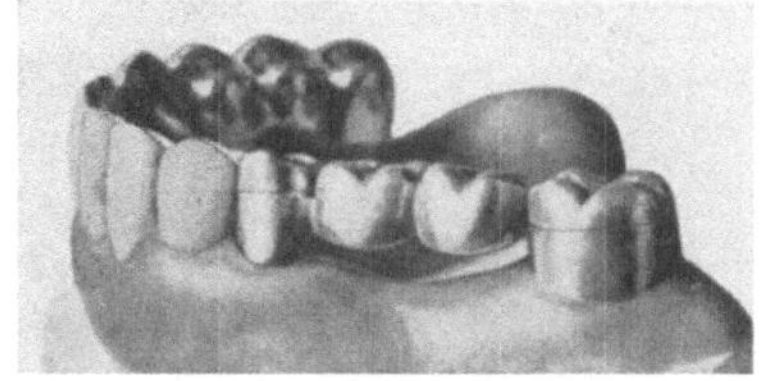

Abb. 98. Die Brücken- und Stützarbeit, von der linken Seite gesehen.

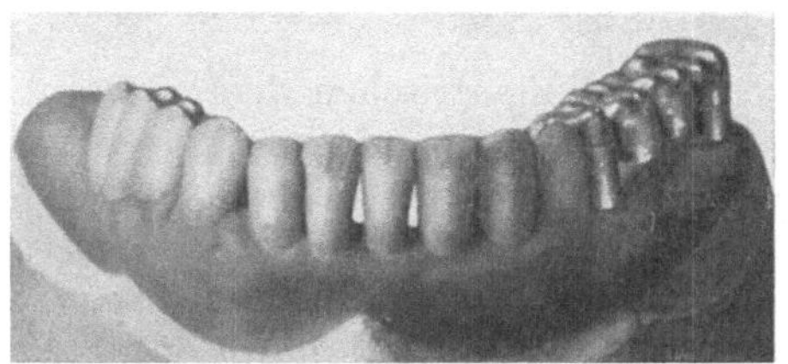

Abb. 99. Die Brücken- und Stützarbeit, von vorne gesehen.

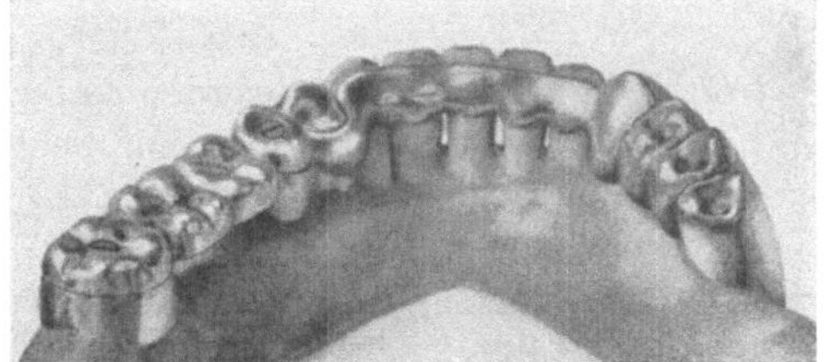

Abb. 100. Die Brücken- und Stützarbeit, von hinten gesehen. (S. Abb. 98 u. 99.)

Dieser Plan wird folgendermaßen ausgeführt:

1. Die Pulpen sämtlicher lebender Zähne werden kauterisiert, die Wurzelkanäle ausgeräumt und gefüllt.

2. Die Schneidezähne und der linke Eckzahn werden durch eine Stiftschiene gestützt. Auf der rechten Seite sind $\overline{4\,3|}$ mit kräftigen Ringbandkronen zu

versehen, die mit der Stiftschiene, untereinander und mit zwei freischwebenden Kronen durch Lötschwemmung fest verbunden werden.

3. Auf der linken Seite wird eine auf $\overline{458}$ ruhende Brücke angebracht, in die von der Stiftschiene her eine Verschraubung eingreift.

Die Brücke ist hinten durch den starken Deckel einer auf $\overline{8}$ angebrachten Schraubenkrone getragen, vorne mit dem Basisteile einer auf $\overline{5}$ sitzenden Schraubenkrone und einer auf $\overline{4}$ befestigten Wurzelbandkrone verbunden. Die Verschraubung, die die Stiftschiene auf der linken Seite mit der Brücke verbindet, wird um die vordere Trägerkrone herumgeführt und in die von dem zweiten Prämolaren getragene Krone gelegt, damit der erste Prämolar mit einer

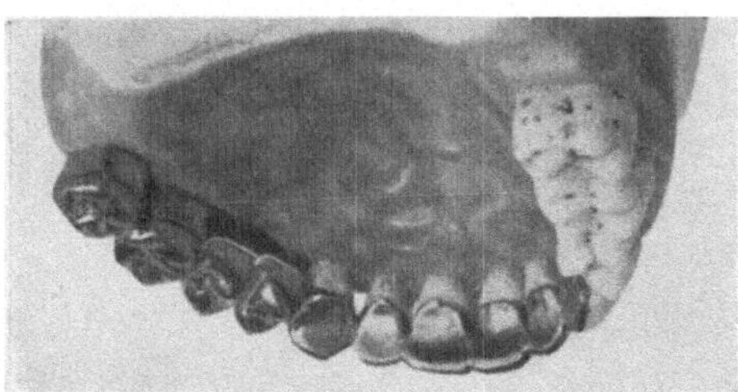

Abb. 101. Stützung der Frontzähne des Oberkiefers durch eine Stiftschiene, des ersten und zweiten Molaren durch eine Schraubenkronenverbindung, zwischen beiden Apparaten Brückenarbeit zum Ersatz der Prämolaren.

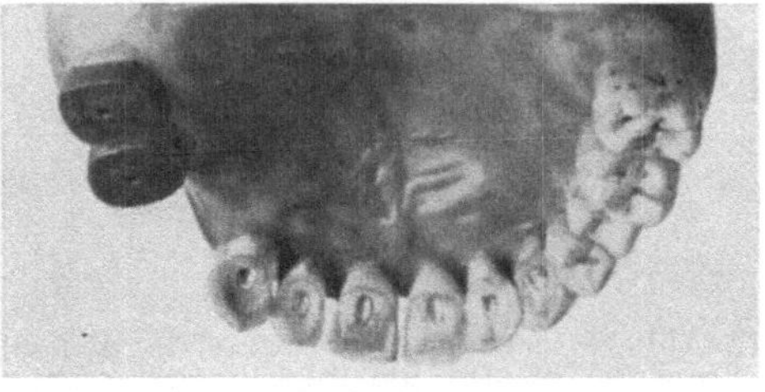

Abb. 102. Die Trägerzähne präpariert für die Aufnahme der durch Abb. 101 gezeigten Stützprothese.

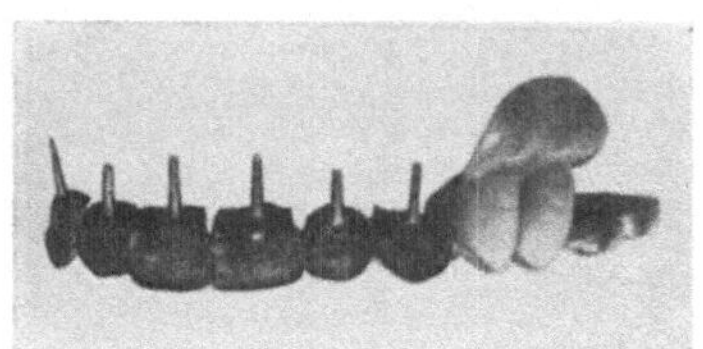

Abb. 103. Die durch Abb. 101—104 gezeigte Stützprothese.

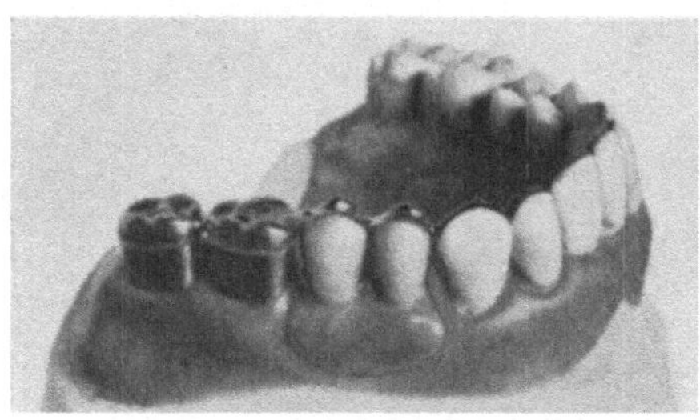

Abb. 104. Die durch Abb. 101—103 gezeigte Stützprothese in situ von der Seite gesehen.

Porzellanfront versehen werden kann. Die Verbindung zwischen dem rechten Ende der Stiftschiene und den beiden untereinander verbundenen von $\overline{43}$ getragenen Kronen wird besonders kräftig hergestellt, damit die Verbindungsstelle nicht nachgeben kann. Ebenso wird die Verbindung zwischen der von $\overline{4}$ getragenen Krone und den an ihr ansitzenden freischwebenden Gliedern äußerst kräftig gestaltet; die letzteren werden lingualwärts abgeschrägt, um unterspülbar zu bleiben. Die sichtbaren Kronenfronten werden durch Porzellan gedeckt (Abb. 98—100).

Es können auch mehrere Gruppen gestützter Zähne durch künstliche Zähne in einer Weise verbunden werden, daß eine Art Brückenarbeit entsteht, deren vorderer und hinterer Träger je eine gestützte Zahngruppe ist. So lassen sich zwischen den durch eine Stiftschiene gestützten Vorderzähnen und den durch eine Schraubenkronenverbindung zusammengefaßten Molaren Ersatzzähne für die Prämolaren anbringen, wie dies Abb. 101—104 zeigt.

Es kommt bei solchen Konstruktionen besonders darauf an, die Festigkeit der gestützten Zahngruppen und den Bißdruck zu prüfen, der auf dem Ganzen ruht. Ist die Festigkeit der Träger durch die Stützung für lange Zeit gewährleistet und sind die auf den verschiedenen Punkten der Brückenarbeit gerichteten Kräftewirkungen untereinander ausgeglichen, ist ferner die Belastung der Brücke im Sinne des Artikulationsgleichgewichtes des Gesamtbisses eine normale, so kann eine von zwei oder mehr Gruppen gestützter Zähne getragene feste Brücke für lange Zeit hinaus vortreffliche Dienste leisten, vorausgesetzt, daß die Lockerung der Trägerzähne nicht, durch andere Momente beschleunigt, fortschreitet. Eine starke Verbindung zwischen dem Brückenkörper, der Stiftschiene und den Schraubendeckeln ist erforderlich, um den ganzen Apparat widerstandsfähig zu machen.

C. Verbindung von Stützvorrichtungen mit herausnehmbaren Prothesen.

Im Unterkiefer können gestützte Zahngruppen und ihre Stützvorrichtungen den Prothesen, die sich an sie anlehnen, einen guten Halt gewähren. Voraus-

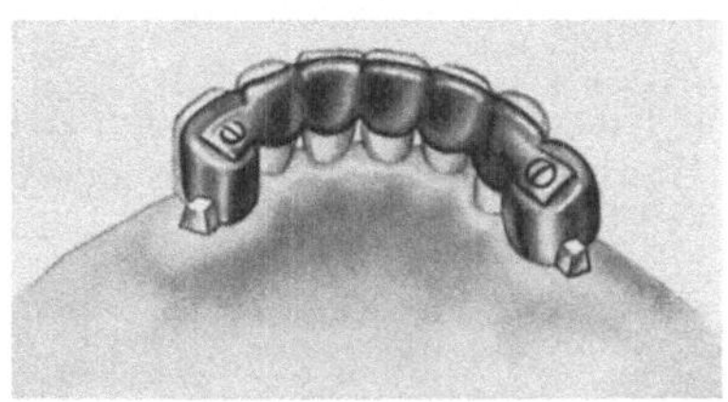

Abb. 105. Die Stiftschiene mit Stützzapfen in situ (Rumpel). (S. Abb. 106.)

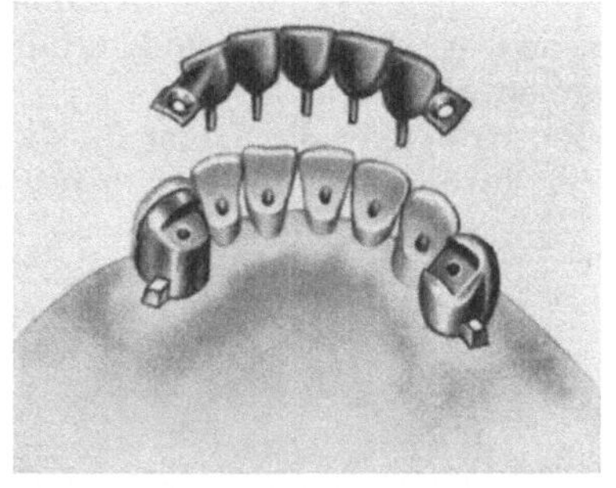

Abb. 106. Die Stiftschiene und die Kronen mit Verschraubungen und Stützzapfen vor ihrer Befestigung (Rumpel). (S. Abb. 105.)

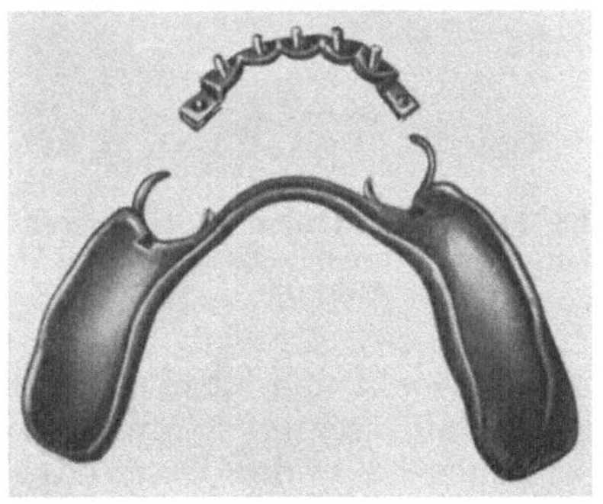

Abb. 107. Die Unterseite der Stiftschiene mit der Prothese (Rumpel). (S. Abb. 105 u. 106.)

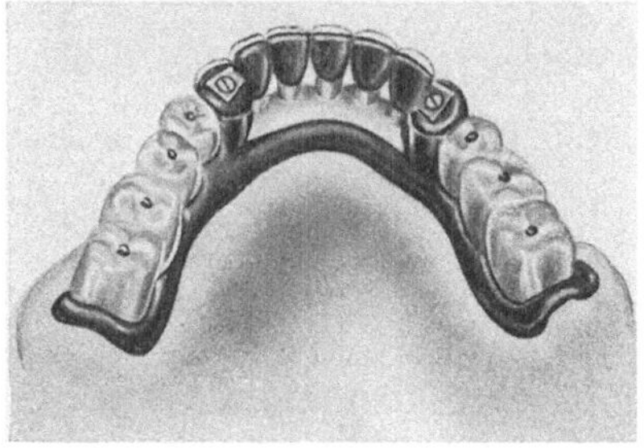

Abb. 108. Die Prothese in situ (Rumpel). (S. Abb. 105—107.)

setzung für diese Nutzbarmachung des Stützverfahrens ist, daß die herausnehmbare Prothese die immobilisierten Zähne nicht schädigt, wie dies sowohl durch die Anklammerung, wie durch die Belastung geschehen kann. Der auf einer herausnehmbaren Prothese ruhende Kaudruck muß dem Ausgleich und

der Entlastung der gestützten Zahngruppe dienen, darf diese aber niemals über-
lasten. Die Befestigungsvorrichtungen müssen daher so konstruiert sein, daß
sie ein Entweichen der Prothese aus der ihr bestimmten Lage verhindern, aber
nicht den auf ihr ruhenden Kaudruck auf die gestützte Zahngruppe übertragen,
oder an derselben rütteln. Einer der häufigen Fälle, in denen gestützte natürliche Zähne einer herausnehmbaren Prothese den erforderlichen Halt gewähren
und dabei in einer Weise entlastet werden können, daß die Beanspruchung
durch die Prothese ihrer Erhaltung nur förderlich erscheint, ist beispielsweise
dann gegeben, wenn 8—5|5—8 fehlen, 3 2 1|1 2 3 gelockert waren und durch

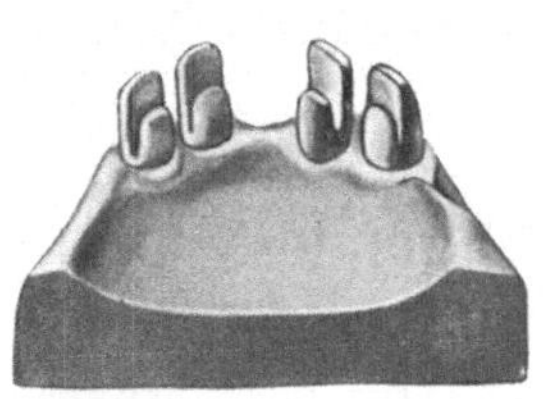

eine Stützschiene gestützt sind, die auf jeder Seite
mit von 4|4 getragenen Kronen verbunden ist.
Eine herausnehmbare Prothese, die 7 6 5|5 6 7 er-
setzt, findet durch starke parallel gestaltete Klam-
mern, an den von 4|4 getragenen Kronen einen
vortrefflichen Halt und entlastet die gestützte Vorder-
zahngruppe. Die von 4|4 getragenen Kronen werden
mit einem in der Höhe des Zahnfleischsaumes liegenden und um ihren freien Umfang herumführenden
Absatz versehen, einer sog. „Rast", auf der die
Klammer ruht. Diese Rast verhindert ein Herab-

Abb. 109. Zur Stützung
präparierte Zähne (Smith).

rutschen der Klammer und damit eine Schädigung des Zahnfleisches und des
Ligamentum circulare.

Rumpel, der das Lager für die Schiene im Rücken der zu stützenden Zähne
in der Form eines dreieckigen prismatischen Raumes anlegt, die Schienenenden

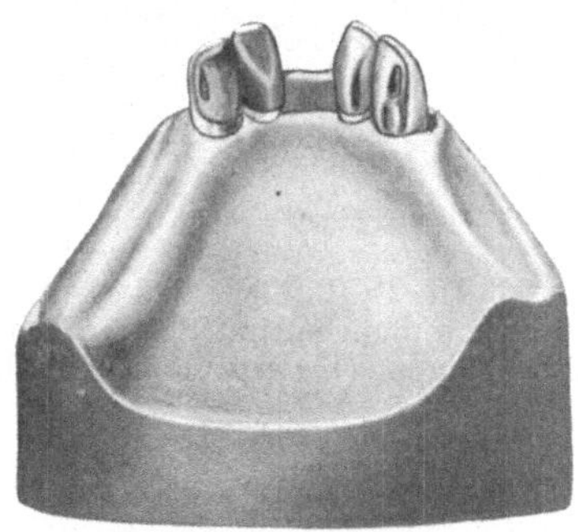

Abb. 110. Der Stützapparat in situ
(Smith). (S. Abb. 109.)

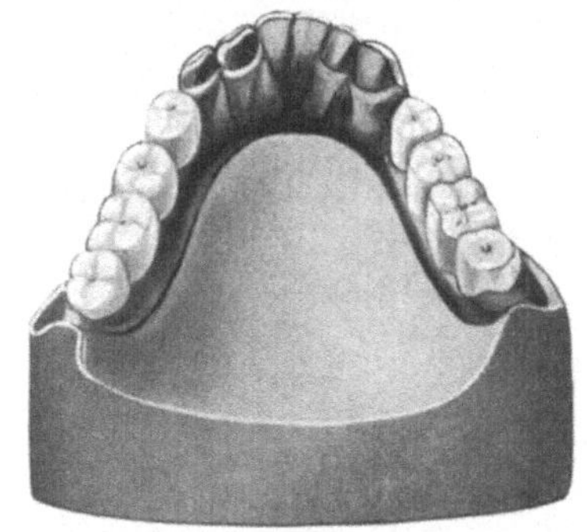

Abb. 111. Die auf dem Stützapparat und
dem Kiefer ruhende Prothese (Smith).
(S. Abb. 109 u. 110.)

beiderseits in den massiven Körper einer Krone versenkt und hier verschraubt,
bringt an den distalen Flächen dieser Kronen schwalbenschwanzförmige Zapfen
an, die in entsprechende kastenförmige Vertiefungen an der Unterseite der
Prothese passen und dieser neben den kräftigen Klammern einen starken Halt
geben (Abb. 105—108). Hier ist auf ein scheinbar kleines aber wichtiges Moment
zu achten, damit die Verwendung der Rastklammern und der von Rumpel
beschriebenen Auflagerung der Prothese auf den an der Distalseite der Kronen
angebrachten Zapfen nicht zu einer übermäßigen Belastung der gestützten
Zahngruppe führt.

Bekanntlich preßt sich eine unter vertikalem Bißdruck stehende Prothese
um ein gewisses in die den Kiefer deckenden Weichteile hinein. Diesem Umstande muß dadurch Rechnung getragen werden, daß die Aussparung im Innern

der Klammern bzw. an der Unterseite der Prothese für den Absatz oder Zapfen etwas tiefer angelegt wird, als es auf dem Gipsmodell für den korrekten Sitz der Prothese und ihrer Klammer nötig erscheint[1]. Die Decke des für den Vorsprung vorgesehenen Hohlraumes soll erst dann, wenn die ganze Prothese sich gesenkt hat und nur dem Kiefer fest aufliegt, auf dem Zapfen bzw. dem Vorsprung ruhen. Nur dann bedeutet diese Auflagerung keine Belastung über den angestrebten Kräfteausgleich hinaus.

Im Unterkiefer liegen, wie wir bereits ausführten, die Verhältnisse für die Ausnutzung gestützter Zähne zur Befestigung herausnehmbarer Prothesen wesentlich günstiger als im Oberkiefer. Wenige Zähne genügen hier, um einem Zahnersatzstück unter Umständen dauernd einen guten Halt zu sichern. Wenn beispielsweise nur die seitlichen Schneide- und Eckzähne im Unterkiefer vorhanden, leicht gelockert, aber noch für die Stützung geeignet sind, kann ihre Zusammenfassung in einem festen Gefüge einen vortrefflichen Stützpunkt für eine abnehmbare Prothese abgeben. Ein charakteristischer Fall ist von

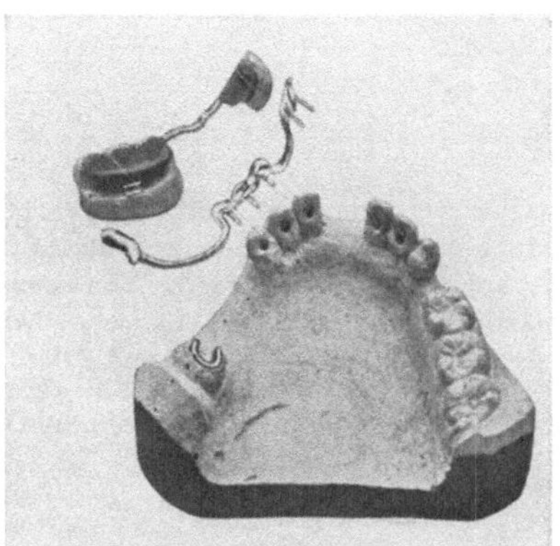

Abb. 112. Die zur Stützung präparierten Zähne, die Stützschiene und die Prothese (Grieves.)

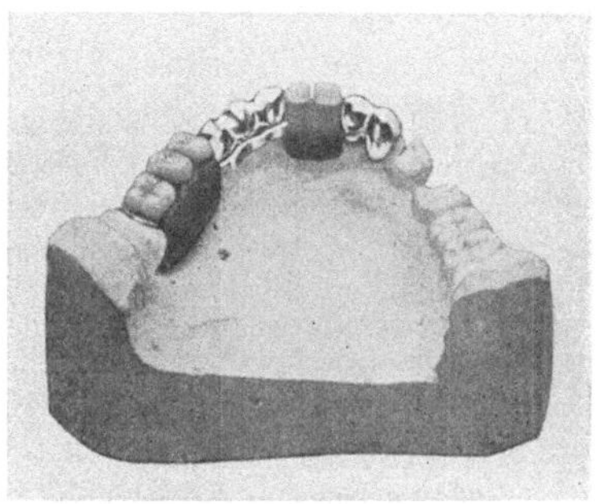

Abb. 113. Die Stützschiene und die Prothese in situ (Grieves). (S. Abb. 112.)

Ch. E. Smith veröffentlicht worden, den wir hier als Beispiel wählen. Derselbe versieht die vorhandenen vier Zähne mit Carmichaelkronen, die er unter sich verbindet. Über die Lücke hinweg führt er eine kräftige Leiste (Abb. 110).

An den distalen Seiten des Körpers der Eckzahnkrone bringt Smith Schlitze an, dann stellt er eine aus Gold gegossene Platte her, die über die Leiste übergreift und sich genau auf dieselbe auffügen läßt, während kleine Vorsprünge in die an den Distalflächen der Eckzähne vorgesehenen Schlitze eingreifen. Die Platte erhält hierdurch und gibt andererseits den gestützten Zähnen einen festen Halt. Die Prothese bedarf keiner Klammern und läßt sich ohne Widerstand und ohne das Stützgefüge zu erschüttern, einsetzen und herausnehmen.

Das Problem der Verbindung von Stützvorrichtungen und herausnehmbarem Zahnersatz ist in ähnlicher Weise von Clarens J. Grieves angefaßt worden. Grieves zeigt den von ihm gewählten Weg an einem Falle, in welchem im Unterkiefer die beiden mittleren Schneidezähne, ferner auf der linken Seite der zweite Prämolar, sowie der erste und zweite Molar und auf der rechten Seite der zweite Prämolar fehlt. Gelockert sind die vorhandenen Schneide- und Eckzähne und der Prämolar der rechten Seite. Grieves stellt für $\overline{3\,2|}$ und $\overline{|2\,3\,4}$

---

[1] Wir verweisen auf das im Abschnitt „Abnehmbare Brückenarbeiten" über die Verwendung der Riechelmannschen Zwischenscheiben Gesagte.

je eine gegossene Stiftschiene her und zementiert in die Mesialseite des ⌐7 die
Fassung für eine Gußfüllung ein. Diese Fassung greift auf die Kaufläche über
und reicht an der mesialen Approximalfläche des Molaren herab; dann fertigt
er eine in die Fassung exakt hineinpassende Gußfüllung an. Diese Gußfüllung
verbindet Grieves durch ein kantiges Drahtband, das dem Alveolarwall aufliegt,
mit den beiden kleinen Stiftschienen (Abb. 112) und zementiert den nun ent-

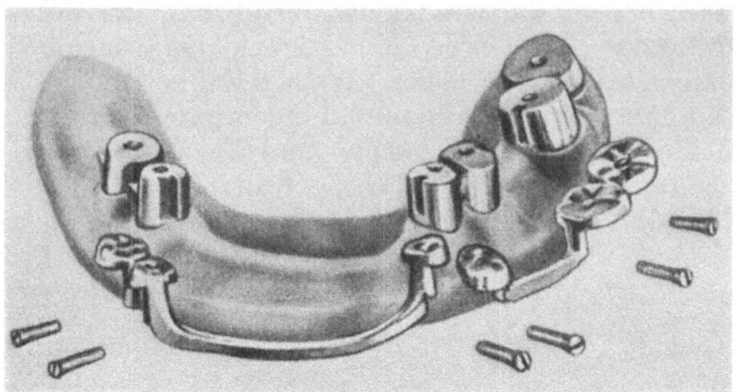

Abb. 114. 5 4 ⌐4 5 7 8 mit Schraubenkronenbasisteilen versehen, die paarweise verbunden
sind. An der Distalseite von 5⌐ ist dicht über dem Zahnfleischsaum ein Stützzapfen zu
sehen; an den den Lücken zugekehrten Seiten der auf 4⌐, ⌐4 5 und ⌐7 sitzenden Basisteile
verlaufen kastenförmige Nuten. Die Schraubenkronendeckel für 5 4⌐ und ⌐4, sowie für
⌐5, ⌐7 8 sind durch Vierkantdrähte verbunden, die dem Alveolarwall folgen. Die Enden
dieser Vierkantdrähte sind mit den unteren Enden der Zapfen verlötet, die von den
Schraubenkronendeckeln aus in die Nuten der Basisteile eingreifen. Daneben die Schrauben
zur Befestigung der Stützgefüge.

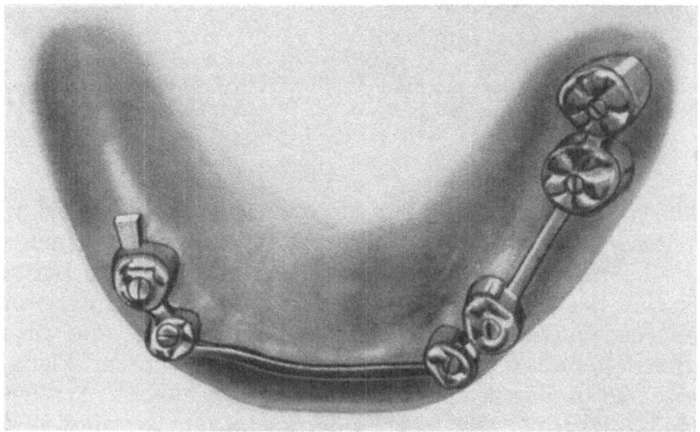

Abb. 115. (Gehört zu Abb. 114—118.) Das zusammengeschraubte Stützgefüge.

standenen Verbindungs- und Stützapparat in sein Lager ein. Durch eine herausnehmbare Prothese, die aus zwei durch einen kräftigen Drahtbügel verbundenen
Teilen besteht, schließt Grieves die zwischen den gestützten Zähnen vorhandenen Lücken. Diese Prothese findet dadurch einen starken Halt, daß der
kantige Draht, der über dem Alveolarwall hinführt, sich in eine an ihrer Unterseite angebrachte Rinne einlagert und hier durch zwei elastische halbringförmige
Klammern befestigt wird (Abb. 113).

Wir haben die Aufgabe, eine Anzahl gelockerter Zähne zu immobilisieren
und einer abnehmbaren Prothese durch sie einen starken Halt und eine feste

Basis zu geben, in einem durch Abb. 114—118 veranschaulichten Falle so gelöst, daß das Stützgefüge zerlegbar blieb, die ganze Konstruktion aber, sowohl hinsichtlich des Nutzeffektes, wie für das subjektive Gefühl des Patienten einer stark verankerten Brücke völlig gleich kam.

Es waren im Oberkiefer des Patienten so viele brauchbare Pfeiler vorhanden, daß hier die Wiederherstellung des ganzen Zahnbogens durch eine feste Brücke möglich war. Im Unterkiefer jedoch blieben nach Ausräumung des nicht erhaltbaren Materials nur $\overline{5\,4}|\overline{4\,5\,7\,8}$ zurück. Diese Zähne waren alle mehr oder weniger gelockert und ziemlich weit aus der Alveole herausgetreten.

Sie wurden nach der Devitalisation, Exstirpation der Pulpa und Füllung der Wurzelkanäle so weit gekürzt, wie es für die Anlage der Bißebene notwendig erschien. Dann wurden sämtliche Pfeiler mit den Basisteilen von Schraubenkronen versehen. Diese Basisteile waren paarweise durch Zwischenlötung je eines kleinen etwa 1 mm starken Drahtstückes verbunden, und zwar $\overline{4}|$ mit $\overline{5}|$, $|\overline{4}$ mit $|\overline{5}$ und $|\overline{6}$ mit $|\overline{7}$. Diese Verbindungen bildeten nur eine Unterstützung der starken Zusammenfassung, die später durch Stützbügel zwischen den Kronenpaaren hergestellt wurde. Sie wurden so angelegt, daß sie jederzeit leicht mit einem kleinen scharfen Carborundstein durchschnitten werden konnten (Abb. 114).

Die Basisteile der Schraubenkronen waren an der der Lücke zugekehrten Seite mit je einer Nute versehen, die in masticogingivaler Richtung bis nahe zum Zahnfleischsaum herabführten. In diese Nuten paßten Vierkantzapfen hinein, die beim Aufschrauben der Schraubenkronendeckel sich in die Nuten ein-

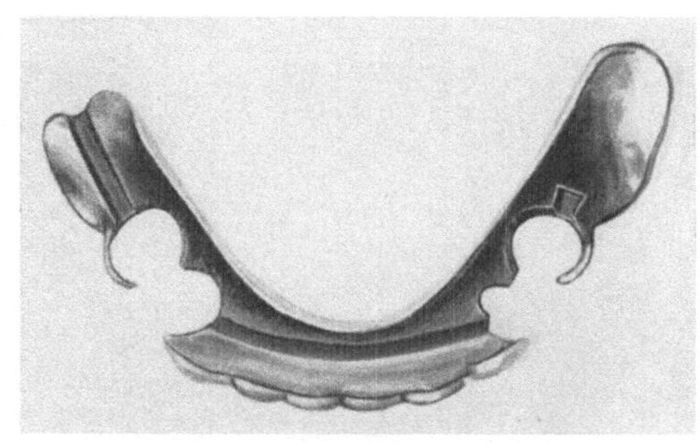

Abb. 116. (Gehört zu Abb. 114—118.) Die Unterseite der herausnehmbaren Prothese läßt die Rinnen und das Zapfenlager erkennen.

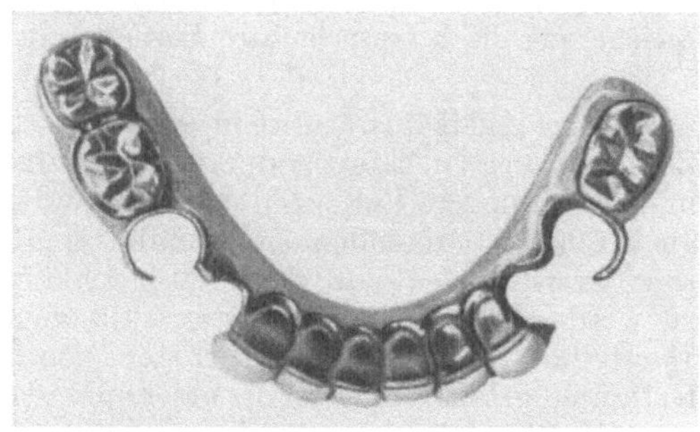

Abb. 117. (Gehört zu Abb. 114—118.) Die herausnehmbare Prothese für sich.

schoben. Die unteren dem Zahnfleisch zugelegenen Enden dieser Zapfen wurden zwischen $\overline{4}|$ und $|\overline{4}$ und zwischen $|\overline{5}$ und $|\overline{7}$ durch je einen vierkantigen Golddraht verbunden, der dem Alveolarwall folgte und der Schleimhaut leicht anlag. Der Schraubenkronenbasisteil auf $\overline{5}|$ hat an seiner Distalseite einen kurzen Zapfen als Stützpunkt für den rechtsseitigen Sattel der Prothese (Abb. 115).

Es wurde nun die Basisplatte für eine herausnehmbare Prothese modelliert und gegossen, die an ihrer Unterseite Rinnen für die Vierkantdrähte des Stützgefüges und hinter $\overline{5}|$ ein Lager für den hier angebrachten Stützzapfen erhielt (Abb. 116).

Diese Basisplatte wurde modelliert, nachdem die Vierkantdrähte und der Zapfen durch Auflage einer dünnen Guttaperchaschicht etwas erhöht waren. Es geschah dies im Sinne der Verwendung der Riechelmannschen Zwischenscheiben, damit die Prothese sich in die Schleimhaut, auf der sie ruht, hineinbeißen konnte, ohne das Stützgefüge zu überlasten. Die Basisplatte wurde mit starken, um 5̅| und |5̅ herumgreifenden Klammern versehen. Sie fand nun auf den Vierkantauflagen und zwischen den immobilisierten Zähnen einen sehr festen Halt. Der weitere Aufbau der herausnehmbaren Prothese vollzog sich in der üblichen Weise, indem zum Ersatz von 3̅2̅1̅|1̅2̅3̅ Zähne mit künstlichem Zahnfleisch aufgestellt und in eine der Basisplatte aufgelötete massive Goldfassung einzementiert wurden. Die Ersatzzähne für |6̅ und 7̅6̅| wurden durch unmittelbar der Basisplatte aufgelötete Goldkronen geschaffen (Abb. 117—118).

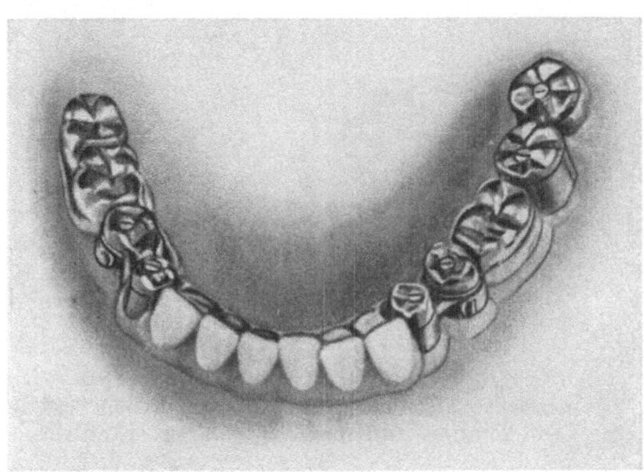

Abb. 118. (Gehört zu Abb. 114—118.) Das Stützgefüge und die herausnehmbare Prothese in situ.

Bei allen auf die Stützung gelockerter Zähne gerichteten Maßnahmen und allen Arbeiten, die mit denselben in Verbindung gebracht werden sollen, muß nach einem einheitlichen Plane vorgegangen werden. Dieser Plan ist so aufzustellen, daß alle Möglichkeiten, die die Zukunft für die zu stützenden Zähne und ihre Nachbarn bringen kann, in ihm erwogen und berücksichtigt sind. Es ist leicht, sich mit den Verhältnissen abzufinden, die unsere und des Patienten Aufmerksamkeit zunächst in Anspruch nehmen. Die am stärksten gelockerten Zähne wieder zu befestigen, wird sich unschwer ein Weg finden; viel wichtiger und im Sinne des Patienten dankenswert ist es, in den Arbeiten, die wir planen, auch schon kommenden Eventualitäten Rechnung zu tragen und die Apparate so zu konstruieren, daß sie die Möglichkeit bieten, auf andere Zähne ausgedehnt zu werden. Der Eventualitäten sind viele, und es ist unmöglich, sie in einer Darstellung der hauptsächlichsten Methoden zur mechanischen Wiederbefestigung gelockerter Zähne erschöpfend wiederzugeben. Der Zahnarzt aber, der die Wiederherstellung des Gesamtgebisses als das über jeder Teilaufgabe seines Wirkens stehende Problem auffaßt und der dabei technisch zu denken und zu konstruieren versteht, wird an Hand der hier in wenigen Beispielen gegebenen Methoden für jeden Fall selbst etwas zu schaffen wissen. In der Mannigfaltigkeit der technischen Konstruktionsmöglichkeiten liegt der Reiz dieser Arbeit.

Literaturverzeichnis.

Addicks, Fixierung loser Zähne. Korresp.bl. Zahnärzte, Okt. **1906**. — *Ames*, Schienen zur Befestigung loser Zähne. Österr.-ung. Vjschr. Zahnheilk. **1902**, H. 2, 322. — *Derselbe*, Bridge work as a possible factor in the cure of Pyorrhea Alveolaris. Dent. Cosmos **1903**, H. 5, 355. — *Avellan*, Untersuchungen über die Anwendbarkeit des Celluloids in der Zahntechnik. Österr.-ung. Vjschr. Zahnheilk. **1909**, H. 3, 786.

Berger, Über eine Modifikation der Mamlokschen Inlay- und Plättchenschiene usw. Österr. Z. Stomat. **1919**, H. 8, 183. — *Derselbe*, Eine Reparaturmethode losgelöster geschienter Zähne im Munde des Patienten. Österr. Z. Stomat. **1920**, H. 6, 246. — *Bock,*

Beitrag zur Wiederbefestigung lockerer Zähne. Dtsch. Mschr. Zahnheilk. 1925, 630. — *Derselbe*, Pathologie und Therapie der Zahnlockerung. Misch, Fortschr. Zahnheilk. 1926, 405. — *v. Bonsdorff*, Per, Goldeinlagen bei der Fixierung wackelnder Zähne. Zahnärztl. Rdsch. 1927, 120. — *Bruck*, Über die Befestigung lockerer Zähne. Dtsch. zahnärztl. Wschr. 1913, Nr 40, 735. — *Bruhn*, Zur Befestigung lose gewordener Schneide- und Eckzähne. Dtsch. Mschr. Zahnheilk. 1907, Augustheft. — *Derselbe*, Die mechanische Wiederbefestigung gelockerter Zähne. Dtsch. Zahnheilk. in Vorträgen 1911, H. 17/18, 57 ff. *Burgeß*, Moderne Befestigung für Brückenarbeiten und Befestiger für lose Zähne. Korresp.bl. Zahnärzte 1916, H. 3/4, 57.

Cieszyński, Schieberverankerung für orthopädische Prothesen des Ober- und Unterkiefers usw. Vjschr. Zahnheilk. 1921, H. 2, 167.

Falk, Ein Beitrag zum Kapitel Befestigungsschiene mit besonderer Berücksichtigung der Indikation. Vjschr. Zahnheilk. 1927, 337. — *Floris*, Die Therapie der Atrophia alveolaris praecox mit Zuhilfenahme von Stützapparaten. Arch. Zahnheilk. 1906, Nr 10 u. 1907, Nr 2.

Geist-Jacobi, Geschichte der Zahnheilkunde vom Jahre 3700 v. Chr. bis zur Gegenwart. Tübingen: Franz Pietzker 1896. — *Glogau*, Über Kronen, Brücken und Zahnschienen. Schweiz. Vjschr. Zahnheilk. Okt. 1901. — *Goldberger*, Beitrag zur Befestigung lockerer Zähne. Z. Stomat. 1927, 867. — *Grieves*, Pyorrhea retentions and dentures. Dent. Cosmos 1912, Nr 3, 269. — *Guttmann*, Zweckmäßige Verwendung von Halbkronen, Kronenringen und Halbkappen. Korresp.bl. Zahnärzte 1910, H. 4, 345.

Herbst, Die Befestigung lockerer Zähne. Korresp.bl. Zahnärzte 1902, 144. — *Horina*, Gebißplatten und Kronen aus Wiplametall. Vortr. 6. Hauptverslg Verbandes zahnärztl. Ver. Österreichs. Z. Stomat. 1926, 426. — *Housten*, Immobilizing as a cure for pyorrhea alveolaris. Dent. Cosmos 1909, Nr 4, 445. — *Hruska*, Befestigungsschienen. Zahnärztl. Rdsch. 1914, Nr 42, 450. — *Derselbe*, Über Immobilisationen. Zahnärztl. Rdsch. 1912, Nr 10, 374.

Jungmann, Temporäre Retention für lose Ober- und Unterschneidezähne. Dent. Summary 1912.

Katzner, Eine neue Befestigungsschiene für lockere Zähne. Vjschr. Zahnheilk. 1926, 138.

Loewe, Abschraubbare Befestigungsschienen nach dem Rheinschen System. Dtsch. Mschr. Zahnheilk. 1921, 67. — *Luniatschek*, Die Befestigung lockerer Zähne mit abnehmbaren Apparaten. Dtsch. zahnärztl. Wschr. 1910, Nr 26. — *Derselbe*, Die Befestigung lockerer Zähne mit einem abnehmbaren Apparat. Österr.-ung. Vjschr. Zahnheilk. 1913, H. 2, 247.

Mamlok, Die Befestigungsschiene. Berlin 1912.

Neumann, Befestigung lockerer Zähne bei Alveolarpyorrhea. Dtsch. Mschr. Zahnheilk. 1913, Nr 4, 225. — *Derselbe*, Celluloidarbeiten, Wiederherstellung und Verwendung in der Praxis, insbesondere bei der Behandlung der Alveolarpyorrhea. Dtsch. zahnärztl. Wschr. 1913, Nr 23, 423. — *Neuschmidt*, Gabelfixierapparat. Korresp.bl. Zahnärzte 1913, Nr 4, 339.

Rhein, Splinting loosened teeth in Pyorrhea alveolaris. Dent. Cosmos 1903, Nr 5, 369. — *Roberts*, Indianische Methode lockere Zähne zu befestigen. Brit. J. dent. Sci. 1862, H. 3. — *Rumpel*, Befestigung lockerer Zähne zur Gewinnung von Stützpunkten für abnehmbare Prothesen. Dtsch. zahnärztl. Wschr. 1911, Nr 44, 893.

Sachs, Die mechanische Wiederbefestigung durch Alveolarpyorrhea stark gelockerter Zähne. Österr.-ung. Vjschr. Zahnheilk. 1906, H. 1, 14. — *Smith*, A few examples of retaining plates for Pyorrhea. Verh. 5. internat. Zahnärzte-Kongreß 2, 245 (1909). — *Stein*, Die Kettenschiene zur Verbindung und Fixation der Zähne. Z. Stomat. 1928, 34. — *Steinberg*, Beitrag zur mechanischen Befestigung lockerer Zähne, insbesondere bei geheilten Kieferbrüchen. Österr.-ung. Vjschr. Zahnheilk. 1917, H. 1, 101.

Thiersch, Immobilisation bei Fällen weit vorgeschrittener Alveolarpyorrhea. Schweiz. Vjschr. Zahnheilk. 1909, H. 4, 273. — *Derselbe*, Moderne Anforderungen an Immobilisationsapparate für Alveolarpyorrhea. Verh. 5. internat. Zahnärzte-Kongreß 2, 90 (1909). — *Trebitsch*, Verwendung von Cadmium bei Goldgußformen. Zahnärztl. Rdsch. 1927, 363.

Wallisch, Der lockere Zahn und seine Befestigung. Österr.-ung. Vjschr. Zahnheilk. 1916, H. 3/4, 232. — *Warnekros*, Die gebogene Goldgußeinlage für Füllungen und eine neue Anwendung des Goldgusses als Sattelbrücke beim Zahnersatz. Korresp.bl. Zahnärzte 1911, H. 1. — *Weiser*, Die M. L. Rheinsche Methode der Fixation lockerer Zähne und Modifikationen derselben. Österr.-ung. Vjschr. Zahnheilk. 1904, H. 1, 35. — *Witkowski*, Befestigung lockerer Zähne. Berlin: Berlinsche Verlagsanstalt 1910. — *Wolff*, Die Wiederbefestigung lockerer Zähne. Berlin 1920.

Die Herstellung der Obturatoren für angeborene und erworbene Defekte.

Von

Dr. **Fried. Hauptmeyer**, Essen-Ruhr.

Mit 18 Abbildungen im Text.

Der Herstellung von Obturatoren hat, wie beim Zahnersatz, eine eingehende Sanierung der Mund- und Rachenhöhle vorauszugehen. Cariöse Zähne müssen zuvor gefüllt, oder, wenn eine konservierende Behandlung nicht mehr möglich ist, entfernt werden. Der Rachenkatarrh wird zweckmäßig durch Spülungen mit desinfizierenden und desodorierenden Gurgelwässern bekämpft. Gut hat sich das Alsol bewährt, das in $1—3\%$iger Lösung mit einem Spritzapparat im Munde und Schlunde verstäubt wird. Bei Kindern ist eine solche Vorbehandlung recht behutsam auszuführen, da die an sich schon scheuen und ängstlichen Wesen sonst kaum weiteren Maßnahmen zugänglich werden. Ratsam für alle Fälle scheint es, ein langsames Einschleichen in die Behandlung zu üben und wenn möglich alle mit Schmerzen verbundenen Eingriffe, wie das Entfernen fauler Wurzelstümpfchen von einem Mitarbeiter vollziehen zu lassen, der nichts mit der nachherigen Anfertigung des Obturators zu tun hat. Das ängstliche Kind

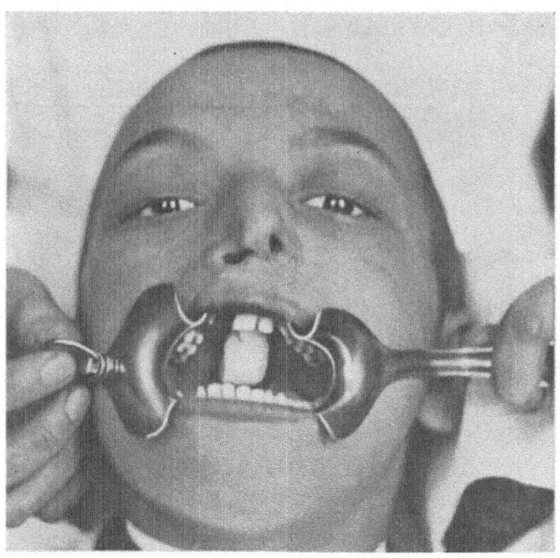

Abb. 1. Der vor dem Abdrucknehmen mit einem gewickelten Gazetupfer verstopfte Spalt.

darf den Prothetiker nur als den „guten Zahnarzt" kennen. Ein Obturator hat, um es zu wiederholen, im allgemeinen die Aufgabe, die Nahrungsaufnahme zu erleichtern und eine normale Atmung und Sprache zu ermöglichen, im besonderen den fehlenden Stützpunkt für die Gaumen- und Schlundmuskulatur abzugeben, damit diese Organe ihre physiologischen Funktionen verrichten können. Die Prothese soll nur die anatomische Korrektur vollführen, ohne direkten Anteil an dem Schluck-, Atem- und Sprechmechanismus zu nehmen. Ihre Rolle ist eine rein passive. Der Träger der aktiven Tätigkeit ist die Muskulatur, die sich durch Übung allmählich unter Zuhilfenahme der künstlich geschaffenen Anlageflächen von selbst zu einem vollwertigen Gliede entwickelt. Alle komplizierten Apparate, die in dem Gedanken ersonnen sind, einen möglichst vollkommenen, künstlichen Ersatz für den weichen Gaumen zu schaffen, fallen aus. Die technische Herstellung der bereits im 1. Bande skizzierten einfachen Apparate ist bei den angeborenen und erworbenen Defekten die gleiche.

Der Werdegang eines Obturators gliedert sich in die Anfertigung der Basisplatte und die dann folgende Modellierung des Kloßes in der Mundhöhle mit schwarzer Guttapercha, wie es Suersen angegeben hat. Zur Gewinnung eines Arbeitsmodelles für die Grundplatte ist ein Abdruck vom Oberkiefer notwendig, der am besten mit Gips gewonnen wird. Ich benutze die Kühnsche Abdruckgipskomposition. Die Wahl des Mundlöffels hat nach den Regeln wie beim Anfertigen von Zahnersatz zu geschehen. Besondere Löffelformen für Gaumendefekte, die vielfach verwendet werden, sind durchaus nicht nötig. Ist der harte und weiche Gaumen offen, so wird der Spalt mit einem gewickelten Gazetupfer verstopft. Lose Watte oder Gazestreifen eignen sich weniger gut. Ein Zipfel des Tupfers ragt frei in die Mundhöhle hinein (Abb. 1). Der glatte Abdrucklöffel wird, ohne daß er zuvor mit Haftpunkten aus Wachs, Stents od. dgl. versehen wird, mit Gips beschickt und die Form vom Oberkiefer genommen

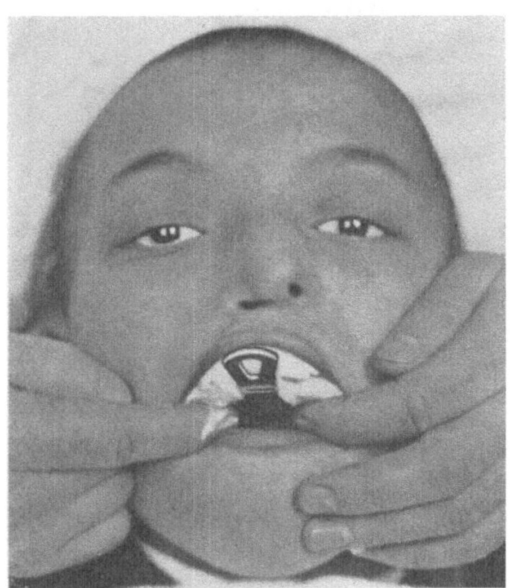

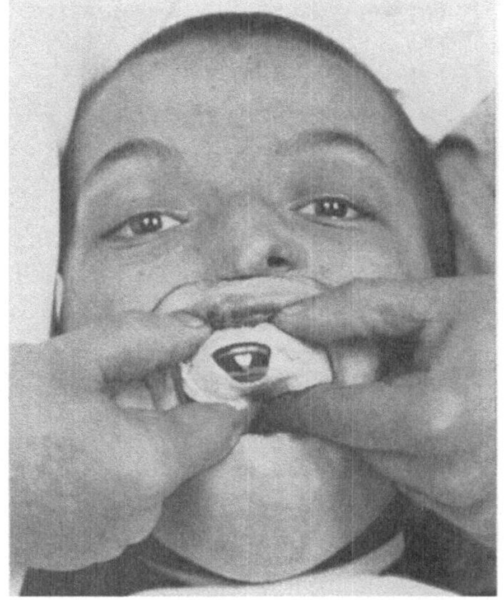

Abb. 2. Das Abdrucknehmen mit Gips beim Gaumenspalt.

Abb. 3. Loshebeln des Abdruckes. Die Daumen greifen an der Umschlagfalte auf den Gips.

(Abb. 2). Nach dem Erhärten des Gipses wird nicht der Löffelstiel zum Abhebeln benutzt, sondern die beiden Daumen greifen hoch oben an der Umschlagsfalte auf den Gips (Abb. 3). Leichte Hebelbewegungen lösen den Abdruck derart, daß gewöhnlich die Herausnahme ohne jeden Bruch gelingt. Im Gips hängt mit seinem vorgezogenen Zipfel der Tupfer, der eine hinreichende Übersicht über den Spalt gibt und annähernd die Entfernung bis zur hinteren Rachenwand festlegt (Abb. 4).

Vor dem Ausgießen des Abdruckes muß die Gaze ausgiebig mit Schellacklösung oder flüssigem Wachs bepinselt werden, damit sie eine gewisse Härte erhält. Auf dem gewonnenen Modell wird eine Platte modelliert, die in den Defekt im harten Gaumen übergeht und Befestigungen entweder in Form von Klammern oder Gummisaugern aufnimmt. Bei Kindern ist der Sauger anzuwenden, weil damit die störenden Nebenerscheinungen der frühzeitigen

Applikation ausgeschaltet werden. Die Lagerung der Saugeschablonen wird dem Spalt entsprechend gewählt (Abb. 5). Um die Hebelwirkungen von seiten der Gaumen- und Schlundmuskulatur auf die immerhin zarte Fixationsvorrichtung, soweit es den Gummisauger angeht und auf die Stützzähne, wenn Klammer-befestigung gewählt ist, vorteilhaft zu brechen, wird am Übergang vom harten zum weichen Gaumen ein Scharnier eingefügt, das an seinem freien Ende eine offene Drahtschlinge zur Formung des Obturatorteiles im weichen Gaumen trägt. Es wird nicht auf dem Modell vulkanisiert, sondern das Modell bleibt für die Kontrolle beim Ausarbeiten. Nach der Bearbeitung stellt sich das Ganze wie Abb. 6 dar. Die Gaumenplatte wird nun in den Mund einprobiert

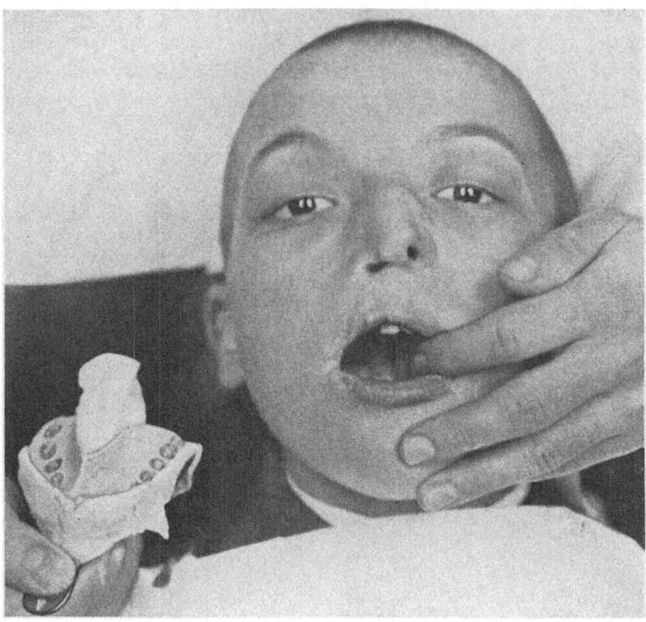

Abb. 4. Der Abdruck nach dem Herausnehmen aus der Mundhöhle.

und an den Stellen nachgearbeitet, wo der Sitz nicht ganz korrekt ist. Be-sondere Beachtung ist der Drahtschlinge zu schenken und darauf zu achten, daß diese überall vor der Rachenwand und den Velumresten einige Millimeter entfernt ist; sonst muß sie entsprechend gekürzt und nachgebogen werden, bis dies erreicht ist, da der Draht ein Hindernis für das exakte Betten der Muskulatur abgibt. Bei den durch Sauger befestigten Platten wird die Beob-achtung gemacht, daß diese nicht sofort festsitzen, wobei die Ungeschicklichkeit der kleinen Patienten eine Rolle mitspielt. In diesen Fällen wird zweckmäßig nicht sofort mit der Modellierung des Obturatorkloßes begonnen, sondern der Stift im Scharnier gelöst, die Drahtöse beseitigt, die Kautschukplatte an der Schneidezahnkontur mit zwei Löchern versehen, ein Seidenfaden durchgezogen und der Apparat um einen Schneidezahn geknotet, so daß er durch die Ligatur fest fixiert ist. Am nächsten Tage ist dann das Ansaugen der Platte und die Gewöhnung erreicht. Nach dem Wiederanfügen der Drahtschlinge wird zur Formung des eigentlichen Obturators geschritten.

Die Methode des Abdrucknehmens vom Schlundteil ist ein Vermächtnis Suersens; sein Verfahren lehnt sich an die Schrottsche Abdruckgewinnung für künstliche Gebisse an, und dies Verfahren hat sich bis heute fast ungeändert als das zweckmäßigste erhalten. Es ist daher gerechtfertigt, in der Hauptsache seinen Ausführungen hierüber zu folgen. Schwarze Guttapercha, nicht zu verwechseln mit Schellackguttapercha, wird in heißem Wasser erweicht, gut durchgeknetet und um die über der Flamme erwärmte Drahtöse gehüllt. Der Kloß wird nach Augenmaß geformt. Er muß etwas größer sein, als der Defekt erscheint. Im weichen Zustande wandert der Apparat in den Mund und wird den Weichteilen fest angedrückt und mit den Fingern fixiert gehalten, da gewöhnlich heftige Würgbewegungen ausgelöst werden, so daß sich leicht die Guttapercha nach unten wegdrückt. Durch Zusprechen und Ablenken des Patienten, indem zum energischen Atmen durch die Nase aufgefordert wird, tritt schnell die Beseitigung des unangenehmen Reizzustandes ein. Der Obturator wird aus dem Munde entfernt und aller Überschuß vom Kloß mit einem heißen Spatel fortgeschnitten. Sollte an einigen Stellen keine Ab-

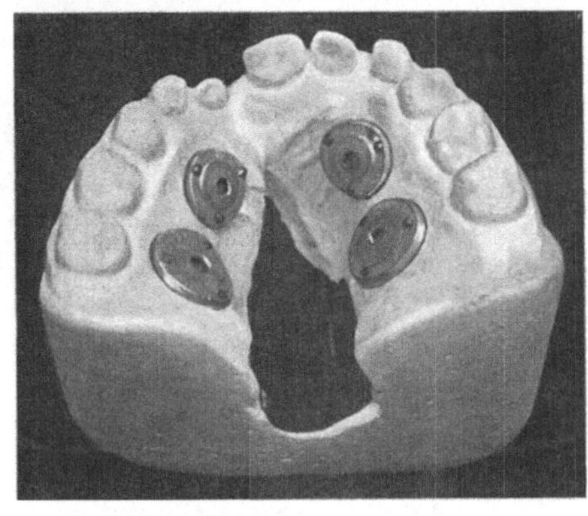

Abb. 5. Lage der Rauhe-Saugeschablonen bei offenem, harten und weichen Gaumen.

formung erfolgt sein, so wird Guttapercha aufgetragen und dies so lange fortgesetzt, bis die Muskeln hinreichend ihr Bild einzeichnen. Wiederholtes Erwärmen über der Spiritusflamme, danach kurzes Eintauchen in warmes Wasser, um der Guttapercha eine Haut zu geben, damit die Schleimhaut durch die erhitzten Stellen nicht zu sehr gereizt wird, gibt bei eifrigem Schlucken und Sprechen mit dem Apparat bald dem Kloß die richtige Form. Um zu prüfen, ob der Kloß von der Rachenwand den nötigen Abstand für die Luftpassage zur Nase hat, werden kleine Erhabenheiten an der erwärmten hinteren Fläche mit der Pinzette gemacht. Drücken sich diese bei Ruhigstellung der Muskulatur, also ohne zu schlucken und zu sprechen fort, so ist der Kloß zu lang, und es muß fortgenommen werden. Ebenso wird mit den Seitenflächen verfahren. Einschnitte mit dem heißen Spatel auf denselben Flächen geben bei in Aktion befindlicher Muskulatur eine Prüfung dahingehend ab, daß die Muskulatur rund herum ihren Stützpunkt findet, wenn sich die Eindrücke wegdrücken. Verlieren sie sich nicht, so muß nachgetragen werden. Die untere Fläche des Obturators muß im hinteren Teil über dem Niveau des Gaumensegels liegen, damit sie beim Schlucken nicht stört. Ein zu tief

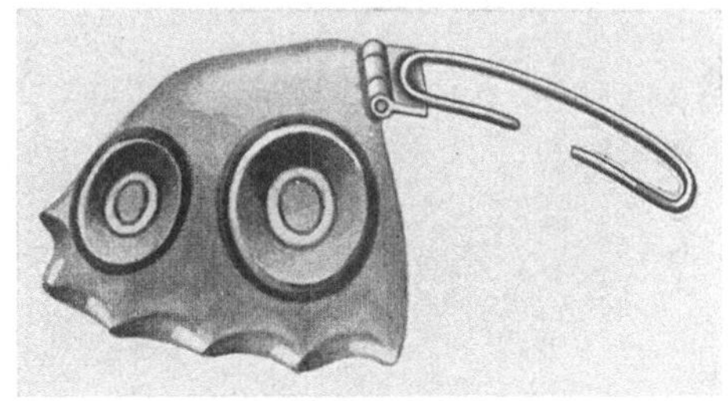

Abb. 6. Gaumenplatte vor der Modellierung des eigentlichen Obturators.

gehender Obturator ruft Würgen hervor. Liegt er zu hoch, so erschwert er den Abschluß des Gaumentors und verhindert die richtige Aussprache von g, k usw. Um das Niveau festzulegen, werden wiederholt mit und ohne Obturator der Vokal a und die vorstehenden Konsonanten angesagt oder leer geschluckt bei geöffnetem Munde. Nach Gutzmann treten die Bewegungen der hinteren Rachenwand besonders der Passavantsche Wulst, der ja am

Obturatorkloß seinen Stützpunkt finden soll, gut hervor, wenn der Vokal a kurz stoßend und stark eingesetzt wird. Ein Übergreifen der Guttapercha auf die Gaumenplatte sorgt dafür, die durch eifriges Probieren ermittelte Höhenlage dergestalt zu halten, daß ein Nachuntensinken des Kloßes verhindert wird, eine Aufwärtsbewegung aber ungehindert stattfinden kann. Warnekros formt vorübergehend die Tubenwülste, auf die schon Suersen bei seinem Vorgehen Gewicht legte, mit ab, um dem Guttaperchakloß einen Stützpunkt zu bieten und genaue Anhaltspunkte für die Lagerung zum Passavantschen Wulste zu gewinnen. Ist jedoch der Rachenteil beweglich angebracht, so stellt sich alles gewöhnlich ganz von selbst beim Schlucken und Sprechen richtig ein, namentlich wenn funktionstüchtige Velumreste den Kloß

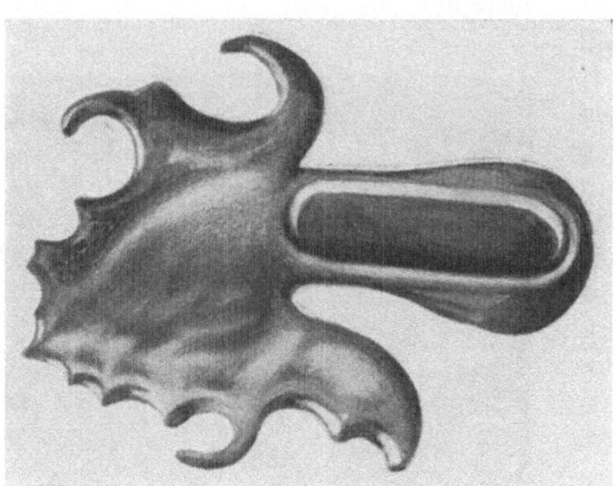

Abb. 7. Dappen-Obturator mit ausgehöhltem Kloß.

umschließen und aufwärts sich gegen die Rachenwand bewegen können. Um den Appendix möglichst leicht zu machen, wird derselbe oben und unten weitgehendst ausgehöhlt, in der Form, wie es Dappen gezeigt hat (Abb. 7). Bei täglicher Kontrolle wird der Apparat einige Wochen getragen und dann die Guttapercha durch harten Kautschuk ersetzt.

Da die modernen Obturatoren in ihrer endgültigen Form keine voluminösen Verschlüsse mehr darstellen, so macht das Stopfen und Vulkanisieren kaum erheblichere Schwierigkeiten als ein gewöhnliches Ersatzstück. Verbleiben an den Kanten dickere Flächen, so wird der Kern dieser Stellen aus Rosakautschuk, der nicht so leicht porös wird, gestopft oder mit kleinen Wattepäckchen versehen. Geeignete Wattepäckchen entstehen durch Einhüllen von Watteflocken in Kautschukstreifen. Da der schwarze Kautschuk die Schleimhäute am wenigsten reizt, so werden am besten die obere und die Seitenflächen aus diesem hergestellt und nur die untere Fläche des Aussehens wegen aus rotem Kautschuk. Die Gaumenplatte wird nicht mit vulkanisiert, sondern

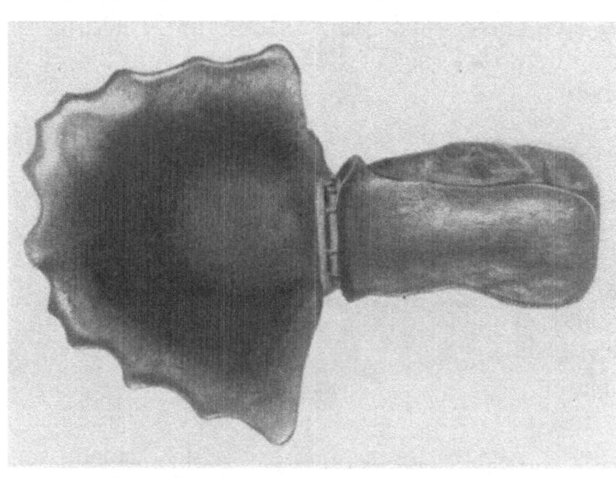

Abb. 8. Scharnierobturator mit Anschlag.

die Obturatorhälften zuvor im Scharnier getrennt. Die Ausarbeitung und Politur gestaltet sich wie bei jedem Ersatzstück.

Ist der harte Gaumen geschlossen und die Spaltbildung ausschließlich auf den weichen Gaumen beschränkt, so macht das Abdrucknehmen gar keine Schwierigkeiten. Es geht ohne Rücksichtnahme auf den Spalt vor sich. Die

Fixationsvorrichtung, der Sauger, findet in der Mitte des Gaumens seinen Platz, und sonst vollzieht sich der Aufbau ganz wie im vorliegenden Falle.

Gaumendefekte mit total verkümmerten Gaumensegelhälften, ganz einerlei ob diese entstanden sind durch In-aktivität, mißlungene Operation, Krankheiten oder Traumen, lassen die Anwendung eines Obturators mit festem, unbeweglichen Fortsatz zu (Abb. 10). Es ist dies die Form, wie sie Suersen zuerst beschrieb. Wenn es ältere Individuen sind, so steht der Befestigung durch feste Klammern nichts im Wege. Der Steg dient wieder als Träger für den eigentlichen Obturator und wird direkt bei der Modellierung der Gaumenplatte mit vorgesehen. Der Fortsatz wird an mehreren Stellen

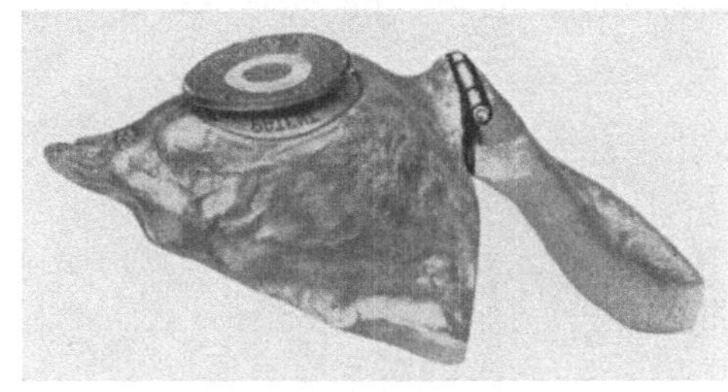

Abb. 9. Obturator mit Fixationsvorrichtung bei gespaltenem Velum, aber geschlossenem harten Gaumen.

durchbohrt und mit Drahtschlingen durchflochten, um der Guttapercha ein gutes Haften zu ermöglichen. Meistens fallen diese Apparate voluminöser aus, so daß dann Vorsicht beim Stopfen und Vulkanisieren geboten ist. Entweder werden auch hier Wattepäckchen verwandt oder Kork als Einlage benutzt. Der Vulkanisierprozeß erstreckt sich über $3^1/_2$—4 Stunden und zwar $2^1/_2$—3 Stunden für das Steigen und 1 Stunde für das eigentliche Vulkanisieren. Um Basisplatte und Kloß vor dem Vulkanisieren trennen zu können, ist das Geschiebe benutzt worden. Hierzu wurde ein Kästchen mit Schieber wie es sich an Armbändern befindet, in die Gaumenplatte einvulkanisiert. Grawinkel suchte die Befestigung sicherer zu stellen durch einen in die Schieberhülse getriebenen Keil. Große Dauerhaftigkeit besitzen solche Apparate nicht.

Bei operierten Spalten mit verkürztem Gaumensegel und gleichartigen, erworbenen Defekten wird so verfahren, daß ein beweglicher Steg mit Hilfe eines Scharniers oder eine Spiralfeder an der Platte befestigt wird. Das freie Ende des Steges nimmt dann in

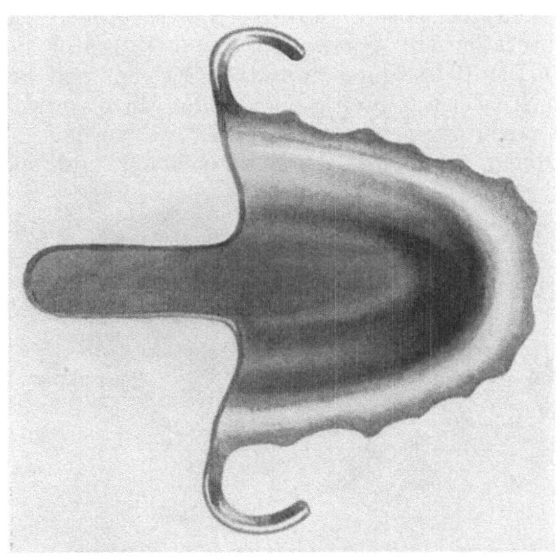

Abb. 10. Gaumenplatte mit festem, unbeweglichen Fortsatz aus Kautschuk für den Aufbau des eigentlichen Obturators (Suersen-Obturator).

einer hakenförmigen Verschlingung oder einem angemachten Blechstreifen die Guttapercha auf. Die Spiralfeder ist für den Zahnarzt abnehmbar anzubringen. Zwei Blechstreifen, die in dem Kautschuk ruhen, werden mit Dornen versehen, über die die Spirale dann festführend geschoben wird. Dorn und Spirale werden durch Weichlot noch inniger vereinigt (Abb. 11). Ein Bruch der Feder im Munde ist ziemlich ausgeschlossen, wenn stets mechanische Beanspruchung und Stärke der Feder in das richtige Verhältnis gesetzt werden. Viele verwenden die doppelte Spiralfeder, also die eine über die andere gewickelt. Sehr sinnreich ist eine Konstruktion von Grawinkel, der die beiden Federn derart auf den Ankern oder Dornen montiert, daß sie ineinanderschraubbar sind. Bei der Verwendung eines Scharniers (Abb. 8) muß ein

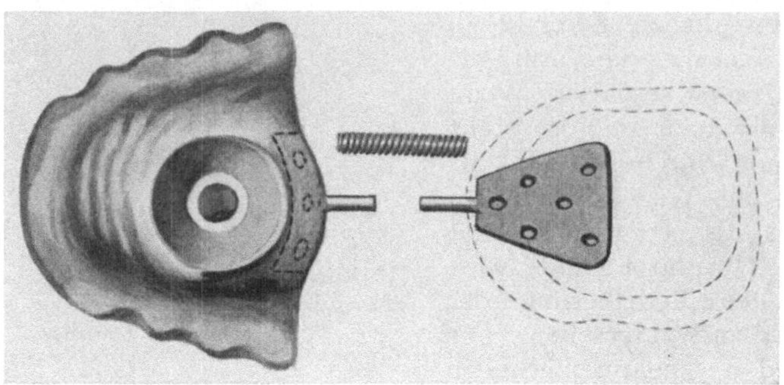

Abb. 11. Rachenobturator mit Spiralfeder. (Zerlegt.)

Anschlag vorgesehen werden, damit der Kloß nicht auf die Zunge fällt. Wird der Steg etwas schloddernd im Scharniere befestigt so sind nicht nur Bewegungen in der Horizontale, sondern auch geringe seitliche Aufschläge möglich, was funktionell von Vorteil ist. Durch seine größere Stabilität verdient der Scharnierobturator den Vorzug vor dem Obturator mit Spiralfeder.

Die Befestigung vermittels Kronen und Schieber muß, solange der Kiefer noch wächst, einseitig oder in der Mitte gewählt werden. Bei einem 11jährigen Knaben wurden von mir über die beiden mittleren Schneidezähne Fensterkronen gearbeitet, diese miteinander verlötet und auf der lingualen Fläche

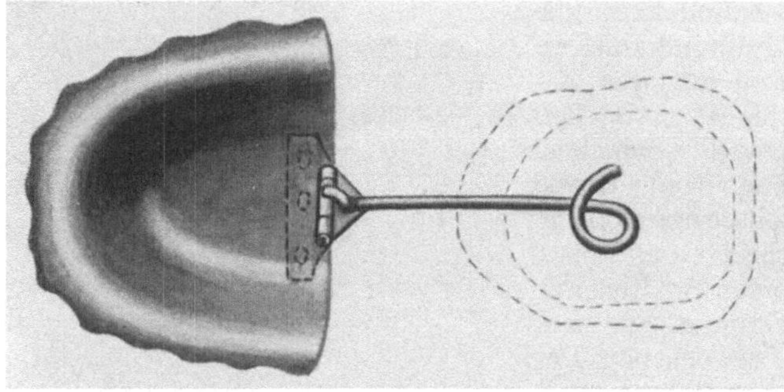

Abb. 12. Scharnier-Rachenobturator.

eine Schieberhülse angebracht. Der Schieberstift war verbunden mit einem Draht, der über den harten Gaumen lief und beim Übergang auf das Velum eine Spiralfeder mit dem eigentlichen Obturator aufnahm (Abb. 13). Zur Herstellung der Prothesen für erworbene Defekte des harten und weichen Gaumens, die nur Lochungen darstellen, wird eine Drahtöse in der Mitte der Perforation auf der Deckplatte angebracht. Einfaches Wachs genügt, um den Aufbau des Verschlusses zu vollziehen. Nachdem der Apparat einige Tage getragen worden ist, wird das Wachs durch Kautschuk ersetzt (Abb. 14).

Schließlich lassen sich Obturatoren auch mit recht umfangreichem Zahnersatz verbinden. In den Abbildungen (Abb. 15, 16) ist ein ganzes Ober- und Unterstück mit einem Rachenobturator versehen. Der Defekt ist durch Lues entstanden. Das Velum ist zur Hälfte verloren gegangen. Da Speiseteilchen leicht in den Nasenrachenraum geraten, so ist das Sprechen und besonders das Schlucken erschwert. Durch einen Drahtsteg mit einem Scharnier hängt der Kloß an der Kautschukprothese fest. Die Prothese selbst findet ihre Fixation durch eine Rauhe-Preß-schablone von 22 mm Stärke und durch Gummifedern, sogenannte Holder-Egger. Ihr Aufbau vollzog sich im Gysi-Artikulator nach den üblichen Prinzipien.

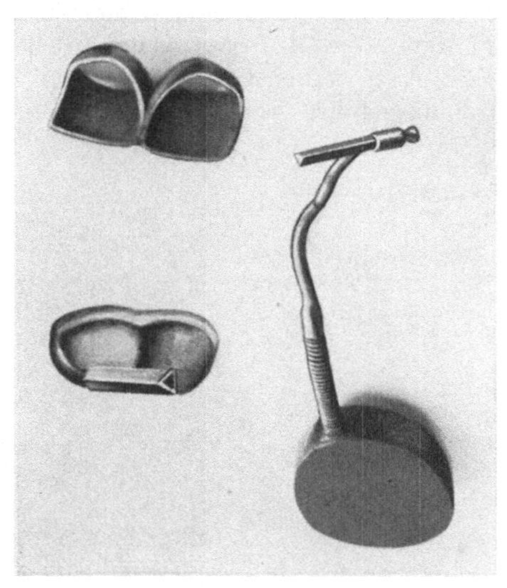

Abb. 13. Rachenobturator (ohne Gaumenplatte mit Schieberbefestigung.)

Hiermit ist wohl die technische Herstellung der Obturatoren für angeborene und erworbene Defekte an sich ausreichend gezeichnet. Auf Grund der gegebenen Hinweise dürfte es gelingen, sich den Besonderheiten der einzelnen Fälle in zweckentsprechender Form anzupassen. Notwendig ist es, noch in eine eingehende Erörterung über den Übungsunterricht einzutreten. Durch das systematische Üben soll, wie schon hervorgehoben, die Muskulatur derart gekräftigt werden, daß sie unter Benutzung der neugeschaffenen Anlageflächen (Obturator) die normalen Funktionen übernehmen kann. Gewöhnlich erheischen nur die angeborenen Defekte diese Maßnahme.

Der Unterricht beginnt zweckmäßig mit Atemübungen, damit der Näseler zunächst die verschiedenen Luftwege erkennt. Nach Albert Gutzmann ordnen sich diese folgendermaßen:

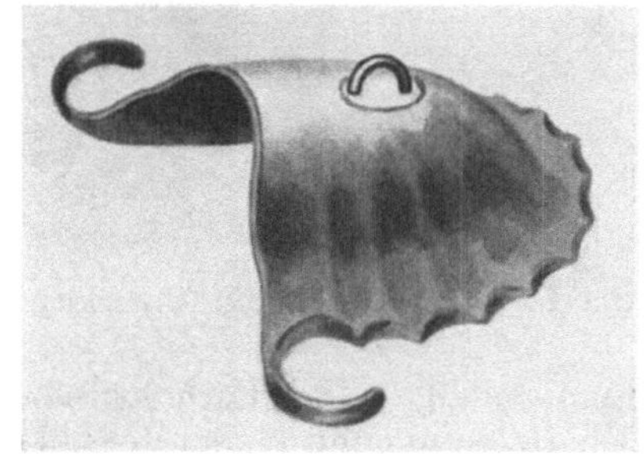

Abb. 14. Platte mit Drahtöse zur Befestigung eines Verschlußzapfens für das Gaumendach.

1. Bei geschlossenem Munde durch die Nase wiederholt recht lang ein- und ausatmen.
2. Dasselbe abwechselnd durch ein Nasenloch, während das andere mit dem Finger zu gehalten wird.
3. Durch die Nase tief einatmen und durch den weitgeöffneten Mund ausatmen.
4. Durch den Mund tief einatmen und durch die Nase den Atem hinauslassen.
5. Durch den weitgeöffneten Mund tief ein- und recht lange ausatmen.

Es folgen dann Übungen wie das Aufblasen der Wangen und das Blasen mit langsamen und stoßweisen Luftstrom. Die Spiritusflamme eignet sich recht gut zu solchen Experimenten. Mit dem weiteren Entfernen der vorgehaltenen Lampe steigert sich das Pusten bis die Flamme erlischt. Auf den Handrücken gelegte, leichte Gegenstände, wie Papier, Kinderspielzeuge in Form von Pfeifen, lassen sich in ähnlicher Richtung verwenden. Anfangs schließen Daumen und Zeigefinger bei den Übungen zweckmäßig die Nase. Ganz allmählich, wenn der Patient mehr und mehr die Muskulatur des Rachens und des Gaumens in seine Gewalt bekommen hat, beginnt die Lüftung der Nasenlöcher. Die Exerzitien werden täglich wiederholt und so lange fortgesetzt, bis sie einwandfrei ausgeführt werden. Erst dann nehmen die eigentlichen Sprechübungen

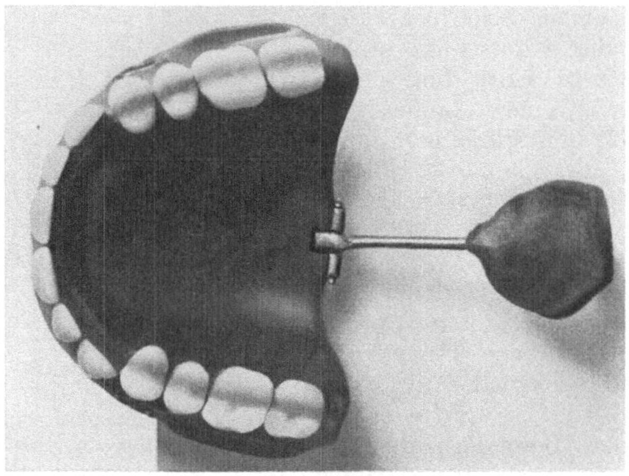

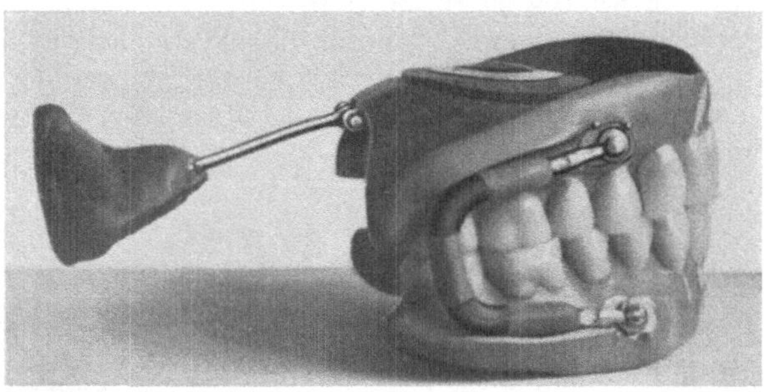

Abb. 15 u. 16. Ober- und Unterkieferprothese mit einem Rachenobturator verbunden.

ihren Anfang. Das Pathologische der Sprache kann dem mit Gaumendefekt Behafteten gut mit einem Spiegel vor Augen geführt werden. Zu diesem Zwecke wird ein Spiegel mit der Spiegelfläche nach oben unter die Nase gehalten. Beim Anlauten z. B. der Vokale und Konsonanten mit Ausnahme der Nasallaute m, n und ng wird bei normaler Mund- und Rachenhöhle kein Hauchbeschlag auf dem Spiegel entstehen, wohl aber bei jenem anormalen Zustande. Der S-Laut macht das Experiment besonders deutlich. Gleichzeitig lassen sich auch die häßlichen Mitbewegungen des Gesichts dabei zeigen. Wörter wie Soda, Sofa, Schule, Schuhe seien hierfür als Beispiele genannt. An sich selbst wird der Zahnarzt dem Patienten immer wieder zeigen, daß diese Erscheinungen nicht beim richtigen Sprechen eintreten. Ein kleiner Taschenspiegel ermöglicht es ihm auch, sich selbst in dieser Richtung daheim zu prüfen. Die Eitelkeit muß nur etwas angefacht werden, damit die Möglichkeit zur Tat wird. Die Lautsprache beginnt mit dem Einüben der Vokale. Ich lehne mich hier wieder eng an die Ausführungen des Sprachphysiologen Hermann Gutzmann an, die dieser in seiner Sprachheilkunde gibt, und denen ich beim Unterricht immer gefolgt bin. Nach ihm ist die Reihenfolge, in der die Vokale geübt werden, zweckmäßig a, o, e, i, u. Werden diese gut gebildet, so folgen die Konsonanten, bei denen mit p und t der Anfang gemacht wird. Unter Anreihung dieser Verschlußlaute an die Vokale lassen sich bald Silben bilden, etwa in der Art pa, po, pe, pi, pu, ap, op, ep, ip, up, ta, to, te, ti, tu, at, ot, et, it, ut. Da die Nasallaute m, n gewöhnlich vorhanden sind, so wird bald, um Abwechslung in die Unterweisung zu bringen, zu Wortbildungen und Sätzen geschritten. Wörter wie Mama, Papa, mein, ein, Anna, Pate, Pute, Tante, oder Sätze „meine Mama nimmt Toni mit", „mein Papa meint Tante" usw., werden bald richtig erfaßt, so daß zur Entwicklung von K und L übergegangen werden kann. B, D, G werden schneller aufgenommen, wenn Vergleichslaute eingeschaltet werden, wie apa, aba, appa, abba, ata, ada, atta, adda, aka, aga, akka, agga. Erhebliche Schwierigkeiten machen gewöhnlich noch die Reibelaute besonders das S. In schwierigen Fällen bin ich schneller zum Ziele gekommen, wenn ich zu einer fremden Sprache überging. So z. B. gab eine gute Überleitung zum S-Laut das Üben des englischen th. — The name, the same, the first, the seventh, thirty-one, thirty-two, thirty-three. —

In dieser systematischen Weise wird durch langsames Vor- und Nachsprechen, durch Zeigen der Lippen- und Zungenstellung die ganze Luftreihe durchgegangen, bis die richtige Artikulation erreicht ist. Um Fehler in der Lautbildung zu korrigieren, wird es oft zweckdienlich sein, vorübergehend den vollständigen Verschluß zur Nase durch Auftragen von Wachs auf den Obturatorkloß herzustellen. Manchmal wird im gleichen Sinne ein Aufbau auf der Gaumenseite dazu verhelfen, den Kehlkopfdruxern beizukommen. Jeder Fall hat seine individuellen Besonderheiten. Es werden deshalb stets verschiedene Wege zum Beseitigen der Sprachunarten gewählt werden müssen.

Gutzmann hat auch Methoden zur Prüfung der Lautbildung bekannt gegeben, die es gleichzeitig ermöglichen, den Obturator während des Unterrichts immerfort zu prüfen, ob die Anlageflächen für die Muskulatur richtig gewählt sind. Das Nasenhörrohr Gutzmanns besteht aus einem Schlauch, dessen Enden mit Oliven für Nase und Ohr versehen sind. Die eine Olive wandert in das Nasenloch des Patienten, die andere führt der Untersucher an sein Ohr (Abb. 17). Abnorme Durchschläge durch die Nase, ja selbst die feinsten Geräusche in derselben sind auf diese Weise zu konstatieren. Um ein Urteil über den veränderten Nasenschall zu gewinnen, ist es erforderlich, an sich selbst einmal erst den Hörschlauch auszuprobieren. Es wird sich genau wie durch den Hauchbeschlag am Spiegel zeigen, daß nur Durchschläge durch die Nase bei m, n, ng stattfinden. Beim Gaumendefekt rufen gewöhnlich alle Konsonanten, sowohl die Verschluß- wie die Reibelaute Schwingungen in der Nase hervor. Mit dem Anlegen eines Obturators vermindern sich die Durchschläge. Bestehen diese nach längerem Üben noch fort, so ist der Kloß zu klein, und es muß aufgetragen werden. Werden durch den Hörschlauch nur geringe Schwingungen selbst bei m und n wahrgenommen, so ist das Nasentor zu sehr versperrt. Eine Kloßverminderung ist angezeigt. Jeder Laut kann fortdauernd während des Übens auf etwaige Fehler untersucht werden.

Das weitere Hilfsmittel ist die Mareysche Schreibkapsel (Abb. 18). Sie ermöglicht eine graphische Darstellung der Laute. Mit den Aufzeichnungen ist es möglich, die Fortschritte in den Sprechübungen von Anfang an festzulegen. Tritt ein Stillstand ein, so wird der Fehler schneller erkannt. Entweder ist die Artikulationsstellung vom Patienten noch nicht richtig erfaßt, oder der Obturator muß eine Veränderung erfahren. Außerdem gibt dieser Kontrollapparat ein Mittel, den Eltern des Kindes den Unterschied in der

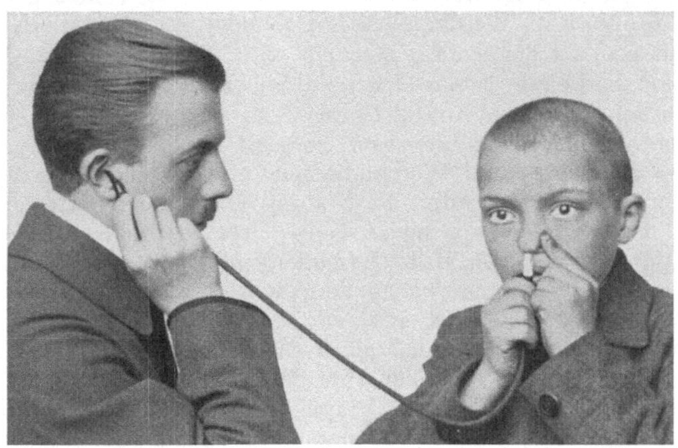

Abb. 17. Nasenhörrohr nach Gutzmann.

Sprache vor und nach der Behandlung vor Augen zu führen. Denn die Angehörigen erkennen gewöhnlich am schwersten den Erfolg und verlieren am frühesten die Geduld.

Die Schreibkapsel besteht aus einer durch Uhrwerk rotierenden, berußten Trommel a. Der zarte Schreibstift b wird durch eine Gummimembran in Schwingungen versetzt, die den Überzug für die Pfanne c bildet. An der Pfanne

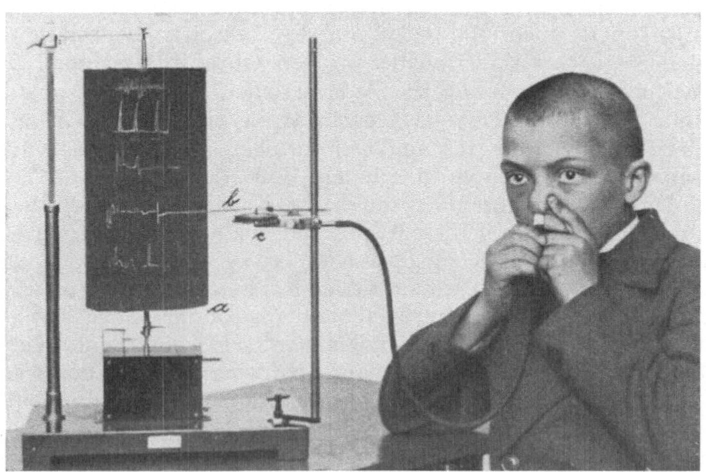

Abb. 18. Mareysche Schreibkapsel.

ist ein für die Nase des Patienten bestimmter Schlauch mit Olive befestigt. Jeder Luftstoß macht sich durch mehr oder minder große Ausschläge des Schreibhebels bemerkbar. Rotiert dabei die Trommel, so entstehen Kurven, die wertvolle Vergleichsbilder ergeben. Die Prüfung beginnt mit der Aufnahme von

Kurven der Nasallaute. Dabei müssen mit und ohne Obturator annähernd gleiche Ausschläge vorhanden sein. Es schließen sich in systematischer Form die Verschluß- und dann die Reibelaute an. Das Ziel bei diesen ist die gerade Linie, doch werden geringe Ausschläge sehr oft verbleiben, was durchaus nicht immer nachteilig auf die Sprache zu wirken braucht.

Ist nach all diesen Beobachtungen und Vorkehrungen eine möglichst vollkommene Ausbildung in der Lautsprache erreicht, so reihen sich zum Schlusse Leseübungen, zu denen die Fibel oder ein Schullesebuch, das die Kinder mitbringen, benutzt werden kann, an. Auch das Singen kleiner Liedchen bildet eine wirkungsvolle Ergänzung. Für ältere Kinder eignen sich noch die neuerdings herausgekommenen Leseübungstafeln von Liebmann. Wer jedoch mit solchen Übungen gleich beginnt, wird niemals einwandfreie Resultate erreichen.

Je beweglicher die Gaumen- und Rachenmuskulatur, desto bessere Resultate sind zu erreichen. Eine ausreichend kräftige Muskulatur, die eine weitere Erstarkung erhoffen läßt, ist nur in jungen Jahren vorhanden. Sicheren Erfolg verspricht daher nur das frühzeitige Anlegen eines Obturators. Das 5. bis 6. Lebensjahr eignet sich am besten. Der pathologische Dauerzustand hat katarrhalische Affektionen und hochgradige statische Veränderungen im Gesichtsskelet und der Muskulatur zur Folge, so daß im späteren Alter jeder Obturator zwecklos werden muß.

Ein guter Obturator verlangt vom Zahnarzt nicht nur technische Fertigkeiten, sondern auch Kenntnisse über die Grundbegriffe der physiologischen und pathologischen Lautbildung. Der mechanische Verschluß mit der sachgemäß erstrebten Ertüchtigung der Muskulatur bringt erst das vollendete Resultat. Der Zahnarzt tut gut, den Anfangsunterricht selbst zu erteilen, um ihn als Prüfstein für die Brauchbarkeit seines Apparates zu benutzen. Der Spracharzt wirkt erst am Schluß ergänzend mit. Er vollzieht die letzte Feilung.

Literaturverzeichnis.

Siehe Bd. 1 dieses Handbuches. Ferner:
Grawinkel, Über die Technik der federnden und stabilen Verbindung des Obturatorenkloßes mit der Basisplatte. Korresp. bl. Zahnärzte **1912**, Heft 1. — *Liebmann,* Vorlesungen über Sprachstörungen. 8. Heft: Lispeln (mit deutschen, französischen, englischen und italienischen Übungstafeln). Berlin W. 1909.

Die Keramik in ihrer Anwendung auf dem Gebiet des künstlichen Zahnersatzes.

Von

Dr. med. dent. **Ferdinand Gutowski**, Schwäb. Gmünd,

unter Verwendung eines Entwurfes von Dr. med. dent. **Eugen Wünsche**, Dresden †.

Mit 190 Abbildungen im Text.

Allgemeiner Teil.

Die zahnärztliche Prothetik nahm in kosmetischer Hinsicht einen glanzvollen Aufschwung, als ihr nicht nur für den Ersatz der Zähne selbst, sondern auch für die Farben- und Formenwiedergabe verloren gegangener Zahnfleischpartien Materialien zu Hilfe kamen, die zwar schwerer zu bearbeiten sind als die früher gebräuchlichen Surrogate, in der Hand des kundigen Praktikers jedoch den idealsten Erfolg zeitigen, nämlich das Porzellan und porzellanartige Produkte.

Die Güte dieser keramischen Materialien, welche in der Zahnheilkunde ganz allgemein zusammengefaßt als „Porzellan" bezeichnet werden, hängt in erster Linie von den Mengenverhältnissen der einzelnen Bestandteile, von deren Zusammensetzung und Reinheit sowie den mehr physikalischen Einflüssen der Zerkleinerung, des Mischens, Formens und Brennens ab. Je nach der Änderung dieser Faktoren variieren die physikalischen Eigenschaften des fertigen Produktes, wie Farbe, Form, Glanz, Transparenz, Festigkeit und Schmelzbarkeit innerhalb weiter Grenzen. Zum rationellen Arbeiten mit keramischem Material ist daher eine gewisse Vertrautheit mit den Eigenschaften und dem Vorkommen der meist gebräuchlichen Rohmaterialien erforderlich.

A. Die Rohstoffe der Keramik.

Die keramischen Rohstoffe lassen sich vom technischen Gesichtspunkte aus in zwei Hauptgruppen einordnen: in die plastischen Materialien, zu denen Kaoline und Tone zu rechnen sind, und in unplastische, auch Magerungsmittel genannte Substanzen, zu denen alle anderen keramisch verwendbaren Mineralien, wie Quarz, Feldspat, Marmor, Magnesit, Dolomit u. a. gehören. Im Gegensatz zu den letztgenannten Stoffen besitzen die plastischen Kaoline und Tone die Fähigkeit, mit Wasser eine bildsame Masse zu liefern, die sich in jede gewünschte Form bringen läßt und dieselbe auch nach dem Trocknen beibehält. Charakteristisch für diese plastischen Stoffe ist ferner die mehr oder weniger ausgeprägte Volumenabnahme („Schwindung") beim Trocknen und die verhältnismäßig große Festigkeit der gebrannten Masse. Je plastischer ein Material, um so größer ist meist die Trockenschwindung und die Festigkeit nach dem Trocknen.

a) Plastische Rohstoffe.

Die Kaoline und reineren Tone verdanken ihre Entstehung der Zersetzung feldspathaltiger Eruptivgesteine, wie Granit, Porphyr, Pegmatit u. a. Die Gesteine der Erdoberfläche sind der dauernden mechanischen und chemischen Einwirkung der Atmosphärilien, Luft und Wasser, ausgesetzt. Während hierbei im allgemeinen durch allmähliche Zerkleinerung und chemische Umsetzungen, mit denen stets die Oxydation durch den Luftsauerstoff verbunden ist, stark eisenoxydhaltige, lehmartige Verwitterungsprodukte resultieren, geht die Entstehung der Kaoline und reineren Tone auf andere Art vor sich. Durch die Einwirkung kohlensäurehaltigen Wassers, besonders bei gleichzeitigem Abschluß gegen die atmosphärische, Sauerstoff enthaltende Luft durch Moore, wurden die Feldspate der obengenannten Eruptivgesteine in der Weise zersetzt, daß fast der gesamte Gehalt an Kali, Natron, Kalk, Magnesia und Eisen sowie ein großer Teil der Kieselsäure allmählich ausgelaugt wurden. Unter gleichzeitiger chemischer Bindung von Wasser entstand so der wesentlichste Bestandteil der Kaoline und Tone, ein Hydrosilicat des Aluminiums von der Zusammensetzung $Al_2O_3 . 2SiO_2 . 2H_2O$, der Kaolinit. Wenn das so kaolinisierte Gestein an seiner Ursprungsstätte liegen bleibt, wie die meisten Kaolinlager, so enthält es noch unzersetzte, aus dem Muttergestein herrührende Mineralbeimengungen, insbesondere Quarzkörner der verschiedensten Größe, Glimmer, Feldspatreste u. dgl. Für die Herstellung besserer keramischer Erzeugnisse wird dieser „Rohkaolin" durch Schlämmen von den gröberen Bestandteilen befreit, wobei ein Produkt erhalten wird, welches überwiegend, und zwar bis zu $99\,^0/_0$, aus Kaolinit besteht.

Bezüglich der Nomenklatur sei noch bemerkt, daß man unter „Kaolin" oder besser „Rohkaolin" das natürliche kaolinisierte Gestein versteht, welches noch Quarz, Glimmer und geringe Mengen zahlreicher anderer Mineralien enthält, während „Kaolinit" (vom Keramiker auch häufig „Tonsubstanz" genannt) die Verbindung $Al_2O_3 . 2SiO_2 . 2H_2O$ bezeichnet, aus welcher geschlämmte Kaoline und reinere Tone vorwiegend bestehen. Der Name Kaolin ist chinesischen Ursprungs und bezeichnete eigentlich ein Gebirge in China, welches der dortigen Porzellanindustrie ein teilweise kaolinisiertes Feldspatgestein als Rohmaterial lieferte. In England wird das in Cornwall aus kaolinisiertem Granit ausgeschlämmte, sehr reine, $90\text{—}99\,^0/_0$ Kaolinit enthaltende Produkt China clay genannt.

Während Kaolinlager meist an primärer Lagerstätte angetroffen werden, haben die Tone stets einen natürlichen Schlämmprozeß durchgemacht, indem sie durch Wasser von dem Orte ihrer Entstehung mehr oder weniger weit fortgeschwemmt wurden. Die gröberen Beimengungen blieben hierbei zurück oder setzten sich ziemlich schnell wieder zu Boden, die äußerst feinen Kaolinitteilchen, die auch bei den Tonen den wichtigsten und wertvollsten Bestandteil bilden, sowie die feinsten Quarz- und Glimmerteilchen konnten sich jedoch erst dann ganz allmählich ablagern, als die Geschwindigkeit des Wassers sich stark verringerte, also in größeren Flußläufen und vor allem in Seen. Durch diesen Wassertransport gelangten auch noch andere Substanzen in die Tone, welche diese dann entweder gleichmäßig durchsetzten oder bei der Ablagerung besondere Schichten in den werdenden Tonlagern bildeten. Die Tonlager verdanken also ihre Entstehung einem ganz analogen Prozeß wie sämtliche geschichteten Gesteine, welche alle Ablagerungen des Wassers darstellen. Von den erwähnten Beimengungen sind hauptsächlich kohlensaurer und schwefelsaurer Kalk (Gips), Quarzsand, Eisenverbindungen und organische Substanzen zu nennen. Durch diese Stoffe wird der Schmelzpunkt der Tone herabgesetzt, und auch die Brennfarbe ist nicht mehr das reine Weiß der besseren Kaoline,

sondern geht infolge des größeren Gehalts an Eisenverbindungen mehr oder
weniger ins Gelbliche oder gar Rötliche über.

Trotz dieser Nachteile besitzen die Tone einen großen technischen Vorzug
gegenüber den Kaolinen, sie zeichnen sich nämlich durch eine wesentlich größere
Plastizität aus und besitzen eine niedrigere Sinterungstemperatur, d. h. sie
verlieren bei niedrigerer Temperatur ihre Porosität unter Bildung einer dichten
nicht mehr wasseraufsaugenden Masse. Diese beiden wichtigen Eigenschaften
sind wohl in der Hauptsache auf die Oberflächenbeschaffenheit und die äußerste
Feinheit der durch den langen Wassertransport noch weiter zerkleinerten Ton-
teilchen, sowie auf die verschiedentlichen, meist ebenfalls äußerst feinen Beimengungen anorganischer und organischer Natur zurückzuführen.

Der Kaolinitformel $Al_2O_3 . 2SiO_2 . 2H_2O$ entspricht eine Zusammensetzung
von $46,4\%$ Kieselsäure (SiO_2), $39,7\%$ Tonerde (Al_2O_3) und $13,9\%$ Wasser (H_2O).
Die natürlichen Materialien weisen jedoch, auch wenn sie sorgfältig geschlämmt
wurden, niemals genau diese Zusammensetzung auf, sondern zeigen geringe
Abweichungen im Al_2O_3-, SiO_2- und H_2O-Gehalt sowie stets geringe Mengen
von Eisenoxyd (Fe_2O_3), Titanoxyd (TiO_2), Kalk (CaO), Magnesia (MgO) und
Alkalien, Kali (K_2O) und Natron (Na_2O).

Als Beispiele für die chemische Zusammensetzung einiger wegen ihrer Rein-
heit besonders geschätzten Kaoline seien hier Analysen von geschlämmtem
Kaolin von Zettlitz bei Karlsbad und englischem China clay angeführt. Zum
Vergleich mögen die nebenstehenden Analysen zweier reinerer, plastischer Tone,
nämlich eines quarzhaltigen Tones von Löthain bei Meißen und einer besseren
Sorte von englischem Blue ball clay dienen.

	Geschlämmter Kaolin von Zettlitz	China clay	Löthainer Ton	Blue ball clay
Kieselsäure (SiO_2).	$46,87\%$	$48,28\%$	$63,38\%$	$48,2\%$
Tonerde (Al_2O_3).	$38,56$,,	$37,64$,,	$25,15$,,	$33,2$,,
Eisenoxyd (Fe_2O_3)	$0,83$,	$0,46$,,	$1,10$,,	$1,9$,,
Kalk (CaO).	Spur	$0,06$,,	$0,32$,,	$0,1$,.
Magnesia (MgO)	Spur	—	—	$0,8$,,
Alkalien $(K_2O$ und $Na_2O)$ . . .	$1,06\%$	$1,56$,,	$0,43$,,	$5,6$,,
Glühverlust $(H_2O$ und organische Substanzen)	$12,73$,,	$12,02$,,	$9,91$,,	$10,0$,,

Als Fundorte guter Kaoline seien hier die Gegend von Halle a. S. (Dölau,
Sennewitz, Morl), die Umgegend von Meißen (Seilitz, Kemmlitz, Mügeln), Zettlitz und Karlsbad in Böhmen und Cornwall in England genannt.

Plastische Tone mit verhältnismäßig weißer Brennfarbe finden sich u. a.
bei Halle a. S., Meißen, Löthain, in der Pfalz, in Hessen, in Böhmen und in England (White ball clay und Blue ball clay).

Von den Eigenschaften der Kaoline und Tone interessiert hier noch besonders
das Verhalten bei höheren Temperaturen. Erhitzt man diese Materialien auf
etwa 550—600° C, so verlieren sie das chemisch gebundene Wasser, und es
resultiert unter geringer Volumverminderung („Schwindung") eine stark poröse
Masse von meist nur geringer Festigkeit. Erhöht man jedoch die Brenntemperatur, so nehmen mit steigender Temperatur die Schwindung und die Festigkeit zu, die Porosität dagegen ab. Bei einer für jedes Material verschiedenen
Temperatur, der „Sinterungstemperatur", wird der gebrannte Körper dicht
und schwindet dann bei weiterem Erhitzen nicht mehr, sondern zeigt im

Gegenteil in manchen Fällen hierbei eine geringe Volumvergrößerung, wie sie auch bei vielen künstlichen keramischen Massen beobachtet wird.

Die Höhe der Sinterungstemperatur hängt, wie oben schon erwähnt, von der chemischen Zusammensetzung des Materials und der physikalischen Beschaffenheit seiner Teilchen, insbesondere ihrer Feinheit, ab. Durch lange dauerndes Erhitzen kann bei diesen Materialien, ebenso wie bei den meisten künstlich zusammengesetzten Massen, die Sinterung bei niedrigerer Temperatur herbeigeführt werden als bei kurzem Erhitzen mit schneller Temperatursteigerung.

Die Schmelztemperatur der Kaoline und der reineren Tone liegt weit oberhalb der Sinterungstemperatur, und zwar je nach der Zusammensetzung und Reinheit bei 1600—1750° C. Für das Schmelzen, welches bei diesen Materialien niemals, wie etwa bei Metallen, eine plötzliche Verflüssigung, sondern ein allmähliches Erweichen ist, gilt ebenfalls das oben von der Sinterung Gesagte.

b) Unplastische Rohstoffe.

Da Tone und Kaoline einerseits für sich allein ziemlich stark schwinden und andererseits nach dem Brennen undurchsichtig sind und zum Teil auch erst bei relativ hoher Temperatur dicht werden, so versetzt man sie zur Verringerung der Schwindung, zur Herabsetzung der Sinterungstemperatur und zur Erzeugung einer gewissen Transparenz mit sog. Magerungs- und Flußmitteln.

Zu diesen gehören als die wichtigsten Feldspat, Quarz, kohlensaurer Kalk, Magnesit, Dolomit, gebrannter Ton ("Schamotte") und künstlich hergestellte Gläser ("Fritten"). Durch geeignete Mischung dieser Materialien läßt sich auch die Schmelztemperatur fast beliebig weit erniedrigen, so daß man Gläser oder Emails erhält, die auf flußmittelärmeren und daher schwerer schmelzbaren Massen als Glasuren aufgeschmolzen werden können.

Feldspat. Von den verschiedenen in der Natur vorkommenden Feldspaten ist keramisch der Kalifeldspat am wichtigsten, der sich in seiner reinsten Form als Adular, meist als Orthoklas und Mikroklin findet. Er tritt nicht nur in Gängen, sondern auch als wesentlicher Bestandteil vieler Gesteine auf. Seiner Zusammensetzung nach ist er ein Kaliumalumosilicat von der Formel $K_2O . Al_2O_3 . 6SiO_2$ entsprechend 16,9% K_2O, 18,3% Al_2O_3 und 64,8% SiO_2, jedoch enthält er fast immer wechselnde Mengen Natron (Na_2O) in Form von Natronfeldspat (Albit, $Na_2O . Al_2O_3 . 6SiO_2$). Auch ein geringer Gehalt an Eisen, Kalk und Magnesia, der zum Teil von eingewachsenen Mineralbeimengungen herrührt, ist stets nachweisbar. Sind zu viel eisenhaltige Mineralien, wie z. B. Biotit und Hornblende, zugegen, so ist der Feldspat nur nach sorgfältiger Sortierung zur Herstellung keramischer Erzeugnisse von weißer Brennfarbe verwendbar.

Das spezifische Gewicht des Kalifeldspats beträgt 2,53—2,60, seine Härte ist 6. Sein Aussehen ist je nach dem Fundorte verschieden; während der verhältnismäßig seltene Adular durchsichtig und meist farblos ist, weisen der technisch verwendete Orthoklas und Mikroklin eine weiße, gelbliche, rötliche oder graue Färbung auf und sind durchscheinend und mehr oder weniger getrübt. Charakteristisch für Orthoklas ist die sehr ausgeprägte Spaltbarkeit, der monoklinen Kristalle.

Bei etwa 1180° C wird der Kalifeldspat ohne erhebliche Formveränderung glasig-amorph, d. h. er schmilzt, und zwar wie alle Silicate unter Volumvergrößerung, da das spezifische Gewicht des geschmolzenen Feldspats nur 2,38 beträgt. Eine deutliche Verflüssigung tritt erst bei noch höherer Temperatur ein. Das so erhaltene Feldspatglas ist entweder klar oder milchig getrübt und häufig von zahlreichen Bläschen durchsetzt. Bei höheren Temperaturen ist der geschmolzene Feldspat imstande, Kaolinit und fein verteilten Quarz in beschränktem Maße aufzulösen.

Große Lager reinen Kalifeldspats finden sich in Norwegen und an der Ost- und Südküste Schwedens; weniger reines Material liefern Böhmen, Bayern und Schlesien.

Quarz. Quarz ist nahezu reines Kieselsäureanhydrid (SiO_2). In seiner reinsten Form findet er sich in wasserhellen, hexagonalen Krystallen als Berg-krystall. Er bildet ferner einen wichtigen Bestandteil vieler Gesteine und tritt auch allein gesteinsbildend in Gängen auf. Er zeigt muscheligen Bruch, besitzt das spezifische Gewicht 2,65 und ist härter als Feldspat. Häufig findet man auch den Quarz in Form von Sand in größeren Lagern als unveränderten Rest zersetzter Gesteine. Solche Quarzsande werden, wenn sie rein genug sind, vielfach in der Keramik anstatt des dichten Quarzes verwendet. Auch das Vorkommen kristallinisch-dichter Kieselsäure in Form unregelmäßig gestal-teter, meist in der Kreideformation auftretender Knollen von Feuerstein (Flint) ist keramisch von Bedeutung, da dieser sich meist durch einen sehr niedrigen Eisengehalt auszeichnet. In England und Amerika wird Flint fast ausschließ-lich zur Einführung freier Kieselsäure in feinkeramische Massen verwendet.

Sehr reine Quarzsande mit über $99,5\,\%$ SiO_2-Gehalt finden sich u. a. bei Hohenbocka in der Lausitz, Herzogenrath bei Aachen und Dörentrus in Lippe.

Alle Quarzsorten besitzen die Eigenschaft, bei höheren Temperaturen unter Volumvergrößerung („Wachsen") in andere kristallinische Kieselsäuremodi-fikationen mit dem spezifischen Gewicht 2,32, nämlich in Tridymit und Cristo-balit, überzugehen. Der Schmelzpunkt der reinen Kieselsäure liegt bei etwa 1700^0 C, doch tritt die Verflüssigung zu einem sehr zähflüssigen Glase erst bei noch höherer Temperatur ein. Geschmolzene Kieselsäure, die das spezifische Gewicht 2,20 besitzt, hat einen äußerst geringen Wärmeausdehnungskoeffi-zienten, so daß dieselbe unter dem Namen „Quarzglas" vielfach zu technischen und Laboratoriumsgeräten, von denen man eine große Widerstandsfähigkeit gegen plötzlichen Temperaturwechsel verlangt, verarbeitet wird.

Kohlensaurer Kalk ($CaCO_3$) findet sich in der Natur in hexagonalen Kristallen (Kalkspat), in kristallinisch-körniger Form (Marmor, dichter Kalk-stein) oder als erdig lockere Überreste kleiner Organismen (Kreide). In seiner reinsten Form besteht der kohlensaure Kalk aus $56\,\%$ Kalk (CaO) und $44\,\%$ Kohlensäure (CO_2); meist enthält er jedoch wechselnde Mengen von Magnesia und anderen Oxyden. Wie alle Rohmaterialien, so ist auch der kohlensaure Kalk für feinkeramische Zwecke am wertvollsten, wenn er möglichst arm an Eisenverbindungen ist. Durch besondere Reinheit zeichnet sich der Marmor von Carrara aus.

Magnesit ist kohlensaure Magnesia ($MgCO_3$) von der Zusammensetzung $47,6\,\%$ MgO und $52,4\,\%$ CO_2 und kommt meist in derben kristallinischen Massen vor. Als Dolomit bezeichnet man ein Kalk-Magnesia-Carbonat, welches wech-selnde Mengen CaO und MgO enthält.

Kalkspat, Marmor, Magnesit und Dolomit verlieren beim Glühen ihre Kohlensäure, wobei das betreffende Oxyd zurückbleibt. Während diese Oxyde für sich allein zu den schwerstschmelzbaren Stoffen gehören, bilden sie mit Kieselsäure oder Silicaten bei verhältnismäßig niedriger Temperatur schmelzende Silicate oder Doppelsilicate, sie wirken also, keramisch gesprochen, als energische Flußmittel und finden daher in erster Linie eine weitgehende Verwendung zur Herstellung von Glasuren, Gläsern und künstlichen Fritten.

B. Das Porzellan.

Unter Porzellan versteht man eine unter Verwendung von Kaolin hergestellte weiße, dichtgebrannte, mehr oder weniger durchscheinende Masse, die je nach dem Verwendungszweck mit einer harten, glänzenden Glasurschicht überzogen ist oder keine solche besitzt.

Auch unter den technisch als Porzellan bezeichneten Erzeugnissen lassen sich mehrere Gruppen unterscheiden, deren typische Vertreter in ihrer Zusammensetzung, in der Brenntemperatur und in ihren physikalischen und chemischen Eigenschaften voneinander abweichen. Es wären hier vor allem als die beiden Hauptgruppen Hartporzellane und Weichporzellane zu nennen. Die ersteren zeichnen sich durch ihren hohen Tonerde- bzw. Kaolingehalt aus und werden samt der Glasur bei hoher Temperatur (etwa 1350 bis 1450° C) gebrannt. Technisch wertvoll ist das Hartporzellan hauptsächlich durch seine große Härte und seine mechanische sowie chemische Widerstandsfähigkeit. Die Weichporzellane, zu denen das englische Knochenporzellan, das Segerporzellan, einige Arten Biskuitporzellan und die Frittenporzellane gezählt werden, haben, so verschieden auch ihre Zusammensetzung ist, das eine gemeinsam, daß sie bei niedrigerer Temperatur gebrannt werden als das Hartporzellan; aus diesem Grunde enthalten sie auch weniger Kaolin, dagegen mehr Flußmittel und häufig auch mehr Quarz. Während Hartporzellan fast ausschließlich aus Kaolin, Quarz und Feldspat hergestellt wird, werden den Weichporzellanmassen noch Ton, phosphorsaurer Kalk (Knochenasche), Marmor und verschieden zusammengesetzte Fritten (Gläser) zugesetzt.

Zur Herstellung der Porzellanmassen werden sämtliche Bestandteile in fein gemahlenem Zustand mit Wasser innig miteinander vermischt. Je mehr Magerungsmittel die Masse enthält, um so weniger bildsam ist sie, und zu manchen Frittenporzellanen müssen sogar organische Klebemittel zugesetzt werden, um eine gute Formgebung zu ermöglichen.

Was den Einfluß der einzelnen Bestandteile auf das Aussehen und Verhalten des fertigen Porzellans betrifft, so ist im allgemeinen zu sagen, daß ein hoher Kaolingehalt die Transparenz verringert, die Standfestigkeit im Brande und die Widerstandsfähigkeit erhöht; ein hoher Quarzgehalt verleiht der Masse ein mehr körniges Aussehen und erhöht die Opazität von Frittenporzellanen, während ein größerer Feldspatzusatz, besonders in Verbindung mit dem Quarz, die Transparenz erhöht, aber das Porzellan spröder macht. Massen mit sehr hohem Feldspatgehalt eignen sich gut für unglasierte Kunstgegenstände aus Biskuitporzellan und, wenn sie bis nahe zum Schmelzen erhitzt werden, für künstliche Zähne. Künstliche Fritten haben meist den Zweck die Sinterungs- und Schmelztemperatur herabzusetzen und die Einführung solcher Stoffe, die für sich allein in Wasser löslich sind, wie Natron, Kali und Borsäure, zu ermöglichen.

1. Geschichtliches.

Die Herstellung des Porzellans reicht ins früheste Altertum zurück. Hiervon zeugt der bekannte Porzellanturm in China, dessen Alter auf 4000 Jahre angegeben wird. Neuere Forschungen wollen allerdings die Erfindung des eigentlichen weißen Porzellans nicht über das 6. Jahrhundert zurückreichen lassen, da frühere chinesische Geschirre als Steinzeug oder dergleichen anzusehen sind. Im 16. Jahrhundert lernten die Japaner von den Chinesen die Porzellanerzeugung. Versuche, auch in Europa die Porzellanbereitung nachzuahmen, scheiterten lange Zeit, da man das Hauptprinzip, d. h. seine Zusammensetzung aus unschmelzbarem Ton und einem Flußmittel nicht erkannte.

Der Alchimist Johann Friedrich Böttger versuchte aus Kaolin Gold zu bereiten und erfand 1709 weißes Porzellan, das dem chinesischen sehr ähnlich war. Schon 1708 hatte er in Gemeinschaft mit Walter von Tschirrhasen Gegenstände aus einer im Prinzip dem Porzellan ähnlichen, aber steingutartigen, braun gefärbten Masse hergestellt. In Frankreich fabrizierte man bereits 1664 sog. Fritten, die aber auch kein wirkliches Porzellan waren. 1710 ließ König Friedrich August I. von Sachsen eine Porzellanfabrik in Dresden errichten, die später auf die Albrechtsburg verlegt und zu deren Direktor Böttger ernannt wurde. In späterer Zeit erstanden dann weitere Porzellanfabriken, die zum Teil auch heute noch bestehen, und zwar 1718 in Wien, 1746 in Höchst a. M., um 1750 in Fürstenberg a. W., 1744 in Petersburg, 1754 in Nymphenburg, 1745 in Vincennes, von hier 1756 nach Sèvres verlegt, 1761 in Berlin, 1782 in Kopenhagen. Während früher nur diese wenigen Fabriken das Geheimnis der Porzellanherstellung kannten, gibt es heutzutage, besonders in Deutschland, zahlreiche Fabriken, welche Porzellan für die verschiedensten Zwecke des täglichen Lebens, des Kunstgewerbes und der Technik anfertigen.

2. Porzellan für zahnärztliche Zwecke.

Was die Geschichte der Porzellanverwendung für rein zahnärztlich keramische Zwecke betrifft, so beschäftigte sich schon der Apotheker Duchâteau aus St. Germain-en-Laye bei Paris mit dem Gedanken, künstlichen Zahnersatz aus mineralischen Substanzen herzustellen. Er verband sich dieserhalb mit dem Zahnarzt Dubois-Chémant in Paris, welcher infolge des ihm gestatteten Zutritts zu der Manufaktur in Sèvres mit der Porzellanfabrikation vertraut wurde und in der Anfertigung von Porzellanzähnen den ersten Erfolg erzielte. Der niedere Neid seiner französischen Kollegen ging jedoch so weit, daß sie es nicht verabscheuten, die Brennöfen des Dubois-Chémant in Sèvres zu zerstören und ihm den Aufenthalt in Paris so zu verleiden, daß er nach London übersiedelte. Dort tat er sich mit Claudius Ash zusammen und konnte, nun weniger behindert, seiner keramischen Kunst obliegen. Er soll hierbei schon künstliches Zahnfleisch aus Porzellan hergestellt haben. Der Hofzahnarzt Dubois Foucou in Paris war mit den Arbeiten Chémant's vertraut geworden. Er verbesserte die Herstellung von Mineralzähnen und veröffentlichte zuerst die Herstellungsmethoden derselben. 1808 stellte der Italiener Fonzi in Paris Einzelzähne aus Porzellan mit eingebrannten Platinstückchen zwecks Befestigung an Platten her.

1817 wurde die Fabrikation von Porzellanzähnen in Amerika eingeführt, und zwar durch Planton, einen Franzosen, welcher in Philadelphia Praxis ausübte. Wesentliche Verbesserungen wurden durch Elias Wildmann in Philadelphia 1838 vorgenommen, die es ermöglichten, die Mineralzähne der Löthitze auszusetzen, ohne die Struktur und das natürliche Aussehen derselben zu verändern. Wildmann benutzte folgendes Mischungsverhältnis zur Herstellung von Zähnen: Kaolin 1,07, Kieselsäure 3,07, Feldspat 18,07, Titanoxyd 65 Teile.

Besonders hat sich John Allen, New-York, seit 1850 durch Einführung der Continuous-gum-Arbeit große Verdienste erworben. 1856 nahm er ein weiteres Patent auf seine verbesserte Continuous-gum-Arbeit, die als „Allen's Continuousgum" bekannt ist. Die Verbesserungen der Porzellanmassen durch John Allen ermöglichten es weiteren Kreisen, sich dieser kunstvollen Arbeit zu widmen.

Seit jener Zeit haben Samuel S. White-Philadelphia, Close-New-York, Kaskell-Chicago, Keith-St. Louis, Freed-Detroit, Ambler-Philadelphia, der geniale Moffat-Philadelphia seit 1853 und andere Amerikaner, sowie besonders auch Jenkins-Dresden, Spring-Dresden, Vögele-Freiburg u. a. sich um den Ausbau der schwierigen, aber schönen Kunst verdient gemacht. In England sind besonders Fletcher, Gatrell, Mitchell und Rosen zu nennen.

In Deutschland wurde die zahnärztliche Laboratoriumskeramik wesentlich gefördert durch A. Gutowski, dem es 1892 gelang, Porzellanblöcke aus plastischer Porzellanmasse ohne Platinunterlage herzustellen, und zwar nach einfachen, im Kleinbetrieb unserer Laboratorien durchführbaren Methoden. Er war es auch der in richtiger Erkenntnis der größeren Zusammenhänge für dieses Arbeitsgebiet den Ausdruck „Keramik" in die Zahnersatzkunde einführte.

3. Herstellung und Eigenschaften der in der Zahnheilkunde zur Verwendung kommenden Porzellane.

Die in der zahnärztlichen Keramik gebräuchlichen Porzellanmassen gehören meist in die Klasse der Weichporzellane, und zwar sind die für Kronen, Brücken und Continuous-gum-Arbeiten benutzten Massen meist Frittenporzellane. In der Hauptsache werden die obengenannten Materialien, Kaolin, Feldspat und Quarz, sowie zur Einführung größerer Mengen von Kalk und Alkalien, Kali und Natron (künstliche Fritten) verwendet. Als Färbungs- oder Trübungsmittel dienen hauptsächlich die Oxyde von Titan, Kobalt, Eisen und Zinn, sowie die Metalle Gold und Platin.

Aus der Verschiedenartigkeit der zur Herstellung von Porzellanmassen benutzten, natürlichen und künstlich dargestellten Materialien ergibt sich eine ungemein große Mannigfaltigkeit der für zahnärztlich keramische Zwecke verwendbaren Massen hinsichtlich ihres Aussehens und ihrer sonstigen Eigenschaften.

Die folgenden Tabellen geben für 10 verschiedene solcher im Handel befindlichen Porzellanmassen, die stets den selbsthergestellten vorzuziehen sind, die Schmelzpunkte, die Bruchfestigkeit und die Gesamtschwindung vom frisch geformten bis zum fertig gebrannten Stück an. Zwecks Feststellung der Bruchfestigkeit wurden Porzellanknöpfe in der Größe eines Molaren in den Prüfungsapparat eingesetzt; bei den in der Tabelle angegebenen Belastungen trat dann der Bruch ein.

Name der Masse	Schmelz-punkt	Bruchfestig-keit	Schwindung
Allens body	1282° C	1566 kg	22 5 %
Closes body	1250° „	2565 „	21 75 „
Whites inlay	1237° „	1725 „	23,5 „
Brewster foundation	1215° „	1153 „	23,75 „
Consolid. contin. gum	1205° „	1752 „	21,5 „
Plastische Gutowski-Grundmasse (schwer schmelzbar)	1200° „	1560 „	23 „
Consolid inlay	1170° „	953 „	31 „
Whiteleys body	1140° „	958 „	31 „
Brewster enamel	1140° „	1221 „	33 „
Ash high fusing	1140° „	1253 „	34,75 „
Jenkins enamel	860° „	1512 „	38,25 „

Für die Beurteilung der Porzellanmassen sind diese Zahlen von wesentlichem Interesse. Wenn man den Schmelzpunkt des Feingoldes (1040° C) als Mittel annimmt, so bezeichnen wir im allgemeinen aus Gründen der Zweckmäßigkeit keramische Massen, deren Schmelzpunkt über 1040° C liegt, als mittel- bis hochschmelzbar, unter 1040° C als nieder- oder leichtschmelzbar. Ein Teil der Freunde hochschmelzbarer keramischer Massen war der Meinung, daß die Güte eines keramischen Produktes in erster Linie von der Höhe des Schmelzpunktes abhängig sei. Insbesondere gaben die fabrikmäßig hergestellten Porzellanzähne, deren Schmelzpunkt durchschnittlich bei 1300—1400° C liegt, Veranlassung zu dieser Ansicht. Dieser hohe Schmelzpunkt hat jedoch hauptsächlich den Zweck, daß diese Zähne für Lötarbeiten, zum Blockbrennen u. dgl. ohne Farb- und Formveränderung Verwendung finden können.

Daß es kein absolutes Gesetz proportionaler Beziehungen zwischen Höhe des Schmelzpunktes und Widerstandsfähigkeit gibt, beweisen die Angaben der Tabelle. Die Bruchfestigkeit nimmt nicht proportional dem Gefälle der Schmelzpunkte ab, sondern zeigt ganz regellose Werte. Die Größe der Schrumpfung scheint eher zur Schmelzpunkthöhe in ein gewisses Verhältnis gebracht werden zu können, doch müssen auch hier noch andere Komponenten beteiligt sein, worunter die Kondensation der Massen die ausschlaggebende ist.

Die in letzter Zeit erschienenen Porzellanmassen mit etwa 1300° C Schmelzpunkt ergaben im Verhältnis zu den hier aufgeführten weder in bezug auf Widerstandsfähigkeit noch Bruchfestigkeit bessere Ergebnisse.

Für den zahnärztlichen Einzelbetrieb sind Massen mit allzuhohem Schmelzpunkt wenig zweckmäßig und unrentabel. Mit Rücksicht auf die verschiedene Leistungsfähigkeit der Brennöfen werden einige Fabikate in zwei Sorten von verschiedenem Schmelzpunkt geliefert.

Die Massen mit etwas niedrigerem Schmelzpunkt sind außerdem erforderlich zum Zusammenbrennen mit niedrig schmelzenden Zahnfabrikaten.

Höher schmelzende Massen sind unter anderem zur Herstellung künstlicher Zähne erwünscht, weil sie den Anforderungen des Lötens und Einbrennens in bezug auf Form und Farbe besser standhalten.

Die durchschnittliche Schwindung der angeführten Porzellanmassen beträgt etwa 28%. Auf den ersten Blick erscheint das außerordentlich hoch. Bedenkt man aber, daß diesem Volumenverlust — gleichmäßige Schwindung in allen drei Dimensionen vorausgesetzt — einer Verringerung der Längenmaße um nur $^1/_9$ entspricht, so ändert sich das Bild.

Tatsächlich sind auch die zum Ausgleich der Schrumpfung in der Praxis notwendigen Vorkehrungen so einfach und zuverlässig, daß sie unsere zahnärztlich-keramischen Arbeiten nicht beeinträchtigen.

Sehr viel wesentlicher für die Verarbeitung ist die Frage der Plastizität, entscheidet sie doch über das einzuschlagende Verfahren, d. h. über die Frage, ob ein Platingerüst nötig ist oder nicht.

4. Das Brennen der Porzellanmasse.

Das Brennen der Porzellanmassen wird in einem der nachstehend beschriebenen Öfen vorgenommen.

Wie obige Tabelle zeigt, schwankt die Schwindung der üblichen Massen zwischen 21 und 38%, die Schmelztemperatur zwischen 900 und 1300° C. Während jedoch die durch die Schwindung bedingte Volumverringerung durch wiederholtes Nachtragen der Masse wieder ausgeglichen werden kann, ist die Höhe des Schmelzpunktes insofern von größerer praktischer Bedeutung, als schon ein geringes Überschreiten desselben bzw. ein zu langes Verweilen der Massen bei der Schmelztemperatur ein „Zusammensinken" der Masse mit sich bringt. Auch Farbenveränderungen können dabei auftreten. Außerdem ist zu beachten, daß ein zu rasches Ansteigen der Temperatur beim Brennen nachgetragener Schichten auf den schon einmal gebrannten Kern, besonders bei flußmittelreichen Porzellanen, Sprünge hervorrufen kann.

Versuche haben ferner gezeigt, daß ein längeres Brennen unterhalb der eigentlichen Schmelztemperatur bessere Ergebnisse zeitigt, als eine rasche Steigerung der Brenntemperatur, bei welcher der Schmelzpunkt schnell erreicht oder gar überschritten wird. Das erstere Verfahren liefert nämlich ein gleichmäßiger durchgebranntes Material, während bei dem letzteren, besonders wenn es sich um umfangreiche Arbeiten, wie Brücken oder Prothesen handelt, die äußerste Schicht der Porzellanmasse bereits fertiggebrannt erscheinen kann, während der Kern noch nicht richtig durchgebrannt ist. Bei einem länger währenden Brande unterhalb der Schmelztemperatur hat man jedoch nicht nur die Gewähr für ein gleichmäßigeres „Gar"brennen, sondern man verringert auf diese Weise auch die Gefahr, daß das geformte Stück seine Konturen einbüßt oder seine Farbe ändert.

Um ein stets gleichbleibendes Verhältnis zwischen Brenntemperatur und Brenndauer zu erhalten empfiehlt S. S. White, Philadelphia, neuerdings ein sehr einfaches aber nicht unwesentliches Instrument. Dieser sog. „Timer" (= Brenndauerregler) besteht, wie Abb. 1 zeigt, aus einer Minutenuhr. Statt der Minutenziffern sind auf dem Quadranten links oben die Fahrenheitgrade von 1900 bis 2400 aufgezeichnet. Hat das Schmelzgut laut Ablesung am Pyrometer z. B. 1900° F erreicht, so wird der Zeiger des Timers auf diese Zahl gerückt. Innerhalb zwei Minuten, wenn also der Zeiger 2000° F zeigt, muß auch der Pyrometer diese Temperatur anzeigen. In Zeitabständen von zwei Minuten soll die Temperatur um 100° F steigen, was durch entsprechendes Vorrücken des Kontaktes am elektrischen Ofen zu bewerkstelligen ist. Den Zweck des Timers erfüllt auch eine gewöhnliche Uhr, deren Zifferblatt mit entsprechenden Temperaturgraden zu versehen ist. Ob es der Firma S. S. White gelingt, auf Grund meiner Anregung den Timer so zu gestalten, daß er mit dem Pyrometer zusammengekoppelt wird und die Temperatur des Ofens entsprechend den Zeitabschnitten sozusagen automatisch regelt, müssen erst die abschließenden Versuche ergeben.

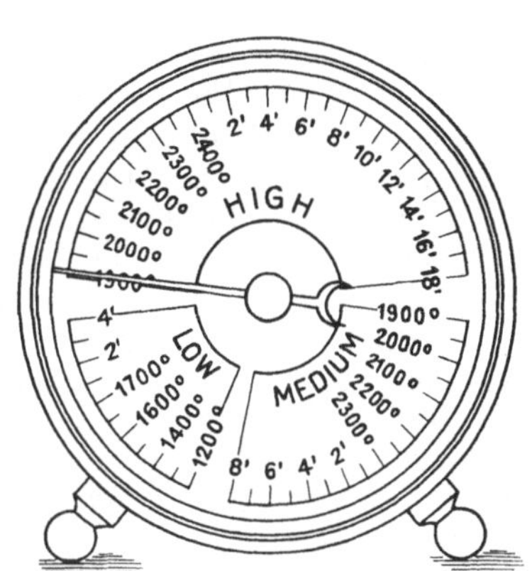

Abb. 1. Brenndauerregler.

Die Untersuchungen von D. Mac Closkey über den Einfluß zu raschen Erhitzens und Abkühlens haben sehr beachtenswerte Ergebnisse gebracht. Porzellanmantelkronen mit Schulter, die mehrmals rasch erhitzt und während der Brennzeit zur Prüfung öfter aus dem Ofen genommen, also starken Temperaturschwankungen ausgesetzt wurden, besaßen im Verhältnis zu gleichmäßig gebrannten Kronen nur eine Bruchfestigkeit von etwa $^1/_3$ bis $^1/_5$.

Wenn der Ofen heiß ist, soll das Schmelzgut erst einige Zeit auf den Ofenschild gebracht werden, um von der aus der Muffel strahlenden Wärme erst endgültig getrocknet und allmählich vorgewärmt zu werden. Bringt man die Arbeit nach einigen Minuten in die Muffel, so erscheint die Masse zuerst dunkel.

Erst wenn alle organischen Bestandteile verbrannt sind, die Masse also weiß erscheint, darf die Muffel geschlossen werden.

5. Die Brennöfen.

Die in der Praxis gebrauchten Öfen lassen sich in zwei Gruppen teilen, und zwar 1. Brennstofföfen, 2. elektrische Öfen.

Benutzt man einen festen, flüssigen oder gasförmigen Brennstoff, so muß man dafür Sorge tragen, daß die Feuergase und Verbrennungsprodukte nicht an das Schmelzgut gelangen können und die Farbe desselben gefährden. Deshalb verwendet man Muffelöfen, die aus einem kastenartigen oder schwach gewölbten Behälter von feuerfestem Material bestehen, die an der vorderen Seite offen sind und im Betrieb durch eine vorgesetzte Platte (Vorsetzer) verschlossen werden. Die Heizflamme tritt unter der Muffel ein, schlägt um diese herum und wird oben abgezogen.

a) Brennstofföfen.

Abb. 2 zeigt einen mit Koks geheizten Muffelofen, der aber nur noch wenig gebraucht wird. Zu besseren Resultaten gelangt man mit Petroleum- oder Benzingasöfen, die man zweckmäßig dort verwendet, wo kein Leuchtgas zur Verfügung steht; in großer Vollkommenheit wird diese Art Öfen von Barthel in Dresden und der Deutschen Gold- und Silber-Scheideanstalt vorm. Roeßler, in Frankfurt a, M. gebaut. Gasöfen werden in verschiedenen Formen in den Handel gebracht. Gute Erfolge sind mit dem neuen Gutowski-Ofen zu erzielen (Abb.3). Man verwendet Brenner ohne oder mit (Abb. 4)

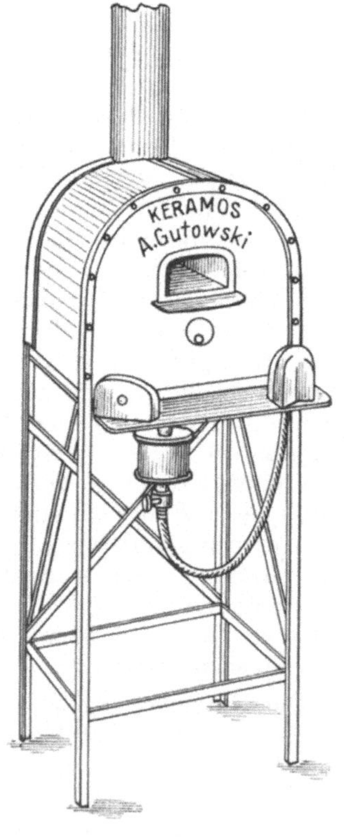

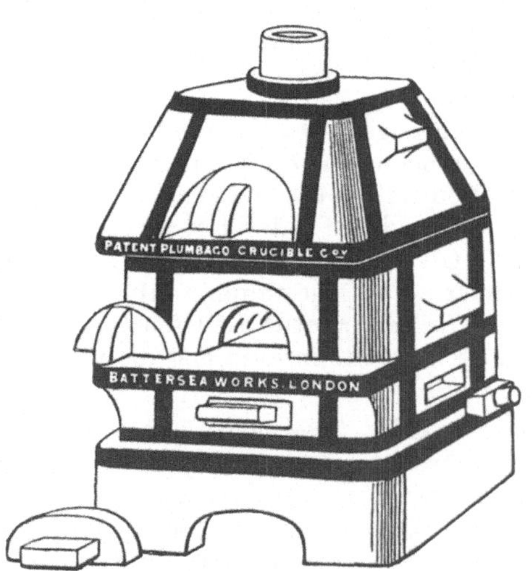

Abb. 2. Plumbaco-Koksofen, Battersea Works London.

Abb. 3. Gutowski-Gasofen

Gebläseluft. Bis zu Temperaturen von etwa 1200° C genügt einfache Gasheizung; mit Preßluft gelangt man unter günstigen Verhältnissen bis etwa 1350°.

Stets ist bei der Verwendung von Brennstofföfen darauf zu achten, daß
die Muffel vollständig unversehrt ist. Entstehen Risse, so sind dieselben sorgfältig abzudichten oder man ersetzt die ganze Muffel durch eine neue.

b) Elektrische Öfen.

So sehr man auch die Brennstofföfen verbessert hat und durch geeignete
Bauart die Heizgase rationell auszunutzen sucht, niemals werden sie in ihrer
Leistungsfähigkeit den Öfen mit elektrischer Heizung gleichkommen. Der
Hauptvorteil der letzteren besteht darin, daß sie in kurzer Zeit hohe Temperaturen zu erreichen gestatten; ferner sind sie handlich und sauber im Gebrauch. Ihre Anschaffung ist überall dort zu empfehlen, wo Starkstrom von
gebräuchlicher Spannung zur Verfügung steht. Alle Öfen dieser Art beruhen
auf der Wärmeentwicklung des elektrischen Stromes in einem Widerstande.
Dieser besteht bei den in zahnärztlichem Gebrauch befindlichen elektrischen
Öfen aus einem Platiniridiumdraht, der auf die Muffel spiralförmig aufgewickelt
ist. An Stelle des Drahtes wird jetzt oft dünne Platinfolie von 0,007 mm Stärke
verwendet, da diese sich inniger an die Unterlage anlegt und die Wärme besser
abgeleitet wird. Die bewickelte Muffel sitzt in einer zweiten weiteren Außen-
muffel, welche die Strahlung von Wärme nach außen vermeiden soll und mit
Wärmeschutzmitteln bekleidet ist.

Zur Beheizung kann Gleich- oder Wechselstrom dienen; wegen des geringen
Wärmeverlustes durch Strahlung ist der Strombedarf sehr mäßig, so daß die

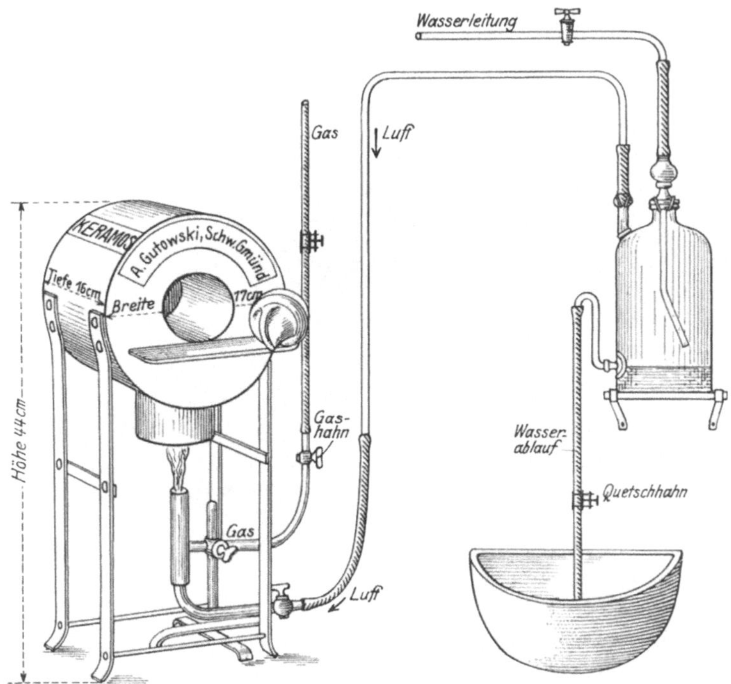

Abb. 4. Gutowski-Gasofen mit Wassergebläse.

Öfen an jeder Lichtleitung angeschlossen werden können, die genügend gesichert
ist. Die erreichbare Höchsttemperatur ist etwa 1500° C. Dabei tritt aber schon

eine merkliche Zerstäubung des Platins durch den Strom ein, es empfiehlt sich deshalb, bei Dauerbetrieb nicht über 1300⁰ C hinaufzugehen.

Um die gewünschte Temperatur bequem einregulieren zu können, ist ein Regulierwiderstand notwendig. Häufig ist er zweckmäßig unter der Muffel angebracht. Kremin, Berlin, hat zwei Ofentypen in vier verschiedenen Größen

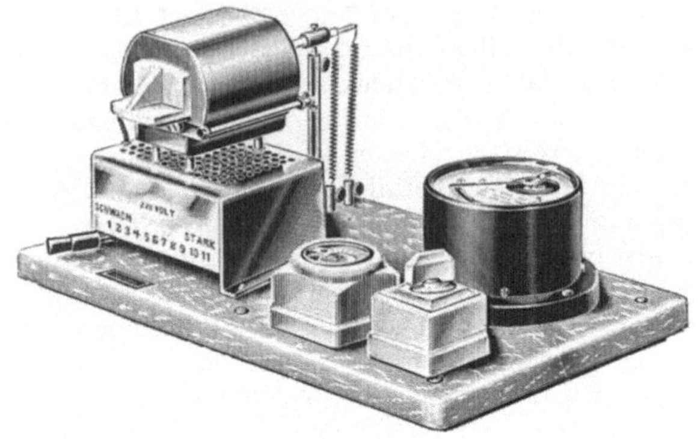

Abb. 5. Kreminofen.

konstruiert, mit welchen sich je nach Platinwicklung und Wärmeisolation Höchsttemperaturen von 1200 bzw. 1380⁰ C erreichen lassen (Abb. 5). Die Wicklung ist in besonderer Art um die Muffel gelegt und gegen äußere Einflüsse geschützt. Der Platindraht selbst kann bei etwaigen Reparaturen leicht ausgewechselt werden. Der vorzugsweise zur Herstellung von Porzellaneinlagen

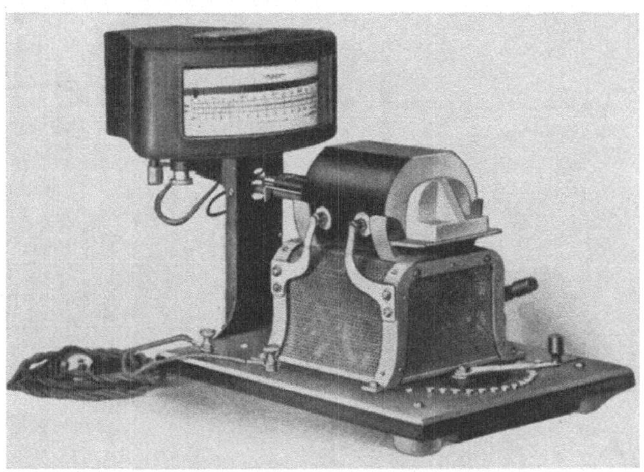

Abb. 6. S. S. White-Ofen mit Pyrometer, Modell B.

im Gebrauch befindliche kleinere Ash-Mitchellofen sowie S. S. White „Berliner Modell" eignen sich auch zur Herstellung von Porzellankronen und kleineren Brückenarbeiten und erreichen eine Temperatur von etwas über 1250⁰ C.

Der S. S. Withe-Ofen mit Pyrometer Modell B (Abb. 6) hat sich bei uns ausgezeichnet bewährt. Die Muffel besteht aus einem sehr widerstandsfähigen Innenmantel, in welchem die Platindrahtwicklung eingebettet ist. Die Außenfläche schützt ein kräftiger Metallmantel. Zum Schließen der Muffel dient ein

Tonvorsetzer. Der Widerstand, aus einer Reihe isolierter Drahtspulen bestehend, befindet sich unter der Muffel. Die Regulierung erfolgt durch einen horizontal drehbaren Schalthebel, welcher bei Verschiebung die einzelnen Spulen des Widerstandes der Reihe nach ausschaltet. Die rechte Seite der Bodenplatte trägt den Hauptschalter. Das Thermoelement des Pyrometers ragt in die Hinterwand der Muffel hinein und ist mit der Bodenplatte ebenfalls fest verbunden. Die am Pyrometer befindliche Wasserwage dient dazu, den Ofen horizontal einzustellen, was für die richtige Funktion des Pyrometers von Wichtigkeit ist.

Der Ofen ist im Betrieb sehr leicht zu handhaben. Vor Einschaltung des Hauptschalters ist nur zu beachten, daß der Widerstandshebel auf dem ersten Knopf steht, d. h. daß sämtliche Widerstandspulen eingeschaltet sind, andernfalls brennt die Platinwicklung infolge Überhitzung durch. Bei Schaltung auf dem ersten Knopf erreicht der Ofen eine Temperatur von etwa 1000° F. Bei kleineren Arbeiten, die mehrfach gebrannt werden müssen, bleibt der Kontakthebel zwischen den einzelnen Bränden auf dem ersten Knopf, wodurch man stets diese Grundtemperatur sozusagen vorrätig hat und dadurch Zeitverlust erspart. Die Muffel ist bei Ausbesserungen mit einem Griff auszuwechseln, was jedoch bei Beachtung der Betriebsvorschriften erst nach jahrelangem Gebrauch nötig wird.

Neben dem S. S. White-Ofen hat in den Vereinigten Staaten der Peltonofen (Abb. 7) Verbreitung gefunden, der bei hervorragenden Eigenschaften billiger ist. Der Ofen ist auf einem Tischchen montiert unter dessen Platte der Pyrometer in schräger Lage angeordnet ist, was das Ablesen desselben erleichtert.

Abb. 8 zeigt die beiden Modelle des Barkmeyer-Ofens mit gemeinsamem Pyrometer und Widerstand, welche durch den Mittelschalter mit der einen oder andern Muffel in Verbindung gebracht werden können. Die Ausmaße der großen Muffel ermöglicht das Brennen selbst der größten Arbeiten. Die beiden Öfen werden auch einzeln geliefert.

Die deutsche Gold- und Silberscheideanstalt

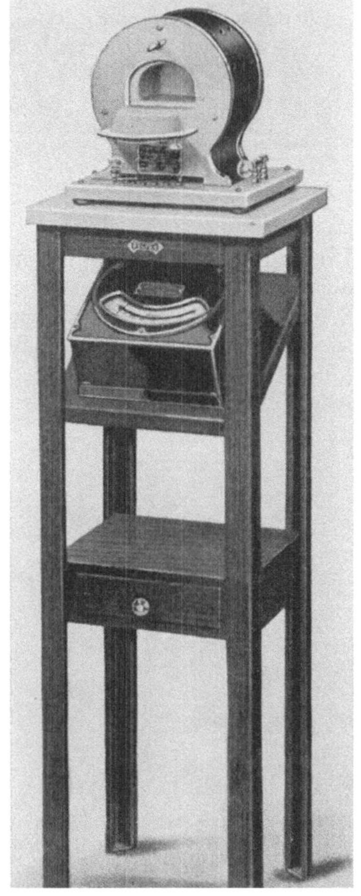

Abb. 7. Peltonofen.

Frankfurt a. M. hat einen elektrischen Ofen in den Handel gebracht (Abb. 9), welchem als Heizwiderstand statt des Platins Silitheizstäbe dienen, von welchen je drei unter und über der Muffel angeordnet sind. Die Temperatur wird durch entsprechende Schaltung der einzelnen Heizstäbe reguliert. Höchsttemperatur etwa 1250° C. Die Anheizdauer ist im Verhältnis zu Öfen mit Platinwiderständen etwas länger. Die Heizstäbe selbst sind leider noch sehr zerbrechlich, weshalb bei ihrer Montage bzw. bei dem Ersatz einzelner Stäbe schonendste Vorsicht geboten ist.

Von den verschiedenen in Deutschland neuerdings gebauten Öfen mit Silitwiderstand hat sich der von der Firma Uhlendorf, Berlin, hergestellte

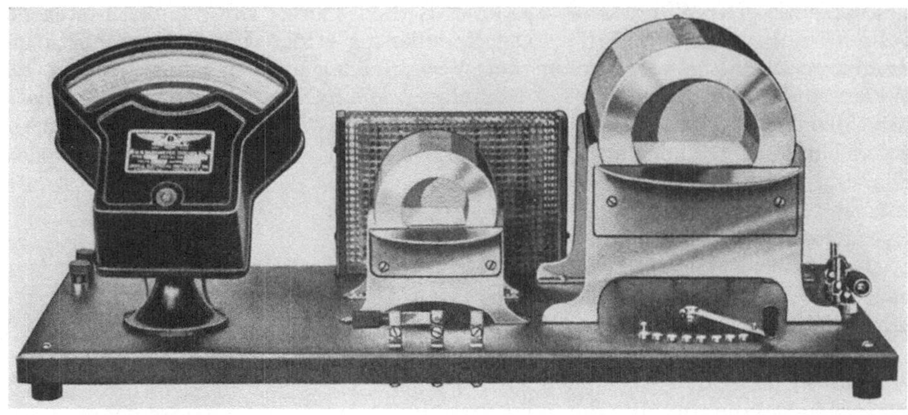

Abb. 8. Barkmeyer-Ofen.

Udo-Ofen (Abb. 10) sehr gut bei uns bewährt. Die Silitstäbe, welche leicht auszuwechseln sind, ertragen durchschnittlich eine Brenndauer von etwa 800 Stunden. Die Muffel eignet sich infolge ihrer Größe nicht nur für Porzellankronenarbeiten, sondern in˙ ihr können auch große Blockarbeiten usf. gebrannt werden.

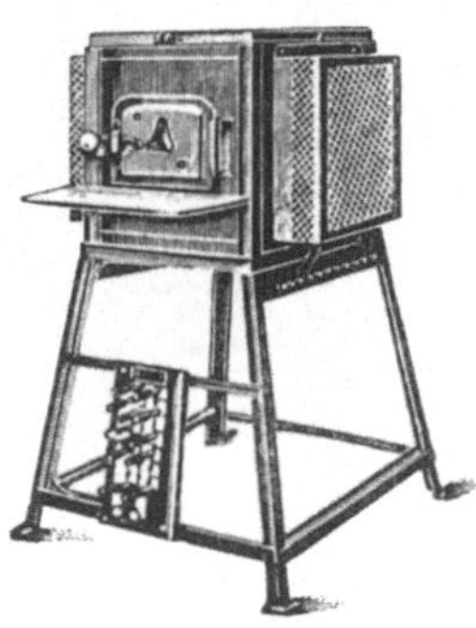

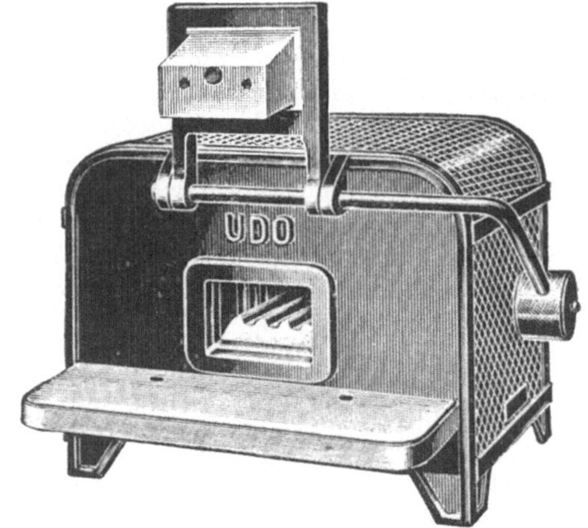

Abb. 9. Elektrischer Ofen der Deutschen
Gold- und Silberscheideanstalt
Frankfurt a. M.

Abb. 10.
Udo-Ofen.

6. Temperaturmessung.

Bei schwer schmelzbaren Massen, deren Schmelzpunkt über dem des Feingoldes (1064° C) liegt, ist eine Beobachtung des Brennvorganges mit bloßem Auge schwierig, sobald bei vorgeschrittener Brennhöhe die Muffel in Weißglut erstrahlt. In den meisten Fällen hilft die Beobachtung mittels eines dunkel gefärbten Glases; muß die Masse zur Kontrolle aus dem Ofen gezogen werden, so können infolge der plötzlichen Abkühlung leicht Risse und Sprünge auftreten.

Anstatt das Schmelzgut selbst zu beobachten, kann man auch indirekt den Brennprozeß in der Weise kontrollieren, daß man die Temperatur des Ofens mißt und bei erreichter Gartemperatur den Strom abstellt. Da bei hohen

Temperaturen Quecksilberthermometer versagen, ist man auf andere Arten von Temperaturmessung angewiesen. Früher benutzte man allgemein die Eigenschaft fester Körper, bei Temperaturunterschieden ihr Volumen zu verändern.

Das älteste dieser Instrumente ist das Pyroskop von Wedgewood (1782) (Abb. 11), das auf der Schwindung von Tonen unter dem Einfluß hoher Temperaturen beruht. Kleine Tonkugeln ändern je nach der Höhe der Brenntemperatur ihren Durchmesser; als Meßvorrichtung für die Schwindung dienen zwei gegeneinander geneigte, mit einer Skala versehene Messingplatten. Je mehr die Tonkugel geschwunden ist, um so weiter kann sie eingeschoben werden.

Andere Pyrometer, die alle nur noch historisches Interesse haben, beruhen auf der relativen Ausdehnung zweier Metalle (Breguet) oder auf der Zirkulation eines Wasserstromes, dessen Eintritts- und Austrittstemperaturen gemessen werden (Carnelly) usw.

Heute benutzt man zur Messung hoher Temperaturen allgemein elektrische oder optische Pyrometer. Die elektrischen sind entweder Widerstandsthermometer oder Thermoelemente.

Die Widerstandsthermometer beruhen auf der Beobachtung, daß sich der Leitungswiderstand von Metallen mit der Temperatur ändert, und zwar nimmt er mit steigender Temperatur zu, bei Platin z. B. um $0,4\,^0/_0$ pro Grad. Da elektrische Widerstände sehr genau gemessen werden können, ist diese Art der Temperaturbestimmung von großer Feinheit. Die Widerstandsmessung geschieht mittels der Wheatestoneschen Brückenmethode; der Platindraht, der sich im Ofen befindet, ist spiralförmig auf einen Zylinder von feuerfestem Material aufgewickelt. In letzter Zeit bringt die Firma Heräus (Hanau) in Quarzglas eingeschmolzene Platinwiderstandsthermometer in den Handel, die sich als sehr brauchbar erwiesen haben.

Die thermoelektrische Messung von Temperaturen ist in der Praxis mehr verbreitet wie die eben beschriebene, da ihre Ausführung in mancher Beziehung bequemer ist. Erhitzt man die Verbindungsstelle zweier miteinander verschweißter oder verlöteter Drähte aus verschiedenen Metallen, während die freien Enden kalt bleiben, so entsteht zwischen den freien Enden eine elektrische Spannung. Die Größe dieser Spannung ist abhängig von dem Material

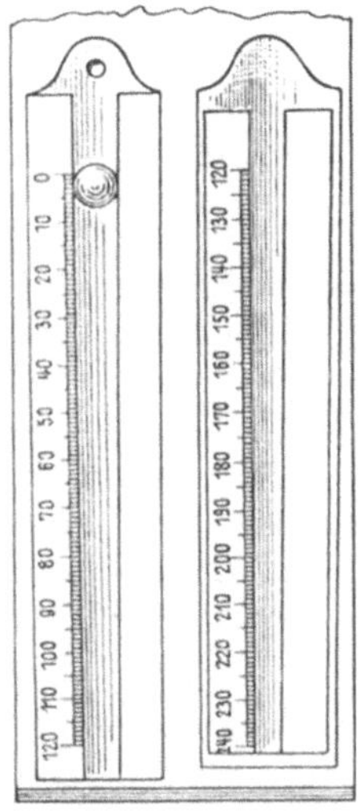

Abb. 11. Pyroskop von Wedgewood.

der Drähte und dem Temperaturunterschied zwischen der Lötstelle und den freien Enden dieses sog. Thermoelementes. An einem in den Stromkreis geschalteten Voltmeter von großer Empfindlichkeit kann die Spannung gemessen werden. Da die Spannung von der Temperatur abhängig ist, kann das Anzeigeinstrument nach Temperaturgraden geeicht und die Temperatur direkt abgelesen werden (Abb. 12).

Optische Pyrometer dienen zur Bestimmung hoher Temperaturen an glühenden Körpern; bei ihnen ist erforderlich, daß man in den Ofen hineinsehen kann. Von den gebräuchlichen Instrumenten sind besonders die Pyrometer von Wanner, von Holborn und Kurlbaum und von Féry zu nennen. Das Wanner-Pyrometer beruht auf dem Strahlungsgesetz von Wien und ist im Prinzip ein Spektralphotometer. Das vom heißen Körper ausgestrahlte weiße Licht wird zunächst in die Grundfarben zerlegt. Aus diesen blendet man eine bestimmte, z. B. die rote, heraus und beobachtet die Intensität derselben, die sich mit der Temperatur des strahlenden Körpers gesetzmäßig ändert. Zum Vergleich dient eine kleine elektrische Glühlampe, deren Licht in gleicher Weise

55*

zerlegt und abgeblendet wird und deren Intensität und Temperatur bekannt sind. Nun ist noch notwendig, das konstante Licht der Glühlampe allmählich abzuschwächen, bis die Lichtintensitäten des zu messenden Körpers und der Normalen gleich sind. Dies geschieht durch Drehung eines im Okular des Pyrometers angebrachten Nikolschen Prismas. Der Drehungswinkel wird an einer Skala abgelesen und gibt direkt die Temperatur an. Hergestellt wird das Wanner-Instrument von Dr. R. Hase, Hannover.

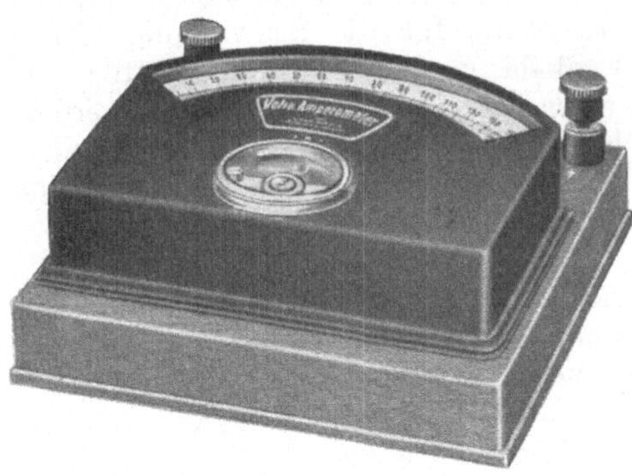

Abb. 12. Voltmeter mit Temperaturskala (Siemens & Halske A. G., Berlin).

Das Holborn-Kurlbaumsche Pyrometer (gebaut von Siemens & Halske) benutzt eine kleine, empirisch geeichte Glühlampe, die zwischen Objektiv und Okular eines Fernrohres angebracht ist. Das Objektiv bildet die glühende Fläche, deren Temperatur bestimmt werden soll, hinter der Glühlampe ab. Durch das Okular betrachtet man beide gleichzeitig und reguliert die Helligkeit der Lampe durch einen Vorschaltwiderstand so lange, bis die Spitze des Lampenfadens auf dem hellen Hintergrunde verschwindet. Zur Eichung bestimmt man die Abhängigkeit der Temperatur von der Stärke des durch die Glühlampe hindurchgehenden Stromes durch Vergleich mit einem Thermoelement.

Das Pyrometer von Féry (Abb. 13) stellt eine Kombination eines elektrischen und eines optischen Pyrometers dar. Die Strahlung eines glühenden Körpers wird durch eine Flußspatlinse auf die Lötstelle eines Eisen-Konstantan-Thermoelementes konzentriert und erwärmt dieselbe. Die dadurch entstehende Spannung wird mit einem empfindlichen Voltmeter gemessen und kann direkt auf Celsiusgrade umgerechnet werden.

Häufig kommt es während des Brennens nicht darauf an, die Temperatur dauernd zu messen, sondern nur einen Indikator für eine bestimmte zu erreichende Höchsttemperatur zu haben. In diesem Falle leisten die Segerkegel gute Dienste. Diese stellen in die Länge gezogene tetraedrische, 3 oder 5 cm hohe Körper dar, welche aus den zu keramischen Massen und Glasuren verwendeten Rohmaterialien, Kaolin, Quarz, Feldspat, Marmor u. dgl., in verschiedenen Mengenverhältnissen hergestellt sind. Je nach ihrer Zusammensetzung beginnen diese Kegel bei einer niedrigeren oder höheren Temperatur zu erweichen und sich langsam zu neigen. Den „Schmelzpunkt" eines Kegels sieht man dann als erreicht an, wenn die Erweichung so weit vorgeschritten ist, daß die Spitze des Kegels die Unterlage berührt. Abb. 14 zeigt drei auf einer Schamotteplatte stehende, im Brande gewesene

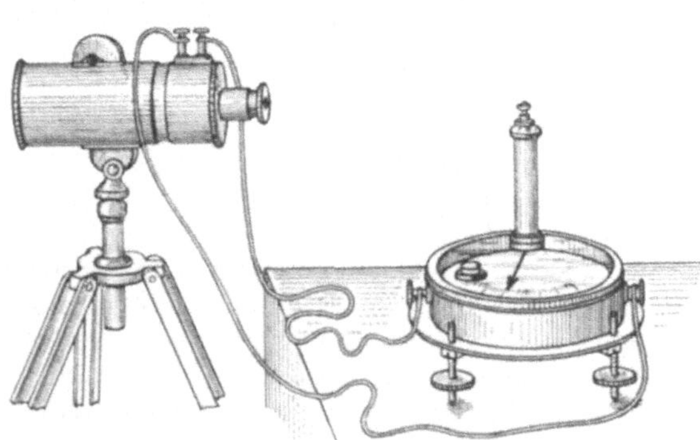

Abb. 13. Féry-Pyrometer.

Segerkegel; der umgesunkene Kegel 8 zeigt an, daß in dem Brande eine Temperatur von etwa 1250° C (vgl. die folgende Tabelle) erreicht wurde.

Die Segerkegel besitzen, wie alle Gemische, keinen exakten Schmelzpunkt, doch schmelzen sie unter annähernd gleichen Erhitzungsbedingungen stets bei derselben Temperatur um. Die Zusammensetzung der Kegel ist so gewählt worden, daß zwischen dem „Schmelzpunkt" bzw. der Temperatur des Umsinkens eines Kegels einer bestimmten Nummer und der des folgenden eine Differenz von etwa 20—30° C besteht.

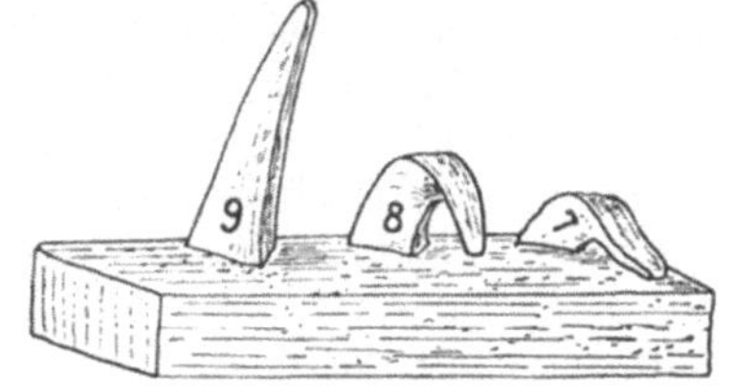
Abb. 14. Segerkegel.

Die mittleren Schmelztemperaturen der Segerkegel, die in 59 Nummern von verschiedener Schmelzbarkeit von der Porzellan-Manufaktur in Berlin hergestellt werden, finden sich in der folgenden Tabelle:

Nummern und annähernde Schmelztemperaturen auf Grund von neueren Messungen in Versuchsöfen.

		Rote Segerkegel		
022 —600°	010a— 900°	010— 900°	7—1230°	28—1630°
021 —650	09a— 920	09— 930	8—1250	29—1650
020 —670	08a— 940	08— 970	9—1280	30—1670
019 —690	07a— 960	07—1000	10—1300	31—1690
018 —710	06a— 980	06—1020	11—1320	32—1710
017 —730	05a—1000	05—1040	12—1350	33—1730
016 —750	04a—1020	04—1060	13—1380	34—1750
015a—790	03a—1040	03—1080	14—1410	35—1770
014a—815	02a—1060	02—1100	15—1435	36—1790
013a—835	01a—1080	01—1120	16—1460	37—1825
012a—855	1a—1100	1—1140	17—1480	38—1850
011a—880	2a—1120	2—1155	18—1500	39—1880
	3a—1140	3—1170	19—1520	40—1920
	4a—1160		20—1530	41—1960
	5a—1180		26—1580	42—2000
	6a—1200		27—1610	

Für den Laboratoriumsgebrauch ist es am zweckmäßigsten, selbst aus der jeweils zu verwendenden Porzellanmasse einen kleinen Kegel zu formen und ihn gleichzeitig mit dem zu brennenden Objekt in derselben Tiefe in die Muffel zu stellen. Zur leichteren Handhabung wird der so geformte Kegel auf die nach oben gebogene Spitze eines etwa 2—4 cm langen Nickelblechstreifens gesteckt und kann am freien Ende dieses Streifens gefaßt und zur Kontrolle aus dem Ofen genommen werden. Zeigt der Probekegel Glanz, so ist Garbrand erreicht und der Ofen zu löschen.

Spezieller Teil.

Bevor die keramischen Methoden im einzelnen besprochen werden, sollen die im allgemeinen Teil gewonnenen Gesichtspunkte bezüglich Wesen und Wahl der Verfahren, Auswahl der keramischen Massen und Zähne, sowie Indikationsstellung für die Anwendung der einzelnen Verfahren ergänzt und vertieft werden.

Die Erkenntnis der Bedeutung des Porzellans für die Gestaltung eines in kosmetischer, anatomischer und physiologischer Beziehung vollwertigen Zahnersatzes führte zur fabrikmäßigen Herstellung von Porzellanzähnen und Zahnfleischblöcken. Gegenüber den an individuellen Kombinationen ungeheuer

reichen Erscheinungsformen des menschlichen Gebisses konnten sich die Zahn-
manufakturen nur auf typische Mittelformen einstellen, deren Ergebnis im
Einzelfalle sowohl in kosmetischer als auch in anatomisch-physiologischer Hinsicht häufig ein nicht genügender Ersatz war. Zwar haben sich Forscher, wie
Williams und Gysi um die Feststellung der Normaltypen große Verdienste
erworben, und die nach ihren Vorschlägen von den Zahnfabriken in den Handel
gebrachten Zähne sind in allen Fällen verwendbar, in denen es sich um den
Ersatz normaler Zahnreihen handelt. Schwieriger liegen die Verhältnisse, wenn
es sich um die Deckung atypischer größerer Defekte handelt, wie sie nach Verletzungen, Osteomyelitiden und Tumorexstirpationen vorkommen. Da es in
diesen Fällen oft nicht möglich ist, einen fertigen passenden Zahnfleischblock
oder passende Porzellanzähne zu finden, verwendet man um des besseren kosmetischen Erfolges willen zur Deckung dieser Defekte selbstgebrannte, den
jeweiligen individuellen Verhältnissen angepaßte Porzellanzähne oder Blöcke.

Den ersten bedeutsameren Schritt zur Lösung dieser Fragen unternahm der
Amerikaner John Allen. Allen und seine Nachfolger verwandten Porzellanmassen, deren Plastizität, auch wenn sie in breiartiger Konsistenz angerührt
sind, zu wünschen übrig läßt. Nach dem Trocknen reicht nämlich die Kohärenz der einzelnen Teilchen nicht zur Erhaltung der im feuchten Zustand
modellierten Konturen aus (vgl. die vielgebräuchlichen Füllungsemaile). Die
gewünschte Form muß daher durch allmähliches Aufbrennen mehrerer einzelner
Schichten frei geschaffen werden. Die untere Schicht bedarf einer mechanisch
und chemisch indifferenten, feuerbeständigen Unterlage, als welche nur das
Platin in Betracht kommt.

Eine weitere Schwierigkeit für die Formgebung liegt in der Verschiedenheit
der Schrumpfung zwischen Porzellanmasse und Unterlage bei der Abkühlung;
während das Platin überhaupt nicht schwindet, schrumpft die Masse stark ein,
so daß Risse und Zwischenräume entstehen, deren Ausfüllung ein mehrmaliges
Auftragen und Brennen erfordert.

Demgegenüber bedeutet die Verwendung einer plastischen Porzellanmasse,
die keiner Brennunterlage im Sinne des Allenschen Verfahrens bedarf, einen
wesentlichen Fortschritt. Ein solches Verfahren wurde von A. Gutowski
angegeben. Die von ihm verwendete Masse wird im Rohzustand geformt, sie
behält getrocknet die Form, die ihr gegeben wurde und kann in diesem Zustand
noch bis ins kleinste weiter ausmodelliert werden. Es bedarf nur eines Brandes,
um die Grundform in gebranntem Porzellan festzuhalten.

Die Möglichkeit der genaueren Formgebung, des Aufbaues ohne Platin
und der Fertigstellung in einem Brand haben die keramischen Arbeiten wesentlich rationeller, zuverlässiger und einfacher gestaltet. Dementsprechend hat
sich auch die zahnärztliche Keramik erst seit der Einführung der plastischen
Masse durch A. Gutowski zu einem praktisch wichtigen Spezialgebiet entwickelt.

Zur Herstellung einzelner Zähne und zum Ersatz von Zahnfleisch durch
Prothesen mit ununterbrochener Porzellanfront, kommt heute nur das Verfahren mit plastischer Masse zur Anwendung. Auch Porzellanbrückenarbeiten
werden allermeist als Metallbrücken mit angefügtem Porzellanblock ausgeführt.

Das Verfahren mit Platingerüst, dass eine prinzipielle Bedeutung als Methode
zum Porzellanaufbau verloren hat, kommt praktisch nur mehr zur Porzellan-
verstärkung in Betracht, wenn die Schaffung eines hinreichend selbständigen
Porzellankörpers nicht möglich ist, also für gewisse Porzellanplattenarbeiten,
ferner zur Herstellung von Platinkronen mit Porzellanoberfläche.

Auf die Wahl eines bestimmten Fabrikates kommt es weniger an, wenn
man sich nach obigen Ausführungen nur klar geworden ist, ob im Einzelfalle

plastische oder nichtplastische Masse benötigt wird. Dabei ist zu bedenken, daß plastische Masse bei sonst gleichen Eigenschaften stets an Stelle der nichtplastischen verwendet werden kann, aber nicht umgekehrt.

Verwendet man stiftlose Zähne (z. B. bei ganzen Porzellanunterstücken), so eignen sich alle Zahnfabrikate, sofern nur ihr Schmelzpunkt über dem der angewandten Porzellanmasse liegt. Von Cramponszähnen kommen nur solche in Betracht, deren Stiftchen die Brennhitze der Porzellanmasse aushalten, ohne brüchig zu werden oder durch Oxydationsvorgänge die Zahnfarbe zu verändern. Diese Forderung erfüllen bis jetzt nur Stifte aus Platin oder dessen Legierungen (mit Iridium, Gold, neuerdings auch Nickel). Stifte aus unedlem Metall kommen nur in Betracht, soweit sie Platinhülsen haben.

Die schon erwähnte Forderung, daß der Schmelzpunkt der Masse unter dem des Zahnes liegt, gilt natürlich ganz allgemein. Die Tabelle der Schmelzpunkte gibt darüber Aufschluß (s. S. 859).

Wir wenden uns nun der Darstellung der technischen Einzelheiten zu. Um Wiederholungen tunlichst zu vermeiden, ordnen wir die Verfahren nach ihrer praktischen Verwendbarkeit ein und besprechen:

I. Ersatz einzelner Zähne.
   A. Durch selbstgebrannte Porzellanzähne aus plastischer Masse nach A. Gutowski.
   B. Durch selbstgebrannte Porzellankronen unter Verwendung einer Platinunterlage.
      a) Nach Allen.
      b) Mit plastischer Masse.
II. Ersatz von Zähnen und Zahnfleisch durch Brücken und Platten mit selbstgebranntem Porzellan.
   A. Nach dem Verfahren mit Platinunterlage.
   B. Unter Verwendung selbstgebrannter Porzellanblöcke.
   C. Unter Verwendung selbstgebrannter Porzellanvollkörper.

Die Beherrschung der allgemeinen Zahnersatzkunde, namentlich der Goldtechnik, wird hierbei vorausgesetzt und bezüglich der allgemeinen Indikation, Wurzelpräparation, Modellgewinnung usw. auf die entsprechenden Abschnitte des Werkes verwiesen.

I. Ersatz einzelner Zähne mit Hilfe selbstgebrannten Porzellanes.

A. Herstellung einzelner Zähne aus plastischer Porzellanmasse. Abänderung fertiger Zähne.

Es kommen hier nur für den Praktiker brauchbare Arbeitswege, nicht die der Zahnfabrikation gegebenen zahlreichen Möglichkeiten in Betracht.

Von den S. 918 genannten Arbeitsmaterialien benötigen wir: Grundmasse, Zinnfolie als Isolierschicht, Quarzsand und Nickelblechpfännchen als Brennunterlage, Platindraht für Crampons; ferner Zahnfarben. Als Instrumentarium Brennofen, Spatel und Sonden, evtl. kleine Cuvette.

Der Zahn wird in Wachs modelliert, und zwar entsprechend dem Schrumpfungsgrad der Grundmasse, um etwa ein Zehntel länger und breiter, als er nach dem Brennen ausfallen soll. Zur Herstellung von Crampons schneidet man aus 0,7 mm starkem Platindraht etwa 0,5 mm lange Stückchen ab. Um diese Stiftchen zur besseren Verankerung im Porzellan mit Köpfchen zu versehen, kann man sich der Gutowski'schen Stiftchenzange (Abb. 15) bedienen.

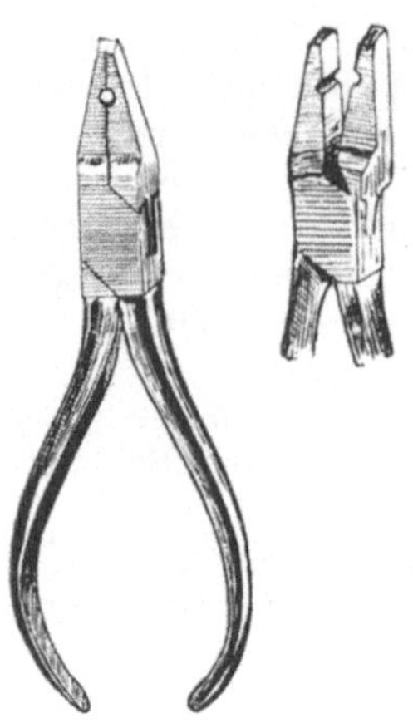

Die beiden Branchen einer Flachzange mit 4 mm Schnabelbreite sind mit je einer Fuge versehen, die beim Zangenschluß genau eine lichte Weite von der Form und Stärke des Crampondrahtes (0,7 mm) ergeben. Das Stiftchen wird so in die Fuge gelegt, daß nach Schließung der Zange auf einer Seite ein kleiner Überschuß vorsteht, der durch einige Hammerschläge zum Köpfchen geschlagen wird. Die so hergestellten Crampons werden in die Rückseite der modellierten Wachszähne eingelassen, etwa bis zur Mitte des Wachskörpers, nicht zu nahe an die Frontfläche des Zahnes, da sonst das Metall später durchschimmern würde, andererseits auch nicht zu oberflächlich, damit der Halt der Crampons nicht gefärdet ist; die Richtung zur Zahnrückfläche sei dabei genau senkrecht, da sie andernfalls bei der weiteren Verarbeitung aus ihrer Lage gebracht werden. Nun wird unter Zuhilfenahme einer Cuvette eine Hohlform hergestellt (Negativ). Man bettet den Wachszahn mit seiner Frontfläche in

Abb. 15. Stiftchenzange nach A. Gutowski.

die mit Gips gefüllte eine Cuvettenhälfte so ein, daß seine Rück- und Sattelfläche frei bleibt und an den entsprechenden Konturen der Gips scharf

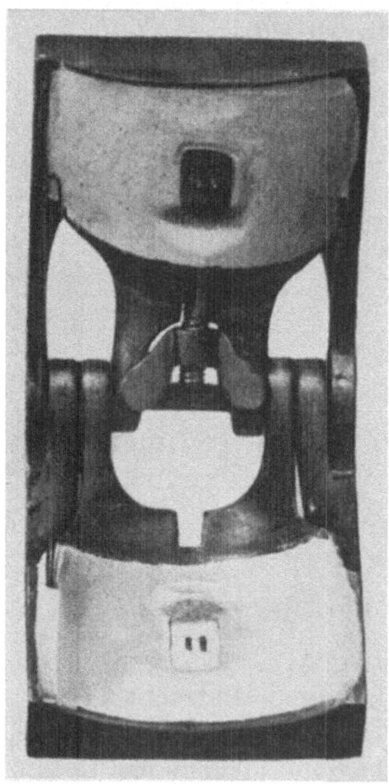

Abb. 16. Wachszahn in der kleinen Gutowski-Cuvette eingebettet.

anschließt (Abb. 17 und 16). Nach Abtragen des überschüssigen Gipses, Erhärten und Isolieren mit Vaseline wird unter Benützung der zweiten Cuvettenhälfte ein Gegenguß gemacht. Nach leichtem Erwärmen öffnet man die Cuvette und entfernt das Wachs; die Crampons stecken jetzt im Gegenguß. Dann belegt man, um das nachherige Anhaften der Porzellanmasse am Gips zu verhüten, die Hohlform mit einer geeigneten Isolierschicht, z. B. Ölpapier oder besser Zinnfolie (Nr. 30 = 0,03 mm stark) und legt damit die Hohlform unter Andrücken mit Feuerschwamm oder Tuch aus und glättet sie mit einem Kugelpolierinstrument. Besseres Anhaften der Zinnfolie wird durch vorheriges Einfetten der Hohlform mit Vaseline erreicht. Man füllt nun die Hohlform mit Grundmasse, preßt die Cuvette fest zusammen und setzt sie eine Viertelstunde lang einer Temperatur von 60—80° C aus (z. B. auf dem Zimmerofen oder im Trockenofen). Der nach dem Trocknen der Grundmasse in Rohform gewonnene Zahn wird aus der Cuvette genommen und wie dies weiter unten für die Blöcke (s. S. 921) beschrieben ist, ausgearbeitet. Dann legt man ihn auf eine mit Quarzsand bedeckte Nickelunterlage so, daß er sich auf Crampons und Zahnhals stützt und bringt ihn in den Ofen. Fertig gebrannt ist der Zahn, wenn ein gleichzeitig eingeführter Probekegel (s. S. 869) Glanz zeigt. Nach langsamer Abkühlung im Ofen kann der Zahn herausgenommen werden.

Mit Hilfe feuerbeständiger Mineralfarben, wie denen von S. S. White, Zundel, A. Gutowski u. a. kann dem fertigen Zahn in einem zweiten Brande bei verminderter Temperatur jeder gewünschte Farbton verliehen werden. Die Porzellanfarben werden aus Tuben auf eine Palette aufgetragen. Sie stellen eine Art Suspension feinst pulverisierter Farbkörper dar, die sich nach längerem Ruhen in der Tube teilweise zurückbildet. Vor dem Gebrauch ist daher Durchmengen auf der Palette mit Hornspatel empfehlenswert. Gleichzeitig werden die Farben nach Bedarf verdünnt (mit Glycerin, Terpentin u. a., je nach Fabrikat), nötigenfalls gemischt und sodann mit einem feinen Marderpinsel auf den vorher gereinigten Zahn aufgetragen. Der Zahn wird vorsichtig zum Schutz der Farbe mit der Pinzette auf ein Nickelblech (ohne Sand) gelegt und eingebrannt. Glanz der gemalten Partie zeigt Garbrand an.

Veränderungen und Ergänzungen fabrikmäßig hergestellter Zähne sind leicht auszuführen. Soll der Zahn z. B. verlängert werden, so kann man ebenfalls die Form in Wachs an den Zahn anmodellieren, nötigenfalls nach vorheriger Verjüngung des Zahnhalses und dann wie oben beschrieben vorgehen.

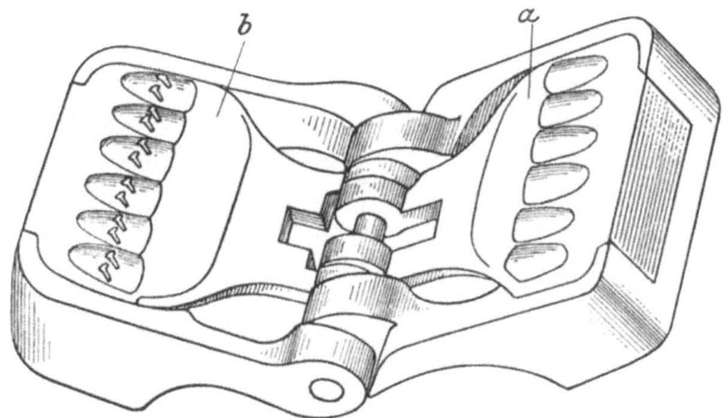

Abb. 17. Mehrere Zähne in der kleinen Cuvette eingebettet.

Bei einiger Übung gelingt es, die Ergänzung auch unmittelbar aus Grundmasse anzumodellieren und nach dem Trocknen sofort einzubrennen. Ebenso können Unebenheiten oder Rauheiten an fertigen Zähnen durch Aufbrennen von farblosem Email geglättet werden.

B. Zahnersatz durch selbstgebrannte Porzellankronen.

Den Kronenarbeiten an sichtbaren Stellen im Munde können wir ein naturgetreues Aussehen nur unter Zuhilfenahme von Porzellan verleihen. In vielen Fällen genügt es, lediglich für die Frontseite Porzellan zu verwenden, wie das im Abschnitt „Kronenarbeiten", z. B. für Stiftzähne beschrieben ist (sog. Porzellanfrontkrone). Bisweilen bleibt der Metallrücken aber doch bemerkbar (z. B. bei Kronen am Unterkiefer) oder er beeinträchtigt die Transparenz und Farbe der Porzellanfront. Für solche Fälle besitzen wir in der selbst gebrannten Porzellankrone einen naturgetreuen und bei richtiger Indikationsstellung gleichzeitig stabilen Kronenersatz. Je nach Art der Verankerung auf der Wurzel ergeben sich dieselben Kronentypen wie bei der entsprechenden Kronenarbeit aus Gold. So entspricht der einfachen Goldkrone die Goldkrone mit eingelassener Porzellanfront (Beschreibung im Abschnitt „Kronenarbeiten", S. 484 ff.), oder die Platinkrone mit aufgebranntem Porzellan. Den Goldstiftzähnen mit und ohne Wurzelring entsprechen die betreffenden Stiftzahnsysteme mit selbstgebrannter Porzellanvollkrone. An dritter Stelle ist noch eine Verankerungsart ohne Metall zu erwähnen, gewissermaßen die ideale Porzellankrone, die sog. Mantel- oder Jacketkrone, welche ihrer Anwendungsmöglichkeit nach zwischen Platinkrone und Stiftzahn steht. Die hier zu lösenden keramischen Aufgaben sind je nach der Kronenart bald weniger, bald mehr plastische und erfordern dementsprechend bezüglich der Wahl der Masse und des Verfahrens verschiedenartiges Vorgehen. Voraussetzung für die Schaffung brauchbarer Porzellankronen ist die Möglichkeit eines hinreichend kräftigen Porzellankörpers, was im wesentlichen von der Bißhöhe abhängig ist. Bezüglich der Allgemeinindikation, Auswahl des Kronentyps und aller hier nicht näher ausgeführten technischen Einzelheiten gelten die im Abschnitt über Kronenarbeiten gegebenen Richtlinien.

Zur Herstellung benötigt man stets eine Metallbasis, die in den meisten Fällen zum Aufbau und als Porzellanträger erforderlich ist; nur bei einzelnen Arbeiten (z. B. Porzellanmantelkronen) dient sie als vorübergehende Brennunterlage.

Das Metallgerüst. Das einzige Metall, das sich als Brennunterlage und gleichzeitig als Stützpunkt für Porzellan eignet, ist bis heute das Platin infolge der Vereinigung nachstehender bevorzugter Eigenschaften:

Schmelzpunkt etwa 1744° C, somit höher als der aller Porzellanmassen; sehr geringe chemische Angreifbarkeit, infolgedessen bei der Verarbeitung ohne Einfluß auf die Porzellanfarbe und im Munde unveränderlich.

Die Verbindung zwischen Platin und Porzellan ist nur eine rein mechanische; sie muß durch geeignete Maßnahmen verstärkt werden. Es kann dies durch Anrauhen des Platingerüstes vor dem Aufbrennen, durch Anlöten von Platinbügeln, Verwendung des Platins in Gitterform als sog. Platingaze geschehen. Da reines Platin zu weich ist, wird es mit Iridium legiert. Jenkins empfiehlt drei verschiedene Legierungen: Für Wurzelkappen $10\,^0/_0$, Wurzelstifte $30\,^0/_0$, übrige Arbeiten $20\,^0/_0$ Iridiumzusatz. Die Stärke des zu verwendenden Bleches beträgt für Wurzelringe ungefähr 0,25 mm, für Wurzelkappen 0,22 mm. Da sich der Schmelzpunkt des Platins infolge Verunreinigung durch Metalle, wie Blei, Cadmium, Wismut erniedrigt, muß das Platin nach dem Stanzen usw. vor jedem Erhitzen von ihm etwa anhaftenden derartigen Metallresten durch Abkochen befreit werden. Es geschieht dies zuerst in Schwefelsäure, dann in verdünnter Salpetersäure. Ebenso ist Platin vor Verbindungen mit elementarem Kohlenstoff oder Arsen zu schützen, desgleichen vor Hydroxyden der Alkalimetalle, welche Platin bei höherer Temperatur angreifen.

Das Löten eines Stützgerüstes für Porzellan verlangt ein Lot, welches höheren Schmelzpunkt als die nachher zu verwendende Porzellanmasse hat. Man verwendet hier Legierungen von Feingold und Platin, letzteres 15—$30\,^0/_0$ (Evans). Immerhin soll möglichst wenig Lot verwandt werden, was durch exaktes Zusammenpassen der Metallteile erreicht wird. Borax und sonstige Lötmittel, die durch ihren Alkaligehalt als Flußmittel auf die Porzellanmasse wirken könnten, sind zu vermeiden, sind ja auch unnötig, da Platin bei der Löttemperatur nicht oxydiert.

Man wählt eine Porzellanmasse, welche nach dem Brennen bzgl. Struktur, Farbe, Transparenz usw. möglichst zahnähnlich wirkt. Bei Verwendung fertiger Porzellanfronten muß Zahn und Masse wie erwähnt so gewählt werden, daß der Schmelzpunkt der Porzellanfront über dem der zur Anwendung kommenden Masse liegt. Für Vollkronenarbeiten verwendet man zweckmäßig plastische Masse. Zur Erzielung des passenden Farbtons stehen je nach Fabrikat mehr oder weniger zahlreiche, verschieden gefärbte Porzellanmassen zur Verfügung. Vielfach liegt diesen Fabrikaten ein Farbring bei; andernfalls kann man sich kleine Proben selbst brennen. Zweckmäßig ist letzteres namentlich bei der Herstellung und Beurteilung von Mischfarben. Für den Kern der Krone wählt man in Nachahmung der natürlichen Zahnbeinsubstanz einen etwas dunkleren, opaken Ton, während man die Deckschicht aus einer helleren, mehr transluzenten, dem Schmelz entsprechend gefärbten Masse herstellt. Bei der Verarbeitung einer ungefärbten Masse oder zur Erzielung feinerer Abtönungen wird die fertige Krone mit geeigneten Porzellanfarben bemalt.

Eine hinreichende Menge Porzellanmasse wird mit destilliertem Wasser in einer Reibschale zu Brei von teigartiger Konsistenz angerührt. Der Zusatz von etwas Tragantlösung erleichtert bei Verwendung von nicht plastischen Massen den späteren Aufbau. Wenn das Platingerüst fertig gestellt und abgesäuert ist, trägt man die Porzellanmasse mit feinem Spatel und Pinsel auf, wobei man sich zum Halten des Stückes vorteilhaft eines Feilklobens bedient. Sämtliche Fugen sind peinlich auszufüllen, um Hohlräume zu vermeiden, welche das Porzellan schwächen und hygienisch nachteilig werden könnten. Hierzu erschüttert man den Feilkloben durch leichtes Anklopfen oder durch sägeartige Bewegungen mit dem gerauhten Spatelgriff (vgl. Blockarbeiten Abb. 152); dabei entweichen etwa vorhandene Luftblasen und die im Porzellanbrei enthaltene Flüssigkeit tritt an die Oberfläche, wo sie mit Fließpapier aufgesogen wird. Durch sorgfältige Flüssigkeitsentziehung wird die Schrumpfung der Masse verringert. Man fährt mit dem Auftragen der Masse und der Entziehung von Flüssigkeit fort, bis die gewünschte Kronenform annähernd erreicht ist. Das Anlegen einer Celluloidmatrize erleichtert den Aufbau. Danach wird das Ganze auf ein mit Quarzsand oder Chamotte ausgefülltes Nickelpfännchen gebracht und im Trockenofen oder auf einem Zimmerofen staubfrei getrocknet.

Sodann bringt man die auf der Unterlage ruhende Arbeit samt einer kleinen Porzellanprobe zum ersten Brand in den Brennofen. Um Blasenbildung und damit Schwächung des Porzellans zu vermeiden ist es zweckmäßiger, eine geringere Temperatur allmählich und länger einwirken zu lassen als eine höhere Temperatur unvermittelt. Da die unteren Porzellanschichten, welche nachher den Kern bilden, nicht zum förmlichen Schmelzen gebracht werden sollen, sind die ersten Brände zu löschen, wenn die Probe biskuitartige Oberfläche zeigt. Hierauf kühlt man langsam ab und findet, daß die Form durch Schrumpfung verloren und sich von den Rändern zurückgezogen hat. Man trägt nun wie das erste Mal weitere Masse nach, saugt Flüssigkeit ab, trocknet und brennt ein, bis zuletzt die gewünschte Form erreicht ist. Zwischen den einzelnen Bränden probiert man die Krone im Artikulator oder im Munde und kann je nach Bedarf abschleifen oder Masse nachtragen. Erst beim letzten Einbrennen erhitzt man bis nahe an den Schmelzpunkt, also so lange, bis die Oberfläche Glanz zeigt. Eine Porzellankrone unter Verwendung einer fertigen Facette benötigt auf diese Weise zwei- bis dreimaliges Brennen.

Zum Aufbau ganzer Kronen ist dieses Verfahren meist zu schwierig und zu zeitraubend. In solchem Fall macht sich der Vorteil einer plastischen Masse wesentlich bemerkbar. Dieselbe wird ebenfalls auf ein Wurzelgestell aufgebrannt, erhält aber ihre endgültige Form vor dem Einbrennen durch Pressen in der kleinen Cuvette in gleicher Weise, wie für die Herstellung ganzer Porzellanzähne (s. S. 871) angegeben, oder durch freihändigen Aufbau.

1. Die Platinkrone mit aufgebrannter Porzellanfront.

kann unter denselben Verhältnissen zur Anwendung kommen, wie die Goldkrone mit eingelassener Porzellanfront (s. diese). Man stellt ein Platingerüst her, das im Unterschied zur einfachen Goldkrone auf der Frontseite einen „Kasten" zum Anbrennen der Porzellanfront besitzen muß.

Die Wurzel wird wie zum Tragen einer Goldkrone präpariert, nur wird ihre buccale Fläche so beschliffen, daß außer für den Kronenrücken noch genügend Raum für die Porzellanfront gewonnen wird.

Nun fertigt man mittels Ringmaß einen Platinring aus 0,25 mm starkem Platiniridiumblech und paßt ihn der Wurzel an. Auf der Buccalfläche wird er so eingebogen, daß er hier $^1/_2-1$ mm hinter die Front der Nachbarzähne zurückweicht. Dann wird, wie üblich, die Kaufläche gestanzt, die den Ring an der Frontseite etwa 1 mm überragen muß. Nach Verlöten von Ring und Kronendeckel wird das Frontkästchen an beiden Seiten der Kronenfront durch Auflöten je eines etwa 1 mm vorstehenden Platinstreifens vervollständigt. Die Längsstreifen reichen vom überstehenden Rand des Kronendeckels bis zur Zahnfleischgrenze, sich hier verjüngend (Abb. 18a u. b). Der Kastenboden wird angerauht und dann die Porzellanmasse, wie bereits beschrieben, aufgetragen und eingebrannt. Der unter dem Zahnfleisch liegende Teil der Krone bleibt vom Porzellan frei.

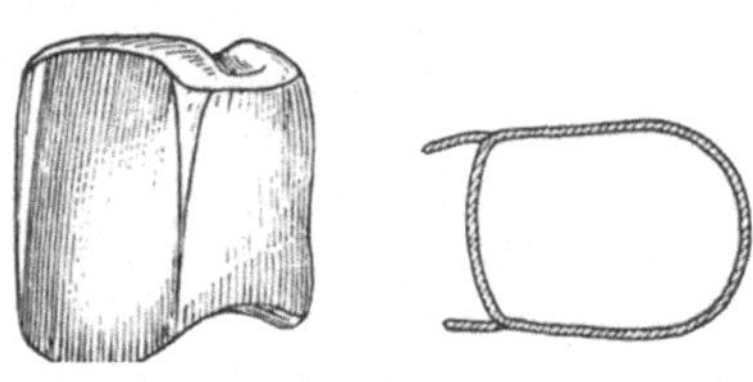

a   b
Abb. 18. Platingerüst der Platin-Porzellanfrontkrone: a) von vorne; b) im Querschnitt, etwa in halber Höhe.

2. Der Porzellanstiftzahn.

Im allgemeinen verwendet man für die Front einen fertigen Porzellanzahn und brennt nur den übrigen Kronenkörper aus Porzellan an. In Ermangelung einer passenden Facette läßt sich aber auch die ganze Krone einheitlich aufbauen. Plastische Massen verdienen dann den Vorzug.

Um Wiederholungen zu vermeiden schildern wir zunächst die Herstellung des einfachen Porzellanstiftzahnes unter Verwendung einer fertigen Facette und beschreiben bei Erörterung des Porzellanstiftzahnes mit Wurzelring den Aufbau einer Vollkrone aus plastischer Masse ohne fertige Facette.

a) Der einfache Porzellanstiftzahn ohne Wurzelring unter Verwendung einer fertigen Facette.

Ein kräftiger Platiniridiumstift wird möglichst genau dem vorbereiteten Wurzelkanal angepaßt. Er muß diesen um einige Millimeter überragen. Dann stellt man ein artikulierendes Gipsmodell her, das namentlich den Wurzelquerschnitt scharf wiedergeben muß und schleift eine passend ausgewählte Zahnfacette auf dem Modell so zurecht, daß der aus der Wurzel ragende Stift zwischen den Crampons verlaufend dem Zahnrücken dicht anliegt. Nötigenfalls (z. B. bei engem Biß) muß für den Stift eine passende Rinne im Zahnrücken eingeschliffen werden. Dann werden die Crampons hufeisenförmig scharf an den Stift angebogen

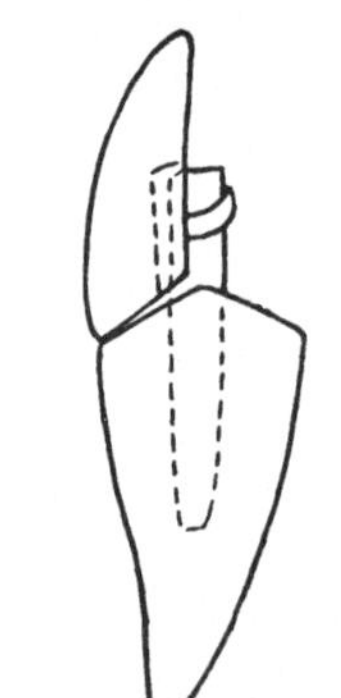

Abb. 19. Herstellung des einfachen Porzellanstiftzahns.

(Abb. 19), ohne das satte Anschließen des Zahnes an der Wurzelfläche zu verändern. Nach Herstellung eines Gipsvorgusses (Abb. 20) werden Zahn und Wurzelstift zusammengewachst und im Munde nachgeprüft. Hat man die Stellung des Zahnes verändert, so muß ein neuer Vorguß angefertigt werden. Nun verlötet man Wurzelstift und Crampons mit Platingoldlot.

Zur Herstellung der Brennunterlage wird dünnes Platinblech oder Platingoldfolie der Wurzelfläche des Gipsmodells angedrückt; sie soll diese ringsum etwas überragen. Der Wurzelstift wird mit dem Zahn durch die Folie in den Wurzelkanal gesteckt. Durch Anlegen des Vorgusses prüft man die Stellung des Zahnes. Mit Wachs verbindet man Folie und Zahn zweckmäßigerweise unter regelrechter Modellierung des Zahnrückens (Abb. 21) und bettet das

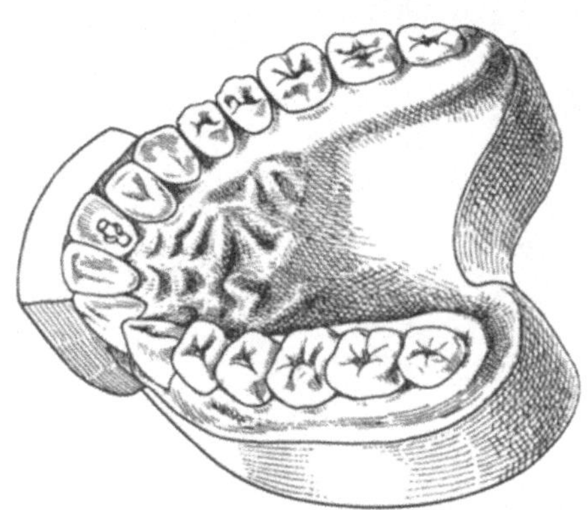

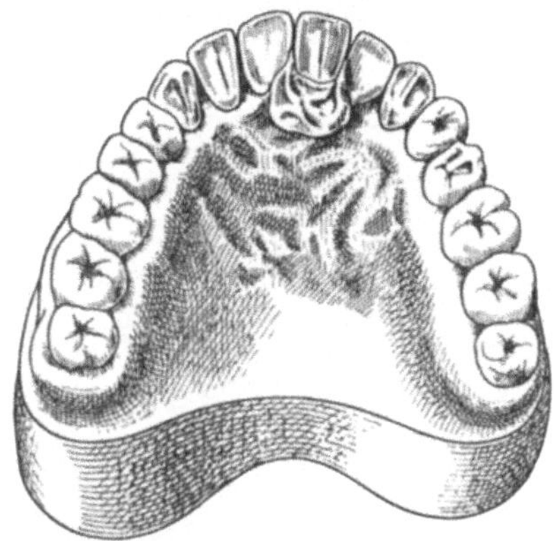

Abb. 20. Gipsvorguß am Modell.

Abb. 21. Platinfolienabdruck — die Krone ist mit Wachs aufgebaut.

Ganze (Abb. 22) auf eine Unterlage aus Einbettungsmasse (Abb. 23), wobei auch die Frontfläche des Zahnes zur Sicherung der Stellung 1—2 mm tief eingebettet werden soll. Die weitere Verarbeitung, namentlich das sorgfältige

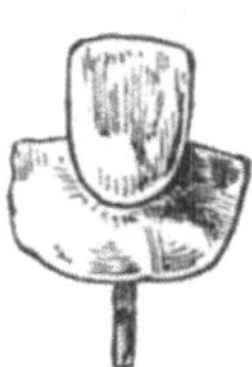

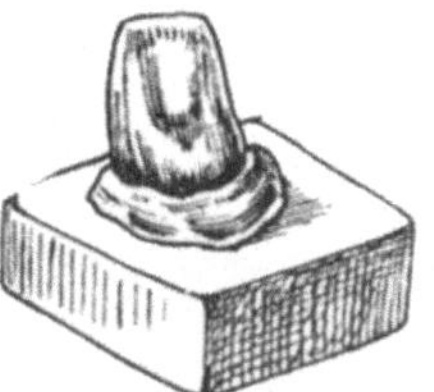

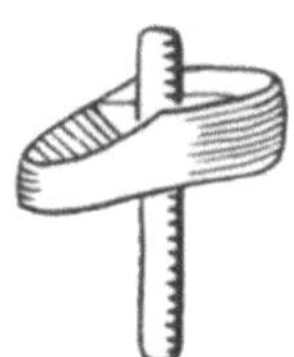

Abb. 22.
Platinfolienabdruck; vom Modell abgenommen.

Abb. 23.
Platinfolienabdruck; eingebettet.

Abb. 24. Platingerüst des Porzellanstiftzahns mit Wurzelring.

Auftragen des Porzellans auf die ganze Wurzelfläche und zwischen die Stifte, endlich das Einbrennen geschieht genau wie eingangs geschildert.

b) Der Porzellanstiftzahn mit Wurzelring (ohne Facette).

Das Platingerüst erhält dieselbe Form wie das Wurzelgestell jedes anderen Stiftzahnes mit Wurzelring, doch läßt man den Ring palatinal etwa $^1/_2$ mm über den Wurzeldeckel ragen (Abb. 24).

Die Krone wird auf dem Wurzelgestell aus Wachs 1—2 mm höher und breiter modelliert, wie die Ausmaße der fertigen Krone sein sollen. Dann wird eine Preßform geschaffen, zweckmäßig unter Zuhilfenahme der im Abschnitt „Blockarbeiten" eingehend beschriebenen kleinen Cuvette (s. S. 924ff.). Die Krone wird auf der Mitte der geschlossenen Muschel mit der Wurzelfläche voraus so eingegipst, daß der Gips bis hart an den Wachskörper reicht und nach dem Muschelrand zu schräg abfällt. Dann werden in den Seitendosen zwei Vorgüsse hergestellt (Abb. 25). Backenzähne erfordern wegen der Gliederung ihrer Oberfläche noch einen Aufguß, welcher nach Ausschneiden eines konischen Keiles aus den Vorgüssen in Gips hergestellt wird und das Negativ der Kaufläche

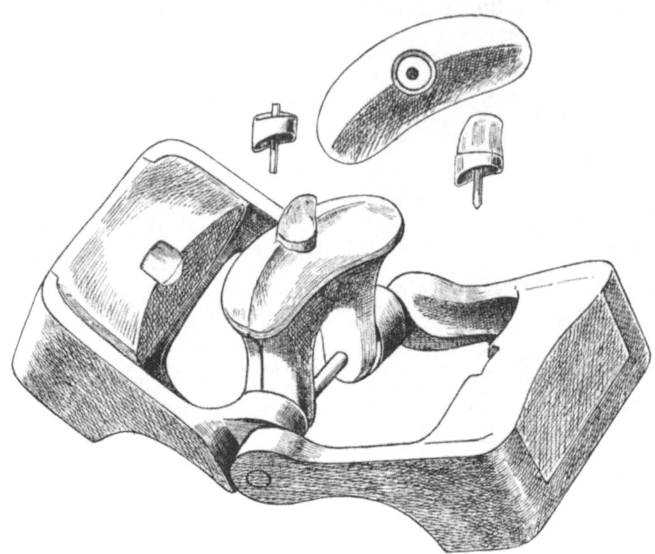

Abb. 25. Herstellung einer Preßform für einen oberen Schneidezahn mit Hilfe der kleinen Cuvette.

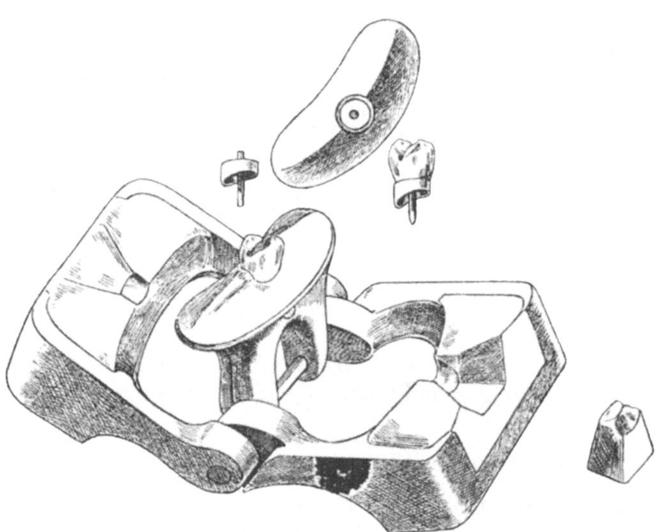

Abb. 26. Gipspreßform für einen oberen Bicuspis. Rechts der Gipskeil, welcher das Negativ der Kaufläche bildet.

enthält (Abb. 26). Das Einbringen der Grundmasse und die weitere Verarbeitung entspricht ganz dem bei Herstellung einzelner Zähne Gesagten. Das Trocknen und Einbrennen nimmt man zweckmäßig auf einem Nickelgitter vor (Abb. 27). Eine Schrumpfung während des Brennens muß nötigenfalls durch Nachtragen von Masse ausgeglichen werden.

Die plastische Masse gestattet eine vereinfachte Herstellung, nämlich den freihändigen Aufbau des Kronenkörpers. Man trägt hinreichende Masse auf das Wurzelgestell auf, gibt ihr annähernd die gewünschte Form, läßt sie gut trocknen und arbeitet die feineren Einzelheiten mit geeigneten Instrumenten heraus (vgl. Blockarbeiten, S. 917 u. ff.).

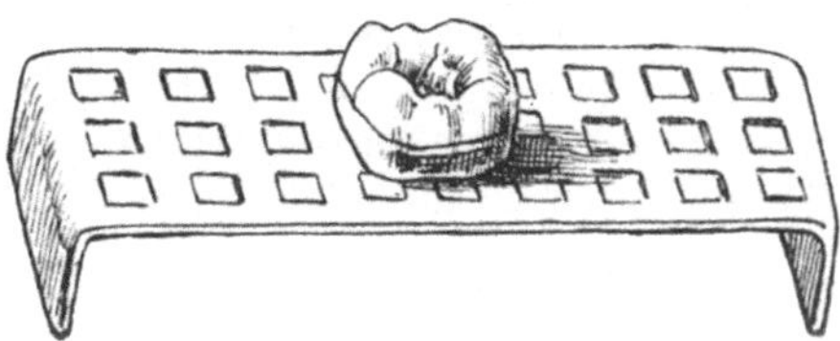

Abb. 27. Gepreßte Molarenringbandkrone zum Trocknen und Einbrennen auf ein Nickelgitter gelagert.

3. Die Porzellanmantelkrone. (Jacketkrone.)

Die Absicht, beim Kronenbau einerseits jegliche Störung des perimarginalen Gewebes auszuschalten und tief unter die Zahnfleischgrenze greifende Wurzelringe zu vermeiden, welche häufig infolge mangelhafter Konstruktion zu Alveolaratrophie führten, andererseits die Erkenntnis von der Wichtigkeit der Lebenderhaltung des Zahnmarks, wiesen dem Kronenersatz neue Wege, deren idealstes Ziel heute in der Porzellanmantelkrone erreicht zu sein scheint.

Zum ersten Male dürfte diese Kronenart von C. H. Land 1902 in den Vereinigten Staaten demonstriert worden sein. Praktische Bedeutung erhielt dieser Versuch jedoch erst, als die Wichtigkeit einer exakt präparierten Schulter erkannt wurde, wofür sich besonders E. B. Spalding, A. L. Le Gro und J. F. Hovestad einsetzen. Inzwischen sind im Schrifttum eine große Zahl von Arbeiten erschienen, welche diese Krone ausführlich zur Darstellung brachten. Die Bezeichnung „Jacketkrone" soll darauf hinweisen, daß diese Krone jacketartig den Zahn umhüllt. Um einen deutschen Ausdruck einzuführen, der ebenso treffend ihr Wesen kennzeichnet und andererseits auch das Material berücksichtigt, denn es gibt ja auch Goldjacketkronen, werden wir sie „Porzellanmantelkrone" nennen.

Anwendungsmöglichkeit.

Die Porzellanmantelkrone kann in all' den Fällen zum Ersatz mangelhafter oder in Verlust geratener natürlicher Kronensubstanz herangezogen werden, in welchen sich kein gleichwertiger einfacherer Ersatz, wie z. B. die Porzellanfüllung herstellen läßt, vorausgesetzt, daß die Bißverhältnisse die Schaffung eines hinreichend kräftigen Porzellanmantels gestatten und die Lage des in Frage kommenden Zahnes der oft recht schwierigen Präparation keine unüberwindlichen Hindernisse in den Weg legt. Unter Berücksichtigung dieser letzten Einschränkungen sei im folgenden eine kurze Übersicht des Anwendungsgebietes der Porzellanmantelkrone gegeben.

1. Zähne mit lebender Pulpa, a) deren Schneiden oder Kauflächen durch Caries verloren gingen und die mit Porzellanfüllungen nicht, oder nur bei Opferung der Pulpa infolge Wurzelstiftverankerung zu ersetzen sind, b) bei natürlichen angeborenen oder erworbenen Defekten ähnlicher Art, wie man sie bei rachitischen oder anderweitig verkümmert ausgebildeten Zähnen vorfindet. c) Kleinere Stellungsunregelmäßigkeiten, die funktionell oder ästhetisch Störungen verursachen oder wenn ein Prothesenersatz die Veränderung

der Bißhöhe einzelner Zähne bedingt. d) Brückenpfeiler für abnehmbare Brücken
mit Inlayaussparung oder Verankerung.

2. Zähne ohne Pulpa, welche Verfärbungen aufweisen und trotz Bleich·
versuchen zu keinem befriedigenden Ergebnis führten. Zähne, deren natür·
liche Krone vollkommen in Verlust geraten oder deren Wurzel durch Resektion
verkürzt ist.

Infolge der verhältnismäßig schwierigen Präparation ist für die Anwendung
der Porzellanmantelkrone hauptsächlich der Bereich der Frontzähne und Prämolaren zu bevorzugen, bei einigermaßen günstigen Artikulationsverhältnissen
und bei genügender Übung kann sie mit gleich gutem Erfolg auch bei Molaren
Anwendung finden.

Instrumentarium und Material.

Die Vorbereitung eines Zahnstumpfes für die Porzellanmantelkrone bedeutet
für den Patienten sowohl als für uns eine Geduldprobe, die mit allen zur Ver-

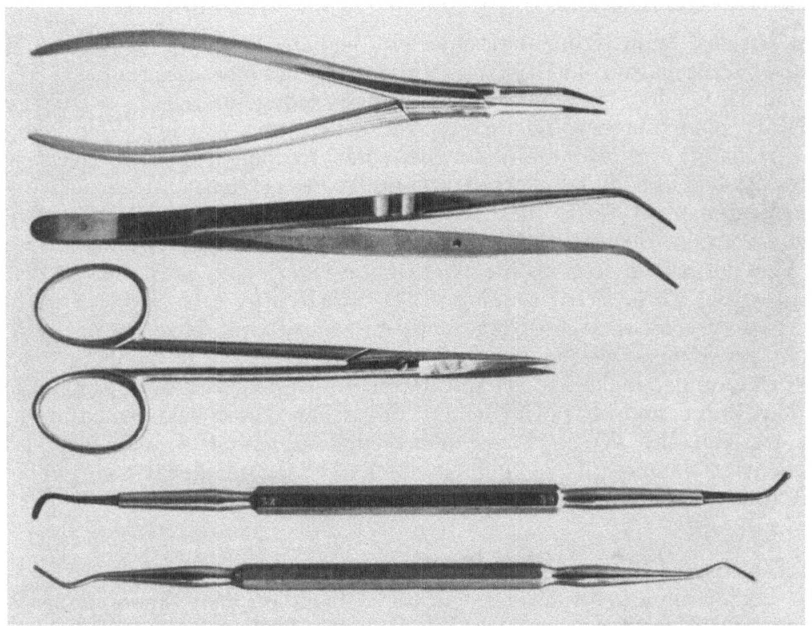

Abb. 28. Instrumentensatz zur Herstellung der Platinmatrize nach Gutowski.

fügung stehenden Mitteln erleichtert und abgekürzt werden soll. Eine der Arbeits-
folge entsprechend geordnete Übersicht der benötigten Instrumente wird die
Erfüllung dieser Forderung unterstüzten können.

A. Anästhesie des Behandlungsfeldes: Injektionsspritze und Anästheticum
in Ampullen oder frisch bereiteter Lösung.

B. Vorbereitung des Zahnstumpfes: Rad-, walzen- und tellerförmige Carborundsteine in verschiedenen Größen zur netzartigen Durchschneidung des
Schmelzes und Bearbeitung der Labial- und Lingualfläche.

Glatte, nur an der Stirnseite schneidende Fissurenbohrer, sog. Versenkbohrer mit Finiererhieb zur Vertiefung und Verfeinerung der Schulterfläche.
Feine Sandpapierscheiben zum Nachglätten des präparierten Stumpfes.

C. Abdruck: Nahtlose Kupferringe von 15—38 mm Umfang. Grüne Kerr-Abdruckmasse. Kacaobutter zum Isolieren. Abdrucklöffel für Ober- und Unterkiefer.

D. Amalgammodell und Matrize: Gummischlauchstückchen in verschiedenen Weiten zum Überziehen der Kupferringe. Kupferamalgam nebst Amalgamstopfern bzw. ein hartes formbeständiges Cement. Metallstifte von etwa 0,8 mm Durchmesser zum Einlassen in das Amalgammodell. Weiche bzw. im elektrischen Ofen geglühte Platinfolie 0,02 mm stark ohne Iridiumzusatz. Schere und Pinzette, letztere am besten fast rechtwinklig abgebogen. Tantal-, Glas- oder Achatpolierer zum Anrotieren der Folie (Abb. 28). (Kleine Metallstanze zum Nachstanzen der Matrize.)

E. Aufbau der Krone: Porzellanmantelkronenmasse, Reibschalen für Porzellanmassen, Glasplatte nebst Achatspatel, Spatel in verschiedenen Formen. Marderpinsel, kräftiger Kamelhaarpinsel, Fließpapier, Gips- oder Kreidestückchen zum Absaugen von Wasserüberschuß. Schamottepfännchen und Kronenträger aus Schamotte als Brennunterlage. Kleine Porzellanschälchen mit Deckel und Etiketten, um die Porzellanmassen verschiedener Farbtöne auseinander zu halten. Schmelzöfen, deren Beschreibung an anderer Stelle dieses Werkes einzusehen ist.

F. Einsetzen der Krone im Munde: Feine Spitzzange, über die Kante gebogen, zum Entfernen der Folie (Abb. 28). Zement zur Befestigung, wofür sich am besten S. S. White's Kryptex bewährt hat.

Stumpfpräparation.

Vor Beginn der Stumpfpräparation (Abb. 29) sind Kontrollmodelle herzustellen, deren eingehendes Studium wichtige Aufschlüsse über die Kraftrichtung der Antagonisten gibt und einen Entwurf der benötigten Bearbeitung entsprechend den Raumverhältnissen gestattet.

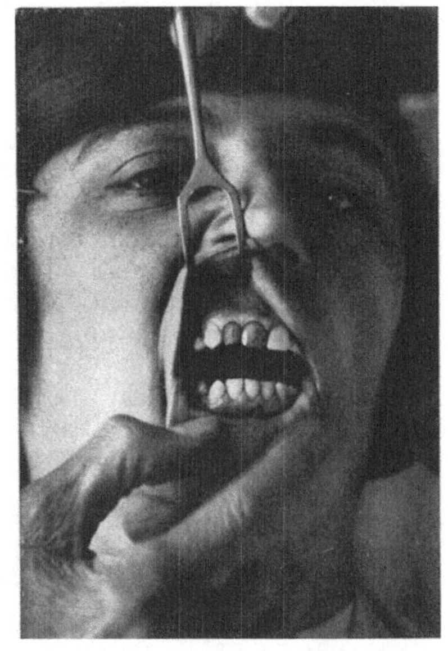

Abb. 29. Vor Beginn der Stumpfpräparation. 2 1| sollen durch Porzellanmantelkronen ersetzt werden.

Wenn mittels Porzellanmantelkronen Stellungsunregelmäßigkeiten einzelner Zähne ausgeglichen werden sollen, so werden diese Kontrollmodelle in besonders ungünstigen Fällen von vornherein die Entscheidung zulassen, ob die in Frage kommenden Zähne unter Erhaltung der Pulpa so weit beschliffen werden können, daß die normale Zahnreihe wieder hergestellt werden kann, oder ob künstliche Metallstümpfe geschaffen werden müssen, welche die Devitalisation der Pulpa erforderlich machen.

Die Präparation des Zahnstumpfes hat an Hand guter Röntgenbilder zu erfolgen, welche über die Ausdehnung der Pulpa Aufschluß geben, um eine Gefährdung derselben durch zu tief greifendes Beschleifen zu vermeiden. Wenn auch das Röntgenbild von der Tiefe der Pulpa in der Sagittalebene keine Kenntnis zu geben vermag, so ist zur Präparation der Approximalflächen, der Schneidekanten, bzw. Kauflächen die Kenntnis von der Ausdehnung des Zahnmarks in der Frontalebene des Zahnes von größter Wichtigkeit, um so mehr als die Bearbeitung des Stumpfes meist unter Anästhesie erfolgt.

Einen lebenden Zahn ohne Anästhesie für eine Porzellanmantelkrone vorzubereiten, bietet sowohl dem Patienten als uns häufig solche Schwierigkeiten, daß auf eine ausreichende Injektionsanästhesie nur ausnahmsweise verzichtet werden sollte. Den Gefahren, in welche dabei die Pulpa geraten kann, ist mit allen Mitteln zu begegnen. Zur Vermeidung einer Überhitzung der Zahngewebe muß jegliches Beschleifen mit größter Vorsicht, d. h. nur in kurzen Abständen, unter steter Zufuhr von Kühlwasser und ferner nur mit möglichst kleiner Schleiffläche vorgenommen werden. Die im Handel befindlichen automatisch wirkenden Wasserspender haben einen so geringen Wasserdruck, daß die Schleifreste nicht genügend weggespült werden, wodurch die Übersicht beim Schleifen beeinträchtigt wird. Am besten zieht man eine Assistenz bei, welche aus einer Wasserspritze Wasser von etwa Körpertemperatur zuführt. Das abfließende Wasser ist in einem vorgehaltenen Becken aufzufangen, die Kleidung des Patienten wird durch eine Gummischürze geschützt.

Um das Beschleifen des Stumpfes zu erleichtern, soll kurz die allgemeine Form besprochen werden, die wir anzustreben haben.

Der über dem Zahnfleisch gelegene Teil des Zahnes hat eine etwa um die Schmelzschicht verkleinerte Wiedergabe der natürlichen Zahnform darzustellen, doch müssen sich sämtliche Flächen gegen die Schneide- bzw. Kaufläche hin verjüngen. Über die Anlage der Schulter sind die Ansichten geteilt, sowohl was das Vorhandensein der Schulter überhaupt betrifft, als auch deren Breite und Höhenlage. Je nach Art der Schulter bzw. deren völligem Fehlen ist in der amerikanischen Literatur unterschieden worden: „Full shoulder coping": Vollporzellankrone mit sorgfältig bearbeiteter Schulterbasis. „The all porcelain Three quarter Veneer Crown": Die dreiviertel Porzellanmantelkrone (Fensterporzellankrone), welche nur die Lingual- und Approximalflächen bedeckt, während die Labialfläche des Zahnes einen ⊓ förmigen Porzellansaum erhält; endlich die „schulterlose Porzellanmantelkrone", die entweder gar keine oder nur eine leicht angedeutete Schulter besitzt.

a) Vollporzellanmantelkrone mit Vollschulter.

Die Schulterkante muß in einem Gebiet angelegt werden, das gegen Caries geschützt ist. Von der Forderung Lewins, die Schulter deshalb unter das Zahnfleisch zu legen, wird besonders bei der Schulteranlage an der Lingualfläche unterer Frontzähne abzuweichen sein, da hier nur ausnahmsweise Caries auftritt. Abgesehen von Patienten, die zu ausgesprochener Halscaries neigen, präpariert man die Schulter an Molaren zweckmäßiger in der Gegend des größten Schmelzumfanges, also $1-1^{1}/_{2}$ mm über dem Ligamentum circulare. Wenn bei unteren Frontzähnen, deren Zahnfleischsaum häufig in schmalen und tiefen Spitzbogen verläuft, die Schulter lingual bis unter die Zahnfleischgrenze präpariert wird, so entsteht hier an der fertigen Krone ein zarter zungenförmiger Porzellanfortsatz, der früher oder später ausbricht. Eine in Spitzenhöhe der Interdentalpapillen angelegte annähernd horizontale Schulter an der Lingualfläche vermeidet diese Gefahr. Melville Thompson wies auf die Wichtigkeit eines möglichst geradlinigen Verlaufs der Schulterführung hin, um die Cariesgefahr durch unnötige Verlängerung der Schulterkante nicht zu vergrößern.

Die Wahl der Höhenlage der Schulter ist von ausschlaggebender Bedeutung, da hiervon deren Breite und andererseits die Dicke der Dentinschicht zur Pulpa hin abhängt. Je tiefer die Schulter unter das Ligamentum circulare gelegt wird, desto mehr muß sie in das Zahnbein gearbeitet werden, da sich hier der Schmelz bis an seine Grenze stark verjüngt und der schmale Schmelzring leicht abspringt. Aus diesem Grunde empfiehlt Le Gro den cervicalen Schmelzwulst der Approximalflächen abzuschneiden und hier die Schulter in der

Dentinschicht zu präparieren. Um mehr Übersicht zu haben und Verletzungen des Zahnfleisches zu vermeiden, drängt er dieses vor Beginn der Schulterpräparation mit einer temporären Guttapercha-Silicatkrone bis unter die Schmelzgrenze zurück.

Die Breite der Schulter soll nach Hugh Avary weder unter 0,5 noch über 1 mm betragen.

Präparation eines Zahnes mit lebender Pulpa.

Mit kleinem Carborundrad wird die Schneide- bzw. Kaufläche (Abb. 30) um etwa $^1/_4$ der Kronenlänge so beschliffen, daß die Incisalfläche gegen die Druckrichtung der Antagonisten einen rechten Winkel bildet und daß gegen die Antagonisten bei ihrer größten Annäherung etwa $1^1/_2$ mm Zwischenraum entsteht.

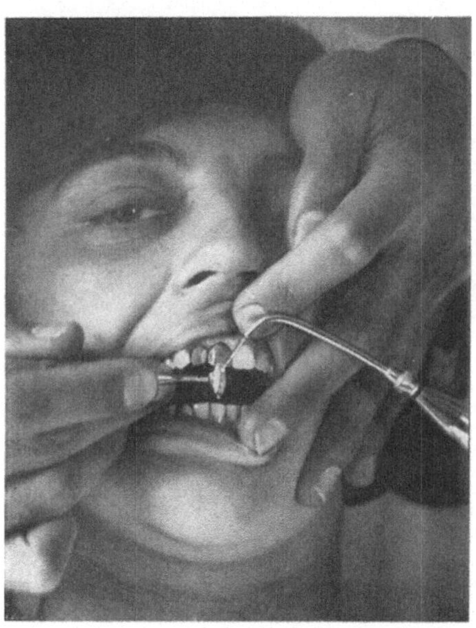

Abb. 30. Kürzung der Schneide mit kleinem Carborundrad.

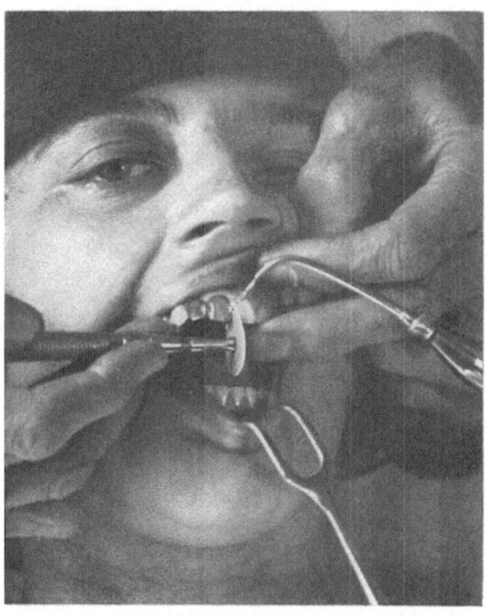

Abb. 31. Beschleifen der Approximalflächen mit einseitig schneidender Metallcarborundscheibe.

Die Approximalflächen beschleift man (Abb. 31) mit einseitig schneidenden Metallcarborundscheiben (Größe $^3/_4$) bis an die Zahnfleischgrenze, so daß hier eine Stufe, die spätere Schulter geschaffen wird. Die Scheibe ist nach lingual und buccal möglichst weit zu führen, da die Bearbeitung der Schulter an den Übergängen von approximal zu lingual bzw. labial sonst später Schwierigkeiten bereitet. Um mit der Scheibe beim Beschleifen der Approximalflächen das perimarginale Gewebe zu schützen, empfiehlt Le Gro den Ivoryseparator, besonders an unteren Frontzähnen anzulegen in der für die Schulteranlage gewünschten Höhe, während F. R. Felcher aus diesem Grunde in der Schulterhöhe eine Kupferdrahtligatur anbringt.

Um den Schmelz der Labial- und Lingualfläche wegzunehmen, kann er zunächst durch Längs- und Querfurchen mit scharfkantigen Tellersteinchen unterteilt werden (Abb. 32), worauf man die entstandenen kleinen Schmelzquadrate mit Schmelzreißern absprengt. Bei toten, bzw. extrahierten Zähnen läßt sich in dieser Weise der Schmelz sehr leicht abreißen. Wir haben bei lebenden Zähnen jedoch bessere Erfahrungen damit gemacht, den ungeteilten Schmelz mit mittelgroßen Carborundrädern abzutragen, wodurch eine gleichmäßigere Oberfläche erzeugt und die Gefahr vermieden wird, daß der unter der Schmelzgrenze liegende Schmelzwulst losgesprengt wird.

Mittels walzenförmiger Steinchen, welche etwa parallel zur Zahnachse geführt werden, erhält der Stumpf seine nach der Schneide hin leicht konvergierende Form. Fissurenbohrer mit glatter Stirn eignen sich hierfür weniger. Die neuerdings empfohlenen Schleifringe nach Öttinger dürften bei geschlossener Zahnreihe wegen Raummangel nur selten Verwendung finden.

Vor der feineren Ausarbeitung der Schulter sind ein oder zwei nahtlose Kupferringe anzupassen, welche 1 mm unter die künftige Schulter reichen müssen und die bis zum Abdrucknehmen bereit zu halten sind.

Buccal vertieft man nun (Abb. 33) die Schulter mit kleinen flachkantigen Millersteinchen. Der linguale Teil der Schulter kann mit Winkelstück und Steinchen ebenso vertieft werden bis zur cariesgeschützten Zone.

Zur Versenkung der Schulter unter die Zahnfleischgrenze, was

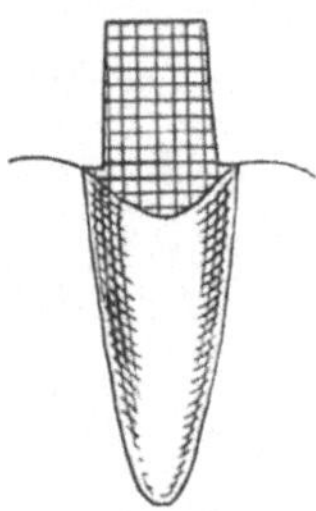

Abb. 32. Unterteilung des Schmelzes in kleine Schmelzquadrate.

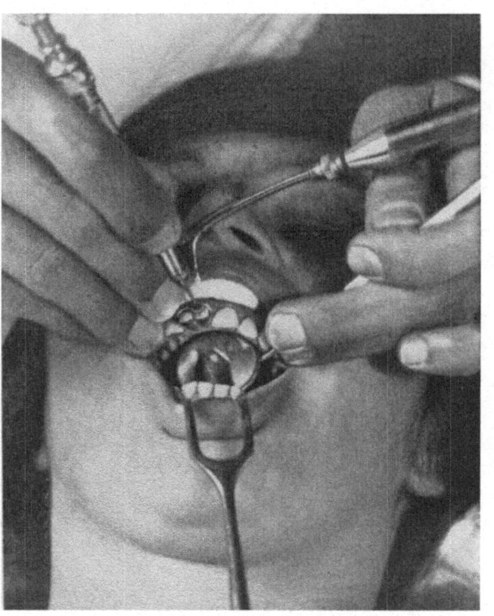

Abb. 33. Vertiefung der Schulter mit flachkantigem Millersteinchen.

besonders bei schlaffer Beschaffenheit des Ligamentum cirkulare oder bei Halscaries nötig ist, bedient man sich sog. Versenkbohrer (Abb. 34) für Hand- und Winkelstück mit Finiererhieb an der Stirnfläche. Die von der Horizontalebene abweichenden Kurven am Übergang von labial oder lingual zu den Approximalflächen müssen mit größter Vorsicht behandelt werden, da Versenkbohrer hier Scharten hervorrufen können, die später nur schwer auszugleichen sind. Die Vertiefung der Schulter approximal gelingt am besten mit ganz dünnen aber flachkantigen Carborundscheiben (Abb. 35).

Zum endgültigen Abdruck darf nur dann geschritten werden, wenn die Schulter bei Prüfung mit der Lupe keine Unebenheiten mehr aufweist. Ein Probeabdruck mit Ring und grüner Kerrmasse zeigt gleichfalls jede Unregelmäßigkeit in der Präparation.

Präparation eines Zahnes ohne Pulpa.

Das Dentin von Zähnen, welche einer Wurzelbehandlung unterworfen waren, besitzt nach Fortnahme des Schmelzes meist zu wenig Widerstandskraft, um ohne weiteres eine Porzellanmantelkrone zu tragen. Deshalb ist die Krone eines pulpenlosen Zahnes vor Beginn der Präparation durch Einsetzen eines genau passenden Metallstiftes zu stützen oder, wenn auch dies zu wenig Halt zu geben verspricht, bis an die Zahnfleischgrenze abzutragen und ein Metallstumpf von entsprechender Form einzusetzen. Im ersten Fall gleicht die Präparation der eines lebenden Zahnes. Wenn sich jedoch die Entfernung einer erheblich geschwächten natürlichen Krone nicht umgehen läßt, so trägt man diese bis etwa $\frac{1}{2}$ mm unter die Zahnfleischgrenze ab. Der Wurzelkanal wird zur Aufnahme eines Wurzelstiftes von 1,3—1,8 mm Durchmesser je nach Art des Zahnes erweitert und so vertieft, daß $\frac{2}{3}$ der Gesamtlänge des Stiftes vom Wurzelkanal aufgenommen werden. Als Stiftmaterial bevorzugen wir Platingold. Nach Isolieren mit Kakaobutter oder Vaseline bringt man Gußwachs in den Kanal

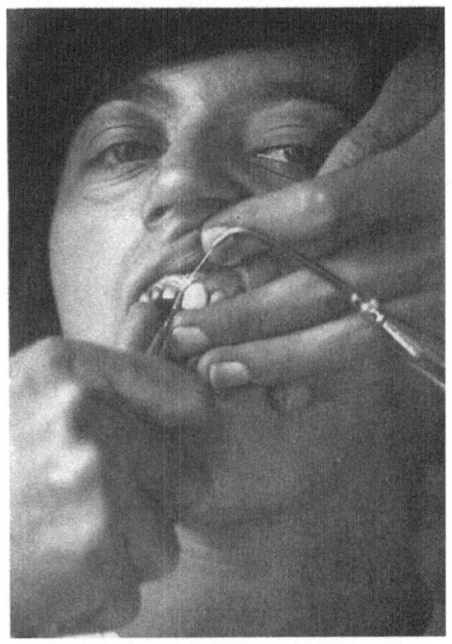

Abb. 34. Versenkung der Schulter mit Versenkbohrer.

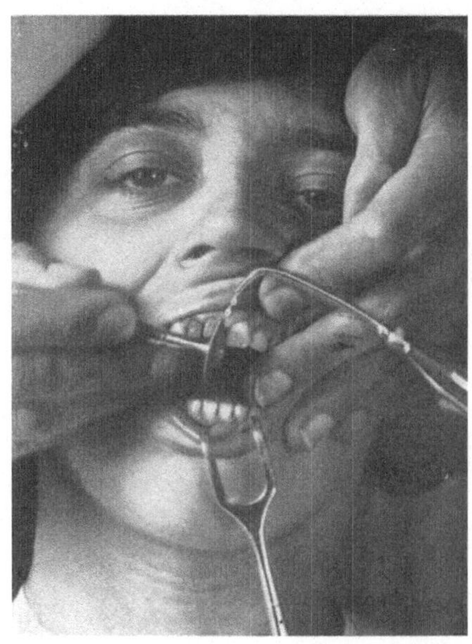

Abb. 35. Vertiefung der approximalen Schulterflächen mit dünner flachkantiger Carborundscheibe.

und schiebt den zuvor angerauhten und erwärmten Wurzelstift nach. Der aus dem Kanal ragende Stiftteil soll etwas länger sein als der herzustellende Metallstumpf geplant ist. Um dieses freie Stiftende baut man von der Wurzelfläche her einen Wachsstumpf auf, der von der Form des präparierten natürlichen Zahnstumpfes nicht abweicht. Unter der präparierten Wurzelfläche liegende, tiefere Defekte sind in diesen Metallstumpf einzubeziehen. Nach Entfernen des mit dem Wachsaufbau vereinigten Stiftes wird das Ganze gegossen, ausgearbeitet und mit Zement in die Wurzel eingesetzt. Etwaige Drehungsmöglichkeit des einzementierten Metallstumpfes verhindert ein kleiner Zapfen, welcher in eine am Wurzelkanaleingang präparierte Kerbe greift.

Der Abdruck.

Im Gegensatz zu Porzellanfüllungen kann bei Porzellankronenarbeiten nur das indirekte Abdruckverfahren zur Anwendung kommen. Es mag überflüssig erscheinen, auf die Wichtigkeit guter Abdrücke an dieser Stelle besonders hinzuweisen, aber wer im Laboratorium Kronenarbeiten herstellt nach eingesandten Abdrücken, wird täglich die gleiche Erfahrung machen müssen, daß selbst bei einwandfreier Präparation häufig mangelhafte Abdrücke zur Verfügung gestellt werden, so daß derartige Arbeiten trotz sorgfältigster Ausführung nicht zu einem befriedigenden Ergebnis führen können. Neben richtiger Stumpfpräparation bildet der Abdruck bei Porzellanmantelkronenarbeiten die wichtigste Grundlage jeder weiteren Arbeitsstufe, weshalb nur vollkommen fehlerfreie Abdrücke zur Verwendung kommen können.

Das unten geschilderte Abdruckverfahren ermöglicht ein artikulierendes Gipsmodell zu erhalten, in welchem der präparierte Zahnstumpf in möglichst widerstandsfähigem Material wie Amalgam, Phosphat- oder Silicatzement wiedergegeben ist, und der aus dem Modell genommen und dort in richtiger Lage wieder fixiert werden kann, aus Gründen, die später ihre Erklärung finden werden.

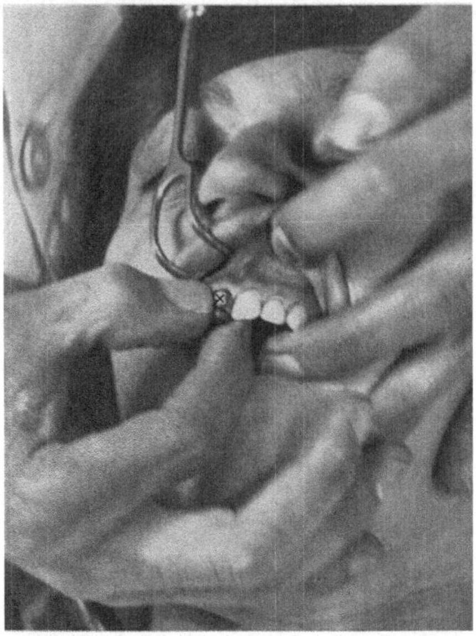

Abb. 36. Hochschieben des Ringabdrucks
mit Daumen und Zeigefinger.

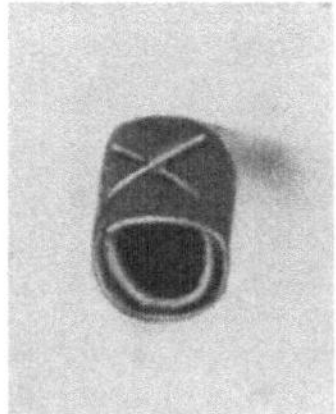

Abb. 37. Ringabdruck mit scharf
abgeprägter Schulter.

Der Ringabdruck.

Um von dem präparierten Zahnstumpf ein Sondermodell herstellen zu können, benötigt man ein Abdruckverfahren, welches nicht nur den über dem Zahnfleisch gelegenen Teil des Stumpfes wiedergibt, sondern auch den Umfang der äußeren Schulterkante scharf ausprägt. Zu diesem Zweck wurden vor der feineren Schulterbearbeitung zwei Kupferringe angepaßt. Für den Ringabdruck eignen sich die fabrikmäßig hergestellten nahtlosen, dem Umfang nach geordneten Kupferringe von 0,1—0,25 mm Stärke, die geglüht und in Alkohol abgekühlt sehr schmiegsam sind und leicht angepaßt werden können. Wenn kein geeigneter Ring vorrätig ist, kann man diesen in wenigen Minuten mittels Ringmaß, Kupfer- oder Messingblech und Silberlot herstellen. Der Ring wird nach endgültiger Stumpfpräparation nochmals angepaßt und soll etwa 1 mm rings unter die Schulter reichen, jedoch dem Wurzelumfang nur so anliegen, daß eine etwas mehr als papierdicke Schicht Abdruckmasse zwischen Wurzelumfang und Ring Platz findet.

Ist der Stumpf mit Alkoholchlorphenollösung abgewaschen, gereinigt, mit Lacküberzug versehen und mit Warmluft getrocknet, so füllt man den Ring, dessen Labialseite markiert wurde mit grüner Kerrabdruckmasse, erwärmt deren Oberfläche nach vorherigem Einfetten, faßt den Ring zwischen Daumen und Zeigefinger und schiebt ihn über den Zahnstumpf in möglichst axialer

Richtung (Abb. 36), bis der Ringrand etwa 1 mm unter das Zahnfleisch gelangt ist. Mit einer in kaltes Wasser getauchten Watterolle, die man zur Abkühlung über den Ring legt, zieht man nach Erstarren der Masse den Ring wieder in axialer Richtung ab und prüft die Schärfe der abgeprägten Schulter (Abb. 37). Die im Ring enthaltene Abdruckmasse wird wiederum auf der dem Stumpf zugewandten Seite über der Flamme kurz erweicht und das Ganze wie das erste

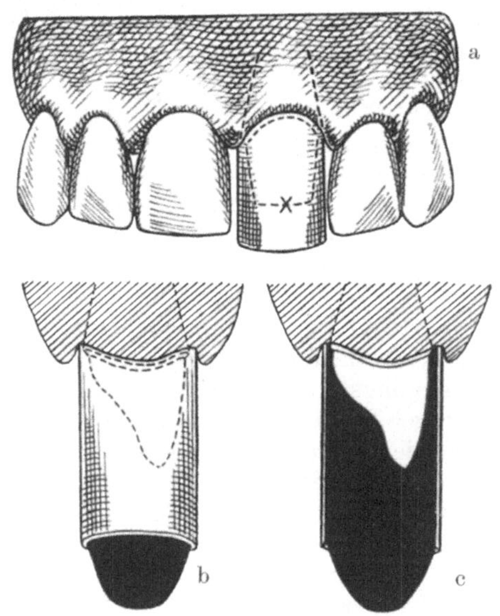

Abb. 38. a—c Ring in situ.
a Frontansicht, b Seitenansicht,
c Sagittalschnitt.

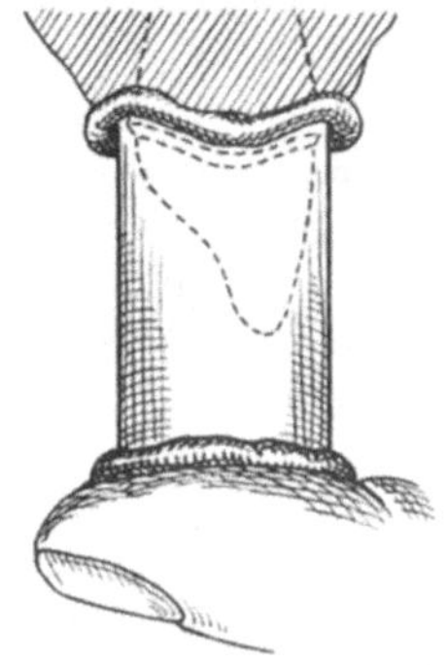

Abb. 39. Fehlerhaftes Herauspressen der Abdruckmassen gegen das Lig. circulare durch zu starken Druck.

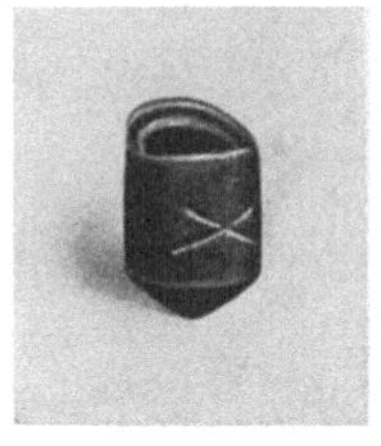

Abb. 41. Zweiter Ringabdruck.

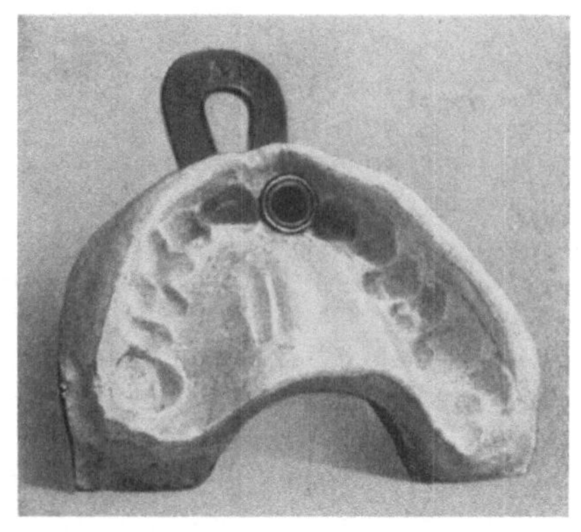

Abb. 40. Ringabdruck im Gesamtabdruck.

Mal über den Stumpf geschoben (Abb. 38). Ein leichter Druck mit dem Zeigefinger auf die aus dem freien Ringrand austretende Abdruckmasse bewirkt, daß sich diese genau der Schulter anschmiegt und auch den Raum zwischen Wurzelumfang und Ring satt ausfüllt. Dieser Druck darf nicht so stark sein, daß sich die Masse in der Tiefe zwischen Ring und Wurzelumfang gegen das Ligamentum circulare herauspreßt (Abb. 39). Nach dem Abkühlen entfernt man diesen Ringabdruck und prüft eingehend unter Zuhilfenahme einer Lupe den Abdruck. Erst wenn jede Einzelheit wiedergegeben ist, darf der Abdruck als gelungen angesehen und wieder in die alte Lage auf den Stumpf gebracht werden. Die aus dem Ring getretene Abdruckmasse wird horizontal mit dem freien Ringrand abgeschnitten. Hat man sich überzeugt, daß der Ringabdruck

in richtiger Lage dem Stumpf anliegt, so wird mit Gips Gesamtabdruck genommen. Bei vorsichtiger Entfernung desselben bleibt meist der Ringabdruck
in der richtigen Lage im Gipsabdruck stecken (Abb. 40), andernfalls muß er für
sich abgenommen und in den Gipsabdruck genau eingefügt werden. Um artikulierende Modelle zu erhalten, muß der Gegenkiefer gleichfalls abgeformt werden.
Es ist zweckmäßig, in gleicher Weise wie vorher geschildert, einen zweiten Ringabdruck zu nehmen (Abb. 41), mittels dessen man das hiernach herzustellende
Sondermodell des Zahnstumpfes aufbauen kann. An diesem Ring muß die
Labialseite gleichfalls mit einer Marke versehen werden.

<h3 style="text-align:center">Farbenbestimmung.</h3>

Zum Aufbau der Porzellankrone benötigen wir neben Richtlinien für die
Formgebung, welche Abdrücke bzw. die später herzustellenden Arbeitsmodelle
vermitteln, eine möglichst genaue Vorstellung von der Farbwirkung der natürlichen Nachbarzähne. Der Erfolg einer Porzellanarbeit hängt von dieser Farben-
bzw. Lichtübereinstimmung wesentlich ab. Der individuelle Charakter keramischer Arbeiten kommt gerade hier zum Ausdruck und unterscheidet sich
dadurch von Porzellanzähnen, die einer Massenherstellung entstammen. Die
Farbgebung bei Porzellankronenarbeiten unterliegt einem indirekten Verfahren,
d. h. es ist auf Grund der subjektiven Beobachtung ein objektiv möglichst
übereinstimmendes Farbmuster auszuwählen, nach welchem im Laboratorium
die Originalfarbwirkung bei Herstellung der Krone hervorgebracht werden
kann.

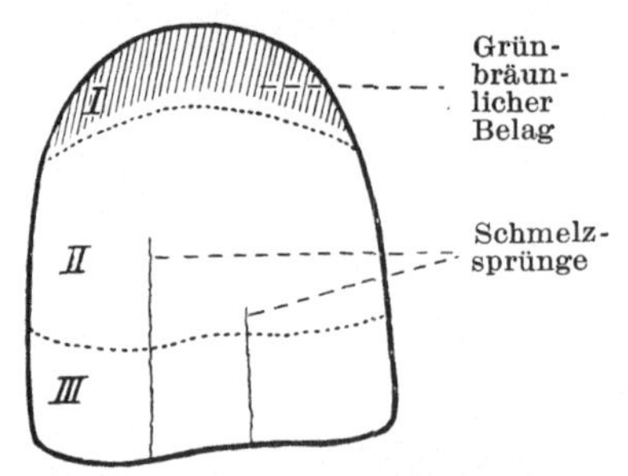

I: = Farbring x, Muster Nr. 10 (am Zahnhals)
II: =   „   y.   „   Nr. 12 (am Zahnhals)
III: =   „   z,   „   Nr. 16 (a. d. Schneide)

Abb. 42. Beispiel einer Kronenskizze.

Die Fehlerquellen dieses indirekten Vorgangs sollen kurz besprochen werden,
dagegen muß darauf verzichtet werden, in diesem Rahmen eine Darstellung
der physikalisch-physiologischen Grundlagen der Farbenlehre und Empfindung
zu geben.

Die subjektive Beobachtung bzw. das Erkennen feiner Farbabstufungen
unterliegt dem Farbenurteil des einzelnen und kann durch Übung ohne Zweifel
geschärft werden. Störungen der Farbenempfindung, wie sie nach übermäßigem
Alkohol-, Tabakgenuß, nach Morphiumeinwirkung u. dgl. durch Lähmung
von Ganglienzellen auftreten, sind durch entsprechende Enthaltsamkeit auszuschalten.

Da die Art der von einem beleuchteten Körper ausgebenden Strahlen abhängt
von der Art der Lichtquelle und ferner von der Absorption, Reflexion und Brechung
dieser Strahlen, dürfen diese Erscheinungen bei der Auswahl eines mit den
natürlichen Zähnen objektiv übereinstimmenden Farbmusters nicht außer acht
gelassen werden. Von grundlegender Bedeutung für den Keramiker ist die Lichtquelle im Arbeitszimmer und Laboratorium. Für diese Räume eignet sich besonders die Nord- oder Nordostseite. Nahe gegenüberliegende Häuser mit stark
reflektierenden Fronten beeinflussen die Lichtquelle ungünstig. Die Wände
der Zimmer selbst sind neutral, am besten lichtgrau zu halten. Die Stellung
des Patienten ist so einzurichten, daß nur Licht in sagittaler Richtung einfällt,
Reflexe durch Seitenbeleuchtung müssen durch Abblenden mittels Vorhänge
u. dgl. vermieden werden. Um die Absorption bzw. Reflexion der Lichtstrahlen zu berücksichtigen, welche bei der eingesetzten Krone von der unter

ihr liegenden Zementschicht herrührt, muß das Farbmuster eher eine Spur heller als der Farbton der natürlichen Nachbarzähne gewählt werden.

Wenn auch ein ausgesuchter Einzelzahn eines Farbenrings den allgemeinen Farbeneindruck der zu ersetzenden Krone wiedergibt, so ist es häufig unumgänglich notwendig, für Zahnhals, Zahnmittelfeld und Schneide je einen Musterton auszusuchen. Zweckmäßig wird eine kleine Frontansicht der künftigen Krone angelegt, in welche die Grenzlinien der verschiedenen Farbtongebiete nebst Farbmusternummern eingezeichnet werden (Abb. 42). Schmelzsprünge, Flecken, Oberflächenbeschaffenheit sind gleichfalls zu vermerken, um bei Herstellung der Krone ein möglichst klares Bild der gewünschten Verhältnisse vor Augen zu haben.

Vorübergehender Schutz des Stumpfes nach dem Beschleifen.

Vor Entlassung des Patienten ist der präparierte lebende Zahnstumpf bis zum Einsetzen der Krone sowohl gegen Eindringen von Infektionskeimen als

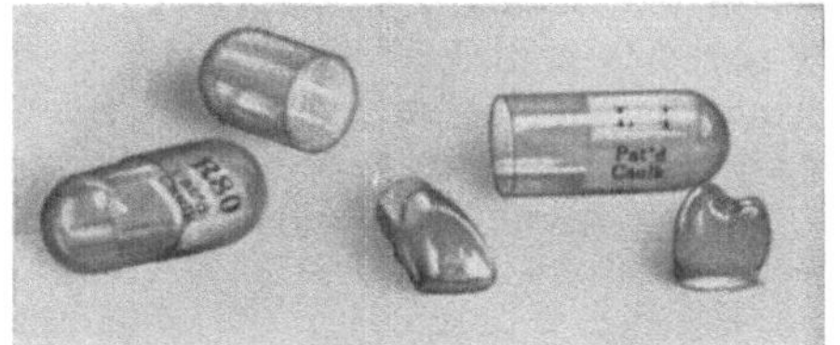

Abb. 43. Caulks Celluloidmatrizen.

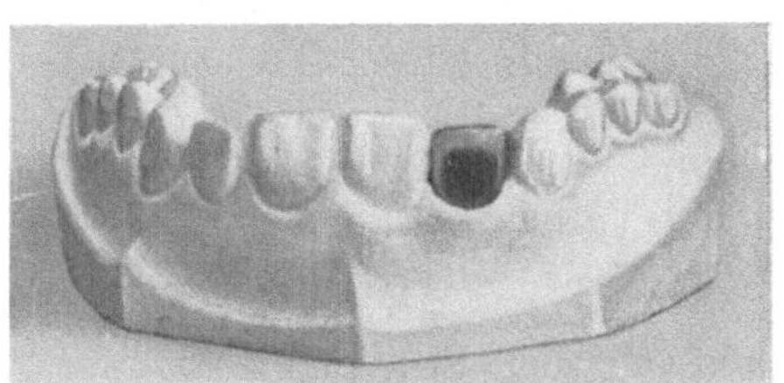

Abb. 44. Caulks Celluloidmatrize über dem Stumpf.

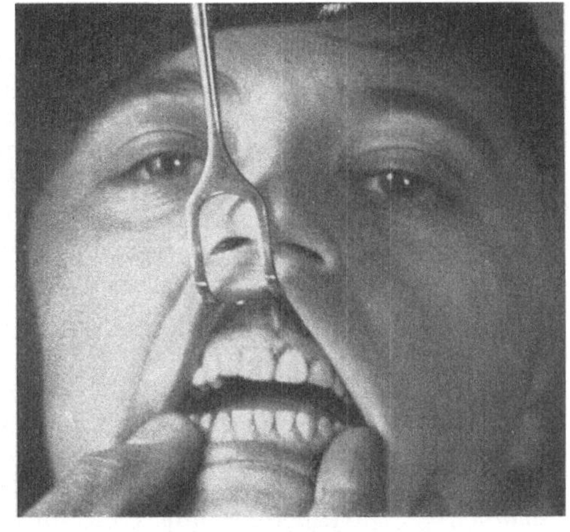

Abb. 45. Silicatkronen über $\overline{1\,2}\,|$, mittels Caulks Celluloidmatrizen hergestellt.

auch vor chemischen und thermischen Reizen zu schützen. Der Stumpf wird gegen die umgebende Schleimhaut durch Watterollen isoliert, mit Warmluft getrocknet und gründlich mit Alkohol-Chlorphenollösung abgewaschen, wobei selbstverständlich das perimarginale Gewebe vor Verätzungen bewahrt werden muß. Zu diesem Zweck kann ein fein gedrehter Wattefaden rings am Zahnhals unmittelbar unter der Schulter angelegt werden. Nach Trocknen mit Warmluft überzieht man den Stumpf mit Kavitätenlack, worauf eine vorübergehende Krone aus Guttapercha, Phosphat oder Silicatzement eingesetzt wird. An wenig sichtbaren Stellen im Munde läßt sich der Stumpf in einfachster Weise mit einer Guttaperchakrone versehen. Ein über der Flamme erweichtes Stück weißer Guttapercha, sog. Temporarystopping wird auf die Schneide- bzw. Kaufläche gebracht und mit angefeuchtetem Finger buccal und lingual an den Stumpf gedrückt. Mit erwärmtem Spatel führt man die Masse an die Approximalflächen, beschneidet vorsichtig den über die Schulter ragenden Teil und modelliert die entsprechende Kronenform. Die Approximalflächen der Nachbarzähne sollen den Halt der Krone mitsichern helfen. Wenn man beachtet, daß diese Krone von den Antagonisten nicht zu scharf getroffen wird, braucht man den Verlust derselben vor Ablauf einiger Tage nicht zu fürchten.

Handelt es sich um einen Frontzahn, der besonders beim Lachen sehr auffällt, so sollte man sich nicht mit einem derartigen Provisorium begnügen, sondern sich der nicht erheblichen Mühe unterziehen, eine Silicatkrone herzustellen. Caulks Celluloidzahnformen (Abb. 43) eignen sich hierfür hervorragend. Man sucht aus dem nach Form und Größe geordneten Vorrat dieser Matrizen ein Stück von geeigneter Form aus, paßt es durch Beschneiden des cervicalen Randes so an, daß es rings eine Spur unter die Schultergrenze reicht und die Artikulation nicht stört (Abb. 44). Die abgenommene und zuvor getrocknete Matrize schiebt man nun mit einem für die Pulpa reizlosen Silicatzement (S. S. Whithe's Kryptex, Lithodont u. a.) gefüllt, in die richtige Lage auf den Stumpf. Damit der Zementüberschuß sich nicht am Zahnfleischrande durchpreßt, wird die Matrize zweckmäßig vor dem Einfüllen mit einer kleinen Öffnung in der Gegend der Schneidefläche versehen. Nach Erhärten des Zements und Entfernen der Celluloidform bearbeitet man die entstandene Silicatkrone, entfernt etwaigen Überschuß am cervicalen Rand und beschleift die artikulierenden Flächen mit feinen Carborundsteinen, bis störungsfreier Biß erreicht ist (Abb. 45). Den vorzüglichen Halt dieser Silicatkronen beweist eigene Erfahrung, wonach ein Patient sich erst nach 5 Monaten wieder einstellte, um die noch völlig einwandfreie Silicatkrone mit der endgültigen Porzellanmantelkrone zu vertauschen.

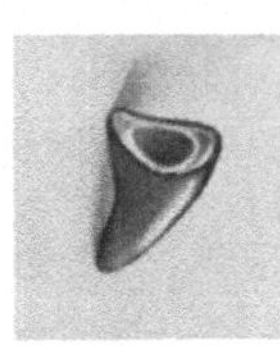

Abb. 46.
Abgenommene
Silicatkrone zum
Einsetzen bereit.

Um Reizungen der Pulpa zu vermeiden, kann man nur die Außenwände der Celluloidform mit Silicatzement füllen, während der über dem Stumpf liegende Teil mit Phosphatzement ausgefüllt wird.

Zum Schutz der Pulpa wird, einem anderen Verfahren zufolge, der mit Kavitätenlack geschützte Stumpf gründlich mit Vaseline isoliert, die Silicatkrone in der eben dargestellten Weise aufgesetzt und nach Erhärten vorsichtig entfernt. Die außerhalb des Mundes völlig erstarrte Krone (Abb. 46) ist mit erweichter Guttapercha mit Plerodont od. dgl. auf den Stumpf zu setzen.

Arbeitsmodell.

a) Sondermodell des Zahnstumpfes (= S-Modell).

Der Ringabdruck ermöglicht die Herstellung eines Sondermodells des präparierten Zahnstumpfes, das der Einfachheit wegen im folgenden nur als S-Modell bezeichnet und dessen Zweck und Eigenschaften wir zunächst zu betrachten haben. Das S-Modell dient zur Anfertigung der Platinmatrize, welche ohne Formveränderung jeweils nach Aufbau und Einbrennen der Porzellanmasse entfernt und wieder auf dieses Modell gebracht werden muß. Das S-Modell selbst soll in einer der natürlichen Lage des Stumpfes genau entsprechenden Stellung in dem später herzustellenden Gesamtmodell sowohl fixierbar als auch abnehmbar sein. Eine Übersicht der aus diesen Gründen an das S-Modell und dessen Material zu stellenden Forderungen dürfte den weiteren Arbeitsgang erleichtern.

1. Das Modellmaterial muß sich leicht dem Kerrringabdruck anschmiegen und nach Erhärten größte Widerstandsfähigkeit und Kantenfestigkeit besitzen. Das S-Modell soll ferner

2. leicht zu handhaben sein, also wurzelwärts reichliche Länge haben, evtl. mit eingelassenem Stift von einem eigenen Modellträger gehalten werden können,

3. die Schulterkante deutlich erkennen lassen,

4. von der Schulterkante gegen die Wurzel hin einen etwa 3 mm breiten Hals aufweisen, der in dieser Richtung leicht divergent geformt ist,

5. abgesehen von dieser Halszone eine kantige Form besitzen, um im Gesamtmodell feststellbar zu sein, gegen die Wurzelspitze konisch verjüngt und damit vom Gipsmodell entfernbar sein.

Herstellung des S-Modells.

Als Material für das S-Modell verwenden wir fast ausschließlich schnell erstarrendes Kupferamalgam, dessen einziger Nachteil gegenüber Zementen in dem Zeitverlust bis zum Erstarren liegt.

Ein Teil des wie üblich vorbereiteten Amalgams ist etwas weicher zu halten für den Modellteil, der auf die Abdruckmasse zu liegen kommt. Ist der Ringabdruck gründlich mit Alkohol von Fettspuren befreit, so bringt man eine kleine Menge des weicheren Amalgams in den Ringabdruck, der mit einer Serviette oder dgl. zu halten ist, damit sich die Abdruckmasse nicht erwärmen und dadurch verziehen kann. Unter Zugabe und Kondensierung kleiner Amalgammengen, während der an der Oberfläche sich zeigende Hg-Überschuß mit Feuerschwammstückchen entfernt wird, erreicht man schließlich die Schulterfläche, die haarscharf aufgefüllt werden muß. Wer genügend Übung besitzt, baut nun in axialer Richtung freihändig einen etwa 2 cm langen Wurzelkonus auf, der sich jedoch erst 3 mm über dem Ringrand verjüngen darf.

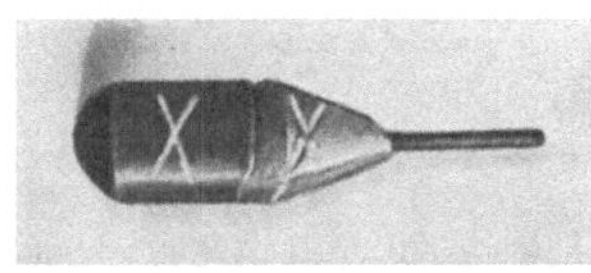

Abb. 47. Amalgamstumpf mit eingelassenem Stift.

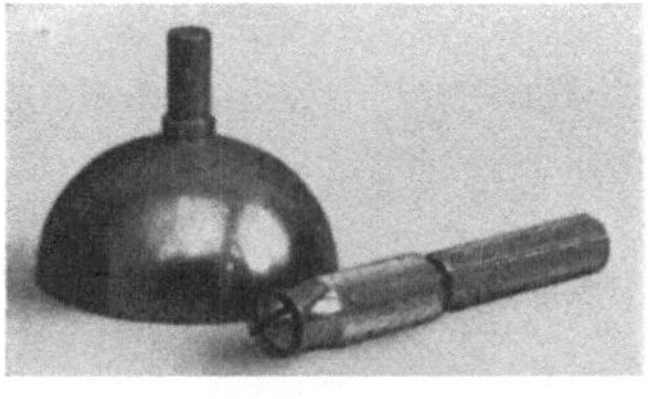

Abb. 48. Modellträger nach A. Gutowski.

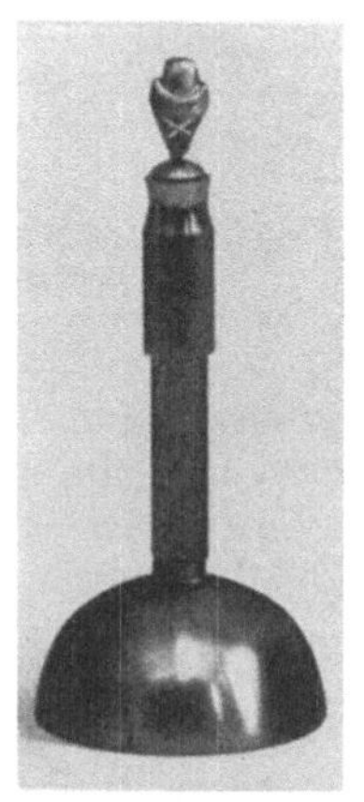

Abb. 49. Stumpfmodell auf Gutowski-Modellträger.

Um das Aufbauen des nicht im Ring liegenden freien Wurzelanteils zu erleichtern, sind eine Reihe kleiner Hilfsmittel erdacht worden, deren Anwendung nach eigenem Ermessen ausgewählt werden kann. Le Gro, Hovestad u. a. legen um den Ring eine mit Draht umfaßte, breite Papiermanschette, welche der Festigkeit wegen außen mit einem Gipswall verschalt wird. Levin empfiehlt ein Stück Gummischlauch von etwa dem Ring entsprechendem Durchmesser überzuziehen.

Um die Handhabung des Modells zu erleichtern, fügt man nach A. Gutowski in die Wurzelspitze des S-Modells einen Messingstift, der sich innig mit dem Amalgam verbindet (Abb. 47) und von einem Modellhalter aufgenommen werden kann (Abb. 48 u. 49). B. Eidus baut in den Kronenteil des Amalgammodells einen Messingstift (Abb. 50) ein, dessen freies Ende vierkantig gearbeitet ist und über das eine ebenso geformte Kanüle mit Wurzelplättchen geschoben werden kann. Diese lose Hülse verbleibt im Gesamtmodell und bildet eine sichere Führung für den Amalgamstumpf mit Wurzelstift. Der einzige Nachteil dieses sonst sehr gut ausgedachten Verfahrens liegt darin, daß das durch den weit in den Kronenteil ragenden Stift geschwächte Amalgammodell beim Nachstanzen der Platinmatrize leicht gesprengt wird. Denselben Nachteil besitzt auch ein von W. I. Meier angegebenes Verfahren, wonach in den nur kurzen

Amalgamstumpf eine fertig erhältliche Metallwurzel mit Gewindestift einzementiert wird (Abb. 51).

Die Herstellung des S-Modells erfolgt in sehr dringenden Fällen mit Phosphat-
oder Silicatzement, doch dürfen beim
Ausfüllen des Ringabdrucks keine Blasen
entstehen. Das gleichmäßige Anmischen

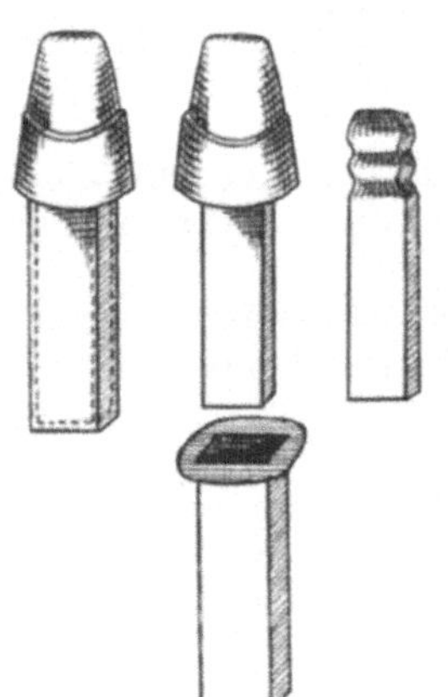

Abb. 50. Stumpfmodell mit Stift und
Hülse nach Eidus.

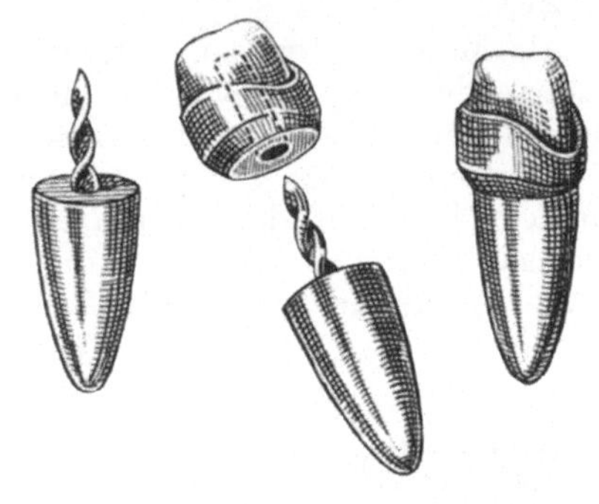

Abb. 51. Metallwurzel mit Gewindestift
zum Einlassen in das Amalgammodell nach
W. J. Meier.

größerer Zementmengen und deren verhältnismäßig rasches Erstarren bereitet
dem Ungeübten Schwierigkeiten.

Le Gro empfiehlt zur Erleichterung des Wurzelaufbaues eine doppelte
Zinnfolienmatrize (Nr. 60) um den Ringabdruck zu legen, welche mit dünnem

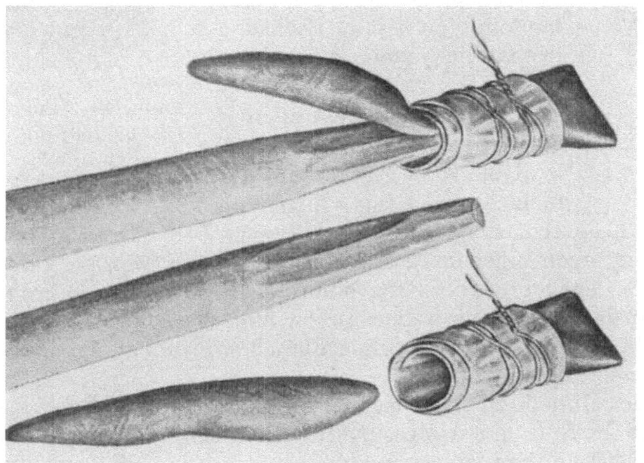

Abb. 52. Herstellung eines Zementstumpfs. (Nach Le Gro.)

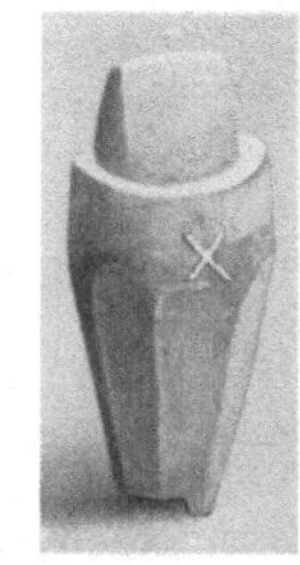

Abb. 53. Stumpfmodell
mit Marke auf der
Frontseite und Stufe
an der Wurzelspitze.

Kupferdraht · zusammengehalten wird (Abb. 52). Der zu plastischer Beschaffenheit gebrachte Zement wird zwischen den Fingern walzenförmig gerollt
und mit einem bleistiftförmigen Stäbchen aus Orangenholz od. dgl. in den
Abdruck gepreßt. Ist der von der Zinnfolie umgebene Wurzelanteil voll-
gefüllt, so entfernt man nach etwa 10 Minuten die Zinnfolie und den Abdruck
nach Einlegen in heißes Wasser. Das Ende der Wurzelspitze soll flach gehalten werden und, um einen unzweideutigen Sitz im späteren Gipsmodell zu

gewährleisten, mit einer Kerbe oder einer Stufe (Abb. 53) versehen sein. Die Labialseite des Stumpfes muß bezeichnet werden.

b) Herstellung des Gesamtmodells.

Hat man zwei Ringabdrücke zur Verfügung, d. h. einen freien, in welchem das S-Modell angefertigt wurde und einen zweiten, der im Gesamtabdruck fixiert ist (vgl. Abb. 40), so fügt man das S-Modell nach Entfernung seines

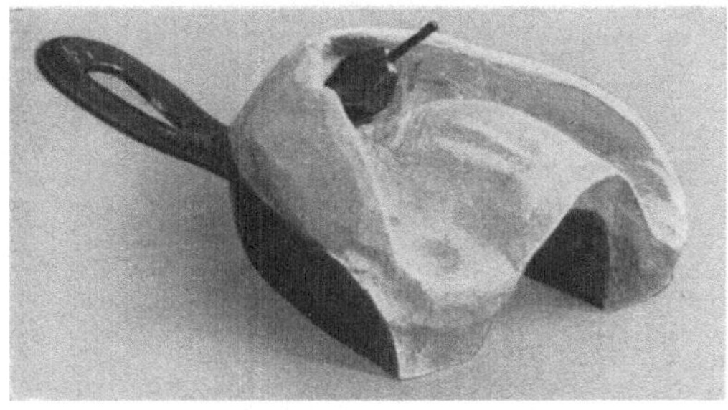

Abb. 54. S-Modell im Gesamtabdruck.

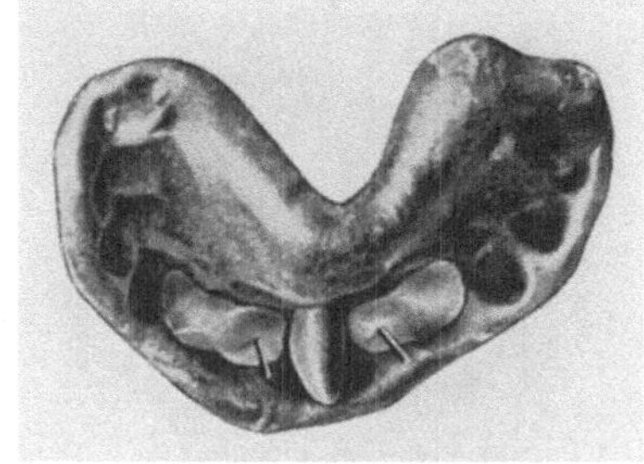

Abb. 55. Ausfüllen der Nachbarzähne mit Amalgam.

Ringabdrucks in den im Gesamtabdruck ruhenden Ringabdruck (Abb. 54) und gießt das Ganze mit Gips aus.

Ist nur ein Ringabdruck genommen worden, so wird das in diesem Ringabdruck hergestellte S-Modell unabgelöst in genauer Lage im Gipsabdruck fixiert und das Arbeitsmodell im übrigen gleich hergestellt.

Um die Nachbarzähne des Stumpfes widerstandsfähiger zu gestalten und um zu vermeiden, daß Nachbargipszähne der beim Aufbau feuchten Porzellanmasse Wasser entziehen, können die Nachbarzähne im Abdruck gleichfalls mit Zement oder Amalgam ausgefüllt werden (Abb. 55).

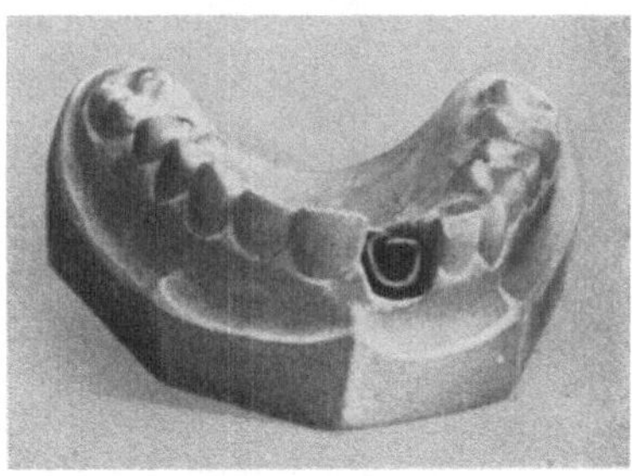

Abb. 56. Gipsmodell mit Amalgamstumpf.

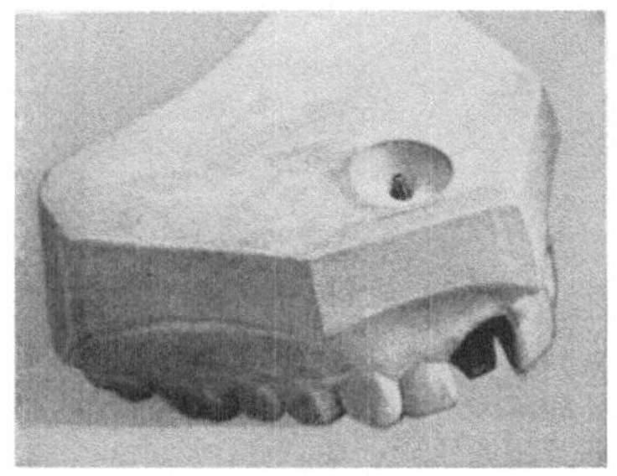

Abb. 57. Stift des Amalgamstumpfs freigelegt zur Entfernung des letzteren.

Ist das Gipsmodell in bekannter Weise vom Gesamtabdruck gelöst (Abb. 56), so entfernt man das S-Modell durch Druck auf den freigelegten Wurzelstift (Abb. 57) vorsichtig daraus und beginnt mit der Herstellung der

Platinmatrize.

Die Platinbrennform herzustellen erfordert einige Geschicklichkeit, die bei Phantomarbeiten mit Zinnfolie erlangt werden kann. Wir geben im folgenden eine grundlegende Schilderung des heute wohl meist geübten Verfahrens und bedienen uns zwecks klarer Darstellung in den Abbildungen zum Teil eines vergrößerten Stumpfmodells.

Aus weicher, im elektrischen Ofen geglühter Platinfolie 0,02 mm stark ohne Iridiumzusatz wird ein Stück ausgeschnitten, dessen Größe nach dem Stumpf zu bemessen ist. Dieses Stück soll etwa 5 mm länger als der Umfang der äußeren

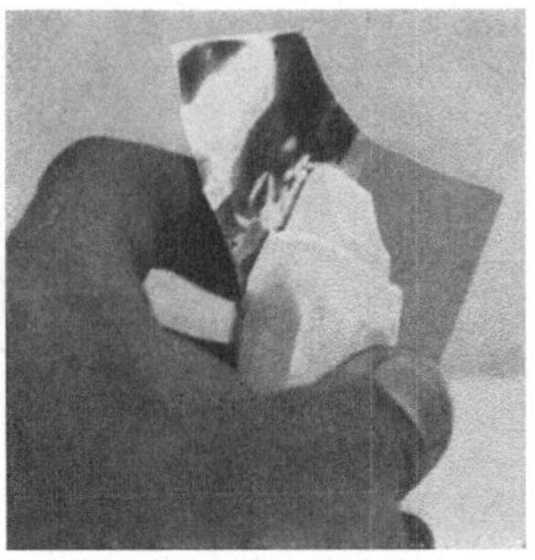

Abb. 58. Anlegen der Folie, der Zeigefinger drückt diese gegen die Labialfläche.

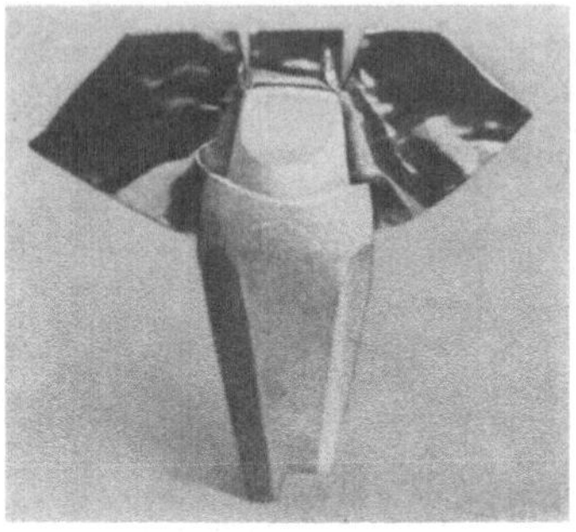

Abb. 59. Folie mit zwei incisalen Einschnitten.

Schulterkante sein und 4 mm höher als die Stumpfkrone von der Schulter ab gemessen. Zu große Sparsamkeit bei diesen Abmessungen ist unvorteilhaft. An die Labialfläche des von Daumen und Mittelfinger der linken Hand gehaltenen Stumpfes drückt man nun mit dem linken Zeigefinger die Folie an (Abb. 58). Während des nachfolgenden Arbeitsganges verbleibt die Stellung

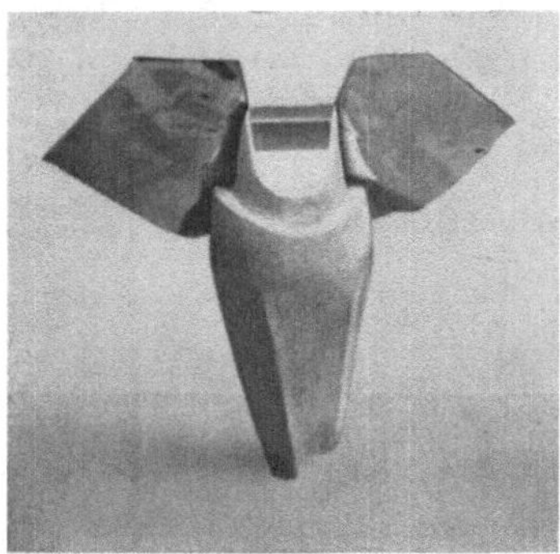

Abb. 60. Umlegung der Folienzunge auf die Lingualfläche.

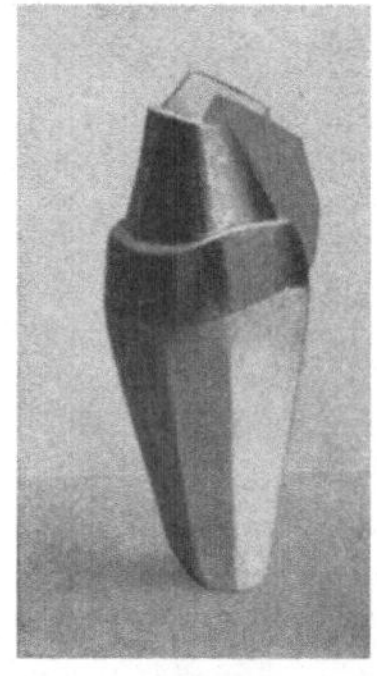

Abb. 61. Folie dem Stumpf anrotiert vor Beginn des Falzens.

des Zeigefingers möglichst unverändert, um eine Verschiebung der Folie zu vermeiden.

Zwei parallele Schnitte gegen die incisalen Ecken des Stumpfes lassen eine Zunge entstehen (Abb. 59), die der lingualen Stumpffläche angelegt wird (Abb. 60). Die beiden freien Folienflügel werden nach hinten, also lingual, zusammengelegt, so daß die Folie ziemlich dicht am Stumpf liegt. Der Überschuß wird nun beschnitten, aber nur so weit, daß für den späteren Falz auf der Lingualseite noch genügend Folie übrig bleibt. Vor Beginn des Falzens muß die Folie den Kronenstumpf und besonders der Schulterfläche mit Glas-, Holz- oder Achatpolierern anrotiert werden (Abb. 61).

Zum Falzen bedient man sich einer über die Kante gebogenen Pinzette (vgl.
Abb. 28). Mit dieser Falzpinzette kneift man die nach hinten ragenden Folienflügel so zusammen, daß sie sich möglichst dicht am Stumpf in der Mittellinie

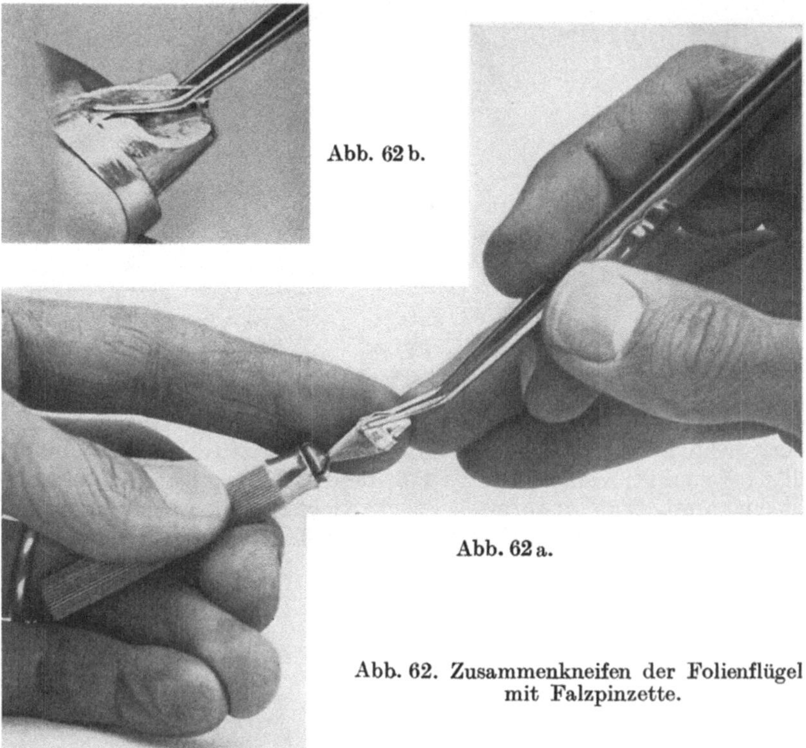

Abb. 62 b.

Abb. 62 a.

Abb. 62. Zusammenkneifen der Folienflügel
mit Falzpinzette.

der lingualen Stumpffläche in etwa rechten Winkeln berühren (Abb. 62). Das
eine freie Folienende schneidet man 1 mm schmaler als das andere (Abb. 63),

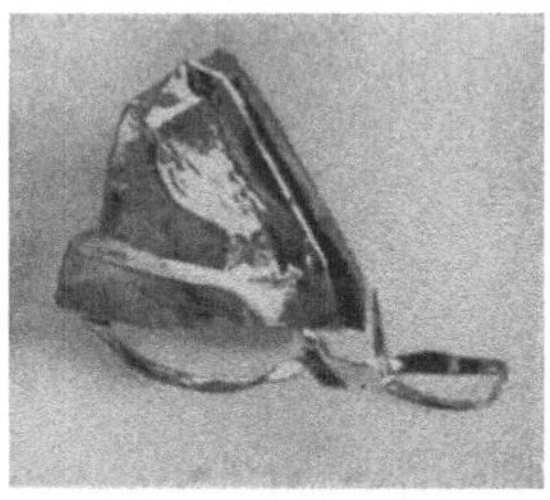

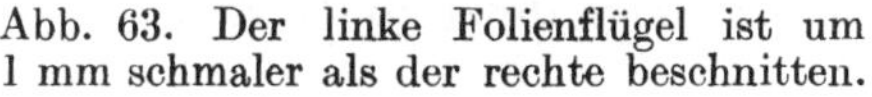

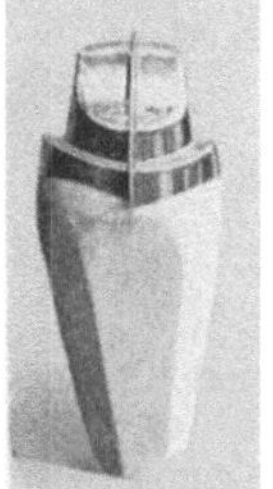

Abb. 63. Der linke Folienflügel ist um
1 mm schmaler als der rechte beschnitten.

Abb. 64. Der rechte Folienflügel um die
Kante des linken (schmaleren) gefalzt.

schlägt den überstehenden Teil genau um die Kante des schmalen (Abb. 64)
und legt die so vereinigten Blätter um, daß sie dicht dem Stumpf anliegen
(Abb. 65). Wenn dieser Falz möglichst weit gegen die Schneide reicht, so ist
ein Verziehen der Matrize beim Brennen kaum möglich. Die Matrize darf selbst-

verständlich den divergenten Teil des Stumpfes nicht überschreiten, sonst kann
sie nicht mehr entfernt werden. Dem Anpolieren der Matrize an den Stumpf
muß größte Sorgfalt gewidmet werden. Der Falz wird mit leichten Schlägen

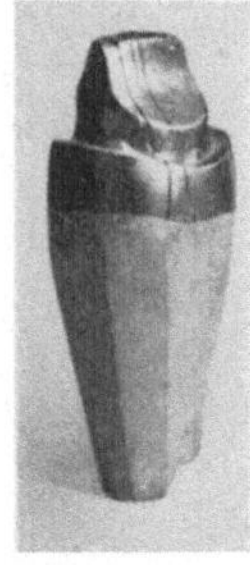

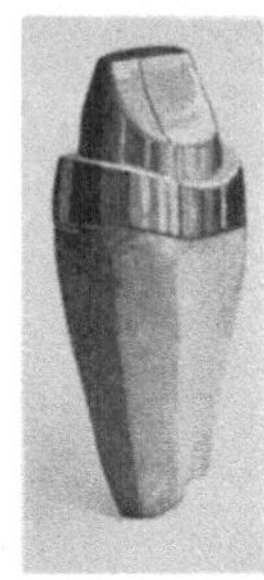

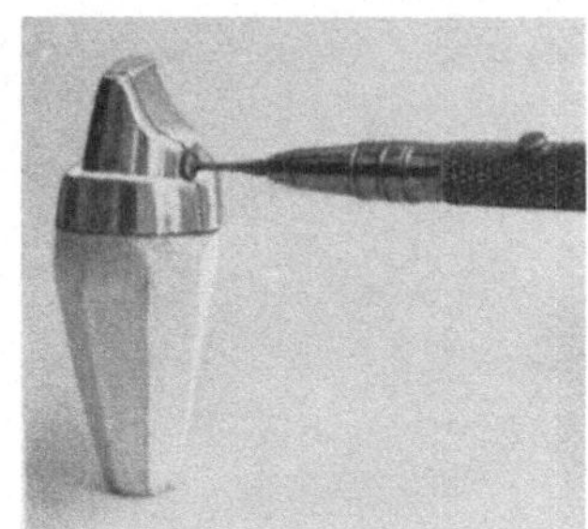

Abb. 65. Gefalzte Folienflügel an die Stumpffläche gelegt.

Abb. 66 Falz flach geklopft.

Abb. 67. Reduktion des Falzes an der Schulterfläche mit Carborundstein.

angeklopft (Abb. 66) und an der Schulterfläche auf die geringst mögliche Dicke
reduziert (Abb. 67). In einer kleinen Metallstanze wird die Matrize auf dem
Modell nachgeprägt, vorausgesetzt, daß dieses aus Amalgam besteht.

Mit einem am Ende erwärmten Stück Klebewachs entfernt man die fertiggestellte Matrize (Abb. 68 u. 69) und wiederholt das Aufsetzen und Abnehmen

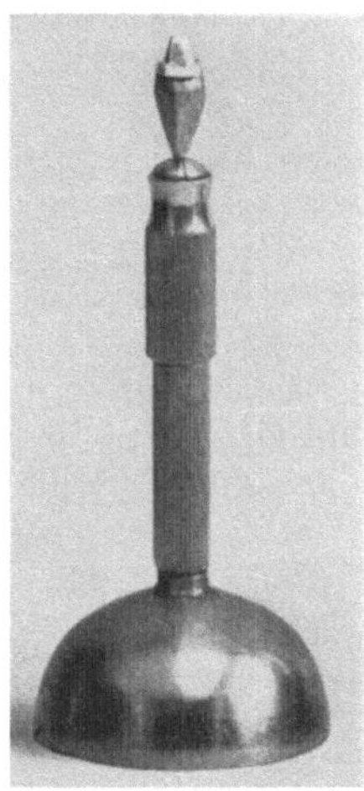

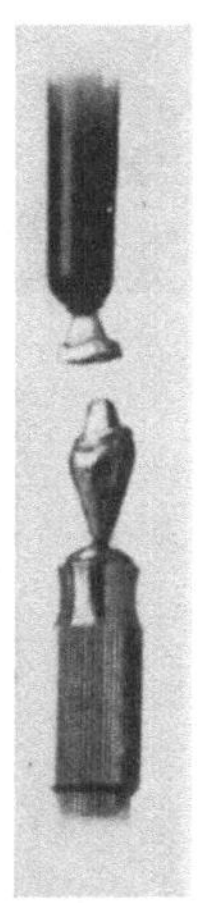

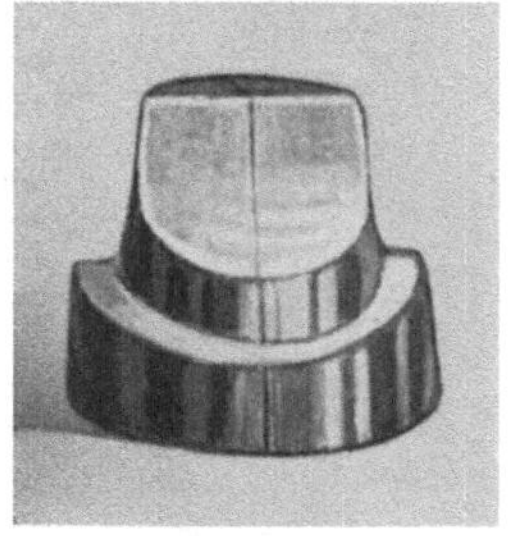

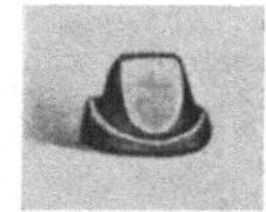

Abb. 68. Fertige Matrize auf Stumpf und Modellhalter.

Abb. 69. Entfernen der Matrize mit Klebwachs.

Abb. 70. Fertige Matrize vom Modell abgenommen.

derselben so lange, bis sie sich hemmungslos entfernen läßt. Störende Überschüsse der Folie sind abzuschneiden. Abb. 70 zeigt die fertige, vom Modell
abgenommene Matrize.

Fertigstellung der Porzellanmantelkrone.

Der Aufbau und das Einbrennen der Porzellanmantelkrone weicht von dem
allgemeinen in der Einleitung zu Porzellanarbeiten dargestellten Verfahren nicht
wesentlich ab. Es können hier nur noch einige Sonderhinweise Raum finden.

Da Porzellan gegen das Zentrum der größten Massenansammlung hin am meisten schrumpft, empfiehlt Le Gro die zum ersten Brand kommende Porzellanmasse etwa in Schulterdicke möglichst gleichmäßig auf den ganzen Stumpf aufzutragen. Nur die Schulterfläche selbst bleibt frei, um ein Verziehen der Folie durch die sich kontrahierende

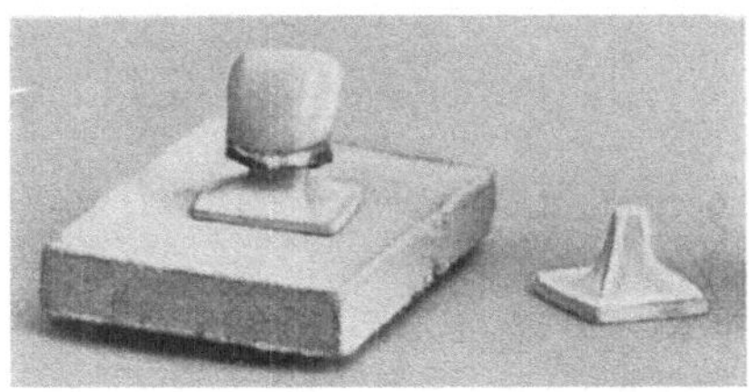

Abb. 71. Kronenträger.

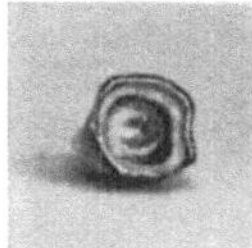

Abb. 72. Porzellanmantelkrone vor Entfernen der Platinfolie.

Masse zu vermeiden. Vor dem ersten Auftragen des Porzellans ist aus diesem Grunde die Schulterfläche mit einer Schellackschicht zu isolieren. Der

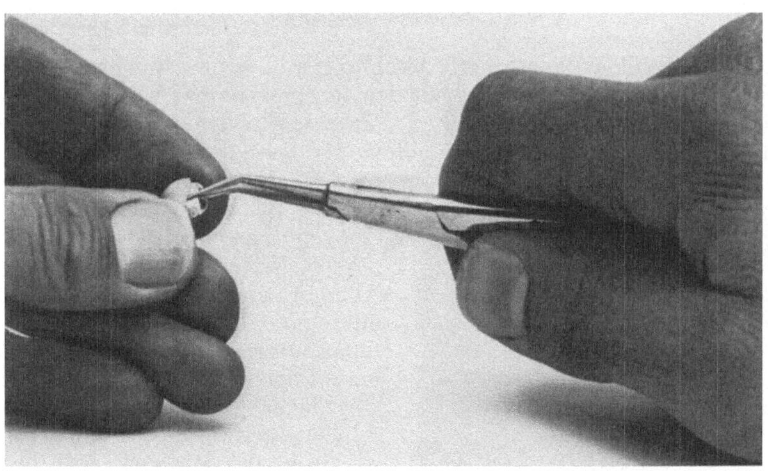

Abb. 73. Abheben der Folie mit feiner Spitzzange.

Schellack verbrennt beim ersten Brand und hinterläßt an der Schulter eine Fuge, die vor dem zweiten Brand mit Porzellanmasse auszufüllen ist.

Um ein Umfallen der Krone beim Einbrennen zu vermeiden, bedient man sich kleiner Kronenträger aus Schamotte (Abb. 71).

Nach dem ersten Brand bringt man die Matrize wieder auf den Stumpf, schiebt diesen in das Gesamtmodell und baut weitere Masse auf.

Um nach dem letzten Auftragen eine möglichst gleichmäßige Oberfläche zu erhalten, taucht man die noch feuchte Krone in trockenes Porzellanpulver derselben Farbe und entzieht damit den Feuchtigkeitsüberschuß. Die an

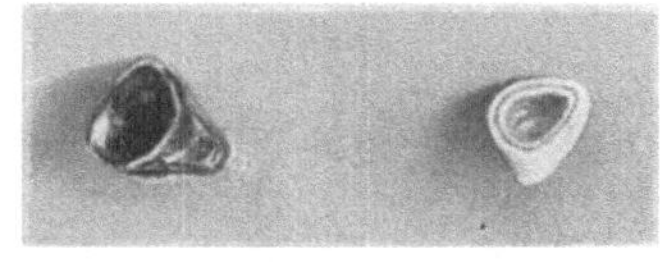

Abb. 74. Porzellanmantelkrone, Folie entfernt.

der Krone hängenbleibenden feinen Massestäubchen können mit einem Kamelhaarpinsel zum Teil abgebürstet werden, zum Teil gelangen sie in vorhandene kleine Vertiefungen, die hierdurch glatt ausgefüllt werden.

Die Art des beim letzten Brand zu erzielenden Glanzes richtet sich nach der Oberflächenbeschaffenheit der natürlichen Zähne. Einzelheiten wie Flecken, Schmelzsprünge u. dgl. sind mit Porzellanmalfarben in der uns schon bekannten Weise nachzuahmen.

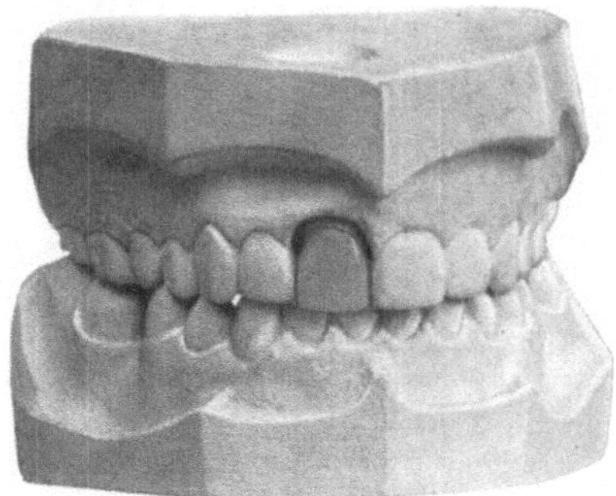

Abb. 75. Modell mit Amalgamstumpf.

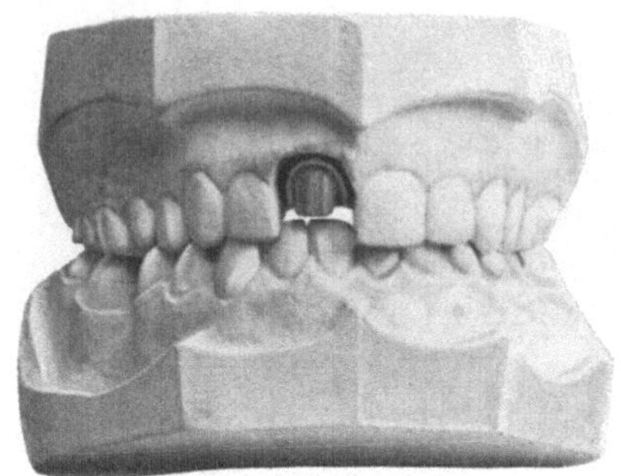

Abb. 76. Dasselbe Modell mit fertiggestellter Krone.

Auf die Wichtigkeit langsamer Abkühlung muß erneut hingewiesen werden, da hiervon die Widerstandsfähigkeit der fertigen Krone wesentlich abhängt.

Erscheint die Krone in Form und Farbe befriedigend, so ist sie samt der Platinmatrize im Munde einzuprobieren. Insbesondere ist die Artikulation bzw. Okklusion zu prüfen. Zu erhabene Stellen werden mit Carborundstein trocken abgeschliffen, mit feinen Sandpapierscheiben geglättet und mit Alkohol gereinigt. Dann reibt man mit einem Tuch das gleichfarbige Porzellanpulver in die zarten Poren und brennt nochmals, wodurch wieder glatte Oberfläche hergestellt wird.

Bei Beurteilung der Farbwirkung ist zu berücksichtigen, daß die Krone infolge der darunter liegenden Platinfolie dunkler erscheint und sich nach deren Entfernuug im ganzen aufhellt.

Erst nach Beendigung sämtlicher Verbesserungen darf die Entfernung der Matrize (Abb. 72) erfolgen. Eine über die Kante gebogene feine Spitzzange (Abb. 28) leistet hierfür vorzügliche Dienste. Zunächst hebt man rings von der Porzellanschulter die Folie ab (Abb. 73), und faßt letztere

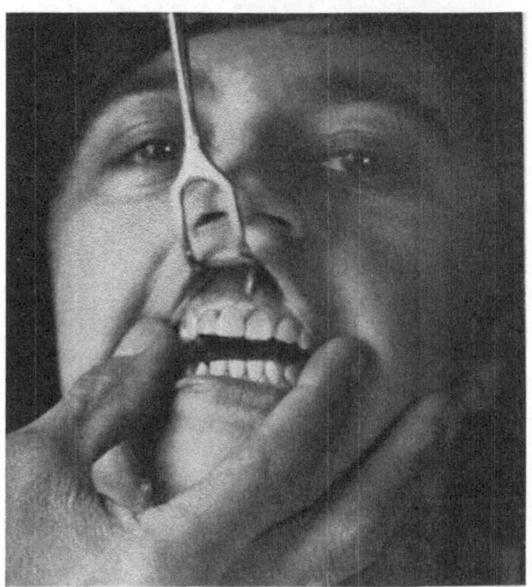

Abb. 77. 2 1 Porzellanmantelkronen im Munde.

dann mit der Spitzzange entlang dem Porzellanmantel. Bei leicht drehender Bewegung gegen die Längsachse der Krone gelingt es zu allermeist, die Matrize in einem Stück zu entfernen (Abb. 74). Kleine, noch anhaftende Reste nimmt ein Rosenbohrer weg. Ist der natürliche Stumpf von anhaftender Guttapercha u. dgl. befreit, die Krone im Mund nochmals probiert, so wird der natürliche Stumpf mit Chlorphenol abgewaschen und mit Warmluft getrocknet, nachdem man ihn durch Watterollen vor Speichelzutritt geschützt hat. Zum Einsetzen der Krone eignet sich vorzüglich S. S. Whithe's Kryptex von entsprechender Farbe, meist verwendbar ist lichtgelb Nr. 3. Der Zement wird nicht zu dick angemischt, die Krone blasenfrei damit ausgefüllt und die Stumpfoberfläche gleichfalls mit Zement bestrichen. Unter leicht drehender Bewegung setzt man die Porzellankrone ein und hält sie bis zum Erstarren des Zements in dieser Lage. Nach Entfernen des Zementüberschusses und Prüfung der Artikulation, wenn nötig nach etwaiger Kürzung der Gegenzähne, kann die Krone ihre Funktion übernehmen. Abb. 75 zeigt ein artikulierendes Modell mit Amalgamstumpf; Abb. 76 dasselbe mit fertiggestellter Krone. Abb. 77 zeigt die in Abb. 29—36 präparierten Stümpfe mit Porzellanmantelkronen versehen.

Die Fenster-Porzellan-Mantelkrone (nach Hovestad).
(The all Porcelain Three quarter veneer crown.)

Wesen: Diese Krone bedeckt die Lingual- und Approximalflächen genau wie die Vollporzellanmantelkrone, während frontal nur die Schneide und die

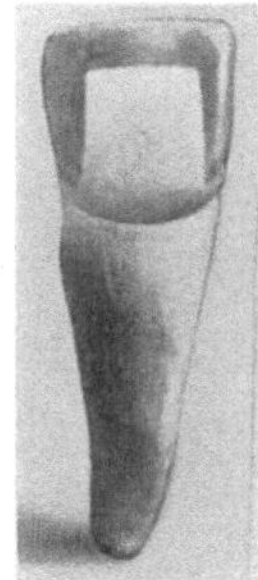

Abb. 78.
Fensterporzellanmantelkrone.

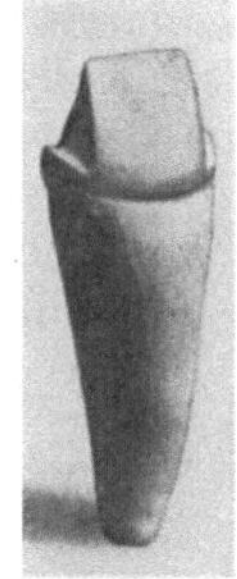

Abb. 79 u. 80. Stumpfpräparation für Fensterporzellanmantelkrone.

approximalen Ränder eingesäumt werden. Von vorn gesehen gleicht dieser Porzellansaum einem umgekehrten U (Abb. 78).

Anwendung: Diese Kronenart eignet sich nur für obere lebende Frontzähne, deren Approximalflächen bis weit auf die Lingualflächen durch Caries in Verlust

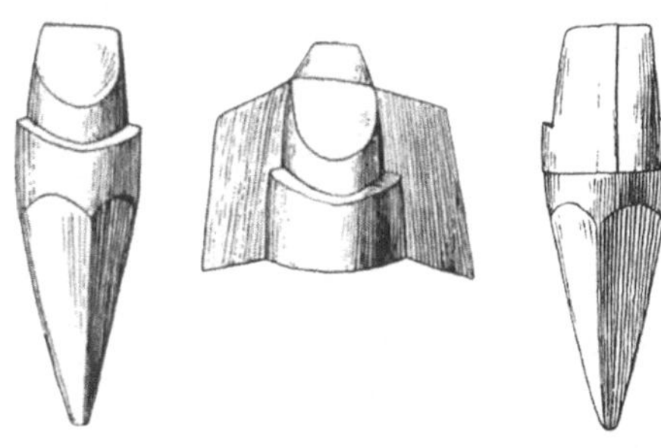

Abb. 81. Porzellan-Matrizenherstellung,
Falz auf der Labialfläche. (Nach Hovestad.)

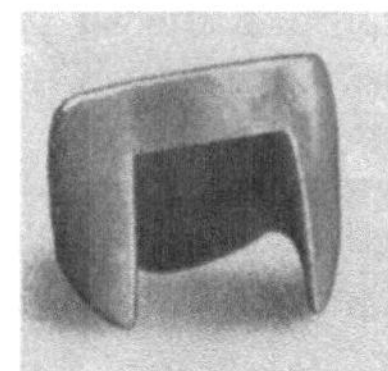

Abb. 82. Fensterporzellanmantelkrone.

geraten sind, während das Zentrum der labialen Zahnfront unversehrt ist. In diesen Fällen müßte bei Präparation für eine Vollmantelkrone der einzig gesund erhaltene Schmelzteil geopfert werden, während zwei approximale Porzellanfüllungen nicht widerstandsfähig genug wären.

Die Präparation und Herstellung des Arbeitsmodells weicht, abgesehen von der eingangs geschilderten Form dieser Krone (Abb. 79 u. 80) von dem uns von der Vollporzellanmantelkrone bekannten Verfahren nicht ab.

Zur Herstellung der Matrize bettet man im Unterteil einer Stanzcuvette den Metallstumpf, Lingualfläche oben, in Kerrmasse ein. Die Schneidekante bleibt frei. Ein aufgelegtes genügend großes Stück Platinfolie wird darüber gestanzt. Durch Einschnitte gegen die Schneideecke erhält man eine Zunge, welche auf der Labialfläche anpoliert wird. Die beiden Seitenflügel sind in einem Falz im Gegensatz zur Vollkrone auf der Labialfläche zu vereinigen (Abb. 81). Die weitere Fertigstellung der Krone bietet nach dem Besprochenen keine Schwierigkeit (Abb. 82).

b) Die schulterlose Porzellanmantelkrone.

Wesen: Wie der Name sagt, besitzt diese Porzellanmantelkrone keine Schulter, statt dessen in der von Le Gro empfohlenen Form einen sehr dünn auslaufenden Federrand (Abb. 83).

Anwendung: Zum Ersatz von Zähnen Jugendlicher, deren Pulpa noch einen sehr weiten Raum einnimmt, ferner bei sehr kleinen Zähnen, also dann, wenn die Anlage einer Schulter in allzu bedrohliche Nähe der Pulpa führen müßte und dadurch eine Devitalisation des Zahnes unausbleiblich wäre.

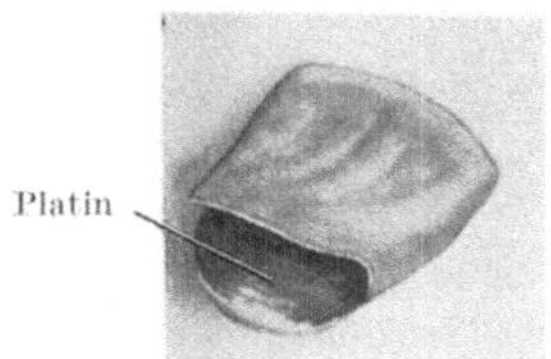

Abb. 83. Schulterlose Porzellanmantelkrone. (Nach Le Gro.)

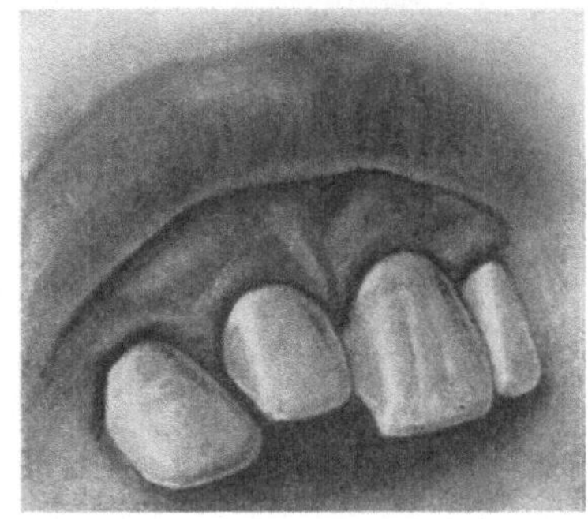

Abb. 84. Stumpfpräparation für die schulterlose Porzellanmantelkrone. (Nach Le Gro.)

Präparation und Arbeitsmodell nach Le Gro.

Der Schmelz der Krone wird möglichst vollkommen entfernt (Abb. 84), Als cervicale Schmelzgrenze ist eine 1 mm unter und parallel zum Zahnfleischsaum führende Linie zu denken, bis zu der die Präparation im allgemeinen geht. Von dieser Grenze ab muß die Stumpffläche gegen die Schneide hin leicht konvergierend bearbeitet werden. Der endgültige Erfolg, nämlich daß die Krone einen sog. wasserdichten Verschluß am Zahnhals erzeugt, hängt von der Glätte der präparierten Fläche ab.

Der uns bekannte Ringabdruck soll ringsum genau 1 mm unter den Zahnfleischsaum reichen. Zur Herstellung des S-Modells legt man um den Ringabdruck einen Wall und füllt den Hohlraum mit Amalgam aus. Der entstandene Amalgamstumpf zeigt eine Schulter, die jedoch nur vom Ringrand herrührt und am natürlichen Stumpf außerhalb des wirklichen Wurzelumfanges liegt. Der Stumpf wird am Zahnhals mit einem sehr scharfen Schaber ganz leicht radiert (Abb. 85), damit nicht die spätere Porzellankrone um Platinfolienstärke zu weit ist. Bei Anfertigung der Matrize soll der Falz in der Gegend des Zahnhalses unterbrochen sein und die Verbindung der Folienflügel an dieser Stelle verlötet werden, damit die Folie an dieser Stelle möglichst dünn gehalten wird.

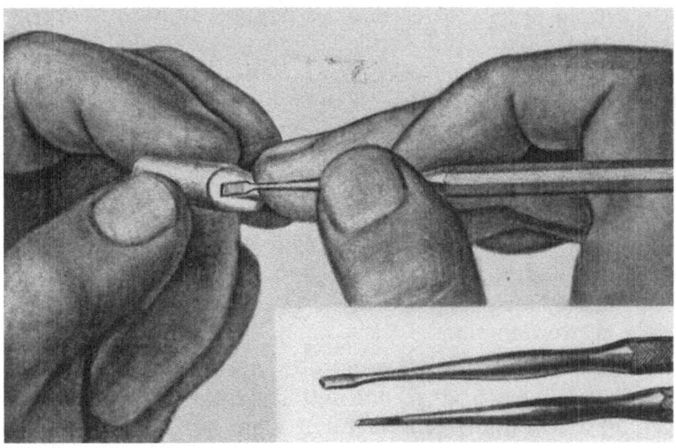

Abb. 85. Radierung des Stumpfmodells mit Schaber. (Nach Le Gro.)

Beim Aufbau des Porzellans ist daran zu denken, daß die in der Matrize abgeprägte Stufe am natürlichen Stumpf nur das gingivale Ende der Präparation darstellt und daß die innere Stufenkante die Grenze des feinen Federrandes zu bilden hat. Ist die fertiggebrannte Krone auf den Amalgamstumpf zurückgebracht, so wird der cervicale, auf der Stufe ruhende Rand der Krone mit scharfkantigem, tellerförmigem Carborundstein zu einem Federrand beschliffen. Nach Einprobe im Munde und Ausgleichen von Fehlern bringt man die bisher etwa 150° unter dem Schmelzpunkt gehaltene Krone rasch zum Garbrand. Mit Rücksicht auf die Zartheit dieser Krone muß die Entfernung der Folie mit größter Vorsicht geschehen. Beim Einsetzen im Munde darf nicht zu viel Zement

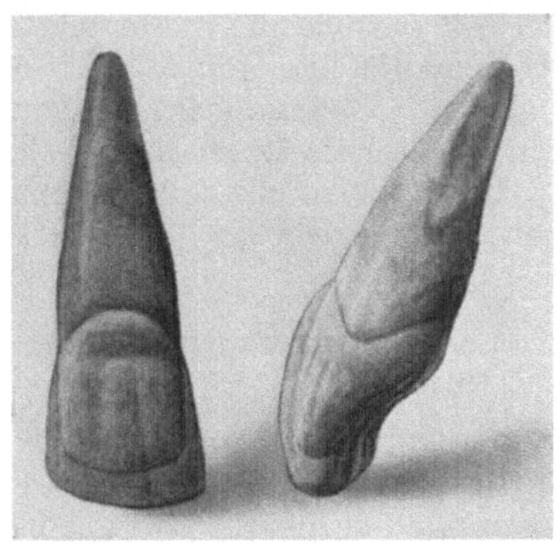

Abb. 86. Verhältnis zwischen Krone und
Stumpf, schematisch dargestellt.
(Nach Le Gro.)

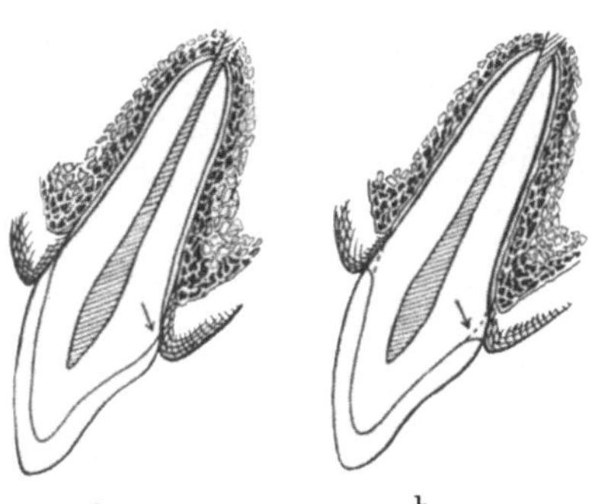

a   b

Abb. 87. Sagittalschnitte:
a Präparation nach Le Gro,
b muldenartige Randpräparation.

verwendet werden. Abb. 86 zeigt schematisch das Dickenverhältnis zwischen Krone und Stumpf.

Andere Präparation für die schulterlose Porzellanmantelkrone.

Die schulterlose Porzellanmantelkrone Le Gro's stellt den Versuch dar, allein die normale Schmelzhülle des gesamten Zahnes in Porzellan wiederzugeben ohne Dentin zu opfern. Der sich am Übergang zum Wurzelzement stark verjüngenden Schmelzzone muß infolgedessen an der Krone ein fast papierdünner Federrand entsprechen (Abb. 87a). Für Metallkronen hat sich dieses Verfahren sehr gut bewährt, ob jedoch dem Porzellan ein derartiger Federrand zugemutet werden darf bleibt noch abzuwarten. Auf Grund der schlechten Erfahrungen mit ähnlich gebrannten Porzellanfüllungen haben wir Versuche am Patienten mit derartigen Porzellanfederrandkronen bisher unterlassen. Den Rand der Krone lassen wir nicht so tief unter das Zahnfleisch gehen und stellen am Zahnhals eine muldenartige Abflachung her (Abb. 87b), wodurch der Porzellanrand der Krone wesentlich kräftiger wird. Unter dem Kronenanschluß bleibt somit noch eine Schmelzleiste stehen, die bei der Präparation keinesfalls verletzt werden darf.

Nachdem das Zahnfleisch durch eine Guttaperchakrone etwa 1 mm zurückgedrängt wurde, schleifen wir rings um den Zahn etwa in Höhe des Zahnfleischsaums eine flache, durch die Schmelzschicht aber nur bis an das Dentin ragende Mulde, so daß wurzelwärts von ihr eine leicht angedeutete Kante entsteht, die kaum merklich, höchstens $^1/_2$ mm unter der normalen Zahnfleischgrenze liegt. Von der anderen gegen die Schneide zu liegenden Kante dieser Mulde ab entfernt man den Schmelz incisalwärts, so daß der Stumpf nirgends unter sich gehende Stellen aufweist. Im übrigen weicht die Präparation von der vorhergehenden nicht ab und es mag genügen, lediglich kurz auf die Mulde einzugehen.

Die Herstellung dieser Mulde bezweckt:

1. eine genau festgelegte Grenze der Präparation wurzelwärts zu erhalten, welche den Rand der herzustellenden Krone zuverlässig erkennen läßt,

2. den Porzellanrand der Krone kräftiger zu gestalten.

Den labialen Muldenteil stellt man mit kleinem im Handstück von links nach rechts laufenden Carborundrädchen her. Der linguale Muldenanteil wird entsprechend, mittels Winkelstück, präpariert. Die Verbindung dieser lingualen und buccalen Mulde erzielt man an den Approximalflächen mit feinen, cylindrischen Steinchen. Zur Schaffung einer möglichst gleichmäßigen Muldentiefe sollen alle hierfür benutzten Steinchen gleichen Durchmesser haben. Vorhergehende Separation der Nachbarzähne mit Guttapercha od. dgl. erleichtert die Präparation der Approximalflächen wesentlich.

Verwendung einer fertigen Porzellanfront zur Herstellung der
Porzellanmantelkrone.

Eine Vereinfachung bei der Herstellung der Porzellanmantelkrone bildet die Verwendung einer fertigen Porzellanfront. Ein in Form und Farbe passender Zahn, eine Steele-Facette, wird auf dem Amalgammodell mit feinen Carborundsteinchen zurechtgeschliffen, so daß der gingivale Rand am äußeren Schulterrand scharf anschließt, während die Rückfläche hohl geformt wird, so daß zwischen ihm und dem Kronenstumpf ein Zwischenraum bleibt (Abb. 88). Nun bringt man, wie oben geschildert, die Platinfolie auf den Stumpf, befestigt daran die Facette mit Wachs in richtiger Stellung, hebt Facette nebst Folie vom Modell ab und bettet das Ganze so ein, daß die Porzellanfront nicht verschoben werden kann. Bei dem nun folgenden Auftragen der Porzellanmasse ist der Raum zwischen Kronenstumpf und Zahnrücken mit besonderer Sorgfalt zu füllen. Sodann wird der Kronenrücken modelliert. Die Porzellanmasse muß bis zur äußeren Schultergrenzlinie reichen, aber nicht darüber hinaus, da sonst der Randschluß der fertigen Krone darunter leiden würde. Nach dem

Trocknen der Masse wird die Krone gebrannt. Wenn nötig, kann man nach dem Abkühlen nochmals Masse nachtragen. Meist reichen zwei Brände zur Fertigstellung der Krone aus.

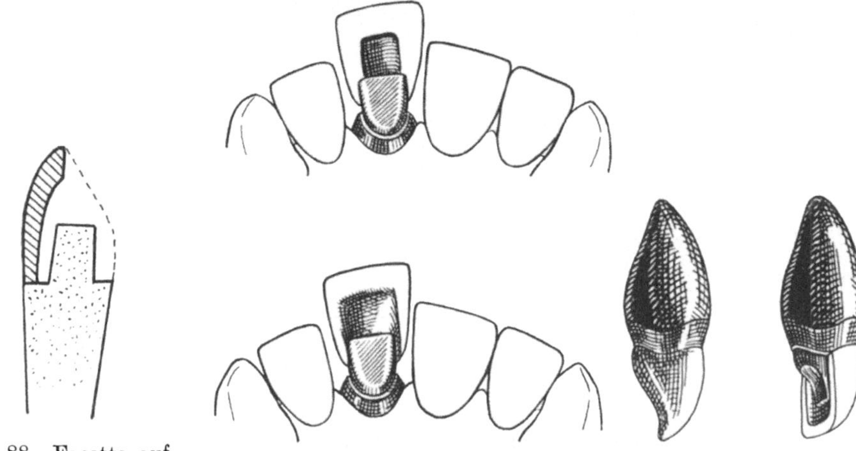

Abb. 88. Facette auf dem Amalgammodell aufgeschliffen.

Abb. 89. Hohlfacette nach Schröder für Porzellanmantelkronen.

Die von H. Kirsten beschriebene Hohlfacette nach Schröder eignet sich vorzüglich als Front für Porzellanmantelkronen, da die Facette infolge ihres Hohlrückens rascher anzuschleifen ist. Abb. 89 zeigt den Werdegang einer Porzellanmantelkrone unter Verwendung der Schröderschen Hohlfacette.

Ausblick.

Auf die Fehlerquellen wurde bei den einzelnen Kronentypen und Arbeitsstufen hingewiesen, so daß auf eine Zusammenstellung derselben aus Gründen der Raumersparnis verzichtet werden muß. Das fernere Schicksal der Porzellanmantelkrone soll uns noch kurz beschäftigen und es drängt sich uns zunächst die Frage über das Verhalten der Pulpa unter diesen Kronen auf.

Systematische Nachuntersuchungen von etwas mehr als 250 Porzellanmantelkronen auf lebender Pulpa ergaben, daß in einem einzigen Fall Pulpanekrose aufgetreten war. Dieser Mißerfolg rührt zweifellos von zu tiefgehender Präparation her, zumal es sich um eine jugendliche Patientin (16 Jahre) handelte. Die Krone wurde mit kleinem Carborundstein lingual in der Gegend des Foramen coecum trepaniert und nach Wurzelbehandlung mit Goldinlay wieder geschlossen. Sorgfältiger Schutz des freiliegenden Zahnbeins und vorsichtige Präparation werden einen derartigen Mißerfolg verhindern.

Was die Haltbarkeit der Porzellankronen selbst betrifft, so sind bei richtiger Indikationsstellung, einwandfreier Präparation und nicht zuletzt bei sorgfältiger Porzellanhandhabung die besten Erfolge zu erwarten.

Von größtem Interesse für uns sind die neuesten eingehenden Untersuchungen D. Mac Closkey's. Eine Anzahl Porzellanmantelkronen wurden mit Amalgam ausgefüllt, die freie Amalgamfläche glatt gestrichen und das Ganze nach Erhärten des Amalgams im Gnathodynamometer geprüft. Die folgende nach den Zahlenangaben von Mc. Closkey hergestellte Tabelle I gibt eine Übersicht der Belastungsergebnisse.

I.

Zahnart	Belastung in Pfund bei Bruch		Bemerkungen
	mit Schulter	schulterlos	
2. Oberer Incisivus	101	—	—
2. „ „	—	2	—
Oberer Biscupis	—	40	—
„ „	—	50	—
„ „	152	—·	—
„ „	250	—	—
„ „	—	17	—
„ „	75	—	mangelhafte
„ „	92	—	Schulterpräparation
1. Oberer Incisivus	—	30	—
1. „ „	114	—	—
Oberer Molar	—	30	—
„ „	220	—	—
Durchschnittlich rund:	143	28	Verhältnis rund 5:1

II.

Versuchsanordnung: Kronen auf Metallstumpf festzementiert. Im Gnatho-dynamometer geprüft.

Zahnart	Belastung in Pfund bei Brucheintritt		Bemerkungen
	mit Schulter	schulterlos	
2. Oberer Incisivus	172	—	—
Oberer Bicuspidatus	—	27	—
Molar	197	—	—
Oberer Bicuspidatus	176	—	—
Molar	199	—	—
„	—	115	—
1. oberer Incisivus	65	—	5 mal gebrannt
Oberer Bicuspidatus	173	—	—
„ „	—	110	—
„ „	170	—	—
Molar	191	—	—
Durchschnittl. rund:	167	84	Verhältnis rund 2:1

Wenn man mit diesen Tabellen die Angaben G. V. Blacks vergleicht: durchschnittlich aufgewandte Kraft beim Kauen von Fleisch 30—40 Pfund „ „ „ „ „ „ Zucker 65 „ , so erkennt man ohne weiteres, daß die Schulterkrone den beim Kauakt aktiven Druck nicht nur aushält, sondern weit größere Kräfteeinwirkungen erträgt.

Andererseits beweisen diese Untersuchungsergebnisse aber auch, daß die schulterlose Porzellanmantelkrone nur eine Widerstandsfähigkeit von $^1/_2$—$^1/_5$ im Verhältnis zu jener der Schulterkrone besitzt. Die Widerstandskraft der Schulterkrone wird durch mangelhafte Schulterpräparation zwar vermindert, erträgt jedoch noch immer die beim Kauen einwirkende Kraft. Die schulterlose Krone wird dagegen durchschnittlich schon durch wesentlich geringere Krafteinwirkungen zerstört.

Wir müssen deshalb auf Grund dieser Untersuchungen folgendes Ergebnis feststellen: Die schulterlose Porzellanmantelkrone erzielt ein genügendes Ergebnis nur bei besonders günstigen Artikulationsverhältnissen, während die Porzellanmantelkrone mit Vollschulter den natürlichen Anforderungen denkbar nahe kommt und dem vollen Kaudruck ausgesetzt werden darf, wobei selbstverständlich für beide Kronen richtige Präparation, Porzellanbehandlung usw. Voraussetzung ist.

4. Andere Arten von Porzellankronen.

Der Vollständigkeit halber sei noch kurz auf einige seltenere Kronenarten hingewiesen. Wünsche hat zwei Typen beschrieben, die ringlose Porzellankrone mit Versenkkasten und mit Versenkring. Erstere gewinnt ihren Halt durch einen ovalen schachtelartigen Kasten aus Platinblech, welcher in die Wurzel versenkt wird (Abb. 90). Bei der zweiten Kronenart wird statt des Kästchens ein ringförmiges Platiniridiumband in die Wurzel versenkt (Abb. 91). Endlich sei noch die Porzellantubenkrone erwähnt (Abb. 92), bei welcher der Wurzelstift fest in die Wurzel zementiert wird. Über den aus der Wurzel ragenden Teil des Wurzelstiftes, der am besten kantig gestaltet wird, schiebt

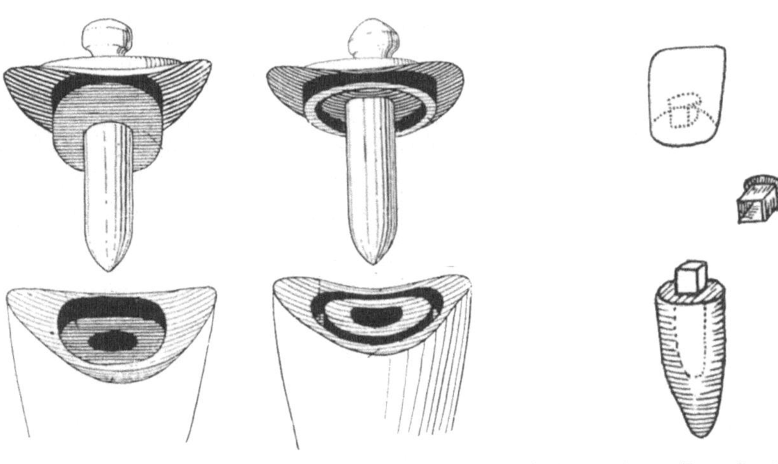

Abb. 90.
Versenkkastenkrone
nach E. Wünsche.
Wurzelpräparation
und Platingerüst.

Abb. 91.
Versenkringkrone
nach E. Wünsche.
Wurzelpräparation
und Platingerüst.

Abb. 92. Porzellantubenkrone. Stift
mit vierkantigem Zapfen in der Wurzel
befestigt. Rechts: Platinhülse, welche
genau auf den Zapfen paßt mit etwas
überstehendem Deckel. Oben: Fertige
Krone mit der eingebrannten Hülse.

man eine genau passende Platinhülse auf, die oben mit einem zur Verankerung des Porzellans etwas überstehendem Platindeckel abgeschlossen wird. Hülse und Deckel dienen als Gerüst für das Porzellan.

II. Brücken und Platten mit selbstgebranntem Porzellan.

Vorbemerkung: Zum Ersatz von ganzen Zähnen und Zahnfleisch bietet uns die Zahnersatzkunde zwei der Verankerung nach prinzipiell verschiedene Möglichkeiten, die Brücke und die Platte, deren Indikation grundsätzlich in den entsprechenden Abschnitten des Werkes erörtert ist. Vom Standpunkt der zahnärztlichen Keramik aus bedarf es einer gemeinsamen Abhandlung beider Gebiete, da jede der nachstehenden keramischen Methoden zum Teil in gleicher Weise, sowohl für Brücken als für Platten Anwendung findet.

Zur Verwertung der Porzellanmassen für Brücken und Platten steht uns eines der folgenden keramischen Verfahren zur Verfügung:

1. Aufbrennen der Porzellanmasse auf ein der Brücke oder Platte entsprechendes Platingerüst.

Bei Verwendung nicht plastischer Massen arbeitet man somit nach dem Allens'chen Prinzip, wie es für die Porzellankronenarbeiten beschrieben ist.

2. Herstellung eines Porzellanblocks, d. h. einer Frontfläche aus nachgeahmten Zahn und Zahnfleisch, welcher nur bedingt belastungsfähig ist und deshalb hauptsächlich als Verkleidung an Brücken und Platten befestigt wird (Abb. 93a).

3. Aufbau eines Porzellanvollkörpers, der voll belastungsfähig ist und als Brücke oder Platte (nötigenfalls unter Zuhilfenahme einer Unterfütterung) verwendet wird (Abb. 93b).

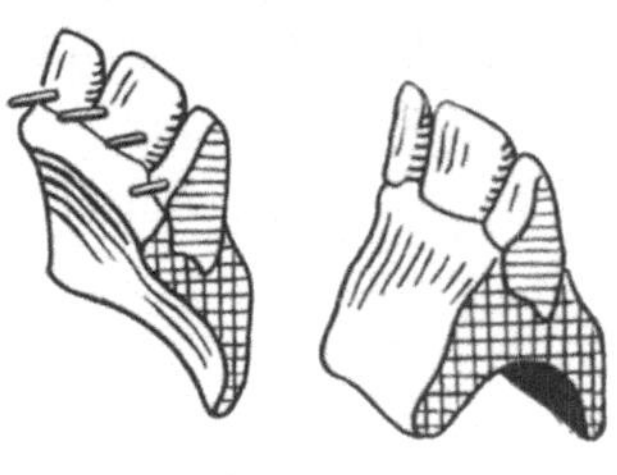
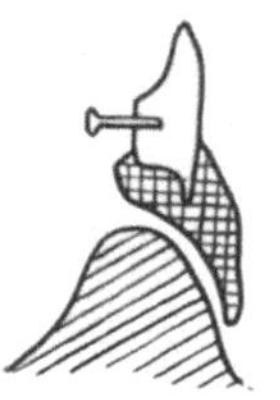
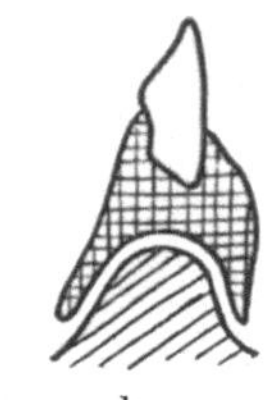

a   b
Abb. 93. a Porzellanblock,
b Porzellanvollkörper.

Zum Bau von Brücken und Platten bedienen wir uns dieser Verfahren nach folgenden Gesichtspunkten.

Für kleinere Brücken ohne Zahnfleischersatz können die Trägerkronen und Brückenglieder aus Porzellan in gleicher Weise hergestellt werden wie die entsprechenden Porzellankronen nach dem Allen'schen Verfahren, unter Verwendung eines geeigneten Platingerüsts.

Für alle anderen Brückenarbeiten mit Zahnfleischersatz wäre ganz allgemein das keramische Ideal die Vollporzellanbrücke, deren Porzellankörper auf einer zur Verankerung dienenden Metallunterlage befestigt ist. Ihre Anwendung setzt ein günstiges statisches Verhältnis zwischen Stärke und Länge des Porzellankörpers voraus. Sobald die Stabilität für Porzellan zweifelhaft oder unzureichend erscheint, ist die Belastung einem geeigneten anderen Material zu überlassen und das Porzellan nur zur Frontverkleidung als Porzellanblock anzufügen.

Der Porzellanblock ist das technisch einfachere und darum gebräuchliche Verfahren, das, abgesehen von den erwähnten statischen Gesichtspunkten, auch dann in Betracht kommt, wenn die kosmetischen Vorzüge einer Vollporzellanbrücke nicht zur Geltung kommen.

Für die Herstellung von Porzellanplatten gelten dieselben Erwägungen.

Am Unterkiefer fertigt man zum Ersatz sämtlicher Zähne eine ganze Platte mit Porzellanvollkörper an, die nötigenfalls verstärkt werden kann. Kleinere Defekte lassen sich durch partielle Porzellanprothesen decken. Dieselben bestehen nur im Bereich des zu ersetzenden Defektes aus Porzellan: der übrige zur Verankerung erforderliche Teil der Prothese wird aus einem geeigneten anderen Material hergestellt, welches zugleich als Porzellanunterlage dient. Üblicher ist aus den oben erwähnten Gründen auch hier die Anwendung eines Porzellanblockes.

Am Oberkiefer kann man zum Ersatz sämtlicher Zähne ganze Porzellanplatten wegen der geringen zulässigen Stärke mit Aussicht auf praktische Verwendbarkeit nur durch Aufbrennen von Porzellan auf Platinbasis herstellen. Die wirtschaftlichen Bedenken und technischen Schwierigkeiten sollen uns nicht abhalten, diese an sich schönen Arbeiten unten eingehend zu würdigen. Gewöhnlich bedient man sich zur Verankerung einer Gaumenplatte aus geeignetem anderen Material. Den Zahn- und Zahnfleischersatz aus Porzellan kann man dann nach denselben Gesichtspunkten herstellen wie für den Ersatz am Unterkiefer beschrieben: in vollkommenster Weise als Prothese mit Porzellanvollkörper, welcher auf der Gaumenplatte befestigt wird; oder in technisch einfacherer Weise unter Verwendung von Blöcken. Kleinere Defekte am Oberkiefer werden sinngemäß durch partielle Platten mit Porzellanvollkörper oder mit Blöcken ersetzt.

A. Brücken und Platten unter Anwendung einer Platinbasis.

1. Ersatz mehrerer Zähne durch Brücken mit Porzellankronen.

Bezüglich der kosmetischen Vorzüge solcher Arbeiten und des technischen Prinzips gilt das für die Porzellankronen Gesagte. Andererseits setzt eine Porzellanbrücke mehr wie die bisher besprochenen Porzellanarbeiten günstige

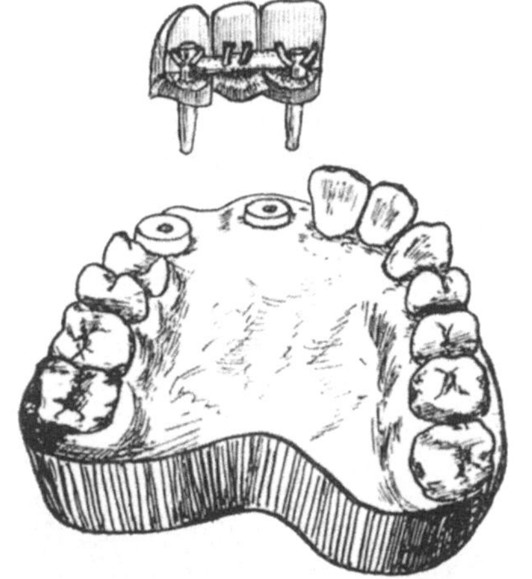

Abb. 94. Dreigliedrige Porzellanbrücke. Platingerüst mit Sattel und Verbindungssteg. Die Zähne sind montiert.

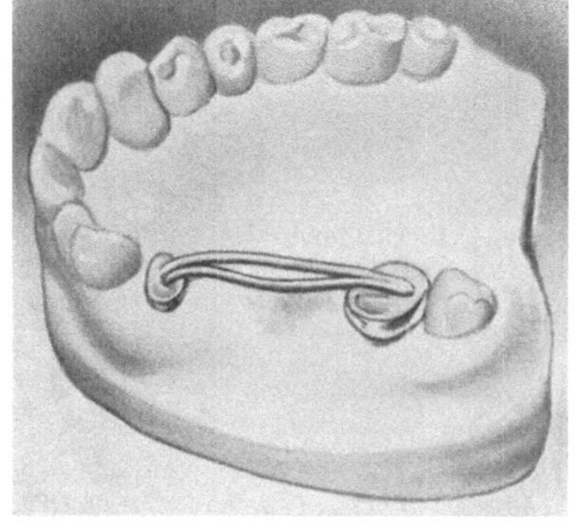

Abb. 96. Anlage der Horizontalbügel.

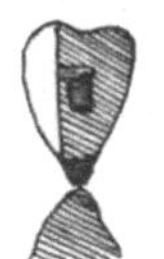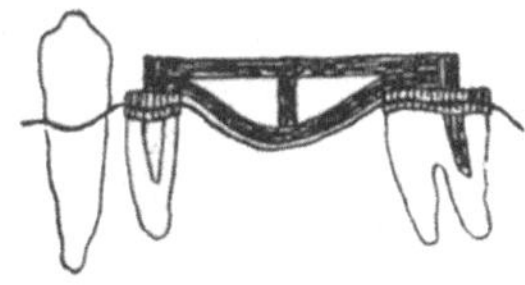

Abb. 95. Porzellanbrücke im Querschnitt. Rechts: Längsschnitt. Anlage des Verstärkungsbügels. (Nach Evans.)

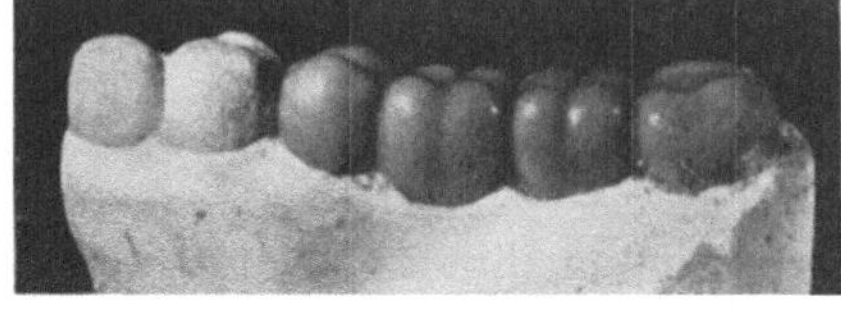

Abb. 97. Dieselbe Brücke fertiggestellt.

statische Verhältnisse voraus. Nur bei weitem Biß kann ein hinreichend kräftiges Porzellan-Metallwerk geschaffen werden. Das Verhältnis zwischen Porzellan und Metall muß ein optimales sein, d. h. Länge, Stärke und Querschnitt des Metallgerüstes müssen eine hinreichend hohe Biegungsfestigkeit ergeben, welche das aufgebrannte Porzellan vor Überanspruchung seiner geringen Elastizität schützt. Bei kürzeren Brücken und an Stellen geringeren Kaudrucks wird deshalb ein besserer Dauererfolg zu erwarten sein. Um etwa notwendige Reparaturen vornehmen zu können, ist abnehmbaren Brücken der Vorzug zu geben.

Das Platingerüst.

Als Trägerkronen können alle erwähnten Kronenarten in Betracht kommen, soweit sie ein Platingerüst besitzen. Bei der Herstellung von Sattelbrücken wird die Basis aus 0,5 mm starkem Platiniridiumblech dem Modell entsprechend gestanzt und dann so beschnitten, daß sie eine Gliederung erfährt, welche genau der Grundfläche der einzelnen aufzubrennenden Zähne entspricht. Eine Verstärkung erzielt man durch einen Querbalken zwischen den beiden Pfeilern. Hierzu wird ein 1,6 mm starker Platindraht auf 1,3 mm platt gewalzt und so gebogen und zugefeilt, daß er der Platinbasis und den Wurzelkappen eng aufliegt (Abb. 94) und die Wurzelstiftköpfchen berührt. Dient eine Platinkrone als Brückenpfeiler, so muß das Ende des Verbindungsbügels platt geschlagen

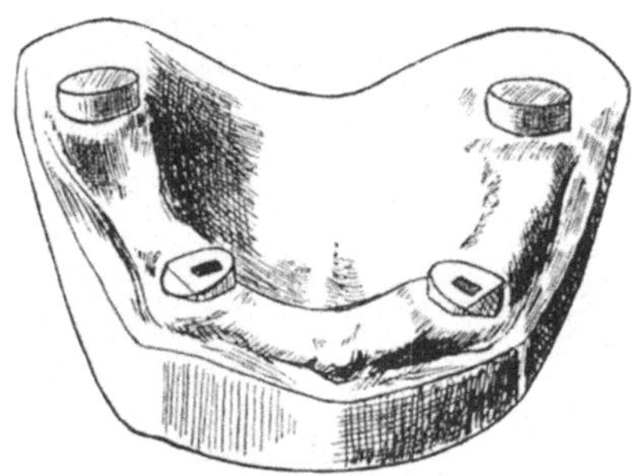

Abb. 98. Oberkiefermodell mit vier noch stehenden Brückenpfeilern. Die Eckzähne tragen Kappen mit Kanülen, die zweiten Molaren Kappen.

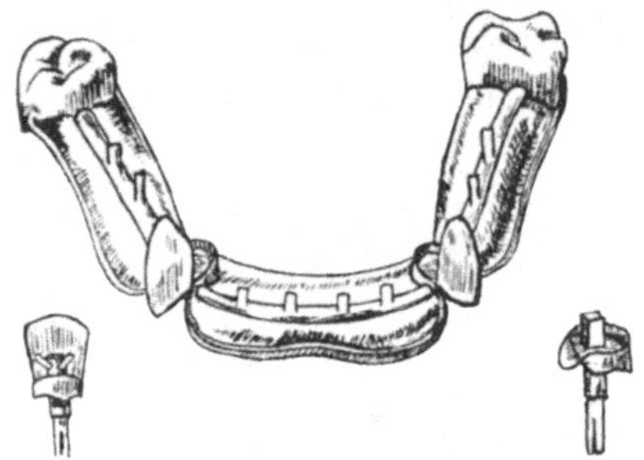

Abb. 99. Das Platingerüst mit aufgelöteten Eckzahnfacetten.

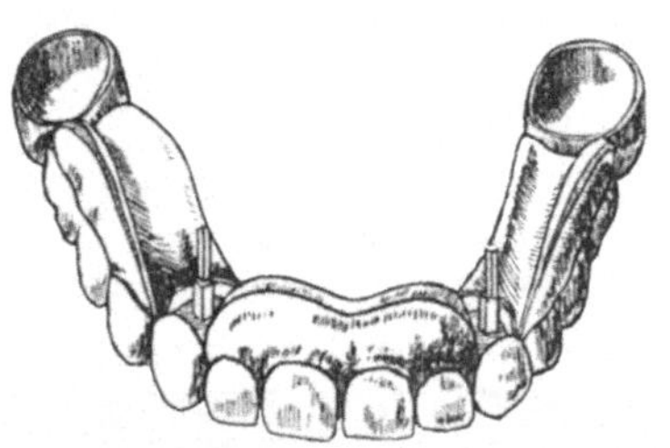

Abb. 100. Brücke fertiggestellt.

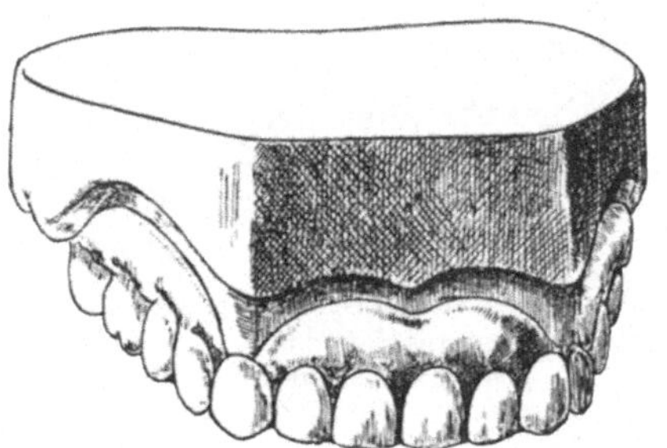

Abb. 101. Brücke auf dem Modell.

und rund um ihren Platinteil geführt werden. Ist der Verstärkungsbügel der Platinbasis und den Zähnen genau angelegt, so wird auch die Kontinuität des später zu schaffenden Porzellankörpers nirgends gefährdet. Will man auf einen Sattel verzichten, so werden die Wurzelkappen der Pfeiler durch zwei kräftige Platiniridiumbügel verbunden, von denen der eine etwa horizontal verläuft, während der andere dem meist bogenförmigen Zahnfleischdefekt angepaßt wird. Ein vertikaler Verbindungsbalken versteift die beiden Bügel (Abb. 95 u. 96).

Nach Verlötung des Platingerüsts (mit 25%igem Platinlot) werden die Zähne, welche lange kräftige Platincrampons haben müssen, aufgeschliffen, die Crampons dem Verstärkungsbügel innig angebogen (vgl. Abb. 97), festgewachst und nach Einprobieren im Munde verlötet.

Abb. 97 zeigt eine fertige Brücke nach diesem Verfahren.

Auftragen und Brennen der Porzellanmasse.

Die Wahl der Masse, die Farbgebung, das Auftragen geschieht wie im Abschnitt Porzellankronen beschrieben. Vor dem ersten Brand wird die Porzellanmasse in hinreichender Stärke aufgetragen und alle Zwischenräume damit ausgefüllt. Nach Evans ist selten mehr als dreimaliges Brennen nötig.

2. Größere Brückenarbeiten nach diesen Verfahren.

Sinngemäß lassen sich natürlich auch Zahnfleischsäume unter Verwendung von Rosaemail anfügen. Auch lassen sich abnehmbare Brücken nach den verschiedenen im Abschnitt „Metallbrückenarbeiten" beschriebenen Verfahren herstellen. So z. B. zeigt Abb. 98 ein Oberkiefermodell mit vier noch stehenden Brückenpfeilern $\frac{7\,3\,|\,3\,7}{}$. Die beiden Molaren sind mit Kappen versehen, die beiden Eckzähne mit Wurzelkappen und Kanülen. Abb. 99 zeigt das fertige Metallgerüst; die Brücke hat zur Verankerung an den Molaren zwei Teleskopkronen, an den Eckzähnen zwei Stiftzähne mit Wurzelring und Federstiften nach Riechelmann. Abb. 100 u. 101 zeigen die fertige Brücke.

3. Brücken mit Porzellanmantelkronen.

Die Porzellanmantelkrone als selbständiger Brückenträger kann nur für kleine Brücken mit einem Anhänger bei günstiger Artikulation in Anwendung kommen. Die Herstellung der Trägerporzellanmantelkrone weicht von jenem im Abschnitt „Porzellanmantelkronen" dargelegten Verfahren nur darin ab, daß man an die Platinmatrize dieser Krone die Platinfolienunterlage für den Anhänger anlötet und das Ganze zum ersten Porzellanaufbau und ersten Brand einbettet.

Die praktische Bedeutung derartiger Brücken ist deshalb verhältnismäßig gering, da man diesen kaum eine wesentliche Belastung zumuten darf. Zur Vermeidung etwaiger Kippung des Stützpfeilers wird in den Porzellananhänger ein Kanal eingebohrt bzw. vorher ausgespart, in welchen ein Stift einzementiert wird, der in eine am Nachbarzahn entsprechend angebrachte Führung zu greifen hat.

Der Gedanke an eine ideale Porzellanbrücke nur aus Porzellanmantelkronen und Porzellanzwischengliedern bestehend, scheitert an der Zerbrechlichkeit des Porzellans in größerer Ausdehnung. In der Porzellanmantelgoldbrücke werden wir eine diesem Ideal denkbar nahekommende Brückenart dargestellt finden.

Porzellanmantel-Goldbrücke.

Diese Brückenart besteht aus Porzellanmantelkronen, welche von einem entsprechend geformten Goldgerüst getragen werden. Abb. 102 gibt die Ansicht des Modells eines Oberkiefers, dessen in Verlust geratene |4 5 und Krone von |3 zu ersetzen sind, Pulpa von |6 ist gesund.

|6 ist wie für eine Mantelkrone präpariert, die Wurzel von |3 etwa 1 mm unter die Zahnfleischgrenze beschliffen und für Stiftaufnahme vorbereitet. Das Modell wurde mittels Ringabdrücken (wie für Porzellanmantelkronen beschrieben) gewonnen, |3 und |6 sind im Modell als Metallstümpfe eingelassen und können daraus entfernt werden (Abb. 103).

Abb. 104 zeigt das Goldgerüst in einem Stück gegossen, mit Kappe für |6, Metallstumpf mit Wurzelstift für |3 und ferner die beiden zur Aufnahme von

Porzellanmantelkronen gearbeiteten Goldstümpfe für |45. In Abb. 105 befindet sich dieses Goldgerüst in situ, bereit, die einzelhergestellten Porzellanmantelkronen (Abb. 106) aufzunehmen, welche in Abb. 107 aufzementiert zu sehen sind. Abb. 108 zeigt die fertiggestellte Brücke, vom Modell abgenommen.

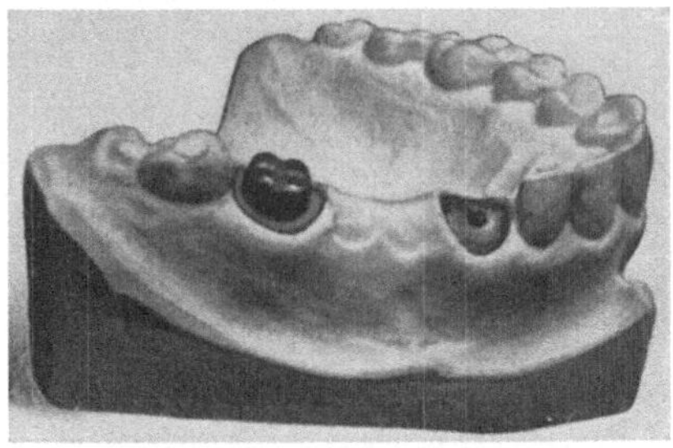

Abb. 102. Oberkiefermodell mit
eingelassenen Amalgamstümpfen.

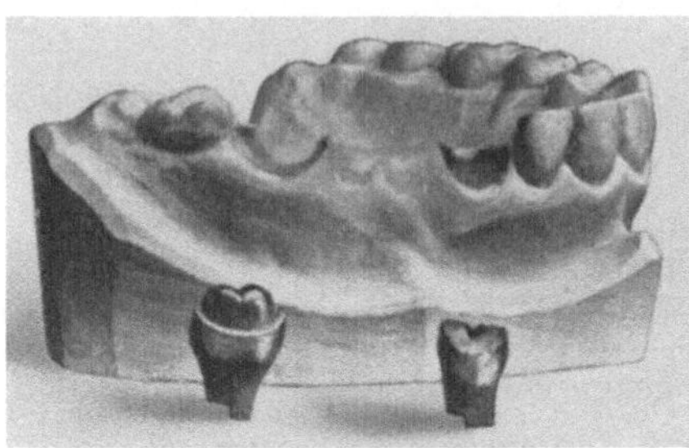

Abb. 103. Dasselbe. Metallstümpfe
aus dem Modell entfernt.

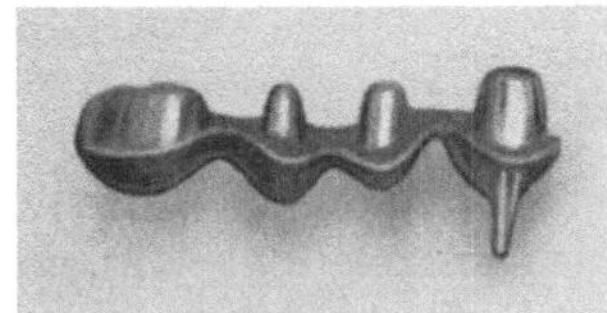

Abb. 104. Goldbrückengerüst.

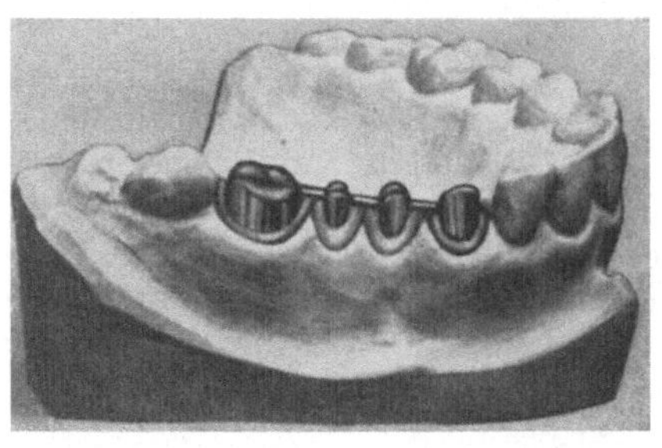

Abb. 105. Brückengerüst in situ.

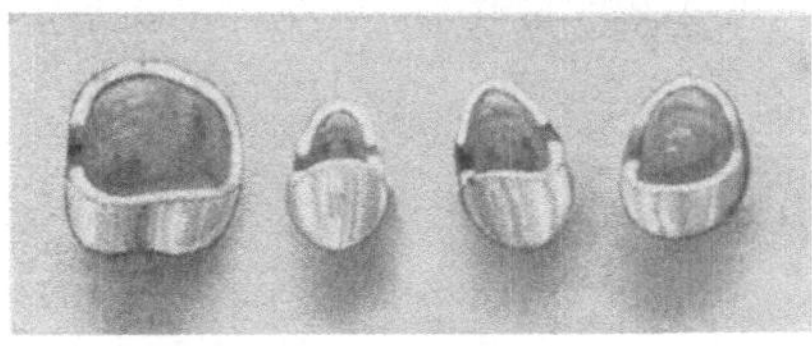

Abb. 106. Porzellanmantelkronen zum
Einzementieren bereit.

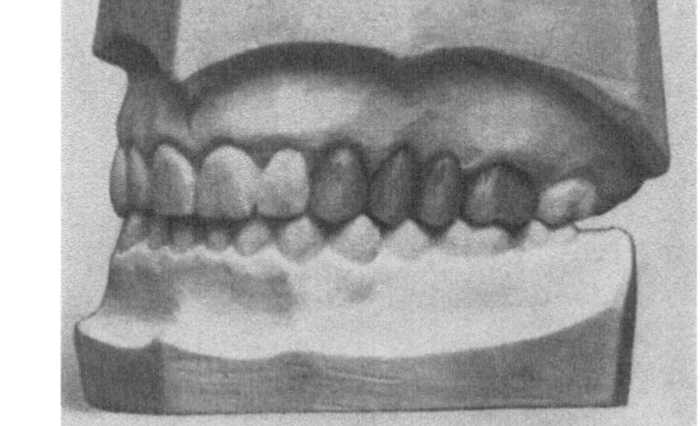

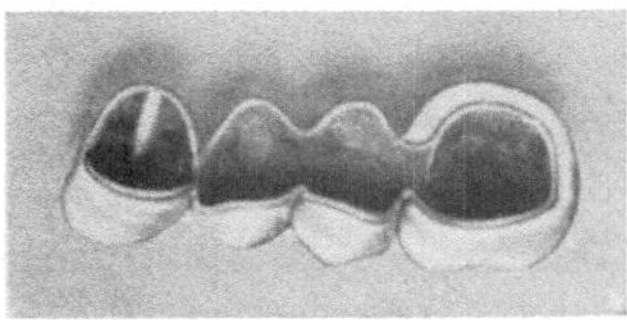

Abb. 107. Porzellanmantelkronen auf
Brückengerüst befestigt.

Abb. 108. Porzellanmantelgoldbrücke
auf Modell.

Die Porzellanmantel-Goldbrücke findet Anwendung, wenn für Goldgerüst und Porzellankronen genügend Raum zur Verfügung steht, so daß ein widerstandsfähiges Gerüst geschaffen werden kann. Kronen für Brückenpfeiler mit lebender Pulpa sind wie für Mantelkronen vorzubereiten. Pulpalose Pfeiler erhalten einen Goldaufbau mit Wurzelstift, der jenem bei der Präparation der Porzellanmantelkronen für Zähne ohne Pulpa entspricht.

Die Platinmatrizen für die Zwischenglieder müssen, um Formveränderungen
zu vermeiden, zum ersten Brand eingebettet werden. Vor dem Einzementieren
empfiehlt es sich, die Goldstümpfe mit Unterschnitten zu versehen. Da die
Porzellankronen bei etwaiger Fraktur nach Abdruck im Munde leicht zu ersetzen sind, bildet diese Brückenart gegenüber der Vollporzellanbrücke mit
eingebranntem Platingerüst einen beachtenswerten Fortschritt.

4. Porzellanplatten mit Platinbasis.

Wir beschreiben im folgenden die Herstellung ganzer Oberkieferprothesen
mit Porzellanplatte, wozu das Verfahren mit Platinbasis unentbehrlich ist.

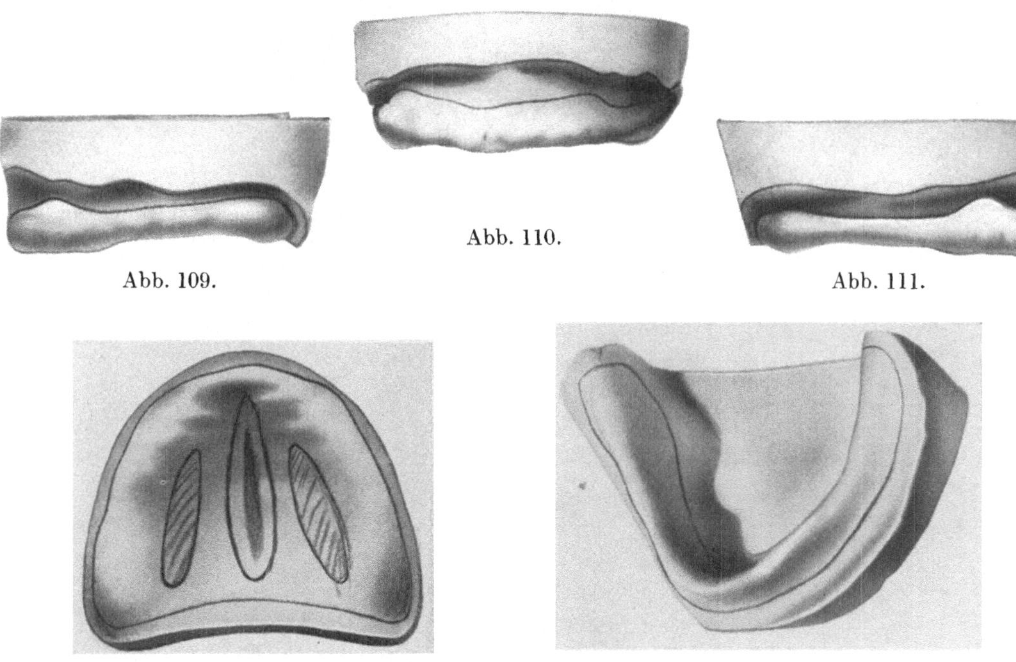

Abb. 110.

Abb. 109.

Abb. 111.

Abb. 112. Abb. 113.
Abb. 109—113. Begrenzungslinien für Plattenersatz. (Nach Turner.)

Andere Arbeiten nach diesem Verfahren erfordern dann keine besondere Besprechung mehr.

Bezüglich der Anwendbarkeit eines ganzen Oberstücks aus Porzellan-
Platin gelten dieselben allgemeinen Voraussetzungen wie bei der Goldplatte.
Abgesehen von wirtschaftlichen Gesichtspunkten wird bei Platinplatten häufig
das Gewicht Bedenken machen.

Man stanzt oder preßt eine Platinbasis aus 0,4 mm starkem Platinblech,
die den Gaumen bedeckt und an der Außenseite des Kieferfortsatzes soweit
reichen soll, wie nachher das künstliche Zahnfleisch (Abb. 109—113). Das hierbei zu benutzende Gipsmodell wird zweckmäßig an denjenigen Stellen des harten
Gaumens, an denen man beim Abtasten ein straffes Anliegen des Zahnfleisches
bemerkt, durch Auftragen einer dünnen Wachsschicht erhöht (in Abb. 114
dunkel schraffiert), während man dort, wo sich das Zahnfleisch wulstig und
schlaff anfühlt (in Abb. 115 etwas heller getönt), ein wenig abradiert, um ein
festeres Anliegen der Prothese zu ermöglichen.

Die Umrisse der Basisplatte müssen so verlaufen, daß für das Ligamentum buccale und das Frenulum labii bzw. linguae von vornherein genügend Spiel-

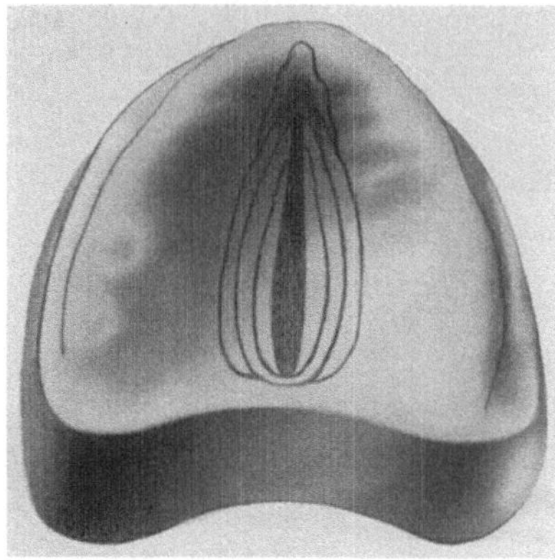

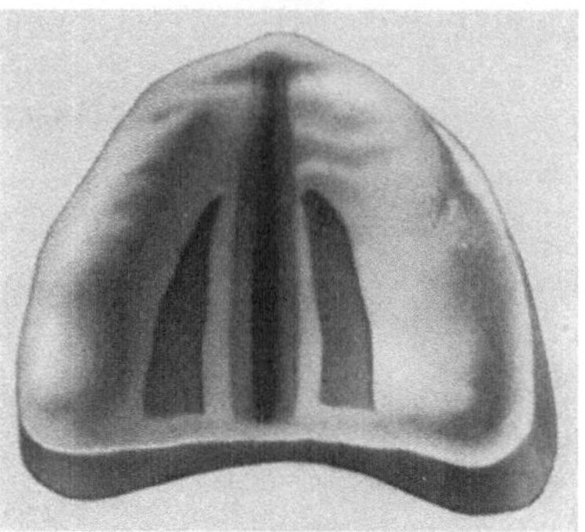

Abb. 114.					Abb. 115.

Abb. 114 und 115. Erhöhung (dunkel schraffiert) bzw. Radierung (heller getönt) zur Berücksichtigung des Zustandes der Gaumenschleimhaut. (Nach Turner.)

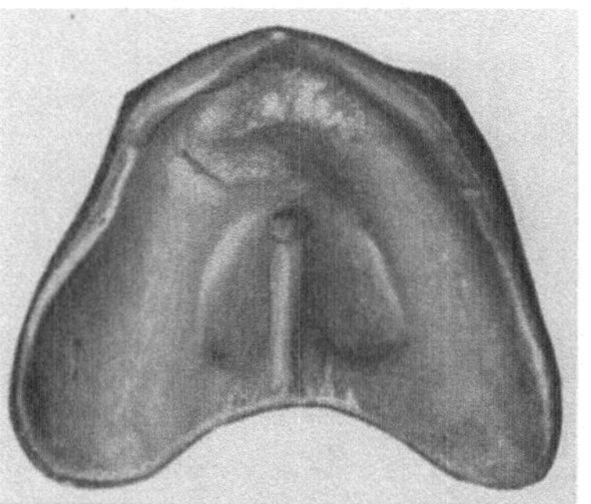

Abb. 116. Gestanzte Platinplatte für den Oberkiefer.

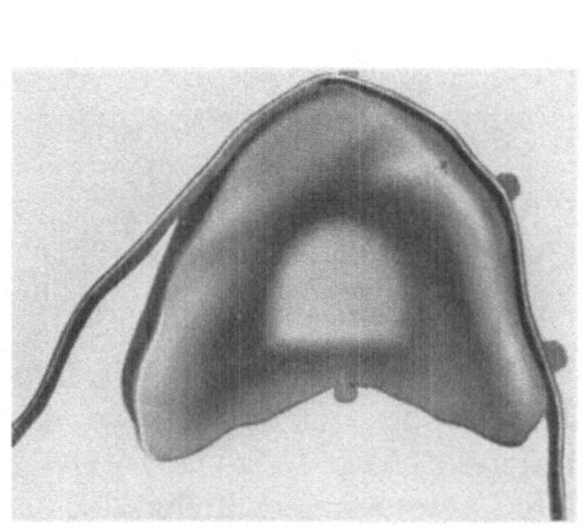

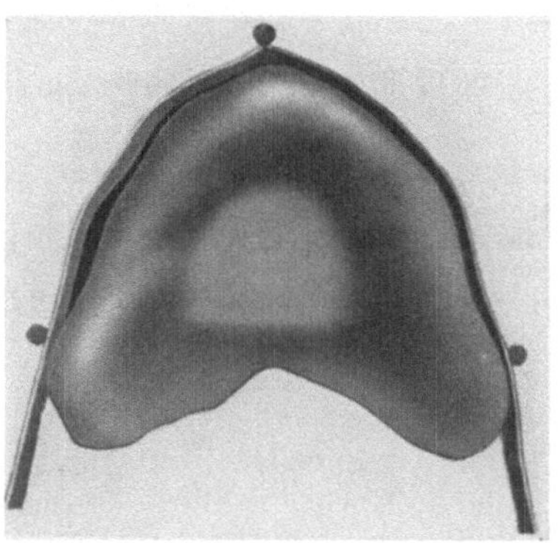

Abb. 117.					Abb. 118.

Abb. 117 und 118. Anlöten eines Verstärkungsdrahtes mit Hilfe von Eisenklammern.

raum bleibt, da eine spätere Korrektur an diesen Stellen die Schönheit der Arbeit mindern und die Prothese schwächen würde (Abb. 116).

Der Rand der Platinbasis wird so gewulstet, daß als Abschluß eine mit der konvexen Seite dem Zahnfleisch zugewandte, mit der offenen dem Porzellan zum Halt dienende Rinne entsteht. Als Randabschluß — gleichzeitig auch zur erheblichen Versteifung der Basis — kann ein runder Draht in die umgestanzte

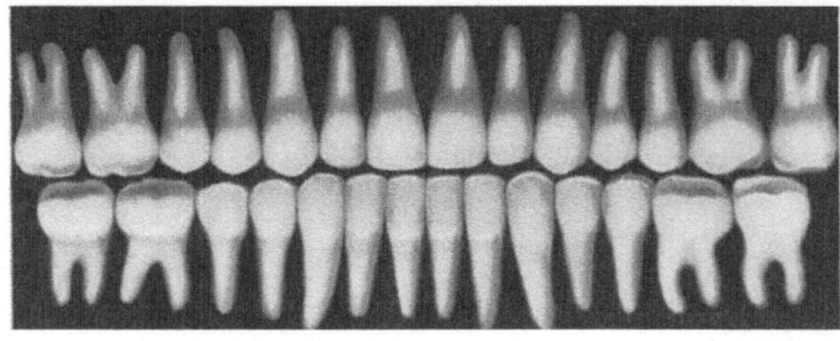
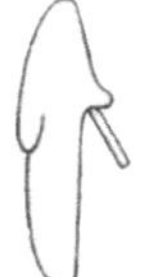

Abb. 119.　　　　　　　　　　　Abb. 120.
Abb. 119 und 120. Zähne für Continuous gum-Arbeiten.

Rinne hineingelegt und verlötet werden. Man biegt dabei den Draht so, daß er zunächst an zwei beliebigen, aber benachbarten Stellen durch zwei Eisenklammern fixiert der Rinne genau anliegt, lötet ihn dort fest, biegt ihn weiter der Kurve der Rinne entsprechend, lötet ihn dort wieder fest und schreitet so bis zum Ende fort (Abb. 117 und 118).

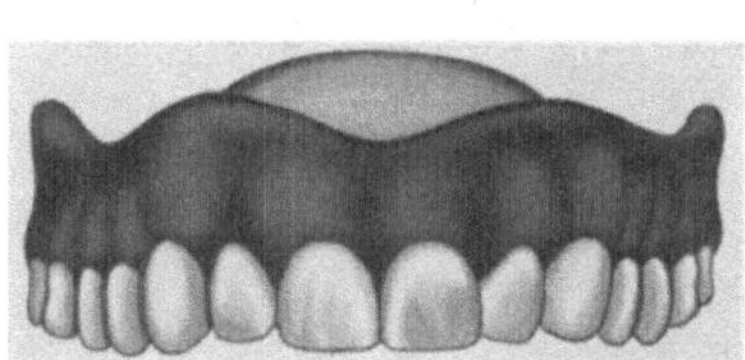

Abb. 121.

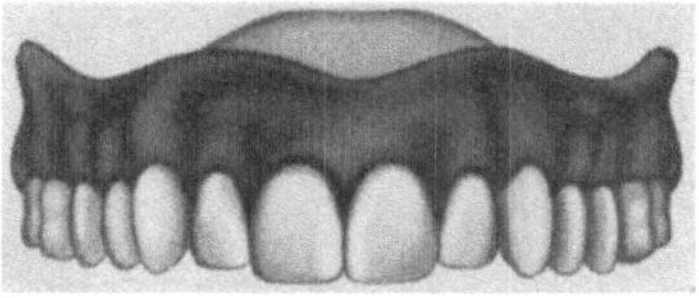

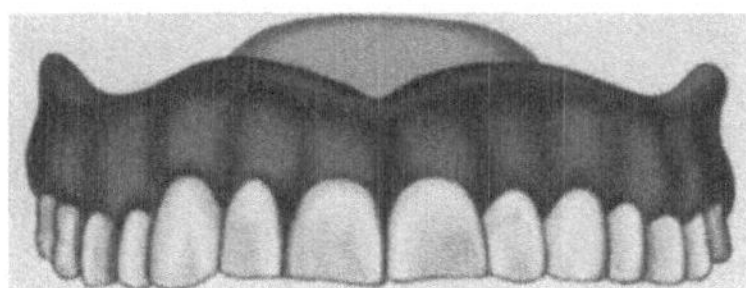

Abb. 123.

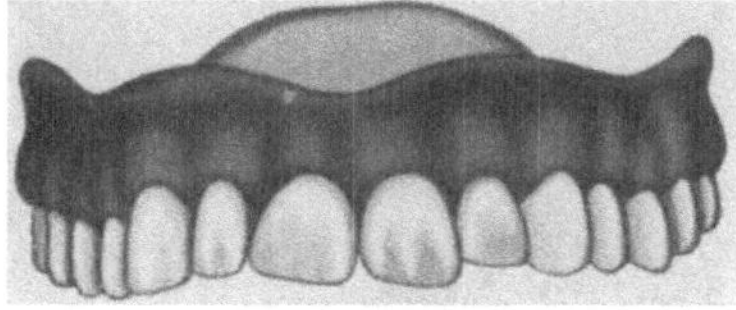

Abb. 124.

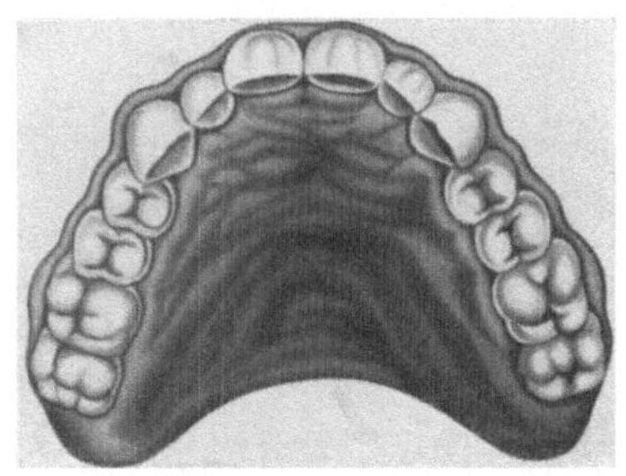

Abb. 122.　　　　　　　　　　　Abb. 125.
Abb. 121—125. Typische Zahnstellungen. (Nach S. S. White.)

Die für die Continuous gum-Arbeit gebräuchlichen Zähne besitzen nur einen langen Platinstift, ihre Form bildet nicht nur die Krone, sondern auch die Wurzel des natürlichen Zahnes nach (Abb. 119 und 120).

Bei geringerer Bißhöhe lassen sich auch die gewöhnlichen Zähne mit Platinstiften und Diatorix für die Porzellanarbeit gebrauchen. Die Kaufläche muß dann mitmodelliert werden, falls man nicht anatomische Formen verwendet.

Die Zähne werden auf der Platinbasis im Artikulator aufgestellt und mit Wachs befestigt. Gerade bei Verarbeitung der Continuous gum-Zähne hat man die Möglichkeit durch die Stellung der einzelnen Zähne dem Gebiß einen individuellen Charakter zu verleihen. Beistehende Abbildungen veranschaulichen einige charakteristische Stellungen.

Die Abb. 121 und 122 zeigen ein Gebiß, bei dem die Aufstellung und die allgemeine Form wohl proportioniert ist. Sowohl die Umrisse wie auch die Höcker zeigen runde Konturen.

Abb. 123 zeigt eine häufig vorkommende Anordnung der Schneidezähne,

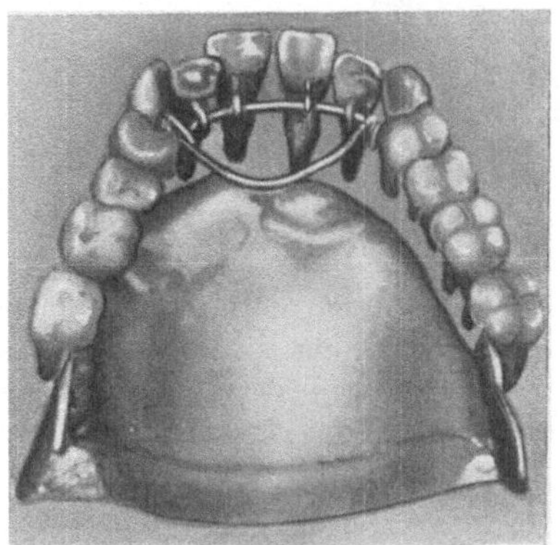

Abb. 126. 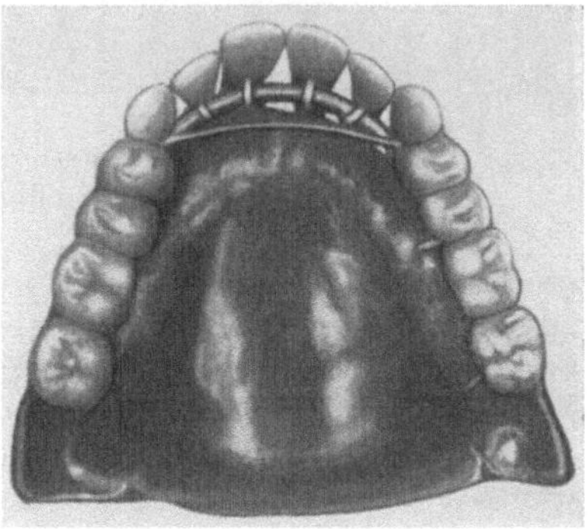   Abb. 127.

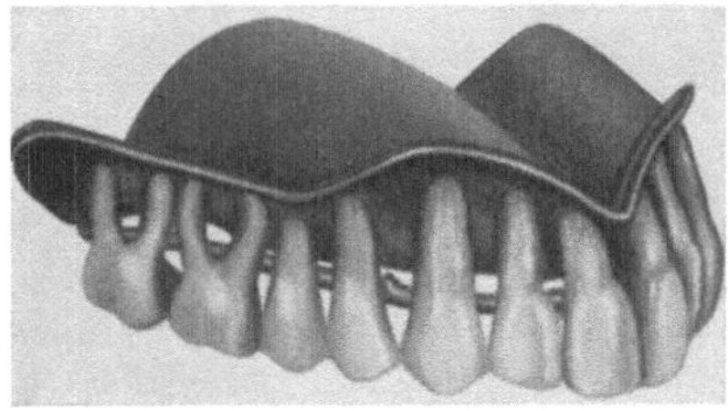

Abb. 128.

Abb. 126—128. Verbindungsstege an Platinplatten zur Montierung der Zähne.
(Nach Le Cron.)

wobei sich die seitlichen Schneidezähne ein wenig schräg gegen die zentralen legen. Die Schneidekanten sind etwas abgeschliffen, um eine geringe Abnutzung der Zähne zu imitieren, so wie sie im Alter zwischen 25 und 30 Jahren häufig vorkommt.

Abb. 124 zeigt ein Gebiß für einen etwa 50 jährigen Patienten; die Zähne erscheinen stark abgekaut. Die Anordnung im Zahnbogen ist fast regelmäßig.

Abb. 125 zeigt die Schneidezähne infolge unregelmäßigen Aufbisses weit vorgedrängt, ein Zustand, der häufig zur Beobachtung gelangt, sobald der Patient die vierziger Jahre überschritten hat. Die Bicuspidaten und Molaren sind so weit abgekaut, daß die oberen Schneidezähne durch die unteren aus der Reihe gedrängt wurden. In den drei letzten Fällen ist vorausgesetzt, daß die Zähne den Verhältnissen entsprechend geschliffen sind.

Beim Aufstellen der Zähne ist zu beachten, daß zwischen je zwei Zähnen ein Abstand bleibt, der mindestens Papierstärke beträgt.

Nun sichert man sich durch einen Gegenguß aus Gips, der nötigenfalls in mehreren Teilen hergestellt werden muß, die Möglichkeit, die einmal gewählte Zahnstellung wieder zu finden. Unter den Crampons der aufgestellten Zähne wird ein starker, runder Platindraht angebracht, über den die Crampons gebogen werden. Dieser Platindraht wird wiederum durch Drahtbügel und

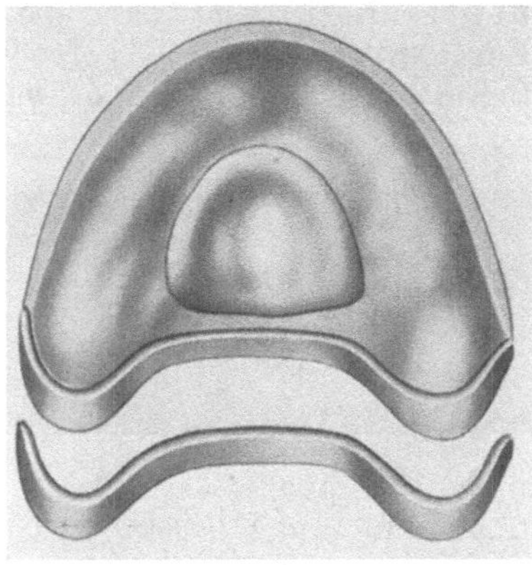

Abb. 129. Abschlußstreifen der Platinplatte. (Nach Le Cron.)

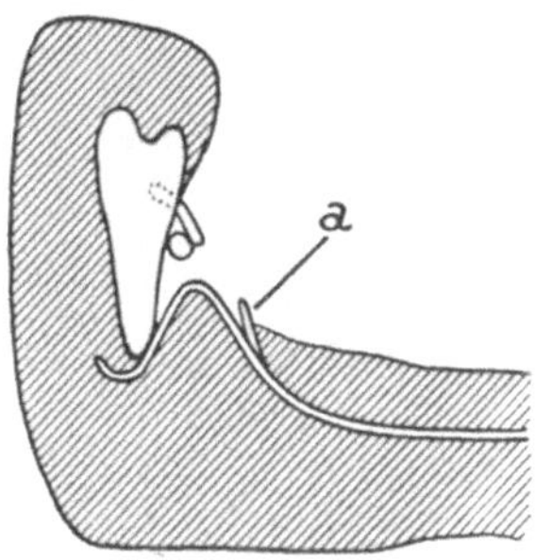

Abb. 130. Zum Löten eingebettetes Stück im Querschnitt. Bei a: Abschlußstreifen für das Porzellan.

Stege mit der Platinbasis verbunden. Die Abb. 126—128 zeigen derartige Verbindungsteile. An Stelle des starken runden Platindrahtes kann auch ein den Alveolarkamm der Platinbasis mit den Crampons verbindender Streifen Platinblech benutzt werden.

Will man die ganze Gaumenfläche der Platinbasis emaillieren, so muß dieselbe vorher angerauht und dem hinteren Platinrand ein schmaler ungewulsteter Platinstreifen als Abschluß aufgelötet werden (Abb. 129). Soll die Gaumenfläche nicht mit Schmelz bedeckt werden, so lötet man palatinal von den Zähnen einen Abschlußstreifen an (vgl. Abb. 130 bei a), der zur Befestigung und zum Abschluß der Porzellanmasse dient.

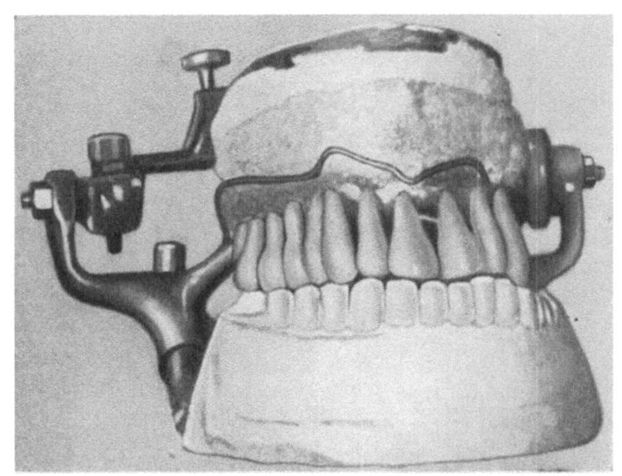

Abb. 131. Platinplatte mit montierten Zähnen zur Prüfung der Zahnstellung im Artikulator (Nach Le Cron.)

Man setzt nun noch einmal alle Teile des Platingerüstes einschließlich der Zähne mit Hilfe des vorhandenen Gegengusses zusammen. Nachdem man sich davon überzeugt hat, daß alle Berührungsflächen einander anliegen und alle Teile sich in richtiger Stellung befinden, werden sie mit Wachs fixiert und das Ganze eingebettet.

Abb. 130 zeigt das eingebettete Stück im Querschnitt. Nach Erhärten der Einbettungsmasse wird das Wachs ausgebrüht und Platinlot oder Feingold auf die Berührungsfläche gelegt, das Ganze langsam vorgewärmt und ohne Zuhilfenahme von Borax zu Ende gelötet. Nach vollständiger Abkühlung wird sodann die Einbettungsmasse entfernt, das Platingerüst in den Artikulator gesetzt und die Zahnstellung noch einmal geprüft und nötigenfalls berichtigt (Abb. 131).

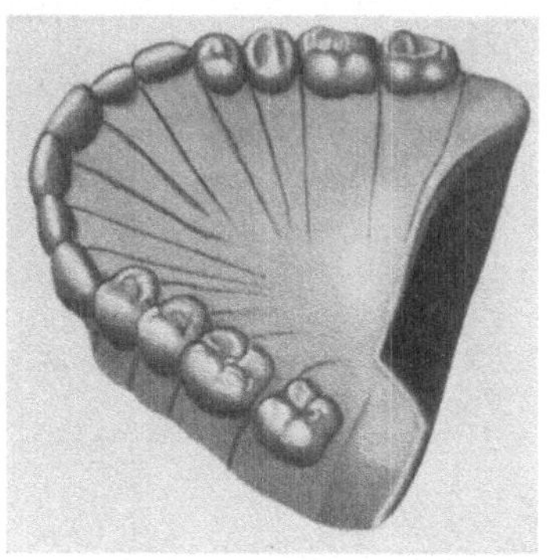

Nachdem das Platingerüst sorgfältig gesäubert ist, wird die Porzellanmasse aufgetragen. Nach dem ersten bis zur Höhe der vollen Konturen vorgenommenen Auftragen der Masse macht man

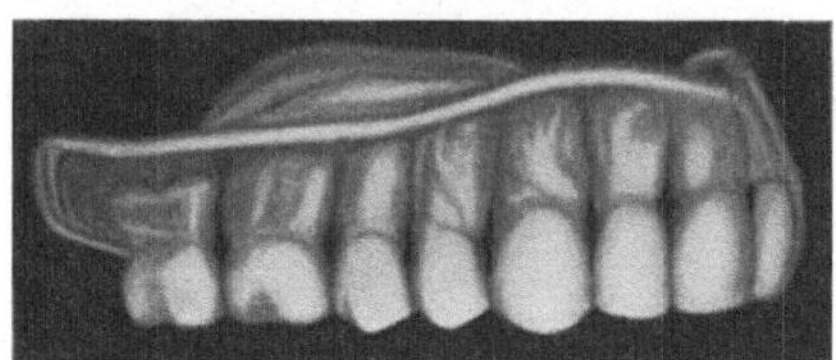

Abb. 132.   Abb. 133.

Abb. 132 und 133. Radiäre und interjugale Einschnitte in der aufgetragenen Porzellanmasse. (Nach Le Cron.)

auf der Gaumenseite radiäre und auf der Zahnfleischseite interjugale Einschnitte, um der Schrumpfung der Porzellanmasse in der Brennhitze zu begegnen (Abb. 132 u. 133).

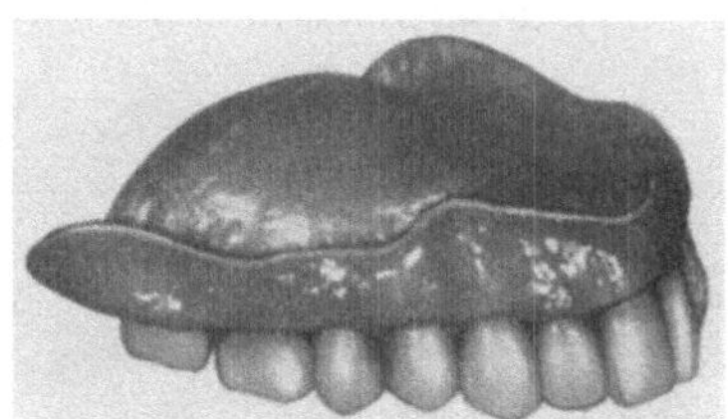

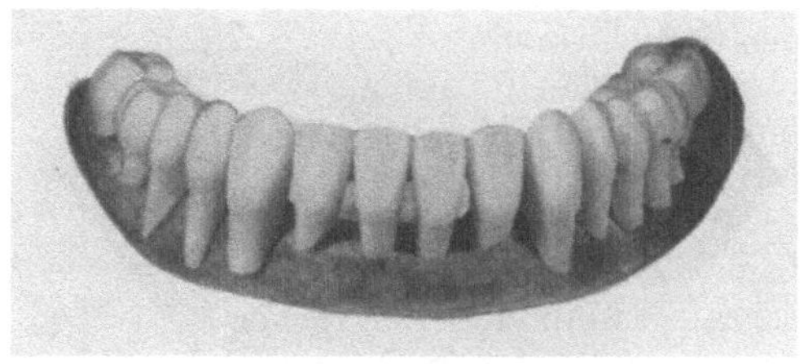

Abb. 134.   Abb. 136.

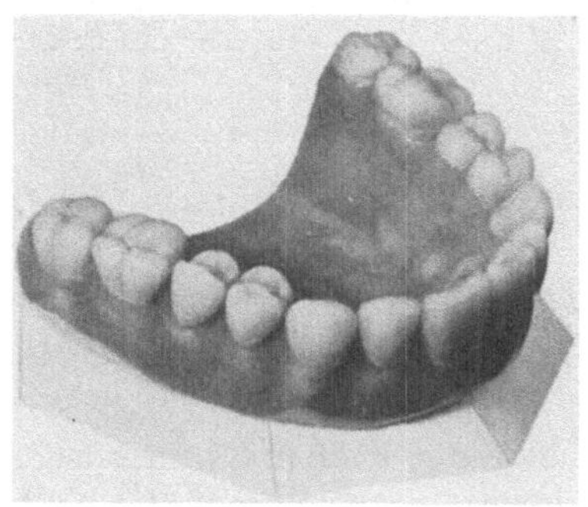

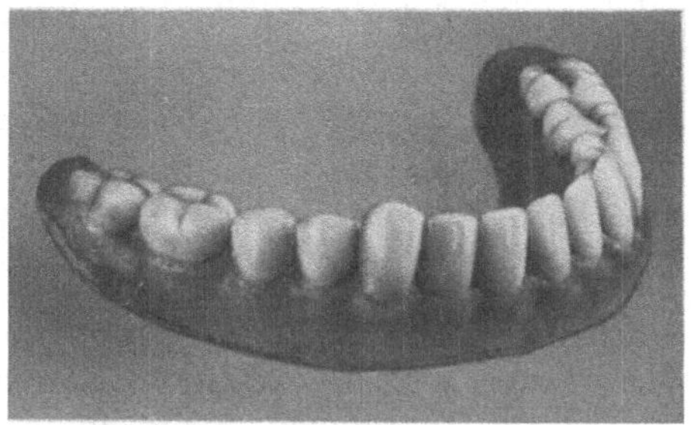

Abb. 135.   Abb. 137.

Abb. 134—137. Die Abb. 134, 135 und 137 zeigen fertige Continuous gum-Arbeiten, während das Unterstück in Abb. 136 noch etwa 3 Brände bis zur Fertigstellung benötigt.

Das Einbrennen der Masse wird wie bereits beschrieben durchgeführt. Man brennt zuerst bis zum biskuitartigen Aussehen der Masse.

Nach dem letzten Auftragen oder vor dem letzten Brande modelliert man sorgfältig alle Konturen heraus und wulstet den Zahnfleischrand mit einem feinen Spatel. Man brennt nun wiederum bis zum biskuitartigen Aussehen, kontrolliert die Modellierung und brennt, wenn nichts mehr nachzutragen ist, das Stück zu Ende. Als Deckschicht trägt man zum Schluß Rosaemail auf, das etwas weniger Temperatur benötigt als die Grundmasse und brennt nun endgültig fertig. Die Abb. 134—137 zeigen derartig hergestellte Arbeiten.

Der Porellanaufbau wird wesentlich erleichtert durch Verwendung plastischer Masse.

B. Brücken und Platten unter Anwendung selbstgebrannter Porzellanblöcke aus plastischer Masse nach A. Gutowski.

Vorbemerkung: Die Stabilität einer Porzellanarbeit ist, wie schon erwähnt, von der Stärke und Länge des Porzellankörpers abhängig. Porzellanblöcke von der gewöhnlichen Stärke haben nur ein bedingtes Belastungsvermögen und werden demgemäß möglichst den Kauwirkungen entzogen. Immerhin müssen sie so kräftig sein, daß sie ein gewisses Minimum an Beanspruchung, das sich auch bei bester Konstruktion nicht vermeiden läßt, auszuhalten vermögen. Die Stärke des Porzellankörpers ist durch die Verhältnisse im Mund gegeben, dagegen steht die Länge desselben in unserem Belieben. Gewöhnlich empfiehlt es sich nicht, Blöcke mit mehr als 4 bis 6 Zähnen anzuwenden, weshalb man größere Prothesen besser in zwei oder nötigenfalls in drei Blöcke von genannter Größe einteilt. Die Fugen ordnet man in geeigneter Weise an, z. B. distal von den Eckzähnen. Wenn das Lippenbändchen nahe an die Zähne heranreicht, liegt die Fuge am besten in der Medianlinie.

Mehr als sechszähnige Blöcke sind nur gelegentlich brauchbar, wenn die Artikulationsverhältnisse einen besonders kräftigen Porzellankörper zulassen und die Form des Kieferbogens das Anmontieren des Blocks ohne Zwang ermöglicht.

Die Befestigung der Porzellanblöcke wird am Ende des Abschnitts näher erörtert. Hier sei nur so viel vorweggenommen, daß die Stabilität der Blöcke durch Einfassung mit dem zur Verankerung verwendeten Material (Kautschuk) oder Metall) erhöht werden kann. Wo derartige Verstärkungen der Bißhöhe noch möglich sind, gestatten sie ebenfalls die Verwendung mehrzähniger Blöcke.

Wir schildern zunächst das gebräuchlichste Verfahren unter freihändiger Herstellung einer Gipspreßform; sodann die Verwendung der kleinen Cuvette von A. Gutowski, wodurch das Pressen insofern erleichtert ist, als ein exakter Schluß der einzelnen Teile der Hohlform möglich wird. An dritter Stelle soll noch ein Verfahren beschrieben werden, welches im Gegensatz zu den bisher beschriebenen, bei kleinen Blöcken bis zu vier Zähnen, das Brennen von Grundmasse und Rosaemail in einem einzigen Brande gestattet, welches zwar etwas höhere technische Fertigkeiten erfordert, aber den Vorzug der Zeitersparnis hat.

Die Herstellung von Blöcken mit mehr als sechs Zähnen weicht nur insofern ab, als die Anfertigung der Hohlform komplizierter ist und eine besonders gegliederte Cuvette erfordert, wie sie für die praktisch wichtigen Prothesen mit Porzellanvollkörper beschrieben wird. Wir besprechen diese Blockarbeiten daher erst im nächsten Abschnitt im Anschluß an die Beschreibung der Cuvette.

Ausgangsmaterial: Mit Rücksicht auf die Wichtigkeit dieser Arbeiten, die eine besondere keramische Ausrüstung erfordern, geben wir an dieser Stelle eine Zusammenstellung der speziell zur Verarbeitung plastischer Massen erforderlichen Ausgangsmaterialien und Instrumente.

Außer einem Schmelzofen benötigt man:

1. Die Grundmasse. Sie hat die Form eines weißen Pulvers. Nach Durchmengung mit Wasser in einer Reibschale wird sie formbar, wie nachstehend beschrieben modelliert und getrocknet. Durch Einbrennen erhält sie die Eigenschaften fertigen Porzellans.

2. Verschieden abgetönte Rosaemaile. Diese kommen ebenfalls in Pulverform in den Handel und werden mit Alkohol zu dünnem Brei angerührt. Auf die Grundmasse aufgetragen verleihen sie dieser die gewünschte Zahnfleischfarbe.

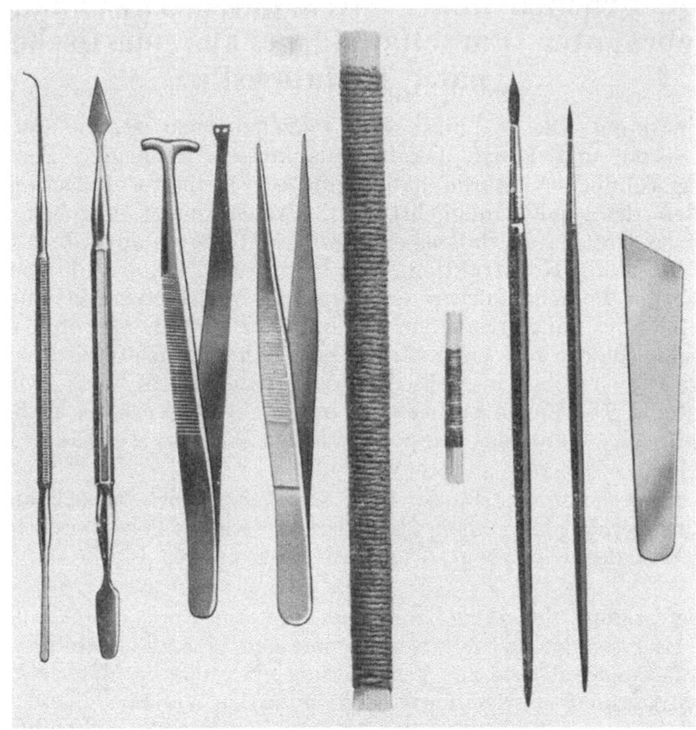

Abb. 138. Instrumentensatz nach A. Gutowski: Sonde, Spatel, Blockpinzette, spitze Pinzette, Glaspinsel, Marderpinsel und Hornspatel.

3. Die Fixiermasse. Sie hat denselben Ausdehnungskoeffizienten wie die Grundmasse, geht beim Erhitzen keine Verbindung mit dieser ein und dient, mit Wasser knetbar angerührt und getrocknet, dazu, den Block beim Ausarbeiten und Einbrennen vor Formveränderung und Zerbrechen zu bewahren.

4. Quarzsand. Er wird als bekanntes im Feuer indifferentes Unterlagemittel verwendet.

5. Kommen zur Anwendung: Einbettungsmasse, Alkohol, Glycerin und als Isoliermittel Vaselin und Talkum.

6. Instrumente zur Verarbeitung der Masse s. Abb. 138. Außerdem Reibschalen, Ölpapier, Zinnfolie als Isoliermaterial, Nickelblechunterlage und Nickelring zum Einbrennen des Blocks, ferner eine eiserne Muffelpinzette von etwa 30 cm Länge.

1. Herstellung von Porzellanblöcken ohne Cuvette.

Vor dem Modellieren des Blocks muß das Gipsmodell an der Grenze zwischen dem zu ersetzenden Defekt und dem beiderseits benachbarten Zahnwulst etwa $^1/_2$ mm in die Tiefe und $1^1/_2$ mm in die Breite ausradiert werden. Hierdurch wird die Schrumpfung der Grundmasse berücksichtigt und der kosmetisch

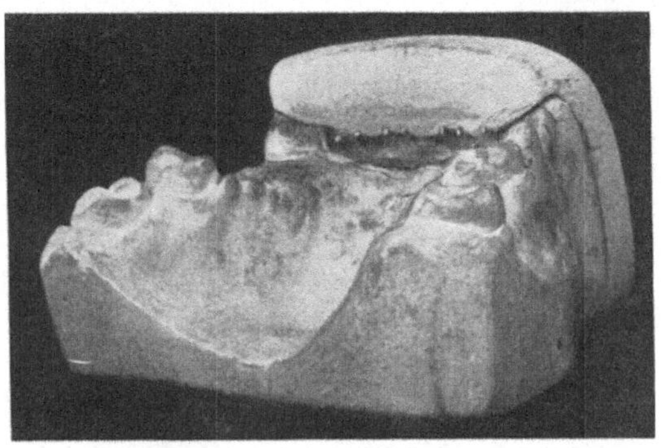

Abb. 139. Modell mit Vor- und Überguß. Letzterer reicht bis an die Crampons.

so wichtige exakte Randschluß des Blocks vorbereitet. Der Block wird nun in Wachs geformt, wobei zu beachten ist, daß seine Anschlußränder, soweit sie später sichtbar werden, nicht wulstartig abgerundet, sondern flach nach der natürlichen Umgebung hin verlaufend modelliert werden. Der Zwischenraum zwischen den Zähnen soll mindestens Papierstärke betragen. Im übrigen

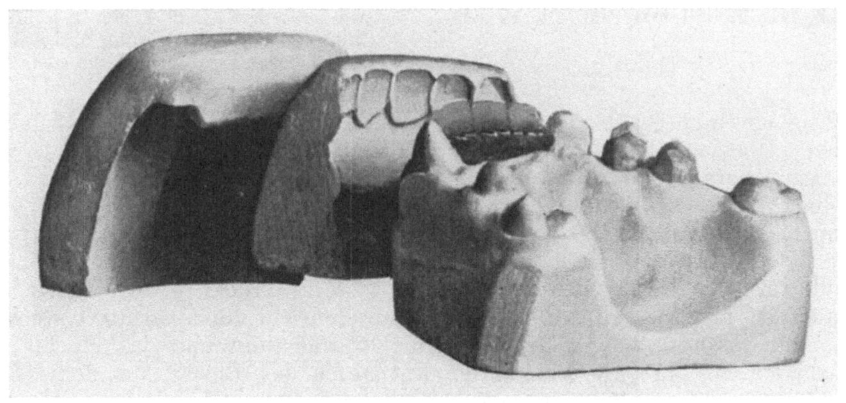

Abb. 140. Vor- und Überguß vom Modell abgenommen.

hat man sich wie sonst nach den anatomischen Verhältnissen zu richten, wobei wir besonders darauf hinweisen möchten, daß die nächste Umgebung des Zahnes, nämlich die Wölbung des Zahnfleisches um den Zahnhals und die Form und Höhe der Papillen den natürlichen Verhältnissen möglichst nachzubilden ist. Nach dem Anpassen im Munde wird der Wachsblock auf dem Gipsmodell festgeklebt. Nun wird ein Gipsvorguß hergestellt, welcher nach vorne abnehmbar ist und die Schneiden der Zähne eben einfaßt, ohne auf den Zahnrücken überzugreifen. Zuvor müssen am Gipsmodell alle das Abnehmen des

Vorgusses störenden Partien entfernt und andererseits einige die spätere Lage des Vorgusses sichernde Vertiefungen eingeschnitten werden. In gleicher Weise wird sodann der Vorguß beschnitten und mit Führungsrinnen versehen, worauf ein nach oben abnehmbarer, auf der lingualen Seite bis an die Crampons reichender Überguß angefertigt wird (Abb. 139). Nach dem Erhärten nimmt man Überguß und Vorguß ab (Abb. 140), entfernt das Wachs und reinigt die Zähne. Dann wird die Hohlform wie für die Herstellung einzelner Zähne beschrieben (s. S. 871), im Bereich von Zahnfleisch und Zahnhälsen durch Auslegen mit Zinnfolie glatt isoliert (Abb. 141 u. 142). Die Zähne werden jetzt an ihre zugehörige Stelle im Vorguß gebracht und der Überguß, der ihnen weiteren Halt verleiht, auf den Vorguß gesetzt (Abb. 142). Dann füllt man die Höhlung im Vorguß mit knetbar angerührter Grundmasse sorgfältig aus, wobei man besonders die Gegend der Zahnhälse berücksichtigen, andererseits die Stellung der Zähne wahren muß. Die Grundmasse darf die Grenzen des anzufertigenden Blockes nicht überschreiten. Nun fügt man das Gipsmodell

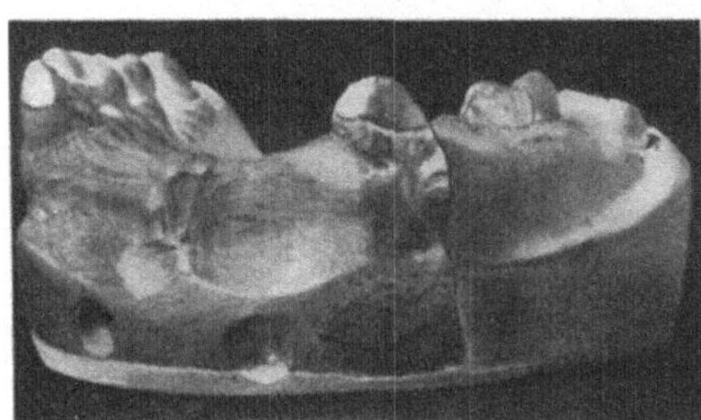

Abb. 141. Modell mit Zinnfolie isoliert.

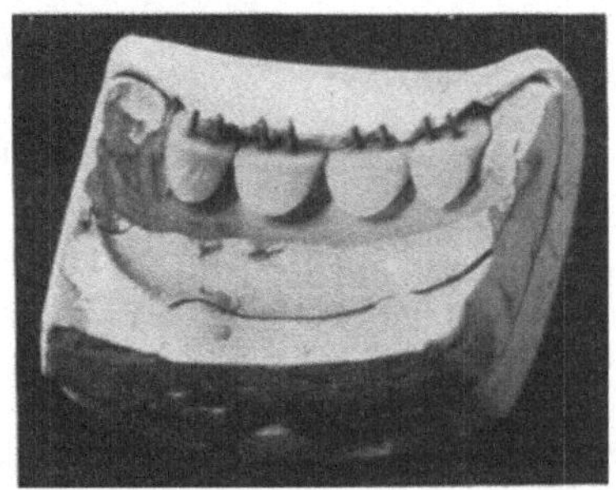

Abb. 142. Die Zähne ruhen in dem mit Zinnfolie isolierten Vorguß und werden vom Überguß in ihrer Lage gehalten.

vorsichtig ein und preßt die so vereinigten Teile mit der Hand kräftig zusammen. Überschüssige Masse quillt jetzt aus der schmalen Spalte an der Lingualseite hervor und wird abgetragen, etwa fehlende Grundmasse wird auf demselben Wege nachgestopft.

Nun folgt ein sorgfältiger Trocknungsprozeß bei etwa 80^0 C in drei Etappen von je 10—15 Minuten: 1. Erwärmung des Blocks mit der ihn umgebenden Gipshülle. 2. Entfernung des Modells und weiteres Trocknen des Blocks, der noch auf Vor- und Überguß ruht und mit letzterem auf die erwärmte Unterlage gelegt wird. Hierdurch wird das Trocknen beschleunigt und das Modell vor Hitzeschaden bewahrt. 3. Vorsichtige Entnahme des Blocks aus dem Gipsvorguß, an den ihn beiderseits noch anhaftenden Folien, Lagerung auf etwas Sand und Beendigung der Trocknung. Das Entweichen von Wasserdampf gibt einen gewissen Anhalt für den Trocknungsgrad.

Nach der Abkühlung zieht man die Folien von dem vorsichtig in den Fingern gehaltenen Block mit der Pinzette ab und befreit zunächst nur die Zähne mittels Spatel, Sonde und Glasbürste (Abb. 143 u. 144) peinlichst von der überschüssigen Grundmasse.

Um dem Block für die erforderliche weitere Ausarbeitung mehr Festigkeit zu geben, andererseits ein Verziehen beim Brennen zu verhüten, muß er, soweit es sich nicht um kleine Arbeiten handelt, fixiert werden. Hierzu bringt man die Fixiermasse mit Wasser auf plastische Konsistenz, formt daraus einen etwa bleistiftdicken, der Zahnreihe entsprechend gekrümmten Wulst, legt ihn zur

leichteren Abhebbarkeit auf Ölpapier und drückt dann den Block mit den
Schneiden vorsichtig hinein, aber nur so weit, daß die Fixiermasse nicht die
Grundmasse berührt. Die etwas auseinandergewichene Fixiermasse streicht
man an die Zähne, namentlich die distalen gut an, stellt den Block mit der
Grundmasse voraus in Sand (Abb. 145) und trocknet die Fixiermasse durch
energisches Erwärmen im Trockenofen gründlich aus.

Die zum Block geformte Grundmasse hat durch die bis ins Innerste erfolgte
Trocknung eine hohe Kohärenz ihrer einzelnen Teilchen und damit eine Stabilität
erlangt, welche, durch das Fixieren noch erhöht, zartes Ausarbeiten möglich

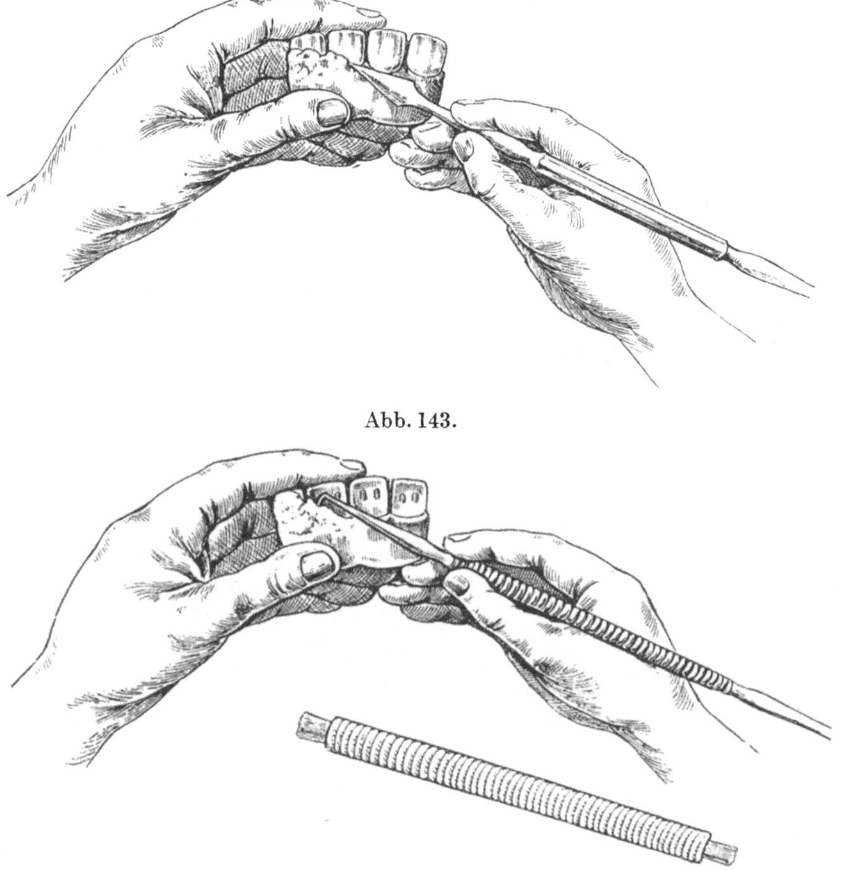

Abb. 143.

Abb. 144.
Abb. 143 und 144. Ausarbeiten des gepreßten Blocks mit Spatel und Sonde.

macht. Der Block wird ohne Druck in den Fingern gehalten und die überschüssige Masse mit feiner Nickelsonde und Spatel abgetragen. Um nicht
Randpartien abzureißen, muß man dabei von den Kanten nach der Mitte hin
arbeiten. Ist trotzdem etwas abgebrochen, so läßt sich ganz dünn angerührte
Grundmasse mittels eines weichen Haarpinsels nachtragen. Um scharfe Ränder
und rauhe Oberflächen zu glätten, bedient man sich eines Sandpapierscheibchens
feinster Nummer, welches in einen Feilkloben eingespannt wird (Abb. 146).
Die Unterstützung nur an einem Punkt gibt der Feilfläche so viel Elastizität,
daß der Block vor gefährlichem Druck bewahrt bleibt. Mit einiger Übung kann

man die Gegend der Juga alveolaria, die Interdentalpapillen und alle sonstigen Formen auf diese Weise ganz den jeweiligen Verhältnissen entsprechend hervor-

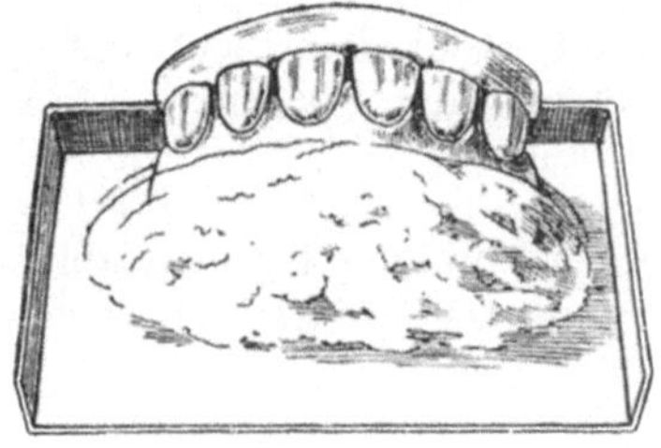

Abb. 145. Trocknen der Fixiermasse. Der Block ruht in Quarzsand.

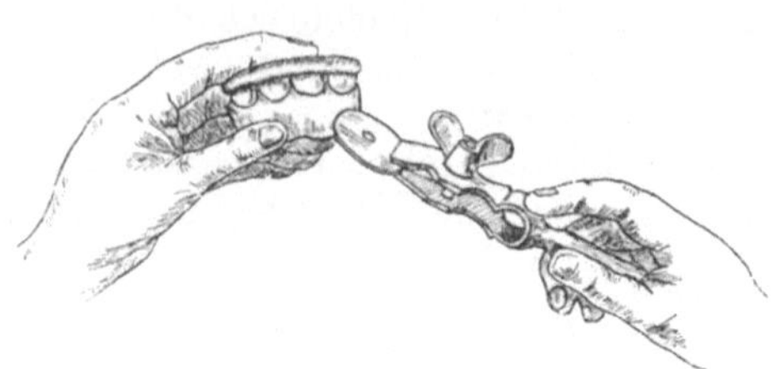

Abb. 146. Feine Ausarbeitung des fixierten Blocks.

heben. Zuletzt sind noch die Crampons von Masse zu befreien, doch darf die Verbindung zwischen Zähnen und Block ja nicht geschwächt werden. Vor Beginn des Ausarbeitens kann der Block bis zu schwacher Rotglut erhitzt werden, wodurch er eine größere Festigkeit erlangt, was das Ausarbeiten wesentlich erleichtert. Hat man nochmal von allen Seiten den Block kritisch gemustert und Fehler nötigenfalls verbessert, so entfernt man, am besten mit Luftbläser und feinsten Glaspinselchen allen Grundmassestaub von der Fixiermasse und von den Zähnen, da dieser sonst später an die Zähne anschmilzt und rauhe Stellen hinterläßt. Dann stellt man das Stück auf eine Nickelunterlage, stülpt einen Nickelring darüber, füllt den Zwischenraum von Block und Ringwand behutsam mit Quarz-

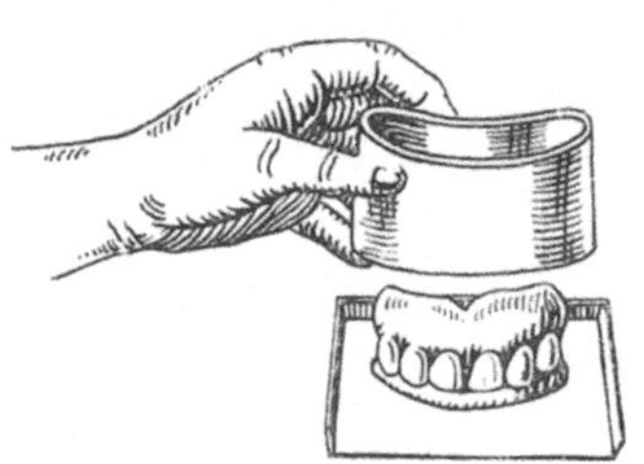

Abb. 147. Über den auf einer Nickelblechunterlage stehenden Block wird ein Nickelring gestülpt.

sand an (Abb. 147—149), so daß der einzubrennende Block keinen Spielraum mehr hat und setzt auf den Sand einen Probekegel.

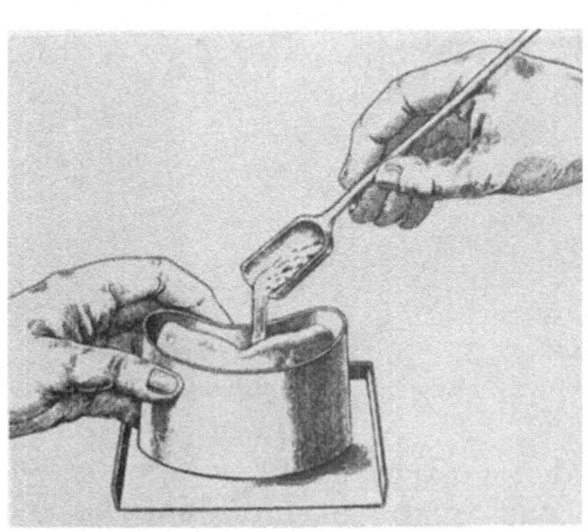

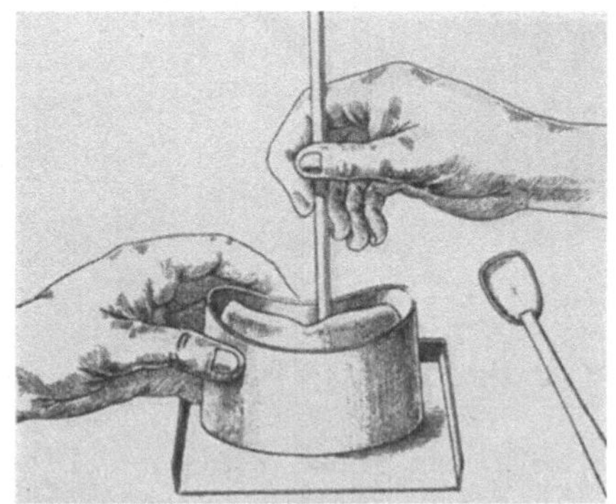

Abb. 148.   Abb. 149.
Abb. 148 und 149. Behutsames Einbringen von Quarzsand zwischen Block und Ring.

Nun wird das Ganze in den Brennofen gebracht und langsam erhitzt bis zur Schmelztemperatur. Währenddessen wird der Probekegel mit einer Muffelpinzette öfters hervorgeholt. Zeigt er Transparenz und Glanz, so ist Garbrand erreicht und man löscht den Ofen. Der Block darf erst nach langsamer Abkühlung herausgenommen werden. Sand und anhaftende Fixiermasse werden mit Horn- oder Achatspatel, Glaspinsel und Alkohol entfernt (Abb. 150).

Um dem Block die gewünschte Zahnfleischfarbe zu geben, rührt man passendes Rosaemailpulver zu dünnem Brei an und trägt es in gleichmäßig dünner Schicht auf den Block auf, wobei der Block zweckmäßig mit einer besonders gebauten Pinzette (vgl. Abb. 138) gehalten wird (Abb. 151). Das gleichmäßige Auftragen wird erleichtert durch zeitweise den Block erschütternde, sägeartige Bewegungen mit dem gerauhten Spatel an der Pinzette (Abb. 152). Im durchfallenden Licht zeigen helle oder dunkle Flecken an, wo die Emailschicht zu dünn oder zu dick aufgetragen ist. An solchen Stellen wird das Email mit Alkohol be-

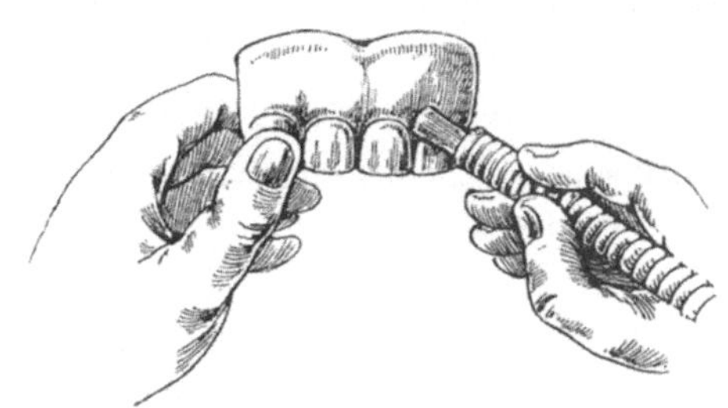

Abb. 150. Der gebrannte Block wird vor seiner Rosa-Emaillierung von etwa anhaftendem Quarzsand mittels Glasbürste befreit.

feuchtet und mit dem Pinsel verstrichen, weggenommen oder verstärkt. Die Zähne sind von etwa anhaftendem Email zu befreien.

Als Unterlage beim Brennen dienen einige Stückchen der vorher verwandten Fixiermasse auf einem Nickelblech. Der mit Rosa gleichzeitig emaillierte Probe-

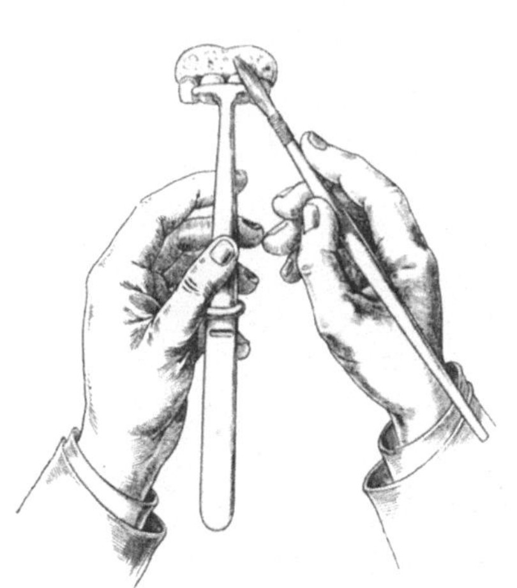

Abb. 151. Auftragen des Rosaemails mit Marderpinsel.

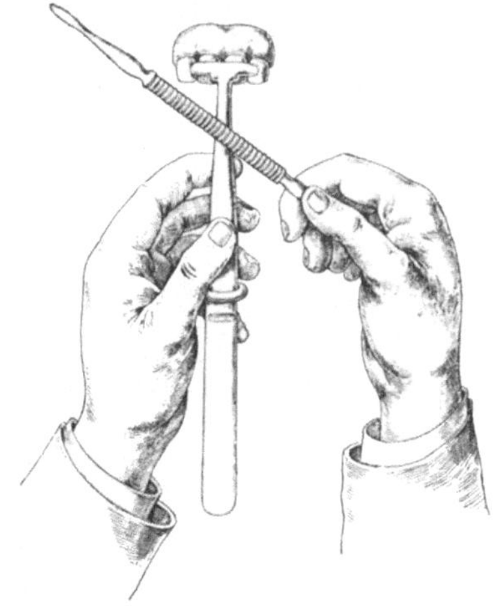

Abb. 152. Verteilung des Rosaemails durch Erschüttern mit dem gerieften Spatel, wobei der Block von der Blockpinzette gehalten wird.

kegel wird mit eingebrannt. Garbrand ist erreicht, wenn das Rosa des Probekegels Glanz zeigt. Nach langsamer Abkühlung kann der fertige Block dem Ofen entnommen werden.

Durch Mischung der vorrätigen Rosaemaile lassen sich alle vorkommenden Zahnfleischfarben erzielen. Vor dem Emaillieren des Blocks stellt man zweckmäßig kleine Farbproben an, indem auf kleine Streifen aus gebrannter Grundmasse die verschiedenen Rosaemaile bzw. deren Mischungen aufgebrannt werden.

Soll dem Zahnfleisch granuliertes Aussehen verliehen werden, so wird das Email nicht so glatt und gleichmäßig aufgetragen und der Brand unterbrochen kurz bevor Hochglanz erreicht ist.

Die Herstellung eines Blockes von mittlerer Größe nach diesem Verfahren dauert bei mäßiger Übung durchschnittlich $4^1/_2$ Stunden. Davon kommen etwa 80 Minuten auf tatsächliche Arbeit, der Rest auf Trocknen und Brennen.

2. Herstellung kleinerer Blöcke mit der Cuvette.

Blöcke bis zu 6 Zähnen können auch unter Verwendung einer von A. Gutowski angegebenen sehr handlichen Cuvette (Abb. 153) hergestellt werden.

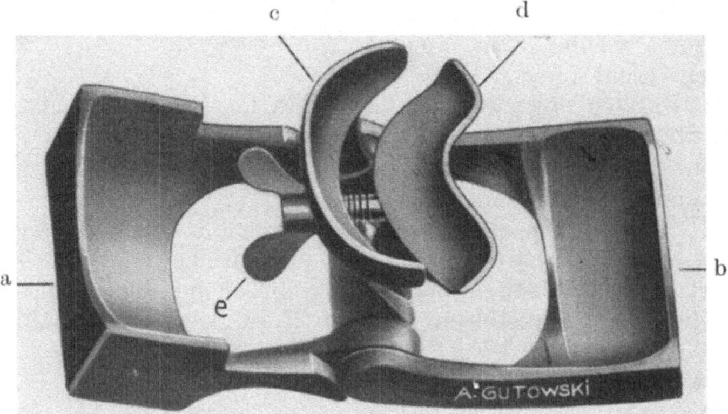

Abb. 153. Kleine Gutowski-Cuvette, a und b Seitendosen, c und d Muschelteile, e Schraube zum Festklemmen der Muschelteile gegeneinander.

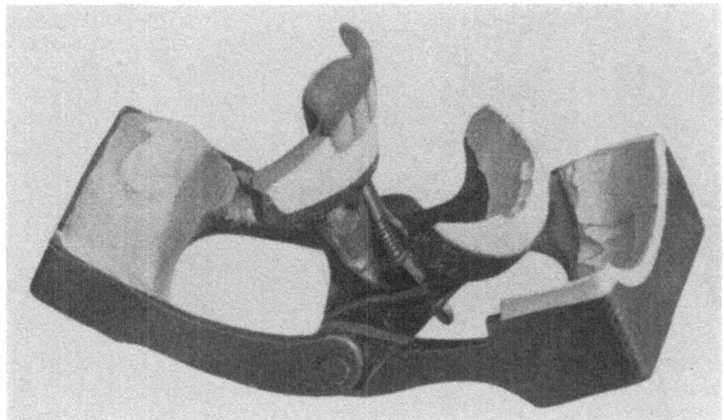

Abb. 154. Der in Wachs modellierte Block, in der Cuvette eingebettet.

Diese besteht aus zwei Seitendosen a und b außen und zwei Muschelteilen c und d innen, welche um eine gemeinsame Achse drehbar angeordnet sind. Die Muschelteile c und d können durch eine Schraube e geschlossen werden. Wenn der Block, wie angegeben, modelliert ist, füllt man Muschelteil c mit Gips und stellt den Wachsblock darin senkrecht über der Trennungslinie der beiden Muschelhälften so auf (Abb. 154), daß die Lingualseiten seiner Zähne bis an die Crampons im Gips verschwinden, während ihre Frontflächen, dem

Muschelteil d zugekehrt, vom Gips freibleiben. Nach Erhärten und Isolieren mit Vaseline werden c und d zusammengeschraubt und auch die leere Muschelhälfte d bis zu $^3/_4$ der Zahnlänge mit Gips gefüllt. Gegen den Rand der geschlossenen Muschel muß der Gips schräg abwärts verlaufen, damit die Cuvette später geöffnet werden kann.

Ist der Gips erhärtet, so wird in der Seitendose a ein Vorguß hergestellt, indem man sie mit Gips füllt und die andere Küvettenhälfte samt Wachsblock dagegen drückt. Ebenso wird zuletzt unter kräftigem Schluß der ganzen Cuvette ein Gegenguß in der Dose c angefertigt.

Nach Öffnen der Cuvette und Entfernung des Wachsblocks werden die Gegengüsse in a und b mit Zinnfolie isoliert, die zuvor gut gereinigten Zähne wieder an ihre Stelle gebracht und durch Festklemmen der inneren Muschelteile c und d fixiert. Nun wird die Muschel an die Seitendose b, welche die Front abgeben soll, gebracht, die Grundmasse eingeführt und nach Schließen der Cuvette gepreßt.

Nach der Pressung folgt die Trocknung des Blocks erst innerhalb der geschlossenen Cuvette, dann nach Öffnen einer Seitendose und zuletzt nach dem Herausnehmen. Alle nicht näher ausgeführten Einzelheiten und die weitere Verarbeitung erfolgen genau wie beim ersten Verfahren.

3. Vereinfachtes Verfahren zur Herstellung von 1—4 zähnigen Blöcken in einem Brand.

Der Block wird kunstgerecht namentlich auch auf der Rückseite modelliert, insbesondere die Crampons und ihre Umgebung sorgfältig herausgearbeitet, weil eine Bearbeitung der gepreßten Grundmasse auf ihrer Rückseite vor dem Einbrennen nicht möglich ist. Dann rührt man die Einbettungsmasse zu einem dicken Brei an, bringt diesen auf eine Nickelunterlage und bettet darin den Wachsblock liegend ein (Abb. 155). Die Schneiden der Zähne sind mit Einbettungsmasse zu überbauen.

Nach dem Erhärten und Isolieren mit Talkum oder Vaselin wird ein Gipsaufguß gemacht und nach dessen Erhärten und Abnahme des Wachs ausgegossen. Die Zähne bleiben an Ort und Stelle. Die Unterlage aus Einbettungsmasse wird nun mit Wasser gesättigt, um der unmittelbar aufzutragenden Grundmasse keine Feuchtigkeit zu entziehen und so ihre Plastizität zu beeinträchtigen. Nach dem Einbringen preßt man die Grundmasse unter Andrücken des mit Zinnfolie isolierten Aufgusses. Dann wird der noch feuchte Block nach Entfernung der Zinnfolie, auf seiner Unterlage ruhend, mit Spatel und Sonde von überschüssigem

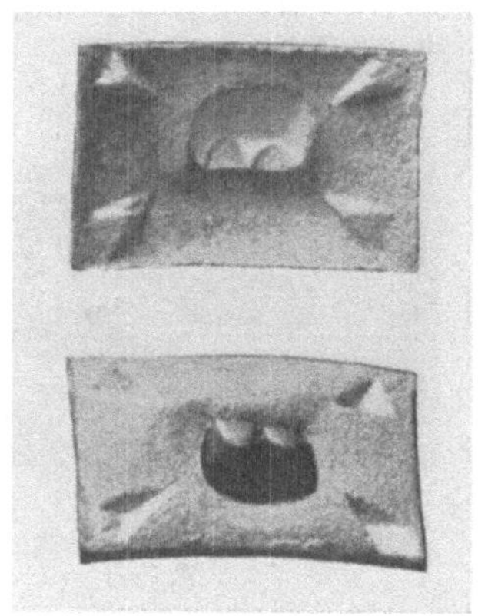

Abb. 155. Herstellung eines Blocks in einem Brand: In Einbettungsmasse gebetteter Block, oben: Aufguß aus Gips.

Material befreit und geglättet. Jetzt trägt man unmittelbar auf die Grundmasse angerührtes Rosaemail auf, läßt den Block auf seiner Unterlage hinreichend trocknen und beendet dann die Arbeit durch einmaliges Einbrennen.

Da die Grundmasse einen etwas höheren Schmelzpunkt als das Rosaemail hat, muß man sich (mittels eines Probekegels) bzgl. des Garbrandes nach der ersteren richten. Das Rosaemail wird dabei etwas überhitzt und farbschwächer. Deshalb ist von vornherein ein in der Farbe etwas dunkleres Rosa zu wählen. Bei einiger Übung wird die Wahl des Rosa und das Auftragen auf die feuchte

Grundmasse keine ernsten Schwierigkeiten bereiten und man spart durch diese Modifikation Material und kürzt die Dauer der Anfertigung ab.

4. Die Anwendung der Porzellanblöcke für Brücken und Platten.

1. Zur Herstellung von Brücken werden zunächst die Trägerkronen fertiggestellt, auf ein Modell übertragen und sodann die Zähne aufgesetzt. Um das Porzellan dem Kaudruck zu entziehen, schleift man die Zähne vor dem

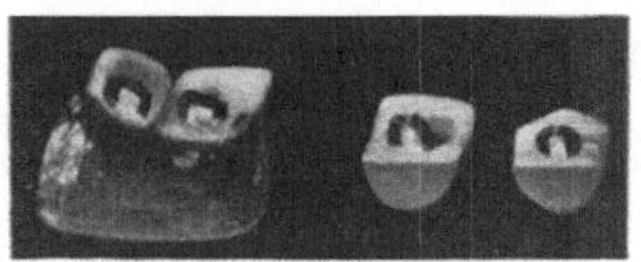

Abb. 156. Winklige Biegung der Crampons.

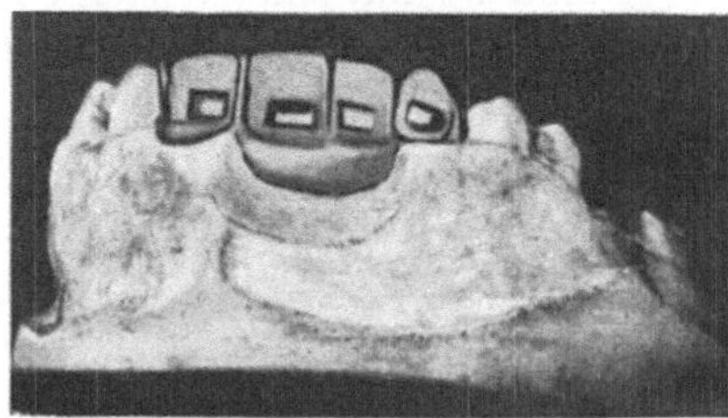

Abb. 157. Brückengestell auf dem Modell. Kastenförmige Aussparungen zur Aufnahme der winklig gebogenen Crampons.

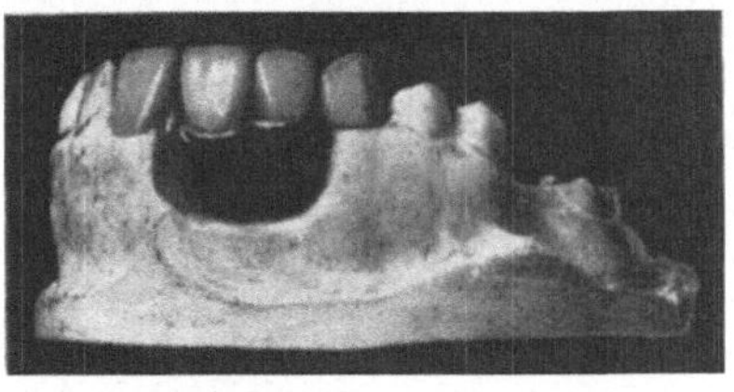

Abb. 158. Fertige Brücke auf dem Modell.

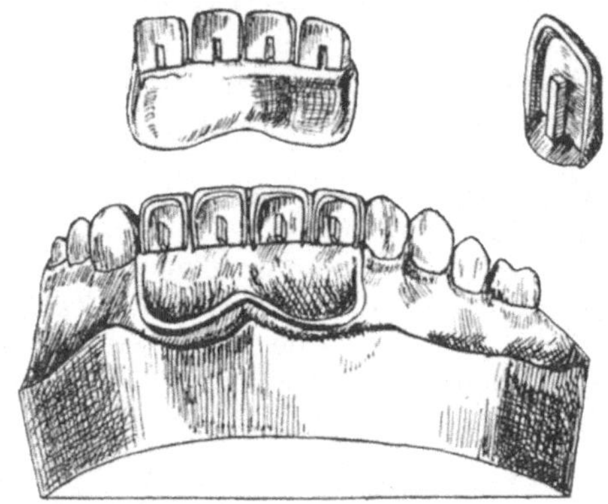

Abb. 159. Modifikation der Verankerung von Steele-Facetten am Metallkörper. Das Brückengestell ruht auf dem Modell, darüber der fertige Block mit Steele-Facetten. Rechts oben: Einzelner vergrößerter Metallrücken mit plattenförmigem Schieber und Schneideeinfassung.

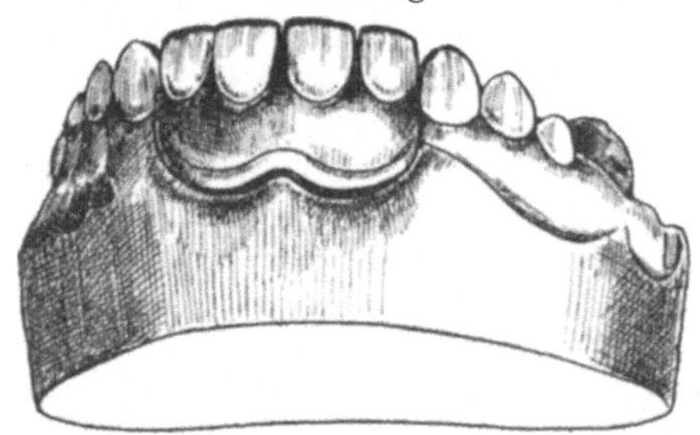

Abb. 160. Dieselbe Brücke auf dem Modell, die Schneiden sind etwas mit Gold eingefaßt.

Aufsetzen an ihrer Lingualseite nach der Schneidefläche zu schräg ab und ermöglicht so eine Einfassung oder wenigstens Verstärkung durch den Metallrücken. Beim Schutzplattenverfahren unterbleibt das Abschleifen.

Dann modelliert man den Block in Wachs dem Zahnfleisch entsprechend, wobei das S. 919 ff. Gesagte zu beachten ist. Nach dem Einprobieren im Munde wird der Block wie beschrieben in Porzellan aufgebaut.

Soll im besonderen Fall der Porzellanblock mit Metall eingefaßt werden, so muß dieser um die Metallstärke dünner angefertigt werden. Hierzu wird das Modell an der entsprechenden Stelle mit einer der späteren Metalldicke entsprechenden Wachsschablone überzogen und diese mit Zinnfolie überdeckt. Hierauf folgt, wie oben beschrieben, die Modellierung des Blockes und erst nach dessen Fertigstellung die Herstellung des Metallrückens.

Die Verankerung des Blocks an der Brücke läßt sich auf eine der folgenden Arten bewerkstelligen:

Bei Verwendung von Cramponszähnen wird meist das Kästchensystem angewandt, d. h. eine den Stiften entsprechende Aussparung im Metallkörper, in welcher die rechtwinklig zusammengebogenen Crampons einzementiert werden (Abb. 156 und 157). Die Aussparungen kann man auch röhrenförmig zum Einsenken der einzelnen Stifte gestalten. Das Zubiegen der Stiftchen soll zur Schonung des Blocks schon vor dessen Herstellung erfolgen. Abb. 158 zeigt eine viergliedrige Brücke mit Blockverankerung nach dem Kästchensystem.

Das System der Steele'schen Facette, das sich in der ursprünglichen Form nicht bewährte, haben wir neuerdings so modifiziert, daß die Facette von der Front her eingeschoben wird. Wir verzichten dabei auf die Verankerung am Hohlstift zugunsten einer Metalleinfassung der Schneiden und verwenden statt des Hohlstifts einen plattenförmigen Schieber (Abb. 159 und 160).

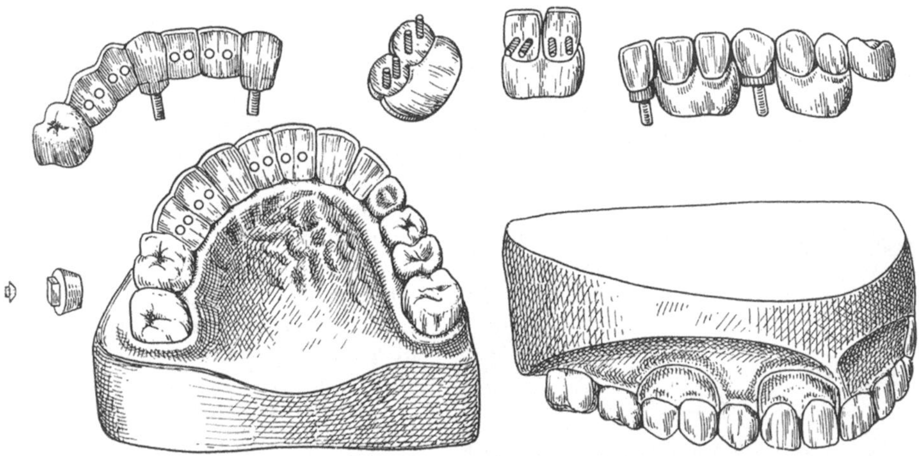

Abb. 161. Brücke mit Schraubenverankerung der Porzellanblöcke. Die Crampons sind vor Herstellung der Blöcke mit Gewinden versehen, so daß die Blöcke mittels kleiner Schraubenmuttern am Brückengestell abnehmbar befestigt werden können. Rechts oben: Die fertige Brücke, darunter: Dieselbe auf dem Modell.

Als dritte Verankerung, welche ein Ersetzen der Porzellanfront im Munde gestattet, nennen wir die Verschraubung: die Crampons werden vor Herstellung des Blocks mit Gewinden versehen und zuletzt durch Schraubenmuttern am Brückenkörper befestigt (Abb. 161).

Das Lötverfahren mit Schutzplatten ist durch die eben genannten Befestigungsarten wesentlich eingeschränkt worden, vollzieht sich aber genau wie bei einfachen Zähnen ohne Porzellanzahnfleisch.

2. Die Verbindung von Blöcken mit Metall- und Kautschuk-Platten stellt man in der Regel durch Anvulkanisieren her, doch können die Blöcke auch an die Platten angekittet werden. Unter anderem eignen sich Resinitpräparate zur Verbindung mit Kautschuk. Die Crampons werden zweckentsprechend gebogen. Die Befestigung der Blöcke an Metallplatten kann auch durch Lötung erfolgen (Abb. 162—164).

Das Pressen und Vulkanisieren hat namentlich bei Verarbeitung größerer Blöcke mit besonderer Vorsicht zu geschehen. Man fertigt am besten die Kautschukplatte für sich an und stellt die Verbindung mit dem Porzellan nachträglich nach einem der genannten Verfahren her. Beim Pressen sind vielzähnige Blöcke mit dünnem Porzellankörper besonders gefährdet.

Das bei Lötarbeiten zur Verbindung der Schutzplatten mit der Gaumenplatte oft reichlich notwendige Lot ist ebenfalls eine besondere Gefahr für größere Blöcke. Man verwendet daher nicht mehr als dreizähnige Blöcke und lötet die Schutzplatten zuerst für sich an die Gaumenplatte an, hernach erst die Crampons an die Schutzplatten.

C. Brücken und Platten mit selbstgebranntem Porzellanvollkörper aus plastischer Masse nach A. Gutowski.

In dieses Kapitel gehören die vollständigen Porzellanplatten für Unterkiefer, ferner partielle Platten, sowie Brücken mit Porzellanvollkörper für Ober- und Unterkiefer. Allen diesen Arbeiten kommt ihrer Stabilität wegen eine hohe praktische Bedeutung zu. Hier ist die wiederholt betonte Forderung nach einem kräftigen, aus sich heraus haltbaren Porzellankörper erfüllbar und damit die Möglichkeit gegeben, das Porzellan nicht nur als untätige Zierde, sondern als vollbeschäftigten Mitarbeiter bei allen mechanischen Funktionen des Mundes zu verwenden. Es hat sich dies in langjähriger Anwendung und Beobachtung derartiger Prothesen, die sich über 25—30 Jahre erstrecken, vollauf bewiesen.

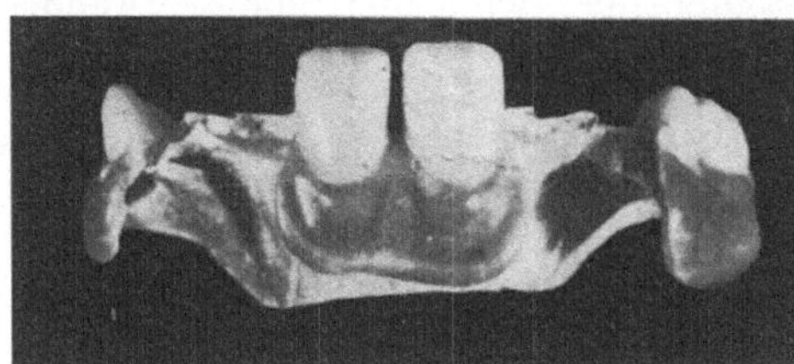

Abb. 162.

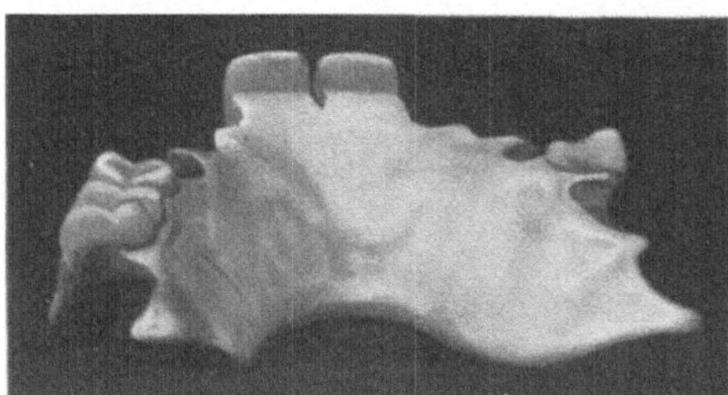

Abb. 163.

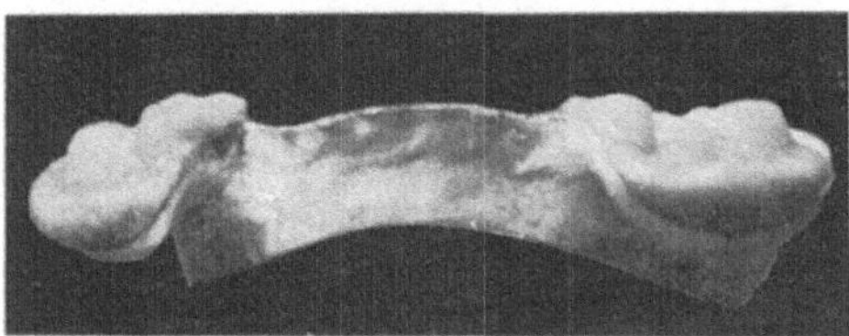

Abb. 164.
Abb. 162, 163 und 164. Partielle Metallplatten, an welchen die Blöcke angelötet sind.

Die Frage der Eignung eines Falls ist zu bejahen, wenn Bißhöhe, Form des Alveolarfortsatzes und Artikulation die Schaffung eines kräftigen Porzellankörpers gestatten.

Der Aufbau des Porzellankörpers aus plastischer Masse erfolgt bei allen eben erwähnten Arbeiten prinzipiell in gleicher Weise. Man benötigt dazu die große, besonders gegliederte Cuvette von A. Gutowski, welche vielfaches Zerlegen der Hohlform und dadurch unversehrte Entnahme des räumlich komplizierten Objektes gestattet.

1. Herstellung eines ganzen Porzellanunterstücks.

Als Beispiel wählen wir die Herstellung eines ganzen Unterstücks nach diesem Verfahren. Alle anderen erwähnten Arbeiten werden sinngemäß hergestellt.

Das Stück wird wie üblich unter sorgfältiger Berücksichtigung der Unterfläche in Wachs modelliert, vom Modell abgenommen und in die Cuvette gebracht. Das Bodenteil der Cuvette trägt zur Aufnahme des Stückes eine dreiteilige flache Muschel mit parabelähnlicher, horizontaler Krümmung.

Abb. 165 zeigt die Dreiteilung in ein mit dem Bodenstück fest verbundenes zentrales Muschelteil M_1 und zwei periphere Muschelteile M_2 und M_3, welche je um eine durch die Muschelträger geführte horizontale Achse drehbar sind. Ein Stellhebel S zwischen M_2 und M_3 hält die Muschelteile vereinigt. Man füllt nun (vgl. auch für das Folgende Abb. 166) das feststehende Muschelteil M_1 wallartig mit Gips und setzt das Wachsmodell darauf, Kaufläche nach unten und annähernd horizontal; die Zahnreihe soll die Muschelschnittlinie nicht überragen. An der Zungenseite darf der Gips nicht ganz bis zum freien Wachssaum geführt werden mit Rücksicht auf die spätere Entnahme des Stückes. Auf der Frontseite reicht er an den Zahnrand und faßt die Kauflächen der Zähne ein, ohne auf ihre Außenfläche überzugreifen. Im übrigen wird der Gips nach den Rändern der Muschel zu abgeschrägt.

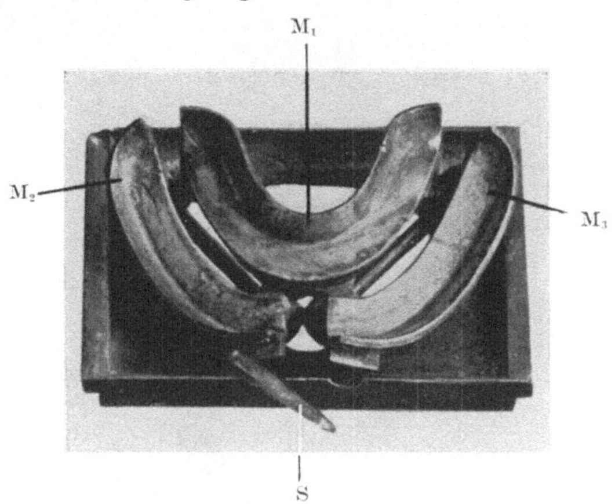

Abb. 165. Bodenstück der großen Gutowski-Cuvette. M_1: Zentrales, mit dem Bodenteil der Cuvette fest verbundenes Muschelteil. M_2 und M_3: Periphere Muschelteile, je um eine Achse beweglich angeordnet, können durch den Stellhebel S mit M_1 verbunden werden.

Nach Isolieren mit Vaselin wird ein zweiteiliger Vorguß in M_2 und M_3 hergestellt mit median verlaufender Trennungsebene. Derselbe reicht überall bis an den Rand des Wachssaumes. Seine Außenfläche muß so gestaltet werden,

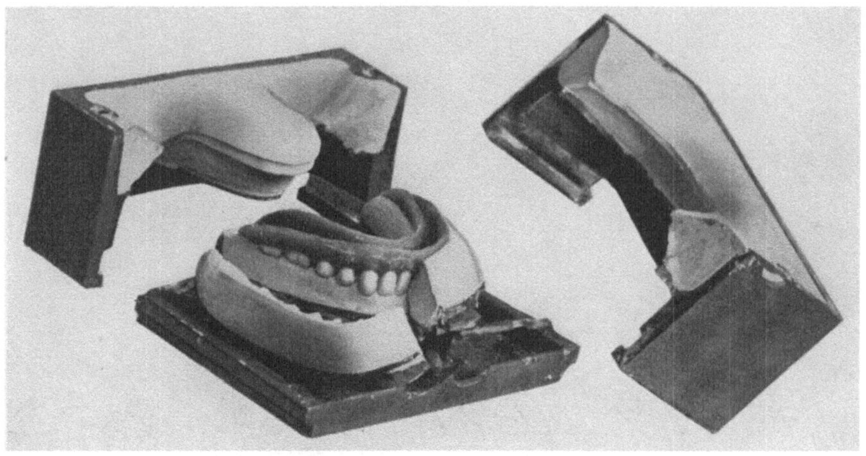

Abb. 166. In Wachs modelliertes, eingegipstes Unterstück.

daß ein nachher zu gießender Gipsmantel glatt nach vorne abgeschoben werden kann.

Abb. 166 zeigt das Modell eines ganzen Unterstückes in richtiger Weise eingegipst und die Zähne hinreichend eingefaßt, während der freie Wachssaum nicht ganz vom Gips erreicht wird. Die Kaufläche ist so gestellt, daß der nachher

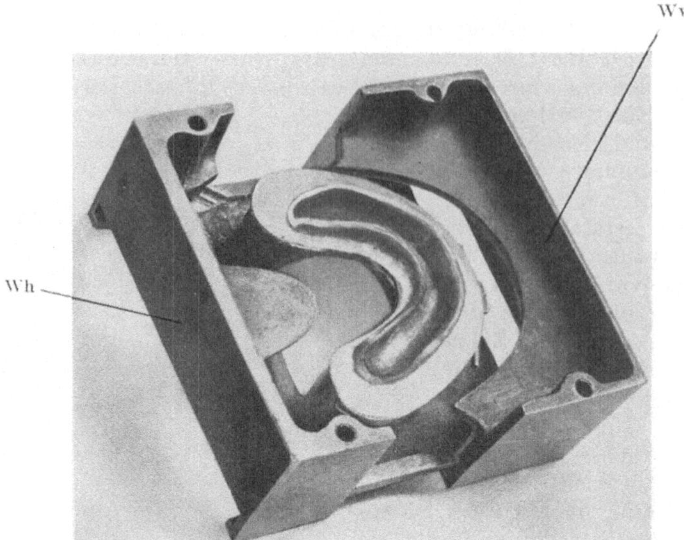

Abb. 167. Unterstück, in die Muschelteile eingegipst. Einschieben der Wandteile Wv u.Wh.

zu schaffende Oberguß ohne Zerstörung der Modellränder abgenommen werden kann. Die Vorgüsse mit medianer Trennungsebene sind fertiggestellt, der eine aufgeklappt. Der Gips ist überall konisch abgeschrägt.

Nun werden die beiden Wandteile Wv und Wh von vorne und rückwärts über zwei an den Schmalseiten des Bodenstückes angebrachten Gleitschienen

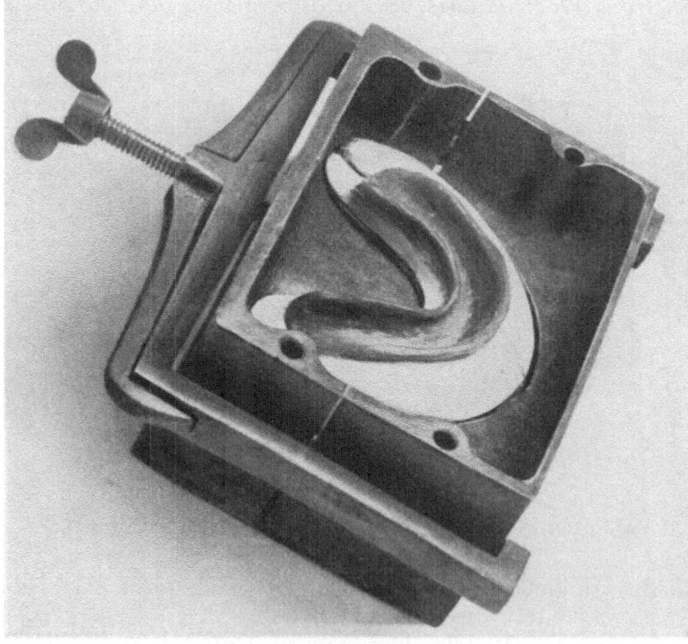

Abb. 168. Unterstück, in die Muschelteile eingegipst. Die Wandteile werden durch den Bügel verbunden.

eingeschoben (Abb. 167) und so die Cuvette zum Kasten geschlossen. Ein Bügel sichert den Zusammenhalt. Eine bogenförmig ausgeschnittene Blende in jedem Wandteil schließt von vorne und rückwärts an die entsprechenden Ränder der Muschel an, wodurch der Cuvettenraum nach unten abgegrenzt wird (Abb. 168).

In diesem wird nun ein Mantelguß aus einer hinteren und vorderen Hälfte hergestellt, der überall den Wachssaum erreicht und von ihm mehr oder weniger schräg zum Cuvettenrand aufsteigt, so, daß der später herzustellende Überguß glatt abgenommen werden kann (vgl. Abb. 166 und 168). Zweckmäßig wird zuerst der Mantelguß im hinteren Wandteil hergestellt, der um die Hinter- und Außenseite der Vorgüsse in M_2 und M_3 so weit nach vorn reicht, daß seine Herausnahme nicht gesperrt wird. Wenn nun noch der Mantelguß im vorderen Cuvettenraum dem Gesagten entsprechend beendet ist, wird das Aufsatzteil T mit seinen Zapfen in die entsprechende Lage der Wandteile eingelassen (Abb. 169), in diesem der Aufguß angefertigt und die Cuvette durch einen aus anderen Gründen (s. u. ganze Oberstücke) zweiteiligen Deckel geschlossen (Abb. 170). Abb. 171 zeigt das Aufsatzteil mit Deckel und Aufguß nach dem Abnehmen.

Die Entfernung des Wachsmodells, das Isolieren der Hohlform mit Zinnfolie (Sattelfläche im Aufguß T mit Rücksicht auf die Schrumpfung zwei- bis dreifach zu belegen), das Wiedereinsetzen der gereinigten Zähne, das

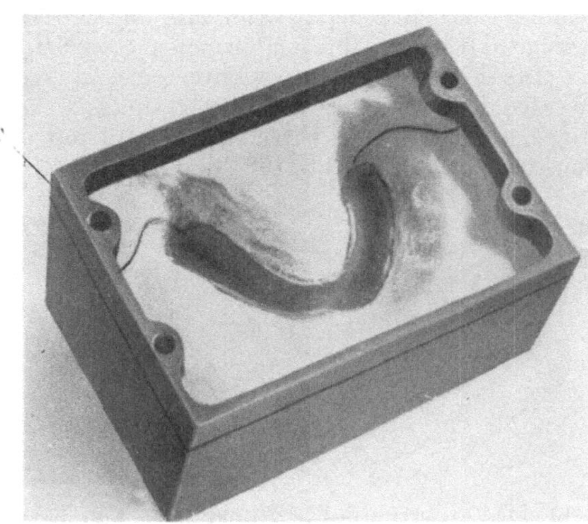

Abb. 169. Unterstück, in den Muschelteilen eingegipst. Nach Herstellung der Mantelgüsse in Wv und Wh. Das Aufsatzteil T auf die Wandteile gesteckt.

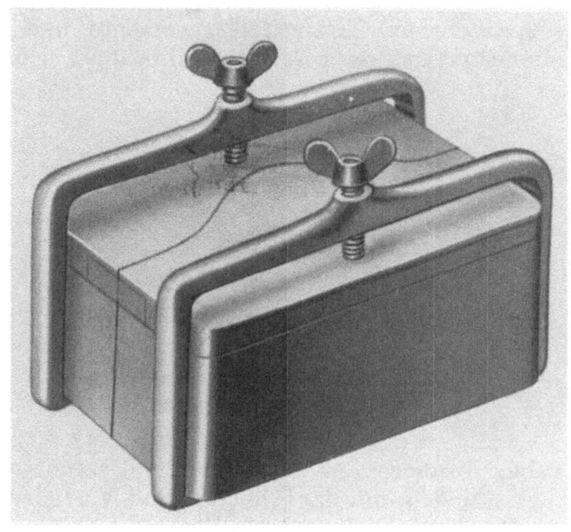

Abb. 170. Die Cuvette zum Pressen der Grundmasse geschlossen.

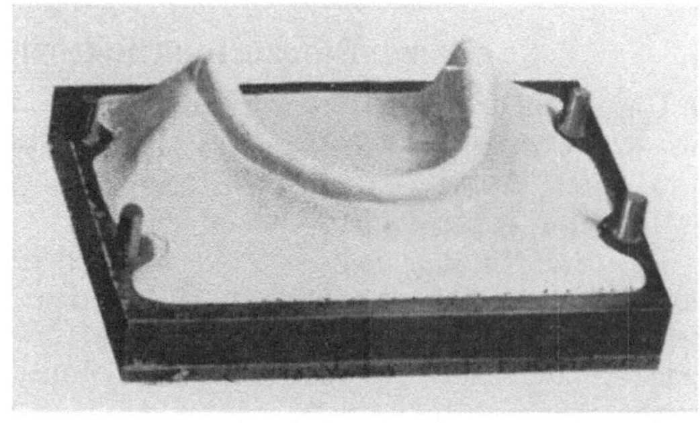

Abb. 171. Aufsatzteil mit Aufguß abgenommen.

Einbringen, Pressen (vgl. Abb. 170) und Trocknen der Grundmasse erfolgen ganz sinngemäß nach den Ausführungen S. 920ff.

Die Fixierung des vorsichtig entnommenen Stückes kann noch verstärkt werden durch temporäres Einlegen eines Nickel- oder Neusilberdrahtes zwischen seine beiden Enden. Diese Stütze wird mit etwas feuchter Grundmasse provisorisch angeklebt (Abb. 172) und vor dem Brennen vorsichtig entfernt.

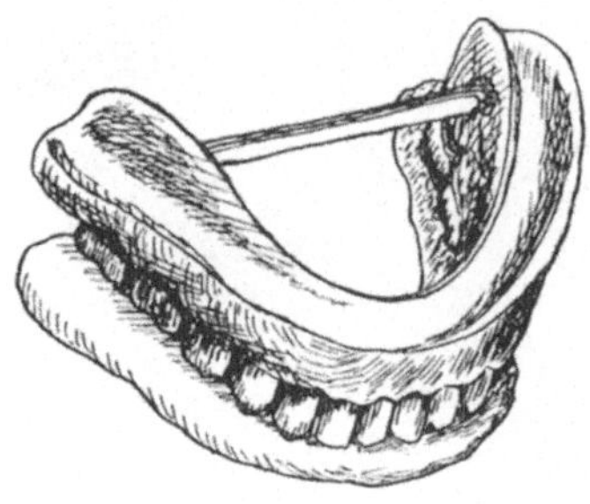

Abb. 172. Fixierung des in Grundmasse gepreßten Unterstücks.

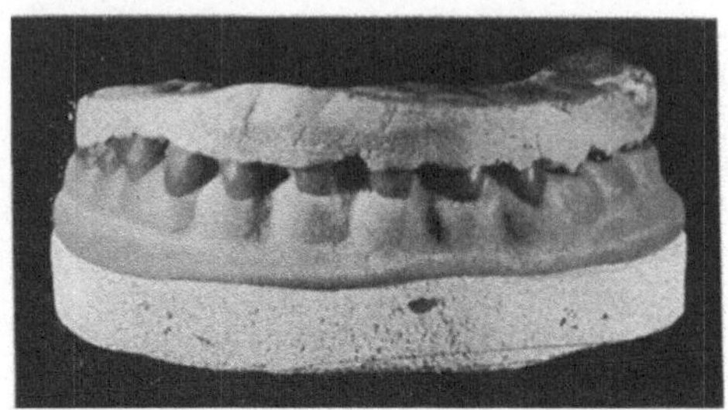

Abb. 173. Das gepreßte und fixierte Unterstück auf dem Modell aus Einbettungsmasse zum Einbrennen bereit.

Das Stück wird wie (S. 921) gezeigt, ausgearbeitet und auf ein nach dem ursprünglichen Gipsmodell gegossenes und getrocknetes zweites Modell aus Einbettungsmasse gesetzt (Abb. 173), welches auf einer Nickelblechunterlage

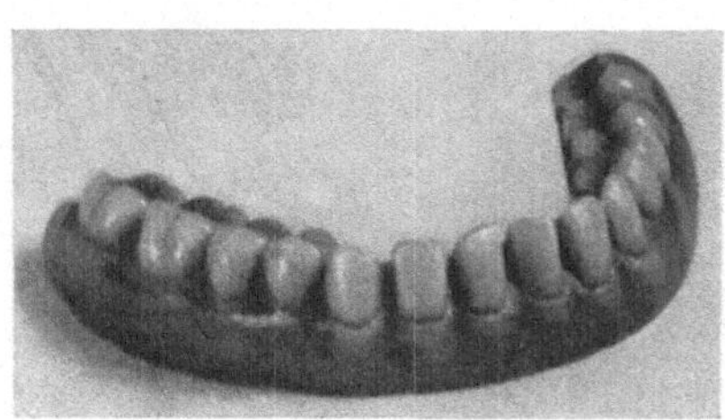

Abb. 174.

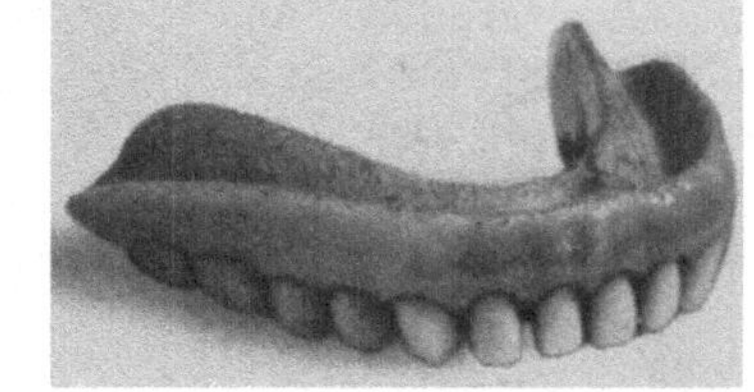

Abb. 175.

Abb. 174 und 175. Fertige Porzellan-Unterstücke.

ruht. An einigen Stellen klebt man es mit ein wenig feuchter Grundmasse an dieses Modell, um das Abheben und Verziehen beim Einbrennen zu verhindern.

Das Umgeben mit Nickelring und Quarzsand und die Beendigung im Feuer unter Kontrolle mittels Probekegel erfolgt wie bei Herstellung der Blöcke.

Abb. 174 und 175 zeigen fertige Porzellanunterstücke nach dieser Methode.

2. Ganze Porzellanstücke mit Unterfütterung.

Unter ungünstigen Artikulationsverhältnissen ist es bisweilen nicht möglich, das Porzellan kräftig genug zu gestalten. Die nötige Verstärkung kann dann durch Anbringen einer Unterlage aus Metall (gegossene oder gestanzte Platte) oder Kautschuk erzielt werden.

Die Anfertignug des zuerst herzustellenden Porzellankörpers weicht von dem oben Gesagten nur insofern ab, als das Modell vor dem Modellieren durch Gußwachs von annähernder Metalldicke verstärkt wird. Das zum Einbrennen nötige Modell aus Einbettungsmasse muß natürlich nach dem verstärkten Original hergestellt werden.

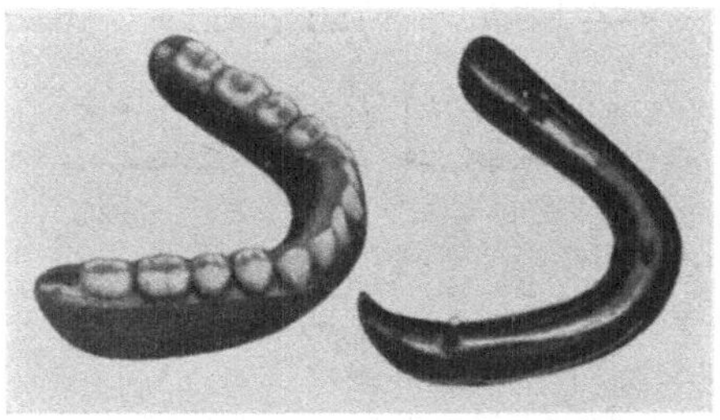
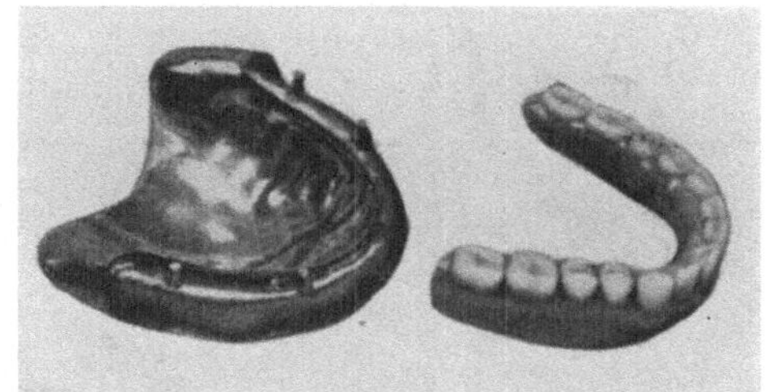

Abb. 176.   Abb. 177.
Abb. 176 und 177. Stiftverankerung von Porzellanstücken an Metallplatten.

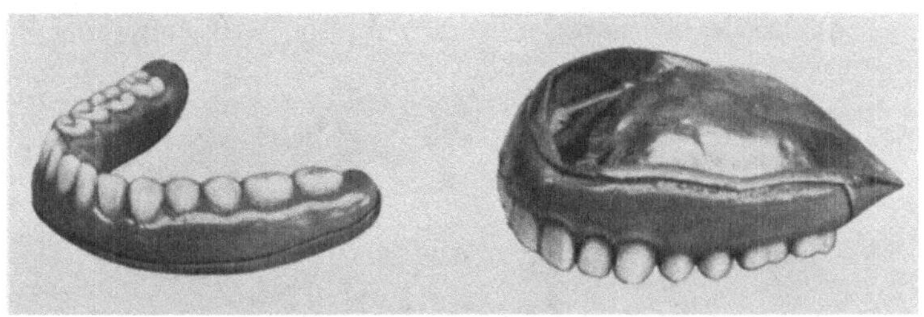

Abb. 178.   Abb. 179.
Abb. 178 und 179. Die Porzellanstücke an den Platten befestigt.

Als Lager für Stifte oder Schrauben, welche später die Verankerung zwischen Platte und Porzellanstück abgeben, bohrt man vor dem Einbrennen von der Unterfläche her in den Porzellankörper einige Kanäle, am besten in der Richtung auf die Zähne, weil hier der Porzellankörper am stärksten ist.

Zuletzt wird eine Platte aus Kautschuk oder Metall hergestellt, welche die Ränder des Porzellanstücks einfaßt.

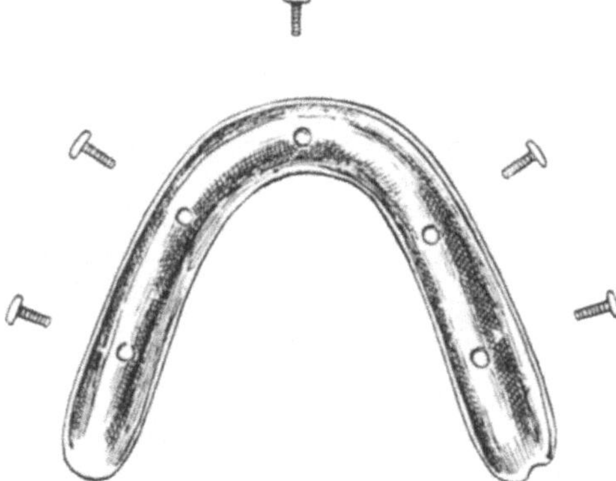

Abb. 180. Schraubenverankerung.

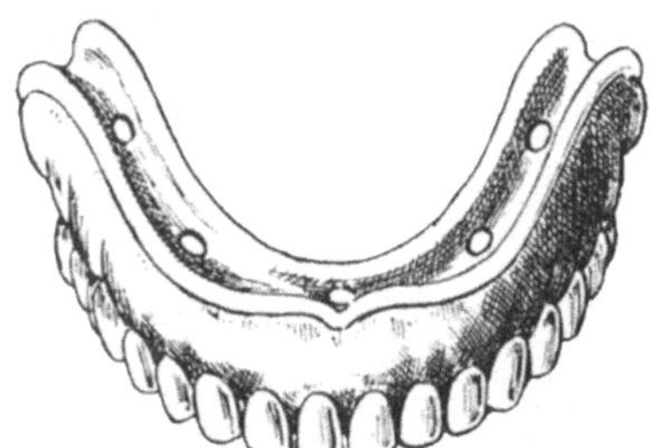

Abb. 181. Das Unterstück an der Metallplatte festgeschraubt.

Die Verankerung geschieht bei Kautschukplatten durch Anvulkanisieren unter Verwendung der Kanäle.

Metallplatten werden entweder mit Stiften versehen, auf welchen das Porzellanstück mit seinen Kanälen befestigt wird (Abb. 176—179), oder durch Schrauben (Abb. 180 und 181) mit dem Porzellankörper verbunden. Im letzteren Fall muß man in die Kanäle Metallhülsen mit passenden Gewinden einzementieren (Platinhülsen können auch gleich mit dem Block eingebrannt werden).

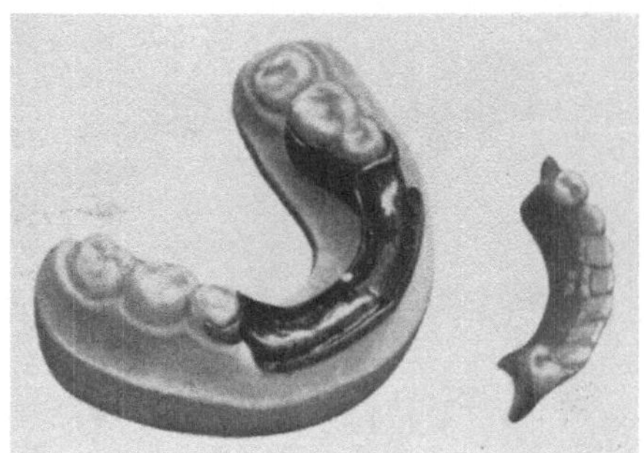 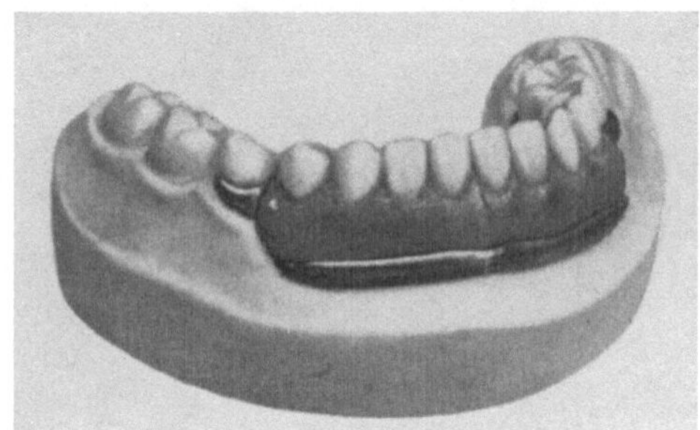

Abb. 182.   Abb. 183.
Abb. 182 u. 183. Partielle untere Porzellan-Metall-Prothese.

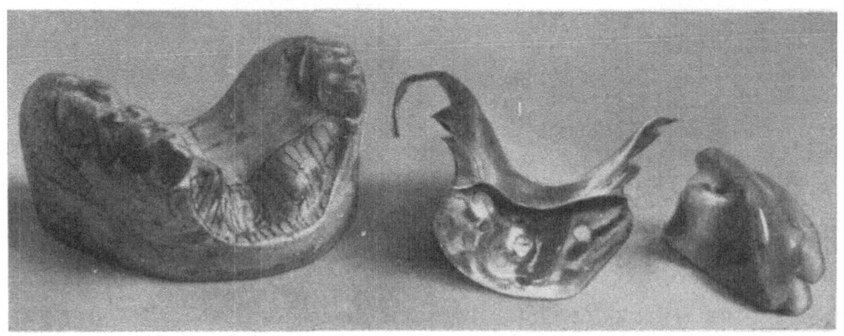

Abb. 184. Tiefgreifender Oberkieferdefekt (am Modell schraffiert). Der Porzellanvollkörper (rechts) wird an der gestanzten Metallplatte angeschraubt.

Die Verbindung zwischen Block und Platte wird inniger durch eine dazwischen gebrachte Schicht von Zement oder Schwefel.

Partielle Platten (Abb. 182 und 183) sowie Brücken aus Vollporzellan mit Metallunterlage werden ganz sinngemäß hergestellt unter Benützung der großen Cuvette.

Abb. 184 zeigt einen tiefgreifenden Oberkieferdefekt im Bereich der Frontzähne, der gedeckt wird

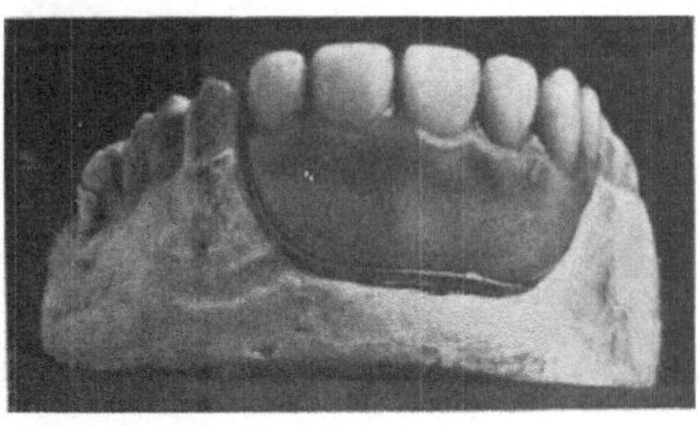 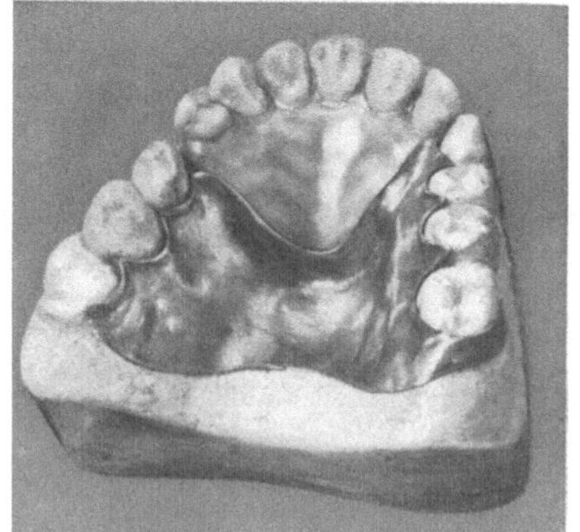

Abb. 185.   Abb. 186.
Abb. 185 u. 186. Derselbe Defekt durch Metallplatte mit Porzellanvollkörper gedeckt.

durch eine gestanzte Metallplatte, an die ein Porzellanvollkörper mit den zu ersetzenden Zähnen angeschraubt wird (Abb. 184—186).

3. Die große Cuvette zur Herstellung mehr als sechszähniger Blöcke.

Wenn wir nochmal kurz auf die Blockarbeiten zurückkommen, so geschieht dies, weil das nachstehende Verfahren die Kenntnis der großen Cuvette voraussetzt, deren Hauptanwendungsgebiet die oben beschriebenen Arbeiten darstellen, während die nun zu besprechenden großen Blöcke nur eine verhältnismäßig beschränkte praktische Anwendung finden.

Der Gang der Arbeit entspricht weitgehend der Herstellung ganzer Unterstücke aus Vollporzellan (s. o.). Der einfacheren Form des Objekts entsprechend wird der Aufguß fortgelassen und das Pressen in horizontaler Richtung vorgenommen.

Man setzt das Wachsmodell, wie Abb. 187 zeigt, in die Muschel. Der Gips darf auf der Lingualseite nur bis zum Niveau der Crampons reichen und muß von deren Köpfchen schräg zum Muschelrand verlaufen. Der Block soll nicht zu tief gesetzt werden, da sonst die Entnahme des Rückengusses unmöglich wird.

Nach Herstellung der Vorgüsse fügt man die Wandteile ein und stellt die Mantelgüsse her, deren freie Flächen so bearbeitet werden müssen, daß die Entnahme nach vorn und rückwärts glatt möglich ist.

Der Aufsatz bleibt weg; statt dessen werden die Wandteile nach Ausfüllen mit Gips sofort mit dem zugehörigen Halbdeckel ge-

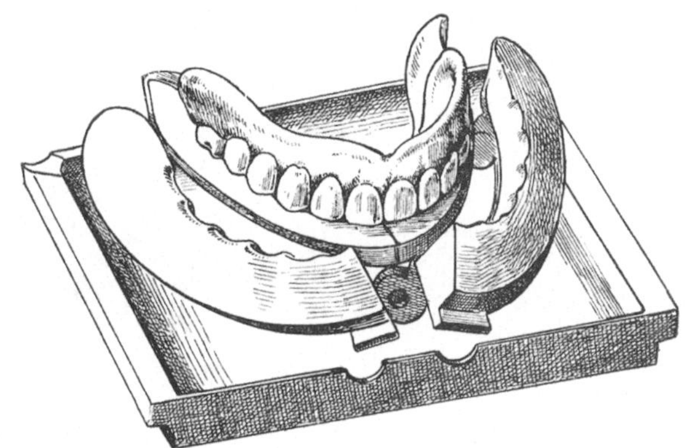

Abb. 187. Herstellung eines 14 zähnigen Blocks für den Oberkiefer. Das Wachsmodell ist in der feststehenden Muschelhälfte eingegipst, die peripheren Muschelteile sind aufgeklappt.

schlossen und unter Zusammenhalt durch einen jetzt vertikal wirkenden Metallbügel über jedem Wandteil gesichert (Abb. 188).

Dann preßt man in Richtung von vorne nach rückwärts; die weitere Bearbeitung erfolgt sinngemäß dem oben Gesagten (vgl. S. 931 ff.).

4. Reparaturen von Porzellanstücken.

1. Zerbrochene Porzellanstücke können mit bestem Erfolg wieder zusammengeschmolzen werden, sofern sie sich nur von etwaigen Unterlagen aus anderem Material abnehmen lassen. Die Fragmente werden zunächst in richtige Lage zueinander gebracht, auf ihrer Frontseite durch Wachs gegeneinander fixiert und durch einen Gipsvorguß in der richtigen Stellung gesichert. Um die Bruchstücke auch beim Einbrennen in ihrer Lage zu erhalten, ist ein entsprechendes Modell aus Einbettungsmasse herzustellen, das als Brennunterlage dient. Die Fugen zwischen den Fragmenten werden durch Abschleifen etwa um 1 bis 2 mm erweitert. Sind die unter diesen Fugen liegenden Teile des Modells mit Gold- bezw. Platinfolie isoliert, die Fragmente selbst wieder in ihre richtige Lage auf das Modell gebracht, was mittels des Vorgusses zu kontrollieren ist, so wird farbloses Email, mit Alkohol vermischt, mit Pinsel oder feiner Sonde möglichst dicht in die Fugen gebracht. Hierzu eignen sich Emaile, wie sie für Füllungen Verwendung finden. Die oberste Schicht wird mit Rosaemail von passendem

Farbton aufgetragen. Eine kleine Emailprobe wird mit dem Stück gleichzeitig eingebrannt. Glanz der Probe zeigt Garbrand an. Bei größeren Defekten ist mitunter zwei- bis dreimal Email nachzutragen und einzubrennen, bis die ganze Fuge vollkommen dicht ausgefüllt ist.

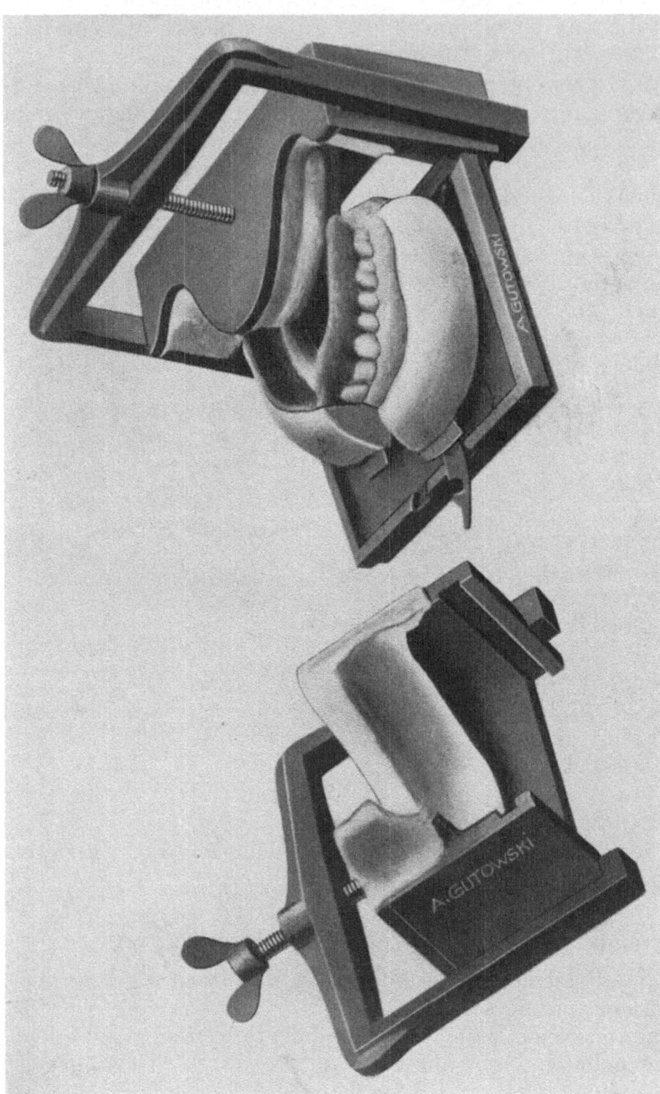

Abb. 188. Derselbe Block (wie Abb. 187) ist in der großen Cuvette eingebettet, das rechte Muschelteil ist aufgeklappt, das linke Wandteil ist abgenommen, das rechte etwas abgeschoben. Die Bügel halten die Halbdeckel vereinigt.

2. An den Porzellanblöcken, die mit Kautschukarbeiten verbunden sind, kommt es gelegentlich zum Ausbrechen von Porzellanzähnen. In diesem Falle kann man das Porzellanstück vom Kautschuk ablösen, den Zahn wie oben beschrieben einschmelzen und dann erst als besondere Arbeit die Verbindung mit der Kautschukplatte wieder herstellen.

Einfacher und häufig ausreichend ist es, das Lager des ausgebrochenen Zahnes auszuschleifen, einen neuen Porzellanzahn einzupassen und ihn durch Anvulkanisieren zu befestigen.

3. Ist von einer Porzellanvollbrücke (Porzellan auf Platiniridiumbügel aufgebrannt) im Munde nur mehr der Platiniridiumbügel zwischen den Pfeilerkronen erhalten (Abb. 189), so ist nach einem Vorschlage K. C. Campbells der verlorene Porzellankörper durch Facette mit Goldrücken auf folgende Weise zu ersetzen: Nach Abdruck und Herstellung eines Modells, in welches ein dem Platiniridiumbügel entsprechender Neusilberdraht eingelassen ist, wird eine fertige Porzellanfacette angeschliffen. Der nun zu gießende Goldrücken besteht aus 2 Teilen, nämlich einem losen Goldriegel, welcher den schmalen Raum zwischen Gerüstbügel, Kieferwall und Facettenrücken ausfüllt, und

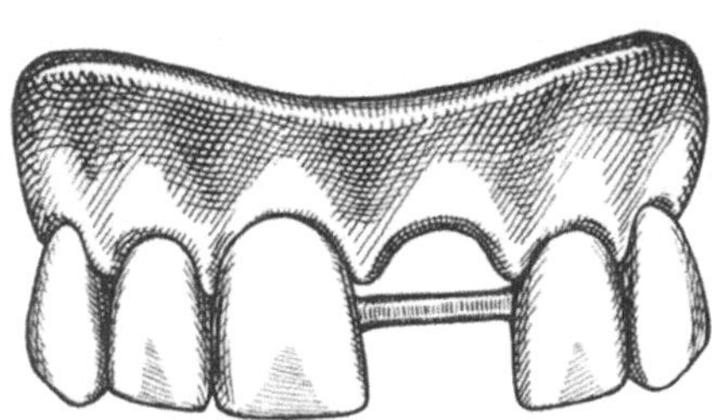

Abb. 189. Vollporzellanbrücke, deren Porzellanglied abgesprengt ist. Platiniridiumbügel zwischen 1⌐ und ⌐2 noch erhalten.

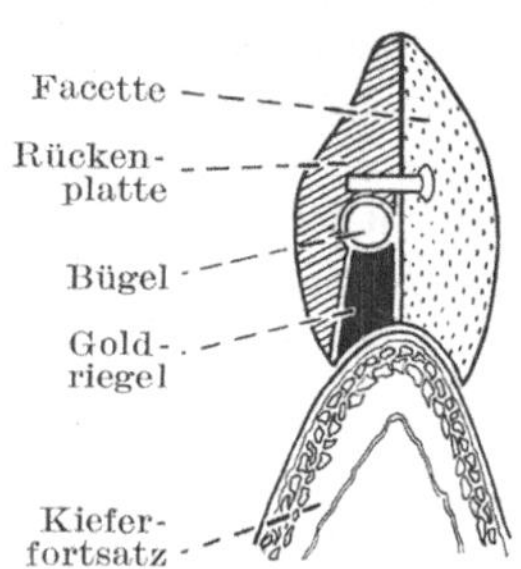

Abb. 190. Reparatur des angesprengten Porzellanglieds (Im Sagittalschnitt.)

ferner einer an die Crampons bzw. den Facettenrücken angegossenen Goldrückenplatte, welche den Gerüstbügel und den zuvor gegossenen und darunter liegenden Riegel schloßartig übergreift. Auf diese Weise kann die Front wieder einzementiert werden, deren zweiteiliger Goldrücken den Gerüstbügel zangenförmig umfaßt (Abb. 190).

Zusammenfassung.

Die moderne zahnärztliche Keramik befähigt uns zu einer so weitgehenden Bemeisterung des in bezug auf naturähnliche Wirkung unübertrefflichen Porzellans, daß heute seine universelle Anwendung in der Prothetik möglich ist. Unsere Ausführungen sind ein Versuch, den heutigen Stand unseres Arbeitsgebietes zu schildern und seine Methoden und Indikationen in praktisch verwertbarer Weise darzulegen. Aber Worte und Bilder vermögen in dieser Beziehung nicht alles. So läßt sich z. B. auf dem Gebiet ärztlich-technischer Indikationsstellung eine restlos präzise Formulierung nicht geben. Es wäre wünschenswert, wenn die vielfachen, z. T. mangelhaften Versuche, die statischen Verhältnisse im Munde in exakter Weise auszudrücken, zu brauchbaren praktischen Resultaten gelangen möchten. Solange die Theorie nicht soweit reicht, bleiben als unentbehrliche Instanz Erfahrung und künstlerischer Blick. Es ist zu hoffen, daß trotz der Schwierigkeiten die Erkenntnis von der Unentbehrlichkeit der keramischen Methoden zu weitgehendster Anteilnahme führen möge.

Auch hier gibt es heute noch da und dort produktive Arbeit zu leisten. Eine Reihe von Fragen, welche z. B. technische Vorkehrungen gegen die Porzellanschrumpfung oder die zur Kombination mit Porzellan geeigneten Materialien betreffen, also zur Frage des ganzen Porzellanoberstücks Bezug haben, stehen noch offen.

Andererseits sind da und dort Fortschritte zu begrüßen. So kann heute das Problem eines künstlichen Schmelzersatzes mit Hilfe der Porzellanmantelkrone

als gelöst betrachtet werden und es ist erfreulich, daß sich die Anwendbarkeit
dieser Krone heute schon weit auf das Gebiet der Brücken- und Plattenprothese
erstreckt.

Die neue Zeit rüttelt selbst an der grundlegenden Technik des bisherigen
Porzellan„brennens" und es mag sein, daß das Porzellanguß- bzw. Preßverfahren
eines Tages auf breite Grundlage gestellt werden kann, obwohl auf Grund
unserer Erfahrungen die heutige Arbeitsform nur für kleinere keramische Arbeiten (Füllungen) der konservierenden Zahnheilkunde, deren Darstellung einer
anderen, berufenen Feder anvertraut ist, anwendbar erscheint. Vielleicht wird
jedoch auch dieses Arbeitsverfahren durch Herstellung geeigneter Schmelz-
formen (platinfolieähnlich) in der Prothetik verwertbar werden. Über den
Verlauf unserer dahingehenden Versuche hoffen wir später berichten zu können.

Altes und Neues soll dazu beitragen, die an uns gestellten Aufgaben zahnärztlicher Prothetik in idealer Weise zu lösen, also dem natürlichen Vorbild
möglichst nahe zu kommen durch Erzielung einer Harmonie zwischen äußerer
Form und innerem Wert.

Literaturverzeichnis.

Avary, Hugh, Porcelain jacket crowns. J. amer. dent. Assoc. 15, Nr 4.

Balkwill, Zusammenhängendes Porzellanzahnfleisch. Brit. J. dent. Sci., Aug. 1879. —
Bieroth, Carl, Über Porzellanguß. Zahnärztl. Rdsch. 1928, Nr 25. — *Bruhn, Chr.*,
Demonstration der Goldkrone mit selbstgebrannter Porzellanfront. Bericht zahnärztl.
Rdsch. 1904, 138.

Campbell, Kenneth C., Repair of all-porcelain baked bridge. Ref. (Gutowski)
Dtsch. Mschr. Zahnheilk. 46, H. 11. — *Chayes, Herman E. S.*, Cast Gold and Porcelain
Inlays. St. Louis 1920. — *Christensen*, Röhrenblocks, Continuous gum-Arbeit auf Gold-
basis. Korresp.bl. Zahnärzte. 1901, 343. — *Clark, L. Goddard*, Porzellantubenkrone.
Ref. Österr.-ung. Ver. Zahnheilk.1903, 578. — *Mc Closkey, Donald F.*, Porcelain jackets
under stress. Oral health 18 (1928). — *Le Cron, D. O. M.:* Continuous-Gum-Dentures.
Philadelphia 1913.

Evans, George, Kronen-, Brücken- und Porzellanarbeiten. Deutsch von A. Werkenthin. Hamburg 1908.

Felcher, F. R., Porcelain manipulation. A practical technic for the general practitioner.
VII. Porcelain manipulation. VIII. Tooth form. Ref. (Gutowski) Dtsch. Mschr. Zahn-
heilk. 46, H. 3. — *Fletcher*, Zusammenhängendes Porzellanzahnfleisch. Brit. J. dent. Sci.,
Mai 1879.

Goslee, Hart J., Principles and practice of Crown and Bridgework, Brooklyn. London
1926. — *Le Gro, Albert Leland*, Ceramics in Dentistry, Brooklyn. London 1925. —
Gutowski, Alexander, Anleitende Beschreibung der dentistischen Keramik. 4. Aufl.,
1908. — *Derselbe*, Demonstrationsvortrag in der Versammlung Heidelberger Zahnärzte.
Ref. Dtsch. zahnärztl. Wschr. 1906, Nr 30, 576 ff.

Hasbrouock, Allen Continuous gum work. Dent. T., April 1870. — *Hauser*, Über
Continuous gum-Arbeiten. Odontol. Blätter 1904, 281. — *Hovestad, I. F.*, Practical
Dental Porcelains. St. Louis 1924. — *Derselbe*, Zum Randschluß bei Jacketkronen.
Zahnärztl. Rdsch. 36, Nr 45.

Jänicke, Geschichte der Keramik. Leipzig 1900. — *Jenkins*, Die Technik der
Porzellanbrücke. Zahnärztl. Rdsch. 1911, Nr 25, 32. — *Jung*, Die Verarbeitung der streng-
flüssigen Porzellanmassen von C. Ash und Sons. Korresp.bl. f. Zahnärzte. 1906, 1 ff.

Keinath, Georg, Messung hoher Temperaturen mit Ardometer und Holborn-Kurlbaum-
Pyrometer. Siemens-Zeitschr. Sept./Okt. 1921. — *Kirsten, Hermann*, Wiclands Hohl-
facette nach Prof. Schröder und ihre Verwendung usw. (Sonderdruck Berlin.) — *Klein,
Anton*, Die keramischen Massen von Gutowski. Zahnärztl. Rdsch. 1909, Nr. 41. —
Krumnow, Fr., Lehrbuch der Kronen-, Brücken- und Porzellantechnik Berlin 1914.

Lewin, Max, Die Keramik im Dienste der Orthodontie. Zahnärztl. Rdsch. 1928,
Nr. 30.

Mamlock, Die Porzellanfüllung. 2. Aufl. Berlin.

Newkirk, Eine Matrize zum Aufbauen von Porzellan. Ref. Dtsch. zahnärztl. Wschr.
1907, Nr 3. — *Nymann*, Porzellanbrückenarbeit. Z. Ref. Nov. 1902, 326.

Pines, Hyman, Charting Shade for ceramic restorations. Dent. Outlook 15 (1928).

Rech, Hermann, Keramische Prothetik. Berlin 1927. — *Richardson, Josef,* Mechanical Dentistry. London 1897. — *Riechelmann, O.,* Beitrag zur systematischen Prothetik. Berlin 1920. — *Riegner, H.,* Continuous gum und seine Verwendung bei Kronen- und Brückenarbeiten. Dtsch. Mschr. Zahnheilk. **1893**, 219. — *Derselbe,* Kronen- und Brückenarbeiten. Leipzig 1895. — *Rothschild, Albert,* Keramik in Amerika. Zahnärztl. Rdsch. **36**, Nr 47. — *Rumpel,* Eine neue Porzellankrone. Zahnärztl. Rdsch. **1903**, 10, 585. — *Russo, Theodor,* Zum Randschluß bei Jackettkronen. Zahnärztl. Rdsch. **36**, Nr 46.

Scheer, Karl, Über Gußversuche mit dem Gußporzellan Eldentog. Zahnärztl. Rdsch. **1928**, Nr 14. — *Schenk, Fr.,* Moderne Brückenprothesen. Erg. Zahnheilk. **1913**, H. 4. — *Schwartz, Johann,* Altes und Neues zur Jackettkrone. Zahnärztl. Rdsch. **1928**, Nr 18. — *Smrecker, Ernst,* Handbuch der Porzellanfüllungen und Goldeinlagen. Berlin 1921.

Taggart, Porzellan bei Brückenarbeiten. Z. Ref. **1899**, 209. — *Thompson, J. Melville,* The Porcelain Hood or Jacket Crown. — Porcelain Dent. Restorations Philadelphia a. New York 1920. — *Turner, Charles R.,* Prothetik Dentistry. New York u. Philadelphia 1913.

Verrier, Continuous gum-Arbeit. Korresp.bl. f. Zahnheilkunde. **1884**, 36.

The S. S. White Letter. Philadelphia. Jan. 1928. — *Wünsche, Eugen,* Jaquetkrone. Zahnärztl. Rdsch. **1911**, H. 52. — *Derselbe,* Chemische Grundlagen der zahnärztlichen Keramik. Erg. Zahnheilk. **1914**, 139. — *Wustrow,* Physikalische Grundlagen. 1919.

Zundel, Philipp, Travaux á gencive continue. Le Laboratoire. 4, Mai. Paris 1907.

Die prothetische Deckung von Gesichtsdefekten.

Von

Dr. **Carl Kukulies**, Düsseldorf.

Mit 33 Abbildungen im Text.

Einleitung und Allgemeines.

Kein Teil des menschlichen Körpers offenbart in gleichem Maße das Wesen der Persönlichkeit, wie das Antlitz, kein Teil vermag die Empfindungen des Menschen auszudrücken wie das Gesicht, das mit Recht als das Spiegelbild der Seele bezeichnet wird. Für die Architektur des Gesichtes ist die Nase der wichtigste Bestandteil, denn sie gibt im Verein mit Stirn und Kinn dem Menschen das Charakteristische seines Aussehens.

Schädigungen des Gesichtes lassen den davon Betroffenen das Gefühl, ein Krüppel zu sein, viel tiefer empfinden, als es bei anderen Verstümmelungen der Fall zu sein pflegt; der Gesichtsverletzte glaubt sein Antlitz einer steten Kritik von seiten seiner Mitmenschen ausgesetzt, so daß ihn das Gefühl des geminderten Wertes seiner Persönlichkeit nicht verläßt. Hinzu kommt die durch das Fehlen des Mundverschlusses oder der Schutzvorrichtungen der Nase für den Gesamtorganismus und die Atmungsorgane bedingte Gefahr, namentlich hinsichtlich des Eindringens von Infektionserregern.

Schwere Entstellungen des Gesichtes können angeboren oder erworben sein. Die häufigste Art der angeborenen Deformitäten stellen die Spaltbildungen der Oberlippe und des Gesichtes selbst in den verschiedensten Kombinationen als Folgeerscheinungen von Störungen der Entwicklung des ersten Kiemenbogenpaares und des Nasenstirnfortsatzes dar. Diese Formfehler kommen für die prothetische Deckung nicht oder nur ganz selten in Frage, da sie fast ausschließlich chirurgisch behandelt werden. Von sonstigen angeborenen Anomalien im Bereiche des Gesichtes sind noch die Mißbildungen am Ohr, das gänzliche Fehlen der Ohrmuschel und der Nase, wie es Maissoneuve und Landow beobachteten, zu erwähnen.

Das weitaus größte Kontingent der Gesichtsdeformitäten stellen diejenigen Erkrankungen, die in ihrem Verlauf zu schweren Zerstörungen des Gesichtes führen (Lues, Lupus u. a.), ferner umfangreiche Schädigungen, wie wir sie im Zusammenhang mit einem Trauma, insbesondere als Kriegsverletzungen häufig beobachteten.

Man sah sich im letzten Kriege bei diesen Verletzungen im Bereiche des Gesichtsschädels, die oft mit schwersten funktionellen Störungen einhergingen, ganz neuen Aufgaben gegenüber. Um den davon betroffenen Unglücklichen in möglichst vollkommener Weise zu helfen, konnte das Ziel nicht hoch genug gesteckt werden, galt es doch zu versuchen, nicht nur die Defekte zu decken, sondern zugleich den wieder aufgebauten Teilen ihre Funktion wieder zu geben. Hier hat sich die Gesichts- und Kiefer-Chirurgie und Orthopädie Verdienste erworben, deren sich die Geschichte dieser Disziplinen zu allen Zeiten erinnern wird.

Für die Deckung von Gesichtsdefekten kommen zwei Wege in Frage:

1. Die chirurgisch-plastische Operation.
2. Die Gesichtsprothese.

Als älteste Methoden der chirurgisch-plastischen Operation der Gesichtsdefekte haben die aus Indien und Italien stammenden Verfahren der Gesichtsplastik zu gelten. Die indische Methode nimmt das Material für den Wiederaufbau der Nase aus der Stirn, bzw. Kopfhaut, die italienische gewinnt es aus dem Arm. Die Verpflanzung von Gewebe aus Brust und Hals ist späterhin,

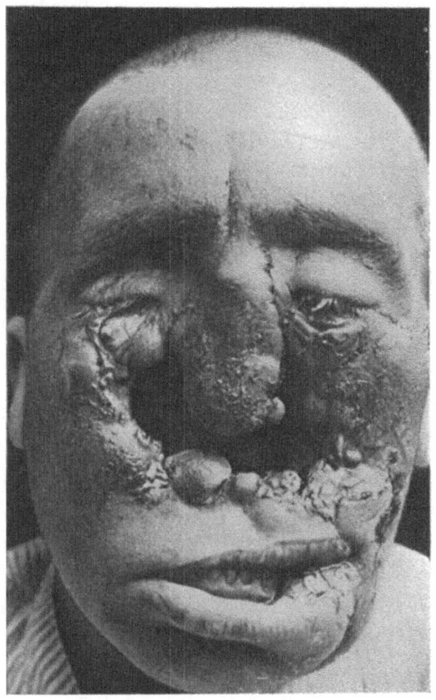

Abb. 1. Schwere Zertrümmerung des mittleren Gesichtsdrittels durch Granatschuß. (Westdeutsche Kieferklinik.)

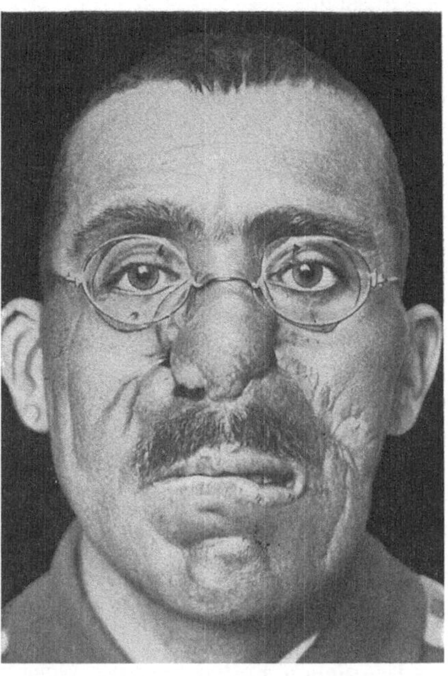

Abb. 2. Derselbe Fall nach durchgeführter Behandlung: Oberkiefer und Nasengerüst sind durch eine Prothese ersetzt; darüber hat die chirurgische Schließung der Weichteile stattgefunden; die leeren Augenhöhlen sind durch eine Orbitalepithese gedeckt. (Westdeutsche Kieferklinik.)

besonders im letzten Kriege vorzüglich angewandt worden. Für kleinere Plastiken an der Nase kommen Lappen aus der Wangengegend zur Verwendung.

Auch die prothetische Kunst ist alt. Wie man schon frühzeitig andere Körperteile durch Prothesen ersetzte —es sei hier an die eiserne Hand des Götz von Berlichingen erinnert —, so hat man auch den prothetischen Ersatz von Gesichtsdefekten, insbesondere von zerstörten Nasen zu allen Zeiten versucht. Albrecht verweist in einem Abschnitt seiner Arbeit über Gesichtsprothesen auf die Angabe einer um das Jahr 1000 aus Gold angefertigten Nasenprothese. Danach soll Kaiser Otto III. gelegentlich eines Besuches des Grabes Karls des Großen die fehlende Nasenspitze durch eine goldene habe ersetzen lassen. Auch aus anderen Jahrhunderten finden wir Berichte über aus Holz angefertigte Nasen. Die Aufzeichnungen häufen sich mit der Entwicklung der Zahnheilkunde nach der prothetischen Seite. Der Umstand, daß der Zahnarzt einerseits die in Betracht kommenden anatomischen Verhältnisse beherrscht, andererseits in seinem Laboratorium über die technischen Mittel verfügt, die zur Anfertigung künstlicher Gesichtsteile notwendig sind, führte dazu, daß die Gesichtsprothetik in das Tätigkeitsfeld des Zahnarztes einbezogen wurde. Heute hat sich die Gesichtsprothetik zu einer beachtenswerten Höhe entwickelt, und ist eine das Wirken des Chirurgen wertvoll ergänzende Disziplin geworden.

Der Entscheidung der Frage, welcher Weg zu gehen ist, ob der chirurgische oder der prothetische, hat die gründlichste Erwägung aller im einzelnen Falle gegebenen Möglichkeiten vorauszugehen. Der Wiederaufbau aus lebendem Gewebe hat selbstverständlich als das überlegene Verfahren zu gelten; aber der aussichtslose Versuch einer chirurgisch-plastischen Wiederherstellung kann auch für die prothetische Deckung der Gesichtsdefekte ungünstige Verhältnisse schaffen und somit schädlich wirken. Es sollte sich daher niemand mit dem künstlichen Ersatz von Gesichtsteilen befassen, der nicht die im Einzelfalle für das chirurgische Vorgehen bestehenden Aussichten zu beurteilen vermag. Auf jeden Fall sollte eine gemeinsame Beratung mit einem auf dem Gebiete der chirurgisch-plastischen Behandlung der Gesichtsdefekte erfahrenen Chirurgen vorausgehen, bei der auch die einem erfolgreichen chirurgischen Vorgehen gezogenen Grenzen ins Auge gefaßt werden. Wir wollen hier kurz auf dieselben hinweisen.

Der Weg des chirurgisch-plastischen Verfahrens ist langwierig und erfordert in vielen Fällen eine jahrelange, durch öftere Pausen unterbrochene Behandlung. Mancherlei Hindernisse können die Heilung aufhalten und die Behandlungsdauer sehr in die Länge ziehen. Neben einer schlechten Heilungstendenz, die sich von vornherein nicht immer abschätzen läßt, kann es zu Ernährungsstörungen und als deren Folgeerscheinungen zu gänzlichem oder teilweisem Absterben des verpflanzten Materials kommen. Bei den großen Wundflächen, die häufig breit mit der Mund- und Nasenhöhle communicieren, ist die Gefahr eines Erysipels nicht gering. Es gehen durch die Wundrose oft recht beträchtliche Teile des verpflanzten Gewebes zugrunde, der Rest schrumpft zusammen und schafft Verhältnisse, die für weitere plastische Operationen einen ungünstigen Boden bilden.

In solchen Fällen tritt die Gesichtsprothetik entweder allein in Wirksamkeit oder sie hilft die Defekte in gemeinsamer Arbeit mit der Gesichtschirurgie decken, nachdem diese den Aufbau soweit durchgeführt hat, wie es mit dem vorhandenen Material und unter den gegebenen Verhältnissen möglich war. Nicht selten auch leistet der künstliche Ersatz von Gesichtsteilen als Provisorium vortreffliche Dienste, wenn es gilt, einen Patienten während einer langen Behandlungspause vor den äußeren Nachteilen der Verstümmelung zu schützen.

I. Die Einteilung der Gesichtsprothesen und die Indikation der Anwendung der verschiedenen Prothesenarten.

Ein geeigneter Rahmen für die Einteilung des künstlichen Ersatzes läßt sich durch folgende Unterscheidungen gewinnen:

Wir kennen einmal Gesichtsprothesen, die den Patienten fertig in die Hand gegeben und von ihnen nur auf- und abgesetzt zu werden brauchen, daneben eine besondere Methode des Ersatzes von Gesichtsteilen, die Gelatineprothese, für deren Herstellung der Patient Form und Material in die Hand bekommt, um sich die Prothese täglich oder, so oft dies erforderlich scheint, selbst zu gießen und sie mit einer Harzlösung zu befestigen.

Unter den fertigen Ersatzteilen lassen sich die Gesichtsepithesen von den Gesichtsprothesen unterscheiden. Erstere sind Ersatzteile, die von einer Brille, einer Gaumenplatte oder einem ähnlichen Hilfsmittel mitgetragen auf die Fläche, die der Basis der fehlenden Gesichtsteile entspricht, aufgesetzt werden, während die Gesichtsprothesen, die sich dem Defekt ein- oder auffügen lassen und durch besondere Befestigungsvorrichtungen gehalten werden, eine innigere Verbindung mit dem Gesichte besitzen und dadurch für das subjektive Gefühl des Patienten vollkommener sind. Die Gelatineprothese wird überall dort angewandt, wo sie ihrer sonstigen Eigenart nach Verwendung finden kann. Die Indikation für diese ist durch folgende Bedingungen umgrenzt. Die Basis des fehlenden Gesichtsteiles muß ihrer Form nach die Anlage feiner Übergänge der Gelatine zur natürlichen Haut gestatten, das fehlende Stück darf nicht zu groß sein, damit die Gelatinemasse nicht zu schwer ist, um sich fest ankleben zu lassen, und schließlich muß die korrekte Anfertigung der Gelatineprothese — die täglich oder jeden zweiten Tag zu erfolgen hat — durch den Patienten oder eine mit dem Verfahren vertraute Persönlichkeit seiner Umgebung gesichert sein.

Da diese Bedingungen bei großen Gesichtsdefekten bei weitem nicht immer erfüllt sind, bleibt man in den meisten Fällen auf die Verwendung der fertigen Gesichtsersatzteile angewiesen. Je nach der Gestalt des Defektes und der Befestigungsmöglichkeit werden diese unter den Charakter der Epithesen oder der Prothesen fallen. Beide Formen gehen ineinander über.

Ehe wir mit der speziellen Darstellung der Anfertigung und Anwendung der verschiedenen Prothesenarten beginnen, sind diejenigen Arbeiten zu besprechen, die in jedem Falle der Herstellung von künstlichen Gesichtsteilen vorauszugehen haben: die Abformung des Gesichtes und die Herstellung des Positiv-Modells, auf dem die Modellierung der Prothese erfolgt.

II. Die Abformung des Gesichtes.

Für die Herstellung eines Prothesen-Modells ist zunächst die Abformung des Gesichtes notwendig, und zwar brauchen wir einen Abdruck von der Gesichtsoberfläche und einen solchen von dem Defekte selbst. Während von der Gesichtsoberfläche ein genaues Bild unentbehrlich ist, da der kosmetische Erfolg einer Gesichtsprothese in der Hauptsache auf einem genauen Anschluß der Prothese an ihre Unterlage und einem unauffälligen Übergang zu der natürlichen Umgebung beruht, können wir bei der Wiedergabe des Defektinnern, die häufig für die Konstruktion eines Befestigungsapparates notwendig wird, darauf verzichten, alle Einzelheiten festzuhalten.

Die technischen Mittel, die uns für die Abformung zur Verfügung stehen, sind die gleichen, wie wir sie schon von der Kieferprothetik her kennen, und zwar besitzen wir neben dem Gips auch plastische Abdruckmassen wie Stents, Wachs und andere. Die Indikation für die Verwendung des einen oder des anderen Materials allein oder kombiniert hängt von der anatomischen Beschaffenheit der abzuformenden Partien ab. Während die glatte, ebenmäßige, mit Epidermis bekleidete Gesichtsoberfläche die Anwendung des Gipses angezeigt erscheinen läßt, leisten plastische Massen zur Abformung des Defektinnern mit den zahlreichen Buchten und den unter sich gehenden Stellen, sowie der empfindlichen Schleimhaut bessere Dienste.

Für die Methodik des Abdrucknehmens ergibt sich nach diesen Betrachtungen eine Zweiteilung. Einen Abdruck des Defektinnern für die Konstruktion eines intranasalen oder oralen Befestigungsapparates gewinnen wir ohne Belästigung für den Patienten mit erwärmter Wachs- oder Stentsmasse, die vorher eingefettet in das Innere des Defektes gedrückt wird und vorzugsweise die Partien abbildet, die für den Befestigungsapparat in Frage kommen. Dieser Abdruck wird mit Gips ausgegossen, und danach der Befestigungsapparat hergestellt. Zum Abformen der Gesichtsoberfläche bringt man den Patienten auf einem Operationsstuhl in horizontale Lage. Die Gesichtshaut wird sorgfältig mit Vaseline eingefettet; Schnurrbart, Augenbrauen und leere Augenhöhlen werden gegebenenfalls mit Seidenpapier bedeckt, das mit Vaseline auf die betreffenden Stellen aufgeklebt wird. Sie können auch mit einer Mischung von Stearin und Hirschtalg bestrichen werden. Die Nasenlöcher und der Gesichtsdefekt selbst werden mit eingefetteter Watte verstopft, jedoch nur so weit, daß die Konturen des Defektes erhalten bleiben. Ist ein Befestigungsapparat für die Prothese vorgesehen, so wird er vor dem Abdrucknehmen eingesetzt; lediglich die Enden des Apparates läßt man aus dem Defekt herausragen, so daß dieser durch den aufgetragenen Gips in situ gehalten wird. Um ein Herabfließen des Gipses zu vermeiden, wird das Gesicht mit einem durch eine Klammer zusammengehaltenen feuchten Tuch umrahmt (Abb. 3). Nachdem diese Vorbereitungen getroffen sind, führt

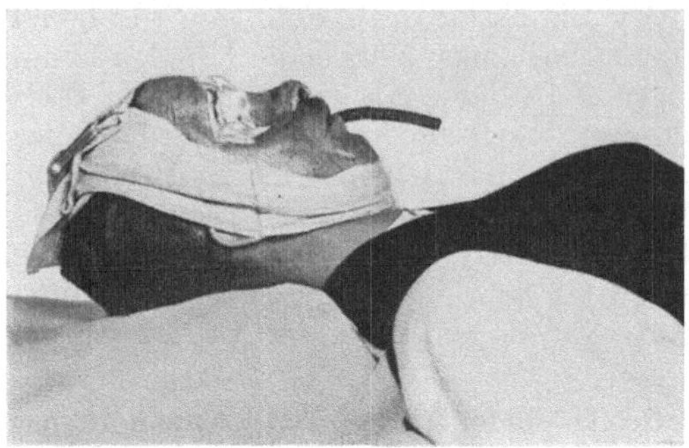

Abb. 3.

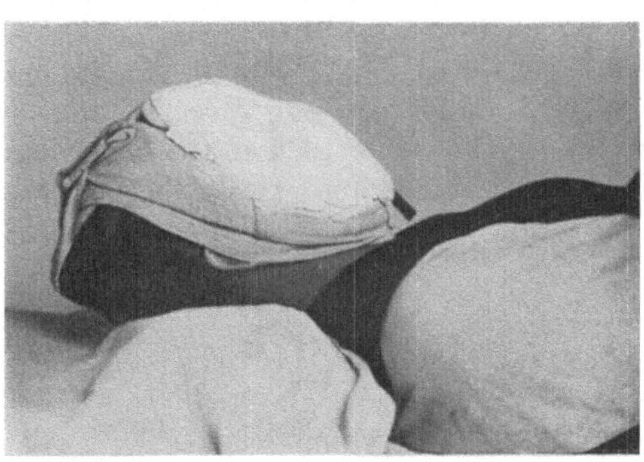

Abb. 4.

man zur Ermöglichung der Atmung ein Gummirohr oder eine flache Metallkanüle zwischen die Lippen des Patienten. Alsdann wird der Gips in einem großen Gumminapf mit lauwarmem Wasser ohne Salzzusatz angerührt und dünnflüssig auf die ganze Gesichtsoberfläche in einer Schicht von ungefähr $\frac{1}{2}$ cm aufgegossen. Nachdem diese Schicht fester geworden ist, wird eine zweite Schicht auf die Grundschicht aufgetragen, so daß die Dicke der ganzen Gipsschicht etwa 2 cm beträgt (Abb. 4). Nach dem völligen Erhärten des Gipses läßt sich der ganze Abdruck leicht von seiner Unterlage abheben.

Das Ausgießen geschieht in derselben Weise wie bei jedem anderen Gipsabdruck. Ratsam ist es, selbst bei kleinen Defekten in jedem Falle einen vollständigen Gesichtsabdruck zu nehmen, um beim Modellieren z. B. einer zu ersetzenden Nase einen Gesamteindruck zu gewinnen, der bei einem Teilabdruck fehlt, aber zur harmonischen Wiederherstellung des Gesichtes unerläßlich ist.

Trittermann empfiehlt beim Abformen von Ohren oder ganzen Nasen längs der Ohrmuschel bzw. des Nasenrückens einen dünnen aber festen

Bindfaden mit einem Tropfen Wachs zu befestigen. Diesen Faden läßt man unter dem Abdruck etwa 20 cm beiderseits herausragen. Durch Aufreißen des halb erstarrten Gipses mit dem Faden erhält man 2 Halbformen.

III. Das Modellieren der Prothese und die Herstellung einer Leimform.

Beim Modellieren der Gesichtsprothese ist es oft schwer, die rein ästhetischen Rücksichten mit den praktischen Notwendigkeiten so vollkommen in Einklang zu bringen, wie dies für die Brauchbarkeit der Prothese unerläßlich ist. Unbedingt erforderlich für ein Festsitzen der Prothese ist ein breites Aufliegen auf ihrer Basis, falls nicht in dem Defekt selbst durch einen Befestigungsapparat Halt gesucht wird. Narbenzüge in der Umgebung des Defektes wird man zu verdecken suchen, andererseits sich an Narbenfurchen anlehnen, um schärfere Züge und Formen herauszuarbeiten. Die Schärfe der Linien muß beim Modellieren ganz besonders betont werden, um einem flächenhaften Eindruck der Prothese vorzubeugen. Strittig ist die Frage, ob beim Modellieren, insbesondere von Nasen, die ursprüngliche Form angestrebt werden soll, oder ob man sie unberücksichtigt lassen kann. Nach unseren Erfahrungen ist es am besten, sich den gegebenen Verhältnissen anzupassen und die fehlenden Gesichtsteile unter Berücksichtigung der gesamten Physiognomie, wie sie gegenwärtig ist, aufzubauen. Gar oft ist durch die Zerstörung, durch narbige Verzerrungen das Gesicht derartig verändert, daß eine Nase in ihrer ursprünglichen Gestalt nicht mehr in die jetzige Gesichtsform passen würde.

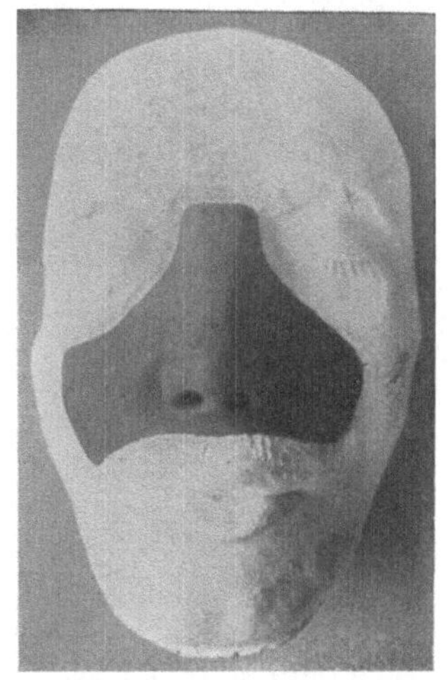

Abb. 5. Gesichtsmaske mit in Plastilin modellierter Nase; gleichzeitig sind Narbenpartien auf beiden Wangen gedeckt.

Das Modellieren einer Gesichtsprothese ist eine künstlerische Aufgabe, der nicht jeder Zahnarzt gewachsen ist. Die Hilfe eines Bildhauers ist daher zur Vervollkommnung des Resultates erwünscht. Wo die Möglichkeit fehlt, diese Arbeit von Künstlerhand vornehmen zu lassen, hilft sich der Gesichtsprothetiker durch Vorbilder, die er entweder aus einer Sammlung von Gesichtsmasken wählt und nachformt oder dem Leben nachbildet, indem er das Gesicht eines Menschen mit ähnlichem Gesichtstyp nimmt und danach den fehlenden Gesichtsteil modelliert. Am besten wird das Modellieren der Prothese auf der Gesichtsmaske des Prothesenträgers unter sorgfältiger Berücksichtigung aller Anforderungen vorgenommen, die an eine Prothese zu stellen sind. Dazu gehört vor allem, daß die Ränder der Prothese an den Übergangsstellen zu den natürlichen Hautpartien fein verlaufen und so einen unauffälligen Übergang bilden. Ist das Modell in seiner Form hergestellt, so wird es mit einem Borstenpinsel oder einer Drahtbürste betupft, um die Poren der Haut auszuprägen und durch eine gewisse Unregelmäßigkeit der Oberfläche ein naturgetreues Aussehen hervorzurufen. Als Modelliermaterial verwendet man Plastilin, Ton oder Wachs.

Das fertige Modell wird bis zu etwa $1^1/_2$ cm des Prothesenrandes beschnitten und gründlich mit einer Schellackmasse überzogen. Zur Herstellung einer

Negativform umgibt man das Modell mit einem Tonwall oder einem Pappkarton und gießt die Hohlform mit flüssigem Gips unter Vermeidung von Blasenbildung aus. Nach Erhärten des Gipses werden die Formen getrennt. Dabei löst sich ein Teil der Modelliermasse, der Rest wird sorgfältig entfernt.

Wer sich jemals eingehend mit der Gesichtsprothetik befaßt hat, wer vor allem ein Modell aus plastischen Massen selbst hergestellt hat, wird wissen, wie wertvoll das gewonnene Modell ist, und wie leicht es bei der weiteren Verarbeitung bis zur Fertigstellung der Prothese beschädigt werden kann. Daher empfiehlt es sich, sogleich nach Herstellung der Negativform einen Abdruck der Positiv- und Negativform zu machen. Das geschieht mit Hilfe einer sog. Leimform.

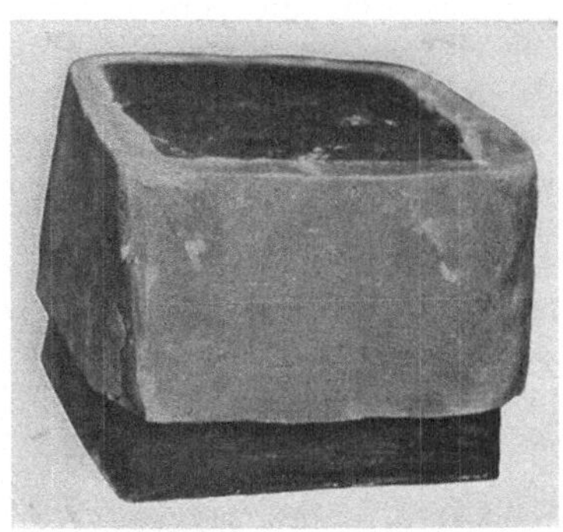

Abb. 6. Gipspositiv mit Tonwall. Der Hohlraum ist mit Gelatine ausgegossen (Leimform).

Nachdem Gelatine mit wenig Wasser aufgeweicht und im Wasserbade zu einer dicken Flüssigkeit völlig aufgelöst worden ist, wird die eingefettete Gipsnegativform mit der flüssigen Gelatinemasse ausgegossen. Nach Erstarren der Masse kann sie leicht aus ihrer Umgebung gehoben werden, ohne daß sie selbst ihre Gestalt verliert, da sie infolge ihrer Elastizität immer wieder in ihre ursprüngliche Form zurückkehrt. Auf gleiche Weise wird ein Abguß von der Positivgipsform gewonnen. Man umgibt das eingefettete Gipsmodell mit einem Tonwall und füllt die Hohlform mit der flüssigen Gelatinemasse (Abb. 6). Durch Ausgießen der Gelatine-, Positiv- bzw. Negativ-Form mit Gips erhält man ein Gipsguß-Positiv bzw. Negativ. Nach diesem Verfahren kann man beliebig viele Gipsformen gewinnen. Zu bemerken ist allerdings noch, daß nach 1—2 Tagen die Gelatinemasse schrumpft und dadurch die Form unbrauchbar wird.

IV. Die fertige Gesichtsprothese, ihr Anwendungsgebiet, ihre Herstellung und Befestigung.

Wir haben das Anwendungsgebiet des fertigen Gesichtsersatzes bereits kurz umrissen. Für die Entscheidung der Frage, ob dem Patienten eine solche Prothese in die Hand zu geben ist, die er nur auf- und abzusetzen hat, sind Gesichtspunkte praktischer Bedeutung von Bedenken.

Leute, deren Beruf es mit sich bringt, daß sie ihr Gesicht ungeschützt jeglichem Wetter aussetzen müssen, und das dürfte bei der Mehrzahl der Fall sein, bedürfen eines derberen, widerstandsfähigeren Gesichtsersatzes, als er durch die empfindlichere Gelatineprothese geschaffen werden kann. Wo eine starke Sekretion in der näheren Umgebung des zu bedeckenden Defektes besteht, ist gleichfalls die Anwendung der fertigen Prothese geboten, weil diese im Gegensatz zu der Gelatineprothese aus Materialien gefertigt werden kann, die nicht von den Sekreten angegriffen werden.

Der Unterschied zwischen den Gesichtsepithesen und Prothesen (Kap. I) liegt in der Befestigungsart begründet. Es sei daher an dieser Stelle kurz auf die Befestigungsmöglichkeiten eingegangen. Es stehen uns orale, extraorale und intranasale Befestigungen zur Verfügung. Als die ältesten

Befestigungsmittel sind die extraoralen bekannt. Sie sind primitivster Art. So hat Delbarre zur Befestigung seiner Nasenprothesen fleischfarbene Stoffbänder oder federnde Metallbänder gewählt. Auch emaillierte Goldbänder, die sich

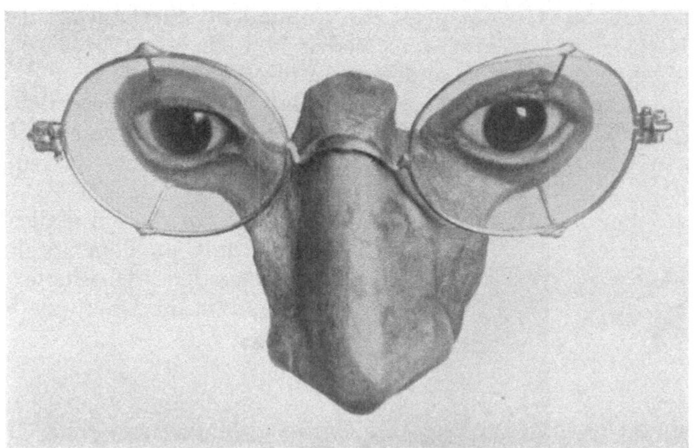

Abb. 7. Extraorale Befestigung einer Kautschukgesichtsepithese durch ein mit der Epithese verbundenes Brillengestell.
(Gehört zu Abb. 11 und 12.) (Westdeutsche Kieferklinik.)

um die Stirn legten, dienten dazu. Jessen empfahl, die Prothesen mit Mastix oder Kollodium auf ihrer Unterlage zu befestigen. C. Sauer versuchte die Prothesen durch englisches Heftpflaster zu fixieren. Die vollkommenste und sicherste extraorale Befestigung, die sich insbesondere zur Befestigung von massiven Prothesen bewährt hat, wird an einem Brillengestell gewonnen. Man verbindet dabei entweder die Brille direkt mit der Prothese, wie in Abb. 7 gezeigt ist, oder wählt für die Prothese eine intranasale oder orale Befestigung und

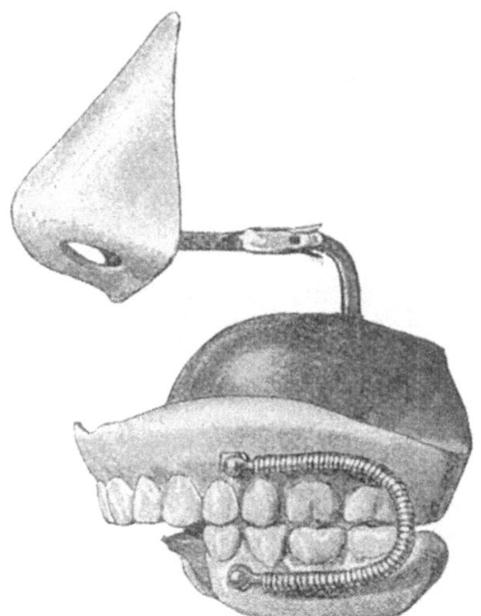
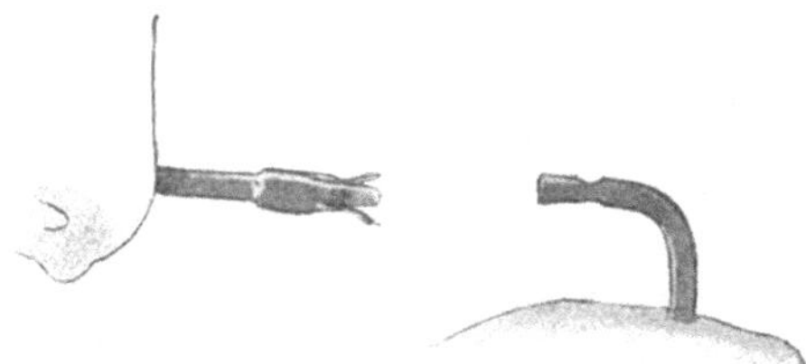

Abb. 8. Orale Befestigungsart einer Nasenprothese. (Aus Parreidt, Handbuch der Zahnersatzkunde.)

unterstützt sie durch ein Brillengestell. Dadurch wird beim Abnehmen der Brille ein gleichzeitiges Entfernen der Prothese vermieden.

Kukulies empfahl zur Unterstützung der Brillenbefestigung Leukoplaststreifen zu verwenden, die auf die Ränder der Prothese aufgeklebt, zugleich die Prothese auf der natürlichen Umgebung festhalten.

Bei vorhandener Perforation im harten Gaumen wählt man eine orale Befestigung. Man bringt die Gesichtsprothese in Verbindung mit der Kieferprothese, indem man an der Kieferprothese palatinalwärts einen durch den Gaumendefekt in den Nasenraum ragenden vertikalen Vierkantdraht befestigt, auf den eine mit der Gesichtsprothese verbundene Vierkantkanüle geschoben wird. Cl. Martin hat hierfür verschieden komplizierte Apparate konstruiert und bekanntgegeben, die von anderen Autoren übernommen und weiter ausgebaut wurden; man ging sogar so weit, daß man, um diese Befestigungsart anwenden zu können, künstlich eine Öffnung im harten Gaumen oder im Vestibulum oris in der Gingivolabialfalte schuf, ein Verfahren, das unbedingt zu verwerfen ist.

Eine orale Befestigungsart zeigt auch Abb. 9. In diesem Falle konnte ein guter Halt an dem an dem Schädel feststehenden Oberkiefer gefunden werden, da die Oberlippe fehlte. Eine

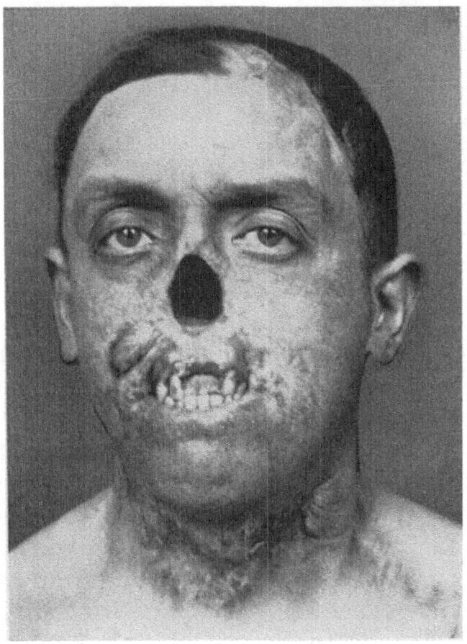

Abb. 9. Dentaler Kappenverband im Oberkiefer mit Schraubengewinde in dem Zwischenstück (orale Befestigung). Eigene Beobachtung.

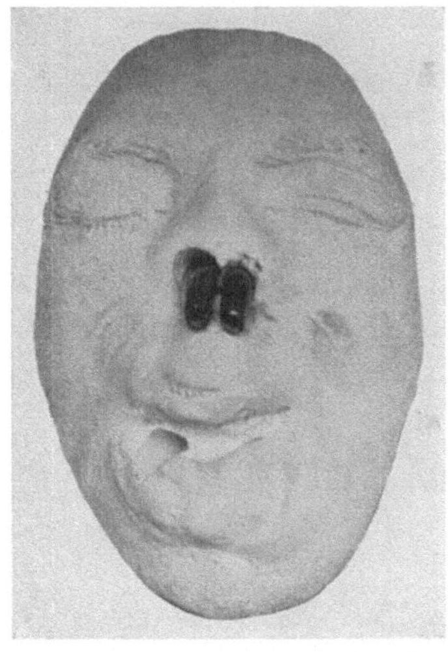

Abb. 10. Intranasale Befestigungsart durch in den Nasendefekt gelegte Kanülen.

fortlaufende, auf den Zähnen des Oberkiefers festsitzende Kappe trägt in der Mittellinie an Stelle der fehlenden Schneidezähne eine massive Metallverbindung mit einem Gewinde, in das eine Schraube greift, die durch den Oberlippenteil der Prothese gesteckt, diese an dem Kappenverband fixiert und einen absolut festen Sitz gewährleistet.

Die intranasale Befestigung sucht ihren Halt im Naseninnern. Abb. 10 stellt die Gesichtsmaske eines Lupuskranken dar, bei dem die zerstörte Nase durch eine Gelatineprothese ersetzt wurde. Nach einem Abdrucke vom Naseninnern, der, wie oben beschrieben, mit Wachs gewonnen wurde, goß man zwei Metallkanülen, die miteinander verbunden, mit dem einen Ende in den Defekt selbst ragten, mit dem anderen fast rechtwinkelig gebogenen Ende bis in die Höhe der Nasenlöcher reichten und mit der Prothese verbunden wurden. Dadurch wurde einmal der Prothese ein festerer Halt gegeben, andererseits auch bei aufgesetzter Prothese eine reguläre Nasenatmung ermöglicht. Kingsley und Kleinmann brachten zur Befestigung ihrer Nasenprothesen federnde Drähte an, die sich den Wandungen des Defektes anschmiegten. Jung legte in den Defekt eine Kanüle, die innen durch schaufelartig umgebogene Federn gehalten wurde, während sie außen eine den Defekt bedeckende Platte trug. Die Nasenprothese selbst wurde mit einem Stift auf eine an der Außenplatte des Befestigungsapparates angebrachte Kanüle geschoben.

Es ist nicht verwunderlich, daß in der Gesichtsprothetik die Materialien am meisten versucht wurden, die in der zahnärztlichen Prothetik sich bewährt hatten, da die Verarbeitung der Materialien dem Zahnarzte vertraut war, während Materialien wie Pappe, Leder, Holz und Pergament und Wachs nie zu einer weitgehenden Verwendung gelangt sind. Wenn sich die erstgenannten Materialien nicht durchgesetzt haben, und man in dem später behandelten Gelatineverfahren einen vollkommenen Ersatz für in Verlust geratene Gesichtsteile gefunden zu haben glaubte, so liegt das wohl daran, daß man bei der Bemalung der Kautschuk-Celluloid- und Metall-Gesichtsprothesen auf Schwierigkeiten stieß, die Bemalung nicht widerstandsfähig war, die Prothese bald unansehnlich wurde, an Naturähnlichkeit verlor, dadurch auffällig und von dem Patienten schließlich nicht mehr getragen wurde. Hinzu kam noch die Starrheit derartiger Prothesen, die die Auffälligkeit erhöhte. Ohne den feineren Unterschied zwischen Epithesen und Prothesen zu berühren, sei im folgenden auf die Herstellung und Befestigung und Bemalung der aus diesen Materialien hergestellten Prothesen, ihre Vor- und Nachteile näher eingegangen.

Die Forderungen, die an eine Gesichtsprothese zu stellen sind, lassen sich folgendermaßen formulieren:

1. Die Prothese muß in ihrer äußeren Form sich den Gesichtszügen anpassen,
2. ihr fester Sitz muß gesichert sein,
3. die Bemalung muß dem natürlichen Hautton entsprechen und haltbar sein,
4. die Prothese muß hygienisch einwandfrei sein, sie muß sich leicht abwaschen lassen,
5. sie muß dauerhaft, äußeren Einflüssen gegenüber widerstandsfähig sein.

Der Kautschuk ist in der Gesichtsprothetik seit etwa Mitte des 19. Jahrhunderts in Gebrauch. Man verwendete zuerst den harten Kautschuk, erkannte aber bald, daß Prothesen aus hartem Kautschuk nur ein unvollkommener Ersatz sind, da sie an den Stellen, an denen die mimische Gesichtsmuskulatur ansetzt, den Muskelbewegungen nicht folgen, den Anschluß verlieren und daher auffallend und unnatürlich wirken. Man brachte deshalb den Hartkautschuk in Verbindung mit dem weichbleibenden Kautschuk, indem man beim Ersatz z. B. einer Nase, den Nasenrücken aus hartem Kautschuk und die Ränder aus weichbleibendem herstellte, um so einen besseren Anschluß und eine größere Naturähnlichkeit zu erzielen. Bei dieser kombinierten Art der Verwendung des Kautschuks liegt ein Nachteil wieder darin, daß die weichen Ränder der Prothese leicht zackig und unansehnlich werden und ihre Form verlieren, falls man nicht diese Partien der Prothese stärker herstellt, ein Faktor, der wieder die Naturähnlichkeit stark beeinträchtigt. J. Bruck empfahl zur Beseitigung dieses Nachteils die weichbleibenden Partien durch einen eingelegten federnden Golddraht zu stützen.

Wir können die Übergänge dadurch feiner und unauffälliger gestalten, daß wir die Prothese mit Leukoplaststreifen auf ihre natürliche Umgebung aufkleben.

Die immerhin beträchtliche, eigene Schwere der Kautschukprothese erfordert einen gediegenen Befestigungsapparat, um ein genügendes Festsitzen zu gewährleisten. Die Befestigungsmittel wird man individuell nach den eingangs besprochenen Befestigungsmethoden wählen, bei allen größeren Prothesen wird die Anwendung einer Brillenbefestigung von Vorteil sein.

Die Celluloidgesichtsprothese löste seinerzeit die Kautschukprothese ab, da man in dem Celluloid ein Material gefunden zu haben glaubte, das wesentliche Vorzüge vor dem Kautschuk besaß. Mit der Einführung des Celluloids in die Gesichtsprothetik sind die Namen Gromwald und W. Bruck eng verknüpft. W. Bruck brachte als Neuerung die Verwendung von ungefärbtem, transparenten Celluloid, während man vorher nur Prothesen aus rosafarbenem Celluloid hergestellt hatte.

Bruck bediente sich des Preßverfahrens, stellte von dem in der üblichen Weise gewonnen Modell eine Metallstanze her, legte in die Stanze eine Wachsplatte in der Stärke der Celluloidplatte, goß die Stanze mit Gips aus und fertigte hiervon wiederum eine Metallstanze an. Er gewann somit zwei Stanzen, die im Innern einen Hohlraum zur Aufnahme des Celluloids aufwiesen. Zwischen

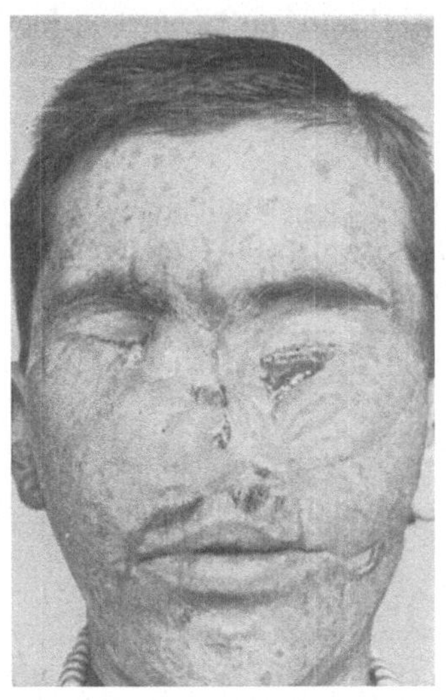

Abb. 11. Schwere Verstümmelung des mittleren Gesichtsdrittels durch Schußverletzung. Verlust beider Augen. (Westdeutsche Kieferklinik.)

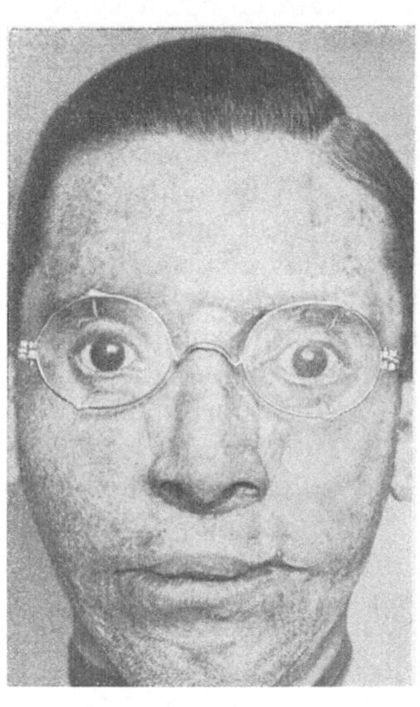

Abb. 12. Derselbe Fall mit aufgesetzter Kautschukgesichtsepithese. (Westdeutsche Kieferklinik.)

die Stanzen legte er die Celluloidplatte, erwärmte die Stanzen im Wasserbade und preßte sie mit der Kautschukpresse fest zusammen. Nach Erkalten der Modelle wurde die Celluloidplatte herausgenommen, mit Feile und Fräse an ihren Rändern bearbeitet und, um den Glanz zu brechen, die Oberfläche mit Bimsstein abgerieben.

Avellan macht in seiner umfassenden Arbeit über die Verwendung des Celluloids in der zahnärztlichen Prothetik auf eine kombinierte Verarbeitung des Celluloids mit dem Kautschuk aufmerksam. Bei Anwendung dieser Methode wird von der Oberfläche der im Wachs modellierten Prothese eine etwa $1/4$ mm dicke Schicht abgeschabt und nach diesem Modell eine Kautschukprothese hergestellt, die mit Ölfarben bemalt wird. Nach Eintrocknen der Farben erhält die Prothese einen dünnen Überzug mit einer Aceton-Celluloidlösung. Ist die erste Schicht getrocknet, dann wird die Lösung nochmals aufgetragen, und zwar nicht gleichmäßig, sondern in verschiedener Stärke. Da die Farben an den Stellen, an denen die Celluloidlösung dünn aufgestrichen ist, intensiver durchleuchten, während sie an den dicker aufgetragenen Stellen gedämpfter erscheinen, wird inbezug auf die Farbe eine gute Anpassung der Prothese an ihre natürliche Umgebung erzielt. Außerdem ist die Bemalung haltbarer, weil die Ölfarben durch die Celluloidschicht geschützt sind.

Celluloidgesichtsprothesen können oral, intranasal und extraoral befestigt werden. Avellan hat eine sinnreiche extraorale Befestigungsmöglichkeit von Celluloidprothesen angegeben. Um die Prothese an ihrer Unterlage zu befestigen, legt er in Celluloid-Acetonlösung getauchte Baumwollefäden an die Berührungsstelle der Prothese mit ihrer Unterlage. Jedesmal beim Anlegen der Prothese muß das Befeuchten der Fäden wiederholt werden. Auf diese Art wird ein außerordentlich fester Sitz der Prothese erzielt.

Hierher gehört auch die Verwendung des Hekoliths für gesichtsprothetische Zwecke. Trittermann gab neuerdings eine celluloidähnliche, aber nicht feuergefährliche Masse, von ihm Tridermalith genannt, bekannt, mit der man gute, kosmetisch befriedigende Erfolge erzielen kann. Man kann die Prothese massiv aus Tridermalith fertigen, andererseits läßt sich aber auch das Tridermalith als Überzug für jede Metall- oder Kautschukbasis verwenden. Die Masse wird im Wasserbade erwärmt — eine direkte Berührung der ungehärteten Masse macht sie fleckig —, auf die Basis aufgetragen und mit einem erwärmten Wachsmesser, das stets vor Gebrauch abzuwischen ist, modelliert. Nach dem Erkalten wird je nach Bedarf Masse aufgetragen oder abgenommen. Zur Nachahmung von Blutgefäßen legt Trittermann rote oder blaue Seidenfäden ein. Farbige Stellen werden mit entsprechend getönter Masse gefärbt. Nach der Fertigstellung des Modells wird dieses mit Zaponlack bestrichen und die Prothese ganz mit Stanniol bedeckt. Man bringt das Modell nach Einbettung in leicht brechbarem Gips in einer Cuvette, Konservenbüchse — es genügt schließlich auch ein Einwickeln des eingegipsten Modells in Pergamentpapier — in einen Vulkanisierkessel und härtet es bei vorgeschriebener Temperatur unter gewissen Zusätzen zu dem Kesselwasser. Nach dem Abkühlen wird das Modell mit Schmirgelpapier ausgearbeitet und mit Vaseline bestrichen. Die Prothese läßt sich mit Mastisol auf ihrer Unterlage befestigen. Einzelheiten sind nicht veröffentlicht worden.

Mit der wachsenden Bedeutung der Metalltechnik in der zahnärztlichen Prothetik begannen auch Versuche, Metalle für Gesichtsprothesen zu verwenden, beispielsweise Platin, Silber, Magnalium, Kupfer und Aluminium und Wiplametall. Unter Anwendung des Stanzverfahrens kann man nach Angaben von Klein bei der Herstellung von Metallprothesen folgendermaßen verfahren. Von der modellierten Prothese wird eine Stanze hergestellt und die Prothese gestanzt. Faltenbildungen werden mit Lot ausgeschwemmt, und die Grate nachher abgefeilt. Der Hohlraum der gestanzten Prothese wird mit weichem Gips ausgefüllt und die Prothese auf den Defekt gesetzt. Man gewinnt dadurch einen genauen Abdruck des Defektes und seiner Umgebung. Nach diesem Abdruck wird ein Plättchen gestanzt, das sich über den Defekt legt und an der Rückfläche der Prothese mit dieser verlötet wird. Um dem Nasensekret Abfluß zu verschaffen, wird das Plättchen an seinem unteren Rande perforiert. Man gewinnt bei dieser Methode eine breite Adhäsionsfläche, die für das Festsitzen der Prothese von großer Bedeutung ist.

Rascher und bequemer führen die heute im höchsten Maße vollendeten Gußverfahren zum Ziele. Man fertigt aus Einbettungsmasse von der modellierten Prothese ein Negativ an, drückt eine Schicht Gußwachs in der Stärke und dem Umfange der zu gießenden Prothese in die Form, bringt die Gußkanäle an und bettet das Ganze in Einbettungsmasse in eine Gußcuvette. Am besten eignet sich Silber zum Guß. Die Prothesenstärke richtet sich je nach dem Fall und beträgt etwa 0,15—0,5 mm.

Ein Verfahren, auf galvanischem Wege Gesichtsprothesen herzustellen, ist in der galvanoplastischen Anstalt der Württembergischen Metallwarenfabrik zu Geislingen a. Steige ausgebaut worden. Das Modell der Prothese wird in der oben geschilderten üblichen Weise hergestellt, nur muß darauf geachtet werden, daß die Ränder der Prothese etwa 3 mm der Unterlage aufliegen. Von diesem Modell wird ein Gipsnegativguß oder ein Negativguß mit einer besonders präparierten Guttaperchamasse, die flüssig in Gebrauch genommen, dann erhärtet, hergestellt. In der Form wird der Teil, der der Prothese entsprechen soll, mit einer Graphitlösung bestrichen, die Form in das galvanische Bad gehängt und auf galvanischem Wege an den mit der Graphitlösung bestrichenen Stellen eine etwa 0,1—0,5 mm starke Silberschicht abgesetzt, die die Prothese darstellt. Die Guttaperchaform kann in ihrem ursprünglichen Zustande in das galvanische Bad gebracht werden, die Gipsform muß erst mit einer Wachsschicht überzogen und nach besonderem Verfahren imprägniert werden. Die Bearbeitung der Oberfläche und der Ränder geschieht mit Feile und Steinchen.

Hinsichtlich der Befestigung von Metallprothesen gilt das für die Kautschuk- und Celluloidprothese Gesagte. Ebenso wie Klein die Metallprothese mit einer Mastixlösung auf ihrer Unterlage fest klebte, läßt sich auch die auf galvanischem Wege hergestellte Prothese in gleicher Weise befestigen. Je größer die Adhäsionsfläche ist und je inniger die Prothese derselben anliegt, um so fester ist sie verankert, wobei das Kleinsche Verfahren zu empfehlen ist. Eine Brille wird die Befestigung verstärken.

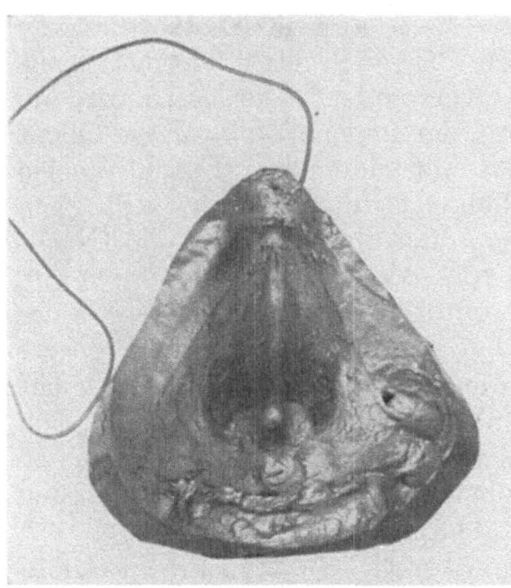

Abb. 13. Guttaperchaform für eine Nasenprothese nach galvanoplastischem Verfahren mit Stromzuführung. (Württemberg. Metallwarenfabrik.) Die Stellen, an denen im galvanischen Bade das Silber niedergeschlagen werden soll, werden mit Graphitlösung bestrichen.

Für alle fertigen Gesichtsprothesen ist als unterstützendes Befestigungsmittel die Leukoplaststreifenbefestigung zu empfehlen, da sie außerdem den Vorzug hat, die Übergänge zur Umgebung unauffällig zu gestalten und das starre Aussehen zu mildern. Der Leukoplaststreifen, der eine innige Verbindung mit der Haut eingeht, folgt den Bewegungen der mimischen Gesichtsmuskulatur. Voraussetzung ist allerdings bei der Verwendung der Leukoplaststreifenbefestigung, daß die Bemalung in der im folgenden beschriebenen Weise erfolgt, die von mir als Einheitsbemalung bezeichnet wird.

Zu den fertigen Gesichtsprothesen gehört auch das Verfahren, das Welke bekannt gibt. Die Masse gleicht der bekannten Gelatinemasse, ist von hoher Transparenz, naturähnlicher Farbe und Plastik. Da sie patentiert ist, wird ihre Zusammensetzung nicht bekanntgegeben. Um sie haltbar zu machen, erhält sie einen Gummiüberzug. Die feinen Nuancierungen der Farbtöne werden unter dem Überzug hergestellt. Als Basis eignen sich Edelmetalle, Wipla-Metall und harter Kautschuk. Aufgabe des Zahnarztes ist es, die Basis und Befestigungsvorrichtungen anzufertigen, während der Überzug fabrikmäßig hergestellt wird. In ihrem Aussehen gleicht die Prothese der Gelatineprothese, hat aber ihr gegenüber den großen Vorzug, daß sie nicht immer erneuert zu werden braucht und vor allem äußeren Einflüssen gegenüber widerstandsfähig und in jedem Falle anwendbar ist.

Bei der Bemalung fertiger Gesichtsprothesen müssen wir unterscheiden zwischen den Materialien, bei denen der Farbstoff mit dem Werkstoff verbunden ist, also der Grundstoff gefärbt ist und den Materialien, bei denen der Farbstoff auf den Grundstoff aufgetragen wird. Zu der ersteren Gruppe gehört die Trittermann-Prothese und in gewissem Sinne auch die Prothese nach Welke, zur letzteren die Prothese aus Kautschuk, Celluloid und Metall. Für die Bemalung fertiger Gesichtsprothesen sind viele Methoden, der Eigenart des Materials entsprechend, angegeben worden.

Ihre naturähnliche Farbe erhält die Hartkautschukprothese durch Bemalung der rauhen Oberfläche mit Ölfarbe, die freilich wenig haltbar ist und ein Abwaschen der Prothese mit Wasser und Seife ausschließt. Der weichbleibende Kautschuk läßt sich nach einer Vorschrift von Siegfried dadurch besser und

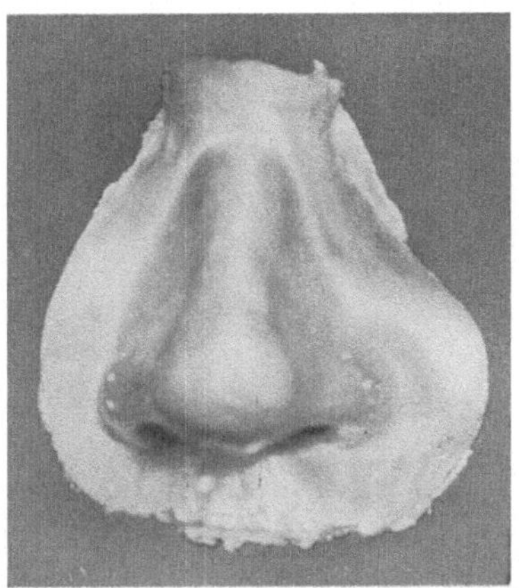

Abb. 14. Galvanisch hergestellte Prothese aus Silber unbearbeitet.

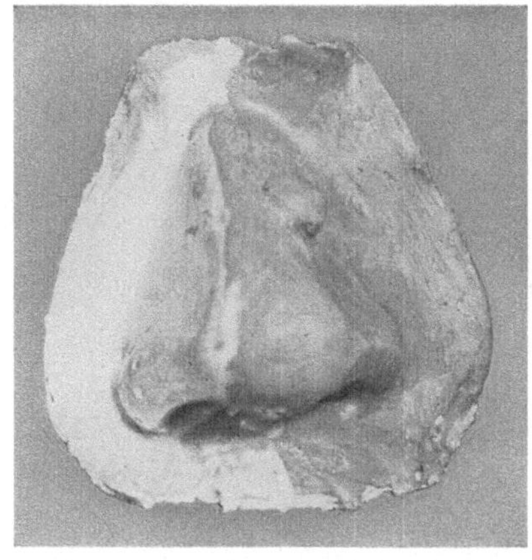

Abb. 15. Dieselbe unbearbeitete Prothese auf der einen Hälfte bemalt (s. Abb. 14).

dauerhafter bemalen, daß man rosa Kautschuk in Benzol auflöst und dieser Lösung nach Bedarf Erd- oder Metallfarbe hinzusetzt. Die Farbe haftet auf weichbleibendem Kautschuk äußerst fest und läßt sich nur durch Abschleifen wieder entfernen. Der Reinigung mit Wasser und Seife hält sie stand.

Die Bemalung von rosafarbenem Celluloid erfolgt nach Albrecht auf der Außenfläche der Prothese unter Verwendung einer dicken Lösung des Grundstoffes in Aceton. Bruck, der transparentes ungefärbtes Celluloid verwendet, bemalt die Prothese auf der Innenseite mit Temperafarben, die mit einem Lack überzogen werden. Da die Innenbemalung des Celluloids durch den feuchten Luftstrom des Atems leiden kann, schützt er die bemalte Innenfläche durch eine Auflage von Zinn- und Goldfolie.

Die Bemalung von Metallprothesen erfolgt nach Klein mit Ölfarben, die in Petroleum angerieben und nach dem Auftragen mit Mattlack überstrichen werden. Am vorteilhaftesten bemalt man erfahrungsgemäß Metallprothesen, indem man Erd- oder Metallfarben, am besten Litophon, Ocker hell, Zinnober, Caput mortuum, in Spiritus anreibt, mit einer Lösung von gelbem Schellack versetzt und die Prothese betupft, um die Oberfläche unregelmäßiger zu gestalten und die Poren der Haut nachzuahmen. Diese Bemalung ist sehr dauerhaft und ermöglicht ein Sauberhalten der Prothese. In jedem Falle tut man gut, die Prothese vor dem Bemalen in Salzsäure zu legen, um die Oberfläche rauher und für die Farben aufnahmefähiger zu machen. Lediglich aus historischem Interesse sei erwähnt, daß man Platinprothesen emaillierte, ein Verfahren das wohl schöne Resultate zeitigte, aber wegen seiner Umständlichkeit und Kostspieligkeit zu keiner praktischen Bedeutung gelangte.

Eine befriedigende Bemalung wird man, falls eigene künstlerische koloristische Fähigkeiten nicht vorhanden sind, nur mit Hilfe eines erfahrenen Künstlers erreichen. Da solche Hilfe nicht immer vorhanden ist und die Prothesen im Gebrauch bald unansehnlich werden, ist eine häufigere Erneuerung der Bemalung notwendig. Ein großer Vorteil der Gelatineprothese, die später zu

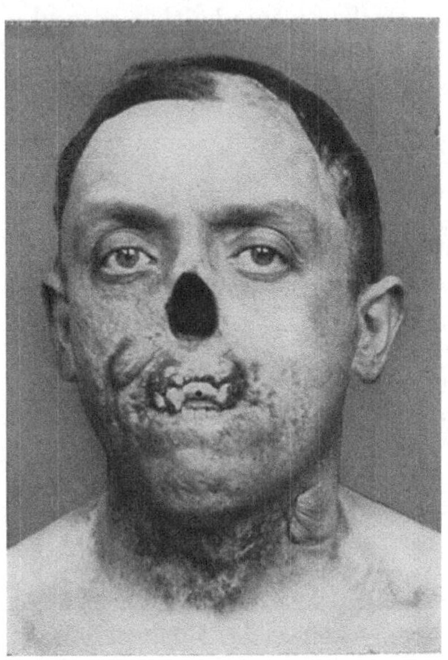

Abb. 16. Lupöse und carcinomatöse Zerstörung von Oberlippe und Nase. Mißglückter Versuch, die verloren gegangenen Partien chirurgisch wieder herzustellen.
Eigene Beobachtung.

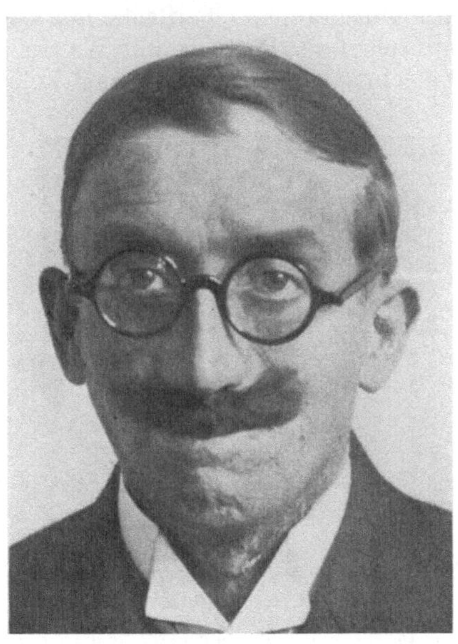

Abb. 17. Derselbe Fall wie Abb. 16 mit aufgesetzter galvanisch hergestellter und nach der Einheitsbemalung gefärbter Prothese, die 4 Jahre getragen wurde.
Eigene Beobachtung.

besprechen ist, gegenüber den fertigen Gesichtsprothesen liegt darin, daß sie durch die täglich notwendige Erneuerung ihr natürliches Aussehen erhält. Jede Beschmutzung im Gebrauch ist durch die Erneuerung beseitigt und ihr natürliches Aussehen durch das tägliche Bearbeiten und Färben gewährleistet. In langjährigen Versuchen gelang es Kukulies eine Einheitsbemalung herauszufinden, die vorzugsweise für Kautschuk und Metalle als Grundstoff mit Erfolg angewendet und von dem Patienten selbst ausgeführt werden kann. Sie hat sich in mehrjährigem Gebrauch außerordentlich bewährt.

In einem von der Firma Leichner, Berlin, herausgebrachten Gesichtsplasticum, mit dem Schauspieler ihre Gesichtsformen zu verändern pflegen, besitzen wir ein Mittel, das sich für eine Einheitsbemalung eignet. Das Plasticum wird für unsere Zwecke nach eigenen Erfahrungen in einem Tiegel geschmolzen. Es besitzt einen Hautton, kann aber nach dem Schmelzen noch gefärbt werden, indem man der Grundmasse Ocker, Zinnober, oder sonst eine Erdfarbe, ähnlich wie bei dem später zu beschreibenden Gelatineverfahren, zusetzt. Mit einem

Pinsel auf die Basis der eigentlichen Prothese aufgetragen, erstarrt die Masse sofort, läßt sich aber durch mäßiges Erwärmen wieder plastisch machen. Bei Anwendung einer Leukoplaststreifenbefestigung wird auch dieser mit der Masse bestrichen, und damit ein unauffälliger Übergang zur Umgebung erzielt. Durch stärkeres oder weniger starkes Auftragen der Masse läßt sich auch die äußere Form der Prothese ändern, auch können Warzen oder Unebenheiten nachgeahmt werden. Nach dem Bestreichen der Prothese mit der Masse und dem Aufsetzen der Prothese erfolgt eine letzte oberflächliche Färbung mit Trockenschminken oder Erdfarben. Um die Poren der Haut nachzuahmen, wird schließlich die Oberfläche mit einer Drahtbürste bearbeitet.

Die auf diese Weise bemalte Prothese läßt sich jederzeit abwaschen und verhält sich gegen äußere Einflüsse absolut indifferent. Die Masse, die übrigens sehr preiswert ist, kann mit dem Messer abgekratzt und beliebig erneuert werden. Die Vorzüge dieses Verfahrens der Bemalung liegen offenbar; der größte Vorzug liegt vielleicht darin, daß die Bemalung und Formung dem Patienten anvertraut wird, denn nach unseren Erfahrungen werden durch den fortgesetzten Gebrauch und die Übung von den Patienten, die ja das größte Interesse an der Naturähnlichkeit und Unauffälligkeit ihrer Prothesen haben, vollkommenste Erfolge erzielt.

Zusammenfassend läßt sich über die fertige Gesichtsprothese bzw. Epithese sagen, daß, außer den beiden Methoden nach Welke und Trittermann, wir die Möglichkeit haben, mit den früher gebräuchlichen Materialien, wie Kautschuk, Celluloid und Metalle und der vorher geschilderten Art der Einheitsbemalung zufriedenstellende Erfolge bei der prothetischen Deckung von Gesichtsdefekten zu erzielen. Unter den letztgenannten Materialien wird man der galvanisch hergestellten Metallprothese den ersten Platz einräumen.

V. Die Gelatineprothese.

Der Krieg hat uns auf dem Gebiete der Gesichtsprothetik ein neues Material, die Gelatine, gebracht, die bereits 1899 von einem Österreicher, Dr. Karl Henning, angewandt, aber bis zum Kriege 1914 geheim gehalten wurde. Kurz vor dem Kriege wurde von Zinsser und Zilkens die Zusammensetzung einer Gelatinemasse für gesichtsprothetische Zwecke bekanntgegeben.

Salamon hat im Kriege auf Grund seiner Erfahrungen in der Lupusheilstätte Wien die Einzelheiten des Henningschen Gelatineverfahrens in einer umfassenden Arbeit niedergelegt.

Das Modellieren der Prothese und das Herstellen einer Positiv- und Negativform geschieht in der üblichen Weise, nur hat man hier mehr als bei der Herstellung von Prothesen aus anderem Material, die ja Hohlformen darstellen, darauf zu achten, daß durch die massive Prothese die Nasenatmung nicht verlegt wird. Um dies zu verhüten, legt man entweder in den Defekt eine Kanüle, die mit einem Fortsatz bis in die künstlichen Nasenlöcher reicht (Abb. 12) oder man schafft auf dem Positivmodell eine Auflage, die in der Negativform einen Hohlraum zeigt, durch den die Atmung erfolgen kann.

Um die Gelatinemasse in dem durch die Positiv- und Negativform geschaffenen Hohlraum gießen zu können, muß eine Eingußstelle geschaffen werden. Hierfür bringt man in der Positivform eine trichterförmige Durchbohrung an. Bevor man den Guß selbst vornimmt, müssen beide Formen gut schellackiert und eingefettet sein. Da die Gipsformen wenig widerstandsfähig sind, durch den Gebrauch leicht abgenutzt und beschädigt werden können, empfiehlt es sich, von dem Modell eine Negativ- bzw. Positivmetallform anzufertigen, wie sie in vorstehender Abbildung gezeigt ist.

Die Masse wird nach den Angaben Salamons folgendermaßen hergestellt: 75 g Gelatine werden in kaltem Wasser angefeuchtet und durchsättigt in einem Topfe in ein Wasserbad gebracht. Unter Zusatz von etwa 50 g Wasser werden 30 g Glycerin allmählich unter ständigem Rühren der vorher völlig aufgelösten Gelatine hinzugegeossen. — Zinsser setzt 50 g Gelatine, 100 g Glycerin hinzu. — Als Färbemittel benutzt man Zinkweiß, Ocker, Carmin, Sienna und Ultramarin in Emulsionen, d. h. man verrührt die Farben in Glycerin, am besten in Salbentöpfen mit einem breiten Holzspatel, bis die Farbmasse dickflüssig geworden ist. Der im Wasserbade aufgelösten Gelatinemasse werden zunächst

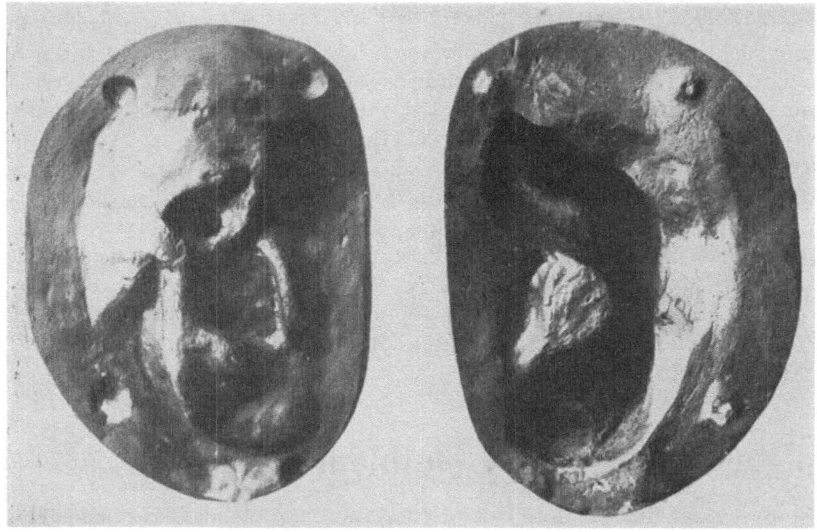

Abb. 18. Positiv- und Negativform einer Ohrprothese aus Metall. Die Positivform zeigt die Eingußstelle für die Gelatinemasse.

etwa 20 Tropfen von der Zinkweiß-Emulsion zugesetzt. Alsdann gießt man entsprechend dem Hauttone des Patienten einige Tropfen von der einen oder anderen Farbe zu. Man sei vorsichtig beim Zugießen der Farben, da ein Zuviel die Masse leicht verfärbt. Während des Färbens, das unter stetem Rühren geschieht, entnimmt man zweckmäßig einige Tropfen von der Masse, gießt sie auf eine Palette, und legt die erstarrte Masse zum Vergleich mit dem Hautton auf die Gesichtshaut des Patienten. Man kann auf diese Weise unter steter Kontrolle sehr schöne, dem Hautton entsprechende Farbwirkungen herausholen. Um die Widerstandsfähigkeit zu erhöhen, setzt man zum Schluß noch zwei bis drei Tropfen von in der Flamme gelöstem Kolophonium hinzu. Da der Schmelzpunkt des Kolophoniums um etwa 135° herum liegt, muß jetzt der Behälter mit der Gelatinemasse aus dem Wasserbade herausgenommen und der direkten Flamme ausgesetzt werden. Nach etwa 25 Minuten langem Kochen hat sich dann für gewöhnlich das Kolophonium völlig in der Gelatinemasse aufgelöst. Dabei darf man es nicht unterlassen, ständig die Masse zu rühren, da sie sonst am Boden des Gefäßes anbrennt. Salamon empfiehlt, in der Sommerzeit sechs Tropfen Kolophonium zur Erhöhung der Widerstandsfähigkeit der Gelatinemasse hinzuzusetzen.

Nach dem Färben wird die Masse unter ständigem Klopfen der Form in diese durch den Eingußkanal gegossen. In etwa einer Stunde ist die Masse so weit erhärtet, daß man sie aus der Form entfernen kann. Um dies zu ermöglichen, muß der im Einguß liegende Gelatinezapfen mit einem erwärmten Wachsspatel an seiner Basis abgeschnitten werden. Die Trennung der Formen gelingt alsdann leicht, ebenso das Herausholen der Gelatineprothese aus ihrer Form. Etwaige Unregelmäßigkeiten im Guß, wie Blasen, Zacken, beseitigt man einfach dadurch, daß man mit einem erwärmten Spatel auf die schadhafte Stelle gelegte Gelatinemasse verstreicht.

Während die einen die Form vor dem Guß erwärmen, andere die Masse in die kalte Form gießen, empfiehlt Salamon in den Einguß einen Metalltrichter zu setzen, in den ein Holzstempel paßt. Salamon gießt die flüssige Masse in den Trichter und zwingt sie durch einen leichten Druck mit dem Holzstempel in den Hohlraum, nachdem vorher die beiden Gipsformen durch einen Draht fest miteinander verbunden wurden. Zumeist führt das Eingießen der Masse in die erwärmte Form zum Ziele.

Die Befestigung von Gelatinegesichtsprothesen ist im Gegensatz zu Prothesen aus anderem Material, die häufig einen komplizierten Befestigungsapparat erfordern, die denkbar einfachste. Man bestreicht die Innenfläche der Prothese mit einer Mastix- oder Mastisollösung und klebt sie auf den Defekt auf, nachdem vorher alle noch anhaftende Fettigkeit mit Äther oder Benzin beseitigt worden ist. Mit einem Tupfer drückt man die Prothese fest an und

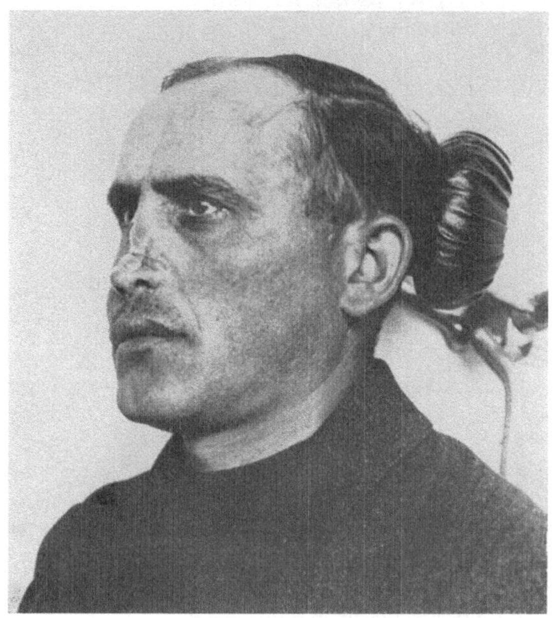

Abb. 19. Nasenverstümmelung durch Schußverletzung. (Westdeutsche Kieferklinik.)

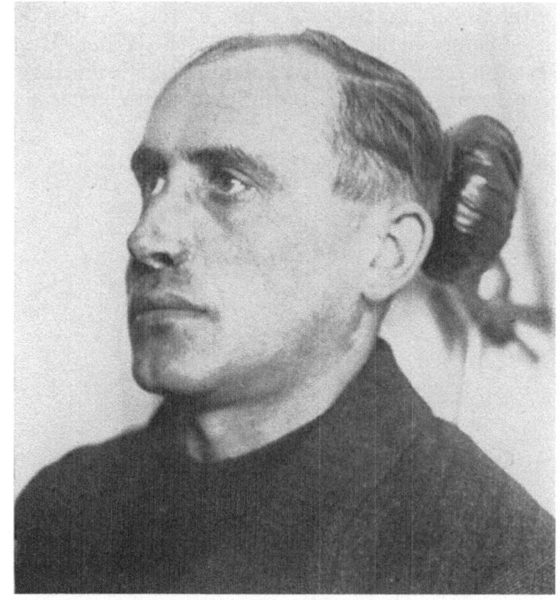

Abb. 20. Ergänzung der verstümmelten Nase durch eine Gelatineprothese. (Westdeutsche Kieferklinik.)

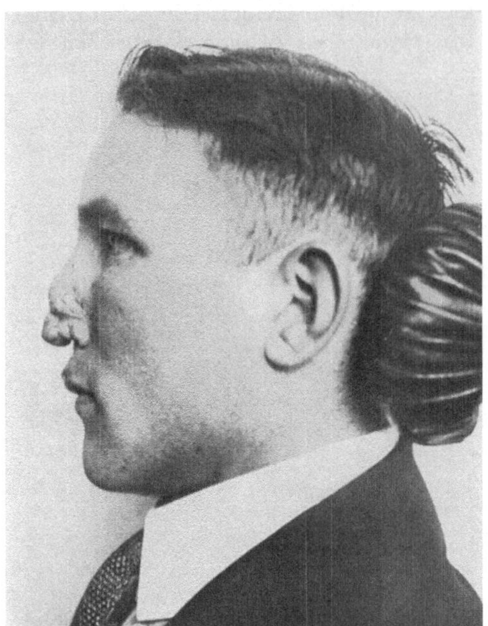

Abb. 21. Verstümmelung der Nasenspitze
(Kriegsverletzung).
(Westdeutsche Kieferklinik.)

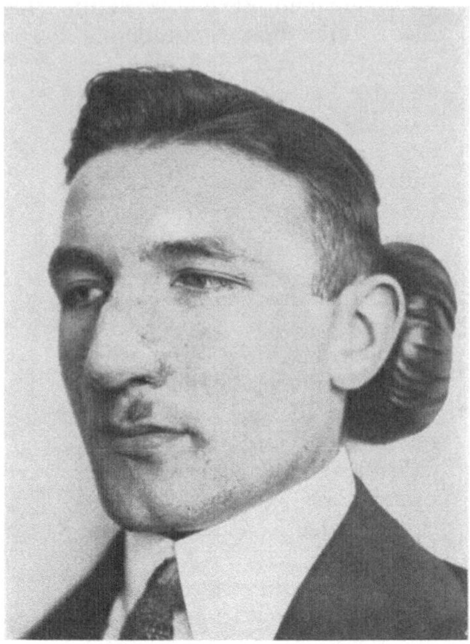

Abb. 22. Ersatz der Nasenspitze durch eine
Gelatineprothese.
(Westdeutsche Kieferklinik.)

verstreicht die Ränder mit einem in lauwarmes Wasser getauchten Wattebausch. Dadurch wird ein vielleicht vorher noch sichtbarer Übergang von
Prothese zur natürlichen Umgebung fast gänzlich verwischt. Die Prothese
sitzt ungemein fest auf ihrer Unterlage und läßt sich nur unschwer entfernen.

Wenn die Tönung der Prothese der Hautfarbe nicht vollkommen gleichkommt, muß man die nächste Umgebung ihrem Farbton anzupassen versuchen.
Man schminke deshalb die Haut und zwar mit intensiveren Farben als denjenigen

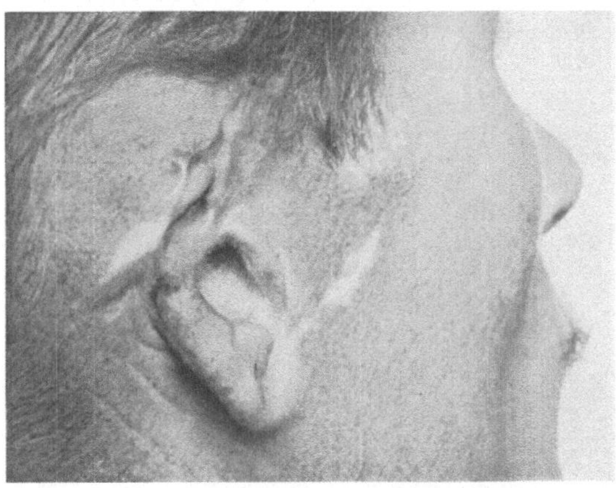

Abb. 23. Verstümmelte Ohrmuschel
(Kriegsverletzung).
(Westdeutsche Kieferklinik.)

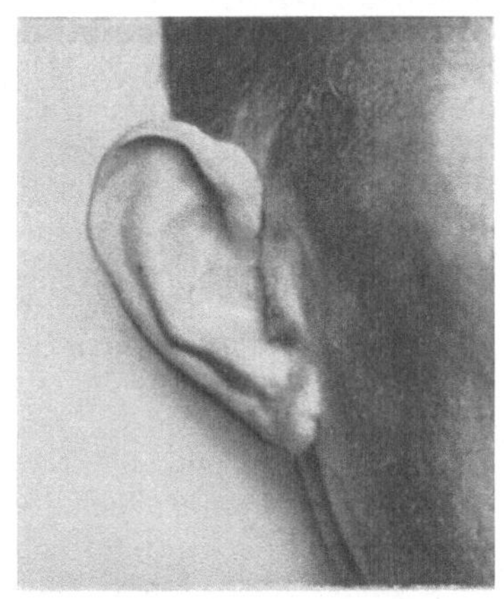

Abb. 24. Ersatz der Ohrmuschel durch
eine Gelatineprothese.
(Westdeutsche Kieferklinik.)

der Prothese. Auch muß die einfarbige Prothese, die unnatürlich wirkt und aus ihrer Umgebung heraussticht, selbst gefärbt werden. Man verwendet hierfür trockene Erdfarben, die man mit einem Wattebausch aufträgt und auf der Gelatinemasse verreibt. Durch nachträgliches Pudern wird der Glanz der Prothese genommen.

Zusammenfassend läßt sich sagen, daß wir in dem Gelatineverfahren eine Methode haben, elastische Gesichtsprothesen herzustellen; allerdings ist das Verfahren nur in ganz bestimmten Fällen anwendbar, wie eingangs kurz erwähnt wurde. Jeder sezernierende Defekt verbietet ihre Anwendung, da das Sekret die Gelatinemasse auflöst und die Prothese nicht sitzen bleibt. In der von Welke angegebenen Gummiprothese, deren Herstellung allerdings fabrikmäßig erfolgen muß, hat sie einen überlegenen Gegner gefunden; anerkannt muß allerdings werden, daß durch das Bekanntwerden des Gelatineverfahrens und die Vorzüge des Materials manche Verbesserung der fertigen Gesichtsprothese gefunden wurde.

VI. Prothetische Deckung zerstörter Augenhöhlen.

Die Wiederherstellung geschrumpfter und zerstörter Augenhöhlen verdient noch besonderer Erwähnung. Neben der chirurgisch- orthopädischen Wieder-

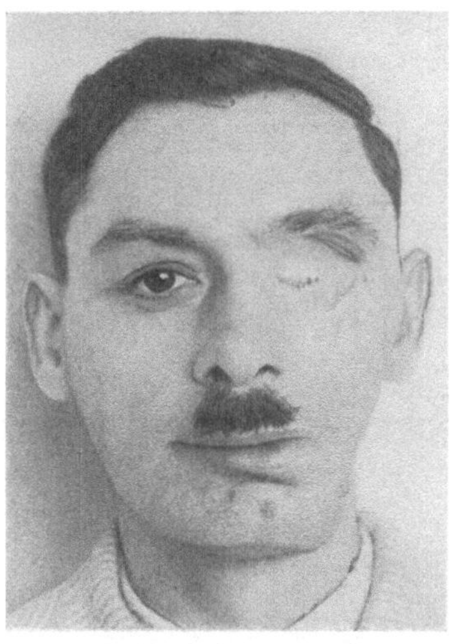

Abb. 25. Zerstörung der linken Augenhöhle durch Schußverletzung.
(Westdeutsche Kieferklinik.)

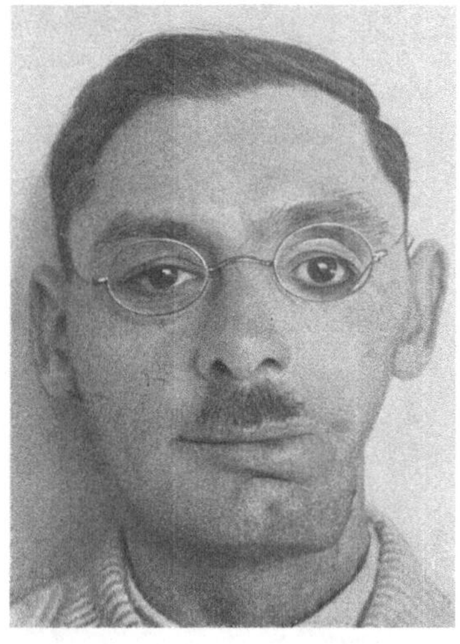

Abb. 26. Derselbe Fall. Ersatz durch eine Orbitalepithese.
(Westdeutsche Kieferklinik.)

herstellung der Augenhöhlen und nachträglicher Wiedereinfügung eines künstlichen Auges in die Augenhöhle kommt die prothetische Deckung dann in Frage, wenn die Augenhöhle mit ihrer knöchernen Umrahmung so zerstört ist, daß sie nicht mehr für die Aufnahme eines Glasauges hergerichtet werden kann.

Will man auf die Einfügung eines künstlichen Auges verzichten, so verdeckt man die leere Augenhöhle durch ein dunkles oder mattiertes Brillenglas. Im anderen Falle stellt man eine Orbitalepithese her. Man nimmt zu diesem Zwecke einen Abdruck von der defekten Augenhöhle und ihrer Umgebung und fertigt ein Modell an, in das ein künstliches Auge eingefügt wird.

Von dem Modell stellt man eine Negativform und die Prothese selbst her, sei es in Kautschuk, Celluloid, Metall oder Gelatine. Der Bulbus des künstlichen Auges wird bei allen Orbitalepithesen nachträglich eingesetzt und auf der Rückseite der Epithese durch anvulkanisierte bzw. angelötete Drähte festgehalten.

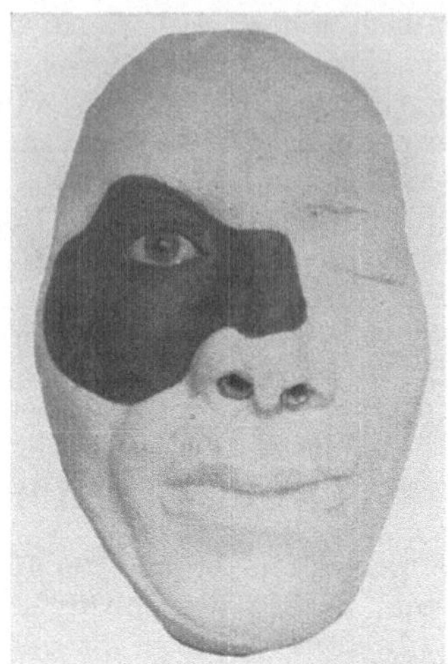

Abb. 27. Gesichtsmaske mit modellierter Orbitalepithese.

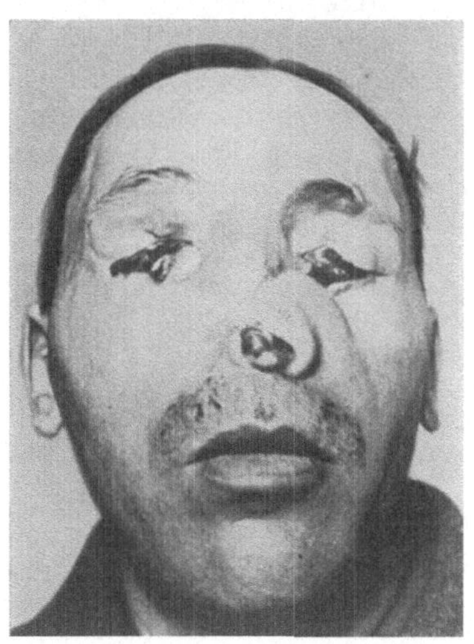

Abb. 28. Schwere Gesichtsverletzung. Verlust beider Augen und der Nase. (Westdeutsche Kieferklinik.)

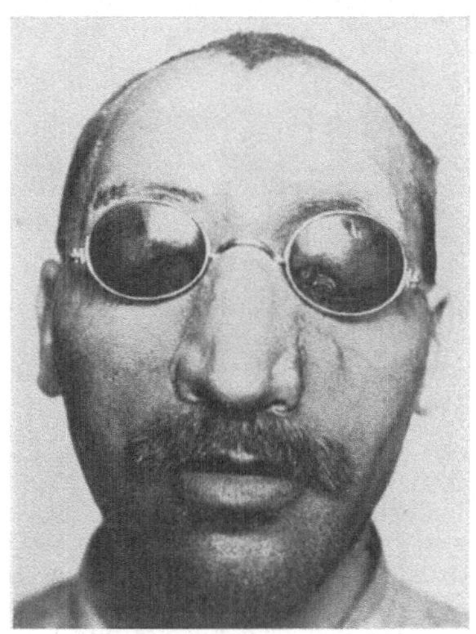

Abb. 29. Derselbe Fall. Ersatz der verstümmelten Nase durch eine Gelatineprothese, Deckung der leeren Augenhöhlen durch eine dunkle Brille. (Westdeutsche Kieferklinik.)

Bei einem Ersatz aus Gelatine, der bei größeren Epithesen allerdings nicht zu empfehlen ist, fertigt man vorher eine Kautschukform von dem künstlichen Auge an und setzt diese an Stelle des Glasauges in die Form. Der Austausch der Kautschukform durch das Glasauge geschieht leicht, da die Gelatinemasse immer wieder in ihre alte Form zurückkehrt. Die Befestigung aller Epithesen aus Kautschuk, Celluloid oder Metall geschieht am vorteilhaftesten an einem

Brillengestell durch Drähte, wie Abb. 7 zeigt. Wimpern werden nach Angabe von Salamon bei Kautschukepithesen so eingesetzt, daß man mit einer feinen Nadel Stichkanäle im Kautschuk anbringt und die Haare mit Chloropercha einklebt.

Auch bei einer Zerstörung beider Augenhöhlen ist dieses Verfahren geübt worden, aber zu keiner praktischen Bedeutung gelangt, da die starren künstlichen Augen dem ästhetischen Empfinden nicht entsprechen. Man wird diesen

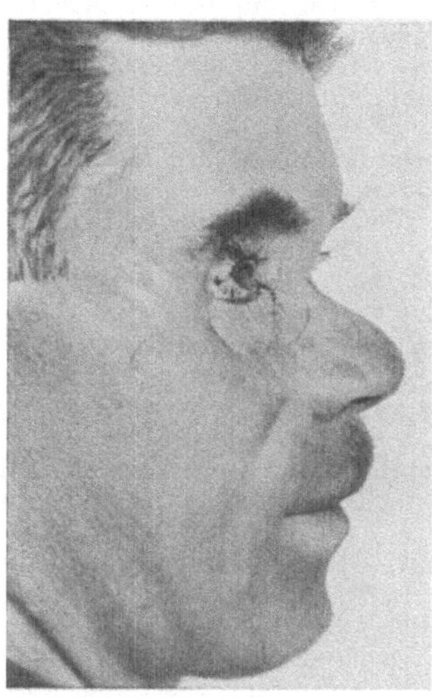

Abb. 30. Zerstörung des knöchernen Nasengerüstes, Verlust des rechten Auges. (Westdeutsche Kieferklinik.)

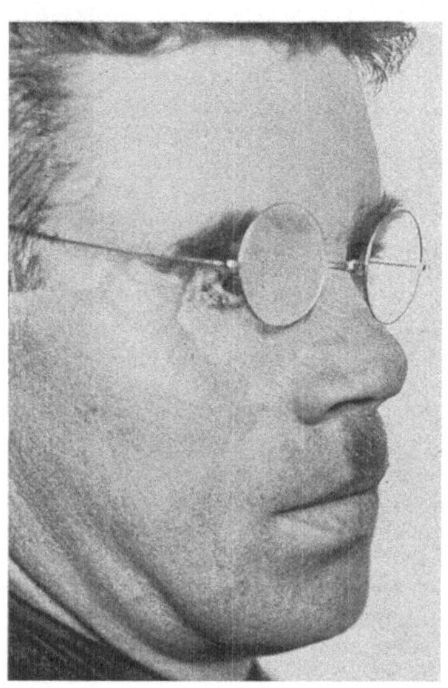

Abb. 31. Ersatz des Nasenrückens durch eine gegossene Silberprothese und Verdeckung der leeren Augenhöhle durch ein mattiertes Brillenglas. (Westdeutsche Kieferklinik.)

armen Menschen am besten damit dienen, daß man die leeren verstümmelten Augenhöhlen durch dunkle Brillengläser verdeckt und sich lediglich auf den Ersatz eventuell vorhandener Gesichtsdefekte beschränkt.

Zusammenfassung.

Bei der Frage der Deckung der Gesichtsdefekten ist in allererster Linie das chirurgisch-plastische Vorgehen durch das autoplastische Verfahren in Erwägung zu ziehen und dieser Methode vor jedwedem prothetischen Ersatz der Vorzug zu geben. Kinn-, Oberlippen-, Unterlippen- sowie Wangendefekte kommen heutzutage für die prothetische Deckung nur in ganz großen Ausnahmefällen in Betracht, da die chirurgische Deckung fast immer zu einem guten Resultate führt. Bei der Wiederherstellung zerstörter Nasenpartien steht mehr der kosmetische Erfolg im Vordergrund. Verbietet einer der eingangs angeführten Gründe ein chirurgisches Vorgehen, so bieten sich für den Zahnarzt sehr dankenswerte Aufgaben. Die Wahl des Materials wird man individuell treffen müssen.

Literaturverzeichnis.

Ahrens, Paul, Über die prothetische Behandlung eines Nasen-Gaumendefektes. Dtsch. Mschr. Zahnheilk. 1914, 840. — *Albrecht, H.,* Beiträge zur Nasenprothetik. Dtsch. Mschr. Zahnheilk. 1906, 104. Nasenprothesen. Odontol. Blätter 1905/06, 224. Gesichtsprothesen:

Beiträge zur Nasenprothetik. Odontol. Blätter 1905/06, 148. — *Avellan, H.,* Von der Anwendung des Celluloid zu Nasenprothesen. Österr.-ung. Vjschr. Zahnheilk. 1909' 431 und 769. — *André, P. B.,* Künstlicher Ersatz der Nase sowie eines Teils des Oberkiefers. Korresp.bl. Zahnärzte 1889. — *Aeyräpäee,* Über prothetische Behandlung der Nasendeformitäten. Österr.-ung. Vjschr. Zahnheilk. 1907, H. 4, 1908, H. 1.

Billing, En ansiktprotés, Odontol. Tidskr. 1910, 33. Några ord om en näsprotés. p.61. — *Blum,V.,* Ersatz einer verloren gegangenen Nase durch Celluloid. Ärztl. Intelligenzbl. 1880. — *Bruck, V.,* Die angeborenen und erworbenen Defekte des Gesichtes, der Kiefer, des harten und weichen Gaumens auf künstlich plastischem Wege geschlossen und für Ärzte, Chirurgen und Zahnärzte dargestellt. Breslau: O. M. Korns Verlag 1870. — *Bruck, W.,* Die Herstellung der Nasenprothese durch den Zahnarzt. Dtsch. Mschr. Zahnheilk. 1898, 377. — *Derselbe,* Ein Fall von Kiefer- und Wangenprothese nach Resektion des linken Oberkiefers. Dtsch. Mschr. Zahnheilk. 1900, 193. — *Derselbe,* Gesichtsprothesen. Scheffs Handbuch der Zahnheilkunde 3. Bd. 1910. — *Bruhn, Chr.,* Die westdeutsche Kieferklinik und ihre Wirksamkeit. München: J. F. Bergmann 1922. — *Brand,* Chirurgie für Zahnärzte. Berlin 1908.

Delbarré, L. F., Über künstlichen Ersatz des Gaumens und der Nase. Ref. „Der Zahnarzt" 1899. — *Derselbe,* Die Geschichte der Zähne. Ref. „Der Zahnarzt" 1849. — *Delaire,* Présentation de deuxcat de restauration faciale. Odontologia 15, 291 (1901).

Grohnwald, Bericht über Gesichtsprothesen in der 18. Jahresversammlung des Zentralvereins Deutscher Zahnärzte. Dtsch. Vjschr. Zahnheilk. 1879, 356.

Henning, K., Eine neue Abdruckmasse „Elastine". Österr.-ung. Vjschr. Zahnheilk. 1910, 560. — *Heitmüller,* Ein Fall von Nasen-, Lippen- und Kieferersatz. Dtsch. Mschr. Zahnheilk. 1897, 212. — *Hartung,* Nasenersatz nach Schußverletzung. Dtsch. Vjschr. Zahnheilk. 1869, 307. — *Derselbe,* Neuere Erfahrungen bei Gaumen-Kiefer-Nasendefekten. Dtsch. Vjschr. Zahnheilk. 1871.

Jessen, E., Ein Beitrag zur Prothetik in der Zahnheilkunde. Korresp.bl. Zahnärzte 1885, 208. — *Jung, E.,* Ein Beitrag zur Behandlung der Nasendefekte durch die Prothese. Korresp.bl. Zahnärzte 1894, 297.

Kingsley, Rhinoplasty and artificial noses. Dent. Cosm. 1870. — *Klein, Bruno,* Nasenprothesen. Österr.-ung. Vjschr. Zahnheilk. 1913, 179. — *Kleinmann, Fr.,* Beiträge zur zahnärztlichen Plastik. Dtsch. Vjschr. Zahnheilk. 1878, 394. — *v. Klingelhöfer,* Fünf Fälle von Verstümmelung des Gebisses, der Nase und des Gesichtes und die prothetische Behandlung. Münch. med. Wschr. 1905, 2048. — *Kieffer,* Über Nasenprothesen. Erg. Zahnheilk. 3, H. 2. — *Kukulies,* Eine einheitliche Bemalung und Formung von Gesichtsprothesen nach eigenem Verfahren. Dtsch. Mschr. Zahnheilk. 27, H. 11.

Lefoulonj, Über den Ersatz des Gaumens, der Lippen und Nase. „Der Zahnarzt" 1855. — *Levin, Hugo,* Ein Beitrag zur Nasenprothese und eine neue Art zu deren Befestigung. Dtsch. Mschr. Zahnheilk. 1908, 360. — *Lindemann, Aug.,* Die chirurgisch-plastische Versorgung der Weichteilschäden des Gesichtes. Dtsch. Z. Chir. 160.

Martin, Cl., De la prothèse immediate Paris 1889. Ref. Dtsch. Mschr. Zahnheilk. 1890, 23. — *Derselbe,* Nasenbeinfrakturen und die damit verbundenen verschiedenartigen Verengerungen der Nasenluftwege. Schweiz. Vjschr. Zahnärzte 1905, 352. — *Meder,* Nasenprothesen. Dtsch. Mschr. Zahnheilk. 1904, 664. — *Michaels, M. J. P.,* Künstlicher Ersatz des Ober- und Unterkiefers, der Nase und Oberlippe. Korresp.bl. Zahnärzte 1890. — *Mikulicz,* Beiträge zur plastischen Chirurgie der Nase. Arch. klin. Chir. 1884. — *Mühlreiter, E.,* Hebung der eingesunkenen Nase durch einen künstlichen Stützapparat aus Kautschuk. Dtsch. Vjschr. Zahnheilk. 1872, 193.

Ottofy, Louis, Zahn- und Gesichtsprothesen auf den Philippinen. Dent. Cosm. 1915.

Parreidt, Handbuch der Zahnersatzkunde. — *Pfeffermann,* Darstellung der gesamten Zahnheilkunde 1862. — *Port,* Ersatz des Nasenseptums. Dtsch. Mschr. Zahnheilk. 1900, 24. — *Derselbe,* Eine seltene Gesichtsverletzung. Dtsch. Mschr. Zahnheilk. 1905, 65.

Salamon, Plastische Prothesen. Österr.-ung. Vjschr. Zahnheilk. 1903, 221. — *Derselbe,* Nasenprothesen aus Gelatine. Österr.-ung. Vjschr. Zahnheilk. 1916, H. 3/4. — *Sauer, C.,* Weich-Kautschuk zum Geraderichten seitlich gekrümmter Nasen, Erweitern zu enger Nasenöffnungen sowie zur Herstellung künstlicher Nase. Dtsch. Mschr. Zahnheilk. 1891, 238. — *Siegfried,* Künstlicher Ersatz eines Lippen- und Kinndefektes. Dtsch. Mschr. Zahnheilk. 1889, 457. — *Skogsborg, R.,* Eine künstliche Nase in Verbindung mit Oberkieferersatz. Dtsch. Mschr. Zahnheilk. 1886, 14. — *Schreiter,* Über die operative und prothetische Behandlung der Defekte und Deformitäten der äußeren Nase. Dtsch. Mschr. Zahnheilk. 1899, 446.

Trittermann, Gesichtsprothesen und deren Herstellung nach eigenem Verfahren mit meinem Tridermalith. Zahnärztl. Rdsch. 27, Nr 50.

Walkhoff, Odontol. Blätter 1897. — *Welke,* Die chirurgische Prothese. Dtsch. zahnärztl. Wschr. 28, Nr 14. — *Witzel, C.,* Über Nasenprothesen. Zahnärztl. Wschr. 1898.

Zilkens, Über die neue Masse zur Deckung von Gesichtsdefekten. Dtsch. Mschr. Zahnheilk. 1914, 154. — *Zinsser,* Ein einfacher Nasenersatz. Münch. med. Wschr. 1913, 2734.

Nachtrag zum Abschnitt:
Die künstlichen Zähne und ihre Bearbeitung von Dr. Stephan Loewe.
(Gehört zu S. 152.)

Vita-Facette.

Eine weitere Modifikation kramponloser Zähne stellen die Vita-Facetten dar, die von Dr. Hiltebrandts Zahnfabrik A.-G. in Essen hergestellt werden. Im Aussehen gleicht die Vita-Facette ungefähr den übrigen auswechselbaren Schiebefacetten, nur daß der in der Längsachse des Zahnes liegende Kanal eine etwa halbrunde Form statt der bisher üblichen runden Form aufweist. Die Dorsalseite der Facette ist mit einem Längsschlitz versehen, durch den der Kanal direkt zugänglich gemacht ist. Die ebene Rückenfläche trägt eine kleine Querrippe, die nach dem Hals des Zahnes zu scharf abgesetzt ist, während

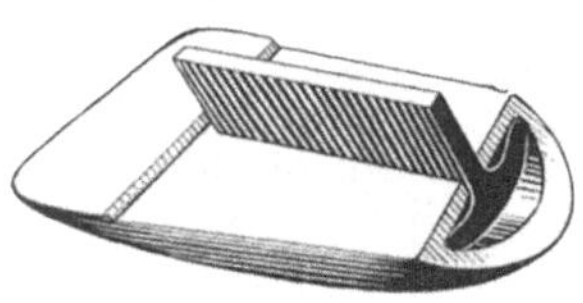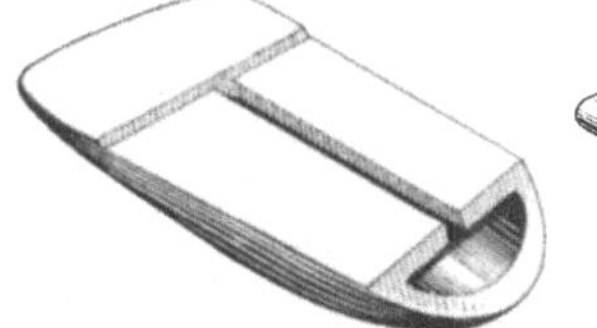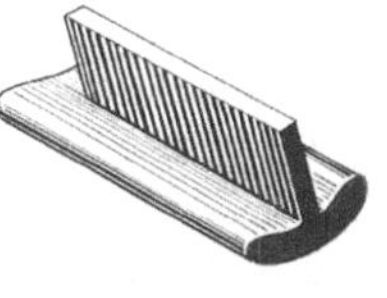

Abb. 1. Vita-Facette mit eingeschobener Schiene.

Abb. 2. Die Vita-Facette mit Schiene in Einzeldarstellung.

sie nach der Schneide bogenförmig verläuft. Das Wesentlichste bei der Vita-Facette ist die Tatsache, daß sie nur in etwa $^3/_4$ ihrer Rückenlänge mit Schutzplatte versehen wird, während die Schneide ungeschützt bleiben kann. Das Ende der Schutzplatte ist durch die Querrippe gegeben, an welche sich die erstere genau anschließen muß.

Zu der Facette gehört eine Einlageschiene, die bequem in den halbrunden Kanal der Vita-Facette paßt und sich leicht einführen läßt. In der Zentrallängsachse trägt die Schiene einen Steg von 0,6 mm Dicke, an den die in Wachs modellierte Rückenplatte angegossen wird.

Die Möglichkeit, bei der Vita-Facette auf einen Schneidenschutz zu verzichten, ergibt recht befriedigende kosmetische Resultate. Ihre leichte Auswechselbarkeit macht sie für festsitzende Metallarbeiten sehr geeignet, aber auch für alle anderen Arten von Zahnersatz erweist sie sich als durchaus gut und leicht verwendbar. Schöne anatomische Formen und eine ausreichende Festigkeit der Masse machen ihre Anwendung empfehlenswert (vgl. Abbildungen).

Namenverzeichnis.

Nißwanger 443.
Nymann 938.

Öhrlein 24, 105, 134, 443, 773.
Oettinger 483, 484, 542, 773, 884.
Ollendorf 330.
Orban 459, 542.
Ordower 443.
Orton 459, 482, 542.
Orton, F. H. 300.
Ostwald 105, 110.
Ostwald, W. 73.
Ottofy, L. 962.
Ottolengni, R. 300, 443, 496.

Papin 41.
Parfitt 300.
Paradies 134, 300.
Parkes, Alexander 67, 88, 89.
Parmly 302.
Parr, A. H. 546, 705, 712.
Pareidt 53, 54, 56, 59, 93, 96, 97, 101, 105, 112, 114, 117, 134, 162, 425, 428, 432, 434, 436, 443, 947, 962.
Partsch 439.
Paschke 377, 443.
Paschkis 105.
Pascal 13.
Passehl 401, 443.
Payen 75.
Peale, Chas W. 137.
Peckert 134, 300, 443.
Peeso 364, 378, 456, 582, 716, 721, 730, 731, 773.
Perry 447, 546, 773.
Perry, E. J. 300.
Pesse 443.
Peter 443.
Peyne, D. H. 300.
Pfaff 45, 93, 300, 307, 443, 620, 773.
Pfaff, Philipp 137.
Pfeffermann 962.
Pflüger 773.
Pichler 449, 457, 458, 459, 460, 464, 467, 470, 472, 503, 504, 505, 542, 774.
Pierre 72.
Pines, H. 938.
Planer 443.
Planton 858.
Planton, A. A. 137.
Platschik 300, 443.
Plötz 773.
Plinius 50, 777.
Pöschl 105.
Poirier, P. 300.
Polscher 85, 87, 129, 443, 774.
Port 54, 105, 434, 443, 962.
Ports 424.
Poske 105.
Poulson 155.

Praeger 105.
Pranschke 443.
Preiswerk 59, 85, 134, 162, 374, 420, 421, 443, 452, 532, 543, 774.
Presser 443.
Prinz 105, 799.
Proßkauer 479.
Prothero, J. H. 134, 300, 459, 543.
Purlitz 774.
Purmann 302.
Puttkammer 443, 528, 543.

Rank 457, 463, 488, 543, 633, 634, 635, 636, 637, 638, 774.
Rauber 443.
Rauhe 712, 713, 714.
Real 24, 25.
Rebel 105.
Rech, H. 939.
v. Recklinghausen 443.
Reeves 102.
Regnault 105.
Reichenbach 410.
Reiter 443.
Renterghem 443.
Resch 485, 784, 827.
Reschofsky 300.
Reschkowski 443.
Reynold 28.
Rhein, M. L. 456, 778, 796, 812, 828, 839.
Richardson 443.
Richardson, H. H. 104.
Richardson, J. 939.
Richmond 378, 447, 492, 499, 546.
Riechelmann, O. 147, 150, 299, 314, 364, 374, 378, 379, 382, 393, 442, 443, 457, 488, 489, 536, 537, 543, 544, 546, 548, 549, 553, 554, 555, 557, 609, 610, 623, 661, 662, 693, 716, 717, 721, 722, 723, 724, 725, 726, 727, 728, 729, 730, 731, 732, 733, 734, 737, 738, 739, 740, 741, 742, 743, 744, 745, 746, 747, 748, 749, 750, 751, 752, 753, 754, 755, 774, 939.
Riegner 105, 115, 300, 374, 443, 489, 543, 546, 711, 712, 714, 715, 774.
Riegner, H. 162, 939.
Richter 300, 443.
Riddle 35.
Rinne 105.
Ritter 443.
Roach 19, 88, 364, 374, 375, 443, 631, 758, 759, 760, 761, 762.

Robert 479.
Roberts 778, 839.
Robiczek 539.
Rodrigues 436, 443.
Rotter 443.
Rohland 54, 105.
Rose 97, 105, 443.
Rosenthal 554, 774.
van Rossem 105.
Rothschild, A. 939.
Roux 443.
Roxburgh 61.
Royce, E. 300.
Rumpel 45, 147, 148, 162, 173, 184, 204, 207, 208, 220, 233, 234, 338, 340, 341, 342, 343, 374, 381, 382, 383, 384, 385, 387, 388, 389, 390, 392, 394, 396, 406, 443, 471, 528, 543, 546, 547, 553, 554, 609, 643, 668, 672, 721, 750, 751, 774, 833, 834, 839, 939.
Rumpel, Carl 300.
Rumpel, C. D. 300.
Russo 105.
Russo, Th. 134, 939.
Russow 319, 443.
Ryff 302.
Rymer 774.

Sachs 330, 444, 447, 500, 543, 546, 572, 640, 671, 672, 673, 774, 777, 778, 784, 785, 839.
Sackur 105.
Sährendt 444.
Safron 444.
Salamon 105, 444, 544, 545, 565, 566, 567, 772, 955, 956, 957, 961, 962.
Sandbloom 458, 504, 543.
Sander 444.
Sappey 300.
Sauer 553, 774.
Sauer, C. 947, 962.
Saville 447, 543.
Schacke, W. 134.
Schaper 155.
Scheer, K. 939.
Scheff 105, 300, 436, 444.
Scheff, J. 162, 542.
Scheiwe 452, 453, 543.
Schenk 547, 774, 939.
Scheuer 444.
Schlampp 349, 444.
Schleicher 162.
Schleuerholz-Boerma 774.
Schlosser 105.
Schlosser, R. O. 300.
Schlungbaum 620, 774.
Schmidt 105, 444, 543, 774.
Schmulewitsch 105.
Schneider 134, 444.

Sachverzeichnis.

Bleivergiftung 96.
Bleiweiß 108.
Blende, an Cuvette 931.
Blockpinzette in der Keramik 918.
Blockzähne 153, 357, 358.
— Anatoform-Molaren 245.
— Einsetzen der 829, 830.
— an Gold- und Platinbasisflächen 367.
— Löten der 427.
— an Metallbasisfläche 427.
— Verarbeitung 358.
Blue ball clay, Analyse 854.
Blumentopf beim Lötverfahren 328.
Blutgefäße, Imitation in der Gesichtsprothese 951.
Blutlaugensalz, beim Vergoldungsprozeß 36.
Blutstillung 489.
Bohlenfußböden, im Laboratorium 1.
Bohrer 50.
— Arbeitsweise der 49, 50.
— Geschichtliches 50.
Bohrmaschine 49, 50.
Bohrschlauch 48.
Bohrspäne 50.
Bolus, im Modellierwachs 58.
Bonwillsches Kieferdreieck 168.
— Kondylenbewegung 212.
— Schleifmethode 241.
Borax 27, 35, 54, 81, 100, 328.
— zum Auflösen der Oxyde 81.
— calcinierter 100.
— chemische Zusammensetzung 54.
— Eigenschaften 100.
— Entwässern des 81.
— entwässerter 81.
— glasierter, Lösen des 35.
— beim Löten von Platin 915.
— als Lötmittel in der Keramik 874.
— zur Verhinderung der Oxydation 81.
— zur Verlängerung der Abbindungszeit des Gipses 54.
Boraxlösung, zum Härten des Gipsmodells 126.
Boraxschale 27.
Boraxschleim beim Löten 100.
Borstenpinsel 945.
Brauneisenstein 98.
Brechreiz, Bekämpfung des 117.
— Vorbeugung des 117.
Brenndauerregler 861.
— Zweck des 861.
— in der Keramik 861.
Brennen des Gipses 52.
— des Porzellans 860ff.
Brennfarbe, Beeinflussung der 859.
Brennöfen 861ff.
— Leistungsfähigkeit der 860.
Brennofen der deutschen Gold- und Silberscheideanstalt Frankfurt a. M. 866.
Brennstoffarten 862.
Brennstofföfen 862.
Brennunterlage 871, 873.
Brennvorgang, Kontrolle des 866, 867ff.
Brewster enamel, Eigenschaften 859.
— foundation, Eigenschaften 859.
Briefwaage 35.

Brille 941, 943, 947.
— in der Gesichtsprothetik 952.
— — — Abnehmen der 947.
Brillenbefestigung von Gesichtsprothesen 947, 949.
Brillengestell 941, 947.
— zur Befestigung von Gesichtsprothesen 959, 960, 961.
Brillenglas, dunkles 959, 960.
— mattiertes 959, 961.
Britanniametall 128.
Bronze 91.
— in der Plattenprothetik 362.
— am Vulkanisierkessel 41.
— Zusammensetzung 91.
Bronzefarben 91.
Bruchfestigkeit und rasches Erhitzen 861.
— des Kautschuks 73, 74, 76.
— — — und Vulkanisationszeit 74.
— der verschiedenen Porzellanmassen 859.
Bruchgefahr bei Plattenprothese, Vermeidung der 322.
Brüchigkeit des Gipses 55.
Brücken 294, 544ff.
— bei niederem Biß 147.
— Definition 381.
Brückenanhänger 601, 602, 603, 607, 617.
Brückenanker 619ff.
— für abnehmbare Brücken 710.
— Definition 566.
— Material für 619, 627.
— nach Moffit 768, 769.
— neuere 768ff.
— aus Porzellan 906.
— — — mit Platingerüst 908.
— Porzellanmantelkrone als 909.
— verschiedene 619.
— zerlegbare 663.
— — Lagerung der Schrauben 668.
Brückenarbeit 544ff.
— Bißbestimmung 679.
— Definition 544.
— Einprobe 697.
— Einteilung 567ff.
— Bezeichnung für die Elementarteile 565.
— Geschichtliches 545.
— geteilte feste 672.
— Gipsabdruck mit Ankern 689.
— Grundanforderungen 548, 563, 564.
— Indikation der Anwendung 546.
— Kombination fester und abnehmbarer 752.
— Literatur 770.
— Lösung von Aufgaben 584ff.
— Politur 698, 699.
— Befestigung der Porzellanfronten 699.
— Verankerung der Porzellanfronten durch Verschraubung 927.
— aus plastischer Porzellanmasse nach A. Gutowski 928.
— Reparatur der 703ff.
— Schlußwort 770.
— Stützpfeiler bei 577, 578ff.
— Anordnung der Stützpfeiler 578.
— in Verbindung mit Stützschienen 825.
— Eignung der Stützpfeiler 570ff.